Inhalt – Kurzübersicht

Wichtige medizinische Fachbegriffe*

afferent	zuführend
Aminosäure	Grundmolekül der Eiweiße (☞ 2.8.3)
Anämie	Blutarmut, z.B. durch Eisenmangel (☞ 14.2.7)
anabol	aufbauend (Stoffwechsel ☞ 19.1)
Anamnese	Kranken(vor)geschichte (☞ 35.1.6)
Anatomie	(griechisch: „zerschneiden"), Lehre vom Bau der Körperteile
anterior	vorderer
Antikörper	vom Abwehrsystem produzierter Abwehrstoff (☞ 6.4.3)
Aorta	Körperschlagader (☞ Abb. 16.11)
Arterie	vom Herzen wegführendes Blutgefäß
Arteriosklerose	„Gefäßverkalkung" (☞ 16.1.4)
autonom	selbständig
benigne	gutartig (☞ 5.7.1)
Biopsie	Entnahme von Gewebe beim Lebenden
Blutplasma	Blut ohne Blutkörperchen („Blutwasser" ☞ 14.1.4)
Chromosom	Träger von Erbinformation (☞ 3.3)
Diagnose	(griechisch: Entscheidung) Erkennung und Benennung einer Krankheit
Disposition	Veranlagung (zu einer Krankheit ☞ 5.1.5)
distal	von der Rumpfmitte entfernt liegend
DNA	(englische Abkürzung) Desoxyribonukleinsäure, Erbsubstanz (☞ 2.8.4)
dorsal	rückenwärts, hinten
dys-	Wortteil für krankhafte Störung eines Zustandes oder einer Funktion
efferent	wegführend
Elektrolyt	(im Körperwasser gelöstes) Körpermineral, z.B. Natrium oder Kalium (☞ 19.7, Tab. 2.1)
Embryo	Ungeborenes, von der Konzeption bis zum 3. Monat
endogen	im Körper selbst entstehend
Erythrozyt	rotes Blutkörperchen (☞ 14.2)
Evolution	Entwicklungsgeschichte (der Arten bis hin zum Menschen ☞ 3.10, Evolution des ZNS ☞ 11.2)
exogen	von außen
extra-	außerhalb von
Foetus	Ungeborenes (4. Monat bis Geburt)
gastrointestinal	den Verdauungstrakt betreffend
Gen	Einheit des Erbgutes (☞ 3.6)
Granulozyten	zu den weißen Blutkörperchen gehörende Abwehrzellen (☞ 14.3.1)
Glykogen	Speicherform des Traubenzuckers (☞ 2.8.1)
hepatisch	die Leber betreffend
Hormon	„Botenstoff", von Hormondrüsen freigesetzt
hyper ...	das normale Maß übersteigend
hypo ...	das normale Maß unterschreitend
Hypophyse	Hirnanhangdrüse (☞ 13.2)
Hypothalamus	Abschnitt des Zwischenhirns (☞ 11.6)
Immunität	angeborene oder erworbene Abwehrkraft gegen Krankheitserreger (☞ 6.6.1)
inferior	weiter unten gelegen
Inneres Milieu	konstant zu haltende Bedingungen im Körperinneren (☞ 1.4)
Interstitium	Raum außerhalb der Zellen und Gefäße (☞ 3.4)
Insuffizienz	unzureichende Funktionstüchtigkeit (z.B. Herzinsuffizienz ☞ 15.6.4)
intrazellulär	innerhalb der Zellen
invasiv	eindringend, ins Gefäß, Gewebe (☞ 35.7.1)
ischämisch	nicht durchblutet, unter Sauerstoffmangel leidend
Kapillare	kleinstes Blutgefäß (☞ 16.1.6)
kardiovaskulär	das Herz-Kreislauf-System betreffend
Karzinom	bösartiger epithelialer Tumor (☞ 5.7.1)
Katabol	abbauend (Stoffwechsel ☞ 19.1)
Kolon	Teil des Dickdarms
Koma	tiefe Bewusstlosigkeit
kontraktil	zur aktiven Verkürzung befähigt
lateral	seitwärts, von der Medianebene entfernt
Leukozyten	weiße Blutkörperchen (☞ 14.3)
Lymphozyten	zu den weißen Blutkörperchen gehörende Abwehrzellen (☞ 14.3.3)
maligne	bösartig (☞ 5.7.1)
medial	in der Mitte gelegen, mittelwärts
Membran	dünne Scheidewand (z. B. Zytoplasmamembran = Zellwand ☞ Abb. 3.2)
Metastase	Tochtergeschwür
motorisch	die Bewegung betreffend
nerval	durch das Nervensystem vermittelt
Neuron	Nervenzelle
oral	den Mund betreffend, durch den Mund
Pankreas	Bauchspeicheldrüse (☞ 18.9)
Parasympathikus	„regenerationsorientierter" Teil des vegetativen Nervensystems (☞ 11.12.1)
Parenchym	Organfunktionsgewebe (☞ 4.1)
parenteral	(Nahrungs- oder Arzneimittelzufuhr) unter Umgehung des Verdauungstraktes (☞ 19.10)
Pathologie	Lehre von den erkrankten Geweben und den Krankheiten
peri ...	um ... herum
Physiologie	Lehre von den normalen Körpervorgängen, Grundlagenfach der Medizin
posterior	hinterer
primär	erstrangig, auch: ohne andere Ursachen
Prognose	zu erwartender Krankheitsverlauf (☞ Abb. 5.1.6)
Protein	Eiweiß (☞ 2.8.3)
proximal	zur Rumpfmitte hin
pulmonal	die Lunge betreffend
reflektorisch	auf dem Reflexwege
respiratorisch	die Atmung betreffend
retro ...	zurück-, rückwärtsliegend
Rezeptor	„Empfänger" für bestimmte Reize oder Stoffe (☞ 12.1)
Sekretion	Absonderung (z.B. von Speichel)
sekundär	zweitrangig, auch: Folge einer anderen Erkrankung
sensorisch, sensibel	die Sinne betreffend, empfindungsfähig
spastisch	verkrampft, mit hohem (Ruhe-)Tonus (☞ 7.3.7)
spinal	das Rückenmark betreffend
superfizial	oberflächlich, zur Körperoberfläche hin
supra	oberhalb von
Sympathikus	„leistungsorientierter" Teil des vegetativen Nervensystems (☞ 11.12.1)
Symptom	Krankheitszeichen (z.B. Schmerz)
Syndrom	Symptomenkomplex, Gruppe von Krankheitszeichen
Tonus	Spannungszustand (eines Muskels)
Ulkus	Geschwür, Gewebsdefekt (☞ 5.5.6)
vegetativ	das autonome (vegetative) Nervensystem betreffend (☞ 11.12.1)
Vene	zum Herzen hinführendes Blutgefäß
Vena cava	Hohlvene (großes venöses Gefäß ☞ Abb. 16.12)
ventral	bauchwärts, vorn
zerebral	das Gehirn betreffend

* Orientierende Erklärung. Die „Hand" (☞) bezeichnet den Abschnitt, in dem der Begriff ausführlich besprochen wird.

Mensch Körper Krankheit

Anatomie, Physiologie, Krankheitsbilder

Lehrbuch und Atlas für die Berufe
im Gesundheitswesen

Informationen für DozentInnen

Das ist neu in der 4. Auflage

Wenn Sie schon die 3. Auflage für Ihren Unterricht verwendet haben – hier in Kürze alles, damit Sie rasch auch die 4. Auflage optimal nutzen können:

Kap. 1: das „Sterben" von Zellen (Apoptose, 1.2.8) in Ergänzung zu Kapitel 24 (Der ältere Mensch) neu aufgenommen. Neuer Abschnitt über die verschiedenen Körperfunktionen beim Eintauchen des Körpers ins Wasser (1.5.5)

Kap. 2: aktualisiert in Bezug auf alle relevanten chemischen Verbindungen, namentlich der Abschnitt über die Umweltgifte (2.10)

Kap. 3: entsprechend den Fortschritten in der Zell- und Molekularbiologie komplett überarbeitet. Neu: Information über Stammzellen und gesetzliche Regelung in Deutschland (Embryonenschutzgesetz)

Kap. 4: durchgesehen und aktualisiert

Kap. 5: aktualisiert, insbesondere der Abschnitt „Innere und multifaktorielle Krankheitsursachen" (5.2.2). Neue Grafik zur Häufigkeitsverteilung der Neuerkrankungen und Sterbefälle bösartiger Tumoren bei Mann und Frau

Kap. 6: Definition des Komplementsystems (6.2.4) erweitert. Neudefinition des Immun-Gedächtnisses (6.4) und Erweiterung der Begriffe T-Helferzellen und T-Suppressorzellen (6.4.1). Impfungen dem neuesten Wissensstand angepasst. Zahlreiche Abbildungen aktualisiert

Kap. 7 – 9: durchgesehen und aktualisiert

Kap. 10: überarbeitet, Abschnitt über die Neurotransmitter (10.4.6) neu gestaltet. Neuer Abschnitt über Lernen und Gedächtnis (10.6) sowie über Sucht (10.7)

Kap. 11: durchgesehen und aktualisiert

Kap. 12: aktualisiert und erweitert, Geschmackserkennung durch Umami ergänzt (12.5.7)

Kap. 13: umfassend überarbeitet, zahlreiche Abbildungen und Tabellen aktualisiert

Kap. 14: durchgesehen und aktualisiert, Wirkungsweise und Nachteile des „EPO-Dopings" dargelegt (14.2.4)

Kap. 15: komplett überarbeitet und aktualisiert, insbesondere die diagnostischen Verfahren und therapeutischen Vorgehensweisen bei Herzerkrankungen

Kap. 16: aktualisiert, insbesondere die Pathogenese der Arteriosklerose sowie Definition und Entstehung des Hochdrucks

Kap. 17 – 19: überarbeitet und auf den neuesten Wissensstand gebracht

Kap. 20: neuer Abschnitt über die Messgrößen der Nierenfunktion (20.2.5)

Kap. 21: neue Abschnitte über das Ovarialkarzinom, die Bedeutung des Ultraschalls bei der gynäkologischen Untersuchung inkl. Diagnostik bei der weiblichen Brust, medikamentöse Behandlungsmöglichkeiten der männlichen erektilen Dysfunktion (Viagra®), Aktuelles zur Antikonzeption

Kap. 22: Physiologie bei Schwangerschaft umfassend überarbeitet, Anpassung an gesellschaftliche und medizinische Veränderungen im Bereich der Geburtsmedizin (Kaiserschnitt, Hausgeburt, Geburt im Wasser, Bedeutung des Stillens)

Kap. 23: komplett überarbeitet, Betreuung und Behandlung von Neu- und Frühgeborenen aktualisiert

Kap. 24: aktualisiert, insbesondere die demographischen Aspekte des Alterns mit neuen Grafiken und Zahlen

Kap. 25: aktualisiert, insbesondere die Psychopharmaka und ihre Anwendung

Kap. 26: infolge der neuen Reanimationsrichtlinien aktualisiert und stark erweitert, neuer Abschnitt „Besonderheiten der Reanimation bei Kindern"

Mensch
Körper
Krankheit

Anatomie, Physiologie, Krankheitsbilder

Lehrbuch und Atlas für die Berufe
im Gesundheitswesen

4., überarbeitete und erweiterte Auflage
mit 900 Abbildungen und Tabellen

Herausgegeben von: Prof. Dr. med. Dr. med. h.c. Renate Huch, Prof. Dr. med. Christian Bauer; Zürich/Schweiz

Begründet von: Dr. med. Arne Schäffler, Dr. med. Sabine Schmidt; München

Grafiken von: Gerda Raichle, Ulm

Mit Beiträgen von: Dr. med. Matthias Augustin, Freiburg (Kap. 6), Prof. Dr. med. Christian Bauer, Zürich, (Kap. 6, 10, 11, 19, 20); Dr. med. André Dinter, Althäusern/Schweiz, (Kap. 2); Stephanie Engelhardt, Augsburg (Kap. 7, 8, 14); Dr. med. Udo Frank, Ravensburg (Kap. 25); Dipl. Psych. Ulrich Gehrmann, Bergkamen (Kap. 25); Dr. med. Bernd Guzek, Hamburg (Kap. 4, 16); Dr. med. Angelika Haamann, Wedel (Kap. 10, 11, 12); Dr. med. Helene Haker, Zürich/Schweiz (Kap. 10, 11); Dr. med. Hubert Hasel, Wangen (Kap. 18); Prof. Dr. Dr. med. Renate Huch, Zürich (Kap. 1, 8, 9, 15, 16, 21, 22, 24); Dr. med. Maren Koop, Mainz (Kap. 5); Dr. rer. nat. Katharina Munk, Idstein (Kap. 3); Dr. med. Herbert Renz-Polster, Vogt (Kap. 17, 23, 26); Dr. med. Arne Schäffler, München; Dr. med. Sabine Schmidt, München, und Dr. med. Nicole Menche, Langen/Hessen.

Texte „Gesundheit und Lebensstil“: Gaby Guzek, Hamburg

Pflegehinweise: Ulrike Hartmann, Heidelberg

Urban & Fischer Verlag   München Jena 2003

Zuschriften und Kritiken an
Urban & Fischer Verlag
Lektorat Pflege
Karlstraße 45
D-80333 München

Wichtiger Hinweis für den Benutzer
Die Erkenntnisse in der Medizin unterliegen laufendem Wandel durch Forschung und klinische Erfahrungen. Herausgeber und Autoren dieses Werkes haben große Sorgfalt darauf verwendet, dass die in diesem Werk gemachten Angaben (insbesondere hinsichtlich Indikation, Dosierung und unerwünschten Wirkungen) dem derzeitigen Wissensstand entsprechen. Das entbindet den Benutzer dieses Werkes aber nicht von der Verpflichtung, anhand der Beipackzettel zu verschreibender Präparate zu überprüfen, ob die dort gemachten Angaben von denen in diesem Buch abweichen und seine Verordnung in eigener Verantwortung zu treffen.

Bibliografische Information Der Deutschen Bibliothek
Die Deutsche Bibliothek verzeichnet diese Publikation in der Deutschen Nationalbibliografie; detaillierte bibliografische Daten sind im Internet über http://dnb.ddb.de abrufbar.

ISBN 3-437-26790-6

1. Auflage 1993
3. Auflage 1999
4. Auflage 2003

04 05 06 07 5 4 3 2

Zugelassen an Bayerischen Fachschulen im Rahmen der Lehrmittelfreiheit (3. Auflage).

Projektmanagement: Hilke Nüssler, München
Lektorat: Nicole Menche, Langen/Hessen
Herstellung: Christine Kosel, München
Satz: Ebner & Spiegel, Ulm
Druck: Appl, Wemding
Bindung: Oldenbourg Buchmanufaktur, Monheim
Umschlaggestaltung: Spiesz-Design, Neu-Ulm

Aktuelle Informationen finden Sie im Internet unter der Adressse:
http://www.urbanfischer.de

Begleitend zum Lehrbuch sind erschienen:

110 Overheadfolien zu Mensch Körper Krankheit

Ca. 180 ausgewählte Originalabbildungen aus dem Lehrbuch auf 110 farbigen DIN A4-Folien.

4. Auflage 2000

ISBN 3-437-26091-x

Arbeitsbuch zu Mensch Körper Krankheit und Biologie Anatomie Physiologie

Wiederholungsfragen, Lückentexte, Bilder- und Kreuzworträtsel – damit das Einprägen und Wiederholen des Lernstoffs von *Mensch Körper Krankheit* Freude macht.

4. Auflage 2003

ISBN 3-437-26681-0

Vorwort

Mensch Körper Krankheit – Krankheiten haben Menschen zu allen Zeiten beschäftigt. Doch dass das Wissen und Verständnis der körperlichen Funktionen Voraussetzungen zum Verstehen der Krankheit sind, ist ein relativ „moderner" Gedanke.

Heute denkt niemand mehr daran, dass in den meisten Zeitepochen menschlicher Existenz Krankheiten eher als Strafe der Götter, Rache des Schicksals oder als Fehlgriff der Natur gedeutet worden sind.

Woher kommt unser Wissen über den Menschen?

Konkretes Wissen über den gesunden wie den erkrankten Körper ist erst vor etwa 400 Jahren ins Zentrum der medizinischen Heilkunde getreten. Dieses medizinische Wissen wurde vor allem von drei „Grundtypen" von Forschern erworben:

- Der eine betrachtete den Menschen sowohl von außen als auch von innen und nahm dazu Messer und Mikroskop zu Hilfe. Hieraus haben sich die **Anatomie** und die **Pathologie** entwickelt.
- Der zweite wollte wissen, wie der Körper funktioniert, warum das Blut durch den Körper fließt oder wie die kleinen Babys in den Bauch ihrer Mütter kommen. Aus dieser „Körperphysik" entstand die **Physiologie.**
- Die dritte Forschergruppe untersuchte die chemischen Reaktionen und molekularen Prozesse, die in den Zellen vor sich gehen. Dieses Wissen wurde kombiniert mit dem stetig wachsenden Verständnis vom Mikrokosmos der Zelle. Als aus diesem Ansatz entstandene Wissenschaften seien die **Biochemie**, die **Genetik** und die **Zell-** und **Molekularbiologie** genannt.

Traditionelle Ausbildungsgänge basieren heute wie vor 50 Jahren auf diesen Säulen Anatomie, Physiologie, Biochemie und Pathologie bzw. Krankheitslehre.

Es lag die Versuchung nahe, hier wieder ein Lehrbuch mit vielen solchen Spezialkapiteln herauszugeben oder diese lediglich oberflächlich und mit vielen Bildern versehen zu kombinieren.

Unzufriedenheit mit herkömmlichen Lehrbüchern

Solche Bücher existieren jedoch zuhauf – nur leider existiert genauso viel Unzufriedenheit mit diesem Lehrbuchmaterial. Kritisiert wird an solchen Büchern vor allem, dass sie ganz wesentliche Teile des Menschen ausblenden und in der Praxis zu einer Zerstückelung des Wissens führen. Und so wird es dann fast unmöglich, die Brücke vom erlernten Wissen zum „berufsalltäglichen" Handeln zu schlagen.

Integrierter Ansatz

Im vorliegenden Lehrbuch wird versucht, basierend auf der Erkenntnis der modernen Wissenschaften, die alten Fragen der Medizin wieder ins Blickfeld zur rücken, sie aber im Zusammenhang – also integriert – zu behandeln:

- Was macht den Menschen zu dem, was er ist; was treibt ihn an, und wie funktioniert er dabei?
- Warum werden Menschen krank?
- Wie erkennt man Krankheiten?
- Was hilft, um Kranke wieder gesund zu machen?

Einfache Lösungen gibt es nicht

Dabei war den Autoren bewusst, dass es für diese „ganzheitliche" Darstellungsweise keine einfachen Lösungen geben kann. Gerade die Berücksichtigung zentraler neuer Erkenntnisse aus der Immunologie, aus der Hormonforschung oder aus den Wechselbeziehungen zwischen Verhalten, Krank- und Gesundsein stellt sowohl an Autoren als auch an den Leser hohe Anforderungen.

Alles Wichtige in Wort und Bild

Gleichzeitig wurde versucht, die hierfür notwendigen Zusammenhänge möglichst durchgehend in Text und Bild darzustellen – wobei höchster Wert darauf gelegt wurde, dass die Abbildungen umfangreich und präzise beschriftet sind – so dass sie auch ohne großes Herumsuchen im Lehrbuchtext verstehbar sind.

Neu in der 4. Auflage

Die Zufriedenheit unserer Leser, Schüler und Dozenten mit *Mensch Körper Krankheit* hat dieses Lehrwerk zusammen mit seiner kleinen Schwester *Biologie Anatomie Physiologie* zum führenden deutschsprachigen Lehrwerk für die Gesundheitsberufe gemacht. Um so größer die Herausforderung für die Mitarbeiter, dieses Lehrbuch wieder gründlich zu überarbeiten.

Physiologie und Medizin haben in den letzten Jahren rasante Fortschritte gemacht. Viele neue Erkenntnisse zur Krankheitsentstehung haben die Möglichkeiten der frühen Diagnostik und der ärztlichen und pflegerischen Intervention zum Vorteil der erkrankten Menschen verbessert. Heute weiß man z.B., dass Frauen und Männer anders auf manche Erkrankungen reagieren oder unterschiedliche erste Symptome zeigen, etwa beim Herzinfarkt. Einige neue Aspekte, z.B. die Entschlüsselung des menschlichen Genoms oder die Erforschung von Stammzellen, haben aber auch neue Unsicherheiten geschaffen und ethische Fragen aufgeworfen. Die Pflegenden und alle anderen medizinisch Tätigen sind herausgefordert, sich auch mit diesen neuen Aspekten auseinanderzusetzen. Mehr noch als früher rückt in Medizin und Pflege der Blick auf die mögliche Vermeidung von Krankheiten, die Prävention. Umso wichtiger sind in diesem Lehrbuch die optisch klar hervorgehobenen Sondertexte für die jeweils besonderen Anliegen medizinischer Berufsfelder:

- Die grünen **„Pflegekästen"** geben wertvolle Tipps, das erlernte Wissen mit der praktischen Arbeit am Patienten zu vernetzen
- Die gelben Kästen **„Ganzheitsmedizin"** weisen darauf hin, wie alternative medizinische Lehrmeinungen eine Krankheit auffassen, welche ganzheitsmedizinischen Therapieansätze es gibt – eine nicht nur für die Naturheilpraxis notwendige Betrachtung
- Die roten **„Notfallkästen"** schließlich geben nicht nur den Rettungsassistenten, sondern allen medizinischen Berufsgruppen die wesentlichen Hinweise, um sich in kritischen Ernstfallsituationen korrekt zu verhalten.

Die Autorinnen und Autoren hoffen, dass dieses Buch im harten Lernalltag weiter seinen Wert unter Beweis stellen kann.

München, im April 2003

Herausgeberin, Herausgeber, Autorinnen und Autoren

P.S.: Wenn Ihnen etwas einfällt, was Sie in dem Buch vermissen oder Ihnen nicht gefällt – schreiben Sie uns (am einfachsten unter Verwendung des ins Buch eingelegten Kritikzettels):

✉ Urban & Fischer Verlag, Lektorat Pflege,
Karlstraße 45, D-80333 München

Bedienungsleitung

Damit Sie dieses Lern- und Arbeitsbuch optimal nützen können, werden im Folgenden seine Besonderheiten kurz erklärt:

Wo ist das Inhaltsverzeichnis?

Mensch Körper Krankheit enthält kein **Gesamtinhaltsverzeichnis** am Anfang des Buches. Stattdessen benutzen Sie bitte

- die Kurzübersicht am Anfang des Buches und
- die Kapitelanfangsübersichten jeweils auf der ersten Seite eines Kapitels sowie
- das große Register am Ende des Buches mit rund 6500 Stichwörtern.

„Orientierungsbilder" Skelett und Arterien

Immer wieder kann es passieren, bei einem Organ oder Körperteil die Orientierung zu verlieren. Deshalb sind an besonders leicht zugänglicher Stelle, nämlich im hinteren Buchdeckel, zwei große Übersichtsabbildungen mit dem menschlichen Skelett und dem arteriellen Gefäßsystem abgebildet.

Abbildungen

Nutzen Sie das Bildmaterial! Ein Bild sagt mehr als viele Worte – *Mensch Körper Krankheit* enthält deshalb rund 900 Abbildungen und Tabellen, um gerade die schwierigen Zusammenhänge anschaulich darstellen zu können.

Die Abbildungen werden jeweils kapitelweise neu nummeriert, wobei die (insgesamt nur sehr wenigen) Tabellen der leichteren Auffindbarkeit wegen mitgezählt werden.

Texte zur Krankheitslehre

Selbstverständlich ist es nicht möglich, in einem 500 Seiten starken Buch das gesamte in der modernen Medizin relevante Spektrum menschlicher Krankheiten darzustellen.

Es musste deswegen eine Auswahl getroffen werden, die sich vor allen Dingen nach der Häufigkeit und der didaktischen Bedeutung einer Erkrankung richtet. Diejenigen Überschriften, unter denen Krankheiten und ihre Behandlung vorgestellt werden, sind zu ihrer leichteren Auffindbarkeit in blauer Schrift dargestellt worden. Die Texte zur Krankheitslehre sollen Ihnen helfen, das erlernte Wissen auf die eigene Berufspraxis zu übertragen.

Vernetzungen und Querverweise

Ein Lehrbuch über den Menschen lässt sich nicht wie eine Perlenkette Kapitel für Kapitel und Satz für Satz aneinander reihen.

Der Mensch ist ein hochgradig vernetztes System – und auch unser Gedächtnis funktioniert vernetzt:

Wir bilden keine Faktenarchive, sondern lernen *assoziativ*, das heißt wir knüpfen an Bekanntes an – auch, wenn wir es in einem ganz anderen Zusammenhang ins Gedächtnis übernommen haben. Lernen wir beispielsweise im Kapitel Blut etwas über Antikoagulation, so fallen uns dabei die morgendlichen Heparinspritzen, aber gleichzeitig auch etwas über die korrekte Durchführung von subkutanen Injektionen ein …

Mensch Körper Krankheit unterstützt diese natürliche Art zu lernen – es bietet die vielfältigen Anknüpfungspunkte, die Sie brauchen, um nicht nur verstehen, sondern das Verstandene auch tatsächlich behalten zu können.

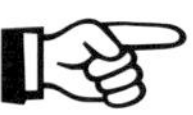

Ein Hilfsmittel hierzu sind, neben vielen Beispielen aus dem Alltag im Akutkrankenhaus, die Querverweise. Alle Querverweise sind mit einer Hand gekennzeichnet.

Gewichtete Terminologie

In der Medizin herrscht ein gewisses Neben- oder Durcheinander von lateinischen, griechischen und neuerdings auch immer mehr englischen Fachbegriffen.

Die Realität ist bunt gemischt: Kaum ein Arzt wird jemals das lateinische Wort für die Gallenblase über die Lippen bringen, während umgekehrt bei vielen anderen Begriffen wie zum Beispiel dem „Hakenarmmuskel" die deutschen Fachwörter absolut ungebräuchlich sind.

Mensch Körper Krankheit hilft Ihnen, sich den jeweils gebräuchlicheren Begriff einzuprägen. Bei der Erstnennung eines Begriffes werden die zugehörigen Fachwörter in beiden Sprachen vorgestellt, der häufigere aber in **Fettschrift** und der weniger gebräuchliche in Klammern und in *Kursivschrift*. Also:

- **Gallenblase** *(Vesica fellea)*
- **M. coracobrachialis** *(Hakenarmmuskel).*

Farbleitsystem ☞ Übersichtsseite im vorderen Buchinnendeckel

Maßeinheiten

Wem sind sie nicht ein Greuel? – die vielen Maßeinheiten, die leider aus der Medizin nicht wegzudenken sind. Um immer wieder rasch nachschlagen zu können, sind die wichtigsten hinten im Buch dokumentiert.

Abkürzungsverzeichnis und Liste der wichtigsten Fachbegriffe

Im vorderen Buchteil ist eine vollständige Liste der wichtigsten medizinischen Fachbegriffe abgedruckt. Es sind dies diejenigen Begriffe, die so oft gebraucht werden (müssen), dass es sich lohnt, sie Zug um Zug auswendig zu lernen.

Die im Werk verwendeten Abkürzungen finden Sie ebenfalls vorne im Buch, direkt vor der Inhaltskurzübersicht.

Korrespondierende Abbildungen in der Overheadfoliensammlung

Die 180 wichtigsten Abbildungen des Lehrbuches sind für die gleichzeitige Verwendung im Unterricht zu einer Overheadfoliensammlung zusammengefasst worden.

Diese Abbildungen sind zu ihrer leichteren Auffindbarkeit jeweils am Ende der Abbildungslegende mit einem Projektorsymbol ( ) gekennzeichnet.

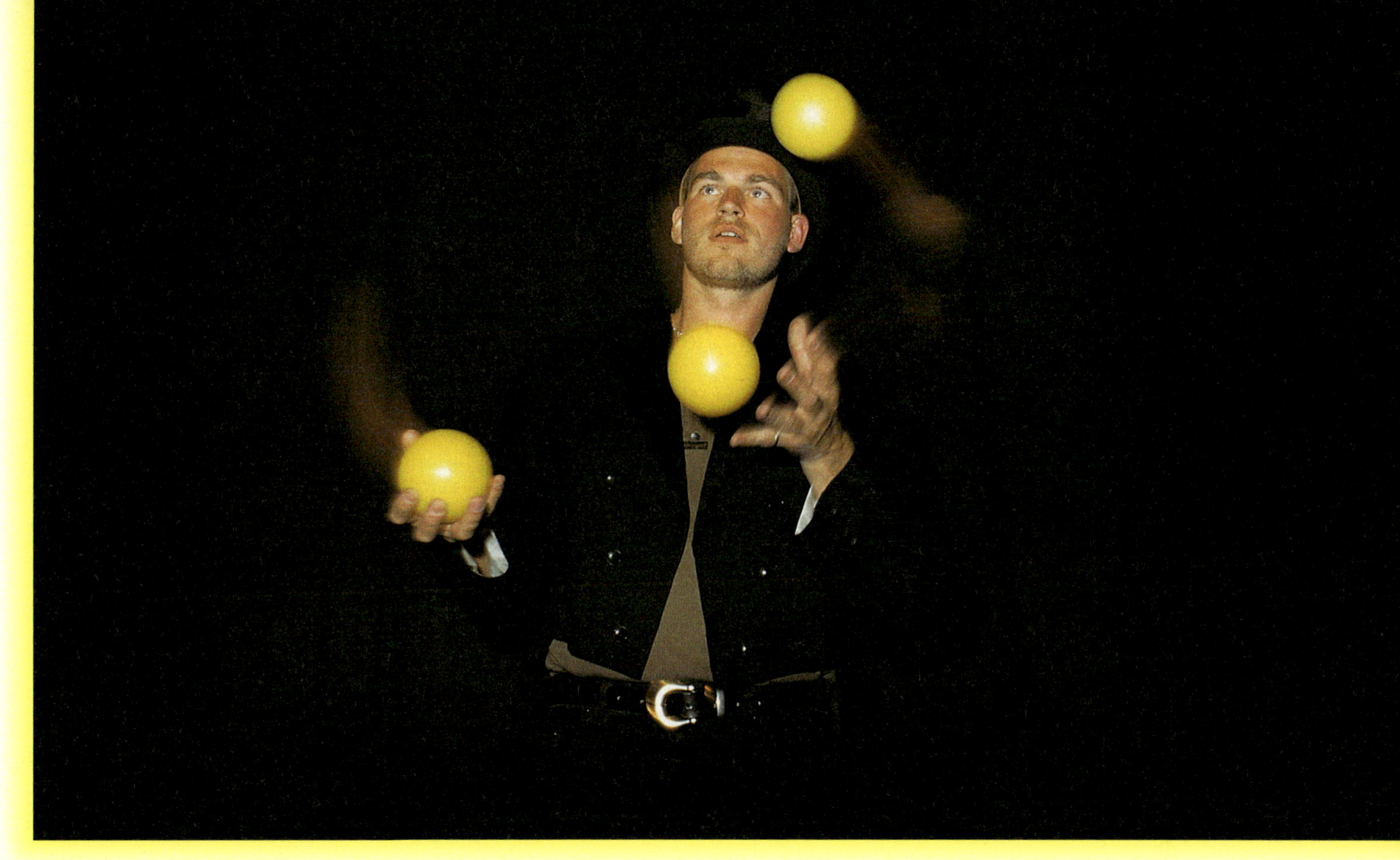

1 Die Organisation des menschlichen Körpers

Hauptziel dieses Buches ist es, die Funktionsweise des menschlichen Körpers zu vermitteln – und zwar die des *gesunden* Körpers (die **Physiologie**) genauso wie die des *erkrankten* Körpers (die **Pathophysiologie**). Um verstehen zu können, was geschieht, wenn der Körper verletzt wird, wenn er infektiös erkrankt oder unter extremem Stress steht, muss man ein Grundverständnis für die verschiedenen *Organisationsebenen* des Körpers haben.

In diesem Kapitel wird außerdem eine Einführung in die verschiedenen *Regionen* und *Organsysteme* des Menschen gegeben. Spätere Kapitel besprechen dann ausführlich die einzelnen Organsysteme und ihre Wechselwirkungen untereinander.

1.1 Organisationsebenen des menschlichen Körpers

Atome und Moleküle

Die kleinsten chemischen Bausteine unseres Körpers sind die **Atome**, die in unserem Körper hauptsächlich durch Sauerstoff, Kohlenstoff, Wasserstoff und Stickstoff (☞ Tab. 2.1) repräsentiert sind.

Zwei oder mehr Atome verbinden sich durch Bindungskräfte zu **Molekülen.** Beispiele für lebenswichtige kleine Moleküle sind das Sauerstoff-, Kohlendioxid- oder Stickstoffmolekül. Lebenswichtige Makromoleküle sind beispielsweise die Nukleinsäuren, aus denen unser Erbgut besteht, sowie die Eiweiße, Kohlenhydrate, Fette und Vitamine.

Organellen

Die nächstgrößeren Organisationseinheiten sind die **Organellen.** Sie werden aus dem Zusammenschluss vieler chemischer Verbindungen gebildet. Organellen sind Funktionseinheiten, die z.B. für den Aufbau eines Stoffes, für seine Ausschleusung oder Speicherung zuständig sind. Sie unterscheiden sich von bloßen Ansammlungen gleichartiger Moleküle durch ihre Grenzstrukturen (Scheidewände oder Membranen – z.B. die Mitochondrienwand in Abb. 1.1 und 1.2).

Zellen

Mehrere Organellen verbinden sich zu einer **Zelle,** der nächsthöheren Organisationsstufe. Zellen sind die Grundeinheiten aller lebenden Organismen. Nahezu alle Zellen besitzen einen *Zellkern* mit dem Erbgut der Zelle und das *Zytoplasma,* die wässrige Grundsubstanz der Zelle. Eine bekannte Ausnahme sind die roten Blutkörperchen *(Erythrozyten),* die im Laufe ihrer Differenzierung und Reifung den Zellkern verlieren. Im Zytoplasma befinden sich die Organellen, die jeweils spezifische Teilaufgaben der Zelle übernehmen. Durch die *Zellmembran* sind Zellen von ihrer jeweiligen Umgebung abgegrenzt.

Abb. 1.1 zeigt rechts unten verschiedene Zellarten des menschlichen Körpers, zum Beispiel Muskelzellen, Nervenzellen, Blutzellen und Drüsenzellen. Jede dieser unterschiedlichen Zellen hat einen individuellen Aufbau und eigene Funktionen im Dienst für den Gesamtorganismus.

Gewebe

Das nächsthöhere Organisationsniveau des Körpers ist das **Gewebe.** Gewebe sind Verbände ähnlicher Zellen, die in der Regel eine gemeinsame Funktion erfüllen.

Organe

Mehrere räumlich beieinanderliegende Gewebe bilden ein **Organ.** Organe haben typischerweise eine charakteristische Gestalt und sind leicht mit bloßem Auge erkennbar. Beispiele für Organe sind das Herz, die Leber, die Lunge, das Gehirn oder der Magen. Organe sind aus mehreren verschiedenen Geweben zusammengesetzt, die jedoch eine gemeinsame Funktion übernehmen (z.B. im Fall der Lunge den Gasaustausch zwischen dem Körperinneren und der Außenwelt).

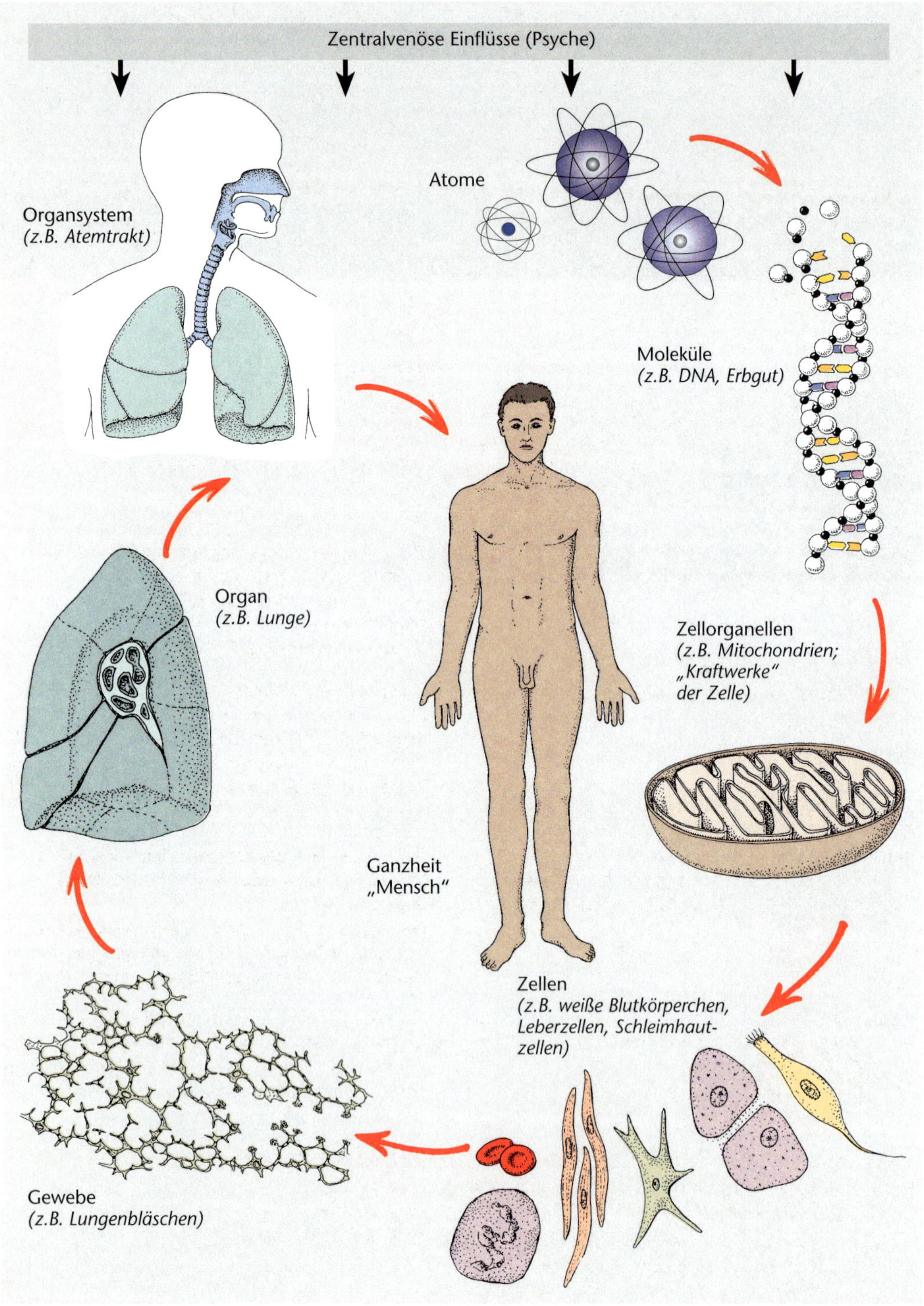

Abb. 1.1: Der Aufbau des menschlichen Körpers mit Beispielen für die unterschiedlichen Organisationsebenen.

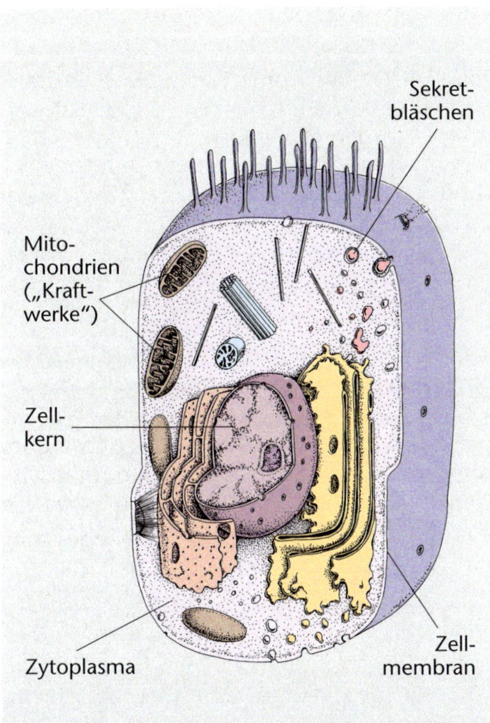

Abb. 1.2: Zelle mit Zellkern und anderen Organellen.

Fast alle Organe bestehen dabei aus **Funktionsgewebe** *(Parenchym)*, das die Kernaufgabe des Organs erfüllt, und umgebendem *Bindegewebe* (**Stroma**), welches das Organ abstützt und mehr oder weniger für seine äußere Form verantwortlich ist. Das Parenchym ist meist aus dicht gedrängten Zellverbänden gebaut, während sich das Stroma vor allem aus *nichtzellulären Strukturen* zusammensetzt (z.B. straffen Kollagenfasern).

Organsysteme

Die **Organsysteme** (☞ Tab. 1.3) bilden den sechsten Organisationsgrad. Ein Organsystem besteht aus eng miteinander in Beziehung stehenden Organen, die eine gemeinsame Aufgabe haben. Der *Atemtrakt* ist das in der Abbildung 1.1 dargestellte Organsystem und besteht aus folgenden Organen: Mund, Nase und Rachenraum, Luftröhre, Bronchien und den beiden Lungenflügeln.

Tab. 1.3 gibt einen Überblick über die zehn wichtigsten Organsysteme des menschlichen Körpers und ihre Aufgaben für den Gesamtorganismus. Viele Kliniker zählen als elftes Organsystem das *flüssige Organ Blut* hinzu.

Psyche

Die **Psyche** *(Seele)* des Menschen ist den durch den Willen beeinflussbaren Organsystemen übergeordnet, da sie dem Individuum eine Entscheidungsfreiheit (Willen) gibt, zu dessen Erfüllung alle Körperteile notwendig, aber nicht hinreichend sind. Der Psyche kann man kein spezielles Organ zuordnen, sie ist jedoch aufs engste mit dem Nervensystem, speziell dem Großhirn, verknüpft.

Organsystem	... dazu gehören	wichtige Aufgaben:
Haut	Haut und Hautanhangsgebilde wie z.B. Haare, Nägel, Schweiß- und Duftdrüsen	• Schutz des Körpers vor Außeneinflüssen • Mitregulation von Körpertemperatur, Flüssigkeits- und Salzhaushalt • Synthese von Vitamin-D-Hormon • Sinnesorgan für Temperatur, Druck und Schmerz
Bewegungs- und Stützapparat	Die Knochen des Körpers (Skelett) mit den sie verbindenden Bändern sowie den Sehnen und Muskeln	• Stütz- und Haltefunktion des Körpers • Aufrechterhaltung der Körperhaltung • Willkürliche Körperbewegungen • Ort der Blutzellenbildung (Knochenmark) • Mineralspeicher • Wärmeproduktion
Nervensystem	Das Zentralnervensystem (Großhirn, Zwischenhirn, Kleinhirn, Hirnstamm, Rückenmark), die peripheren Nerven sowie die Sinnesorgane (z.B. das Auge, das Ohr oder die Hautsinnesorgane)	• Analyse und Kontrolle der Umwelt durch die Sinnesorgane • Steuerung und schnelle Regulation fast aller Körperaktivitäten durch Nervenimpulse • Regulationszentrum für das Innere Milieu • „Sitz" der Psyche
Hormonsystem	Alle Drüsen und Gewebe, die Hormone und hormonähnliche Stoffe produzieren	• Langsame und mittelschnelle Regulation fast aller Aktivitäten des Körpers durch Verteilung der Hormone über das Blut
Immunsystem	Lymphbahnen, Lymphknoten, weiße Blutkörperchen, Thymus, Knochenmark und sog. sekundäre lymphatische Organe wie die Milz und die Tonsillen (Mandeln)	• Reinigung des Blutes von Fremdstoffen • Erkennung von körperfremden Stoffen und ihre Ausschaltung (z.B. Bakterien und Viren) • Immunologisches Gedächtnis (z.B. nach Impfung) • Unterstützung von Entzündungs- und Heilungsprozessen
Atmungssystem	Atemwege (Nase, Rachen, Kehlkopf, Luftröhre, Bronchien) und Lunge	• Sauerstofftransport zu den Lungenbläschen zur Aufnahme in die Erythrozyten • Abtransport von Kohlendioxid • Mitwirkung bei der Aufrechterhaltung des Säure-Basen-Gleichgewichtes im Körper
Herz-Kreislauf-System	Blut, Herz, Blut- und Lymphgefäße	• Sauerstoff- und Nährstofftransport zu den Zellen • Abtransport von Stoffwechselendprodukten • Regulation der Körpertemperatur • Verschluss von Blutungsquellen (Gerinnungssystem) • Aufnahme der Lymphe in den venösen Kreislauf
Verdauungssystem	Mund, Speiseröhre, Magen, Dünn- und Dickdarm, Rektum, Leber, Bauchspeicheldrüse	• Aufnahme von Flüssigkeit und Nahrungsmitteln • Verdauung und Resorption von Nährstoffen • Ausscheidung • *Leber:* Eine große chemische Synthesefabrik des Körpers, die betraut ist mit Blutreinigung, Fremdstoffabbau und der Regulation des Inneren Milieus
Harntrakt	Nieren, Harnleiter, Harnblase, Harnröhre	• Produktion, Sammlung und Ausscheidung des Urins • Regulation des Flüssigkeits- und Elektrolythaushaltes • Aufrechterhaltung des Säure-Basen-Gleichgewichtes • Mitwirkung bei der Blutdruckregulation
Fortpflanzungssystem	*Mann:* Hoden, Nebenhoden, Prostata, Samenbläschen und Penis *Frau:* Eierstock, Eileiter, Gebärmutter und Scheide, weibliche Brust	• Libido (Geschlechtstrieb) • Fortpflanzung • Erhaltung der Art • Ernährung des Säuglings

Tab. 1.3: Die Organsysteme des Menschen. [Foto: E179-166]

Das Wechselspiel von Körper und Seele

Ein gesunder Körper und ein gesunder Geist gehören idealerweise zusammen – das weiß man schon seit langem. Körper und Seele machen die Ganzheit des Menschen aus und beeinflussen sich wechselseitig. Die Weltgesundheitsorganisation (WHO) definiert deshalb Gesundheit nicht nur als Fehlen von Krankheit und Gebrechlichkeit, sondern als den (kaum jemals erreichbaren) „Zustand völligen körperlichen, seelischen und sozialen Wohlbefindens".

Psychisches Wohlbefinden beeinflusst den Körper positiv. Die Volksweisheit, dass gute Laune gesund hält, hat eine naturwissenschaftliche Grundlage: So haben Wissenschaftler herausgefunden, dass gute Laune das Immunsystem stimuliert und somit die Abwehrkräfte des Organismus stärkt.

Bei *psychosomatischen Krankheiten* manifestieren sich seelische Konflikte in körperlichen Symptomen – in der Psychosomatik wird in diesem Fall von „Ausdruckskrankheiten" gesprochen. Psychosomatische Einflüsse kommen bei jeder Krankheit vor. Im engeren Sinne versteht man unter psychosomatischen Erkrankungen jedoch solche Leiden, die sich im Zusammenhang mit einem chronischen Konflikt entwickeln. Typisch dafür sind beispielsweise juckende Hauterkrankungen („Etwas ist zum aus der Haut fahren"). Umgekehrt kann auch der körperliche Zustand Auswirkungen auf die Psyche haben, etwa beim *endokrinen Psychosyndrom*, bei dem es durch hormonelle Störungen zu Wesensveränderungen kommt.

1.2 Was sind Lebewesen?

Vergleicht man alle Lebewesen (Organismen), egal ob *Bakterium, Pflanze, Tier* oder *Mensch,* so fallen grundsätzliche Gemeinsamkeiten auf, die **Lebewesen** von den **nichtlebenden Strukturen** unterscheiden. Kennzeichen von Lebewesen sind ganz allgemein (☞ Abb. 1.4):

- Aufbau aus einer oder vielen **Zellen**
- **Stoffwechsel** (siehe unten)
- Selbständige **Vermehrung.**

Für den Menschen wie auch alle anderen höheren Organismen sind folgende acht „Lebensprozesse" charakteristisch:

❶ Stoffwechsel

Unter **Stoffwechsel** *(Metabolismus)* versteht man sämtliche ständig im Organismus ablaufenden chemischen Reaktionen, die dem Auf- und Abbau von Stoffen dienen.

Chemische Reaktionen, welche Energie erzeugen, die der Körper zur Aufrechterhaltung der Lebensvorgänge benötigt, werden als **Katabolismus** bezeichnet. Die durch den Katabolismus gewonnene Energie **(Verbrennungsenergie)** dient zur Aufrechterhaltung lebenswichtiger Konzentrationsunterschiede von Ionen, z.B. im Zentralnervensystem (☞ 10.3.2), und zur Neubildung von Molekülverbänden, neuen Organellen, neuen Zellen, neuen Geweben und im Fall der Schwangerschaft sogar eines neuen Organismus. Die Summe dieser „aufbauenden" Vorgänge wird als **Anabolismus** bezeichnet.

Zwei Arten von Verbrennung

Unter **Verbrennung** verstehen Mediziner und Biologen keine unter Flammenbildung verlaufende Reaktion, sondern im weiteren Sinne die Energiebereitstellung aus Nahrungsbestandteilen unter Sauerstoffverbrauch *(oxidative Energiegewinnung).*

❷ Erregbarkeit

Erregbarkeit ist die Fähigkeit, Veränderungen innerhalb und außerhalb des Organismus aufzunehmen, wahrzunehmen und auf sie zu antworten.

Jeder Organismus kann nur überleben, wenn er ständig Reize, z.B. Helligkeit oder Dunkelheit, Hitze oder Kälte registriert. Neben der *Informationsaufnahme* muss er aber ferner zur *Informationsverarbeitung* fähig sein. Die Erregbarkeit ist an eine ganze Reihe von hochspezialisierten **Sinnesorganen** gebunden, deren Informationen meist vom Gehirn weiterverarbeitet und interpretiert werden.

❸ Kommunikation

Jeder Organismus ist darauf angewiesen, Informationen von einer Körperregion zur anderen, von einer Zelle zur Nachbarzelle, weiterzugeben. Dem Menschen stehen hierfür mehrere Kommunikationssysteme zur Verfügung:

- Das **Nervengewebe,** das seine Impulse elektrisch über winzige Ströme übermittelt und diese chemisch über spezielle Botenstoffe, die *Neurotransmitter,* weiterleitet
- Das **Hormonsystem** mit den Hormonen in Körperflüssigkeiten *(humoral)* als Botenstoffe
- Das **Immunsystem** *(Abwehrsystem)* mit einer Vielzahl von lokal wirkenden Botenstoffen.

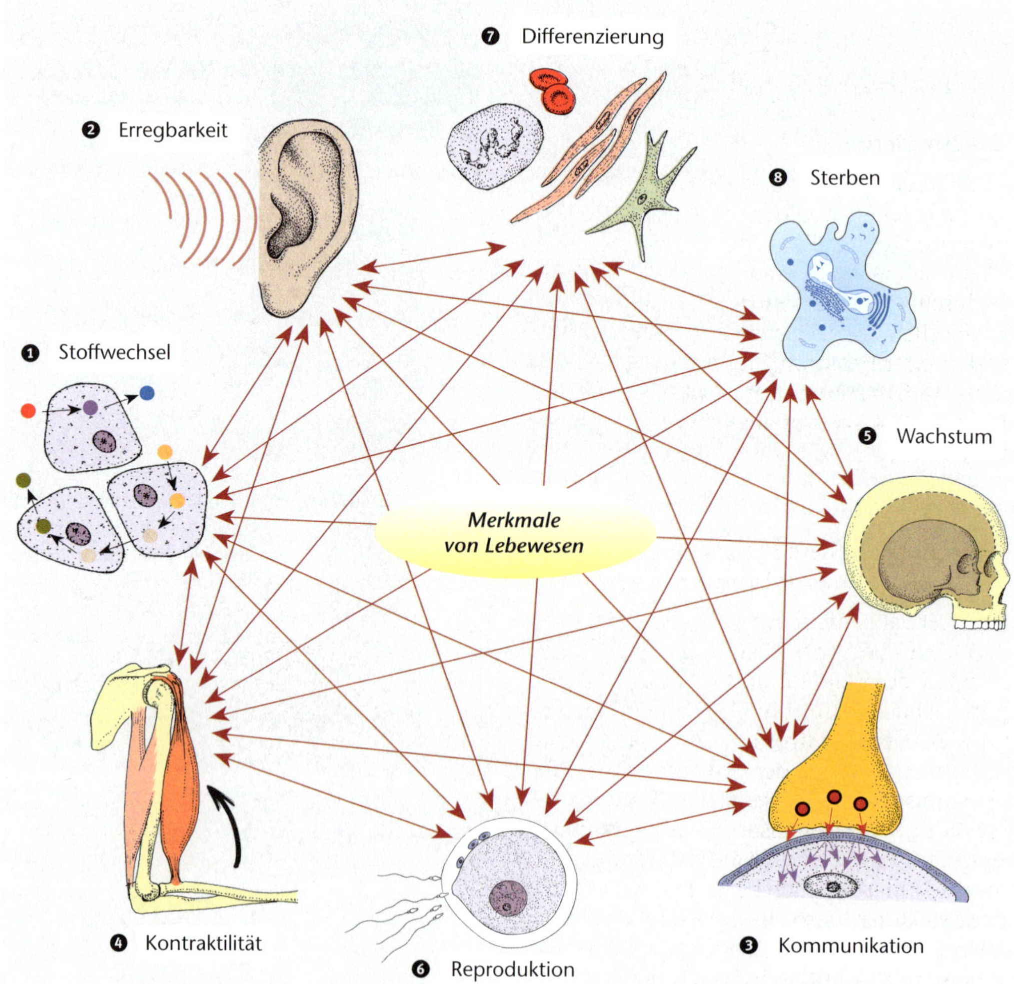

Abb. 1.4: Die acht Merkmale von Lebewesen in ihren Wechselbeziehungen zur Umwelt.

❹ Kontraktilität

Der Mensch muss auf äußere Reize *aktiv* durch Bewegungen reagieren können (z.B. durch eine Fluchtreaktion). Hierzu bedarf es *aktiv beweglicher* **(kontraktiler)** Gewebe. Muskelfasern besitzen einen hohen Grad an **Kontraktilität**, der dem Gesamtorganismus in der Zusammenarbeit mit dem Stützapparat aus Knochen und Bindegewebe die erforderliche Beweglichkeit gibt.

❺ Wachstum

Die Entwicklung des menschlichen Organismus ist über 20 Jahre lang mit **Wachstum** verbunden. Wachstum kann sich auf mehrere Arten vollziehen:
- Vorhandene Zellen können größer werden
- Die Zahl der Zellen kann sich erhöhen
- Nichtzelluläre Strukturen (z.B. die Mineralsubstanz des Knochens) können an Substanz zunehmen.

❻ Reproduktion

Die Grundeinheiten des Körpers, die Zellen, können sich teilen, also *reproduzieren.* Diese **Zellteilungen** sind für das *Wachstum*, die ständige *Regeneration* von Zellen mit nur kurzer Lebensdauer, aber auch für die *Heilungsvorgänge* nach Verletzungen erforderlich. Die Reproduktion ist auch die Basis für die Weitergabe von Eigenschaften und Merkmalen über Generationen hinweg *(Vererbung).*

❼ Differenzierung

Alle höheren Organismen bestehen aus vielen, vielen Zellen, der Mensch z.B. aus 100000 Milliarden (10^{14}) Zellen. Alle „Vielzeller" entwickeln sich aber aus einer einzigen Zelle, die sich durch vielfache Teilungen vermehrt. Die neuen Zellen *spezialisieren* sich dabei zunehmend in ihrer Funktion. Nur durch diese weitgefächerte **Differenzierung** sind die vielfältigen speziellen Leistungen des Organismus möglich.

❽ Sterben

Sterben ist bei höheren Organismen die notwendige Ergänzung zur Lebensentstehung.

Sterben ist dabei nicht auf das Lebensende des Individuums begrenzt. Vielmehr begleiten die Gegenpole des Werdens und Vergehens uns in jedem Lebensabschnitt in Gestalt der *programmierten Zellteilung* (**Mitose** ☞ 3.8) und des *programmierten Zelltods,* der **Apoptose.** In der Wachstumsphase unseres Lebens überwiegt die Mitose, zum Lebensende hin gewinnen apoptische Vorgänge die Überhand. Aber das ist noch nicht alles: auch bei der normalen Organentwicklung, also in der Aufbauphase, werden „überflüssige" Zellen durch die Apoptose beiseite geräumt! Es ist also biologisch äußerst wichtig, dass Zellen nicht nur entstehen, sondern auch (kontrolliert) zugrunde gehen. Zu erkennen sind apoptotische Zellen an einer Schrumpfung und Fragmentierung („In-Stücke-Brechen"). Schließlich werden die Reste der Zelle von Makrophagen abgebaut.

1.3 Die Körperhöhlen

Der Gesamtorganismus ist in Teilräume untergliedert. Einige davon sind von einer Deckzellschicht ausgekleidet: Diese Teilräume heißen **Körperhöhlen** (☞ Abb. 1.5).

Die Schädelhöhle

Die **Schädelhöhle** wird von den Schädelknochen des Hirnschädels und den Hirnhäuten gebildet. Sie umfasst und schützt das sehr weiche und empfindliche Gehirn.

Die Brusthöhle

Die **Brusthöhle** *(Cavitas thoracis,* auch *Thorakalraum)* wird von außen durch die Rippen, die Brustwirbelsäule und das Brustbein begrenzt. Unten wird die Brusthöhle durch das Zwerchfell verschlossen, während kopfwärts keine scharfe Grenze zur Halsregion existiert. Innerhalb der Brusthöhle unterscheidet man wieder drei Teilräume:
- Die beiden **Pleurahöhlen,** in denen sich die beiden Lungenflügel befinden. Sie werden durch das *Lungen-* bzw. *Rippenfell* abgeschlossen
- Das **Mediastinum** *(Mittelfellraum)* liegt zwischen den beiden Pleurahöhlen und umfasst die übrigen Organe und Verbindungswege. Hierzu gehören das Herz und der Thymus als eigenständige Organe sowie Speiseröhre, Luftröhre, Bronchien und die herznahen großen Blut- und Lymphgefäße als Verbindungswege.

Der Bauch-Beckenraum

Der **Bauch-Beckenraum** wird von der äußeren Bauchmuskulatur, der Lendenwirbelsäule, dem knöchernen Beckenring sowie nach oben vom Unterrand des Zwerchfells begrenzt.

Im Bauchraum trennt eine dünne Membran, das *Bauchfell* oder **Peritoneum,** die **Peritonealhöhle** ab. Dadurch ist der Bauch-Beckenraum ebenfalls in drei Teilräume unterteilt, die äußerlich nur schwer abgrenzbar sind:
- In der Peritonealhöhle **(intraperitoneal)** liegen Magen, Milz, Leber, Gallenblase, Dünndarm, Eierstöcke und der größte Teil des Dickdarmes
- Hinter der Peritonealhöhle **(retroperitoneal)** liegen Nieren, Nebennieren, Bauchspeicheldrüse und ein kleiner Teil des Dickdarmes
- Obwohl keine scharfe Grenze zum Retroperitonealraum besteht, wird aus praktischen Gründen der Raum *unterhalb* des Peritoneums (präziser: unterhalb einer *Linea termi-*

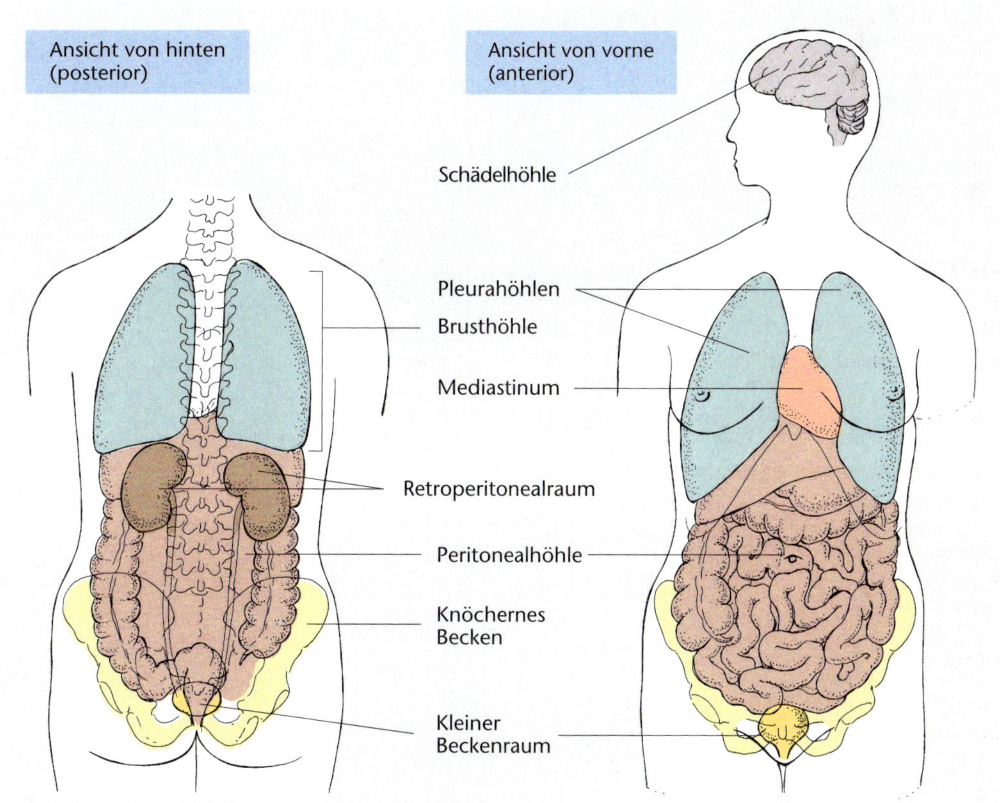

Abb. 1.5: Übersicht über die großen Körperhöhlen und -räume.

nalis genannten Kante im knöchernen Beckenring, Details ☞ 8.7.1) bis hin zum Beckenboden als **kleines Becken** oder auch nur kurz *Becken* bezeichnet. In ihm liegen Blase, Mastdarm und die Mehrzahl der Geschlechtsorgane.

1.4 Das Innere Milieu – Grundbedingung zur Aufrechterhaltung des Lebens

Das Innere Milieu

Wie schon erläutert, setzt sich der menschliche Körper aus vielen Organsystemen zusammen, von denen jedes wieder aus Milliarden von Zellen besteht. Diese Zellen brauchen *stabile Umgebungsbedingungen,* um effektiv arbeiten und ihren Beitrag zum Überleben des Gesamtorganismus leisten zu können.

Konstante Umgebung

Die Gesamtheit dieser für das Funktionieren der Zellen erforderlichen *konstanten* Umgebungsbedingungen wird als **Inneres Milieu** bezeichnet. Kann der Körper sein Inneres Milieu konstant halten, befindet er sich in einem Zustand des Gleichgewichts, den man **Homöostase** nennt.

Den für das Verständnis der Stoffwechselphysiologie so fundamentalen Begriff *milieu intérieur* hat der französische Physiologe Claude Bernard (1813–1878) geprägt. Im Streit um die Frage, ob die Mikrobe *(Infektionserreger)* oder das Milieu der ausschlaggebende krankmachende *(pathogene)* Faktor ist, wird Bernard der Satz in den Mund gelegt: „Die Mikrobe ist nichts, das Milieu ist alles!“.

Die Homöostase, also das Gleichgewicht ist die wichtigste Voraussetzung dafür, dass der gesamte Organismus überhaupt auf Dauer funktionieren und existieren kann.

Entscheidend: die Extrazellulärflüssigkeit

Für diese Konstanz des Inneren Milieus ist zunächst einmal die richtige Zusammensetzung der **Extrazellulärflüssigkeit** (also der Flüssigkeit zwischen den Zellen, auch in den Blutgefäßen ☞ Abb. 3.14) von Bedeutung. Hierbei haben speziell die Salze der Elemente Natrium, Chlor, Kalium und Kalzium ihre besonderen Aufgaben innerhalb der Homöostase.

Fast genauso wichtig sind eine optimale **Körperkerntemperatur** (ca. 37 °C), ein optimaler **pH-Wert** (ca. 7,40; „Säurewert“ des Blutes ☞ 2.7.3) und eine ausreichende, aber auch eine nicht zu hohe Konzentration der gelösten Gase Sauerstoff und Kohlendioxid.

Lebensgefahr bei Störungen des Inneren Milieus

Jede gröbere Abweichung im Inneren Milieu beeinträchtigt sofort die Lebensfähigkeit des Gesamtorganismus. So drohen durch Sauerstoffmangel, pH-Wertabweichungen oder abweichende Salzkonzentrationen rasch ausgeprägte Gewebeschäden.

Diese Abweichungen sind meistens Folge von schweren Erkrankungen oder starken äußeren Einwirkungen wie z.B. einer Bauchwassersucht (Aszites) bei Herzversagen oder einer Blutung nach Verkehrsunfall.

Wird das Innere Milieu nicht innerhalb kurzer Zeit durch intensivmedizinische Behandlung wieder ins Lot gebracht, führt dies zum Tod des Gesamtorganismus.

1.5 Regulations- und Anpassungsvorgänge

Aber nicht nur Krankheiten und Verkehrsunfälle bedrohen die Konstanz unseres Inneren Milieus. Auch im „Normalbetrieb“ sind die Umgebungsbedingungen des Organismus Mensch alles andere als gleich bleibend: Man denke nur an trockene Kälte oder schwüle Hitze, Windstille oder Sturmböen, Meeresklima oder Hochgebirgsluft. Auch opulente Mahlzeiten oder Hungern, „Trinkstöße“ im Bierzelt oder Dursten, körperliche Ruhe oder anstrengender Sport drohen ständig, das Innere Milieu durcheinander zu bringen.

Ebenso bedürfen die komplexen Lebensvorgänge unseres Organismus (z.B. im Rahmen der Fortpflanzung) einer genauen Abstimmung.

Keine Selbstverständlichkeit

Die Konstanthaltung des Inneren Milieus im menschlichen Organismus ist keine Selbstverständlichkeit, sondern eine Leistung. Unser Körper muss sich dauernd auf neue Umgebungsbedingungen und Situationen einstellen, anders ausgedrückt: es finden in jeder Sekunde tausendfache **Regulationsvorgänge** im Körper statt.

1.5.1 Prinzipien der Regulation

Alle Regulationsvorgänge in unserem Körper folgen einem einheitlichen Prinzip, dem des **Regelkreises.**

Regelkreise existieren aber nicht nur in hochentwickelten Organismen, sondern auch in der Technik, etwa zur Regulation einer Heizungsanlage. Immer haben solche Regelkreise dieselben Grundelemente, die auf bestimmte Art zusammenarbeiten:

Der Regelkreis

Die Größe, die konstant gehalten werden soll (etwa der Blutdruck), heißt **Regelgröße. Messfühler** *(Rezeptoren)* im Körper registrieren ständig den aktuellen **Istwert** dieser Größe (z.B. Blutdruck 90/50 mmHg; sprich „90 zu 50“ ☞ Abb. 16.16) und melden ihn an den **Regler** (meist ein bestimmtes Gehirngebiet) weiter, der den Istwert mit einem vorgegebenen **Sollwert** (z.B. 120/80 mmHg) vergleicht. Bei deutlichen Regelabweichungen, verursacht durch **Störgrößen** (z.B. einen Blutver-

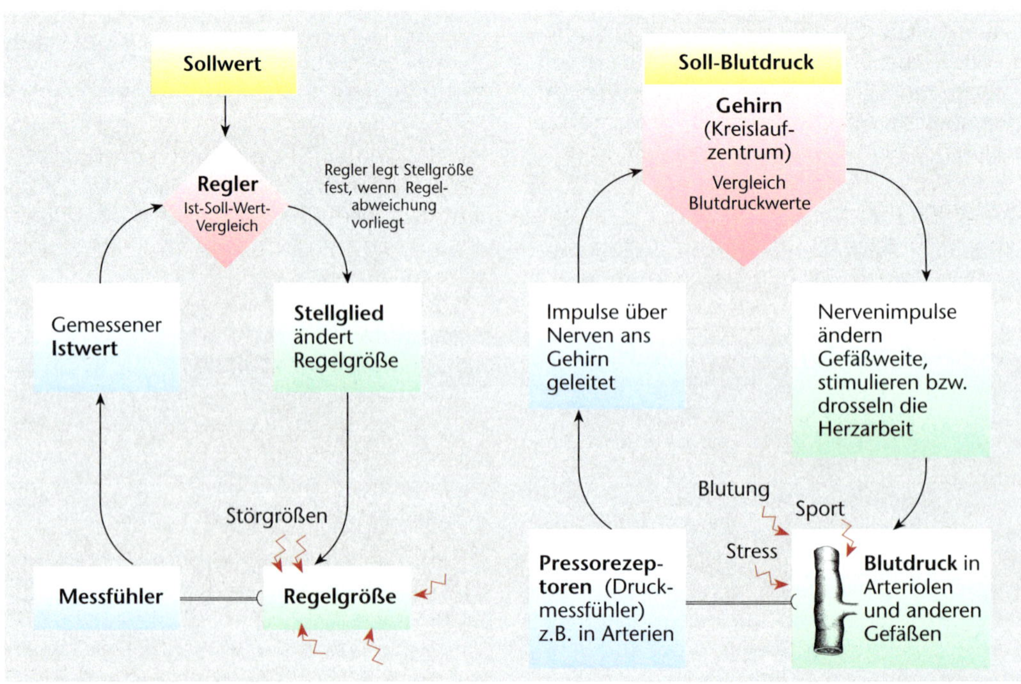

Abb. 1.6: Allgemeiner Regelkreis mit negativer Rückkoppelung (links) sowie Regelkreis am Beispiel der Blutdruckregulation (rechts).

lust), werden **Stellglieder** aktiviert, die den Istwert durch geeignete Korrekturmaßnahmen dem Sollwert annähern. Beispielsweise ziehen sich bei einem zu niedrigen Blutdruck die *Arteriolen* (kleine Blutgefäße ☞ 16.1.3) zusammen, damit der Blutdruck wieder steigt. Die Veränderungen des Istwertes (hier der Blutdruckanstieg) werden an den Regler zurückgemeldet, der daraufhin die Aktivierung der Stellglieder zurücknimmt (**negative Rückkoppelung** = *negatives Feed-back*).

Dieses ganze, in sich geschlossene (gewissermaßen kreisförmige) und sich selbst regulierende System wird als **Regelkreis** bezeichnet (Widerstandsgefäße ☞ Abb. 1.6).

Komplexität physiologischer Regelkreise

Ganz so einfach wie oben dargestellt sind die Verhältnisse in unserem Körper allerdings nicht:

- Die meisten Regelkreise in unserem Organismus arbeiten nicht nur mit einem, sondern mit mehreren Stellgliedern. Beispielsweise sind nicht nur die Arteriolen, sondern auch das Herz und das Blutvolumen Stellglieder der Blutdruckregulation (bei einem Blutdruckabfall etwa beginnt das Herz schneller zu schlagen ☞ 16.3.4)
- Auch der Sollwert ist nicht immer konstant. Beim Fieber etwa ist der Sollwert der Körpertemperatur zu höheren Werten verschoben (☞ 1.5.2)
- Die Regelkreise unseres Körpers sind eng miteinander vernetzt: Der Blutdruck ist einerseits Sollwert des Regelkreises „Blutdruckregulation", gleichzeitig aber andererseits auch eines von mehreren Stellgliedern des Regelkreises „Sauerstoffversorgung der Gewebe".

Praktisch alle Organ- und Funktionssysteme unseres Körpers unterliegen einer teils sehr komplizierten, körpereigenen Regulation, wobei in der Regel mehrere Stellglieder, oft sogar auch mehrere Regelkreise ineinander greifen.

Folgende besonders wichtige Regulations- und Anpassungsvorgänge behandelt „Mensch, Körper, Krankheit" ausführlich:

- Abwehr gegen Körperfremdes ☞ 6.4
- Anpassung an Höhe ☞ 1.5.4
- Anpassungsvorgänge unter Wasser ☞ 1.5.5, 1.5.6
- Anpassung an körperliche Arbeit ☞ 1.5.3
- Atmungsregulation ☞ 17.10
- Blutdruckregulation ☞ 16.3.4
- Regulation der Muskelgrundspannung und der Reflexe ☞ 11.11
- Regulation des Hormonhaushaltes ☞ 13.1
- Regulation des Säure-Basen-Haushalts ☞ 17.10.2 und ☞ 20.9.1
- Temperaturregulation ☞ 1.5.2
- Weiblicher Monatszyklus ☞ 21.2.8.

Krankheit als Versagen des Regelkreises

Viele Erkrankungen oder Funktionsstörungen können (auch) als Versagen des betreffenden Regelkreises verstanden werden: Beispielsweise bricht bei einem *Hitzschlag* (☞ 1.5.2) die Temperaturregulation zusammen, die körpereigenen Mechanismen vermögen den Körper nicht ausreichend zu kühlen. Der Bluthochdruck (☞ 16.4.1) kann als krankhaft erhöhter Sollwert der Blutdruckregulation gedeutet werden.

1.5.2 Temperaturregulation

Der Mensch gehört zu den **homoiothermen** *(gleichwarmen)* **Lebewesen**, d.h. seine Körpertemperatur ist im Wesentlichen unabhängig von der Umgebungstemperatur. Dies bietet im Vergleich zu den **poikilothermen** *(wechselwarmen)* **Lebewesen** zahlreiche Vorteile, insbesondere die Möglichkeit gleich bleibend hoher Aktivität trotz unterschiedlicher Umgebungstemperaturen.

Konstante Temperatur im Körperkern

Die inneren Organe (etwa Leber, Milz, Nieren, Herz, Rückenmark und Gehirn) brauchen eine konstante Temperatur des Körperinneren für ihre Stoffwechselleistung: Bei Temperaturen unter 35 °C funktionieren viele lebenswichtige, durch *Enzyme* (☞ 2.8.3) beschleunigte Stoffwechselreaktionen kaum noch, bei Temperaturen über 41,5 °C werden die Enzymeiweiße zerstört *(denaturiert)*. Die normale **Körperkerntemperatur** beträgt beim Gesunden ca. 37 °C.

Die Körperkerntemperatur schwankt im Tagesverlauf nur um etwa ± 0,5 °C (Minimum morgens gegen drei Uhr, Maximum abends gegen 18 Uhr). Am konstantesten ist die Temperatur nach dem Aufwachen am Morgen: Diese **Basaltemperatur** unterliegt bei Frauen den Einflüssen des Monatszyklus. Sie nimmt nach dem Eisprung um etwa 0,3 – 0,5 °C zu (☞ Abb. 21.34).

Den Körperkern umgibt die **Körperschale.** Hierzu zählen vor allem die Haut und die Extremitäten, die deutlich mehr als der Körperkern an den Schwankungen der Umgebungstemperatur teilnehmen (☞ Abb. 1.7): Bei einer Raumtemperatur von 20 °C und einer Körperkerntemperatur von 37 °C weisen Füße und Hände im Durchschnitt Werte von nur 28 °C auf. An heißen Tagen oder beim Schwitzen können sie sich aber auch über die Körperkerntemperatur hinaus erwärmen.

Steuerung der Temperatur

Die Konstanthaltung der Körpertemperatur erfordert eine genaue **Temperaturregulation** *(Thermoregulation):* Nur wenn Wärmeproduktion und Wärmeaufnahme einerseits und Wärmeabgabe andererseits im Gleichgewicht miteinander stehen, bleibt die Körpertemperatur gleich.

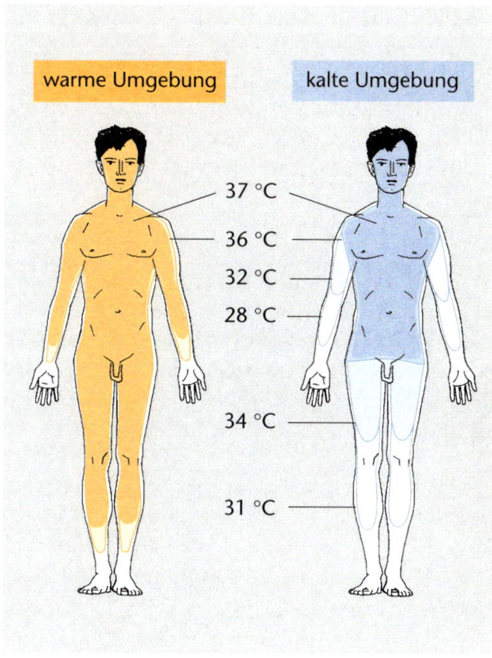

Abb. 1.7: Zonen gleicher Temperatur eines Erwachsenen in warmer und kalter Umgebung.

Wärmeproduktion und Wärmeaufnahme

Körperwärme wird produziert vor allem durch den Stoffwechsel innerer Organe, durch willkürliche Muskelbewegung (körperliche Anstrengung) oder unwillkürliche Muskelarbeit (Kältezittern).

Die zitterfreie Wärmebildung im braunen Fettgewebe, einem besonders mitochondrienreichen (☞ 3.3.6) Anteil des „normalen" Fettgewebes, spielt für die Wärmebildung bei Säuglingen eine wichtige Rolle. Jedoch ist auch beim Erwachsenen die Bedeutung von „braunen" Fettzellen für den Energiehaushalt keineswegs zu unterschätzen.

Befinden sich warme Strahler (z.B. Infrarotstrahler, Sonne) in der Umgebung und/oder ist die Umgebungstemperatur sehr hoch, nimmt der Körper zusätzlich Wärme aus der Umgebung auf.

Wärmeabgabe

Physikalisch betrachtet, kommen bei der Wärmeabgabe vier Mechanismen des Wärmetransports zum Tragen:

- **Konvektion** (*Wärmeströmung*, Wärmetransport durch ein bewegtes Medium), beispielsweise der Wärmeabtransport durch die bewegte Luft an der Hautoberfläche
- **Konduktion** (*Wärmeleitung*, Wärmetransport durch ruhende Stoffe). Die verschiedenen Körpergewebe tauschen so Wärme aus
- **Wärmestrahlung** (elektromagnetische Strahlung). Ähnlich wie ein Heizungsradiator gibt der Körper Wärme als Wärmestrahlung ab
- **Wärmeabgabe durch Verdunstung.** Über die Verdunstung von Schweiß kann der Körper eine beträchtliche Wärmemenge abgeben.

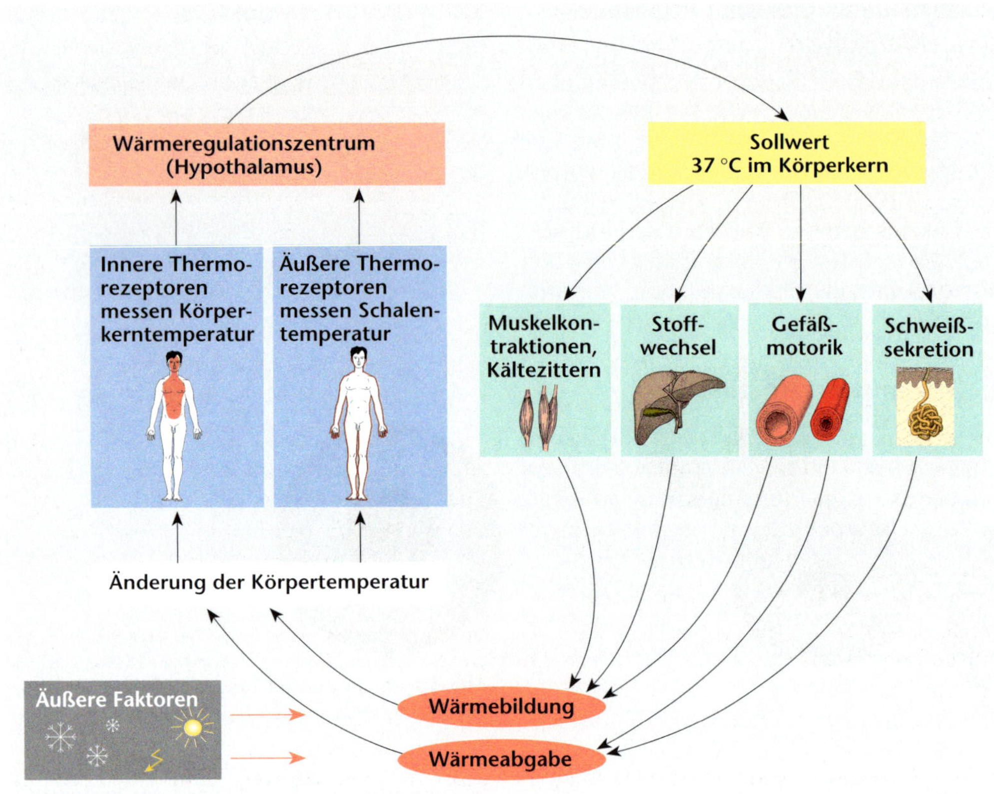

Abb. 1.8: Regelkreis der Körpertemperatur. Rezeptoren in der Haut und im Körperkern messen die Körpertemperatur und übermitteln sie an das Gehirn, wo der Istwert mit dem Sollwert verglichen wird. Von dort wird über Wärmebildung, Veränderung der Durchblutung, Schweißsekretion und sinnvolles Verhalten (z.B. Anziehen eines Mantels) die notwendige Temperaturanpassung eingeleitet. Nicht abgebildet ist die Wärmebildung durch braunes Fettgewebe.

Der Regelkreis der Temperaturregulation

Temperaturempfindliche Messfühler, die **Thermorezeptoren,** messen ununterbrochen die Temperatur (= Regelgröße) im Körperkern, in der Haut und im Rückenmark. Es lassen sich dabei Rezeptoren für „warm" und „kalt" unterscheiden. Die Thermorezeptoren melden ihre Werte über die Nervenbahnen an das **thermoregulatorische Zentrum** im Hypothalamus (= Regler). Stimmt der Istwert nicht mit dem Sollwert überein, so erfolgt über Muskulatur, Hautdurchblutung, Schweißbildung und Verhalten als Stellgliedern eine weitestmögliche Annäherung an den Sollwert (☞ Abb. 1.8).

Kurzzeitige Wärmebelastung

Bei einer kurzzeitigen Wärmebelastung wird die Wärmeabgabe erhöht: Durch Gefäßweitstellung (Vasodilatation) steigt die Hautdurchblutung und als Folge die Wärmeabgabe an die Umgebung. Die gerötete Haut bei körperlicher (oder psychischer) Anstrengung ist Folge dieses Regelmechanismus. Zusätzlich wird die Schweißdrüsentätigkeit erheblich gesteigert.

Kurzzeitige Kältebelastung

Wenn die Thermorezeptoren der Haut eine zu niedrige Außentemperatur melden, laufen entgegengesetzte Vorgänge ab. Noch bevor die Körperkerntemperatur sinkt, drosselt der Körper die Hautdurchblutung, um die Wärmeabgabe einzuschränken. Durch eine gesteigerte Wärmebildung kann er dem Auskühlen weiter entgegenwirken. Dazu dienen zum einen willkürliche Muskelbewegungen, wie sie beispielsweise mit den Füßen stampfende Menschen an einer Bushaltestelle im Winter ausführen. Reichen die willkürlichen Bewegungen nicht aus, so löst das thermoregulatorische Zentrum unwillkürliche Muskelaktionen aus: das Kältezittern, bei dem viele winzige Muskelfasern in Aktion treten, dient der Wärmebildung und wirkt dem Auskühlen des Körperkerns entgegen.

Hinzu kommt die Temperaturregulation durch sinnvolles Verhalten: Bei Hitze ist einem jede körperliche Aktivität zu viel und der Schatten am angenehmsten, vor Kälte schützen wir uns z.B. durch das Anziehen warmer Kleidung.

Akklimatisierung

Bei der Wochen bis Jahre dauernden Anpassung an länger dauernde Wärme oder Kälte spricht man von **thermischer Akklimatisierung** oder *Adaptation:*

- Bei der Wärmeanpassung steigert der Körper die Schweißmenge. Gleichzeitig setzt er die Salzkonzentration des Schweißes herab. Dadurch erreicht er eine beschleunigte Verdunstung des Schweißes und vermeidet Salzverluste. Zusätzlich verspürt der Betroffene größeren Durst und trinkt regelmäßig mehr
- Die Anpassungsfähigkeit des Menschen an Kälte ist geringer als diejenige an Wärme. Dies hängt damit zusammen, dass die Steigerung der Wärmeproduktion bei Kälte geringer ist als die entsprechenden Wärmeverluste durch Schwitzen, wenn es außen heiß ist. Der Mensch ist also eher ein „Warmtier".

Hitzschlag und Hyperthermie

Reichen die oben genannten Mechanismen der Wärmeabgabe nicht aus (z.B. bei tropischen Außentemperaturen und unzureichender Schweißbildung), staut sich die Wärme im Körper. Dies löst bei besonders hohen Temperaturen einen **Hitzschlag** aus. Der Betroffene hat starke Kopfschmerzen, Schwindel, einen schnellen Pulsschlag und eine beschleunigte Atmung. Unbehandelt drohen Bewusstlosigkeit und schließlich der Tod durch Überwärmung des Körpers.

Beim Hitzschlag ist also die Körpertemperatur bei *normalem* Temperatursollwert erhöht – man spricht auch von **Hyperthermie.**

Fieber

Fieber ist eine Erhöhung der Körperkerntemperatur auf über 38 °C infolge Erhöhung des Temperatursollwertes.

Fieber – positiv betrachtet

Fieber ist ein notwendiger Mechanismus bei Entzündungsreaktionen: Die erhöhte Temperatur hilft, die Entzündungs- und Abwehrvorgänge schneller in Gang zu bringen und damit die Heilung zu beschleunigen.

Meist kommt Fieber durch die Einwirkung von **Pyrogenen** zustande. Dies sind fiebererzeugende Stoffe, die von Bakterien und Viren im Körper freigesetzt werden und über Zytokine (☞ 6.3) zu einer Erhöhung des Temperatursollwertes im Hypothalamus (☞ 11.6) führen. Aber auch körpereigene Aktivatoren wie Prostaglandine (☞ 5.5.3) können Fieber auslösen. Die stärksten Pyrogene sind die der gramnegativen *Bakterien* (☞ 6.9.2).

Als Folge der Sollwerterhöhung liegt die Körperkerntemperatur unter dem Sollwert. Der Körper regelt die Temperatur nach, indem er die Hautgefäße verengt und Kältezittern auslöst. Im *Fieberanstieg* friert der Kranke also, obwohl seine Körpertemperatur vielleicht schon erhöht ist. Ist die Krankheit überwunden, sinkt der Sollwert im Hypothalamus wieder auf 37 °C ab. Der Istwert ist nun im Vergleich zum Sollwert zu hoch: Im nun folgenden *Fieberabfall* erweitern sich die Gefäße, der Kranke schwitzt und fühlt sich heiß an.

Fiebersenkende Maßnahmen

Bei sehr hohem Fieber, etwa ab 41,5 °C, beginnen allerdings die Körpereiweiße zu denaturieren. Dies führt zum **Hitzetod**, wenn keine Gegenmaßnahmen wie Wadenwickel oder die Gabe von fiebersenkenden Medikamenten (☞ 12.3.3) ergriffen werden.

Fieber senken ohne Medikamente

Beim Fieberabfall steigert der Körper die Hautdurchblutung und die Schweißsekretion, um die zuvor angestaute Wärme wieder loszuwerden. Das Anlegen von feuchten **Wadenwickeln** erzeugt Verdunstungskälte und hilft damit dem Kranken, auf physiologische Weise schneller zu „entfiebern".

Vor dem Anlegen von Wadenwickeln ist darauf zu achten, dass die Füße warm und gut durchblutet sind und die Temperatur des Wickels nur wenig unter der des Patienten liegt. Ansonsten führen die kalten Wickel zu einer Engstellung der Gefäße, und eine Wärmeabgabe ist kaum möglich. Für Wadenwickel werden dünne Tücher verwendet. Angelegt werden Wadenwickel über eine Stunde, wobei sie alle 10 Minuten gewechselt werden, spätestens jedoch, wenn sich der Wickel warm anfühlt. Anschließend kontrollieren die Pflegenden die Temperatur des Patienten, die nicht mehr als 1–2 Grad in dieser Stunde gesunken sein sollte.

Die Pflegenden berücksichtigen bei fiebernden Patienten auch den erhöhten Flüssigkeitsverlust durch das verstärkte Schwitzen. Zum Ausgleich geeignet sind Kräuter- oder Früchtetee und verdünnte Säfte.

Unterkühlung

Sinkt die Körpertemperatur unter 35 °C, spricht man von **Unterkühlung.** Der Betroffene zittert, klagt über Schmerzen und hat eine blasse, kalte Haut. Unter 30 °C verschwindet das Zittern, der Unterkühlte verliert das Bewusstsein, die Reflexe bis hin zum Atemreflex erlöschen. Atemstillstand und tödliches Kammerflimmern des Herzens (☞ 15.5.8) sind die Folge.

1.5.3 Der Organismus bei körperlicher Arbeit

Arten von Muskelkontraktionen ☞ 7.3.7

Bei schwerer Muskelarbeit muss bis zu 500-mal mehr Sauerstoff zur Muskulatur transportiert werden als in körperlicher Ruhe. Gleichzeitig müssen auch die vermehrt anfallenden Stoffwechselprodukte *Kohlendioxid* und *Milchsäure* **(Laktat)** abtransportiert werden. Beides erfordert eine verstärkte Organdurchblutung der Muskulatur sowie entsprechende Anpassungsvorgänge von Herz-Kreislauf-System und Atmung.

Vasodilatation der kleinsten Gefäße

Die stark vermehrte Durchblutung der Muskulatur wird durch eine Weitstellung der Muskelgefäße erreicht. Auslöser für diese Weitstellung *(Vasodilatation)* sind die in die kleinsten Blutgefäße zurückfließenden Stoffwechselprodukte des *anaeroben* (= ohne Sauerstoff ablaufenden) Energiestoffwechsels (insbesondere das Laktat), die in den ersten Minuten körperlicher Arbeit in großer Menge anfallen. Zusätzlich wirkt auch der lokal fallende Sauerstoffpartialdruck gefäßerweiternd.

Allerdings wird bei reiner Haltearbeit (z.B. Hakenhalten in Operationssaal) die vermehrte Durchblutung zum Teil dadurch behindert, dass der ununterbrochen angespannte Muskel seine eigenen Gefäße abdrückt; er ermüdet daher bei **statischer Haltearbeit** besonders schnell. Günstiger dagegen sind **rhythmisch-dynamische Arbeiten,** bei der Kontraktion und Erschlaffung einander abwechseln, wie es z.B. beim Gehen oder Ballspielen geschieht.

Steigerung der Herzleistung

Durch den enormen Blutbedarf der Muskulatur müssen **Herzarbeit** und **Herzleistung** (= Herzarbeit bezogen auf die Zeit) um ein Vielfaches ansteigen. Erreicht wird dies durch eine erhöhte *Herzfrequenz,* die von ca. 70 Schlägen/Min. in Ruhe auf ungefähr 130 Schläge/Min. bei leichter Belastung ansteigt. Dies ist ein typischer Wert im Gleichgewicht *(Steady State),* der über viele Stunden im Arbeitsalltag aufrecht gehalten werden kann. Bei kurzzeitiger, maximaler Anstrengung nimmt die Herzfrequenz bis auf 180 Schläge/Min. zu. Quantitativ weniger bedeutsam ist die Zunahme des *Schlagvolumens* (☞ 15.6.1), sie beträgt ca. 25 % beim Untrainierten und 50 % beim Trainierten. Das *Herzminutenvolumen* kann dadurch von 5 l/Min. bis auf 20 l/Min. beim Untrainierten ansteigen und erreicht Werte von 30 l/Min. bei Hochleistungssportlern.

Hingegen sinkt die Durchblutung der inneren Organe wie etwa Niere und Magen-Darm-Trakt bei körperlicher Arbeit, so dass ihr relativer Anteil am Herzminutenvolumen kleiner wird. Bei körperlicher Belastung findet also eine *Umverteilung* des Blutvolumens statt (☞ Abb. 1.9).

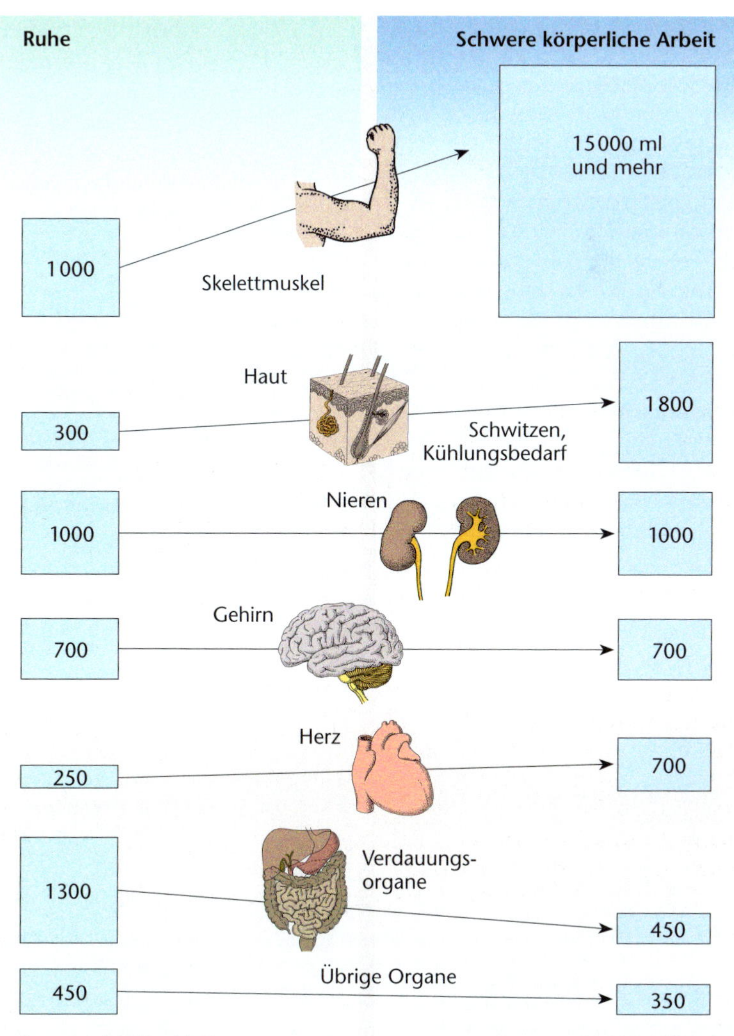

Abb. 1.9: Organdurchblutung in Ruhe und bei schwerer körperlicher Arbeit. Insbesondere die Durchblutung der Skelettmuskulatur steigt an, und zwar bis auf das Zehnfache. Im Gegenzug sinkt die Durchblutung der Verdauungsorgane um mehr als zwei Drittel. Gehirn und Nieren haben eine *relative* Durchblutungsabnahme.

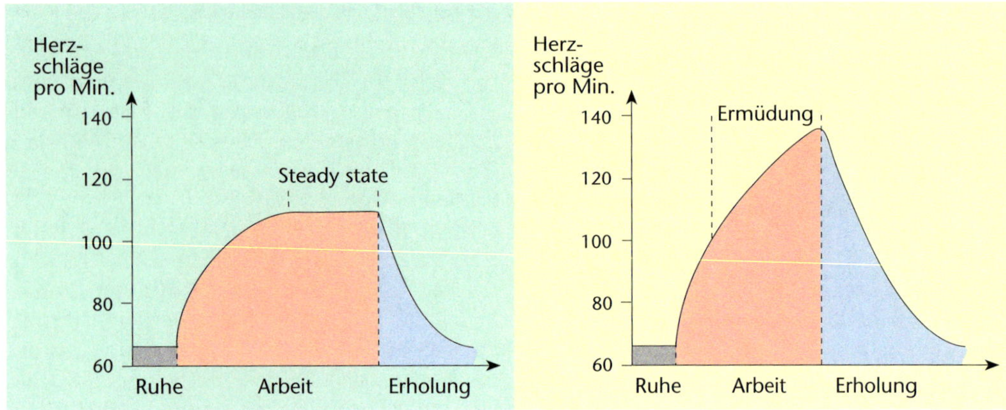

Abb. 1.10: Herzfrequenz bei einer Arbeit unterhalb und oberhalb der Dauerleistungsgrenze. Ist die Dauerleistungsgrenze überschritten, wird kein Gleichgewichtszustand *(Steady State)* mehr erreicht. Die blau hinterlegten Flächen entsprechen der jeweiligen Erholungspulssumme. Im Gleichgewicht (linke Seite) ist sie viel kleiner als im Ungleichgewicht (rechte Seite).

Bei **leichter und mittelschwerer Arbeit** pendeln sich die Laktatkonzentration wie auch die Herzfrequenz bald auf einen mittleren, konstanten Wert *(Steady State)* ein – es tritt damit keine Ermüdung ein (☞ Abb. 1.10, linke Seite).

Bei **schwerer Arbeit** jedoch kann das Herz die erforderliche Dauerleistung nicht aufbringen; es ermüdet – wodurch die Herzleistung sogar wieder sinkt. Diese Ermüdung wird durch steigende *Laktatkonzentration* verstärkt, die dadurch entsteht, dass das anfallende Laktat nicht abgebaut werden kann (☞ Abb. 1.10, rechte Seite). Die dadurch entstehende metabolische Azidose (☞ 20.9.3) bedingt letztlich den Leistungsabbruch. Die bei Arbeitsbeginn entstehende Sauerstoffschuld wird nach Beendigung der Arbeit wieder getilgt (abgebaut, ☞ Abb. 7.25). Deshalb schlägt das Herz auch nach Arbeitsende im höheren Takt, wie man auch noch einige Minuten lang „außer Atem“ ist. Als Maß für die Sauerstoffschuld gilt die *Erholungspulssumme,* d.h. die Gesamtzahl der Herzschläge nach Arbeitsende bis zum Wieder-Erreichen des „Pulsruhewertes“.

Steigerung der Atmung

Durch tieferes und schnelleres Atmen kann die Atmung bei körperlicher Arbeit erheblich gesteigert werden – von einem Atemminutenvolumen (☞ 17.8.5) von etwa 7 l/Min. in Ruhe auf bis zu 100 l/Min. bei extremer körperlicher Anstrengung.

1.5.4 Anpassung an Höhe

In Meereshöhe liegt der *Luftdruck* bei ca. 760 mmHg (entsprechend 101,3 kPa). Mit zunehmender Höhe über dem Meeresspiegel fällt der Luftdruck ab, bei 5 500 m über dem Meeresspiegel etwa auf die Hälfte des Ausgangswertes. Damit sinkt aber auch der *Sauerstoffpartialdruck* in der Atemluft (Sauerstoffpartialdruck = Sauerstoffteilkonzentration × Barometerdruck ☞ 17.9.1), und es entsteht ein Sauerstoffmangel.

Höhenumstellung

Die kurzfristigen Veränderungen und Gegenregulationen des Organismus bei Aufenthalt in großen Höhen werden **Höhenumstellung** genannt:

- Die Herzfrequenz steigt, insbesondere bei körperlicher Arbeit
- Das Atemminutenvolumen nimmt in Ruhe geringfügig und bei körperlicher Arbeit erheblich zu
- Die gesteigerte Atmung führt zu Veränderungen im Säure-Basen-Haushalt (respiratorische Alkalose ☞ 20.9.5).

Als Anhaltspunkte können für einen gesunden, nicht an große Höhen gewohnten Menschen folgende Werte dienen: Eine Höhe bis zu 2 000 m wird in aller Regel problemlos vertragen. Zwischen 2 000–4 000 m sind bereits deutliche Reaktionen des Organismus zu beobachten, der Betreffende wird schneller müde und ist weniger leistungsfähig.

Höhen über 4 000 m erfordern systematische und stufenweise Adaptation an die Höhe; der Höhenaufenthalt muss quasi trainiert werden. In jeder Höhe, aber mit zunehmender Höhe häufiger (bei sehr raschem Aufstieg ab 3 000 m bei 75 % aller Menschen), können sonst als Folge des Sauerstoffmangels erste Symptome einer **akuten Höhenkrankheit** auftreten. Kopfschmerzen, Übelkeit, Appetitlosigkeit und unruhiger Schlaf sind Frühzeichen. Bei Warnsymptomen wie Leistungsabfall, schweren Kopfschmerzen, Schlaflosigkeit, Erbrechen oder Schwindel muss der Abstieg schnellstens erfolgen.

Durch Atmung reinen Sauerstoffs (100 % O_2) werden diese Grenzen zwar nach oben verschoben, aber nicht aufgehoben. Daher sind z.B. in der Luft- und Raumfahrt *Druckkabinen* oder das *Tragen von Druckanzügen* erforderlich.

Höhenakklimatisation

Dass Bergsteiger über 8 000 m hohe Berge ohne Sauerstoff besteigen und dass menschliche Siedlungen noch bis 5 000 m Höhe möglich sind, liegt darin begründet, dass *längere* Höhenaufenthalte entsprechende Gegenregulationen auf den Sauerstoffmangel und die respiratorische Alkalose in Gang setzen, die zusammenfassend als **Höhenakklimatisation** bezeichnet werden:

- Der Sauerstoffmangel stimuliert die Bildung der sauerstofftransportierenden roten Blutkörperchen (☞ 14.2), der *Hämatokrit* (= Anteil der festen Bestandteile am Gesamtblutvolumen) steigt **(Höhenpolyglobulie).** Nachteilig ist allerdings, dass das Blut hierdurch „zäher“ wird und schlechter die kleinsten Blutgefäße passieren kann
- Die notwendige Herzminutenvolumenzunahme erfolgt ökonomischer durch Steigerung Schlagvolumens und nicht nur der Herzfrequenz (☞ auch 15.6)
- Der Organismus reagiert empfindlicher auf Sauerstoffmangel und erhöhten Kohlendioxidgehalt des Blutes. Dadurch kann er schneller auf eine Sauerstoffunterversorgung reagieren
- Der Säure-Basen-Haushalt normalisiert sich wieder, da die Niere mehr Bikarbonat ausscheidet
- Bei Akklimatisation über Generationen optimieren sich Form des Brustkorbs, Lungenvolumen und Atemtypus
- Die gesamte Austauschfläche der Lunge für Sauerstoff ist beim chronisch Höhenadaptierten größer als beim „Flachländer“, somit ist auch die O_2-Diffusionskapazität größer (☞ 17.9).

1.5.5 Anpassungsvorgänge beim Eintauchen ins Wasser

Eintauchen ins Wasser *(Immersion)* zählt zu den ältesten Therapieformen. In der Mythologie versprach der Zauber des Wassers eine Art Jungbrunnen für den Eingetauchten, und noch heute werden in Heilbädern Wunderkräfte versprochen und erwartet.

Auch wenn dies nicht ganz stimmt: Heute weiß man, dass Eintauchen ins Wasser spezielle Wirkungen entfaltet, und zwar nicht durch die besondere Zusammensetzung des Wassers, sondern durch seine ganz speziellen physikalischen Eigenschaften mit zunehmendem Abstand von der Wasseroberfläche.

Stellt man sich aufrecht ins Wasser, so dass nur der Kopf herausragt, so ist – mit oder ohne Bodenkontakt im Wasser – der Druck an den Füßen am höchsten und nimmt bis zur Wasseroberfläche ab. Wie mit Kompressionsstrümpfen werden die Beine durch die *hydrostatischen* Kräfte komprimiert, so dass Gewebeflüssigkeit (Ödeme ☞ 16.1.6) in die Venen zurückgelangt und vermehrt Blut aus dem Venensystem in den Thorax zum Herzen hin transportiert wird. Innerhalb weniger Minuten im Wasser nehmen Blutvolumen sowie das Herzzeit- und -schlagvolumen (☞ 15.6.1) zu. Mit größerer Herzfüllung arbeitet das Herz ökonomischer: Die Herzfrequenz nimmt ebenfalls innerhalb weniger Minuten im Wasser ab. Durch die größere Blutfülle im Thorax werden Dehnungsrezeptoren aktiviert, was über die Ausschüttung von Hormonen zur vermehrten Urinproduktion führt **(Gauer-Henry-Reflex).**

Wasser besitzt eine viel größere Dichte als Luft. Entsprechend wird der Schwerkraft ein größerer Widerstand entgegengesetzt. Es entsteht ein *Auftrieb,* so dass beim Menschen nur noch etwa 10% des Körpergewichts auf den Gelenken lasten, wenn er bis zum Kopf eingetaucht ist. Durch den starken Reibungswiderstand entsteht eine Bewegungsverzögerung, was den subjektiven Eindruck des Gleitens und Schwebens entstehen lässt. Bewegungen unter Wasser sind also gelenkschonend, aber erfordern, wenn sie rasch und kräftig ausgeführt werden, aufgrund der Reibung viel Energie (Motto „Kalorien verbrennt man am einfachsten im Wasser").

Diese physikalischen Besonderheiten sind die Basis für viele Programme im Wasser, z.B. das **Aquajogging**, bei dem im Wasser gelaufen wird. Besteht durch die Wassertiefe kein Bodenkontakt, können die Laufbewegungen frei im Wasser durchgeführt werden. Auftriebswesten oder Kunststoff„nudeln" sorgen für das Herausragen des Kopfes aus dem Wasser.

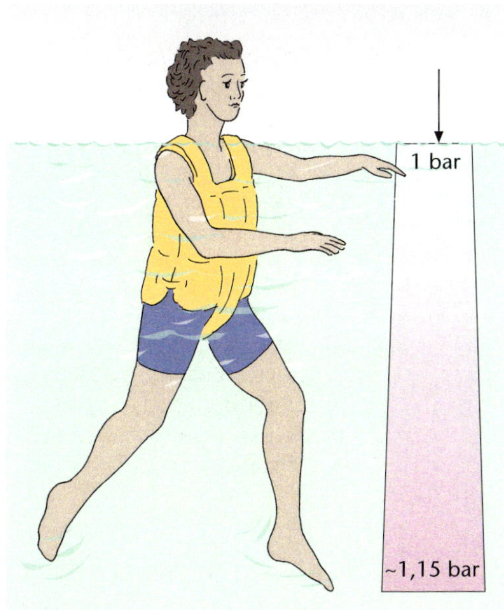

Abb. 1.11: Umgebungsdruckverhältnisse beim Eintauchen des gesamten Körpers ins Wasser.

Auch die Thermoregulation (☞ 1.5.2) ist im Wasser durch die hohe Wärmeleitfähigkeit des Wassers erleichtert. Schwitzen ist selbst bei intensivem Sport bis ca. 28–29 Grad Celsius Wassertemperatur nicht möglich.

1.5.6 Anpassungsvorgänge unter Wasser

Zwei Aspekte sind für das Verständnis der Anpassungsvorgänge unter Wasser entscheidend: die Atmung beim Tauchen und die bei zunehmender Tiefe veränderten Druckverhältnisse (☞ Abb. 1.11).

Streckentauchen mit angehaltener Atmung

Die „einfachste" Form des Tauchens ist das Tauchen mit angehaltener Atmung. Hilfsmittel sind hierfür nicht erforderlich.

Während des Tauchens steigt der Kohlendioxiddruck des Blutes an, da das Kohlendioxid unter Wasser nicht abgeatmet werden kann. Das dadurch entstehende Gefühl der Atemnot zwingt den Taucher zum Auftauchen.

Um die Tauchzeit zu verlängern, *hyperventilieren* nicht wenige Taucher vor dem Abtauchen, d.h. sie atmen sehr tief und schnell. Dies wird z.B. im großen Umfang von Perlentaucherinnen in Japan so praktiziert. Durch die Hyperventilation steigt zwar der Sauerstoffvorrat in der Lunge etwas an, gleichzeitig sinkt aber der Kohlendioxidgehalt. Es besteht die Gefahr, dass der Taucher wegen des dadurch verringerten Atemreizes zu spät mit dem Auftauchen beginnt, vor Erreichen der Wasseroberfläche durch Sauerstoffmangel bewusstlos wird und ertrinkt.

Schnorcheln

Längeres Tauchen knapp unter der Wasseroberfläche wird durch einen **Schnorchel** möglich, ein ca. 30 cm langes Rohr, das die Mundhöhle des Tauchers mit der Außenluft verbindet und so das Atmen unter Wasser erlaubt. Eine größere Tiefe ist unmöglich, da ein zu langer Schnorchel den anatomischen Totraum (☞ 17.8.5) so vergrößern würde, dass keine Frischluft mehr von der Wasseroberfläche in die Lungenalveolen gelangt.

Tieftauchen mit angehaltener Atmung

Beim Tieftauchen tritt ein weiteres Problem hinzu: Mit zunehmender Tauchtiefe steigt der *Wasserdruck,* der von außen auf den Körper einwirkt, erheblich an. Die luftgefüllten Räume im Körper wie Lunge und Mittelohr, in denen weiterhin der „normale" Luftdruck herrscht, werden zusammengedrückt *(komprimiert),* und es drohen druckbedingte Verletzungen **(Barotraumen)**, etwa das Platzen des Trommelfells, in größeren Tiefen auch das Reißen von Lungengefäßen.

Außerdem darf ein Taucher, der mit angehaltener Atmung tief taucht, nicht so lange unter Wasser bleiben, bis er die Atemnot kaum noch aushält: Ebenso wie beim Abtauchen der *Sauerstoffpartialdruck* (☞ 1.5.4 und 17.9.1) durch die zunehmende Tiefe steigt, was eine zusätzliche Sauerstoff„reserve" schafft, verschwindet diese „Reserve" beim Auftauchen wieder (auf den letzten 10 m um die Hälfte). Berücksichtigt der Taucher dies nicht, wird er bewusstlos und ertrinkt.

Tieftauchen mit Pressluft

Mit **Pressluft-Tauchgeräten**, die den Druck der Einatemluft automatisch dem Wasserdruck anpassen, kann bis etwa 80–90 m Tiefe getaucht werden. Größere Tiefen erfordern Druckanzüge oder das Tauchen in Tauchkapseln. In diesen Tiefen, bei Untrainierten bereits viel früher, kommt es durch einen verstärkten Übergang von Stickstoff in die Gewebe zum **Tiefenrausch**, der sowohl mit Euphorie als auch mit Panik und Bewusstlosigkeit einhergehen kann. Das Tauchen in größeren Tiefen muss deshalb schrittweise und in Gruppen eingeübt werden.

Hinzu tritt die Gefahr der **Taucherkrankheit** *(Caisson-Krankheit)* durch zu schnelles Auftauchen: Der mittlerweile im Gewebe gelöste Stickstoff bleibt bei zu schneller Drucksenkung nicht gelöst, sondern bildet Gasblasen. In leichten Fällen verspürt der Taucher nur Gelenk- und Muskelschmerzen, in schweren Fällen kommt es zum evtl. tödlichen Koma durch *Gasembolien* ins Gehirn. Bereits ab einer Tauchtiefe von ca. 20 m ist deshalb in Abhängigkeit von der Dauer des Tauchens das Einhalten einer **Dekompressionszeit** nötig. Innerhalb dieser Warteperiode beim Auftauchen geht der Stickstoff langsam wieder in die Lunge über und kann abgeatmet werden.

Ausnahme ist das Tieftauchen mit Luftanhalten, da hier die Tauchzeit so kurz ist, dass der Stickstoff noch nicht in die Gewebe übergegangen ist – die sog. **Nullzeit** wird nicht überschritten.

Tauchen unterhalb von 40 m ist nur noch mit Spezialgasgemischen möglich.

1.6 Über die Orientierung am Körper

Es genügt nicht, den Körper in seinen Funktionen allgemein beschreiben zu können. Bei fast jeder Erkrankung – man denke zum Beispiel an einen Tumor – ist die genaue Kenntnis der Lage erkrankter Organteile von zentraler Bedeutung für die korrekte Diagnostik und Therapie.

Die Medizin braucht deshalb ein System von *anatomischen Positionen* und *Lagebeschreibungen.*

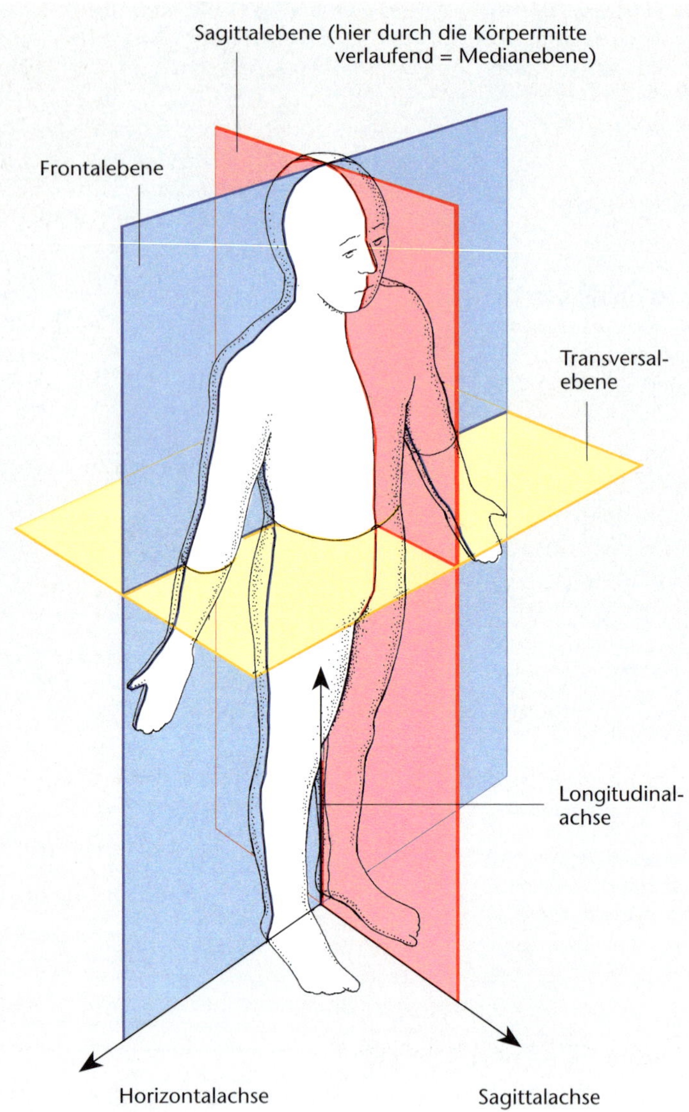

Abb. 1.12 (links): Die Hauptebenen und -achsen des Körpers. Entsprechend den drei Ebenen des Raumes unterscheidet man die Frontalebene (blau), die Transversalebene (gelb) und die Sagittalebene (rot). Jede Ebene wird aus zwei der drei Achsen des Körpers – also der Longitudinal-, der Horizontal- oder der Sagittalachse – gebildet.

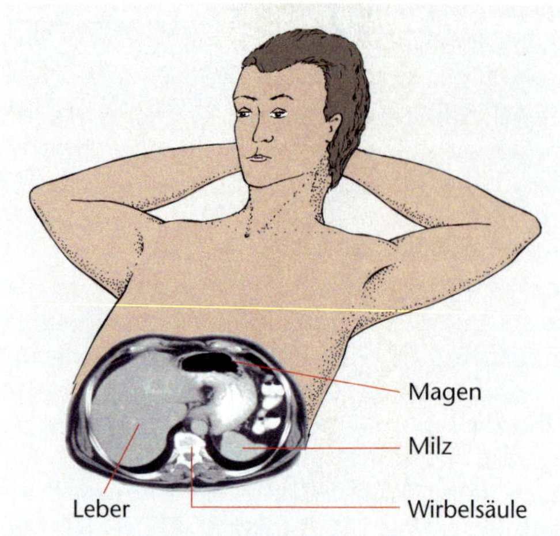

Abb. 1.13 (rechts): Transversalschnitt durch den Bauchraum, wie es der Computertomograph (CT) als modernes Röntgendiagnoseverfahren erzeugt. [Foto: V137]

Die Hauptachsen des Körpers

Denkt man sich den Menschen in ein dreidimensionales Koordinatennetz gestellt, so kann man drei jeweils rechtwinklig aufeinander treffende Hauptachsen unterscheiden:

- Die *Längsachse* des Körpers, auch als **Longitudinalachse** bezeichnet
- Die *Querachse* wird **Horizontalachse** genannt. Sie steht senkrecht auf der Längsachse und verläuft von links nach rechts
- Die **Sagittalachse** verläuft von der Hinter- zur Vorderfläche des Körpers in der Richtung eines Pfeiles *(sagitta)* und steht jeweils senkrecht zu den beiden vorher genannten Achsen (☞ Abb. 1.12).

Die Hauptebenen des Körpers

Als **Sagittalebene** wird jene Ebene bezeichnet, die durch die Longitudinal- und die Sagittalachse gebildet wird. Die Schnittfläche einer Schweinehälfte bildet beispielsweise eine Sagittalebene.

Eine parallel zur Stirn liegende Ebene, welche die Longitudinal- und Horizontalachse einschließt, nennt man **Frontalebene.** Ein Beispiel hierfür sind die Brillengläser.

Die **Transversalebenen** werden aus Sagittal- und Horizontalachse gebildet. Bei aufrechtem Stand liegen sie „quer". Man kann es sich auch so vorstellen: Wäre der Mensch eine Salami, so wären die Salami*scheiben* die *Transversalebenen.* Auch der Computertomograph erzeugt meist Transversalebenen *(Transversalschnitte),* wie die Abb. 1.13 zeigt.

Die Richtungsbezeichnungen

An jeder Körperachse werden zwei einander entgegengesetzte Richtungen festgelegt, z.B.

- für die Longitudinalachse oben **(superior)** und unten **(inferior)** oder alternativ kopfwärts **(kranial)** und steißwärts **(kaudal).**
- Da diese Richtungsbezeichnungen vornehmlich im Zusammenhang mit dem Bewegungsapparat verwendet werden, werden sie im Detail in Kapitel 8 behandelt.

Warum der Begriffswirrwarr in der Medizin?

Sehr viele Begriffe in der Medizin überlappen sich, etwa die oben erwähnten Bezeichnungen superior und kranial. Das ist eine in der *medizinischen Begriffskunde* **(Terminologie)** leider häufig anzutreffende Erscheinung, die viele Gründe hat:

- Die medizinische Terminologie ist aus vielen Sprachen entstanden, vor allem aus dem Griechischen und Lateinischen
- Sie ist im Vergleich beispielsweise zur Computer-Fachsprache „uralt" – das heißt historisch gewachsen
- Sie ist stark mit der Alltagssprache verwoben: Jeder kennt z.B. den Begriff „Rheuma" – wer aber denkt daran, dass der Mediziner hierunter eine große Gruppe zum Teil recht unterschiedlicher Krankheitsbilder versteht?

Alle in der Medizin tätigen Berufsgruppen müssen mit einer gewissen terminologischen Unübersichtlichkeit leben.

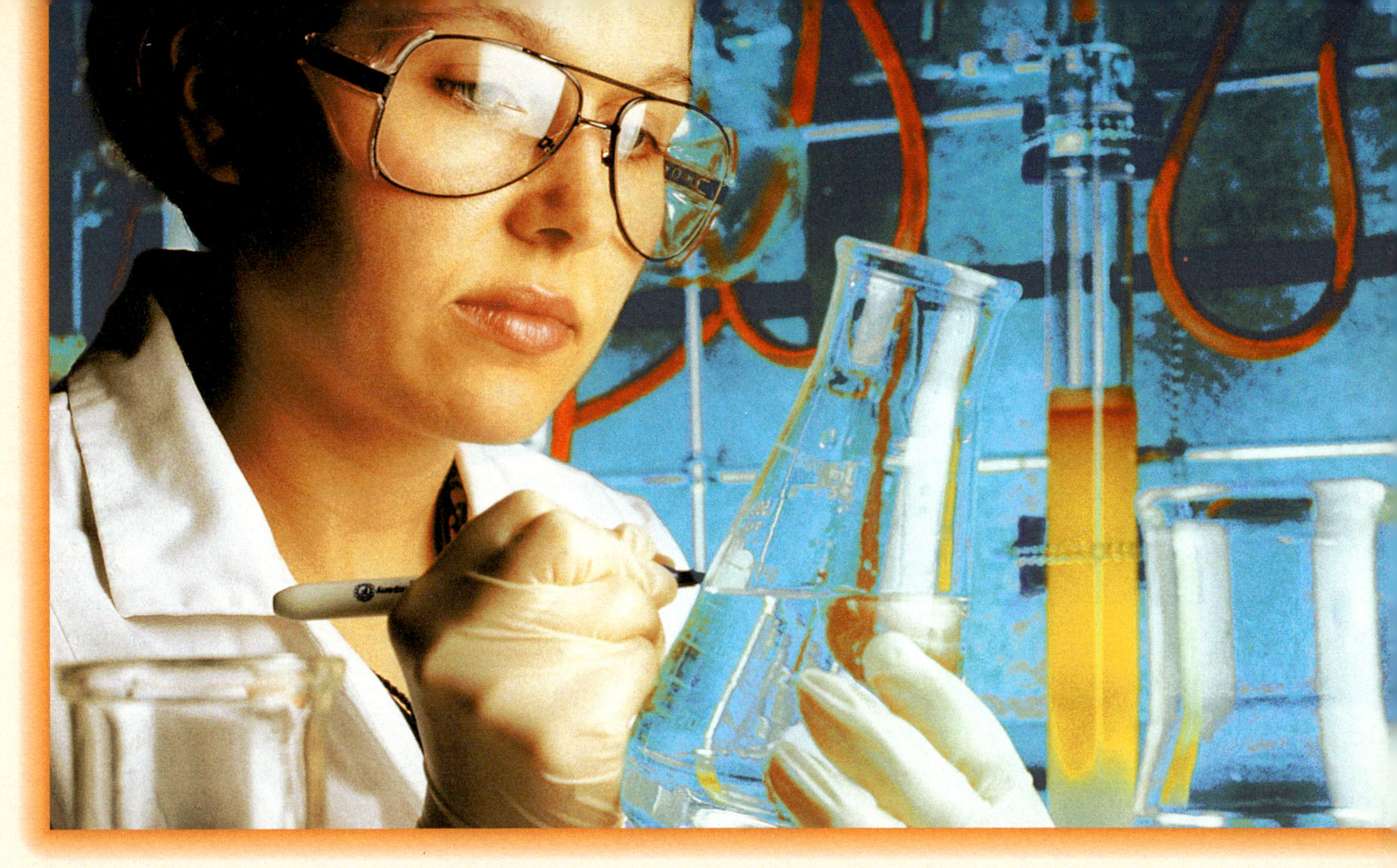

2 Das Notwendige aus Chemie und Biochemie

Jeder biologische Organismus – und sei er auch so klein wie ein Bakterium – kann sich nur am Leben halten, wenn er Stoffe aufnimmt und verwertet. Der Mensch mit seinem hoch entwickelten **Stoffwechsel** *(Metabolismus)* macht hierbei keine Ausnahme. Zu den für den Menschen lebensnotwendigen Substanzen gehören das Wasser und die darin gelösten Salze, ferner die Nährstoffe Fett, Eiweiß und Kohlenhydrate; aber auch andere Substanzen wie z.B. die Vitamine und Spurenelemente sind lebensnotwendig.

Lebensstoffe
Um die Bedeutung der für den Menschen lebensnotwendigen Stoffe und ihre Funktionen im Organismus zu verstehen, bedarf es gewisser Kenntnisse der Chemie und Biochemie, die in diesem Kapitel vermittelt werden. Die *klinischen Aspekte* des Stoffwechsels mit den Schwerpunkten Energiehaushalt und Stoffwechselkrankheiten werden in Kapitel 19 (Stoffwechsel und Ernährung) behandelt.

2.1 Die chemischen Elemente

Alle lebenden und toten Gegenstände bestehen aus **Materie**, also etwas, das Raum beansprucht und eine Masse besitzt. Materie kann in flüssigem, festem oder gasförmigem Zustand vorliegen. Alle Formen der Materie bestehen aus **chemischen Elementen.** Diese Elemente zeichnen sich dadurch aus, dass sie durch gewöhnliche chemische Reaktionen nicht weiter in andere Stoffe zerlegt werden können. Gegenwärtig kennt die Wissenschaft 115 verschiedene chemische Elemente, die gewöhnlich in Form von **chemischen Symbolen** abgekürzt werden.

Im menschlichen Organismus findet man mindestens 26 verschiedene chemische Elemente (☞ Abb. 2.1). Die wichtigsten, sozusagen „Schlüsselelemente", sind:
- Sauerstoff (chemisches Symbol: **O**)
- Kohlenstoff **(C)**
- Wasserstoff **(H)**
- Stickstoff **(N).**

Allein diese vier Elemente bilden ungefähr 96% der Körpermasse. Eine Gruppe von weiteren sieben Elementen – Kalzium **(Ca)**, Phosphor **(P)**, Kalium **(K)**, Schwefel **(S)**, Natrium **(Na)**, Chlor **(Cl)** und Magnesium **(Mg)** – bilden noch einmal etwa 3% der Körpermasse. Sie werden zusammen oft als **Mengenelemente** bezeichnet (☞ 19.7.1). Das verbleibende Prozent bilden die **Spurenelemente**, die nur „in Spuren" im menschlichen Organismus anzutreffen sind. Mengen- und Spurenelemente werden als **Mineralstoffe** zusammengefasst (☞ 19.7).

	Chemisches Element (Symbol)	Anteil am Körpergewicht	Biologische Funktion
Ca. 96 % „Schlüsselelemente"	Sauerstoff (O)	65,0 %	Bestandteil von Wasser und vielen organischen Molekülen
	Kohlenstoff (C)	18,5 %	Bestandteil jedes organischen Moleküls
	Wasserstoff (H)	9,5 %	Bestandteil von Wasser und organischen Molekülen; als Ion (H^+) ist es für die Säureeigenschaft einer Lösung verantwortlich
	Stickstoff (N)	3,2 %	Bestandteil vieler organischer Moleküle, z.B. aller Proteine und Nukleinsäuren
Ca. 3 % Mengenelemente	Kalzium (Ca)	1,5 %	Bestandteil von Knochen und Zähnen; vermittelt die Synthese und Freisetzung von Neurotransmittern. Elektromechanische Kopplung: an allen Muskelkontraktionen beteiligt
	Phosphor (P)	1,0 %	Bestandteil vieler Biomoleküle wie Nukleinsäuren, ATP und zyklischem AMP; Bestandteil von Knochen und Zähnen
	Kalium (K)	0,4 %	Erforderlich zur Weiterleitung von Nervenimpulsen und für Muskelkontraktionen
	Schwefel (S)	0,3 %	Bestandteil vieler Proteine, besonders der kontraktilen Filamente des Muskels
	Natrium (Na)	0,2 %	Notwendig zur Weiterleitung von Nervenimpulsen sowie für Muskelkontraktionen; Hauption des Extrazellularraumes, das wesentlich zur Aufrechterhaltung der Wasserbilanz benötigt wird
	Chlor (Cl)	0,2 %	Wie Natrium wesentlich an der Aufrechterhaltung der Wasserbilanz zwischen den Zellen verantwortlich
	Magnesium (Mg)	0,1 %	Bestandteil vieler Enzyme
Ca 1 % Spurenelemente	Chrom (Cr) Jod (J) Eisen (Fe) Kobalt (Co) Kupfer (Cu) Fluor (F) Mangan (Mn) Molybdän (Mo) Selen (Se) Zink (Zn)	Alle jeweils weniger als 0,1 % Biologische Funktionen und Mangelerscheinungen ☞ Tab. 19.17	Weiter gibt es **fragliche Spurenelemente** – sie sind im Körper nachweisbar und werden mit der Nahrung zugeführt, aber der tägliche Bedarf sowie irgendwelche Mangelerscheinungen sind nicht bekannt. Zu ihnen zählen: • Silicium (Si) • Zinn (Sn) • Vanadium (V) • Nickel (Ni) • Arsen (As).

Tab. 2.1: Die chemischen Elemente des menschlichen Körpers.

2.2 Der Aufbau der Atome

Jedes Element ist aus einer großen Anzahl gleichartiger Einzelbausteine aufgebaut, den Atomen. **Atome** sind die Grundeinheiten der Materie. So enthält beispielsweise reine Kohle ausschließlich Kohlenstoffatome oder ein Tank voll Sauerstoff ausschließlich Sauerstoffatome.

Jedes Atom besteht grundsätzlich aus zwei Hauptteilen: dem Kern im Zentrum und der Elektronenhülle am Rand (☞ Abb. 2.2). Der **Kern** enthält die elektrisch positiv geladenen **Protonen** sowie, außer beim normalen Wasserstoffatom, elektrisch neutrale Partikel, die **Neutronen** genannt werden. Da jedes Proton eine positive Ladung trägt, ist der Kern insgesamt positiv geladen.

Elektronen sind negativ geladene Partikel, die sich um den Kern bewegen und insgesamt die **Elektronenhülle** des Atoms bilden. Die Anzahl der negativ geladenen Elektronen entspricht immer der der positiv geladenen Protonen, so dass sich ihre Ladungen ausgleichen und das Atom als Ganzes nach außen elektrisch neutral ist.

Was unterscheidet nun die Atome eines Elements von den Atomen eines anderen?

Die Antwort lautet: die *Anzahl der Protonen im Kern* und, da jedes Atom nach außen elektrisch neutral ist, damit auch die unterschiedliche *Gesamtzahl der Elektronen in der Elektronenhülle.* Die Anzahl der Protonen eines Atoms bzw. Elements wird als **Ordnungszahl** bezeichnet, die Summe der Protonen und Neutronen als **Massenzahl** (die Masse der

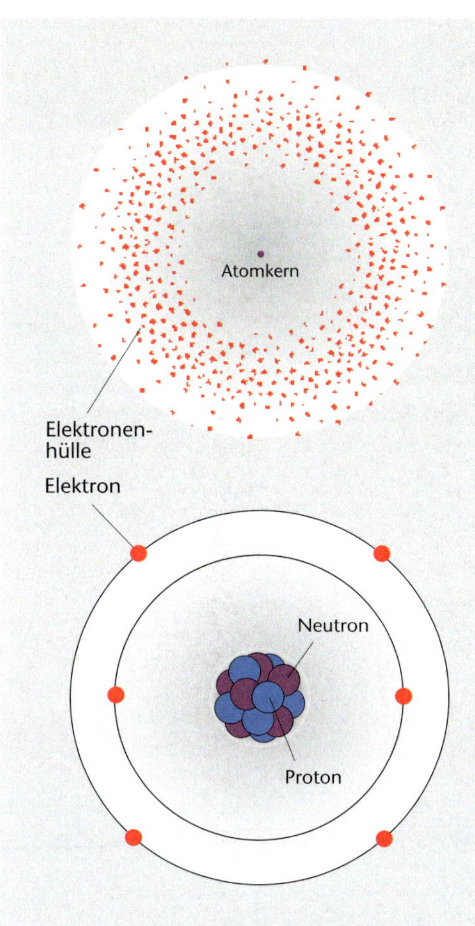

Abb. 2.2: Der Aufbau eines Atoms. Oben mit *eher* realitätstreuen Proportionen (tatsächlich müsste der Abstand zwischen Atomkern und Elektronenhülle noch viel größer sein) und unten mit stark vergrößertem Kern, so dass Protonen und Neutronen erkennbar sind. Weiterhin sind schematisch zwei Elektronenschalen mit den sich darin bewegenden Elektronen dargestellt.

Elektronen kann hierbei vernachlässigt werden, da sie über tausendmal kleiner ist als die der Protonen und Neutronen). Beispielsweise hat der Stickstoff (N) die Ordnungszahl 7 und die Massenzahl 14, da sich neben den sieben Protonen auch sieben Neutronen im Kern befinden (☞ Abb. 2.4).

2.3 Das Periodensystem der Elemente

Die Chemiker vergangener Jahrhunderte haben sich überlegt, wie sie die Elemente am besten ordnen könnten. Natürlich bot sich als Einteilungskriterium die steigende Ordnungszahl an. Somit wäre eine lange Liste von aneinander gereihten Elementen entstanden.

Experimente zeigten jedoch, dass bestimmte Elemente ähnlich reagierten und demnach ähnliche Eigenschaften besitzen mussten. Interessanterweise war eine solche Ähnlichkeit in den ersten 20 Elementen bei jedem achten Element der Liste gegeben, die Ähnlichkeit trat also *periodisch* auf. Unabhängig voneinander stellten *D. I. Mendelejew* und *L. Meyer* 1868/69 erstmalig diese Elemente in der Liste *untereinander* und schufen so das **Periodensystem** der Elemente (☞ Abb. 2.3). Im Periodensystem sind die Elemente also wie folgt eingeteilt:

- Waagerecht nach steigender Ordnungszahl in **Perioden**
- Senkrecht nach chemischer Ähnlichkeit in so genannte **Hauptgruppen.** Zwischen der 2. und 3. Hauptgruppe stehen ferner die so genannten **Nebengruppenelemente.**

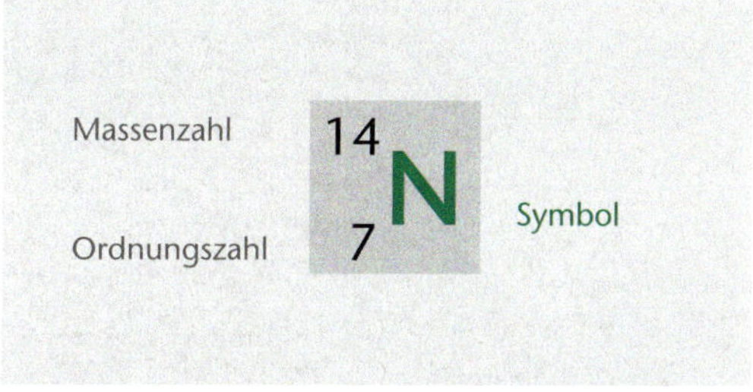

Abb. 2.4: Atomsymbol, Ordnungszahl und Massenzahl am Beispiel des Stickstoffs.

2.3.1 Das Schalenmodell der Elektronenhülle

Ein den Atomkern umkreisendes Elektron bewegt sich nicht auf einer einfachen Bahn, sondern nimmt einen größeren *Raum* ein. Wie groß dieser Raum ist, hängt von der Energie des Elektrons ab. Modellhaft stellt man sich diesen Raum als **Elektronenschale** vor (tatsächlich sind es so genannte *Ladungswolken* mit zum Teil bizarren Formen). Elektronen mit gleicher Energie bewegen sich somit in der gleichen Elektronenschale (☞ Abb. 2.5).

Die Atome bzw. Elemente der ersten Periode (Wasserstoff und Helium) besitzen nur eine Elektronenschale, in der zweiten Periode kommt außen eine weitere, größere Schale hinzu. In der dritten Periode schließt sich abermals eine Schale an usw. Die äußerste Schale darf bei den Elementen der Hauptgruppen immer nur acht Elektronen enthalten, anschließend wird eine weitere Schale aufgefüllt. Diese Regel besitzt eine Ausnahme: Die erste Schale ist bereits mit zwei Elektronen vollständig besetzt.

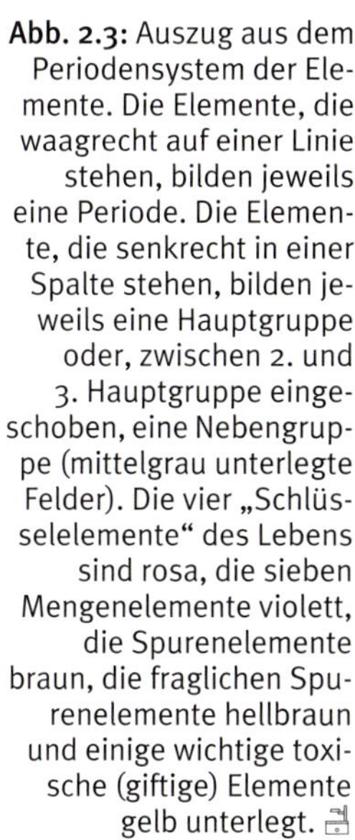

Abb. 2.3: Auszug aus dem Periodensystem der Elemente. Die Elemente, die waagrecht auf einer Linie stehen, bilden jeweils eine Periode. Die Elemente, die senkrecht in einer Spalte stehen, bilden jeweils eine Hauptgruppe oder, zwischen 2. und 3. Hauptgruppe eingeschoben, eine Nebengruppe (mittelgrau unterlegte Felder). Die vier „Schlüsselelemente" des Lebens sind rosa, die sieben Mengenelemente violett, die Spurenelemente braun, die fraglichen Spurenelemente hellbraun und einige wichtige toxische (giftige) Elemente gelb unterlegt.

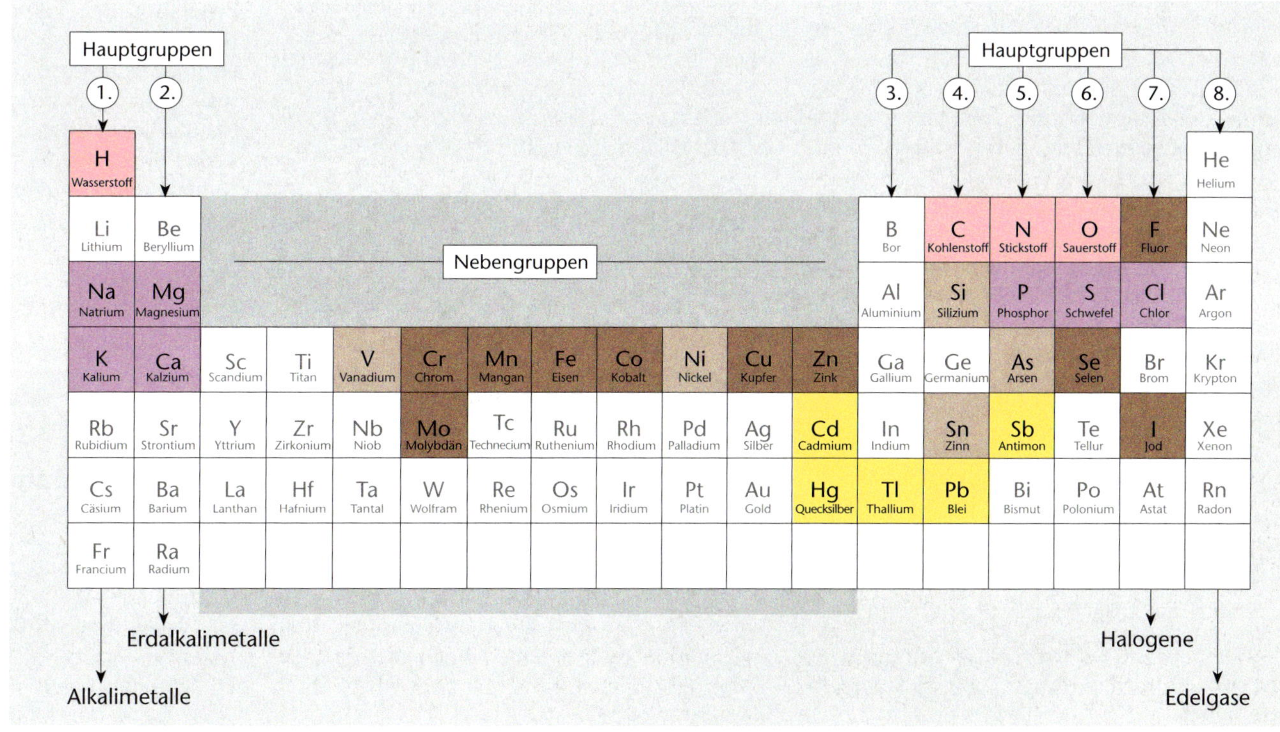

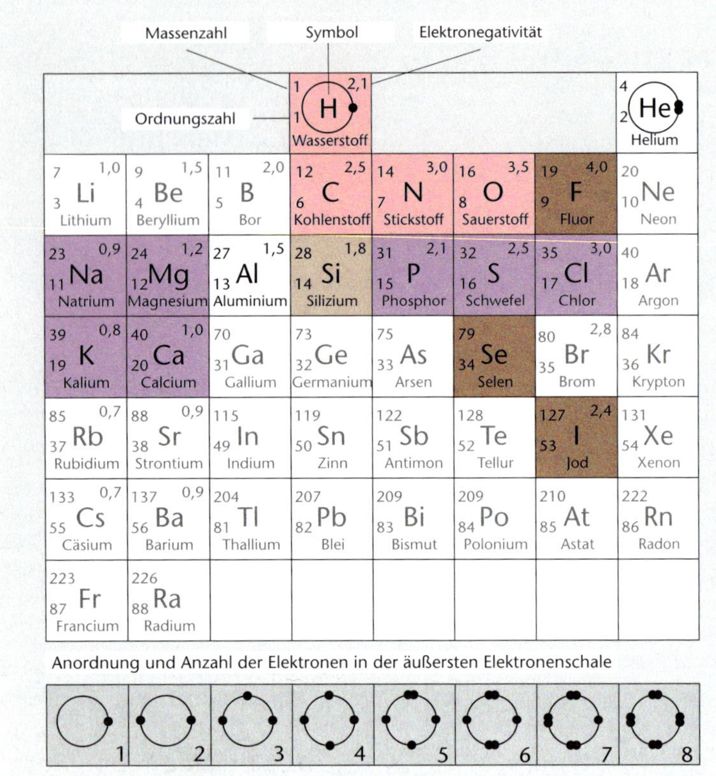

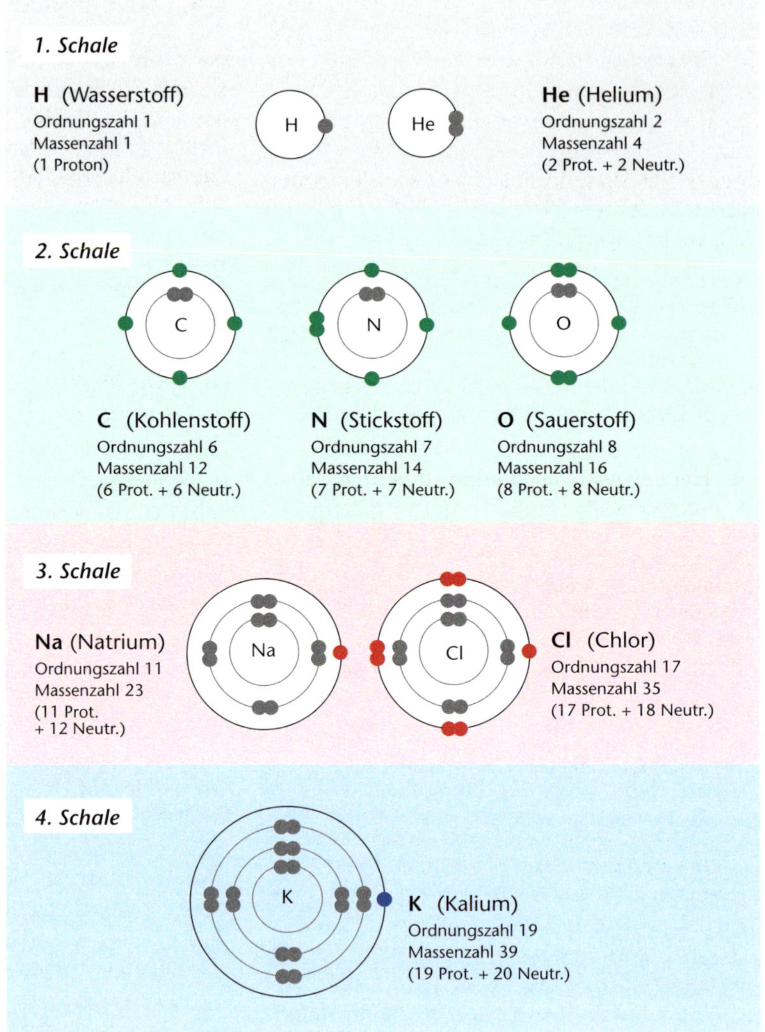

Abb. 2.5 (oben): Die Hauptgruppen des Periodensystems. Die gleiche Zahl von Elektronen in der äußersten Elektronenschale (1 bis 8) begründet Ähnlichkeit im chemischen Verhalten. Wasserstoff und Helium gehören nicht zu den Hauptgruppenelementen, da die 1. Elektronenschale bei ihnen mit der äußersten Elektronenschale identisch ist. Diese kann aber nur zwei (und nicht acht) Elektronen aufnehmen.

Abb. 2.6 (rechts): Aufbau der Elektronenschalen bei einigen wichtigen Elementen. Die Elektronen sind zur vereinfachten Darstellung jeweils paarweise dargestellt.

Alkali- und Erdalkalimetalle

Die erwähnte Ordnung im Periodensystem der Elemente rührt nun daher, dass sich Elemente mit gleicher Elektronenzahl in der *äußersten* Elektronenschale stark ähneln: So stehen in der ersten Hauptgruppe lauter weiche Metalle (**Alkalimetalle**, deren Hauptvertreter das *Natrium* und das *Kalium* bilden). Diese Metalle zeigen, wenn man sie mit einem Messer durchschneidet, an ihrer Schnittfläche den charakteristischen Metallglanz, der jedoch schon nach kurzer Zeit als Ausdruck der Reaktion mit Luftfeuchtigkeit von einer grauen Schicht bedeckt ist. Alle Alkalimetalle besitzen auf ihrer äußersten Elektronenschale ein Elektron.

Die Elemente der zweiten Hauptgruppe besitzen in ihrer äußersten Elektronenschale zwei Elektronen und werden als **Erdalkalimetalle** bezeichnet. Die wichtigsten Vertreter sind *Magnesium* und *Kalzium*, die im Unterschied zu den Alkalimetallen deutlich härter sind.

Die Elemente der dritten Hauptgruppe besitzen jeweils drei Elektronen auf ihrer äußersten Schale usw.

Halogene und Edelgase

Die Elemente der siebten Hauptgruppe haben sieben Elektronen auf ihrer äußersten Schale. Diese Elemente heißen auch **Halogene** oder „Salzbildner", weil sie sich mit Metallen leicht zu *Salzen* (☞ 2.4.1) umsetzen lassen. Zu ihnen zählen z.B. das *Chlor* und das *Fluor*.

Die Elemente der achten Hauptgruppe, die **Edelgase**, besitzen in ihrer äußersten Elektronenschale acht Elektronen. Eine solche, mit acht Elektronen besetzte äußerste Schale stellt einen extrem stabilen und damit besonders reaktionsträgen Zustand dar, die so genannte **Edelgaskonfiguration.** Sie ist der Grund dafür, dass die Edelgase praktisch keine chemische Reaktion eingehen. Deshalb spielen sie auch im Stoffwechsel des Körpers keine Rolle. Edelgase sind beispielsweise *Helium* und *Neon.*

Auch die übrigen Elemente versuchen, diesen stabilen Elektronenzustand der Edelgase zu erreichen. Dies gelingt ihnen, indem sie von anderen Atomen ein oder mehrere Elektronen aufnehmen oder abgeben oder auch, indem Elektronen gemeinsam mit anderen Atomen benützt werden.

Die Anzahl der Elektronen auf der äußeren Schale bzw. die Zahl der Elektronen, die zum Erreichen der Edelgaskonfiguration fehlen, hat somit bei allen chemischen Prozessen eine enorme Bedeutung. Diese Zahl wird vom Chemiker auch als *Wertigkeit* oder **Valenz** eines Atoms bezeichnet; entsprechend werden die Elektronen auf der äußeren Hülle auch **Valenzelektronen** genannt. Beispielsweise steht der Stickstoff in der 5. Hauptgruppe und hat fünf Elektronen auf seiner äußersten Schale. Um die stabile Edelgaskonfiguration zu erreichen, muss der Stickstoff entweder drei Elektronen aufnehmen oder aber fünf Elektronen abgeben. Je nach Reaktionspartner ist der Stickstoff also 3-wertig oder 5-wertig.

2.3.2 Die Elektronegativität

Eine weitere Größe, die das Verhalten der Elektronen auf der äußersten Schale bestimmt, ist die **Elektronegativität.** Dieser Wert beschreibt die Kraft der Atome, Elektronen von anderen Atomen auf die eigenen Elektronenschalen „herüberzuziehen" und sich damit der Edelgaskonfiguration zu nähern. Weil diese Kraft bei den einzelnen Atomen sehr unterschiedlich ausgeprägt ist, hilft die Elektronegativität, das Verhalten der Atome in chemischen Bindungen zu erklären. Fluor ist das am stärksten elektronegative Element – ihm wurde der Wert 4,0 zugeordnet. Eine starke Anziehung auf weitere Elektronen haben außerdem Sauerstoff (3,4), Stickstoff (3,0) und Chlor (3,2).

Zwei Elemente mit stark unterschiedlichen Elektronegativitäten sind enorm reaktionsfreudig: Das Element mit der hohen Elektronegativität zieht die Elektronen des „fremden" Atoms stark zu sich hinüber, umgekehrt gibt das Element mit der geringen Elektronegativität seine Elektronen leicht ab.

Die Elektronegativität nimmt innerhalb einer Hauptgruppe von oben nach unten ab und innerhalb einer Periode von links nach rechts zu. In die gleiche Richtung bewegt sich auch der metallische Charakter im Periodensystem: Metalle besitzen geringe Elektronegativitätswerte und stehen unten links, Nichtmetalle haben hohe Elektronegativitätswerte und sind oben rechts zu finden.

2.4 Chemische Bindungen

Wie oben erläutert, ist jedes Atom ab der 2. Periode bestrebt, auf seiner äußersten Elektronenschale genau acht Elektronen zu haben. Dies kann im Wesentlichen durch drei Mechanismen erreicht werden. Erstens durch Elektronenaufnahme, zweitens durch Elektronenabgabe und drittens durch gemeinsames Benützen von Elektronen mit benachbarten Atomen. Alle drei Formen führen zu einer Bindung von Atomen aneinander. Welche Form der chemischen Bindung eingegangen wird, bestimmen die zwischen Atomen wirkenden Bindungskräfte. Im folgenden sind einige Formen der chemischen Bindung beschrieben.

2.4.1 Die Ionenbindung

Natrium steht in der ersten Hauptgruppe des Periodensystems und hat ein Elektron auf seiner äußersten Elektronenschale. Chlor steht in der siebten Hauptgruppe und hat entsprechend sieben Elektronen auf seiner äußersten Schale. Reagieren diese beiden Partner nun miteinander, so findet wegen der starken Anziehungskraft des Chloratoms auf weitere Elektronen ein **Elektronenübergang** statt: Das Außenelektron des Natriums wird vom Chloratom „eingefangen". Natrium tritt in dieser Reaktion als **Elektronenspender,** Chlor als **Elektronenempfänger** auf.

Dadurch erreichen beide Partner die Edelgaskonfiguration:

- Das Chlor besitzt nun insgesamt 18 Elektronen, jedoch nur 17 Protonen im Kern (Ordnungszahl 17). Damit ist ein elektrisch negativ geladenes Partikel entstanden. Man schreibt **Cl^-**
- Das Natrium hingegen hat bei dieser Reaktion ein Elektron verloren und besitzt somit insgesamt nur noch zehn Elektronen. Dem stehen elf Protonen im Kern (Ordnungszahl 11) gegenüber, so dass ein Partikel mit positiver Ladung entstanden ist. Man schreibt **Na^+.**

Allgemein heißen elektrisch geladene Partikel **Ionen.** Die Bindung, die durch die elektrische Anziehung der gegensätzlich geladenen Ionen entsteht, nennt man **Ionenbindung.**

Verbinden sich gegensätzlich geladene Ionen durch eine Ionenbindung miteinander, entsteht ein **Salz.** Salze bestehen fast immer aus Kombinationen von Metallionen (z.B. Na^+) mit Nichmetallionen (z.B. Cl^-). Der Chemiker versteht unter Salzen also durch Ionenbindung zustandekommende **Ionenverbindungen.** Eine dieser Verbindungen ist das im Volksmund als „Salz" bezeichnete *Kochsalz* (NaCl). Abbildung 2.8 zeigt die Ausbildung einer Ionenbindung am Beispiel des Kochsalzes.

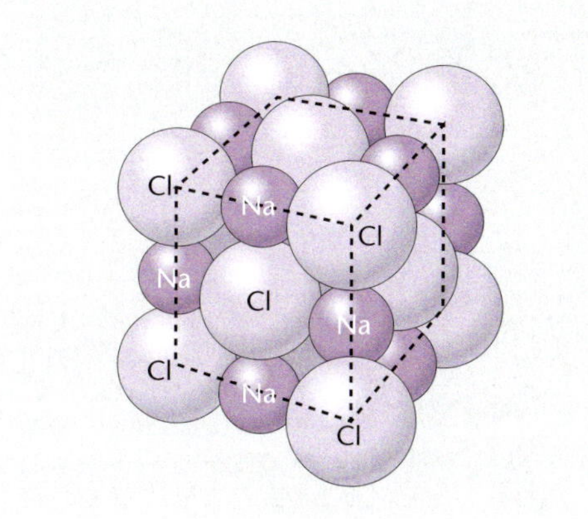

Abb. 2.8: Das NaCl-Kristallgitter.

Kochsalz im Kristallgitter

Das Kochsalz (Na^+Cl^- oder kurz NaCl) ist eine der häufigsten Ionenverbindungen. Es besteht aus Na^+- und Cl^--Ionen in einem Anzahlverhältnis von 1:1. Das definierte Anzahlverhältnis der Ionen einer Ionenverbindung heißt **Verhältnisformel.** Die Ionen des Kochsalzes bilden, wie die meisten Salze, ein dreidimensionales *Kristallgitter,* wobei jeweils ein Natriumion von sechs Chloridionen und ein Chloridion von sechs Natriumionen umgeben ist. Dieser Gitterverband ist insgesamt elektrisch neutral, und die Ionen sind nicht beweglich, da sie im Gitterverband festgehalten werden.

Auflösung des Kristallgitters im Wasser

Löst man (Koch-)Salzkristalle in einer ausreichenden Menge Wasser auf, so dringen Wassermoleküle in das Kristallgitter ein und lösen es auf. Die Ionen liegen nun in frei beweglicher Form in einer wässrigen Lösung vor – man spricht von **Elektrolytlösung** (☞ Abb. 2.9).

Legt man an eine solche Elektrolytlösung eine elektrische Spannung an, so wandern die po-

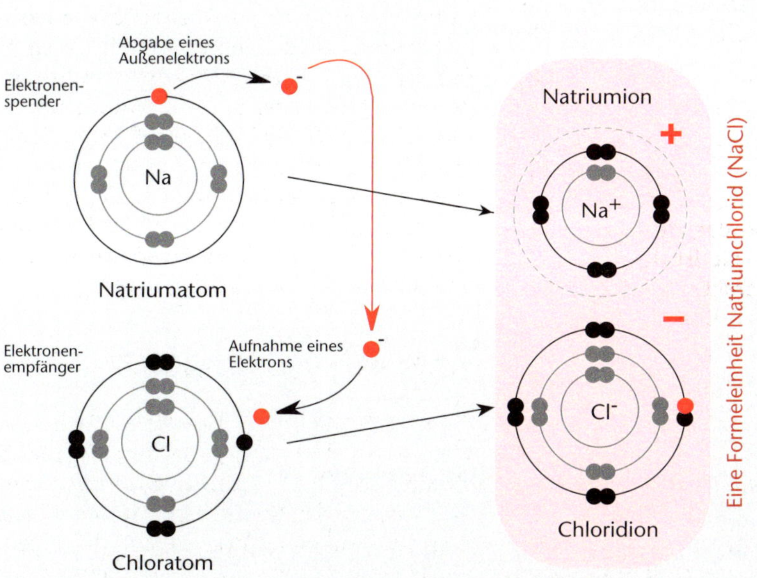

Abb. 2.7 (links): Die Ausbildung einer Ionenbindung am Beispiel des Ionenpaares Na^+Cl^-. Natrium gibt sein Außenelektron an das Chlor ab. Dadurch erreichen beide Partner die stabile Edelgaskonfiguration.

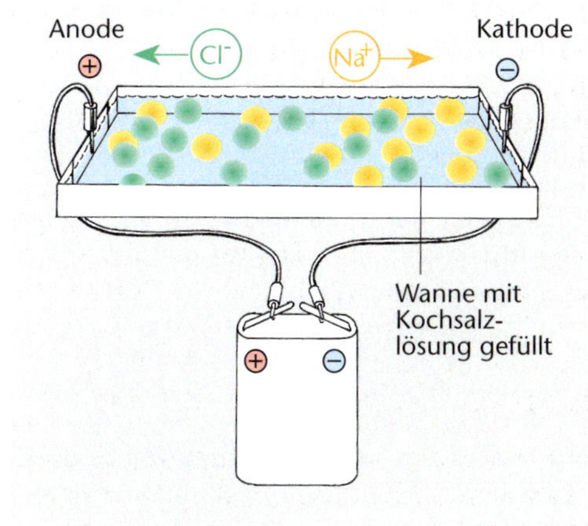

Abb. 2.9 (rechts): Wandern von Na^+- und Cl^--Ionen einer NaCl-Elektrolytlösung im elektrischen Spannungsfeld.

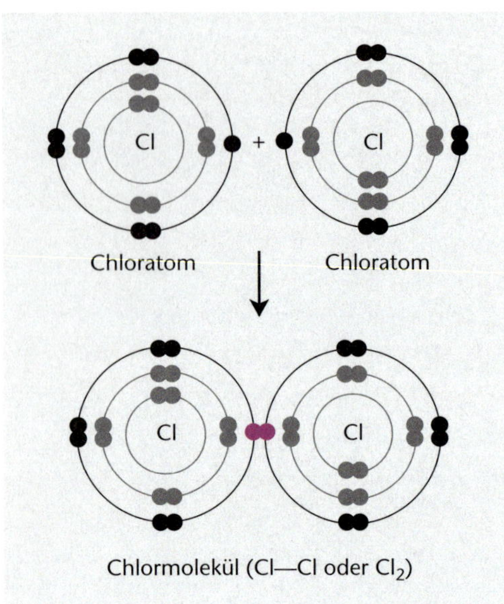

Abb. 2.10: Kovalente Bindung von zwei Chloratomen.

sitiv geladenen Natriumionen zur negativ geladenen *Kathode* („Minus-Pol"), die negativ geladenen Chloridionen zur positiv geladenen *Anode* („Plus-Pol"), da sich gegensätzliche elektrische Ladungen anziehen. Deshalb bezeichnet man positiv geladene Ionen (wie das Na^+-Ion) auch als **Kationen**, negativ geladene Ionen (wie das Cl^--Ion) auch als **Anionen.** Die freie Beweglichkeit der Ionen einer Salzlösung ist der Grund dafür, dass sie den elektrischen Strom (im Gegensatz zum Feststoff mit Kristallgitter) ausgezeichnet leitet.

Ionenwanderung

Im elektrischen Spannungsfeld wandern die (elektrisch negativ geladenen) *Anionen* zur (positiv geladenen) *Anode* und die (elektrisch positiv geladenen) *Kationen* zur (negativ geladenen) *Kathode.*

2.4.2 Die kovalente Bindung

Zwischen Elementen aus Nichtmetallen wie z.B. Wasserstoff und Kohlenstoff, die nur einen geringen Unterschied in der Elektronegativität (☞ 2.3.2) aufweisen, sind Elektronenübergänge wie bei der Ionenbindung nicht möglich. Dasselbe gilt natürlich auch, wenn sich Atome des gleichen Elementes miteinander verbinden. Sie gehen deshalb eine andere Bindung ein, die **kovalente Bindung.** Diese Bindung wird auch als *Elektronenpaarbindung* oder *Atombindung* bezeichnet. Sie kommt im menschlichen Organismus wesentlich häufiger vor als die Ionenbindung.

Bei einer kovalenten Bindung rücken z.B. Chloratome so eng zusammen, dass sie jeweils ein Elektron gemeinsam benutzen. So entsteht ein beiden Atomen gemeinsames **Elektronenpaar.** Damit ist ein stabiler Zustand entstanden, denn jedes der beteiligten Chloratome besitzt nun acht Elektronen auf seiner äußersten Schale. Das Teilchen Cl-Cl oder Cl_2 heißt Chlor**molekül** (☞ Abb. 2.10).

Die Bildung des Sauerstoffmoleküls verläuft in gleicher Weise: Sauerstoff steht in der sechsten Hauptgruppe und hat entsprechend sechs Elektronen auf seiner äußersten Schale. Zur stabilen Edelgaskonfiguration fehlen jedem Sauerstoffatom zwei Elektronen. Deshalb werden von jedem Sauerstoffatom nicht nur ein, sondern zwei Elektronen gemeinsam benützt. Da nun zwei Elektronenpaare von beiden Partnern gemeinsam benützt werden, spricht man auch von einer **Doppelbindung** (O = O oder O_2). Bei der Bildung des Stickstoffmoleküls (N_2) muss sogar eine **Dreifachbindung** (drei gemeinsame Elektronenpaare ☞ Abb. 2.11 unten) ausgebildet werden.

Das Wasserstoffmolekül

Auch die Bildung des Wasserstoffmoleküls (H–H oder H_2) verläuft analog. Jedoch ist die äußerste Elektronenschale beim Wasserstoff mit der ersten Elektronenschale identisch. Diese kann aber statt acht nur zwei Elektronen aufnehmen, d.h. der Wasserstoff erreicht die stabile Edelgaskonfiguration bereits mit zwei Elektronen auf seiner Elektronenschale. Da der Wasserstoff nur aus einem Proton und einem Elektron besteht, ist zur Bildung des Wasserstoffmoleküls die Ausbildung eines gemeinsam benützten Elektronenpaares zwischen zwei Wasserstoffatomen erforderlich.

Die Moleküle der Luft

Luft ist ein Gasgemisch, das zu ca. 80 % aus Stickstoff und 20 % aus Sauerstoff besteht. Dabei liegen beide Anteile praktisch ausschließlich in der stabilen Molekülform (O_2 bzw. N_2) vor (☞ Abb. 2.12).

Verbindungen

Kovalente Bindungen existieren nicht nur zwischen zwei gleichen Atomen eines Elements, sondern können zwischen unterschiedlichen und auch beliebig vielen Atomen eingegangen werden.

Beim Methanmolekül etwa treten vier Wasserstoffatome mit einem Kohlenstoffatom in Kontakt, wobei vier kovalente Bindungen ausgebildet werden (CH_4 ☞ Abb. 2.13). Derartige Moleküle, die aus Atomen *verschiedener* Elemente bestehen, heißen **Verbindungen.**

2.4.3 Weitere Bindungsformen

Neben Ionen- und kovalenten Bindungen existieren noch weitere (komplexe) Bindungsformen, die zum Grundverständnis des Stoffwechsels weniger von Bedeutung sind. Von erheblicher Bedeutung sind jedoch die sog. **Wasserstoffbrücken**, die deshalb in 2.7.1 ausführlich erklärt werden.

2.5 Chemische Reaktionen

Bei **chemischen Reaktionen** geschieht im Grunde nichts anderes als das Knüpfen von neuen Bindungen zwischen Atomen oder gerade das Gegenteil, nämlich das Aufbrechen von bestehenden chemischen Bindungen. Chemische Reaktionen sind also nichts anderes als Umgruppierungen von Atomen. Bei einer chemischen Reaktion geht nichts verloren, d.h. die Gesamtzahl der Atome bleibt dieselbe. Durch die geänderte Verknüpfung

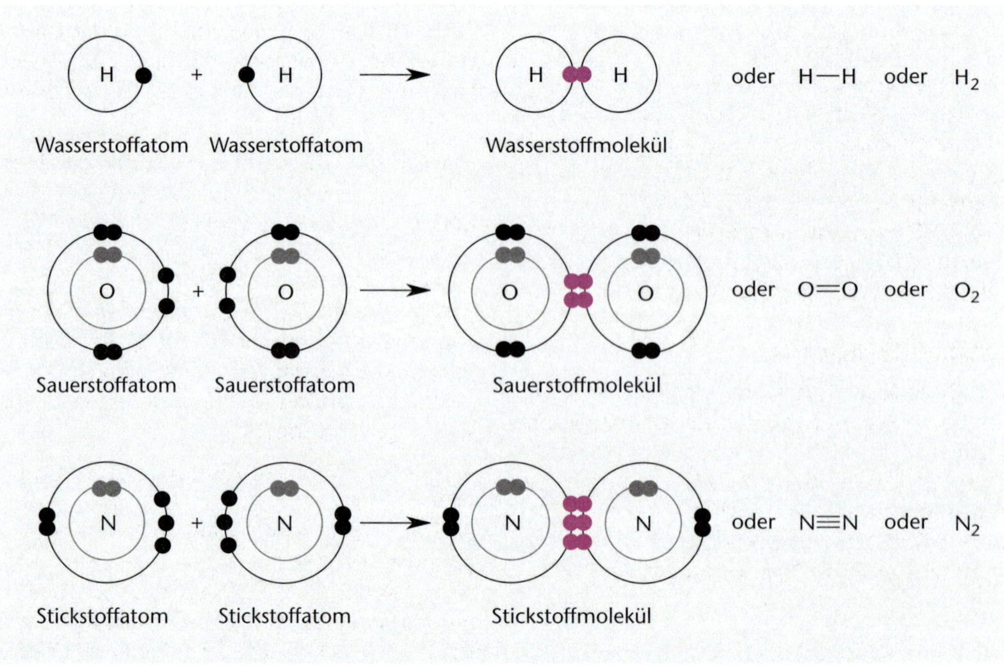

Abb. 2.11: Wasserstoff-, Sauerstoff- und Stickstoffatome bilden untereinander kovalente Bindungen aus (H_2, O_2, N_2). Die so entstandenen Moleküle sind viel stabiler als die unverknüpften Atome. Letztere heißen auch **Radikale** und können den Organismus schädigen, indem sie mit lebenswichtigen Molekülen – z.B. Eiweißen – reagieren.

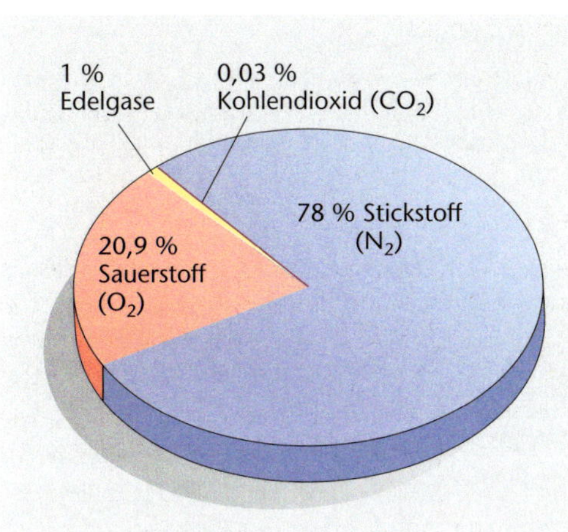

Abb. 2.12: Zusammensetzung trockener Luft (Kuchendiagramm). Normaltemperierte Raumluft enthält ferner 1–2 % Wasserdampf, Ozon und Staub.

zwischen den Atomen entstehen aber neue Moleküle mit neuen Eigenschaften.

Solche Reaktionen finden in jeder menschlichen Zelle ständig und in großem Ausmaß statt. Nur mit Hilfe chemischer Reaktionen kann der Organismus wachsen und neue Gewebe bilden. Aber auch alle Körperfunktionen, z.B. das Zusammenziehen (Kontraktion) eines Muskels oder die Seh- und Hörfähigkeit, erfordern den ständigen Ablauf vielfältiger chemischer Reaktionen.

Anabole Reaktionen

Wenn sich ein oder mehrere Atome, Ionen oder Moleküle zu einer größeren Einheit verbinden, so bezeichnet man dies ganz allgemein als **anabole Reaktion.** Ein einfaches Beispiel hierfür ist die Bildung des Ammoniaks (NH_3) aus einem Molekül Stickstoff (N_2) und drei Molekülen Wasserstoff (H_2):

$N_2 + 3\,H_2 \rightarrow 2\,NH_3$

Bei einer anabolen Reaktion findet also die **Synthese** *(Neubildung)* einer neuen Verbindung bzw. eines neuen Moleküls statt. Ein Beispiel für eine solche anabole Reaktion im menschlichen Organismus ist der Aufbau der Körpereiweiße: Sie sind Riesenmoleküle *(Makromoleküle)*, die durch die Verbindung zahlreicher kleinerer Moleküle entstanden sind.

Katabole Reaktionen

Katabole Reaktionen sind das Gegenteil von anabolen Reaktionen. Hierbei werden größere Einheiten in kleinere zerlegt. Als einfaches Beispiel hierfür kann man die beschriebene Ammoniak-Synthesereaktion heranziehen, die tatsächlich unter geeigneten Bedingungen in umgekehrter Richtung verläuft:

$2\,NH_3 \rightarrow N_2 + 3\,H_2$

Im menschlichen Organismus spielen katabole Reaktionen insbesondere bei der Verdauung eine große Rolle, weil die meist riesigen Nährstoffmoleküle (Fette, Eiweiße und Kohlenhydrate) erst nach der Spaltung in kleine Bruchstücke von der Darmschleimhaut ins Blut überführt werden können.

Chemische Reaktionen und Energie

Unter **chemischer Energie** versteht man die Energie, die bei einer chemischen Reaktion entweder verbraucht oder freigesetzt wird. Bei anabolen Reaktionen wird in der Regel Energie verbraucht, bei katabolen Reaktionen Energie freigesetzt.

Energieumsatz

Alle Wachstumsvorgänge des Körpers vollziehen sich im Wesentlichen über anabole Reaktionen und benötigen deshalb Energie. Diese Energie stammt aus dem Abbau von Nährstoffmolekülen, also aus katabolen Reaktionen, bei denen Energie freigesetzt wird.

2.6 Chemische Verbindungen als Grundlage aller Lebensprozesse

Die meisten chemischen Elemente liegen im Organismus nicht als Atome, sondern als **Verbindungen** vor, die man in zwei Hauptklassen einteilen kann:

- Organische Verbindungen
- Anorganische Verbindungen.

Unter **organischen Verbindungen** verstand man ursprünglich alle Chemikalien des Pflanzen- und Tierreichs, wobei man annahm, dass zu ihrer Bildung eine besondere „Lebenskraft" notwendig sei. Diese Theorie fiel jedoch im Jahre 1828 in sich zusammen, als der Chemiker *Friedrich Wöhler* eine klassische organische Substanz (Harnstoff) aus einer anorganischen Vorstufe im Reagenzglas herstellte.

Mit wenigen Ausnahmen versteht man heute unter organischen Verbindungen solche, die hauptsächlich aus *Kohlenstoff-* und *Wasserstoffatomen* bestehen und überwiegend durch *kovalente Bindungen* zusammengehalten werden (☞ 2.4.2). Alle Schlüsselmoleküle des Lebens wie Kohlenhydrate, Fette, Eiweiße und unsere Erbsubstanz, die Nukleinsäuren (☞ 2.8.6), gehören zur Gruppe dieser organischen Verbindungen.

Anorganische Verbindungen dagegen zeichnen sich dadurch aus, dass in ihnen gewöhnlich *kein Kohlenstoff* enthalten ist. Zu den anorganischen Verbindungen gehören viele Salze, Säuren, Laugen, Wasser und als Ausnahme auch die Kohlenstoffverbindungen Kohlendioxid (CO_2, vom Chemiker auch Kohlenstoffdioxid genannt) und Kohlenmonoxid (CO, vom Chemiker auch Kohlenstoffmonoxid genannt).

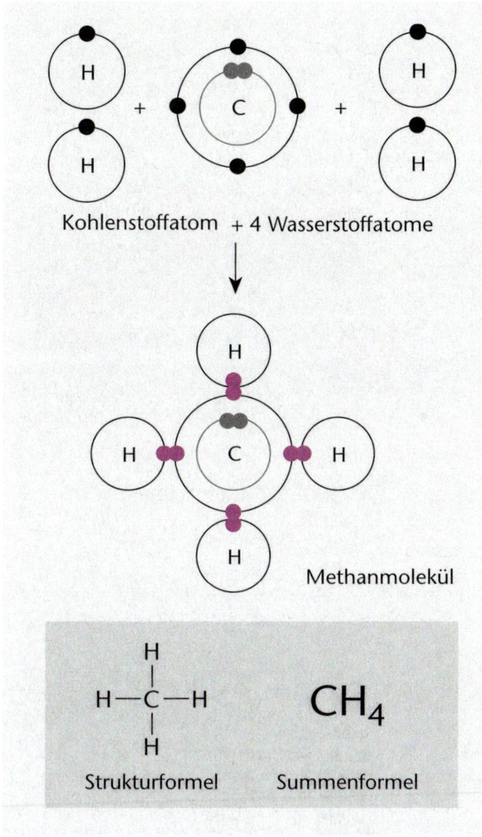

Abb. 2.13: Bei CH_4 (Methan) sind vier Wasserstoffatome durch kovalente Bindungen mit einem Kohlenstoffatom verbunden.

Anorganische und organische Verbindungen

Sowohl organische als auch anorganische Verbindungen sind lebensnotwendig für die Funktionen des Stoffwechsels.

2.7 Anorganische Verbindungen

2.7.1 Wasser

Alle chemischen Reaktionen und damit alle Lebensvorgänge im Organismus spielen sich in einem **wässrigen Milieu** ab (☞ auch 3.4). Wasser ist dabei ein ausgezeichnetes **Lösungsmittel.** Lebenswichtige Substanzen wie Sauerstoff- oder Nährstoffmoleküle können über das extrazelluläre Wasser alle Zellen erreichen und von diesen verwertet werden. Andererseits können Stoffwechselabfallprodukte wie das Kohlendioxid auf umgekehrtem Wege abtransportiert werden und schließlich in der Lunge den Organismus verlassen. Bei chemischen Reaktionen ermöglicht das Wasser den beteiligten Molekülen überhaupt erst die Annäherung aneinander.

Wasser chemisch gesehen

Wasser besteht aus einem Sauerstoffatom und zwei Wasserstoffatomen, die über kovalente

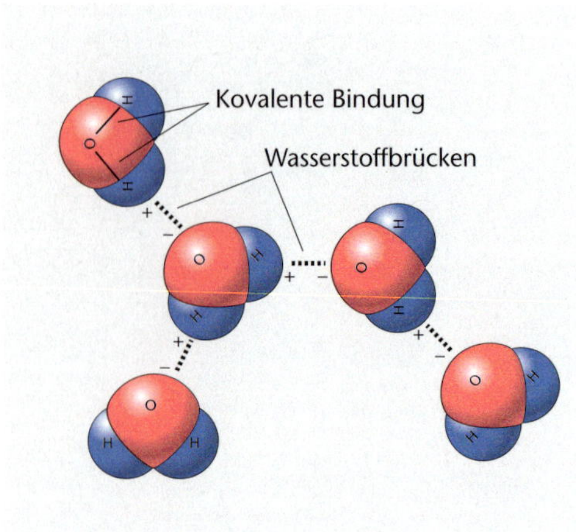

Abb. 2.14: Fünf Wassermoleküle und die sie verbindenden Wasserstoffbrücken.

Bindungen zusammengehalten werden (☞ Abb. 2.14). Sauerstoff besitzt jedoch eine wesentlich größere Elektronegativität (☞ 2.3.2) als Wasserstoff. Dies führt dazu, dass die gemeinsam benützten Bindungselektronen vom Sauerstoff mehr angezogen werden als vom Wasserstoff. Eine derartige Bindung bezeichnet man als **polare Atombindung.** Ursache ist die Asymmetrie der Ladungsverteilung am Wassermolekül: Die beiden Wasserstoffatome sind geringgradig positiv geladen, auf der anderen Seite ist das Sauerstoffatom geringgradig doppelt negativ geladen.

Das Wassermolekül stellt damit einen **Dipol** dar, der nach außen hin zwar insgesamt elektrisch neutral ist, aber am Sauerstoffende eine negative und an den Wasserstoffenden eine positive „Schlagseite" hat. Durch seine Polarität kann das Wasser sowohl als Lösungsmittel wirken als auch an chemischen Reaktionen teilnehmen. Bei der Verdauung beispielsweise hilft das Wasser, die großen Nährstoffmoleküle auseinanderzubrechen (Hydrolyse), andererseits nimmt es auch an anabolen Reaktionen teil, z.B. der Synthese von Hormonen.

Wasserstoffbrücken

Die stark polarisierten Dipole üben auf die Nachbarmoleküle Kräfte aus, die man als **Wasserstoffbrücken** bezeichnet. Im Vergleich zu einer Ionenbindung sind diese Kräfte zwar klein (5 – 10 % der Stärke einer kovalenten Bindung), durch die *zahlreichen* Brücken zwischen allen sich gegenüberstehenden Wassermolekülen werden die Moleküle aber trotzdem stark zusammengehalten. Dies ist auch der Grund dafür, dass Wasser erst bei 100 °C kocht, während das ähnlich gebaute Molekül H_2S, das keine Wasserstoffbrücken ausbilden kann, schon bei –60 °C in den gasförmigen Zustand übergeht.

Wasserstoffbrücken kommen nicht nur zwischen Wassermolekülen vor, sondern auch zwischen polarisierten Atomen *innerhalb* von Molekülen. Aufgrund ihrer großen Zahl tragen Wasserstoffbrücken z.B. wesentlich zur Stabilisierung von Eiweiß- und Nukleinsäuremolekülen bei.

Funktionen des Wassers im Organismus

Neben seinen Aufgaben als Lösungsmittel und vielfältiger Reaktionspartner hat das Wasser noch weitere Funktionen im Organismus:

- Wasser *isoliert* – es nimmt Wärme nur langsam auf und gibt sie nur langsam wieder ab
- Wasser ist ein Hauptbestandteil von Schleimstoffen und dient dadurch als *Schmiermittel.*

2.7.2 Säuren und Basen

Wenn Salze wie z.B. das Kochsalz (☞ 2.4.1) in Wasser gelöst werden, unterliegen sie einem Zerfall, das heißt die im Kristallgitter gebundenen Ionen lösen sich voneinander und liegen nun frei beweglich vor.

Ein ganz ähnliches Schicksal erleiden anorganische **Säuren** und **Basen**, wenn sie in Wasser gelöst werden:

- Beim Chlorwasserstoff (HCl) z.B. werden H^+-Ionen (Wasserstoffionen) frei, das Wasser wird *„sauer"*, es entsteht *Salzsäure.* Freie H^+-Ionen existieren nicht, sie binden sich vielmehr an Wassermoleküle und es entstehen Hydroniumionen (H_3O^+). Der Übersichtlichkeit halber wird die Schreibweise H^+ aber beibehalten
- Beim Natriumhydroxid (NaOH) werden dagegen Hydroxidionen (OH^-) frei, welche H^+-Ionen aufnehmen können, das Wasser wird *basisch,* und es entsteht *Natronlauge.*

Dieser Vorgang wird allgemein als **Dissoziation** bezeichnet.

Säuren und Basen

Als Säuren bezeichnet man nach *Brönsted* chemische Substanzen, die H^+-Ionen abgeben können, als Basen *(Laugen)* solche, die H^+-Ionen aufnehmen können.

Säuren nach dieser Definition sind etwa HCl oder H_2SO_4, Basen beispielsweise OH^- oder NH_3.

Je mehr H^+-Ionen sich in einer Lösung befinden, um so **saurer** *(azider)* ist diese Lösung. Je weniger H^+-Ionen sich darin befinden, um so **basischer** *(alkalischer)* ist die Lösung. Der Säuregrad wird auch als **Azidität** bezeichnet, die basische Eigenschaft einer Lösung auch als **Alkalität** *(Basizität).*

2.7.3 Der pH-Wert

Azidität und Alkalität einer Lösung hängen direkt ab von der Konzentration der H^+- bzw. OH^--Ionen. Ist diese Konzentration gleich, so ist die Lösung weder sauer noch basisch, sondern **neutral.**

Neutral ist beispielsweise reines Wasser: Die Konzentration der Ionen – in den folgenden Beispielen mit eckigen Klammern [ ] darge-

Die Stoffmenge in mol

In der Medizin basieren Stoffmengen- und Konzentrationsangaben meist auf dem **mol.** Die Stoffmenge 1 mol bedeutet, dass die Anzahl der Teilchen in dieser Menge gleich der Anzahl der Wasserstoffatome in einem Gramm Wasserstoff ist. Dies klingt zunächst kompliziert, noch dazu, wenn man weiß, dass die Anzahl der Wasserstoffatome in einem Gramm Wasserstoff $6{,}023 \times 10^{23}$ beträgt: Ein mol einer beliebigen Substanz enthält demnach die unvorstellbare Zahl von $6{,}023 \times 10^{23}$ Teilchen. Diese Anzahl an Molekülen ist in einem mol Zucker, in einem mol Salzsäure oder in einem mol Wasser enthalten. Die Umrechnung von mol in Gramm läuft aus verständlichen Gründen nicht über die Kalkulation mit solchen riesigen Zahlen, sondern viel einfacher über das Periodensystem der Elemente.

Sehen wir uns dieses Periodensystem an, so erkennen wir, dass dem elementaren Wasserstoff die Massenzahl 1 (☞ Abb. 2.5) zugeordnet ist. Versehen wir diese Massenzahl mit der Einheit g, so haben wir diejenige Masse an Wasserstoff gefunden, die einem mol entspricht: 1 mol H entspricht 1 g H. Dieselbe Umrechnung gilt für Kohlenstoff. Hier ist im Periodensystem die Massenzahl 12 notiert. 1 mol Kohlenstoff entspricht also 12 g.

Dasselbe gilt für Moleküle. Hier müssen nur die einzelnen Massenzahlen der aneinander gebundenen Atome addiert werden: Methan besteht aus CH_4-Molekülen. Addieren wir nun die Massenzahlen der beteiligten Atome $(12 + 4 \times 1)$, so kommen wir auf die Masse 16 g. 1 mol CH_4 entspricht also 16 g. Entsprechend besitzt 1 mol Kochsalz die Masse 58 g $(23 + 35 = 58)$.

Konzentration gelöster Stoffe

In den Körperflüssigkeiten liegen die meisten Stoffe in gelöster Form vor. Ensprechend ihrer Stoffmenge in mol gibt man deshalb auch die Konzentration einer Lösung in **mol/Liter** (mol/l) an. Beträgt die Konzentration eines Stoffes 1 mol/l, so spricht man von einer **1-molaren** Lösung.

Die nachfolgende Abbildung zeigt die Herstellung einer 1-molaren Lösung: Man gibt die Stoffmenge 1 mol in ein Gefäß und füllt dieses mit dem Lösungsmittel zu einem Gesamtvolumen von 1 Liter auf.

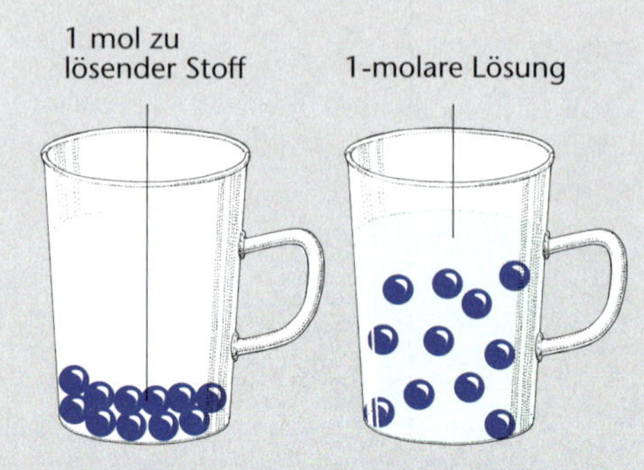

Abb. 2.15: Herstellung einer 1-molaren (1 mol/l-konzentrierten) Lösung.

stellt – beträgt am so genannten Neutralpunkt:

- $[H^+]$ = 0,000 000 1 mol/l = 10^{-7} mol/l
- $[OH^-]$ = 0,000 000 1 mol/l = 10^{-7} mol/l.

Wie man unschwer sieht, sind die Ionenkonzentrationen an H^+ und OH^- sehr gering. Deshalb hat man aus praktischen Erwägungen den so genannten **pH-Wert** eingeführt, der als *negativer dekadischer Logarithmus* der H^+-Ionenkonzentration definiert ist:

Protonenaktivität

pH = - Logarithmus $[H^+]$

Wie sich ein negativer dekadischer Logarithmus berechnet, ist nicht ganz einfach zu verstehen. Ganz entscheidend aber hängt dieser Wert von der Zahl der Nullen hinter dem Komma ab:

- $[H^+]$ = 0,01 mol/l = 10^{-2} mol/l → pH = 2 (sauer, z.B. Magensaft)
- $[H^+]$ = 0,000 000 1 mol/l = 10^{-7} mol/l → pH = 7 (neutral, reines Wasser)
- $[H^+]$ = 0,000 000 04 mol/l = $10^{-7,4}$ mol/l → pH = 7,4 (schwach basisch, Blutplasma)
- $[H^+]$ = 0,000 000 01 mol/l = 10^{-8} mol/l → pH = 8 (basisch, Dünndarmsekret).

Ist die H^+-Konzentration einer Lösung *größer* als 10^{-7} mol/l, d.h. wird sie saurer, so wird der pH-Wert *kleiner* als 7. Ist die Wasserstoffionenkonzentration einer Lösung *kleiner* als 10^{-7} mol/l, so wird der pH-Wert *größer* als 7 (☞ Abb. 2.16).

Je kleiner also der pH-Wert einer Flüssigkeit ist, desto saurer ist sie.

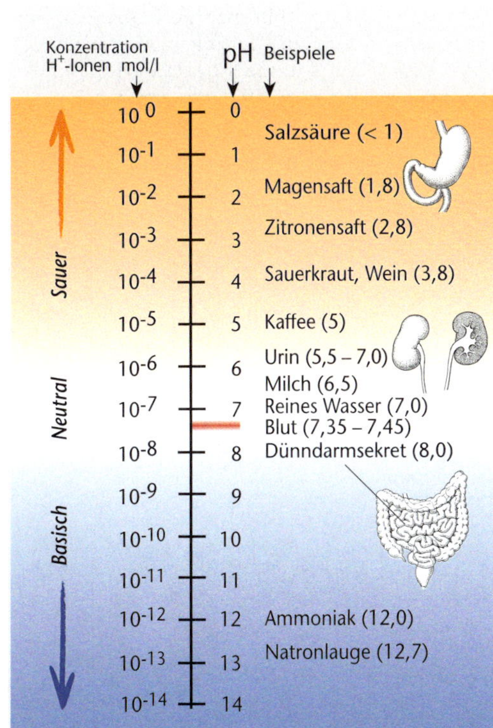

Abb. 2.16: pH-Werte bekannter Flüssigkeiten.

H^+-Ionen und OH^--Ionen stehen in einem gesetzmäßigen Verhältnis zueinander: Ist die H^+-Konzentration hoch, so ist die OH^--Konzentration immer entsprechend gering und umgekehrt.

2.7.4 Puffer

Obwohl die pH-Werte in unterschiedlichen Körperflüssigkeiten stark unterschiedlich sein können, wird der pH-Wert innerhalb einer bestimmten Körperflüssigkeit konstant gehalten. Dafür sorgen die so genannten **Puffer.** Das sind Substanzen, die überschüssige H^+- Ionen auffangen oder bei basischem Milieu wieder abgeben. Sie puffern also pH-Schwankungen ab.

Der Kohlensäure-Bikarbonat-Puffer

Ein wichtiges Puffersystem des menschlichen Körpers ist das **Kohlensäure-Bikarbonat-System.** Dieses System besteht wie alle Puffer aus einer Säure (H_2CO_3) und der dazugehörigen Base (HCO_3^- ☞ Abb. 2.17).

Wenn der Körper mit Säure (also H^+-Ionen) belastet wird **(Azidose),** dann werden diese Ionen von HCO_3^- abgefangen und bilden H_2CO_3. Dieses steht wiederum in einem Gleichgewicht zu CO_2 und H_2O. Das CO_2 und damit „die Säure" werden über die Lunge abgeatmet. Außerdem können die H^+-Ionen, allerdings wesentlich langsamer, auch über die Niere ausgeschieden werden.

Wenn nun ein Mangel an H^+-Ionen bzw. ein Überwiegen von OH^--Ionen vorliegt **(Alkalose),** dann kann die Abatmung von CO_2 vermindert werden. Die vermehrt zurückgehaltene Kohlensäure gibt H^+-Ionen ab, die sich mit OH^- zu H_2O verbinden. Außerdem kann die Niere durch verminderte H^+-Sekretion und verstärkte Abgabe von HCO_3^- der Alkalose entgegenwirken.

Weitere Puffersysteme

Neben dem Kohlensäure-Bikarbonat-Puffer tragen zwei weitere Puffersysteme zur Aufrechterhaltung des pH-Wertes bei:

- **Proteinpuffer.** Zu diesem gehören das Hämoglobin (☞ 14.2.2) in den Erythrozyten sowie die Plasmaproteine
- **Phosphatpuffer.** Seine Pufferkomponenten sind anorganische Phosphate.

2.8 Organische Verbindungen

2.8.1 Kohlenhydrate

Kohlenhydrate spielen für das Leben auf diesem Planeten eine zentrale Rolle. Sie werden von den grünen Pflanzen im Rahmen der **Photosynthese** aus Kohlendioxid und Wasser mit Hilfe von Sonnenlicht in gigantischen Mengen gebildet. Die *Sonnenenergie* wird hier-

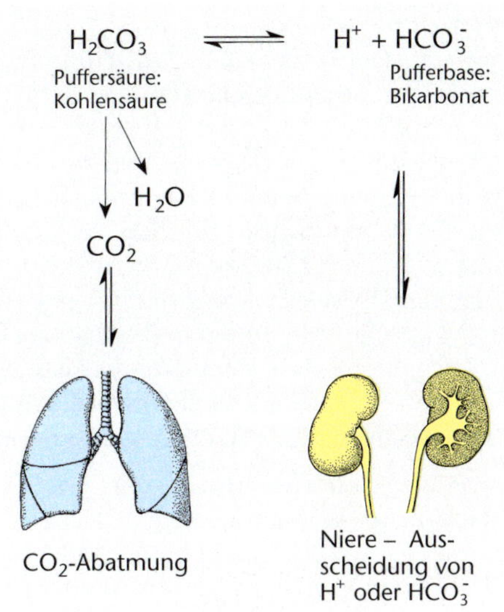

Abb. 2.17: Das Kohlensäure-Bikarbonat-System als lebenswichtiges Puffersystem.

bei als *chemische Energie* in den Kohlenhydraten gespeichert und ist in dieser Form für jedes Lebewesen nutzbar.

Den absolut größten Anteil des organischen Materials auf der Erdoberfläche macht die **Zellulose** aus. Sie ist das Kohlenhydrat, das Pflanzen ihre Form und Festigkeit gibt und ihnen das Wachstum ermöglicht.

Kohlenhydrate sind aus Kohlenstoff, Wasserstoff und Sauerstoff zusammengesetzt. Der Name Kohlenhydrate rührt daher, dass in ihnen, wie im Wasser, Wasserstoff und Sauerstoff in einem festen Verhältnis von 2:1 vorliegen, d.h. dass Kohlenhydrate formal als *Hydrate* (Wasserverbindungen) des Kohlenstoffs mit der allgemeinen Formel $C_n(H_20)_n$ aufgefasst werden können.

Im menschlichen Organismus spielen die Kohlenhydrate als schnell verfügbare Energiequelle die größte Rolle. Entsprechend ihrer Größe werden sie eingeteilt in Mono-, Di- und Polysaccharide.

Monosaccharide

Monosaccharide (*mono* = eins; *Saccharide* = Zucker) sind einfache **Zuckermoleküle,** deren ringförmiges Kohlenstoffgerüst ein Fünf- bzw. Sechseck bildet (☞ Abb. 2.18). Der wichtigste **Einfachzucker** im menschlichen Organismus ist die **Glukose** *(Traubenzucker, Dextrose).* Sie besteht aus sechs C-, zwölf H- und sechs O-Atomen und wird deshalb mit $C_6H_{12}O_6$ abgekürzt. Glukose kann von den meisten Zellen zur Energiegewinnung herangezogen werden. Andere sehr häufige Monosaccharide sind die **Fruktose** *(Fruchtzucker)* und die **Galaktose** *(Schleimzucker).*

Unerlässlich: Glukose

Glukose (Traubenzucker) ist der Hauptenergieträger des menschlichen Körpers.

2

Disaccharide

Reagieren zwei Einfachzucker miteinander, so entsteht ein *Zweifachzucker* (**Disaccharid,** *di* = zwei). Abbildung 2.19 zeigt, dass beim Aufbau des Zweierzuckers *Maltose* ein Wassermolekül abgespalten wird. Solche Verknüpfungsreaktionen, bei denen Wassermoleküle frei werden, nennt man auch **Kondensationsreaktionen.** In gleicher Weise entstehen durch Kondensationsreaktionen die anderen Zweifachzucker: Der *Rohr-* oder *Rübenzucker* (**Saccharose**) wird aus Glukose und Fruktose gebildet, der *Milchzucker* (**Laktose**) aus Glukose und Galaktose.

Disaccharide können andererseits wieder in Einfachzucker gespalten werden. Dabei wird nun aber kein Wassermolekül frei, sondern im Gegenzug ein Wassermolekül verbraucht.

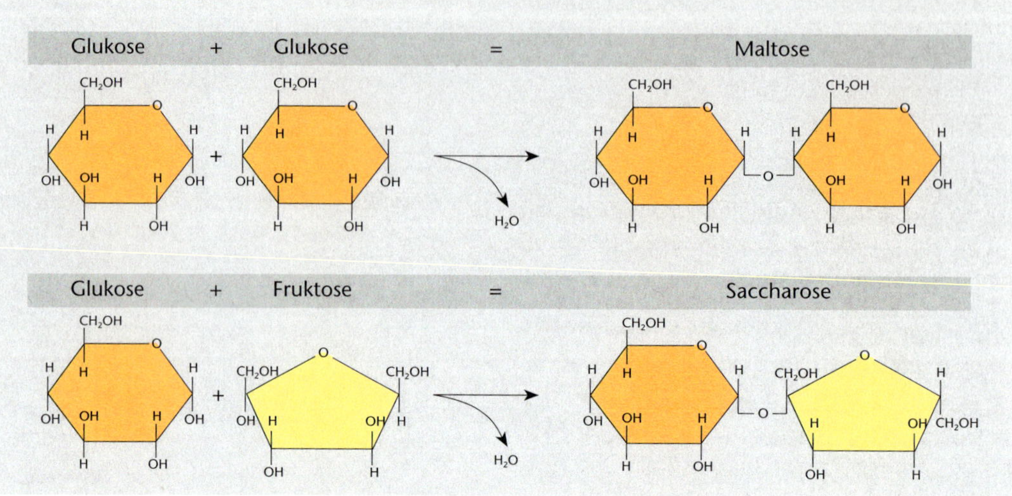

Abb. 2.19: Bildung von Zweifachzuckern (Disaccharide). Einer gängigen Schreibweise folgend sind die C-Atome an den Eckpunkten der Ringe nicht ausgeschrieben.

Polysaccharide

Manche Disaccharide können durch Verknüpfung mit weiteren Einfachzuckern zu **Polysacchariden** („Vielfachzucker", *poly* = viele) weiterreagieren, wobei riesige Moleküle (Makromoleküle) entstehen. Ein Beispiel hierfür ist die **Stärke** *(Amylose):* Sie ist die pflanzliche Speicherform der durch Photosynthese aufgebauten Glukose. Kartoffeln, Mais und Weizen enthalten sehr viel Stärke.

Nimmt der Mensch eine stärkehaltige Mahlzeit zu sich, so wird die Stärke im Verdauungstrakt wieder in kleine Bruchstücke zerlegt. Dabei entsteht vor allem über die Maltose als Zwischenprodukt wieder Glukose, die ins Blut aufgenommen wird.

Energiegewinnung aus Glukose

Als „Brennstoff" für die lebensnotwendige Energiegewinnung bevorzugen die meisten menschlichen Zellen die Glukose. Die Hauptschritte der Energiegewinnung werden deshalb anhand des Glukoseabbaus dargestellt. Der Abbau der Glukose lässt sich in vier Schritte unterteilen:

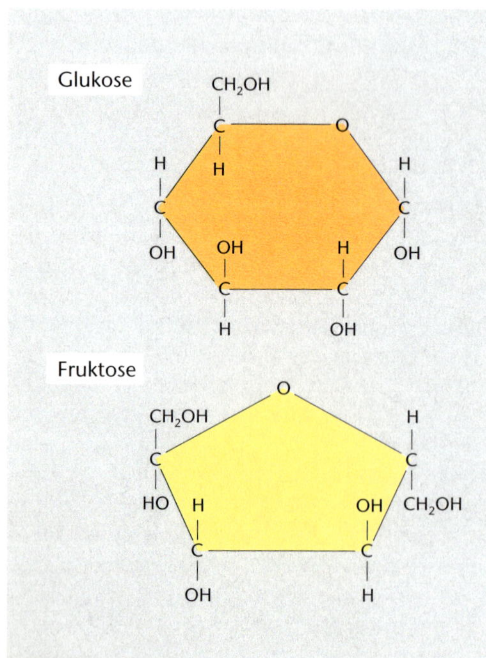

Abb. 2.18: Glukose- und Fruktosemolekül.

1. Die Glykolyse – Energieerzeugung ohne Sauerstoff. Man fasst unter der **Glykolyse** zahlreiche enzymatische Reaktionen (Enzyme ☞ 2.9) zusammen, bei denen ein Molekül Glukose letztlich in zwei Moleküle **Pyruvat** (*Brenztraubensäure* ☞ Abb. 2.20) gespalten wird. Die direkte Energieausbeute dieser Reaktionsfolge ist gering: Pro gespaltenem Glukosemolekül werden zwei Moleküle ATP regeneriert. Andererseits hat die im Zytoplasma stattfindende Glykolyse den Vorteil, dass die Zellen auch bei Sauerstoffmangel weiter Energie erzeugen können.

Unter Sauerstoffmangel können insbesondere Skelettmuskelzellen Pyruvat nicht weiterverwerten; es wird zu **Laktat** (*Milchsäure* ☞ Abb. 2.23) umgewandelt und gelangt über den Kreislauf in die Leber. Interessanterweise können aber die Herzmuskelzellen bei schwerer Arbeit einen Teil ihres Energiebedarfs aus Laktat decken.

Bei fortgesetzter unphysiologischer Belastung (z.B. ein Langstreckenlauf des Untrainierten) mit Sauerstoffmangel der stark beanspruchten Skelettmuskulatur kann der Laktatanfall aber so groß werden, dass die Pufferkapazität des Blutes (☞ auch 2.7.4) überschritten wird und der Blut-pH empfindlich abfällt. Man spricht von einer **Laktatazidose.**

2. Acetyl-Coenzym-A – das zentrale Molekül des Energiestoffwechsels. Steht genügend Sauerstoff zur Verfügung, so tritt das Endprodukt der Glykolyse, das Pyruvat, ins Mitochondrium ein und verbindet sich mit **Coenzym A,** kurz *CoA-SH* (Wirkform der *Pantothensäure* ☞ 19.6.13), unter Abspaltung von CO_2 zum **Acetyl-Coenzym-A** (kurz *Acetyl-CoA* ☞ Abb. 2.21). Hierbei fällt zwar nicht direkt ATP an, aber das reduzierte **NADH** (NAD = ***Ni*** *cotinamid-****A****denin-****D****inucleotid*) kann später in der Atmungskette (☞ unten) energiebringend verwertet werden.

Acetyl-Coenzym-A ist ein *zentrales* Molekül des *gesamten* Energiestoffwechsels, weil nicht nur der oxidative Abbau der Glukose zu Acetyl-CoA führt, sondern auch der Fettsäureabbau sowie der Abbau einiger Aminosäuren.

3. Der Zitratzyklus. Der **Zitratzyklus** ist die nächste Serie enzymatisch gesteuerter Reaktionen, welche in den Mitochondrien stattfinden. Pro eingeschleustem Acetyl-CoA entsteht ein energiereiches Phosphat (*Guanosintriphosphat*, kurz **GTP**), das direkt ein ADP zu ATP überführen kann. Des Weiteren fallen als reduzierte Co-Enzyme NADH und $FADH_2$ (FAD = ***F****lavin-****A****denin-****D****inucleotid*) an, die erst in der

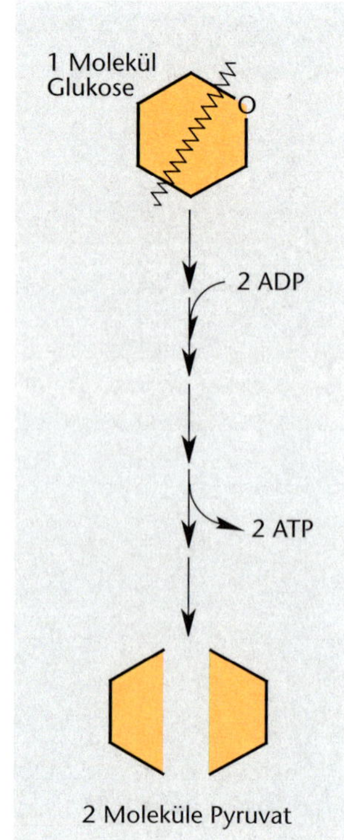

Abb. 2.20: Vereinfachte Darstellung der Glykolyse. Aus einem Glukosemolekül entstehen zwei Moleküle Pyruvat. Dabei werden zwei ATP-Moleküle regeneriert. Das Pyruvat tritt im Regelfall anschließend in den Zitratzyklus ein.

Atmungskette verwertet werden (Details zu Oxidation und Reduktion ☞ 2.9.2).

Bedeutung des Zitratzyklus
Der Zitratzyklus hat jedoch nicht nur Bedeutung für den Glukoseabbau. Vielmehr münden zahlreiche katabole Stoffwechselwege indirekt oder direkt in den Zitratzyklus, und gleichzeitig liefert der Zitratzyklus Ausgangstoffe für viele anabole Stoffwechselreaktionen. Er wird also mit Fug und Recht als „Drehscheibe" des Stoffwechsels bezeichnet.

4. Die Atmungskette. In den oben beschriebenen Phasen des Glukoseabbaus werden durch Reduktionsreaktionen Elektronen an die Coenzyme gebunden. Die **Atmungskette** *(Elektronentransportkette)* führt nun diese Elektronen dem Sauerstoff zu. Dabei entstehen Wasser und eine große Menge von Energie, die zur Regeneration von ATP verwendet wird.

Die „Regeneration des ATP" besteht darin, dass ADP mit einem Phosphat verbunden, das heißt *phosphoryliert* wird. Atmungskette und Phosphorylierung von ADP sind also unmittelbar verknüpft, weswegen man auch von **oxidativer Phosphorylierung** spricht.

Im Verlauf der Atmungskette werden die Elektronen von NADH und $FADH_2$ übrigens nicht auf einen Schlag auf den Sauerstoff übertragen, sondern von den beteiligten Enzymen und Coenzymen schrittweise „weitergereicht". Entsprechend entstehen *schrittweise* die 32 ATP-Moleküle.

Alle vier Phasen der Energiegewinnung aus Glukose, nämlich Glykolyse, Überführung von Pyruvat in Acetyl-CoA, Zitratzyklus und Atmungskette sind in Abb. 2.22 noch einmal zusammenfassend dargestellt.

Zellatmung
Der *oxidative Abbau* von Kohlenhydraten und Fetten zur Energiegewinnung wird auch als **Zellatmung** bezeichnet. Im Falle der Glukose beispielsweise ergibt sich folgende Bilanz:

Glukose + 36 ADP + 36 P + 6 O_2 → 6 CO_2 + 6 H_2O + 36 ATP

Glykogen

Ist der menschliche Organismus ausreichend mit Glukose versorgt, kann er Glukose in die Speicherform **Glykogen** überführen. Menschliches Glykogen und pflanzliche Stärke sind ganz ähnlich aufgebaut und bestehen ausschließlich aus aneinander geketteten Glukosemolekülen.

Glykogen wird vorwiegend in der Leber und der Skelettmuskulatur gespeichert. Insgesamt kann der Erwachsene etwa 400 g Glykogen (entsprechend ca. 8 400 kJ ≅ 2 000 kcal) speichern, davon etwa 150 g in der Leber und 250 g in der Muskulatur. Werden trotzdem weitere Kohlenhydrate aufgenommen, z.B. durch ständigen Verzehr von Süßigkeiten, so wird diese überschüssige Glukose in Fett umgewandelt und im Leber- und Fettgewebe gespeichert. Der entsprechende Mensch wird also dick, und die Leber verfettet (☞ 18.10.7).

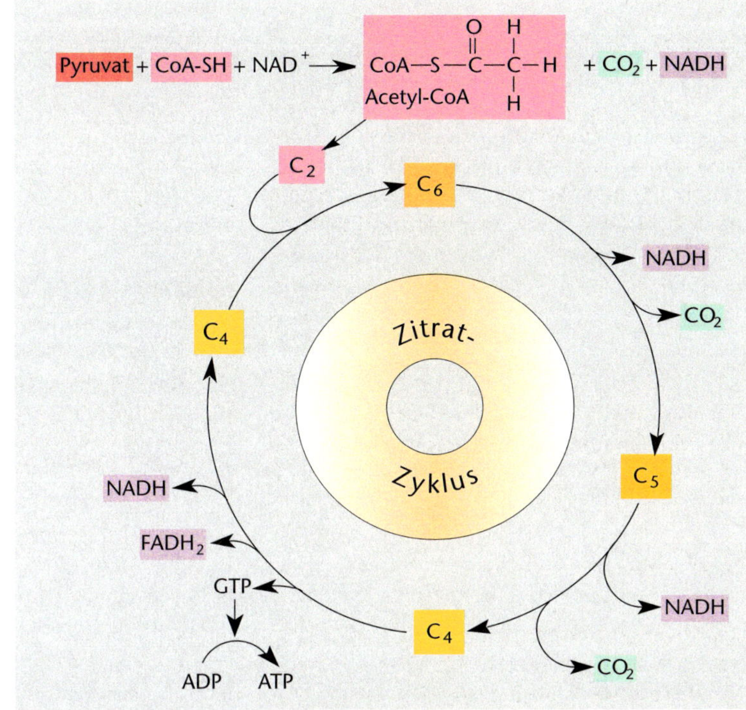

Abb. 2.21: Entstehung des Acetyl-Coenzym-A und Einschleusung der Acetylgruppe in den Zitratzyklus. Die im Zitratzyklus entstehenden reduzierten Coenzyme NADH und $FADH_2$ speichern Energie, die erst im letzten Abschnitt der Energiegewinnung, der Atmungskette, zur Regenerierung von ATP verwendet wird.

Der Marathonläufer
Dem Sportler dienen die durch Glykogen eingelagerten Kohlenhydrate als Hauptenergiequelle für seine Leistungen. Durch Ausdauertraining lassen sich die Glykogendepots im Muskel auf das Zwei- bis Dreifache steigern. Der Körper kann sich mit Hilfe dieses „Tricks" entsprechend länger mit

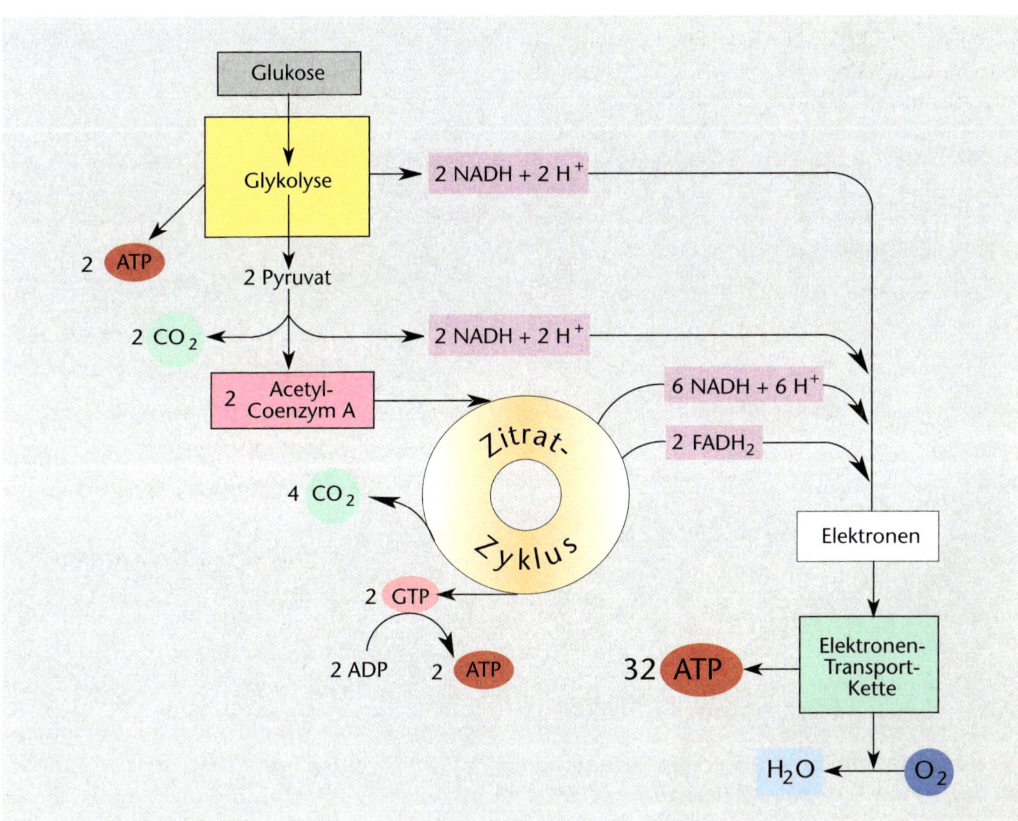

Abb. 2.22: Zusammenfassende Darstellung der vier Phasen der Energiegewinnung aus Glukose.

der hochwertigen Energie der Kohlenhydrate versorgen. Sind die Glykogenspeicher aufgebraucht, greift der Körper auf seine „eisernen Reserven" zurück und beginnt mit dem Abbau von Fetten. Gut trainierte Marathonläufer merken den Unterschied, wenn sich ihr Stoffwechsel auf die Verbrennung von Fetten umstellt: sie erreichen ihren so genannten „toten Punkt" – meist nach 35 km – und müssen plötzlich trotz gleich bleibenden Tempos ihre Atemtätigkeit steigern. Der Grund: die Verbrennung von Fetten zur Energiegewinnung erfordert mehr Sauerstoff. Übrigens: der Körper benötigt rund 48 Stunden, um die entleerten Glykogenspeicher wieder aufzufüllen. In den ersten zehn Stunden läuft dieser Vorgang besonders schnell ab, man soll deshalb schon bald nach einem Marathonlauf eine kohlenhydratreiche Mahlzeit zu sich zu nehmen.

Glukoneogenese

Gehirn und Erythrozyten können nur Glukose zur Energiegewinnung verwerten. Außerdem ist Glukose die einzige Substanz, die bei Sauerstoffmangel von der Skelettmuskulatur zur Energiegewinnung herangezogen werden kann (☞ oben). Die **Glukoneogenese**, d.h. die Neubildung von Glukose aus Nicht-Kohlenhydrat-Vorstufen (genauer: aus bestimmten Aminosäuren, Glyzerin oder Laktat), sichert ausreichende Glukosespiegel auch bei fehlender Nahrungszufuhr und leeren Glykogenspeichern (☞ Abb. 2.23).

Man kann die Glukoneogenese als Umkehrung der Glykolyse (☞ oben) bezeichnen. Allerdings müssen bei der Glukoneogenese drei Reaktionsschritte der Glykolyse umgangen werden, weil diese nur in der Richtung der Glykolyse ablaufen. Die diese Schritte umgehenden Ersatzreaktionen kosten Energie, funktionieren also nur unter Verbrauch von ATP.

Die Glukoneogenese findet zu etwa 90% in der Leber und zu etwa 10% in der Nierenrinde statt.

Weitere Texte zum Kohlenhydratstoffwechsel:
☞ 18.7.2 Verdauung und Resorption der Kohlenhydrate
☞ 18.10.5 Kohlenhydratstoffwechsel der Leber
☞ 19.2 Stoffwechsel der Kohlenhydrate – Insulin und Insulinmangel.

2.8.2 Fette und fettähnliche Stoffe

Nach dem natürlichen Vorkommen unterscheidet man *tierische* und *pflanzliche* **Fette:**

- Tierische Fette sind beispielsweise Schweineschmalz, Sahne und Butterfett. Ferner enthalten alle Fleisch- und Wurstprodukte ca. 5 – 45 % „verstecktes" Fett
- Pflanzliche Fette sind z.B. Oliven- oder Sonnenblumenöl, Kokosfett und Weizenkeimöl.

Bei Zimmertemperatur liegen Fette in flüssiger oder fester Form vor, wobei man die flüssigen Fette auch als **(Speise-)Öle** bezeichnet.

Neutralfette (Triglyzeride)

Die größte Gruppe der natürlich vorkommenden Fette sind Gemische von **Triglyzeriden**, die man auch als *Neutralfette* bezeichnet. Der menschliche Organismus speichert Fett in Form von Triglyzeriden im Zytoplasma der Fettzellen (☞ auch 4.3.7). Der biologische Sinn dieser Fettspeicherung besteht darin, eine große Energiereserve für „schlechte Zeiten" zur Verfügung zu haben: Fette enthalten mehr als doppelt soviel Energie wie Kohlenhydrate, 40 kJ (9,3 kcal) pro Gramm statt 17 kJ (4,1 kcal). Ein 70 kg schwerer Mensch mit 11 kg gespeichertem Fett verfügt deshalb über Energiereserven von etwa 400 000 kJ (100 000 kcal!) in Form von Triglyzeriden. Andererseits hat das Fettgewebe, insbesondere das subkutane Fettgewebe, Isolations- und Schutzfunktion.

Jedes Triglyzerid ist aus *einem* Molekül **Glyzerin** und *drei* **Fettsäuremolekülen** zusammengesetzt. Fettsäuren sind lange Kohlenwasserstoffketten mit meist 16 oder 18 C-Atomen. Ein Beispiel für eine solche Fettsäure ist die *Palmitinsäure*. Je nachdem, ob das Kohlenstoffgerüst der Fettsäuren Doppelbindungen enthält, unterscheidet man:

- **Gesättigte Fettsäuren**, die nur Einfachbindungen enthalten
- **Einfach ungesättigte Fettsäuren** mit einer einzigen Doppelbindung
- **Mehrfach ungesättigte Fettsäuren** mit zwei, drei oder mehr Doppelbindungen.

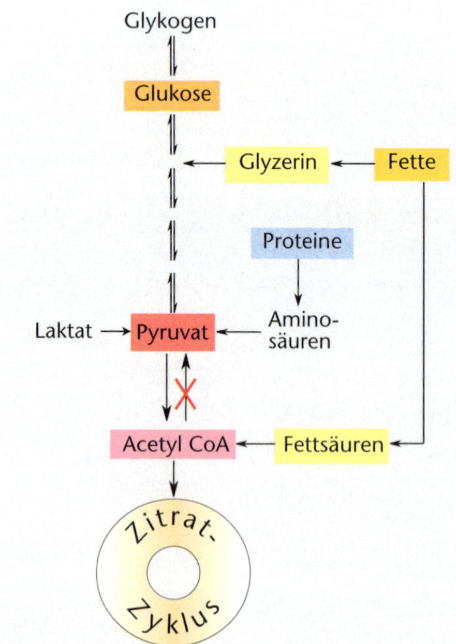

Abb. 2.23: Glukoneogenese. Verschiedene Ausgangsstoffe (Lakat, Glyzerin, Aminosäuren) können an verschiedenen Stellen in die Glukoneogenese eintreten. Aus Fettsäuren kann im menschlichen Organismus keine Glukose gebildet werden, weil Acetyl-CoA **nicht** in Pyruvat überführt werden kann.

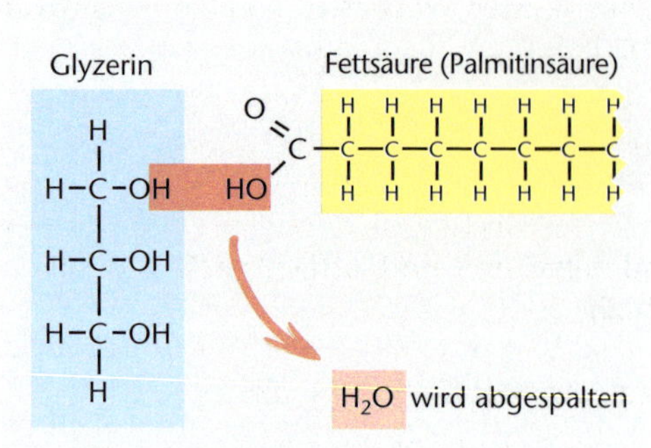

Abb. 2.24: Verknüpfung einer Fettsäure mit Glyzerin unter Abspaltung von H_2O (Kondensationsreaktion).

Fettsäuren können mit der Nahrung aufgenommen, aber auch von den Zellen selbst hergestellt werden, wobei jedoch höchstens *eine* Doppelbindung eingefügt werden kann.

Mehrfach ungesättigte Fettsäuren

Fettsäuren mit mehr als einer Doppelbindung, z.B. *Linolsäure, Linolensäure und Arachidonsäure,* können vom Körper nicht hergestellt werden und werden deshalb als **essenzielle Fettsäuren** bezeichnet; sie müssen in der Nahrung enthalten sein. Diese mehrfach ungesättigten Fettsäuren sind für den Menschen lebenswichtig, weil er sie als Ausgangsstoff für die Synthese mehrerer körpereigener Stoffe benötigt. In den *pflanzlichen* Ölen (Sonnenblumenöl, Sojaöl, Leinöl), aber auch in Fischölen, sind mehrfach ungesättigte Fettsäuren in viel höherer Konzentration als in *tierischen* Fetten enthalten.

Fettlöslichkeit und Wasserlöslichkeit

Wie andere Säuren zerfällt auch eine Fettsäure *teilweise* im Wasser; es werden H^+-Ionen frei, d.h. die Lösung wird sauer. Ferner entsteht das **Fettsäureanion.** Dieses Molekül vereinigt zwei unterschiedliche Eigenschaften:

- Der lange „Schwanz" (gelb unterlegter Teil in Abb. 2.24 und 2.25) ist ausgesprochen gut fettlöslich bzw. schlecht wasserlöslich – man nennt dies *lipophil* (fettfreundlich) bzw. *hydrophob* (wasserfeindlich). Dies rührt daher, dass die kovalenten C–H-Bindungen wenig polarisiert sind und deshalb zu den Wassermolekülen keine Wasserstoffbrücken ausgebildet werden (☞ 2.7.1)
- Der kleine „Kopf" (blau bzw. rot unterlegter Teil in Abb. 2.24) dagegen ist sehr gut wasserlöslich (hydrophil) bzw. schlecht fettlöslich (lipophob), weil zwischen ihm und

dem Wasser Wasserstoffbrücken aufgebaut werden.

Aufgrund dieser beiden gegensätzlichen Eigenschaften sind Fettsäuren in der Lage, lipophile Substanzen zu **emulgieren**, d.h. wasserlöslich zu machen (☞ Abb. 2.26). Auch Seifen sind Fettsäuren und wirken nach demselben Prinzip.

Fettsäuren als Energiebrennstoff

Der zweitwichtigste Brennstoff für die Energiegewinnung der Zellen sind die Fettsäuren. Sie entstehen unter dem Einfluss von Hormonen wie Adrenalin durch Spaltung der in den Fettzellen enthaltenen Neutralfette in Glyzerin und Fettsäuren **(Lipolyse).** Durch eine sich mehrfach wiederholende Sequenz von Reaktionen in den Mitochondrien, die sog. **β-Oxidation**, wird die Fettsäurekette jeweils um zwei C-Atome verkürzt und NADH, $FADH_2$ und Acetyl-CoA erzeugt. Dieses Acetyl-CoA tritt dann in den Zitratzyklus ein und wird, wie auch die reduzierten Coenzyme, weiterverwertet (☞ oben). So können z.B. aus der Palmitinsäure, einer Fettsäure mit 18 C-Atomen, insgesamt 131 Moleküle ATP regeneriert werden. Hierdurch wird abermals klar, dass die Bildung von Acetyl-CoA, der Zitratzyklus und die Atmungskette übergreifende Stoffwechselelemente darstellen, die keinesfalls nur auf die Verwertung von Glukosemetaboliten beschränkt sind.

Physiologischerweise werden nicht alle beim Fettabbau entstehenden Acetyl-CoA-Moleküle in den Zitratzyklus eingeschleust. Ein Teil wird auch zum Aufbau der sog. **Ketonkörper** verwendet, die ebenfalls der Energiegewinnung dienen können. Zwar bevorzugen die meisten Körperzellen zur Energiegewinnung Glukose, es gibt aber auch Ausnahmen: Die Zellen des Herzmuskels und der Nierenrinde ziehen die Ketonkörper der Glukose vor. Von den Nervenzellen weiß man, dass sie den eigentlich bevorzugten Brennstoff Glukose im Verlauf länger dauernder Mangelzustände durch Ketonkörper ersetzen können.

Ketoazidose. Leiden die Zellen an Glukosemangel, so können die Fettdepots im Rahmen einer hormonellen Überreaktion „überstürzt“ eingeschmolzen werden. Diese Gefahr besteht beim Diabetes mellitus oder beim Gesunden, der sich einer radikalen Nulldiät unterzieht. Der große Anfall von Acetyl-CoA in den Leberzellen kann vom Zitratzyklus nicht in ausreichender Menge verarbeitet werden, und es entsteht ein Überschuss an Ketonkörpern, die ins Blut abgegeben werden. Da die Ketonkörper jedoch überwiegend organische *Säuren* sind, führt dies zu einem empfindlichen Abfall des Blut-pHs, zur **Azidose** (hier: **Ketoazidose**).

Lipogenese

Wie bereits mehrfach erwähnt, kann der Organismus überschüssige Energie in Form von Fett speichern. Dies gilt auch für ein Zuviel an Kohlenhydraten oder Proteinen (☞ auch 2.8.3). Aus Glukose etwa kann im Organismus wie folgt Fett werden: Aus einem Zwischenprodukt der Glykolyse, dem *Glyzerinaldehyd-3-Phosphat,* wird die Glyzerinkomponente der Neutralfette hergestellt. Die andere Komponente der Neutralfette, die Fettsäuren, können aus dem Acetyl-Coenzym-A synthetisiert werden.

Andere Lipide

Zu den **Lipiden** (Fette und fettähnliche Stoffe) gehören nicht nur die beschriebenen Neutralfette, sondern noch weitere Stoffe, die folgende gemeinsame Eigenschaften aufweisen:
- Schlechte Löslichkeit in Wasser
- Gute Löslichkeit in unpolaren Lösungsmitteln wie Chloroform oder Ether.

Die beiden wichtigsten Vertreter dieser Gruppe sind zum einen das *Cholesterin,* zum anderen die so genannten *Phospholipide.*

Cholesterin

Das **Cholesterin** ist eine für den Organismus wichtige Substanz, die einerseits vom Körper selbst hergestellt werden kann und andererseits über tierische Nahrungsmittel aufgenommen wird. In Pflanzen kommt es nicht vor (☞ Abb. 2.27).

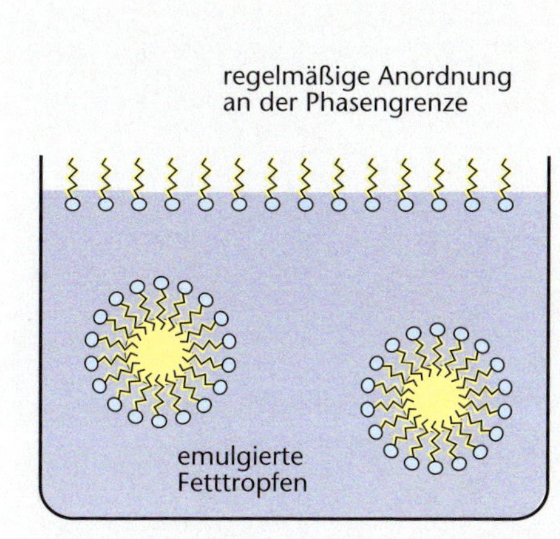

Abb. 2.26: Verhalten von Fettsäuren in Wasser, das Fetttropfen enthält. Die Fettsäuremoleküle richten ihre hydrophoben Enden zum Fetttropfen hin und emulgieren ihn so. An der Wasseroberfläche weisen die hydrophoben Enden vom Wasser weg.

Cholesterin (☞ Abb. 2.27) ist ein:
- Wichtiger Bestandteil der Zellmembranen (☞ 3.2)
- Vorläufer von Steroidhormonen (☞ Tabelle 13.3)
- Vorläufer von Gallensäuren (☞ 18.6.3).

Idealerweise sollte ein Gleichgewicht zwischen dem aufgenommenen bzw. selbst produzierten Cholesterin einerseits, sowie dem ausgeschiedenen und verarbeiteten Cholesterin andererseits bestehen. Funktioniert diese Regulation jedoch nicht, kommt es zu erhöhten Cholesterinkonzentrationen im Blutserum. Dies ist mit einem gesteigerten Risiko für die vorzeitige Entstehung einer **Arteriosklerose** (Gefäßverkalkung ☞ 16.1.4) verbunden. Mehr zur Cholesterinproblematik ☞ 15.8.

Phospholipide

Phospholipide sind ähnlich aufgebaut wie die Neutralfette (Triglyzeride), wobei jedoch nur zwei Fettsäuren mit dem Glyzerin verknüpft sind. Die dritte Bindungsstelle ist über eine Phosphatgruppe meist mit einem stickstoffhaltigen Alkohol verknüpft. Der bekannteste Vertreter der Phospholipide ist das *Lezithin* (☞ Abb. 2.28). Ihre größte Bedeutung haben die Phospholipide als Bestandteile von Zellmembranen (☞ Abb. 3.2).

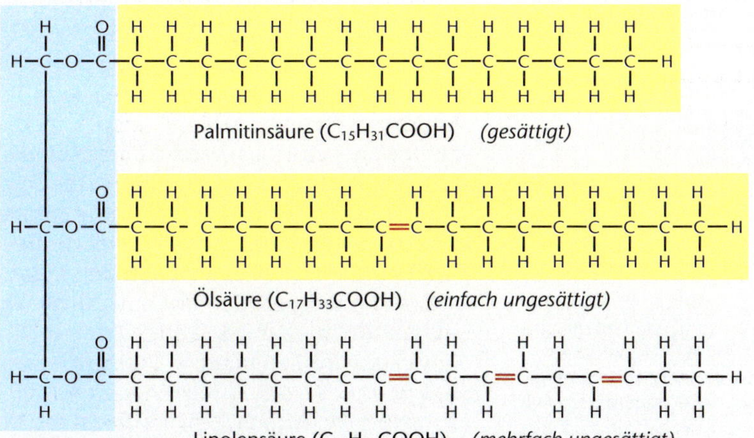

Abb. 2.25: Ein Triglyzerid entsteht, wenn alle drei Bindungsstellen des Glyzerins mit einer Fettsäure verknüpft sind. Dies können drei gleiche Fettsäuren sein, oder, wie in der Abb., auch drei verschiedene.

Weitere Texte zu den Fetten:

☞ 15.8 Sind wir verdammt zum Herzinfarkt?
☞ 18.7.3 Verdauung und Resorption der Fette
☞ 18.10.5 Der Fettstoffwechsel der Leber
☞ 19.3 Fettstoffwechselerkrankungen

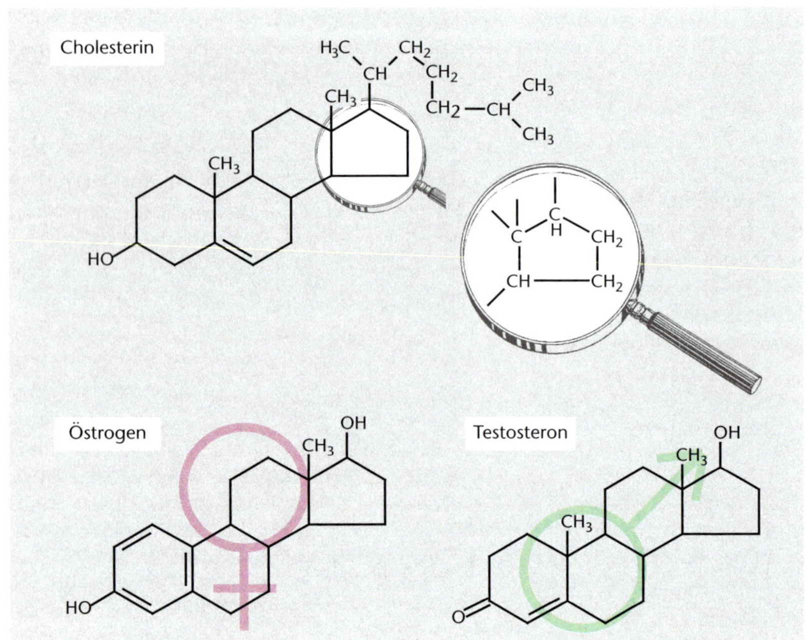

Abb. 2.27: Cholesterin und zwei seiner Abkömmlinge, die Steroidhormone Östrogen und Testosteron.

2.8.3 Proteine (Eiweiße)

„Alles was der Mensch ist, ist er durch seine Proteine“

Dieser zugegebenermaßen etwas vereinfachende Satz drückt aus, dass die Eiweiße sowohl für die *Struktur* als auch für die *Funktion* des Menschen von überragender Bedeutung sind.

Die Gestalt eines Menschen hängt wesentlich von Proteinen ab, denn sie sind die entscheidenden Bestandteile fast aller Organe. Proteine sind als Hauptbestandteile der Muskeln für die Beweglichkeit des Menschen verantwortlich. Proteine bilden die „Pforten“ jeder Zellmembran und bewahren so die Individualität der Zelle, indem sie die Passage von Stoffen in die Zelle und aus der Zelle heraus kontrollieren.

Die Enzyme

Proteine sind aber auch für die Funktion des Organismus von entscheidender Bedeutung. Schauen wir uns chemische Reaktionen im Reagenzglas an, so erkennen wir, dass diese durch Wärmezufuhr erheblich beschleunigt – und oft überhaupt erst möglich – werden. Nun ist der menschliche Organismus zur Erhaltung des Lebens ja auf schnelle und fein gesteuerte chemische Reaktionen angewiesen, ohne dass diese über die Wärmezufuhr gesteuert werden könnten – der Körper erträgt keine großen Temperaturschwankungen.

Der Stoffwechsel *katalysiert* deshalb seine Reaktionen, das heißt er beschleunigt bestimmte chemische Reaktionen um das Tausend- bis Hunderttausendfache durch den Einsatz von Hilfsstoffen. Diese lebenswichtigen Hilfsstoffe heißen **Enzyme** *(Biokatalysatoren).* Sie sind wesentliche Elemente der Maschinerie, die aus einfachen chemischen Verbindungen die komplizierten biologischen Strukturen herstellt und ihr geordnetes Funktionieren sicherstellt (mehr zur Enzymwirkung ☞ 2.9).

Aminosäuren als Bausteine der Proteine

Proteine sind aus verschiedenen **Aminosäuren** zusammengesetzt. Alle Aminosäuren sind prinzipiell gleich aufgebaut: Ein zentrales Kohlenstoffatom ist mit vier verschiedenen Gruppen bzw. Atomen verbunden:

- Einer COOH-Gruppe **(Carboxylgruppe)**
- Einer NH_2-Gruppe **(Aminogruppe)**
- Einem Wasserstoffatom
- Einem variablen Rest (R ☞ Abb. 2.29).

Durch den Rest (R) unterscheiden sich die 20 Aminosäuren, die in menschlichen Proteinen vorkommen, voneinander.

Von diesen 20 Aminosäuren sind acht **essenziell**, das heißt sie können – vergleichbar den essenziellen Fettsäuren – nicht vom Körper aus anderen Molekülen synthetisiert werden und müssen über die Nahrung aufgenommen werden. Dagegen können **nichtessenzielle Aminosäuren** vom Körper selbst hergestellt werden.

Essenzielle Aminosäuren sind Valin, Phenylalanin, Leucin, Isoleucin, Threonin, Tryptophan, Methionin und Lysin. Für Säuglinge sind zusätzlich Arginin und Histidin essenziell.

Die Verkettung der Aminosäuren

Wenn zwei Aminosäuren durch eine Kondensationsreaktion miteinander reagieren, entsteht ein **Dipeptid** (☞ Abb. 2.30). Dabei reagiert immer die Carboxylgruppe einer Aminosäure mit der Aminogruppe der nächsten Aminosäure. Die Bindung, die hierdurch unter Wasserabspaltung entsteht, heißt **Peptidbindung.** Jedes Peptid besitzt an seinem freien Ende eine COOH-Gruppe oder eine NH_2-Gruppe, an denen weitere Aminosäuren in gleicher Weise angelagert werden können.

Wird so an ein Dipeptid eine dritte Aminosäure angelagert, entsteht ein **Tripeptid.** Werden weitere Aminosäuren angelagert, so spricht man von **Polypeptiden** (*poly* = zahlreich). Polypeptide aus über 100 Aminosäuren heißen definitionsgemäß **Proteine.**

Die meisten menschlichen Proteine bestehen aus 100 bis 500 Aminosäuren. Da einerseits 20 verschiedene Aminosäuren für den Aufbau von Proteinen verwendet werden und andererseits die Reihenfolge der einzelnen Aminosäuren veränderlich ist, ergibt sich eine riesige Zahl unterschiedlicher Proteine, die auf diese Weise gebildet werden können.

Für die Funktionsfähigkeit des Proteins, z.B. als Enzym, ist entscheidend, dass sich diese Aminosäurekette zu einem dreidimensionalen Gebilde faltet. Man kann sich eine solche Struktur z.B. wie ein Wollknäuel vorstellen. Geht diese dreidimensionale Struktur etwa durch Hitzeeinwirkung verloren, kann das Eiweiß seine biologische Funktion nicht mehr erfüllen. Auf diese Weise können durch Hitzeeinwirkung im Rahmen der Desinfektion und Sterilisation (☞ 6.8.5) Bakterien- und Virusproteine unschädlich gemacht werden. Man spricht von *Eiweißdenaturierung* durch Hitze.

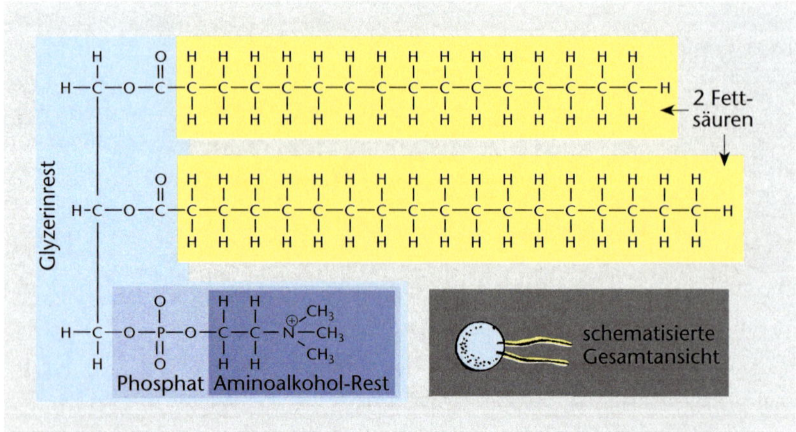

Abb. 2.28: Phospholipid. Ein im menschlichen Organismus häufig vorkommendes Phospholipid ist das hier dargestellte Lezithin.

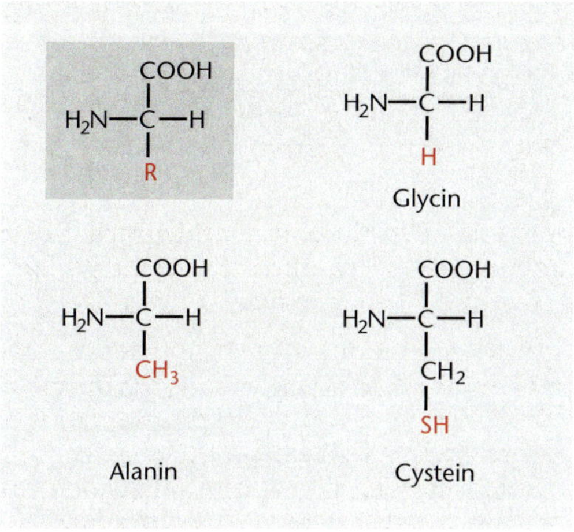

Abb. 2.29: Aufbau einer Aminosäure (links oben) und drei der 20 beim Menschen vorkommenden Aminosäuren. Sie unterscheiden sich nur im variablen Rest.

Überblick über den Protein- und Aminosäurenstoffwechsel

Während der Verdauung werden Proteine (Eiweiße) in ihre Bausteine, die Aminosäuren, zerlegt, welche über die Pfortader zunächst zur Leber gelangen. Auch im Körper werden ständig Proteine abgebaut *(Proteinkatabolismus)* und Aminosäuren freigesetzt. Die frei gewordenen Aminosäuren können je nach den Bedürfnissen des Organismus auf verschiedenen Wegen weiter umgesetzt werden:

- Zum ersten können die frei gewordenen Aminosäuren zum Aufbau körpereigener Eiweiße dienen *(Proteinanabolismus)*, etwa bei Wachstums- und Reparaturvorgängen
- Hierzu können einige Aminosäuren in andere Aminosäuren umgewandelt werden, je nachdem, welche Aminosäuren gerade knapp sind. Nur die essenziellen Aminosäuren (☞ oben) können nicht durch Umbaureaktionen, sondern nur über die Nahrung verfügbar gemacht werden
- Aus den sog. *glukogenen Aminosäuren* kann im Rahmen der Glukoneogenese (☞ 2.8.1) Glukose hergestellt werden. Die Abbauprodukte *ketogener Aminosäuren* hingegen können zur Bildung von Ketonkörpern (☞ 2.8.2) oder Fettsäuren (☞ 2.8.2) verwendet werden. Bei einigen Aminosäuren sind beide Stoffwechselwege möglich
- Manche Aminosäuren können zu Acetyl-CoA abgebaut werden und nach Einschleusen in den Zitratzyklus (☞ 2.8.1) direkt zur Energiegewinnung herangezogen werden. Dieser Stoffwechselweg ist jedoch eher die Ausnahme.

Weitere Texte zu den Proteinen:

☞ 18.7.1 Verdauung und Resorption der Eiweiße

☞ 18.10.5 Eiweißstoffwechsel der Leber

☞ 19.5 Erkrankungen des Eiweißstoffwechsels

2.8.4 Nukleinsäuren: Schlüssel zur Vererbung

Jedes einzelne Protein ist ein kompliziertes Gebilde aus Aminosäuren, seine Länge und die Reihenfolge der Aminosäuren sind genetisch exakt festgelegt. In den **Nukleinsäuren** sind genau diejenigen Informationen verschlüsselt, die zum Aufbau der Proteine benötigt werden. Man unterscheidet zwei Formen von Nukleinsäuren: Die **DNA** *(Desoxyribonukleinsäure, DNS)* und die **RNA** *(Ribonukleinsäure, RNS)*.

Der Aufbau der DNA

Die DNA kann in ihrem Aufbau mit einer Strickleiter verglichen werden, deren Stränge sich in einer rechtsgängigen Schraube umeinanderwinden. Jeder dieser beiden Stränge – deren Richtung übrigens gegenläufig ist – besteht aus zwei unterschiedlichen Arten von Molekülen, nämlich

- Zuckermolekülen *(Desoxyribose)* sowie
- Phosphatgruppen (☞ Abb. 2.31 und 2.33).

Jedes Zuckermolekül ist mit einer Phosphatgruppe, jede Phosphatgruppe wiederum mit einem Zuckermolekül fest verknüpft. So entstehen zwei Stränge von sich abwechselnden Zucker- und Phosphatmolekülen.

Die „Sprossen" dieser Strickleiter gehen jeweils von den Zuckermolekülen aus und werden von je zwei sich gegenüberliegenden, *stickstoffhaltigen Basen* gebildet, und zwar aus

- **Adenin** (A) und **Thymin** (T) oder aus
- **Guanin** (G) und **Cytosin** (C).

Die Verbindung jeder Base mit dem Zuckermolekül eines Stranges ist sehr fest, diejenige zu der jeweils gegenüberliegenden Base recht locker – letztere besteht nämlich nur aus zwei oder drei Wasserstoffbrücken (☞ 2.7.1). Die Größe und chemische Struktur der Basen schreibt vor, dass Adenin immer mit Thymin und Guanin immer mit Cytosin gepaart ist. Auf diese Weise bestimmt die Reihenfolge der Basen (**Basensequenz**) des einen Stranges immer auch die des anderen – beide Stränge sind einander komplementär, vergleichbar mit dem Negativ und dem Positiv einer Fotografie.

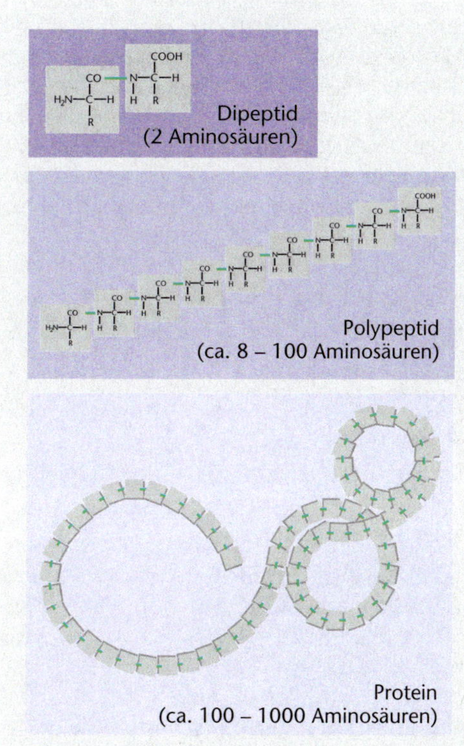

Abb. 2.30: Aufbau eines Dipeptids, Polypeptids und Proteins. Die blauen Hintergründe deuten die unterschiedlichen Vergrößerungsmaßstäbe an. Die räumliche Auffaltung der Aminosäurenkette beim Protein ist nicht dargestellt.

Nukleotid und Gen

Die Verknüpfung einer dieser Basen mit einem Zuckermolekül sowie einer Phosphatgruppe heißt **Nukleotid.** Da in der DNA nur vier verschiedene Basen vorkommen, gibt es in ihr auch nur vier verschiedene Nukleotide.

Die beiden Stränge der DNA sind nun aus vielen Millionen solcher Nukleotide zusammengesetzt – oder anders ausgedrückt, die „Strickleiter hat viele Millionen Sprossen". Ein DNA-Abschnitt mit ungefähr 1 000 Sprossen bildet eine Erbeinheit, die auch als **Gen** bezeichnet wird. Die DNA des Menschen hat 30 000 Gene.

Zu jedem Protein, das vom Menschen gebildet wird, existiert auch ein Gen. Dieses legt wie ein „Kochrezept" fest, aus welchen Aminosäuren das von ihm gesteuerte Protein aufgebaut ist (Näheres ☞ 3.6). Veränderungen nach der eigentlichen Proteinsynthese, etwa die Anlagerung oder Abspaltung von Phosphatgruppen sowie das „Herausschneiden" eines Proteins aus einem größeren Vorläuferprotein, sind möglich.

Von der DNA zum Protein

Durch die DNA ist unser gesamtes Erbgut in Form von „Protein-Codes" verschlüsselt. Jeder DNA-Abschnitt (Gen) repräsentiert den Bauplan (Aminosäuresequenz) für ein Protein (Eiweiß).

Aufbau der RNA

Die RNA (Ribonukleinsäure) ist die zweite Form von Nukleinsäuren, die sich von der DNA in mehreren Punkten unterscheidet:

- Im Gegensatz zur doppelsträngigen DNA ist die RNA nur einsträngig
- Anstatt des Zuckermoleküls Desoxyribose findet man in der RNA die *Ribose*
- Die Base Thymin ist in der RNA durch **Uracil** ersetzt.

Es gibt drei verschiedene Arten von RNA, die alle eine Teilaufgabe bei der Herstellung der Proteine erfüllen (Näheres ☞ 3.7).

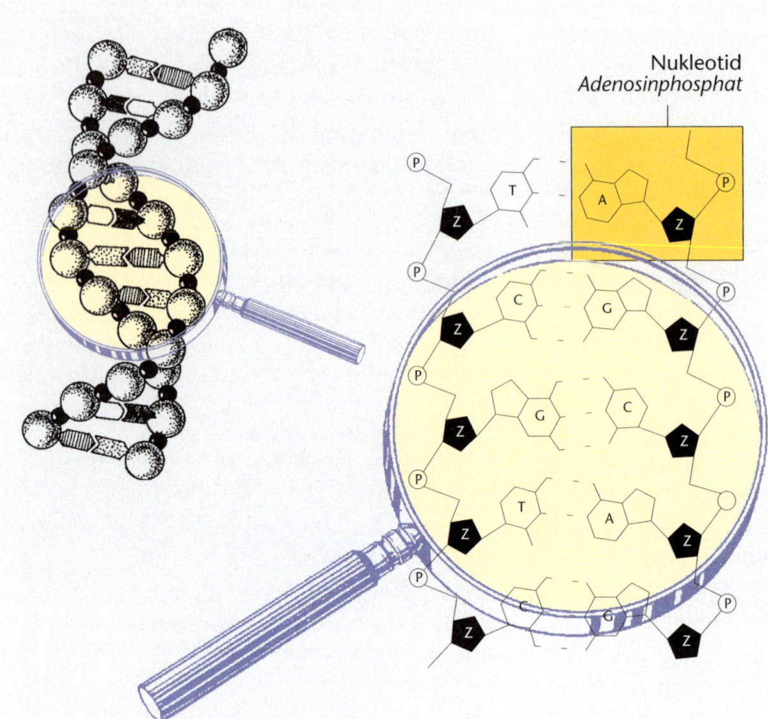

Abb. 2.33 (rechts): Aufbau des ATP, bestehend aus Adenin und Ribose, die als Adenosin bezeichnet werden, sowie drei Phosphatgruppen. ADP besitzt dagegen zwei und AMP nur eine Phosphatgruppe.

Abb. 2.31 (links): Aufbau der DNA. Die Ansicht verdeutlicht die chemische Struktur: Zuckermoleküle (Z) und Phosphatgruppen (P) sind abwechselnd aneinander geheftet und bilden zwei Stränge. Von den Zuckermolekülen ausgehend bilden Basenpaare die „Sprossen" dieses strickleiterartigen Moleküls.

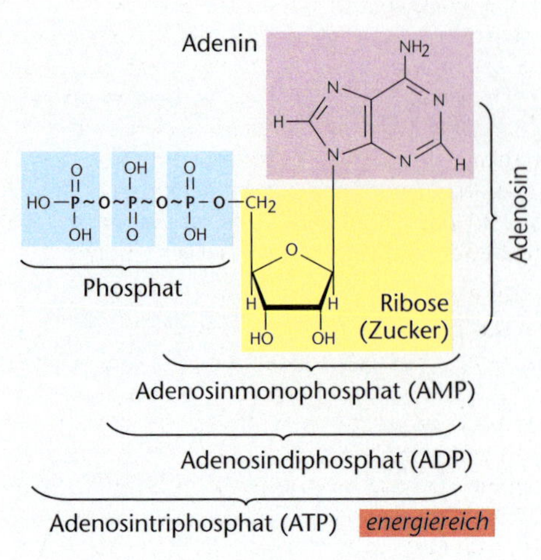

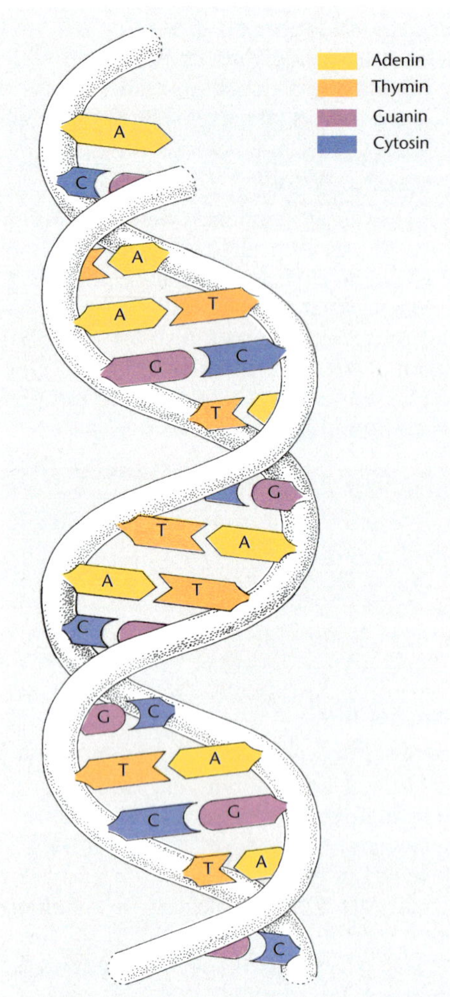

Abb. 2.32: DNA-Doppelstrang mit den stickstoffhaltigen Basen Adenin (A), Thymin (T), Guanin (G) und Cytosin (C).

2.8.5 Adenosintriphosphat (ATP)

Nukleotide sind nicht nur an der Erbsubstanz beteiligt, auch im Energiehaushalt stellen sie eine der Schlüsselsubstanzen dar: das **ATP (Adenosintriphosphat).**

Eine Zelle kann nur leben oder überleben, wenn genügend ATP in der Zelle vorhanden ist. Leben ist an die Anwesenheit von Energie und damit von ATP gebunden – man findet es deshalb nicht nur in menschlichen Zellen, sondern in *allen* Organismen der Erde. Hauptaufgabe des ATP ist es, Energie zwischenzuspeichern und im Bedarfsfall wieder abzugeben; das ATP hat also gewissermaßen die Funktion eines „Akkus" der Zelle. ATP besteht aus der stickstoffhaltigen Base Adenin, dem Zuckermolekül Ribose und drei Phosphatgruppen (☞ Abb. 2.33). Die Bindungen zwischen den Phosphatgruppen sind sehr energiereich: Wird die dritte Phosphatgruppe unter Verbrauch von Wasser (Hydrolyse) enzymatisch abgespalten, so wird Energie verfügbar, welche von der Zelle für Energie verbrauchende Vorgänge verwendet wird.

Anschließend muss das entstehende **Adenosindiphosphat (ADP)** wieder zu ATP regeneriert werden, wozu Energie *verbraucht* wird. Diese Energie stammt aus der „Verbrennung" energiereicher Nährstoffmoleküle (v.a. Glukose) unter Verbrauch von Sauerstoff in der Zelle.

ATP = Energieträger der Zelle

ATP ist der Hauptzwischenspeicher für Energie in der Zelle, da sich ATP relativ leicht auf- und wieder abbauen lässt.

2.9 Die Schlüsselrolle von Enzymen und Coenzymen

Das Leben jeder einzelnen Zelle des menschlichen Körpers ist untrennbar verbunden mit unzähligen chemischen Reaktionen, die ständig in ihr ablaufen.

Dabei werden bei **anabolen Reaktionen** (☞ 2.5) kleinere Moleküle zu größeren Einheiten verbunden, indem neue Bindungen geknüpft werden. Solche Reaktionen sind üblicherweise an die Zufuhr von Energie gebunden, die vom „Zellakku" ATP bereitgestellt wird. Im Gegensatz dazu werden bei **katabolen Reaktionen** bestehende Bindungen gespalten, wobei Energie frei wird, die üblicherweise zur Regeneration des verbrauchten ATP verwendet wird. Der Wirkungsgrad dieser Energieumwandlung in ATP ist jedoch nicht 100%ig, so dass als Nebenprodukt zusätzlich Wärme anfällt.

Maßgeblichen Anteil besitzen anabole Reaktionen am *Baustoffwechsel,* da sie dem Aufbau neuer Strukturen dienen. Ihm steht der *Betriebsstoffwechsel* gegenüber, der vor allem über katabole Reaktionen bewerkstelligt wird.

Entscheidend für das Funktionieren des Stoffwechsels sind die organischen Kohlenstoffverbindungen, die jedoch nur sehr träge untereinander reagieren. Deshalb gibt es in jeder Zelle Instrumente, die praktisch jede chemische Reaktionskette *beschleunigen,* nämlich die erwähnten **Enzyme** *(Biokatalysatoren).*

2.9.1 Enzyme und Coenzyme

Chemisch gesehen gehören alle bisher bekannten Enzyme zu den Proteinen. Die Stoffe, die von einem Enzym umgesetzt werden, nennt man **Substrate.** Im Verlauf der Enzymreaktion wird das Substrat chemisch verändert, indem entweder neue Bindungen geknüpft oder bestehende Bindungen gespalten werden. So entstehen ein bzw. mehrere **Produkte.**

Für die Wirksamkeit des Enzyms ist sein **aktives Zentrum** verantwortlich. Dieses entsteht durch eine besondere Faltung der Polypeptidkette, aus der das Enzym aufgebaut ist. Hierdurch entsteht an der Oberfläche des Enzyms eine Struktur, die genau mit dem Substrat zusammenpasst. So wie ein Schlüssel nur in ein ganz bestimmtes Schloss passt, so passt auch das Substrat nur in das entsprechende aktive Zentrum „seines" Enzyms.

Damit Enzyme ihre Funktion ausüben können, sind die meisten von ihnen jedoch auf einen zusätzlichen „Helfer" angewiesen, den man **Coenzym** nennt. Dies ist deshalb erforderlich, weil das Enzym selbst an der chemischen Reaktion *nicht* teilnimmt, sondern nur die beteiligten Partner in geeigneter Weise zusammenbringt. So ist es nur das *Coenzym*, das bei der Enzymreaktion verändert wird, indem es entweder vom Substrat abgespaltene Elektronen bzw. Atome aufnimmt oder diese dem Substrat zur Verfügung stellt.

Coenzyme sind meist sehr kompliziert aufgebaute organische Moleküle und im Gegensatz zu den Enzymen grundsätzlich *keine* Proteine. Coenzyme leiten sich häufig von *Vitaminen* (☞ 19.6) ab.

Abb. 2.35 zeigt schematisch eine Enzymreaktion, bei der eine chemische Bindung aufgebrochen wird (katabole Reaktion) und das anfallende Spaltprodukt, das aus einzelnen Elektronen, Atomen oder Molekülgruppen bestehen kann, vom Coenzym aufgenommen wird. Die neu gebildeten Moleküle, die **Reaktionsprodukte**, entfernen sich dann von der Enzymoberfläche, und das *unveränderte Enzym* kann nun neue Substratmoleküle binden.

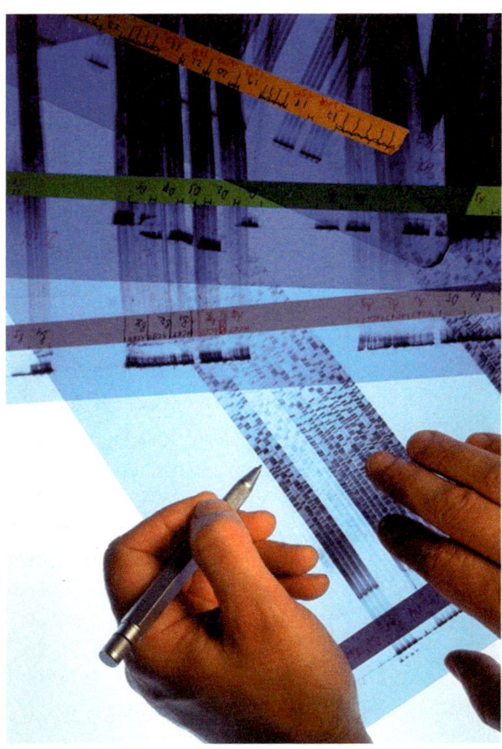

Abb. 2.34: Die „Protein-Codes", also die genetischen Baupläne von Eiweißen, lassen sich heute mit Hilfe gentechnischer Methoden präzise ermitteln. Im Ergebnis erhält der Untersucher sog. Bandenmuster (hell-dunkle Streifenmuster im Bild), welche sich Aminosäuresequenzen zuordnen lassen. [J520-207]

Die Geschwindigkeit, mit der ein einziges Enzymmolekül *Substrate* in *Reaktionsprodukte* verwandelt, ist ungeheuer groß und kann mehrere Hunderttausend Substratmoleküle pro Sekunde betragen.

Faktoren, die enzymatische Reaktionen beeinflussen

Viele Enzyme arbeiten nicht nur mit Coenzymen, sondern auch mit bestimmten **Ionen** wie Mg^{2+}, Fe^{2+} oder Zn^{2+} – Magnesium, Eisen und Zink – zusammen. Fehlen diese Ionen, so ist die Enzymfunktion gestört.

Des Weiteren spielt die **Körpertemperatur** für die Enzymfunktion eine große Rolle: Mit steigender Körpertemperatur steigt auch die Substratumsatzrate eines Enzyms steil an. Bei hohen Temperaturen, z.B. Fieber über 41 °C, wird das Enzym jedoch geschädigt, und seine Eiweißstruktur bricht zusammen. Dann fällt die Umsatzrate fast bis auf Null ab.

Die Enzymfunktion ist ferner vom **pH-Wert** (☞ 2.7.3) abhängig. Für die meisten intrazellulären Enzyme ist ein pH-Wert von 7,2 optimal. Extrazellulär arbeitende Enzyme, z.B. die eiweißspaltenden Pepsine des Magens, besitzen jedoch meist ein stark hiervon abweichendes pH-Optimum.

2.9.2 Oxidation und Reduktion

Die Funktionsweise von Enzymen und Coenzymen soll im folgenden exemplarisch an zwei im Stoffwechsel besonders häufig vorkommenden Reaktionsformen erklärt werden:

- Der Oxidationsreaktion (kurz Oxidation) und
- Der Reduktionsreaktion (kurz Reduktion).

Bei einer **Oxidation** werden *Elektronen abgegeben*. Meist erfolgt dies über die Abgabe von Wasserstoffatomen (also von jeweils einem Elektron und einem Proton). Abb. 2.36 zeigt modellhaft eine solche Reaktion anhand der Umwandlung von **Laktat** *(Milchsäure)* in **Pyruvat** *(Brenztraubensäure)*.

Die Oxidation ist nur möglich, wenn die abgegebenen Elektronen von einem anderen Stoff – in einer praktisch umgekehrten Reaktion – wieder aufgenommen werden. Eine solche *Elektronenaufnahme* heißt **Reduktion.** Meist geschieht die Reduktion über die Aufnahme von Wasserstoffatomen (also von jeweils einem Elektron und einem Proton).

Im Falle der oben beschriebenen *Oxidationsreaktion* (☞ Abb. 2.36) findet gleichzeitig die *Reduktion* des beteiligten Coenzyms, des NAD^+, nach folgender Gleichung statt:

$NAD^+ + 2\ H^+ + 2$ Elektronen $\rightarrow NADH + H^+$

NAD^+ *(Nikotinamid-Adenin-Dinukleotid)* ist ein kompliziert aufgebautes Coenzym und leitet sich von dem Vitamin Niazin *(Nikotinsäure)*

Substrat und Enzym passen zusammen wie der „Schlüssel zum Schloss"...

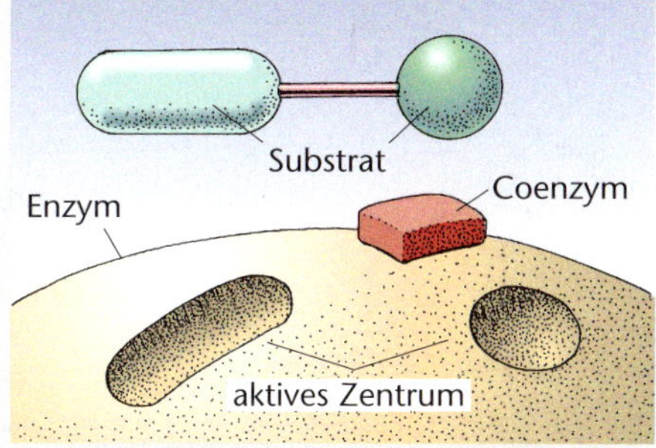

sie verbinden sich; dabei wird eine chemische Bindung im Substratmolekül aufgebrochen...

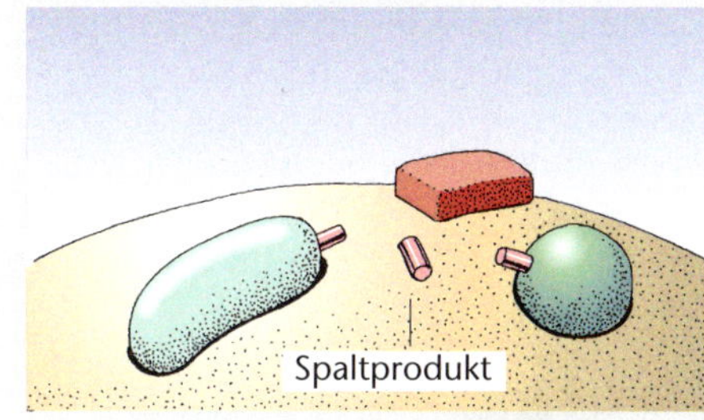

die Reaktionsprodukte des Substrats verlassen das Enzym wieder, das Coenzym greift das Spaltprodukt der Bindung auf und trennt sich vom Enzym.

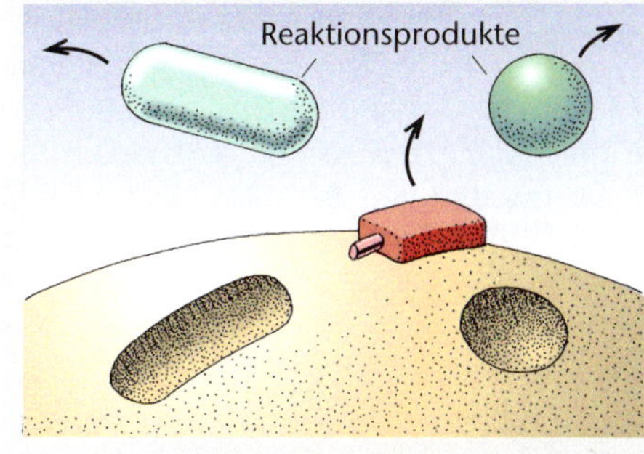

Abb. 2.35: Schrittweise Darstellung der enzymvermittelten Spaltung eines Substrates mit beteiligtem Coenzym.

(☞ 19.6.11) ab. Es spielt im Stoffwechsel die bedeutendste Rolle als Überträger von Elektronen bzw. Wasserstoffatomen. Im Falle obiger Oxidationsreaktion (Laktat zu Pyruvat) wird das Coenzym von NAD^+ zum **NADH + H⁺** reduziert. Netto nimmt das NAD^+ nicht beide abgegebenen Wasserstoffatome, sondern nur ein Proton und zwei Elektronen auf.

Elektronenübertragungsreaktionen

Oxidations- und Reduktionsreaktionen sind untrennbar miteinander verbunden, man spricht von **Redox-Reaktionen.** Wann immer eine Substanz oxidiert wird, muss eine andere reduziert werden.

Unter geeigneten Voraussetzungen kann die Reaktion auch in entgegengesetzter Richtung

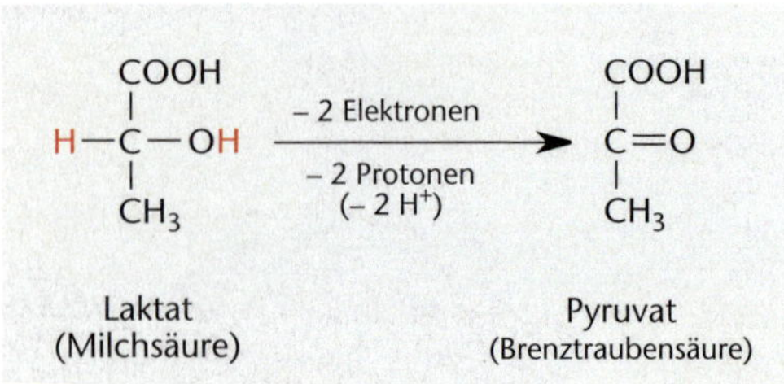

Abb. 2.36: Oxidationsreaktion bei der Umwandlung von Laktat zu Pyruvat.

verlaufen: Dann wird das Pyruvat reduziert, nimmt also Elektronen bzw. Wasserstoffatome auf, und das NADH wird oxidiert, gibt also zwei Elektronen und ein Proton ab. Immer dann, wenn eine Reaktion in beide Richtungen möglich ist, symbolisiert man dies in der Reaktionsgleichung durch einen *Doppelpfeil.*

Egal in welche Richtung die Reaktion verläuft, sie ist in jedem Fall an ein spezifisches Enzym, im obigen Beispiel die **LDH** *(Laktatdehydrogenase),* gebunden. Ohne dieses Enzym verläuft die Reaktion zu langsam, und es wird kein nennenswerter Substratumsatz erzielt. Man symbolisiert die Bedeutung des Enzyms dadurch, dass man dessen Namen auf den Reaktionspfeil bzw. Doppelpfeil stellt. Noch einmal zeigt sich die Wichtigkeit der Beteiligung von Enzymen als Biokatalysatoren, die zwar an der Reaktion teilnehmen, am Schluss aber unverbraucht aus der Reaktion wieder hervorgehen.

2.10 Gesundheit und Lebensstil: Krank durch unsere Umwelt?

Ein beklemmendes Bild: Unsere Umwelt, die uns jahrtausendelang Lebensraum und Nahrungsspender war, greift uns an, macht uns krank. Natürlich ist es nicht die Umwelt selber, sondern es sind die vielen neuen Stoffe, die wir ihr in den letzten Jahrzehnten sorglos zugemutet haben:

Umweltgift PCB ...

Ein Beispiel für verbreitete Umweltgifte sind die seit 1978 verbotenen **PCB** *(Polychlorierte Biphenyle).* Dahinter verbirgt sich eine Gruppe von etwa 200 chlorierten, schwer abbaubaren Kohlenwasserstoffen, die sich im Körper anreichern (u.a. in der Muttermilch) und Leber- und Hautschäden (z.B. eine kaum behandelbare *Chlorakne*) hervorrufen können. Außerdem beeinträchtigen sie das Immunsystem, und es besteht der begründete Verdacht, dass PCB Krebs auslöst. Technisch fanden diese Verbindungen Anwendung etwa als Dichtungsmasse und in Transformatoren.

... und PCP

Wie PCB überall präsent und ebenfalls bereits verboten ist *Pentachlorphenol* (**PCP**, Lindan®). Dieses Holzschutzmittel wurde von Hobby-Handwerkern in den siebziger Jahren in großen Mengen verstrichen. In der Landwirtschaft benutzten es die Bauern als Pestizid.

PCP ist nicht umsonst gefürchtet: Es ruft Harnwegsinfekte, chronische Bronchitiden, Hautveränderungen und vor allem neurologische Störungen hervor. So klagen mit PCP belastete Patienten über Kopfschmerzen, Depressionen und Konzentrationsschwäche. Auch ist ein negativer Einfluss auf die Fortpflanzungsfähigkeit nachweisbar.

Lungenfeind Asbest ...

Ebenso wie das PCP fand auch ein anderer Stoff in vielen Häusern Verwendung, dessen Gefährlichkeit erst viel später erkannt wurde, das **Asbest.** Heute ist der Einsatz dieses Stoffs verboten, doch sind die Altlasten enorm. Asbest wurde vor allem als Isolations- und Dämmmaterial eingesetzt und findet sich deshalb oft in Decken- und Wandverkleidungen.

Mit der Zeit wird Asbest brüchig, und die feinen nadelförmigen Mikropartikel gelangen in die Atemluft. So kommen sie in die Lunge, wo sie sich im Gewebe festsetzen und Lungentumoren auslösen können.

... und Feinstaub PM10

Desgleichen atmen wir täglich viele **PM10-Feinstaubpartikel** ein, die hauptsächlich aus dem Straßenverkehr (aus Dieselmotoren oder von Bremsbelägen) stammen. Ihr Gefährdungspotenzial rührt von ihrer geringen Größe her, denn sie können ungehindert das Filtersystem der Nase passieren und gelangen so in die Alveolen und wohl auch ins Blut. Sie stehen im Verdacht, Asthma, Lungenentzündungen, Herz-Kreislauf-Erkrankungen und Krebs hervorzurufen.

Während man sich dem Asbest durch eine geeignete Entsorgung entziehen kann, ist es bei der PM10-Problematik weitaus schwieriger, geeignete Schutzmittel wie etwa Filter zu entwickeln.

Allergien und Umweltschadstoffe

Selten sind die Zusammenhänge zwischen Stoff und Erkrankung allerdings so klar wie bei Asbest oder PM10. Oft ist der Zusammenhang zwischen Schadstoff und Erkrankung viel komplizierter – etwa bei den Allergien, die in den letzten Jahren drastisch zugenommen haben.

Beispielsweise liegt der Grund für die Zunahme von *Pollenallergien* (☞ Abb. 6.14) höchstwahrscheinlich darin, dass sich Schadstoffe an Pollen und Schwebstoffe in der Luft anlagern und der Körper eigentlich zunächst auf die Schadstoffe reagiert, später jedoch auch auf die Pollen eine allergische Reaktion zeigt.

Auch *Nickel-* und *Chromallergien* durch Modeschmuck haben in der letzten Zeit zugenommen. Hier sind höchstwahrscheinlich ebenfalls Umweltschadstoffe die Ursache: Sie schädigen die Haut und machen sie anfälliger für das Allergen.

Gestylte Nahrungsmittel

Kann ein Allergiker, der auf Erdbeeren reagiert, den Allergenen noch relativ leicht ausweichen, gibt es vor anderen Allergieauslösern heute kaum noch ein Entkommen: Sie stecken als Farb- oder Konservierungsstoffe, als Geschmacksverstärker und Trennmittel in unseren Nahrungsmitteln. Nur Allergiker wissen, dass hinter der Bezeichnung E 110 der Farbstoff „Gelborange S" steckt, der allergische Reaktionen auslösen kann und vermutlich auch bei Neurodermitis und Asthma eine Rolle spielt.

Insgesamt sind in Deutschland etwa 300 Lebensmittelzusätze dieser Art zugelassen. Zusätzlich zu diesen erlaubten Nahrungsmittelzusätzen enthalten unsere Lebensmittel z.B. durch Brat- und Backprozesse eine Vielzahl von gesundheitsrelevanten Substanzen, denen wir zwar seit Anbeginn der Menschheit ausgesetzt sind, die aber durch den steigenden Verzehr verarbeiteter Lebensmittel immer größere Bedeutung erlangen. Ein aktuelles Beispiel dafür ist das krebserregende Acrylamid, das bei der ganz normalen Produktion von stärke- und zuckerhaltigen Lebensmitteln (Kartoffel-Chips) gefunden wurde.

Langzeitwirkung von Chemikalien

Es wird noch viel geforscht werden müssen, bis man die Rolle der Umweltschadstoffe in ihrer ganzen Komplexität versteht. Denn noch immer wissen wir nicht, inwieweit diese Schadstoffe auch in hochkomplizierte Vorgänge eingreifen, wie sie etwa bei der Entstehung von Tumoren ablaufen. Mit unserem derzeitigen Wissensstand ist es nahezu unmöglich, von vorneherein zu behaupten, den gesamten Wirkmechanismus einer neuen Chemikalie genau zu kennen und in Bezug auf ihre Langzeitungefährlichkeit sicher zu sein.

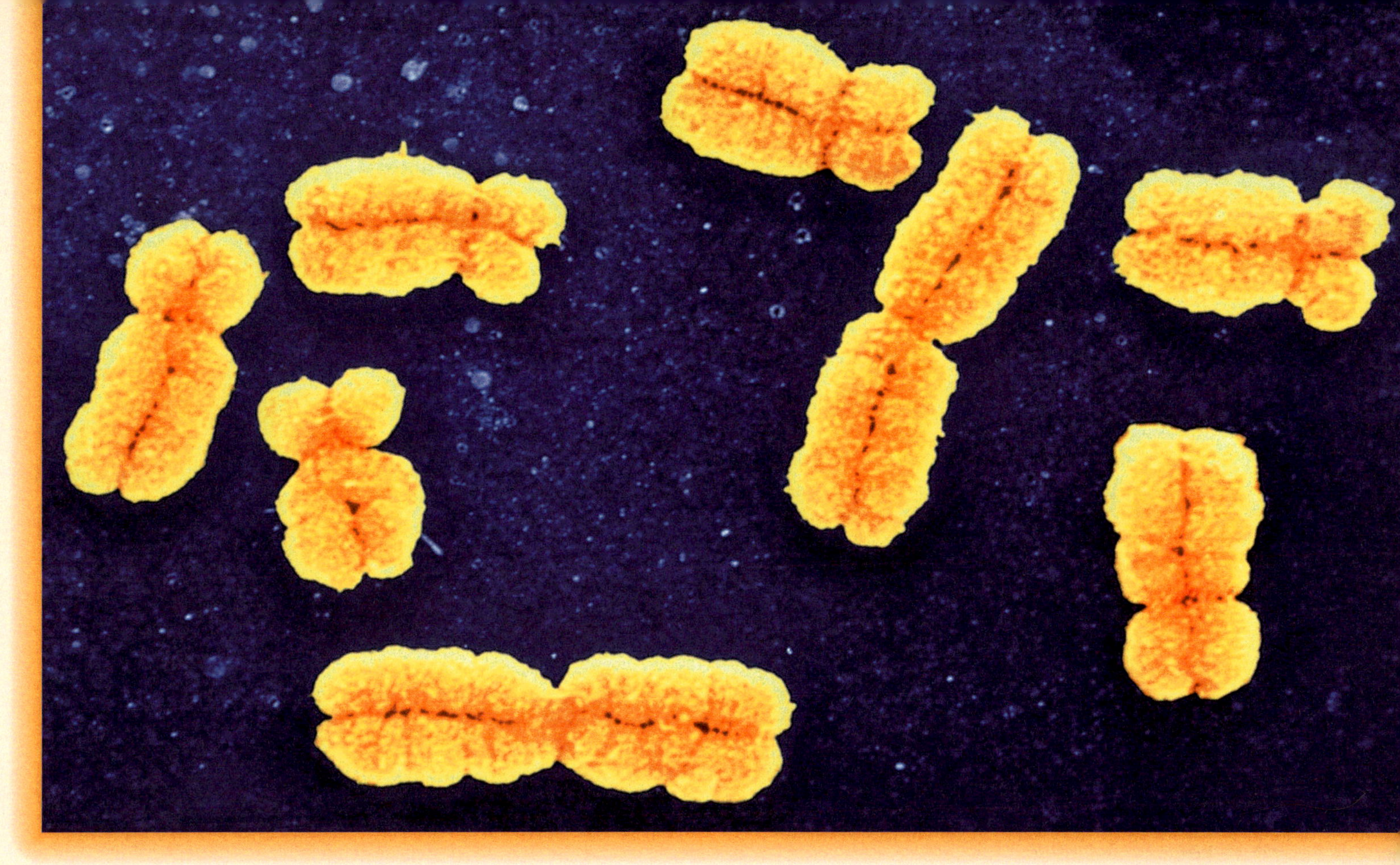

3 Von der Zelle zum Organismus, Genetik und Evolution

3.1 Die Zelle als elementare Funktionseinheit

Zellen sind die kleinsten Bau- und Funktionseinheiten des Organismus. Sie können Stoffe aufnehmen, umbauen und wieder freisetzen, also am Stoffwechsel teilnehmen. Außerdem können viele Zellen wachsen, sich teilen und auf Reize aus ihrer Umgebung reagieren.

Der Mensch als Vielzeller

Große Organismen, wie auch der Mensch, bestehen nicht etwa aus besonders großen, sondern aus ungeheuer vielen Zellen. Dementsprechend sind größere Lebewesen nicht „Großzeller", sondern „Vielzeller". Der Körper eines erwachsenen Menschen ist aus mehr als 10^{14} (100 000 Milliarden) Zellen zusammengesetzt. Pro Sekunde werden mehrere Millionen Zellen neu gebildet, und ebenso viele gehen zugrunde.

Gewebe

Für die verschiedenartigen Aufgaben, die in einem großen Organismus zu erledigen sind, spezialisieren sich die Zellen im Laufe der Entwicklung im Dienste des Gesamtorganismus *(funktionelle Differenzierung)*. Zellen, die mit derselben Arbeit betraut sind, bilden üblicherweise Zellverbände, die **Gewebe** (Details ☞ Kapitel 4). So bestehen beispielsweise Drüsen aus einer Vielzahl von Zellen, die auf die Bildung von bestimmten Sekreten (z.B. Schleim oder Muttermilch) spezialisiert sind. Muskelzellen dagegen können sich verkürzen, wodurch der Gesamtorganismus in die Lage versetzt wird, sich fortzubewegen.

Stammzellen

Jede noch nicht ausdifferenzierte Zelle eines Organismus, die sich teilen und noch entwickeln kann, wird als **Stammzelle** bezeichnet (☞ Abb. 3.1).

Die einzelnen Formen von Stammzellen unterscheiden sich durch ihre Differenzierungsmöglichkeiten. Im Falle des Menschen kann sich aus der befruchteten Eizelle und den *totipotenten* („alleskönnenden", von totus = ganz, potentia = Vermögen, Kraft) Embryonalzellen bis zum 8-Zellstadium ein ganzer Mensch entwickeln. *Pluripotente* (plures = mehrere) Stammzellen aus späteren Embryonalstadien entwickeln sich zu verschiedenen Gewebetypen. Die beim Erwachsenen vorhandenen *organspezifischen* Stammzellen etwa des Knochenmarks, des Darms, der Haut oder des ZNS sind bereits auf wenige Differenzierungsmöglichkeiten festgelegt (determiniert).

Zurzeit von großem medizinischen Interesse ist der Einsatz von pluripotenten oder totipotenten Stammzellen für die Herstellung von Geweben bzw. ganzen Organen oder die Erprobung neuer Medikamente im Labor. Diese Stammzellen können auf mehreren Wegen gewonnen werden. Embryonale Stammzellen werden aus der inneren Zellmasse von Blastozysten entnommen, die meist aus sog. „Reagenzglasbefruchtungen" (In-vitro-Fertilisation) stammen. Aus abgegangenen oder abgetriebenen Feten werden ganz frühe *(primordiale)* Keimzellen isoliert. Unter speziellen Bedingungen können auch durch Übertragung von Zellkernen aus bereits differenzierten Körperzellen in „entkernte" Eizellen totipotente Stammzellen gewonnen werden. Ein auf diese Weise erzeugter Organismus ist das Schaf Dolly.

Unterschiedliche Gestalt

Aus der funktionellen Differenzierung folgt die unterschiedliche Form, Gestalt und Größe der Körperzellen. Während eine Nervenzelle wie ein Baum vielfach verzweigt ist, sind andere Zellen ellipsen- oder kugelförmig. Die reife Eizelle, mit einem Durchmesser von etwa 0,15 mm (150 µm) die größte menschliche Zelle, sieht man sogar mit bloßem Auge. Zum

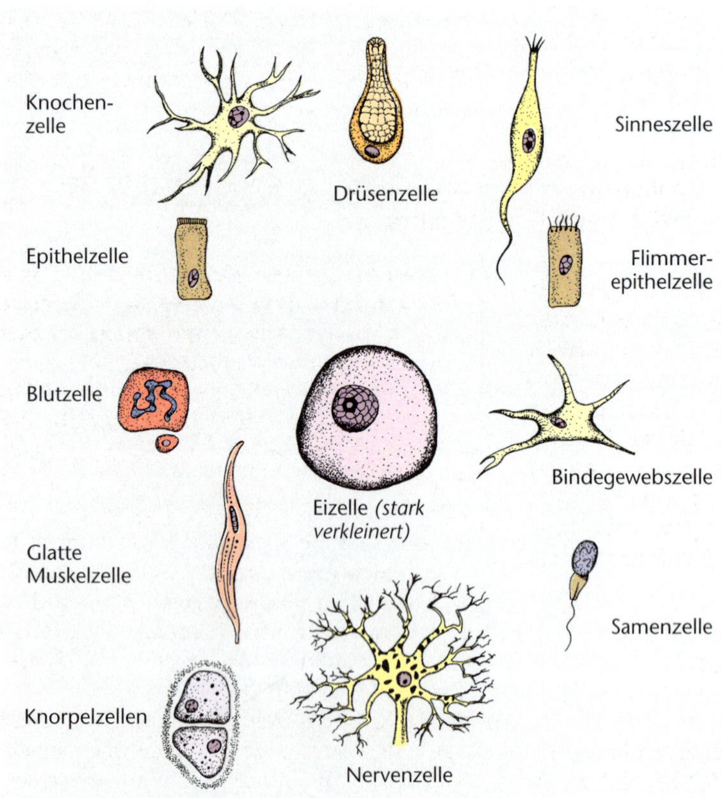

Abb. 3.1: Beispiele für die Differenzierung menschlicher Zellen. Wären die Größenrelationen zwischen den Zelltypen korrekt wiedergegeben, müsste die Eizelle im Vergleich zur Samenzelle etwa so groß sein wie die gesamte Abbildung. [A400]

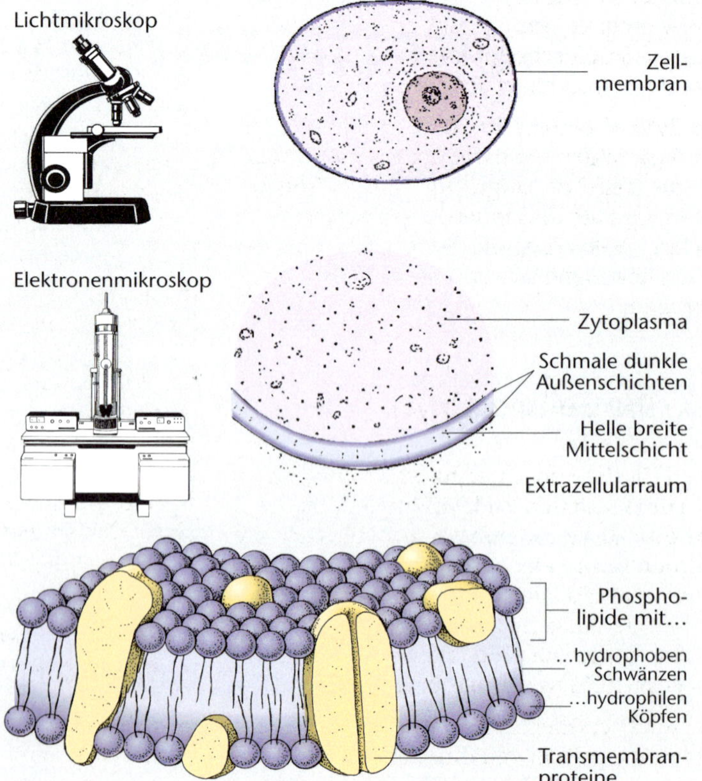

Abb. 3.2: Die Zellmembran. Die mit dem Lichtmikroskop (Auflösung 0,1 µm) nur als Linie zu sehende Zellmembran erscheint unter dem Elektronenmikroskop (Auflösung 0,1 nm) dreischichtig. Diese Dreischichtigkeit entspricht chemisch der Phospholipid-Doppelschicht.

Erkennen aller übrigen Zellen ist ein Mikroskop erforderlich; sie sind nur 7–30 µm groß.

Trotzdem sind alle Zellen eines Menschen aus einer *einzigen* befruchteten Eizelle hervorgegangen und besitzen alle den gleichen genetischen Bauplan aus der Erbsubstanz DNA.

Gemeinsamkeiten aller Zellen

Trotz der erwähnten Formenvielfalt gibt es grundlegende Gemeinsamkeiten bei allen Zellen.

Mit einfachen *Lichtmikroskopen* erkannte man schon sehr früh, dass die Zelle aus mindestens zwei Komponenten zusammengesetzt sein musste: der *Grundsubstanz* **(Zytoplasma)** und dem **Zellkern** *(Nukleus).*

Mit verbesserter Mikroskopiertechnik kamen dann im Vergleich zum Zellkern noch wesentlich kleinere „Zellorgane" zum Vorschein, die **Zellorganellen.** Der Feinbau dieser Organellen konnte jedoch erst mit Hilfe des *Elektronenmikroskops* näher betrachtet werden.

Die meisten Lebensvorgänge innerhalb der Zelle, die in Form von chemischen Reaktionen ablaufen, können aber selbst mit dem Elektronenmikroskop *nicht* direkt sichtbar gemacht werden.

Das Zytosol

Die Zellorganellen (☞ Abb. 3.3) nehmen etwa 50 % des gesamten Zellvolumens ein. Der verbleibende Rest des Zytoplasmas wird als **Zytosol** bezeichnet. Im Zytosol spielen sich die meisten Stoffwechselprozesse als komplexes Zusammenspiel chemischer Reaktionen ab.

Das Zytosol besteht zu 70–95 % aus Wasser. Den Rest bilden die darin gelösten Moleküle, die die Zelle benötigt, vor allem Proteine, Kohlenhydrate und Ionen, sowie, oft in Form größerer Vakuolen, die Fette. Aufgrund des hohen Eiweißgehalts ist das Zytosol äußerst zähflüssig.

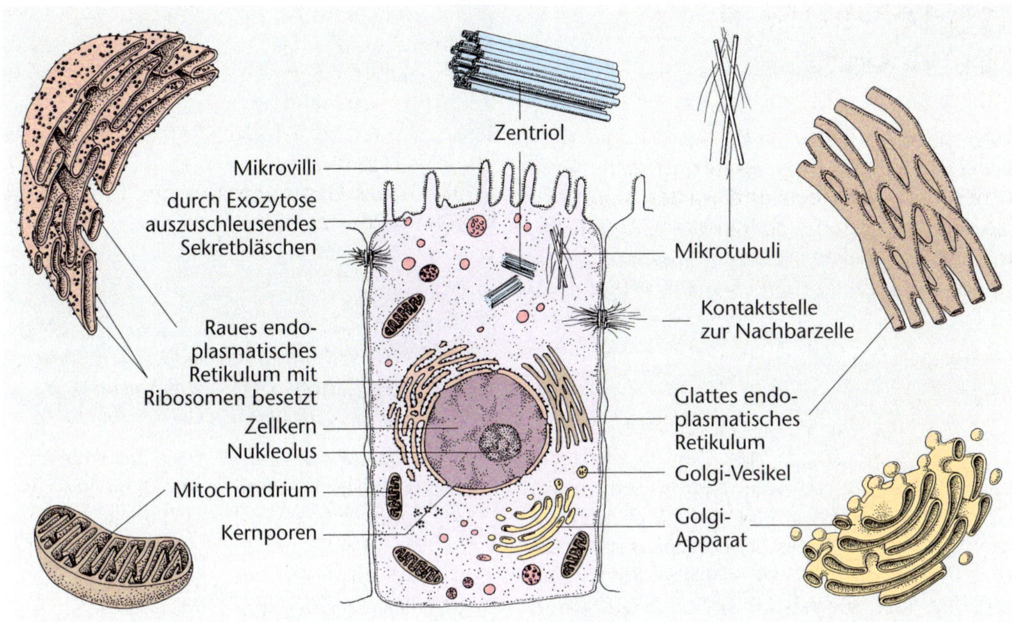

Abb. 3.3: Schnitt durch eine Zelle. Analog zum menschlichen Körper, der aus verschiedenen Organen aufgebaut ist, besteht jede einzelne Zelle aus kleinen Funktionseinheiten, den Organellen. [A400]

3.2 Die Zellmembran

Jede Zelle ist von einer hauchdünnen, etwa ein Hunderttausendstel Millimeter (10 nm = 0,01 µm) dicken Membran umschlossen, die **Zellmembran** oder *Zytoplasmamembran* genannt wird. Da auch innerhalb der Zelle zahlreiche Membranen vorkommen, die ganz ähnlich aufgebaut sind, heißt dieser Membrantyp auch **Einheitsmembran.**

Chemisch gesehen bestehen Membranen aus einem Doppelfilm fettähnlicher Substanzen. Hauptkomponenten sind *Glykolipide* und – in den meisten Membranen mengenmäßig am häufigsten – *Phospholipide.* Jedes einzelne Lipidmolekül besitzt einen langen, Wasser abstoßenden **(hydrophoben)** Schwanzteil sowie einen Wasser anziehenden **(hydrophilen)** Kopf. In den Membranen stehen sich jeweils zwei Lipidmoleküle gegenüber und bilden so die *Lipid-Doppelschicht.* Unter dem Elektronenmikroskop ergibt sich ein dreischichtiger Aufbau (☞ Abb. 3.2): Die Wasser anziehenden Köpfe sind als dunkle Schichten zu erkennen. Sie weisen nach außen und stehen mit der wässrigen Lösung innerhalb und außerhalb der Zelle in Kontakt. Die hydrophoben Schwänze zeigen zum Inneren der Membran hin, sie bilden die hellere Mittelschicht der Membran. Zusätzlich zu den Phospho- und Glykolipiden enthalten viele Membranen in unterschiedlichen Mengen Cholesterin, das die Beweglichkeit der Lipidmoleküle untereinander einschränkt.

Während die Lipid-Doppelschicht gewissermaßen das Gerüst der Membran darstellt, sind für die meisten Membranfunktionen *Proteine* verantwortlich: Membranproteine dienen als spezifische Rezeptoren, als Enzyme oder Transportproteine. Manche dieser Proteine sind nur an die Membran angelagert, andere sind teilweise eingelagert oder durchdringen sie vollständig; sie werden als **periphere, integrale** oder **Transmembran-Proteine** bezeichnet.

3.2.1 Die Glykokalix der Zelloberfläche

Ebenso wie die Membranlipide sind auch die Membranproteine an der Zellmembran sehr häufig mit antennenförmigen Zuckerketten versehen. Die äußere Zelloberfläche besteht somit zu einem großen Teil aus Kohlenhydraten, die eine Hülle, die **Glykokalix,** um die Zelle bilden. Die Zuckerketten sind häufig verzweigt und können in der Anordnung ihrer Zucker außerordentlich vielfältig sein.

Die Glykokalix schützt die Zelle vor mechanischen und chemischen Schädigungen und hält Fremdkörper und andere Zellen auf ausreichende Distanz, um unerwünschte Protein-Protein-Kontakte zu verhindern. Andererseits spielt die Glykokalix aufgrund ihrer exponierten Lage an der Oberfläche eine Rolle bei vorübergehenden Kontakten zwischen einzelnen Zellen, so z.B. bei der Blutgerinnung oder bei Entzündungsreaktionen.

3.2.2 Selektive Permeabilität der Membranen

Membranen regulieren den Durchtritt von Stoffen und bestimmen damit, welche Stoffe in die Zelle oder in die membranbegrenzten Räume im Zellinneren eintreten bzw. sie verlassen können. Diese Eigenschaft heißt *selektive Permeabilität* oder **Semipermeabilität** der Membranen. Sie hängt von mehreren Faktoren ab:

- **Molekülgröße.** Sehr kleine Moleküle, z.B. Wasser oder die gelösten Gase Sauerstoff (O_2) und Kohlendioxid (CO_2), können die Zellmembran ungehindert überwinden, während sie für große Moleküle, wie es die meisten Proteine sind, ein unüberwindbares Hindernis darstellt
- **Fettlöslichkeit.** Den weitaus größten Anteil der Zellmembran macht die fettlösliche **(lipophile)** breite, mittlere Schicht aus. Je besser eine Substanz in Fett löslich ist, desto leichter kann sie die Zellmembran überwinden. Dies trifft z.B. auf die Steroidhormone zu, die als Abkömmlinge des Cholesterins stark in Fett löslich sind (☞ 13.1.4)

- **Elektrische Ladung** der Substanz. Elektrisch geladene Teilchen (Ionen) können die Phospholipid-Doppelschicht kaum überwinden.

Hydrophile und geladene Teilchen, etwa Ionen, Zucker, Aminosäuren und viele andere Stoffwechselprodukte, müssen dennoch durch Membranen transportiert werden. Für ihren Transport ist die Zelle auf die **Membrantransport-Proteine** angewiesen; diese sind ausschließlich Transmembranproteine.

Es gibt zwei Hauptklassen von Membrantransport-Proteinen: die Carrier- und die Kanalproteine. Die **Carrierproteine** binden die spezifische Substanz und transportieren sie durch die Membran, indem sie eine ganze Reihe von Konformationsänderungen (Gestaltsänderungen) durchlaufen. Die **Kanalproteine** bilden hydrophile Poren durch die Membran. Sie sind meist auf den schnellen Transport von Ionen spezialisiert und werden dementsprechend auch als *Ionenkanäle* bezeichnet. Während der Transport über alle Kanalproteine und viele Carrierproteine passiv (☞ 3.5.4) verläuft, können die Zellen mit Hilfe von einigen Carrierproteinen Moleküle aktiv durch die Membranen pumpen (☞ 3.5.9).

Die selektive Permeabilität der Zellmembran ist die Voraussetzung, um die für viele Stoffe unbedingt notwendigen **Konzentrationsunterschiede** (Gradienten) zwischen dem Zellinneren und der äußeren Umgebung (Interstitium) aufrecht zu erhalten.

3.3 Die Zellorganellen

Da zahlreiche chemische Reaktionen in der Zelle zur gleichen Zeit ablaufen, muss sichergestellt sein, dass diese nicht miteinander in Konflikt geraten. Deshalb ist die Zelle in ein System von getrennten Räumen unterteilt, die von den **Zellorganellen**, sozusagen den „Organen" der Zelle, gebildet werden. Gesamtzahl wie Typen der Organellen unterscheiden sich von Zelle zu Zelle je nach ihrer Funktion oft erheblich.

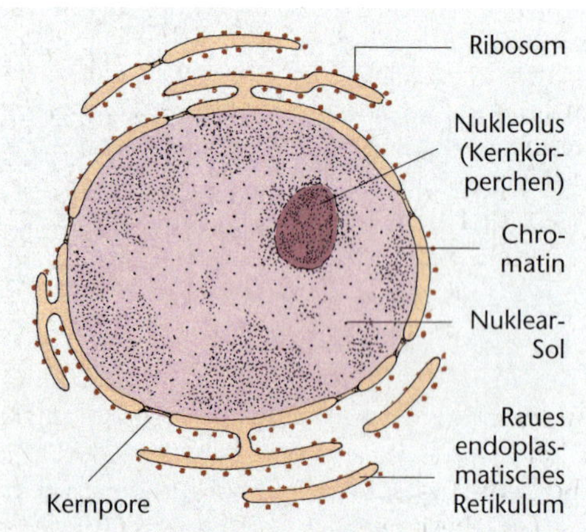

Abb. 3.4: Zellkern. Deutlich zu erkennen sind die drei Hauptbestandteile des Karyoplasmas: Nuklear-Sol, Chromatin und Nukleolus.

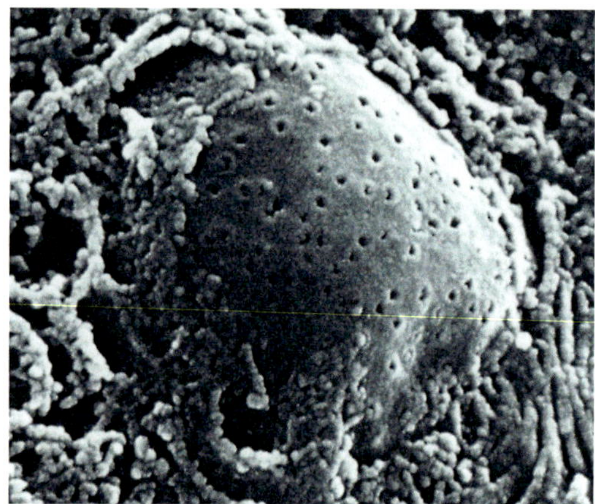

Abb. 3.5: Kernhülle mit Kernporen im Rasterelektronenmikroskop. Durch ein spezielles Ätzverfahren wurden die Kernporen in der Kernmembran hervorgehoben. [C160]

3.3.1 Der Zellkern

Die meisten Körperzellen besitzen nur einen einzigen **Zellkern**, in manchen Zellen, z.B. Skelettmuskelzellen, kommen aber auch mehrere Kerne vor. Andererseits gibt es einen Typ von Zellen, die ihren Zellkern im Laufe ihrer Reifung verloren haben: die reifen roten Blut*körperchen.*

Der Zellkern übt seine Hauptfunktionen zusammen mit dem Zytoplasma aus: Er ist das Steuerungszentrum des Zellstoffwechsels und beherbergt die genetische Information.

In der Zeit, in der der Kern sich nicht teilt, hat er ein typisches Aussehen: Er ist von zwei Membranen umgeben, die zusammen die **Kernhülle** bilden. Diese Membranen sind mit **Kernporen** durchsetzt, die den Austausch von bestimmten Molekülen mit dem Zytoplasma erlauben. Die äußere der beiden Membranen geht kontinuierlich in die Membranen des *endoplasmatischen Retikulums* über.

Alle Bestandteile des Kerninnenraumes werden zusammen als **Karyoplasma** bezeichnet. Es besteht aus:

- Erbsubstanz in Form der **DNA** (☞ 2.8.4), die beim Menschen in 46 Untereinheiten, den **Chromosomen**, verpackt ist
- Einem oder mehreren **Nukleoli** oder *Kernkörperchen*. An den Nukleoli wird die ribosomale RNA gebildet und mit ribosomalen Proteinen zu Ribosomen-Untereinheiten verpackt. Die letzten Schritte der Ribosomenreifung finden dann im Zytoplasma statt
- Dem löslichen Anteil des Karyoplasmas, der als **Nuklear-Sol** (früher *Karyolymphe*) bezeichnet wird und aus einem Gemisch aus vielen verschiedenen Proteinen besteht. Es wird angenommen, dass analog zum Zytoskelett im Zytoplasma (☞ 3.3.7) auch im Kern ein inneres Netzwerk existiert. Dieses Kerngerüst spielt vermutlich bei der DNA-Verdopplung eine Rolle.

Die Chromosomen

Bei der ruhenden, sich nicht teilenden Zelle liegt die DNA assoziiert mit Proteinen wie lose, vielfach gewundene Fäden im Zellkern. Diese Fäden sind so dünn, dass sie im Lichtmikroskop nicht sichtbar sind. Die sehr langen DNA-Moleküle würden ausgestreckt den Zellkern tausendmal umspannen, sie liegen mit Hilfe spezieller Proteine, den **Histonen**, in einer kompakteren Struktur verpackt vor. Die DNA zusammen mit den Proteinen (dazu gehören neben den für die Verpackung zuständigen Histonen die **Nicht-Histon-Proteine**) bezeichnet man als **Chromatin** (☞ Abb. 3.7); es lässt sich durch Anfärben sichtbar machen. Nur während der *Kernteilung*, die der Zellteilung vorausgeht (☞ 3.7), sind die Chromosomen im Mikroskop sichtbar, weil sich dann die 46 langen Fäden zu 46 noch kompakteren Strukturen aufwickeln (vergleichbar mit Wollfäden, die zu Wollknäueln aufgewickelt werden). Die jetzt sichtbaren *Chromosomen* sind häkchenförmige Gebilde mit einer Einschnürung, dem **Zentromer** (☞ Abb. 3.6). Das Zentromer gliedert das Chromosom in zwei meist unterschiedlich lange *Chromosomenschenkel*.

Verdoppelung der Chromosomen

Vor jeder Kernteilung werden die beiden Chromosomenschenkel verdoppelt, wodurch zwei identische Untereinheiten entstehen, die **Chromatiden**. Die beiden Chromatiden sind zunächst noch am Zentromer miteinander verbunden. Im Laufe der Kernteilung werden sie dann am Zentromer durch die Mitosespindel (☞ 3.3.7) auseinander gezogen.

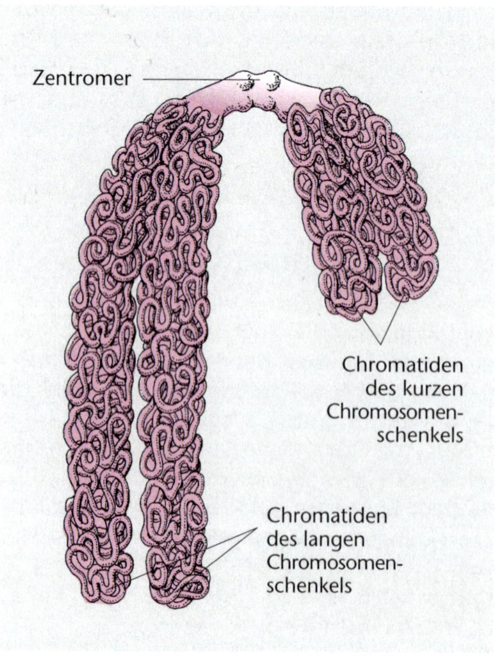

Abb. 3.6: Chromosom. In dieser Abb. befindet sich die Zelle schon in der Kernteilung: die Chromosomenschenkel liegen doppelt in zwei identischen Untereinheiten vor, den Chromatiden.

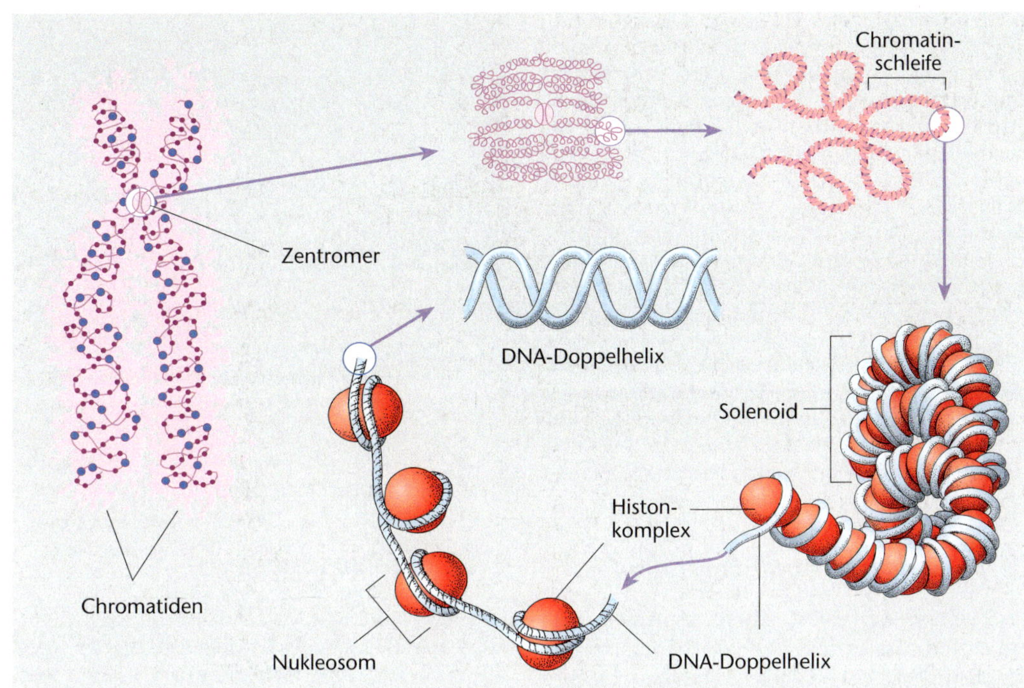

Abb. 3.7: Feinbau der Chromosomen. Die unterste Stufe der DNA-Verpackung im Zellkern ist die Aufwicklung eines DNA-Stücks in zwei vollständigen Windungen (☞ 2.8.4) um einen Histonkomplex. Histone und DNA bilden zusammen elektronenoptisch erkennbare Partikel, die Nukleosomen. Weitere Aufwindungen des DNA-Doppelstrangs führen zu Überstrukturen wie dem Solenoid oder den Chromosomenschleifen und schließlich während der Kernteilung zu den im Lichtmikroskop sichtbaren Chromosomen.

3.3.2 Die Ribosomen

Ribosomen sind die Zellorganellen für die Proteinbiosynthese (☞ 3.7). Sie finden sich in großer Zahl in jeder Zelle und sind auch im Elektronenmikroskop wegen ihrer Winzigkeit nur als Körnchen sichtbar. Sie sind aus zwei verschieden großen Untereinheiten zusammengesetzt und bestehen hauptsächlich aus Proteinen und verschiedenen Arten **ribosomaler RNA** *(r-RNA)*. Eine Art ribosomaler RNA ist z.B. für die Bildung der Peptidbindung (☞ 2.8.3) während der Proteinbiosynthese verantwortlich.

Häufig findet man zahlreiche Ribosomen kettenförmig zusammengelagert, man nennt sie dann *Polysomen*.

3.3.3 Das endoplasmatische Retikulum

Das Zytoplasma aller Körperzellen enthält ein reich verzweigtes, membranumschlossenes Hohlraumsystem, das **endoplasmatische Retikulum** *(ER)*. Sein Innenraum nimmt etwa 10 % des gesamten Zellvolumens in Anspruch. Ist die Membran des endoplasmatischen Retikulums mit Ribosomen besetzt, spricht man von **rauem** endoplasmatischen Retikulum, ansonsten von **glattem** endoplasmatischen Retikulum.

Das glatte endoplasmatische Retikulum spielt eine wichtige Rolle bei der Synthese von fast allen in der Zelle gebrauchten Lipiden einschließlich der Membranlipide und sorgt für deren richtige Verteilung innerhalb der Zelle. Entsprechend dominiert es in Zellen, die auf den Lipidstoffwechsel spezialisiert sind, etwa den steroidhormonproduzierenden Zellen der Nebennierenrinde.

Im rauen endoplasmatischen Retikulum werden alle Proteine synthetisiert, die entweder aus der Zelle ausgeschleust werden sollen oder z.B. für das endoplasmatische Retikulum selbst, den Golgi-Apparat (☞ 3.3.4) oder die Zellmembran bestimmt sind. Es überwiegt in allen anderen Körperzellen.

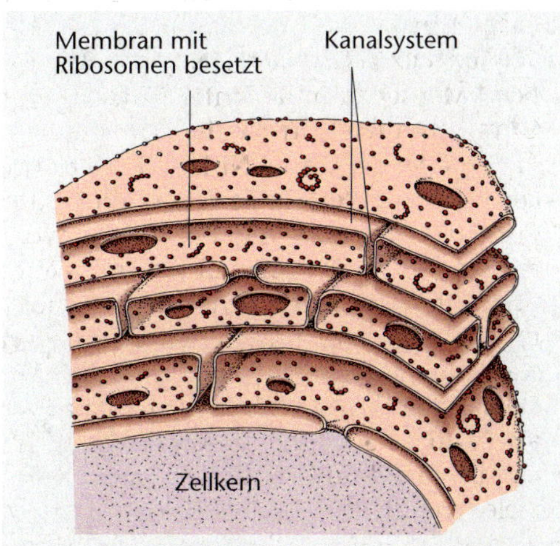

Abb. 3.8: Zellausschnitt mit rauem endoplasmatischem Retikulum. Deutlich sichtbar ist die Verbindung zwischen Kernhülle und endoplasmatischem Retikulum.

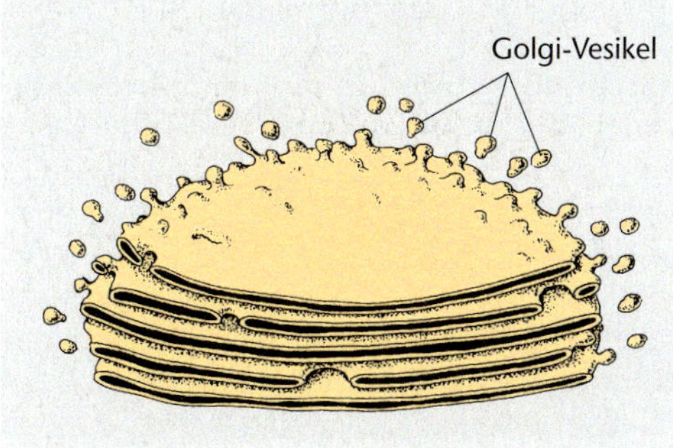

Abb. 3.9: Diktyosom des Golgi-Apparats. Die vom Rand des Diktyosoms abgeschnürten Bläschen heißen Golgi-Vesikel.

3.3.4 Der Golgi-Apparat

In Kernnähe findet man typischerweise ein System aus napfförmigen Membransäckchen, die in Stapeln von 5–10 dicht gepackt aufeinander liegen. Ein einzelner Stapel wird als *Diktyosom* bezeichnet, die Gesamtheit aller Diktyosomen einer Zelle bildet den **Golgi-Apparat.** Vom Rand und der Innenseite der Diktyosomen schnüren sich substanzgefüllte Bläschen ab, die *Golgi-Vesikel*.

Im Golgi-Apparat werden die im endoplasmatischen Retikulum hergestellten Proteine in ihrer Struktur weiter verändert und die reifen Proteine portionsweise abgeschnürt. Dies ist quasi eine Art „Schlussmontage". Dabei muss gewährleistet sein, dass die für den Golgi-Apparat selbst bestimmten Proteine verbleiben und die anderen an den richtigen Bestimmungsort (z.B. Plasmamembran, sekretorische Vesikel oder Lysosomen) „adressiert" werden. Der Golgi-Apparat ist besonders ausgeprägt in Zellen mit sekretorischer Funktion, z.B. in solchen, die sich auf die Hormonbildung spezialisiert haben.

3.3.5 Lysosomen und Peroxysomen

Lysosomen sind winzige, von einer Membran umschlossene Bläschen, die vom Golgi-Apparat gebildet werden. Ihre Hauptaufgabe ist es, die durch Phagozytose (☞ 3.5.10) aufgenommenen Fremdstoffe mittels der in ihnen gespeicherten Enzyme zu verdauen. Dabei verschmelzen sie mit den Phagozytosevesikeln zu den so genannten **sekundären Lysosomen.** Auch nicht mehr funktionsfähige, *zelleigene* Organellen können mit Hilfe der lysosomalen Enzyme abgebaut und die Abbauprodukte dem Zytoplasma wieder zur Verfügung gestellt werden.

Äußerlich kaum von den Lysosomen zu unterscheiden sind die maximal 0,5 µm großen, ebenfalls membranumgebenen **Peroxysomen.** Sie besitzen andere Enzyme als die Lysosomen und dienen wahrscheinlich der Entgiftung von im Zellstoffwechsel entstehenden Metaboliten.

3.3.6 Die Mitochondrien

Mitochondrien sind in fast allen Zellen vorhanden. Sie sind verformbar, besitzen eigene DNA (**mitochondriale DNA,** kurz *mt-DNA*) und betreiben ihre eigene Proteinbiosynthese. Außerdem wird der größte Teil der Energie, die alle lebenden Organismen für Arbeitsleistungen wie Biosynthesen, Bewegung, Wahrnehmung oder *aktiven* Transport (☞ 3.5.9) benötigen, über die Atmungskette in den Mitochondrien erzeugt. Die Mitochondrien werden deshalb auch als *Kraftwerke der Zelle* bezeichnet.

Die Zahl der Mitochondrien spiegelt den Energiebedarf einer Zelle wider. Herzmuskelzellen etwa weisen eine hohe Mitochondriendichte auf, ebenso die durchtrainierten Skelettmuskeln eines Leichtathleten. Dagegen kommen wenig stoffwechselaktive Zellen, z.B. Knorpelzellen, mit nur wenigen Mitochondrien aus.

Mitochondrien sind von einer *inneren* und einer *äußeren Membran* umgeben (☞ Abb. 3.11). Die Komponenten der Atmungskette sind in der inneren Mitochondrienmembran lokalisiert, weshalb sie zur Oberflächenvergrößerung zahlreiche Auffaltungen bildet, die *Cristae.* Im inneren Reaktionsraum der Mitochondrien, dem *Matrixraum,* findet der im Zytosol begonnene weitere Abbau der Nährstoffe statt: Die Umwandlung von Pyruvat zu Acetyl-CoA, der Zitratzyklus und die β-Oxidation der Fettsäuren. Die Elektronen der dabei anfallenden reduzierten Co-Enzyme (NADH, $FADH_2$ ☞ 2.9.2) werden über die Komponenten der Atmungskette unter Bildung von Wasser auf Sauerstoff übertragen. Dieser Elektronentransport ist mit einem Protonentransport durch die innere Mitochondrienmembran gekoppelt, wodurch ein elektrochemischer Gradient (Konzentrationsgefälle ☞ 3.5.9) über der inneren Mitochondrienmembran aufgebaut wird, der für die Synthese des „Akkus" ATP verwendet (☞ 2.8.5) wird. Das ATP steht dann wieder für Energie verbrauchende Vorgänge zur Verfügung.

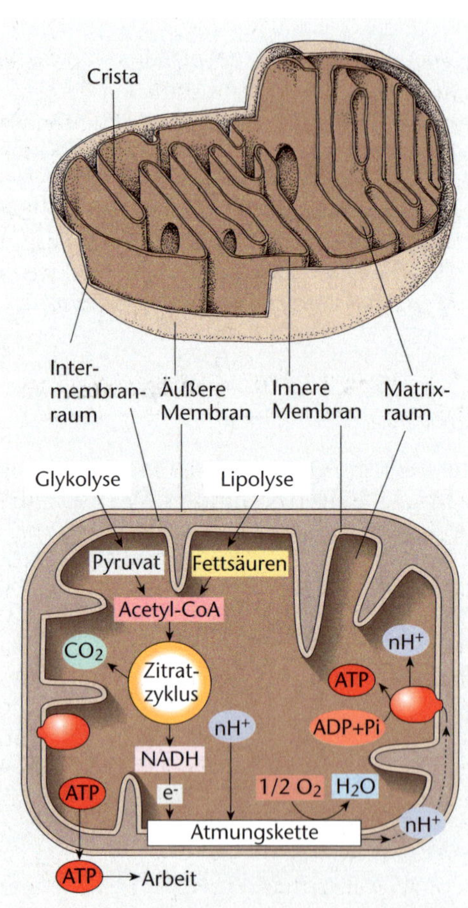

Abb. 3.10: Mitochondrium (aufgeschnitten). Durch die innere und äußere Membran wie auch durch die mehrfachen Auffaltungen im Inneren bilden sich separate „Reaktionsräume", die das Nebeneinander verschiedener Reaktionsschritte erlauben. In den rot eingefärbten Bläschen auf der zum Matrixraum gerichteten Seite der inneren Membran findet die eigentliche ATP-Synthese statt.

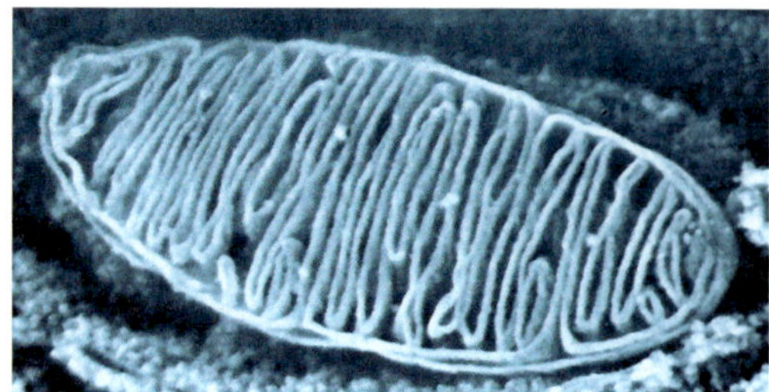

Abb. 3.11: Längsschnitt eines Mitochondrium im Rasterelektronenmikroskop. Gut zu erkennen sind die äußere und innere Membran sowie die durch Auffaltungen der inneren Membran gebildeten Cristae. [C160]

3.3.7 Zytoskelett und Zentriolen

Das Zytoplasma besitzt innere, stabilisierende Strukturen, die in ihrer Gesamtheit als **Zytoskelett** *(Zellskelett)* bezeichnet werden. Zu diesem Zytoskelett tragen insbesondere Mikrofilamente und Mikrotubuli bei.

Mikrofilamente sind lange, fadenförmige Gebilde, die aus dem Protein *Aktin* bestehen und sich meist zu Bündeln zusammenlagern. Solche Filamentbündel nennt man dann *Fibrillen.* Sie kommen in verschiedenen Zellarten in unterschiedlicher Ausprägung vor. Für die unterschiedlichen Bewegungsformen der Mikrofilamente ist das Motorprotein *Myosin* verantwortlich, das sich an das Aktin anlagert und es verschiebt. Bei den auf die Vernichtung von Bakterien spezialisierten Phagozyten beispielsweise ermöglichen sie die Beweglichkeit der Zelle. Bei Muskelzellen sind die *Myofibrillen* die Strukturen, die die Muskelzelle zur Kontraktion befähigen (☞ z.B. Abb. 7.20).

Mikrotubuli sind verschieden lange, über das ganze Zytoplasma verstreut liegende, röhrenförmige Gebilde, die aus dem Protein *Tubulin* aufgebaut sind (☞ Abb. 3.12). Manche dieser Mikrotubuli sind *stationär,* das heißt sie bilden in der Zelle ein dauerndes Gerüst, das wesentlich zur Erhaltung der Zellform beiträgt, und sind wichtige Bestandteile anderer Zellorganellen, wie beispielsweise der Zentriolen und Zilien. Andere Mikrotubuli werden nur während der Zellteilung aufgebaut. Diese heißen *Mitosespindeln.* Sie trennen im Teilungsprozess die beiden Chromatiden voneinander.

Einige Arzneimittel blockieren den Aufbau der Mikrotubuli und dadurch die Zellteilung. In der Tumortherapie versucht man, durch Einsatz solcher *Zytostatika* (z.B. Vincristin® ☞ 5.7.6) die Vermehrung der Tumorzellen zu stoppen.

Die **Zentriolen** *(Zentralkörperchen)* sind winzige L-förmige Gebilde, die als *Zentriolenpaar* typischerweise in Kernnähe gelegen sind. Jedes Zentriol ist aus neun parallel angeordneten Mikrotubuli aufgebaut. Zentriolen spielen eine wichtige Rolle während der Zellteilung (☞ Abb. 3.30), da sie die Mikrotubuli des Spindelapparates ausbilden.

3.3.8 Zelleinschlüsse

Zelleinschlüsse sind Ansammlungen von Substanzen, die in der Regel von der Zelle selbst produziert werden und teilweise an ihrer Form (meist Körnchenform) oder einer typischen Farbe als Einschlüsse im Karyo- oder Zytoplasma zu erkennen sind.

Zu den Zelleinschlüssen gehört z.B. das Pigment *Melanin* (☞ 9.2.3), das von bestimmten Zellen der Haut gebildet wird. *Glykogen-Tröpfchen,* die Speicherform der Glukose (☞ 2.8.1), finden sich hauptsächlich in den Zellen von Leber- und Skelettmuskeln. Auch Fetttröpfchen bilden Zelleinschlüsse, v.a. in den Zellen des Fettgewebes, aber auch in Leberzellen.

3.4 Die „Wasserbasis" des Organismus

Erstaunlicherweise besteht der Mensch überwiegend aus Wasser: Beim Neugeborenen entfallen etwa 75% des Körpergewichts auf den Wasseranteil, bei Erwachsenen etwa 60%. Bei Frauen ist der Wassergehalt im Vergleich zu Männern geringer, weil das relativ wasserarme Fettgewebe bei Frauen stärker ausgebildet ist.

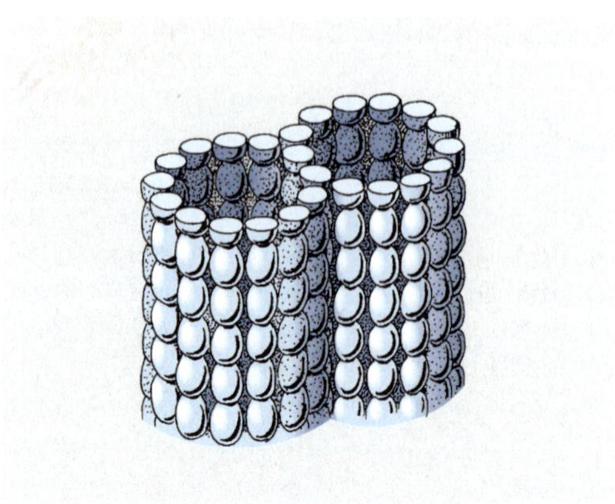

Abb. 3.12: Zwei Mikrotubuli. Die Wand eines einzigen Mikrotubulus ist aus 13 längsgerichteten Filamenten zusammengesetzt.

Bezogen auf einen erwachsenen Menschen mit etwa 70 kg Körpergewicht befindet sich mit etwa 30 l der größte Teil dieses Körperwassers als Hauptbestandteil des Zytosols *in* den Zellen. Es wird deshalb als **intrazelluläre Flüssigkeit** bezeichnet (☞ Abb. 3.13).

Ihr gegenüber steht die **extrazelluläre Flüssigkeit**, die in drei Kompartimente unterteilt ist:

- Der **Plasma-** oder **Intravasalraum** wird von den Blutgefäßen gebildet. Hier befindet sich etwa 2,7 l Blutplasma. Den Rest (2,2 l) machen die Blutzellen aus
- Der **interstitielle Flüssigkeitsraum** besteht aus etwa 10 l Flüssigkeit, die alle Körperzellen wie ein dreidimensionales Kanalnetz umgibt. Jeder Stoff, der entweder zur Zelle gelangen soll oder von der Zelle abgegeben wird, kann dies grundsätzlich nur über die interstitielle Flüssigkeit tun. Die interstitielle Flüssigkeit steht also einerseits eng mit den Zellen in Verbindung, andererseits besteht ein reger Austausch mit dem Blutplasma in den Blutgefäßen. Zur interstitiellen Flüssigkeit zählt schließlich auch die aus dem Interstitium in die Lymphkapillaren abgepresste **Lymphe** (☞ 14.4.1)
- Die **transzellulären Flüssigkeiten** befinden sich in eingeschlossenen Flüssigkeitsräumen. Dazu gehören der Magen-Darm-Trakt, die Harnblase, der Liquor cerebrospinalis, die Gelenkflüssigkeiten und andere. Ihr Anteil beträgt etwa 2 l.

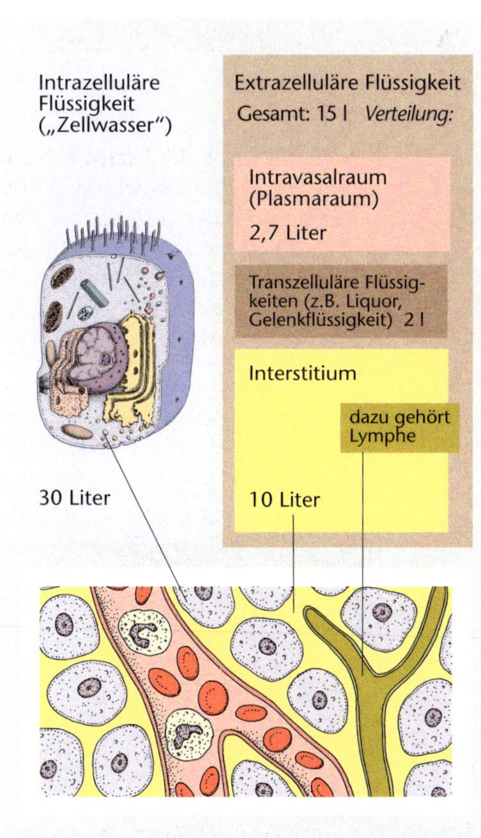

Abb. 3.13: Die Flüssigkeitsräume des Menschen.

2–3 l Wasser nimmt der Mensch täglich zu sich, in heißer Umgebung oder als Marathonläufer auch 10 l und mehr. Während der Mensch einige Monate ohne feste Nahrung überleben kann, stirbt er bei Wasserentzug bereits nach wenigen Tagen.

Säuglinge und Kleinkinder benötigen vergleichsweise mehr Wasser als Erwachsene, weil sie das Wasser durch das ungünstigere *Oberflächen-Volumen-Verhältnis* über Haut und Lungen schneller wieder abgeben.

3.5 Stofftransport

Jede Funktion der Zelle, egal ob Reproduktion, Wachstum, Kontraktion oder Erregbarkeit, erfordert einen Transport bzw. Austausch von Stoffen innerhalb des Organismus: So müssen beispielsweise ständig Sauerstoff und Nährstoffe an jede einzelne Zelle herangeführt werden; andererseits muss gewährleistet sein, dass Stoffwechselprodukte der Zelle, etwa das ständig anfallende Kohlendioxid (CO_2), aus der Zelle abtransportiert werden.

3.5.1 Stoffaustausch zwischen Kapillaren und Interstitium

Die Grenze zwischen dem Blutplasma und dem interstitiellen Raum stellt die riesige Austauschfläche der kleinsten Blutgefäße, der *Kapillaren,* dar. Hier findet ein reger Flüssigkeitsaustausch statt: Durch die Kapillarwände werden Wasser und kleine Moleküle aus dem Blut ins Gewebe abgepresst. Zellen und größere Proteine bleiben in der Regel im Plasma zurück, weil sie die Wände der Kapillaren nicht durchdringen können (Details ☞ 16.1.6).

3.5.2 Stoffaustausch zwischen Interstitium und Lymphkapillaren

Die interstitielle Flüssigkeit steht nicht nur mit den Blutkapillaren, sondern auch mit *Lymphkapillaren* in Verbindung (☞ Abb. 3.14). Diese Lymphkapillaren vereinigen sich zu größeren Lymphgefäßen und erreichen als erste Station kleine Lymphknoten, die in praktisch jedem Winkel des Organismus zu finden sind. Stoffe, die aus dem Kapillargebiet in die Lymphe *abdrainiert* werden, kommen in den Lymphknoten mit dem körpereigenen Immunsystem (☞ 6.1.1) in Kontakt.

3.5.3 Stoffaustausch zwischen Interstitium und Zelle

Wie erwähnt stellen Zellmembranen Hindernisse für den Teilchentransport dar; sie sind für die meisten Stoffe nur begrenzt durchlässig (permeabel). Bei den durch diese semipermeablen Membranen stattfindenden Vorgängen unterscheidet man grundsätzlich:

- **Passive Transportprozesse**, bei denen der Transport durch die Membran *ohne den Verbrauch von Energie* bewerkstelligt wird. Dazu gehören die **Diffusion**, die **erleichterte Diffusion**, die **Osmose** und die **Filtration**
- **Aktive Transportprozesse**, die nur unter *Zufuhr von Energie* stattfinden können.

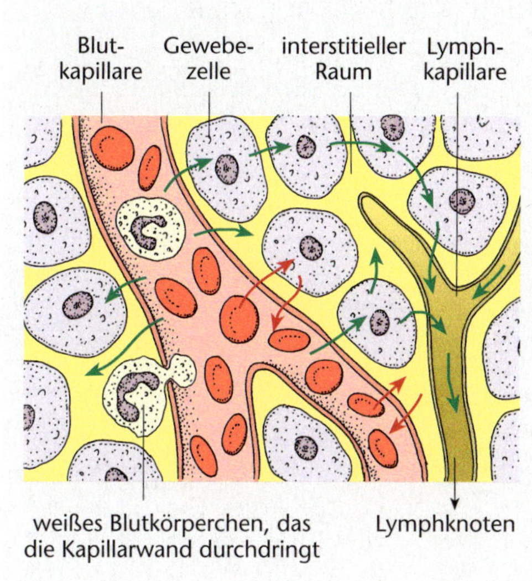

Abb. 3.14: Stoffaustausch im Kapillargebiet. Zwischen Kapillaren und interstitiellem Raum sowie zwischen Gewebszellen und interstitiellem Raum findet ein ständiger gegenseitiger Stoffaustausch statt. Die Flüssigkeitsbewegung im Bereich der Lymphgefäße ist dagegen nur einseitig: Es fließt nur Flüssigkeit vom interstitiellen Raum zur Lymphkapillare hin, nicht umgekehrt.

3.5.4 Passive Transportprozesse – Diffusion

Alle Teilchen (Moleküle, Ionen) im Flüssigkeitsraum eines Organismus sind aufgrund der ihnen innewohnenden *kinetischen Energie* in ständiger Bewegung – diese bezeichnet man auch als **Brown-Molekularbewegung.** Die Zahl der zufälligen Zusammenstöße von Teilchen ist abhängig von der Konzentration: An einem Ort hoher Konzentration finden viele Teilchenzusammenstöße statt, an einem Ort niedriger Konzentration entsprechend weniger. Als Folge der ständigen Bewegung durchmischt sich ein Flüssigkeitsraum ständig: die gelösten Teilchen wandern immer in größerer Zahl vom Ort höherer Konzentration zum Ort niedriger Konzentration als umgekehrt. Als Effekt findet also ein gerichteter Teilchentransport entlang des *Konzentrationsgefälles* statt. Diesen Transportvorgang bezeichnet man als **Diffusion** (☞ Abb. 3.16).

An einem einfachen Beispiel lässt sich der Diffusionsvorgang gut veranschaulichen: Gibt man einen Tropfen Tinte in ein wassergefülltes Glas, so verteilt sich die Tinte so lange, bis im ganzen Gefäß die Konzentration der Tinte gleich groß ist und damit die Flüssigkeit einheitlich blau ist.

Die Geschwindigkeit des Konzentrationsausgleichs (Diffusionsvorgang) hängt u.a. von der Art des Lösungsmittels, der Teilchenform und auch der Temperatur ab. Die *Diffusionsgeschwindigkeit* ist zwar, verglichen mit anderen Transportvorgängen, sehr niedrig, trotzdem spielt die an sich langsame Diffusion bei kürzesten Distanzen, wie zwischen Kapillarwand und Gewebe, eine entscheidende Rolle.

Diffusion von Sauerstoff und Kohlendioxid

So diffundiert z.B. der Sauerstoff aus den Kapillaren entlang seines Konzentrationsgefälles über das Interstitium in die Zellen, wo er verbraucht wird. Durch den ständigen Verbrauch des Sauerstoffs in der Zelle findet kein Konzentrationsausgleich statt, die treibende Kraft für die Diffusion, also das Konzentrationsgefälle, bleibt erhalten.

Das genau entgegengesetzte Konzentrationsgefälle besteht für das in der Zelle ständig anfallende Kohlendioxid (CO_2): Es diffundiert durch die Zellmembran ins Interstitium und von dort ins Blut, aus dem es durch Abatmung in der Lunge ständig entfernt wird.

Für die Atemgase Sauerstoff und Kohlendioxid stellt die Zellmembran praktisch kein Diffusionshindernis dar.

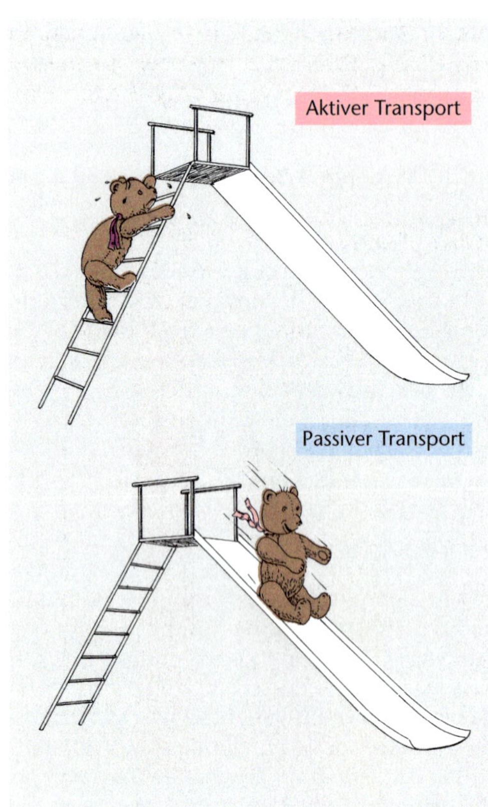

Abb. 3.15: Aktiver und passiver Transport im Vergleich. Analog zum aktiven Stofftransport verbraucht der Bär beim Besteigen der Leiter Energie – während das Herunterrutschen „passiv" erfolgt.

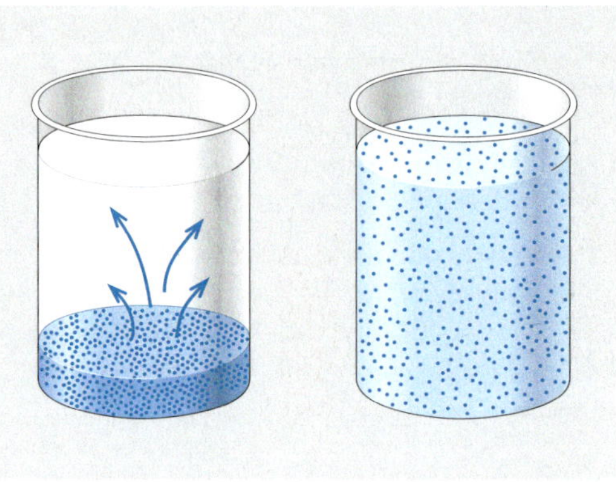

Abb. 3.16: Diffusion von Tintenteilchen in einem Wasserglas.

Erleichterte Diffusion

Aber auch andere Moleküle, die geladen, größer oder schlecht fettlöslich sind, können die Zellmembran durch Diffusion überwinden, wenn die entsprechenden Kanal- bzw. Carrierproteine (☞ 3.2.2) für diese Moleküle vorhanden sind. Die Diffusion, die an die Anwesenheit eines geeigneten Transportproteins gebunden ist, heißt **erleichterte Diffusion.**

Auf diese Weise gelangen die meisten Zucker, z.B. *Glukose,* in die Zelle: Das Carrierprotein verbindet sich mit der Glukose und schleust diese, indem es seine Struktur verändert, entlang des Konzentrationsgradienten und ohne Energieverbrauch durch die Membran.

Beim Transport geladener Teilchen kommt noch ein Effekt dazu: Es kommt zu einer Ladungsverschiebung und damit zusätzlich zu einer **elektrischen Potenzialdifferenz.** Die Diffusion der geladenen Teilchen entlang des Konzentrationsgradienten erfolgt so lange, bis die entstehende elektrische Potenzialdifferenz die Konzentrationsdifferenz ausgleicht, über der Membran stellt sich ein Gleichgewicht ein. Die Potenzialdifferenz, die über einer Membran durch Konzentrations- und Ladungsunterschiede verursacht wird, lässt sich als **elektrochemisches Potenzial** zusammenfassen.

3.5.5 Passive Transportprozesse – Osmose

Unter **Osmose** versteht man einen *Lösungsmitteltransport* (im menschlichen Organismus immer Wasser) durch eine semipermeable (halbdurchlässige) Membran, die zwei Lösungen unterschiedlicher Teilchenkonzentration voneinander trennt.

Osmotische Transportvorgänge finden statt, wenn eine selektiv permeable Membran zwar Lösungsmittelmoleküle ungehindert hindurchtreten lässt, nicht aber die größeren, gelösten Teilchen, die sich z.B. in Abb. 3.17 in höherer Konzentration in der linken Gefäßhälfte befinden. Entsprechend seinem Konzentrationsgefälle diffundiert das *Lösungsmittel* nun von der rechten in die linke Gefäßhälfte, und zwar so lange, bis die der Diffusion entgegenwirkende Kraft, der Druck der Wassersäule *(hydrostatischer Druck),* den Vorgang zum Stehen bringt.

Osmose als Sonderform der Diffusion

Man kann den osmotisch bedingten Lösungsmitteltransport auch als Diffusionsvorgang auffassen, nur dass die Diffusionsbewegung nicht die gelösten Teilchen, sondern das Lösungsmittel betrifft. Dieser Lösungsmitteltransport erfolgt entlang des Konzentrationsgefälles vom Ort höherer Konzentration des Lösungsmittels zum Ort niedrigerer Konzentration des Lösungsmittels (☞ Abb. 3.17).

Der osmotische Druck

Jetzt ist ein Gleichgewichtszustand erreicht: Der Druck, mit dem das Lösungsmittel ins linke Becken einströmt, ist gleich groß wie der durch den Flüssigkeitseinstrom im linken Becken erzeugte hydrostatische Druck, der die Lösungsmittelmoleküle ins rechte Becken zurückdrängt. Es wandern *gleichviel* Lösungsmittelmoleküle von links nach rechts und von rechts nach links. Ein- und ausströmende Flüssigkeit halten sich die Waage – oder anders ausgedrückt – es ist ein Gleichgewicht *(steady state)* erreicht.

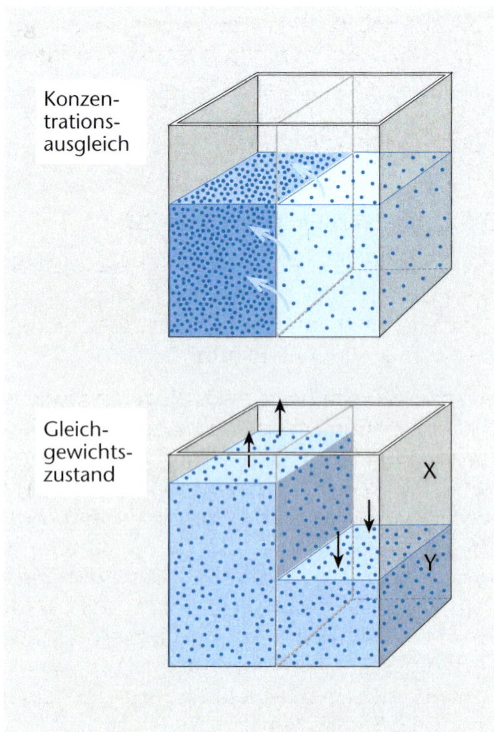

Abb. 3.17: Entstehung des osmotischen Drucks zwischen zwei durch eine semipermeable (halbdurchlässige) Membran getrennte Lösungen, wobei die linke Lösung mehr (größere) Partikel enthält, die die semipermeable Membran nicht durchdringen können (Details ☞ Text). Der im linken Gefäß entstandene hydrostatische Druck entspricht dem osmotischen Druck.

Der hydrostatische Druck der Flüssigkeitssäule, die im linken Gefäß bei Erreichen des Gleichgewichtszustands aufgrund des eingeströmten Lösungsmittels entstanden ist, entspricht dem **osmotischen Druck.** Seine Größe hängt ab von der Konzentration jener Teilchen, welche die semipermeable Membran nicht passieren können (☞ Abb. 3.17): Eine hohe Teilchenkonzentration bedeutet einen starken Lösungsmitteleinstrom und damit einen hohen osmotischen Druck (und umgekehrt).

3.5.6 Die Osmolarität

Aufgrund der Abhängigkeit des osmotischen Druckes von der *Konzentration osmotisch wirksamer Teilchen* wurde ähnlich der Konzentrationsangabe in mol/l (*Molarität* ☞ Abb. 2.17) die **Osmolarität** eingeführt, wobei diese *osmotische* Wirkkonzentration entsprechend in osmol/l angegeben wird.

Bei Vielkomponentenlösungen wie dem Blutplasma ist die Osmolarität (bzw. der dadurch erzeugte osmotische Druck) von der *Gesamtkonzentration* aller osmotisch wirksamen Teilchen abhängig und beträgt beim Blutplasma etwa 0,3 osmol/l. Lösungen (z.B. Infusionen), die dieselbe Osmolarität wie das Blutplasma aufweisen, heißen **isotone Lösungen.**

Die physiologische Kochsalzlösung

Die wohl bekannteste isotone Lösung ist die sog. **physiologische Kochsalzlösung.** Ihre Konzentration von 9 g NaCl pro Liter Lösungsmittel entspricht einer osmotischen Wirkkonzentration (Na^+- + Cl^--Ionen) von etwa 0,3 osmol/l.

Störungen der Plasmaosmolarität

Die **Plasmaosmolarität** muss konstant gehalten werden, da es sonst zu gefährlichen Flüssigkeitsverschiebungen zwischen den Flüssigkeitsräumen kommen kann.

Beispielsweise befinden sich die roten Blutkörperchen normalerweise im normotonen Milieu des Blutplasmas und zeigen dann die typische, rundovale Scheibenform. Erhöht sich die Konzentration osmotisch wirksamer Teilchen im Plasma (hypertone Lösung), so strömt aus osmotischen Gründen Wasser *aus* den roten Blutkörperchen und lässt diese schrumpfen. Solche „geschrumpften" roten Blutkörperchen bezeichnet man als *Stechapfelform,* die seltsamen Ausbuchtungen entstehen durch das Zytoskelett.

Sinkt andererseits die Konzentration osmotisch wirksamer Teilchen im Plasma (hypotone Lösung), so strömt aus osmotischen Gründen Wasser *in* die roten Blutkörperchen und lässt diese anschwellen, wobei sie eine kugelige Gestalt annehmen. Bei starkem Konzentrationsunterschied von osmotisch wirksamen Teilchen kann der Flüssigkeitseinstrom so ausgeprägt sein, dass die Membranen der roten Blutkörperchen platzen und Hämoglobin in das Plasma übertritt. Dieser Prozess wird **osmotische Hämolyse** genannt.

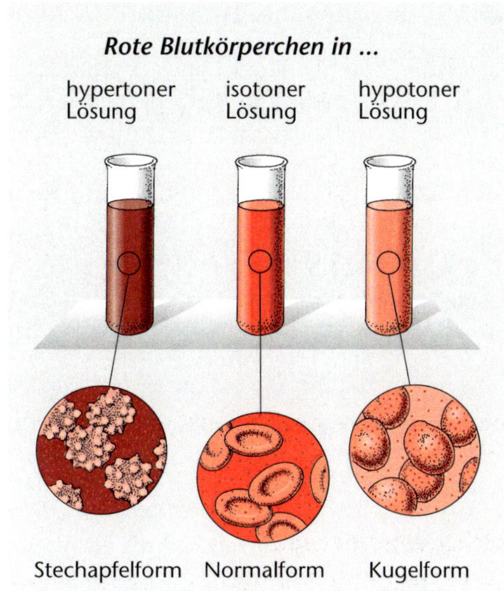

Abb. 3.18: Rote Blutkörperchen in Lösungen mit verschiedener Osmolarität. In hypertoner Lösung schrumpfen die roten Blutkörperchen und gehen in die „Stechapfelform" über. Hypotone Lösungen führen dagegen zum Flüssigkeitseinstrom in die Blutkörperchen (Details ☞ Text).

Sowohl Stechapfel- als auch Kugelformen sind in ihrer Funktion beeinträchtigt und werden vom Organismus vorzeitig abgebaut.

3.5.7 Der kolloidosmotische Druck

Welcher osmotische Druck zwischen zwei Flüssigkeitsräumen *wirksam* wird, hängt entscheidend davon ab, welche Teilchen die dazwischenliegende, semipermeable Membran passieren können. Die Kapillarwände, die die Grenze zwischen dem Blutplasma und der interstitiellen Flüssigkeit darstellen, sind wegen der relativ großen Poren ihrer Basalmembran für kleinmolekulare Stoffe, z.B. Glukose oder gelöste Salze, durchlässig. Als Schranke wirken sie nur für die im Plasma gelösten, riesigen Proteine (Molekulargewicht über 60000 Dalton; *1 Dalton* = Molekulargewicht von 1 Wasserstoffatom). Da solche Proteinmoleküle auch als Kolloide bezeichnet werden, nennt man den osmotischen Druck, den sie erzeugen, **kolloidosmotischen Druck** (☞ Abb. 3.19).

Klinisch ist der kolloidosmotische Druck z.B. bei der Ödementstehung von Bedeutung: Sinkt die Konzentration von Plasmaproteinen (insbesondere des Albumins ☞ 14.1.4) im Blutplasma ab, so ist die *Reabsorption* von Flüssigkeit, das heißt der Übertritt von Flüssigkeit aus dem Interstitium in die Kapillaren, vermindert – es bilden sich Ödeme (☞ Abb. 15.30).

3.5.8 Passive Transportprozesse – Filtration

Unter **Filtration** versteht man den Transport von Flüssigkeiten durch eine semipermeable Membran. Die Menge der abgefilterten Flüs-

Abb. 3.19: Elektrolytkonzentrationen von Plasma, interstitieller Flüssigkeit und intrazellulärer Flüssigkeit im Vergleich. Die K^+-Konzentration in der Zelle ist am höchsten, die Na^+-Konzentration dagegen am niedrigsten. Interessant ist auch, dass der Proteingehalt der interstitiellen Flüssigkeit verschwindend gering im Vergleich zum Plasma ist; große Eiweißkörper können nämlich bei der Filtration in Kapillargebieten die kleinen Poren in den Blutgefäßen nicht durchdringen und erreichen somit nicht den interstitiellen Raum. Der hohe Proteingehalt in der Zelle erklärt sich aus der Tatsache, dass jede Zelle dauernd Proteine herstellt.

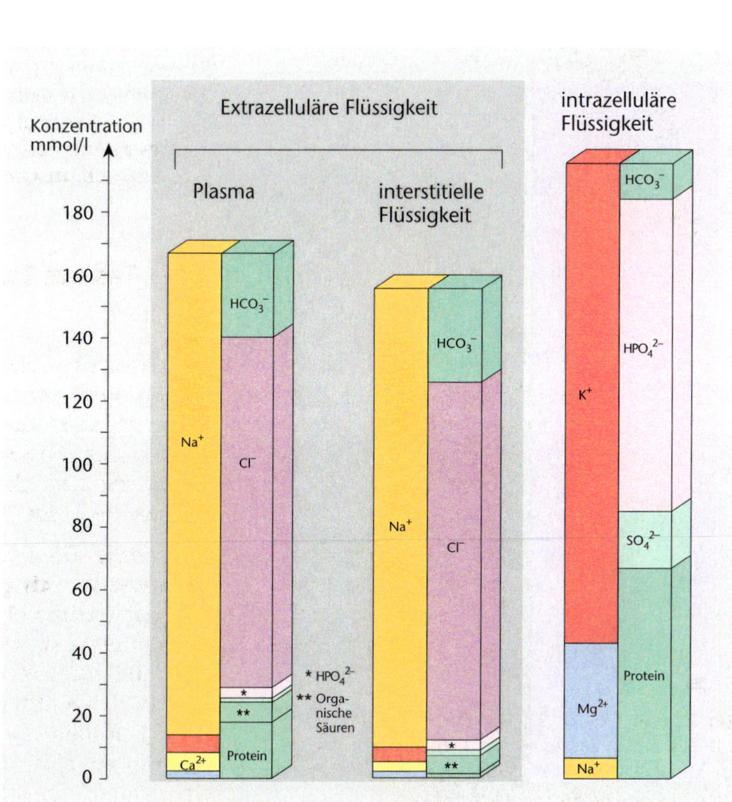

sigkeit (Filtrat) ist sowohl von der *Druckdifferenz* zwischen beiden Seiten der Membran als auch von der Membranfläche abhängig.

Im menschlichen Organismus erfolgt die Filtration vorwiegend im Bereich der Blutkapillaren, wobei der durch den Herzschlag erzeugte Druck in den Kapillaren, der *hydrostatische Druck,* zum Abpressen von Blutplasma ins Interstitium führt.

Im venösen Schenkel der Kapillaren sind die Druckverhältnisse umgekehrt: die Flüssigkeit wird nun ins Blutgefäß zurückgepresst (Reabsorption ☞ Abb. 14.22 und 14.4.1).

3.5.9 Aktiver Transport

Die Zellen brauchen neben passiven Transportmechanismen auch Transportprozesse, die an eine Energiequelle gekoppelt sind und bestimmte Moleküle *aktiv* und *gegen* ein Konzentrationsgefälle bzw. Ladungsunterschiede durch die Membran pumpen können. Ansonsten würden sich z.B. lebenswichtige elektrochemische Gradienten (Konzentrationsgefälle) zwischen Zellinnerem und Interstitium mit der Zeit aufheben (Abb. 3.20). Diese Energie verbrauchenden Vorgänge werden immer von Carrier-Proteinen ausgeführt. Die dafür notwendige Energie wird aus dem Zellstoffwechsel zur Verfügung gestellt.

Die unterschiedlichen Ionenkonzentrationen z.B. für Na^+ und K^+ sind lebenswichtig (etwa für die Erregbarkeit von Nervenzellen ☞ Abb. 10.9). Aufrecht erhalten wird das für die jeweiligen Zellen nötige Membranpotential z.B. durch die **Natrium-Kalium-Pumpe,** ein Carrier-Protein in der Membran, das Kaliumionen ins Zellinnere ein- bzw. Natriumionen gegen den bestehenden elektrochemischen Gradienten aus der Zelle ausschleust. Energiequelle der Na^+-K^+-Pumpe ist die Spaltung von ATP.

3.5.10 Der Bläschentransport

Die bisher beschriebenen Transportprozesse durch die Zellmembran beziehen sich auf kleinmolekulare Substanzen. Für *größere* Partikel ist die Membran an sich undurchlässig. Um trotzdem z.B. Reste abgestorbener Zellen oder synthetisierte Eiweiße durchzulassen, sind besondere Mechanismen nötig:

Ein *aufzunehmendes* Teilchen etwa wird von Ausläufern des Zytoplasmas, den *Pseudopodien* („Scheinfüßchen"), umflossen. Wenn das Teilchen vollständig umgeben ist, kommt es zum Verschmelzen der äußeren Zellmembran; das auf diese Weise eingeschlossene Teilchen befindet sich nun in einem von der Membran umgebenen *Bläschen.* Dieses Bläschen löst sich schließlich von der äußeren Zellmembran ab und schwimmt frei im Zytoplasma. Gewöhnlich verschmilzt das so gebildete Bläschen mit **Lysosomen** und der Inhalt wird abgebaut. Falls dies nicht gelingt, bleibt das Partikel (Teilchen) unter Umständen einfach unverdaut im Zytoplasma liegen (z.B. phagozytierte Teerpartikel in den Fresszellen der Lunge).

Man bezeichnet die Aufnahme von Makromolekülen und größeren Partikeln in die Zelle über den beschriebenen Vorgang allgemein als **Endozytose.** Eine Form der Endozytose ist die **Phagozytose** („Zellfressen"). Viele Abwehrzellen sind auf Phagozytose spezialisiert, das heißt, sie sind in der Lage, Fremdkörper oder Bakterien über den Endozytosemechanismus „aufzufressen" (☞ 6.2.2).

Zellen können auch umgekehrt Makromoleküle nach außen abgeben, insbesondere diejenigen Zellen, die auf die Herstellung und Ausschüttung von Hormonen, Antikörpern und Drüsensekreten spezialisiert sind. Dann läuft der beschriebene Bläschentransport genau in umgekehrter Richtung ab **(Exozytose).**

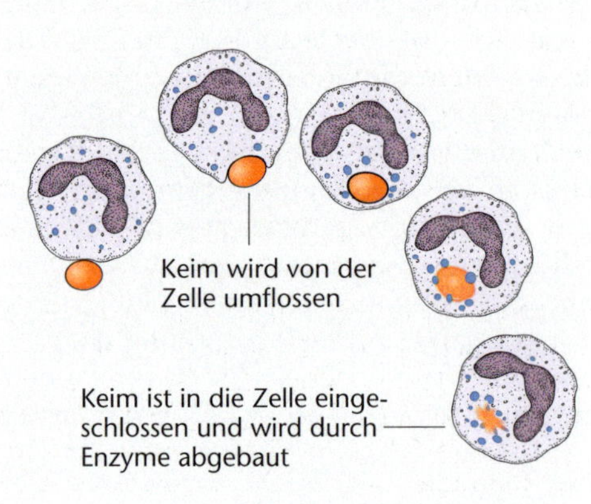

Abb. 3.21: Weiße Blutkörperchen sind in besonderem Maße zur Phagozytose befähigt – weshalb sie oft auch als „Phagozyten" bezeichnet werden. Mit Hilfe der Phagozytose vernichten die Abwehrzellen Krankheitserreger und Fremdkörper.

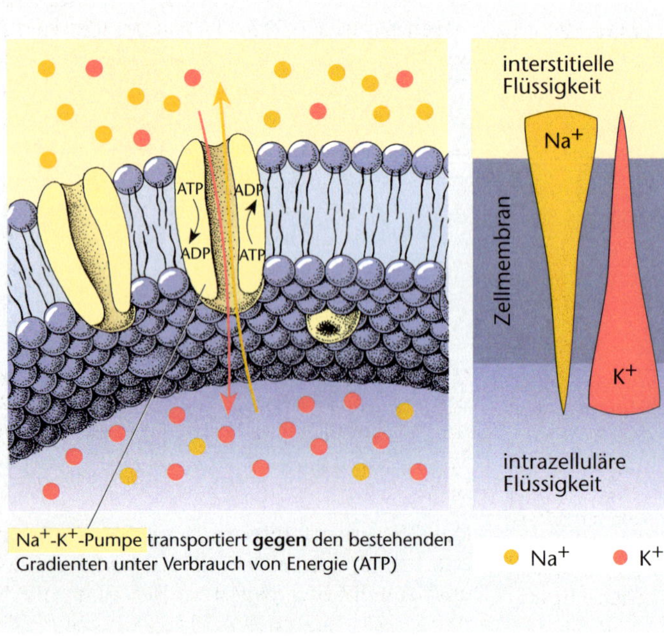

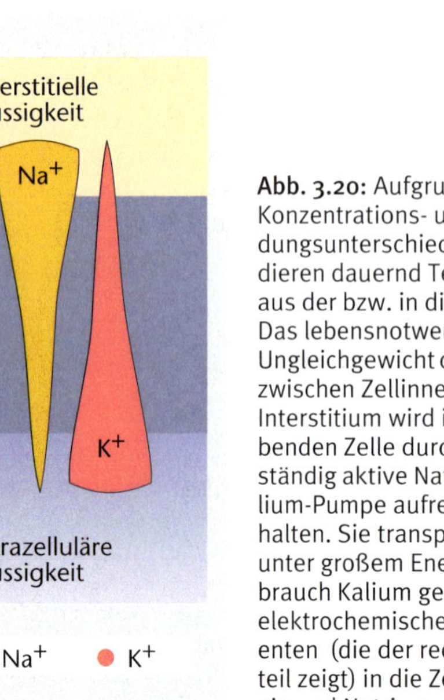

Abb. 3.20: Aufgrund der Konzentrations- und Ladungsunterschiede diffundieren dauernd Teilchen aus der bzw. in die Zelle. Das lebensnotwendige Ungleichgewicht der Ionen zwischen Zellinnerem und Interstitium wird in der lebenden Zelle durch die ständig aktive Natrium-Kalium-Pumpe aufrechterhalten. Sie transportiert unter großem Energieverbrauch Kalium gegen den elektrochemischen Gradienten (die der rechte Bildteil zeigt) in die Zelle hinein und Natrium wieder heraus.

3.6 Grundbegriffe der Genetik

Kinder gleichen im Erscheinungsbild oft ihren Eltern, Geschwister ähneln einander. Dem liegt zugrunde, dass das Erbgut über die Keimzellen an die nächste Generation weitergegeben wird und damit die Eigenschaften der Eltern an die Kinder vererbt werden. Die **Genetik,** die *Lehre der Vererbung,* beschäftigt sich mit den Gesetzmäßigkeiten der Vererbung und ihren molekularen Mechanismen.

Phänotyp und Genotyp

Das äußere Erscheinungsbild eines Organismus, sein **Phänotyp,** setzt sich aus zahllosen Merkmalen zusammen. Hierzu zählen z.B. Haarfarbe oder Geschlecht. Der Phänotyp wird ganz wesentlich durch die Erbanlagen bestimmt. Die Gesamtheit der genetischen Informationen, über die ein Organismus zur Ausprägung seines Phänotyps verfügt, wird als **Genotyp** bezeichnet.

Gene und Chromosomen

Die genetische Information ist in Form der DNA gespeichert, sie ist in Einheiten gegliedert: die **Gene.** Für die Ausbildung eines Merkmals können mehrere Gene nötig sein; andererseits kann ein einziges Gen auch mehrere Merkmale beeinflussen.

Mit Ausnahme der mitochondrialen DNA (☞ auch 3.3.6) ist die gesamte DNA – in **Chromosomen** verpackt (☞ 3.3.1) – im Zellkern lokalisiert. Beim Menschen enthält jede Zelle (mit Ausnahme der Geschlechtszellen) 46 Chromosomen. Sämtliche Chromosomen liegen paarweise vor, jeder Mensch hat 23 Chromosomen vom Vater und 23 Chromosomen von der Mutter, weshalb man auch von einem *doppelten Chromosomensatz* spricht. Durch den Einsatz bestimmter Färbetechniken kann jedes einzelne Chromosom durch seine charakteristischen Bandenmuster genau gekennzeichnet werden. Solch eine Chromosomenkarte wird **Karyogramm** genannt (☞ Abb. 3.23).

Nur 22 der 23 Chromosomenpaare bestehen jeweils aus nach Form, Größe und Bandenmuster identischen Paaren. Diese 22 Paare bezeichnet man als **Autosomen.** Das verbleibende Chromosomenpaar sind die *Gonosomen* oder **Geschlechtschromosomen.** Das Geschlechtschrosomenpaar ist bei Mann und Frau unterschiedlich: Männer haben ein X- und ein wesentlich kleineres Y-Chromosom, Frauen dagegen zwei X-Chromosomen.

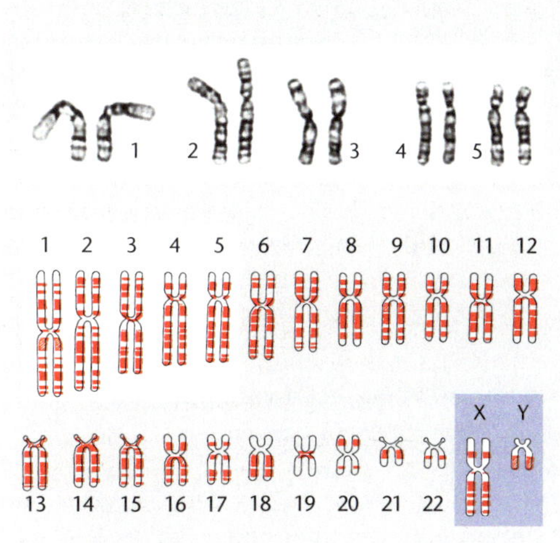

Abb. 3.23: Das menschliche Karyogramm. Obere Reihe: Originalpräparat der ersten fünf Chromosomen. Jedes Chromosom ist doppelt vorhanden. Unten: Zeichnung der 22 Autosomen („normale" Chromosomen) sowie der beiden Geschlechtschromosomen.

3.7 Genexpression

Der Vorgang, bei der die in den Genen enthaltene Information der Zelle zugänglich gemacht wird, wird als **Genexpression** bezeichnet.

Der erste Schritt der Übertragung von genetischer Information besteht in der **Transkription** (Details ☞ 3.7.2), bei der ein Spiegelbild der DNA hergestellt wird, die *Ribonukleinsäure.* Bei einigen Genen stellt das RNA-Transkript selbst das Endprodukt der Genexpression dar. Bei anderen Genen lenkt das RNA-Molekül, dann als *messenger RNA* oder **m-RNA** bezeichnet, an den Ribosomen die Synthese des Proteins, dessen Aminosäuresequenz durch die Nukleotidsequenz der DNA vorgegeben ist (**Translation** ☞ 3.7.3). Bei allen Genen ist die Genexpression mit der Synthese eines RNA-Moleküls oder eines Proteins beendet.

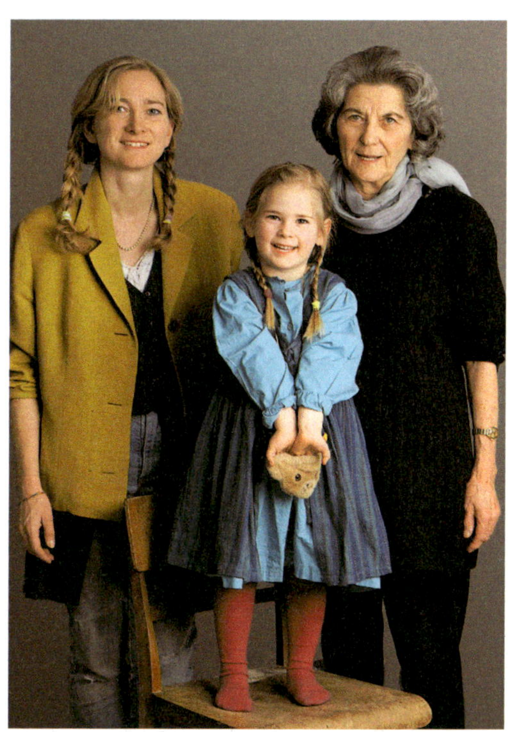

Abb. 3.22: Die Regeln der Vererbung bringen es mit sich, dass sich z.B. Mutter und Tochter trotz ihres Altersunterschieds sehr ähneln. [K225]

Beim Menschen findet die Protein(bio)synthese nicht im *Zellkern* statt, wo in Form der DNA die Erbinformation für alle Proteine lagert, sondern im *Zytoplasma* an den Ribosomen. Die m-RNA bringt als *Zwischenkopie* die in der DNA niedergelegte genetische Information vom Zellkern zu den Ribosomen im Zytoplasma. Bei diesen Vorgängen werden noch andere Formen der RNA gebraucht: die *ribosomale RNA,* die zusammen mit Proteinen die Ribosomen bildet, sowie die *transfer-RNA,* welche der m-RNA genau die passenden Aminosäuren anliefert. Daneben existieren im Kern und im Zytoplasma noch eine Reihe weiterer kurzer RNAs unterschiedlichster Funktion.

3.7.1 Der genetische Code

Die DNA (☞ 2.8.4) enthält in Form der Basensequenz die Baupläne für die Proteine. Jeweils drei aufeinander folgende Basen des DNA-Stranges bilden dabei eine Dreiergruppe, die man auch als **Basentriplett** *(DNA-Triplett, Codon)* bezeichnet. *Ein* solches Basentriplett der DNA kodiert jeweils *eine* Aminosäure.

Die vier DNA-Basen Adenin, Thymin, Guanin und Cytosin sind gewissermaßen die Buchstaben der Nukleinsäure-Schrift. Warum gerade *drei* Basen *eine* Aminosäure kodieren, wird durch eine einfache Rechnung deutlich: Die menschlichen Proteine enthalten 20 verschiedene Aminosäuren. Wäre nun *jede* Base gleichbedeutend mit *einer* Aminosäure, so könnten nur vier Aminosäuren gebildet werden. Würde die Kombination *zweier* Basen jeweils für *eine* Aminosäure stehen, so ergäben sich bereits $4 \times 4 = 4^2 = 16$ Möglichkeiten. Auch dies reicht noch nicht aus. Erst die Kombination jeweils *dreier* Basen liefert mit $4^3 = 64$ verschiedenen Kombinationsmöglichkeiten eine ausreichende Zahl von Wörtern = Aminosäuren.

Von den 64 möglichen Basentripletts kodieren 61 die 20 benötigten Aminosäuren. Die meisten Aminosäuren werden also durch mehrere Codons kodiert. Die übrigen drei Basentripletts sind *Steuercodons* für das Starten und Beenden einer Aminosäurekette.

Genetischer Code

Ordnet man den verschiedenen Basentripletts die 20 verschiedenen Aminosäuren zu, so erhält man den **genetischen Code.** Er ist gewissermaßen die Übersetzungsvorschrift für die Übersetzung der genetischen Information in Proteine. Der genetische Code ist bis auf ganz wenige Ausnahmen universal, d.h. er ist sowohl für ein Bakterium als auch für eine menschliche Zelle verständlich.

Humangenomprojekt

Der Genbestand des Menschen, also seine komplette genetische Information, wird als **Humangenom** bezeichnet. Im Februar 2001 wurde die gesamte Sequenz des menschlichen Genoms publiziert. Ein überraschendes Ergebnis war, dass der Mensch mit etwa 30 000 Genen deutlich weniger proteinkodierende Gene besitzt als ursprünglich angenommen. Von der Sequenzierung des menschlichen Genoms erhofft man sich neue Erkenntnisse über Aufbau und Regulation von Genen, aber auch Fortschritte in der gentechnischen Herstellung therapeutisch wichtiger Proteine (☞ 5.2.2).

3.7.2 Die Transkription

Bei der **Transkription** entspiralisiert sich die DNA-„Strickleiter", und der Doppelstrang zwischen den korrespondierenden Basen bricht auf (☞ Abb. 3.24). An den nun freiliegenden Basen können sich nach dem spezifischen Basenpaarungsprinzip (☞ 2.8.4) Ribonukleotide (Nukleotid mit Ribose als Zucker) anlagern, die sich verketten und die *einsträngige* RNA bilden. Die Basensequenz der gebildeten RNA ist gewissermaßen das „Spiegelbild" der Basensequenz des DNA-Strangs. Bei der RNA ist aber – im Unterschied zur DNA – die Base Thymin durch Uracil ersetzt, und anstatt des Zuckermoleküls Desoxyribose findet Ribose Verwendung.

Die neu gebildete RNA wird noch im Kern modifiziert, damit sie z.B. nicht durch Zellenzyme abgebaut wird und die nachfolgende Translation (☞ unten) an der richtigen Stelle beginnt.

Die DNA und damit auch die RNA-Kopie enthält nur zu einem kleinen Teil kodierende Sequenzen, **Exons** genannt. Der Rest, die **Introns,** ist sozusagen „Datenschrott". Die

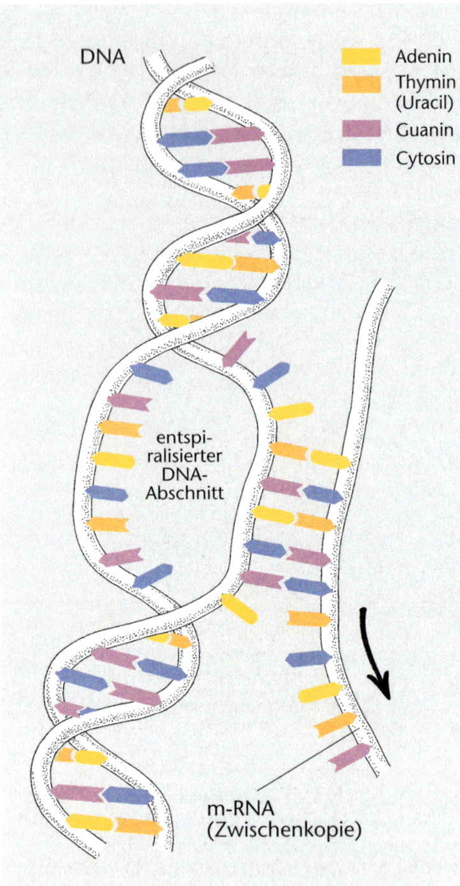

Abb. 3.24: Transkription. Am entspiralisierten DNA-Abschnitt wird eine einsträngige Zwischenkopie (m-RNA) des DNA-Strangs gebildet. An jede Base des abzulesenden DNA-Strangs wird die komplementäre Base am m-RNA-Strang angebaut. Die Basensequenz des m-RNA-Strangs ist damit komplementär der Basensequenz des DNA-Strangs.

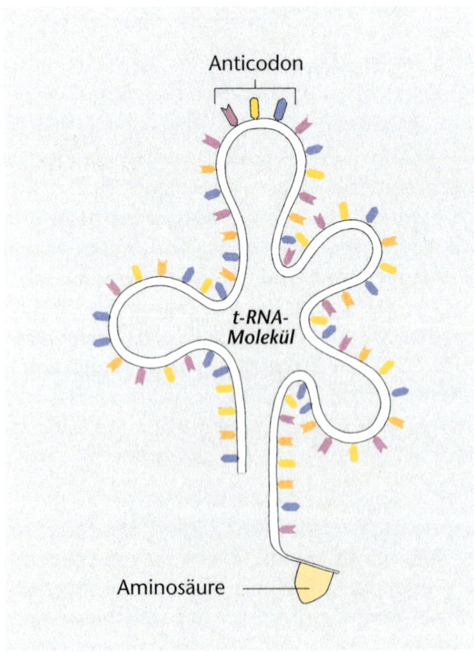

Abb. 3.25: Schematische Darstellung der t-RNA. Dieses kleeblattförmige Gebilde enthält am oberen „Blatt" ein bestimmtes Basentriplett (hier Anticodon genannt) und am unteren Ende die dazugehörige Aminosäure.

Intron-Sequenzen werden aus den RNA-Molekülen durch eine komplizierte Reaktion entfernt, die als „Spleißen" bezeichnet wird. Dabei wird der größte Teil des primären RNA-Transkripts entfernt und im Kern abgebaut. Die übrig bleibende RNA verbleibt im Kern oder wandert z.B. als m-RNA ihrer Bestimmung entsprechend durch die Kernporen und dient im Zytoplasma an den Ribosomen als Matrize bei der Translation.

3.7.3 Die Translation oder die Proteinbiosynthese

Proteine *(Eiweiße)* bestimmen maßgeblich *Aufbau und Struktur* der Zelle, z.B. als Bestandteile der Zellmembran. Sie regulieren als *Enzyme* alle chemischen Reaktionen in der Zelle und sind deshalb für die *Funktion* der Zelle von entscheidender Bedeutung. Kontraktile Proteine, z.B. Aktin und Myosin, ermöglichen alle Formen der Bewegung, Schutzproteine wie die Immunglobuline sind wichtiger Bestandteil des Immunsystems.

Entsprechend sind Proteine und die Fähigkeit, selbst Proteine herzustellen, für die Zelle lebenswichtig. Die „eigentliche" **Proteinbiosynthese**, d.h. die Übersetzung des m-RNA-Codes in die Aminosäuresequenz der Proteine an den Ribosomen (☞ 3.3.2), heißt **Translation.**

Die Translation Schritt für Schritt

Sobald die m-RNA ein Ribosom erreicht, verkoppeln sich dessen beide Untereinheiten, und die Proteinbiosynthese beginnt. Als Adaptermoleküle, die sowohl eine Aminosäure als auch eine Dreiergruppe von Nukleotidbasen der m-RNA erkennen, fungieren dabei die relativ kleinen, beweglichen *transfer-Ribonukleinsäuren* **(t-RNA).**

Diese einzelsträngigen Ribonukleinsäure-Moleküle sind durch interne Basenpaarungen zu einer dreidimensionalen Struktur gefaltet, die vereinfacht als Kleeblatt dargestellt wird (☞ Abb. 3.25). An diesem Kleeblatt sind an gegenüberliegenden Enden zwei Folgen von ungepaarten Nukleotiden für die Funktion der t-RNA besonders wichtig: Die eine Folge bildet das **Anticodon**, mit dem sich die t-RNA an ein komplementäres Triplett der m-RNA binden kann, die zweite Folge ist die Bindungsstelle, an der jeweils die Aminosäure angehängt ist, die diesem Codon entspricht.

Im Verlauf der Proteinbiosynthese wandert das Ribosom entlang der m-RNA von Codon zu Codon, die passenden t-RNA Moleküle lagern sich mit ihrem Anticodon an. Ihre anhängenden Aminosäuren werden dabei an die wachsende Peptidkette angefügt. Auf diese Weise hat die t-RNA die Aminosäure genau an die von der m-RNA vordiktierten Stelle gebracht (☞ Abb. 3.26–3.28).

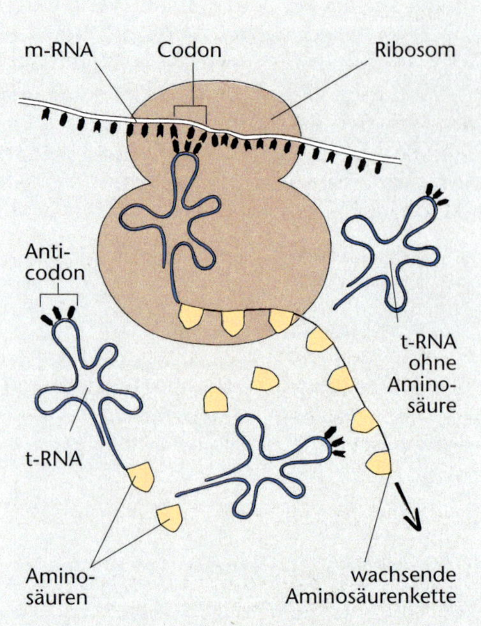

Abb. 3.26: Translation. Codon und Anticodon passen wie der Schlüssel zum Schloss zueinander. Demnach lagern sich entsprechende t-RNA-Moleküle an der m-RNA an. Ihre anhängenden Aminosäuren verbinden sich bei diesem Vorgang, und die Proteinkette wird dadurch jeweils um die „richtige" Aminosäure verlängert. Nach Knüpfung der Aminosäureverbindung verlässt die t-RNA ihre Aminosäure, um sich mit einer frei umherschwimmenden Aminosäure neu zu beladen.

Das Ende des Zusammenbaus eines Proteins am Ribosom ist erreicht, wenn an der m-RNA statt des Codons für eine weitere Aminosäure ein Steuercodon für das Ende der Aminosäurekette *(Stop-Codon)* auftritt. An ein solches Stop-Codon binden sich sofort zytoplasmatische Proteine, die so genannten **Freisetzungs-Faktoren.** Diese bewirken, dass anstelle einer neuen Aminosäure Wasser an die wachsende Kette angehängt und die vollendete Proteinkette ins Zytoplasma freigesetzt wird.

Die Proteine werden in der Regel noch *posttranslational* (nach der Translation) verändert und stehen dann als Enzyme, Strukturproteine, Hormone etc. zur Verfügung. Sie verbleiben entweder in der Zelle oder werden durch Exozytose ausgeschleust.

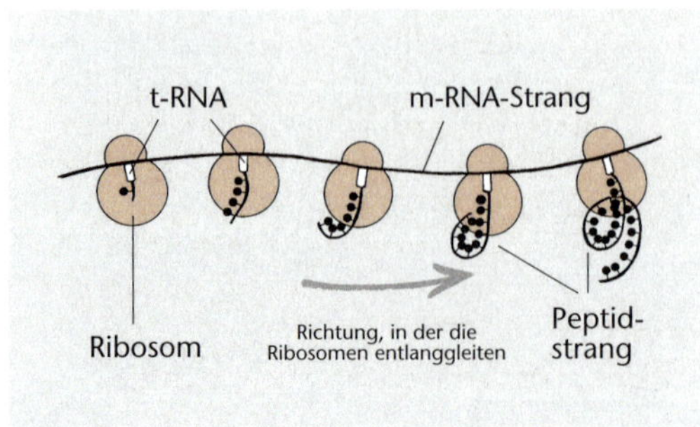

Abb. 3.27: Mehrere Ribosomen laufen in Pfeilrichtung gleichzeitig über einen m-RNA-Abschnitt hinweg. An jedem Ribosom entsteht die gleiche Proteinkette.

Der Genbegriff

Basierend auf den heutigen Kenntnissen über die Proteinsynthese lässt sich der in 2.8.3 bereits eingeführte Begriff **Gen** folgendermaßen definieren: Ein Gen ist ein Abschnitt der DNA, der die Information für die geregelte Sysnthese eines RNA-Moleküls enthält. Das RNA-Molekül kann anschließend als Vorlage für die Synthese eines Proteins dienen oder selbst eine Funktion in der Zelle übernehmen.

Gentechnologie – Fluch oder Segen?

Da der genetische Code universal ist, können mit biotechnologischen Verfahren DNA-Bruchstücke von einem Organismus in einen anderen (auch den einer anderen Art!) verpflanzt und dort biologisch aktiv werden.

Chancen wie Risiken dieser **Gentechnologie** sind enorm: Der segensreichen Möglichkeit, etwa menschliches Wachstumshormon und Blutgerinnungsfaktoren ohne Infektionsrisiko für den Patienten zu produzieren, stehen z.B. Allergiegefahren durch gentechnisch veränderte Nahrungsmittel, mögliche Antibiotikaresistenzen gefährlicher Bakterien durch nicht vorhergesehene Ausbreitung der verpflanzten Gene und die Horrorvision von Eingriffen ins Erbgut von Ei- oder Samenzellen zwecks „Verbesserung" des Menschen gegenüber. Eine kritische Diskussion innerhalb der Gesellschaft und über nationale Grenzen hinweg ist erforderlich, damit sich diese neue Technologie zum Segen und nicht zum Fluch für den Menschen entwickelt.

Konsequenz: Embryonenschutzgesetz

Die Möglichkeiten der Fortpflanzungsmedizin und Gentechnologie haben den deutschen Gesetzgeber bereits 1990 bewogen, den Embryo durch ein **Embryonenschutzgesetz** vor missbräuchlicher Anwendung dieser Technologien zu schützen. Dieses Gesetz verbietet die *Präimplantationsdiagnostik* (d.h. die genetische Untersuchung eines im Reagenzglas befruchteten Embryos vor seiner Einpflanzung in die Gebärmutter) ebenso wie die Gentherapie von Keimzellen und die Gewinnung embryonaler Stammzellen. Um den Import von im Ausland verfügbaren Stammzellen für Forscher in Deutschland zu ermöglichen, wird gegenwärtig eine Gesetzesvorlage formuliert.

3.8 Die Teilung von Zellen

Neue Körperzellen entstehen ausschließlich durch *Teilung* bereits vorhandener Zellen. Tag für Tag müssen Zellen neu gebildet werden, um *Wachstumsvorgänge* zu ermöglichen und um die überall im Organismus zugrunde gehenden Zellen zu *ersetzen*.

3.8.1 Die Mitose

Die Zellteilung bei Wachstum und Zellersatz ist die **Mitose**, wobei das Kernmaterial *erbgleich* von der **Mutterzelle** an die zwei entstehenden **Tochterzellen** weitergegeben wird.

Die DNA-Replikation

Die erbgleiche Weitergabe des Kernmaterials erfordert, dass zuvor die Erbsubstanz der Mutterzelle, also die in den Chromosomen enthaltene DNA, verdoppelt werden muss. Dieser Vorgang heißt **DNA-Replikation.**

Die DNA-Replikation findet schon vor der eigentlichen Mitose in der **Interphase** statt. Die Interphase ist die Phase zwischen (= inter) zwei Zellteilungen. Hierzu wird die DNA wie ein Reißverschluss in der Mitte, also zwischen den korrespondierenden Basen, aufgetrennt (☞ Abb. 3.29). An die frei werdenden Basen beider Stränge lagern sich dann, der spezifischen Basenpaarung folgend (Adenin zu Thymin, Guanin zu Cytosin), neue Nukleotide an. Diese werden unter Mithilfe von Enzymen zu einem neuen Strang verknüpft. Damit sind zwei neue Doppelstränge entstanden, die mit dem ursprünglichen Doppelstrang *völlig identisch* sind. Diese neuen Doppelstränge bestehen jeweils aus einer „alten" und einer „neuen" Hälfte und nehmen wieder die Form der DNA-Doppelhelix an.

Auf diese Weise wird die DNA sämtlicher Chromosomen vor der eigentlichen Zellteilung in der Interphase verdoppelt, wobei aus einem Chromosom zwei Chromatiden entstehen (☞ Abb. 3.6). Schließlich verdoppelt sich in der Interphase auch das *Zentriolenpaar.*

Die Phasen der mitotischen Kernteilung

Die Mitose, bei der als wichtigster Vorgang die Chromatiden auf zwei neue Kerne verteilt werden, verläuft in vier **Kernteilungs-Phasen:** Der **Prophase, Metaphase, Anaphase** und **Telophase** (☞ Abb. 3.30 und 3.31).

Die **Prophase.** Die im Ruhekern als lange, unsichtbare Fäden vorliegenden Chromosomen verkürzen sich durch zunehmende Spiralisierung. Im Mikroskop erkennt man, dass jedes Chromosom bereits in seiner verdoppelten Form – den am Zentromer zusammenhängenden Chromatiden (☞ Abb. 3.6) – vorliegt. Ferner lösen sich die *Nukleoli* (Kernkörperchen) auf, und die beiden *Zentri-*

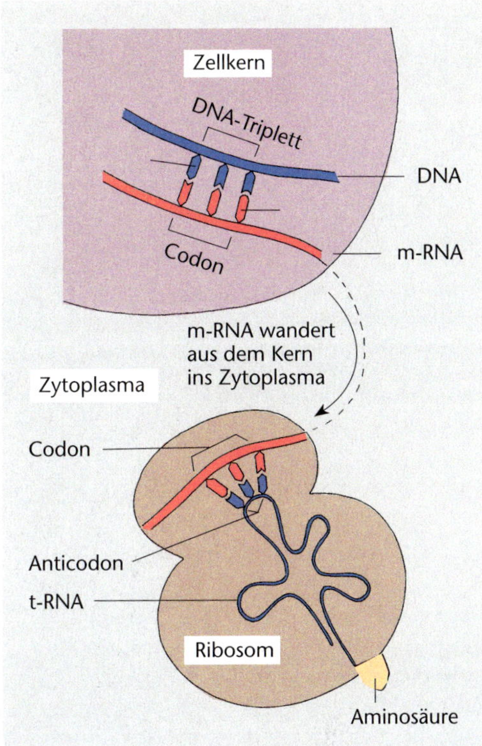

Abb. 3.28: Zusammenfassung der einzelnen Schritte der Transkription und der Translation. Die Transkription, bei der eine einsträngige RNA-Kopie der DNA erstellt wird, findet im Zellkern statt. Die gebildete m-RNA verlässt den Kern und wandert ins Zytoplasma, wo sie im Ribosom „übersetzt" wird (Translation). Beachte, dass das Basentriplett auf der DNA identisch ist mit dem Basentriplett auf der t-RNA (Anticodon).

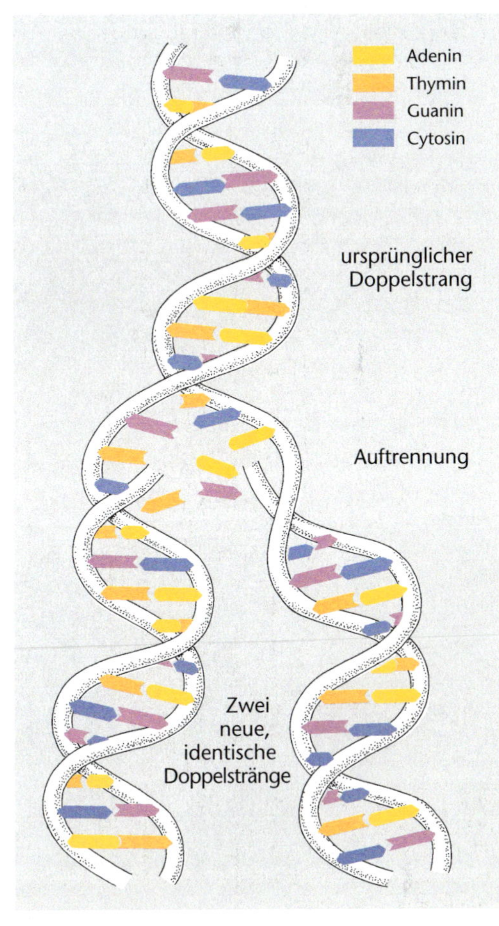

Abb. 3.29: Replikation der DNA. Wie ein Reißverschluss wird die DNA in der Mitte zwischen ihren korrespondierenden Basen aufgetrennt. Mit den offen liegenden Basen paaren sich sofort wieder die korrespondierenden Nukleotide, die dann zu einem neuen Strang verknüpft werden.

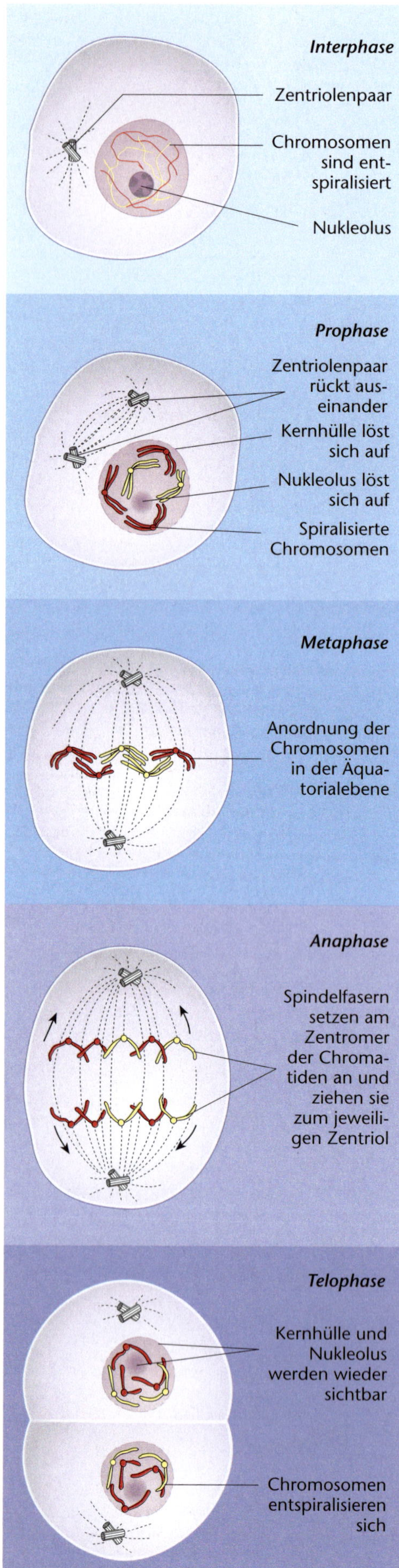

Abb. 3.30: Die verschiedenen Stadien der Mitose.

olenpaare rücken auseinander und wandern zu den gegenüberliegenden Enden der Zelle, den *Zellpolen*.

Von den beiden Zentriolenpaaren ausgehend wachsen dann Mikrotubuli (☞ 3.3.7) auf das jeweils gegenüberliegende Zentriolenpaar zu, bis sie schließlich von einem Zellpol bis zum anderen reichen. Diese *Mitosespindel* steuert zusammen mit den chromosomalen Mikrotubuli die Bewegung der Chromatiden während der weiteren Teilungsvorgänge.

Die Prophase endet mit der Auflösung der Kernhülle, wodurch die zusammenhängenden Chromatiden ins Zytoplasma freigesetzt werden.

Die **Metaphase.** In der Metaphase ordnen sich die zusammenhängenden Chromatiden in der Mittelebene *(Äquatorialebene)* der Zelle zwischen den beiden Spindelpolen an und bilden eine sternförmige Figur. Die inzwischen vollständig ausgebildete Teilungsspindel besteht aus Mikrotubuli, die
- Einerseits von Zellpol zu Zellpol reichen
- Andererseits als *Chromosomenfasern* an den Zentromeren ansetzen.

Die **Anaphase.** Die Anaphase beginnt mit dem Auseinanderweichen der Zentromere aller Chromosomen. Die dadurch voneinander getrennten Chromatiden werden dann durch die an den beiden Zentromerenhälften ansetzenden Chromosomenfasern zu den entgegengesetzten Zellpolen bewegt. Mit der Trennung der beiden identischen („doppelten") Chromatiden wird jedes von ihnen nun wieder als (einfaches) Chromosom bezeichnet.

Die **Telophase.** Das letzte Stadium der Mitose, die Telophase, ist in vieler Hinsicht die Umkehrung der Prophase. Die an beiden Polen befindlichen, identischen Chromosomensätze werden von Membranen umgeben, wodurch neue Kernhüllen entstehen. Die Chromosomen in den neuen Kernen werden entspiralisiert, die Mitosespindel verschwindet, und die Nukleoli erscheinen wieder. Damit ist der *Kern*teilungszyklus beendet.

Die Zellteilung

Die *Kern*teilung wird üblicherweise von der *Zell*teilung begleitet. Sie beginnt meist in der späten Anaphase und wird in der Telophase abgeschlossen. Hierbei schnürt sich die Zellmembran etwa in Zellmitte vom Rand her zunehmend ein, bis schließlich zwei etwa gleich große Tochterzellen mit eigenem Zytoplasma und Organellen entstanden sind. Nicht jede Kernteilung *muss* auch von einer Zellteilung begleitet sein. *Vielkernige* Zellen, z.B. die Skelett- oder Herzmuskelzellen, vermehren bei Bedarf die Kernzahl ohne gleichzeitige Zellteilung.

Die Phasen des Zellzyklus

Ein Zellzyklus besteht aus zwei Phasen:
- Der Mitosephase
- Der Interphase (die Zeit zwischen zwei Zellteilungen); sie setzt sich zusammen aus G_1-, S- und G_2-Phase (☞ Abb. 3.31).

Nach der Mitose tritt die neu gebildete Zelle zunächst in die *präsynthetische Wachstumsphase* **(G_1-Phase)** ein. In dieser Phase läuft die Proteinbiosynthese auf Hochtouren und trägt maßgeblich zur Vergrößerung der Zelle bei. Die Dauer dieser Phase schwankt zwischen wenigen Stunden und

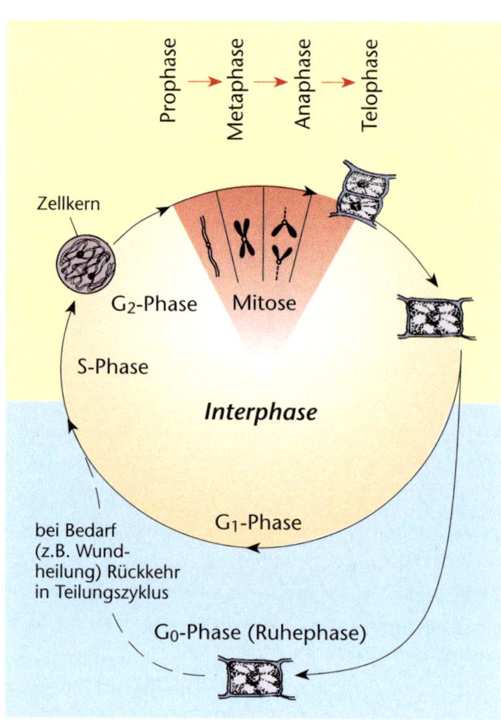

Abb. 3.31: Schematische Darstellung des Zellzyklus.

unter Umständen mehreren Jahren und bestimmt im wesentlichen die Dauer des gesamten Zellzyklus.

Viele ausdifferenzierte Zellen verlassen diese Phase normalerweise nicht, man spricht dann auch von der **G_0-Phase.** Nur bei besonderen Ereignissen (Verletzung, Zellverlust) können sie wieder in den Zellzyklus eintreten. Eine Ausnahme bilden die Nervenzellen, sie können sich nicht mehr teilen (regenerieren ☞ 10.2.1) und verbleiben daher dauerhaft in der G_0-Phase.

In der sich anschließenden, etwa 5 – 10 Stunden dauernden *Synthesephase* **(S-Phase)** erfolgt die Verdoppelung der DNA, also die Bildung der Chromatiden. Die dann folgende letzte, etwa vierstündige Phase vor der Mitose nennt man postsynthetische *Wachstumsphase* **(G_2-Phase).**

3.8.2 Die Meiose

Die Zellteilung bei der Weitergabe der Erbinformation von Generation zu Generation ist die **Meiose.** Damit sich bei der Vereinigung von Eizelle und Spermium das Erbgut nicht verdoppelt, wird der normale, **diploide** Chromosomensatz (2 × 23 Chromosomen) bei der Bildung der *Keimzellen* (*Gameten* ☞ 22.1) auf einen **haploiden** Satz (1 × 23 Chromosomen) reduziert. Deshalb heißt die Meiose auch *Reduktionsteilung.* Die aus der Meiose hervorgehenden (Keim-)Zellen sind also *erbungleich* (☞ Abb. 3.32 und Abb. 3.33).

Die Meiose umfasst zwei Teilungsschritte:
- Die *erste Reifeteilung,* bei der der diploide Chromosomensatz auf den haploiden reduziert wird (Reduktionsteilung)
- Die *zweite Reifeteilung,* die einer normalen mitotischen Teilung entspricht – allerdings mit haploiden Chromosomensätzen.

In der Prophase der ersten Reifeteilung verkürzen und verdichten sich die bereits verdoppelten Chromosomen. Danach lagern sich **homologe Chromosomen** (die sich entsprechenden Chromosomen väterlicher und mütterlicher Herkunft) parallel aneinander, so dass die entsprechenden Genabschnitte genau nebeneinander liegen. Da jedes Chromosom zu diesem Zeitpunkt schon aus zwei Chromatiden besteht, entsteht ein Gebilde aus vier Chromatiden (je zwei mütterlicher und väterlicher Herkunft), die **Tetrade.** Dieses Aneinanderlagern wird anschließend wieder gelöst, wobei sich aber Abschnitte, die intensiv aneinander haften, miteinander überkreuzen können. An solchen Überkreuzungsstellen, **Chiasmata** genannt, können die Chromatiden verschmelzen und derart wieder auseinander brechen, dass Bruchstücke des väterlichen und des mütterlichen Chromosoms vertauscht werden. Dieses **crossing over** führt zu einer Neuverknüpfung der Gene (**Rekombination**) innerhalb von Chromosomen.

In den weiteren Phasen der ersten Reifeteilung werden *nicht* wie bei der normalen Mitose die Chromatiden, sondern die beiden homologen Chromosomen (bestehend aus je zwei Chromatiden) auf die Tochterkerne verteilt, indem sie vom Spindelapparat zu den *Zellpolen* gezogen werden. Durch die parallel einsetzende *Zellteilung* entstehen zwei Tochterzellen mit je 23 noch verdoppelten Chromosomen.

Die sich nun ohne Replikation des Erbguts anschließende zweite Reifeteilung entspricht der einer normalen mitotischen Teilung, wobei jetzt die Chromatiden auf die Tochterzellen verteilt werden.

Die Meiose ist beim weiblichen und männlichen Geschlecht sehr verschieden lang (♀ bis zu 45 Jahre, ♂ ca. 80 Tage).

Weitere Details zur Spermien- und Eizellbildung ☞ 21.1.4 und 21.2.2.

3.9 Die verschiedenen Erbgänge

3.9.1 Wer setzt sich durch? Von Dominanz und Rezessivität

Jeweils auf *homologen* Chromosomen am *gleichen* Ort liegenden Gene heißen **Allele.** Sind die beiden Allele völlig identisch, ist der Träger in diesem Merkmal *reinerbig* oder **homozygot** – unterscheiden sie sich, ist er *mischerbig* **(heterozygot).** Ist ein Mensch bezüglich eines Merkmals homozygot, so wird dieses Merkmal in aller Regel auch zur Ausprägung kommen. Bei einem heterozygoten Allelpaar gibt es hingegen mehrere Möglichkeiten:

Sehr häufig ist die Genwirkung des einen Allels stärker als die des anderen. Man sagt, das eine Allel ist **dominant** und überdeckt die Wirkung des **rezessiven** Allels (☞ Abb. 3.35). Beim Menschen ist beispielsweise das Gen für die Blutgruppe A dominant über das (rezessive) Gen für die Blutgruppe 0. Besitzt ein Mensch also das heterozygote Allelpaar A und 0, dann hat er die Blutgruppe A, das Allel 0 bleibt phänotypisch verborgen.

Demgegenüber seltener ist, dass beide Allele gleichwertig sind und *beide Merkmale nebeneinander* in Erscheinung treten. In diesem Fall bezeichnet man die Gene als **kodominant.** Ein Beispiel hierfür sind die Blutgruppen A und B (erbt ein Kind vom Vater das Blutgruppen-A-Allel und von der Mutter das B-Allel, so hat es die Blutgruppe AB; ☞ auch 14.2.9).

Beim **intermediären Erbgang** kommt das Merkmal dagegen nicht in gleichzeitiger Ausprägung, sondern als *Mischung* zur Ausprägung. Besitzt eine Pflanze z.B. je ein Allel für die Blütenfarbe rot und weiß, so sind ihre Blüten beim intermediären Erbgang rosa (☞ Abb. 3.34).

3.9.2 Die Regeln der klassischen Vererbung

Ohne etwas von Homo- und Heterozygotie, Dominanz und Rezessivität zu wissen, entwickelte *Gregor Mendel* im letzten Jahrhundert an Hand von Tausenden von Kreuzungsversuchen mit Erbsenpflanzen die Gesetzmäßigkeiten, mit denen die Allele auf die Nachkommen vererbt werden. Sie haben heute noch Gültigkeit.

Die 1. Mendel-Regel (Uniformitätsregel). Bei der Kreuzung von zwei homozygoten Pflanzen, die sich nur in *einem* Merkmal (z.B. der Blütenfarbe) unterscheiden, gleichen sich alle Nachkommen der ersten Tochtergeneration; sie sind *uniform.*

Ein klassisches Beispiel hierfür ist die Kreuzung einer reinerbig rotblühenden mit einer reinerbig weißblühenden Japanischen Wunderblume (☞ Abb. 3.34). Die homozygoten Pflanzen bringen jeweils nur einen Geschlechtszelltyp (*Gameten* ☞ 22.1) hervor. Der einfache Chromosomensatz der Geschlechtszellen der einen Pflanze enthält das Allel **r** (mit der Anlage für rot), der der anderen das Allel **w** (mit der Anlage für weiß). Nach der Befruchtung kann nun im diploiden Chromosomensatz immer nur **r** mit **w** vereinigt sein. Alle Tochterorganismen sind daher in Bezug auf die Blütenfarbe **heterozygot** (mischerbig) oder *Hybride* und haben – da es sich um einen intermediären Erbgang handelt – rosafarbene Blüten.

Die 2. Mendel-Regel (Aufspaltungsregel). Kreuzt man die 1. Tochtergeneration untereinander, so *spalten* sich in der 2. Tochtergeneration die Allelkombinationen auf.

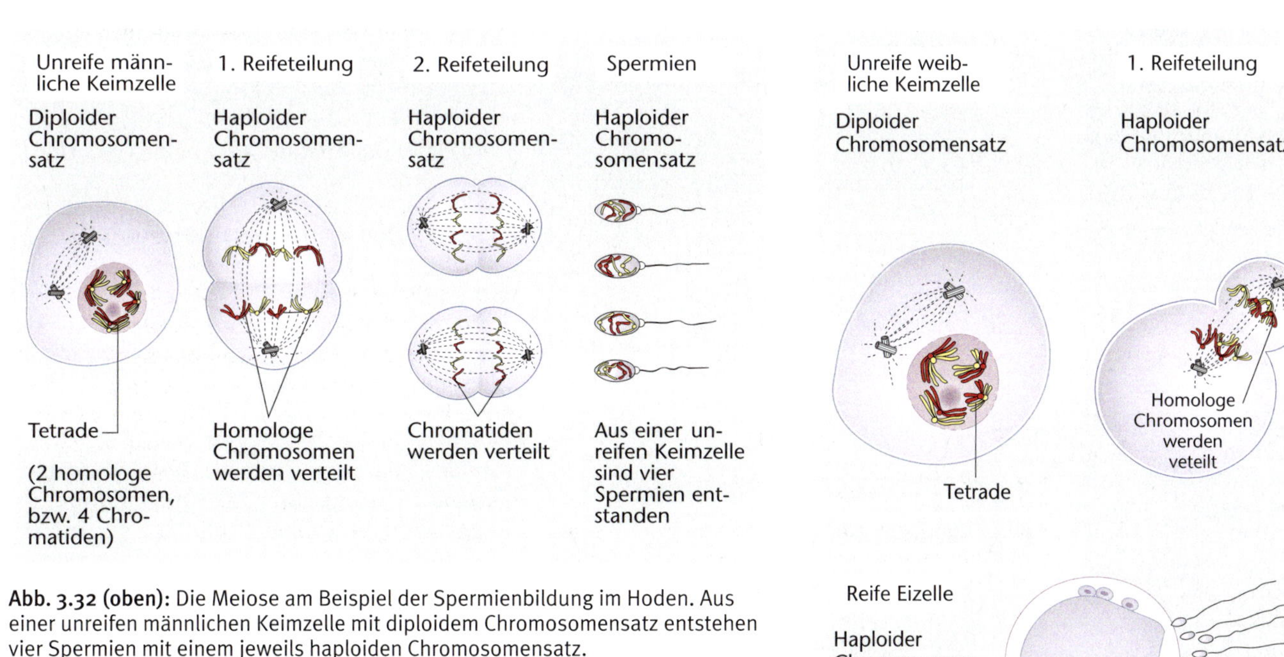

Abb. 3.32 (oben): Die Meiose am Beispiel der Spermienbildung im Hoden. Aus einer unreifen männlichen Keimzelle mit diploidem Chromosomensatz entstehen vier Spermien mit einem jeweils haploiden Chromosomensatz.

Abb. 3.33 (rechts): Die Meiose am Beispiel der Eizellbildung. Im Gegensatz zur Spermienbildung entsteht aus einer unreifen weiblichen Keimzelle nur eine Eizelle. Sie hat im Laufe der beiden Reifeteilungen den größten Teil des Zytoplasmavolumens übernommen, während die drei Polkörperchen zugrunde gehen.

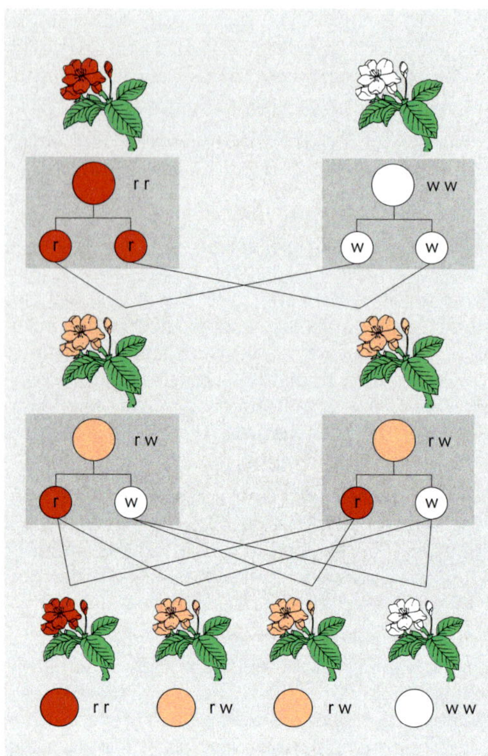

Abb. 3.34: Kreuzung einer reinerbig rotblühenden (rr) mit einer reinerbig weißblühenden (ww) Japanischen Wunderblume. Die Tochtergeneration ist einheitlich rosa und mischerbig für das Merkmal Blütenfarbe (rw). Die nun folgende Generation spaltet sich im Verhältnis 1:2:1 auf: dies bedeutet, dass jeweils eine Pflanze reinerbig rot (rr) bzw. weiß (ww) ist; zwei weitere Pflanzen sind rosa und mischerbig für das Merkmal Blütenfarbe (rw). [A400]

Bei der Kreuzung von Vertretern der 1. Tochtergeneration aus dem oben genannten Beispiel untereinander werden bei der Meiose (☞ 3.8.2) zwei Typen von Gameten gebildet: solche, die das Gen r besitzen, und gleich viele mit dem Gen w. Bei der Befruchtung entstehen in der „Enkelgeneration" jetzt Keime mit den Allelkombinationen rr, rw, ww im Zahlenverhältnis 1:2:1 (☞ Abb. 3.34). Entsprechend sind 25 % der Pflanzen rotblühend, 50 % rosablühend und 25 % weißblühend.

Angenommen, das Merkmal rotblühend **(R)** sei dominant über das Merkmal weißblühend **(W)**, dann sind in der ersten Tochtergeneration alle Pflanzen einheitlich rotblühend. In der zweiten Tochtergeneration ist nach der 2. Mendel-Regel das Aufspaltungsverhältnis 3 : 1, wobei rotblühende Pflanzen zu $^2/_3$ heterozygot und zu $^1/_3$ homozygot sind.

3. Mendel-Regel (Unabhängigkeitsregel)
Kreuzt man homozygote Eltern, die sich in mehreren Merkmalen unterscheiden, so vererben sich die einzelnen Merkmale *unabhängig* voneinander, wobei neue Merkmalskombinationen entstehen können.

Heute weiß man, dass diese Regel nur gilt, wenn die Gene, die für die Ausprägung der untersuchten Merkmale verantwortlich sind, auf *verschiedenen* Chromosomen liegen. Nur dann werden die Merkmale aufgrund der Neuzusammenstellung des Erbguts während der Meiose nach dem Zufallsprinzip neu verteilt. Liegen die entsprechenden Gene hingegen auf einem Chromosom, so werden sie gemeinsam vererbt. Diese **Genkopplung** ist allerdings nicht absolut. Sie kann durch das oben beschriebene crossing over durchbrochen werden.

Eine einfache Rechnung zeigt die Bedeutung der 3. Mendel-Regel für die genetische Vielfalt beim Menschen: Bei nur zwei unterschiedlichen Merkmalen der Elterngeneration sind in der zweiten Tochtergeneration immerhin schon neun verschiedene Genotypen möglich. Und bei zehn unterschiedlichen Merkmalen – nur sehr wenig im Vergleich zum Menschen mit seinen 23 Chromosomen – erhält man bereits knapp 60 000 Genotypen!

3.9.3 Geschlechtschromosomen-gebundene Erbgänge

Ein besonderes Bild ergibt sich bei der Vererbung von Merkmalen, deren Gene auf dem X-Chromosom, d.h. auf einem Geschlechtschromosom, lokalisiert sind. Die **geschlechtschromosomen-gebundene Vererbung** folgt nicht den normalen Mendel-Regeln.

Dominanz und Rezessivität spielen nur bei dem weiblichen Chromosomenpaar (XX) eine Rolle, während beim Mann, der ja nur ein X-Chromosom hat, ein solches Gen *in jedem Fall* zur Ausprägung kommt. Man spricht von X-chromosomal dominanten bzw. X-chromosomal rezessiven Erbgängen und unterscheidet sie von den Erbgängen, deren Gene auf den Autosomen lokalisiert sind, den autosomal dominanten bzw. autosomal rezessiven Erbgängen. Ein für diesen Erbgang typisches Beispiel ist die **Hämophilie A** *(klassische Bluterkrankheit)*, deren Vererbungsmuster in Abb. 5.5 dargestellt ist. Hier erkranken nur die männlichen Individuen; die weiblichen sind lediglich Trägerinnen des Krankheitsmerkmals *(Konduktorinnen)*.

3.9.4 Mitochondriale Vererbung

Die meisten Merkmale werden beim Menschen von Genen kontrolliert, die im Zellkern lokalisiert sind, in der Meiose verteilt werden und somit den Mendel-Regeln folgen. Neben dieser DNA gibt es aber auch DNA in den Mitochondrien (mt-DNA). Beim Menschen tragen die Eltern zu gleichen Teilen zum *Kern*genom bei, die mt-DNA aber stammt überwiegend von der Mutter, da die Zygote im Allgemeinen nur die mütterlichen Mitochondrien enthält. Wie Mutationen der DNA im Kern so können auch Mutationen der mt-DNA Krankheiten hervorrufen, die aufgrund des Erbgangs nur von der Mutter auf die nächste Generation vererbt werden.

3.10 Evolution und Herkunft des Menschen

Die Meiose (☞ 3.8.2) und die „Fehler" bei der Vererbung (Mutationen ☞ 5.2.2) sorgen (genetisch) für ständig neue Individuen einer Art. Sie sind damit Triebfeder für die Fortentwicklung neuer Arten im Rahmen der Entwicklungsgeschichte der Lebewesen.

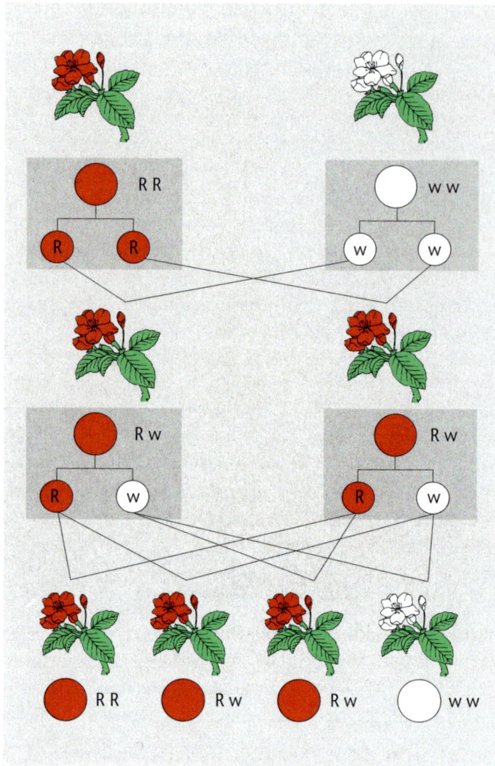

Abb. 3.35: Autosomal dominanter Erbgang. Kreuzung einer rotblühenden (RR) mit einer weißblühenden (ww) Pflanze, wobei die Blütenfarbe Rot über Weiß dominant ist. Beide Pflanzen sind reinerbig bezüglich des Merkmals Blütenfarbe. Die erste Tochtergeneration ist einheitlich rotblühend, jedoch mischerbig (Rw). Die folgende Tochtergeneration spaltet sich im Verhältnis 3:1 auf, d.h. drei Nachkommen sind rot (RR, Rw), ein Nachkomme ist weiß (ww). [A400]

Die Evolution
Im Laufe der Erdgeschichte entstehen durch genetische Variation (Variabilität) und anschließende Selektion neue Organismen und Arten. Diese stammesgeschichtliche Entwicklung vom Unbelebten bis zu den heute lebenden Formen einschließlich des Menschen heißt Evolution.

3.10.1 Die Prinzipien der Evolution

Im Mittelalter wurden Tiere „der Luft", des „Wassers", der „festen Erde", sowie „allerlei Gewürm" unterschieden. Diese Einteilung in die vier Kategorien hielt sich bis zum Ende des 17. Jahrhunderts, als anatomische Studien zu einer hierarchischen, feiner verästelten Struktur des Tierreichs führten. **Carl von Linnés** erstmals 1735 erschienene Abhandlung „Systema naturae" ist die Grundlage der modernen Systematik.

Auf ihr basiert die heute noch gültige Einteilung der Lebewesen in *Klassen* (z.B. Pisces, Fische), *Ordnungen* (z.B. Selachii, Haie), *Familien* (z.B. Sycliorhinidae, Katzenhaie) und *Arten* (z.B. *Sycliorhinus canicula,* Katzenhai). Linné stellte auch den Mensch unter der Bezeich-

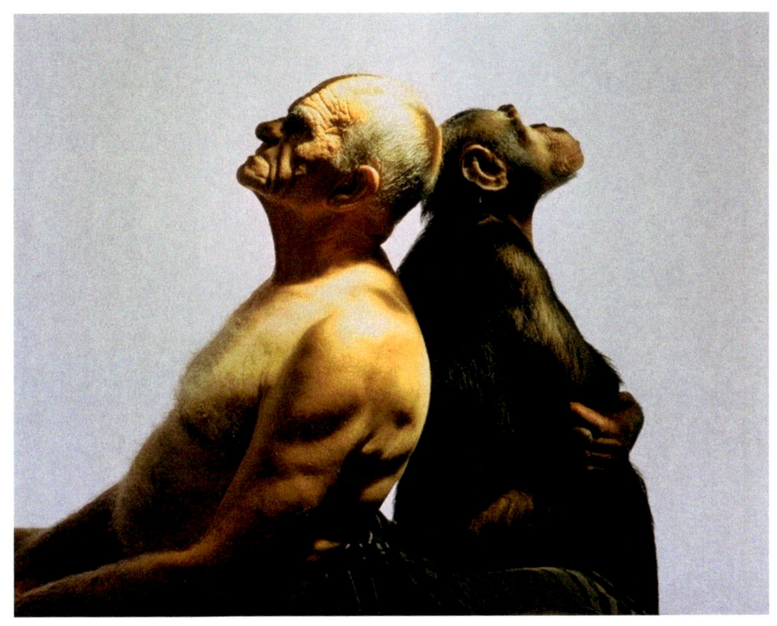

Abb. 3.36: In der Evolutionstheorie am heftigsten umstritten war die Frage nach der Verwandtschaft von Mensch und Menschenaffen, hier visualisiert vom Fotokünstler James Balog. [J520-236]

„Diese Gesetze im weitesten Sinne heißen: Wachstum mit Fortpflanzung; Vererbung; Veränderlichkeit infolge von Einflüssen der Lebensbedingungen und des Gebrauchs oder Nichtgebrauchs; so rasche Vermehrung, dass sie zum Kampf ums Dasein führt und infolgedessen auch zur natürlichen Zuchtwahl, die ihrerseits wieder die Divergenz der Charaktere und das Aussterben der minder verbesserten Formen veranlasst. Aus dem Kampf der Natur, aus Hunger und Tod geht also unmittelbar das Höchste hervor, das wir uns vorstellen können: die Erzeugung immer vollkommenerer Wesen."

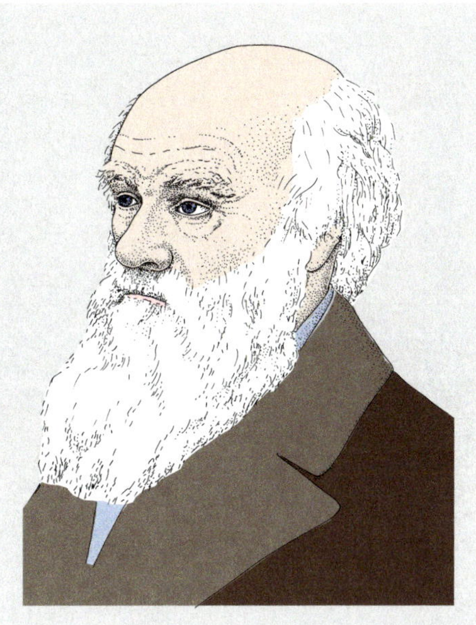

Abb. 3.37: Charles Darwin (1809–1882) und einige der Ausführungen aus seinem Werk „Die Entstehung der Arten".

nung **Homo sapiens** neben den Schimpansen in die Ordnung *„Herrentiere"*.

Der Mensch als *Teil* der Natur

Durch **Carl von Linné** wurde der Mensch erstmals als *Teil* der Natur (Schöpfung) begriffen und ihr nicht mehr „überstellt".

Die ersten Ansätze einer Evolutionstheorie

Nach der christlich-antiken Auffassung entwickelte sich die Welt, nachdem der Schöpfungsakt einmal abgeschlossen war, nicht mehr weiter. Die *Konstanz der Arten* galt als unumstößlich. Die Entdeckung von Fossilien aus verschieden alten Gesteinsschichten, die ein eindeutiges Zeugnis einer Höherentwicklung im Laufe der Erdgeschichte ablegten, brachten diesen Glauben aber zunehmend ins Wanken.

Die erste schlüssige Evolutionstheorie geht auf den Naturforscher und Philosoph **Jean Baptiste Lamarck** (1744–1829) zurück. Im Gegensatz zu Lamarck, der für jede Organismengruppe eine eigene Entwicklungslinie annahm, ging **Charles Darwin** (1809–1882) noch einen Schritt weiter: Er hielt es für möglich, dass sich alles Lebendige auf *einen gemeinsamen Ursprung* zurückführen lässt. Auch der Mensch wurde mit in diese Theorie eingeschlossen und eine gemeinsame Abstammung der Menschen mit den Säugetieren angenommen (☞ Abb. 3.37 und 3.38).

Darwins Evolutionstheorie

Der Kern seiner Evolutionstheorie lässt sich heute so formulieren: Bei den meisten Pflanzen und Tieren produziert ein Elternpaar Tausende bis Millionen von Nachkommen. Die Zahl der Individuen einer solchen **Population** (Gesamtheit der Individuen einer Art) würde exponentiell ansteigen. Die Populationsgröße bleibt bei gleich bleibenden Umweltbedingungen aber recht konstant, da die meisten Nachkommen sterben, bevor sie sich selbst fortpflanzen können; nur wenige überleben. Jedes Elternpaar erzeugt bei seinen Nachkommen Variationen in großen Mengen. Innerhalb einer Art kommt es so zu einem unerschöpflichen Reservoir an kleinen und großen Unterschieden zwischen den einzelnen Individuen. In einer Generation überleben nur die Organismen, denen die besseren Fähigkeiten zugefallen sind, und sie gelangen bevorzugt zur Fortpflanzung. Diese Auslese beim Ringen um die Existenz *(struggle for life)* nannte Darwin **Selektion.** Die positiven Eigenschaften werden auf die Nachkommen übertragen und verhelfen wiederum den Individuen in der Folgegeneration zur Vermehrung *(survival of the fittest).*

Abb. 3.38: Zeitlicher Verlauf der Evolution. Die Erdgeschichte – von der Entstehung der Erde vor etwa 4,6 Milliarden Jahren bis heute – lässt sich in 60 Minuten zusammenfassen: 14 Minuten dieser 60 Minuten waren vergangen, als vor 3,5 Milliarden Jahren erste Lebensspuren in den Ozeanen erschienen. Die ersten vielzelligen Lebewesen erschienen vor umgerechnet 9 Minuten. Das Alter der ersten tierischen Fossilien schätzt man auf eine halbe Milliarde Jahre, entsprechend etwa 6 Minuten. Erst vor 4 Minuten etwa entwickelten sich die ersten Säugetiere. Primaten haben wohl vor 54 Sekunden begonnen, die Erde zu bevölkern. Unsere ersten Ahnen traten erstmalig vor etwa 8 Millionen Jahren auf, die gesamte Entwicklungszeit des Menschen dauerte also bisher nicht einmal 6 Sekunden.

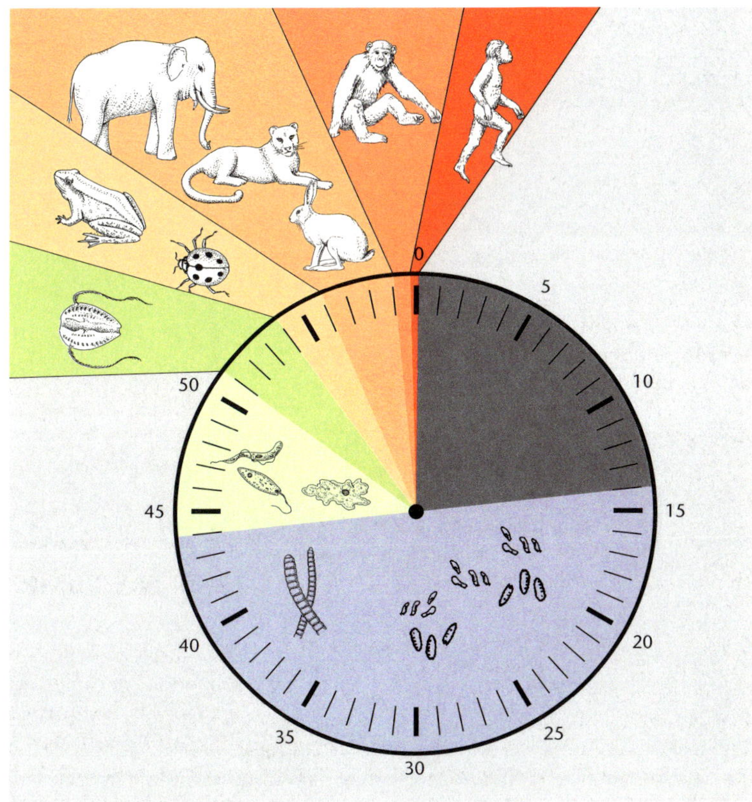

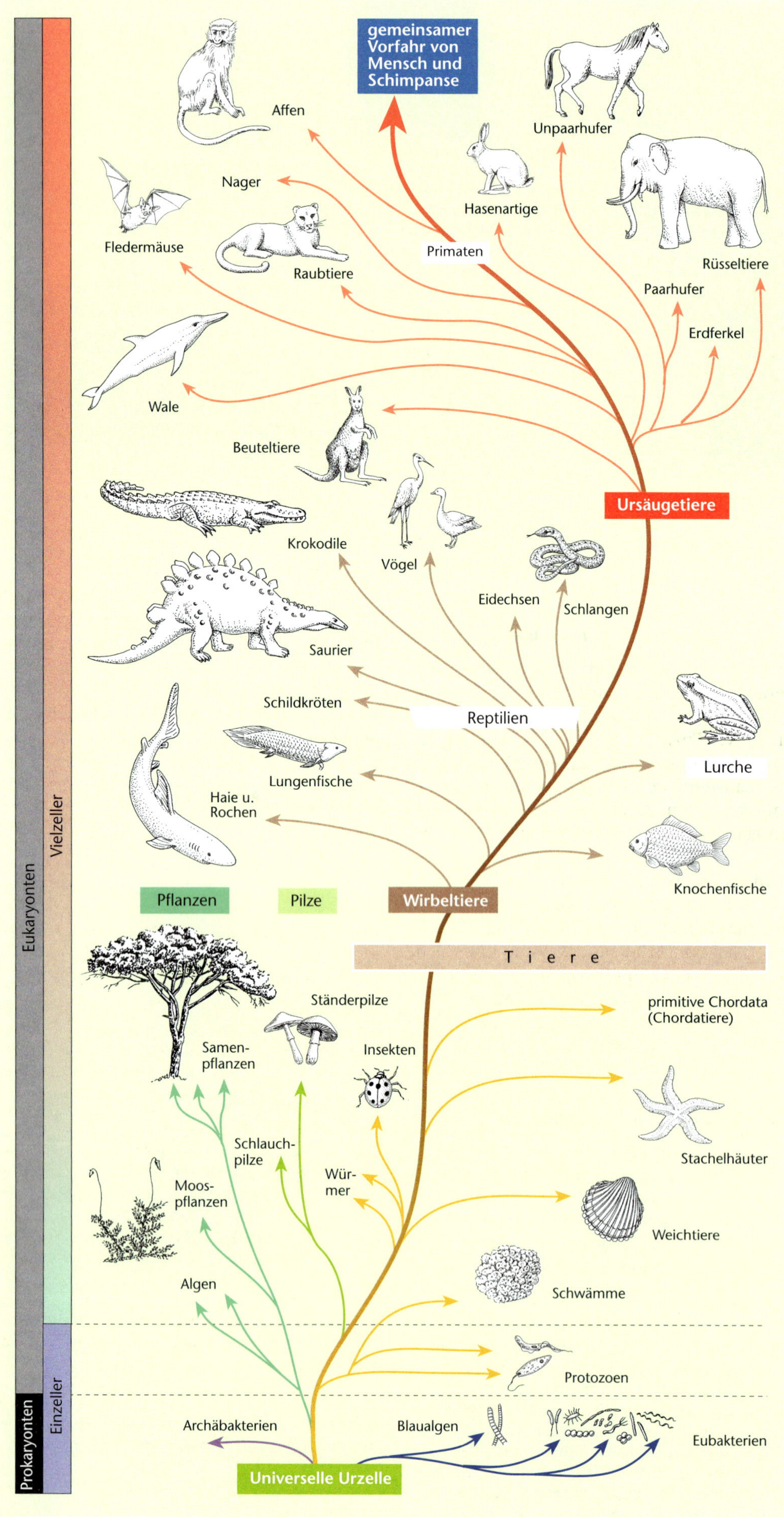

Abb. 3.39: Überblick über die Evolution (vereinfacht). Die im Laufe der Evolution entstandenen Arten haben alle einen gemeinsamen Ursprung. Vor etwa 1 500 Millionen Jahren entwickelten sich aus den Prokaryonten die ersten Eukaryonten (☞ Tab. 6.17). Sie bildeten die Ausgangsbasis für Pilze, Pflanzen (ca. 400 000 Arten) und Tiere (ca. 1,5 Millionen Arten). Die 47 000 Wirbeltierarten waren der Ursprung der Säugetiere, der höchstentwickelten Klasse der Wirbeltiere. Sie umfasst mehr als 4 000 Arten.

3.10.2 Die synthetische Theorie der Evolution

Darwins Evolutionstheorie wurde durch neue Erkenntnisse aus der **Paläontologie** (Wissenschaft der Lebewesen vergangener Erdperioden), der Embryologie und der Genetik weiterentwickelt. Diese erweiterte Abstammungslehre heißt **synthetische** *(neo-darwinistische)* **Theorie der Evolution:**

Die Ursachen der Variabilität

Darwin teilte die damals gültige und auch von Lamarck vertretene Lehrmeinung von der „Vererbung erworbener Eigenschaften“. Dieser Irrtum beruhte teilweise darauf, dass Darwin nicht wusste, worauf die Variabilität beruhte (von den 1865 von *Gregor Mendel* entdeckten Gesetzen der Vererbung erfuhr Darwin nichts).

Heute wissen wir, dass Unterschiede im genetischen Material, der DNA, für die verschiedenen Merkmale der Individuen verantwortlich sind. Die Unterschiede entstehen in erster Linie durch *Rekombinationen* (☞ 3.8.2) und *Mutationen*. Die Häufigkeit von **Mutationen** (Erbgutveränderungen ☞ 5.2.2) liegt im Durchschnitt bei etwa 1 : 1 Million, d.h. beim Menschen mit etwa 30 000 Genen trägt etwa jede dreißigste Keimzelle eine Mutation.

Die Bedeutung der *sexuellen Fortpflanzung* für die Evolution ist enorm. Mit dem Auftreten der meiotischen Rekombinationen vor etwa einer Milliarde Jahren entstand innerhalb relativ kurzer Zeit eine unglaubliche Artenvielfalt, und die entstehenden Arten fanden eine schnelle Verbreitung.

Auswirkung der Selektion auf die Population

Die Evolution durch natürliche **Selektion** ist ein zweistufiger Prozess. In einem ersten Schritt entstehen durch *zufällige* Vorgänge, Mutationen und Rekombinationen, genetische Varianten. Erst in einem zweiten Schritt bekommt die Evolution eine Richtung. Individuen mit Genkombinationen, die eine bessere Anpassung oder „Fitness“ an bestimmte Umweltbedingungen ermöglichen, haben anderen Individuen gegenüber Vorteile und werden wahrscheinlich mehr Nachkommen hinterlassen als andere Mitglieder der gleichen Population. Es wird die Häufigkeit der

Gene zunehmen, die an einem gegebenen Ort anpassungsfähig sind, für eine große Ausbreitung sorgen und den evolutionären Prozess vorantreiben.

Mit anderen Worten: Das Individuum gehört zu einer Population, sein Genotyp ist ein Teil des gesamten Genmaterials der Population, dem *Genpool*. Konkurrieren die einzelnen Individuen einer Population, so zeigen sich die Auswirkungen der natürlichen Auslese schließlich auf der Ebene der Population.

Die Entstehung neuer Arten durch Isolation

Populationen entwickeln sich unterschiedlich weiter, wenn sie voneinander isoliert (getrennt) werden. Durch die Anhäufung der verschiedenen Merkmale bilden sich zunächst **Rassen.** Eine Kreuzung zwischen Individuen verschiedener Rassen bringt aber immer noch zeugungsfähige Nachkommen hervor (z.B. verschiedene Katzenrassen). Entfernen sich schließlich die isolierten Populationen genetisch so weit voneinander, dass eine Kreuzung keine zeugungsfähigen Nachkommen mehr hervorbringt (z.B. Esel und Pferd – ihre Kreuzung ergibt die zeugungsunfähigen Maultiere), so sind aus einer ursprünglichen Art zwei **Arten** hervorgegangen.

Eine solche Isolation kann verschiedene Ursachen haben:

- Durch *geographische Isolation* wird ein Teil der Population durch Veränderung des Lebensraumes (z.B. während der Eiszeit) oder Nahrungsmangel gezwungen, sich in anderen Gebieten anzusiedeln
- *Verhaltensunterschiede* in den Balz- oder Paarungsgewohnheiten, z.B. bei Vögeln oder Säugern, isolieren Individuen innerhalb einer Population
- Zu einer *biologischen Isolation* kommt es, wenn auf Grund von Mutationen z.B. Unterschiede im Bau der Begattungsorgane auftreten oder sich die Blütezeiten ändern.

Mutation, Selektion und Isolation

Die drei Grundphänomene Mutation, Selektion und Isolation bilden die Eckpfeiler der Evolutionsbiologie, der zufolge letztlich auch der Mensch das Resultat einer evolutionären Fortentwicklung vom primitiven Wirbeltier über das Säugetier und den Primaten darstellt.

3.10.3 Die chemische Evolution – von der Ursuppe zum ersten Leben

Das Alter der Erde wird heute auf ca. 4,6 Milliarden Jahre geschätzt. Wie sah es damals auf unserem Planeten aus? Zunächst dürfte die Erde über 100 °C heiß gewesen sein. Nach und nach kühlte sie ab, so dass aus dem Erdinneren herausströmender Wasserdampf zu Wasser kondensieren und sich Ozeane bilden konnten. Die Atmosphäre bestand aus Wasserdampf, Methan, Kohlendioxid, Ammoniak, Stickstoff und Schwefelwasserstoff.

Die Ursuppe entsteht

Wie konnten in so einer Umgebung Moleküle wie Aminosäuren oder Nukleinsäuren entstehen? Miller (1955) und Urey simulierten die damaligen Verhältnisse im Labor: Unter den experimentellen Bedingungen bildeten sich zahlreiche organische Verbindungen, darunter auch die Bausteine der Eiweiße, die *Aminosäuren* (☞ 2.8.3) – sozusagen die „Ursuppe". Viele der bei den Simulationsexperimenten nachgewiesenen Substanzen lassen sich auch im Weltraum finden; in Meteoriten wurden Aminosäuren, Fettsäuren, Pyrimidine, Purine, Aromate und Porphyrine (Grundkörper z.B. von Hämoglobin und einiger Coenzyme) nachgewiesen. Ihre Bildung, auch wenn sie sich sicher unter den extremen Temperatur- und Druckbedingungen drastisch von der irdischen unterscheidet, wird überall in kosmischen Gaswolken ablaufen. Und so werden auch aus dem Kosmos organische Verbindungen in die irdische „Ursuppe" gelangt sein.

Die Bildung von Makromolekülen

In der „Ursuppe" waren die Bausteine des Lebens vorhanden. Lokal konnten dann unter Mitwirkung katalytisch aktiver Metallionen – primitiver *Enzymvorstufen* (☞ 2.9) sozusagen – und Polyphosphaten als Energielieferanten die Bausteine zu längeren Molekülen verknüpft werden. Zu den ersten Makromolekülen gehörten Proteine, aber auch Polysaccharide und Nukleinsäuren. Lagerten sie sich spontan in Tröpfchenform zusammen und umschlossen diese Tröpfchen zufällig noch enzymartige Strukturen zur Bildung von weiteren Makromolekülen, dann war eine solche „Zelle" zu ersten *Stoffwechselleistungen* in der Lage. Die Entwicklung des genetischen Apparates aus *Nukleinsäuren* (☞ 2.8.4) ermöglichte diesen ersten „Lebewesen" dann die selbständige Vermehrung.

Die Bedeutung der Nukleinsäuren

Den Nukleinsäuren kommt bei der Aufgabe, Informationen zu speichern und weiterzugeben, eine Schlüsselrolle zu: aufgrund der Basenpaarungsregeln (☞ 2.8.4) sind sie die einzigen Moleküle, die sich **duplizieren** können, sich also nach ihrem eigenen Bauplan kopieren.

Bereits auf der Ebene dieser Moleküle spielten Darwins Evolutionsmechanismen eine Rolle. Unter den Nukleinsäuren blieben nur ausreichend stabile Moleküle erhalten, und nur die Nukleinsäure setzte sich durch, deren Bauvorschrift exakt genug war, die eigene Herstellung zu gewährleisten. Vielleicht haben hier erste Proteine mitgeholfen und für eine schnellere und effizientere Abschrift gesorgt. Diese Proteine selbst hatten wiederum im Laufe der Zeit einen Vorteil, wenn sie die Herstellung von Nukleinsäuren förderten, die die Information für die eigene Aminosäuresequenz trugen und so für eine effizientere Herstellung des Proteins selbst sorgten. So könnte eine erste Proteinsynthesemaschine entstanden sein und damit auch eine erste sich selbst vermehrende Zelle.

3.10.4 Vom Einzeller zum Vielzeller

Solche einzelnen Zellen haben sich sehr erfolgreich den verschiedensten Umweltbedingungen anpassen können: Bakterien und einzellige Eukaryoten machen heute mehr als die Hälfte der gesamten Biomasse aus. Dennoch birgt der Aufbau eines Organismus aus vielen Zellen offensichtlich so große Vorteile, dass sich mehrfach unabhängig voneinander vielzellige Organismen aus Einzellern entwickelt haben. Ein vielzelliger Organismus ist länger überlebensfähig, einzelne Zellen können ersetzt werden, und er hat durch die Differenzierung und die Ausbildung von Geweben und Organen, z.B. Wurzel und Blatt, ganz andere Möglichkeiten, Nahrungsquellen auszunutzen. Bestanden die ersten Mehrzeller noch aus einigen tausend Zellen (mit geringer Differenzierung in z.B. Verdauungszellen, Stützzellen und Fortbewegungszellen) sind die komplexen Organismen wie Pflanzen und Tiere aus Millionen oder Milliarden einzelner Zellen aufgebaut mit teilweise über 200 unterschiedlichen Zellarten.

3.10.5 Die ersten Menschen

Der älteste Vertreter der **Primaten** (zur Ordnung der Primaten zählen heute die Halbaffen, Affen und Menschen) vor ca. 70 Millionen Jahren war ein spitzhörnchenähnlicher, baumbewohnender Insektenfresser, kaum größer als eine Ratte. Von diesen Insektenfressern über die Neuweltaffen und Altweltaffen und später dann den Menschenaffen sollten 60 Millionen Jahre vergehen, bis sich innerhalb der Ordnung der Primaten die Familie der **Hominiden**, die *Menschenartigen,* von den Ahnen der Schimpansen getrennt haben.

Aufgrund zahlreicher Fossilfunde gilt es als gesichert, dass die frühe Hominidenentwicklung in Afrika stattgefunden hat. Erste, heute noch unbekannte Urahnen bewegten sich wie Schimpansen und Gorillas auf allen Vieren im Knöchelgang. Die Hände waren bei dieser Art der Fortbewegung bereits in der Lage, Gegenstände beim Laufen zu tragen. Erst der aufrechte Gang aber „machte die Hände vollständig frei", so dass sie sich zu speziellen Greifhänden mit *opponierbarem* (den Fingern gegenübergestelltem) Daumen umwandeln konnten.

Die ersten unanfechtbar zumindest teilweise schon aufrechtgehenden menschlichen Vorfahren sind die **Australopithecinen.** Ihnen wird ein Hirnvolumen von rund 500 ml zugeordnet (zum Vergleich: Bei Schimpansen beträgt das durchschnittliche Hirnvolumen

3

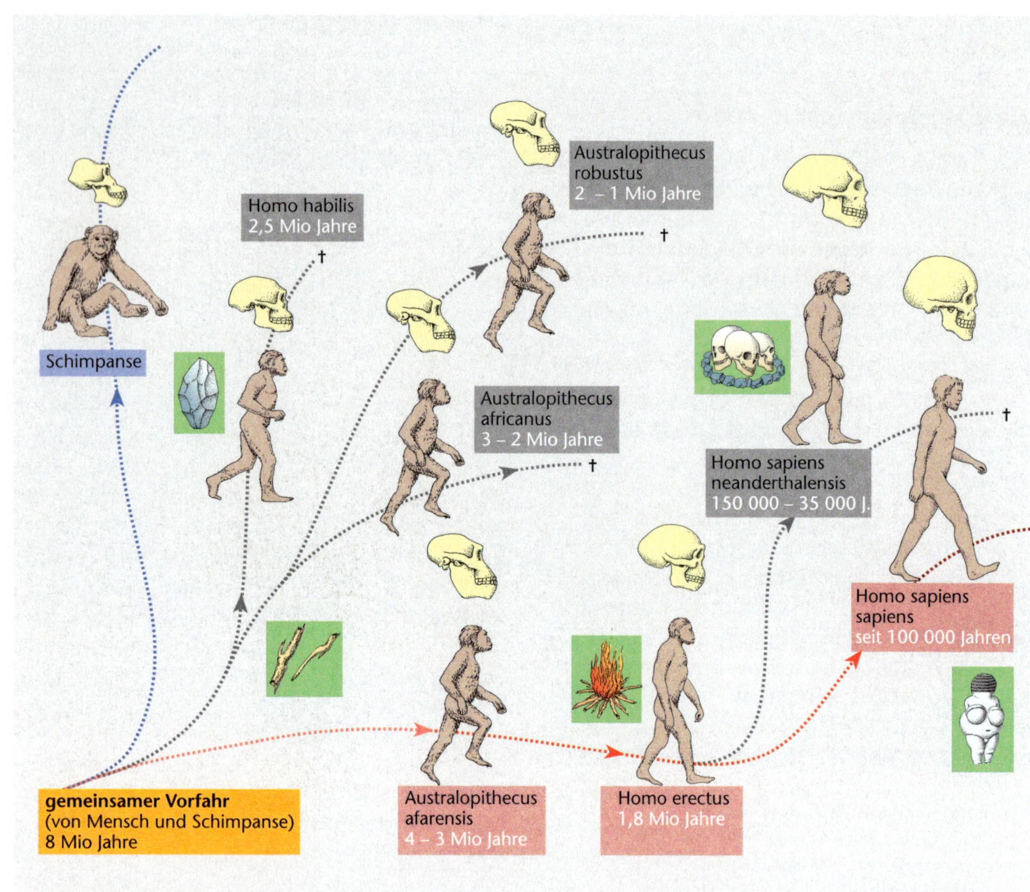

Abb. 3.40: Die Entwicklung vom gemeinsamen Vorfahren von Schimpanse und Mensch bis zum heutigen Mensch *(Homo sapiens sapiens)*. Dargestellt sind jeweils Schädelform, Körpergestalt und Kultgegenstände, bzw. Werkzeuge, welche – wie man aufgrund von Funden annimmt – typischerweise in Gebrauch waren.

400 ml). Die Größenzunahme des Gehirnvolumens ist für die Paläontologen ein wichtiges Merkmal bei der Zuordnung der menschlichen Fossilien. Das Gehirn des Werkzeug-gebrauchenden **Homo habilis** *(Australopithecus habilis)* umfasste schon bis zu 650 ml. Der steile Anstieg der kulturellen Fähigkeiten findet seine Entsprechung in der Gehirnentwicklung bei **Homo erectus**, bei dem das Gehirnvolumen von 780 ml auf 1 300 ml zunimmt und damit annähernd heutige Werte erreicht (1 200 – 1 700 ml). Der *Homo erectus* breitete sich bis nach Europa aus. 700 000 Jahre alte Fundstellen weisen daraufhin, dass *Homo-erectus*-Populationen nicht nur Hütten, Mauern, Zelte bauten, sondern auch erstmalig das Feuer beherrschten. Ocker etwa wurde zu kultischen Zwecken benutzt.

Zur frühen Hominiden-Evolution bestehen zwei gleichberechtigte Hypothesen. Die eine Hypothese geht von einer linearen Entwicklung aus: Danach begann die Menschwerdung vor etwa sechs Millionen Jahren in Äthiopien und führte in direkter Linie über *Australipithecus afarensis* (Lucy) und *Homo erectus* zum *Homo sapiens*. Der anderen Hypothese zu folge – sie stützt sich auf neuere Funde im Tschad (*Sahelanthropus tchadensis,* 2001) – ist die Hominiden-Evolution eher als eine Reihe paralleler und über den ganzen afrikanischen Kontinent verstreuter Ereignisse anzusehen, wonach sich in Anpassung an wechselnde Umweltbedingungen mehrfach unabhängig voneinander Merkmale wie z.B. der aufrechte Gang ausgebildet haben.

Der Übergang zum modernen Menschen

Der Übergang zur heute einzigen Menschen-Art, dem **Homo sapiens**, ist unscharf. Die geistigen Leistungen, das Geschick und die Mobilität des archaischen *Homo sapiens* lassen ihn sämtliche Kontinente besiedeln. Die klassischen **Neandertaler** *(Homo sapiens neanderthalensis)* entwickelten sich vor rund 150 000 Jahren und starben vor 35 000 Jahren aus. Sie entstanden während der letzten Eiszeit in Europa. Charakteristisch für den Neandertaler ist der äußerst massive Knochenbau und das fliehende Kinn.

Etwas später und für viele Jahrtausende parallel zum Neandertaler entwickelt sich der moderne Mensch, **Homo sapiens sapiens.** Mit seinem Erscheinen vor etwa 100 000 Jahren in Asien und Afrika – in Europa erst vor 40 000 Jahren – setzt explosionsartig eine epochemachende Kreativität ein, die kulturellen Fähigkeiten nehmen exponentiell zu: Eine verbesserte Werkzeugtechnik, das Entstehen der ersten Siedlungen, der Sprache, der Kunst führte zu der heutigen Zivilisation.

Der Zeitpunkt der Entstehung der menschlichen Sprache lässt sich zwar nicht nachweisen. Man geht aber davon aus, dass die Menschen vor zwei Millionen Jahren die geistigen Fähigkeiten zu einer Kommunikation hatten, z.B. in Zwei- oder Dreiwortsätzen, und zugleich eine Verständigung unter anderem bei einer organisierten Jagd notwendig wurde. Die Verwendung von modernen, in Sätzen strukturierten Sprachen kann hingegen nicht länger als 40 000 – 70 000 Jahre zurückliegen.

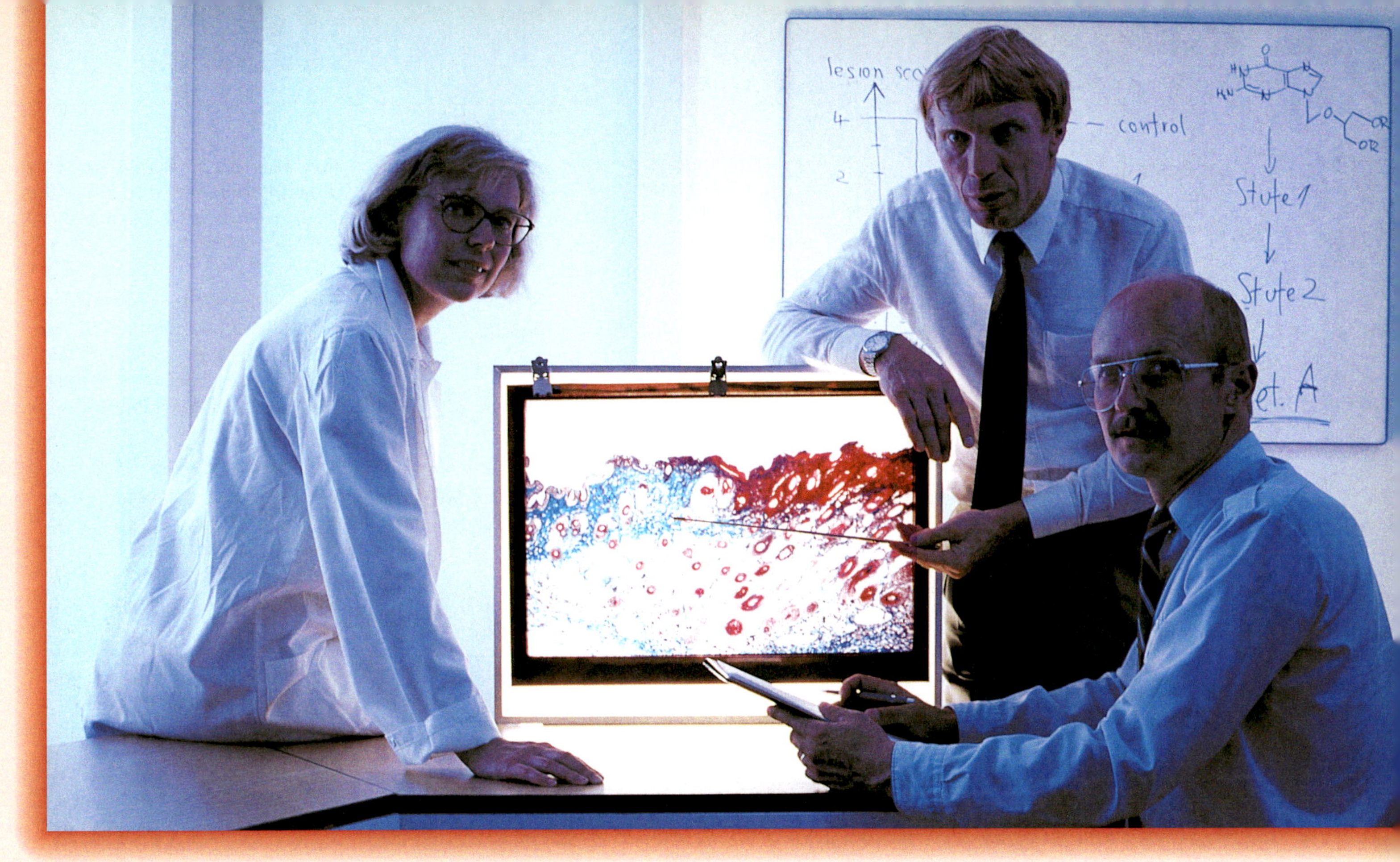

4 Die Gewebe des Körpers

4

4.1 Übersicht

Der Körper besteht aus einer Vielzahl verschiedener Zellen – doch trotz aller Unterschiede finden sich stets Gruppen von Zellen, die eine gleichartige Funktion und Bauart haben. Diese Zellverbände sind die **Gewebe**, deren Zellen gemeinsam eine Aufgabe für den Gesamtorganismus erfüllen.

Vier Arten von Geweben

Nach ihrer Entwicklungsgeschichte, ihrer Struktur und ihrer Funktion unterscheidet man vier Arten von Geweben (Abb. 4.1):

- Epithelgewebe
- Binde- und Stützgewebe
- Muskelgewebe
- Nervengewebe.

Parenchym, Stroma und Interzellularsubstanz

Verschiedene Gewebe zusammen bilden ein **Organ.** Diejenigen Zellen, die für die eigentliche Funktion des Organs zuständig sind, bilden das **Parenchym.** Bindegewebsstrukturen (das **Stroma**) bauen das Gerüst des Organs und enthalten die Gefäße und Nerven, die das Organ versorgen.

Parenchym und Stroma bestehen nicht nur aus Zellen. Der Raum zwischen den Zellen, also das Interstitium (☞ 3.4), ist in vielen Geweben ausgefüllt mit *Zwischenzell-* oder **Interzellularsubstanz** (☞ 4.3). Diese Substanz ist von großer Bedeutung sowohl für den Stoffaustausch zwischen Blut und Zellen als auch für die mechanische Funktion spezieller Gewebsformen, beispielsweise des Knochens.

Transplantation – (k)ein Problem?

Bei der Transplantation werden Zellen, Gewebe oder Organe eines Spenders in aller Regel auf ein anderes Individuum der gleichen Art **(allogene Transplantation)** oder auf eine andere Stelle desselben Individuums **(autogene Transplantation)** übertragen. Viele Transplantationen sind fester Bestandteil der therapeutischen Möglichkeiten, z.B. die Nieren- oder die Hornhauttransplantation. Andere befinden sich noch im experimentellen Stadium, etwa die Pankreastransplantation.

Da die Gewebe von Spender und Empfänger meist nicht völlig identisch sind, kommt es häufig zu heftigen Immunreaktionen *(Abstoßungsreaktionen),* bei welchen der Organismus des Empfängers das Spendergewebe bekämpft. Je weniger Blut- und Lymphgefäße ein Transplantat enthält, desto unproblematischer verläuft die Transplantation. *Immunsuppressiva* (☞ 6.7.3) sollen Abstoßungsreaktionen unterdrücken und damit einen Funktionsverlust des transplantierten Organs verhindern.

Am häufigsten werden Organe Verstorbener transplantiert. Für die Organentnahme existieren dabei strikte Richtlinien. Ethisch besonders problematisch ist die *Lebendspende,* bei der einem lebenden Menschen ein Organ entnommen wird. Sie ist deshalb nur in Ausnahmefällen erlaubt.

Transplantation – als wär's ein Stück von mir

Nicht wenige Transplantierte beschäftigt der Gedanke, dass sie mit dem Organ eines fremden Menschen weiterleben; sie fragen sich, ob das Fremdorgan sie psychisch verändern wird. Soweit bekannt, gibt es jedoch kein „Organbewusstsein", das heißt mit den verpflanzten Organen werden keine sonstigen Eigenschaften des Spenders übertragen. Um derartigen Ängsten vorzubeugen, erfolgt die Fremd-Organspende immer anonymisiert. Ausnahmen sind die Spenden von Bekannten oder Angehörigen. Dem Formel-1-Fahrer Niki Lauda etwa ist eine Niere seines Bruders eingepflanzt worden. Nach dieser Spende mag er sich seinem Bruder so nahe wie nie zuvor fühlen; dies liegt aber wohl eher an dessen Hilfsbereitschaft als am brüderlichen Organgewebe.

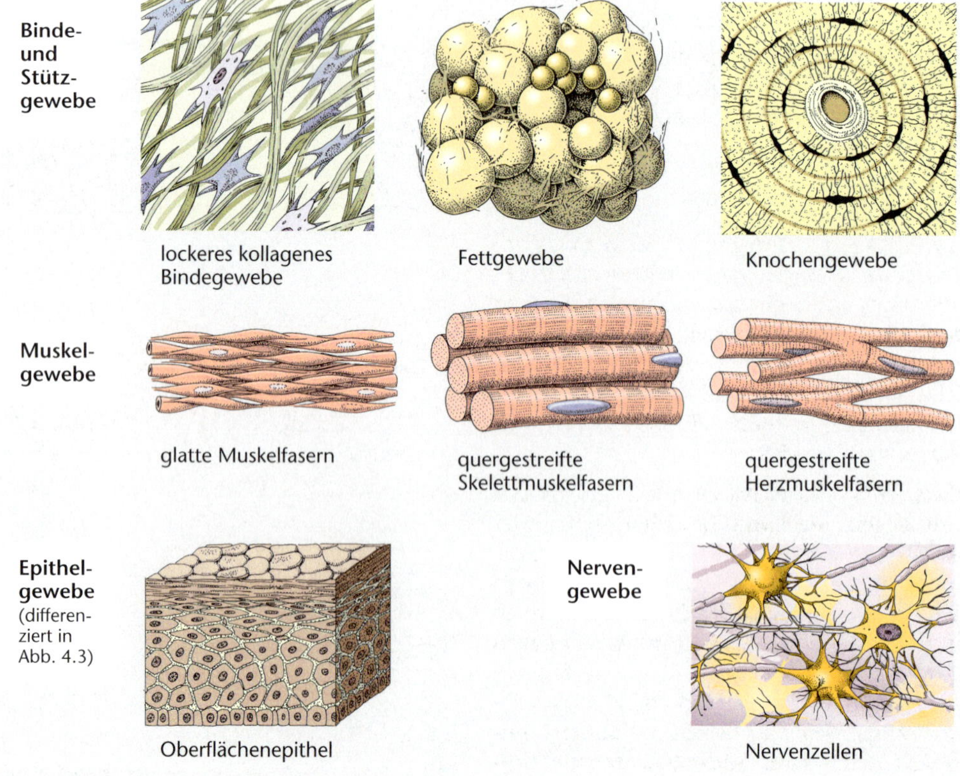

Abb. 4.1: Übersicht über die vier Arten von Geweben des menschlichen Körpers.

4.2 Epithelgewebe

Epithelgewebe sind flächenhafte Zellverbände, die sowohl die äußeren als auch die inneren Körperoberflächen bedecken – daher auch die Bezeichnung *Deckgewebe.*

Es gibt viele verschiedene Formen von Epithelgeweben, die sich ganz unterschiedlich spezialisiert haben: Das Hautepithel etwa dient als **Schutzepithel.** Das **Drüsenepithel** sondert Sekrete ab, so etwa die Schweißdrüsenepithelzellen den Schweiß oder die Becherzellen im Dickdarm Schleim. **Resorptionsepithel** findet sich vor allem im Darm und sorgt für die Aufnahme von Nährstoffen aus dem Nahrungsbrei. Zum **Sinnesepithel** schließlich zählen beispielsweise die Stäbchen und Zapfen der Netzhaut im Auge, die Lichtreize aufnehmen und an das Gehirn weiterleiten.

Die äußeren Epithelgewebe entstehen in der embryonalen Entwicklung meist aus den Zellen des äußeren Keimblatts (Ektoderm), die inneren Epithelgewebe aus dem inneren Keimblatt (Entoderm ☞ Abb. 22.14).

4.2.1 Oberflächenepithelien

Oberflächenepithelien bedecken die innere und äußere Oberfläche des Körpers, wobei ihre Zellen fast lückenlos aneinander liegen. Die Deckgewebe der Haut schützen den Körper vor Umwelteinflüssen und Wasserverlust. Die Epithelgewebe des Körperinneren kleiden Körperhöhlen aus, so den Darm, die Gallen- oder Harnblase oder die Ausführungsgänge von Drüsen. Dadurch schirmen sie tiefer gelegene Gewebe vor den teilweise aggressiven Körperflüssigkeiten ab. Epithelien besitzen

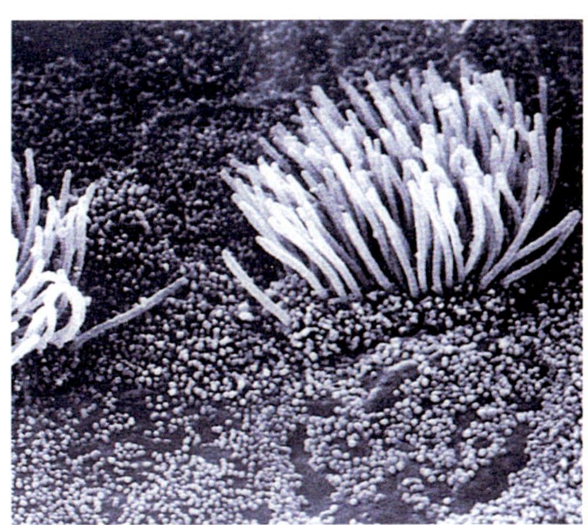

Abb. 4.2: Bürstensaum und Flimmerhaare an der Schleimhautoberfläche der Ohrtrompete, rasterelektronenmikroskopische Aufnahme. In Büscheln stehendes Flimmerepithel ist umgeben von Deckzellen mit niedrigem Bürstensaum. [E179-165]

meist keine eigene Blutversorgung, sondern werden durch Diffusionsvorgänge vom darunter gelegenen Bindegewebe versorgt.

Zwischen den einzelnen Epithelzellen findet sich ein mikroskopisch feiner Zwischenraum, der **Interzellularspalt.**

Durch verschiedene Formen von Zellkontakten sind die Zellen fest miteinander verbunden. Für die mechanische Festigkeit sind vor allem die **Desmosomen** wichtig, die aus beidseits verdichteten Membranabschnitten und dazwischen liegender Kittsubstanz bestehen. Eine weitere Form von Zellkontakt sind die **Gap-Junctions.** Sie bilden einen „Verbindungstunnel" zwischen Zellen, der den Stoffaustausch ermöglicht. Im Gegensatz dazu sind in der Nähe von freien Oberflächen die Zellmembranen weitgehend miteinander verschmolzen (**Tight-Junctions**), wodurch ein interzellulärer Füssigkeitsaustausch nahezu unmöglich wird.

Beim *Pemphigus vulgaris* bildet das Immunsystem Abwehrstoffe gegen Desmosomen, es bilden sich Blasen an Haut und Schleimhäuten.

Die Basalmembran

Vom darunter liegenden Bindegewebe ist das Epithel durch die ca. 1 μm dicke **Basalmembran** abgegrenzt. Diese für die Epithelgewebe typische Struktur besteht aus verschiedenen Proteinen und kohlenhydratreichen Makromolekülen, die von den Epithelien gebildet werden. Durch die Basalmembran ist das Epithelgewebe fest mit dem Bindegewebe verbunden. Bei der Ausbreitung von bösartigen Tumoren kommt ihr eine entscheidende Bedeutung zu: Hat der Tumor die Basalmembran noch nicht durchbrochen, so besteht noch kein Anschluss an Blut- und Lymphgefäße, die Tumorzellen an andere Orte transportieren können, und die Heilungschance liegt meist bei 100% – ist diese Grenzschicht jedoch zerstört, sinken die Heilungsaussichten rapide.

Die Epithelformen

Sowohl im Aussehen der Zellen als auch im Aufbau der Zellschichten unterscheiden sich die verschiedenen Epithelien voneinander. Es gibt **platte, kubische** und **zylindrische** Zellen. Die kubischen Epithelverbände heißen auch *isoprismatische,* die zylindrischen auch *hochprismatische Epithelien.* Kubische Zellen finden sich z.B. in den Ausführungsgängen kleiner Drüsen, zylindrische Gewebsverbände in der Gallenblase oder im Darmkanal. Die verschiedenen Zellformen entsprechen unterschiedlichen funktionellen Erfordernissen: Bei den kubischen und zylindrischen Epithelformen steht die Stoffaufnahme (Resorption) oder -abgabe (Sekretion) im Vordergrund, bei den platten Epithelien die Schutz- und Abgrenzungsfunktion.

Die Anordnung der Zellen in den Zellverbänden ist unterschiedlich, sie kann einschichtig, mehrschichtig oder auch mehrreihig sein. Beim **einschichtigen Epithel** haben alle Zellen Kontakt mit der Basalmembran. Gleiches gilt für die Zellen des **mehrreihigen Epithels.** Bei diesem erreichen jedoch nicht alle Zellen die Epitheloberfläche. Beim **mehrschichtigen Epithel** hat dagegen nur die unterste Zellschicht Kontakt zur Basalmembran.

Insbesondere in den Atemwegen tragen die Zellen an ihrer Oberseite hochbewegliche Härchen, *Kinozilien* genannt. Durch viele dieser Flimmerhärchen entsteht ein **Flimmerepithel.** Das Flimmerepithel fängt Staubpartikel der Einatemluft ab, transportiert sie in Richtung Mund und verhindert damit eine Verschmutzung der Lungenbläschen.

Um sich selbst vor aggressiven Stäuben zu schützen und um die eingesammelten Partikel besser abtransportieren zu können, besitzen viele Flimmerepithelien zusätzlich *schleimbildende Becherzellen.*

Die Funktion der Epithelien

Einschichtiges Plattenepithel dient dem Glätten von Oberflächen und findet sich z.B. in den Lungenbläschen sowie an den inneren Oberflächen von Brustfell, Bauchfell und Herzbeutel. Kleidet das einschichtige Plattenepithel das Innere von Blutgefäßen oder die Herzhöhle aus, so heißt es **Endothel** bzw. **Endokard** (☞ Abb. 15.9).

Mehrschichtiges Plattenepithel schützt vor allem gegen mechanische, chemische oder thermische Einflüsse. An der Haut bildet es die **Epidermis.** Die oberste Schicht der Epidermis **verhornt** (☞ 9.2.2), wodurch insbesondere an Händen und Füßen dicke Schutzpolster gegen mechanische Belastung entstehen. **Unverhornte** mehrschichtige Epithelien kleiden die Mundhöhle und die Speiseröhre aus. Sie finden sich auch an den Stimmbändern, der Bindehaut des Auges sowie den Schleimhäuten der Geschlechtsorgane (☞ Abb. 4.3).

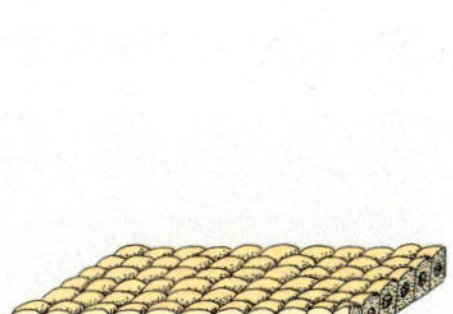

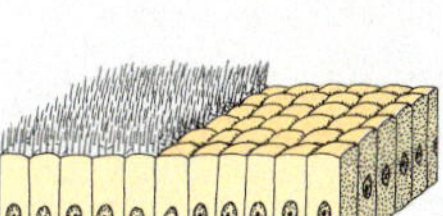
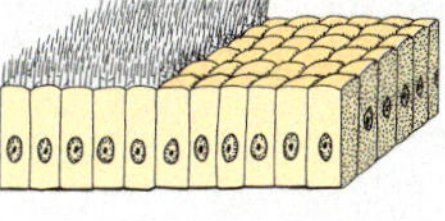

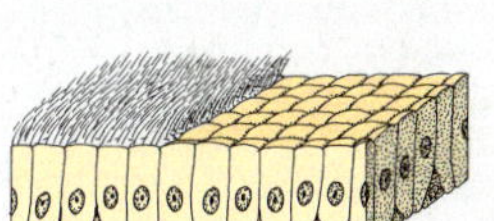

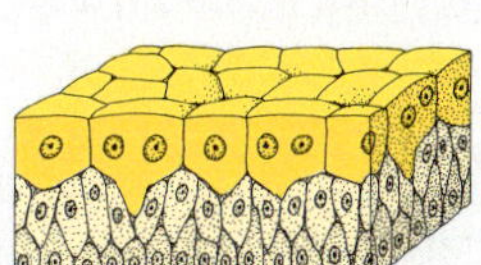

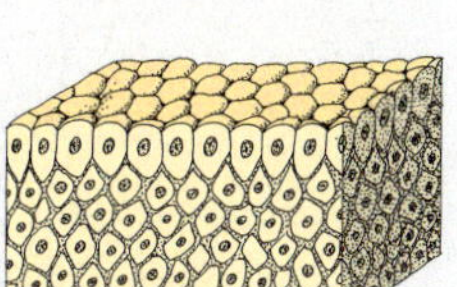

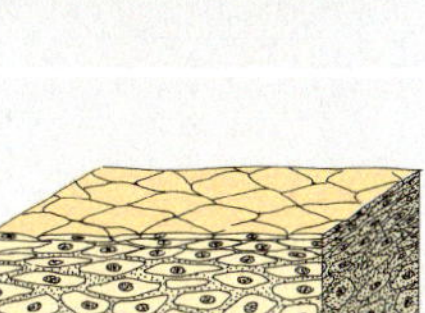

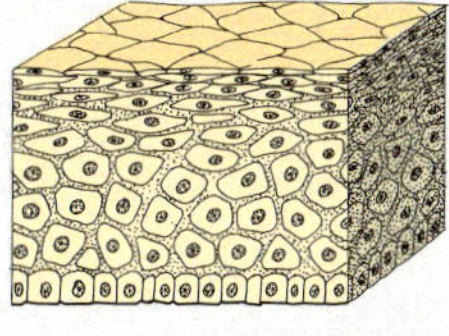
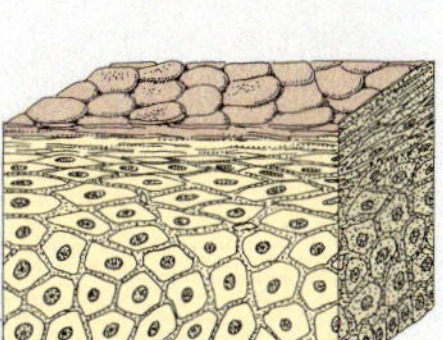

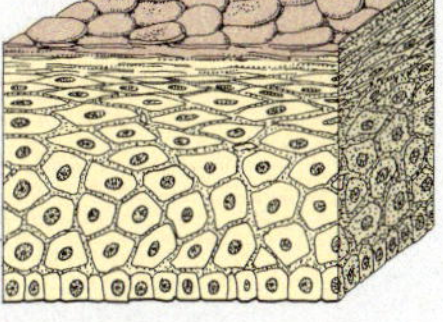

Abb. 4.3: Verschiedene Epithelarten. Die schwarze Linie an der Basis einer jeden Zeichnung entspricht jeweils der Basalmembran.

4

	Form	Lokalisation	Funktion
Schutz-epithelien	Mehrschichtiges verhorntes Plattenepithel	Äußere Haut	Äußere Abdeckung und Schutz des Körpers
	Mehrschichtiges unverhorntes Plattenepithel	Schleimhaut (z.B. Mundhöhle)	Innere Abdeckung und Schutz der Körperhöhlen
	Übergangsepithel	Harnwege (z.B. Harnblase)	Schutz gegen Harn
Resorptions-epithelien	Einschichtiges zylindrisches Epithel	Schleimhaut (z.B. Darm)	Stoffaufnahme (Resorption)
Drüsen-epithelien	Mehrschichtiges zylindrisches Epithel	In Haut- und Schleimhäuten (z.B. Darm)	Stoffabsonderung (Sekretion)
Transpor-tierende Epithelien	Einschichtiges Epithel (mit Flimmerhärchen)	Schleimhaut (z.B. Atemwege; Eileiter)	Sekretstrombewegung (Reinigung; Transport Eizelle)

Tab. 4.4: Lokalisation und Funktionen einiger wichtiger Epithelien (verändert nach Speckmann).

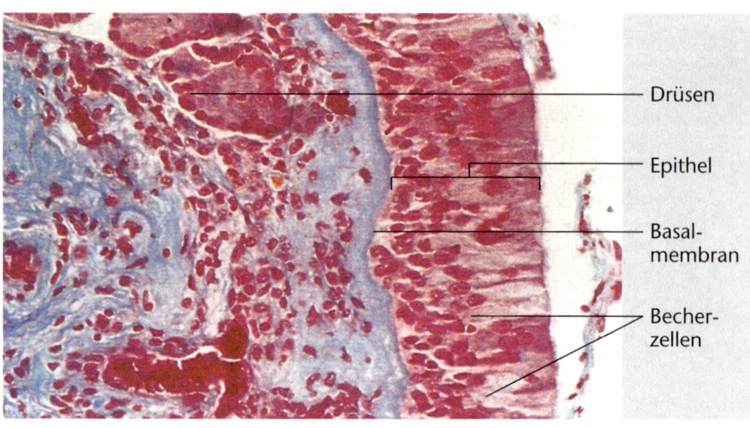

Abb. 4.5: Mehrreihiges zylindrisches Epithel der Nasenschleimhaut. Zwischen den Epithelzellen sind schleimproduzierende Becherzellen eingebaut. Ihren Schleim geben sie an die Oberfläche ab, wo er zusammen mit darin gebundenen Schmutzpartikeln vom Flimmerepithel (hier nicht zu erkennen) abtransportiert wird. In der Bindewebesschicht unter dem Epithel findet man Drüsen, die durch ihr Sekret der Anfeuchtung der Atemluft dienen. [X141]

Mehrreihiges zylindrisches Epithel kleidet die Atemwege aus und besitzt auf seiner Oberfläche meist Flimmerhärchen.

Eine Sonderform des mehrschichtigen Epithels ist das **Übergangsepithel** oder *Urothel,* das in Nierenbecken, Harnleiter, Harnblase und Teilen der Harnröhre vorkommt. Die Bezeichnung Übergangsepithel rührt daher, dass bei zunehmender Blasenfüllung (Dehnung) das hohe in ein eher flaches Epithel übergeht. Die oberflächlichste Zellschicht ist hierzu besonders differenziert: die Zellen sind sehr groß, enthalten häufig zwei Zellkerne und besitzen an ihrer Oberfläche eine Verdichtung, die **Crusta,** die gleichzeitig Schutz gegen den Urin bietet.

Einschichtiges zylindrisches Epithel kleidet den Verdauungskanal vom Magen bis zum Rektum und die Gallenblase aus. Außerdem findet man es als Flimmerepithel in den kleinen Bronchien sowie (streckenweise mit Flimmerhärchen) an den Schleimhautoberflächen von Gebärmutter und Eileitern.

4.2.2 Drüsenepithelien

Drüsen *(Glandulae),* etwa die Tränen- oder Speicheldrüsen, sind Ansammlungen spezialisierter Epithelzellen, die **Sekrete** (überwiegend flüssige Stoffgemische) produzieren.

Exokrine Drüsen sondern ihr Sekret an die Oberfläche von Haut und Schleimhäuten ab. Die einfachste Form eine solchen Drüse sind die Becherzellen des Darms, die nur aus einer einzigen Zelle bestehen. Die Regel sind aber komplexe Gebilde aus *Drüsenendstücken,* die den sekretorisch aktiven Drüsenanteil ausmachen, und einem *Ausführungsgangssystem,* das mit Deckzellen ausgekleidet ist. Die Deckzellen nehmen an der Sekretproduktion (☞ Abb. 4.8) nicht teil, können jedoch spezifische Aufgaben übernehmen, so z.B. die Resorption von Natrium-Ionen aus dem Sekret. Sezerniert eine Drüse vornehmlich wässrige Sekrete, so heißt sie **seröse Drüse,** sezerniert sie vor allem schleimige Sekrete, wird sie **muköse Drüse** genannt. Gemischte Drüsen können je nach Bedarf sowohl seröse als auch muköse Ausscheidungen produzieren.

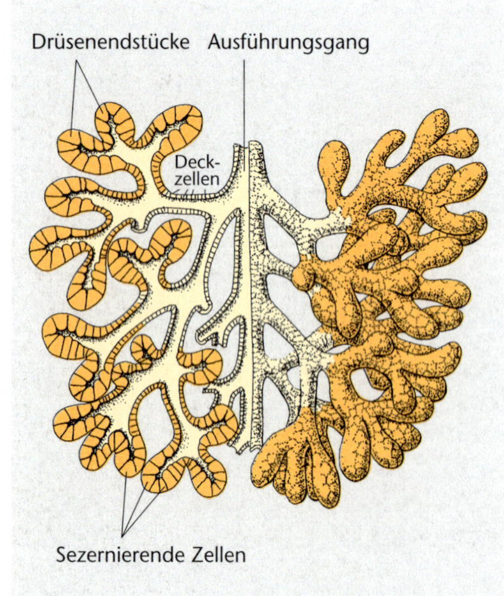

Abb. 4.6: Aufbau einer exokrinen Drüse (schematisiert). Die sezernierenden Anteile der Drüse sind die Drüsenendstücke; die übrigen Teile sind Ausführungsgänge.

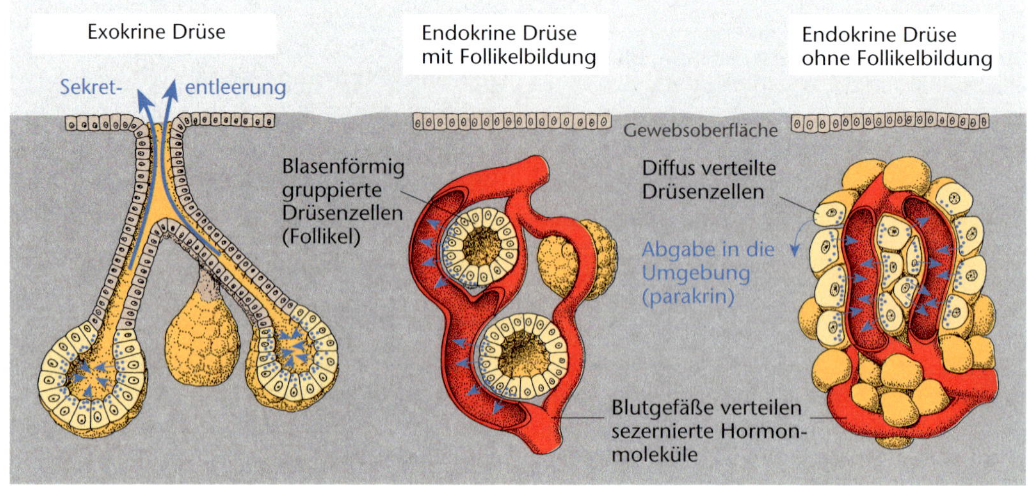

Abb. 4.7: Verschiedene Drüsen.
Links: Exokrine Drüse mit Ausführungsgang, über den das Sekret auf die Gewebsoberfläche gelangt.
Mitte: Endokrine Drüse mit Follikelbildung. Das Drüsensekret sammelt sich in den von den Drüsenzellen ausgebildeten Hohlräumen. Bei Bedarf wird es ins Blut abgegeben (typisches Beispiel: Schilddrüse).
Rechts: Endokrine Drüse ohne Follikelbildung. Das Drüsengewebe ist stark mit Kapillaren durchsetzt. Das Drüsensekret wird ohne Speichermöglichkeit gleich ins Blut abgegeben (Beispiele: Nebennierenrinde, Hypophysenvorderlappen). Diese Drüsen können ihr Sekret auch direkt in den Intrazellularspalt abgeben (parakrine Sekretion).

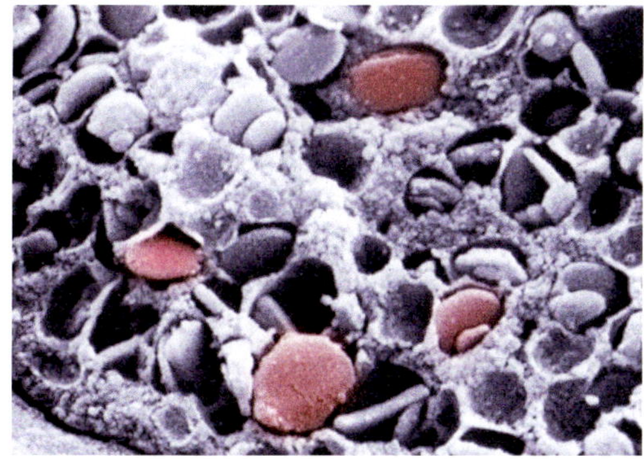

Abb. 4.8: Sekretproduktion in einer endokrinen Drüse aus der Bauchspeicheldrüse (rasterelektronenmikroskopisches Präparat). Aus den hormonproduzierenden Zellen werden Sekretgranula („Hormonkörnchen", im Bild farbig) ausgestoßen. [C160]

Endokrine Drüsen heißen auch **Hormondrüsen** oder *innersekretorische Drüsen.* Sie brauchen keinen Ausführungsgang, denn ihre Sekrete – die *Hormone* – diffundieren in die Blutkapillaren und erreichen über den Blutkreislauf die Zielzellen oder werden lokal wirksam *(parakrine Sekretion,* Details ☞ 13.1). Die parakrine Sekretion hat nur eine geringe Reichweite.

4.3 Binde- und Stützgewebe

Binde- und Stützgewebe sind entscheidend an der Formgebung und -erhaltung des Körpers beteiligt. Sie entwickeln sich fast ausschließlich aus dem mittleren Keimblatt, dem *Mesoderm* (☞ 22.2.1). Zu den Bindegeweben gehören das lockere, das straffe und das retikuläre Bindegewebe (☞ 4.3.1) sowie das Fettgewebe (☞ 4.3.7). Die Stützgewebe unterteilt man in Knorpel und Knochen.

Die besonderen mechanischen Eigenschaften der Binde- und Stützgewebe gehen zu einem großen Teil auf eine Eigenheit dieser Gewebsformen zurück: Zwischen den Zellen liegt reichlich *Zwischenzell-* oder **Interzellularsubstanz**, während der Anteil der Zellen vergleichsweise klein ist. Die Zellen der Binde- und Stützgewebe liegen, eingebettet in die Zwischenzellsubstanz, weit voneinander entfernt (Ausnahme: Fettgewebe).

Die Interzellularsubstanz gibt dem Gewebe unterschiedliche Stärke, Form und Festigkeit. In der Interzellularsubstanz läuft auch der Stoffaustausch zur Versorgung der Zellen ab. Die Interzellularsubstanzen kann man in **Grundsubstanz** (Kittsubstanz vor allem aus Wasser, Proteinen und Kohlenhydratverbindungen ☞ 4.3.3) und **Fasern** (☞ 4.3.4) einteilen. Wie noch erläutert wird, ist für jedes Bindegewebe die Mischung aus einem oder mehreren Fasertypen, verbunden mit einer Grundsubstanz, charakteristisch.

4.3.1 Lockeres, straffes und retikuläres Bindegewebe

Das **lockere Bindegewebe** füllt überall im Körper als *Stroma* (bindegewebiges Stützgerüst ☞ 4.1) Hohlräume zwischen ganzen Organen und einzelnen Teilen eines Organs aus. Auf diese Weise erhält es die Form der Organe und des Körpers. Es begleitet Nerven und Gefäße und dient sowohl als Wasserspeicher als auch als Verschiebeschicht. Zudem erfüllt das lockere Bindegewebe Aufgaben bei Abwehr- und Regenerationsvorgängen, da es viele Entzündungs- und Abwehrzellen beherbergt.

Das **straffe Bindegewebe** wird unterteilt in geflechtartiges und parallelfaseriges Bindegewebe. Die Fasern des **geflechtartigen Bindegewebes** bilden einen filzartigen Verband. Es kommt vor allem in der Lederhaut des Auges (☞ 12.6.2), der Hirnhaut (☞ 11.15.1) und den Organkapseln vor. Das **parallelfaserige Bindegewebe** findet sich in den Sehnen.

Das **retikuläre Bindegewebe** schließlich steht dem undifferenzierten, *embryonalen Bindegewebe* noch nah. Die sternförmigen **Retikulumzellen** bilden ein dreidimensionales Netzwerk. Den Zellen liegen feine, zugfeste und verzweigte Fasern an, die **retikulären Fasern** (auch *Gitterfasern* genannt). Retikuläres Bindegewebe kommt hauptsächlich im Knochenmark und den lymphatischen Organen vor.

4.3.2 Das Monozyten-Makrophagen-System

Viele Zellen des retikulären Bindegewebes sind fähig zur **Phagozytose**, das heißt zur Aufnahme fester Partikel ins Zellinnere, und räumen so Gewebstrümmer, Fremdkörper oder Mikroorganismen ab.

Als **Monozyten-Makrophagen-System** (*MMS,* ältere Bezeichnung: *retikulo-endotheliales System, RES*) bezeichnet man alle im retikulären Bindegewebe befindlichen Zellen, die in den Geweben und Körperhöhlen vor allem Fremdkörper phagozytieren („auffressen").

Viele dieser Zellen entstammen dem Knochenmark, von wo sie als *Monozyten* über die Blutbahn ihr Ziel, nämlich die retikulären Bindegewebe der Organe, erreichen (Näheres ☞ 14.3.2). Außer der Phagozytose tragen diese Zellen aber auch zum direkten Abtöten körperfremder Zellen bei und synthetisieren eine Reihe wichtiger Botenstoffe.

4.3.3 Die Grundsubstanz

Die von den Bindegewebszellen selbst gebildete **Grundsubstanz** ist eine homogene, kittartige Masse und besteht hauptsächlich aus Interzellularflüssigkeit und *Proteoglykanen* (Riesenmoleküle mit hohem Polysaccharid- und geringerem Proteinanteil). Die Proteoglykane können Gewebswasser und andere Substanzen binden und der Grundsubstanz dadurch zähflüssige bis feste Eigenschaften verleihen. Bei den Stützgeweben wie dem Knorpel und dem Knochen hat die Grundsubstanz vor allem mechanische Funktion. Im übrigen ist sie Reservoir der extrazellulären Flüssigkeit und von großer Bedeutung für den Stoffaustausch zwischen Zellen und Blut.

4.3.4 Fasern

Bei den **Fasern** unterscheidet man drei verschiedene Fasertypen:

- Kollagene Fasern
- Elastische Fasern
- Retikuläre Fasern.

Ihr spezieller Aufbau bestimmt sie für verschiedene Aufgaben.

Kollagenfasern

Kollagenfasern finden sich im ganzen Körper, vor allem aber in den Sehnen und Gelenkbändern. Ihre sehr große Zugfestigkeit macht sie besonders geeignet für die Ausübung von Haltefunktionen. Ihr Name rührt daher, dass sie beim Kochen zu Leim *(Kolla)* verarbeitet werden können (Abb. 4.9).

Elastische Fasern

Elastische Fasern geben z.B. den Arterien (☞ 16.1.2) ihre hohe Elastizität. Bestünden die Blutgefäße nur aus dem einschichtigen Endothel, würden sie sofort platzen, wenn das Blut mit hohem Druck hineingepresst wird. Die in die Gefäßwand eingelagerten elastischen Fasern fangen jedoch wie ein Gummiband die mechanische Belastung auf. Auch die Elastizität der Lunge und der Haut beruhen auf ihrem Gehalt an elastischen Fasern (Abb. 4.10).

Retikuläre Fasern

Retikuläre Fasern *(Gitterfasern)* sind ebenfalls elastisch. Im Vergleich zu den elastischen Fasern ist die Biegungselastizität besser, die

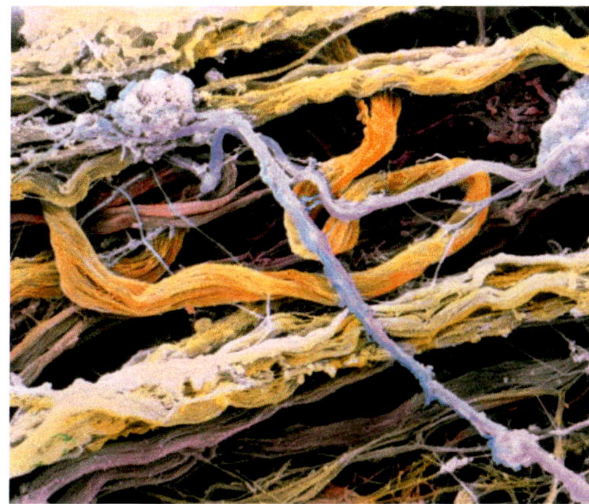

Abb. 4.9: Kollagenfasern in mittlerer rasterelektronenmikroskopischer Vergrößerung. [J600-105]

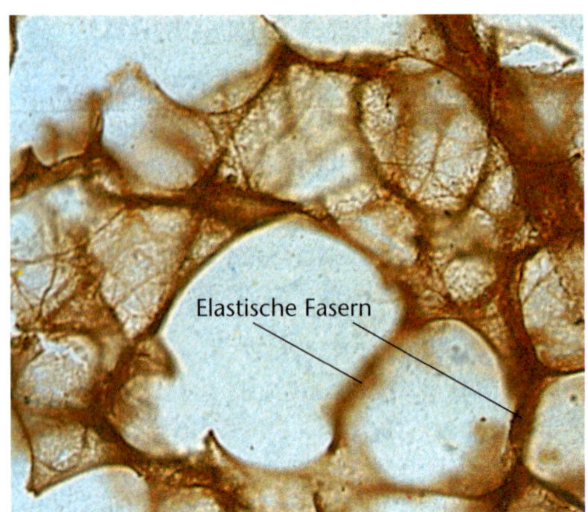

Abb. 4.10: Netz aus elastischen Fasern. Präparat aus der Lunge. Die elastischen Fasern umspannen die Lungenbläschen (☞ Abb. 17.15) und ermöglichen so das passive Zusammenziehen der Lunge bei der Ausatmung. [X141]

Zugelastizität jedoch deutlich schlechter. Chemisch gesehen bestehen sie aus einem Kollagenuntertyp. Sie bilden kleine verzweigte Netzwerke, die durch ihre Flexibilität eine Anpassung an verschiedene Formen ermöglichen.

Retikuläre Fasern finden sich vor allem in Organen mit retikulärem Bindegewebe wie dem Knochenmark, den Rachenmandeln, den Lymphknoten und der Milz, aber auch in vielen anderen Strukturen. Sie stützen diese Organe. Außerdem sind sie ein wichtiger Bestandteil der Basalmembranen.

4.3.5 Knorpel

Der besonders druckfeste **Knorpel** gehört ebenfalls zu den Stützgeweben des Körpers. Er widersteht mechanischen Beanspruchungen, insbesondere Scherkräften. Die hohe Druckfestigkeit entsteht dadurch, dass eine große Menge fester Grundsubstanz die *Knorpelzellen* **(Chondrozyten)** und elastischen Fasern umlagert. Eine wichtige Rolle für die Druckfestigkeit spielt auch die *äußere Knorpelhaut,* das **Perichondrium**, da es das Knorpelgewebe zusammenhält. Nach dem Verhältnis zwischen Fasern und Knorpelgrundsubstanz unterscheidet man drei Arten von Knorpel:

- Hyaliner Knorpel
- Elastischer Knorpel
- Faserknorpel.

Knorpel gehört zu den **bradytrophen Geweben** mit niedriger Stoffwechselaktivität. Da er nicht von Blutgefäßen durchzogen wird, kann er nur durch Diffusion (☞ 3.5.4) von Nährstoffen und Sauerstoff aus den umgebenden Geweben und dem Perichondrium versorgt werden. Seine Regenerationsfähigkeit ist gering, weshalb Verletzungen der Gelenkknorpel oder der ebenfalls aus Knorpelgewebe bestehenden **Menisken** schlecht heilen (☞ 8.8.2).

Hyaliner Knorpel

Durch **hyalinen Knorpel** scheint das Licht hindurch wie durch mattes, leicht bläuliches Glas. Er ist sowohl druckfest als auch elastisch und findet sich an vielen Stellen des Körpers. So überzieht er die Gelenkflächen, bildet die Rippenknorpel, das Kehlkopfgerüst, die Spangen der Luftröhre und auch einen Teil der Nasenscheidewand.

Elastischer Knorpel

Ein hoher Anteil elastischer Fasernetze verleiht dem **elastischen Knorpel** große Elastizität und gibt ihm seine gelbe Farbe. Der Kehldeckel und die Ohrmuscheln bestehen aus diesem sehr biegsamen Material.

Faserknorpel

Die Interzellularsubstanz des **Faserknorpels** wird von zahlreichen, dichtgepackten kollagenen Bindegewebsfasern durchzogen. Dadurch ist Faserknorpel besonders widerstandsfähig gegenüber mechanischen Einflüssen. Faserknorpel bildet die Bandscheiben der Wirbelsäule, die halbmondförmigen Knorpelscheiben des Kniegelenks (Menisken) und verbindet in der Schamfuge die beiden Schambeine.

Arthrose und Arthritis

Bei der **Arthrose** werden die Gelenkknorpeloberflächen mechanisch zerstört. Diese Oberflächen sind besonders gefährdet, da sie kein Perichondrium als Überzug enthalten und ihnen daher sowohl der Schutz durch das Perichondrium als auch jegliche Regenerationsfähigkeit fehlt. Ursache der Arthrose ist meist ein Missverhältnis zwischen Beanspruchung und Widerstandsfähigkeit des Gelenks. Sport und Schwerarbeit, aber auch Übergewicht und unphysiologische Belastung infolge von Fehlstellungen (wie z.B. *X-* oder *O-Beine*) können die Gelenkflächen überstrapazieren und vorzeitig abnutzen. Die altersbedingte verminderte Leistungsfähigkeit des wenig stoffwechselaktiven Gewebes führt ebenfalls zur Arthrose, insbesondere beim Hüftgelenk *(Coxarthrose)* und Kniegelenk *(Gonarthrose).* Schließlich kann eine Arthrose auch Folgezustand einer entzündlichen Gelenkerkrankung (wie z.B. Rheuma ☞ 4.6) sein.

Ein *Anlaufschmerz* („eingerostete Gelenke") oder ein leichter Schmerz, der sich unter Belastung verstärkt *(Belastungsschmerz),* sind die ersten Symptome einer Arthrose. Später verstärkt sich das Steifigkeitsgefühl, und in den betroffenen Gelenken ist ein Knorpelreiben fühlbar und mit dem Stethoskop auch hörbar. Bei Fortschreiten der Erkrankung wird die Beweglichkeit des Gelenks immer weiter eingeengt. Die abgenutzte, aber weiter beanspruchte Gelenkfläche entzündet sich, was bei Druck auf das Gelenk starke Schmerzen hervorruft. Das Endstadium kann eine bleibende Gelenkdeformierung sein, das Gelenk verliert seine Funktionsfähigkeit völlig. Damit wenigstens die Schmerzen gelindert werden, steifen Orthopäden in einzelnen Fällen solche funktionsunfähigen Gelenke ein, wenn keine Gelenkprothese implantiert werden kann.

Von der Arthrose abzugrenzen ist die **Arthritis**, die *Gelenkentzündung*. Arthritiden (Mehrzahl von Arthritis) treten am häufigsten bei Systemerkrankungen des rheumatischen Formenkreises (Näheres ☞ 4.6), aber auch bei Bakterienbesiedlung eines Gelenks auf. Jede Arthritis kann die Gelenkflächen zerstören oder ihre vorzeitige Abnutzung in Gang setzen, also zur Arthrose führen. Umgekehrt kann sich auch ein arthrotisches Gelenk entzünden *(degenerative Arthritis).*

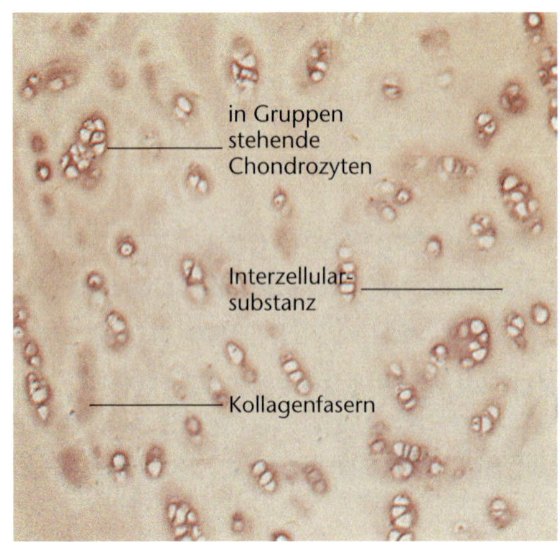

Abb. 4.11: Hyaliner Knorpel. Chondrozyten sind von einem dunkler angefärbten Bereich, dem Knorpelhof, umgeben. Zwischen den Zellen liegt die hellere Interzellularsubstanz. [X141]

Meniskusschäden

Meniskusverletzungen am Knie treten vor allem bei sportlich aktiven Menschen auf. Ursache ist zumeist eine gewaltsame Drehung des belasteten Unterschenkels – ein Bewegungsablauf, wie er besonders beim Fußballspielen und Skifahren vorkommt. Dabei reißt meist der mediale Meniskus ein, der stärker fixiert ist als der laterale. Der aus Faserknorpel bestehende Meniskus heilt nur schlecht, da lediglich das äußere Fünftel durchblutet wird. Der Rest ist auf eine Ernährung durch Diffusion angewiesen (☞ 3.5.4).

Ein geschädigter Meniskus kann den ganzen Gelenkknorpel gefährden, indem er einen chronischen Reizzustand hervorruft, der zu einer Entzündung (Arthritis) und zur Arthrose führen kann. Aus diesem Grund werden geschädigte Menisken oft operativ entfernt.

4.3.6 Knochen

Das **Knochengewebe** ist das am höchsten differenzierte Stützgewebe des Menschen. Seine Struktur macht den Knochen außerordentlich widerstandsfähig gegenüber Druck, Biegung und *Torsion* (Drehung um die Längsachse).

Diese Festigkeit erlangt das Knochengewebe insbesondere durch die Eigenschaften seiner Interzellularsubstanz, der **Knochenmatrix:** Zwischen kollagenem Bindegewebe sind reichlich Kalksalze eingelagert. Die eigentlichen Knochenzellen, die **Osteozyten** (im teilungsfähigen Zustand auch *Osteoblasten* genannt), werden ringsum von dieser Knochengrundmasse eingemauert. Sie besitzen viele feine Fortsätze, mit deren Hilfe sie den Kontakt mit den sie ernährenden Blutgefäßen halten, denn durch die feste Grundsubstanz können die Nährstoffe nicht diffundieren.

Rund die Hälfte der Knochenmatrix besteht aus den Kalksalzen, dem *anorganischen Anteil.* In den besonders harten Zähnen enthält die „Knochenmatrix" auch *Fluor-Salze* in Form von Kalziumfluorid, was sie besonders widerstandsfähig macht. Knapp ein Drittel macht der *organische Anteil* aus, die Kollagenfasern. Der Rest ist eingelagertes Wasser. In Zeiten mit hohem Kalzium- und Phosphatbedarf, wie beispielsweise der Schwangerschaft, kann der Körper diese Substanzen durch Mobilisation aus dem Knochen bereitstellen. Die Knochen dienen also als Kalzium- und Phosphatspeicher. Aus der Kombination der zugfesten Fasern mit der kalkhaltigen Grundsubstanz ergibt sich die hohe mechanische Belastbarkeit unseres Skeletts.

Die Anatomen unterscheiden zwei Arten von Knochengewebe:

- Den feinfaserigen **Lamellenknochen**
- Den grobfaserigen **Geflechtknochen.**

Im Skelett des Erwachsenen kommen fast nur Lamellenknochen vor. Die komplizierte Struktur des Lamellenknochens entsteht jedoch erst durch langwierige Wachstumsprozesse: Beim Neugeborenen überwiegt noch der einfacher aufgebaute Geflechtknochen, der allmählich zu hochwertigerem Lamellenknochen umgebaut wird.

Lamellenknochen

Die kollagenen Fasern der Knochengrundmasse bilden im Lamellenknochen feine, dünne Plättchen, die **Lamellen**, die nur Bruchteile von Millimetern dick sind.

Eine Reihe von Lamellen ordnet sich jeweils röhrenförmig um einen Kanal, den **Havers-Kanal**, in dem das sie ernährende, kleine Gefäß liegt. Aufgrund dieser Anordnung entsteht eine Vielzahl feiner Säulen, die *Havers-Säulen* oder **Osteone.** Sie sind jeweils wenige Millimeter lang und bilden die Baueinheit des Knochens. Osteone verlaufen vorwiegend in Längsrichtung und bestimmen so die Biegefestigkeit des Knochens.

Aus diesen Osteonen bilden sich die Knochen und nutzen dabei ein Prinzip, das auch in der Bautechnik bekannt ist: Ein Rohr ist fast so stabil wie ein massiver Stab. Durch dieses *Leichtbauprinzip* spart der Körper Knochenmasse und -gewicht (das knöcherne Skelett eines gesunden, erwachsenen Mannes wiegt nur etwa 10 % seines Körpergewichts): Die wie Rohre gebauten langen Knochen bestehen außen aus kompakten Knochenschichten oder **Kortikalis** *(Knochenrinde),* im Schaftbereich Kompakta (☞ 7.1.3) genannt, und enthalten innen ein System von locker aufgebauter und mit Hohlräumen durchsetzter **Spongiosa** *(Schwammknochen).* Die Hohlräume der Spongiosa beherbergen in Gelenknähe das blutbildende, rote Knochenmark (☞ Abb. 14.2).

Im Gegensatz zum Knorpel gehört der Knochen zu den gut durchbluteten Geweben: Größere Blutgefäße treten über die *Knochenhaut* (das **Periost**) an den Knochen heran (in Abb. 4.13 links unten). Durch quer oder schräg verlaufende Hohlräume, die **Volkmann-Kanäle,** sind sie mit den kleinen Gefäßen in den **Havers-Kanälen** verbunden.

Geflechtknochen

Die Grundstruktur des Geflechtknochens besteht aus locker miteinander verflochtenen Knochenbälkchen *(Trabekula).* Dieser Knochenaufbau ist weniger stabil als der des Lamellenknochens. Man findet ihn vorwiegend bei Neugeborenen.

Aus Geflechtknochen bestehen beim Erwachsenen nur noch die Ansatzstellen von Sehnen und Bändern sowie die Umgebung der Schädelnähte. Außerdem entsteht er vorübergehend bei der Heilung von Knochenbrüchen.

4.3.7 Fettgewebe

Fettgewebe ist eine Sonderform des retikulären Bindegewebes. In die Fettzellen sind kugelförmige Fetttröpfchen eingelagert (☞ Abb. 4.11), die aus Neutralfett (Triglyzeriden) und einem großen Anteil Wasser bestehen (Fett zu Wasser = 1 : 7). Fett ist der Energiespeicher des Körpers: Wird ihm mehr Energie zugeführt als er verbraucht, schwellen die Fetttröpfchen prall an und drängen Zytoplasma und Zellkern an den Rand.

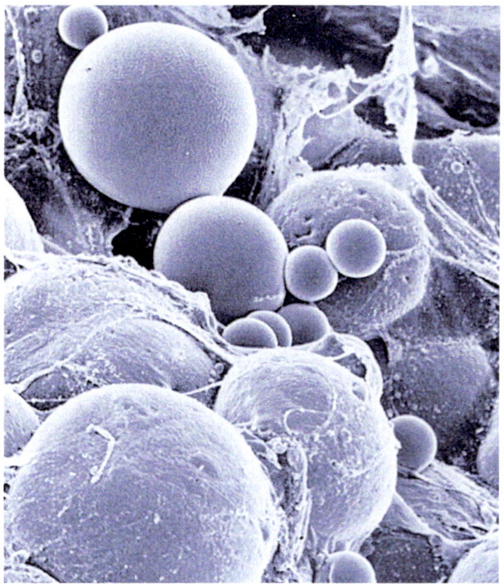

Abb. 4.13: Elektronenmikroskopisches Bild einer Gruppe von Fettzellen. Die kleinen Kugeln sind erst beim Anfertigen des Präparates durch das Platzen von großen Fettzellen entstanden. [E179-167]

Viele Fettläppchen bilden das Fettgewebe, das von einem Netz aus Kapillargefäßen versorgt wird. Je mehr Fettgewebe gebildet wird, desto größer wird die Zahl der Kapillaren – dadurch wird der Kreislauf Übergewichtiger zusätzlich belastet.

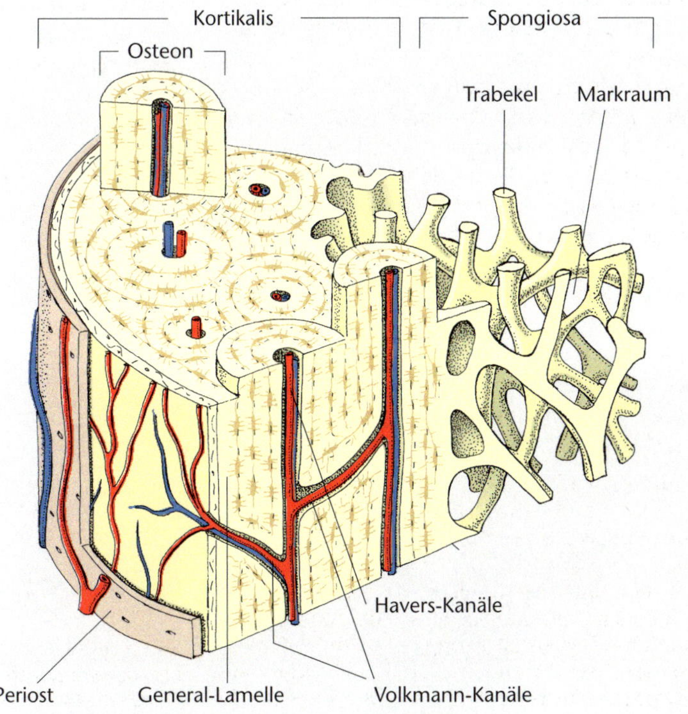

Abb. 4.12: Aufbau eines Lamellenknochens. Außen liegt die in zylinderförmigen Osteonen angeordnete Kortikalis, im Zentrum des Knochens die von großen Hohlräumen durchsetzte Spongiosa. Der Knochen ist aus vielen Lamellen aufgebaut, die untereinander durch eine Kittsubstanz verbunden sind. Große General-Lamellen umschließen den ganzen Röhrenknochen und begrenzen ihn zur Knochenhaut (Periost) hin. Blutgefäße durchstoßen in radiär verlaufenden Volkmann-Kanälen den Knochen und treffen auf die Havers-Kanäle, in denen sich die Blutgefäße weiter verzweigen, um das Gewebe zu versorgen.

4

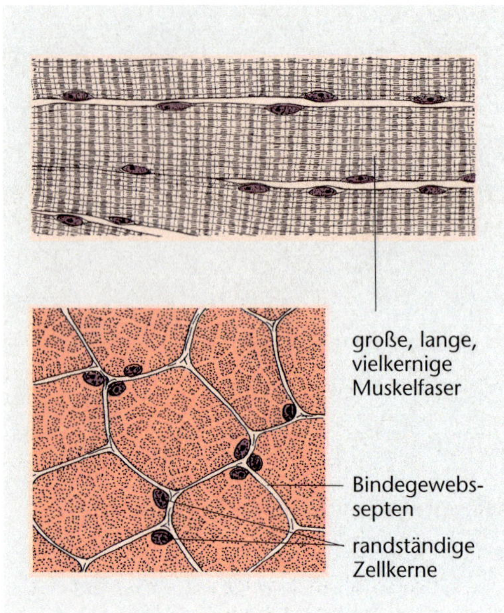

Abb. 4.14: Längs- und Querschnitt durch einen Skelettmuskel (Details ☞ Abb. 7.18–20).

Speicherfett und Baufett

Fett ist der wichtigste Energiespeicher des Körpers. Im **Speicherfett** versteckt der Körper im Überschuss aufgenommene Energie, um sie bei Energiemangel wieder zu mobilisieren. Im Unterhautfettgewebe und im Gekröse des Darmes (v.a. bei Männern) ist der größte Teil des Speicherfetts gespeichert. Der Fettgehalt des Körpers variiert individuell und ist bei Männern und Frauen unterschiedlich. Er schwankt zwischen 8 % und 50 %. Im Durchschnitt liegt der Fettgehalt des Körpers bei 15 %. Der größere Fettanteil bei Frauen dient als Reserve in Schwangerschaft und Stillperiode und prägt die weibliche Körperform. Im Alter nimmt der durchschnittliche Fettanteil des Körpers zu.

Das **Baufett** dient zur Auspolsterung mechanisch beanspruchter Körperregionen und als Isolationsschicht zum Wärmeschutz. Viele Organe werden durch Baufett in ihrer Lage gehalten. Beispiele sind das Baufett der Nierenlager oder das Fettpolster in der Augenhöhle. An Gesäß und Fußsohlen schützt es als Polstermaterial bei mechanischer Belastung. Auch das pausbäckige Aussehen von Säuglingen wird durch Baufettgewebe hervorgerufen. Es versteift die Wangen, damit diese beim Saugen nicht zusammenfallen.

Bei Rückbildung von Organen kann Baufett den entstehenden Hohlraum ausfüllen. Beispielsweise füllt *Fettmark* diejenigen Teile des Knochenmarks aus, die nicht mehr zur Blutbildung benötigt werden. Im Hungerzustand greift der Körper das Baufett erst an, wenn sämtliche Vorräte an Speicherfett aufgebraucht sind.

Fett „wärmt“

Die Schutzfunktion des Fettgewebes vor Wärmeverlust wird z.B. in der unterschiedlichen Kältetoleranz der Menschen deutlich: Schlanke Menschen frieren leichter als mollige. Deswegen benötigen schlanke Patienten nach Operationen eher eine zweite Bettdecke oder gar eine Wärmedecke, um nicht zu frieren.

Weißes und braunes Fettgewebe

Während das Bau- und Speicherfett fast ausschließlich **weißes Fettgewebe** mit Zellen bis zu 0,1 mm Durchmesser ist, findet sich mengenmäßig bedeutsam beim Säugling auch **braunes Fettgewebe** mit kleinerem Zelldurchmesser. Dieses erhält seine Farbe durch eingelagerte Farbstoffe und enthält viele kleine Fetttröpfchen in jeder Zelle. Das braune Fettgewebe dient der zitterfreien Wärmebildung, da das abgebaute Fett vor allem in Wärme umgesetzt wird (☞ 1.5.2).

4.4 Muskelgewebe

Ohne Muskeln wäre der Mensch völlig unbeweglich. Für die Fortbewegung, den Herzschlag und andere lebenswichtige Körperfunktionen sorgen die lang gestreckten, faserartigen **Muskelzellen.** Feine Fasern im Inneren der Muskelzellen, die **Myofibrillen,** ermöglichen diesen Zellen ein Zusammenziehen. Da die Fasern die Zellen in Längsrichtung durchziehen, bewirkt ihre Kontraktion eine Verkürzung der Zelle.

Die Myofibrillen bestehen aus **Aktin-** und **Myosin-Filamenten,** fadenförmigen Proteinmolekülen. Diese greifen teleskopartig ineinander – bei der Muskelverkürzung mehr, bei der Erschlaffung weniger. Ausgelöst werden Muskelkontraktionen durch Impulse des Nervensystems oder durch einen selbsttätigen Rhythmus der Muskelzelle (Näheres ☞ 7.3.5).

Der Körper besitzt drei verschiedene Typen von Muskulatur: glatte Muskulatur, quergestreifte Muskulatur und Herzmuskulatur.

4.4.1 Glatte Muskulatur

Die **glatte Muskulatur** findet sich in den Muskelwänden des Magen-Darm-Traktes (Ausnahme: obere Speiseröhre), in den Bronchien, im Urogenitaltrakt, den Blutgefäßen, den Haarbälgen und im Auge. Die glatte Muskulatur besteht aus länglichen, nur selten verzweigten Zellen, die in Strängen oder Schichten angeordnet sind. In der Mitte jeder Zelle liegt ein einzelner Zellkern.

Die Kontraktionen der glatten Muskulatur verlaufen langsam und unwillkürlich. Auch in Ruhe sind die glatten Muskelzellen immer etwas angespannt (*Ruhetonus* ☞ 7.3.7). Kontraktionen der glatten Muskulatur werden entweder *autogen* (d.h. von selbst, durch einen Schrittmacher in der Muskulatur), durch lokale Faktoren (z.B. Darmdehnung) oder durch das vegetative Nervensystem ausgelöst (☞ 11.12).

Die Kolik

Koliken treten in Hohlorganen wie etwa Magen, Darm, Gallenwegen oder Harnleiter auf – in der Regel dann, wenn deren Wandmuskulatur den Inhalt gegen einen Widerstand zu befördern versucht.

Bei der *Nierenkolik* beispielsweise, die bei Nierensteinleiden auftritt, zieht sich die glatte Muskulatur des Harnleiters (☞ 20.5.2) rhythmisch zusammen, um einen losgelösten Nie-

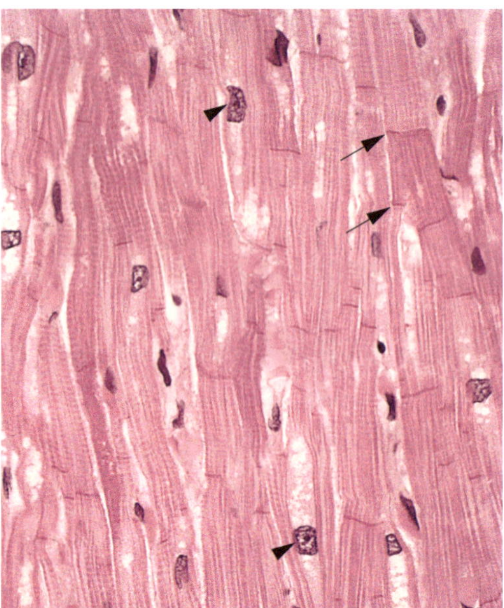

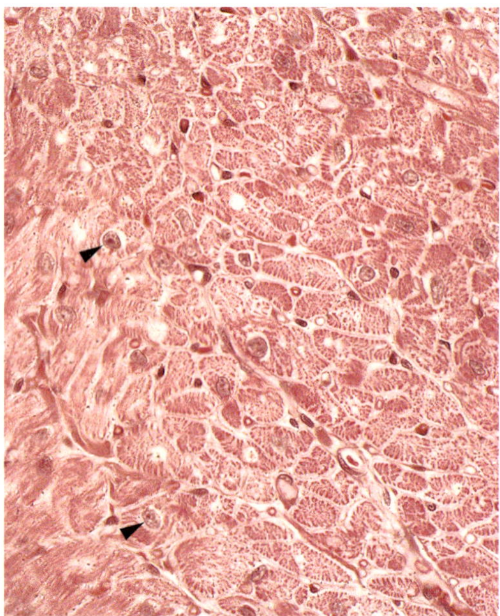

Abb. 4.15: Herzmuskulatur im Längsschnitt (linke Abbildung) und Querschnitt (rechte Abbildung), 300-fach vergrößert. Deutlich zu sehen sind Glanzstreifen (→) und Zellkern (►). Näheres ☞ 4.4.3. [R120]

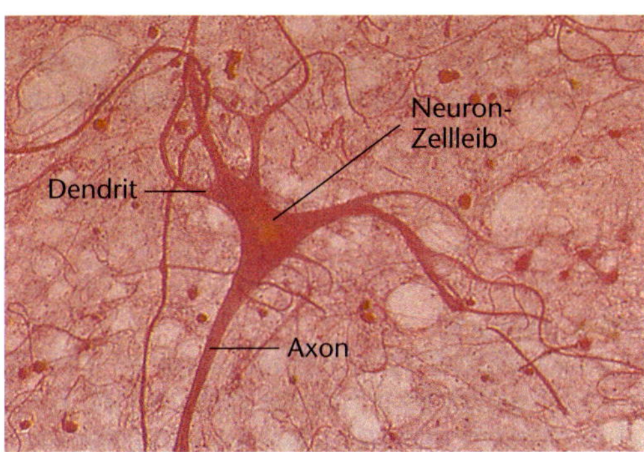

Abb. 4.16: Neuron mit Zelleib und Axon und Dendriten. Das Axon leitet elektrische Signale weg vom Neuronzelleib, während die baumförmig verzweigten Dendriten sie dem Neuronzelleib zuführen. [X141]

renstein zur Blase zu transportieren. Diese Kontraktionen rufen starke Schmerzen hervor, die je nach Sitz des Steines erst im Rücken, im weiteren Verlauf mehr im Bereich der Harnblase mit Ausstrahlung in die Schamregion verspürt werden.

4.4.2 Quergestreifte Muskulatur

Die **quergestreifte Muskulatur** bildet das gesamte System der Skelettmuskeln (☞ Abb. 8.3 und 8.4). Die Zunge, die Muskeln des Kehlkopfs und die Schlundmuskulatur bestehen ebenso aus quergestreifter Muskulatur wie das Zwerchfell und sämtliche Muskeln der Extremitäten. Die Kontraktionen quergestreifter Muskelzellen werden vom zentralen Nervensystem ausgelöst und sind größtenteils dem Willen unterworfen (☞ 10.1 und Abb. 10.3).

Die unter dem Mikroskop sichtbare Streifung der *quer*gestreiften Muskulatur entsteht dadurch, dass ihre Myofibrillen abwechselnd jeweils aus hellen und dunklen Elementen zusammengesetzt sind, die auf gleicher Höhe liegen. Die typische rote Farbe des Muskelgewebes beruht zum einen auf dem sauerstoffbindenden Muskelfarbstoff *Myoglobin,* der mit dem Blutfarbstoff Hämoglobin (☞ 14.2.2) verwandt ist, zum anderen auf dem Blutreichtum des Gewebes, das für seine Leistungen viel sauerstoffreiches Blut benötigt.

Jede einzelne Muskelzelle dieses Muskeltyps ist im Vergleich zu anderen Zellen sehr groß und wird deshalb auch **Muskelfaser** genannt. Sie besitzt bis zu 40 randständig liegende Zellkerne. Quergestreifte Muskelfasern können eine Länge von bis zu 15 cm erreichen. Sie können sich auf ungefähr die Hälfte ihrer Faserlänge verkürzen.

Ein **Skelettmuskel** setzt sich aus vielen Muskelfasern zusammen (☞ Abb. 4.14). Von außen ist er mit straffem Bindegewebe umhüllt, der **Muskelfaszie.** Auch im Innern des Muskels findet sich (lockeres) Bindegewebe, das die einzelnen Muskelfasern sowie immer größer werdende Muskelfasergruppen umhüllt (Details ☞ 7.3.4). Das Bindegewebe erlaubt die Verschieblichkeit der Muskelfasergruppen gegeneinander und führt Nerven und Blutgefäße.

Skelettmuskelatrophie

Ein Muskel braucht ständiges Training: Wird er nicht benutzt (etwa bei Ruhigstellung im Gipsverband), so schwindet seine Masse schnell dahin, und er atrophiert durch Inaktivität (☞ 7.3.8). Die einzelnen Muskelfasern verschmälern sich bei diesem Vorgang.

Insgesamt weist die quergestreifte Muskulatur eine schlechte Regenerationsfähigkeit auf.

4.4.3 Herzmuskulatur

Die **Herzmuskulatur** ist eine Sonderform der quergestreiften Muskulatur: Zwar findet sich unter dem Lichtmikroskop die für den Skelettmuskel typische Querstreifung, gleichzeitig aber auch Kerne in der Zellmitte wie bei der glatten Muskulatur. Die Zellen sind durch die so genannten **Glanzstreifen** (eine Art Kittlinien) miteinander verbunden und bilden ein spitzwinkliges Flechtwerk. Auch Herzmuskelzellen sind kaum regenerationsfähig, so wird z.B. nach einem Herzinfarkt die Nekrose nur durch gering differenziertes Bindegewebe ersetzt. Die Herzmuskulatur ist wie die glatte Muskulatur nicht dem Willen unterworfen.

4.5 Nervengewebe

Das **Nervengewebe** ist das am kompliziertesten aufgebaute Gewebe des Menschen. Es wird ausführlich in den Kapiteln 10 und 11 besprochen – hier nur ein kleiner Überblick:

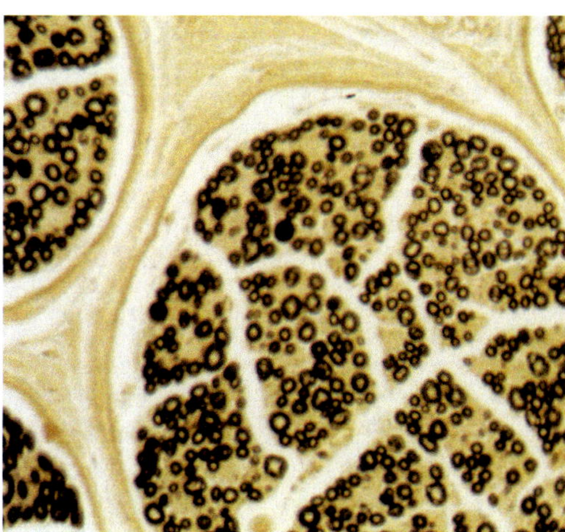

Abb. 4.17: Nervenfaserbündel im Querschnitt. Die schwarzbraunen Ringe sind die „Isolationsmäntel" der Nervenfasern, die Markscheiden. Viele Faserbündel zusammen bilden den eigentlichen Nerven, der dann auch äußerlich gut sichtbar ist. [X141]

Die funktionell wichtigsten Zellen des Nervengewebes sind die *Nervenzellen* oder **Neurone.**

Ihre Aufgaben sind:

- Die Aufnahme von Informationen. Hierzu dienen vor allem die zahlreichen zarten Ausläufer, die **Dendriten**, die elektrische Impulse zum **Zellkörper** *(Soma)* transportieren
- Die Weiterleitung von Informationen. Hierzu verfügt jedes Neuron über einen besonderen Ausläufer, **Axon** oder *Neurit* genannt. Die Axone können über 1 m lang werden und bilden an ihrem Ende Kontaktstellen **(Synapsen)** mit Nervenzellen, Muskeln oder Drüsen aus
- Die Informationsverarbeitung und -speicherung. Insbesondere im Gehirn gibt es sehr komplexe Netzwerke aus Nervenzellen.

Das Nervengewebe besteht zu etwa 10% aus Nervenzellen. Den Hauptbestandteil bildet die **Neuroglia** *(Nervenhüllgewebe)* mit ihren verschiedenen Zellarten. Sie stützt die Neurone, versorgt sie mit Nährstoffen, wirkt elektrisch isolierend und dient der Immunabwehr.

4.6 Gesundheit und Lebensstil: Der fließende Schmerz

Der „rheumatische" Formenkreis

Das Wort „Rheuma" kommt aus dem Griechischen und bedeutet „fließen". Die Beobachtung, dass bei einer bestimmten Gelenkerkrankung der Betroffene über fließende, ziehende Schmerzen klagte, gab der Erkrankung ihren Namen: Rheumatismus oder eben kurz „Rheuma". Heute steht dieser Begriff für über hundert verschiedene Krankheiten, die als **Erkrankungen des rheumatischen Formenkreises** bezeichnet werden. Allen diesen Krankheiten ist gemeinsam, dass sie zu Entzündungen der Gewebe des Stütz- und Bewegungsapparates führen, also hauptsächlich Gelenke, Bänder, Sehnen und Muskeln befallen. Jedoch kann auch das Bindegewebe der inneren Organe **(Kollagenosen)** oder der Gefäße **(Vaskulitiden)** betroffen sein.

Bei den Kollagenosen rufen Autoimmunreaktionen (d.h. Antikörperbildung gegen körpereigene Strukuren) Entzündungen am Bindegewebe hervor. Aus diesem Grund sind viele Organe beteiligt, weshalb die Kollagenosen als **Systemerkrankungen** bezeichnet werden. Zu den Kollagenosen zählen:

- Der **Lupus erythematodes**, der praktisch alle Organe befällt
- Die **progressive Sklerodermie**, die zu einer Verhärtung des Bindegewebes von Haut, inneren Organen und Gefäßen führt
- Die **Polymyalgia rheumatica.** Sie betrifft fast ausschließlich ältere Menschen, geht mit starken Muskelschmerzen im Schulterbereich und mit Kopfschmerzen einher.

Entzündlich-rheumatische Erkrankungen

Eine Hauptgruppe der Erkrankungen des rheumatischen Formenkreises bilden die **entzündlich-rheumatischen Erkrankungen.**

Etwa 1% der Bevölkerung erkrankt an einer **chronischen Polyarthritis** *(rheumatoiden Polyarthritis)*, allerdings nur in den Industriestaaten, in den Ländern der Dritten Welt ist sie sehr selten. Frauen sind dreimal häufiger betroffen als Männer. Die Krankheit tritt am häufigsten zwischen dem 25. und 50. Lebensjahr auf, der Erkrankungsgipfel liegt um das 40. Lebensjahr (☞ Abb. 4.18).

Unbekannte Auslöser führen, wahrscheinlich auf dem Boden einer genetischen Veranlagung, zu einer Abwehrreaktion gegen Gewebe der Gelenkflächen, was zu einer Entzündung der Gelenke mit Ergussbildung führt und die Gelenke langfristig zerstören kann.

Charakteristisch für die chronische Polyarthritis sind eine ausgeprägte Morgensteifigkeit der Gelenke, die mindestens eine Stunde anhält, sowie Gelenkschmerzen mit schmerzhaften Bewegungseinschränkungen. Anfangs sind vor allem die Hand- und Fingergelenke, später auch große Gelenke betroffen. Im weiteren Krankheitsverlauf entwickeln sich Gelenkfehlstellungen vor allem im Handbereich und „Rheumaknoten" (verschiebliche derbe Knoten unter der Haut), die jedoch völlig ungefährlich sind. In Extremfällen steifen die Gelenke völlig ein.

Bei der Blutuntersuchung sind die Entzündungszeichen positiv und in über 70% ist der Rheumafaktor nachweisbar. Im Röntgenbild sind Knochenentkalkungen in der Nähe der befallenen Gelenke typisch.

Die Prognose der chronischen Polyarthritis variiert von Spontanheilungen in ca. 15% der Fälle bis zur Invalidität. Die meisten Betroffenen erleben die chronische Polyarthritis als langsam, jedoch stetig fortschreitende Erkrankung, die schubhaft verläuft und die Beweglichkeit im Laufe der Zeit erheblich einschränkt. Bei manchen Patienten befällt der rheumatisch-entzündliche Prozess auch die inneren Organe und Gefäße, wobei vor allem Herz, Lunge, Nieren, Augen und das Nervensystem befallen werden.

Der **M. Bechterew** manifestiert sich hauptsächlich an der Wirbelsäule. Typisch ist die knöcherne Versteifung der Wirbelsäule im Endstadium. Die Krankheit verläuft sehr unterschiedlich und kann in jedem Stadium zum Stillstand kommen. Daher ist die Prognose insgesamt günstiger als bei der chronischen Polyarthritis.

Therapieansätze

Eine der wichtigsten Hilfen zur Bewältigung „rheumatischer" Erkrankungen ist die medikamentöse Entzündungshemmung und Schmerzlinderung. Hierzu werden *nichtsteroidale Antiphlogistka* (entzündungshemmende Medikamente) verabreicht. Durch Schmerzreduktion ermöglichen sie dem Patienten, auch im akuten Schub mobil zu bleiben. Das ist sehr wichtig, um einer Versteifung der Gelenke entgegenzuwirken. *Glukokortikoide* werden wegen ihrer Nebenwirkungen nur kurzzeitig zum Abfangen eines akuten Schubs eingesetzt.

Im Gegensatz zu den genannten Medikamenten können die sogenannten *Basistherapeutika* den Krankheitsverlauf langfristig beeinflussen. Da die Wirkung nur sehr langsam einsetzt und die Effektivität erst nach ca. sechs Monaten beurteilt werden kann, dauert es häufig recht lange, bis das passende Medikament gefunden ist. Leider sind die Nebenwirkungen der Basistherapeutika hoch.

Neurere Studien zeigen, dass eine *vegetarische Ernährung* die rheumatischen Beschwerden beeinflussen kann: Fleisch enthält Arachidonsäure – eine mehrfach ungesättigte Fettsäure – die im Körper zu entzündungsvermittelnden Botenstoffen, den Prostaglandinen, umgebaut wird. Durch Reduktion der Arachidonsäure wird die Produktion von Prostaglandinen und damit die Entzündungsreaktion gemindert.

Auch *lokale Therapien* wie Einreibungen mit kühlenden Gels empfinden viele Erkrankte als wohltuend. Wärme- oder Kälteanwendungen lindern bei vielen Patienten die Beschwerden, wobei die Verträglichkeit individuell unterschiedlich ist.

Bewegung muss sein

Eine entscheidende Komponente in der Therapie entzündlich-rheumatischer Erkrankungen ist die *aktive* und *passive Bewegungstherapie*. Die Art der Übungen hängt vom jeweiligen Krankheitsstadium ab. Die aktive Krankengymnastik kräftigt die Muskulatur und fördert ihre gelenkstabilisierende Funktion. Obwohl es ständig Überwindung kostet, die Schmerzen und die Steifheit der Gelenke zu überwinden, sind diese Übungen am wirkungsvollsten. Auch beugen die Erkrankten durch regelmäßige Bewegung der Osteoporose vor, die sowohl durch Rheumamedikamente (insbesondere Glukokortikoide) als auch durch Immobilität droht: Größere Beweglichkeit – mehr Selbstständigkeit.

Um der sozialen Isolation vorzubeugen und um Erfahrungen auszutauschen, ist die Kontaktaufnahme zu Selbsthilfegruppen wie der *Deutschen Rheumaliga* eine wichtige Stütze.

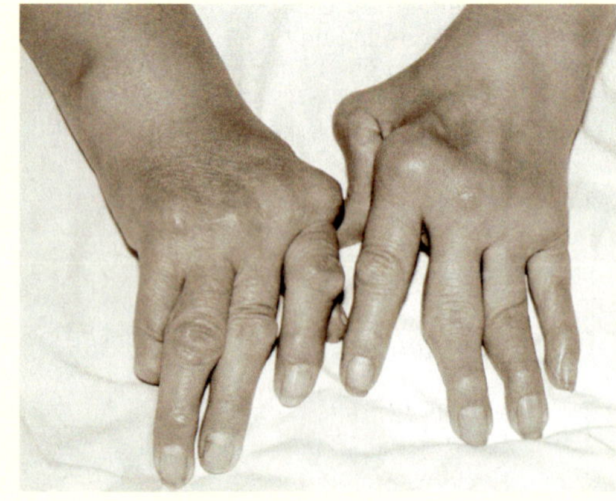

Abb. 4.18: Die „typischen" Hände eines Patienten mit fortgeschrittener chronischer Polyarthritis. Man erkennt die aufgetriebenen Fingergrund- und -mittelgelenke, am ausgeprägtesten am Zeigefinger; eine starke Abknickung der Finger Richtung Kleinfinger (Ulnardeviation genannt) sowie eine entzündliche Schwellung des rechten Unterarms (im Bild links oben) durch einen akuten Entzündungsherd im Unterarm-Handwurzel-Bereich. Ein entsprechendes Röntgenbild zeigt Abb. 8.58. [T127]

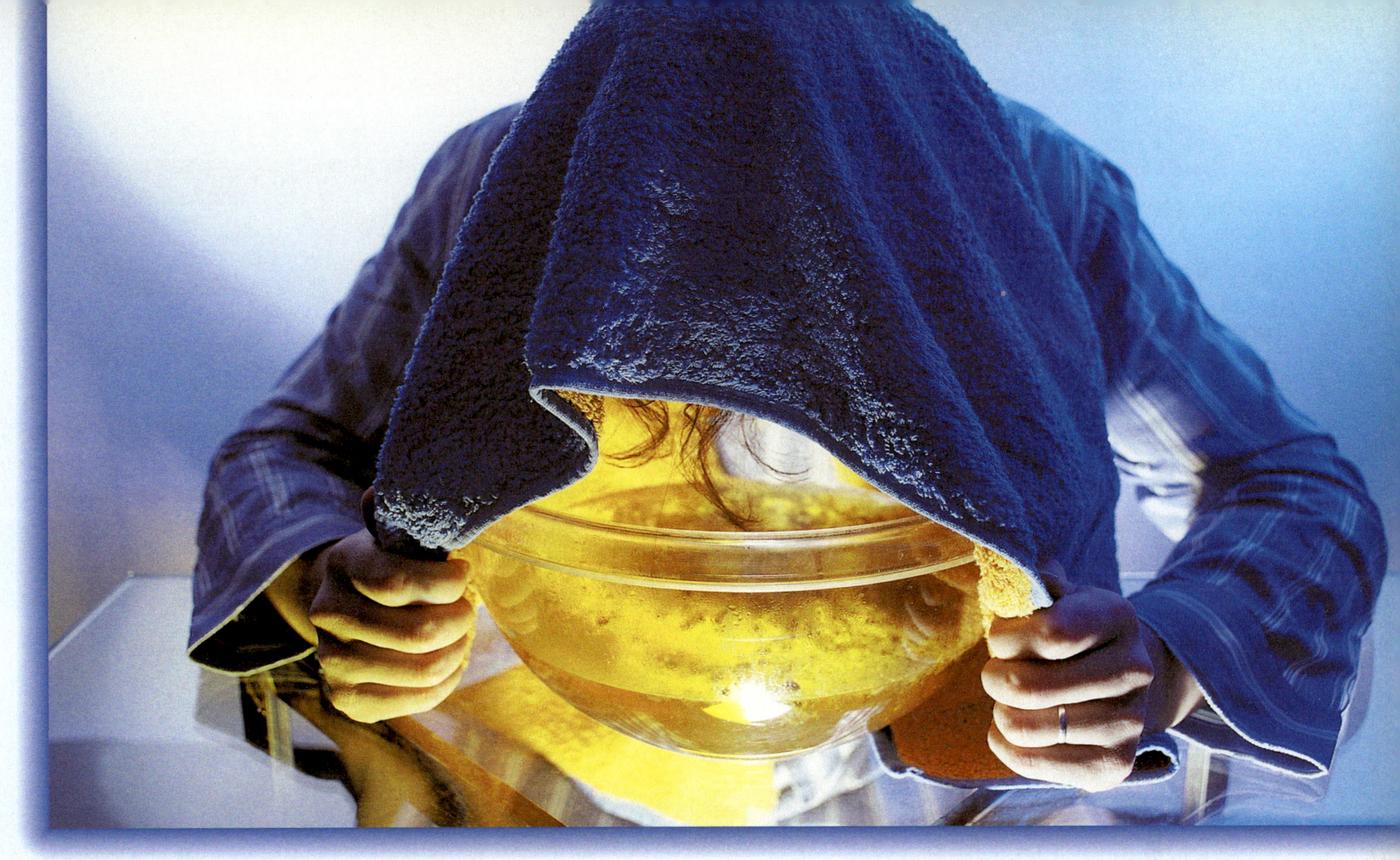

5 Gesundheit und Krankheit

5.1 Vom Gesundsein und Kranksein

5.1.1 Gesundheit nach WHO

WHO-Definition Gesundheit
Die *Weltgesundheitsorganisation* (World Health Organization, kurz: **WHO**) definiert Gesundheit als Zustand *völligen körperlichen, seelischen und sozialen Wohlbefindens* („well-being").

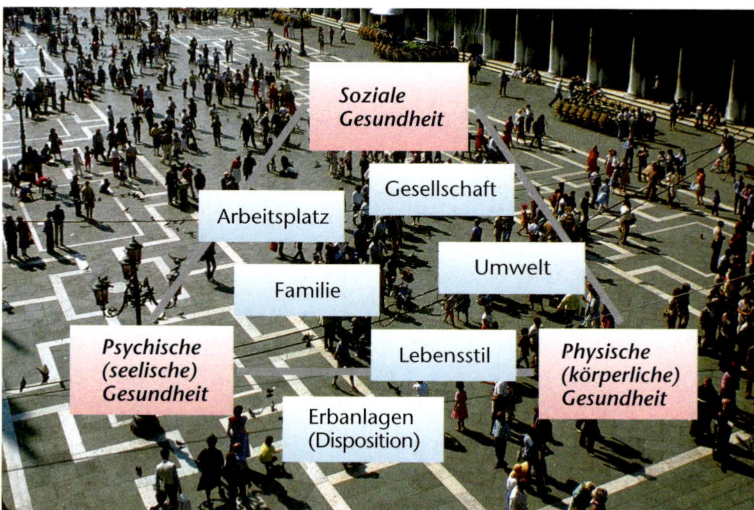

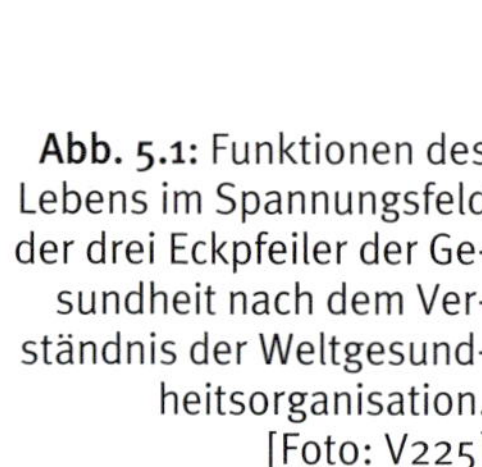

Abb. 5.1: Funktionen des Lebens im Spannungsfeld der drei Eckpfeiler der Gesundheit nach dem Verständnis der Weltgesundheitsorganisation. [Foto: V225]

Diese Definition ist jedoch für den medizinischen und sozialen Alltag nur wenig brauchbar, hat doch jeder Mensch mindestens fünf, wenn nicht 25 Gründe, sich in der einen oder anderen Hinsicht nicht wohlzufühlen:

- Über die Hälfte der erwachsenen deutschen Bevölkerung hat einen leichten Sehfehler, aber wer würde sich deshalb als *krank* bezeichnen?
- Die meisten Menschen haben „Defekte" wie Narben, Wunden, kleine angeborene Mängel (und seien sie nur ästhetischer Natur) oder gelegentliche Kopfschmerzen – dennoch leidet die Lebens- und Arbeitsfähigkeit darunter meist nur wenig
- Im seelischen und sozialen Bereich ist Wohlbefinden praktisch *nie ganz* erreichbar. Die kranke Schwiegermutter, der Bruder, mit dem man im Streit lebt oder die Arbeitskollegin, die unerträglich scheint – all dies wirkt sich unweigerlich auf das eigene Wohlbefinden aus, würde aber wohl von kaum jemandem als *Krankheit* aufgefasst werden.

Man hat die WHO-Definition deshalb auch als *konkrete Utopie* bezeichnet, die zwar einen wünschenswerten Idealzustand beschreibt, nicht aber praktikable Maßstäbe liefert – wer Beschwerden hat, ist noch nicht unbedingt krank, und umgekehrt ist Beschwerdefreiheit nicht gleichzusetzen mit Gesundheit (z.B. beim Tumorkranken im frühen Stadium). Andere Modelle erscheinen geeigneter, Gesundheit und Krankheit voneinander zu trennen, z.B. das der Homöostase.

5.1.2 Das Prinzip der Homöostase

Nach Auffassung des Internisten *Ferdinand Hoff* (1896–1988) ist Gesundheit das **harmonische Gleichgewicht** zwischen Bau und Funktionen des Organismus einerseits und dem seelischen Erleben andererseits. Dies sei die Voraussetzung für *volle Leistungsfähigkeit* und damit auch uneingeschränkten *Lebensgenuss*. Dieses Gleichgewicht (die **Homöostase**) des Organismus wird durch den ständigen Auf- und Abbau seiner Bestandteile garantiert. Überwiegt der Aufbau, so kommt es zur Strukturzunahme – zur *Hypertrophie* bzw. *Hyperplasie* (☞ 5.3), im Extremfall zum *Tumor* (☞ 5.7). Überwiegt dagegen der Abbau, so kommt es zur Strukturabnahme, das heißt zur *Atrophie* und Leistungsminderung (☞ 5.3).

Gleichgewicht des Inneren Milieus

Die Homöostase der Funktionen unseres Organismus lässt sich ganz wesentlich an der *Konstanz messbarer Größen*, etwa der Körpertemperatur, der Blutglukosekonzentration, des Blutdrucks oder des Blut-pH-Werts ablesen. Diese und viele andere Parameter geben Auskunft über das *Innere Milieu* (☞ 1.4). Nur wenn sie sich in einem engen physiologischen Regelbereich befinden, ist der Gesamtorganismus lebens- und aktionsfähig.

Auch für die *psycho-physiologischen Grundbedürfnisse* gilt das Prinzip des Gleichgewichtes. Zum Beispiel ist Gesundheit nur in einem Rhythmus zwischen ausreichenden Schlaf- und Wachphasen möglich. Ebenso müssen die Bedürfnisse nach sozialer Gemeinschaft, partnerbezogener Zuwendung, aber auch Zurückgezogenheit in einem ausgewogenen Verhältnis zueinander befriedigt werden.

5.1.3 Das Prinzip des Gleichgewichts auf der Ebene der Gewebe

In allen Geweben findet ein ständiger Stoffumsatz (**Stoffwechsel**) statt, bei dem sich aufbauende *(anabole)* und abbauende *(katabole)* Vorgänge in einem Gleichgewichtszustand befinden. Diese Stoffwechselaktivität lässt sich auch an der Häufigkeit von Zellteilungen erkennen. Hierin unterscheiden sich die verschiedenen Gewebe:

- In **Wechselgeweben** finden ständig Zellteilungen statt. Durch Teilung von Stammzellen (☞ 3.1) bilden sich neue Zellen, während alte absterben oder abgestoßen werden. Auf diese Weise kommt es zu einer ständigen Gewebserneuerung. Zu den typischen Wechselgeweben gehören z.B. die Schleimhautepithelien und alle roten und weißen Blutzellen
- **Stabile Gewebe** erneuern sich nur wenig. Bei entsprechendem Anreiz (etwa nach einer Verletzung) sind die Zellen jedoch zur Vermehrung in der Lage. Hierzu rechnet man z.B. die Leberzellen, die endokrinen Drüsenzellen sowie die meisten Zellen des Bindegewebes
- **Ruhegewebe** *(permanente Gewebe)* bestehen aus Zellen, die ihre Teilungsfähigkeit im Verlauf der Gewebsentwicklung verloren haben. Hierzu zählen hoch spezialisierte Gewebe wie z.B. Sinnesgewebe und die Zähne.

Lange Zeit galt auch das gesamte System der Nervenzellen als permanentes Gewebe. Mittlerweile weiß man, dass zumindest bei bestimmten Primaten eine ständige Nervenzellerneuerung im Hippocampus, einer Schaltzentrale des Gedächtnisses in der Großhirnrinde, stattfindet.

5.1.4 Störgrößen der Homöostase und ein neuer Gesundheitsbegriff

Das Gleichgewicht zwischen anabolen und katabolen Prozessen, die Konstanz des Inneren Milieus, wird durch Infektionserreger, das Klima und andere äußere Faktoren ständig bedroht. Die Homöostase muss deshalb durch **Anpassungsmechanismen** aufrechterhalten werden.

Hierzu gehören z.B. die Produktion von gezielten Abwehrstoffen (Antikörpern ☞ 6.4.3) gegen Infektionserreger, die Konstanthaltung der Körperkerntemperatur bei wechselnden Außentemperaturen durch physiologische und zivilisatorische Mittel (z.B. unterschiedliche Bewegung oder Kleidung); die Anpassung der Herzleistung an erhöhte Anforderungen, z.B. beim Treppensteigen oder bei Schwerarbeit; aber auch die Bewältigung des Verlustes eines Lebenspartners oder der sozialen Bezugsgruppe, z.B. infolge eines Umzugs oder Verlust des Arbeitsplatzes.

Gesundheit als Anpassungsfähigkeit

Aufgrund dieser Überlegungen lässt sich *Krankheit* nunmehr als Störung der Homöostase beschreiben, die mit verminderter körperlicher und/oder geistiger Leistungsfähigkeit bzw. herabgesetzter seelischer Belastbarkeit einhergeht – in einem Wort mit verminderter *Anpassungsfähigkeit.* Das Ideal völliger Gesundheit wäre demnach der Zustand der völligen Anpassung.

Diese Behauptung mag zunächst Widerspruch hervorrufen, soll doch unser Leben eher mit *Selbstverwirklichung* als mit Anpassung zu tun haben. Trotzdem: An Lebensentwürfen lässt sich nur (selbst-)verwirklichen, was der Körper mitzutragen bereit ist:

- Eine Frau wäre ohne die enorme Anpassungsleistung ihres Körpers während der Schwangerschaft nie in der Lage, ein gesundes Kind, erst recht nicht gesunde Zwillinge oder Drillinge zu gebären oder auch nur die Schwangerschaft zu überleben (☞ 22.5)
- Nur durch Anpassung des Organismus sind außergewöhnliche Leistungen zu erbringen. Nur so ist auch das Überleben in Extremsituationen wie z.B. bei großer Hitze, unzureichender Nahrung, schwerer Verletzung oder beim Marathonlauf möglich.

5.1.5 Krankheitsdispositionen

Ist die Anpassungsfähigkeit des Körpers nicht nur vorübergehend (z.B. während eines Schnupfens) eingeschränkt oder unter einer Extrembelastung (z.B. Hitze) überfordert, sondern dauernd und im Alltagsleben kontinuierlich herabgesetzt, so spricht man von einer *Krankheitsbereitschaft* oder **Krankheitsdisposition** (Disposition = Veranlagung, Vorherbestimmung).

Manche Gruppen von Menschen sind „naturgemäß" besonders anfällig *(disponiert)* für bestimmte Erkrankungen:

- Männer erkranken z.B. neunmal häufiger an Gicht (☞ 19.5.2) als Frauen – man spricht von *Geschlechtsdisposition*
- Kinder erkranken zehnmal häufiger an Erkältungskrankheiten als Erwachsene – man spricht von *Altersdisposition*
- Manche Krankheiten kommen fast nur bei Schwarzen (z.B. die Sichelzellanämie), andere (z.B. bestimmte Hauterkrankungen) fast nur bei Weißen vor – man spricht von *Rassendisposition.*

Den *ererbten* Krankheitsdispositionen stehen die *erworbenen* Dispositionen gegenüber: Wer sich nicht ausreichend bewegt und seinen Kreislauf nicht trainiert, ist für häufige Erkältungskrankheiten in der kalten Jahreszeit *disponiert* (anfällig). Wer an einem Tumor oder an Tuberkulose erkrankt, der wird sich wesentlich leichter eine Zweiterkrankung zuziehen, z.B. eine Bronchitis. Der Mediziner sagt auch, eine **Primärerkrankung** disponiert zu einer **Sekundärerkrankung**.

Vergleichskollektive

Was krankhafte Disposition und was natürliche Grenze der Anpassungsfähigkeit ist, lässt sich nur entscheiden, wenn man weiß, welche Anpassungs- bzw. Leistungsfähigkeit eine vergleichbare Gruppe von Menschen identischer Rasse, identischen Alters und Geschlechts hat. Deshalb ist die Medizin vor allem in Streitfällen, z.B. Berentungsfragen, immer wieder gezwungen, den Einzelnen mit einem Vergleichskollektiv von Gesunden, dem **Normalkollektiv**, zu vergleichen – absolute Maßstäbe für Gesundheit und Krankheit (bzw. Arbeits- oder Berentungsfähigkeit) gibt es nicht.

5.1.6 Grundbegriffe der Krankheitslehre

Hinsichtlich der Entstehung von Krankheiten unterscheidet man zwischen der Ätiologie und der Pathogenese: Die **Ätiologie** ist die Lehre von den (äußeren und inneren) Krankheitsursachen (☞ 5.2); die **Pathogenese** beschreibt die Entwicklung von Krankheiten, d.h. die Abläufe im Organismus auf dem Weg von den Krankheitsursachen zur *manifesten* (in Erscheinung tretenden) Erkrankung.

Art und Ursachen einer Krankheit zu ergründen erfordert meist eine genaue Kenntnis der medizinischen Vorgeschichte, der **Anamnese.** Kann der Patient selbst die entsprechenden Angaben machen, spricht man von einer *Eigenanamnese;* ist er dazu nicht in der Lage, so dass Angehörige oder andere Begleitpersonen befragt werden müssen, handelt es sich um eine *Fremdanamnese.* Die Anamnese gibt zusammen mit den vorliegenden *Krankheitszeichen,* den **Symptomen,** Hinweise auf die in Frage kommenden Erkrankungen. Anhand dieser Hinweise entscheidet der behandelnde Arzt, welche speziellen Untersuchungen zur Diagnosestellung nötig sind: **Diagnose** bezeichnet die Erkennung und Benennung einer bestimmten Krankheit. Die Unterscheidung von Krankheiten mit ähnlichen Symptomen heißt *Differenzialdiagnose (DD).*

In der Regel soll eine möglichst genaue Diagnose gestellt werden, bevor mit der *Krankheitsbehandlung,* der **Therapie,** begonnen wird. Es gibt äußerst vielfältige therapeutische Maßnahmen; sie umfassen vor allem die Gabe von Medikamenten, Operationen, Bestrahlungen, Diäten und die Verfahren der Physiotherapie und Psychotherapie. Als *Physiotherapie* (oder *physikalische Therapie*) bezeichnet man die Krankheitsbehandlung mit naturgegebenen physikalischen Mitteln, d.h. mit Wasser, Wärme, Kälte, Licht, Luft, Massagen, Heilgymnastik oder Reizströmen. Unter *Psychotherapie* versteht man hingegen die Behandlung von Störungen des emotionalen Befindens und Verhaltens durch verschiedene, meist auf Gesprächen beruhende Methoden.

Meist kann schon vor dem Wirksamwerden einer Therapie der wahrscheinliche Verlauf einer Erkrankung vorausgesagt werden. Eine solche Vorhersage, die auf statistischen Erkenntnissen wie auch auf persönlicher ärztlicher oder pflegerischer Erfahrung beruht, wird als **Prognose** bezeichnet. Prognostische Angaben betreffen die Überlebenschancen eines Patienten oder seine Aussichten auf Heilung bzw. Wiederherstellung bestimmter Fähigkeiten. Die Gesamtprognose einer Gesundheitsstörung hängt oftmals nicht nur vom Grundleiden, sondern auch von der Wahrscheinlichkeit bestimmter Komplikationen ab; unter **Komplikationen** versteht man dabei Zweiterkrankungen, die in einem engen zeitlichen oder ursächlichen Zusammenhang mit der ersten Erkrankung stehen. So bergen beispielsweise alle Krankheitszustände, die zu längerer Bettlägerigkeit zwingen, insbesondere bei älteren Menschen eine Reihe von Gefahren: Es drohen Lungenentzündungen (sog. Bettpneumonien ☞ 17.11.2) und Thrombosen (☞ 14.5.7); außerdem liegen sich unbewegliche Patienten nicht selten „durch", d.h. sie entwickeln schlecht heilende Dekubitalgeschwüre (☞ 9.5.6).

Prophylaxen

Vorbeugende Maßnahmen zur Verhütung von (Zweit-)Erkrankungen heißen **Prophylaxen.** Sie setzen eine sorgfältige *Krankenbeobachtung* zur Einschätzung der jeweiligen Gefährdung voraus. Prophylaxen nehmen im Pflegealltag eine zentrale Stellung ein; wichtig sind dabei insbesondere:

- Die *Thromboseprophylaxe* (Verhütung von Blutpfropfbildungen), die indirekt auch eine Vorbeugung gegen lebensbedrohliche Lungenembolien darstellt (☞ 17.11.6)
- Die *Pneumonieprophylaxe* (Verhütung von Lungenentzündungen) und die *Aspirationsprophylaxe* (Vermeidung der „Einatmung" von Mageninhalt und anderen Fremdkörpern)
- Die *Dekubitusprophylaxe* und die *Kontrakturenprophylaxe* (Verhütung von Dekubitalgeschwüren ☞ 9.5.6 bzw. Gelenkversteifungen ☞ 7.2.2, Bedeutung der Lagerung)
- Die *Obstipationsprophylaxe* (Vorbeugung gegen Stuhlverstopfung)
- Die *Zystitisprophylaxe* (Verhütung von Harnwegsinfekten).

Eine herausragende Rolle unter den Prophylaxen spielt die *Mobilisation* des Patienten: Sie dient gleichzeitig der Verhütung von Thrombosen, Pneumonien, Dekubitalgeschwüren, Kontrakturen und Obstipation.

5.2 Äußere und innere Krankheitsursachen

Gesundheit ist immer von zwei Seiten bedroht: Von *außen* durch physikalische (Hitze, Kälte), chemische (akute oder schleichende Vergiftung), mikrobiologische (Bakterien, Pilze, Viren) und soziale (Hungersnot, Kriege) Einwirkungen; von *innen* sowohl durch die erbliche Disposition zu Krankheiten bzw. durch Erbkrankheiten im engeren Sinne als auch durch das natürliche Altern mit Schwinden der körperlichen und psychischen Leistungskraft (☞ Abb. 5.2).

5.2.1 Äußere Krankheitsursachen

Die **äußeren Krankheitsursachen** sind von den Lebensbedingungen der „Umwelt" abhängig. Deshalb kann man sie zumindest prinzipiell verringern. Im Folgenden werden fünf Schlüsselprobleme behandelt:

- Psychische Krankheitsursachen
- Soziale Krankheitsursachen
- Auswirkungen der Zivilisation auf die Gesundheit
- Nahrungsmittel als Krankheitsursache
- Mikroorganismen als Bedrohungen der Gesundheit.

Psychische Gesundheit und psychische Krankheitsursachen

Die **psychische Gesundheit** ist am ehesten zu beschreiben mit der *Anpassungsfähigkeit* gegenüber psychischen „Verletzungen" wie z.B. der Trennung von einem Angehörigen sowie der *Konfliktfähigkeit* bei einander widersprechenden Anforderungen, z.B. von Seiten der Familie und des Arbeitgebers. Andererseits gehört zur psychischen Gesundheit auch die Bereitschaft, unveränderbare Rahmenbedingungen (wie z.B. die eigenen Leistungsgrenzen) sowie Vorerkrankungen zu akzeptieren. Gelingt dies nicht und bleiben psychische Konflikte auf Dauer ungelöst, erkrankt das Individuum über kurz oder lang.

Der wichtigste Faktor, um solche Erkrankungen zu verhindern, scheint nach heutigem Wissen eine „glückliche" (nicht aber problemfreie) Kindheit zu sein – was die Bedeutung der *Erziehung* unterstreicht. Scheitert die *Eltern-Kind-Beziehung* als Folge vieler ungelöster Erziehungskonflikte oder muss das Kind einen Mangel an Geborgenheit oder gar Gewalt und Missbrauch erleiden, so sind seelische oder körperliche Erkrankungen im Erwachsenenleben fast zwangsläufig die Folge (mehr hierzu ☞ 23.5.5). Forschungsergebnisse zeigen aber, dass für viele psychische Erkrankungen auch eine innere Disposition besteht (☞ z.B. 25.7).

Die **psychosomatische Medizin** beschäftigt sich mit solchen Krankheiten, die sich zwar eindeutig organisch manifestieren (wie z.B. die Magersucht), ihre Ursachen jedoch zu einem wesentlichen Teil in psychischen und/oder psychosozialen Konflikten haben.

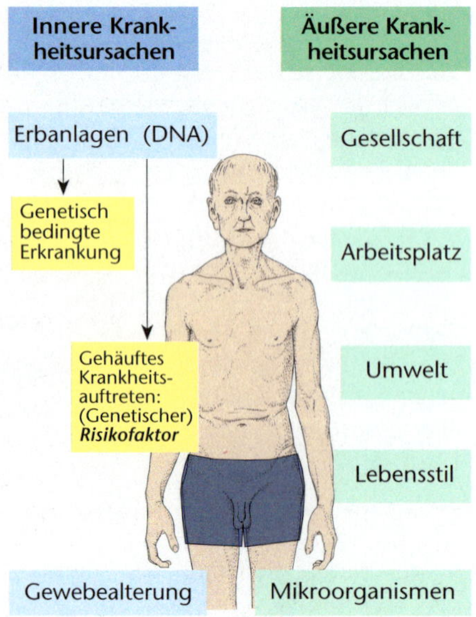

Abb. 5.2: Innere und äußere Krankheitsursachen.

Soziale Krankheitsursachen

Das Problem sozialer Krankheitsursachen ist wahrscheinlich so alt wie die Menschheit selbst: Praktisch alle menschlichen Kulturen haben einen Zusammenhang hergestellt zwischen Armut, Hunger und Krankheit. Bereits mit der Entwicklung der ersten Stadtkulturen traten soziale Krankheitsursachen wie Kriege und hygienische Missstände auf, die zur Ausbreitung von Seuchen (z.B. Pest und Syphilis) führten. Dem Pathologen *Rudolf Virchow* gebührt das Verdienst, vor ca. 100 Jahren eindringlich auf die häufigen sozialen Krankheitsursachen aufmerksam gemacht zu haben.

Auch heute noch ist das Problem weit von einer Lösung entfernt: In den Slums der Entwicklungsländer verelenden (und erkranken) Millionen von Menschen unter dem Druck rasch wachsender städtischer Ballungsräume.

Nach modernem Verständnis sind für die *soziale Gesundheit* die Verfügbarkeit von Wohnung und Arbeitsplatz sowie die Einbettung des Individuums in eine feste kleine Bezugsgruppe, z.B. die Familie, und in ein Geflecht nachbarschaftlicher Beziehungen erforderlich. Fehlen eine oder mehrere dieser Voraussetzungen, sind Krankheiten zwar nicht eine notwendige, aber häufige Folge. Beispielsweise werden Arbeitslose nachweislich häufiger krank.

Gesundheitliche Auswirkungen der modernen Zivilisation

Durch den modernen Lebensstil sind neue Bedrohungen für die menschliche Gesundheit aufgetreten: Der Straßenverkehr etwa forderte in Deutschland im Jahr 2001 knapp 7000 Tote und eine halbe Million Verletzte. Viele

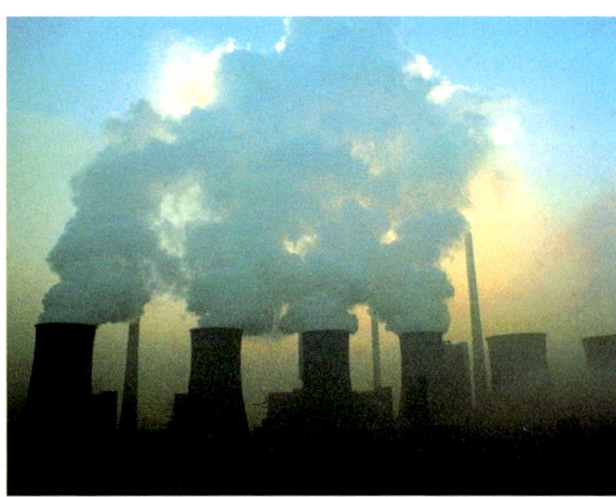

Abb. 5.3: Die Industrialisierung hat neben unbestreitbaren Vorteilen für Gesundheit und Hygiene auch neue Bedrohungen gebracht, denen sich niemand entziehen kann – z.B. regnen die aus Hochschornsteinen emittierten Schadstoffe im Umkreis von bis zu 300 km nieder. [J670-002]

Menschen werden durch Lärm (☞ unten) schwerhörig oder krank. Auch Strahlenbelastungen, z.B durch Unfälle in Kernkraftwerken, gehören zu den Gefahren.

Andererseits sind durch die moderne Zivilisation viele äußere Bedrohungen der Gesundheit weitgehend beseitigt worden. So gelang es:

- Sich durch Heizung und isolierende Kleidung vor Kälteeinflüssen zu schützen
- Durch Hochertragslandwirtschaft und aufwendige Vorratshaltung ausreichend Nahrungsmittel ganzjährig verfügbar zu machen
- Durch ein aufwendiges System sozialer Sicherung diejenigen, die von Krankheiten oder anderen Schicksalsschlägen getroffen werden, vor dem Verhungern oder der Ausgrenzung aus der Gesellschaft zu bewahren.

Die Untersuchung der Auswirkungen der *Umweltbedingungen* auf die Gesundheit ist Gegenstand der **Umweltmedizin** *(Umwelthygiene)*. Zu ihren Schwerpunkten zählen die Einflüsse von:

- **Außenluft:** Durch Umstellung auf umweltfreundlichere Heizungen und Abgaskatalysatoren hat sich zwar die Schadstoffbelastung der Atemluft im Vergleich zu den fünfziger und sechziger Jahren verringert. Problematisch bleibt allerdings z.B. das *Ozon,* zu dessen Verringerung im Hochsommer der motorisierte Verkehr eingeschränkt werden müsste. Ozon kann an Sonnentagen zu akuten Gesundheitsstörungen (z.B. Atembeschwerden) führen
- **Innenraumluft:** In geschlossenen Räumen hat die Belastung des Menschen durch Schadstoffe in der Atemluft zugenommen. Verantwortlich hierfür sind z.B. moderne Baustoffe wie formaldehydhaltige Spanplatten oder Bodenbeläge, die Lösungsmittel abdampfen. Die größte einzelne Innenraum-Schadstoffquelle ist hierzulande jedoch mit ca. 110000 Toten jährlich das Tabakrauchen; an den Folgen des Rauchens versterben somit täglich etwa 300 Menschen in Deutschland.

- **Lärm:** Lärm ist für viele das Umweltproblem Nr. 1: Die Zahl von Lärmarbeitsplätzen ist trotz vieler Schutzvorkehrungen weiterhin sehr hoch; die Lärmbelästigungen auf der Straße haben durch die enorme Ausweitung des motorisierten Verkehrs (☞ 12.8) stark zugenommen.

Nahrungsmittel als Krankheitsursache

Viele Nahrungsmittel sind mit *Fremdstoffen* belastet, die der Gesundheit schaden können. Zu diesen Fremdstoffen zählen einerseits die Schadstoffe, die aus Ackerböden oder Gewässern in unsere Nahrung gelangen (z.B. Pflanzenschutzmittel und Schwermetalle), andererseits *Lebensmittelzusatzstoffe,* die in Form von Farbstoffen und Konservierungsmitteln unserer Nahrung beigegeben werden. Auch *Krankheitserreger* in der Nahrung werden immer wieder zur Gesundheitsgefahr – in vielen Ländern der Erde gibt es z.B. nicht ausreichend sauberes Trinkwasser.

Auch eine *unausgewogene Zusammensetzung* der Nahrung, d.h. ein nicht bedarfsgerechter Anteil an bestimmten Nährstoffen, Vitaminen oder Spurenelementen, kann krank machen (☞ auch Kapitel 19).

So kann Eiweißmangel während der Kindheit auch bei kalorisch ausreichender Ernährung zu schweren Entwicklungsstörungen führen (in den Tropen als **Kwashiorkor** bekannt). Umgekehrt begünstigt ein übermäßiger Konsum von Fleisch und tierischen Fetten bei ballaststoffarmer Ernährung z.B. die Entwicklung von Dickdarmtumoren.

Mikroorganismen als Krankheitsursache

Die *Angst vor Infektionen* (☞ 6.8) hat die Menschheit seit Jahrtausenden geprägt. Nur für eine kurze Zeit nach Einführung des Penicillins glaubte man, mit Hilfe von Antibiotika Geißeln der Menschheit wie Tuberkulose, Cholera und Malaria endgültig besiegen zu können.

Dieses Ziel ist jedoch wieder in weite Ferne gerückt:

- Viele Erreger sind gegen herkömmliche Antibiotika *resistent* (widerstandsfähig, „immun") geworden
- In vielen Regionen der Erde sind wirksame Antibiotika nicht finanzierbar, so dass Menschen z.B. an eigentlich einfach zu behandelnden Wurmkrankheiten sterben müssen
- Das Beispiel der Ausbreitung der HIV-Infektionen (AIDS ☞ 6.10.4) zeigt, wie rasch und weltweit sich auch im 21. Jahrhundert neue Krankheitserreger verbreiten können. Die Gefahr neuartiger großer Epidemien geht dabei v.a. von Virusinfektionen (☞ 6.10) aus, da die moderne Medizin den Viren bis jetzt – im Unterschied zu den anderen Gruppen von Krankheitserregern – nur in einem Teil der Fälle spezifische Medikamente (die oft keine völlige Ausheilung erzielen) oder eine wirksame Vorbeugung durch Impfstoffe entgegenzusetzen hat
- Noch fast am Anfang steht die Menschheit bei der Erforschung und Bekämpfung von Erkrankungen, die durch kleinste infektiöse Partikel (*Prionen,* Details ☞ 6.11) hervorgerufen werden, etwa dem so genannten *Rinderwahnsinn (BSE).*

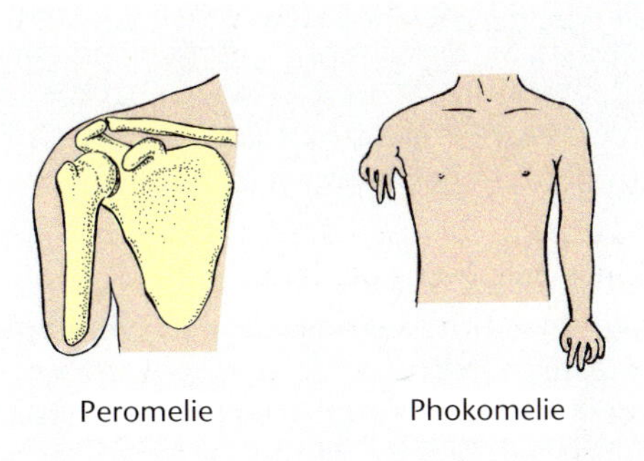

Abb. 5.4: Zwei Beispiele für Fehlbildungen (Dysplasien) der oberen Extremität, wie sie z.B. nach Einnahme von Thalidomid (Contergan®) in der Schwangerschaft gehäuft aufgetreten sind. Unter Peromelie versteht man die Stumpfbildung einer Extremität. Bei der Phokomelie setzen die Hände bzw. Füße unmittelbar an der Schulter bzw. Hüfte an.

Krank durch Medikamente

Sogar Medikamente können unter Umständen zur Krankheitsursache werden: So erregten in den 60er Jahren Fehlentwicklungen der Extremitäten bei ca. 2000 Lebendgeborenen großes Aufsehen (☞ Abb. 5.4). Ursache hierfür war die Einnahme des *teratogenen* (embryoschädigenden ☞ 22.4) Schlafmittels Contergan® während der Schwangerschaft. Aber auch viele andere Medikamente können schwerwiegende Nebenwirkungen haben. So treten etwa durch die Einnahme von Schmerzmitteln relativ häufig Magengeschwüre auf.

5.2.2 Innere und multifaktorielle Krankheitsursachen

Die **inneren Krankheitsursachen** gliedern sich in zwei große Kategorien:

- *Abweichungen des Erbmaterials,* die zu Entwicklungsstörungen bzw. Erbkrankheiten oder zu einer ererbten Anfälligkeit (Disposition ☞ 5.1.5) für bestimmte Erkrankungen führen
- *Altersveränderungen* des Organismus bzw. einzelner Organsysteme (☞ Kap. 24).

Beide Faktoren greifen nicht selten ineinander: Bestimmte Gewebe, z.B. die Gefäßwände, können eine genetisch bedingte Neigung zur frühzeitigen Alterung aufweisen; in den betroffenen Familien treten dann die entsprechenden Störungen, z.B. Herz-Kreislauf-Erkrankungen, gehäuft auf.

Genetisch bedingte Erkrankungen

Die genetisch bedingten Krankheiten lassen sich nach der Art ihrer Entstehung in mindestens fünf Gruppen einteilen:

- Erkrankungen durch Chromosomenaberrationen
- Monogen bedingte Erbkrankheiten
- Multifaktoriell bedingte Erkrankungen
- Mitochondrial erbliche Krankheiten, bedingt durch Mutationen der mitochondrialen DNS in den Eizellen und somit nur über die Mütter vererbbar (☞ 3.9.4). Hierzu zählt z.B. die *Leber-Optikusatrophie,* bei der es nach dem 20. Lebensjahr zu einer fortschreitenden Sehminderung bis zur Erblindung kommt
- Erkrankungen durch Mutationen der somatischen DNS in bestimmten Körperzellen (nicht erblich ☞ 5.7.3).

Erkrankungen durch Chromosomenaberrationen. Sie beruhen auf einer falschen Verteilung von Chromosomenabschnitten oder ganzen Chromosomen bei der Reifeteilung der Keimzellen (Meiose ☞ 3.8.2). Diese chromosomalen Störungen kommen mit einer Häufigkeit von etwa 0,6% vor.

Die häufigste Chromosomenaberration ist die **Trisomie 21**, d.h. Verdreifachung des Chromosoms 21 *(Down-Syndrom):* Sie ist klinisch vor allem gekennzeichnet durch eine geistige Behinderung und typische Gesichtszüge mit schräger Augenstellung (daher die Bezeichnung „Mongolismus"). Zusätzliche Fehlbildungen, vor allem Herzfehler, sowie eine erhöhte Infektanfälligkeit können die Lebenserwartung der Betroffenen einschränken.

Monogen bedingte Erbkrankheiten. Diese sind auf **Einzelgenmutationen,** d.h. Veränderungen einzelner Gene, zurückzuführen und kommen bei gut 1% aller Lebendgeborenen vor. Sie entstehen irgendwann durch *Neumutation* bei einem Individuum und können dann über viele Generationen hinweg weitergegeben werden; dabei vererben sie sich oftmals nach den *Mendel-Regeln* (☞ 3.9.2). Wichtige Erbgänge zeigt Abb. 5.5. Viele Einzelgen-Mutationen haben Stoffwechselerkrankungen zur Folge.

Die häufigste derartige Krankheit ist in Deutschland die **Mukoviszidose** *(cystische Fibrose, CF).* Mutationen eines Gens auf Chromosom 7 führen zur Produktion abnorm zäher Drüsensekrete, vor allem in der Lunge und der Bauchspeicheldrüse, mit zunehmender Schädigung dieser Organe. Die Lebenserwartung der Patienten ist eingeschränkt, aber durch Verbesserung der symptomatischen Behandlung deutlich angestiegen (Näheres ☞ 17.11.7).

Neue Möglichkeiten für eine ursächliche Behandlung von (vor allem monogenen) Erbkrankheiten erhofft man sich von der **Gentherapie:** Fremdes Erbmaterial wird in bestimmte Körperzellen des Patienten eingeschleust; diese Zellen stellen dann die benötigten Genprodukte, zum Beispiel ein vorher fehlendes Protein, selbst her. Als *Vektoren* (Überträger) der therapeutischen Gene dienen z.B. gentechnisch veränderte Viren. Die vielfältigen Probleme dieser Therapieform wie z.B. mangelnde Effizienz der Genübertragung oder Immunreaktionen gegen Viren oder Genprodukte sind allerdings bisher noch nicht gelöst.

Multifaktorielle Erkrankungen. Multifaktorielle Erkrankungen entstehen durch das komplexe Zusammenwirken von mehreren genetischen und nicht-genetischen (exogenen) Faktoren. Sie vererben sich dementsprechend nicht nach den Mendel-Gesetzen, so dass das Risiko jeweils empirisch (d.h. nach Erfahrungswerten) bestimmt werden muss.

Erkrankungen dieser Gruppe haben große medizinische Bedeutung: Trifft beispielsweise eine ererbte Neigung zur Zuckerkrankheit (Diabetes mellitus ☞ 19.2.2) mit zuckerreicher Ernährung und Übergewicht zusammen, so erschöpfen sich im höheren Lebensalter die überbeanspruchten insulinbildenden Zellen in der Bauchspeicheldrüse, und ein Diabetes mellitus Typ 2 tritt klinisch zutage.

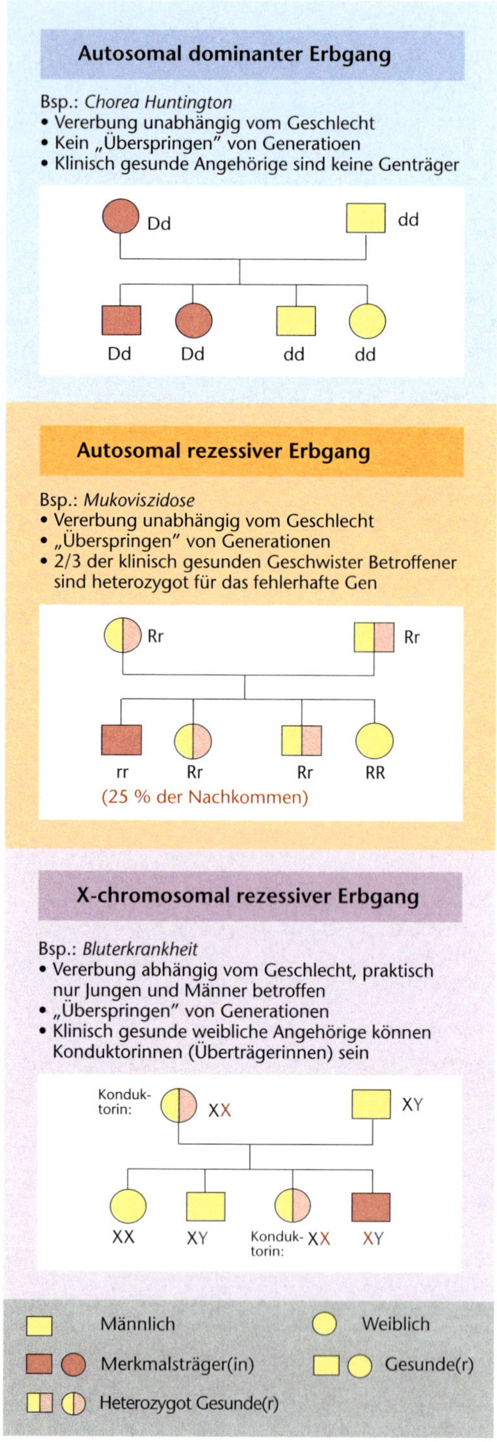

Autosomal dominanter Erbgang

Bsp.: *Chorea Huntington*
- Vererbung unabhängig vom Geschlecht
- Kein „Überspringen" von Generatioen
- Klinisch gesunde Angehörige sind keine Genträger

Dd dd
Dd Dd dd dd

Autosomal rezessiver Erbgang

Bsp.: *Mukoviszidose*
- Vererbung unabhängig vom Geschlecht
- „Überspringen" von Generationen
- 2/3 der klinisch gesunden Geschwister Betroffener sind heterozygot für das fehlerhafte Gen

Rr Rr
rr Rr Rr RR
(25 % der Nachkommen)

X-chromosomal rezessiver Erbgang

Bsp.: *Bluterkrankheit*
- Vererbung abhängig vom Geschlecht, praktisch nur Jungen und Männer betroffen
- „Überspringen" von Generationen
- Klinisch gesunde weibliche Angehörige können Konduktorinnen (Überträgerinnen) sein

Konduktorin: XX XY
XX XY Konduktorin: XX XY

Männlich Weiblich
Merkmalsträger(in) Gesunde(r)
Heterozygot Gesunde(r)

Abb. 5.5: Wichtige monogene Erbgänge nach den Mendel-Regeln: Bei dominantem Erbgang führt somit bereits *ein* „falsches" Gen zur klinischen Erkrankung; rezessiv vererbte Krankheiten treten nur in Erscheinung, wenn *beide* Allele die fehlerhafte Information tragen. Ein krankhaftes Gen auf dem X-Chromosom führt bei männlichen Genträgern (die ja nur ein X-Chromosom besitzen) immer zur Krankheitsausprägung. [A400]

Angeborene Fehlbildungen

2–3% aller Lebendgeborenen kommen mit einer **angeborenen Fehlbildung** zur Welt. Hierunter versteht man eine funktionell und/oder sozial wirksame Anomalie infolge einer Störung der vorgeburtlichen Entwicklung. Am häufigsten sind *angeborene Herzfehler;* es folgen Fehlbildungen des Zentralnervensystems, Fußdeformitäten (☞ Abb. 8.91), Hüftgelenkdysplasien (☞ unten) und Spaltbildungen von Lippe, Kiefer und/oder Gaumen. Die Angaben zur Häufigkeitsverteilung schwanken dabei erheblich.

Fehlbildungen haben *endogene,* genetische Ursachen (z.B. beim *Down-Syndrom*) oder – wahrscheinlich seltener – *exogene* Ursachen wie z.B. Infektionen, Medikamente, Genussmittel (Alkohol! ☞ 22.4) und ionisierende Strahlung während der Schwangerschaft. Auch eine *multifaktorielle* Entstehung kommt vor. Bei der Mehrzahl aller Fehlbildungen ist die Ätiologie bisher unbekannt.

Sehr oft sind angeborene Fehlbildungen heutzutage bereits pränatal (vor der Geburt) oder beim Neugeborenen mit Hilfe von Ultraschalluntersuchungen oder anderen modernen diagnostischen Verfahren genau zu erkennen. In einem Teil der Fälle ergibt sich daraus die Möglichkeit einer rechtzeitigen Therapie; so führt beispielsweise die kongenitale Hüftgelenkdysplasie bei intensiver orthopädischer Behandlung nur noch selten zu einer bleibenden Behinderung.

Wichtig: Einfühlungsvermögen

Für Eltern ist es häufig schwierig, ein Kind mit einem angeborenen Defekt innerlich anzunehmen. In dieser Situation bedarf es großen Einfühlungsvermögens, um Eltern und Kind zu helfen. Ein Verharmlosen der Störung, um die Eltern „zu schonen", ist falsch.

5.3 Anpassungsreaktionen der Gewebe

Auf die Bedeutung der Anpassungsfähigkeit des Organismus wurde im Allgemeinen bereits hingewiesen (☞ 5.1.4). Dabei haben höher entwickelte Lebewesen die Fähigkeit, nicht nur zahllose Funktionen, sondern auch den Zell- und Gewebsbestand ihrer Körperteile veränderten Bedingungen anzupassen. Dies geschieht durch eine Zu- bzw. Abnahme der *Größe* und/oder der *Zahl* von Gewebsbausteinen (☞ Abb. 5.6).

Atrophie

Atrophie bezeichnet die Rückbildung eines vorher normal entwickelten Organs oder Gewebsverbandes. Sie geht mit Leistungsminderung einher und stellt dementsprechend meist eine *Adaption* (Anpassungsreaktion) an einen „Mangelzustand" dar. So entwickelt sich beispielsweise eine Atrophie von Muskeln bei verminderter Beanspruchung durch Ruhigstellung in einem Gipsverband. Auch eine verringerte Nervenversorgung, Durchblutung und/oder Ernährung kann zur Gewebsatrophie führen; Beispiel hierfür ist die arteriosklerotische Schrumpfniere. Man unterscheidet die **einfache Atrophie,** die „nur" auf einer Verkleinerung von Zellen beruht, von der **nummerischen Atrophie** mit Verminderung der Zellzahl. In vielen Fällen, z.B. bei Hunger, kommt es zunächst zur einfachen, später zur nummerischen Atrophie.

Nicht jede Atrophie ist krankhaft: Eine physiologische (d.h. „normale") Atrophie ist z.B. die Schrumpfung vieler Organe und Gewebe im höheren Lebensalter, die *generalisierte Altersatrophie* (☞ 24.2).

Hypertrophie und Hyperplasie

Bei diesen Phänomenen, die gleichsam das Gegenstück zur Atrophie bilden, handelt es sich um echte Wachstumsvorgänge, d.h. um die Zunahme vollwertigen Gewebes mit Steigerung der Leistungsfähigkeit. Unter **Hypertrophie** versteht man die Massenzunahme eines Organs oder Gewebsverbands durch Zellvergrößerung, unter **Hyperplasie** die Massenzunahme durch Zellvermehrung. Die wichtigsten Ursachen sind vermehrte Arbeitsbelastung und gesteigerte hormonelle Stimulation.

Reine *Hypertrophien* entwickeln sich dabei in Geweben, deren Zellen nicht mehr oder nur noch eingeschränkt teilungsfähig sind. Dies ist vor allem die Muskulatur. Eindrucksvolles Beispiel hierfür ist die Zunahme der Muskelmasse durch Bodybuilding. Mehrbelastungen von teilungsfähigen Geweben hingegen rufen meist eine *Hyperplasie* hervor: So reagiert das blutbildende Knochenmark auf stärkere oder wiederholte Blutverluste mit einer Hyperplasie, um den Nachschub an Blutzellen zu sichern.

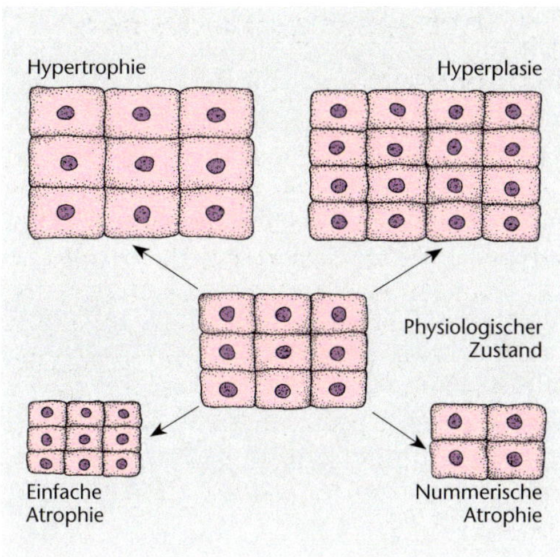

Abb. 5.6: Der Zell- und Gewebsbestand des Menschen passt sich an veränderte Bedingungen an. Die Abbildung zeigt vier mögliche Reaktionen. [C106]

Gefahr der Organinsuffizienz

Der begrenzende Faktor bei Hypertrophien und Hyperplasien ist meist die *Durchblutung* des vermehrten Gewebes: Kann die Neubildung von Kapillaren mit dem steigenden Bedarf nicht Schritt halten, kommt es zur Mangeldurchblutung *(Ischämie);* Wachstum und Leistungsfähigkeit des hypertrophierten Organs sind damit an ihre Grenzen gelangt. Am Herzen tritt dies z.B. bei chronischer Druckbelastung ein und führt dann zur Herzinsuffizienz (☞ 15.6.4).

5.4 Zell- und Gewebsschäden

Zur Anpassungsfähigkeit im weiteren Sinne gehören die verschiedensten Schutzmechanismen, die der Organismus den täglich auf ihn einwirkenden schädlichen Einflüssen (**Noxen**) entgegenzusetzen hat. Die Wirksamkeit des Schutzes hängt dabei naturgemäß ab vom jeweiligen Kräfteverhältnis zwischen Intensität und Dauer der Belastung einerseits und Effektivität der körpereigenen Gegenmaßnahmen andererseits.

So wirken zahlreiche chemische und physikalische Noxen auf den Organismus durch die Bildung *freier Radikale,* d.h. instabiler, hochreaktiver Moleküle, die im Körper vor allem in Form von Sauerstoffverbindungen auftreten (sog. *oxidativer Stress*). Diese Radikale neigen dazu, sich chemisch an körpereigene Strukturen zu binden, lösen dabei oft Kettenreaktionen aus und können auf diese Weise z.B. Zellmembranen, verschiedene Zellorganellen und die Erbsubstanz DNA schädigen. Der menschliche Körper hat im Laufe der Evolution komplexe Mechanismen zum Abfangen freier Radikale unter Beteiligung zahlreicher Enzyme und Vitamine (z.B. Vitamin C und E) entwickelt. Diese Abwehrsysteme stoßen jedoch in besonderen Belastungssituationen, z.B. bei Infektionen oder (Vitamin-)Mangelzuständen, an ihre Leistungsgrenzen.

Ist die Anpassungsfähigkeit der Zellen überfordert, so treten Schäden auf, die sich meist als **morphologische** (d.h. mit bloßem Auge oder mikroskopisch sichtbare) **Veränderungen** an Zellen und Geweben zeigen.

Es gibt dabei typische Schädigungsmuster, die in verschiedenen Organen prinzipiell gleichartig auftreten und den Ablauf zahlloser Krankheiten bestimmen. Diese werden hier in Bezug auf die jeweils gestörten Funktionen besprochen.

5.4.1 Zellhydrops

Zellhydrops bezeichnet eine Auftreibung von Zellen vornehmlich durch Wasseranreicherung. Ursache ist oft eine Störung der energieabhängigen Natriumpumpen in der Zellmembran, die normalerweise durch ständigen Natriumtransport aus der Zelle heraus für ein starkes Gefälle zwischen niedriger intrazellulärer und höherer extrazellulärer Natriumkonzentration sorgen (☞ 3.5.9). Dem Einstrom von Natrium in die Zelle folgt passiv (osmotisch) Wasser nach; diese Flüssigkeitsverschiebung ist mit dem Leben der Zelle noch vereinbar und prinzipiell reversibel (rückbildungsfähig).

Zu einem ausgeprägten Hydrops der Leberzellen kann es z.B. bei einer Vergiftung mit dem Lösungsmittel *Tetrachlorkohlenstoff* kommen, das zu einer direkten Membranschädigung durch freie Radikale führt.

5.4.2 Krankhafte Ablagerung verschiedener Substanzen

Intrazelluläre Ablagerungen

Ablagerungen innerhalb von Zellen kommen bei sehr unterschiedlichen Störungen des Zellstoffwechsels vor; betroffen sind meist Zytoplasma, Lysosomen oder auch der Zellkern. Es können vielerlei Substanzen abgelagert werden, vor allem *Fette, Eiweiße, Glykogen* (Speicherform der Glukose), Metalle (z.B. *Eisen, Kupfer*) und der Gallenfarbstoff *Bilirubin* (Ikterus ☞ 18.10.4). Die intrazellulären Ablagerungen werden in unterschiedlichem Ausmaß von den Zellen toleriert; eine massive Zellüberladung mit angesammeltem Material kann zum Zelltod führen.

Eine wichtige Form ist die **Verfettung.** Sie betrifft oft die Leber und ist Folge von Sauerstoffmangel (mit gestörter „Fettverbrennung" in den Mitochondrien), übermäßigem Alkoholkonsum (☞ 18.10.7), übermäßigem Fettangebot in der Nahrung oder einer Fettstoffwechselstörung, z.B. bei Diabetes mellitus (☞ 19.2.4). Die Leberfunktion wird so massiv gestört.

Intra- und extrazelluläre Ablagerungen

Manche Substanzen, die normalerweise chemisch gelöst im Organismus vorkommen, fallen unter bestimmten Bedingungen als Salze im Gewebe (innerhalb und außerhalb von Zellen) aus. Wichtige Beispiele sind **Harnsäureablagerungen** (☞ 19.5.2) und **Kalkablagerungen:**

Normal ist die Einlagerung von Kalksalzen in die Knochen insbesondere während des Wachstums oder der Heilung von Brüchen. Außerhalb der Knochen fallen Kalksalze vornehmlich in nekrotischen oder vermindert vitalen Bezirken aus, z.B. in tuberkulösen Nekrosen oder ernährungsgestörten Tumoranteilen. Hierher gehört auch die klassische Arterienverkalkung im Rahmen der Arteriosklerose (☞ 16.1.4). Ferner sammelt sich in Konkrementen (z.B. Gallen- und Nierensteinen) nicht selten Kalk an.

Kalkablagerungen sind meist auf Röntgenaufnahmen erkennbar und können deshalb in der Krankheitsdiagnostik hilfreich sein: So deuten beispielsweise gruppierte kleine Kalkeinlagerungen *(Mikroverkalkungen)* des Brustdrüsengewebes auf das Vorliegen eines Mammakarzinoms (☞ 21.2.10) hin. Kalkeinlagerungen der Lungen sind oft Zeichen einer älteren Tuberkulose (☞ 6.9.5, 17.11.3).

5.4.3 Nekrose

Wenn ein schädigender Einfluss die Anpassungsfähigkeit der Zelle endgültig übersteigt, so entwickelt sich eine **Nekrose** *(Zelltod).*

Wichtige Ursachen solcher Zelluntergänge sind:

- Sauerstoffmangel *(Hypoxie),* meist infolge von Durchblutungsstörungen; Beispiel: Herzinfarkt
- Physikalische Schädigungen wie radioaktive oder UV-Strahleneinwirkung, Verbrennungen, Erfrierungen oder mechanische Verletzungen
- Giftstoffe; Beispiel: Lebernekrosen durch Knollenblätterpilzvergiftung
- Infektionen und Infektabwehr; Beispiel: Abszess (☞ 5.5.6)
- Sonstige immunologische Reaktionen; Beispiel: Abstoßung von Transplantaten (☞ 6.7.1).

Als **Gangrän** *(Brand)* bezeichnet man Nekrosen, die sich durch Einflüsse der Umwelt schwärzlich verfärben und dann „wie verbrannt" aussehen. Sie kommen an durchblutungsgestörten Extremitäten vor, am häufigsten an den Füßen (☞ Abb. 19.5), aber auch an inneren Organen mit Kontakt zur Außenwelt (Lungen-, Darmgangrän).

5.4.4 Ödem

Unter **Ödemen** im engeren Sinne werden Flüssigkeitsvermehrungen im interstitiellen (d.h. zwischen den Zellen gelegenen) Bindegewebe verstanden (☞ Abb. 5.7). Daneben bezeichnet man jedoch auch eine Flüssigkeitsansammlung in den Lungenalveolen als Ödem (**Lungenödem).** Alle Ödeme kommen durch gesteigerten Austritt von Blutflüssigkeit aus den Blutgefäßen bzw. verminderten Rückfluss in die Gefäße zustande (Näheres ☞ 16.1.6).

5

5.4.5 Erguss

Ergüsse sind Flüssigkeitsansammlungen in vorgebildeten Körperhöhlen, z.B. im Pleuraspalt oder in einem Gelenkspalt. Sie entstehen am häufigsten bei:

- *Blutstauungen*; so kommt es bei Herzinsuffizienz oft zu Pleuraergüssen (☞ 17.7), bei Pfortaderhochdruck zur Bildung von Aszites (☞ 18.10.8). Die Ergussflüssigkeit ist in diesen Fällen klar und eiweißarm; man nennt sie **Transsudat**
- *Entzündungen*; die Erhöhung der Gefäßdurchlässigkeit lässt dabei auch Serumeiweiße austreten, und es wandern Entzündungszellen in die Ergussflüssigkeit, die man als **Exsudat** bezeichnet
- *Tumorwachstum* in der Wandung der Körperhöhle; man findet dann im Erguss mikroskopisch meist Tumorzellen, oft auch Erythrozyten *(hämorrhagischer Erguss).*

5.4.6 Fibrose

Von einer **Fibrose** spricht man, wenn ein Gewebe zu viel kollagenes Bindegewebe enthält.

Zu den wichtigsten Ursachen zählen:

- *Länger dauernde Entzündungen;* Beispiel: chronische Polyarthritis (☞ 4.6)
- *Nicht-entzündliche Ödeme;* Beispiel: *Induration* (Verhärtung) von stauungsbedingten Unterschenkelödemen
- *Nekrosen* von Funktionsgeweben (Parenchym) mit narbiger Bindegewebsvermehrung; Beispiel: Leberfibrose mit möglichem Übergang in eine Zirrhose (☞ 18.10.7). Die im Rahmen einer Arteriosklerose entstehende Intimafibrose (☞ 16.1.4) ist Folge von Ödemen und kleinen Nekrosen der Gefäßwand.

Fibrosen bewirken eine Verhärtung (**Sklerose**) und Elastizitätsabnahme des betroffenen Gewebes. Sie können zu schweren Funktionsstörungen führen, indem sie beispielsweise die Beweglichkeit eines Gelenks, die Dehnungsfähigkeit der Lungen oder die Durchgängigkeit eines Gefäßes beeinträchtigen.

5.5 Die Entzündung

Die **Entzündung** stellt eine universale Reaktion des Organismus auf Zell- und Gewebsschäden dar. Sie dient der Eingrenzung einer Gefahr, also dem Schutz des übrigen Körpers vor der Ausbreitung einer Noxe, und der Entfernung des schädigenden Stoffes aus dem Körper, d.h. dem Abbau der Schadstoffe oder der Vernichtung infektiöser Erreger.

Auslöser einer Entzündung können sein:

- Gewebszerstörung mit Entstehung von *Gewebstrümmern*
- Fremdkörper (z.B. Dorn), Chemikalien
- Infektiöse Erreger (Bakterien, Viren, Pilze) und ihre *Toxine* (Giftstoffe)

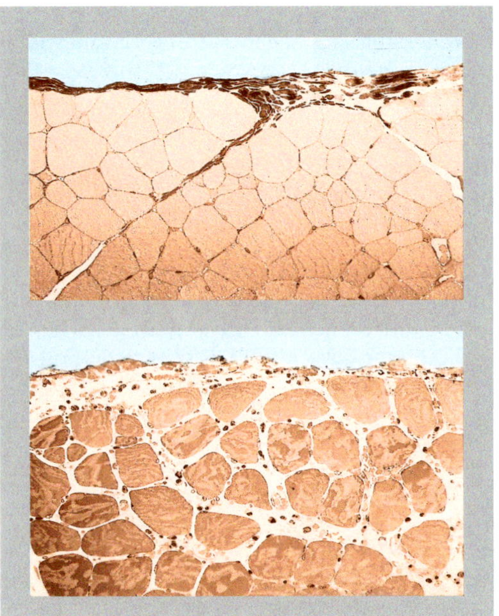

Abb. 5.7: Bei jeder lokalen Entzündung kommt es zur Gewebeschwellung durch den Austritt von Blutplasma ins Gewebe (Ödem). Die histologischen Bilder zeigen Schnitte durch einen Skelettmuskel.
Oben: Normalbefund. **Unten:** Nach Reizung der Muskeloberfläche hat sich ein entzündliches Ödem gebildet, das die quer angeschnittenen Muskelfasern auseinanderspreizt. [M136]

- In Ausnahmefällen körpereigenes Gewebe, das als „Autoaggressor" wirkt (☞ 6.7.2).

5.5.1 Die Kardinalsymptome

Die entzündliche Reaktion geht mit typischen Krankheitszeichen einher. Im Einzelnen beobachtet man fast immer – wenn auch unterschiedlich ausgeprägt – die folgenden fünf so genannten **Kardinalsymptome** der Entzündung (☞ Abb. 5.8):

- Schmerz *(Dolor)*
- Rötung *(Rubor)*
- Schwellung *(Tumor)*
- Überwärmung *(Calor)*
- Gestörte Funktion *(Functio laesa).*

Als Merkhilfe kann man sich einen Wespenstich auf der Oberlippe vorstellen – die genannten fünf Symptome treten dann wohl ohne Schwierigkeiten plastisch vor Augen.

5.5.2 Lokale und systemische Entzündungen

Der Ort der Entzündung richtet sich nach dem Sitz der auslösenden Noxe. Manche Entzündungsformen sind *lokal* auf einen kleinen Körperteil begrenzt (z.B. nach Schnittverletzung am Finger), während andere Entzündungsformen rasch auf mehrere Gewebe übergreifen oder sogar *generalisieren,* das heißt den gesamten Körper einbeziehen.

Die Ausbreitung der Entzündung hängt dabei von der „Aggressivität" der angreifenden Noxe einerseits und von der Abwehrbereitschaft des Organismus andererseits ab.

5.5.3 Reaktionen im Entzündungsgebiet

In dem geschädigten Gebiet werden **Mediatoren** *(Botenstoffe)* freigesetzt, die den Ablauf der Entzündungsreaktion steuern.

Zu diesen Mediatoren gehören das Histamin (☞ 6.7.1), die Prostaglandine, verschiedene Zytokine (☞ 6.3), Kinine, Komplementfaktoren (☞ 6.2.4) und C-reaktives Protein (☞ 5.5.4).

- **Prostaglandine** sind eine große Gruppe chemisch verwandter Gewebehormone, die zuerst in der Prostata, inzwischen aber in fast allen Organen nachgewiesen wurden (☞ auch Tab. 13.25). Sie führen während der akuten Entzündungsreaktion zur Gefäßerweiterung mit lokaler Überwärmung, steigern die Gefäßdurchlässigkeit und sind an der Schmerzentstehung beteiligt. Verschiedene Schmerzmittel wie die Salizylate (z.B. Aspirin®) und Pyrazolonabkömmlinge (z.B. Novalgin®) entfalten ihre Wirkung hauptsächlich durch eine Hemmung der körpereigenen Prostaglandinbildung
- **Kinine** (z.B. Bradykinin) werden aus bestimmten Plasmaproteinen freigesetzt; sie erweitern die Gefäße, erhöhen ihre Durchlässigkeit (Permeabilität) und aktivieren Schmerzrezeptoren. So tragen sie etwa zur Symptomatik der akuten und sehr schmerzhaften Bauchspeicheldrüsenentzündung (Pankreatitis ☞ 18.9) bei.

Am Ort der Entzündung treten aus den durch Mediatorstoffe geweiteten Poren der Kapillaren Blutplasma („Blutwasser" ☞ 3.4) und Leukozyten aus. Diese *Exsudation* (Ausschwitzung) führt zur *Gewebsschwellung* (**Ödem** ☞ Abb. 5.7).

Leukozyten und ortsständige *Phagozyten* (Fresszellen ☞ Abb. 3.21) versuchen nun, die Noxe, beispielsweise die Bakterien, zu vernichten. Sie bilden einen Saum um die Gefahrenquelle und zerstören infizierte oder anderweitig geschädigte Gewebsanteile, indem sie die Fremdkörper oder zum Beispiel Bakterien in die eigene Zelle aufnehmen (Endozyten). Aus den Trümmern der Nekrosezone entsteht durch die Enzyme der Leukozyten flüssiger **Eiter.**

Durch die Gewebsverletzung wird auch das Gerinnungssystem (☞ 14.5) aktiviert, so dass sich kleine Blutgefäße in der Nachbarschaft des Defekts verschließen. Infolgedessen stirbt weiteres umliegendes Gewebe ab; dadurch werden aber gleichzeitig die Heilungsvorgänge in Gang gesetzt (☞ 5.5.5).

5.5.4 Mitreaktionen des Gesamtorganismus

Auch bei einer primär (zunächst) lokalen Entzündung bleibt die **Mitreaktion des Gesamtorganismus** häufig nicht aus:

- Durch Aktivierung des Immunsystems über Mediatoren kommt es zur Ausschwemmung von weißen Blutkörperchen (Leukozyten) ins Entzündungsgebiet, aber auch ins Blut (**Leukozytose** ☞ 14.3.5)
- Von Bedeutung ist auch die Vermehrung bestimmter Bluteiweiße: Noch bevor *Gammaglobuline* als spezifische Antikörper (☞ 6.4.3) zur Verfügung stehen, wird die Synthese sog. *Akute-Phase-Proteine* wie z.B. des *C-reaktiven Proteins* (**CRP**) angekurbelt. Das CRP heftet sich an Schadstoffe und aktiviert das Komplementsystem, Leukozyten und Thrombozyten
- Zahlreiche Noxen rufen **Fieber** (Körperkerntemperatur über 38 °C) hervor. Dabei aktivieren die Noxen selbst oder die im Zuge der Entzündungsreaktion stimulierten Leukozyten und freigesetzten Prostaglandine das thermoregulatorische Zentrum im ZNS und führen so zur Sollwerterhöhung der Körperkerntemperatur (☞ 1.5.2). Solche Fieber erzeugenden Substanzen heißen **Pyrogene**
- Gefäßweitstellung und Plasmaexsudation können bei starken bzw. ausgedehnten Entzündungen zum **allgemeinen Blutdruckabfall** führen, im Extremfall bis zum *Kreislaufschock* (septischer Schock ☞ 26.5).

5.5.5 Heilungsprozess und Entzündungsverlauf

Die Heilungsreaktion verläuft bei vielen Entzündungen wie folgt: Bereits nach 12–36 Stunden kommt es zu einer gesteigerten Vermehrung von **Fibroblasten** *(Bindegewebsgrundzellen)*. Sie bilden Kollagenfasern und Bindegewebsgrundsubstanz, in die neue Blutgefäße einsprossen. So entsteht nach etwa 3–4 Tagen ein vorläufiges, gefäßreiches, „schwammiges" Bindegewebe, das **Granulationsgewebe.** Dieses Gewebe wird von Zellen des üblicherweise an dieser Stelle lokalisierten Gewebes später wieder durchbaut. Wenn durch die Entzündung jedoch größere Gewebsareale zerstört worden sind, endet die Bindegewebsvermehrung mit der Bildung einer funktionell minderwertigen **Narbe.**

Neben den bisher genannten Entzündungen, die plötzlich eintreten und rasch wieder heilen (**akute Entzündung**), gibt es auch Entzündungen mit lang anhaltendem Verlauf. Solche **chronischen Entzündungen** können:

- Sich aus einer ursprünglich akuten Entzündung entwickeln. Eine Chronifizierung tritt meist dann ein, wenn der Organismus zwar nicht an der Entzündungsursache zugrunde geht, sie jedoch auch nicht beseitigen kann – dies ist z.B. häufig bei der Tuberkulose der Fall (☞ 17.11.3)
- Primär chronisch sein, wie z.B. die *chronische Polyarthritis* (☞ 4.6) oder die *chronisch-entzündlichen Dickdarmerkrankungen* (☞ 18.8.10), die meist schleichend beginnen, sich langsam verschlimmern und oft lebenslang andauern.

5.5.6 Die verschiedenen Entzündungsformen

Obwohl bei den meisten Entzündungen alle oben genannten Reaktionen auftreten, überwiegt oft eine der genannten Erscheinungen (z.B. Plasmaaustritt oder Eiterbildung). Deshalb werden verschiedene Entzündungstypen unterschieden.

Seröse Entzündungen

Seröse Entzündungen zeichnen sich durch die Ansammlung einer großen Menge eiweißreicher Flüssigkeit *(Exsudat)* aus. Zu den serösen Entzündungen gehört z.B. die Quaddelbildung der Haut (umschriebene Gewebsschwellung) nach einem Insektenstich. An den Schleimhäuten gibt es die **serös-schleimige Entzündung**, wie sie jeder z.B. von der Anfangsphase des Schnupfens kennt. Seröse Entzündungen finden sich auch in Körperhöhlen in Form *seröser Ergüsse* (☞ 5.4.5). Seröse Entzündungen heilen in der Regel folgenlos ab.

Eitrige (pyogene) Entzündungen

Wie erwähnt, gehen Entzündungen oft mit einer ausgedehnten Einwanderung von Leukozyten ins Entzündungsgebiet einher, die „nach getaner Arbeit" zusammen mit Gewebstrümmern häufig als Eiter aus dem Körper ausgestoßen werden **(eitrige Entzündungen).** Solche Entzündungen werden vor allem durch Eiter erregende *(pyogene)* Bakterien wie Streptokokken oder Staphylokokken (☞ 6.9) hervorgerufen.

Ein **Abszess** ist eine Eiteransammlung in einem durch Gewebseinschmelzung entstandenen, abgekapselten Hohlraum (☞ Abb. 5.9). Am häufigsten sind hier Staphylokokken die Ursache. Eine Abszesshöhle muss meist chir-

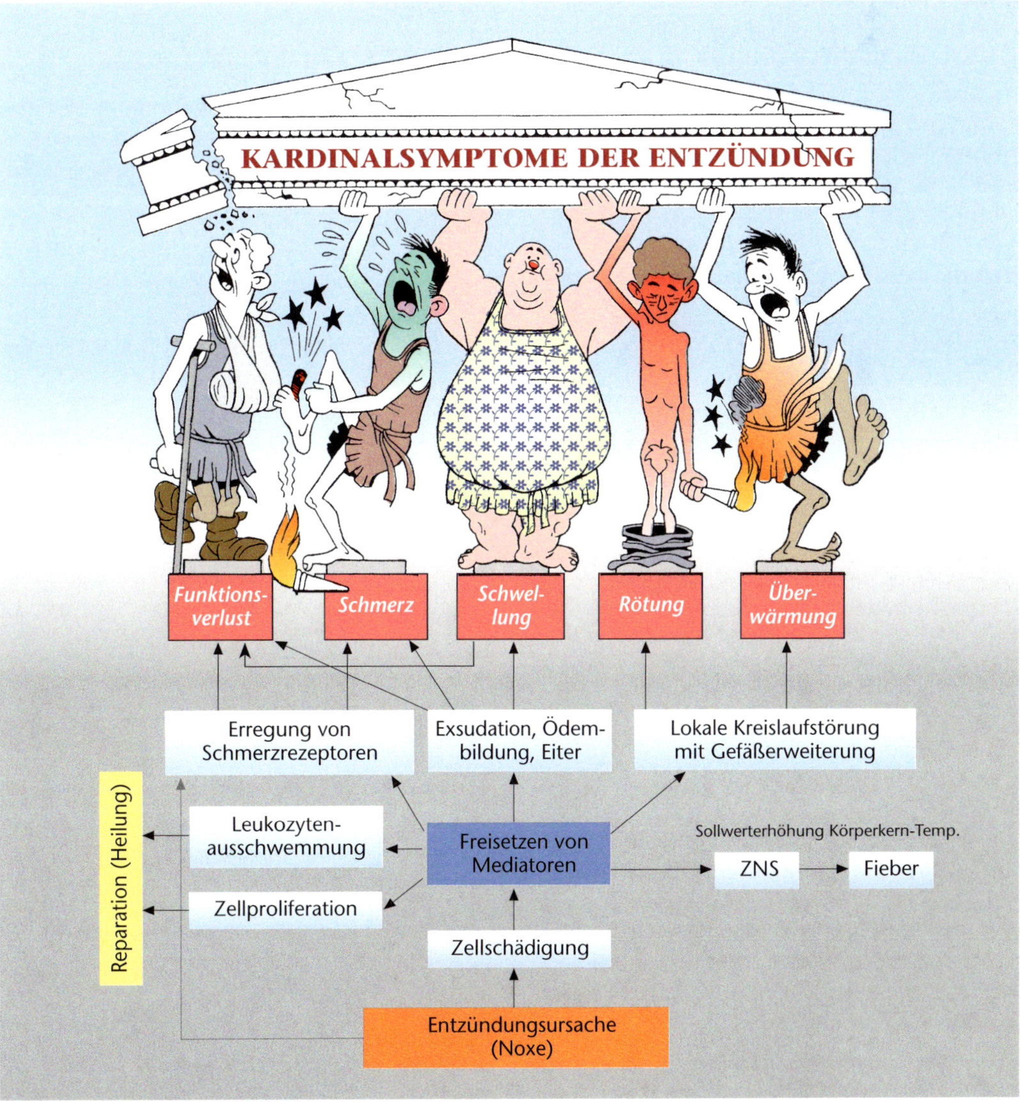

Abb. 5.8: Oben: Die Kardinalsymptome der Entzündung.
Unten: Ablauf der Entzündungsreaktion bis zur Entstehung der Kardinalsymptome. [O152]

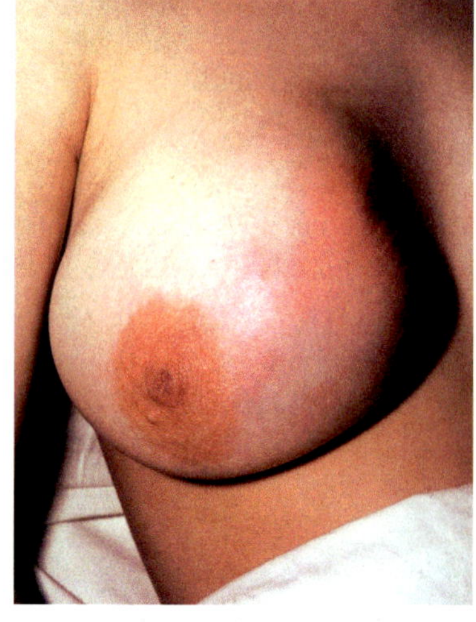

Abb. 5.9: Abszess am Beispiel einer Mastitis (Brustdrüsenentzündung ☞ auch 22.6.5). [E143]

urgisch eröffnet und entleert werden. Eine Sonderform des Abszesses ist der **Furunkel**, der durch Staphylokokkeninfektionen der Haar- und Talgdrüsenfollikel entsteht.

Als **Phlegmone** bezeichnet man die flächenhafte, diffus-eitrige Entzündung, die im Gegensatz zum Abszess ohne Abkapselung des Entzündungsherdes verläuft und deshalb meist bedrohlicher ist. Ausgelöst wird sie in der Regel durch Streptokokken.

Beim **Empyem** hat sich in einem *vorgebildeten* Hohlraum Eiter gebildet, z.B. im Herzbeutel, im Pleuraspalt, in der Gallenblase, einem Gelenkspalt oder in einer Nasennebenhöhle.

Ulzerierende (geschwürige) Entzündungen

Bei **ulzerierenden Entzündungen** entsteht ein tiefer reichender Defekt von Haut, Schleimhaut oder Gefäßinnenwand, ein **Ulkus** (*Geschwür,* Mehrzahl *Ulzera*).

Ein Ulkus tritt z.B. als Magen- oder Zwölffingerdarmgeschwür bei Überwiegen der aggressiven Magensäurewirkung gegenüber den schleimhautschützenden Faktoren auf. Bei entzündlichen Darmerkrankungen, etwa der Colitis ulcerosa, kommt es als Folge entzündlicher Herde an der Darmschleimhaut zu ausgedehnten Gewebsdefekten. Als Komplikation droht bei Magen-Darm-Ulzera ein Magen- oder Darmdurchbruch mit lebensgefährlicher Bauchfellentzündung (*Peritonitis* ☞ 18.1.5).

Proliferative und granulomatöse Entzündungen

Bei **proliferativen** („produktiven") **Entzündungen** steht die Neubildung **(Proliferation)** von Fibroblastenzellen, die Bindegewebe produzieren, im Vordergrund. Es entsteht übermäßig viel faserreiches Bindegewebe (*Fibrose* ☞ 5.4.6), das oft zu Funktionseinschränkungen führt.

Bei der **granulomatösen Entzündung** kommt es zur knötchenförmigen Ansammlung von Entzündungszellen und Bindegewebe in Form von sog. **Granulomen.** Beispiele sind die Granulome bei der Tuberkulose (☞ 6.9.5) und bei der entzündlichen Darmerkrankung Morbus Crohn (☞ 18.8.10).

5.6 Zellersatz

Der **Zellersatz** in teilungsfähigen Geweben ist ein normaler Lebensvorgang, soweit er den Nachschub für solche Zellen liefert, die durch regulären Verschleiß zugrunde gegangen sind **(physiologische Regeneration).**

Davon abzugrenzen ist die **reparative Regeneration** als Reaktion auf krankhafte Zellverluste oder Gewebsschädigungen. Ein wichtiges Beispiel hierfür ist die *Wundheilung* nach Verletzungen oder entzündlicher Gewebszerstörung (☞ 5.5.5). Werden derartige Regenerationsvorgänge über längere Zeit durch einen abnormen Reizzustand, z.B. eine chronische Entzündung, in Gang gehalten, so kann es zu Regenerationsstörungen mit Gewebsveränderungen kommen.

Metaplasie

Metaplasie bezeichnet die Umwandlung eines differenzierten Gewebes in ein andersartig differenziertes Gewebe verwandter Bauart, das meist in der jeweiligen Lokalisation normalerweise nicht vorkommt. So treten beispielsweise nach jahrelangem Rauchen im Zuge einer chronischen Bronchitis oft *Plattenepithelmetaplasien* der (sonst Zylinderepithel tragenden) Bronchialschleimhäute auf. In traumatisch geschädigtem Muskelgewebe kann es zur *Myositis ossificans* mit Knochenbildung kommen. Die Umdifferenzierungen erfolgen nicht direkt, sondern über Reservezellen (z.B. Basalzellen der Epithelien, Fibroblasten). Metaplasien sind grundsätzlich reversibel, bergen jedoch das Risiko einer zunehmenden Fehldifferenzierung bis hin zur malignen (bösartigen) Entartung.

Dysplasie

Unter **Dysplasie** versteht man ganz allgemein eine Störung im Gewebeaufbau. In den Rahmen dieser weit gefassten Definition fällt zum einen die primäre gewebliche Fehlbildung eines Organs während der Embryonal- bzw. Fetalzeit (☞ 5.2.2), zum anderen die sekundäre Differenzierungsstörung eines vorher normalen Epithelverbandes. Letztere ist als Vorstadium eines Karzinoms aufzufassen und wird deshalb **präneoplastische Dysplasie** genannt (prä = vor; Neoplasie = Tumor).

Präneoplastische Dysplasien bilden sich meist infolge einer Dauerreizung und sind zunächst rückbildungsfähig. Unter dem Mikroskop zeigen sich in diesem Stadium ungleiche Formen von Zellen und Kernen *(Polymorphie)*, vermehrte Zellteilungen (Mitosen) und eine Tendenz zum Verlust der normalen Epithelschichtung. Oftmals nehmen die Veränderungen im Laufe der Zeit zu und münden schließlich in die Entwicklung eines Karzinoms. Ein wichtiges Beispiel hierfür ist die „stufenweise" Entartung des Plattenepithels von Gebärmutterhals und -mund: Der Weg von der leichten Dysplasie zum *Zervixkarzinom* (☞ 21.2.4) nimmt dabei in der Regel mehrere Jahre in Anspruch.

5.7 Entartete Gewebe (Tumoren)

Ca. 45 % der Menschen bekommen im Laufe ihres Lebens einen bösartigen Tumor, bei etwa einem Viertel der Deutschen ist eine Tumorerkrankung die Todesursache. Gutartige Tumoren führen dagegen nur selten zum Tode.

	Gutartige (benigne) Tumoren	Bösartige (maligne) Tumoren
Größenzunahme	Meist langsam	Meist rasch
Abgrenzung	Meist scharf abgrenzbar („abgekapselt")	Unscharf oder nicht abgrenzbar, keine „Rücksicht" auf Organgrenzen
Verschieblichkeit	Bleibt gegen Umgebung gut verschieblich	Oft unverschieblich, mit Nachbargewebe verbacken
Funktion	Oft noch erhalten (z.B. Sekretion)	Meist ausgefallen
Histologie	• Gewebe und einzelne Zellen reif und differenziert • Wenige und typische Mitosen (☞ Abb. 3.30) • Expansives Wachstum	• Gewebe und Zellen unreif und undifferenziert, Anaplasie („Entartung") • Zahlreiche und pathologische Mitosen • Infiltrierendes (= invasives Wachstum) mit Zerstörung der Nachbargewebe
Metastasierung	Keine Metastasierung, da kein invasives Wachstum	Lymphogen, hämatogen aufgrund invasiven Wachstums
Auswirkungen auf den Organismus	Außer lokalen Wirkungen nur gering	Stark: Tumorkachexie, Anämie, eventuell paraneoplastische Syndrome (☞ 5.7.5)
Gefährlichkeit	Nur selten tödlich	Ohne Behandlung fast immer tödlich

Tab. 5.10: Unterscheidungsmerkmale gutartiger und bösartiger Tumoren.

5.7.1 Die Schlüsselfrage: gutartig oder bösartig

Tumoren *(Geschwülste)* entstehen durch überschießendes, ungehemmtes Wachstum körpereigenen Gewebes. Treten *Symptome* (Krankheitszeichen) auf, z.B. lokale Beschwerden in der Ausbreitungsregion des Tumors, ein Leistungsknick, unbeabsichtigte Gewichtsabnahme oder Blutarmut (Anämie ☞ 14.2.7), so ist der Tumor meist schon viele Millionen Zellen groß.

Tumoren werden nach ihrem biologischen Verhalten eingeteilt. Man unterscheidet:

- **Gutartige** *(benigne)* Tumoren, die das Leben des Patienten nur in Fällen kritischer Lokalisation bedrohen
- **Bösartige** *(maligne)* Tumoren (im Volksmund *Krebs* genannt), die unbehandelt in der Regel zum Tode des Betroffenen führen
- **Präkanzerosen**, Krankheiten oder Gewebsveränderungen, die mit erhöhtem Risiko einer malignen Entartung einhergehen; hierzu zählen z.B. die meisten *Leukoplakien* (weiße, nicht abwischbare Schleimhautveränderungen) der Mund-, Kehlkopf- oder Harnblasenschleimhaut
- Das **Carcinoma in situ**, einen bösartigen Tumor im Frühstadium, der die Basalmembran (☞ 4.2.1) noch nicht durchbrochen hat
- **Semimaligne** *(halb bösartige)* **Tumoren**, die eine Zwischenstellung einnehmen: Sie wachsen am Ort ihrer Entstehung invasiv und destruierend (☞ unten), metastasieren aber in aller Regel nicht. Ein häufiger Vertreter dieser Gruppe ist das Basalzellkarzinom *(Basaliom)* der Haut.

Gutartige Tumoren wachsen langsam und verdrängen dabei das umliegende Gewebe. Die Zellteilungsrate ist eher niedrig, das Tumorgewebe unterscheidet sich vom Ursprungsgewebe oft nur wenig. Die Geschwulst schiebt das umgebende Gewebe zur Seite, wächst aber nicht in dieses hinein – es findet also kein *invasives*, sondern nur ein *expansives Wachstum* statt (☞ Abb. 5.12).

Im Gegensatz dazu zeichnen sich *bösartige Tumoren* durch meist schnelles Wachstum mit hoher Zellteilungsrate aus. Sie wachsen **invasiv** *(= infiltrierend)* und *destruierend*, das heißt der maligne Tumor hält sich nicht an Gewebsgrenzen, sondern bricht in Organe und Gefäße ein und zerstört dabei das ortsständige Gewebe. Außerdem bildet er häufig Tochtergeschwülste **(Metastasen)** an entfernten Stellen des Organismus: Er *metastasiert*.

Unterschiedliche Prognose

Bösartige Tumoren (Malignome) sind im Regelfall lebensbedrohlich, gutartige Tumoren nur dann, wenn sie in ihrer Ausbreitungsregion andere lebenswichtige Strukturen beeinträchtigen, z.B. im Gehirn.

Die Entscheidung, ob ein Tumor gut- oder bösartig ist, kann meist nur der **Pathologe** nach der *histologischen* (feingeweblichen) Untersuchung einer Gewebsprobe **(Biopsie)** treffen. Diese Beurteilung muss sehr sorgfältig erfolgen, entscheidet sie doch oft zwischen einer radikal-verstümmelnden chirurgischen Therapie bei bösartigen Tumoren – sonst besteht keine Aussicht auf Heilung – und einer eher schonend-organerhaltenden Behandlung bei gutartigen Geschwülsten.

Bei nicht biopsierbaren Tumoren – z.B. im Gehirn – wird oft erst anhand des Operationspräparates (also des herausoperierten Tumors) die Diagnose gestellt. Hängt von der Diagnose auch die weitere Operation ab, z.B. die radikale Entfernung umgebender Strukturen, kann eine vorläufige histologische Diagnose noch während der OP erfolgen **(Schnellschnittuntersuchung).**

5.7.2 Einteilung der Tumoren

In der **Pathologie** – der Wissenschaft von den Krankheiten und den erkrankten Geweben – ist es üblich, die Geschwülste nach der embryologischen Abstammung der betroffenen Gewebe in epitheliale (aus Ekto- oder Entoderm hervorgehende) und mesenchymale (aus Mesoderm hervorgehende) Tumoren einzuteilen (☞ Abb. 22.11). Daneben gibt es Tumoren, die sich von undifferenziertem embryonalen Gewebe oder Geschlechtszellen (☞ 3.8.2) ableiten, die Keimzelltumoren.

Mesenchymale Tumoren

Zu den **mesenchymalen Tumoren** zählen Geschwülste des Binde-, Fett-, Knorpel- und Knochengewebes sowie der Muskulatur.

Zu den gutartigen mesenchymalen Tumoren gehören:

- *Fibrome:* gutartige Bindegewebstumoren
- *Lipome:* gutartige Fettgewebstumoren
- *Chondrome:* gutartige Knorpeltumoren
- *Myome:* gutartige Muskeltumoren.

Besonders häufig sind die *Uterusmyome* der Muskelfaserschicht der Gebärmutter. Etwa 20 % der Frauen über 30 Jahre haben Uterusmyome, die zu Blutungsunregelmäßigkeiten und -schmerzen sowie zu Fehlgeburten führen können.

Zu den bösartigen mesenchymalen Tumoren, den **Sarkomen**, zählen z.B. *Osteosarkome,* die vom Knochengewebe ausgehen, oder *Liposarkome,* die aus Fettgewebe entstehen. Sie sind – bis auf die *Leukämien* (☞ 14.3.6), die Tumoren der weißen Blutzellen – seltene, eher bei jüngeren Menschen auftretende Tumoren. Glücklicherweise selten, denn mesenchymale maligne Tumoren sind oft äußerst bösartig.

Epitheliale Tumoren

Die häufigsten gutartigen epithelialen Tumoren sind die vom Drüsenepithel ausgehenden **Adenome.** Sie sind oftmals von Bindegewebe umgeben, das den Tumor wie eine Kapsel umschließt. Besonders häufig finden sie sich im Eierstock, der weiblichen Brust oder der Prostata. Auch *Darmpolypen* sind oft gutartige Adenome der Darmschleimhaut. Nicht alle Adenome bleiben jedoch gutartig, manche von ihnen gelten als Präkanzerosen und entarten relativ häufig zu *Adenokarzinomen.* Gutartige Epitheltumoren, die von nichtdrüsigem Gewebe der Haut und der Schleimhäute ausgehen, heißen **Papillome** (z.B. Hautwarzen).

Bösartige epitheliale Tumore heißen **Karzinome.** Man unterscheidet:

- **Plattenepithelkarzinome**, die von Haut oder Schleimhaut ausgehen und zu den häufigsten bösartigen Tumoren des Menschen gehören: Das Plattenepithelkarzinom der Bronchien ist eines der häufigsten Malignome des Mannes. Auch das Zervixkarzinom der Gebärmutter hat eine hohe Erkrankungshäufigkeit und ist in über 90% der Fälle ein Plattenepithelkarzinom. Bei Al-

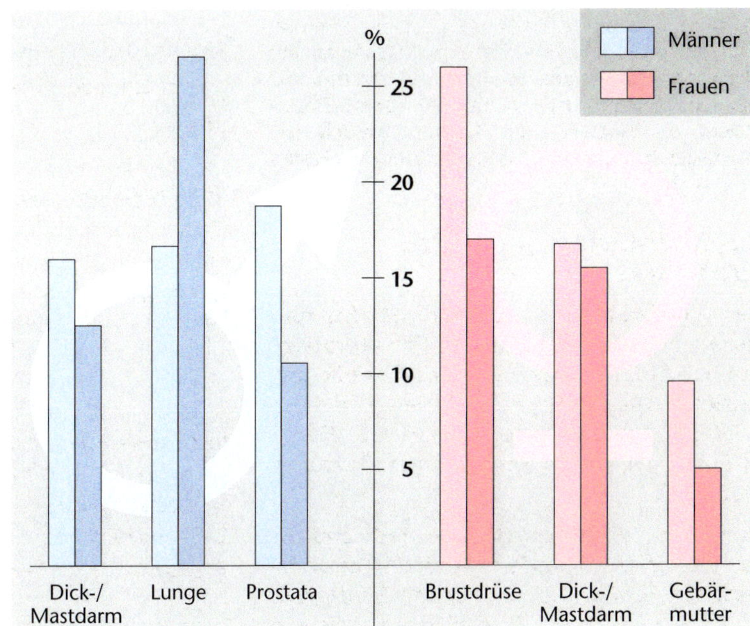

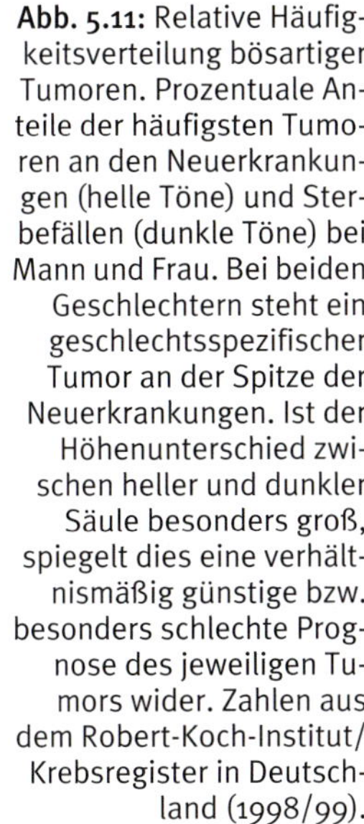

Abb. 5.11: Relative Häufigkeitsverteilung bösartiger Tumoren. Prozentuale Anteile der häufigsten Tumoren an den Neuerkrankungen (helle Töne) und Sterbefällen (dunkle Töne) bei Mann und Frau. Bei beiden Geschlechtern steht ein geschlechtsspezifischer Tumor an der Spitze der Neuerkrankungen. Ist der Höhenunterschied zwischen heller und dunkler Säule besonders groß, spiegelt dies eine verhältnismäßig günstige bzw. besonders schlechte Prognose des jeweiligen Tumors wider. Zahlen aus dem Robert-Koch-Institut/Krebsregister in Deutschland (1998/99).

koholikern und Rauchern ist das Plattenepithelkarzinom der Speiseröhre recht häufig

- **Adenokarzinome**, die aus entarteten Drüsenzellen entstehen, oft über die Zwischenstufe eines Adenoms. Beispiele sind die meisten Krebsformen des Magen-Darm-Traktes (Magen- und Dickdarmkarzinom), das Endometriumkarzinom der Gebärmutter und das Karzinom der weiblichen Brust (☞ 21.2.10).

Keimzelltumoren

Keimzelltumoren entstammen entweder unreifen Keimzellen (z.B. das *bösartige Dysgerminom* des Ovars), embryonalen Zellen (die *Teratome* des Ovars und Hodens) oder Zellen, die den Embryo umgeben – z.B. das *Chorionkarzinom*, das sich aus Resten einer unvollständig ausgestoßenen Plazenta (Mutterkuchen) entwickeln kann. Keimzelltumoren bilden sich bevorzugt, aber nicht ausschließlich, in den Geschlechtsorganen.

Häufigkeitsverteilung

Die **Häufigkeitsverteilung** der bösartigen Tumoren ist bei Männern und Frauen unterschiedlich, sowohl hinsichtlich der Neuerkrankungen als auch der Sterbefälle (☞ Abb. 5.11). Bei Frauen steht das *Mammakarzinom* (Brustkrebs ☞ 21.2.10) in beiden Kategorien an erster Stelle. Bei Männern traten z.B. im Jahr 1998 *Prostatakarzinome* mit 18,7% der Malignomerkrankungen am häufigsten auf, gefolgt von bösartigen Lungentumoren (16,6%); für die mit Abstand meisten Sterbefälle hingegen ist beim Mann nach wie vor der *Lungenkrebs* verantwortlich. Dieser Unterschied spiegelt die vergleichsweise schlechte Prognose des Bronchialkarzinoms wider (☞ 17.11.1). Auf die genannten Tumoren folgen in der Häufigkeit bei beiden Geschlechtern die *Dick- und Mastdarmkarzinome* (☞ 18.8.9).

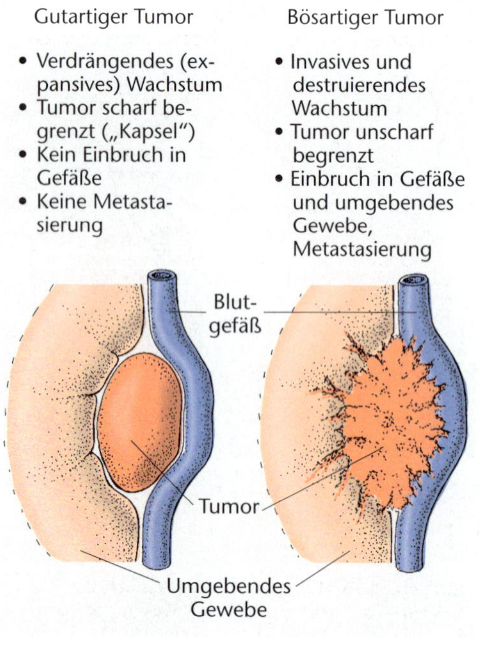

Gutartiger Tumor	Bösartiger Tumor
• Verdrängendes (expansives) Wachstum • Tumor scharf begrenzt („Kapsel") • Kein Einbruch in Gefäße • Keine Metastasierung	• Invasives und destruierendes Wachstum • Tumor unscharf begrenzt • Einbruch in Gefäße und umgebendes Gewebe, Metastasierung

Blutgefäß
Tumor
Umgebendes Gewebe

Abb. 5.12: Expansives und invasives Wachstum im Vergleich.

5.7.3 Ursachen und Entstehung von Tumoren

Man geht davon aus, dass die **Tumorentstehung** in zwei Stufen abläuft. In der ersten Stufe erfolgt die eigentliche Geschwulstanlage, das heißt die unumkehrbare Umwandlung einer Körperzelle in eine Krebszelle durch Änderung der genetischen Information im Zellkern. Dies ist die **Initiierungsphase.**

Erst nach längerer Zeit beginnt die Krebszelle dann in der **Promotionsphase** zu einem Tumor heranzuwachsen und bedrohlich zu werden. Viele so genannte **Kanzerogene** *(Krebsgifte)* wirken als *Promotoren,* das heißt sie beschleunigen wesentlich die Promotionsphase von Tumoren. Zu den Promotoren zählen auch starke und lang anhaltende Entzündungsreize, z.B. die chronische Bronchitis des Rauchers.

Die Genveränderungen im Verlauf der Tumorentstehung werden zurzeit intensiv erforscht. Sie betreffen vor allem zwei Gruppen von Genen mit prinzipiell gegensätzlichen Wirkungen: Zum normalen Erbmaterial gehören bestimmte wachstumsfördernde Gene, sog. *Proto-Onkogene*; sie können sich durch Mutationen in **Onkogene** umwandeln, die dann eine ungehemmte, bösartige Zellvermehrung in Gang setzen. Der Entwicklung von unkontrolliert wachsenden Tumorzellen wirken normalerweise **Tumorsuppressorgene** wie das p53-Gen entgegen, deren Genprodukte z.B. den Zellzyklus hemmen oder zum programmierten Zelltod *(Apoptose)* führen. Der Funktionsausfall beider Allele (☞ 3.9.1) eines solchen Suppressorgens kann die Ausbildung eines Tumors zur Folge haben. Daneben spielen für die Entstehung von Tumorzellen auch Defekte derjenigen Gene eine Rolle, die im Regelfall die ständig erforderlichen *DNA-Reparaturen* steuern.

Am Beginn jedes tumorösen Wachstums stehen also DNS-Veränderungen in Körperzellen (☞ auch 5.2.2). Zur bösartigen Entartung einer Zelle kommt es dabei meist erst nach dem Zusammentreffen mehrerer funktionsverändernder Mutationen. Solche genetischen Veränderungen können auf zahlreiche Ursachen zurückzuführen sein:

- Einige wenige Tumorerkrankungen werden **vererbt**, so z.B. verschiedene Formen der *Polyposis intestinalis,* bei denen sich zahlreiche (oft über hundert) Darmpolypen entwickeln, die dann sehr häufig maligne entarten
- Bei vielen Tumoren gibt es eine **erbliche Krankheitsdisposition** (☞ 5.1.5) – so erkranken z.B. die Töchter von Frauen mit Brustkrebs (*Mammakarzinom* ☞ 21.2.10) doppelt so häufig an Brustkrebs wie Töchter von gesunden Müttern. Derartige Dispositionen können z.B. auf dem ererbten Defekt des einen Allels eines Tumorsuppressorgens beruhen; dadurch besteht ein erhöhtes Risiko des Funktionsverlustes dieses Gens durch zufällige Mutation des anderen Allels.
  - Ein erblicher Gendefekt mit mangelhafter Reparatur der durch UV-Strahlung erzeugten DNA-Schäden ist die Ursache des *Xeroderma pigmentosum*, das durch extreme Lichtüberempfindlichkeit gekennzeichnet ist. Die betroffenen Kinder können nur durch ständigen aufwendigen Lichtschutz vor der Entwicklung bösartiger Hauttumoren bewahrt werden
- **Röntgenstrahlung** und **radioaktive Strahlung** erzeugen in der Zelle *Radikale* (☞ 5.4), die die DNA u.U. krebserzeugend verändern. Deshalb rufen diese Strahlungen in höheren Dosen sehr häufig bösartige Tumo-

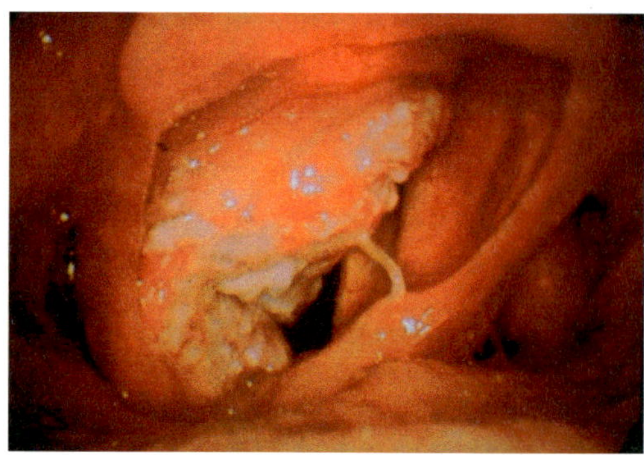

Abb. 5.13: Larynx-(Kehlkopf-)Karzinom. Vom kaum mehr erkennbaren linken Stimmband breitet sich ein invasiv wachsender Tumor zur Kehlkopflichtung hin aus. [M117]

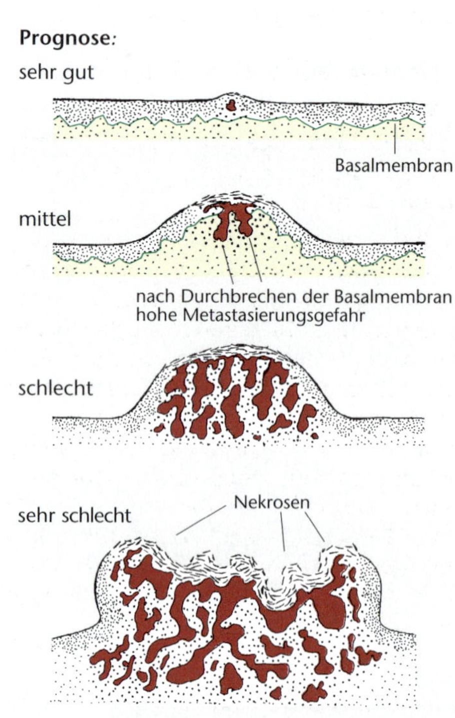

Abb. 5.14: Entstehung eines bösartigen Tumors: Bildung, Durchbrechen der Basalmembran, ausgedehntes invasives Wachstum, schließlich geschwüriger Zerfall.

ren hervor. Als Folge des Reaktorunglücks in Tschernobyl 1986 hat beispielsweise die Häufigkeit von Schilddrüsenkrebs bei Kindern in Weißrussland um etwa das 20-fache zugenommen

- **Chemische Kanzerogene** sind Chemikalien, aber auch Naturstoffe, die ebenfalls die zelluläre DNA verändern. Beispiele für chemische Kanzerogene sind die *polyzyklischen aromatischen Kohlenwasserstoffe,* z.B. das beim Grillen freiwerdende *Benzpyren,* toxische Eiweiß-Stickstoffverbindungen (*Nitrosamine,* entstehen durch Bindung von Nahrungsproteinen an das Stickstoffsalz Nitrit), verschiedene Metalle wie Cadmium, Chrom und Arsen oder *Asbestfasern* (☞ 2.10). Auch einige Pharmaka wirken *karzinogen,* das heißt, sie führen gehäuft zu Tumoren (insbesondere Zytostatika ☞ 5.7.6)
- Einige **Viren** können gutartige (z.B. Warzen), höchstwahrscheinlich aber auch bösartige Tumoren (z.B. das Zervixkarzinom ☞ 21.2.4 oder bestimmte maligne Lymphome) verursachen. Sie entfalten dabei ihre Wirkung oftmals über die Einschleusung *viraler Onkogene* in die Wirtszellen
- Auch **Hormone**, insbesondere die Geschlechtshormone, spielen für die Entwicklung von Tumoren eine Rolle: So können nach heutigem Kenntnisstand Hormone wie die Östrogene bestimmte gutartige Tumoren, z.B. in der Brustdrüse, *verursachen* und bösartige Geschwülste, z.B. einige Brustkrebsformen, im Wachstum *fördern.* Solche Abhängigkeiten kann man sich andererseits in der Behandlung durch Antihormone zunutze machen (☞ 5.7.6).

Das Konzept der Risikofaktoren

Als **Tumor-Risikofaktoren** bezeichnet man ungünstige Einflussgrößen, die die Auftretenswahrscheinlichkeit einer bestimmten Geschwulst deutlich erhöhen.

Um Risikofaktoren beschreiben zu können, werden meist verschiedene Bevölkerungsgruppen miteinander verglichen, die sich in einem wichtigen Merkmal (etwa Raucher und Nichtraucher oder Tankwart und Nicht-Tankwart) unterscheiden. Durch mehrere solcher über viele Jahre durchgeführten Untersuchungen fand man z.B. heraus, dass das Zigarettenrauchen nicht nur einen Risikofaktor für das Bronchialkarzinom, sondern auch für viele weitere Tumoren, wie z.B. das Kehlkopfkarzinom, darstellt (☞ Abb. 5.13), und dass selbst das Passivrauchen (Mitrauchen) das Tumorrisiko deutlich erhöht.

5.7.4 Die Metastasierung bösartiger Tumoren

Die meisten bösartigen Tumoren neigen zur Bildung von *Tochtergeschwülsten* (**Metastasen**). Dies beruht u.a. auf einer im Vergleich zum gesunden Gewebe verringerten Bindung der Malignomzellen aneinander. So können sich Tumorzellen aus dem bösartigen Zellverband lösen, dringen in versorgende Gefäße ein und werden mit dem Lymph- oder Blutweg in andere Körperregionen transportiert, bis sie in Kapillargebieten hängen bleiben. Dort heften sie sich an die Endothelzellen der Kapillarwand.

Um sich in entfernten Körperregionen festsetzen und weiterwachsen zu können, müssen die Tumorzellen das Kapillarendothel durchdringen. Dazu präsentieren („zeigen“) sie häufig in großer Zahl ein so genanntes *CD-44-Molekül* an ihrer äußeren Zellmembran. Durch das CD-44-Molekül werden die Endothelzellen veranlasst, Spalten zu bilden, durch welche die Tumorzellen in das umgebende Gewebe eindringen können.

Viele Tumorzellen haben die Fähigkeit, die Bildung neuer tumoreigener Blutgefäße in Gang zu setzen (Angiogenese), wodurch das Wachstum von Primärtumor und Metastasen gefördert wird.

Metastasierungswege

Je nach Tumorart und Lokalisation erfolgt die Metastasierung in unterschiedliche Körperregionen:

- Bei der **lymphogenen Metastasierung** gelangen Tumorzellen mit der Lymphe in die regionalen Lymphknoten (☞ 14.4.3) und werden darin festgehalten. Können sie sich dort vermehren, wird der Lymphknoten zerstört. In der Folge gelangen neu gebildete Tumorzellen in größere Lymphbahnen und schließlich über die obere Hohlvene (☞ Abb. 14.22) in das Blutsystem
- Bei der **hämatogenen Metastasierung** (☞ Abb. 5.15) dringen Tumorzellen in Blutgefäße ein, werden mit dem Blut wegtransportiert und bleiben meist im nächsten Kapillarnetz hängen. Tumorzellen aus Leber, Niere oder Schilddrüse etwa werden über die untere oder obere Hohlvene ins Herz gespült (deshalb *Hohlvenen-Metastasierungstyp*) und gelangen nach Passage des Herzens in kleine Lungengefäße. Gelingt den Tumorzellen dann ein Einwachsen in die Gefäßwand bzw. die nähere Umgebung, bildet sich eine Lungenmetastase. Tumorzellen aus Karzinomen des Magen-Darm-Trakts metastasieren über die Pfortader hämatogen vor allem in die Leber und von dort (seltener) in die Lunge *(Pfortader-Metastasierungstyp).* Bei einem Bronchial- oder Lungentumor gelangen Tumorzellen über das linke Herz in den großen Kreislauf und siedeln sich am häufigsten in Leber oder Knochen an *(arterieller Metastasierungstyp)*
- Tumoren können sich außerdem innerhalb seröser Höhlen oder in Ausführungsgängen **(kanalikulär)** ausbreiten oder direkt in Nachbarorgane einwachsen **(Metastasierung per continuitatem).**

5.7.5 Tumormarker, paraneoplastische Syndrome

Tumormarker sind Substanzen in Gewebe, Blut oder Urin, die normalerweise nicht oder nur in geringen Mengen vorhanden sind und

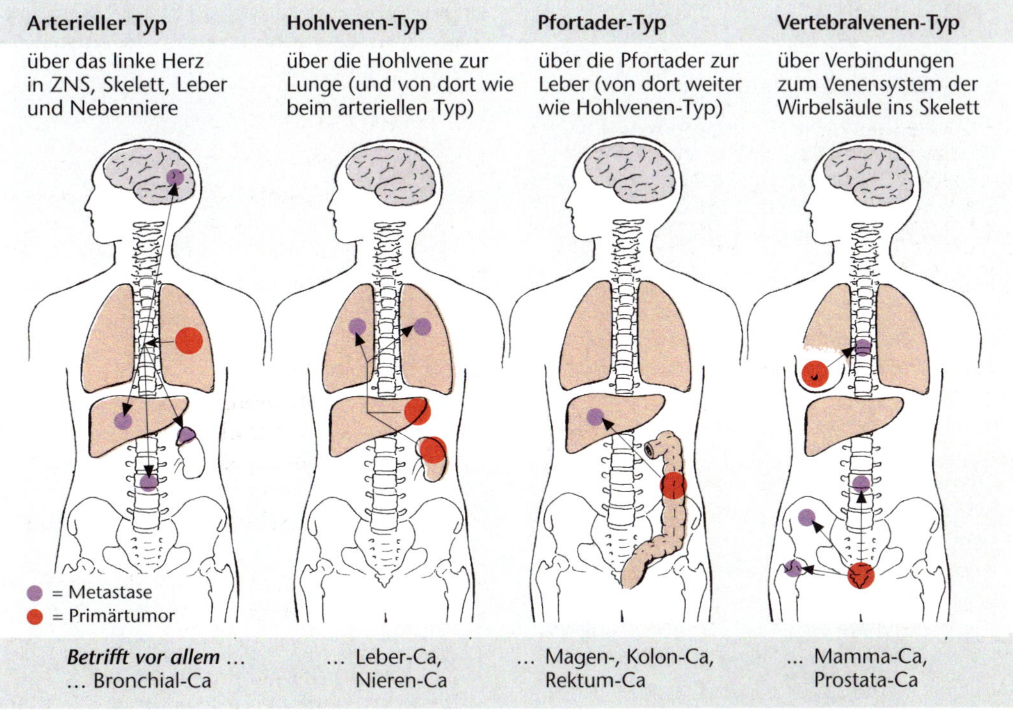

Abb. 5.15: Hämatogene Metastasierung, die vier häufigsten Metastasierungswege der Tumoren. Die lymphogenen Metastasierungswege sind hier nicht dargestellt.

5

bei einer Reihe von Tumorerkrankungen entweder durch die Tumorzellen selbst oder andere, vom Tumor beeinflusste Körperzellen gebildet werden.

Beispiele sind das *prostataspezifische Antigen (PSA)*, das *carcinoembryonale Antigen (CEA)* oder das *Alphafetoprotein (AFP)*. Der Nachweis von Tumormarkern im Blut spielt in der Diagnostik und vor allem der Verlaufskontrolle mancher Tumoren eine wichtige Rolle, so etwa bei Prostata-, Leber, Hoden-, Darm- und Pankreas-Tumoren.

Verschiedene Tumorprodukte können ihrerseits Krankheitsbilder hervorrufen; man spricht von **paraneoplastischen Syndromen** (*para* = neben; *Neoplasie* = Neubildung). Wenn z.B. ein Bronchialkarzinom das Nebennierenrinden-stimulierende ACTH freisetzt, kommt es zu einem Cushing-Syndrom (☞ 13.6.3).

5.7.6 Leitlinien der Behandlung bösartiger Tumoren

Malignome erfordern ein aggressives therapeutisches Vorgehen, um mit höchstmöglicher Wahrscheinlichkeit die Tumorausbreitung zu stoppen. Folgende Therapieansätze werden verfolgt:

Tumorentfernung. Malignome ohne Verwachsung mit Nachbarorganen und ohne Metastasierung werden in der Regel operativ entfernt.

Bestrahlung. Vor, nach oder anstelle der Tumorentfernung kann die Tumormasse durch energiereiche Strahlung verkleinert oder beseitigt werden.

Chemotherapie. Mit bestimmten Medikamenten, **Zytostatika** genannt, lassen sich bösartige Tumoren zerstören oder zumindest am weiteren Wachstum hindern.

Zytostatika hemmen allerdings die Zellteilung nicht nur in Tumoren, sondern in allen Wechselgeweben (☞ 5.1.3), d.h. auch in Haarwurzeln, Magen-Darm-Schleimhäuten, Knochenmark und Keimdrüsen. Dies führt zu Haarausfall, Durchfällen, Übelkeit und Erbrechen, Störungen der Blutbildung, Immunschwäche und Störungen der Fruchtbarkeit. Aufgrund der massiven Nebenwirkungen können deshalb Zytostatika nur kurzfristig und mit Pausen verabreicht werden. Zytostatika werden meist intravenös gegeben, nur wenige können als Tabletten eingenommen werden.

Vorsicht – Zytostatika sind giftig!

Schon das Einatmen von Dämpfen, z.B. beim Vorbereiten von Zytostatika-Infusionen, sowie Hautkontakt können schädigen! Personen, die mit Zytostatika umgehen, müssen vor Beginn der Tätigkeit besonders geschult werden. Zytostatika dürfen zudem nur an dafür speziell ausgewiesenen Arbeitsplätzen (mit Abzugshaube) zubereitet werden.

Häufig verordnete Zytostatika sind beispielsweise Cyclophosphamid (Endoxan®), Cisplatin, 5-Fluorouracil, Methotrexat, Vincristin und Vinblastin (Velbe®).

Hormontherapie. Bei Gabe von Antihormonen stoppen oder verlangsamen vor allem Tumoren der Geschlechtsorgane und das Mammakarzinom (Tumor der weiblichen Brust) in einem Teil der Fälle ihr Wachstum.

Immuntherapie. Zunehmend erfolgreich verlaufen Versuche, das Immunsystem des Krebskranken zu stärken, damit dieses den Tumor intensiver bekämpft.

Außenseitermethoden. Immunstimulierende Mistelpräparate, Sauerstoffüberdruckbehandlungen, hoch dosierte Vitamingaben, bestimmte Diäten und viele weitere Methoden werden vor allem von naturheilkundlich orientierten Ärzten und Heilpraktikern angewendet, um die Tumorausbreitung zu stoppen. Obwohl viele z.T. spektakuläre Heilungsberichte vorliegen, können diese Methoden nicht unkritisch empfohlen werden, da für die meisten kein Wirksamkeitsnachweis in methodisch einwandfreien Studien erbracht wurde. Einige Verfahren, z.B. Fastenkuren, werden sogar eher als schädlich eingestuft.

Die Therapieentscheidung

Die **Onkologie** ist die medizinische Spezialdisziplin, die sich die Erforschung neuer und die Verbesserung bestehender Tumorbehandlungsmethoden zum Ziel gesetzt hat. Onkologen arbeiten meist interdisziplinär, das heißt in enger Abstimmung mit Ärztinnen und Ärzten anderer medizinischer Fachdisziplinen.

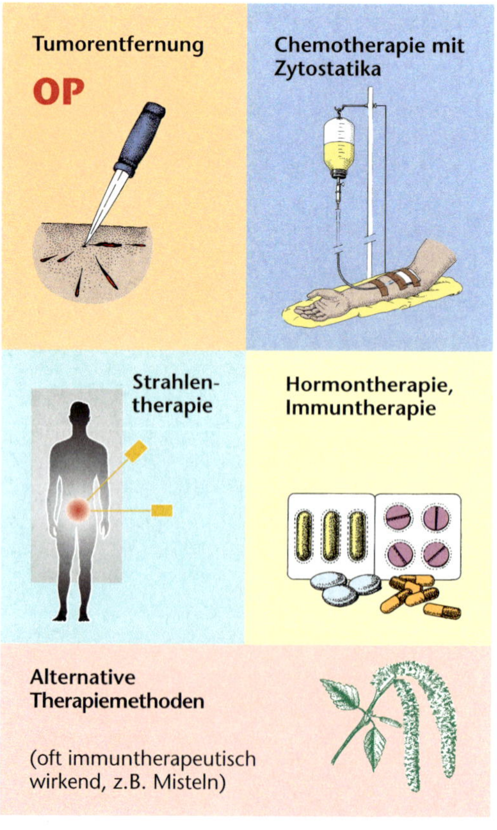

Welche Therapiemethode im Einzelfall angewandt wird, hängt ab von:

- Der Ausbreitung des Tumors, dem Tumorstadium
- Seiner feingeweblichen Bös- oder Gutartigkeit
- Lebensalter und sonstigen Erkrankungen des Patienten
- Dem aktuellen wissenschaftlichen Kenntnisstand darüber, welche Therapiemethoden bei welchen Tumorarten erfolgversprechend sind
- Den Therapiewünschen des Patienten.

Abb. 5.16: Säulen der Tumortherapie. [A300]

5.8 Krankheitsverläufe

Unabhängig von einer bestimmten Krankheitsursache und der speziellen Erkrankungsart reagiert der Körper auf lange Sicht recht gleichförmig – entweder er überwindet die Erkrankung (Heilung), er geht an ihr zugrunde (Tod), oder die Krankheit besteht in begrenztem Umfang fort.

5.8.1 Heilung

Unter **Heilung** versteht man die Wiederherstellung des ursprünglichen Zustands der Gewebe bzw. des inneren Gleichgewichts und damit der *vollen Anpassungsfähigkeit* des Organismus (☞ 5.1.4). Der Mediziner spricht von *Restitutio ad integrum* (Wiederherstellung des unversehrten Zustandes). Dies bedeutet:

- Die Krankheitsursache (z.B. das Bakterium oder ein durch die Haut eingedrungener Fremdkörper) wurde vollständig entfernt
- Die geschädigten Gewebe, etwa die verletzten Hautabschnitte, wurden gänzlich durch vollwertiges Gewebe ersetzt.

5.8.2 Defektheilung

Bleibt bei größeren Verletzungen oder schweren Infektionen ein Defekt zurück, spricht man von **Defektheilung**. Ein Beispiel hierfür ist die Narbenbildung.

Müssen nach einem Unfall Finger oder gar ganze Extremitäten amputiert werden, so können diese nicht mehr nachwachsen. Die Haut um die Amputationslinie, z.B. das Kniegelenk, heilt zwar wieder, die Leistungsfähigkeit der Extremität ist aber dauerhaft *(chronisch)* gemindert.

Ist das Herz beispielsweise nach einem Herzinfarkt nicht mehr ausreichend leistungsfähig, so kommt es zur *Herzinsuffizienz* (Herzschwäche) mit dauernder Beeinträchtigung der körperlichen Leistungsfähigkeit (☞ 15.6.4).

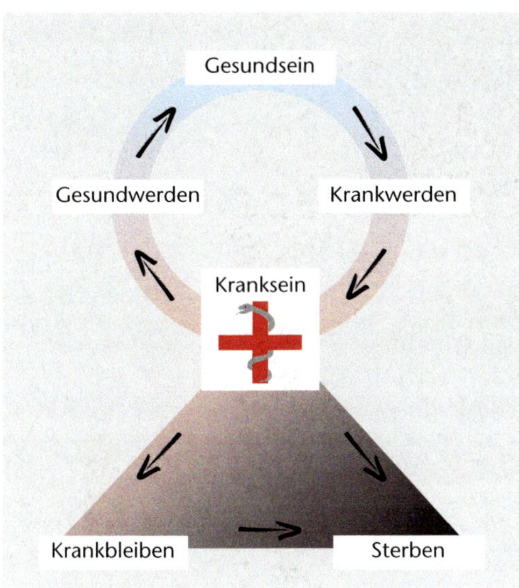

Abb. 5.17: Wechselbeziehung zwischen Gesundheit und Krankheit: Die Pfeile illustrieren, dass Gesundsein und Kranksein keine statischen Zustände, sondern Wendepunkte im Prozess des Krankwerdens oder Gesundwerdens darstellen.

5.8.3 Krankheitsrezidiv

Tritt dieselbe Erkrankung nach einem beschwerdefreien Intervall erneut auf, spricht man von *Rückfall* oder **Rezidiv.** Dabei kann die Krankheit vor dem zweiten Auftreten völlig ausgeheilt gewesen sein oder ohne klinische Erscheinungen weiter bestanden haben.

Nach einer *Endokarditis* (Entzündung der Herzinnenhaut) beispielsweise bleiben oft symptomlose Defekte an einer Herzklappe zurück. Bei einer erneuten bakteriellen Infektion, z.B. an den Tonsillen, kommt es sehr leicht zu einem *Rezidiv der Endokarditis* mit zusätzlicher Klappenschädigung.

Häufig sind *Tumorrezidive* nach scheinbar vollkommener Beseitigung eines Primärtumors. Sie treten meist ein bis zehn Jahre nach der Erstbehandlung auf und gehen von wenigen verbliebenen Tumorzellen aus. Die Wahrscheinlichkeit eines Rezidivs nimmt aber mit zunehmender Dauer des beschwerdefreien Intervalls ab.

5.8.4 Chronifizierung

Heilt eine Krankheit nicht aus oder kann die Krankheitsursache nicht beseitigt werden, so kommt es zur **Chronifizierung** (wörtlich „schleichender Verlauf von langer Dauer").

Chronisch-kontinuierlicher Verlauf

Chronisch-kontinuierliche Erkrankungen sind solche, die auf einem gewissen Krankheitsniveau verharren.

Ein Beispiel hierfür ist die Nagelmykose (Pilzbefall des Nagels), die nicht wesentlich stört, aber auch kaum jemals spontan ausheilt. Auch manche angeborenen Erkrankungen, z.B. Störungen des Farbensehens (☞ 12.6.8), verlaufen *chronisch-stationär*.

Chronisch-rezidivierender Verlauf

Das chronische Asthma bronchiale (☞ 17.11.4) ist dagegen meist keine permanente Erkrankung. Vielmehr kommt es immer wieder – **chronisch-rezidivierend** – zu Atemnotanfällen durch Engstellung der Bronchialwege, Sekretion eines zähen Bronchialsekrets und Schwellung der Bronchialschleimhaut.

Auch die meisten *Allergien* verlaufen chronisch-rezidivierend, ebenso bestimmte Darmentzündungen wie die *Colitis ulcerosa* und der *Morbus Crohn* (☞ 18.8.10), bei denen es durch Fehlsteuerung des Immunsystems über Jahre zu wiederholten Krankheitsschüben, z.B. mit Durchfällen, kommt.

5.8.5 Dekompensation und Progredienz

Chronische Defekte können funktionell ausgeglichen (*kompensiert*, z.B. *kompensierte Herzinsuffizienz* mit noch erhaltener Leistungsfähigkeit innerhalb des täglichen Lebens) oder *dekompensiert* sein (also bei der Herzinsuffizienz z.B. zur Bettlägerigkeit zwingen).

Viele chronische Erkrankungen entwickeln durch sich selbst verstärkende Mechanismen eine Eigendynamik und werden zunehmend schlimmer; man spricht von **chronischer Progredienz.** Dies gilt beispielsweise oftmals für die chronische Polyarthritis (☞ 4.6).

Ein langsames Voranschreiten ist die Regel bei den meisten degenerativen Erkrankungen des Zentralnervensystems, z.B. dem *Morbus Parkinson* (☞ 10.4.6) und dem *Morbus Alzheimer* (☞ 24.4.2); die Progredienz dieser neurologischen Krankheiten kann bisher durch Medikamente höchstens verlangsamt, nicht aber gestoppt werden.

5.9 Kranksein im Krankenhaus

Kranksein zieht in ernsten Fällen fast immer eine *Krankenhausaufnahme* nach sich. Während auf akutmedizinischen Stationen vom Personal werktäglich zwei, drei oder auch vier „Aufnahmen" routiniert bewältigt werden, ist die stationäre Aufnahme für den einzelnen Patienten ein einschneidendes und belastendes Ereignis.

Angst im Krankenhaus

Der Rollenwechsel vom „Menschen" zum „Patienten" bringt viele *angstauslösende* Momente mit sich:

- Die Angst vor der neuen Umgebung
- Die Angst vor einer für den Laien meist undurchschaubaren Technik
- Die Angst vor Verlust oder dauerhafter Schädigung eines Organs
- Die Angst vor Schmerzen
- Die Angst vor falscher Behandlung
- Die Angst vor dem Tod.

Dadurch entstehen vor allem bei älteren und chronisch kranken Patienten rasch Gefühle von Hoffnungs- und Hilflosigkeit.

Umgang mit Ängsten

Die Pflegenden sollten Ängste des Patienten in der Arbeit mit ihm aufgreifen: Wie können die *Aktivitäten des täglichen Lebens (ATLs)* weitestmöglich aufrechterhalten werden, so dass die Hilflosigkeit des Patienten, der Kontrollverlust über seine unmittelbare Umgebung, vermindert wird? Wie kann der Hoffnungslosigkeit des Patienten

5

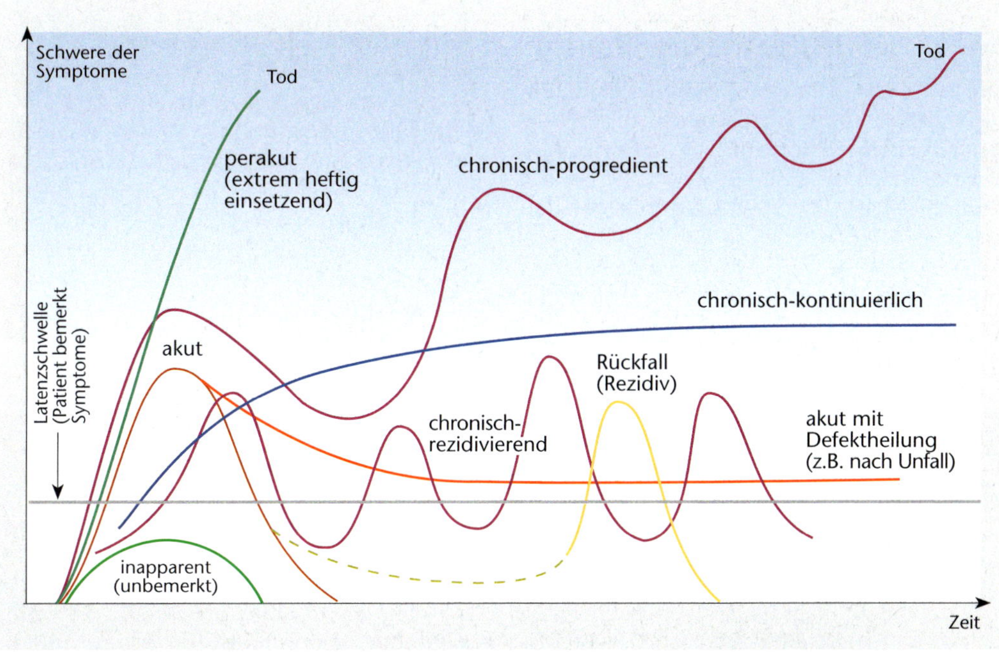

Abb. 5.18: Mögliche Krankheitsverläufe (Schema). Die horizontale Linie gibt die Schwelle an, bei der die Krankheit vom Patienten bemerkt wird. Inapparente Erkrankungen erreichen diese Schwelle nicht und werden deshalb nicht wahrgenommen. Ein Beispiel hierfür ist ein unbemerkt gebliebener Harnwegsinfekt.

etwas Positives entgegengesetzt werden, wie können ihm neue Zukunftserwartungen (z.B. an einen Therapiefortschritt) vermittelt werden?

5

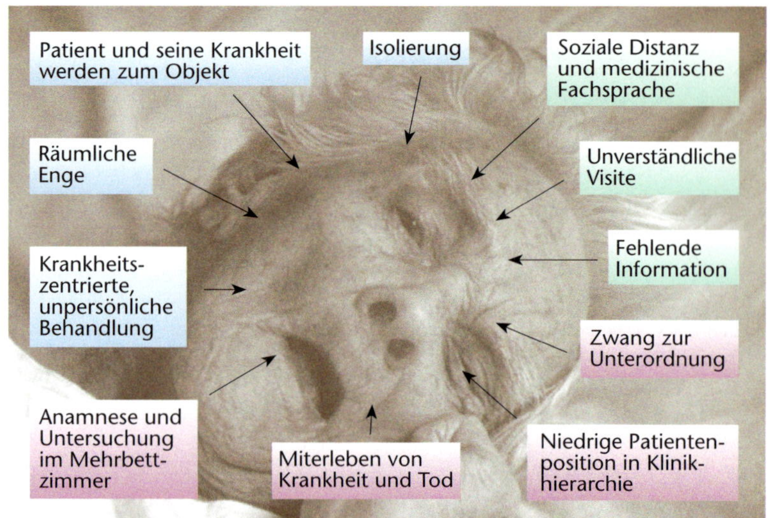

Abb. 5.19: Belastung des Patienten im Krankenhaus. Die Situation eines Patienten im Krankenhaus ist schwierig: Er befindet sich unter ständiger Beobachtung und Kontrolle durch Mitpatienten, Pflegende und Ärzte. Der Patient fühlt sich oft hilflos und ausgeliefert. [Foto: N329]

Die Funktionen des Krankenhauses

Aufgabe des Krankenhauses ist die Wiederherstellung der Gesundheit von Kranken. Zur Erfüllung dieser Aufgabe haben sich innerhalb der westlichen medizinischen Versorgung fünf verschiedene **Funktionssysteme** herausgebildet:

- Die Funktion der *Diagnosestellung*: Bestimmung von Art und Schwere der Erkrankung
- Die Funktion der *Isolierung*: Abschirmung etwa des psychisch Kranken vor krankmachender Umgebung (pathologisches Milieu); Isolierung des (infektiösen) Kranken von der Umwelt
- Die Funktion der *Pflege*: aktive Erfüllung der wichtigsten Bedürfnisse des Patienten (in Grundpflege und Funktionspflege)
- Die Funktion der *Therapie*: Heilung des Patienten oder jedenfalls Verbesserung seines krankheitsbedingten Zustandes
- Die Funktion der *Rehabilitation*: Wiederherstellung der früheren Fähigkeiten des Patienten mit dem Ziel einer Wiedereingliederung in sein vorheriges berufliches und/oder privates Umfeld.

Diese Funktionssysteme greifen meist ineinander. Beispielsweise sind viele Pflegehandlungen gleichzeitig therapeutisch. Andererseits behindern sich die Funktionssysteme in manchen Fällen gegenseitig: Viele therapeutische Eingriffe beschneiden z.B. die Möglichkeiten der Pflege, was den Patienten zusätzlich belastet.

Berufsgruppen im Krankenhaus

Um die Dienstleistungen innerhalb der Funktionssysteme zu erfüllen, bedarf es im Krankenhaus einer wohlorganisierten Kooperation von vielen, zum Teil hoch spezialisierten Berufen, die sich in vier Berufsgruppen gliedern lassen:

- Die Berufsgruppe *der Pflegenden* (vom Krankenpflegeschüler bis zur Pflegedienstleitung)
- Die Gruppe *der Ärzte* (vom Famulanten bis zum Chefarzt)
- Die Angehörigen *der sonstigen Fachberufe im Gesundheitswesen* wie z.B. Physiotherapeuten, MTA, Hebammen und Logopäden
- Das Personal des Verwaltungs-, Wirtschafts- und Versorgungsbereiches.

Diese komplexe, oft schwer durchschaubare Struktur des Krankenhauses verursacht beim Patienten oft ein Gefühl der Unsicherheit, das die erwähnte Hilflosigkeit und Resignation verstärken oder aber zu aggressiv forderndem Verhalten führen kann.

Neue Berufsbilder mit Zwischenstatus und unklaren Kompetenzen, wie z.B. der Student im Praktischen Jahr oder der Arzt im Praktikum (PJ bzw. AiP), haben die Unübersichtlichkeit zusätzlich vergrößert.

Schlechte Organisation

Insbesondere große Krankenhäuser leiden auch unter organisatorisch bedingten Schwierigkeiten in der Zusammenarbeit. Dies führt dazu, dass Mitarbeiter trotz optimaler Qualifikation nicht die für den Patienten bestmöglichen Maßnahmen ergreifen, weil sie durch *fehlerhafte Kommunikationsstrukturen* zwischen und innerhalb der verschiedenen Berufsgruppen nicht angemessen informiert wurden. Auch die *Arbeitsteilung* kann zur Ursache von Problemen werden, wenn beispielsweise eine Berufsgruppe Personalengpässe in einer anderen kompensieren muss.

Nicht selten im Gesundheitswesen: Burnout-Syndrom

Folgen von schlechter Organisation und Arbeitsüberlastung sind Unzufriedenheit und psychische sowie körperliche Erschöpfung der Pflegenden und Ärzte, das **Burnout-Syndrom.** Hieraus erklärt sich ganz wesentlich die im Vergleich mit anderen Dienstleistungsberufen eher kurze Berufsverweildauer der Pflegenden – und umgekehrt die Frustration vieler Patienten.

Anforderungen der Zukunft

Die Funktionstüchtigkeit des modernen Krankenhauses ist in der Zukunft noch stärker bedroht: Weiter fortschreitende Technisierung und Spezialisierung der Medizin einerseits und Kostendämpfungsmaßnahmen andererseits erzeugen ständig neue, sich oft widersprechende Anforderungen, denen die im Krankenhaus Beschäftigten gerecht werden sollen. Da können die Interessen des Patienten rasch aus dem Blickfeld geraten.

Die Ansprüche von Patienten hingegen steigen in gewisser Hinsicht an: So erwartet mancher Erkrankte eine Behandlung nach einem bestimmten Konzept, von dem er z.B. im Internet erfahren hat, ohne vertieftes Wissen darüber, ob das betreffende Verfahren bereits ausgereift und im speziellen Fall ratsam ist. In einer Gesellschaft, in der fast alles machbar und im Streitfall auch einklagbar erscheint, sinkt gerade bei jüngeren Menschen die Bereitschaft, Einschränkungen – welcher Art auch immer – hinzunehmen. Ärzte und manchmal auch Pflegende reagieren mit einem gesteigerten Sicherheitsdenken, das zu ausufernder Diagnostik und Therapie führen kann. Manche kostenträchtige Maßnahme wird vor allem deshalb eingesetzt, damit niemand später wegen einer Unterlassung belangt werden kann.

Wie kann das Krankenhaus menschlicher werden?

Viele Patienten und Besucher beklagen in den Krankenhäusern das Vorherrschen von High-Tech-Medizin bei gleichzeitiger Anonymität.

Da kaum jemand auf die erreichten medizinischen Standards verzichten will, sind Verbesserungen hauptsächlich im Verhältnis Arzt-Patient und in der Pflege anzustreben. Kleine Gruppen bei der Visite, die direkte Ansprache des Patienten ohne kompliziertes „Fachchinesisch“ und ausreichende Zeit für den einzelnen Kranken sollten eigentlich selbstverständlich sein. Durch persönliche Zuwendung lässt sich das Befinden vieler Patienten verbessern sowie manches Missverständnis (und auch mancher unnötige Aufwand) vermeiden.

In der Pflege könnte von einigen Ritualen Abschied genommen werden – das frühe Wecken mit Bettenmachen, Fieber- und Blutdruckmessen etwa ist nicht bei allen Patienten nötig.

Besonders viel in Richtung „menschliches Krankenhaus“ hat sich unter dem Stichwort „sanfte Geburt“ in den letzten Jahren in der Geburtshilfe ereignet.

Aber es ließe sich noch vieles verändern: Wadenwickel statt fiebersenkender Tabletten, die Verwendung von Heiltees und das ruhige fünfminütige Gute-Nacht-Gespräch auf der Bettkante anstatt der Schlaftablette wären erste Schritte, denen noch viele folgen könnten.

Eine individuelle Betreuung von Patienten im Krankenhaus ist allerdings nur bei hinreichender Personalausstattung zu verwirklichen. Dafür ist bei den zuständigen Kostenträgern im Gesundheitswesen eine Erkenntnis notwendig: das Begreifen qualifizierter und motivierter Mitarbeiter als wichtigstes Kapital der Kliniken.

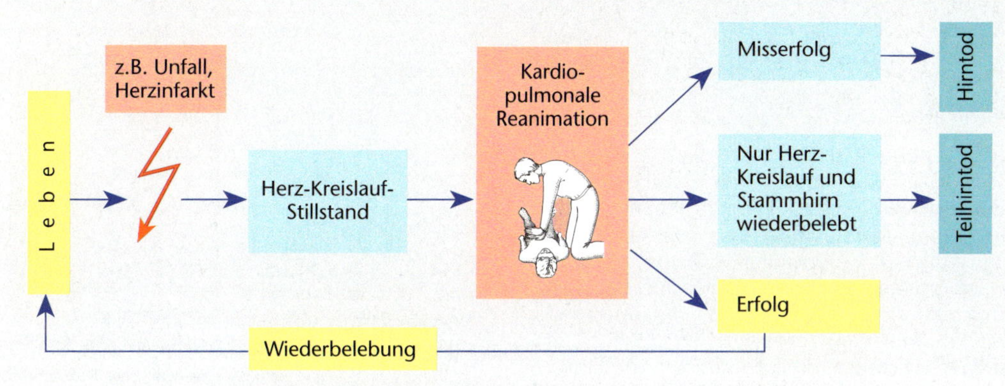

Abb. 5.20: Schaubild zur Genese von Hirntod und Teilhirntod.

5.10 Sterben und Tod

Der Tod eines Patienten darf nicht mit ärztlichem oder pflegerischem Versagen gleichgesetzt werden. Alle vielzelligen Organismen, egal ob Pflanzen, Tiere oder Menschen, erlöschen einmal in ihren Funktionen, sie *sterben*. Dieses natürliche Erlöschen hat viele Ursachen, so die genetisch vorbestimmte *Alterung* von Geweben und *Krankheiten* lebenswichtiger Organe (z.B. der Gefäße oder des Gehirns), häufig verbunden mit einer Abnahme des individuellen *Lebenswillens*.

Auch aus entwicklungsgeschichtlicher Sicht ist der Tod jedes Individuums „notwendig“, denn bei begrenztem Lebensraum könnte es sonst keine Überlebensmöglichkeit für nachfolgende Generationen geben – damit wäre aber jeder Fortschritt in der Entwicklung der Arten unmöglich.

5.10.1 Klinischer Tod, Hirntod und Teilhirntod

Der **klinische Tod**, das heißt das Erlöschen der Herz-Kreislauf-Funktion, ist gekennzeichnet durch fehlende Herzaktionen, fehlende Arterienpulse, fehlende Atemfunktion und Bewusstlosigkeit. Reanimationsmaßnahmen (☞ 26.4) können jedoch den klinisch toten Patienten grundsätzlich innerhalb einiger weniger Minuten wieder „ins Leben zurückrufen“, bevor auch das Gehirn abzusterben beginnt. Letzteres kann man beispielsweise daran erkennen, dass die Pupillen auf Lichteinfall nicht mehr reagieren und der Hornhautreflex bei Berühren der Hornhaut nicht mehr auslösbar ist.

Unterbleibt die Reanimation oder aber führt sie zu spät zur Wiederdurchblutung des Gehirns, tritt nach wenigen Minuten der **Hirntod** ein, da das Gehirn das lebenswichtige Organ mit der geringsten Toleranz gegen Sauerstoffmangel *(Hypoxie-Toleranz)* ist. Im Rahmen der modernen Intensivmedizin gelingt heutzutage relativ häufig die Wiederherstellung der Herz-Kreislauf-Funktionen (gegebenenfalls apparativ unterstützt), ohne dass die Hirnfunktionen „zurückkommen“. Da aber mit dem Tod des Gehirns die stoffliche Repräsentanz der persönlichen Existenz des Menschen endet, endet mit dem Hirntod auch unwiderruflich sein irdisches Leben.

Hirntoddiagnostik und Organtransplantation

Hirntod
Der Tod als Lebensende des Gesamtorganismus wird – praktisch weltweit – definiert durch den unumkehrbaren Ausfall der Gehirnfunktionen (Hirntod), ohne dass deshalb die Herz-Kreislauf-Aktivität völlig erloschen sein muss.

Vielen unheilbar Kranken kann durch Verpflanzung (*Transplantation* ☞ auch 4.1) eines gesunden Spenderorgans entscheidend geholfen werden. Für eine frühzeitige Entnahme von Organen Verstorbener zum Zweck der Organtransplantation ist es notwendig, den Hirntod festzustellen. Dies erfordert die Erfüllung verschiedener Voraussetzungen zum Ausschluss z.B. von Unterkühlungen oder Vergiftungen, die diesbezüglich zu schweren Fehleinschätzungen führen könnten. Zum Nachweis des Hirntodes müssen vorliegen:

- Klinisch-neurologische Zeichen der ausgefallenen Hirnfunktion wie Koma, Atemstillstand und Fehlen von Hirnstamm-Reflexen (z.B. Pupillenstarre)
- Nachweis der Irreversibilität (Unumkehrbarkeit) dieser Zeichen durch mehrfache klinische Prüfung bzw. technische Untersuchungen (z.B. Null-Linien-Elektroenzephalogramm ohne jegliche elektrische Aktivität des Gehirns über 30 Minuten ☞ Abb. 10.25).
- Unabhängige Untersuchungen durch zwei qualifizierte Ärzte, die nicht zum Transplantationsteam gehören.

Damit die Organentnahme stattfinden kann, muss ferner die vorausverfügte Einwilligung des Patienten oder die Einwilligung naher Angehöriger vorliegen.

Nach der Organentnahme droht dem *explantierten* Organ nach wenigen Stunden ebenso der Gewebetod wie dem Gehirn schon nach wenigen Minuten. Durch starke Kühlung und

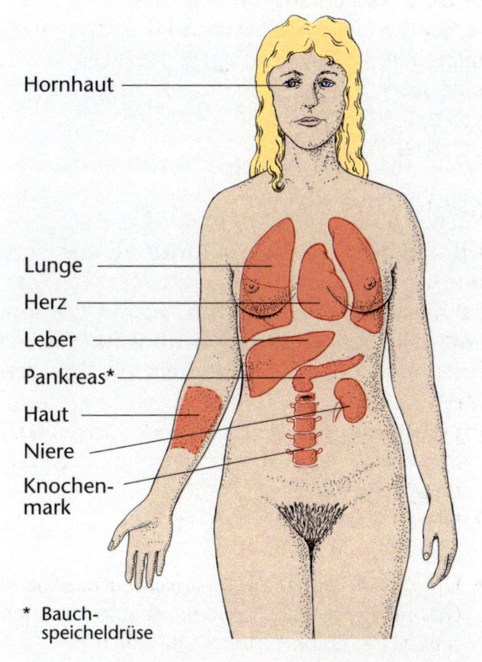

Abb. 5.21: Organtransplantationen, die zurzeit medizinisch möglich sind. Derzeit werden in Deutschland jährlich etwa 2 200 Nieren-, gut 700 Leber-, 400–500 Herz-, 200–250 Pankreas- und 150–200 Lungentransplantationen vorgenommen; darunter finden sich auch Mehrfachtransplantationen, z.B. von Herz + Lunge oder Pankreas + Niere. Leider stagnieren die Zahlen der Organspenden und Transplantationen trotz steigenden Bedarfs seit mehreren Jahren.

Lagerung in geeigneten Lösungen kann die maximale Zeit bis zur Reimplantation auf 24–48 Stunden ausgedehnt werden.

Teilhirntod

Aus der klinischen Erfahrung heraus wurde das (Gesamt-)Hirntodkonzept um den Begriff des **Teilhirntodes** ergänzt. Nicht selten nehmen durch eine Reanimation die weniger hypoxieempfindlichen untersten Stammhirnanteile (☞ 11.7.3) ihre Funktion wieder auf. Die Großhirnfunktionen aber, welche die gesamte Psyche und Persönlichkeit repräsentieren, bleiben erloschen. Herz- und Kreislauffunktion sind dann erhalten, der Betreffende bleibt aber auf Dauer bewusstlos.

5.10.2 Sterbebeistand

Alle Aktivitäten der Pflegenden, Ärzte und Angehörigen, die dem sterbenden Patienten ein menschenwürdiges, „gutes" Sterben ermöglichen, fasst man als **Sterbebeistand** zusammen. Annähernd 60 % der deutschen Bevölkerung sterben im Krankenhaus, schon allein dadurch ergibt sich die große Bedeutung des klinischen Sterbebeistands.

Viele Angehörige erleben das Sterben des von ihnen betreuten und schließlich betrauerten Patienten als menschenunwürdig. Die Verletzung der Menschenwürde des sterbenden Patienten entsteht meist dadurch, dass seine Ängste und Bedürfnisse nicht beachtet werden, der erwähnte Sterbebeistand nicht geleistet wird oder aber nicht angemessen ist.

Recht des Sterbenden auf Aufklärung

Laut Gesetz und Rechtsprechung besteht eine Aufklärungspflicht seitens des Arztes und ein Recht des Patienten auf **Aufklärung.** Nur wenn der Arzt gesundheitliche Verschlechterungen aufgrund der Mitteilung der Diagnose erwartet, kann auf die Aufklärung verzichtet werden. Untersuchungen haben gezeigt, dass die meisten Sterbenden zwar zunächst mit einem Schock und starken Gefühlen der Angst, Depression oder Aggression auf die Diagnose reagieren, ihnen letztlich aber die seelische Verarbeitung möglich ist. Dies führt erfahrungsgemäß längerfristig zu einem ausgeglicheneren Zustand des Kranken. Die früher geäußerte These, dass aufgeklärte Patienten keinen Lebenswillen mehr zeigen, darf als widerlegt gelten – manche Untersuchungen berichten sogar eher von einer Lebensverlängerung, wenn sich der Kranke rechtzeitig und aktiv mit der Krankheit auseinander setzen kann.

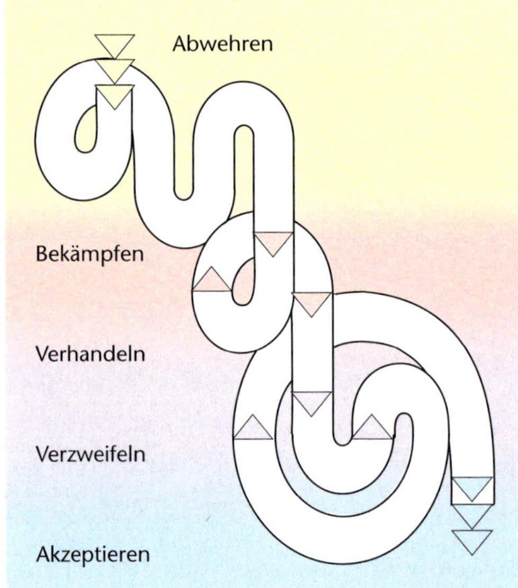

Abb. 5.22: Die fünf Sterbephasen nach E. Kübler-Ross. Der Bewusstseinsprozess verläuft nur selten linear; vielmehr ähnelt der Weg des Sterbenden eher einem kurvenreichen Pfad im Gebirge: Es geht mal aufwärts, dann wieder abwärts, und manchmal scheint sich der Wanderer im Kreis zu drehen. [E115]

Sterbephasen nach Kübler-Ross

Sterben ist ein Prozess mit wechselnden emotionalen Phasen: Obwohl er stark vom Alter des Patienten, der Art der Grunderkrankung, von Krankheitsdauer, Persönlichkeitsmerkmalen und vielen äußeren Umständen (z.B. Stationsklima, Verhalten von Angehörigen und Pflegepersonal) abhängt, durchleben viele Sterbende eine Abfolge sog. **Sterbephasen** (☞ Abb. 5.22). Diese Sterbephasen sind von der Wissenschaftlerin *Elisabeth Kübler-Ross* so beschrieben worden:

- Die Phase der *Abwehr* (den sich anbahnenden eigenen Tod nicht wahrhaben wollen)
- Die Phase des *Zornes* (sich aufbäumen)
- Die Phase des *Verhandelns* („Muss es wirklich schon in wenigen Wochen/Monaten sein?")
- Die Phase der *Depression und Verzweiflung* (Trauer)
- Die Phase der *Zustimmung und Hoffnung* (sich fügen).

Angst vor Abschiebung

Die größte Angst sterbender Patienten ist oft nicht die Furcht vor dem Tod an sich, sondern die Angst vor Vereinsamung und Abschiebung. Sie entsteht durch die Hilflosigkeit aller Beteiligten und ihre Unfähigkeit, dem Patienten in seinen verschiedenen, scheinbar in Widerspruch zueinander stehenden Sterbephasen angemessen zu begegnen. Oft wird der Umgang mit dem Sterbenden durch eigene Ängste und Abwehrmechanismen gegenüber Sterben und Tod blockiert.

Manche Angehörige, aber auch Pflegende und Ärzte, denken, dass ein Gespräch über das Sterben den Patienten zusätzlich belasten würde. In der Regel aber ist der Patient dankbar für jede Kommunikation über die Dinge, die ihn am meisten beschäftigen.

Besondere Anforderungen der Sterbebegleitung

Der Umgang mit Sterbenden verlangt in besonderem Maße, den Patienten in seiner Befindlichkeit zu beobachten, seine Ängste und Signale wahrzunehmen und für (anstrengende) Gespräche offen zu sein. Vielfach verläuft der Sterbeprozess nicht starr in den oben beschriebenen Phasen, und auch die Akzeptanz des Todes darf nicht als Norm von allen Patienten erwartet werden. Sterbende zu begleiten ist eine höchst anspruchsvolle Aufgabe, die zu bewältigen eine professionelle Ausbildung sowie den Einsatz von Zeit und Kraft erfordert.

Durch die ständige Konfrontation mit Schwerstkranken und Sterbenden werden Krankenhausmitarbeiter nicht selten überfordert. Abhilfe schaffen können hier z.B. **Teamsupervisionen** oder **Balint-Gruppen**, in denen Pflegende und Ärzte Konflikte mit „schwierigen Patienten" ansprechen und sich selbst auch mit dem Thema Sterben und Tod auseinander setzen können (☞ auch 24.6).

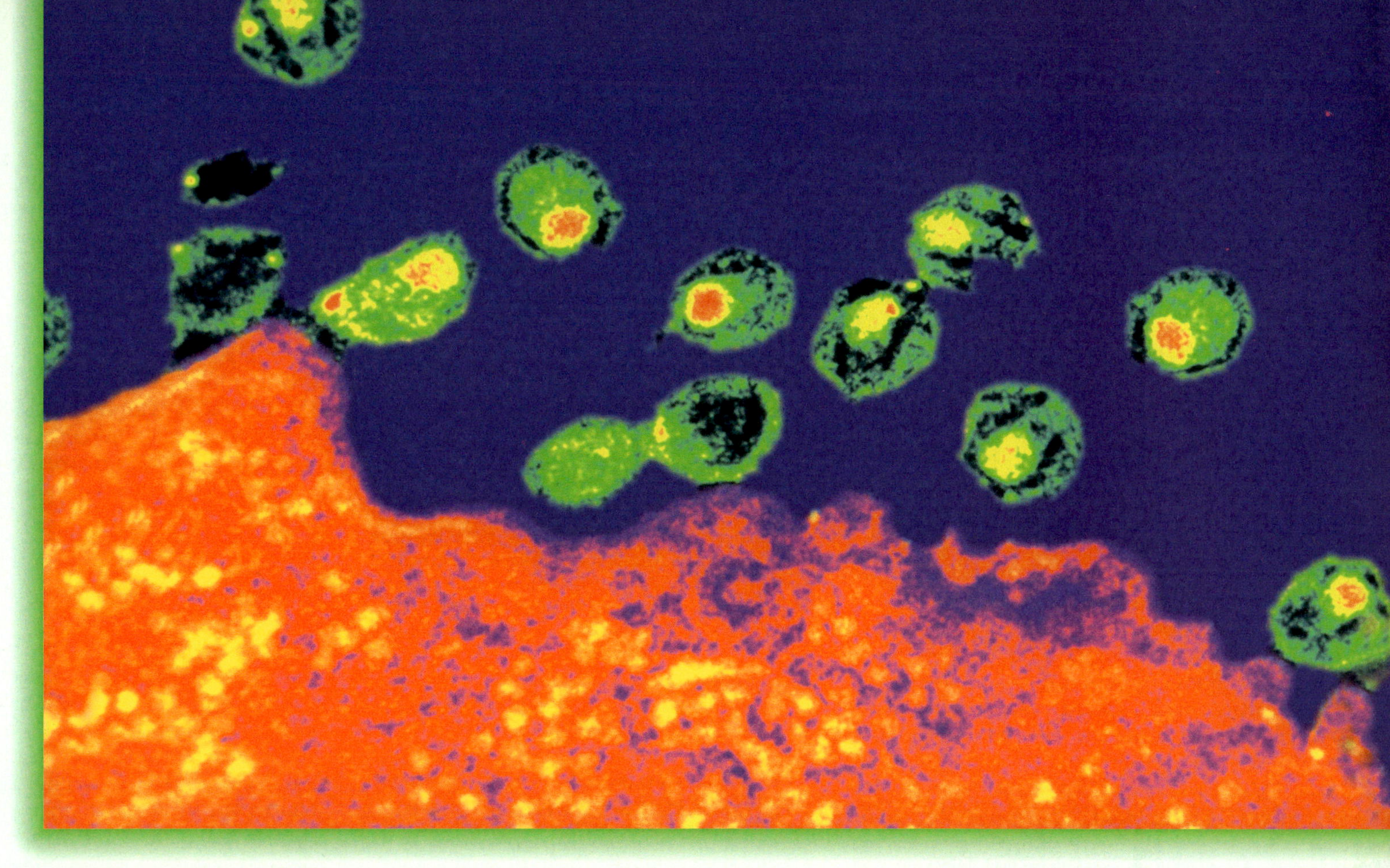

6 Infektion und Abwehr

Täglich versuchen Millionen Bakterien, Viren, Parasiten und Pilze in unseren Körper einzudringen. Sie leben in der Luft, in Nahrungsmitteln, auf der Haut und in den menschlichen Körperhöhlen selbst. Viele der Mikroorganismen schaden uns nicht, ja wir brauchen sie sogar, z.B. bei der Verdauung. Die meisten Mikroorganismen, die uns schaden können, vernichtet unser **Immunsystem** *(Abwehrsystem),* und nur selten versagt diese Abwehrkraft, so dass es zum Ausbruch einer *Infektionskrankheit* kommt (☞ 6.8).

Auch abnorme Körperzellen, insbesondere Tumorzellen (wie sie nach heutigem Kenntnisstand laufend in unserem Körper entstehen), werden in aller Regel von unserem Immunsystem erkannt und vernichtet.

Selbst oder fremd?
Das Immunsystem schützt unseren Organismus, unser „Selbst", indem es als fremd erkannte Strukturen abwehrt und in aller Regel vernichtet.

6.1 Die Bestandteile des Abwehrsystems

6.1.1 Vier Teilsysteme der Abwehr

Unser Immunsystem ist hochkomplex, bestehend aus einer Vielzahl von Eiweißen, Zellen und Organen. Prinzipiell werden *vier Teilsysteme* der Abwehr unterschieden (☞ Tab. 6.1), die jedoch eng zusammenarbeiten.

Unspezifische und spezifische Abwehr

- Die **unspezifische Abwehr** steht *antigenunabhängig* von Geburt an zur Verfügung. Sie ist sehr schnell und sorgt dafür, dass z.B. Bakterien, die durch eine kleine Wunde in die Haut eingedrungen sind, rasch und noch am Ort ihres Eindringens unschädlich gemacht werden. Manchmal allerdings reicht die unspezifische Abwehr alleine nicht aus, um den Erreger vollständig zu vernichten. Dann kann sie ihn in der Regel aber so lange „in Schach halten", bis ein zweites Abwehrsystem einsatzbereit ist
- Die **spezifische Abwehr,** die gegen ein *spezielles Antigen* gerichtet ist. Sie braucht länger (Tage bis Wochen), um einen effektiven Gegenschlag vorzubereiten, dafür besitzt sie eine große *Selektivität* (Treffsicherheit). Außerdem hat das spezifische Abwehrsystem die Fähigkeit, sich die Erreger „zu merken" (= **Antigengedächtnis**), so dass diese bei einem erneuten Angriff auf den Körper sozusagen schon erwartet werden und entsprechend schnell und effektiv unschädlich gemacht werden können.

Als **Antigene** werden all diejenigen körperfremden oder fremd gewordenen Strukturen bezeichnet, die beim Immunsystem einen Gegenangriff, die **Immunabwehr**, auslösen. Chemisch handelt es sich bei den Antigenen oft um große Proteine (Eiweiße ☞ 2.8.3) oder an Eiweiße gekoppelte Kohlenhydrate (Glykoproteine). Sie sitzen außen auf der Zellmembran und versehen die Zelle so mit „Etiketten" für „körpereigen" oder „körperfremd".

Zelluläre und humorale Abwehr

Eine weitere Einteilung unterscheidet:
- **Zelluläre Abwehrmechanismen** (zellulär bezieht sich auf die zahlreichen Abwehrzellen, die *direkt* an der Beseitigung von Fremdstoffen beteiligt sind)
- **Humorale Abwehrmechanismen** (humoral = Körperflüssigkeiten betreffend), d.h. nicht-zelluläre, im Plasma oder in den verschiedenen Körperflüssigkeiten gelöste Substanzen wie die Antikörper (☞ 6.4.3) und Enzymsysteme (z.B. die Komplementkaskade ☞ 6.2.4).

Schichtdienst und Immunabwehr
Untersuchungen bestätigen, dass die Immunabwehr auch von psychischen Faktoren wie Stress und von einem regelmäßigen Lebensrhythmus abhängig ist. So sind Menschen, die im Schichtdienst arbeiten, oft anfälliger für Infektionskrankheiten.

Um den unumgänglichen Schichtdienst in der Pflege für den eigenen Körper möglichst schonend zu gestalten, sollte deshalb ein täglicher Wechsel zwischen Spät- und Frühdienst vermieden werden. Günstig ist, mit einer eine Woche umfassenden Frühdienstphase zu beginnen, der eine Spätdienstphase folgt, an die sich dann die Nachtdienstphase anschließt. Selbstverständlich sollten dazwischen freie Tage zur Erholung eingeplant werden.

Abwehrsystem	Zellulär	Humoral
Unspezifisches	• Makrophagen (☞ 6.2.2) • Neutrophile Granulozyten (☞ 6.2.2, 14.3.1) • Natürliche Killerzellen	• Komplement (☞ 6.2.4) • Zytokine (☞ 6.3) • Lysozym (☞ 6.2.1)
Spezifisches	T-Zellen: • T-Helferzellen (☞ 6.4.1) • Zytotoxische T-Zellen (☞ 6.4.1) • T-Zellgedächtnis (☞ 6.4.1)	Antikörper (produziert von stimulierten B-Zellen = Plasmazellen ☞ 6.4.3)

Tab. 6.1: Die vier Teilsysteme der Abwehr im Überblick. So getrennt wie in dieser Tabelle sind die Teilsysteme der Abwehr in Wirklichkeit allerdings nicht. Vielmehr sind die verschiedenen Abwehrmechanismen auf vielfältige Weise miteinander vernetzt und arbeiten eng zusammen.

6.1.2 Organe des Abwehrsystems

Grundsätzlich werden alle Abwehrzellen im Knochenmark gebildet und vermehren sich dort. Danach wandern sie aus und besiedeln die weiteren lymphatischen Organe, wo sie sich noch weiterentwickeln können.

Die lymphatischen Organe und Gewebe lassen sich unterteilen in:
- Die **primären lymphatischen Organe**, in denen die unreifen Immunzellen (Lymphoblasten ☞ Abb. 14.3) zu *immunreaktiven (immunkompetenten) Zellen* heranreifen, das heißt zu Zellen, die in der Lage sind, fremde Antigene zu erkennen. Hierzu gehören der Thymus und das Knochenmark. Die Immunzellen gelangen dann über Blut- und Lymphbahnen schließlich in
- Die **sekundären lymphatischen Organe**, sozusagen ihre „Arbeitsplätze", nämlich Lymphknoten, Milz, Mandeln (Tonsillen) und andere lymphatische Gewebe des Rachenringes, Peyer-Plaques des Dünndarms (☞ 18.5.3) und viele weitere auf Schleimhäuten angesiedelte lymphatische Gewebe. Hier findet neben der Antigenerkennung auch die weitere Vermehrung der Abwehrzellen statt.

6.1.3 Zellen des Abwehrsystems

Man weiß heute, dass sich die zahlreichen verschiedenen Abwehrzellen, die an der Immunantwort beteiligt sind, alle von *pluripotenten* („vielkönnenden", mit mehreren Entwicklungsmöglichkeiten) Stammzellen aus dem Knochenmark ableiten (☞ Abb. 14.3, 14.1.3). Bei der Differenzierung („Spezialisierung") der Stammzellen zu Abwehrzellen können dann zwei Wege eingeschlagen werden:
- Sie können zu **myeloischen** (myelos = Mark, für Knochenmark) Stammzellen (Myeloblasten ☞ Abb. 14.3) werden, die schließlich zu den drei Arten von *Granulozyten* (☞ Tab. 6.2 und 14.3.1) sowie zu den *Monozyten* und *Makrophagen* ausdifferenzieren. Diese Zellen bilden einen Teil des unspezifischen Abwehrsystems, der im Abschnitt 6.2 ausführlich erläutert wird
- Oder sie werden zu **lymphatischen** Vorläuferzellen (Lymphoblasten ☞ Abb. 14.3) und bilden in der weiteren Entwicklung die *Lymphozyten* mit den Untergruppen der *T-* und der *B-Zellen* als Teil des spezifischen Abwehrsystems (☞ 6.4) sowie den *natürlichen Killerzellen* (☞ 6.2.3 und Tab. 6.2).

Die genannten Abwehrzellen gehören alle zur Gruppe der *Leukozyten* (weiße Blutzellen ☞ 14.3, ☞ Abb. 14.18). Viele von ihnen patrouillieren ständig im gesamten Körper auf der Suche nach Eindringlingen (also fremden Antigenen) oder nach fremd gewordenen Körperzellen. Nur ein kleiner Teil (ca. 10%) hält sich im Blut auf, die meisten befinden sich in den lymphatischen Organen, den Lymphgefäßen und in der *Interzellularsubstanz* (Zwischenzellsubstanz ☞ 4.3) nahezu aller Organe und Gewebe. Bei Abwehrvorgängen wandern sie verstärkt zum Ort des Geschehens. Durch die Freisetzung von sog. **Entzündungsvermittlern** (z.B. *Histamin, Bradykinin, Prostaglandinen*) kommt es zu typischen *Entzündungszeichen* wie Rötung, Schwellung und Schmerzen (☞ 5.4). Außerdem vergrößern sich die für das betreffende Gebiet zuständigen Lymphknoten („geschwollene Lymphdrüsen") durch Vermehrung von Abwehrzellen.

6.1.4 Botenstoffe des Abwehrsystems

Unser Körper verfügt nicht nur über zelluläre Abwehrmechanismen. Im Abwehrsystem gibt es eine große Zahl von Molekülen (Enzymkaskaden wie das *Komplementsystem* ☞ 6.2.4, und hormonartige Botenstoffe, **Zytokine** ☞ 6.3), die der Kommunikation der verschiedenen Abwehrzellen untereinander dienen und Mikroorganismen zerstören können. Diese **Botenstoffe** können Abwehrzellen zur Vermehrung anregen und eine Art Spur bilden, vergleichbar einem Duft, dem man sich nähert. Diese Spur lockt weitere Abwehrzellen an den Infektionsort – ein Phänomen, das man als **Chemotaxis** bezeichnet.

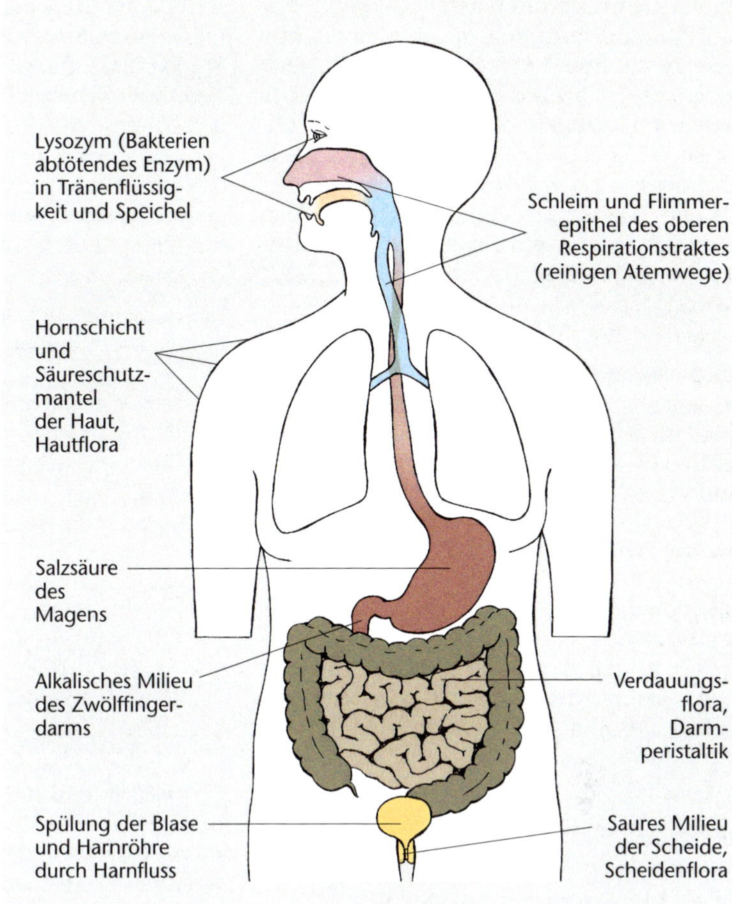

Abb. 6.3: Äußere Schutzbarrieren des menschlichen Organismus (Auswahl). Die meisten Infektionserreger können die Körperoberfläche nicht durchdringen, weil sie von verschiedenen physikalischen und biochemischen Schutzbarrieren zurückgehalten werden. Auch die Normalflora verhindert die Ansiedelung von gefährlichen Mikroorganismen. Diese physiologische Flora besteht aus Mikroorganismen, die physiologischerweise bestimmte Körperregionen des Menschen besiedeln; durch die Stoffwechselaktivität der Normalflora wird unser Immunsystem unterstützt (Näheres ☞ 6.2.1)

Name	Funktion
Monozyten	Vorläufer der Makrophagen im Blut
Makrophagen *(große Fresszellen)*	Phagozytieren in allen Geweben und in der Lymphflüssigkeit
Antigenpräsentierende Zellen *(APZ)**	Z.B. Makrophagen, B-Zellen und dendritische Zellen der Lymphknoten und des Knochenmarks; sie präsentieren den T-Zellen Antigene und starten damit eine Reaktionskette der Immunantwort
Granulozyten:	
Neutrophile Granulozyten *(kleine Fresszellen)*	Phagozytieren Bakterien, Viren und Pilze im Blut; häufigste Abwehrzellen im Blut
Eosinophile Granulozyten	Abwehr von Parasiten, Beteiligung an allergischen Reaktionen
Basophile Granulozyten und Mastzellen	Abwehr von Parasiten, Beteiligung an allergischen Reaktionen, Histaminausschüttung mit der Folge u.a. von Juckreiz und Ödemen
B-Zellen:	
B-Lymphozyten	Vorläufer der Plasmazellen
Plasmazellen	Antikörper produzierende Zellen
B-Zellgedächtnis	Ständige „Erinnerung" von B-Zellen an Antigene
T-Zellen:	
T-Helferzellen	Aktivieren B-Lymphozyten zur Differenzierung zu Plasmazellen, erkennen Antigene auf antigenpräsentierenden Zellen
T- Zellgedächtnis	Ständige „Erinnerung" von T-Zellen an Antigene (T-Helferzellen, zytotoxische T-Zellen)
Zytotoxische T-Zellen	Erkennen und zerstören von Viren befallene Körperzellen und Tumorzellen; reagieren auf bestimmte Antigene der Zielzellen
Natürliche Killerzellen *(NK)*	Greifen unspezifisch virusinfizierte Zellen und antikörperbestückte Tumorzellen an

* Die Gruppe der antigenpräsentierenden Zellen gehört **funktionell** zu einer Zellgruppe: sie alle präsentieren Antigene!

Tab. 6.2: Die Funktionen der wichtigsten Abwehrzellen.

6.2 Das unspezifische Abwehrsystem

Die **unspezifische Abwehr** besteht aus:
- Den äußeren Barrieren
- Mehreren Gruppen der weißen Blutzellen (*Leukozyten* ☞ 14.3)
- Mehreren Abwehrfaktoren wie dem Komplementsystem, Zytokinen und Lysozym.

6.2.1 Äußere Schutzbarrieren

Zur Abwehr gehören die **äußeren Schutzbarrieren** unseres Körpers, die ein Eindringen krankmachender Mikroorganismen meistens verhindern können, beispielsweise die Haut (☞ Kapitel 9) und die Schleimhäute. Sie wirken in erster Linie als mechanischer Schutzwall, vergleichbar einer Mauer.

Durch die Produktion von *antimikrobiellen Stoffen* (bakterienhemmenden Substanzen) wird die äußere Barriere noch sehr viel effektiver. Mundspeichel, Bronchialschleim und Tränenflüssigkeit enthalten das Enzym (☞ 2.9) **Lysozym**, eine antimikrobielle Substanz, die Zellwandstrukturen von grampositiven Bakterien (☞ 6.9) zerstören kann. Im Magen wird eine Vielzahl von Erregern durch den hohen Säuregehalt des Magensaftes (☞ 18.4.4) abgetötet.

Auch die **Normalflora** oder *physiologische Flora* (die Mikroorganismen, die physiologischerweise bestimmte Körperregionen des Menschen besiedeln) unterstützt durch ihre Stoffwechselaktivität oftmals unser Immunsystem. So leben beispielsweise in der Scheide der Frau *Milchsäurebakterien*. Die von diesen gebildete Milchsäure (Laktat) sorgt für den sauren pH-Wert der Scheide, der die Besiedlung mit *pathogenen* Bakterien in aller Regel verhindert.

6.2.2 Phagozyten

Wenn es Mikroorganismen gelingt, in den Körper einzudringen (z.B. durch eine Verletzung der äußeren Barrieren), so werden sie in der Regel durch **Phagozyten** (*Fresszellen*; phagos = fressen) unschädlich gemacht. Die größte phagozytotische Aktivität haben die **Makrophagen** und die **neutrophilen Granulozyten** (☞ Tab. 6.2 und 14.3.1). Fremdpartikel (z.B. Bakterien) werden von ihnen umflossen, eingeschlossen und im Inneren der Zelle verdaut (☞ Abb. 3.21). Besonders „scharf" sind die Phagozyten, wenn die Fremdpartikel noch besonders markiert worden sind. Die Markierung kann durch Antikörper (☞ 6.4.3) oder Komplementfaktoren (☞ 6.2.4) stattfinden. Dieses Phänomen wird als **Opsonierung** (= „schmackhaft machen") bezeichnet. Durch das schnelle Aufnehmen von antikörperbeladenen Erregern unterstützen Phagozyten somit das spezifische Abwehrsystem.

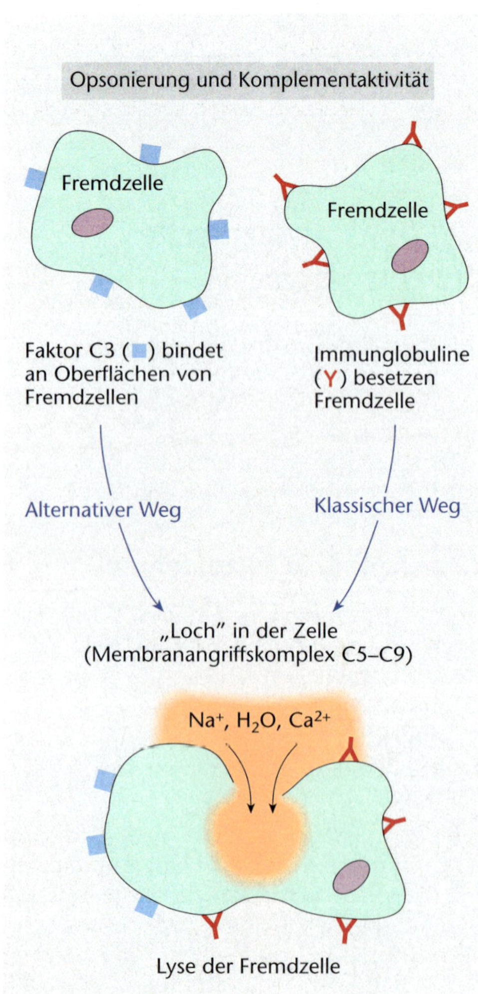

Abb. 6.4: Eine fremde Zelle wird entweder durch den Faktor 3 des Komplementsystems oder durch Immunglobuline kenntlich gemacht (opsoniert). Das Komplementsystem bildet den Membranangriffskomplex (C5 – C9), der zu einer Lyse der Zelle führt.

Makrophagen (☞ auch 14.3.2) entwickeln sich aus undifferenzierten Monozyten des Blutes. Diese halten sich nach dem Verlassen des Knochenmarks nur wenige Tage im Blut auf, zwängen sich dann durch die Kapillarwände ins Gewebe und werden dort zu langlebenden Makrophagen. Die Makrophagen gehören zum **Monozyten-Makrophagen-System**, das die Gesamtheit aller zur Phagozytose fähigen, aus den Monozyten hervorgehenden Zellen bezeichnet. Hierzu gehören außerdem die Mikroglia-Zellen des ZNS sowie auch die dendritischen Zellen der Lymphknoten und des Knochenmarks.

6.2.3 Natürliche Killerzellen

Die **natürlichen Killerzellen** *(NK-Zellen)*, eine Untergruppe der Lymphozyten, wirken vor allem gegen virusinfizierte und tumorartig veränderte Zellen (wie auch die zytotoxischen T-Zellen ☞ 6.4.1). Solche „entarteten" Zellen fallen den NK-Zellen dadurch auf, dass auf ihrer Membranoberfläche die MHC-I-Moleküle (☞ 6.4.5) defekt sind oder sogar ganz fehlen. Die *Abwesenheit* dieses Signals für die Information „körpereigen" macht die NK-Zellen angriffslustig: Sie zerstören die veränderten Körperzellen durch Freisetzung von zytotoxischen (zellschädigenden) Substanzen, sog. **Zytotoxinen.** Ähnliche Abwehrstrategien werden auch von zytotoxischen T-Zellen (☞ 6.4.1) verwendet.

6.2.4 Komplementsystem

Das **Komplementsystem** ist das Hauptsystem der humoralen unspezifischen Abwehr und *komplementiert* (d.h. ergänzt) das Antikörpersystem (☞ 6.4.3). Es dient vor allem der Vernichtung von Bakterien und anderen körperfremden Zellen und fördert Entzündungsreaktionen.

Das Komplementsystem besteht aus neun **Komplementfaktoren** (Plasmaproteinen ☞ 14.1.4), die mit C1 bis C9 abgekürzt werden. Wie bei den Gerinnungsfaktoren (☞ 14.5.5) handelt es sich auch bei den Komplementfaktoren um inaktive Enzyme, die sich gegenseitig kaskadenförmig aktivieren. Wenn *ein* Enzym einer niedrigeren Stufe aktiviert wurde, aktiviert es *mehrere* Enzyme der nächsten Stufe. Auf diese Weise kommt es zu einer Kettenreaktion und massiven Ausbreitung der Komplementreaktion.

Aufgaben des Komplementsystems

- Der Faktor C3 führt zur schon erwähnten Opsonierung von Bakterien: durch Bindung von C3-Molekülen an die Fremdzelloberfläche werden diese für Phagozyten noch „attraktiver"
- Die aktiven Faktoren C3 und C5 sind starke Entzündungsmediatoren – sie locken andere Abwehrzellen wie etwa Granulozyten an (Chemotaxis ☞ 6.1.4)
- Die Faktoren C5 bis C9 können den so genannten **Membranangriffskomplex** bilden, eine Art Loch in der Fremdzellmembran – durch dieses kommt es zum unkontrollierten Einstrom von Kalzium, Natrium und Flüssigkeit, bis die Fremdzelle platzt und abstirbt (Zytolyse ☞ Abb. 6.4).

Die Ingangsetzung dieser Kettenreaktion kann auf zwei unterschiedlichen Wegen geschehen:

- Im sog. **klassischen Weg** durch *Antigen-Antikörper-Komplexe* (☞ 6.4.4)
- Im sog. **alternativen Weg** durch bakterielle Antigene.

Beide Wege münden in eine gemeinsame Endstrecke: der Bildung des oben genannten Membranangriffkomplexes. Obwohl das Komplementsystem zur unspezifischen Abwehr gerechnet wird, ist seine Bedeutung bei der spezifischen Abwehr nicht zu unterschätzen.

6.3 Zytokine – Botenstoffe im Abwehrsystem

Viele Zellen des Abwehrsystems geben hormonartige Botenstoffe ab, die insbesondere reife T- und B-Zellen zur Vermehrung und Differenzierung anregen und als Wachstumsfaktoren der Hämatopoese (☞ 14.1.3) wirken. Diese Botenstoffe heißen **Zytokine** bzw. **Lymphokine**, wenn sie von Lymphozyten produziert werden.

Interleukine

Die bekanntesten Zytokine sind die **Interleukine**, von denen zur Zeit 16 verschiedene bekannt sind. Für die Immunreaktion besonders wichtig ist **Interleukin-2**, welches vor allem von T-Helferzellen gebildet wird (☞ Abb. 6.8). Interleukin-2 wirkt zurück auf die T-Helferzellen und stimuliert so ihre eigene Vermehrung. Zusammen mit **Interleukin-4** unterstützt es die Differenzierung von B-Zellen zu antikörperbildenden Plasmazellen (☞ Abb. 6.8). Dem gegenüber hat **Interleukin-1** weniger spezifische Wirkungen: Es lockt z.B. Granulozyten und Fibroblasten (Bindegewebszellen) an den Ort der Entzündung und löst Fieber aus.

Interferone

Interferone *(IFN)* sind Proteine, die u.a. von virusinfizierten Zellen freigesetzt werden und mit der Virusvermehrung *interferieren*, also

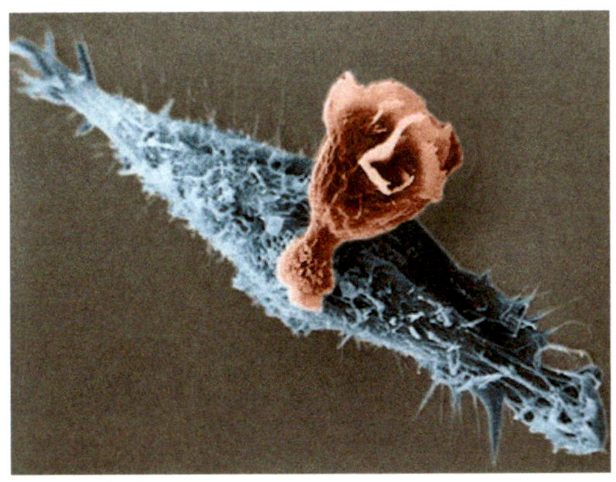

Abb. 6.5: Die rasterelektronenmikroskopische Aufnahme zeigt, wie eine T-Zelle (rot gefärbt) eine entartete Tumorzelle (blau gefärbt) angreift und zu zerstören beginnt. [T111]

„dazwischenfunken". Interferone lösen die Produktion von „antiviralen" Proteinen aus und schützen so die noch gesunden Zellen vor einer Virusvermehrung. Neben dieser antiviralen Wirkung sind Interferone auch am „Wechselgespräch" zwischen Entzündungszellen beteiligt.

Tumor-Nekrose-Faktor

Der Name **Tumor-Nekrose-Faktor** *(TNF)* stammt von der ursprünglichen Beobachtung, dass Tumoren bei Patienten mit schweren bakteriellen Infektionen nekrotisch werden können. TNF hat eine direkte zytotoxische Wirkung, aber stimuliert auch zytotoxische T-Zellen (☞ 6.4.1) und neutrophile Granulozyten (☞ 6.2.2).

Zytokine in der Therapie

Anfänglich setzte man große Hoffnungen auf einen möglichen therapeutischen Einsatz der Zytokine. Nach der ersten Euphorie wurde klar, dass der Spielraum für den Einsatz von Zytokinen in der Therapie zurzeit sehr begrenzt ist. So werden die Interferone zur Zeit als Mittel gegen einige seltenere Formen der Leukämie (Blutkrebs), verschiedene Formen der Virus-Hepatitis und in der Therapie der Multiplen Sklerose eingesetzt. Leider haben die Interferone erhebliche Nebenwirkungen. Auch Interleukine werden zwar schon therapeutisch eingesetzt, befinden sich aber noch weitgehend im Versuchsstadium. Klinische Versuche mit dem Tumor-Nekrose-Faktor haben bisher keine überzeugenden Resultate erbracht.

6.4 Das spezifische Abwehrsystem

Das **spezifische Abwehrsystem** ist entwicklungsgeschichtlich jünger als das unspezifische. Die hierzu gehörenden Zellen sind die **Lymphozyten.** Man unterscheidet dabei T- und B-Lymphozyten (T- und B-Zellen). Zwei Besonderheiten zeichnen dieses Abwehrsystem aus:

Spezifität

Das spezifische Abwehrsystem ist in der Lage, bestimmte molekulare Merkmale der Erreger zu erkennen und nur bei Vorhandensein dieser Merkmale zu reagieren. Grundlage dieser **Spezifität** sind **Antigen-Erkennungsmoleküle**, die als **T-Zell-Antigenrezeptoren** membrangebunden auf den T-Zellen sowie als **Antikörper** frei in den Körperflüssigkeiten und membrangebunden auf den B-Zellen zu finden sind. T-Zell-Antigenrezeptoren und Antikörper sind strukturell unterschiedlich, gehören aber zu einer „großen Familie".

Unser Immunsystem vermag eine unvorstellbare Vielfalt von Antigenen zu erkennen. Aber wie schafft es das Immunsystem, für jedes auch nur mögliche Antigen vom Masern-Virus bis zur Industriechemikalie die „passenden" Rezeptoren bzw. Antikörper herzustellen? Und wie wird diese Vielfalt genetisch kodiert? Wäre jeweils ein Gen für einen Rezeptor „zuständig", bräuchte man hierfür Abermillionen von Genen, jedoch haben wir nur ca. 30 000 davon! Erst kürzlich gelang es, die genetischen Grundlagen dieser Vielfalt aufzudecken: Auf der DNA der Lymphozyten liegen viele verschiedene Abschnitte, die für den Zusammenbau der Antigen-Erkennungsmoleküle verantwortlich sind. Bei der Differenzierung von Lymphoblasten zu Lymphozyten werden jeweils verschiedene dieser Genabschnitte nach dem *Zufallsprinzip* miteinander kombiniert. So entsteht ein „Grundrepertoire" von „ungefähr passenden" Antikörpern mit noch geringer Spezifität. Nach der Reaktion mit einem Antigen werden die Lymphozyten aktiviert und im Verlauf der weiteren Differenzierung nimmt die Häufigkeit der Genmutationen noch einmal zu, bis sich ein Klon von reifen Lymphozyten bzw. Plasmazellen „durchgesetzt" hat, der das größte „Erkennungsvermögen" für das betreffende Antigen aufweist. Wenn man sich die Antigen-Erkennungsmoleküle als Schlösser vorstellt, dann sind die Antigene die Schlüssel, die genau zu ihnen passen und mit ihnen eine Verbindung eingehen können. Damit ist das Antigen erkannt, die Immunreaktion wird eingeleitet (☞ 6.4.4).

Gedächtnisfunktion des Immunsystems

Eine der bemerkenswertesten Eigenschaften des Immunsystems ist sein „Erinnerungsvermögen" an eine erste Begegnung mit einem Fremdantigen (*Primärreaktion* oder *„erstes" Erkennen*). Jede nachfolgende Begegnung mit demselben oder einem sehr ähnlichen Antigen (*Sekundärreaktion* oder *„zweites" Erkennen*) äußert sich in einer veränderten Immunantwort, die einen lebenslangen Schutz hinterlässt, z.B. gegen das Masern-Virus.

Bisher vermutete man hinter dieser immunologischen „Gedächtnisfunktion" spezielle „Gedächtniszellen", die lebenslang im Körper zirkulieren. Zwischenzeitlich hat sich jedoch gezeigt, dass die *ständige Anwesenheit* von geringsten Antigenmengen (z.B. in den Lymphknoten) notwendig ist, um das immunologische Zellgedächtnis „wach" zu halten. Gedächtniszellen sind also keine eigene Zellgruppe, die sich lebenslang an einen antigenen Erstkontakt erinnern kann. Aus diesem Grund sollte man statt von der „Gedächtniszelle" eher von **B-Zellgedächtnis** bzw. **T-Zellgedächtnis** sprechen. Diese Bezeichnung repräsentiert demnach eine *Funktion* (Gedächtnis) und schließt die Wechselwirkungen mit antigenpräsentierenden Zellen (☞ Tab. 6.2 und Abb. 6.7) ein.

6.4.1 T-Zellen

Eine Gruppe von Lymphozyten sind die **T-Zellen**, benannt nach dem Thymus. Im Thymus werden die *unreifen* T-Zellen zu *immunkompetenten* T-Zellen. Sie „lernen" hier, Selbst und Fremd zu unterscheiden. Nur gegen Fremd-Antigene gerichtete T-Zellen verlassen den Thymus. T-Zellen, die körpereigene Strukturen erkennen und bekämpfen würden, werden ausgesondert und von Phagozyten vernichtet (☞ auch 6.7.2 und Abb. 6.5).

T-Zellen besitzen auf ihrer Oberfläche Antigen-Erkennungsmoleküle, mit denen andere Antigene identifiziert werden können, die T-

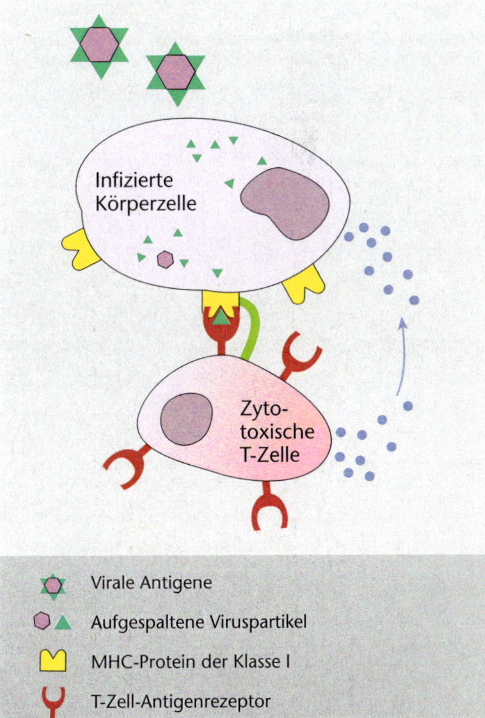

Abb. 6.6: Auf der virusinfizierten Zelle erscheinen neue Oberflächenantigene. Diese werden von den zytotoxischen T-Zellen erkannt, die daraufhin zytotoxische Enzyme freisetzen und die infizierte Zelle so abtöten.

Zell-Antigenrezeptoren. Passt nun dieser T-Zell-Antigenrezeptor auf das dargebotene Antigen (☞ 6.4.5), so ist dies ein Reiz für die entsprechende T-Zelle, sich rasch zu vermehren und zu den verschiedenen Untergruppen (☞ unten) auszudifferenzieren. Die zahlreichen neu entstandenen T-Zellen (alle mit dem gleichen Rezeptor wie die Ursprungszelle) leiten dann weitere Reaktionen ein, in deren Verlauf das Antigen beseitigt wird.

Untergruppen der T-Zellen

Die T-Zellen werden in drei Untergruppen mit verschiedenen Aufgaben eingeteilt:

- **T-Helferzellen** *(T_H-Zellen)*
- **Zytotoxische T-Zellen** *(T_c-Zellen)*
- **T-Zellgedächtnis.**

T-Helferzellen *(T_H-Zellen)* werden auch **T4-Zellen** genannt, da sie ein charakteristisches Oberflächenmolekül, das **CD4**, tragen. Außerdem ist ihre Membran durch einen T-Zell-Rezeptor für das MHC-II-Molekül gekennzeichnet, welcher zusammen mit CD4 für die Erkennung von antigenpräsentierenden Makrophagen (☞ Tab. 6.2 und 6.4.5) und B-Zellen (☞ Abb. 6.8) von besonderer Bedeutung ist.

In neuerer Zeit wurden zwei Typen von T-Helferzellen identifiziert: die T_H1-Helferzellen, die Makrophagen aktivieren und die T_H2-Helferzellen, welche B-Zellen aktivieren. Für diese Aufgaben müssen sie verschiedene Zytokine bilden und ausschütten (☞ 6.3).

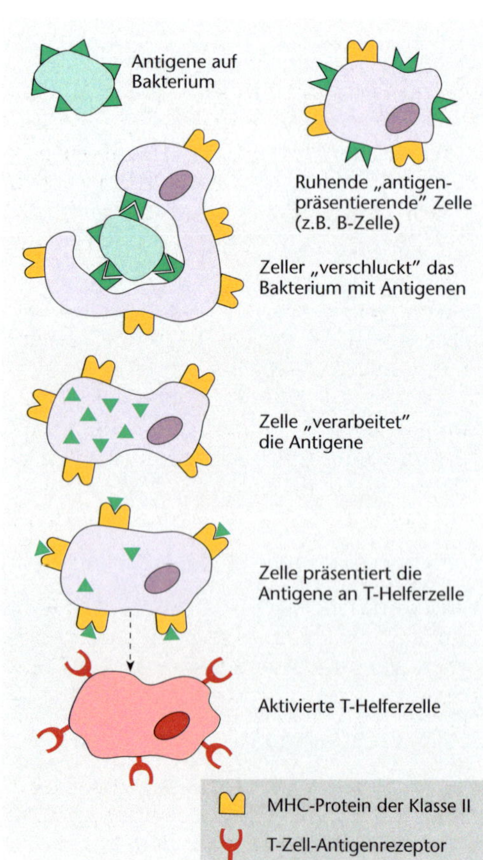

Abb. 6.7: Bakterielle Antigene werden durch antigenpräsentierende Zellen erkannt, verschluckt, verarbeitet und dann den T-Helferzellen dargereicht, die durch diese Wechselwirkung aktiviert werden.

T_H1- und T_H2-Zellen hemmen sich gegenseitig **(Suppression).** Diese und andere Hemmfunktionen wurden bisher einer eigenen Zellfamilie, den „T-Suppressorzellen" zugeschrieben. Neueste Untersuchungen haben jedoch gezeigt, dass es sich dabei lediglich um die „üblichen" CD4- und auch CD8-T-Zellen (☞ unten) handelt, die allerdings reichliche Mengen von hemmenden Zytokinen (z.B. Tumor-Nekrose-Faktor) ausschütten können.

Zytotoxische T-Zellen *(T_c-Zellen)* tragen ein charakteristisches Oberflächenmolekül, das **CD8**, weshalb sie auch **T8-Zellen** heißen. Für ihre „Zielerkennung" sind sie mit einem T-Zell-Rezeptor zur Erkennung von antigentragenden MHC-I-Melokülen ausgerüstet (☞ auch 6.4.5) und können z.B. virusinfizierte oder tumorartig veränderte Zellen direkt vernichten (☞ Abb. 6.6 und 6.7): Wenn sie derartige Zellen erkennen, geben sie sog. **Perforine** ab, kleine Eiweiße, welche die Membran der „Opferzelle" angreifen und durchlöchern. Durch diese Löcher strömen Salz und Wasser ins Zellinnere, zusammen mit einem eiweißspaltenden Enzym **(Granzym B).** Dadurch wird in der „Opferzelle" der programmierte Zelltod **(Apoptose)** ausgelöst (☞ 1.2).

T-Zellgedächtnis: Antigenspezifische T-Zellen werden nach einem Erstkontakt mit dem Fremdantigen von geringsten Antigenmengen dauernd „in Bereitschaft" gehalten, um beim nächsten „größeren Angriff" auf den Körper dieses Antigen sofort und zielgenau bekämpfen zu können (☞ 6.4.5, ☞ Tab. 6.2).

6.4.2 B-Zellen

Die **B-Zellen** reifen im Knochenmark (engl. ***b****one marrow*) zu immunkompetenten Zellen heran. Hauptaufgabe der B-Zellen ist die Produktion von **Antikörpern** (☞ 6.4.3), die das humorale System der spezifischen Abwehr darstellen. Antikörper sind große Moleküle, die zunächst als *Oberflächenantikörper* auf der Membranoberfläche der B-Zellen ruhen. Sie haben dieselbe Funktion wie die anders gebauten, *stets* membrangebundenen Erkennungsmoleküle auf der T-Zell-Oberfläche: Wenn eine B-Zelle „ihr" Antigen erkennt, ist dies ein Reiz zur Vermehrung und es entstehen aus ihr zahlreiche **Plasmazellen.** Dieser Vorgang erfordert die Mitwirkung von T-Helferzellen (T_H2-Zellen), welche den B-Zellen helfen, zu Plasmazellen heranzureifen (☞ Abb. 6.8).

Plasmazellen kann man geradezu als kleine Antikörperfabriken bezeichnen – sie setzen während ihrer Lebenszeit von nur wenigen Tagen riesige Mengen von *spezifischen* Antikörpern frei, die also genau zu dem Antigen passen, das den B-Lymphozyten stimuliert hat. Die überwiegende Anzahl der Plasmazellen ist gewebsständig – sie sitzen in den interstitiellen (Zwischenzell-)Räumen vieler Organe sowie in den sekundären lymphatischen Organen und zirkulieren mit der Lymphflüssigkeit, finden sich aber kaum im Blut. Vom Beginn einer Infektion bis zur Bereitstellung einer ausreichenden Zahl passender Antikörper vergeht durchschnittlich eine Woche.

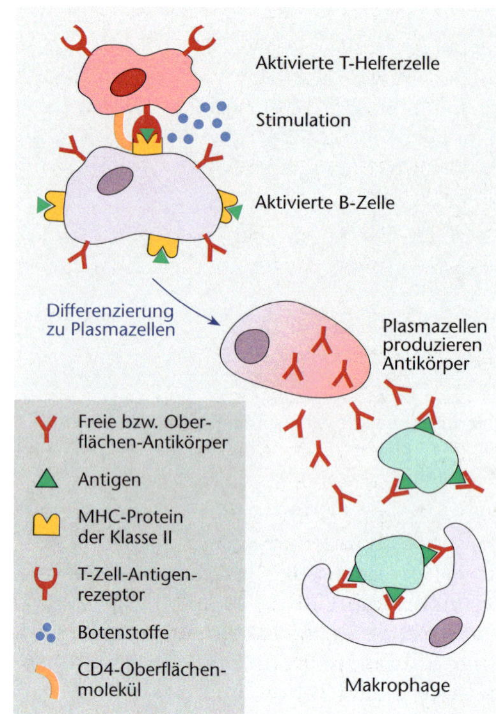

Abb. 6.8: Die aktivierte T-Helferzelle feuert B-Zellen an, die sich mit Hilfe von Botenstoffen (Interleukinen) zu Plasmazellen differenzieren. Diese produzieren Antikörper gegen die bakteriellen Antigene. Dadurch werden Makrophagen herbeigelockt, und die Schlacht ist gewonnen.

Weitere Typen von B-Zellen gehören zum **B-Zellgedächtnis** und befinden sich vor allem in den Lymphknoten und im Knochenmark, wo sie immer wieder in Kontakt mit dem Antigen geraten (☞ 6.4, ☞ Abb. 6.8).

6.4.3 Antikörper

Antikörper *(Ak),* auch **Immunglobuline** *(Ig)* genannt, sind hochselektiv auf bestimmte Antigene passende Proteine, die von den oben genannten Plasmazellen sezerniert werden. Sie stellen die humorale Abwehr des spezifischen Systems dar.

Zur Erinnerung: Die T-Zellen stellen die zelluläre Abwehr des spezifischen Systems dar. Beim unspezifischen Abwehrsystem sind die Phagozyten die zelluläre und das Komplementsystem die wichtigste humorale Komponente (☞ Tab. 6.1).

Aufbau und Funktion der Antikörper

Antikörper bestehen aus vier miteinander verknüpften Proteinketten, je zwei leichten und zwei schweren Ketten, die zusammen ein Y-förmiges Molekül ergeben (☞ Abb. 6.9). An den beiden Armen des Y liegen die zwei *Antigenbindungsstellen,* wodurch ein **bi**valentes (lat. bi = zwei) Molekül entsteht. Der Stamm des Y, der sog. F_c-Teil, dient als Erkennungsstruktur (Opsonierung ☞ 6.2.2) z.B. für unspezifische Abwehrzellen (Granulozyten, natürliche Killerzellen).

Innerhalb der Antikörperfamilie unterscheidet man fünf verschiedene **Antikörperklassen:**

Fünf Antikörperklassen

Immunglobulin G, kurz **IgG,** macht mit etwa 80 % den größten Anteil der Antikörper aus. Es wird v.a. in der *späten* Phase der Erstinfektion und bei einer erneuten Infektion mit demselben Erreger gebildet. IgG-Antikörper können das *Komplementsystem* aktivieren und durch *Opsonierung* die Phagozytose von Erregern erleichtern. In der zweiten Schwangerschaftshälfte sind sie *plazentagängig* und können somit vom mütterlichen in das fetale Blut übertreten. Damit bieten sie in der Zeit, wo das Abwehrsystem von Fetus und Neugeborenem noch unreif ist, einen guten Schutz vor Infektionen (☞ 22.2.2).

IgM *(Immunglobulin M)* ist ein sehr großes Molekül, da hier fünf Y-förmige Antikörpermoleküle miteinander verbunden sind *(Pentamer;* penta = fünf). Aufgrund der vielen Antigenbindungsstellen können diese Antikörper ganze Zellen miteinander verklumpen *(agglutinieren).* IgM ist im Gegensatz zu IgG nicht plazentagängig. IgM ist der erste Antikörper, der nach einer (Erst)-Infektion von der Plasmazelle sezerniert wird. Dadurch eignet er sich besonders zum laborchemischen Nachweis einer *Erstinfektion.*

Als Einzelmolekül *(Monomer)* kommt IgM außerdem als Antigenrezeptor auf der Oberfläche der B-Zellen vor, wo es als zellmembranständiges „Schloss" auf den „Antigen-Schlüssel" wartet, der zur Aktivierung der Zelle führt.

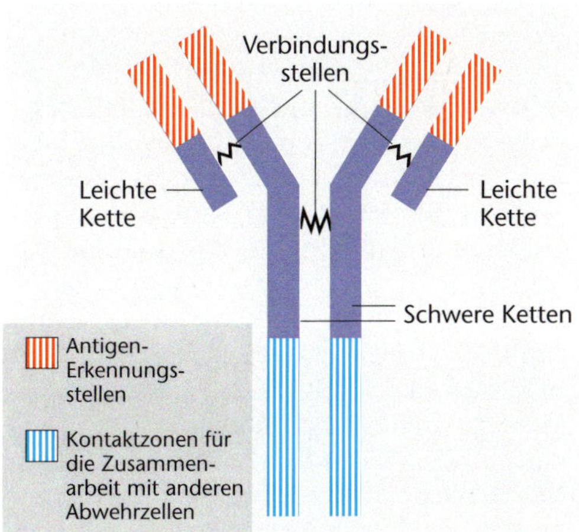

Abb. 6.9: Aufbau eines IgG-Antikörpers. Die charakteristische Y-Form des Antikörpers wird durch zwei schwere, miteinander verbundene Ketten gebildet, an deren kurzen Enden je eine leichte Kette angeknüpft ist. Die für die Abwehrfunktion relevanten Anteile des Moleküls sind entsprechend gekennzeichnet.

IgA *(Immunglobulin A)* ist als Einzelmolekül im Blut vorhanden, als Doppelmolekül *(Dimer;* griech. di = zwei) kommt es in diversen Körpersekreten wie Speichel, Darmsekreten und Bronchialschleim vor. Entsprechend seinem Aufenthaltsort unterstützt es die lokale Abwehr von Erregern, indem es ihre Anheftung an die Schleimhäute hemmt. IgA kommt auch in der Muttermilch vor, so dass das gestillte Neugeborene den „Antikörperschutzmantel" der Mutter teilt.

IgE *(Immunglobulin E)* spielt bei der Abwehr von Parasiten (z.B. Würmern) und Allergien (☞ 6.7.1) eine Rolle. Am Stamm seines Y-förmigen Moleküls besitzt es Strukturen, die an *Mastzellen* (☞ 6.7.1 und Abb. 6.12) binden können. Mastzellen bzw. von ihnen abgegebene Sekrete sind hauptverantwortlich für die Symptome von allergischen Reaktionen.

IgD *(Immunglobulin D)* kommt ebenso wie das monomere IgM auf der Oberfläche von B-Zellen vor und dient wie dieses als zellständiges Antigen-Erkennungsmolekül. Andere Funktionen von IgD sind bisher nicht bekannt.

Monoklonale Antikörper

Bei einer normalen Abwehrreaktion werden immer *mehrere* B-Zellen aktiviert. Da sich diese B-Zellen genetisch leicht voneinander unterscheiden, sind auch die entstehenden Antikörper etwas verschieden. In diesem Fall spricht man von **polyklonalen Antikörpern** (ein Klon bezeichnet alle Nachkommen einer einzigen Zelle; poly = viel). In Forschung, Diagnostik und Therapie werden dagegen häufig sog. **monoklonale Antikörper** *(mAk)* verwendet. Dabei wird unter Laborbedingungen (künstlich; *in vitro* = im Glas) eine *einzige* Plasmazelle z.B. aus der Milz einer Maus isoliert und mit bestimmten Tricks zur Vermehrung gebracht. So erzeugen ihre Nachkommen *vollkommen gleiche* Antikörper in großer Menge.

Die medizinische Bedeutung der monoklonalen Antikörper liegt in erster Linie in der *Diagnostik,* beispielsweise für Tests auf AIDS, Leberentzündungen (Hepatitis) und auch zahlreiche klinische Laborwerte wie z.B. Hormonspiegel. Daneben wird versucht, monoklonale Antikörper bei verschiedenen Erkrankungen einzusetzen, etwa gegen das HI-Virus oder gegen Krebs. Diese Therapie ist aber noch weitgehend im Versuchsstadium.

6.4.4 Antigen-Antikörper-Reaktionen

Schlüssel-Schloss-Prinzip

Ein Erreger kann nur dann durch einen Antikörper vernichtet werden, wenn der Antikörper genau zu einem Antigen des Erregers passt, ebenso wie sich eine Tür nur dann öffnet, wenn der Schlüssel exakt zum Schloss passt. Die Immunologen sprechen daher vom **Schlüssel-Schloss-Prinzip.**

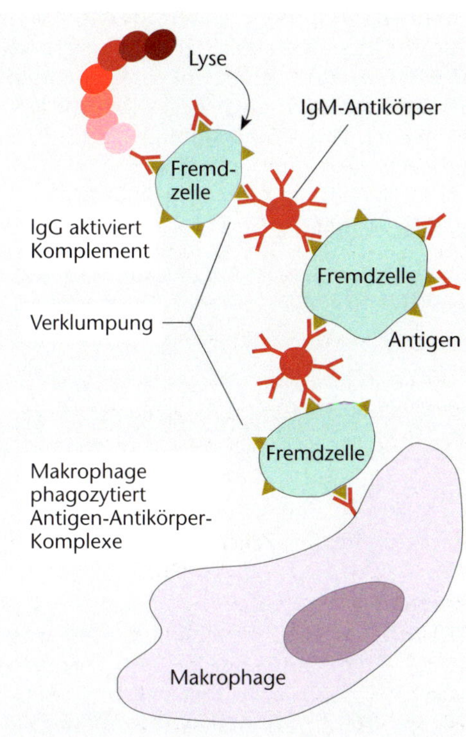

Abb. 6.10: Antigen-Antikörper-Reaktionen: Die großen IgM-Antikörper besitzen viele Bindungsstellen für Antigene. Sie sind in der Lage, Fremdzellen (z.B. blutgruppenfremde Erythrozyten) zu verklumpen. Die Komplexe werden von Phagozyten aufgenommen. Darüber hinaus können IgM und IgG das Komplementsystem aktivieren.

Wie bereits erwähnt, besitzen die Antikörper Bindungsstellen für Fremdmoleküle (Antigene). Reagieren Antikörper nun mit „ihren" Antigenen, bilden sich **Antigen-Antikörper-Komplexe** (Schlösser mit eingestecktem Schlüssel).

Die Antikörper können auf unterschiedliche Weise gegen Erreger oder Toxine wirken:

- **Agglutination.** Das große IgM-Molekül ist z.B. in der Lage, ganze Zellen miteinander zu verklumpen – so gehören die *Blutgruppenantikörper* Anti-A und Anti-B (☞ 14.2.9) zur IgM-Klasse. Gibt man Blut der Blutgruppe A mit Serum (ungerinnbarer Blutflüssigkeit ohne Zellen) der Gruppe B zusammen, verklumpen die Erythrozyten der A-Gruppe durch Anti-A-IgM-Antikörper im Gruppe-B-Serum (☞ Abb. 6.10 und 14.2.9)
- **Komplementaktivierung.** Bei der Bindung von IgG oder IgM an ein membranständiges Antigen kann im weiteren Verlauf das Komplementsystem aktiviert werden (☞ 6.2.4). Dies führt zur Auflösung (Lyse) der Erregerzelle
- **Opsonierung.** Außerdem sind IgG-bedeckte, also opsonierte Zellen eine bevorzugte „Mahlzeit" von Fresszellen (☞ 6.2.2).

6.4.5 Selbsterkennungs-Moleküle

Es ist eine wesentliche Frage, wie der Körper es bewerkstelligt, fremde von eigenen Molekülstrukturen zu unterscheiden. Immerhin ist dies eine der unerlässlichen Leistungen des spezifischen Abwehrsystems, denn andernfalls würde es sich auch gegen die Antigene des eigenen Organismus richten und so nach wenigen Tagen zum Tode führen.

Die MHC-Moleküle

6

Dies zu vermeiden, ist Aufgabe der so genannten **MHC-Moleküle** (für ***m**ajor **h**istocompatibility **c**omplex = Haupt-Gewebeverträglichkeits-Komplex*). Diese Moleküle sind hochspezifisch, also bei jedem Menschen anders, aber bei allen (kernhaltigen) Zellen eines Menschen gleich. Nur bei eineiigen Zwillingen (☞ 22.1) sind sie immer identisch. Die Wahrscheinlichkeit einer Übereinstimmung bei Geschwistern liegt immerhin bei 25%.

Kontrolle der Identität
Die MHC-Moleküle bilden zusammen mit einem Fremdantigen eine Art „Personalausweis", der vom Immunsystem („Personenkontrolle") benutzt wird, um fremde von eigenen „Staatsbürgern" zu unterscheiden.

Der MHC wird häufig auch als **HLA** bezeichnet (für ***H**uman **L**eukocyte **A**ntigen = menschliches Leukozyten-Antigen*), da er zuerst auf Leukozyten (weißen Blutzellen) entdeckt wurde.

Man unterscheidet zwei Klassen von MHC-Molekülen:

- **MHC-Klasse-I-Moleküle (MHC-I)**, die auf allen kernhaltigen Zellen sowie den Thrombozyten vorkommen und die „klassischen" Transplantationsantigene sind
- **MHC-Klasse-II-Moleküle (MHC-II)**, die auf Lymphozyten und *antigenpräsentierende Zellen* (z.B. Makrophagen) beschränkt sind.

T-Zellen können Antigene nicht *direkt* erkennen, sondern müssen sie von **antigenpräsentierenden Zellen** (*APZ* ☞ Tab. 6.2, Abb. 6.7) *angeboten* bekommen. Bei dieser **Antigenpräsentation** wird den T-Zellen neben dem Antigenfragment immer auch das entsprechende MHC-Klasse-Molekül „gezeigt". Nur in dieser Verbindung ist die T-Zelle in der Lage, das Antigen als fremden Körperbestandteil zu erkennen. In diesem Sinn identifizieren die *T-Helferzellen* (☞ 6.4.1) den Komplex aus *MHC-II* und dem dargebotenen Antigen und aktivieren dann Makrophagen (T_H1-Zellen) und B-Zellen (T_H2-Zellen).

Die *zytotoxischen T-Zellen* erkennen *MHC-I* zusammen mit dargebotenen Antigenen (☞ Abb. 6.6). Wird das angebotene Antigen als fremd erkannt, beginnen sie mit der Perforin-Ausschüttung (☞ 6.4.1) und zerstören die Zielzelle. Dies gilt auch für Tumorzellen, da hier ebenfalls fremdartige Antigene gebildet werden.

Das Problem der Transplantatabstoßung

Da sich die MHC-Moleküle von Mensch zu Mensch (und erst recht zwischen Mensch und Tier) unterscheiden, wird verständlich, warum fremde Organe fast immer abgestoßen werden oder nur unter starker **Immunsuppression** (medikamentöse Dämpfung des Immunsystems ☞ 6.7.3) toleriert werden. Vor allem die T-Zellen erkennen den vermeintlichen „Eindringling" und bekämpfen ihn. Man versucht daher heute im Falle von zur Verfügung stehenden Spenderorganen, durch die sog. **HLA-Typisierung** einen Empfänger zu finden, dessen MHC-Muster dem des zu transplantierenden Organs möglichst ähnlich ist. Dennoch ist auch in diesen Fällen fast immer eine lebenslange Gabe von Medikamenten nötig, die die Aktivität des Abwehrsystems hemmen.

6.5 Drei Kurzberichte von der Abwehrfront

6.5.1 Abwehr von Bakterien

Wenn eindringende **Bakterien** „Pech haben", werden sie schon an der Eintrittspforte (z.B. einer kleinen Verletzung der Haut) von den ständig lauernden Phagozyten entdeckt und phagozytiert. Jedoch muss die spezifische Abwehr gerade bei größeren Bakterienmengen oder besonders virulenten (gefährlichen) Erregern zur Hilfe kommen. Hier sind es vor allem die antigenpräsentierenden B-Zellen, die mit Hilfe von T_H2-Zellen zu antikörperbildenden Plasmazellen differenzieren (☞ Abb. 6.8). Wenn sich die Antikörper an die Erreger binden, können die Mikroorganismen durch nachfolgende Aktivierung des Komplementsystems vernichtet werden. Außerdem werden sie durch die anhaftenden Antikörper (Prinzip der Opsonierung) eine attraktive Mahlzeit für Phagozyten (Makrophagen und Granulozyten).

Nicht wenige Bakterien haben allerdings Mechanismen entwickelt, um dem Abwehrsystem die Arbeit zu erschweren oder ihm sogar ganz zu entgehen: Sie tragen beispielsweise bestimmte Moleküle auf ihrer Oberfläche, die vom Abwehrsystem schwer als „fremd" erkannt werden können, umhüllen sich mit einer phagozytosehemmenden Schleimkapsel oder vermögen sogar innerhalb von Körperzellen zu überleben.

6.5.2 Abwehr von Viren

Kennzeichnendes Merkmal von **Viren** ist, dass sie sich nur innerhalb einer Wirtszelle vermehren können (Details ☞ 6.10).

Weder Antikörper noch T-Zellen können nun bereits *in einer Wirtszelle* befindliche Viren erkennen und unschädlich machen. Allerdings können die befallenen Zellen eine Art „SOS-Flagge" hissen, indem sie Teile des Virus zusammen mit MHC-Klasse-I-Molekülen auf ihrer Zelloberfläche darbieten (Antigenpräsentation ☞ Abb. 6.7). Dies ist ein Alarmsignal für *T-Zellen,* die Zelle als infiziert zu erkennen und abzutöten. Zusätzlich beginnen aktivierte *B-Zellen,* sich in *Plasmazellen* umzuwandeln und Antikörper gegen die Viren zu produzieren. Wenn die Viren nach ihrer Vermehrung in der Wirtszelle freigesetzt werden, sind sie für die Antikörper zugänglich.

Daneben werden von virusbefallenen Zellen **Interferone** ausgeschüttet, die Nachbarzellen vor einer möglichen Virus-Invasion schützen (☞ 6.3).

Die Unbeherrschbarkeit des AIDS-Virus (☞ 6.10.4) beruht vor allem darauf, dass es T_4-Helferzellen (☞ 6.4.1) selbst angreift und zerstört.

6.5.3 Abwehr von Parasiten

Als Parasiten werden v.a. die verschiedenen, den Menschen befallenden Würmer und humanpathogenen Einzeller (Protozoen) zusammengefasst (☞ Tab. 6.17 und 6.13). Gegen Parasiten geht das Abwehrsystem in erster Linie mit den bekannten Abwehrzellen, also den Phagozyten, B- und T-Zellen vor. Daneben spielen noch die Mastzellen (☞ Abb. 6.12) und die eosinophilen Granulozyten (☞ Tab. 6.2) sowie Antikörper des Typs Immunglobulin E eine besondere Rolle.

Mastzellen und eosinophile Granulozyten können zell- und gewebeschädigende Substanzen ausschütten. Mit Immunglobulin E besetzte Parasiten werden von den Mastzellen leicht erkannt – sie heften sich an die IgE-Antikörper und können bei diesem engen Kontakt den Parasiten durch die Abgabe von Zytokinen schädigen.

Immunstimulation mit Naturheilverfahren
„Lachen hält gesund" – Hinter dieser Volksweisheit steckt die jahrhundertealte Erfahrung, dass lebensfrohe Menschen über bessere Abwehrkräfte verfügen als depressive Naturen. Selbstvertrauen, innere Ausgeglichenheit und offenes Interesse für die Umwelt bereichern das Leben und seine Funktionen. Die Natur bietet darüber hinaus zahlreiche Möglichkeiten, die Abwehrkräfte zu stärken. Ob Kneippkur, Atemtherapie, Massage, Reflexzonentherapie, Sauna, Badekur oder körperliche Bewegung: den Möglichkeiten, die eigene Abwehr zu verbessern, sind keine Grenzen gesetzt. Auch regelmäßiges Sonnenbaden verbessert die Stimmung und damit die Immunlage. Nur auch hier gilt: nichts übertreiben – zu viel des Guten schadet dem Körper und wirkt sogar immunschwächend.

6.6 Impfungen

6.6.1 Immunität

Nach bestimmten Infektionen, etwa nach einer Infektion mit dem Masernvirus, ist man nach der Ersterkrankung praktisch für immer vor weiteren Angriffen des Virus geschützt. Das Virus verändert sich nicht, aber es trifft im Körper auf ein immunologisches Gedächtnis (☞ 6.4), das den Erregern bei einem erneuten Kontakt meistens so schnell den Garaus macht, dass der Betreffende nichts bemerkt. Der Mediziner spricht hier von **erworbener Immunität** – also erworbener Unempfänglichkeit eines Organismus für eine Infektion mit pathogenen Mikroorganismen bzw. deren Toxinen.

Aus der erworbenen Immunität resultiert auch das Phänomen der sog. **Kinderkrankheiten:** Ist ein Erreger, der nach der Ersterkrankung eine lebenslange Immunität hinterlässt, in einer Bevölkerung sehr weit verbreitet, erkranken praktisch nur und praktisch alle Kinder, während die Erwachsenen in der Regel nach einem früheren Kontakt *immun* dagegen sind.

Eine *manifeste* Erkrankung ist dabei nicht obligate Voraussetzung für den Erwerb der Immunität. Auch *inapparente* (= ohne äußere Krankheitszeichen verlaufende) Infektionen können eine lang dauernde Immunität hinterlassen. Dies ist beispielsweise häufig beim Rötelnvirus zu beobachten.

6.6.2 Aktivimmunisierung

Eine *Schutzimpfung* **(Aktivimmunisierung)** bewirkt das gleiche wie die oben dargestellte Erstinfektion: Durch eine künstliche Infektion mit einer kleinen Menge abgetöteter Keime, speziell vorbehandelter, wenig gefährlicher lebender Erreger oder Toxinmoleküle wird künstlich ein „kontrollierter Übungskampf" erzeugt. Das Abwehrsystem nutzt die vermeintliche Infektion, aktiv passende Antikörper und ein immunologisches Gedächtnis (☞ 6.4.1) zu bilden, die dann im Ernstfall, wenn es zur tatsächlichen Infektion kommt, parat stehen. Die Krankheitserreger werden dann meist schnell und *inapparent* vernichtet.

6.6.3 Passivimmunisierung

Gefährlich kann es beispielsweise werden, wenn sich eine Schwangere ohne Röteln-Antikörperschutz während der ersten drei Schwangerschaftsmonate mit dem Rötelnvirus infiziert. Es drohen dann schwere Schäden des Embryos. Um diese gefürchtete **Röteln-Embryopathie** (☞ auch 22.4) zu verhindern, können der Schwangeren spezifische Röteln-Antikörper (*Röteln-Hyperimmunseren,* siehe unten) injiziert werden, die anstelle der nicht vorhandenen eigenen Antikörper die Rötelnviren unschädlich machen sollen, bevor sie auf das Kind übergreifen. Da das Abwehrsystem nicht selbst aktiv werden muss, spricht man von **Passivimmunisierung.**

Die Immunglobuline werden vom Blut anderer Kranker, die eine Rötelninfektion überstanden haben, gewonnen. Ihr Blut, das nun reichlich spezifische Antikörper enthält, wird gereinigt und im Antikörpergehalt zum sog. **Hyperimmunserum** konzentriert.

Auch bei Krankheiten, die weniger durch den Erreger selbst als durch von ihm produzierte Giftstoffe *(Toxine)* gefährlich werden, hat die passive Immunisierung große Bedeutung, weil durch das Hyperimmunserum die im Blut zirkulierenden Toxine unschädlich gemacht werden können. Dies kann bei Diphtherie, Tollwut oder, am bekanntesten, bei Tetanusinfektionen (z.B. Tetagam®) lebensrettend sein.

Nachteilig – von den hohen Kosten abgesehen – ist bei Passivimmunisierungen, dass die Schutzwirkung auf ein bis drei Monate beschränkt ist, da die zugeführten Antikörper vom Organismus allmählich abgebaut werden. Der Vorteil ist, dass kurzfristig Krankheiten verhindert oder zumindest gelindert werden können (☞ 6.6.4).

6.7 Erkrankungen des Abwehrsystems

HIV-Infektion und AIDS ☞ 6.10.4

6.7.1 Allergien (Überempfindlichkeitsreaktionen)

Allergie

Unter **Allergien** versteht man eine spezifische Überempfindlichkeit gegenüber bestimmten, an sich nicht schädlichen Antigenen. Das Abwehrsystem zeigt z.B. gegen Pollen eine so starke Reaktion, dass die Symptome dieser Über-Reaktion zur Qual und evtl. sogar lebensbedrohlich werden.

Die Allergie wird also, ebenso wie die Immunität, bei einem früheren Kontakt mit einem Antigen erworben; man spricht hier von **Sensibilisierung.** Das entsprechende Antigen wird als **Allergen** bezeichnet. Nach einer gewissen Ruhepause von Tagen bis Jahren, in der die Bildung der Antikörper und/oder aktivierten T-Zellen beginnt, kommt es zur Ausbildung der Überempfindlichkeit.

Man unterscheidet vier verschiedene Typen von allergischen Reaktionen, die sich unter anderem im Mechanismus der Immunantwort und der Zeitspanne zwischen (erneutem) Allergenkonkakt und Symptomausbildung unterscheiden:

Allergische Reaktion vom Typ I (Soforttyp)

Bei der **allergischen Reaktion vom Typ I** kommt dem IgE entscheidende Bedeutung zu.

Entsprechend disponierte Menschen (☞ unten) reagieren auf bestimmte Antigene (z.B. Pollen, Erdbeeren, Penicillin) mit besonders starker Bildung von IgE (☞ 6.4.3). Dieses heftet sich mit seinem Stammteil an die Oberfläche von Mastzellen und basophilen Granulozyten. Bei einem erneuten Antigenkontakt verknüpft nun das Antigen die zellgebundenen IgE-Antikörper miteinander, was eine massive Freisetzung von *Histamin* und anderen Stoffen aus der Mastzelle zur Folge hat. Diese Substanzen führen zu einer starken Gefäßerweiterung, Flüssigkeit tritt aus den Blutgefäßen aus und innerhalb von Sekunden bis Minuten bilden sich *Ödeme* (☞ 16.1.6) und Blasen, der Blutdruck fällt ab. Außerdem kann es zu starkem Juckreiz und Atemnot kommen.

In günstigen Fällen bleibt die Reaktion *lokal* (örtlich) begrenzt, so etwa beim *Heuschnupfen* oder bei der Nesselsucht *(Urtikaria).* Schwerstform der *generalisierten* allergischen Reaktion vom Typ I (generalisierte Sofortreaktion) ist der **anaphylaktische Schock** mit lebensbedrohlichem Blutdruckabfall, Bronchialverengung und Kehlkopfödem. Besonders häufig kommt es z.B. nach Injektion bestimmter Medikamente und Insektenstichen zu einem anaphylaktischen Schock. Bereits ein einziger Bienenstich kann innerhalb weniger Minuten tödlich sein!

Erstmaßnahmen bei Anaphylaxie

Eine generalisierte allergische Reaktion vom Typ I darf nie unterschätzt werden. Innerhalb von Minuten kann sich nach scheinbar harmlosem Beginn ein anaphylaktischer Schock entwickeln. Daher:

- Allergenzufuhr sofort stoppen bzw. die Allergene verdünnen (z.B. Infusion)
- Patienten flach mit erhöhten Beinen lagern und beruhigen, Vitalzeichen kontrollieren
- Notarzt rufen
- Möglichst mehrere venöse Zugänge legen (lassen)
- Medikamente bereitstellen: Ringer-Lösung, Adrenalin (z.B. Suprarenin®), Glukokortikoide (z.B. Solu-Decortin®), Antihistaminika (z.B. Tavegil®), ggf. Theophyllin (z.B. Euphyllin®), Dopamin (z.B. Dopamin-ratiopharm®)
- Ggf. Intubationsbesteck richten.

Atopie

Warum manche Menschen (Typ-I-)Allergien gegen Erdbeeren oder Gräserpollen, andere gegen Tierhaare, Schurwolle oder Bienengift

6.6.4 Gesundheit und Lebensstil: Impfungen

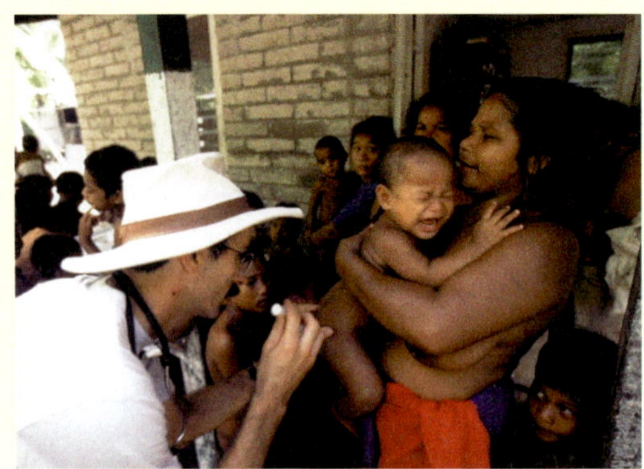

Abb. 6.11: Impfprogramme gelten in den Staaten der Dritten Welt als entscheidendes Instrument, die dort hohe Kindersterblichkeit in den Griff zu bekommen. [J520-221]

Oft sind Mütter entsetzt, wenn sie vom Kinderarzt den Merkzettel über die für Kinder empfohlenen Impfungen erhalten: Nicht weniger als neun verschiedene Impfungen stehen in den ersten 1 ½ Lebensjahren auf dem Programm, verteilt auf mindestens vier Termine! Muss das denn sein? Wo man doch immer wieder liest, dass ein Kind nach einer Impfung schwere Schäden davon getragen hat? Kann denn der kleine Organismus eine Impfung gegen so viele Krankheiten (fast) gleichzeitig überhaupt verkraften? Und was spricht dagegen, dass das Kind die Masern bekommt, so wie man sie selbst hatte?

Impfmüdigkeit

Fragen über Fragen, welche die Eltern oft verwirren. Mögliche Folge dieser Unsicherheit ist, dass viele Eltern ihre Kinder nicht mehr vollständig durchimpfen lassen: Haben noch rund 95 % aller dreijährigen Kinder einen ausreichenden Antikörperschutz gegen Polio, Diphtherie und Tetanus, so lassen die vorhandenen Zahlen vermuten, dass nur die Hälfte aller Erwachsenen über einen ausreichenden Schutz gegen Tetanus, Polio und Diphtherie verfügt.

Aber auch bei Kindern tun sich schon *Impflücken* auf. Obwohl die Durchimpfungsraten in den letzten Jahren zugenommen haben, reichen sie bei Keuchhusten (ca. 70 % für sechsjährige Kinder), Röteln (ca. 80 %) und Masern (ca. 90 %) nach wie vor nicht für eine Elimination (Ausrottung) dieser Erkrankungen aus.

Verantwortungsbewusstes Impfen: allemal Ja

Was denn nun – „gesunde Durchseuchung" oder vorbeugendes Impfen? Bei einigen Infektionskrankheiten ist die Impfnotwendigkeit für *alle* unbestritten. Hierzu gehört beispielsweise der *Tetanus* (Wundstarrkrampf). Die Erreger sind praktisch überall vorhanden, und bei Ungeimpften verläuft die Erkrankung unter qualvollen Muskelkrämpfen auch heute noch sehr häufig tödlich.

Bei Mumps oder Röteln hingegen gibt es schon Impfkritiker, denn die meisten Kinder überstehen eine Mumpsinfektion ohne Dauerfolgen. Doch zeigen immerhin 1–2 % der Kinder die Zeichen einer gutartig verlaufenden Meningitis (Hirnhautentzündung). Bei jungen Männern nach der Pubertät besteht zusätzlich die Gefahr einer Hodenentzündung mit bleibender Zeugungsunfähigkeit. Und Frauen, die sich während einer Schwangerschaft erstmalig mit Röteln infizieren, bringen ihr Ungeborenes in höchste Gefahr. Die *Röteln-Embryopathie* hinterlässt schwere Schäden wie Blindheit, geistige und körperliche Behinderung.

Impfnebenwirkungen

Ein ganz entscheidender Punkt in der Diskussion sind die *Impfnebenwirkungen* und *Impfschäden.* Hierin sehen viele Eltern eine große Gefahr, der sie ihr Kind nicht unnötigerweise aussetzen wollen.

Dass es Impfnebenwirkungen gibt, ist unbestritten. Aber halt! Nicht jede Impfnebenwirkung ist auch eine Impfkomplikation, denn leichte Beschwerden nach einer Lebendimpfung sind auch Zeichen der (erstrebten) Auseinandersetzung des Körpers mit dem Impfstoff. Lokalreaktionen an der Impfstelle, leichtes Fieber nach einer Impfung mit Lebendimpfstoffen oder – bei bestimmten Impfungen – der Ausbruch der Krankheit selbst („Impfmasern") gelten als „normal". Nach heutigem Wissen gibt es in Deutschland keinen eingesetzten und von der *ständigen Impfkommission* für Kinder empfohlenen Impfstoff mehr, von dem sicher belegt ist, dass er bleibende Schäden bei einem Kind verursacht. Zudem dürfen wir eins nicht vergessen: Wir sehen im Alltag nur noch die möglichen Gefahren durch die Impfung, nicht aber mehr die durch die Erkrankung selbst. Dank der Polioimpfung beispielsweise sind Menschen mit bleibenden Lähmungen nach Kinderlähmung aus unserem Straßenbild verschwunden.

Nutzen-Risiko-Abwägung

Die möglichen Impfrisiken stehen bei korrekter Indikationsstellung und Voruntersuchung durch einen Arzt meist in keinem Verhältnis zu denen, die eine Erkrankung wegen eines fehlenden Impfschutzes mit sich bringt.

Was ist nun den Eltern zu raten?

Eltern sollten auf jeden Fall die „Basisimpfungen" gegen Polio, Tetanus und Diphtherie durchführen lassen. Über die restlichen empfohlenen Impfungen sollten sie sich umfassend von einem Kinderarzt aufklären lassen. Entscheiden sich die Eltern dann im Einzelfall gegen eine Impfung, sollten sie vor der Pubertät den Impfschutz ihrer Kinder angesichts der bis dahin durchgemachten Infektionen überprüfen lassen.

Impfplan

Die *Ständige Impfkommission am Robert-Koch-Institut* (STIKO) gibt in regelmäßigen Abständen aktualisierte Impfempfehlungen heraus. Für gesunde Kinder ohne besondere Risiken zeigt der unten stehende Kasten einen möglichen Impfplan (Stand 2002).

1995 wurde die Hepatitis-B-Impfung, die bis dahin nur für besonders Gefährdete (z.B. Dialysepatienten, medizinisches Personal) empfohlen war, in den Katalog der empfohlenen Impfungen aufgenommen. Seit 1998 wird für Deutschland nicht mehr die Polioimpfung („Schluckimpfung" mit Lebendviren), sondern die Injektion eines Totimpfstoffes empfohlen.

Ferner können sich Angehörige bestimmter Berufsgruppen durch weitere Impfungen vor besonderen Risiken schützen. Beispielsweise ist die Tollwut für „Otto Normalverbraucher" in aller Regel keine Gefahr, für Tierärzte und Förster jedoch ein ernstzunehmendes Risiko.

- **Ab Beginn 3. Lebensmonat:** 1. Impfung gegen Diphtherie, Pertussis (Keuchhusten), Tetanus; 1. Impfung gegen Haemophilus influenzae Typ b (Hib), Poliomyelitis (IPV), Hepatitis B (HB)
- **Ab Beginn 4. Lebensmonat:** 2. Impfung gegen Diphtherie, Pertussis, Tetanus
- **Ab Beginn 5. Lebensmonat:** 3. Impfung gegen Diphtherie, Pertussis, Tetanus; 2. Impfung gegen Haemophilus influenzae Typ b (Hib), Poliomyelitis (IPV), Hepatitis B (HB)
- **12.–15. Lebensmonat:** 4. Impfung gegen Diphtherie, Pertussis, Tetanus; 3. Impfung gegen Haemophilus influenzae Typ b (Hib), Poliomyelitis (IPV), Hepatitis B (HB); 1. Impfung gegen Masern, Mumps, Röteln (MMR)
- **16.–24. Lebensmonat:** 2. Impfung gegen Masern, Mumps, Röteln (MMR)
- **5.–6. Lebensjahr:** Auffrischimpfung gegen Diphtherie, Tetanus
- **10.–18. Lebensjahr:** Auffrischimpfungen gegen Diphtherie, Tetanus, Pertussis, Poliomyelitis. Empfehlenswert: Nachimpfung Hepatitis B (für bisher ungeimpfte Jugendliche)
  Achtung für alle Mädchen: 9.–12. Lebensjahr: Rötelnimpfung, falls sie noch nicht durchgeführt wurde.

Quelle: Ständige Impfkommission des Robert-Koch-Institutes, 2002

Wird der Sechsfachimpfstoff gegen Diphtherie, Pertussis, Tetanus, Haemophilus influenzae, Poliomyelitis und Hepatitis B verwendet, so wird jeweils im 3., 4., 5. und im 12.–15. Lebensmonat mit diesem Impfstoff geimpft. Dadurch lässt sich die Zahl der „Piekser" für das Kind erheblich verringern.

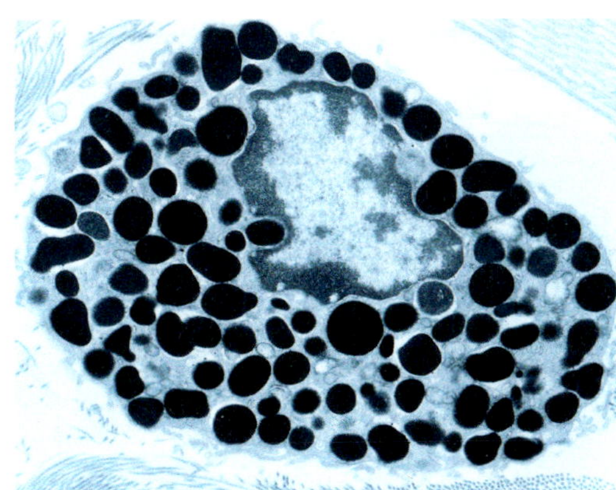

Abb. 6.12: Mastzelle. In den schwarzen Kammern befinden sich Histaminbläschen, die bei einer allergischen Reaktion schlagartig freigesetzt werden. [C154]

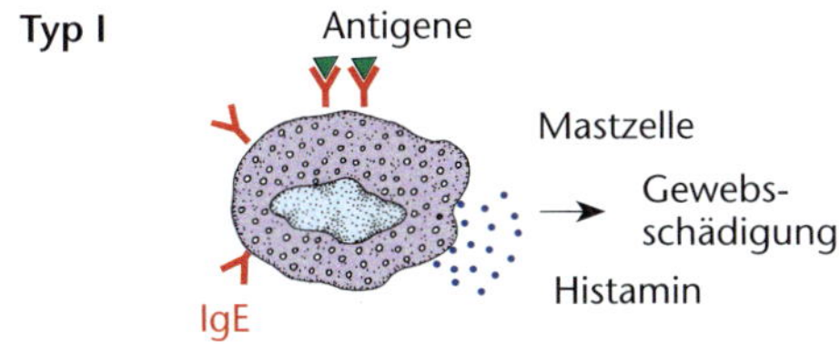

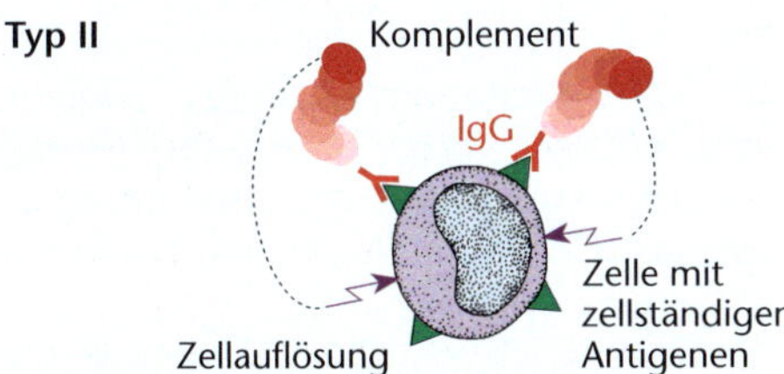

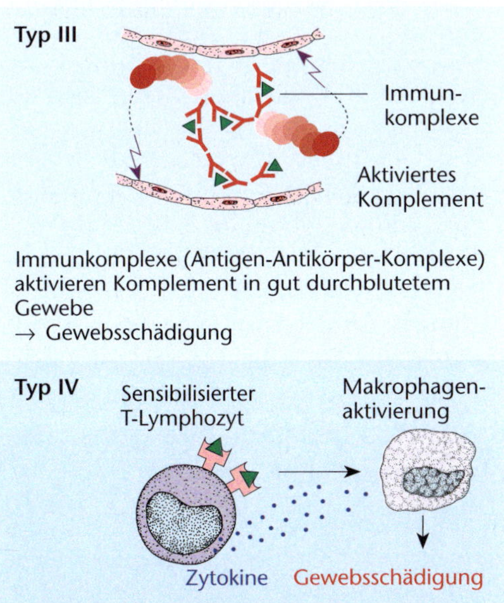

Abb. 6.13: Übersicht über die vier Typen allergischer Reaktionen.

entwickeln, ist unklar. Tatsache ist, dass die *Bereitschaft* zur Entwicklung einer Typ-I-Allergie vererbt wird – ca. 10–20% der Bevölkerung gehören zur Gruppe der sog. **Atopiker.** Unter dem Begriff der Atopie fasst man die Bereitschaft zu Erkrankungen zusammen, die sich in ganz unterschiedlichen Körperregionen manifestieren (daher der Begriff Atopie, *griechisch: kein Ort*):

- Allergisches *Asthma bronchiale* (☞ 17.11.4)
- *Urtikaria* (Nesselsucht mit Quaddelbildung in der Haut)
- *Neurodermitis* (auch *Endogenes Ekzem* genannt ☞ 9.5.2)
- Allergische *Konjunktivitis* (Bindehautentzündung des Auges)
- Heuschnupfen (Rhinitis allergica (☞ Abb. 6.14).

Die Häufigkeit atopischer Krankheitsbilder in der Bevölkerung steigt an. Dabei scheint unser „moderner" Lebensstil mitverantwortlich zu sein, der uns mit einer Vielzahl früher nicht gekannter Fremdstoffe (z.B. Konservierungsstoffe, Farben, Luftverunreinigungen bis hin zu exotischen Früchten) in Kontakt bringt.

Allergische Reaktion vom Typ II (zytotoxischer Typ)

Bei der antikörpervermittelten **allergischen Reaktion vom Typ II** spielen IgG und IgM im Zusammenwirken mit dem Komplementsystem die entscheidende Rolle.

Ein bekanntes Beispiel für diese Reaktion ist die Unverträglichkeit verschiedener Blutgruppen: Wenn man eine Blutkonserve mit roten Blutkörperchen (Erythrozyten ☞ 14.2) der Blutgruppe A einem Empfänger mit der Blutgruppe B gibt, kommt es zur Zerstörung der A-Blutkörperchen. Der Grund ist, dass das Blut der Gruppe B Antikörper gegen die Blutgruppe A enthält (und umgekehrt). Diese Antikörper binden sich an die fremden Spendererythrozyten und bewirken nach Komplementaktivierung deren Zerstörung – es kommt zur *Hämolyse* (Näheres ☞ 14.2.1).

Allergische Reaktion vom Typ III (Immunkomplex-Typ)

Die **allergische Reaktion vom Typ III** ist bedingt durch im Blut zirkulierende Antigen-Antikörper-Komplexe, die aus nicht genau bekannten Gründen nicht durch das Phagozyten-System aufgenommen und abgebaut werden. Diese Komplexe können an bestimmten Stellen des Körpers „hängen bleiben" (z.B. Basalmembranen ☞ 4.2.1) und durch Aktivierung von Komplementfaktoren Gewebeschäden auslösen (☞ Abb. 6.13). Besonders häufig tritt dies im Bereich der Nieren auf mit der Folge einer *Glomerulonephritis* (Entzündung der Nierenkörperchen ☞ 20.4.4). Andere „Ablagerungsstellen" für solche Immunkomplexe sind die Gelenke und die Haut, wo das „aufgeregte" Komplementsystem Gelenkschmerzen und Urtikaria verursacht.

Allergische Reaktion vom Typ IV (verzögerter Typ, T-Zell-vermittelte Reaktion)

Die **allergische Reaktion vom Typ IV** wird vor allem durch T_H1-Zellen (☞ 6.4.1), Makrophagen sowie durch zytotoxische T-Zellen getragen. Antikörper spielen dagegen keine Rolle. Da die Symptome ihr Maximum erst 2–4 Tage nach einem Allergenkontakt erreichen, spricht man von einer *allergischen Reaktion vom verzögerten Typ.*

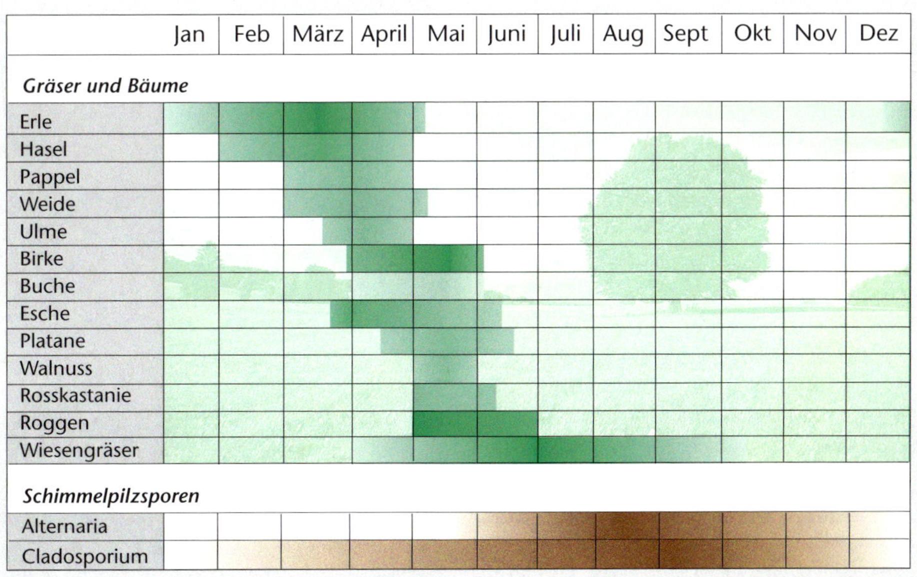

Abb. 6.14: Pollenallergien sind die häufigste Ursache für Reaktionen vom Soforttyp. Sie können zu Heuschnupfen oder allergischem Asthma führen. Wichtig zur Vorbeugung ist die Allergenkarenz, d.h. das Meiden der auslösenden Pollen. Hierzu sind Pollenflugkalender sehr hilfreich, in denen die Hauptflugzeit der verschiedenen Allergene vermerkt ist. Patienten müssen hauptsächlich in diesen Monaten mit Beschwerden rechnen und können dann vorbeugend mit Medikamenten behandelt werden.

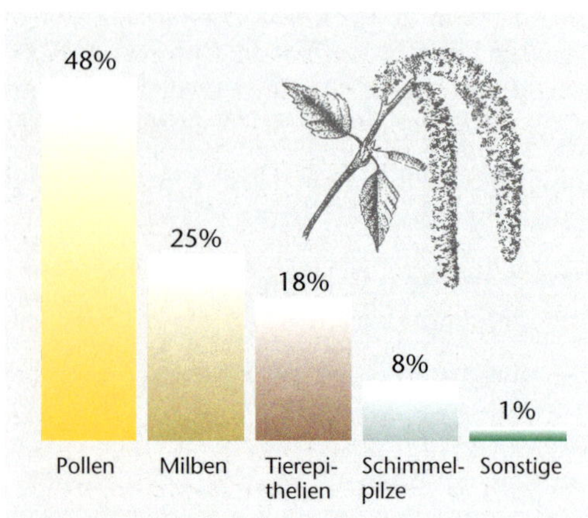

Abb. 6.15: Verteilung der wichtigsten Inhalationsallergene unter den Allergikern.

Diese Allergieform finden wir z.B. als **Nickelallergie** und in Form der **Transplantatabstoßung.** Bei der Nickelallergie binden sich Nickelsalze an körpereigene Proteine, die daraufhin eine veränderte und fremde antigene Struktur darstellen und von T-Zellen attackiert werden. Auf der Oberfläche der Zellen des Transplantats befinden sich für den Empfängerorganismus fremde MHC-Moleküle (☞ 6.4.5). Diese Fremdheit wird von den T-Zellen erkannt, die daraufhin Zytokine ausschütten. Die Zytokine können sowohl direkte Schädigungen des Zielgewebes verursachen als auch Makrophagen aktivieren, die dann das Fremdgewebe attackieren und zerstören (Abb. 6.13). Diagnostisch wird die allergische Reaktion vom Typ IV bei der *Tuberkulinreaktion* (☞ 6.9.5) ausgenutzt.

Diagnostik der Allergien

Im klinischen Alltag sind vor allem zwei Allergieformen häufig:

- Allergien der Haut (**Kontaktallergien**, z.B. gegen Nickel oder Gummihandschuhe)
- Allergien der Schleimhäute von Atem- und Speisewegen (**Inhalationsallergien** ☞ Abb. 6.13 z.B. gegen Pollen, bzw. **Nahrungsmittelallergien**, z.B. gegen Nüsse oder Kuhmilch).

Die Kontaktallergien gehören zu den *Allergien vom Spättyp* (Typ IV), werden also durch T-Zellen vermittelt. Sie werden durch den Läppchentest **auf** der Haut diagnostiziert; die Reaktion, etwa eine Rötung, Schwellung oder Bläschenbildung, kann nach 2–3 Tagen abgelesen werden.

Allergien der Atemwege und des Verdauungstraktes sind meist IgE-vermittelte Reaktionen, gehören also zu den *Allergien vom Soforttyp* (Typ I). Man testet sie **in** der Haut (Pricktest oder Intrakutantest) oder im Blut (Nachweis spezifischer IgE-Antikörper). Die Reaktion auf den Hauttest, typischerweise eine starke histaminvermittelte Hautschwellung, ist oft schon nach etwa 15–30 Minuten sichtbar.

6.7.2 Autoimmunkrankheiten

Die Antikörper und Antigenrezeptoren der T-Zellen sind aufgrund ihrer Vielfalt prinzipiell in der Lage, jeden beliebigen Eiweißkörper anzugreifen. Theoretisch könnten sich die Zellen und Antikörper des Abwehrsystems also auch gegen den eigenen Körper richten. Im Rahmen der Prägung in Thymus (T-Zellen) und Knochenmark (B-Zellen) werden die gegen den eigenen Körper gerichteten Abwehrzellen jedoch im Normalfall aussortiert, so dass nur solche Abwehrzellen in die Blutbahn gelangen, die nicht gegen die Antigene des eigenen Körpers reagieren. Dieses Nichtvorgehen gegen eigene Antigene heißt **Immuntoleranz.**

Dieser „Lernvorgang" des Immunsystems erfolgt etwa zum Zeitpunkt der Geburt. Stoffe, mit denen das Immunsystem zu dieser Zeit Kontakt hat, erkennt es normalerweise lebenslang als „körpereigen", alle später dazukommenden als „fremd". Versagt dieses Unterscheidungsvermögen im Laufe des Lebens, so kommt es zu **Autoimmunkrankheiten,** bei denen **Autoantikörper** gegen körpereigenes Gewebe gebildet werden.

Zu diesen Autoimmunkrankheiten gehört z.B. das *akute rheumatische Fieber:* ausgelöst durch eine an sich harmlose bakterielle Infektion beginnt eine Antikörperbildung gegen das eigene Herzgewebe und die eigenen Gelenke.

Auch bei vielen weiteren Krankheiten ist bekannt, dass sie auf der Wirkung von autoaggressiven Antikörpern beruhen. Beispiele sind:

- Der Typ-I-Diabetes mellitus (☞ 19.2.2)
- Die chronische Polyarthritis (☞ 4.6)
- Die Colitis ulcerosa, eine chronische Dickdarmentzündung (☞ 18.8.10)
- Der Morbus Basedow, eine Schilddrüsenerkrankung (☞ 13.4.2)
- Die Myasthenia gravis, eine Muskelerkrankung (☞ 10.4.6)

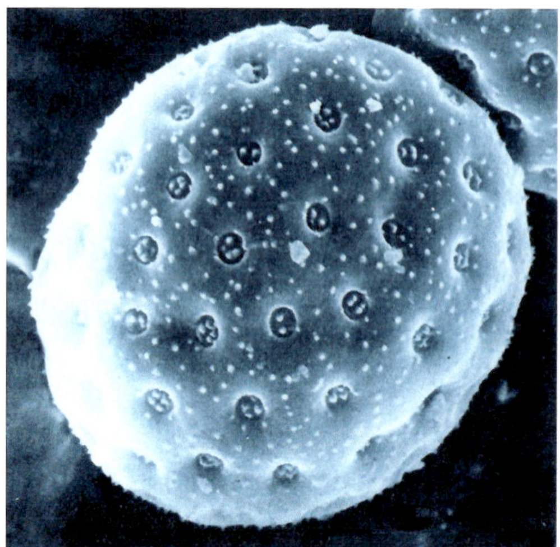

Abb. 6.16: Rasterelektronenmikroskopische Aufnahmen von Pollen (hier Spinat). [T124]

- Die Schuppenflechte *(Psoriasis)* der Haut (☞ 9.2.2)

6.7.3 Immunsuppressive Therapie

Autoimmunkrankheiten zeigen oft einen schweren und manchmal sogar tödlichen Verlauf. Um dies zu verhindern, können sie mit **Immunsuppressiva** behandelt werden, die das Abwehrsystem unterdrücken. Diese Medikamente finden auch nach Transplantationen zur Unterdrückung von Abstoßungsreaktionen Einsatz.

Ein wichtiges Immunsuppressivum sind z.B. *Glukokortikoide* aus der Nebennierenrinde (Kortison ☞ 13.6.2), die meist rasch die Krankheitssymptome der Betroffenen lindern. Da die Glukokortikoide aber das gesamte (v.a. spezifische) Abwehrsystem schwächen und außerdem ihre „normale" Wirkung als Hormone entfalten, ziehen sie bei längerer Anwendung schwere Nebenwirkungen nach sich (☞ Abb. 13.22).

Zytostatika, z.B. Cyclophosphamid (etwa Endoxan®), schwächen ebenfalls *unspezifisch* das Immunsystem. Aufgrund ihrer zahlreichen Nebenwirkungen (☞ 5.7.6) werden sie nur bei sehr schweren Autoimmunkrankheiten gegeben.

Nach Transplantationen häufig eingesetzt wird *Ciclosporin A,* das über eine Hemmung von Interleukin-2 die T-Zellvermehrung herabsetzt (☞ 6.3).

6.8 Infektionslehre

Erkrankungen, die durch Eindringen und Vermehrung von Mikroorganismen im Menschen entstehen, heißen **Infektionskrankheiten.** In der Klinik spricht man auch kurz von *Infektionen,* obwohl dies nicht ganz korrekt ist, da **Infektion** eigentlich die Übertragung, das Anhaften, Eindringen und die Vermehrung von Mikroorganismen im menschlichen Körper bezeichnet.

Tabelle 6.17 gibt eine Übersicht über die heute bekannten Gruppen der für den Menschen bedeutenden Erreger.

6.8.1 Was bedeuten Infektionen für die Gesellschaft?

Infektionskrankheiten haben in der Vergangenheit großen Einfluss auf alle menschlichen Zivilisationen gehabt. Ihr seuchenhaftes Auftreten, z.B. die Pest im späten Mittelalter, hat Menschen immer wieder in ihrem Zusammenleben beeinflusst. Erst die wissenschaftliche Kenntnis der Erreger von Infektionskrankheiten und der Ausbau der **Hygiene** (Maßnahmen zur Infektionsverhütung) haben viele Infektionskrankheiten in den so genannten entwickelten Ländern weitgehend unter Kontrolle gebracht.

Vorsicht!

Entgegen früheren Hoffnungen sind die Infektionskrankheiten noch lange nicht besiegt. Im Gegenteil: Das Auftreten zum Beispiel antibiotikaresistenter Pneumokokken (☞ 6.9.2) sowie neue, bisher nicht heilbare Infektionskrankheiten wie AIDS (☞ 6.10.4) und BSE (☞ 6.11) stellen eine ernste Lebensbedrohung dar.

6.8.2 Formen von Infektionskrankheiten

Inapparente und apparente Infektionen

Vielleicht erstaunt es zu erfahren, dass wohl die meisten Infektionen **inapparent** (nicht in Erscheinung tretend) verlaufen, das heißt, ohne dem Betroffenen Beschwerden zu bereiten. Dabei wird der Erreger vom Immunsystem des Wirtes (des infizierten Menschen) nach der Infektion vollständig beseitigt. Schwerere Infektionen hingegen verlaufen **apparent**, also mit Fieber oder anderen Krankheitszeichen.

Lokale und generalisierte Infektionen

Die Infektion kann auf die Eintrittspforte beschränkt bleiben **(lokale Infektion)** oder über Lymphknoten und Lymphbahnen bis ins Blut vordringen (**generalisierte Infektion**, *Allgemeininfektion*). Beispiele:

- Typische *lokale Infektionen* sind Wundinfektionen oder eine Gastroenteritis mit Durchfall, jedoch ohne schwere Beeinträchtigung des Allgemeinbefindens
- Generalisierte Infektionen sind z.B. *Windpocken*, das *Pfeiffer-Drüsenfieber* (= *Mononucleosis infectiosa*) und die Virushepatitis. Fast alle schwereren Viruserkrankungen verlaufen generalisiert.

Bakteriämie und Sepsis

Dringen Bakterien nur kurzzeitig in die Blutbahn ein (etwa nach einer Zahnentfernung), so bezeichnet man das als **Bakteriämie.** Dabei kommt es weder zur Vermehrung der Erreger im Blut noch zur Absiedlung in Organen.

Bei einer **Sepsis** oder *Blutvergiftung* hingegen werden von einem Herd aus (beispielsweise eine Wunde oder ein infizierter Knochen) kontinuierlich oder periodisch Erreger in die Blutbahn gestreut. Die Erreger gelangen mit dem Blut in alle Organe des Körpers und vermehren sich oft auch in der Blutbahn. Die Gefahr tödlicher Komplikationen ist groß, insbesondere dann, wenn infektiöse Absiedlungen *(septische Metastasen)* lebenswichtige Organanteile (zum Beispiel das Gehirn) angreifen.

Die hohe Erregerzahl im Blut sowie die sich im Blut anreichernden Bakterien-„Leichen" und Stoffwechselprodukte führen auch noch zu anderen Gefahren:

- Oft kommt es zu einer Entgleisung des körpereigenen Gerinnungssystems (**Verbrauchskoagulopathie**, *disseminierte intravasale Coagulopathie = DIC*). Lebensgefährliche innere Blutungen sind Folge einer Gerinnungsstörung durch die massive Freisetzung großer Mengen von Gewebsthrombokinase (☞ 14.5.5)
- Häufig sind schwere Kreislaufkomplikationen, die man als **septischen Schock** (☞ 26.5.3) bezeichnet: Ursächlich hierfür sind die an vielen Stellen des Körpers gleichzeitig ablaufenden starken Entzündungsreaktionen, die zum Zusammenbruch der Kreislaufregulation führen.

Sepsispatienten sind deshalb immer intensivpflegepflichtig. Auch bei intensiver Behandlung und wirksamer Antibiotika-Therapie kann der Tod des Patienten oft nicht verhindert werden (☞ Abb. 6.18).

Sepsisprophylaxe

Entscheidend für die Sepsisprophylaxe ist *aseptisches Vorgehen* bei allen Pflegemaßnahmen, z.B. beim Umgang mit Blasenkathetern, Infusionen und beim Verbandswechsel.

6.8.3 Der Ablauf einer Infektion

Jede Infektion verläuft in mehreren Stadien:

Invasionsphase *(Ansteckung)*. In dieser ersten Phase dringt der Krankheitserreger in den Organismus ein, vermehrt sich jedoch zunächst nicht.

Inkubationsphase. Nach einer mehrstündigen bis mehrtägigen „Eingewöhnungsphase" beginnt sich der Erreger im Körper zu vermehren; der Infizierte hat jedoch noch keine Beschwerden. Kurz vor dem Auftreten von Fieber und anderen Symptomen findet meist eine Phase „explosionsartiger" Vermehrung statt.

Inkubationszeit

Als **Inkubationszeit** *(Ansteckungszeit)* bezeichnet man den zeitlichen Abstand zwischen Ansteckung und Krankheitsausbruch. Die Inkubationszeiten der verschiedenen Infektionskrankheiten sind sehr unterschiedlich: Die Virusgrippe etwa hat eine Inkubationszeit von nur 1–3 Tagen, Mumps eine von ca. 3 Wochen, und bei AIDS können mehr als 10 Jahre zwischen Ansteckung und Ausbruch der Erkrankung liegen.

Krankheitsphase. Je nach Schwere der Infektionskrankheit empfindet der Patient nur eine leichte Beeinträchtigung des Allgemeinbefindens (z.B. Heiserkeit oder leichten Kopfschmerz) oder aber schwerere Symptome (z.B. hohes Fieber bis hin zur Sepsis).

Organismus	Merkmal	Beispiele
Bakterien	**Prokaryonten***, d.h. einfache Organismen ohne Zellorganellen und ohne Zellkern, das Erbgut liegt lose (z.B. als langer DNA-Faden) im Zytoplasma. Dadurch schnellere Vermehrung. Meist mit Zellwand	Streptokokken, Staphylokokken, Salmonellen, Escherichia coli, Proteus, Klebsiellen, Sonderformen: Rickettsien und Mykoplasmen, die extrem klein sind und keine Zellwand besitzen
Viren	Bestehen nur aus Erbinformation (DNA *oder* RNA), verpackt in einen Proteinmantel (*Core*, **Kapsid**) und evtl. eine lipidhaltige Außenhülle *(Envelope)*. Können sich nur in höheren Zellen vermehren und heißen deshalb *Sonderform des Lebens*	Grippe-, Hepatitis-, AIDS-, Herpes-, Pocken-, Masern-, Mumps-, Rötelnvirus
Prionen	„Infektiöse" Proteinpartikel, nach heutigem Kenntnisstand ohne Nukleinsäure, die ihnen ähnliche, körpereigene Proteine denaturieren können	Ein noch nicht näher definiertes Proteinpartikel (Prion), welches die Creutzfeldt-Jakob-Krankheit, BSE und Kuru hervorruft
Pilze	Pflanzenähnliche Mikroorganismen, die jedoch keine Photosynthese (pflanzliche Energiegewinnung aus CO_2 und Sonnenlicht) durchführen können	Candida albicans (medizinisch wichtigster Hefepilz), Aspergillus fumigatus (Schimmelpilz)
Würmer, Insekten	*Parasitisch* lebende *Tiere* (Eukaryonten*)	Rinderbandwurm, Spulwurm, Kopflaus, Krätzmilbe
Protozoen („Urtierchen")	*Parasitisch* lebende *Einzeller* (Eukaryonten*)	Plasmodien (= Malariaerreger), Trypanosomen (= Erreger der Schlafkrankheit), Trichomonaden, Amöben

* Im Gegensatz zu den Prokaryonten (z.B. Bakterien) zählen Tiere, Pflanzen und Protozoen zu den **Eukaryonten.** Bei den Zellen der Eukaryonten ist das Erbmaterial, die Chromosomen also, in einem Kern zusammengefasst, der durch eine Kernmembran vom Zytoplasma getrennt wird (☞ Abb. 3.3 und 3.4).

Tab. 6.17: Übersicht über die Gruppen der menschenpathogenen Mikroorganismen. Nicht aufgeführt sind die Viroide (sozusagen nackte Mini-Viren), da sie bisher nur bei Pflanzen beobachtet wurden.

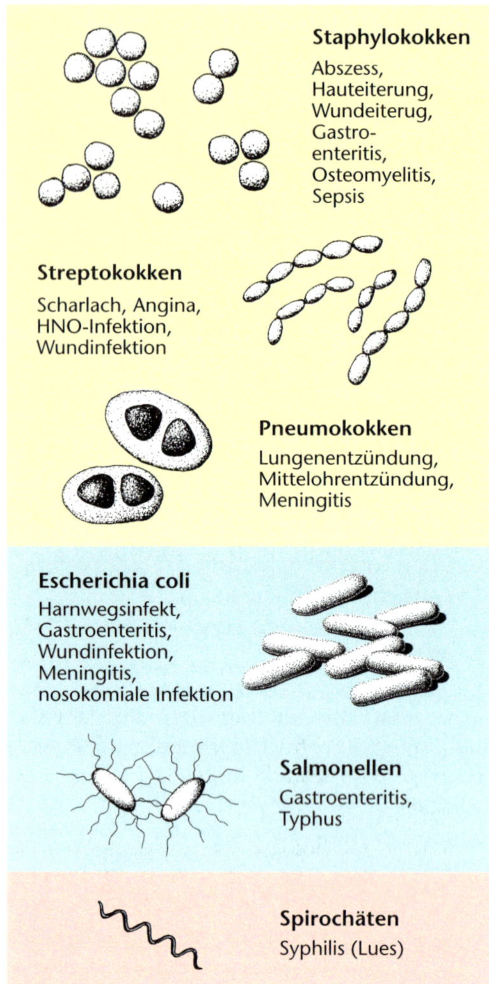

Abb. 6.18: Hunderte verschiedene Bakteriengruppen erzeugen beim Menschen z.T. harmlose, z.T. bedrohliche, selten sogar tödliche Erkrankungen. Im Mikroskop lassen sich die meisten menschenpathogenen Bakterien einer von drei Grundformen zuordnen: den kugelförmigen (gelb unterlegt), den stäbchenförmigen (blau unterlegt) und den spiralförmigen Bakterien (rot hinterlegt). [B116]

Überwindungsphase. Wird die Infektion überstanden, so wird in dieser letzten Phase der Erreger aus dem Körper entfernt.

Dauerausscheidung. Bei einigen Keimen wird die Krankheit zwar besiegt, die Erregerelimination gelingt jedoch nicht, und die Keime ziehen sich in eine „Körpernische" zurück. So können Salmonellen beispielsweise über viele Jahre in der Gallenblase verbleiben. Von dort aus gelangen sie über den Darm immer wieder nach außen und können neue Infektionen bei anderen hervorrufen.

6.8.4 Infektionsquellen

Infektionskrankheiten entstehen nicht aus dem „Nichts". Vielmehr sind Reservoire nötig, in denen sich die Erreger aufhalten und die als **Infektionsquellen** für die weitere Ausbreitung der Erreger dienen:

- Die wohl wichtigste Infektionsquelle ist der *Mensch* selbst. Die Keime können z.B. mit dem Sputum (Beispiel Tuberkulose) oder dem Stuhl (Beispiel Salmonellosen) ausgeschieden werden. Der Betroffene braucht dabei nicht (apparent) krank zu sein
- *Tierische Infektionsquellen* sind etwa Rinder und Schweine für die entsprechenden Bandwurmerkrankungen (☞ 6.13)
- Viele Mikroorganismen sind nicht auf Menschen oder Tiere angewiesen, sondern können auch in der *unbelebten Umwelt* überleben, so etwa die Tetanuserreger im Erdreich oder die Tuberkuloseerreger im Staub
- Bei allen bisher genannten Beispielen handelt es sich um **exogene Infektionen**, d.h. der Erreger dringt von *außen* in den Körper ein. Dagegen werden **endogene Infektionen** von *körpereigenen* Keimen hervorgerufen, die bei lokaler oder systemischer Abwehrschwäche in für sie untypische Körperregionen gelangen (z.B. Darmkeime in die Harnblase).

Endogene Infektionen oft vermeidbar!
Kinder, aber auch verwirrte Menschen sollten deshalb überwacht werden, ob sie die Hygieneregeln wie etwa das Waschen der Hände nach dem Toilettenbesuch oder das Säubern des Genitalbereiches von vorne nach hinten einhalten.

6.8.5 Übertragungswege

Der wichtigste **Übertragungsweg** zum Menschen ist die **Schmierinfektion**, z.B. durch Händeschütteln, durch feuchte Handtücher oder auch – insbesondere bei Kindern – *fäkal-oral*. Andere Erreger werden *aerogen* durch **Tröpfchen-** (Niesen!) oder **Staubinfektion** übertragen. Weitere Übertragungswege sind:

- **Orale Infektion** über Nahrungsmittel (oder Instrumente)
- **Parenterale Übertragung** (z.B. über Stich mit verunreinigter Kanüle)
- **Sexuelle Übertragung** (☞ 21.3.8).

Desinfektion und Sterilisation

Um Infektionen zu verhüten, sind neben dem hygienegerechten Verhalten des Krankenhauspersonals Maßnahmen der Desinfektion und Sterilisation zur Keimvernichtung wichtig.

Als **Desinfektion** („Keimverminderung") bezeichnet man die *gezielte* (nicht vollständige) Keimvernichtung, z.B. auf Händen, Hautflächen oder Materialoberflächen wie Fußböden oder Medizingeräten.

Bei der **Sterilisation** („Entkeimung") dagegen werden grundsätzlich *alle* Mikroorganismen abgetötet und alle Viren vollständig inaktiviert (leider aber nicht Prionen, die Erreger von BSE ☞ 6.11). Dies erfordert entweder hohe Temperaturen (120–200 °C), meist in Kombination mit Druck, Feuchtigkeit oder radioaktiver Strahlung, oder aggressive Chemikalien – weshalb nur widerstandsfähige Materialien wie z.B. medizinische Instrumente, Injektionslösungen oder Leinenwäsche sterilisierbar sind.

6.8.6 Eintrittspforten

Der Erreger muss nicht nur zum Menschen kommen, sondern auch in ihn hinein. Die wichtigsten Eintrittspforten der Keime sind kleinste Wunden der Haut oder der Schleimhäute (z.B. bei Nagelfalzverletzungen), Insektenstiche (z.B. bei Malaria ☞ 6.13) oder intakte Schleimhäute (z.B. bei Salmonellen ☞ 6.9.3). Manche Erreger vermögen auch durch die intakte Haut einzudringen (z.B. die Pärchenegel, die die Bilharziose verursachen). Vor der Geburt kann das Ungeborene diaplazentar, d.h. mit dem Blut über die Plazenta, infiziert werden. Hierbei nehmen Viren eine Schlüsselstellung ein.

6.8.7 Nosokomiale Infektionen

Manche Erreger führen bei praktisch jedem Infizierten ohne ausreichenden Antikörperschutz zum Ausbruch der entsprechenden Krankheit. Solche Erreger bezeichnet man als **obligat pathogen.**

Im Krankenhaus sind aber vor allem bei älteren oder abwehrgeschwächten Patienten die **fakultativ pathogenen** Keime inzwischen von weit größerer Bedeutung – das sind solche, die nur bei allgemeiner oder lokal begrenzter Abwehrschwäche (z.B. Harnblase bei Dauerkatheterisierung ☞ 20.5.6, OP-Wundgebiet) zu so genannten **opportunistischen Infektionen** führen. Sind solche opportunistischen Infektionen im Krankenhaus erworben, spricht man von **Nosokomialinfektionen** (nosokomial: mit Bezug zum Krankenhaus). Beispiele sind:

- So genannte *Beatmungspneumonien,* die sehr leicht bei beatmeten Patienten durch die (normalerweise relativ harmlosen) Keime der Atemluft entstehen, die der Patient aber

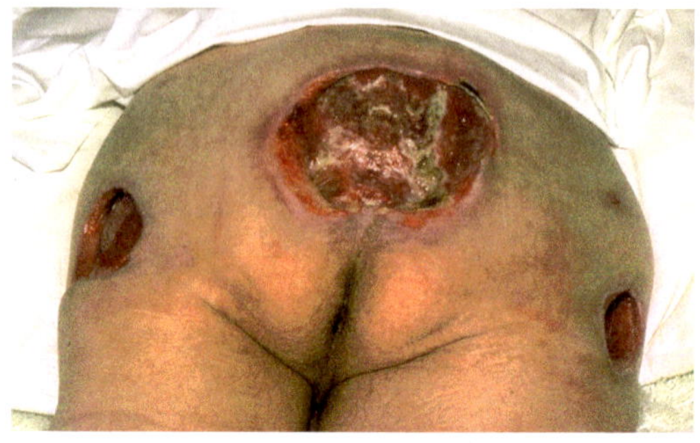

Abb. 6.19: Besonders bedrohlich sind Wundinfektionen von Dekubitus-Geschwüren, also von „durchgelegenen" Hautstellen (☞ 9.5.6). Die gelblich-schmierigen Eiterauflagerungen weisen auf Staphylokokken als Verursacher hin. [T195]

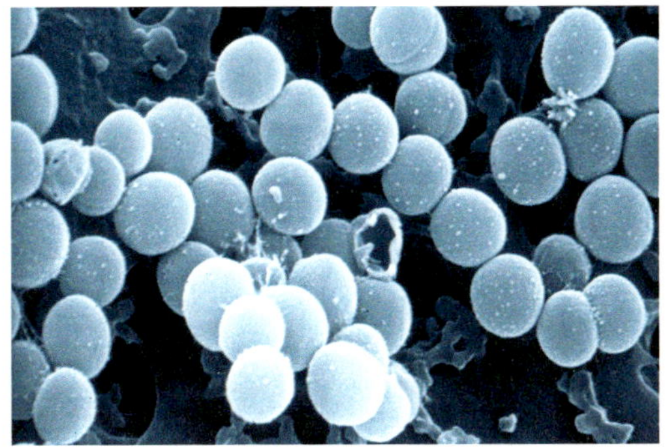

Abb. 6.20: Staphylokokken im rasterelektronenmikroskopischen Bild. [U136]

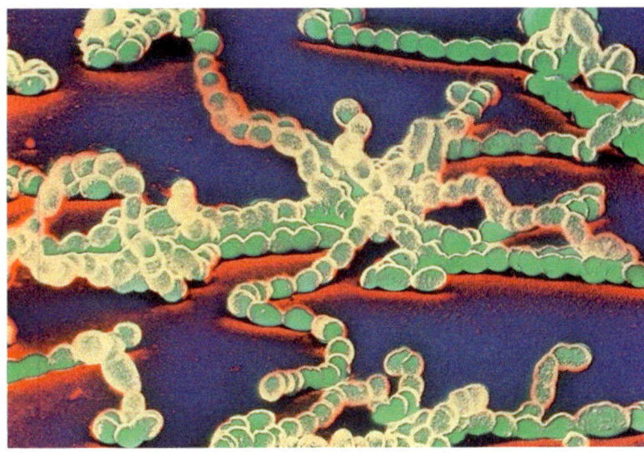

Abb. 6.21: Streptokokken. Die typische kettenförmige Anordnung ist jedoch nicht immer so ausgeprägt wie auf diesem Bild. [J600-116]

nicht abhusten kann. Manchmal entstehen Beatmungspneumonien durch verkeimte Beatmungssysteme infolge fehlerhafter Wartung

- *Wundinfektionen* im chirurgischen Operationsgebiet. Dort ist die lokale Abwehr vermindert, was bei Verschmutzung der Wunde durch Keime leicht zu Wundeiterungen führt. Die Keimverschleppung erfolgt häufig beim Verbandwechsel durch Ärzte oder Pflegende.

6.9 Bakterielle Infektionen

Sowohl leichte als auch schwere Infektionskrankheiten werden oft von **Bakterien** (☞ Tab. 6.17) ausgelöst, z.B. die (wieder häufiger auftretende) Tuberkulose, die (inzwischen sehr seltene) Pest, fast alle eitrigen Infektionen (z.B. durch die Kugelbakterien *Staphylokokken* und *Streptokokken*) und einige der Kinderkrankheiten (Keuchhusten und Scharlach).

Dabei können nicht nur die Bakterien selbst, sondern auch die von ihnen gebildeten **Toxine** *(Giftstoffe)* Krankheitserscheinungen verursachen.

6.9.1 Infektionen durch Staphylokokken

Diese traubenförmig angeordneten Kugelbakterien sind weltweit verbreitet. Harmlose Staphylokokkenarten gehören zur normalen Keimflora des Menschen (z.B. *Staphylococcus epidermidis* auf der Haut).

Die gefährlichen Staphylokokkenarten, insbesondere *Staphylococcus aureus,* und unter bestimmten Umständen auch die ansonsten harmlosen Staphylokokkenarten rufen viele eitrige Entzündungen wie Abszesse, Furunkel (Haarbalgentzündungen), Mastitis (Brustentzündung ☞ Abb. 5.9), Wund-, Haut-, Atemwegs- und Katheterinfektionen bis hin zu Sepsis, Osteomyelitis (☞ 7.1.3) und Meningitis (Hirnhautentzündung ☞ 11.15.3) hervor.

Staphylokokken werden in der Regel durch Schmierinfektion (meist durch Händekontakt, auch durch Pflegende und Ärzte!) übertragen.

Achtung!
Staphylokokkeninfektionen können praktisch jedes Organ und jede Körperhöhle befallen. Sie gehören aufgrund ihrer Fähigkeit zur Resistenzentwicklung gegen Antibiotika zu den so genannten Problemkeimen im Krankenhaus.

6.9.2 Infektionen durch Streptokokken

Streptokokken sind kettenförmig angeordnete Kugelbakterien, die in der Natur weit verbreitet sind. Viele Streptokokkenarten können Erythrozyten auflösen *(hämolysieren).* Streptokokken verursachen z.B. Scharlach, Entzündungen im Hals-, Nasen- und Ohrenbereich, Wundinfektionen, Phlegmone, fast die Hälfte aller Endokarditiden (☞ 15.3.1) und viele Sepsisfälle.

Pneumokokken *(Streptococcus pneumoniae)* sind zu zweit in einer Kapsel eingelagerte Kugelbakterien. Sie können Lungenentzündungen, Mittelohrentzündungen, Hirnhautentzündungen und andere Infektionen der Luftwege verursachen.

Staphylokokken, Streptokokken, Pneumokokken und einige verwandte Bakterien werden zu den **grampositiven Bakterien** zusammengefasst, da sie sich in der so genannten *Gramfärbung* im mikrobiologischen Labor violett anfärben lassen. Ihnen stehen die **gramnegativen Bakterien** gegenüber, bei denen sich im Gegensatz zu den grampositiven der violette Farbstoff leicht wieder herauslösen lässt und die dann mit einem roten Farbstoff gegengefärbt werden können. Zu den gramnegativen Bakterien gehören die meisten Stäbchenbakterien, die unter anderem Darm- und Harnwegsinfektionen auslösen (z.B. *Escherichia coli* und Salmonellen).

6.9.3 Infektiöse Darmerkrankungen

Obwohl die Magensalzsäure viele Mikroorganismen abtötet, sind durch Mikroorganismen verursachte Magen-Darm-Erkrankungen recht häufig.

(Bakterielle) Lebensmittelvergiftungen im engeren Sinne entstehen, wenn sich in unsachgemäß gelagerten Lebensmitteln (z.B. Milch- und Eierspeisen) Bakterien vermehren und Toxine produzieren. Beim Verzehr der verdorbenen Speisen gelangen die Toxine in den Verdauungstrakt und lösen dann die Krankheitserscheinungen aus. Am häufigsten verursachen *Staphylococcus aureus* und *Escherichia coli* (☞ Abb. 6.23) solche Lebensmittelvergiftungen, die sich meist durch Brechdurchfälle bald nach dem Verzehr der verdorbenen Nahrung bemerkbar machen.

Abgegrenzt hiervon werden **Lebensmittelinfektionen** durch das Eindringen von Bakterien (seltener von Viren) in den Magen-Darm-Trakt. Ein Teil der Erreger vermag die Darmschleimhaut zu durchdringen und evtl. ins Blut zu gelangen. Erwähnt seien hier *Salmonellen* (☞ unten) und *Shigellen* als Erreger der *Darmruhr.*

Vibrio cholerae hingegen, der Erreger der *Cholera,* bleibt auf das Darmlumen beschränkt, wo die Choleravibrionen ein Enterotoxin (Choleratoxin) freisetzen. Folge sind extreme Durchfälle von bis zu einem Liter pro Stunde, die wegen des Wasser-, Kalium- und Bikarbonatverlustes zu einem lebensbedrohlichen

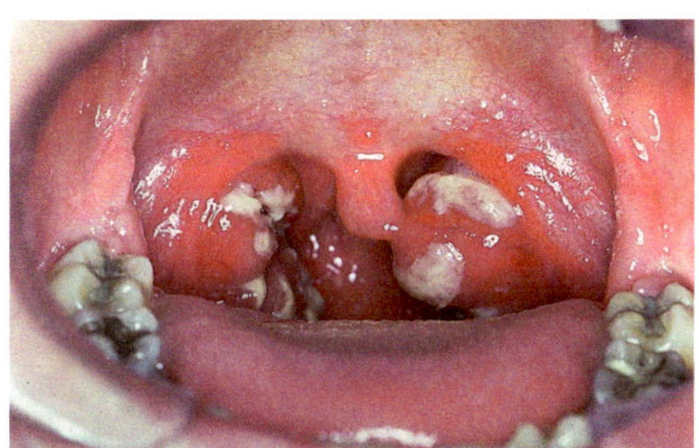

Abb. 6.22: Rachenbefund bei einer Mandelentzündung (Tonsillitis, Angina lacunaris), wie sie sehr häufig durch Streptokokken ausgelöst wird. [M117]

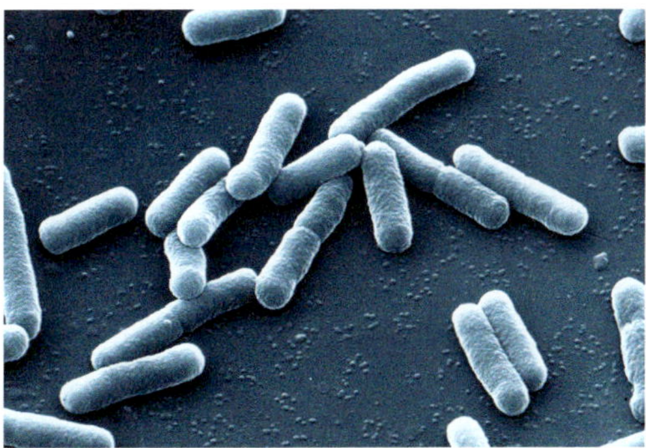

Abb. 6.23: Das Stäbchenbakterium Escherichia coli (E. coli). [U136]

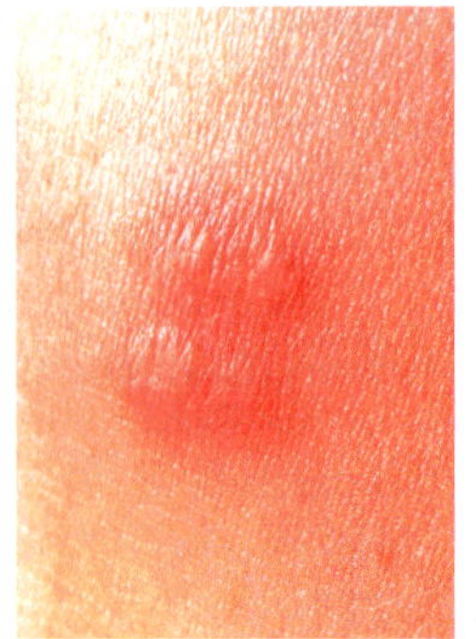
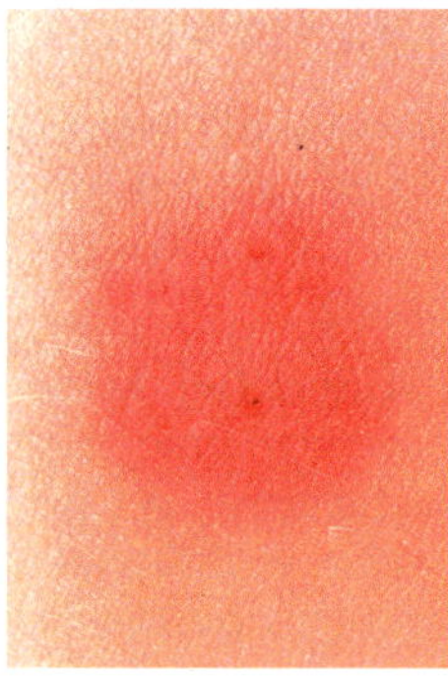

Abb. 6.24 – 25: Tuberkulintest. [U210]
Links: Positive Reaktion. Vier Knötchen haben sich gebildet, davon zwei mit einem Durchmesser 2 mm.
Rechts: negatives Testergebnis. Die Einstichstellen des Teststempels sind noch erkennbar, es haben sich aber keine Knötchen gebildet. Die Rötung alleine reicht nicht aus für eine positive Bewertung des Tests.

Kreislaufschock (☞ 26.5.3), verbunden mit Hypokaliämie (☞ 20.8.2) und metabolischer Azidose (☞ 20.9.2), führen.

Insbesondere bei Kleinkindern sind *Rota-Viren* eine häufige Durchfallursache.

Da bakterielle Lebensmittelvergiftungen und Infektionen oft nicht klar voneinander zu trennen sind, werden beide vielfach auch als *Lebensmittelvergiftungen* zusammengefasst.

Salmonellen

Immer wieder für Schlagzeilen sorgen infektiöse (Brech)-Durchfälle durch *Enteritis-Salmonellen,* oft kurz nur **Salmonellen** genannt, die in den letzten Jahren dramatisch zugenommen haben: Schätzungsweise 120000 Menschen erkranken in Deutschland pro Jahr an einer *Salmonellose.*

Salmonellen sind in der Tierwelt weit verbreitet. Als Infektionsquelle für den Menschen bedeutsam ist vor allem Geflügel, da befallene Tiere am ganzen Körper kontaminiert sind, so dass z.B. auch Eier salmonellenhaltig sind. Werden solche mit Salmonellen kontaminierten Speisen nicht ausreichend erhitzt und/oder bei Zimmertemperatur stehen gelassen, können sich die Bakterien vermehren und zu Erkrankungen führen. Befallene Menschen scheiden die Salmonellen mit ihrem Stuhl aus und können sie bei Nichtbeachtung der einschlägigen Hygieneregeln auf Speisen verschleppen.

Zwar dauert die Erkrankung bei ansonsten Gesunden meist nur wenige Tage, doch kann eine Salmonellengastroenteritis bei Säuglingen, älteren Menschen oder Abwehrgeschwächten auch tödlich verlaufen.

Ausbreitung von Salmonellen

Besonders häufig sind Eier, Roheiprodukte und Geflügel, seltener Milchprodukte Quelle einer Salmonelleninfektion. Arbeitet ein Salmonellenausscheider in einem Lebensmittelbetrieb oder einer Großküche, können praktisch alle Speisen Ausgangspunkt einer Erkrankungswelle sein.

Wesentlich gefährlicher als Enteritis-Salmonellen sind ihre in Deutschland glücklicherweise seltenen Verwandten, die *Typhus-* und *Paratyphus-Salmonellen.* Sie rufen mit **Typhus** bzw. **Paratyphus** schwere Allgemeinerkrankungen hervor. Einziges Erregerreservoir ist hier der Mensch, und Dauerausscheider haben als Infektionsquelle wesentlich größere Bedeutung als bei den Enteritis-Salmonellen.

6.9.4 Harnwegsinfektionen

Die häufigsten im Krankenhaus entstehenden *(nosokomialen)* Infektionen sind **Harnwegsinfektionen**, wobei *Escherichia coli* (= **E. coli**) mit ca. 60% aller Fälle wichtigster Erreger ist. Neben E. coli sind die ebenfalls zu den *gramnegativen Stäbchen* zählenden Bakterien **Proteus** und **Klebsiella** sowie **Enterobacter** und die schon erwähnten Staphylokokken bedeutsame Erreger im Harntrakt. Begünstigende Faktoren für Harnwegsinfektionen im Krankenhaus sind neben Harnstauungen in Harnleitern oder Harnröhre vor allem Dauerkatheter (☞ Abb. 20.16), durch die Bakterien von der Hautoberfläche in den Harntrakt verschleppt werden.

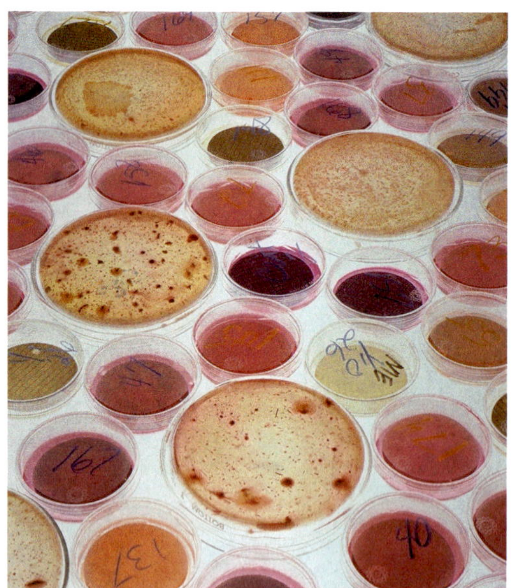

Abb. 6.26: Um eine bakterielle Infektion gezielt behandeln zu können, muss das verursachende Bakterium identifiziert werden. Hierzu werden von Patienten entnommene Blut-, Urin- oder Wundsekretproben auf Nährböden übertragen und bebrütet. Diese Nährbodenschalen („Platten") enthalten verschiedene Farbstoffe und für Spezialfragestellungen Selektivnährstoffe, die jeweils nur bestimmte Bakterienarten tolerieren. Am Morgen nach dem Beimpfen zeigt sich dann ein Bild wie hier: Bakterien haben fleckförmige „Kolonien" gebildet. Aufgrund von Aussehen, Geruch und Farbe der Kolonien ergibt sich oft bereits eine erste Verdachtsdiagnose. [J520-222]

Alle oben genannten Erreger gehören zu den **Enterobakterien.** Die meisten Enterobakterien sind *fakultativ pathogen* und können bei Abwehrgeschwächten die unterschiedlichsten Infektionen hervorrufen, am häufigsten Harn-, Gallenwegs- und Atemwegsinfekte, Wundinfektionen und Meningitis (Hirnhautentzündung ☞ 11.15.3).

6.9.5 Tuberkulose

Weltweit über 1 Milliarde Menschen sind mit *Mycobacterium tuberculosis* infiziert, dem Erreger der **Tuberkulose** (*Tbc, Tb,* Klinik ☞ 17.11.3); jährlich versterben etwa 2 Millionen Menschen an Tbc. Die Übertragung erfolgt meist durch Tröpfcheninfektion, wobei die Erreger in sehr kleinen Tröpfchen bis in die Alveolen (Lungenbläschen) gelangen. Dort werden sie zwar von Makrophagen phagozytiert, können sich aber in diesen wie auch extrazellulär im Lungengewebe weitervermehren. Über die Lymphwege erreichen die Mykobakterien die Lymphknoten und streuen von dort evtl. ins Blut. Innerhalb von drei bis vier Wochen haben T-Lymphozyten die Erreger erkannt und aktivieren Makrophagen, wodurch diese phagozytierte Mykobakterien besser töten können. Um die Tuberkelbakterien bildet sich ein so genanntes *Granulom,* ein Wall von Makrophagen und Lymphozyten.

Die Kombination von Primärherd, zugehörigem Lymphknotenherd (befallenem Lymphknoten) und verbindendem Lymphgefäß wird *Primärkomplex* genannt. Der Primärherd kann narbig abheilen, verkalken oder sich verflüssigen *(Kavernenbildung, Verkäsung),* was die Vermehrung der Tuberkelbakterien begünstigt. Dadurch kann es zum Eindringen in weitere Lungenabschnitte oder ins Blut kommen. Brechen die Tuberkelbakterien aus einem Granulom heraus in die Blutbahn, was meist innerhalb einer Phase der Abwehrschwäche geschieht, so kann es zur tuberkulösen Absiedlung in alle inneren Organe und die Haut kommen. Gewinnen die Tuberkelbakterien Verbindung zu den Atemwegen, so werden sie ausgehustet. Der Patient ist hochgradig ansteckend *(offene Tuberkulose).*

Tuberkulintest

Auch heute noch unverzichtbar in der Tuberkulosediagnostik ist der **Tuberkulintest.** Ein Extrakt aus Tuberkelbakterien wird unter die Haut gebracht (Nadelstempeltest = *Tine-Test)* oder – heute selten – auf die Haut appliziert *(Pflastertest).* Hat sich der Organismus schon mit Tuberkelbakterien auseinandergesetzt (durch Infektion oder Tbc-Impfung), so reagieren die T-Lymphozyten und bilden nach zwei bis drei Tagen ein rotes Knötchen an der Teststelle. Ist der Tuberkulintest negativ, also keine Hautreaktion erkennbar, so liegt in aller Regel keine Infektion mit Mykobakterien vor.

Zwei Ausnahmen von der Regel gibt es allerdings: Bei einer ganz frischen Infektion ist der Test negativ, weil der Organismus für die Ausbildung der zellulären Immunität ca. 4–6 Wochen benötigt. Falsch negative Testergebnisse treten auch bei einer erheblichen Schwäche der zellulären Abwehr auf, etwa kurz nach einer Masern-Infektion oder bei AIDS.

6.9.6 Antibiotika und Antibiotikaresistenz

Bakterien lassen sich oft durch Gabe entsprechender Antibiotika (gegen Bakterien wirksame Arzneimittel) wie z.B. Penicillin abtöten. Allerdings hilft nicht jedes Antibiotikum gegen jedes Bakterium. Vielmehr tötet jedes Antibiotikum nur ein bestimmtes Spektrum von Bakterien. Und auch wenn ein bestimmtes Antibiotikum von seinem Hersteller als wirksam, z.B. gegen Staphylokokken, vertrieben wird, können im Einzelfall Resistenzentwicklungen das Antibiotikum trotzdem nutzlos werden lassen:

Viele Bakterien entwickeln nämlich durch Erweiterung oder Änderung ihres Erbgutes Mechanismen, die das Antibiotikum unwirksam machen, etwa durch Änderung seiner Struktur inaktivieren. Bei jeder unklaren Infektion muss deshalb die entsprechende Urinprobe, Blutkultur oder der Wundabstrich bebrütet und die gewachsenen Bakterien systematisch auf ihre Empfindlichkeit gegenüber verschiedenen Antibiotika geprüft werden (*Resistenzprüfung,* **Antibiogramm**). Eine bereits begonnene Behandlung muss dann unter Umständen entsprechend dem Ergebnis der Resistenzbestimmung auf ein wirksames Antibiotikum umgestellt werden.

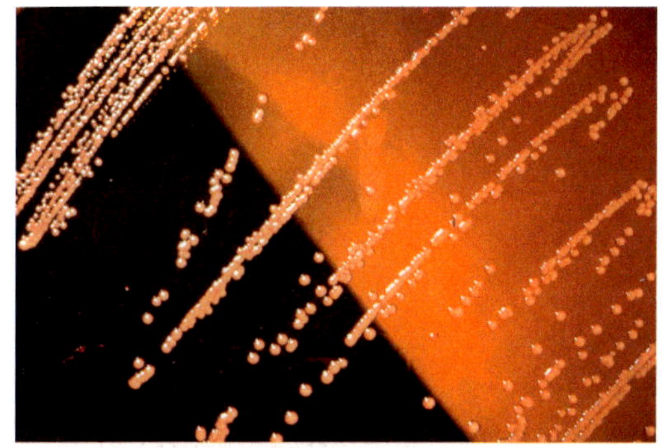

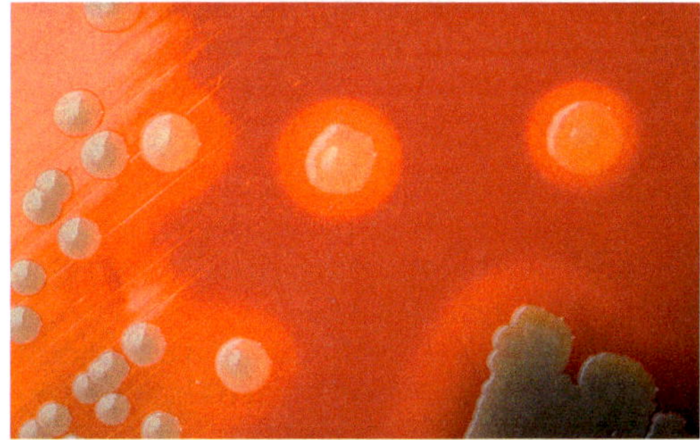

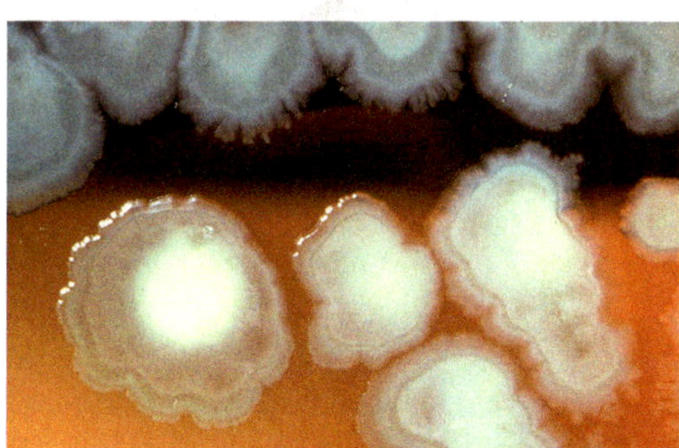

Abb. 6.27–29: Verschiedene Bakterienkulturen, auf Standardmedien bebrütet. Oben und Mitte: Staphylococcus aureus, oben in der Übersicht; unten Detailaufnahme, in der um die Bakterienkolonien große helle Hämolysehöfe zu sehen sind – hier haben die Bakterienenzyme den im Medium enthaltenen Blutfarbstoff Hämoglobin aufgelöst. Unten: Kolonie des Stäbchenbakteriums Proteus mirabilis. Typisch ist die fladenförmige wandernde Ausbreitung der Bakterien (Schwärmphänomen). [U136]

6.10 Virale Infektionen

Wahrscheinlich noch häufiger als von Bakterien werden wir Menschen jedoch von **viralen Infektionen** befallen. Die meisten „Erkältungskrankheiten“ (Schnupfen, Grippe, Bronchitiden) gehören genauso hierzu wie die überwiegende Zahl von Leber- oder Hirnhautentzündungen. Auch die Mehrzahl der *Kinderkrankheiten* (☞ 6.6.1) wird von Viren ausgelöst. Beispiele sind Masern (☞ Abb. 6.32) und Mumps (☞ 18.2.4).

Wie bereits erwähnt, bestehen **Viren** nur aus Erbgut (und zwar entweder DNA *oder* RNA, dementsprechend werden Viren auch als *DNA-* oder *RNA-Viren* klassifiziert) und einer meist geometrisch-regelmäßig geformten Virushülle. Sie haben keine Möglichkeit zur Energiegewinnung oder zur Proteinsynthese, können also nicht selbstständig leben. Um zur Vermehrung zu gelangen, infizieren sie deshalb eine menschliche, tierische oder pflanzliche *Wirtszelle,* in der sie ihr eigenes Erbgut freisetzen. Dieses Erbgut wird in das Erbgut der Wirtszelle eingebaut und veranlasst im typischen Falle deren Proteinsyntheseapparat, tausendfach Viruspartikel zu synthetisieren und zu neuen kompletten Viren zusammenzusetzen. Vor „Erschöpfung“ stirbt die Wirtszelle ab, die neuen Viren werden freigesetzt und infizieren weitere Körperzellen.

Nicht immer zeigt sich aber die Viruswirkung so rasch: Einige Viren beispielsweise bauen ihr Erbgut in das der Wirtszelle ein, die jedoch überlebt und das Erbgut des Virus an ihre Tochterzellen weitergibt. So kann das Virus jahrelang schlummern, bis nach Jahren die Infektion ausbricht (sog. **slow-virus-Infektion**) oder sich die Wirtszelle in eine unkontrolliert wachsende Tumorzelle umwandelt (sog. **onkogene Viren**).

Da die Viren sich zu ihrer Vermehrung der Zellen ihres Wirts bedienen, sind sie medikamentös deutlich schwerer zu bekämpfen als Bakterien. Denn fast jedes Medikament, wel-

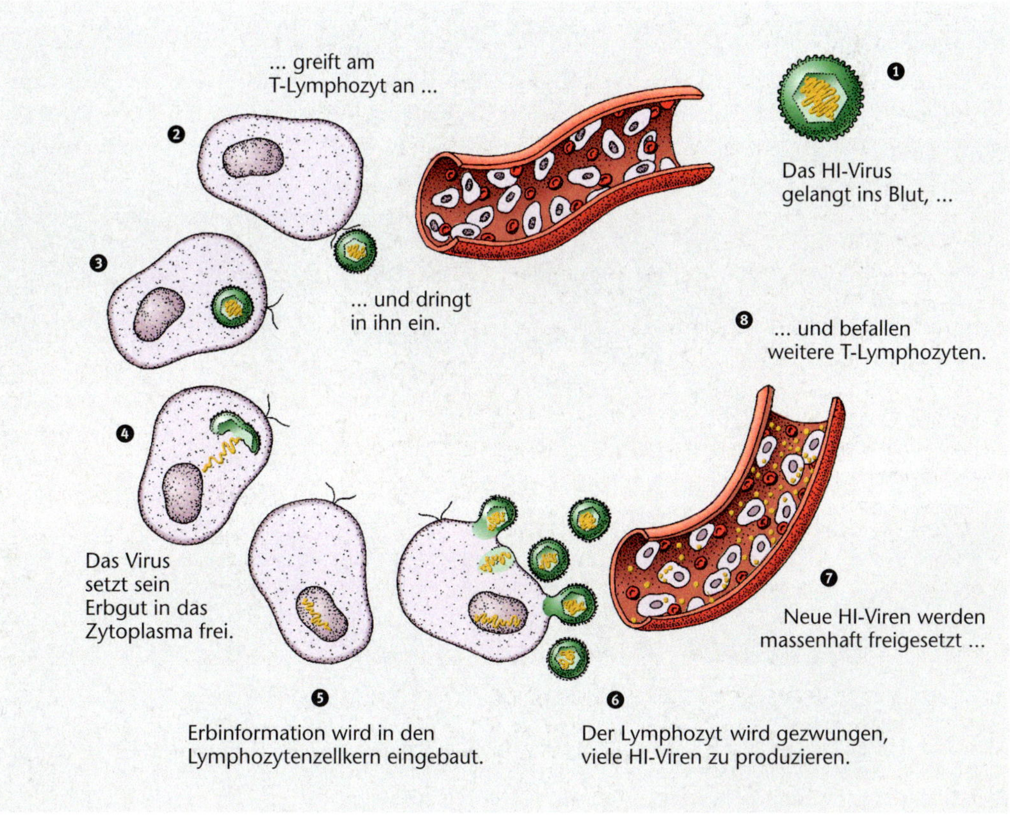

Abb. 6.30: Eindringen in die Wirtszelle, Vermehrung und Ausbreitung von Viren (am Beispiel des HI-Virus).

ches das Virus trifft, trifft auch den Wirt, also den Patienten. Bis heute stehen daher nur in relativ wenigen Fällen wirksame Medikamente gegen Viren **(Virostatika)** zur Verfügung.

6.10.1 Herpesvirus-Infektionen

Alle bedeutsamen Viren der Herpesgruppe haben eine gemeinsame Eigenschaft: Sie können nach der Erstinfektion lebenslang in Nervengewebe, in Speicheldrüsen oder Blutzellen persistieren („überwintern"). Dabei bleiben einige Arten im Allgemeinen **latent**, rufen also keine Krankheitszeichen hervor. Erst bei Abwehrschwäche oder anderen Störungen – ein Sonnenbrand kann schon ausreichen – brechen die Viren aus ihrer Latenz aus, vermehren sich schlagartig und führen zur sichtbaren Erkrankung:

Herpes labialis und genitalis

Eine solche *Reaktivierung* zeigt sich beim **Herpes-simplex-Virus Typ I** durch das gruppierte Auftreten kleiner, schmerzhafter Bläschen an der Lippen- oder Mundschleimhaut, die unter intensivem Juckreiz in 2–3 Wochen abheilen. In seltenen Fällen kann es zum Befall des Gehirns in Form einer *Herpes-Enzephalitis* kommen, die man jedoch heute durch rechtzeitige Gabe des Virostatikums Aciclovir (Zovirax®) oft erfolgreich bekämpfen kann.

Das **Herpes-simplex-Virus Typ II** bevorzugt das Genitale, wo es sich entlang der Schamlippen oder des Penis ausbreitet und ebenfalls starken Juckreiz erzeugt.

Windpocken und Gürtelrose

Erreger der **Windpocken** ist das **Varizellen-Zoster-Virus** *(VZV)*, ebenfalls ein Vertreter der Herpesfamilie. Dabei kommt es an Gesicht und Stamm, weniger an den Extremitäten, zu einem generalisierten knötchen- und bläschenförmigen Hautausschlag, der erst nach 1–2 Wochen wieder abklingt. Die Viren verbergen sich dann in Spinalganglien (☞ Abb. 11.31) entlang der Wirbelsäule.

Mehrere Jahrzehnte nach der Windpockeninfektion kommt es bei manchen (älteren) Erwachsenen zum Varizellen-Zoster-Rezidiv in Form der **Gürtelrose** *(Herpes zoster)*: Das Virus wandert aus den Ganglienzellen aus und verursacht meist einseitige, sehr schmerzhafte Entzündungen des vom betroffenen Ganglion versorgten Hautbereiches. Äußerlich kann man den entzündeten Hautbezirk oft an einem gürtelförmigen, von der Wirbelsäule bis zur Bauch- oder Brustmitte ziehenden, rötlichen Ausschlag mit Bläschenbildung erkennen.

Ansteckungsgefahr
Der Bläscheninhalt ist bei allen genannten Erkrankungen infektiös!

6.10.2 Poliovirus-Infektionen

Das **Poliovirus** wird stets von Mensch zu Mensch, meist durch Schmierinfektionen, übertragen. Es führt in über 99 % der Fälle zu allenfalls leichten, grippeähnlichen Krankheitserscheinungen. Nur sehr selten erreicht das Virus über Blut und Nerven das Rückenmark und das Großhirn und verursacht durch Zerstörung von Motoneuronen, die für die Skelettmuskulatur zuständig sind, bleibende Lähmungen an den Extremitäten, die der Krankheit ihren Schrecken und Namen gegeben haben. Seit Einführung der Schutzimpfung in der Mitte der 60er Jahre ist die Kinderlähmung in Deutschland sehr selten geworden. Da die Viren aber in anderen Ländern noch weit verbreitet sind, ist stets eine Einschleppung mit nachfolgenden Erkrankungen bei Nicht-Geimpften möglich.

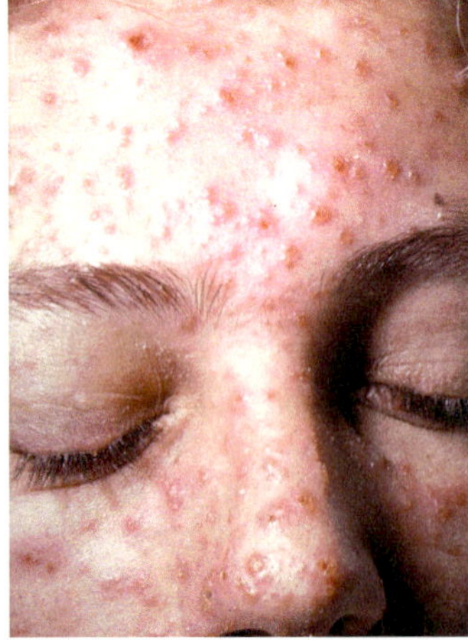

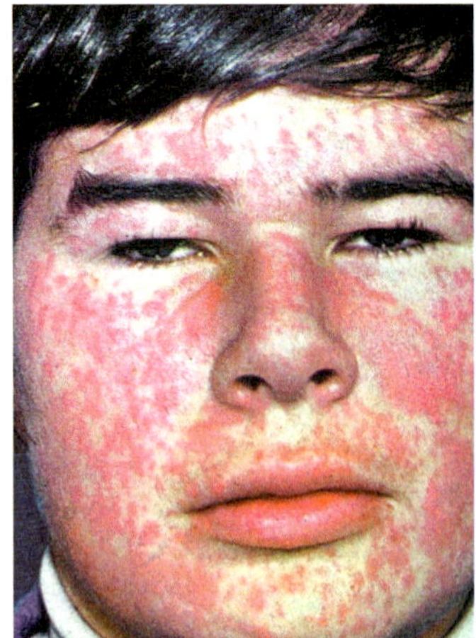

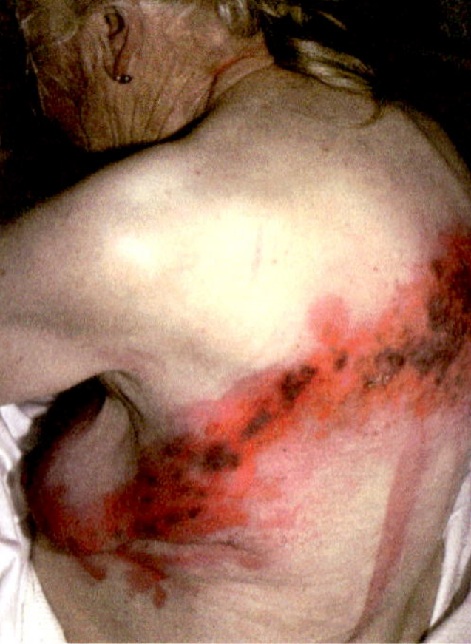

Abb. 6.31 (links): Hautbefund eines Kindes mit Windpocken. Charakteristisch ist das Nebeneinander von Bläschen und Krusten. [F113]
Abb. 6.32 (Mitte): Jugendlicher mit Masernausschlag. Typisch sind die zusammenfließenden roten Flecken. Die schmalen Lidspalten sind Ausdruck der bei Masern sehr häufigen Lichtempfindlichkeit. [M123]
Abb. 6.33 (rechts): 60-jährige Patientin mit ausgeprägter Gürtelrose am linken Brustkorb. Typisch ist die scharfe Abgrenzung des Entzündungsbereiches, der dem Innervationsgebiet eines oder mehrerer sensorischer Spinalganglien entspricht. [T195]

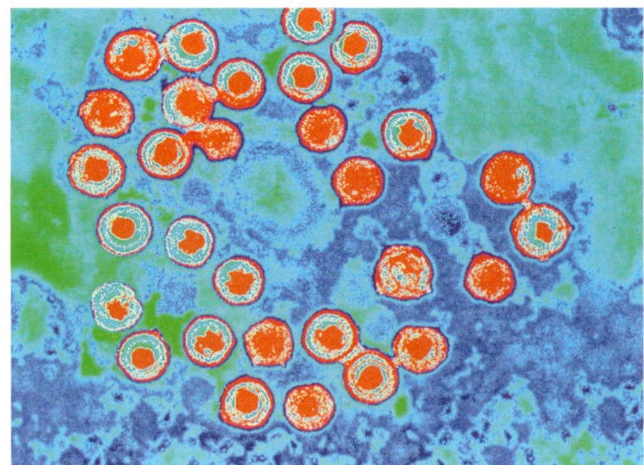

Abb. 6.34: Herpes-simplex-Viren. [J600-113]

6.10.3 Erkältungskrankheiten und „Grippe"

Vorzugsweise im Winterhalbjahr trifft es fast jeden von uns: Allgemeines Unwohlsein, Schnupfen, Husten und vielleicht auch Halsschmerzen und Heiserkeit lassen den (Arbeits-)Tag lang werden; die „Grippe" geht wieder um. Doch „Grippe" und „Grippe" sind zweierlei:

Spricht der Laie von der Grippe, so meint er meist die **banalen Erkältungskrankheiten,** hervorgerufen durch eine Vielzahl verschiedener Viren. Sie sind in aller Regel harmlos und nach einer Woche wieder vorbei.

Anders hingegen die *echte Grippe,* die auch als *Virusgrippe* oder **Influenza** bezeichnet wird. Sie wird durch *Influenzaviren der Typen A, B* oder *C* hervorgerufen und durch Tröpfcheninfektion übertragen. Die Beschwerden sind meist stärker als bei der banalen Erkältung, im Frühstadium oder bei leichtem Verlauf ist die klinische Abgrenzung aber kaum möglich. Für Ältere, Abwehrgeschwächte und Patienten mit Vorerkrankungen der Atemwege stellt die Influenza eine ernste Bedrohung dar: Als Komplikation gefürchtet ist insbesondere die *Grippepneumonie,* die für die Mehrzahl der grippebedingten Todesfälle verantwortlich ist.

Da sich die Influenzaviren außerordentlich rasch verändern, kann man nach durchgemachter Erkrankung nicht mit länger dauerndem Schutz rechnen. Es haben sich zwar spezifische Antikörper gebildet, doch „greifen" diese gegen das veränderte Virus weniger oder gar nicht mehr, so dass alle paar Jahre mit größeren Erkrankungswellen zu rechnen ist. Daher wird für gefährdete Personen die aktive Schutzimpfung gegen die Influenza empfohlen, die allerdings jährlich mit einem Impfstoff gegen die „wahrscheinlich aktuellen" Typen durchgeführt werden muss (☞ Abb. 6.35).

6.10.4 Erworbenes Immundefektsyndrom – AIDS

Das *erworbene Immundefektsyndrom* (***a**cquired **i**mmune **d**eficiency **s**yndrome,* **AIDS**) ist eine 1981 erstmals beschriebene Immunschwächekrankheit, die Folge einer Infektion mit dem ***h**umanen **I**mmundefizienz-**V**irus* (**HIV**) ist. Sie breitet sich als Pandemie (weltweite Infektion) rasch aus, am schnellsten in Afrika und Asien, wo in einigen Regionen schon bis zu 30% der erwachsenen Männer infiziert sind. Laut der Statistik der Deutschen Aidshilfe (2001) beträgt die Zahl der AIDS-Kranken weltweit 40 Millionen.

Da das Virus nur in Flüssigkeiten überleben kann, wird die Krankheit ausschließlich durch den Kontakt mit infizierten Körpersekreten weitergegeben. Hohe Viruskonzentrationen findet man in Blut, Sperma und Vaginalsekreten, daher sind das „needle sharing" Heroinsüchtiger und der ungeschützte Geschlechtsverkehr die Hauptübertragungswege der Krankheit.

Als Folge der Infektion werden die T-Helferzellen zerstört. Hierdurch entwickelt sich eine Abwehrschwäche, die nach einer monate- bis jahrelangen Latenz (symptomlosen Zeit) zu einer starken Anfälligkeit gegenüber sonst ungefährlichen Krankheitserregern führt. In der Folge häufen sich opportunistische Infektionen (☞ 6.8.7). Die meisten Patienten sterben schließlich an solchen opportunistischen Infektionen, z.B. des Gehirns oder der Lunge.

Nach der **CDC-Klassifikation** (CDC = Center for Disease Control, USA) werden vereinfacht drei *klinische* Kategorien unterschieden:

- **Kategorie A** = Ungefähr 1–3 Wochen nach der Infektion bekommt ein Teil der Infizierten eine grippeähnliche Erkrankung (**akute HIV-Infektion**, *mononucleosis-like-illness*). Danach ist der Infizierte völlig beschwerdefrei (**asymptomatische Infektion**), bis nach Monaten oder Jahren anhaltende Lymphknotenschwellungen an mehreren Körperstellen (**generalisierte Lymphadenopathie**) folgen
- **Kategorie B = HIV-assoziierte Erkrankungen.** Der Patient bekommt Beschwerden, in erster Linie Mundsoor (☞ auch 18.2.1), Fieberschübe oder längerdauernde Durchfälle. Dadurch wird er zunehmend schwächer
- **Kategorie C = AIDS-definierende Erkrankungen.** Hierzu zählen u.a. Pneumonien durch *Pneumocystis carinii* (einem sonst sehr seltenen Einzeller), tiefe Soor-Infektionen (☞ 6.12), bestimmte Tumoren (z.B. das **Kaposi-Sarkom**) und eine **HIV-Enzephalopathie**, d.h. eine direkte Schädigung des ZNS durch das Virus mit psychischen Veränderungen und geistigem Abbau. Zusammen mit einem positiven HIV-Test rechtfertigen diese Erkrankungen die Diagnose der **AIDS-Erkrankung** (☞ Abb. 6.39).

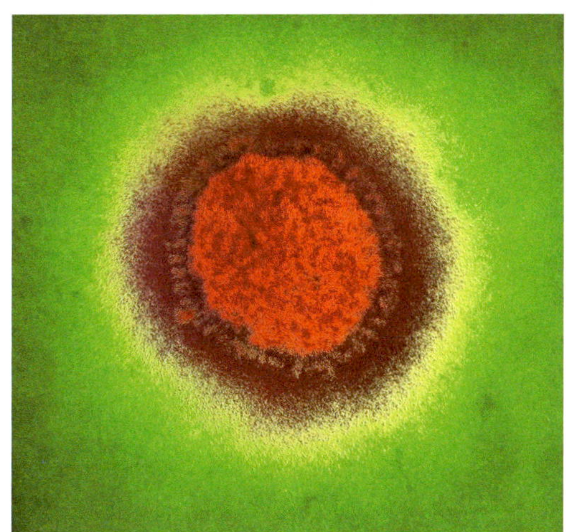

Abb. 6.35: Influenza-Virus. [J600-115]

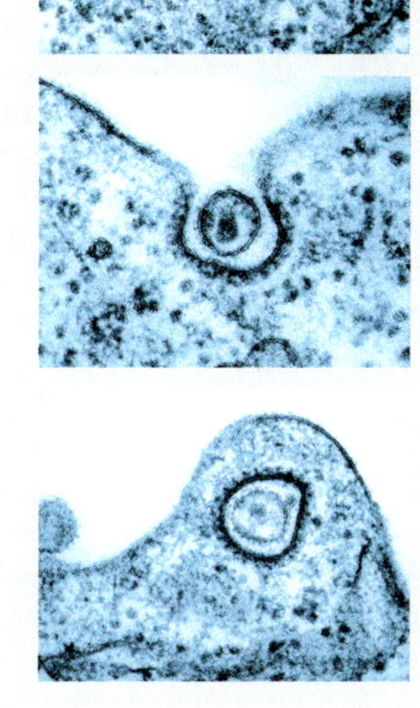

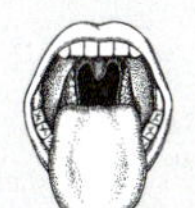

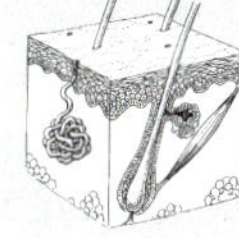

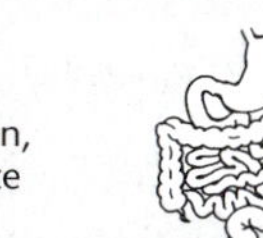

Abb. 6.36 – 38 (rechts): Elektronenmikroskopisches Bild von HI-Viren, die gerade in eine menschliche Zelle eindringen. [T178]

Abb. 6.39 (ganz rechts): Klinische Symptome von AIDS, einer Erkrankung, die durch das HI-Virus hervorgerufen wird und bislang immer tödlich endet.

In jeder der drei klinischen Kategorien werden in Abhängigkeit von der Zahl der T-Helferzellen im Blut noch einmal drei *Laborkategorien* unterschieden, so dass sich insgesamt *neun* Zuordnungsmöglichkeiten ergeben.

Obwohl AIDS unheilbar und die HIV-Infektion unumkehrbar ist, sind mehrere wirksame Behandlungsstrategien verfügbar. Therapieprinzipien sind:

- Durch gesunde Lebensweise unter Vermeidung immunschwächender Faktoren (UV-Licht, „Stress", konsequente Behandlung anderer Erkrankungen) das Fortschreiten der Krankheit hinauszögern
- Die Vermehrung des Virus im Körper hemmen. Hier hat sich mittlerweile die *Kombinationsbehandlung* mit mehreren antiviralen Substanzen etabliert. Häufig eingesetzte Substanzen sind Zidovudin (Azidothymidin, Retrovir®), Didanosin (Videx®), Zalcitabin (Hivid®), Saquinavir (Invirase®) und Ritonavir (Norvir®)
- Die opportunistischen Infektionen konsequent und bei Bedarf auch prophylaktisch behandeln. Das gilt vor allem für die Pneumocystis-carinii-Pneumonien und die Mykosen (Pilzinfektionen), die beide gut behandelbar sind
- Angemessene psycho-soziale Unterstützung gewährleisten (☞ 6.10.5).

Insbesondere durch die Fortschritte in der medikamentösen Therapie hat sich die Prognose von HIV-Infizierten und AIDS-Patienten in den letzten Jahren deutlich verbessert. Es ist jedoch nach wie vor keine Heilung möglich, und bisher ist die Erkrankung bei genügend langer Beobachtungszeit stets tödlich verlaufen.

6.11 Prionenkrankheiten

Bis in die 80er Jahre war ein unerschütterliches Dogma der Mikrobiologie, dass Infektiosität an das Vorhandensein von Nukleinsäuren (und damit Erbinformation) gebunden ist, denn wie sollte sich der Erreger sonst vermehren? Heute ist weitgehend akzeptiert, dass dieses Dogma nicht mehr haltbar ist.

6.10.5 Gesundheit und Lebensstil: Die Pflege von AIDS-Patienten

Die Übertragungswege der Immunschwächekrankheit AIDS sind heute weitgehend geklärt. Die Infektion wird vor allem durch sexuellen Kontakt oder auf dem Blutweg übertragen – z.B. durch kontaminierte („verschmutzte") Kanülen, wie sie „Fixer" benutzen, oder durch parenterale Gabe von infizierten Blutprodukten.

Ausgeschlossen ist dagegen eine Infektion durch alltägliche Sozialkontakte wie Händeschütteln oder eine Umarmung.

Geringes Infektionsrisiko für die Pflegenden

Dennoch müssen diejenigen Vorsichtsmaßnahmen treffen, die einen HIV-Infizierten pflegen. Um es jedoch gleich vorweg zu nehmen: Das Risiko, sich durch die Pflege mit dem HI-Virus zu infizieren, ist niedrig. Von 1982 bis Mitte 2001 wurden *in Deutschland* 41 HIV-Infektionen bei medizinischem Personal als berufsbedingt anerkannt (davon 22 Pflegende). Nur bei acht allerdings gilt als bewiesen, dass die Infektion berufsbedingt war. Die häufigste Ursache waren Schnitt- und Stichverletzungen, z.B. versehentliche Nadelstiche durch Zurückstecken von Kanülen in ihre Hütchen *(Recapping)*. Das geringe Risiko sollten sich Pflegende vor allem deshalb vor Augen halten, weil dieses Bewusstsein ihnen einen unverkrampften Umgang mit dem AIDS-Patienten ermöglicht.

Den Kranken akzeptieren

Diese normale Behandlung wissen HIV-Infizierte zu schätzen. Sie entwickeln häufig (wie auch andere Langzeit-Kranke) ein sensibles Gespür für unbedachte Gesten, mit denen ihr Gegenüber unterschwellige Berührungsängste signalisiert. Da die Immunschwächekrankheit bislang vor allem Randgruppen wie Drogenabhängige, Homosexuelle oder Prostituierte betraf, brandmarkt sie wie kaum eine andere den Betroffenen auch sozial. Es kann einen Infizierten deshalb bereits kränken, wenn er beobachtet, dass eine Pflegeperson die Kleidung des Patienten mit „spitzeren Fingern" einräumt oder einen größeren körperlichen Abstand hält. Nicht selten reagieren AIDS-Patienten auf eine vermeintliche Ablehnung aggressiv.

Psychische Belastung der Pflegenden

Die Situation eines AIDS-Patienten ist in jeder Hinsicht extrem: Zur enormen psychischen Belastung durch soziale Isolation und die Gewissheit des tödlichen Ausgangs der Krankheit kommt noch der langsame und doch unaufhaltsame körperliche Verfall des Kranken, den er in den meisten Fällen bis zum Schluss bewusst erlebt.

Die Pflege eines AIDS-Kranken belastet die Pflegenden besonders stark, wie eine Umfrage unter Pflegekräften ergab. Viele der Befragten gaben an, es berühre sie vor allem, dass viele AIDS-Patienten gleichaltrig seien. Durch die relativ lange Behandlungszeit entwickelt sich häufig eine tiefe emotionale Bindung zwischen Patient und Pflegeperson. Oft stehen Pflegende einem AIDS-Patienten an dessen Lebensende näher als dessen engste Freunde und Angehörige.

Die Krankheit als Denkanstoß

Trotz des deprimierenden Verlaufs der Krankheit berichten Pflegende auch von positiven Erfahrungen bei der Betreuung von AIDS-Patienten. So war eine solche Pflege für viele Anlass, sich mit sonst verdrängten Themen wie etwa der eigenen Angst vor dem Tod auseinanderzusetzen (☞ 5.10).

Fest steht, dass die Betreuung von HIV-Patienten die Pflegenden besonders stark fordert. Eine rechtzeitige Auseinandersetzung mit der Krankheit ist deshalb wichtig, v.a. angesichts der steigenden Zahl von AIDS-Patienten.

Schutz vor Ansteckung

Beim Umgang mit HIV-Infizierten gelten die allgemeinen Vorsichtsmaßnahmen gegenüber infektiösen Patienten:

- Bei der Blutabnahme in jedem Fall Schutzhandschuhe tragen, ebenso bei allen Pflegemaßnahmen mit Kontakt mit infektiösem Material
- Gebrauchte Kanülen immer gleich in einen Abfallbehälter werfen, ohne sie vorher in die Kappe zurückzustecken (kein *Recapping* wegen Stichverletzungsgefahr!)
- Einweginstrumente, die mit infizierten Körpersekreten in Kontakt gekommen sind, gehören in den Sondermüll
- Regelmäßige Hautpflege mit rückfettenden Substanzen beugt rissiger Haut vor und trägt so zum Infektionsschutz bei
- Bei der Pflege von hustenden Patienten Mundschutz anlegen
- Bei endoskopischen Eingriffen oder Absaugen von intubierten Patienten Mundschutz und eventuell sogar Schutzbrille tragen
- Unterbringung in einem Einzelzimmer ist nicht generell erforderlich, jedoch z.B. bei hochgradiger Abwehrschwäche des Patienten.

Bereits seit langem sind beim Menschen mehrere seltene ZNS-Erkrankungen bekannt, die unter dem Bild zunehmender Bewegungsstörungen und fortschreitenden geistigen Abbaus unaufhaltsam zum Tode führen.

Das Gehirn der Verstorbenen zeigt unter dem Mikroskop typische „Löcher", weshalb diese Erkrankungen als **spongiforme** *(schwammartige)* **Enzephalopathien** zusammengefasst wurden. Entzündungszeichen fehlen ebenso wie eine Immunantwort des Organismus.

Die häufigste spongiforme Enzephalopathie ist die **Creutzfeldt-Jakob-Krankheit** *(CJD)*, die weltweit 0,5–1 von 1 Million Menschen befällt, vornehmlich Ältere. Hierbei handelt es sich überwiegend um sporadische Einzelfälle mit einer gewissen familiären Häufung in etwa 15% der Fälle. Bei mehr als 100 Fällen weltweit konnte jedoch z.B. die Injektion von Wachstumshormon aus tierischen Quellen für das Auftreten der Krankheit verantwortlich gemacht werden.

Scrapie und BSE

Auch im Tierreich gibt es spongiforme Enzephalopathien. Am bekanntesten war lange Zeit die *Traberkrankheit* **(Scrapie)** der Schafe und Ziegen, bis ihr Ende der 80er Jahre von der ***b**ovinen **s**pongiformen **E**nzephalopathie* (**BSE**) der Rinder der Rang abgelaufen wurde. Innerhalb weniger Jahre kam es in Großbritannien zu mehr als 16000 Erkrankungen in den Rinderherden, höchstwahrscheinlich durch ungenügend vorbehandeltes Tierkörpermehl als Rinderfutter. Auch andere Länder sind betroffen.

Die besondere Brisanz von BSE besteht darin, dass nach neueren Forschungsergebnissen davon ausgegangen werden muss, dass BSE die Artgrenze überspringen und beim Menschen eine neue Variante der Creutzfeldt-Jakob-Krankheit *(vCJD)* hervorrufen kann. Inzwischen (Stand 2002) sind in Europa 128 Fälle von vCJD beschrieben, davon 95% in Großbritannien.

Gefährliches Rind?

BSE ist höchstwahrscheinlich durch Verzehr von verseuchten Rinderprodukten in einer Reihe von Fällen auf den Menschen übertragen worden und hat bei diesen Betroffenen (oder einem Bruchteil davon) die tödliche vCJD-Erkrankung verursacht.

„Unter einen Hut zu bringen" sind all diese Beobachtungen durch eine „neue" Gruppe von Infektionserregern, die **Prionen** (Merkhilfe: ***pr**oteinartiges **i**nfektiöses Agens **o**hne **N**ukleinsäure*). Nach heutigem Kenntnisstand handelt es sich dabei um krankmachende, infektiöse Eiweiße, die sich von ihren „normalen" Verwandten im Körper nicht durch ihre *chemische,* sondern nur durch ihre *räumliche* Struktur unterscheiden. Die veränderten Prionproteine werden vom Organismus praktisch nicht abgebaut und wandeln ihre gesunden Nachbarn in einer noch nicht genau geklärten Kettenreaktion in die abnorme Form um. Prionen trotzen den üblicherweise gegenüber Bakterien und Viren wirksamen Sterilisationsverfahren und halten auch hohen Temperaturen hartnäckig stand, werden also durch Kochen oder Braten nicht zerstört.

Vieles aus dem Reich der Prionen ist noch offen, wobei im Hinblick auf eine potentielle Bedrohung des Menschen durch BSE insbesondere die Übertragungsmechanismen (Gefahr durch den Verzehr von Muskelfleisch?) und eine evtl. genetische Komponente interessieren. Aber soviel ist sicher: Neben einer verbesserten Tierhaltung tut Forschung not, denn bisher ist eine Therapie der spongiformen Enzephalopathien nicht möglich.

6.12 Pilzinfektionen

Drei Gruppen von Krankheitsbildern

Die in Mitteleuropa verbreiteten Pilze vermögen beim Gesunden nur lokale Mykosen auf Haut oder Schleimhaut hervorzurufen. Diese Haut- und Schleimhautmykosen lassen sich in der Regel leicht durch lokale Antimykotika behandeln (z.B. Canesten® oder Nystatin®).

Bei ausgeprägter Abwehrschwäche können manche Pilzarten jedoch ins Blut vordringen und innere Organe wie Lunge, Herz oder Gehirn schädigen **(opportunistische Systemmykosen).**

In Europa ganz selten sind **primäre systemische Mykosen** durch *obligat pathogene* Pilze, die auch bei Nicht-Abwehrgeschwächten die inneren Organe befallen.

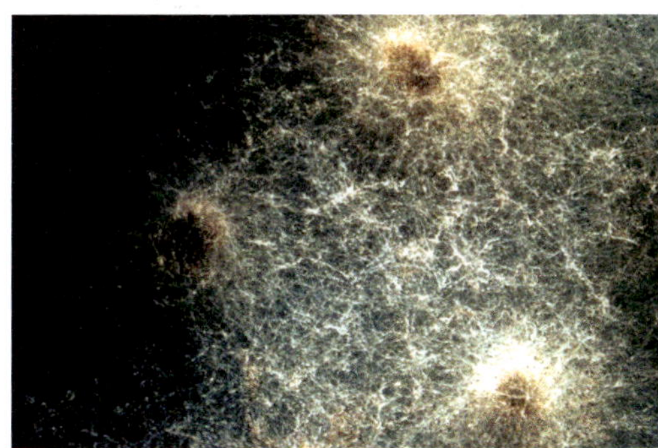

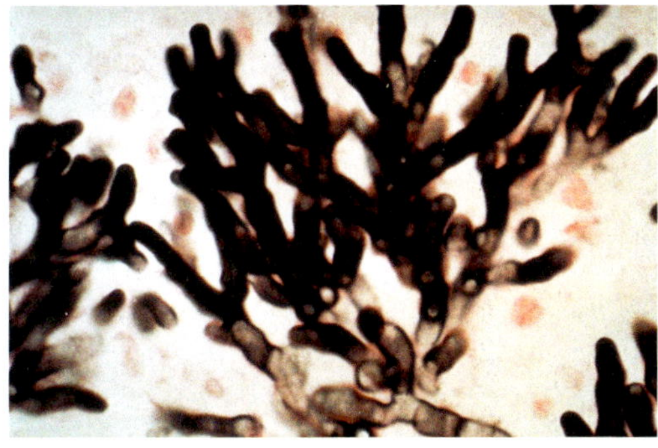

Abb. 6.40 (oben) und Abb. 6.41 (unten): Aspergillus: Kultur und mikroskopische Aufnahme. [U136]

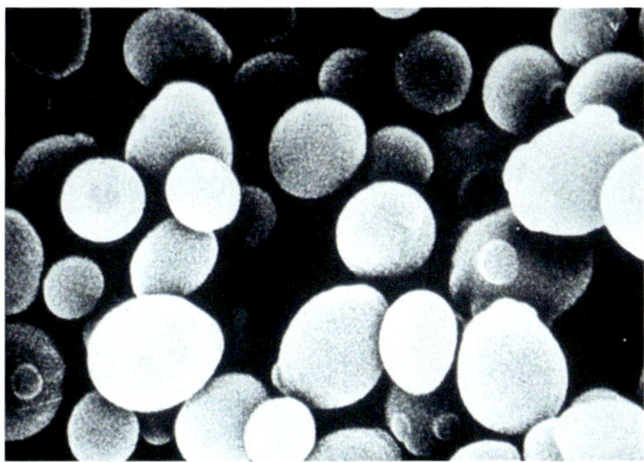

Abb. 6.42: Kugelige Zellen von Candida albicans im elektronenmikroskopischen Bild. [U149]

Sprosspilze

Am häufigsten sind die **Sprosspilze** oder *Hefen.* Diese eiförmigen Pilze sind etwas kleiner als rote Blutkörperchen und vermehren sich durch Aussprossung. Bedeutendster Vertreter unter den Hefen ist **Candida albicans.** Die sehr häufigen Candida-Infektionen heißen *Soor* **(Candidose).** Sie entstehen alle *endogen* (also von anderen Körperstellen des Patienten ausgehend) und treten stark gehäuft bei Diabetikern (☞ 19.2.4) auf. Beispiele sind:

- *Vaginalsoor* der Scheide, besonders häufig während der Schwangerschaft und bei Einnahme der „Pille" (Östrogene begünstigen Candida-Besiedlung) auftretend (☞ Abb. 6.42)
- Soor im Windelbereich bei Säuglingen *(Windeldermatitis)*
- *Mundsoor* mit weißen Mundschleimhautbelägen (☞ Abb. 18.10)
- Speiseröhrensoor.

Fadenpilze

Neben Sprosspilzen verursachen auch **Fadenpilze** häufig Infektionen beim Menschen, z.B. Fußpilzerkrankungen oder Nagelmykosen (☞ Abb. 9.16), die z.B. in Schwimmbädern übertragen werden. Mehr als die Hälfte der erwachsenen Bevölkerung ist von *Hautmykosen* in den Zehenzwischenräumen betroffen. Zu ihrer Bekämpfung ist neben einer Antimykotika-Therapie das Trockenhalten der Füße wichtig.

Schimmelpilze

Schimmelpilze (wie z.B. der in Abb. 6.40 und 6.41 gezeigte *Aspergillus),* aus denen auch viele Antibiotika wie z.B. das Penicillin gewonnen werden, sind zwar in der Umwelt außerordentlich weit verbreitet, verursachen jedoch nur bei schwer immungeschwächten Patienten Lungen-, Ohr- oder, wenn der gesamte Organismus betroffen ist, *Systemmykosen.*

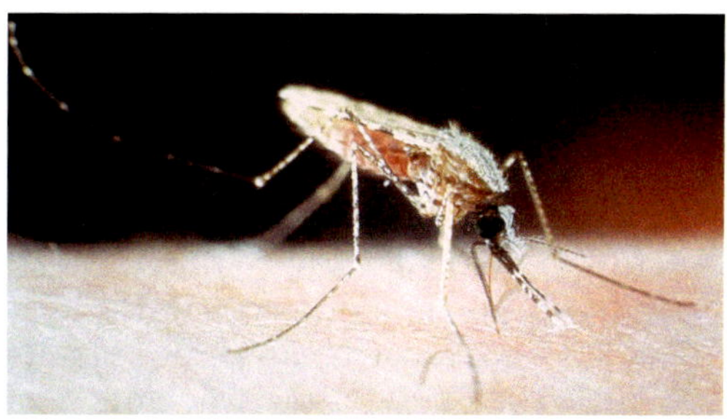

Abb. 6.43: Anophelesmücke. Sie gehört zur Familie der Stechmücken. Sticht eine Mücke einen Malariakranken, so kann sie Malariaerreger (Plasmodien) über das Blut aufnehmen und beim nächsten Stich auf einen anderen Menschen übertragen. [U136]

6.13 Protozoeninfektionen und andere Parasitosen

Protozoeninfektionen

Die weltweit häufigste **Protozoeninfektion** ist die **Malaria** (über 1 Million Todesfälle jährlich). Die Malariaerreger vermehren sich in den roten Blutkörperchen des Menschen, zerstören diese und führen durch Blutarmut, wiederkehrende Fieberanfälle und Schädigung v.a. der Nieren und des Gehirns zu einem häufig lebensbedrohlichen Krankheitsbild.

Am häufigsten wird *Plasmodium falciparum,* so heißt der gefährlichste Malariaerreger, durch Stiche der *Anophelesmücke* in den tropischen und subtropischen Regionen Asiens, Afrikas und Amerikas übertragen. Ferntouristen bringen die Infektion in zunehmender Zahl mit nach Europa (1 000 Fälle in Deutschland jährlich); die Erkrankung kann auch noch bis zu zwölf Monaten nach dem Mückenstich ausbrechen. Der Lebenszyklus der Malariaerreger ist kompliziert; so werden Vermehrungsstufen des Erregers sowohl in der Anophelesmücke als auch in der Leber und erst zum Schluss im roten Blutkörperchen durchlaufen.

Klinisch äußert sich die Malaria in meist anfallsweise auftretendem hohen Fieber, Schüttelfrost sowie schweren Kopfschmerzen und ausgeprägtem Schwächegefühl. Bei nicht erfolgreicher Behandlung können die Malariaerreger sowohl akut z.B. durch Befall des Gehirns zum Tode führen *(zerebrale Malaria),* als auch über Jahre in Leber oder roten Blutkörperchen überleben und zum erneuten Aufflackern der Krankheitssymptome führen.

Unerlässlich: Malariaprophylaxe

Die Mücken stechen vor allem nachts. Daher sind das Schlafen unter einem Moskitonetz und das Tragen langer Kleidung bei abendlichen Aufenthalten im Freien einfache, aber wirksame Maßnahmen. Tropenreisende sollten sich zusätzlich vor Reiseantritt bei einem Tropeninstitut erkundigen, welche medikamentöse Malariaprophylaxe in Abhängigkeit von der geplanten Aufenthaltsdauer für ihr Zielgebiet sinnvoll ist. Diese Medikamentenprophylaxe bietet aber nur mäßigen Schutz und kann den Hautschutz nicht ersetzen. Eine Impfung gibt es noch nicht.

6

Wurmerkrankungen

Wurmerkrankungen *(Helminthosen)* sind in der Dritten Welt weit verbreitet und ein Zeichen von ungenügenden hygienischen Lebensbedingungen.

In den Industriestaaten kommen nur wenige Wurmarten gehäuft vor, so z.B. der **Rinderbandwurm** *(Taenia saginata)*. Er ist wie auch der verwandte **Schweinebandwurm** *(Taenia solium)* weit verbreitet, wobei die Larvenstadien beim Rind oder Schwein, den *Zwischenwirten*, die Muskulatur und Organe befallen und dort so genannte *Finnen* bilden. Beim Genuss von (halb)rohem Fleisch befallener Tiere gelangen die Finnen in den Darm des Menschen *(Endwirt)*, wo sie zu Würmern von mehreren Metern Länge heranwachsen. Mit Eiern gefüllte Bandwurmglieder werden über den Kot ausgeschieden und vom Rind bzw. Schwein über verseuchtes Futter wieder aufgenommen. Im Darm des Rindes bzw. Schweines schlüpfen erneut die Larven.

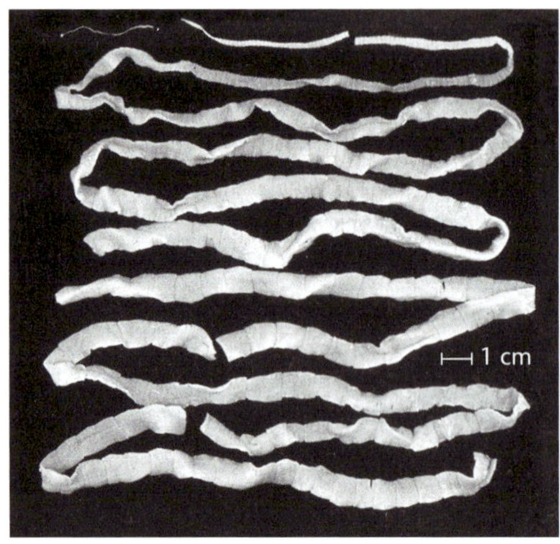

Abb. 6.44: Teile eines Rinder(finnen)bandwurms. Der ausgewachsene Rinderbandwurm kann bis zu 10 m lang werden, die einzelnen Glieder sind ungefähr 1–2 cm lang. Hier nicht dargestellt ist der Kopf des Bandwurms mit den Haftorganen. [E158]

Der Patient bemerkt vom Bandwurmbefall meist nur einen mäßigen Gewichtsverlust, gelegentliche unbestimmte Bauchschmerzen sowie unspezifische Verdauungsstörungen wie z.B. Blähungen.

Wesentlich ernster sind Infektionen mit **Hundebandwürmern** *(Echinokokken)*. Hier ist der Mensch Zwischenwirt und durch Organbefall mit Ausbildung von zystischen Herden (in Leber, Lunge oder ZNS) gefährdet.

Vorzugsweise bei Kindern auftretend und in aller Regel harmlos ist die **Madenwurminfektion** *(Oxyuriasis)*. Typischerweise haben die betroffenen Kinder nachts, wenn die Weibchen ihre Eier ablegen, starken Juckreiz in der Analgegend. Sie kratzen sich ständig, wodurch Kratzeffekte und entzündliche Hautveränderungen entstehen.

Erkrankungen durch Milben

Die meisten der weltweit verbreiteten Milbenarten sind für den Menschen harmlos. Nur eine Milbenart, die **Krätzmilbe** *(Sarcoptes scabiei)* kann den Menschen befallen und Eier in Hautgänge ablegen; die resultierende Hauterkrankung wird wegen des starken Juckreizes im Volksmund als **Krätze** bezeichnet.

Häufiger jedoch sind Milben auf anderem Wege Ursache von Gesundheitsstörungen: Der Kot der so genannten **Hausstaubmilbe** kann für allergische Erscheinungen wie z.B. Asthmaanfälle oder Hautrötungen verantwortlich sein.

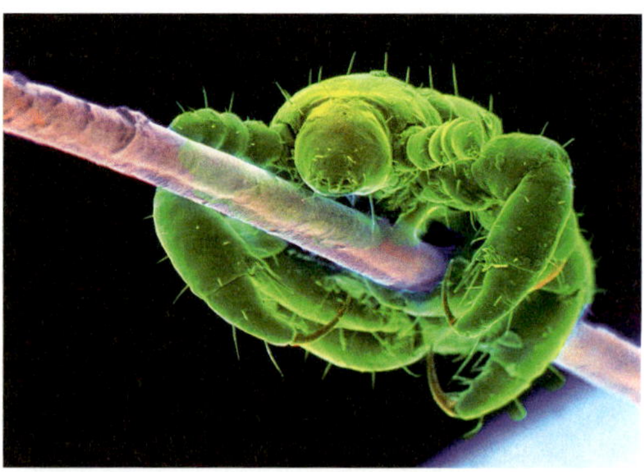

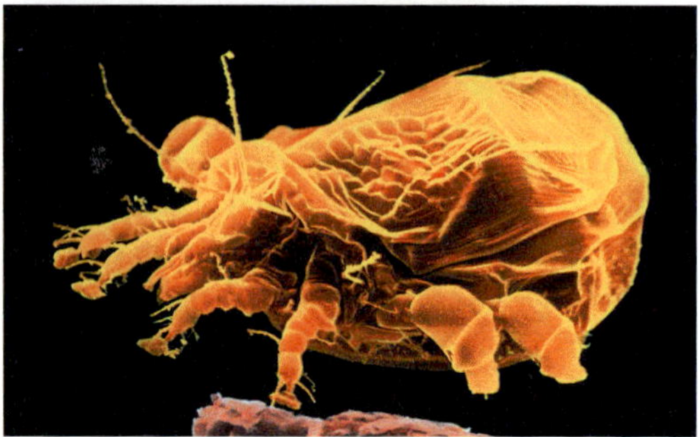

Abb. 6.45 (oben) und Abb. 6.46 (unten): Kopflaus und Krätzmilbe. [J600-117, J600-106]

Insektenbefall

Die einige Millimeter großen **Kopfläuse** *(Pediculus capitis)* sind nicht selten in Kindergärten oder Schulen zu finden. Sie werden z.B. durch Kämme oder Mützen übertragen. Das Hauptsymptom ist intensiver Juckreiz. Die Eier der Läuse kleben an den Haaren fest und lassen sich mit dem Auge oder einer Lupe leicht erkennen (☞ Abb. 6.45 und 6.46).

Filzläuse sind meist im behaarten äußeren Genitale zu finden. Sie werden beim Geschlechtsverkehr übertragen und verursachen ebenfalls Juckreiz sowie, durch das Kratzen bedingt, Hautentzündungen.

Kleiderläuse heften ihre Eier in Kleidersäume und rufen durch ihren Speichel Rötungen, Quaddeln und Knötchen mit starkem Juckreiz hervor.

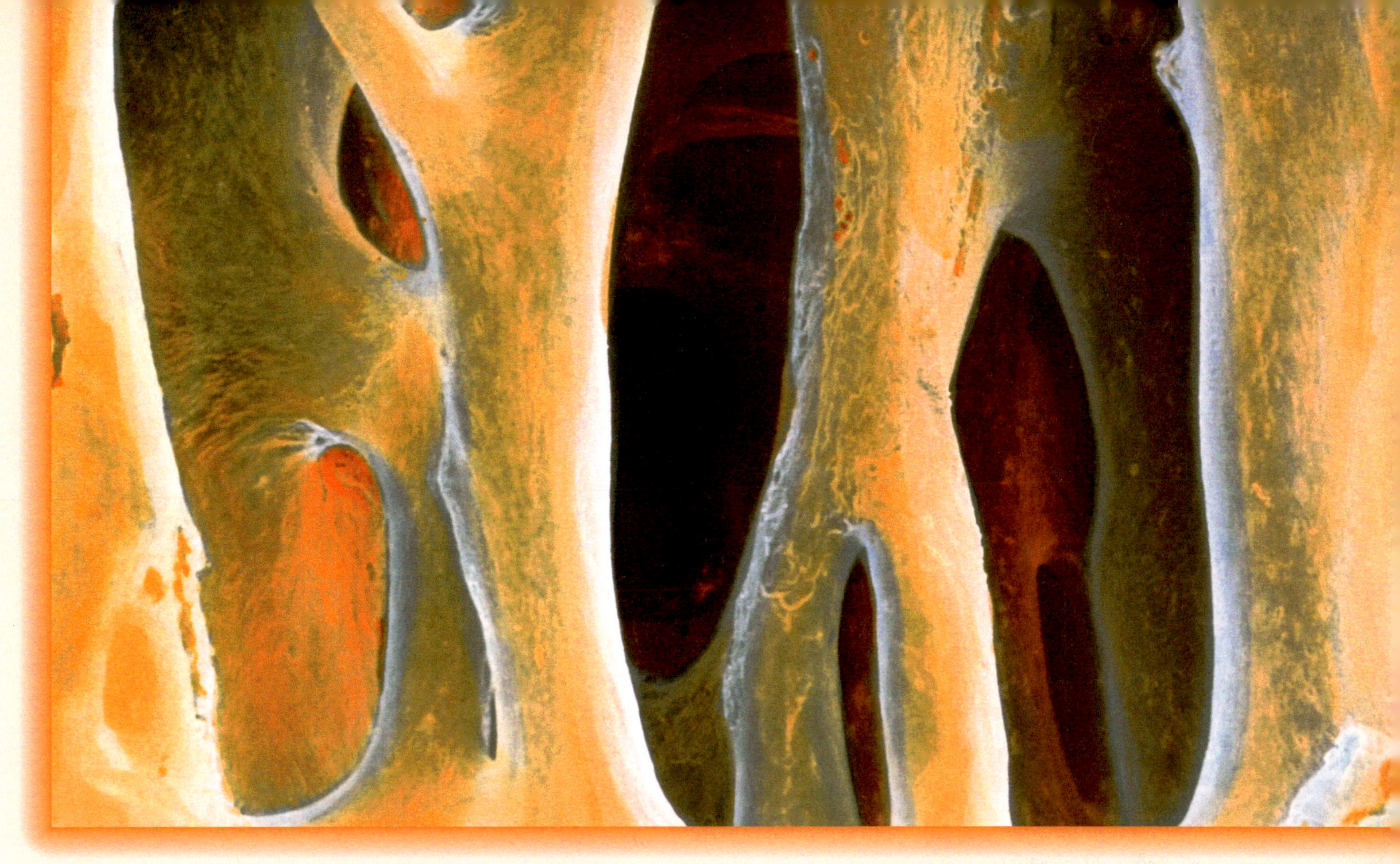

7 Muskeln, Knochen, Gelenke

7

7.1 Die Knochen und das Skelettsystem

Knochen- und Knorpelgewebe bilden ein stabiles Gerüst, das die äußere Gestalt beeinflusst und im Zusammenspiel mit den Muskeln die Bewegung einzelner Körperteile erlaubt. Dieses Gerüst ist das **Skelettsystem.** Skelettsystem und Muskulatur werden zusammenfassend als **Bewegungsapparat** bezeichnet.

Das medizinische Fachgebiet, das sich mit der Behandlung und Vorbeugung von Erkrankungen des Bewegungsapparates beschäftigt, ist die **Orthopädie.** Akute (und zum Teil chronische) Erkrankungen des Bewegungsapparates werden von **Chirurgen** behandelt. Beide Fachgebiete überlappen sich an vielen Kliniken.

7.1.1 „Nebenfunktionen" des Skelettsystems

Das Skelett gewährt dem Körper nicht nur Stabilität. Es schützt auch *innere Organe* vor Verletzungen und dient als wichtiger **Mineralspeicher,** v.a. für Kalzium und Phosphat. Viele Strukturen im Körper brauchen Kalzium, um ordnungsgemäß funktionieren zu können. So besteht ein ständiger Austausch von Kalzium zwischen Blut und Knochengewebe. Schließlich bietet das Skelettsystem im Inneren vieler Knochen auch die Produktionsstätte für die meisten Blutzellen (**Hämatopoese** ☞ 14.1.3).

7.1.2 Knochentypen und -formen

Da der Mensch über 200 Knochen besitzt, liegt es nahe, sie nach ihrer Form und Funktion in Knochentypen einzuteilen:

Die **Röhrenknochen**, etwa der Oberarmknochen, bestehen aus einem langen röhrenförmigen Schaft mit zwei meist verdickten Enden. Während sie außen aus einer sehr dichten Knochenstruktur *(Kompakta)* bestehen, haben sie innen meist eine aufgelockerte Struktur *(Spongiosa)* und enthalten dort Knochenmark.

Kurze Knochen sind meist würfel- oder quaderförmig, z.B. die Handwurzelknochen. Ihre Außenschicht ist dünner als bei einem Röhrenknochen und geht ohne scharfe Grenze in die schwammartige (spongiöse) Innenschicht über.

Flache, kompakte Knochen heißen **platte Knochen.** Zwischen zwei festen Außenschichten befindet sich ebenfalls eine schmale spongiöse Innenschicht. Neben den Knochen des Hirnschädels gehören das Brustbein, die Rippen, die Schulterblätter und die Darmbeinschaufeln zu den flachen Knochen.

Die **Sesambeine** sind kleine, in Muskelsehnen eingebettete Knochen. Sie finden sich bevorzugt dort, wo Sehnen besonderen Belastungen ausgesetzt sind, etwa im Handgelenk. Sie verändern den Sehnenfaserverlauf und erhöhen dadurch die Muskelwirkung. Die Anzahl der Sesambeine eines Menschen kann variieren, das größte Paar von ihnen ist jedoch immer vorhanden: die *Kniescheiben.*

Außerdem gibt es noch die **irregulären** (unregelmäßig geformte, in kein Schema passende) **Knochen,** zu denen die Wirbel und viele Knochen des Gesichtsschädels zählen.

Durchtrittsstellen von Leitungsbahnen

Viele Knochen haben spezielle Ausformungen, um Leitungsbahnen hindurchzulassen:

- Ein *Loch* oder **Foramen** ist eine Öffnung, durch die Blutgefäße, Nerven und Bänder oder, z.B. im Falle des großen Hinterhauptsloches (☞ Abb. 8.9) das Rückenmark, hindurchziehen können
- Andere Knochen besitzen eine *Grube* **(Fossa)** oder Einsenkung (**Incisura** ☞ zum Beispiel Abb. 8.26), in der Muskeln oder andere Strukturen versenkt verlaufen
- Durch einen längeren *Gang* **(Meatus)** im Inneren eines Knochens verläuft beispielsweise der knöcherne Anteil der Ohrtrompete (☞ Abb. 12.33).

Pneumatisierte Hohlräume

Um Gewicht zu reduzieren, enthalten einige Schädelknochen luftgefüllte und mit Schleimhaut ausgekleidete Hohlräume, z.B. die Nasennebenhöhlen (☞ Abb. 8.12).

7.1.3 Der Aufbau eines Knochens

Die äußere Struktur eines „erwachsenen" Knochens

Den Schaftanteil eines Röhrenknochens nennt man **Diaphyse,** seine beiden Enden heißen **Epiphyse,** der Abschnitt zwischen Epi- und Diaphyse **Metaphyse.** Die Metaphyse ist die Längenwachstumszone (im Kindes- und Jugendalter). Die beiden Epiphysen sind von einer dünnen Schicht aus hyalinem Knorpel bedeckt. Dieses Knorpelgewebe setzt die Reibung herab, wenn der Knochen mit einem anderen Knochen ein Gelenk bildet.

Außerhalb der Gelenkflächen ist der Knochen von *Knochenhaut* **(Periost)** umgeben. Das Periost liegt dem Knochen als dicke, gelbliche Faserschicht fest an. Es setzt sich aus zwei Schichten zusammen, die jedoch nur in der Wachstumsphase zu unterscheiden sind: Die äußere besteht aus Kollagen und elastischen Fasern, die innere enthält die Nerven und die Gefäße, die das Innere des Knochens mit Nährstoffen versorgen. Deswegen ist das Periost auch – im Gegensatz zum Knochen selbst – schmerzempfindlich. Neben der Schutz- und Ernährungsfunktion für den Knochen dient

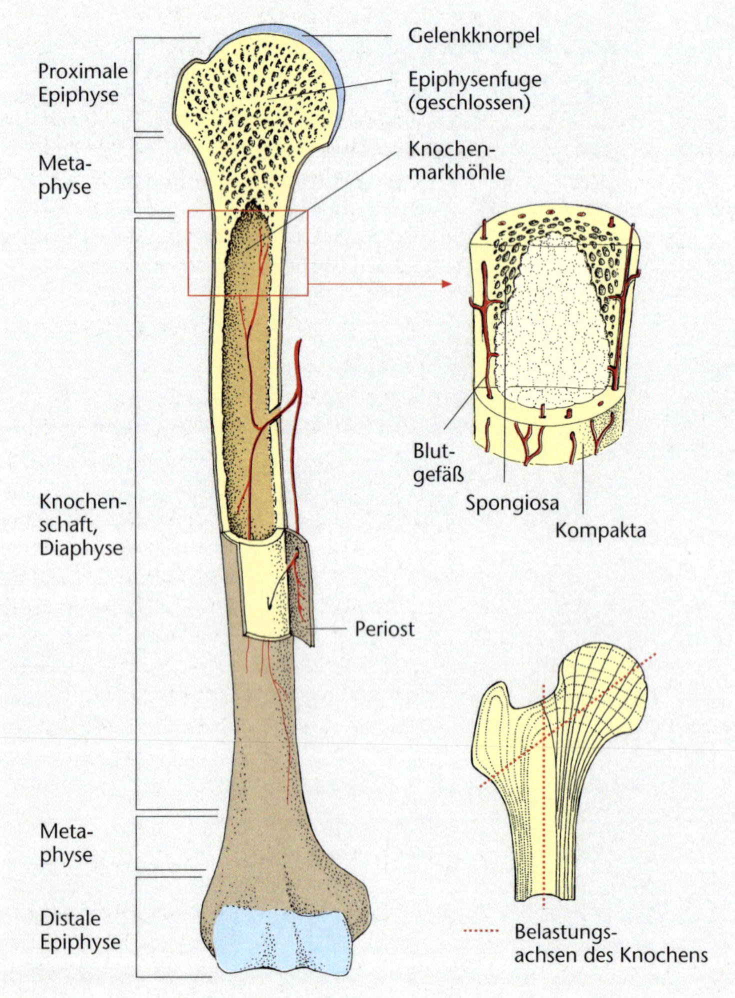

Abb. 7.1: Aufbau eines Röhrenknochens. Links: Teilweise längs eröffnet. Rechts oben: Vergrößerter Ausschnitt mit Knochenmarkhöhle. Rechts unten: Schnitt durch den Hüftkopf des Oberschenkelknochens. Die Knochenbälkchen sind in den Richtungen der Hauptbelastungsachsen (rot) angeordnet.

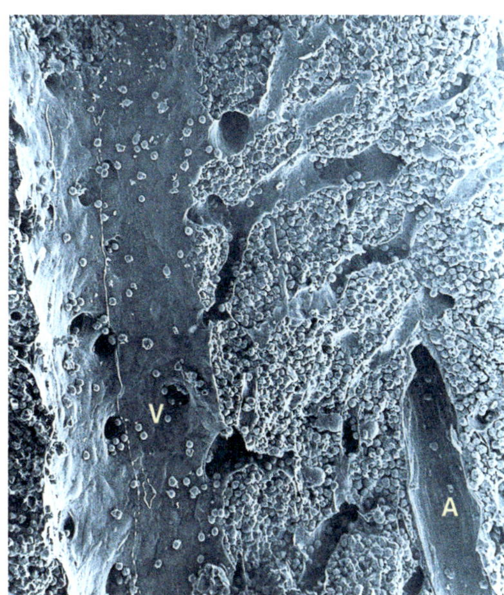

Abb. 7.2: Knochenmark im Rasterelektronenmikroskop. Die Hohlräume des Knochenmarks sind die Bildungsorte der Blutzellen. Die Hohlräume sind von porigen Wänden begrenzt. Das Knochenmark ist von Blutgefäßen (A, V) durchzogen. [C160]

das Periost dem Ansatz von Sehnen und Bändern, mit denen es sich reißfest verbindet.

Kortikalis, Kompakta und Spongiosa

Bestünden unsere Knochen durch und durch aus dichtem Knochengewebe, so wäre unser Körper sehr viel schwerer. Tatsächlich ist aber bei den meisten größeren Knochen nur die Außenschicht, die **Kortikalis,** aus dichtem Knochengewebe aufgebaut. Ihre Dicke variiert je nach funktioneller Erfordernis. Bei den Röhrenknochen ist die Kortikalis im Bereich der Diaphyse relativ breit und wird dort **Kompakta** genannt.

Der wesentlich größere Anteil im Inneren des Knochens besteht dagegen aus zarten Knochenbälkchen, der **Spongiosa.** Auch die Anordnung der Knochenbälkchen in der Spongiosa folgt funktionellen Anforderungen: Durch die einwirkenden Kräfte werden sie so beeinflusst, dass für jede Belastungsart genau die nötige Anzahl und Stärke an verstrebenden Knochenbälkchen gebildet werden. Da die Innenräume der Knochen vergleichsweise wenig zu deren Biegesteifigkeit beitragen, wird hierdurch enorm Gewicht eingespart – durchschnittlich wiegt unser Skelett nur 7 kg! Andererseits wird so Platz gewonnen für ein lebenswichtiges Organ: das blutbildende Knochenmark, das die entstehenden Hohlräume zwischen den Knochenbälkchen **(Knochenmarkhöhle)** ausfüllt.

Knochenmarkhöhle

In den meisten Knochen, die kurz, flach oder unregelmäßig geformt sind, ist **rotes blutbildendes Knochenmark** angesiedelt, außerdem in den Epiphysen der Röhrenknochen von Oberarm und Oberschenkel (☞ Abb. 7.2). Die Markhöhlen der übrigen Knochen enthalten nur im Kindesalter rotes Knochenmark, das dann nach und nach in *Fettmark* umgewandelt wird.

Ernährung des Knochens

Der Knochen wird auf zwei Wegen mit Blut und so mit Nährstoffen versorgt: Einerseits sprossen aus dem Periost winzige Blutgefäße in den Knochen ein und versorgen ihn von außen. Andererseits durchbohren größere Arterien die Kortikalis, ziehen zum Markraum und verzweigen sich dort zu einem Gefäßnetz, das den Knochen von innen versorgt. Im Inneren der Kompakta verlaufen die kleinen Gefäße in den *Havers-Kanälen* (☞ 4.3.6). Die Querverbindungen zwischen diesen in Längsrichtung verlaufenden Kanälchen werden *Volkmann-Kanäle* genannt (☞ Abb. 4.12). Sie verbinden auch die beiden Versorgungssysteme untereinander.

Osteomyelitis (Knochenmarkentzündung)

Entweder mit dem Blutstrom (im Rahmen einer Allgemeininfektion) oder von außen (z.B. bei einem Unfall) können Bakterien ins Knocheninnere gelangen und eine schwere Knochenmarkentzündung hervorrufen. Meist sind auch die umgebenden Knochenstrukturen beteiligt.

Grundpfeiler der meist monatelangen Therapie sind Bettruhe und Antibiotikagabe. Um abgestorbene Knochenteile zu entfernen, ist häufig eine Operation notwendig. Anschließend wird die Knochenhöhle mit einer Spül-Saug-Drainage gespült, oder es werden antibiotikahaltige Ketten oder Schwämme in der Knochenhöhle platziert.

Die Bildung von Knochengewebe

Es gibt drei verschiedene Arten von Knochenzellen, die am Auf-, Um- und Abbau des Knochens beteiligt sind. Die **Osteoblasten** sind für den Auf- und Umbau der *Knochengrundsubstanz* **(Knochenmatrix)** zuständig, die sie allerdings nicht direkt bilden; vielmehr scheiden sie vor allem Kalziumphosphate und Kalziumkarbonate in den interstitiellen Raum aus. Da diese Salze schlecht löslich sind, kristallisieren sie entlang den Kollagenfasern der Knochengrundsubstanz aus und mauern so die *Osteoblasten* ein. Von der Umgebung weitgehend abgeschnitten, verlieren diese ihre Fähigkeit zur Zellteilung und werden dann **Osteozyten** genannt. Schließlich verhärtet sich das Gewebe und bildet die bekannte, extrem belastbare Knochenstruktur.

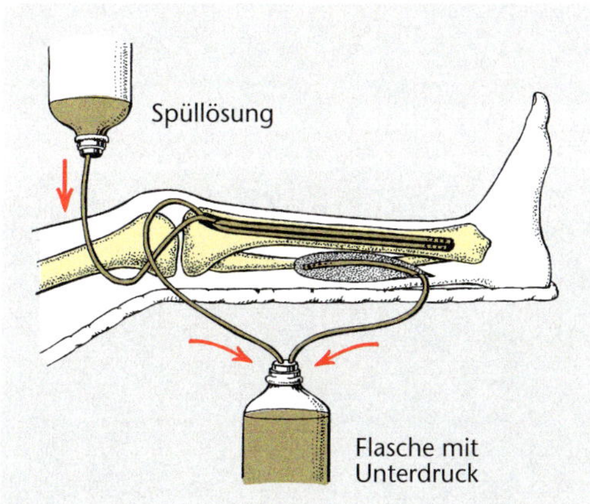

Abb. 7.3: Saug-Spül-Drainage, wie sie bei einer Osteomyelitis angewendet wird. [A300-190]

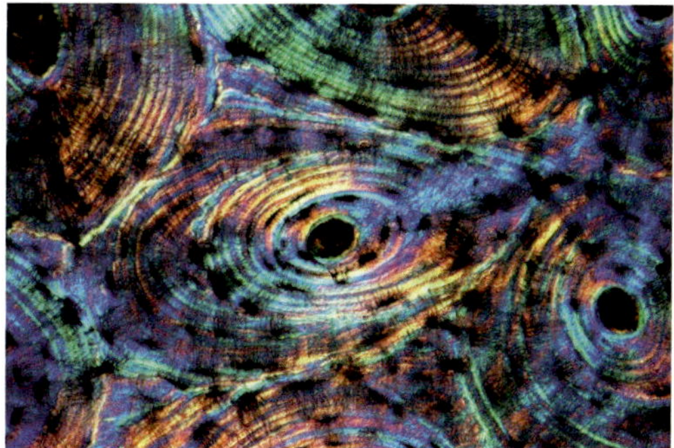

Abb. 7.4: Kortikalis eines Lamellenknochens. Deutlich zu erkennen sind mehrere quer geschnittene Osteone mit zentralem Havers-Kanal (Detail ☞ 4.3.6). [J600-111]

Dieser Prozess der Verknöcherung dauert je nach Knochen mehrere Monate bis viele Jahre (☞ Abb. 7.5). Deswegen besitzen Neugeborene und auch noch Kleinkinder ein weicheres, biegsameres Skelett als Erwachsene.

Gegenspieler der Osteoblasten bzw. Osteozyten sind die **Osteoklasten.** Dieser Zelltyp ist in der Lage, Knochen wieder aufzulösen, was in Umbauphasen des Skeletts, z.B. in Wachstumsphasen, aber auch in der Heilungsphase nach Knochenbrüchen notwendig ist.

Gleichgewicht zwischen Osteoblasten und Osteoklasten

Auch nach Abschluss des Wachstums (☞ 8.1.1) erfolgt die Neubildung von Knochengewebe durch Osteoblasten und die Auflösung von Knochenstrukturen durch Osteoklasten. Es besteht ein *dynamisches Gleichgewicht,* bei dem ständig Knochenminerale in die Blutbahn abgegeben und von dort wieder aufgenommen werden. Durch diese Dynamik ist der Knochen in der Lage, sich beispielsweise durch Neubildung von Knochenbälkchen erhöhten bzw. veränderten Anforderungen anzupassen oder während einer Schwangerschaft Knochenminerale zur Verfügung zu stellen.

7.1.4 Die Knochenentwicklung

Der Vorgang der Knochenbildung heißt **Ossifikation** oder *Verknöcherung.* Da sich der Prozess der Ossifikation bei der Heilung von Knochenbrüchen in wesentlichen Abschnitten wiederholt, lohnt es sich, die embryonale bzw. kindliche Knochenbildung genauer zu betrachten.

In einem ersten, noch frühen Entwicklungsabschnitt, in dem aber schon Muskeln, Blutgefäße und Nerven ausgebildet sind, befinden sich an den Orten der späteren Knochen zusammenhängende Stränge aus *embryonalem Bindegewebe* (☞ 4.3.1). Von diesem Stadium aus gibt es zwei Möglichkeiten zur Knochenbildung:

Die direkte Verknöcherung (desmale Ossifikation)

Die Knochen des Schädeldaches, die Mehrzahl der Gesichtsknochen und das Schlüsselbein verknöchern auf direktem Wege **(desmale Ossifikation)**: Die Osteoblasten häufen sich im embryonalen Bindegewebe an und beginnen, die Knochenmatrix zu bilden. Die Matrix verkalkt vor und teilweise nach der Geburt in Form der schon erwähnten **Knochenbälkchen** *(Trabekel)*. Verschiedene Knochenbälkchen verschmelzen nun netzartig miteinander und bilden die typische Struktur der **Geflechtknochen**, die auch *Deckknochen* oder *Bindegewebsknochen* genannt werden.

Verknöcherung über knorpelige Zwischenstufen (chondrale Ossifikation)

Die meisten Knochen des Körpers werden über einen Umweg gebildet (☞ Abb. 7.5): Zunächst entstehen aus den embryonalen Bindegewebssträngen Stäbe aus glasartigem *hyalinen Knorpel* (☞ 4.3.5). Der Knorpel wird dann in einem zweiten Schritt Stück für Stück durch Knochengewebe ersetzt **(chondrale Ossifikation)**. Bei dieser Ossifikation der knorpeligen Zwischenstufe unterscheidet man eine im Knorpelinneren ablaufende Verknöcherung **(enchondrale Ossifikation)** und eine von der *Knorpelhaut*, dem **Perichondrium**, ausgehende äußere Verknöcherung **(perichondrale Ossifikation)**, die parallel zueinander stattfinden.

- Bei der enchondralen Ossifikation entsteht im Innern des Knorpelstabes ein **primärer Knochenkern**, der durch schichtweise Auflösung von Knorpel und Anlagerung von Knochen allmählich größer wird. Später dringen Blutgefäße auch in die Knorpelenden (Epiphysen) ein, wodurch **sekundäre Knochenkerne** entstehen, die (zum Teil) erst nach der Geburt die Räume der beiden Epiphysen ausfüllen
- Bei der perichondralen Ossifikation bildet sich an der Innenhaut des Perichondriums eine Hülle aus Osteoblasten, die eine dünne, strohhalmartige Knochenmanschette erzeugen.

Die perichondrale Knochenmanschette verschmilzt später mit den aus dem Knocheninneren herauswachsenden primären und sekundären Knochenkernen. Oberflächennah bildet sich durch weiteren Umbau die sehr dichte *Kortikalis*.

Im Zentrum größerer Knochen entstehen schon bald wieder neue Hohlräume, in denen die Knochensubstanz nur in Form von lockeren Bälkchen, der Spongiosa, erhalten bleibt.

Epiphysenfugen

Wenn sich die beiden sekundären Knochenkerne ausgebildet haben, ist das Knorpelgewebe des Epiphysenraumes mit zwei Ausnahmen vollständig durch Knochen ersetzt: Auf der Gelenkfläche der Epiphyse verbleibt der hyaline Knorpel als hochbelastbarer **Gelenkknorpel**, und in Richtung Diaphyse bleibt die knorpelige *Wachstums-* oder **Epiphysenfuge** übrig (☞ Abb. 7.5). Von dieser Fuge geht das weitere Längenwachstum des Röhrenknochens aus. Wenn auch dieser Bereich verknöchert ist, ist das Skelettwachstum abgeschlossen.

Nicht ohne Folgen: Schäden der Epiphysenfuge

(Nur) durch die Epiphysenfuge hat der Knochen die Möglichkeit, bis zum Erwachsenenalter weiterzuwachsen. Wird die Epiphysenfuge bei einem Knochenbruch zerstört, so ist der Knochen am Weiterwachsen gehindert, und es entsteht z.B. eine deutlich sichtbare Beinlängendifferenz.

7.1.5 Knochenwachstum und Wachstumshormon

Die Wachstumsgeschwindigkeit des Knochens wird vor allem durch das *Wachstumshormon* bestimmt (☞ 13.2.3). Solange Wachstumshormon ausgeschüttet wird, also bis zum Ende der Pubertät, bilden sich auf der zur Epiphyse zeigenden Grenzfläche der Wachstumsfuge neue Knorpelzellen. Diese werden auf der zur Diaphyse zeigenden Grenzfläche der Fuge durch Knochenzellen ersetzt. So bleibt die Dicke der Wachstumsfuge ziemlich konstant, während der knöcherne Anteil auf der Diaphysenseite wächst. Zu Beginn der Pubertät kommt es dann durch das Zusammenwirken von Wachstumshormonen mit den Sexualhormonen Östrogen und Testosteron zum pubertären Wachstumsschub. Am Ende der Pubertät werden durch die Sexualhormone und das Absinken des Wachstumshormonspiegels die epiphysären Knorpelzellen zunehmend inaktiv. Schließlich hören sie auf, sich zu teilen, und die knorpelige Wachstumsfuge wird knöchern durchbaut. Zurück bleibt die **Epiphysenlinie**, mit deren Erscheinen das Längenwachstum des entsprechenden Knochens unwiderruflich beendet ist (☞ Abb. 7.5).

Röntgenologische Altersbestimmung

Bei Kindern, die im Vergleich zum Durchschnitt sehr groß oder sehr klein sind, besteht oft die Frage nach einer Behandlung des Hoch- oder Minderwuchses. Als entscheidende diagnostische Hilfe dient dabei die **röntgenologische Skelettalterbestimmung**. Dabei wird an verschiedenen Knochen festgestellt, wie weit die knöcherne Durchbauung schon vorangeschritten ist und ob die Wachstumsfugen schon geschlossen sind, das heißt, ob die Röntgenaufnahmen Epiphysenfugen oder nur noch Epiphysenlinien zeigen.

Da sich die Epiphysenfugen nach einem festen, genetisch vorbestimmten Muster verschließen, kann

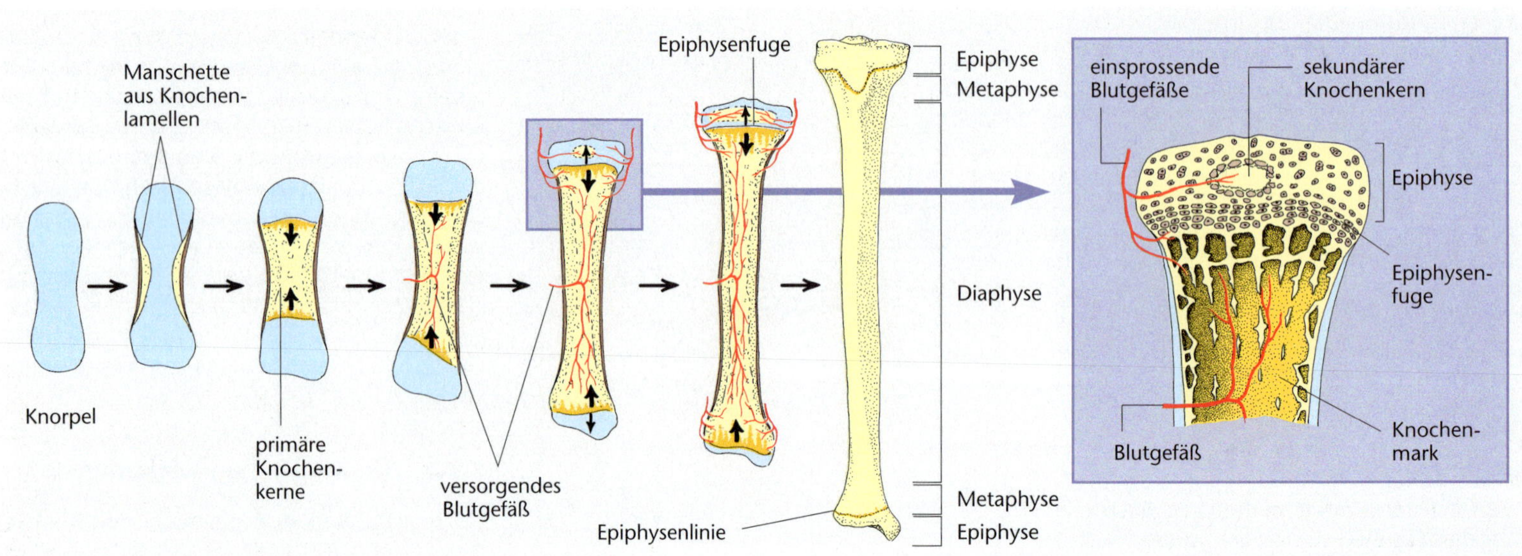

Abb. 7.5: Der Ablauf der chondralen Ossifikation.

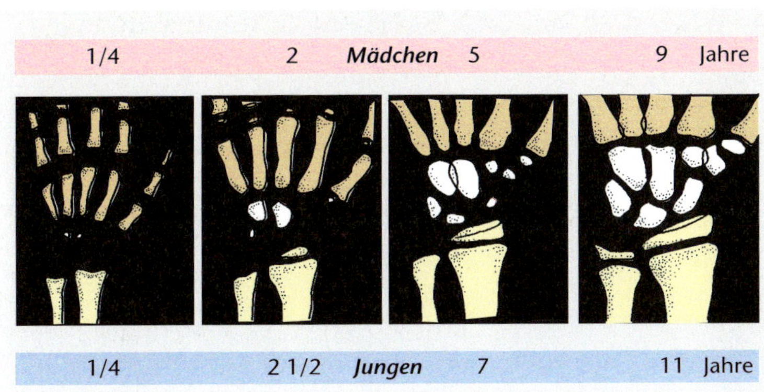

Abb. 7.6: Röntgenologische Skelettalterbestimmung mithilfe der Handwurzelknochen. Angegeben sind Durchschnittswerte für Jungen und Mädchen. Die Knochenentwicklung verläuft bei Mädchen schneller als bei Jungen. [B116]

anhand der Zahl der noch aktiven Epiphysenfugen mithilfe von Tabellen das röntgenologische (Skelett-)Alter errechnet werden. Berücksichtigt man dazu die aktuelle Körpergröße, lässt sich die Endgröße des Skeletts recht genau vorherbestimmen und eine Therapieentscheidung leichter treffen.

7.1.6 Übersicht über den Mineralhaushalt des Knochens

Der ständige Auf- und Abbau von Knochengewebe muss auch nach dem Abschluss des Knochenwachstums fein reguliert werden, damit es nicht zu Funktionsstörungen kommt. Für ein gesundes Knochengewebe sind vor allem folgende Substanzen verantwortlich:

- Als Grundvoraussetzung muss die Nahrung ständig ausreichend **Kalzium** und **Phosphate** enthalten – diejenigen Stoffe, die der Knochenmatrix Festigkeit verleihen. Ein Zuwenig an Kalzium in der Nahrung begünstigt die Osteoporose. Insbesondere Milch und Milchprodukte enthalten reichlich Kalzium. Vor allem in der Schwangerschaft, Stillperiode und im Alter sollte auf eine ausreichende Kalzium-Zufuhr geachtet werden (☞ 19.7.1). Ein Mangel an Phosphat dagegen existiert, außer bei Alkoholikern, praktisch nicht
- **Vitamin-D-Hormon** (kurz *Vitamin D*) entsteht unter UV-Bestrahlung in der Haut (☞ Abb. 13.17). Der Körper braucht es unter anderem für die Resorption von Kalzium aus dem Verdauungstrakt. Vitamin-D-Mangel kann beim Kind zu einem schweren Krankheitsbild, der *Rachitis* (☞ 13.5), führen
- Die Regulation des Kalziumhaushaltes übernehmen die Hormone **Parathormon** und **Kalzitonin** unter Mitwirkung des Vitamin-D-Hormons (genaue Wirkungsweisen ☞ 13.5)
- Auch die Sexualhormone Östrogen und Testosteron unterstützen beim Erwachsenen den Knochenerhalt (☞ auch 7.4)
- Schließlich sind auch die **Vitamine A, B_{12}** und **C** (☞ 19.6) für die Regulation der Osteoblasten- und Osteoklastentätigkeit und die Aufrechterhaltung der Knochenmatrix von Bedeutung.

Fällt eines der genannten Hormone aus oder wird es – z.B. von einem Tumor – im Übermaß produziert, so kommt es fast immer zu Störungen des Knochenstoffwechsels. Folge können z.B. *pathologische Frakturen* (☞ 7.1.8) sein.

7.1.7 Sehnen und Bänder

Die Knochen sind die passiven Elemente des Bewegungssystems, an denen die Muskeln als aktive Komponenten Arbeit verrichten. Hierzu sind die Muskeln über bindegewebige, derbe **Sehnen** *(Tendines,* Einzahl: *Tendo)* an die Knochen angeheftet. An vielen Körperstellen sind auch Knochen untereinander zum Zweck einer besseren Stabilität direkt durch sehnenähnliche derbe Bindegewebszüge verknüpft – diese Bindegewebszüge heißen **Bänder** *(Ligamenta,* Einzahl: *Ligamentum).*

Die Anhaftungsstellen von Sehnen und Bändern an der Knochenoberfläche müssen hohen mechanischen Belastungen standhalten. An solchen **Knochenanhaftungsstellen** bildet der Knochen speziell ausgeformte *Oberflächenstrukturen.* Beispiele sind:

- Knochenleisten (**Crista**, z.B. die Crista iliaca des Hüftknochens ☞ Abb. 8.61).
- Knochenvorsprünge (**Kondylus** bzw. **Epikondylus**, z.B. beim Oberarmknochen ☞ Abb. 8.49).
- Aufrauungen zum Ansatz von Bändern oder Sehnen (**Tuberositas** ☞ z.B. Abb. 8.84).
- Schmale spitze Ausläufer (Dornfortsätze der Wirbelkörper ☞ z.B. Abb. 8.25).

7.1.8 Frakturen

Um eine **Fraktur** (*Knochenbruch*) richtig zu behandeln, müssen folgende Fragen geklärt werden:

- Ist der Bruch *komplett* oder *unvollständig*? Im letzteren Fall ist der Knochen nur angebrochen
- Ist die Fraktur *offen*, besteht also gleichzeitig eine Hautverletzung durch ein Frakturende, oder liegt ein Bruch bei unverletzter Haut vor *(geschlossene Fraktur* [☞ Abb. 7.8])?
- Ist die Fraktur *traumatisch* oder *pathologisch* bedingt? Im ersten Fall sind starke äußere Kräfte wie z.B. Fehlbelastungen beim Sport, eine Schlägerei oder ein Autounfall die Ursache, im letzteren ein durch Knochentumor, Osteoporose, Osteomyelitis oder eine hormonelle Störung brüchig gewordener Knochen. Pathologische Frakturen sind also Folge vorbestehender Erkrankungen.

Frakturzeichen

Nur wenige Symptome sind beweisend für eine Fraktur. Sie werden **sichere Frakturzeichen** genannt:

- Fehlstellung durch Frakturverschiebung
- Abnorme Beweglichkeit
- Fühl- oder hörbares Knochenreiben *(Krepitation)*
- Offene Fraktur.

Viel häufiger sind die **unsicheren Frakturzeichen** wie Schmerzen, Schwellungen, Hämatome oder Beweglichkeitsstörungen. Zum Ausschluss oder Beweis einer Fraktur sowie zur Therapieplanung wird daher stets eine Röntgenaufnahme angefertigt.

Therapieprinzipien bei Frakturen

Um eine rasche Remobilisation des Patienten bei bestmöglicher Funktion der betroffenen Körperteile zu erzielen, basiert die Frakturbehandlung auf den drei Säulen Reposition, Retention und Rehabilitation.

Bei der **Reposition** wird die Fraktur eingerichtet, d.h. die Knochenstücke werden wieder in die anatomisch korrekte Lage gebracht. Dies ist v.a. bei Gelenkbeteiligung wichtig, da sonst eine posttraumatische Arthrose droht.

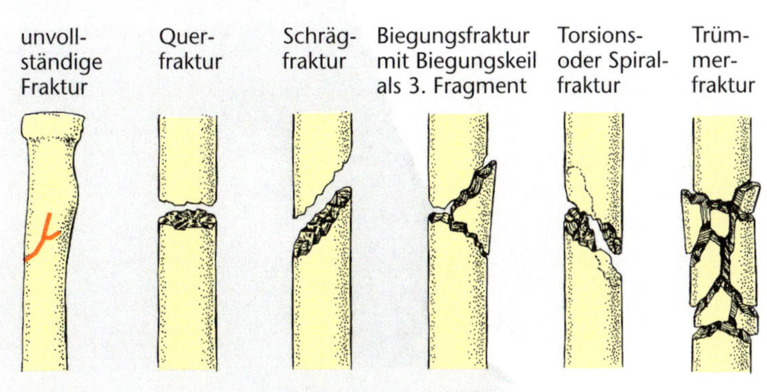

Abb. 7.7: Verschiedene Frakturformen. [A300-190]

Die **Retention** (hier *Ruhigstellung*) der Fraktur bis zur Verheilung wird je nach Lokalisation, Schwere und Art der Fraktur konservativ oder operativ durchgeführt. Das bekannteste Verfahren der konservativen Retention ist die Ruhigstellung im **Gipsverband** oder in einer **Gipsschale**. Zunächst wird kontrolliert, ob sich die gebrochenen Knochenanteile in der richtigen Lage zueinander befinden, erst dann darf der Gipsverband angelegt werden (Aufbau ☞ Abb. 7.10). Danach wird mit einer Röntgenaufnahme sichergestellt, dass sich die Fraktur beim Anlegen des Gipsverbandes nicht verschoben hat. Die zweite Möglichkeit der konservativen Frakturretention ist die **Extension** *(Streckbehandlung)*. Dabei wird ein spezieller Draht oder Nagel frakturfern durch einen Knochen gebohrt und ein Extensionsbügel angebracht. An diesem werden über einen Seilzug Gewichte angehängt, die Zug ausüben. Damit lässt sich verhindern, dass sich Knochenteile eines gebrochenen Knochens ineinander schieben (☞ Abb. 7.11). Bei der *operativen Retention* **(Osteosynthese)** werden die Frakturteile mit Schrauben, Nägeln, Metallplatten oder Drähten zusammengefügt. Vorteile dieser Methode sind die hohe Stabilität und die schnellere Mobilisation. Abb. 7.9 zeigt verschiedene Verfahren.

Die **Rehabilitation** des Patienten beginnt bereits sehr früh, etwa wenn der Physiotherapeut mit dem Patienten die nicht fixierten Gelenke bewegt oder die Pflegenden den Patienten zu weitestmöglicher Selbständigkeit anleiten.

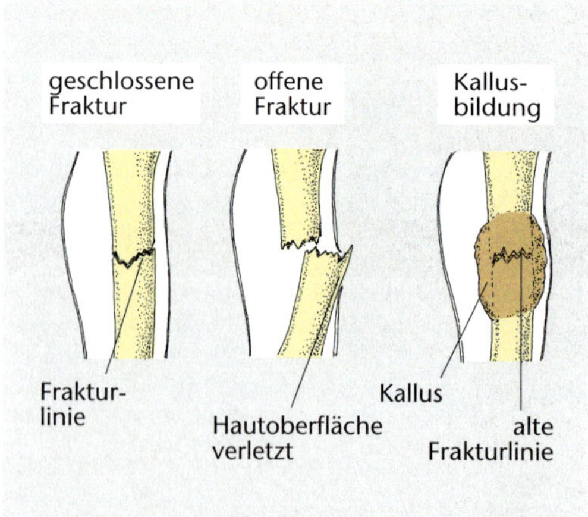

Abb. 7.8: Geschlossene und offene Fraktur; Kallusbildung bei sekundärer Frakturheilung.

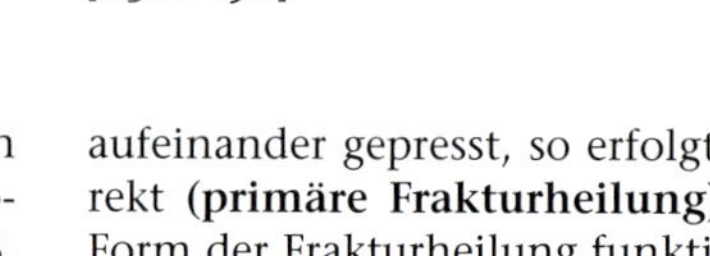

Abb. 7.10: Aufbau eines Gipsverbandes. [A300-190]

Wie lange es dauert, bis der verletzte Knochen wieder voll belastbar ist, hängt von vielen Faktoren ab: Knochenbrüche bei Kindern heilen z.B. doppelt so schnell wie diejenigen älterer Menschen, und Frakturen der unteren Extremität brauchen im Durchschnitt wesentlich länger als Frakturen der oberen Extremität, bis die Belastbarkeit wieder hergestellt ist.

Primäre und sekundäre Frakturheilung

Ziel jeder Frakturbehandlung ist es, dass der Knochen über den Frakturspalt hinweg wieder stabil durchbaut wird, das heißt, neue Knochenbälkchen bildet, die den Frakturspalt überbrücken und auffüllen – falls zwischen den Bruchstücken eine Lücke klafft. Werden die Knochenbruchstücke durch Osteosynthese unter Druck genau passend aufeinander gepresst, so erfolgt der Durchbau direkt **(primäre Frakturheilung)**. Diese schnellste Form der Frakturheilung funktioniert jedoch nur, wenn die Fraktur absolut ruhiggestellt und gut durchblutet ist.

Oft jedoch sind diese Voraussetzungen nicht erfüllt. Dann entsteht zunächst über Entzündungsprozesse ein knorpelartiger *Reizkallus*, der die Bruchstelle nach und nach verlötet und sich sekundär über viele Monate wie bei der chondralen Ossifikation (☞ 7.1.4) in Knochen umwandelt **(sekundäre Frakturheilung)**.

Aufgaben des Pflegepersonals bei der Frakturbehandlung

Bei der Frakturbehandlung im Krankenhaus fällt den Pflegenden eine wichtige Rolle zu. Unabhängig davon, ob ein Gipsverband angelegt oder die Fraktur operativ durch Osteosynthese versorgt wurde, müssen die Pflegekräfte die Ruhigstellung des betroffenen Körperteils zur Erhaltung der anatomisch korrekten Stellung der Bruchenden beaufsichtigen und gewährleisten. Gleichzeitig ist es sehr wichtig, dass der übrige Bewegungsapparat des Patienten durch gezielte Krankengymnastik

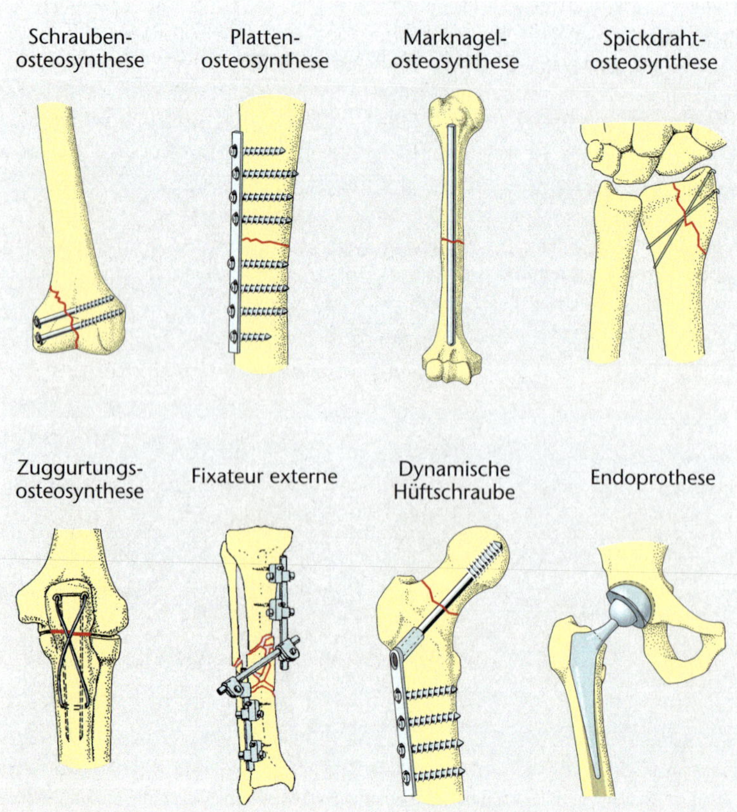

Abb. 7.9 (links): Verschiedene Osteosyntheseverfahren. Durch Schrauben, eventuell unterstützt durch Metallplatten, lassen sich getrennte Knochenteile wieder aneinander fixieren. Die Marknagelosteosynthese eignet sich für Brüche an langen Röhrenknochen. Der Fixateur externe ist ein äußeres Festhaltesystem zur Fixierung und Stabilisierung von Frakturenden und wird vor allem bei infizierten Wundverhältnissen eingesetzt. [A400-190]

Abb. 7.11 (rechts): Extensionsverbände in Längsrichtung des Oberschenkels sind ideal bei Knochenbrüchen des Oberschenkels, um ein Ineinanderschieben (Dislokation) der Knochenfragmente zu verhindern.

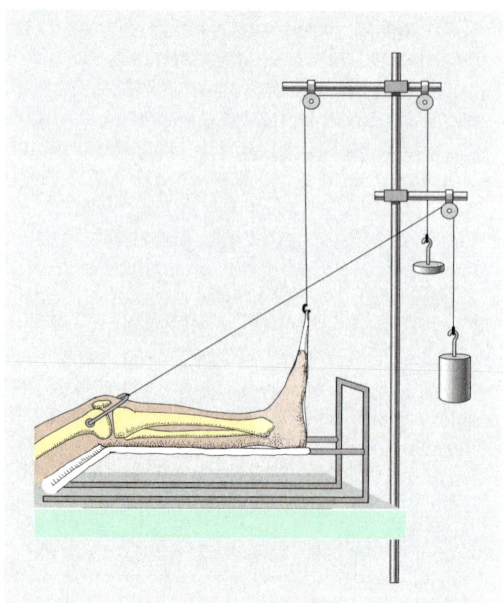

beweglich bleibt. Bewegung regt den Kreislauf an und verschafft dem Patienten das Gefühl, nicht ganz „gefesselt" zu sein. Wunden, zum Beispiel durch die Operation nach offener Fraktur, werden sorgfältig und *steril* gepflegt, da sie eine potentielle Eintrittspforte für Krankheitserreger darstellen.

Beschwerden unter Gipsverband

Besonderes Augenmerk gilt Beschwerden des Patienten wie beispielsweise neu auftretenden Schmerzen unter einem Gipsverband – oft sind sie Warnhinweise auf einen zu eng sitzenden Gipsverband, eine posttraumatische Osteomyelitis oder andere Wundheilungsstörungen. In solchen Fällen müssen der Gips entfernt und die Ursache geklärt werden. Die Pflegenden überprüfen daher regelmäßig Durchblutung (Hauttemperatur, Farbe, Pulse) und Empfindungsvermögen distal einer Fraktur, um eventuelle Risiken oder Folgeschäden rechtzeitig zu erkennen.

7.2 Die Gelenke

7.2.1 Überblick

Körperbewegung ist nur an den bindegewebigen Verbindungsstellen zwischen den Knochen möglich – an den **Gelenken.** In ihnen stehen sich zwei weißliche spiegelglatte Gelenkflächen gegenüber. Diese Grenzfläche zwischen zwei Knochen wird durch den der Epiphyse aufgelagerten *Gelenkknorpel* gebildet.

Einteilung nach der Beweglichkeit

Nicht alle Gelenke sind gleich stark beweglich: Manche erlauben die Bewegung in mehreren Ebenen, andere nur in einer Ebene; einige Gelenke erlauben gar keine Bewegung.

Gelenke mit Gelenkhöhle und deutlicher Beweglichkeit in mindestens einer Ebene nennt man **Diarthrosen** oder *freie Gelenke.* Die meisten Gelenke gehören zu dieser Gruppe.

Sehr straffe Gelenke mit geringer Beweglichkeit heißen **Amphiarthrosen** *(straffe Gelenke).* Zu ihnen gehört das Sakroiliakalgelenk zwischen Darm- und Kreuzbein (☞ Abb. 8.62).

Synarthrosen *(Fuge, Haft)* sind unbewegliche Knochengelenke, die, ohne einen Gelenkspalt zu bilden, mit Knorpel- oder straffem Bindegewebe ausgefüllt sind. Sie dienen dazu, Knochen möglichst unverrückbar zusammenzuhalten.

Die Synarthrosen werden weiter unterteilt in:

- *Syndesmosen.* Als solche werden z.B. die Schädelknochenverbindungen bezeichnet (☞ Abb. 8.6), die aus festen, sich verzahnenden, bindegewebig überbrückten Nähten bestehen
- *Synchondrosen.* Es besteht hierbei eine knorpelige Verbindung, z.B. an der Symphyse (Schambeinfuge ☞ 8.7.1) oder zwischen Rippen und Sternum

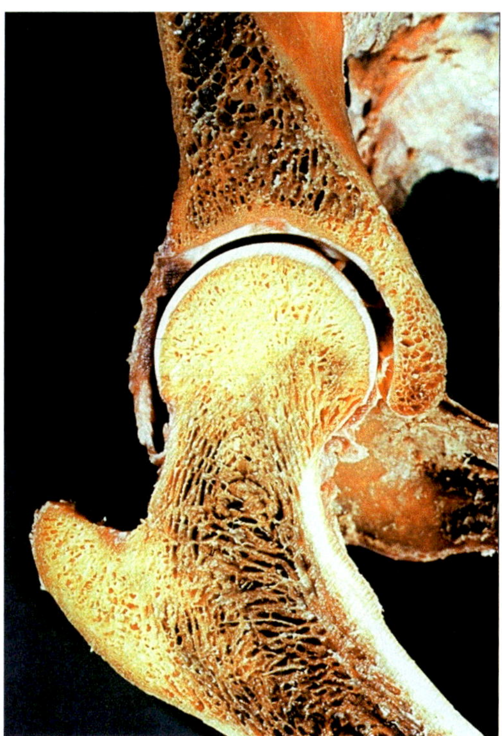

Abb. 7.12: Frontalschnitt durch das Hüftgelenk; anatomisches Präparat. [C156]

- *Synostosen.* Sie entstehen dann, wenn das ursprünglich faserige Bindegewebe zwischen zwei Knochen im Laufe der Entwicklung durch Knochensubstanz ersetzt wird, etwa bei der Verknöcherung des Kreuzbeins aus fünf Wirbelsegmenten (gut erkennbar in Abb. 8.27).

Der Preis der Mobilität

Ist die Gelenkverbindung nur lose, so ist die Beweglichkeit *(Mobilität)* größer, allerdings steigt damit auch die Gefahr von *Gelenkauskugelungen* (**Luxationen** oder *Dislokationen* ☞ 7.2.5). Sehr beweglich ist z.B. das Schultergelenk – die *Schultergelenksluxation* ist die häufigste Luxation überhaupt.

7.2.2 Gelenkkapseln und Bänder

Um Luxationen zu verhindern, sind die meisten Diarthrosen von einer straffen **Gelenkkapsel** umhüllt. Die Gelenkkapsel setzt sich aus zwei Schichten zusammen: Außen liegt die *Membrana fibrosa,* die aus kollagenem Fasermaterial besteht und durch ihren festen Halt vor Verrenkungen schützt. Innen liegt die *Membrana synovialis* **(Synovialmembran);** sie enthält elastische Fasern, Gefäße sowie Nerven und sondert die Synovialflüssigkeit ab („Gelenkschmiere").

In die Gelenkkapseln sind oft die bereits erwähnten Bänder eingeflochten, derbe Verstärkungsstränge, die die Epiphysen der beiden gegenüberstehenden Knochen direkt verbinden und dem Gelenk in ungünstigen Belastungssituationen Stabilität geben. Diese Verstärkungszüge schützen so z.B. als Innen- und Außenband des oberen Sprunggelenks vor dem „Umknicken" des Fußes.

Bei kleinen Gelenken ist die Gelenkkapsel oft gar nicht als solche erkennbar, weil sie mit den die beiden Knochen verbindenden Bandstrukturen zu einer Art Faserschlauch verflochten ist.

Kontrakturenprophylaxe

Werden Gelenke längere Zeit unzureichend oder gar nicht bewegt (etwa bei Ruhigstellung, schmerzbedingter Schonhaltung oder lähmungsbedingtem Muskelungleichgewicht), kann es zur dauerhaften Verkürzung von Muskeln, Sehnen und Bändern mit der Folge einer bleibenden Gelenkversteifung kommen **(Kontraktur).** Pflege hat bei gefährdeten Patienten also nicht nur das bequeme Liegen des Patienten zum Ziel, sondern auch die **Kontrakturenprophylaxe.** Diese fußt v.a. auf der korrekten Lagerung und Umlagerung des Patienten sowie regelmäßigen Bewegungsübungen oder passivem Durchbewegen gefährdeter Gelenke.

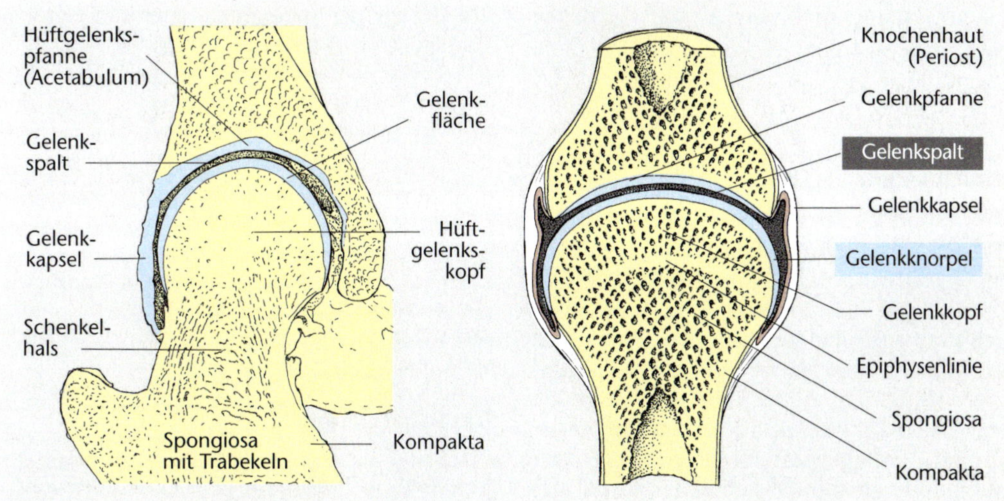

Abb. 7.13: Links: Frontalschnitt durch ein Hüftgelenk als Beispiel eines Kugelgelenks (Zeichnung). Oben grenzt die Darmbeinschaufel an das Hüftgelenk, unten bildet der Oberschenkelknochen den Hüftgelenkskopf. Rechts: Aufbau einer Diarthrose am Beispiel eines Kugelgelenks (Schemazeichnung).

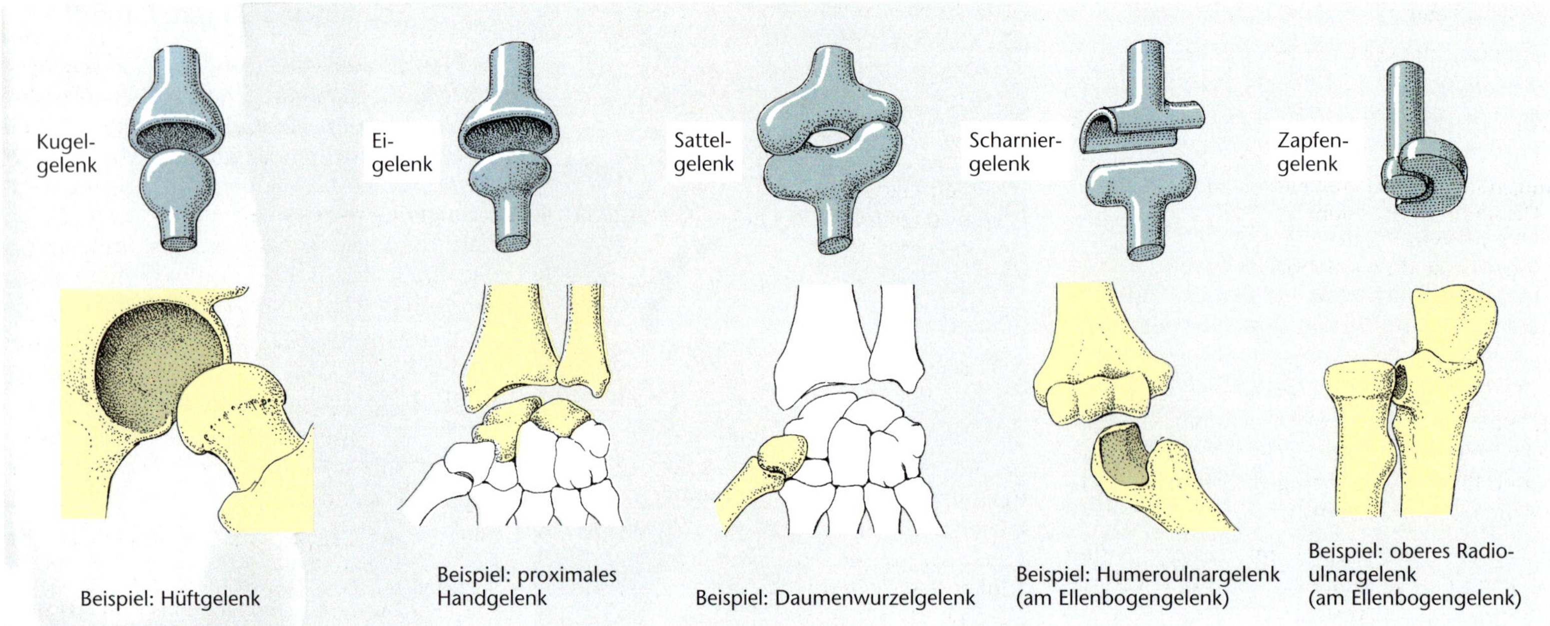

Abb. 7.14: Verschiedene Gelenkformen.

7.2.3 Aufbau der Diarthrosen

Die freie Beweglichkeit in den Diarthrosen wird durch drei Grundstrukturen ermöglicht:

- Die **Gelenkflächen**, die glatten, von hyalinem Knorpel überzogenen Epiphysenaußenflächen
- Die **Gelenkkapsel**, also die straffe Umhüllung des Gelenkraums
- Die **Gelenkhöhle** *(Cavitas articularis)*, die von *Gelenkflüssigkeit* (**Synovia**, „Gelenkschmiere") ausgefüllt wird. Als **Gelenkspalt** wird der zwischen den gelenkbildenden Knochenflächen befindliche Teil der Gelenkhöhle bezeichnet.

Die Nomenklatur ist hier aber nicht einheitlich. Manche Autoren benutzen „Gelenkhöhle" und „Gelenkspalt" auch synonym.

Die Synovia ist eine klare, fadenziehende, eiweiß- und muzinhaltige (muzin = Schleim) Flüssigkeit. Sie schmiert wie ein Getriebeöl die Gelenkflächen und ernährt zudem den gefäßlosen Knorpel.

Schleimbeutel

Um Gewebeschäden durch Reibungskräfte bei Körperbewegungen zu verhindern, sind an vielen Stellen in der Nähe oder am Rand der Gelenkhöhle dünnwandige, von Synovialmembran ausgekleidete Säcke ausgebildet, die **Bursae synoviales** (*Schleimbeutel* ☞ z.B. Abb. 8.78). Sie enthalten ebenfalls schleimiges Sekret, liegen an druckbelasteten Stellen, verteilen den Druck gleichmäßiger, erleichtern das Aufeinandergleiten der beteiligten Strukturen und dienen als Puffer bei Bewegungen.

Entzündungen dieser Schleimbeutel nennt man **Bursitis**.

Menisken

In manchen Gelenkhöhlen liegt ein scheiben- und ringförmiger Zwischenknorpel **(Diskus)**. Klinisch bedeutsam sind vor allem diejenigen des Knies, die als **Menisken** bezeichnet werden (☞ Abb. 8.79). Disken und Menisken schonen den Gelenkknorpel, indem sie den Druck gleichmäßiger verteilen und Krümmungsungleichheiten (Inkongruenzen) zwischen den Gelenkflächen ausgleichen.

7.2.4 Gelenkformen

Es leuchtet ein, dass ein Kugelgelenk wie z.B. das Hüftgelenk wesentlich mehr Bewegungsmöglichkeiten – man spricht von **Freiheitsgraden** – besitzt als ein Scharniergelenk etwa zwischen zwei Fingergliedern. Die Beweglichkeit des Gelenks wird dabei entscheidend von der Gestalt der gegenüberstehenden Gelenkflächen (mit-)bestimmt. Insgesamt gibt es sechs verschiedene Grundformen:

Das Gleitgelenk

Die Gelenkflächen der Knochen, die ein **Gleitgelenk** bilden, sind im Allgemeinen flach. Diese Verbindungen erlauben in geringem Maße eine Gleitbewegung nach vorne und hinten oder von Seite zu Seite, ohne dass Beuge- oder Rotationsbewegungen möglich sind. Solche Gleitgelenke befinden sich z.B. in der Hand- und Fußwurzel, auch die Zwischenwirbelgelenke sind Gleitgelenke.

Das Scharniergelenk

Wird eine nach außen gewölbte **(konvexe)** Gelenkfläche in Rollenform von einer nach innen gewölbten **(konkaven)** Gelenkfläche schalenförmig umgriffen, so sind Scharnierbewegungen möglich. Ähnlich wie das Öffnen oder Schließen einer Türe *eine* einzige Bewegung in zwei Richtungen ermöglicht, haben auch **Scharniergelenke** nur *einen* Freiheitsgrad:

- Bei der **Beugung** oder *Flexion* nimmt der Winkel zwischen den artikulierenden Knochen ab (wenn wir z.B. unseren Zeigefinger beugen)
- Bei der **Streckung** oder *Extension* vergrößert sich der Winkel (wenn wir z.B. den Finger wieder strecken).

Scharniergelenke finden sich zwischen allen Finger- und Zehengliedern.

Zapfen- und Radgelenke

Auch bei Zapfen- und Radgelenken steht eine *konvexe,* zylindrisch geformte Gelenkfläche einer *konkaven* gegenüber. Sie haben ebenfalls nur einen Freiheitsgrad:

- Beim **Zapfengelenk** dreht sich die konvexe Gelenkfläche innerhalb eines Bandes, das die konkave Gelenkfläche zum Ring ergänzt. Ein Beispiel hierfür ist das proximale Radioulnargelenk am Ellenbogen (☞ Abb. 7.14 ganz rechts)
- Beim **Radgelenk** bewegt sich die konkave Gelenkfläche um die konvexe (z.B. das distale Radioulnargelenk ☞ Abb. 8.53).

Das Eigelenk

Beim **Eigelenk** (oder *Ellipsoidgelenk*) stehen *ellipsenförmige* konvexe und konkave Gelenkflächen einander gegenüber. Das proximale Handgelenk zwischen Speiche und Handwurzelknochen ist ein solches Eigelenk. Eigelenke erlauben sowohl die Beuge-Streck-Bewegung als auch die Seit-zu-Seit-Bewegung (Ab- bzw. Adduktion ☞ Abb. 8.2). Sie besitzen also *zwei* Freiheitsgrade.

Das Sattelgelenk

Beim **Sattelgelenk** hat eine Gelenkfläche die Form eines Sattels, während die andere der Form eines Reiters auf seinem Sattel ähnelt. Dieses Gelenk erlaubt die Seit-zu-Seit-Bewegung und die Vorwärts-Rückwärts-Bewegung, hat also *zwei* Freiheitsgrade. Ein Beispiel ist das Daumenwurzelgelenk.

Das Kugelgelenk

Die meisten Bewegungsmöglichkeiten bietet ein **Kugelgelenk.** Hier sitzt eine kugelige Gelenkfläche, der *Gelenkkopf,* in einer kugelförmig ausgehöhlten *Gelenkpfanne*. Mit einem Kugelgelenk, z.B. dem Schulter- oder Hüftgelenk, sind Bewegungen in allen *drei* Freiheitsgraden möglich:
- Flexion und Extension
- Abduktion und Adduktion
- Innen- und Außenrotation.

7.2.5 Luxation und Distorsion

Als **Luxation** oder *Dislokation* bezeichnet man die vollständige *Auskugelung* eines Gelenks. Sie wird meist von einem Gelenkkapselriss begleitet. Eine unvollständige Luxation bezeichnet man als **Subluxation.**

Meist nehmen Patienten mit einer Luxation eine typische Schonhaltung ein und vermeiden wegen der Schmerzen jede Bewegung der betroffenen Extremität. Die Behandlung besteht in der schnellstmöglichen **Reposition** (hier: *Wiedereinrenkung*) des Gelenks durch Zug und Gegenzug. Gelingt dies nicht oder liegen Band- oder Knochenverletzungen vor, ist in der Regel eine Operation erforderlich.

Eine *Dehnung von Bändern,* auch *Bänderzerrung* genannt, heißt **Distorsion.** Eine häufige Distorsion ist beispielsweise die Zerrung der Außenbänder des Sprunggelenks durch Umknicken des Fußes nach innen (☞ Abb. 8.89).

Der Übergang zwischen Dehnung und Zerreißen von Gelenkbandanteilen ist fließend, in der Praxis ist eine genaue Differenzierung kaum möglich. Für die Frage der Therapiebedürftigkeit ist jedoch das Kriterium einer übermäßigen *Aufklappbarkeit* des Gelenks sehr wichtig. Deshalb prüft man klassischerweise unter Zuhilfenahme eines Einstellungsgerätes unter dem Röntgenschirm durch eine „gehaltene Aufnahme", ob die Gelenkkapsel noch ausreichend straff ist. Ist dies nicht der Fall und das Gelenk abnorm aufklappbar, so müssen das verletzte Gelenk und die geschädigten Bänder sorgfältig ruhiggestellt oder operativ behandelt werden.

7.3 Die Muskulatur

Es gibt drei Grundtypen von Muskelgewebe (☞ auch 4.4):
- Die quergestreifte Muskulatur (☞ 7.3.1–7.3.8)
- Das Herzmuskelgewebe (☞ 7.3.9)
- Die glatte Muskulatur (☞ 7.3.10).

7.3.1 Einführung

Die aktive Bewegung des Körpers kommt durch den Wechsel zwischen Kontraktion und Erschlaffung der **quergestreiften Muskulatur (Skelettmuskulatur)** zustande (☞ Abb. 7.15). Die Skelettmuskulatur macht ca. 45% der Körpermasse aus. Sie besteht aus hochspezialisierten Zellen, die vier Grundeigenschaften aufweisen:
- Sie sind *erregbar*, das heißt sie können auf Nervenreize reagieren
- Sie sind *kontraktil*, das heißt sie können sich verkürzen
- Sie sind *dehnbar*, das heißt sie lassen sich auseinander ziehen
- Sie sind *elastisch*, das heißt sie kehren nach Dehnung oder Kontraktion in ihre ursprüngliche Ruhelage zurück.

Durch seine Fähigkeit zur **Kontraktion** (zum Zusammenziehen) kann der Skelettmuskel gleich mehrere Aufgaben erfüllen:
- Die **aktive Bewegung des Körpers.** Sie ist sichtbar beim Laufen oder Rennen und bei lokalisierten Bewegungen wie z.B. dem Ergreifen eines Bleistifts
- Die **aufrechte Körperhaltung.** Die Skelettmuskulatur ermöglicht den aufrechten Gang. Infolge einer kontinuierlichen Stimulation von Muskelzellen durch das zentrale Nervensystem wird der Körper in sitzender oder stehender Position gehalten, ohne dass wir bewusst darauf achten
- **Energieumsatz.** Bereits in Ruhe entfallen ca. 20–25% des Energieumsatzes auf die Skelettmuskulatur
- **Wärmeproduktion.** Von der Energie, die zur Muskelarbeit eingesetzt wird, können nur 45% für die Kontraktion selbst verwendet werden. Als „Abfallprodukt" entsteht Körperwärme. Bei Unterkühlung oder ansteigendem Fieber *(Schüttelfrost)* wird die Muskulatur jedoch *ausschließlich* zur Wärmeproduktion kontrahiert *(Kältezittern)* und so bis zu 85% der Körperwärme erzeugt.

Muskulatur von Mann und Frau

Männer haben wesentlich mehr (Skelett-) Muskelgewebe als Frauen: durchschnittlich 30 kg gegenüber etwa 24 kg bei der Frau. Ursächlich hierfür ist vor allem das Sexualhormon *Testosteron* (☞ 21.1.3), das stark muskelaufbauend *(anabol)* wirkt. Noch stärker weicht die maximale muskuläre Kraftentwicklung voneinander ab – Frauen vermögen durchschnittlich nur 65% der Kraft des „Durchschnittsmannes" zu entwickeln.

7.3.2 Die Mechanik des Skelettmuskelgewebes

Ansatz und Ursprung eines Skelettmuskels

Muskelkontraktionen erzeugen Bewegung durch die Ausübung von Zug auf die Sehnen, die wiederum Zugkräfte auf die Knochen übertragen, an denen sie angeheftet sind.

Als **Ursprung** eines Muskels ist in der Regel der *kranial* (kopfwärts), bei Armen und Beinen der *proximal* (rumpfwärts) befestigte Teil definiert, als **Ansatz** die *kaudal* bzw. *distal* davon liegende Befestigung. Die zwischen den Sehnen bzw. zwischen Ansatz und Ursprung liegende fleischige Portion des Muskels wird **Muskelbauch** (lateinisch *Venter*) genannt.

Agonist und Antagonist

Zur flüssigen Ausführung der meisten Bewegungen ist das Zusammenspiel gegensätzlich wirkender Muskeln erforderlich. Ein **Agonist** *(Spieler)* führt eine bestimmte Bewegung aus, sein **Antagonist** *(Gegenspieler)* ist für die entgegengesetzte Bewegung verantwortlich. Je nach beabsichtigter Bewegungsrichtung wirkt ein und derselbe Muskel entweder als Agonist oder als Antagonist.

Dies soll am Beispiel des Ellenbogens erklärt werden (☞ Abb. 7.16):

Soll der Unterarm gebeugt werden, muss sich der M. biceps brachii zusammenziehen, er ist Agonist. Während er sich kontrahiert, muss sich sein Gegenspieler, der M. triceps brachii, entspannen. Er ist Antagonist.

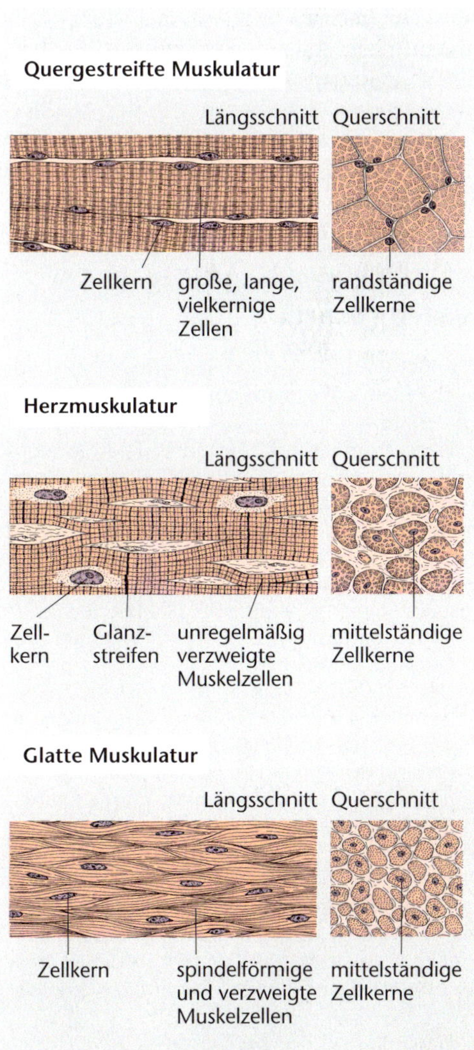

Abb. 7.15: Verschiedene Muskelgewebe im Längs- und Querschnitt.

7

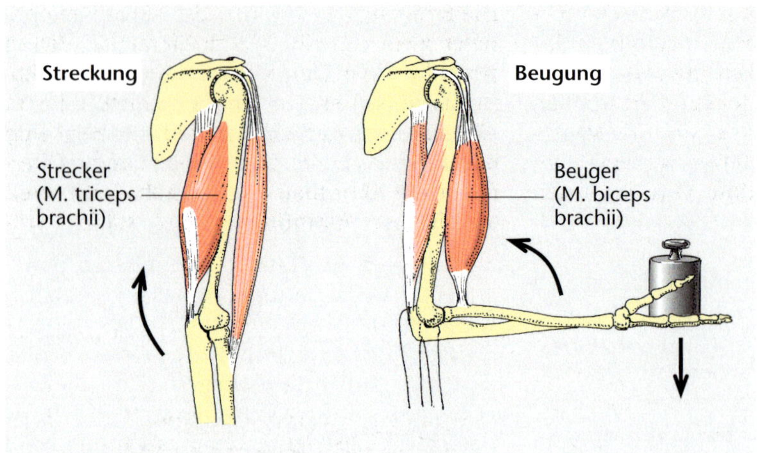

Abb. 7.16: Die Beziehung zwischen Agonist und Antagonist am Beispiel des Zusammenspiels von Beuger (M. biceps brachii) und Strecker (M. triceps brachii) am Ellenbogengelenk. Vergleiche hierzu auch Abb. 8.49.

7

Soll das Ellenbogengelenk nun gestreckt werden, ist der M. triceps brachii der Agonist, während der M. biceps brachii die Aufgabe des (sich entspannenden) Antagonisten übernimmt.

Kontrahieren sich Agonist und Antagonist gleichzeitig mit gleicher Kraft, so entsteht keine Bewegung, sondern eine so genannte *isometrische Kontraktion* (☞ 7.3.5).

Muskeln, die sich gegenseitig in ihrer Arbeit unterstützen, heißen **Synergisten.** So beugt der M. brachialis (*Armbeuger* ☞ Abb. 8.47) das Ellenbogengelenk ebenso wie der M. biceps brachii *(„Trizeps", dreiköpfiger Armmuskel)* und der M. brachioradialis *(Oberarmspeichenmuskel).*

7.3.3 Die Namensgebung der Skelettmuskeln

Die meisten der über 400 Skelettmuskeln werden nach einem oder mehreren der folgenden Kriterien benannt:

- Dem **Faserverlauf.** Beispiele: Die Fasern des M. *transversus* abdominis verlaufen rechtwinklig (quer = transvers) zur Körpermittellinie. Die Fasern des M. *obliquus* externus abdominis liegen diagonal (schräg = obliquus) zur Mittellinie
- Der **Lage** des Muskels. Der M. temporalis liegt nahe dem Os temporale (Schläfenbein). Der M. tibialis anterior verläuft am vorderen Anteil der Tibia (Schienbein)
- Der **Größe** bzw. **Länge** des Muskels. *Maximus* bedeutet der größte, *minimus* der kleinste, *longus* der lange und *brevis* der kurze. Beispiele hierfür sind der M. gluteus *maximus*, M. gluteus *minimus*, M. peroneus (fibularis) *longus* und M. peroneus (fibularis) *brevis*
- Der **Zahl der Ursprünge.** Der M. *bi*ceps brachii besitzt *zwei,* der M. *tri*ceps brachii *drei* und der M. *quadri*ceps femoris *vier* Ursprünge
- Die **Muskelform,** z.B. beim M. *deltoideus* (bedeutet dreieckig), M. *trapezius* (bedeutet trapezförmig) oder M. *serratus* anterior (bedeutet sägezahnförmig)
- Der **Lokalisation von Ursprung** (bzw. Ursprüngen) **und Ansatz,** z.B. entspringen der M. obturatorius externus und internus an der Membrana obturatoria.

7.3.4 Der Aufbau des Skelettmuskelgewebes

Der elementare Baustein des Skelettmuskelgewebes ist die **quergestreifte Muskelfaser.** Sie ist eine riesige vielkernige Zelle, die bis zu 15 cm lang und ca. 0,1 mm dick werden kann und daher oft mit dem bloßen Auge zu erkennen ist.

Hüllstrukturen

Jede einzelne Muskelfaser ist von einem feinen Bindegewebsmantel umhüllt, dem **Endomysium.** Mehrere Muskelfasern sind durch stärkere Bindegewebssepten, das **Perimysium,** zu **Muskelfaserbündeln** zusammengefasst, und jeder einzelne anatomisch benannte Muskel (bestehend aus vielen Muskelfaserbündeln) besitzt eine äußere Bindegewebshülle, das **Epimysium** (☞ Abb. 7.18). Das Epimysium mit der weiter außen aufliegenden **Muskelfaszie** *(Muskelhülle)* hält den Muskel in seiner anatomischen Form; zusammen mit Ausläufern von Perimysien und Endomysien setzt sich die Muskelfaszie am Muskelende als *Sehne* (☞ 7.1.7) aus zugfestem kollagenem Bindegewebe fort, die dann in der Regel an einem Knochen ansetzt.

Nerven- und Blutversorgung

Der Skelettmuskel ist reich mit Nerven und Blutgefäßen versorgt. Im Allgemeinen begleiten eine Arterie und ein oder zwei Venen jeden Nerven, der durch das Bindegewebe in den Muskel eindringt; dort zweigen sich die zuführenden Gefäße in ein Kapillarnetz auf, das im Endomysium verlaufend jede einzelne Muskelfaser umspinnt. Die rote Farbe verdankt der Muskel seinem Blutreichtum, aber auch dem roten Farbstoff **Myoglobin,** der ähnlich dem *Hämoglobin* (☞ 14.2.2) als Sauerstoffträger fungiert. Die Nerven teilen sich wie die Gefäße auf, nähern sich der Muskelfaserwand und treten über eine weit verzweigte Synapse als so genannte **motorische Endplatte** in Kontakt mit der Zellmembran der Muskelfaser, dem **Sarkolemm** (☞ Abb. 7.19).

Histologischer Aufbau der Muskelfasern

Jede Muskelfaser enthält als Hauptbestandteil fadenförmige Strukturen, die **Myofibrillen,** die die Faser parallel in Längsrichtung durchziehen und zur Kontraktion befähigt sind. Die Myofibrillen wiederum bestehen aus einer langen Kette von zwei einander abwechselnden Strukturen, den dünnen und den dicken **Myofilamenten.** Diese erscheinen im mikroskopischen Bild als helle und dunkle Streifen und geben der quergestreiften Muskulatur ihren Namen. Diese Streifen bilden, auf die Gesamtlänge der Muskelfaser bezogen, viele aneinander gereihte funktionelle Untereinheiten, die **Sarkomere** (☞ Abb. 7.21). Ihre Begrenzungen sind mikroskopisch als feine querverlaufende Linien – so genannte **Z-Streifen** – erkennbar. Das Zytoplasma jeder Muskelfaser (**Sarkoplasma** genannt) ist von dem **Sarkolemm,** der Muskelfasermembran, umschlossen. Im Sarkoplasma befinden sich neben den Myofibrillen und vielen Zellkernen auch zahlreiche *Mitochondrien.* Ihre Zahl steht in direktem Verhältnis zum Energiebedarf des jeweiligen Muskels.

Das Sarkomer

Jedes Sarkomer ist aus zwei verschiedenen Myofilamenten, dem **Aktin-** und dem **Myosinfilament,** aufgebaut. Das dicke Myofilament, das **Myosin,** ist aus golfschlägerähnlichen Untereinheiten geformt. Die Kopfteile ragen nach außen auf die Oberfläche des Schaftteils (☞ Abb 7.21). Die Kopfteile besitzen eine Bindungsstelle für den bei jeder Kontraktion benötigten „Energiespender" ATP. Zwischen diese dicken Myosinfilamente ragen von außen die dünnen **Aktinfilamente** (kurz *Aktin*) hinein. Sie berühren sich in der Mitte jedoch nicht. Definitionsgemäß ist das Sarkomer von den Z-Streifen begrenzt, die aus Aktin und anderen Proteinen aufgebaut sind (☞ Abb. 7.20 und 7.21).

7.3.5 Die Kontraktion des Skelettmuskels

Damit sich ein Skelettmuskel kontrahiert, muss er von einer **Nervenzelle** (*Neuron* ☞ 4.5) einen Reiz erhalten. Dieser besondere Typ von Nervenzelle heißt **Motoneuron** *(motorisches Neuron).* Das Motoneuron nähert sich – meist vom Rückenmark kommend – in Form seines Ausläufers *(Axon)* dem Sarkolemm, ohne dieses jedoch zu berühren. Die Erregungsübertragung vom Motoneuron zur Muskelfaser findet an einer speziellen Synapse (☞ 4.5) statt, der **motorischen Endplatte** (☞ Abb. 7.19; rasterelektronisches Bild ☞ Abb. 10.18). Dort befinden sich Sekretbläschen, *synaptische Vesikel* genannt, die einen chemischen Überträgerstoff, den **Neurotransmitter Azetylcholin** (☞ 10.4.6) enthalten.

Kommt eine Nervenerregung am Axonende an, dringen Kalziumionen aus der Umgebung der motorischen Endplatte in das Axon ein und verursachen die Ausschüttung von Azetylcholin in den *synaptischen Spalt*, den Zwischenraum zwischen Motoneuron und Sarkolemm (☞ Abb. 10.15).

Am Sarkolemm vereinigen sich die Azetylcholinmoleküle mit Rezeptoren. Dadurch verändert sich die Durchlässigkeit des Sarkolemms für Natrium- und Kaliumionen, wodurch die Erregung des Motoneurons auf die Myofibrillen der Skelettmuskelfaser weitergeleitet wird (Details zur Funktion von Synapsen ☞ 10.4.2).

Die Erregung bewirkt, dass die Aktinfilamente tiefer zwischen die Myosinfilamente gleiten (☞ Abb. 7.21): Der Kopfteil des Myosinfilaments verbindet sich unter Verbrauch von ATP mit dem Aktinfilament und bewegt sich dabei wie das Ruder eines Bootes auf der Oberfläche des Aktinfilaments (☞ Abb. 7.22). Weil die dünnen Aktinfilamente so stärker zwi-

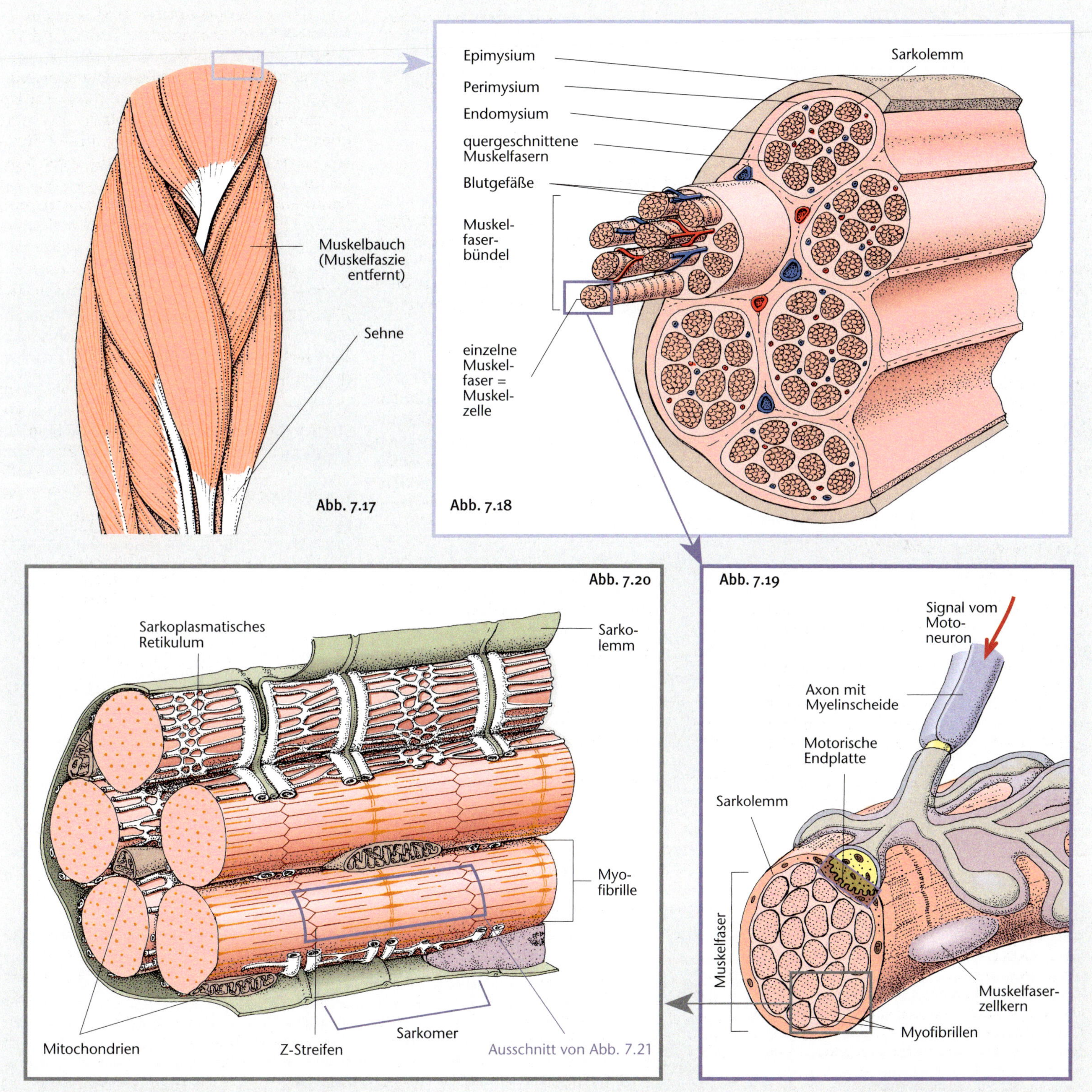

Abb. 7.17: Skelettmuskeln (am Beispiel des Unterarms).
Abb. 7.18: Ausschnitt aus einem Skelettmuskel.
Abb. 7.19: Innervation einer einzelnen Muskelfaser.
Abb. 7.20: Myofibrillen.

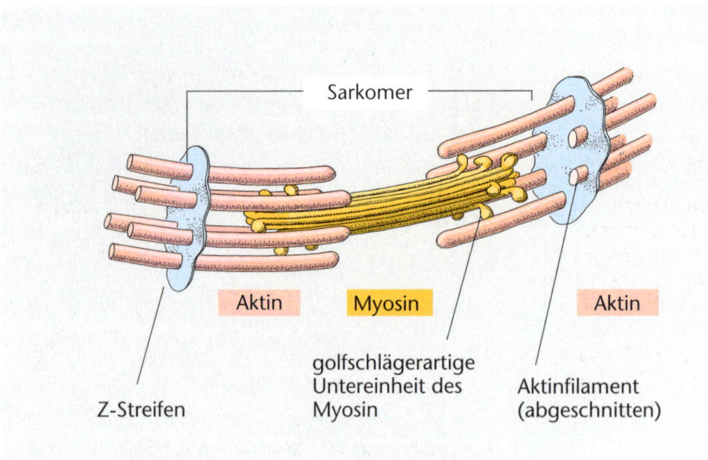

Abb. 7.21: Prinzip der Muskelkontraktion. Durch das Ineinandergleiten von Aktin- und Myosinfilamenten verkürzen sich die Sarkomere, und es entsteht eine Muskelkontraktion. Für die Kontraktion werden ein entsprechender Impuls von Motoneuronen, ATP-Moleküle und auch Kalzium gebraucht, welche durch den Impuls aus Speichern im Sarkoplasma – dem Zytoplasma der Muskelzelle – freigesetzt werden.

schen die Myosinfilamente gezogen werden, nähern sich die *Z-Streifen* (☞ Abb. 7.20 und 7.21) einander, und das Sarkomer verkürzt sich. Kontrahieren sich viele Myofibrillen gleichzeitig, verkürzt sich dadurch der gesamte Skelettmuskel. Zwischen dem Moment der Azetylcholinausschüttung und dem Beginn der Muskelkontraktion vergeht nur etwa 1 ms (1/1 000 Sek). Diese Zeit heißt **Latenzzeit.**

Solange Azetylcholin im synaptischen Spalt vorhanden ist, wird die Muskelfaser erregt. Erst wenn das Azetylcholin durch das Enzym **Azetylcholinesterase** gespalten ist, erreicht der Muskel wieder seinen Ruhezustand. Die Azetylcholin-Spaltprodukte werden z.T. wieder ins Axonende aufgenommen, im Zytosol wieder zu Azetylcholin zusammengesetzt und dort, in Vesikeln angereichert, für erneute Kontraktionen bereitgestellt.

Die motorische Einheit

Eine **motorische Einheit** besteht aus einem Motoneuron und der von ihm innervierten Gruppe von Muskelfasern. Ein einzelnes motorisches Neuron versorgt also viele Muskelfasern. Bei Muskeln, die einer äußerst präzisen Steuerung bedürfen, z.B. den Augenmuskeln, bilden weniger als zehn Muskelfasern eine motorische Einheit. In anderen Muskeln gehören bis zu 2 000 Muskelfasern zu einer motorischen Einheit (☞ Abb. 7.23).

Alles-oder-Nichts-Regel

Nach der so genannten **Alles-oder-Nichts-Regel** kontrahiert sich jede *Muskelfaser* einer motorischen Einheit maximal, sobald ein ausreichend starker Reiz die motorische Endplatte erreicht. Es gibt also keine „halbe" Kontraktion einer motorischen Einheit.

Die Alles-oder-Nichts-Regel bedeutet aber nicht, dass sich *Muskeln* nicht in verschiedenem Ausmaß kontrahieren können: Da sich der Muskel aus vielen hundert motorischen Einheiten zusammensetzt, wird eine abgestufte Zusammenziehung erreicht, indem sich einmal beispielsweise zehn, ein andermal vielleicht zwanzig und bei maximaler Anstrengung z.B. 100 motorische Einheiten gleichzeitig kontrahieren.

Es kommt jedoch in der Regel nicht zur Kontraktion *aller* motorischen Einheiten eines Muskels, da – von Krampfanfällen einmal abgesehen – das ZNS immer nur einen Teil der motorischen Einheiten eines Muskels zur selben Zeit reizt. In der nächsten Zehntelsekunde aktiviert das ZNS die nächste motorische Einheit, so dass die zuerst gereizte sich wieder erholen kann. Die abwechselnde Aktivierung von jeweils nur einem Teil der motorischen Einheiten eines Skelettmuskels verhindert, dass der Muskel frühzeitig ermüdet. Nur so sind Dauerleistungen wie langes Stehen und Tragen von Lasten möglich.

Refraktärzeit

Wird eine motorische Einheit zweimal unmittelbar hintereinander gereizt, reagieren ihre Muskelfasern auf den ersten, jedoch nicht auf den zweiten Reiz. Nach dem ersten Reiz befindet sich die motorische Einheit in der *Refraktärperiode,* einer Art Schutzpause (☞ 10.3.5). Die Länge dieser Phase liegt im Bereich von 1 ms, danach reagiert die motorische Einheit wieder auf einen neuen Reiz.

Totenstarre

Nach Eintritt des Todes werden die Muskeln steif und fest. Dieser Zustand wird als **Totenstarre** *(Leichenstarre, Rigor mortis)* bezeichnet. Ursache ist, dass kein ATP mehr in den Muskelzellen bereitgestellt werden kann. Ohne ATP bleiben die Myosinköpfchen mit dem Aktinfilament fest verknüpft, eine Muskelentspannung ist nicht möglich, da die „Weichmacherwirkung" des ATP fehlt. Die Leichenstarre beginnt an der Kopfmuskulatur, zumeist bei den Kaumuskeln, und schreitet abwärts fort. Nach spätestens acht Stunden ist sie voll ausgeprägt. Nach etwa 24–48 Stunden löst sich die Leichenstarre durch Autolyse (Gewebezersetzung) in der gleichen Reihenfolge, in der sie eingetreten ist.

7.3.6 Der Energiestoffwechsel des Muskels

Kurzzeitige Muskelarbeit

Obwohl ATP als unentbehrlicher Energielieferant für die Muskelkontraktion reichlich in jedem Skelettmuskel vorhanden ist, enthalten die meisten Muskelfasern nur für 5–6 Sekunden Daueraktivität genügend ATP. Sodann greift die Skelettmuskelfaser auf das energiereiche **Kreatinphosphat**-Molekül zurück. Mit Hilfe der Spaltung von Kreatinphosphat können die ATP-Speicher rasch wieder regeneriert werden. Damit hat der Muskel bei maximaler Arbeitsbelastung Energie für ca. 15 Sekunden.

Länger andauernde Muskelarbeit

Dauert die Muskelarbeit länger an, so erschöpft sich auch der Kreatinphosphatvorrat,

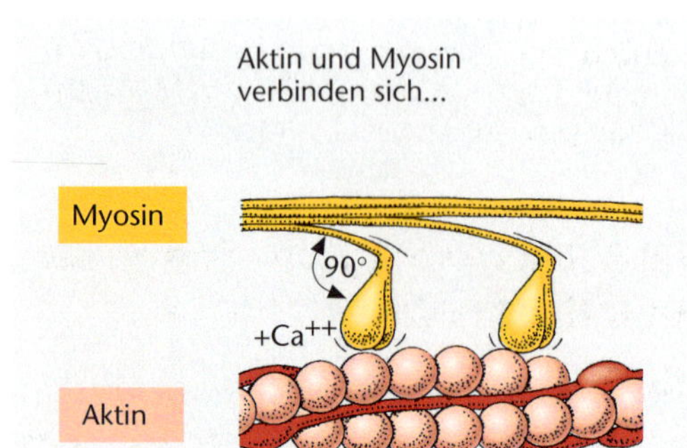

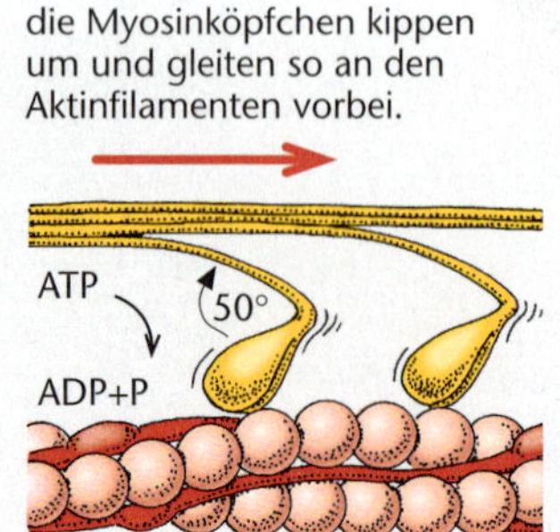

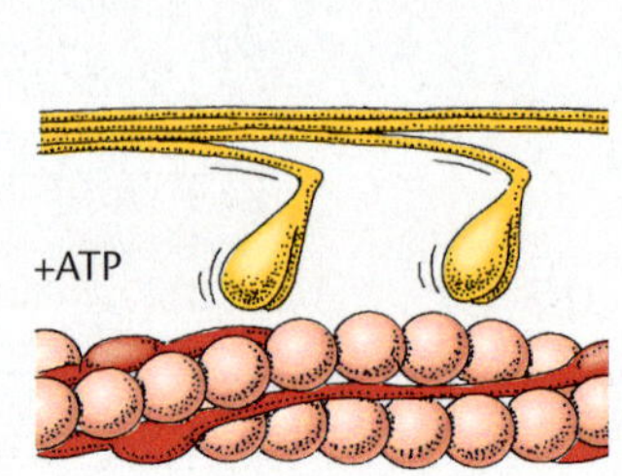

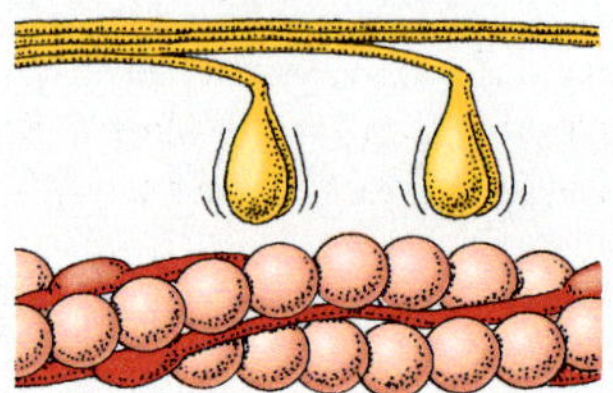

Abb. 7.22: Der Mechanismus der Muskelkontraktion nach dem traditionellen Modell des so genannten Querbrückenzyklus.

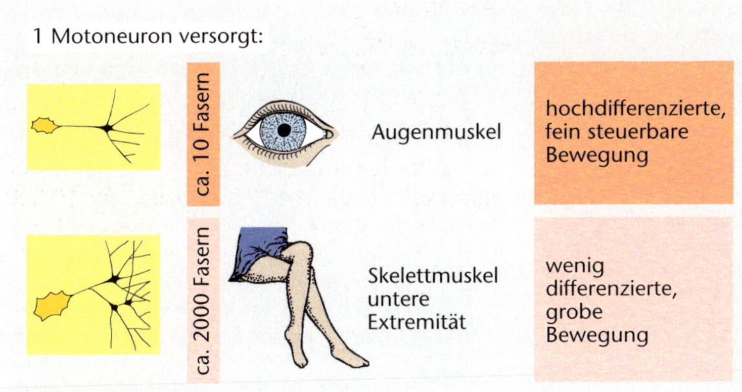

Abb. 7.23 (links): Motorische Einheit beim Augen- und beim Skelettmuskel der unteren Extremitäten. Je nach funktioneller Erforderung inneviert ein Motoneuron über eine entsprechende Zahl von Verzweigungen seines Axons zwischen 10 und 2 000 Muskelfasern.

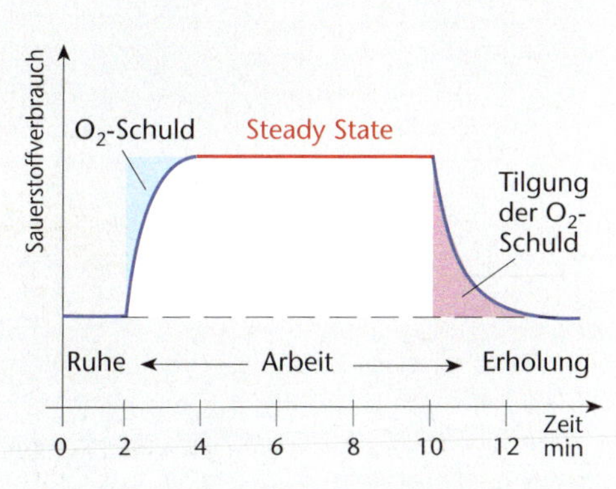

Abb. 7.25: Sauerstoffschuld und ihre Tilgung. Nach Arbeitsende lässt sich vor allem in den ersten Minuten eine über dem Ruhewert liegende Sauerstoffaufnahme messen.

und es muss **Glukose** *(Traubenzucker)* als Energieträger verstoffwechselt werden (☞ 2.8.1). Im Skelettmuskel wird Glukose in seiner Speicherform **Glykogen** gelagert. Bei Bedarf kann dieses Glykogen durch die **Glykogenolyse** zu Glukose gespalten werden (☞ 2.8.1), die dann als Energielieferant zur Verfügung steht.

Die Glukose kann jedoch nicht direkt für die Regeneration von ATP herangezogen werden. Zuvor muss sie weiter zerlegt werden:

- Bei Sauerstoffmangel geschieht dies über die Glykolyse (☞ 2.8.1) zum Pyruvat und weiter zum Laktat (Milchsäure), hierbei entstehen 2 mol ATP pro Mol Glukose
- Ist genügend Sauerstoff verfügbar, wird das immer noch energiereiche Pyruvat nicht als Laktat ausgeschieden, sondern im **Zitratzyklus** (☞ 2.8.1) vollständig zu Kohlendioxid (CO_2) und Wasser zerlegt. Hierbei wird ca. 20-mal mehr ATP erzeugt.

Die Glykolyse benötigt keinen Sauerstoff, sie ist ein anaerober Prozess. Daher wird die Glykolyse auch als **anaerober Energiestoffwechsel** bezeichnet. Der Zitratzyklus benötigt Sauerstoff und heißt deshalb **aerober Energiestoffwechsel.**

Voraussetzung für die Glukoseverwertung über die Glykolyse hinaus bis zum CO_2 ist also die *Verfügbarkeit von Sauerstoff* im Muskel. Der limitierende Faktor hierbei ist nicht die Lunge, sondern die Bereitstellung des Sauerstoffes in der Muskelfaser.

Zu Beginn der Muskelarbeit kann der im Myoglobin gespeicherte Sauerstoff genutzt werden. Nach 2–4 Minuten sind Muskeldurchblutung und Sauerstofftransport dem gesteigerten Bedarf angepasst. Braucht ein Muskel während einer Dauerleistungsphase mehr Sauerstoff als ihm zugeführt werden kann, so sammelt sich im Muskelgewebe das durch anaeroben Stoffwechsel gewonnene Laktat an. Dieses Laktat muss nach Beendigung der Muskelarbeit durch zusätzliche Sauerstoffzufuhr wieder abgebaut werden. Außerdem müssen die ATP-, Kreatinphosphat- und Glykogenspeicher aufgefüllt werden, was ebenfalls Sauerstoff erfordert. Der sich hieraus ergebende Sauerstoffbedarf heißt **Sauerstoffschuld** (☞ Abb. 7.25). Die Schuld wird durch eine verstärkte Atmung nach Beendigung der Arbeit beglichen.

Durch Muskeltraining, insbesondere durch Ausdauertraining, erhöht sich u.a. die Zahl der Mitochondrien in den trainierten Muskelpartien, und kommt es zu einer erheblichen funktionellen Erweiterung des Kapillarbettes. Dadurch kann mehr Sauerstoff „vor Ort" gebracht werden, Glukose kann in größerem Umfang aerob verbrannt werden, und es kommt weniger zur Laktatbildung: Die Dauerleistungsfähigkeit („Kondition") steigt.

Erst bei Hochleistungssportlern steigen auch das Herzgewicht und Herzvolumen, beim Ausdauersportler bis auf das Doppelte. Auch die Lunge passt sich im Training an (ohne aber äußerlich zu wachsen). Das *Atemminutenvolumen* (☞ 17.8.5), also die während einer Minute eingeatmete Luftmenge, steigt von 5–6 l/Min. in Ruhe auf Werte bis über 80 l/Min. an.

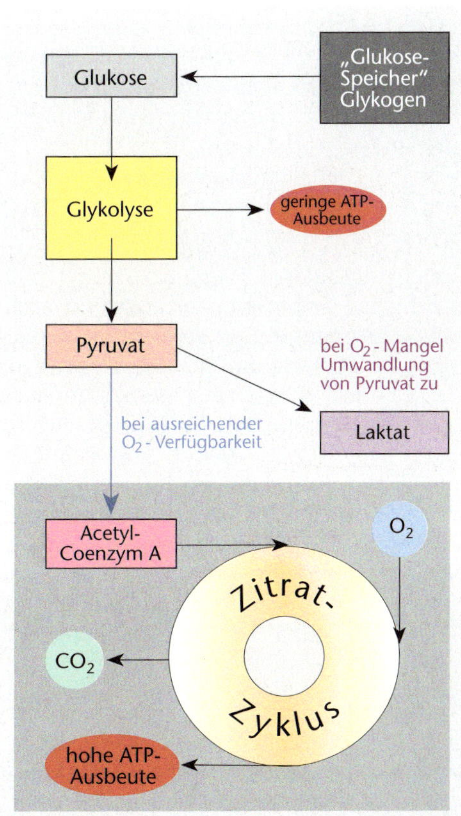

Abb. 7.24: Der Muskel benötigt Glukose und Sauerstoff, um Energie zu gewinnen. Wasser, Kohlendioxid und Laktat bleiben nach der Oxidation übrig.

Muskuläre Ermüdung

Wird ein Muskel für eine längere Periode gereizt, so werden die Kontraktionen nach und nach schwächer, bis der Muskel nicht mehr reagiert. Das Unvermögen, immer weiter zu kontrahieren, wird „muskuläre Ermüdung" genannt. Dies wird auf ungenügende Sauerstoffzufuhr, Erschöpfung der Glykogenreserven und/oder Anstieg der Laktatkonzentration zurückgeführt. Der unbegrenzte Laktatanstieg würde zu einem pH-Abfall (das heißt zu einer Übersäuerung) in der Zelle führen. Daher kann die muskuläre Ermüdung auch als ein Schutzmechanismus betrachtet werden, der verhindert, dass der pH-Wert auf einen für die Muskelfasern schädlichen Wert fällt.

Muskelkater

Ungefähr einen Tag nach ungewohnter Muskelarbeit treten nicht selten belastungsabhängige Muskelschmerzen auf. Ursache dieses **Muskelkaters** sind kleinste Verletzungen *(Mikroläsionen)* an überstrapazierten Muskelfasern. Dort ist das Sarkolemm undicht geworden, Kalzium dringt in die Muskelfasern ein, und Kalium fließt nach außen in den Extrazellulärraum. Dadurch wird eine lokale Entzündungsreaktion (☞ 5.5) ausgelöst, die für den Muskelkaterschmerz verantwortlich ist.

7.3.7 Die verschiedenen Formen der Muskelkontraktion

Die Zuckung

Jede ausreichend starke elektrische Reizung einer motorischen Einheit eines Skelettmuskels bewirkt nach einer sehr kurzen Latenzperiode

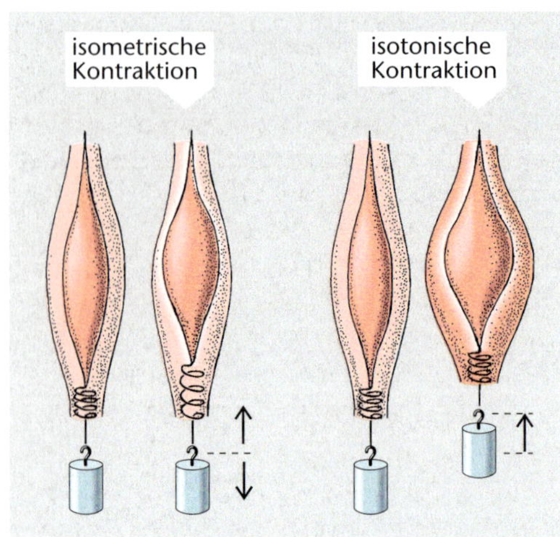

Abb. 7.26: Muskel in Ruhe, bei isometrischer Kontraktion (links) und bei isotonischer Kontraktion (rechts). Die Federn spiegeln den herrschenden Muskeltonus wider. Er ist bei einer rein isotonischen Kontraktion konstant.

von 1 ms eine kurzzeitige Kontraktion (**Zuckung**).

Dauerkontraktion (Tetanus)

Wird ein Muskel zweifach rasch nacheinander gereizt, wobei der zweite Reiz nach der Refraktärzeit des ersten (☞ 7.3.5) eintrifft, so wird der Muskel auch auf den zweiten Reiz reagieren. Wird der Muskel so rasch ein zweites Mal gereizt, dass zwar die Refraktärzeit, nicht aber die Muskelzuckung abgeschlossen ist, so überlagert die zweite Zuckung die erste und die erzielte Gesamtkontraktion ist dann stärker („kräftiger") als bei der Einzelzuckung. Man spricht von *zeitlicher Summation,* da sich erster und zweiter Reiz „aufsummieren".

Wird ein Muskel mit mindestens zwanzig Reizen pro Sekunde erregt, verschmelzen die einzelnen Zuckungen zunehmend miteinander, und der Muskel kann sich nur teilweise oder gar nicht mehr zwischen den Reizen entspannen. Somit erzielt der Muskel eine andauernde Kontraktion, auch **Tetanus** genannt. Der Tetanus kommt durch die zusätzliche Freisetzung von Kalziumionen (☞ Legende zu Abb. 7.21) durch die jeweils nachfolgende Reizung zustande, während die Kalzium-Ionen der vorausgehenden noch nicht in die Speicher zurückgekehrt sind. Dies verursacht eine miteinander verschmelzende Folge einzelner Zuckungen. Interessanterweise sind alle bewusst gesteuerten Bewegungen wie das Anspannen des Oberarmmuskels kurzzeitige *tetanische Kontraktionen.*

Muskeltonus

Unter normalen Bedingungen sind immer einige Muskelfasern eines Muskels kontrahiert, während andere entspannt sind. Durch diese Kontraktionen wird der Muskel zwar angespannt, jedoch nicht genügend, um eine Bewegung zu erzeugen. Diese Teilanspannung des Muskels erzeugt den **Muskeltonus** *(Muskelgrundtonus),* der unter anderem die aufrechte Haltung des Körpers ermöglicht. Zum Beispiel verhindert so die Nackenmuskulatur, dass der Kopf beim Sitzen vornüberkippt; sie zieht den Kopf aber nicht nach hinten.

Abnormer Muskeltonus

Abweichungen vom normalen Tonus können entweder zur **Muskelhypotonie** führen, das heißt zu abnormer Schlaffheit der Muskeln, oder auch zur **Muskelhypertonie.** Bei der Muskelhypertonie unterscheidet man zwei Formen:

- Die **spastische Hypertonie,** bei der der Muskeltonus erhöht ist, im Verlauf einer passiven Bewegung aber plötzlich nachlassen kann *(Taschenmesserphänomen),* und bei der häufig pathologische Reflexe (☞ 11.11.3) vorhanden sind (z.B. bei Patienten nach Schlaganfall ☞ 11.15.8)
- Der **Rigor,** bei dem die Tonuserhöhung bei passiver Bewegung während des gesamten Ablaufs erhalten bleibt oder ruckartig nachlässt *(Zahnradphänomen).* Die Reflexe sind normal (etwa bei Parkinson-Patienten ☞ 10.4.6).

Muskelverspannungen und Psyche

Im Jahr 1956 brach unter Bergarbeitern in Belgien eine „Epidemie" aus. Viele Bergleute klagten über Muskelschmerzen, insbesondere in Rücken und Nacken. Das als „Weichteilrheumatismus" (eine inzwischen nicht mehr übliche Krankheitsbezeichnung) diagnostizierte Leiden ließ sich mit einer zuvor stattgefundenen Katastrophe im Bergwerk Marcinelle in Verbindung bringen – den Bergleuten saß die „Angst im Nacken" und verursachte Muskelhartspann und Verkrampfungen.

Einen muskulären Hartspann findet man häufig bei Patienten, die aufgrund seelischer Anspannung „verspannt" sind. Oft sind die Muskeln im Schulter-Nacken-Bereich betroffen, was zu starken Schmerzen und Bewegungseinschränkungen führen kann. Durch physikalische Anwendungen wie Fango und Massagen in Kombination mit Körperschulung oder Krankengymnastik können die Beschwerden gelindert werden. Auch eine Quaddelbehandlung (Injektion von örtlich betäubenden sog. Lokalanästhetika), muskelentspannende Medikamente oder Entspannungsverfahren sind hilfreich.

Isotonische und isometrische Kontraktionen

Nach außen hin kann eine muskuläre Kontraktion zwei Effekte haben (☞ Abb. 7.26):

- Bei einer **isotonischen Kontraktion** verkürzt sich der Muskel und erzeugt somit eine Bewegung. Der Muskeltonus (die Muskelspannung) verändert sich dabei nur wenig. Beispiel: Kontraktionen der Beinmuskulatur beim Gehen
- Bei einer **isometrischen Kontraktion** wird der Muskel fixiert (z.B. durch Antagonisten) und kann sich nicht oder nur minimal verkürzen; die Muskelspannung steigt dabei erheblich an. Obwohl hier keine Bewegung erzeugt wird, wird trotzdem Energie verbraucht. Beispiel: Fingerhakeln am Stammtisch, Tragen einer Tasche am hängenden Arm.

Isometrische krankengymnastische Übungen

Isometrische Übungen wirken bei längerer Bettlägerigkeit dem Muskelabbau entgegen und regen zusätzlich den Kreislauf an. Pflegende können den Patienten – in Absprache mit der zuständigen Krankengymnastin – gezielt anleiten, selbständig zu üben: Einzelne Muskelgruppen, z.B. Oberschenkel- oder Armmuskulatur, werden für 7–8 Sek. angespannt und für max. 12 Sek. entspannt. Geübt wird mindestens 3- bis 5-mal pro Tag mit jeweils mindestens zehn Wiederholungen.

Pathologische Kontraktionen

Zu den pathologischen Kontraktionen gehört der **Spasmus,** die plötzliche unwillkürliche Kontraktion einer großen Muskelgruppe. Er tritt beispielsweise während eines epileptischen Anfalls auf.

Als **Tremor** bezeichnet man rhythmische, ungewollte Kontraktionen antagonistisch wirkender Muskelgruppen. Charakteristisch ist der *Parkinsontremor* bei Parkinson-Patienten.

Unter **Faszikulieren** versteht man ungewollte, sichtbare, kurze Zuckungen von Muskelfaserbündeln unter der Haut. Sie finden unregelmäßig statt, führen nicht zur Körperbewegung und deuten meist auf Erkrankungen des den Muskel versorgenden Motoneurons hin.

Ein **Tick** ist eine stereotype, sich wiederholende, nicht-rhythmische Bewegung vor allem in der Augen- und Stirnregion (z.B. Blinzeltick), die meist automatisch erfolgt, gelegentlich jedoch willkürlich beeinflussbar ist. Ticks treten häufig begleitend bei psychiatrischen Erkrankungen oder kindlichen Entwicklungsstörungen auf.

7.3.8 Muskelatrophie

Als **Muskelatrophie** bezeichnet man das Schwinden von Muskelmasse durch die Verschmälerung der Muskelfasern. Muskeln atrophieren beispielsweise, wenn sie nicht beansprucht werden; so bei bettlägerigen Patienten oder Personen mit Gipsverband. Es liegt dann eine **Inaktivitätsatrophie** vor (☞ auch 5.3.1). Sie ist *reversibel*, das heißt, durch gezieltes Training wieder rückgängig zu machen.

Ist der versorgende Nerv eines Muskels durchtrennt, atrophiert der Muskel vollständig. Diese **neurogene Muskelatrophie** führt innerhalb von sechs Monaten bis zwei Jahren zum Schrumpfen der betroffenen Muskeln auf etwa ein Viertel ihrer ursprünglichen Größe. Die abgebaute Muskelfasermasse wird zum Teil durch Bindegewebe ersetzt. Dieser Vorgang ist *irreversibel* (unumkehrbar).

Diagnostisches Instrument: Elektromyographie

Die **Elektromyographie** *(EMG)* registriert die Reaktion von Muskelgewebe auf elektrische Reize, entweder über Hautelektroden oder über in den Muskel eingestochene Elektroden. Die Ableitung erfolgt sowohl bei völliger Entspannung als auch bei willkürlicher Muskelanspannung.

Die klinische Bedeutung der Elektromyographie liegt in der Differenzierung von Lähmungserscheinungen und Erkrankungen mit Muskelschwund.

7.3.9 Das Herzmuskelgewebe

Die Herzwand besteht hauptsächlich aus Herzmuskelgewebe, dem **Myokard** (☞ 15.3.2). Dieses ist quergestreift wie die Skelettmuskulatur. Das Herzmuskelgewebe zeichnet sich jedoch durch einige anatomische und funktionelle Besonderheiten aus (☞ auch 15.5.4):

- Im Gegensatz zu den vielen peripher gelegenen Zellkernen der Skelettmuskelzellen besitzen die meisten Herzmuskelzellen nur einen einzigen, zentral liegenden Zellkern. Gelegentlich kommen 2–3 Zellkerne in einer Herzmuskelzelle vor
- Die Herzmuskelzellen sind im Gegensatz zu den Skelettmuskelfasern unregelmäßig verzweigt und haben untereinander End-zu-End-Verbindungen, wodurch sie ein Netzwerk bilden
- Während die Skelettmuskulatur sich normalerweise willkürlich, das heißt gewollt als Reaktion auf Nervenimpulse kontrahiert, kontrahiert sich der Herzmuskel unwillkürlich, kontinuierlich und rhythmisch ungefähr 75-mal pro Minute, ohne auszusetzen; dies ist die Folge innerer Impulsbildungszentren *(Schrittmacher)* wie z.B. dem Sinusknoten (☞ 15.5.2)
- Das Herzmuskelgewebe besitzt eine hundertfach längere Refraktärzeit (ca. 300 ms) als die Skelettmuskulatur, wodurch dem Herzen eine Erholung zwischen den Herzschlägen garantiert wird. Diese lange Refraktärperiode beugt zudem einer tetanischen Dauererregung (☞ 7.3.7) der Herzmuskulatur vor, die nutzlos, ja tödlich wäre, da keinerlei Blut mehr aus dem Herzen gepresst würde, wie es beim Kammerflimmern der Fall ist.

7.3.10 Glattes Muskelgewebe

Glatte Muskulatur findet sich in den Wänden der meisten Hohlorgane und der Gefäße des Menschen. Ihre Kontraktionen werden unwillkürlich ausgelöst (☞ einführender Text in Abschnitt 4.4.1). **Glattes Muskelgewebe** weist einige physiologisch wichtige Unterschiede zur Skelettmuskulatur auf (☞ Abb. 7.27):

- Die glatte Muskelfaser ist beträchtlich kleiner als die Skelettmuskelfaser. Sie hat eine Spindelform, das heißt, im mittleren Bereich ist sie breit, an ihren Enden läuft sie spitz zu
- In jeder Faser befindet sich nur ein einzelner ovaler, in der Mitte liegender Kern
- Die Fasern der meisten glatten Muskeln sind eng vermascht, um so ein kontinuierliches Netzwerk zu bilden. Wenn ein Neuron eine Faser aktiviert, so wird diese Erregung zu *jeder* Faser des Netzwerks geleitet. Dadurch kommt es zur *wellenförmigen* (peristaltischen) Kontraktion über viele benachbarte Fasern
- Die Kontraktion der glatten Muskelfaser ist 5- bis 500-mal langsamer als die der Skelettmuskelfaser. Dieser Vorgang ist für viele Hohlorgane sehr wichtig, z.B. für die Arteriolen, den Magen-Darm-Trakt und die Harnblase.

Wie das Herzmuskelgewebe arbeitet auch die glatte Muskulatur weitgehend unwillkürlich.

Hierbei können zwei Muskeltypen unterschieden werden:

- Beim *neurogenen-Typ* (**Multi-unit-Typ**, z.B. der M. sphincter pupillae und der Ziliarmuskel des Auges) erfolgt die Erregung über Transmitterausschüttung aus Synapsen
- Beim *myogenen Typ* (**Single-unit Typ**, z.B. die Darmmuskulatur) zeigen die Muskeln eine spontane rhythmische Aktivität.

In der Regel liegen Mischformen vor, das heißt die spontane rhythmische Aktivität wird durch Einflüsse des vegetativen Nervensystems verändert. Außerdem reagiert sie z.B. auf den pH-Wert und die Sauerstoff- oder Kohlendioxidkonzentration des Blutes. Diese selbsttätige Anpassung ist unentbehrlich, um die Durchblutung an die jeweilige Stoffwechsellage eines Organs anzupassen. Außerdem macht man sich diesen Mechanismus z.B. bei Medikamenten zur Blutdruckregulation (☞ 16.3.4) zunutze.

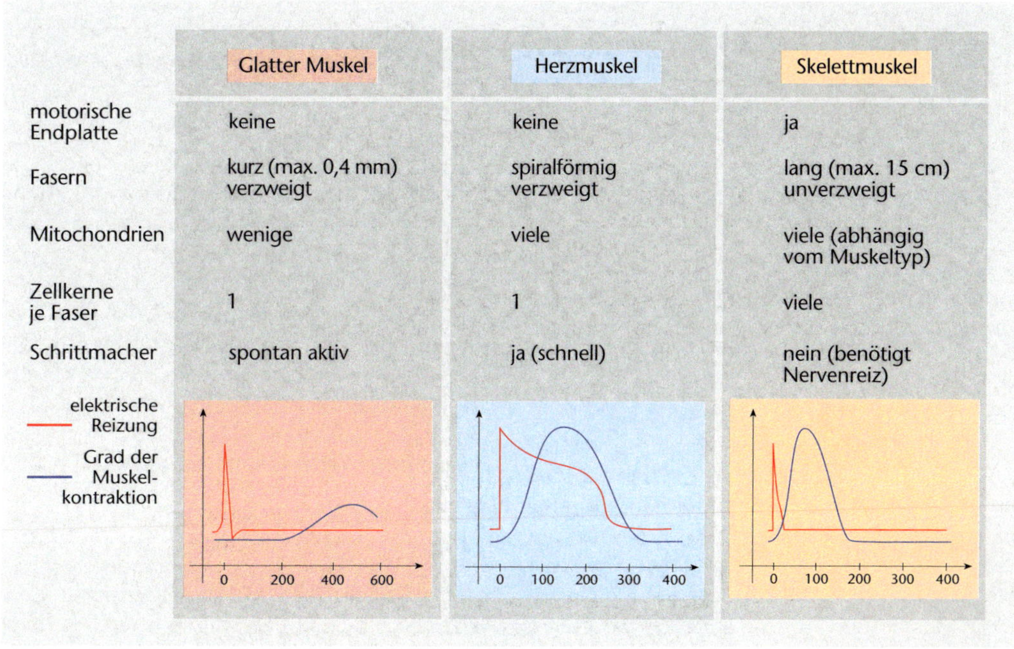

Abb. 7.27: Anatomische und funktionelle Unterschiede der drei Muskelfasertypen.

7.4 Gesundheit und Lebensstil: Osteoporose – Gefahr im Alter

Man stelle sich Folgendes vor: In einer Stahlbetonbrücke lösen sich ganz langsam und schleichend die tragenden Stahlseile auf. Irgendwann bricht die Brücke unter ihrer eigenen Last zusammen – der Alptraum eines jeden Architekten.

Ein ähnlicher Vorgang läuft heimlich, still und leise bei rund 25% aller Frauen nach den Wechseljahren ab. Bei ihnen fehlen dann die für den gesunden Knochen so wichtigen Geschlechtshormone, die Östrogene (☞ 21.2.7). Männer sind meist erst im hohen Alter davon betroffen. Die Rede ist von der **Osteoporose.**

Bei dieser Krankheit schwindet die Knochenmasse, der Knochen wird brüchig, weil sich die tragenden Knochenbälkchen auflösen. Das Gleichgewicht zwischen Knochenaufbau und -abbau ist gestört: Es wird mehr Knochen abgebaut als aufgebaut, der Knochen verliert Kalzium.

Die Ursache der häufigsten Osteoporoseform, der *primären Osteoporose,* ist bislang ungeklärt. Entscheidender Risikofaktor bei Frauen ist der Östrogenmangel nach der Menopause. Auch körperliche Inaktivität fördert die Osteoporoseentstehung. Andere Faktoren wie Rauchen, übermäßiger Alkoholgenuss und erbliche Veranlagung haben demgegenüber weniger Bedeutung. Bei der *sekundären Osteoporose* hingegen ist die Ursache der Erkrankung bekannt. Wichtigste Ursachen sind eine Langzeitbehandlung mit Glukokortikoiden (z.B. Urbason® ☞ Abb. 13.21), Alkoholismus, ein Diabetes mellitus, eine Schilddrüsenüberfunktion, eine Übersekretion von Parathormon, Mangelernährung und Tumoren.

Gefürchtet: Kompressionsfrakturen

Der Abbau der Trabekel hat vor allem fatale Folgen für tragende Knochen wie etwa die unteren Wirbel oder das Becken: Irgendwann können sie dem Druck des eigenen Körpergewichtes nicht mehr standhalten und brechen ein, es kommt zu *Kompressionsfrakturen.* Patienten mit Kompressionsfrakturen klagen häufig über akute, lokal begrenzte sehr starke Schmerzen. Treten solche Kompressionsfrakturen z.B. in der Wirbelsäule auf, führen sie häufig über eine Schonhaltung zu schweren Fehlhaltungen, so dass ein vorher mobiler Mensch leicht auf Dauer pflegebedürftig wird. Aber auch Stürze führen gerade bei älteren Menschen mit einer Osteoporose schnell zu Frakturen. In Deutschland gelten rund 65000 Schenkelhalsbrüche (☞ Abb. 8.76) jährlich als Folge der Osteoporose.

Hilfe ist schwer

Ist der Knochenschwund erst einmal eingetreten, ist Hilfe schwer. Vor allem durch Gabe von Östrogenen (☞ unten), Fluoriden (Mono-Tridin®) in Kombination mit Kalzium und Kalzitonin wird versucht, die Knochenbildung zu fördern und den Knochenabbau zu hemmen. Besonders effektiv können jedoch Bisphosphonate (z.B. Fosamax®) in Kombination mit Kalzium und Vitamin D dazu beitragen, Knochenbrüche zu verhindern, indem sie die knochenabbauenden Zellen hemmen.

Zur medikamentösen Schmerzbekämpfung werden nichtsteroidale Antirheumatika (☞ 12.3.3) gegeben. Auch lokale Infiltrationen mit einem Lokalanästhetikum-Glukokortikoid-Gemisch (z.B. Carbostesin-Fortecortin) können den Schmerz lindern.

Physikalische Maßnahmen wirken unterstützend: Massagen und warme Bäder werden bei Schmerzen eingesetzt, krankengymnastische Übungen und geeignete Sportarten (z.B. Schwimmen) zur Muskelstärkung und Verminderung des Frakturrisikos. Bei Wirbelsäulendeformierungen und instabilen Frakturen wird ein Mieder oder Korsett angepasst.

Entscheidend ist es, die Krankheit frühzeitig zu erkennen. Gefährdete sollten rechtzeitig ihre Knochendichte durch eine Knochendichtemessung – *Osteodensitometrie* genannt – überprüfen lassen. Erkennen Ärzte daran eine beginnende Osteoporose, können sie ihr mit verschiedenen Medikamenten ein gutes Stück weit entgegenwirken.

Entscheidend: die Prävention

Eine kausale (die Ursache beseitigende) Therapie der Osteoporose ist nicht bekannt, und geeignete, kostengünstige Früherkennungsinstrumente stehen nicht zur Verfügung. Angesichts der enormen medizinischen und sozialen Folgen der Osteoporose kommt der Vorbeugung (Prävention) daher entscheidende Bedeutung zu.

Lebenslang: Ausreichend Kalzium!

Jeder kann einer Osteoporose vorbeugen, indem er Zeit seines Lebens für genügend körperliche Bewegung sorgt und z.B. durch reichlichen Verzehr von Milch, Milchprodukten, kalziumreichen Mineralwässern und grünem Gemüse (z.B. Lauch, Grünkohl, Fenchel, Brokkoli) auf eine ausreichende Kalziumzufuhr achtet. Zur Deckung des täglichen Kalziumbedarfs reichen z.B. 1 l Milch oder 100 g Hartkäse. Auch eine bestehende Osteoporose wird durch eine solche Ernährung positiv beeinflusst und sollte eine medikamentöse Therapie immer begleiten.

Wichtig ist auch, ausreichend Vitamin D zu sich zu nehmen. Dies ist einerseits durch Seefisch möglich, aber auch, indem man sich wohldosiert der Sonne aussetzt, denn Vitamin D wird im Sommer durch den Einfluss von Sonnenlicht in unserer Haut gebildet. Schon zehn Minuten Sonne täglich auf Händen und Gesicht reichen für eine „Tagesration" Vitamin D aus. Prophylaktisch wirkt auch die Einnahme einer Fosamax®-Tablette pro Woche.

Für Frauen: Östrogene, niedrig dosiert

Für Frauen mit zusätzlich erhöhtem Osteoporoserisiko ist ab der Menopause auch eine Therapie mit niedrig dosierten Östrogenen möglich, um einer Osteoporose vorzubeugen. Die Behandlung hat manchmal Nebenwirkungen wie etwa Genitalblutungen oder Spannungsgefühl in den Brüsten. Auch erhöht sie das Risiko eines Mamma- oder Gebärmutterkarzinoms. Letzteres Risiko lässt sich mit der gleichzeitigen Gabe von Progesteron minimieren. Entsprechende Kombinationspräparate erhöhen allerdings als „Nebenwirkung" das Thromboserisiko leicht.

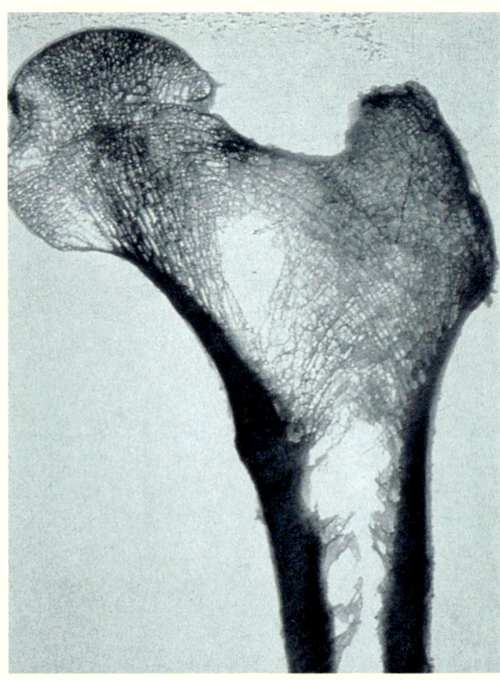

Abb. 7.28: Aufgesägter Oberschenkelknochen mit ausgeprägter Osteoporose. [O136]

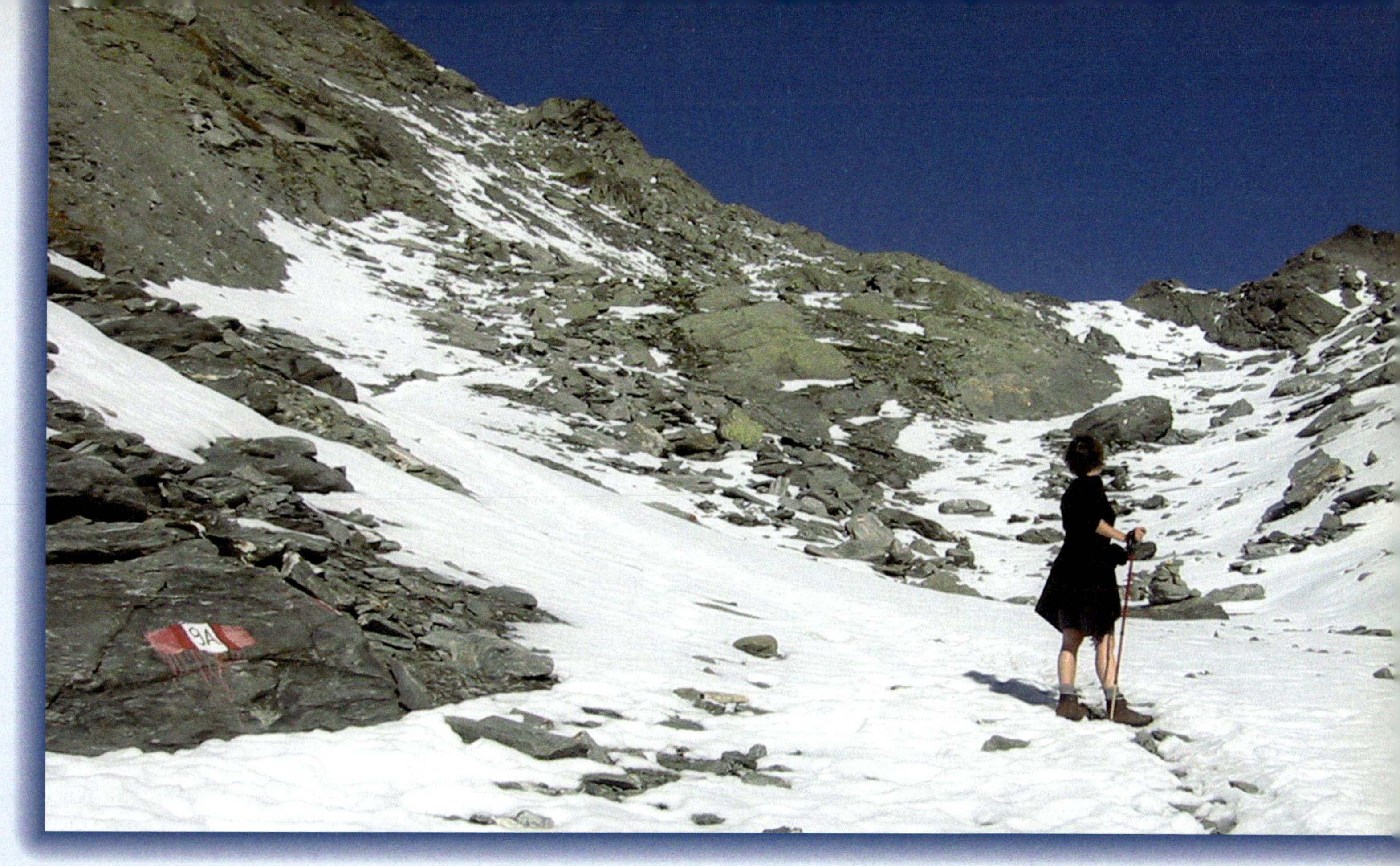

8 Der Bewegungsapparat

8

8.1 Die menschliche Gestalt

Schon auf den ersten Blick erkennen wir große Unterschiede in **Körpergröße, -bau** und **-gestalt** unserer Mitmenschen. Diese Merkmale bilden sich zwar erst im Laufe der über 20-jährigen Wachstumsperiode des Menschen aus, sind aber im Wesentlichen schon vor der Geburt genetisch festgelegt.

Damit dieses genetische Soll erfüllt wird, müssen bis zum Erreichen der vollen Körpergröße ständig Wachstumsprozesse über das Nerven- und Hormonsystem gesteuert und koordiniert werden (☞ 13.2.3); gleichzeitig müssen kontinuierlich Energie sowie essenzielle Aminosäuren, essenzielle Fettsäuren, Spurenelemente und Vitamine zugeführt werden.

Die Haltung des Menschen – Spiegel seines Wesens?

Nicht selten wird von der Haltung eines Menschen auf seinen Charakter geschlossen. Ein krummer Rücken mit zusammengezogenen Schultern spricht demnach für fehlendes Selbstbewusstsein, Scheu und Zurückgezogenheit. Aufrechte Haltung versinnbildlicht Geradlinigkeit; wenn sie übertrieben ist, sogar Überheblichkeit. Manches daran mag stimmen. Der israelische Therapeut Moshé Feldenkrais hat jedoch darauf aufmerksam gemacht, dass unter „gerader Haltung" oftmals die Ideale körperlicher Züchtigung oder ein ästhetisches Wunschbild verstanden werden. Sein Ziel war es, den Menschen mit entsprechenden Übungen ein körperliches Bewusstsein für die eigenen Fähigkeiten, auch für die Unzulänglichkeiten und Abweichungen von Idealproportionen zu vermitteln.

Insofern sollte vorschnellen Psychologisierungen in Bezug auf die Körperhaltung mit Skepsis begegnet werden – auch ein schiefer Rücken kann entzücken und eine zusammengefallene Statik sehr wohl eine aufrechte Gesinnung verbergen.

8.1.1 Das Körperwachstum

Die **Wachstumsphasen** des Menschen zeigen einen charakteristischen Verlauf: Im ersten Lebenshalbjahr wächst der Mensch mit ca. 16 cm am schnellsten. Ab dem 2. Lebenshalbjahr bis zum Beginn der Pubertät wächst er langsamer, ca. 6–7 cm pro Jahr (☞ 23.12).

Die endgültige Größe haben Mädchen etwa mit 16 Jahren, Jungen mit 19 Jahren erreicht. Vor allem diese verlängerte Wachstumsphase bei Jungen ist der Grund, weshalb Männer im Durchschnitt etwa 10 cm größer sind als Frauen.

Während des Wachstums verändern sich jedoch nicht nur die Körpergröße, sondern auch die *Körperproportionen.*

Details zur körperlichen Entwicklung ☞ 23.5.1.

8.1.2 Die Orientierung am Körper

Die Begriffe oben, unten, vorne und hinten orientieren sich an der *anatomischen Standardposition.* Hierbei steht der Mensch aufrecht, und seine Gesichtsseite ist dem Betrachter zugewandt; der Kopf befindet sich danach also immer „oben", auch wenn er beim Liegenden im Bett eher „unten" zu sehen ist.

Richtungsbezeichnungen

Für die Richtungsbezeichnungen gelten folgende Fachbegriffe (Auswahl):

- **Anterior:** nach vorne
- **Distal:** von der Rumpfmitte entfernt liegend
- **Dorsal:** rückenwärts
- **Fibular:** zum Wadenbein (Fibula) hin
- **Inferior:** nach unten (bei aufrechtem Körper)
- **Kaudal:** steißwärts, nach unten (bei aufrechtem Körper)
- **Kranial:** kopfwärts (zum Schädel hin)
- **Lateral:** von der Mitte weg, seitwärts
- **Medial:** zur Mitte, auf die Medianebene zu
- **Median:** innerhalb der Medianebene (☞ Abb. 1.12)
- **Palmar** oder **volar:** zur Hohlhand hin
- **Peripher:** auf den Rand des Körpers zu, von der Mitte weg
- **Plantar:** zur Fußsohle hin
- **Posterior:** nach hinten
- **Proximal:** auf den Rumpfansatz der Gliedmaßen zu
- **Radial:** zur Speiche (Radius) hin
- **Superior:** nach oben (bei aufrechtem Körper)
- **Ulnar:** zur Elle (Ulna) hin
- **Ventral:** bauchwärts
- **Zentral:** auf das Innere des Körpers zu, zur Mitte hin.

Die Bewegungsrichtungen

Die Gelenke des Körpers erlauben entsprechend den drei Achsen des Raumes drei mal zwei Bewegungsrichtungen, die mit folgenden Fachbegriffen beschrieben werden:

- **Abduktion:** Bewegung vom Körper weg
- **Adduktion:** Bewegung zum Körper hin
- **Extension:** Streckung
- **Flexion:** Beugung
- **Innenrotation:** Einwärtsdrehung
- **Außenrotation:** Auswärtsdrehung
- **Anteversion:** Nach vorne heben
- **Retroversion:** Nach hinten heben.

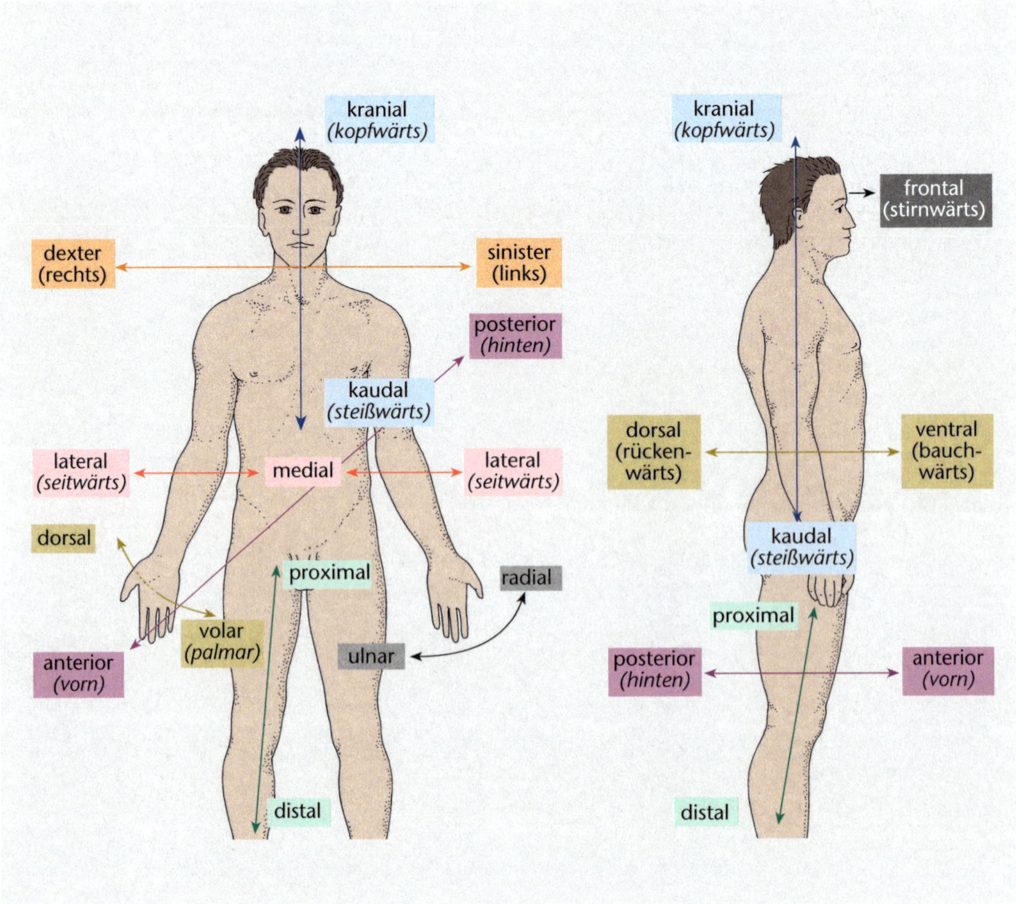

Abb. 8.1: Gebräuchliche anatomische Richtungsbezeichnungen.

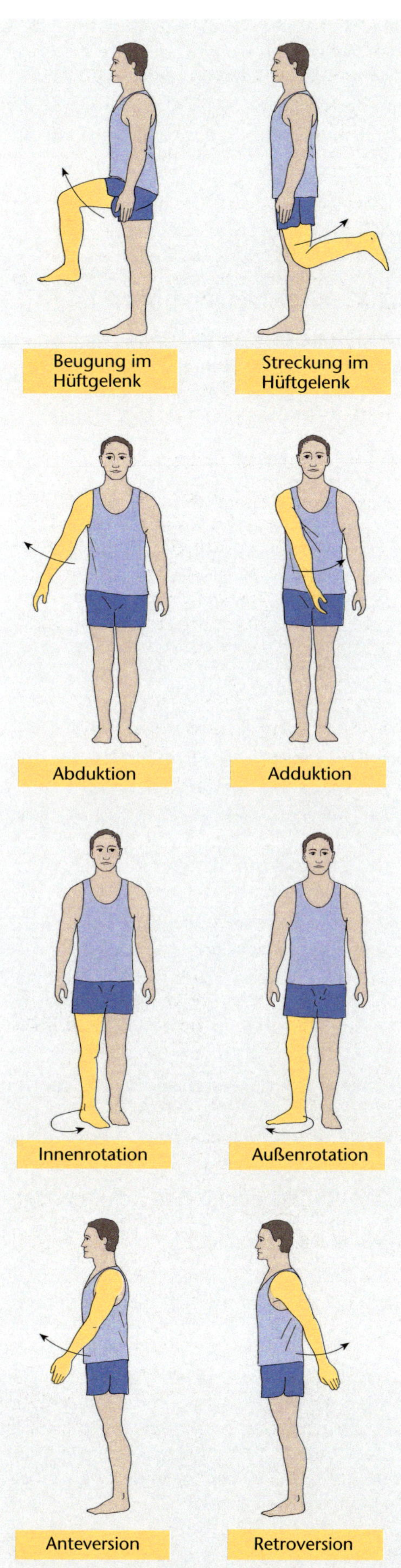

Abb. 8.2: Die Extremitätenbewegungen und ihre korrekte Bezeichnung.

Sonderformen der Rotationsbewegung sind die **Pronation** und die **Supination** an den Händen und Füßen (☞ Abb. 8.53).

8.1.3 Gerüst der menschlichen Gestalt: das Skelett

Das **Skelett** (Abb. ☞ hinterer Buchumschlag) des Erwachsenen besteht aus über 200 Knochen, von denen allerdings einige im Laufe des Wachstums miteinander verschmelzen, z.B. beim Hüftknochen. Zusammen mit den Muskeln und Bändern gibt das Skelett dem Körper seine Stabilität und ermöglicht zugleich seine Beweglichkeit.

Das Skelett wird in verschiedene Knochengruppen eingeteilt:

- Den **Schädel** *(Cranium)*
- Die **Wirbelsäule** *(Columna vertebralis)*, einem Stützstab aus über 30 Einzelknochen, den *Wirbeln*
- Den knöchernen **Brustkorb** *(Thorax)*

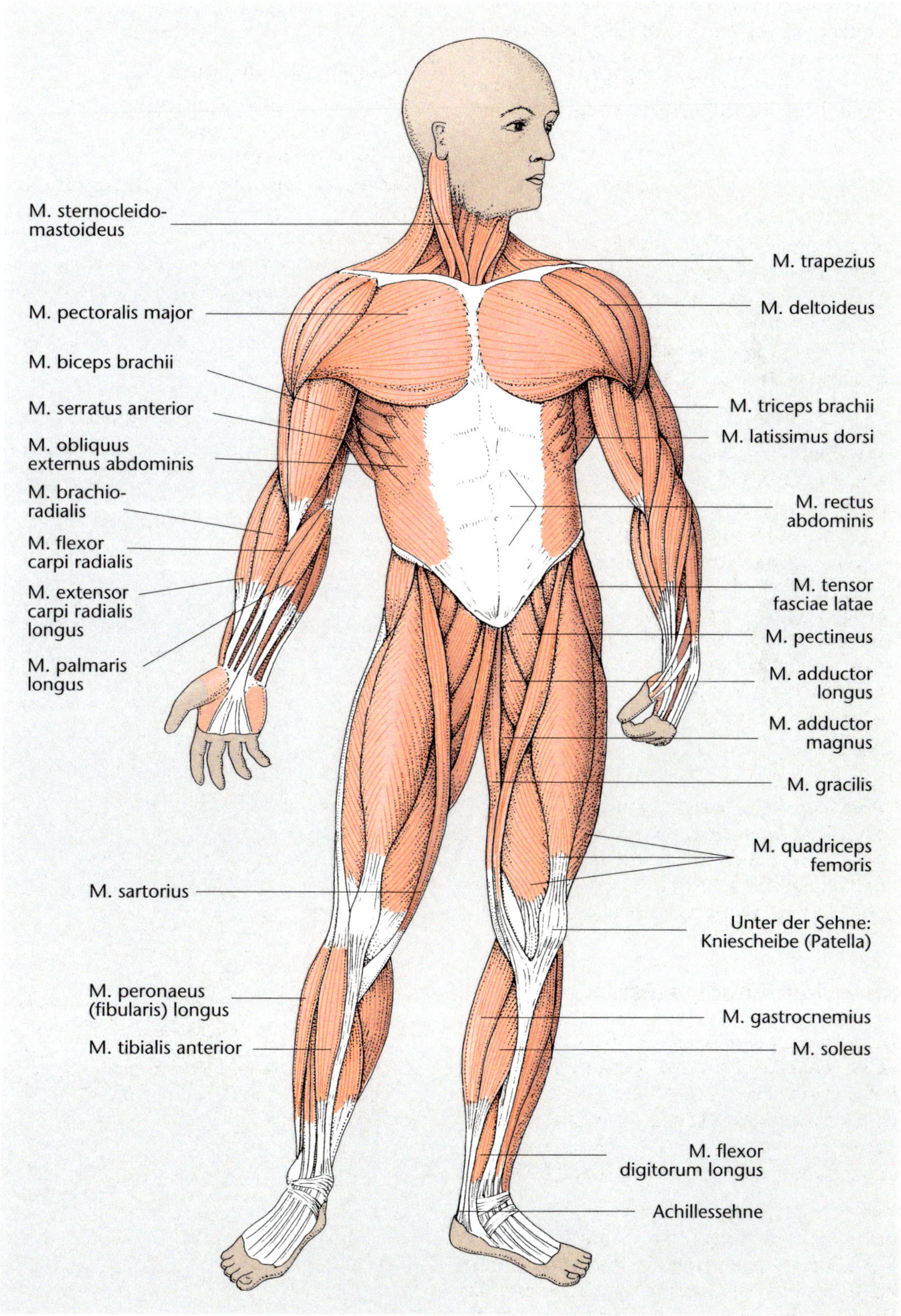

Abb. 8.3: Oberflächliche Skelettmuskulatur (von vorn).

- Den **Schultergürtel** und den **Beckengürtel**
- Die *oberen Extremitäten* **(Arme)**
- Die *unteren Extremitäten* **(Beine).**

Kopf, Hals und Rumpf werden zusammenfassend als *Körperstamm* bezeichnet. Dabei werden am Rumpf nochmals *Brust, Bauch* (Abdomen) und *Becken* (Pelvis) differenziert. Der Körperstamm ist über die *Gürtelknochen* von Schulter- und Beckengürtel mit den Extremitäten verbunden.

Weibliches und männliches Skelett

Im Vergleich zum weiblichen enthält das männliche Skelett längere und schwerere Knochen. Diese haben größere Rauigkeiten und Knochenvorsprünge, da dort auch größere Muskeln ansetzen.

Als weiteres charakteristisches Merkmal besitzt die Frau ein anders geformtes Becken als der Mann (☞ Abb. 8.64).

8.1.4 Übersicht über die Skelettmuskulatur

Durch Kontraktionen der Skelettmuskeln werden sämtliche Bewegungen des Körpers ermöglicht, sei es das Händeschütteln, ein Lächeln oder das Atmen. Der Körper ist mit insgesamt über 400 Muskeln ausgestattet.

Abb. 8.3 und 8.4 zeigen die oberflächliche Skelettmuskulatur in der Vorder- und Rückenansicht.

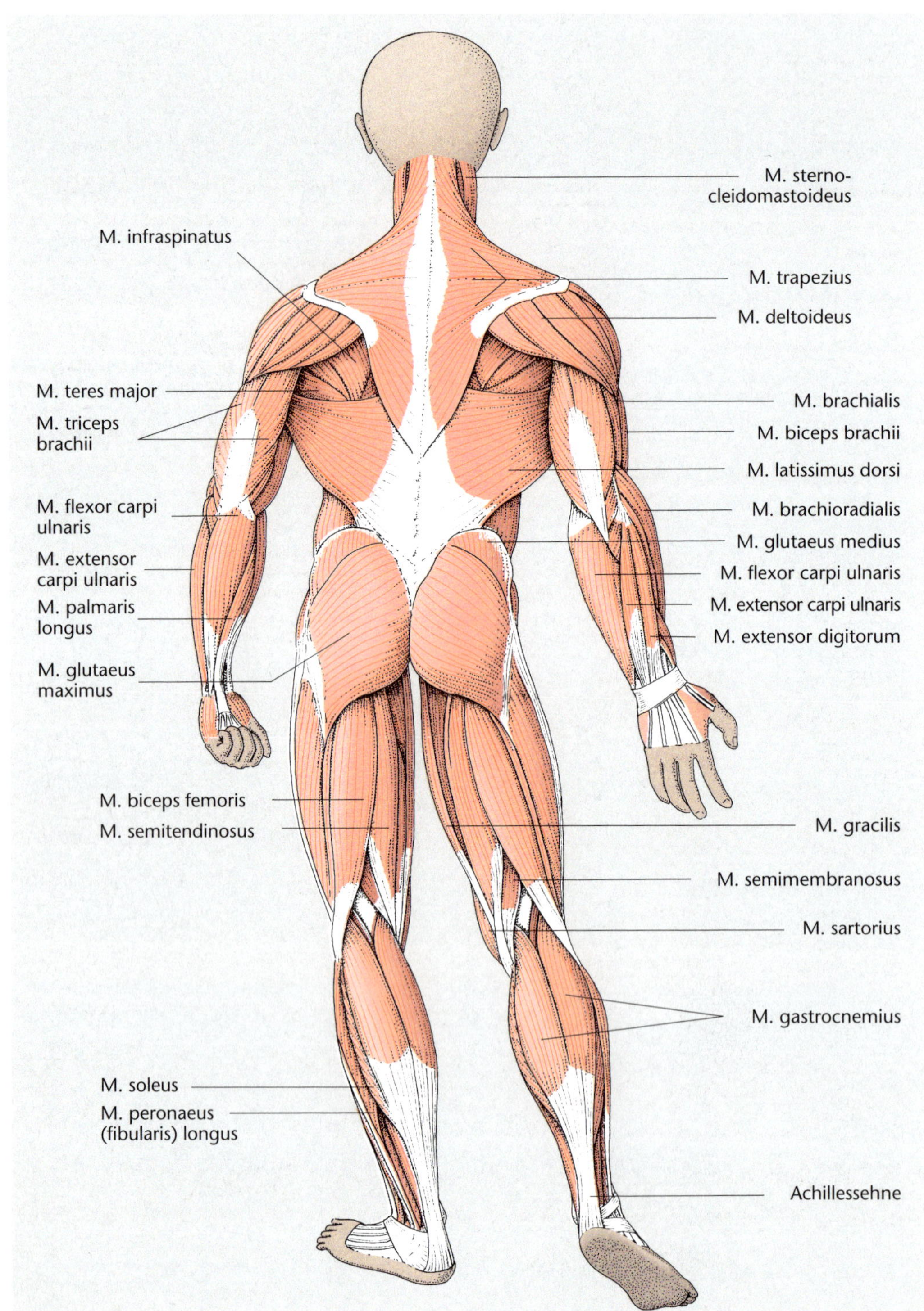

Abb. 8.4: Oberflächliche Skelettmuskulatur (von hinten).

8.2 Der Kopf

8.2.1 Der Schädel – Übersicht

Der Schädel sitzt auf der Wirbelsäule und besteht aus zwei Knochengruppen:

- Dem **Hirnschädel** *(Neurocranium)*
- Dem **Gesichtsschädel** *(Viscerocranium).*

Zum Hirnschädel zählen:

- Das **Stirnbein** *(Os frontale)*
- Das paarige **Scheitelbein** *(Os parietale)*
- Das paarige **Schläfenbein** *(Os temporale)*
- Das **Hinterhauptsbein** *(Os occipitale)*
- Das **Keilbein** *(Os sphenoidale)*
- Das **Siebbein** *(Os ethmoidale).*

Zum Gesichtsschädel zählen:

- Das **Nasenbein** *(Os nasale)*
- Der **Oberkiefer** *(Maxilla)*
- Das **Jochbein** *(Os zygomaticum)*
- Der **Unterkiefer** *(Mandibula)*
- Das **Tränenbein** *(Os lacrimale)*
- Das **Gaumenbein** *(Os palatinum)*
- Die **untere Nasenmuschel** *(Concha nasalis inferior)*
- Das **Pflugscharbein** *(Vomer)*
- Das **Zungenbein** *(Os hyoideum).*

Die acht Knochen des Hirnschädels umschließen die längsovale *Schädelhöhle,* die das Gehirn enthält. Dieses ruht auf der knöchernen **Schädelbasis** *(Schädelgrundplatte)* und wird von der **Schädelkalotte** *(Schädeldach)* kapselartig eingeschlossen.

Im Bereich der Schädelkalotte sind die Knochen platt, an der Schädelbasis zum Teil bizarr geformt und mit Hohlräumen ausgestattet.

8.2.2 Die Knochen des Hirnschädels

Stirn- und Scheitelbein

Das **Stirnbein** *(Os frontale)* bildet die Stirn, das Dach der Augenhöhle (Orbita) und den größten Teil der vorderen Schädelgrube. Im mittleren Stirnbereich sind meist asymmetrisch die **Stirnhöhlen** (*Sinus frontales* ☞ Abb. 8.7 und 8.12) angelegt. Diese mit Epithel ausgekleideten, luftgefüllten Kammern stehen mit der Nasenhöhle in Verbindung. Die beiden **Scheitelbeine** *(Ossa parietalia)* bilden den größten Teil der Schädelkalotte.

Das Schläfenbein

Die beiden **Schläfenbeine** *(Ossa temporalia)* bilden einen Teil der Schädelbasis und des Schädeldaches. Die **Fossa mandibularis** *(Kie-*

fergelenkpfanne ☞ Abb. 8.6) umfasst den Gelenkfortsatz des Unterkiefers und bildet mit ihm das Kiefergelenk. Ein (vorspringender) Teil des Schläfenbeins (**Felsenbein**) trennt an der Oberseite der Schädelbasis mittlere und hintere Schädelgrube (☞ Abb. 8.8). Im Felsenbein liegen das Hör- und Gleichgewichtsorgan sowie der **innere Gehörgang** *(Meatus acusticus internus)*. Durch den Gehörgang zieht der Hör- und Gleichgewichtsnerv (N. vestibulocochlearis ☞ 12.7.4) und erreicht nach Durchtritt durch den *Porus acusticus internus* (☞ Abb. 8.8) die hintere Schädelgrube. Der **äußere Gehörgang** ist ein Kanal im Schläfenbein, der die Ohrmuschel mit dem Mittelohr verbindet. Der **Warzenfortsatz** *(Processus mastoideus)* ist ein abgerundeter, hinter der Ohrmuschel tastbarer Knochenvorsprung (☞ Abb. 8.6 und 8.7). Er enthält, wie das Stirnbein, luftgefüllte, mit Schleimhaut ausgekleidete Hohlräume *(Cellulae mastoideae)*, die mit der Paukenhöhle des Mittelohres in Verbindung stehen. Am Warzenfortsatz setzen mehrere Halsmuskeln an. Ein zweiter Vorsprung, der **Griffelfortsatz** (*Processus styloideus* ☞ Abb. 8.6), liegt an der Unterfläche des Schläfenbeins und dient als Ansatzstelle für die Muskeln und Bänder von Zungenbein und Nacken.

Die Seitenansicht des Schädels in Abb. 8.6 zeigt, dass das Schläfenbein und das davor gelegene **Jochbein** *(Os zygomaticum)* Fortsätze besitzen, die zusammen den **Jochbogen** *(Arcus zygomaticus)* bilden.

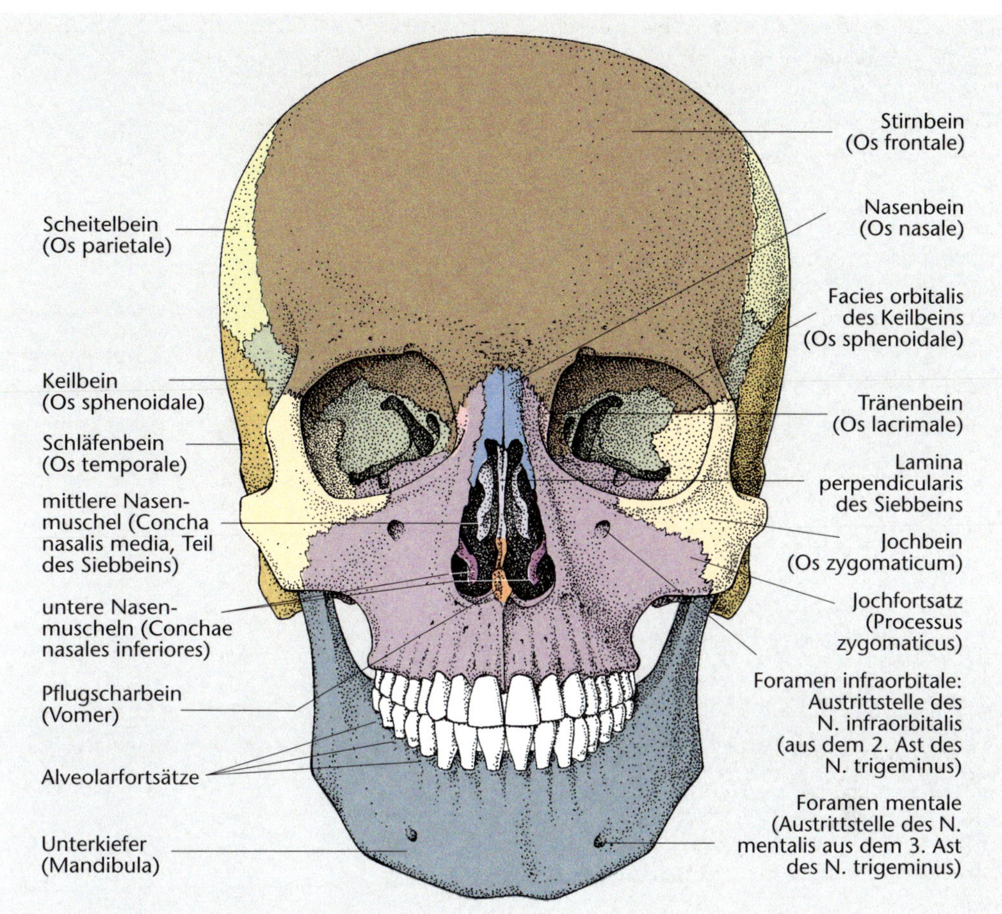

Abb. 8.5: Schädel in der Vorderansicht (frontal).

Das Hinterhauptsbein

Das **Hinterhauptsbein** *(Os occipitale)* macht den hinteren Teil der Schädelhöhle aus. Durch das **große Hinterhauptsloch** *(Foramen magnum)* ziehen das verlängerte Mark sowie die Vertebralarterien und -nerven hindurch (☞ Abb. 8.8). Beidseits neben dem Foramen magnum liegt je ein ovaler Vorsprung (**Condylus occipitalis** ☞ Abb. 8.9; 8.2.3) mit der Gelenkfläche für den ersten Halswirbel (Atlas).

Am seitlichen Übergang des Hinterhauptsbeins zum Schläfenbein klafft etwa in der Mitte eine Lücke (**Foramen jugulare** genannt), durch die die Vena jugularis und die Hirnnerven IX, X und XI (☞ Abb. 8.8, Funktion ☞ 11.8) durchtreten.

An der Außenfläche des Hinterhauptsbeins setzen Teile der Nackenmuskulatur an. Der **äußere Hinterhauptshöcker** *(Protuberantia occipitalis externa)* ist vor allem bei Männern gut durch die Haut zu tasten.

Das Keilbein

Das **Keilbein** (*Os sphenoidale* ☞ Abb. 8.8) liegt in der Mitte der Schädelbasis und ist mit allen anderen Knochen des Hirnschädels verbunden. Seine Form ist der einer Fledermaus mit ausgestreckten Flügeln (**große Keilbeinflü-**

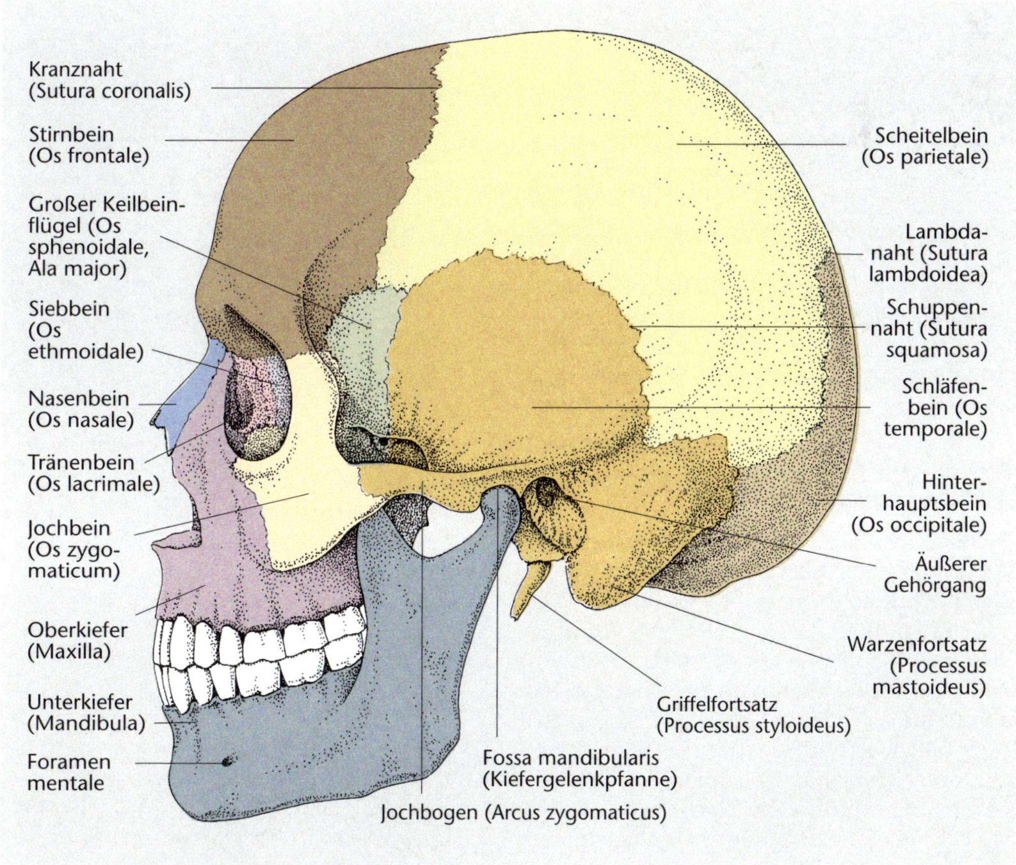

Abb. 8.6: Schädel in der Seitenansicht.

8

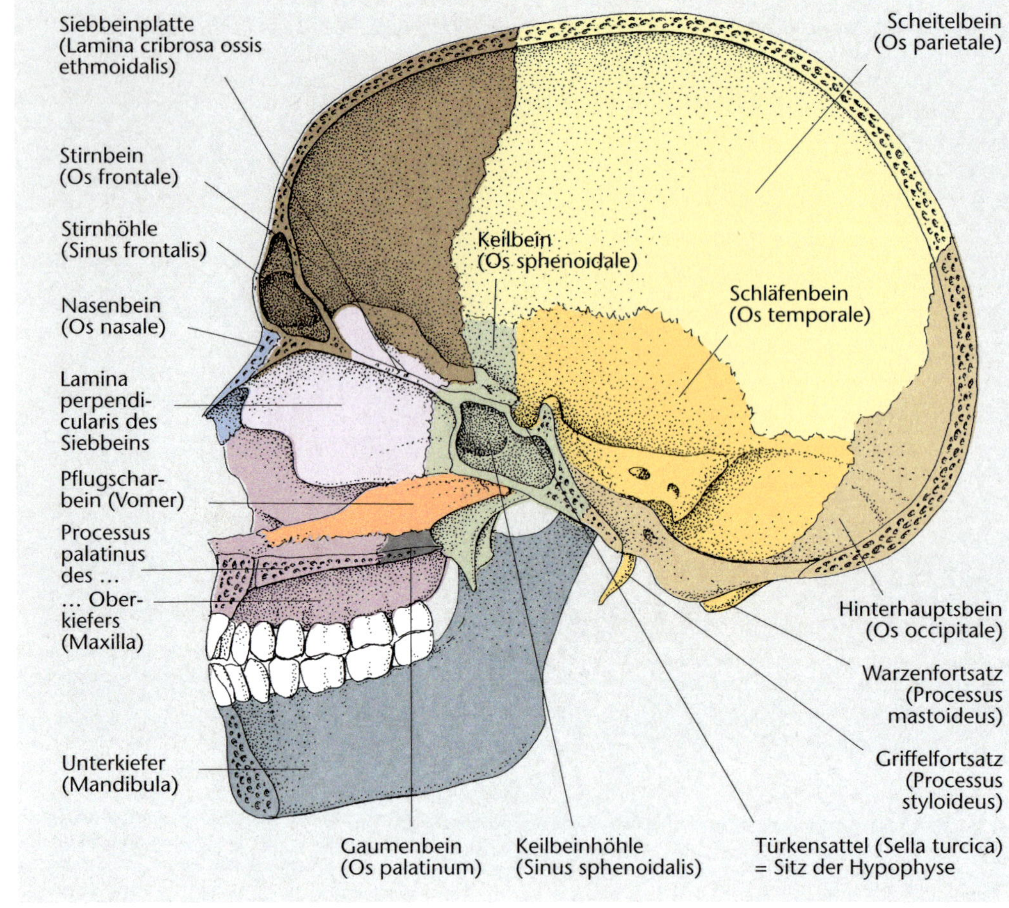

Abb. 8.7 (oben): Schädelschnitt seitlich.
Abb. 8.8 (rechts): Schädelbasis nach Entfernung der Kalotte und des Gehirns, Ansicht von oben.

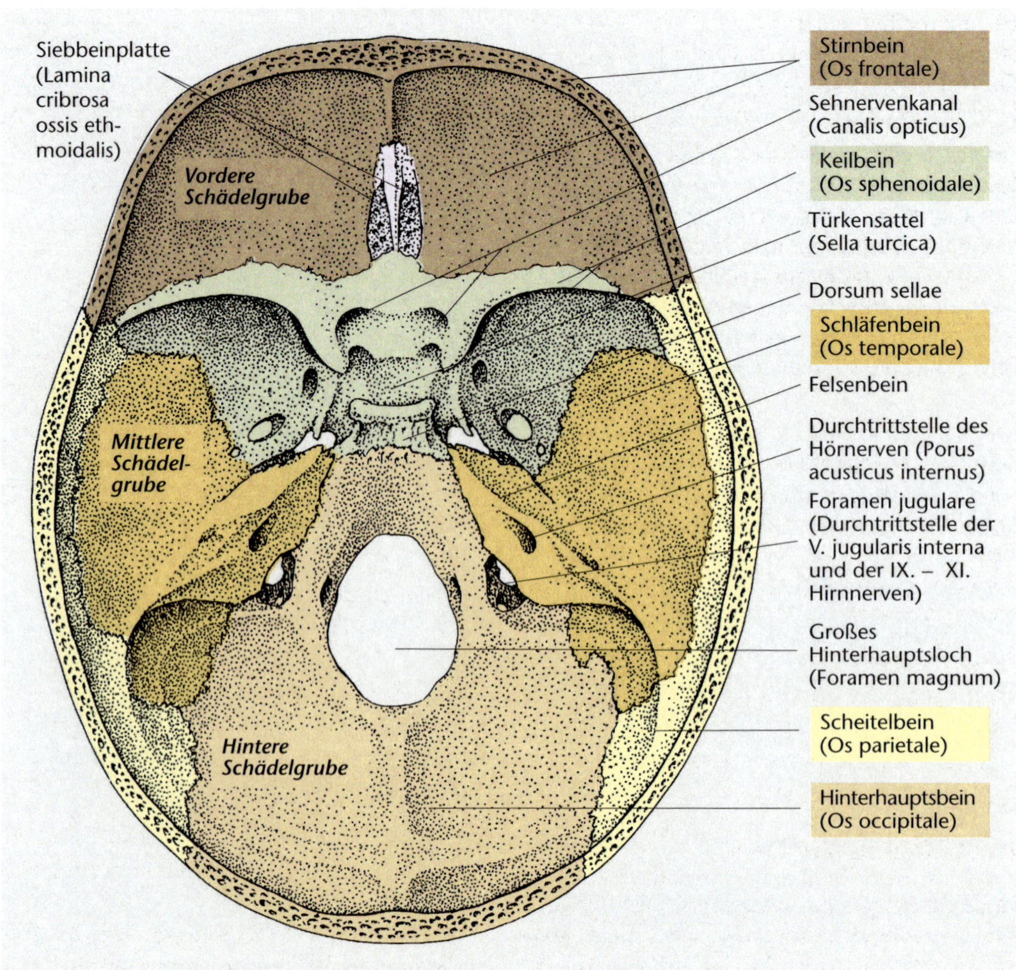

gel) vergleichbar. Der innere würfelförmige Anteil des Keilbeins enthält die **Keilbeinhöhle** (*Sinus sphenoidalis* ☞ Abb. 8.7 und 8.12), die mit der Nasenhöhle verbunden ist. Im hinteren Bereich des Keilbeinkörpers befindet sich eine Vertiefung: der **Türkensattel** (☞ 8.2.3). Davor liegen die **kleinen Keilbeinflügel**, an deren Wurzel die Sehnervenkanäle (*Canales optici* ☞ Abb. 8.8) verlaufen: Diese verbinden die Augenhöhlen (Orbitae) mit der Schädelgrube und enthalten die Sehnerven und die Augenarterien *(Aa. ophthalmicae)*.

Siebbein und Nasenmuscheln

Das **Siebbein** *(Os ethmoidale)* liegt zwischen den beiden Augenhöhlen. Es enthält 3 – 18 **Siebbeinzellen** (*Cellulae ethmoidales* ☞ Abb. 8.12), die in ihrer Gesamtheit **Siebbeinhöhle** *(Sinus ethmoidalis)* genannt werden. Nach unten ist das Siebbein zur **Lamina perpendicularis** (*senkrechte Platte* ☞ Abb. 8.7) verlängert. Diese bildet den oberen Teil der Nasenscheidewand. Die obere Begrenzung des Siebbeins, die **Siebbeinplatte** *(Lamina cribrosa)*, bildet das Dach der Nasenhöhle zur Schädelgrube hin. Durch kleine Löcher in dieser dünnen Platte ziehen die Axone des **Riechnervs** *(N. olfactorius)* von der Nase zum Riechhirn (☞ Abb. 12.10).

Am Siebbein hängen zwei dünne Knochen, die wie Papierrollen eingerollt sind. Sie ragen in die Nasenhöhle und heißen **obere** und **mittlere Nasenmuschel** (*Concha nasalis superior* und *media*). Sie vergrößern die Oberfläche der Nasenhöhlenwände, was für die Reinigung, Erwärmung und Anfeuchtung der Atemluft von Bedeutung ist (☞ 17.1.2 und Abb. 17.2).

8.2.3 Die Schädelbasis

Die Schädelbasis lässt sich von oben (innen) und von unten (außen) betrachten:

Die Schädelbasis von oben

Die **Schädelbasis** besitzt an ihrer **oberen Fläche** von vorn nach hinten treppenförmig angeordnet drei Einsenkungen, die **Schädelgruben**, die die verschiedenen Lappen des Gehirns aufnehmen.

Die **vordere Schädelgrube** *(Fossa cranii anterior)* liegt am höchsten und wird von Teilen des Stirnbeins, des Siebbeins und den kleinen Keilbeinflügeln gebildet. In der vorderen Schädelgrube liegen das Riechhirn und die Stirnlappen des Großhirns (☞ 11.3). Unter der vorderen Schädelgrube befinden sich die Augenhöhlen (Orbitae).

Die **mittlere Schädelgrube** *(Fossa cranii media)* trägt die Schläfenlappen des Gehirns. Sie wird in der Mitte vom Keilbeinkörper und an den Seiten von den großen Keilbeinflügeln sowie von den Felsenbeinen gebildet. Der Keilbeinkörper hat eine besondere Form: Zwischen Vorder- und Hinterrand senkt er sich so ab, dass dieser Bereich an einen türkischen Pferdesattel erinnert; er heißt deshalb **Türkensattel** *(Sella turcica)*. In einer Vertiefung *(Fovea hypophysalis)* liegt hier gut geschützt die **Hypophyse** *(Hirnanhangsdrüse)*, eine wichtige Hormondrüse (☞ Abb. 11.9, 11.10, 11.12 und 13.6).

Vorspringende Knochenkämme an den Oberrändern der Felsenbeine (**Felsenbeinpyramiden** genannt) trennen die mittlere von der **hinteren Schädelgrube** *(Fossa cranii posterior)*. Diese wird von den Rückseiten des Türkensattels *(Dorsum sellae)* und der Felsenbeinpyramiden sowie vom Hinterhauptsbein gebildet. Der hinteren Schädelgrube liegt das Kleinhirn auf (☞ Abb. 11.4).

Wie Abb. 8.8 zeigt, weist die Schädelbasis noch viele andere Löcher und Furchen auf, die Gefäße und Nerven aus dem Schädelinneren zum Körper bzw. umgekehrt durchtreten lassen.

Die Schädelbasis von unten

Die **Unterfläche der Schädelbasis** setzt sich aus Knochen des Hirnschädels (☞ 8.2.2) und des Gesichtsschädels (☞ 8.2.5) zusammen. Eine Übersicht gibt Abb. 8.9.

Die Schädelbasis hat zwei große paarige Gelenkflächen:

- Beidseits des großen Hinterhauptslochs bildet das Hinterhauptsbein am *Condylus occipitalis* mit dem ersten Wirbelkörper (Atlas) der Halswirbelsäule ein Gelenk
- Weiter lateral finden sich die Kiefergelenke mit der *Fossa mandibularis* als Gelenkfläche.

Schädelbasisbruch

Bei stumpfer Gewalteinwirkung auf den Schädel, etwa beim Sturz auf den Motorradhelm, kommt es häufig zum **Schädelbasisbruch.** Werden dabei Gefäße zerrissen, sind Blutungen in das Innen- oder Mittelohr oder in die Nasenhöhlen mögliche Folgen. Liquor (die Flüssigkeit, die das Hirn umspült ☞ 11.15.5), kann beim Einriss der Hirnhäute nach außen fließen, beispielsweise durch die Nase. Schwere Schädelbasisbrüche führen oft zum Tode.

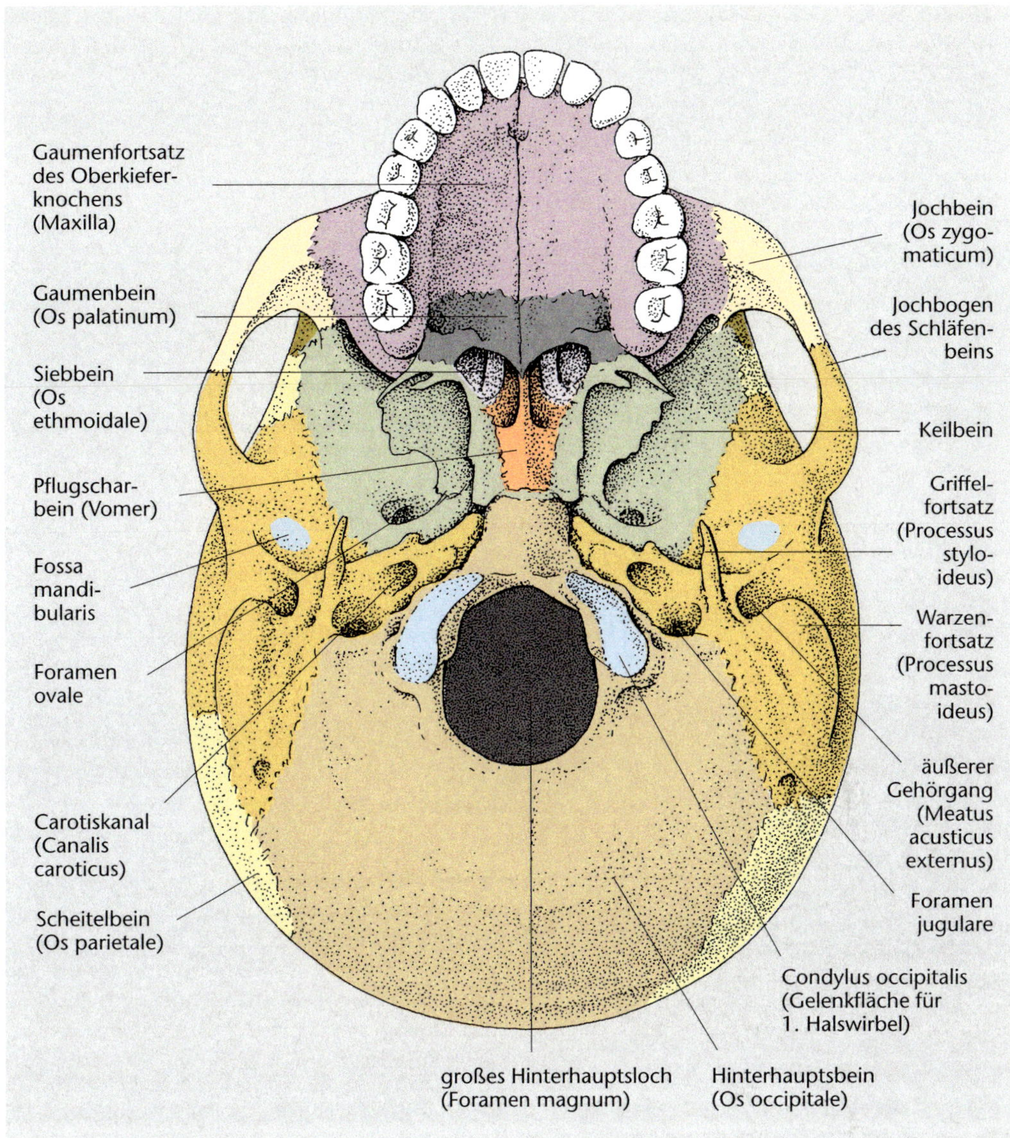

Abb. 8.9: Schädelbasis, Ansicht von unten.

8.2.4 Die Schädelnähte

Der Schädel des heranwachsenden Feten und des Neugeborenen besteht aus schollenartigen Knochenplatten, die über die *desmale Ossifikation* aus Bindegewebe entstanden sind (☞ 7.1.4) und nicht aneinanderstoßen. Die Spalträume dazwischen, **Schädelnähte** *(Suturae)* genannt, sind zum Zeitpunkt der Geburt nur durch Bindegewebe verschlossen, das heißt, die Knochenplatten lassen sich noch gegeneinander verschieben. Dies ermöglicht das weitere Hirnwachstum nach der Geburt. Die Verschiebbarkeit der Schädelknochen erleichtert zudem den Durchtritt durch den Geburtskanal.

- Die **Stirnnaht** *(Sutura frontalis)* trennt die beiden Stirnbeinhälften voneinander
- Die **Kranznaht** *(Sutura coronalis)* grenzt das Stirnbein von den beiden Scheitelbeinen ab
- Die **Pfeilnaht** *(Sutura sagittalis)* liegt zwischen den beiden Scheitelbeinen, etwa unterhalb eines Mittelscheitels
- Die **Lambdanaht** *(Sutura lambdoidea)* ist die Grenze zwischen Scheitelbeinen und Hinterhauptsbein
- Die **Schuppennaht** *(Sutura squamosa)* liegt zwischen Schläfen- und Scheitelbein.

Die Fontanellen

Bei der Geburt klaffen in den Bereichen, in denen drei oder mehr Knochenplatten aneinanderstoßen, relativ weite Lücken. Diese weichen, bindegewebig überbrückten Stellen heißen **Fontanellen.** Sie haben eine charakteristische Form und ermöglichen dem Geburtshelfer unter der Geburt eine gute Orientierung über die Lage des kindlichen Kopfes im mütterlichen Becken (☞ Abb. 8.10).

- Die rautenförmige **Stirnfontanelle** *(große Fontanelle, Fonticulus anterior)* befindet sich zwischen den vorderen Winkeln der Scheitelbeine und den Stirnbeinen. Sie ist die größte Fontanelle.
- Die **Hinterhauptfontanelle** *(kleine Fontanelle, hintere Fontanelle, Fonticulus posterior)* befindet sich am Hinterkopf zwischen der Hinterhauptsschuppe und den hinteren Winkeln der Scheitelbeine. Sie ist dreieckig.
- Zu den **Seitenfontanellen** zählen die **vordere Seitenfontanelle** *(Fonticulus sphenoidalis)* beidseits zwischen Stirn-, Scheitel-

und Keilbein sowie die **hintere Seitenfontanelle** *(Fonticulus mastoideus)* zwischen Scheitel-, Schläfen- und Hinterhauptsbein.

Während sich Hinterhaupt- und Seitenfontanellen in der Regel schon im zweiten Lebensmonat schließen, kann die Stirnfontanelle bis in das zweite Lebensjahr hinein offen bleiben.

Krankenbeobachtung bei Säuglingen

Bei der Beobachtung des Säuglings gibt die Stirnfontanelle (große Fontanelle) Hinweise auf den Zustand des Wasserhaushalts: Hat der kleine Organismus zu wenig Flüssigkeit, z.B. durch Wasserverlust bei Fieber, Erbrechen oder Durchfall, so ist die Fontanelle eingefallen. Bei ausgeglichenem Wasserhaushalt liegt sie im Hautniveau, und der Pulsschlag ist bei aufgelegtem Finger zu spüren. Eine vorgewölbte, gespannte Fontanelle kann auf einen erhöhten Hirndruck hinweisen, z.B. bei einer Meningitis.

8

8.2.5 Der Gesichtsschädel

Die paarigen **Tränenbeine** (*Ossa lacrimalia*, lacrima = Träne ☞ Abb. 8.5 und 8.6) sind fingernagelgroße, dünne Knochen an der Innenseite der Augenhöhle. Sie sind die kleinsten Knochen des Gesichts.

Der **Oberkieferknochen** *(Maxilla)* bildet das Mittelstück des Gesichtsschädels und ist mit jedem der übrigen Knochen verbunden. Er umschließt beidseits die **Kieferhöhlen** *(Sinus maxillares)*, die mit der jeweils gleichseitigen Nasenhöhle in Verbindung stehen (☞ Abb. 17.3). Der **Zahnfortsatz** *(Processus alveolaris)* verstärkt den Unterrand des Oberkieferkörpers und nimmt in zwei mal acht Fächern *(Alveoli dentales)* die obere Zahnreihe auf. Nach hinten oben ragt der **Jochfortsatz** (*Processus zygomaticus* ☞ Abb. 8.5) hervor. Er formt zusammen mit dem **Jochbein** *(Os zygomaticum)* das Wangenprofil. Im vorderen Anteil des Oberkiefers befindet sich der **Gaumenfortsatz** *(Processus palatinus)*. Er bildet zusammen mit dem **Gaumenbein** *(Os palatinum)* den **harten Gaumen** *(Palatum durum)*.

Die beiden Gaumenbeine sind L-förmige Knochen, die den hinteren Anteil des harten Gaumens bilden (☞ Abb. 8.7 und 8.9).

Gesichtsspalten

Die rechte und linke Seite des Oberkieferknochens und die sie umgebenden Weichteile wachsen vor der Geburt zusammen. Gelingt dies nur unvollständig, entsteht eine **Gesichtsspalte.** In leichten Fällen klaffen dabei nur die Oberlippe oder die knöchernen Gaumenanteile auseinander (☞ Abb. 5.2.2). Die schwerste Form ist die **Lippen-Kiefer-Gaumenspalte,** bei der sowohl das Schlucken und die Atmung als auch die Sprachentwicklung des Kindes beeinträchtigt sind. Durch chirurgische Eingriffe im Säuglings- und Kindesalter können die Folgen der Defekte funktionell und kosmetisch meist zufrieden stellend behoben werden.

Knöcherne Begrenzung der Nase

Das paarig angelegte **Nasenbein** *(Os nasale)* bildet den oberen Teil des Nasenrückens (☞ Abb. 8.12). Der untere Anteil des Nasenrückens besteht aus Knorpel *(Cartilago nasi)*. Knorpel bildet auch den Hauptanteil der *Nasenscheidewand* **(Nasenseptum)**, an der sich ferner auch das Siebbein und das Pflugscharbein beteiligen (☞ Abb. 8.9). Die knöcherne Nasenhöhle wird durch das Nasenseptum in eine rechte und eine linke Höhle geteilt.

Die **untere Nasenmuschel** *(Concha nasalis inferior)* ist ein rinnenförmiger Knochen und über einen Fortsatz *(Processus maxillaris)* mit der Kieferhöhle verbunden. Sie dient genauso wie die kleinere mittlere und die obere Nasenmuschel (☞ Abb. 8.5) der Oberflächenvergrößerung der Nasenschleimhaut.

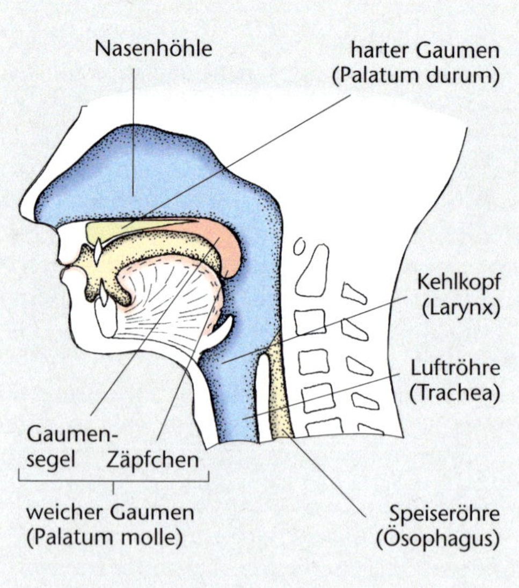

Abb. 8.11: Kopf im Sagittalschnitt. Oberkieferknochen und Gaumenbein bilden den harten Gaumen. Der weiche Gaumen ist das bewegliche Gaumensegel, dessen Hinterrand in das mittelständige Zäpfchen ausläuft.

Das **Pflugscharbein** *(Vomer)* ist ein rechteckiger, von vorne zur Keilbeinhöhle ziehender Knochen, welcher den unteren und hinteren Anteil des Nasenseptums bildet (☞ Abb. 8.5). Vorne und unten grenzt es an den harten Gaumen, oben an die Lamina perpendicularis (vertikale Platte) des Siebbeins und hinten an das Keilbein.

Die Nasennebenhöhlen

Die **Nasennebenhöhlen** *(Sinus paranasales)* befinden sich in den die Nasenhöhle umgebenden Knochen und sind von Schleimhaut ausgekleidet. Zu den jeweils paarig angelegten Nasennebenhöhlen gehören:
- Die **Stirnhöhle** *(Sinus frontalis)*
- Die **Kieferhöhle** *(Sinus maxillaris)*
- Die **Siebbeinhöhle** (bestehend aus den Siebbeinzellen)
- Die **Keilbeinhöhle** *(Sinus sphenoidalis)*.

Die Nasennebenhöhlen machen die Schädelknochen leichter und dienen als Resonanzraum für den Klang der Sprache. Die Sekrete aus den Nasennebenhöhlen fließen, außer im Fall einer *Nasennebenhöhlenentzündung*, in die Nasenhöhle ab (mehr hierüber ☞ 17.1.3).

Nasenseptumdeviation

Häufig verläuft das Nasenseptum, entweder angeboren oder infolge von Verletzungen, nicht gerade in der Nasenmittellinie **(Nasenseptumdeviation).** Bei einer ausgeprägten Abweichung kann eine der Nasenhöhlen weitgehend verschlossen sein; aber auch eine nur mäßig ausgeprägte Nasenseptumdeviation kann eine Sekretstauung verursachen und zu Kopfschmerzen oder Nasennebenhöhlenentzündungen führen.

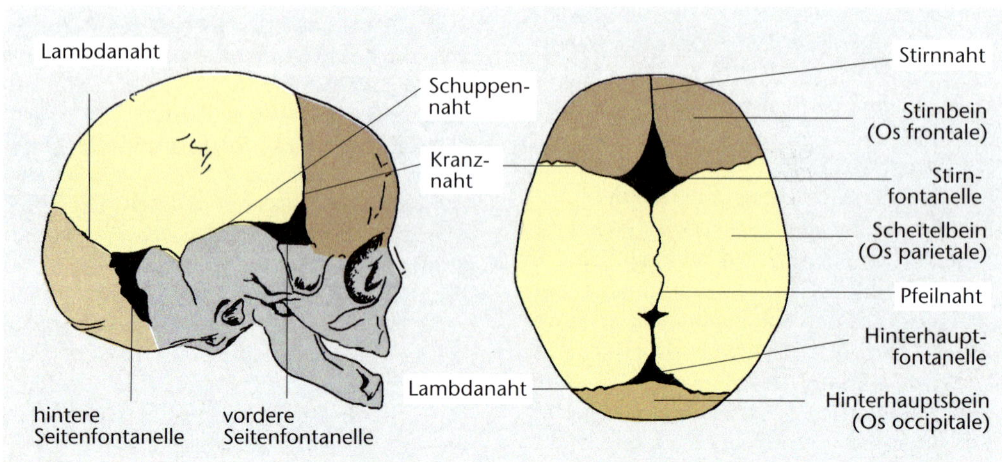

Abb. 8.10: Fontanellen und Schädelnähte. [A300]

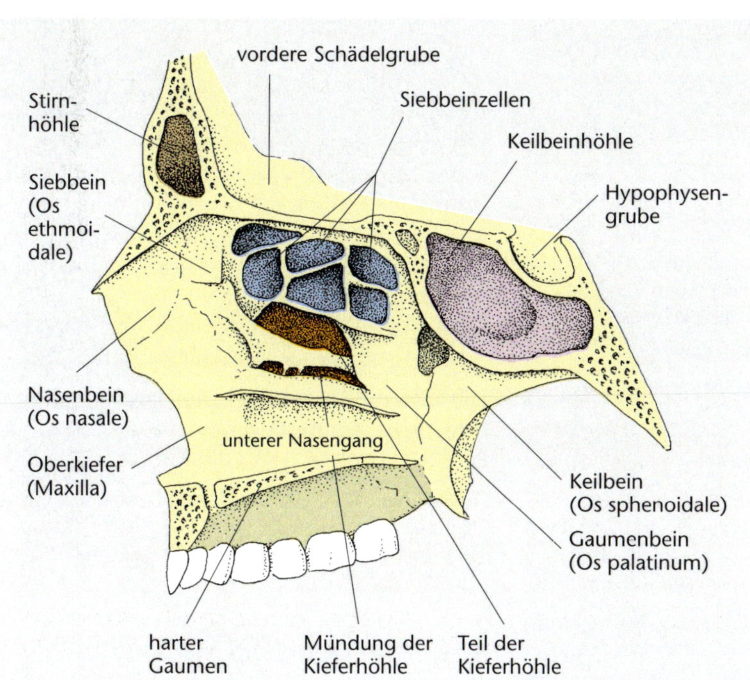

Abb. 8.12 (links): Nasennebenhöhlen. Sagittalschnitt mit entfernten Nasenmuscheln (Frontalansicht ☞ Abb. 17.3). Kaum zu sehen ist die Kieferhöhle.

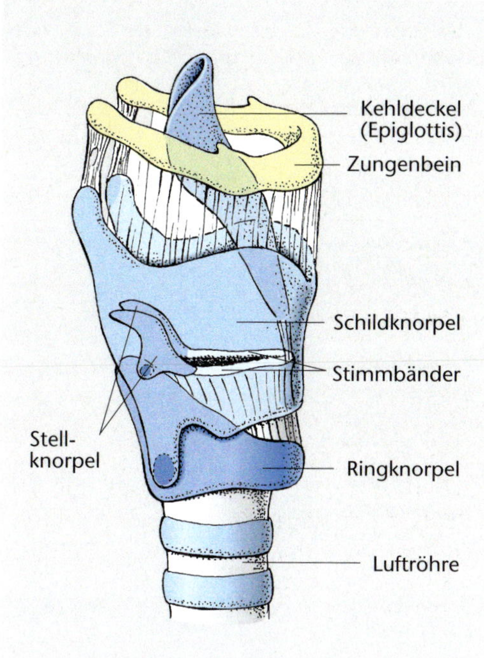

Abb. 8.14 (rechts): Zungenbein. Dargestellt sind auch der Kehldeckel in Mittelstellung sowie der knorpelige Aufbau des Kehlkopfes.

Der Unterkiefer

Der **Unterkiefer** *(Mandibula)* ist der größte und der einzige frei bewegliche Knochen des Gesichtsschädels (☞ Abb. 8.13). Er besteht aus einem hufeisenartig nach hinten gebogenen *Unterkieferkörper* und zwei Seitenästen *(Rami mandibulae),* die vom (unterhalb des Ohres leicht fühlbaren) **Unterkieferwinkel** *(Angulus mandibulae)* aus fast senkrecht nach oben steigen. Jeder Seitenast besitzt an seinem oberen Ende zwei Fortsätze: Auf dem weiter hinten gelegenen **Gelenkfortsatz** *(Processus condylaris)* liegt die Gelenkfläche, die mit der Fossa mandibularis des Schläfenbeins und einer kleinen Knorpelscheibe das Kiefergelenk bildet. An dem weiter vorn gelegenen **Kronenfortsatz** *(Processus coronoideus)* setzt der Schläfenmuskel (M. temporalis ☞ Abb. 18.18*)* an.

Der **Zahnfortsatz** *(Pars alveolaris)* am Oberrand des Unterkieferkörpers nimmt die Zahnwurzeln des Unterkiefergebisses auf. Der untere, kräftigere Teil des Unterkieferkörpers besitzt zwei Löcher an seiner Vorderseite *(Foramina mentalia),* durch die der **N. mentalis** *(Unterkiefernerv*, aus dem 3. Ast des N. trigeminus ☞ 11.8.4) austritt.

8.2.6 Das Zungenbein

Das **Zungenbein** (*Os hyoideum*, hyoid = U-förmig) ist der einzige Knochen des Körperstamms, der nicht in direkter Nachbarschaft oder gelenkiger Verbindung mit einem anderen Knochen steht. Das Zungenbein befindet sich im Halsbereich zwischen dem Unterkiefer und dem **Kehlkopf** (*Larynx* ☞ Abb. 8.14 und Abb. 17.4). Über viele Muskeln ist es mit dem Mundboden und dem Griffelfortsatz des Schläfenbeins, dem Kehlkopf, dem Brustbein und sogar mit dem Schulterblatt verbunden. Deshalb ist das Zungenbein hochbeweglich und unterstützt so wirkungsvoll den Kauakt und die Bewegungen der Zunge beim Sprechen.

Bei der Zungenbeinmuskulatur unterscheidet man eine **obere** und eine **untere Zungenbeinmuskelgruppe** (☞ Abb. 8.19). Zu der oberen Gruppe zählen:

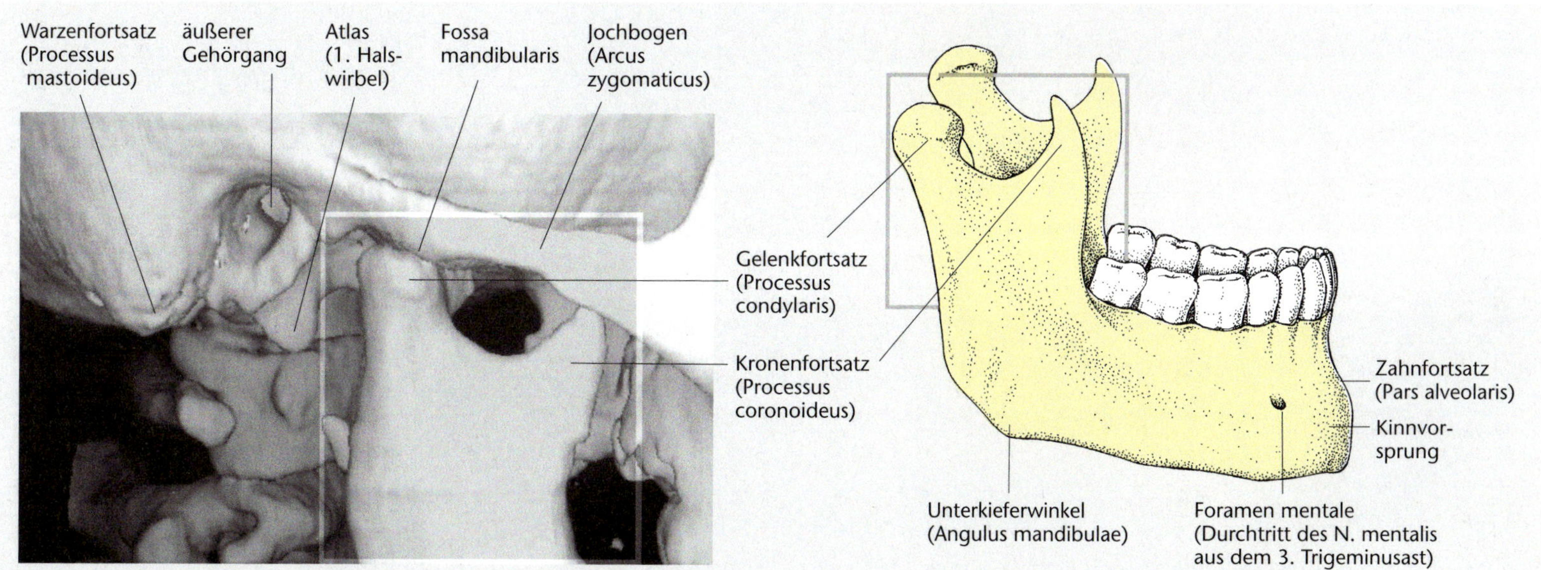

Abb. 8.13: Links computertomographische Rekonstruktion des Kiefergelenks. Rechts Unterkieferknochen seitlich mit Zahnreihe. [Foto: V137]

8

Muskel	Ursprung	Ansatz	Funktion
Stirnmuskel (= *Venter frontalis des M. occipitofrontalis,* Teil des *M. epicranius*)	Haut der Augenbrauen	Läuft in der Galea aponeurotica (☞ Abb. 8.16) aus, die den oberen und seitlichen Teil des Schädels bedeckt	Kopfhautverschiebung, Augenbrauenhebung, Stirnrunzeln
M. orbicularis oculi *(Augenringmuskel)*	Medialer Teil der Augenhöhle (Orbita)	Verläuft kreisförmig um das Auge und in den Lidern	Augenschluss, Pars lacrimalis beeinflusst Tränenfluss
M. orbicularis oris *(Ringmuskel des Mundes)*	Lateral der Mundwinkel an Bindegewebsstreifen in der Schleimhaut	Haut in der Mitte von Ober- und Unterlippe; Muskelverflechtungen	Zusammenpressen, Schließen und Vorziehen der Lippen, Formen der Lippen beim Sprechen
M. zygomaticus *(Jochbeinmuskel)* mit zwei Anteilen *(major und minor)*	Os zygomaticum	Mundwinkel, Haut der Oberlippe	Hebt den Mundwinkel nach oben lateral, so dass ein Lachen oder Lächeln entsteht
M. buccinator *(Wangenmuskel)*	Ober- und Unterkieferknochen	Mundwinkel	Zieht den Mundwinkel nach außen, Aufblasen der Backen, Ausbreitung der Wangenschleimhaut
M. risorius *(Lachmuskel)*	Wangenhaut, Faszie der Ohrspeicheldrüse	Oberlippenhaut, Muskelknoten des Mundwinkels	Zieht die Mundwinkel nach außen; verursacht „Lachgrübchen"
Platysma *(Halshautmuskel)*	Unterkieferrand, Gesichtshaut, Faszie der Ohrspeicheldrüse	Hals- und Brusthaut bis zur 2. – 3. Rippe	Zieht den unteren Teilbereich der Unterlippe nach unten und hinten

Tab. 8.15: Die wichtigsten Muskeln der mimischen Muskulatur. Weitere Muskeln zeigt Abb. 8.16.

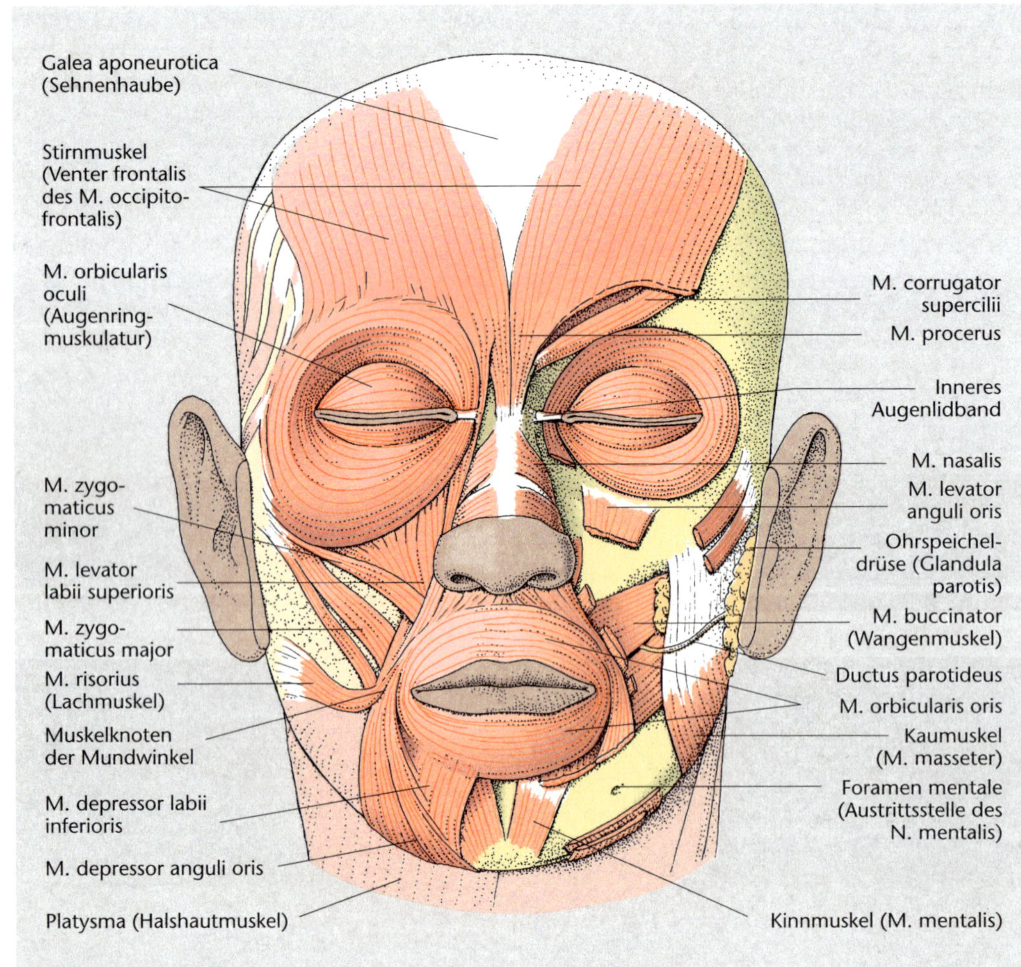

Abb. 8.16: Mimische Muskulatur. Die rechte Gesichtshälfte zeigt die oberflächliche Muskelschicht, während links die tiefere Schicht freigelegt wurde. Man erkennt in der linken Gesichtshälfte den M. masseter (Kaumuskel) und die Ohrspeicheldrüse mit ihrem Ausführungsgang (Ductus parotideus).

- Der **M. digastricus**, der mit einem hinteren Bauch *(Venter posterior)* vom Warzenfortsatz zum Zungenbein zieht und mit seinem vorderen Bauch *(Venter anterior)* bis zur Innenseite der Unterkiefermitte läuft
- Der **M. stylohyoideus**, vom Griffelfortsatz zum Zungenbein ziehend
- Der **M. mylohyoideus**, der vom Innenrand des Unterkiefers plattenförmig bis zum Zungenbein reicht
- Der **M. geniohyoideus**, der von der Zungenbeinmitte zur Unterkiefermitte zieht.

Die unteren Zungenbeinmuskeln (auch *Rectus-Gruppe* genannt) zählen zu den Halsmuskeln und werden dort erläutert (☞ 8.3.1).

Das Zungenbein bricht häufig während einer Strangulation. Deshalb wird es bei der Autopsie nach Tod durch Erwürgen besonders genau begutachtet.

8.2.7 Die mimische Muskulatur

Die **mimische Muskulatur** *(Gesichtsmuskeln)* ermöglicht uns, Gefühlsregungen wie Staunen und Entsetzen, Freude oder Trauer auszudrücken. Die meisten dieser Muskeln nehmen eine Sonderstellung unter den Körpermuskeln ein, da sie nicht über Gelenke hinwegziehen, sondern – oft ohne Zwischenschaltung einer Sehne – *direkt* an der Gesichtshaut ansetzen. Sie bewegen deshalb Gesichtshautpartien und lassen Falten, Runzeln und Grübchen entstehen, wodurch sie dem Gesicht seinen Reichtum an Ausdrucksmöglichkeiten verleihen (*Mimik* ☞ 25.1.4, ☞ Abb. 8.16).

Mimik als Spiegel des Inneren

Die Beobachtung der Mimik gehört zur ganzheitlichen Krankenbeobachtung, da sie den Pflegenden wichtige Informationen über das Befinden und die Stimmungslage des Patienten gibt.

Die Tabelle 8.15 gibt einen ausführlichen Überblick über die wichtigsten mimischen Muskeln.

Fazialislähmung

Die mimische Muskulatur wird vom N. facialis (☞ 11.8.4) innerviert. Eine Schädigung dieses Nerven, die relativ häufig vorkommt, führt im typischen Fall zu Lähmungen der mimischen Muskulatur. Die Patienten können auf der betroffenen Seite weder das Auge (Gefahr der Austrocknung!) noch den Mund vollständig schließen (☞ Abb. 11.15).

8.2.8 Die Kaumuskulatur

Die **Kaumuskulatur** bewegt den Unterkiefer. Sie ermöglicht das Beißen und Kauen und beteiligt sich an der Lautbildung und am Spre-

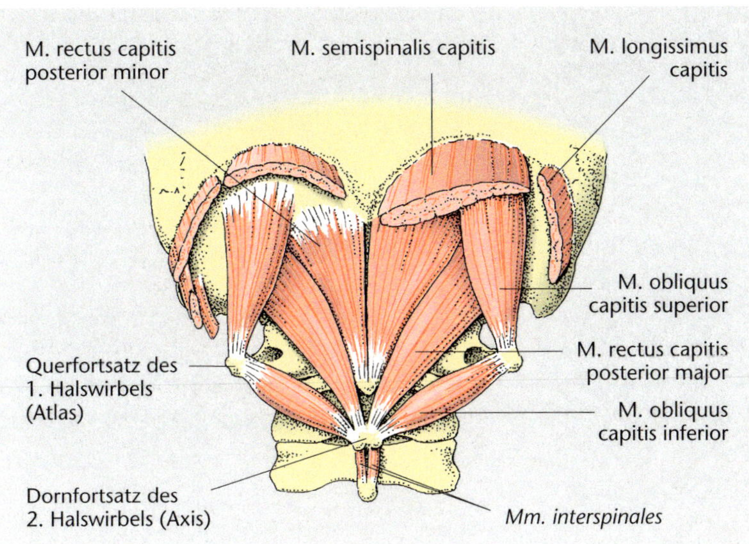

Abb. 8.17: Tiefe Nackenmuskulatur. Ansicht von hinten nach Entfernung des M. semispinalis capitis und des M. longissimus capitis. Neben den tiefen Nackenmuskeln sind Anteile der Mm. interspinales zu erkennen. Sie verlaufen zwischen den Dornfortsätzen der Wirbel und gehören zum medialen Trakt der autochthonen Rückenmuskulatur (☞ 8.3.5).

chen. Beim Kauen spielen Bewegungen in drei verschiedene Richtungen eine Rolle:

- Öffnen und Schließen des Mundes
- Seitverschieben und Zurückziehen des Mundes
- Kreisförmige Mahlbewegungen.

Drei am Unterkiefer ansetzende Muskeln bzw. Muskelgruppen sind im Wesentlichen für diese Bewegungen im Kiefergelenk verantwortlich (☞ Abb. 18.18):

- Der **M. masseter** *(Kaumuskel)*
- Die **Mm. pterygoideus medialis** und **lateralis** (*mittlerer* und *seitlicher Flügelmuskel*, auch *innerer* und *äußerer Flügelmuskel* genannt)
- Der **M. temporalis** *(Schläfenmuskel)*.

Ferner beteiligen sich auch die Wangen-, Mundboden-, Lippen-, Zungenbein- und Zungenmuskeln als *akzessorische Kaumuskeln* am Kauvorgang.

8.2.9 Die tiefen Nackenmuskeln

Die **tiefen** (oder *kurzen*) **Nackenmuskeln** (☞ Abb. 8.17) verlaufen zwischen dem ersten oder zweiten Halswirbel und dem Hinterhauptsbein. Sie zählen zur *autochthonen Rückenmuskulatur* (☞ 8.3.5) und wirken sowohl bei der Kopfhaltung als auch bei verschiedenen Kopfbewegungen mit.

Im Einzelnen sind links und rechts je vier Muskeln unterscheidbar, die durch Faszien voneinander abgegrenzt sind:

- **M. rectus capitis posterior major:** dreht und neigt den Kopf zur gleichen Seite, beugt ihn bei beidseitiger Kontraktion dorsalwärts (Dorsalflexion)
- **M. rectus capitis posterior minor:** dreht und neigt den Kopf geringgradig zur gleichen Seite und hilft bei beidseitiger Kontraktion bei der Dorsalflexion des Kopfes
- **M. obliquus capitis superior**: neigt den Kopf zur gleichen Seite, hilft bei beidseitiger Kontraktion bei der Dorsalflexion des Kopfes
- **M. obliquus capitis inferior:** dreht den Atlas (und damit den Kopf) zur gleichen Seite.

8.3 Der Körperstamm

8.3.1 Der Hals

Der **Hals** als Verbindungsabschnitt zwischen Kopf und Schultergürtel enthält als knöcherne Strukturen die sieben Halswirbel und das Zungenbein; unter Letzterem befindet sich der aus mehreren gegeneinander beweglichen Knorpeln bestehende Kehlkopf. Im Gegensatz zum 3.–7. Halswirbel, die in der Form den übrigen Wirbeln entsprechen und deshalb in 8.3.2 näher beschrieben werden, weisen die ersten beiden Halswirbel besondere Formen auf.

Atlas und Axis

Der *erste Halswirbel* (**Atlas**) hat die Form eines knöchernen Ringes, auf dessen Oberfläche sich zwei Gelenkflächen befinden. Auf diesen liegt der knöcherne Schädel mit den entsprechenden Gelenkflächen des Hinterhauptsbeins (☞ Abb. 8.9).

Der *zweite Halswirbel*, **Axis** genannt, hat als Besonderheit einen in den Ring des Atlas emporragenden Knochenzapfen. Um diesen **Dens axis** oder *Zahn* kann sich der Atlas drehen (Zapfengelenk ☞ Abb. 8.18), wodurch Drehbewegungen des Kopfes möglich werden. Der Dens füllt jedoch nur den vorderen Teil des Atlasringes aus. Getrennt durch eine Bindegewebsmembran verläuft im hinteren, größeren Teil des Atlasringes das Rückenmark.

Die Halsmuskulatur

Die feingliedrige Halsmuskulatur kann in zwei Gruppen eingeteilt werden, die durch die großen Halsleitungsbahnen (Speise- und Luftröhre) getrennt sind (Übersicht ☞ Abb. 8.20).

Vor den bzw. seitlich der Leitungsbahnen liegen die **vorderen Halsmuskeln** (☞ Abb. 8.19):

- Das **Platysma**, ein großer flächiger Muskel, der seiner Funktion nach noch der mimischen Muskulatur zuzurechnen ist (☞ Tabelle 8.15)
- Der **M. sternocleidomastoideus** *(Kopfwender)*, der den Brustkorb mit dem Kopf verbindet und das Drehen und Vorbeugen des Kopfes ermöglicht
- Die Gruppe der unteren Zungenbeinmuskeln **(Rectus-Gruppe)**, die ihre Bezeichnung ihrem überwiegend geraden Verlauf verdanken (rectus = gerade). Ihre Aufgabe ist es, die Bewegungen des Zungenbeins und des Kehlkopfes zu unterstützen.

Zur Rectusgruppe gehören der **M. sternohyoideus**, der vom Brustbein (Sternum) zum Zungenbein zieht, der **M. sternothyroideus**, der vom Brustbein zum Schildknorpel zieht, der **M. thyrohyoideus**, der den Schildknorpel mit dem Zungenbein verbindet, sowie der sehr lange **M. omohyoideus**, der vom oberen Rand des Schulterblatts unter dem M. sternocleidomastoideus hindurch bis zum Zungenbein reicht.

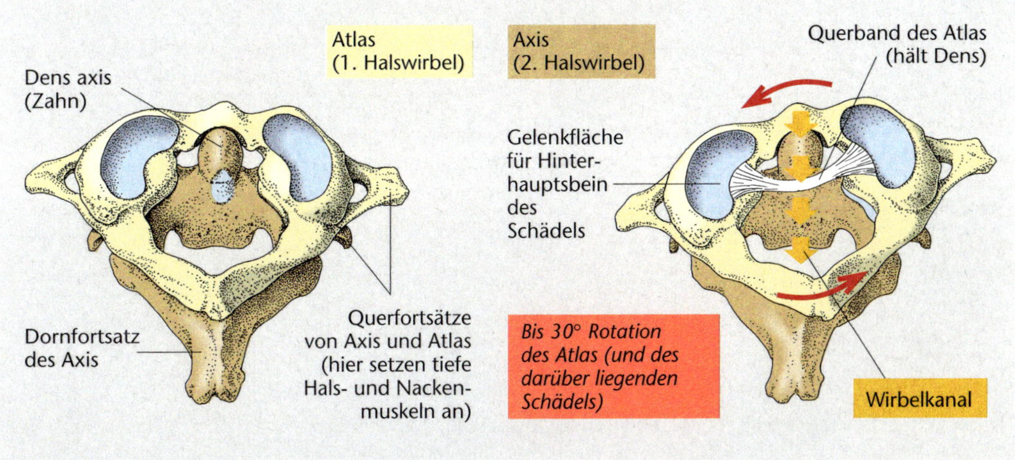

Abb. 8.18: Atlanto-Axial-Gelenk. Durch eine Drehung des Atlas um den Dens axis sind Drehbewegungen des Kopfes möglich. Das Querband verhindert dabei das Abgleiten des Atlas in Richtung Rückenmark.

8

8

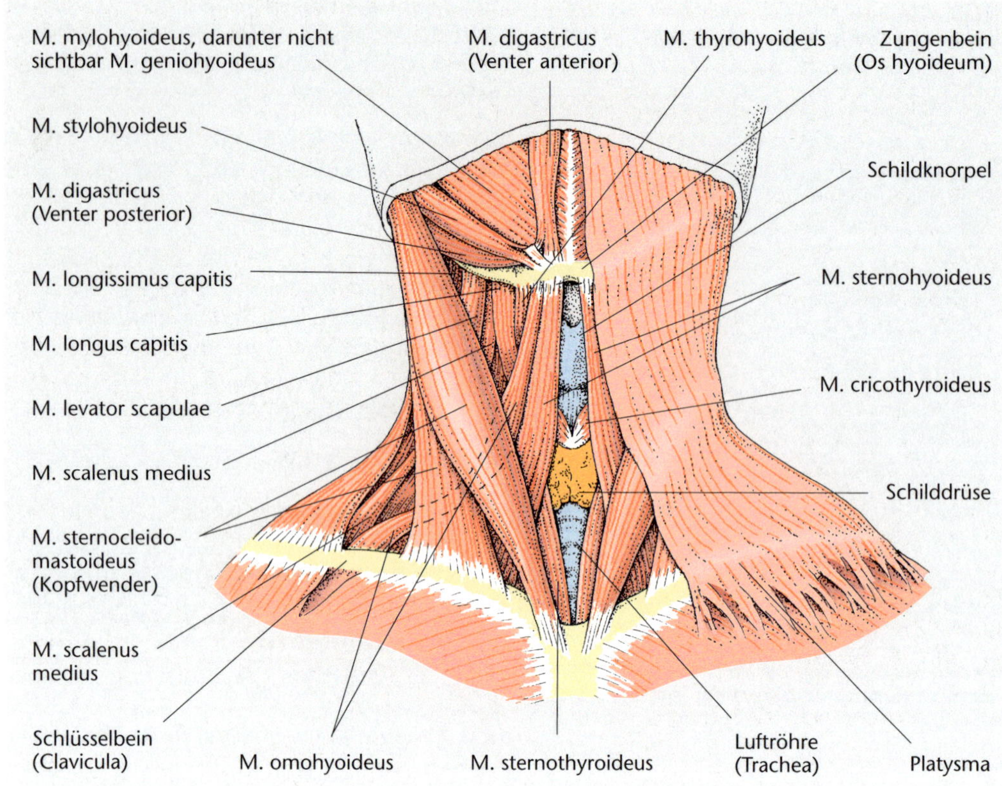

Abb. 8.19: Vordere Halsmuskulatur. Auf der rechten Halsseite ist das Platysma entfernt worden. Die obere und untere Zungenbeinmuskulatur verbindet das Zungenbein mit Kehlkopf, Mundboden, Schläfenbein, Schlüsselbein und Brustbein.

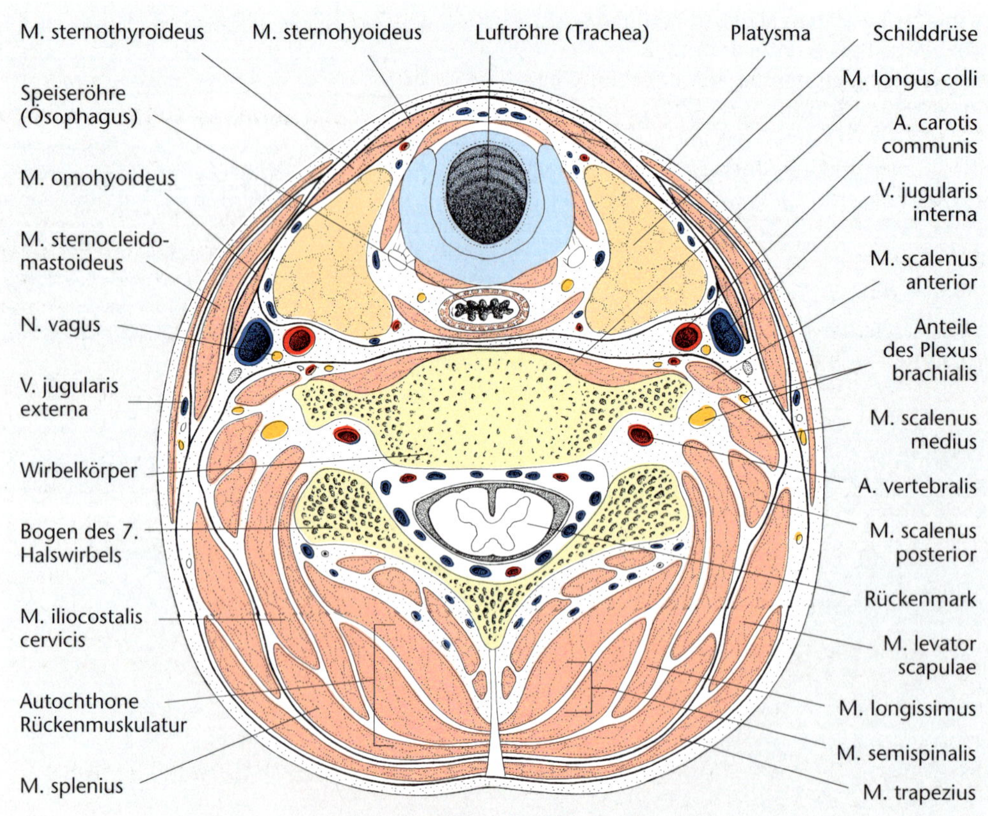

Abb. 8.20: Hals im Querschnitt („Guillotinenschnitt") unterhalb des Kehlkopfes.
Von vorn (hier oben) nach hinten erkennt man Luftröhre, Speiseröhre, die prävertebrale Halsmuskulatur (nur M. longus colli angeschnitten), den 7. Halswirbelkörper, den Wirbelkanal mit dem Rückenmark und Anteile der autochthonen Rückenmuskulatur. Seitlich liegen die Scalenusgruppe und Muskeln des Schultergürtels. Beidseits der Luftröhre ist die Schilddrüse angeschnitten.

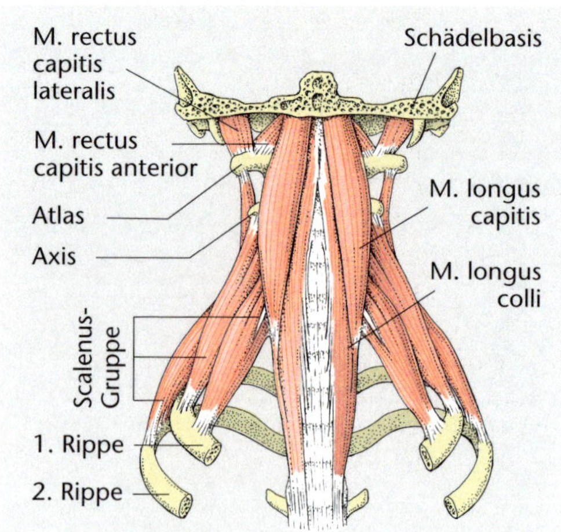

Abb. 8.21: Prävertebrale Halsmuskulatur. Ansicht von vorn nach Entfernung des Brustkorbes und der Halseingeweide. Abgesehen von der prävertebralen Halsmuskulatur ist die Scalenusgruppe mit ihren drei Anteilen dargestellt.

Hinter den großen Halsleitungsbahnen liegen die **hinteren Halsmuskeln.**

Zu ihnen gehört die Gruppe der **Treppenmuskeln** *(Mm. scaleni)*, bestehend aus **M. scalenus anterior, medius** und **posterior** (*vorderer, mittlerer* und *hinterer Treppenmuskel*). Alle drei Scalenus-Muskeln befinden sich im hinteren, seitlichen Bereich des Halses (☞ Abb. 8.21). Sie unterstützen die Einatmung, indem sie die ersten Rippen anheben. Außerdem wirken sie bei der Beugung und Seitwärtsdrehung der Halswirbelsäule mit. In ihrem gesamten Verlauf von den Querfortsätzen der sieben Halswirbel bis zur 1. und 2. Rippe überziehen sie zeltförmig einen Teil des oben offenen knöchernen Thorax und schützen so das darunter liegende Lungengewebe und die dort verlaufenden Gefäße.

Durch die so genannte **vordere Scalenuslücke**, die ventral vom Schlüsselbein und dorsal vom M. scalenus anterior begrenzt wird, zieht die V. subclavia zur oberen Thoraxöffnung. Durch die **hintere Scalenuslücke** zwischen den Mm. scaleni anterior und medius ziehen A. subclavia und Plexus brachialis zum Arm.

Eine weitere Gruppe der hinteren Halsmuskeln sind die **tiefen** oder **prävertebralen Halsmuskeln** (☞ Abb. 8.21), welche direkt vor der Wirbelsäule liegen. Sie unterstützen die Vorbeugung und Seitwärtsbewegung des Kopfes.

Zu ihnen zählen:

- Der kurze **M. rectus capitis anterior** zwischen Querfortsatz des Atlas und Hinterhauptsbein
- Der spindelförmige **M. longus capitis** zwischen den Querfortsätzen des 3.–6. Halswirbels und Hinterhauptsbein
- Der schlanke **M. longus colli**, dessen drei Anteile die Wirbelkörper und Querfortsätze sämtlicher Halswirbel sowie der oberen Brustwirbel miteinander verbinden.

Die dorsolateral der Wirbelsäule gelegene **autochthone Rückenmuskulatur** wird in Abschnitt 8.3.5 beschrieben.

8.3.2 Die Wirbelsäule – Übersicht

Die **Wirbelsäule** *(Columna vertebralis)* bildet die große Längsachse des Skeletts. Sie besteht aus 24 segmentförmigen Knochen, den **Wirbeln** *(Vertebrae)*, sowie dem **Kreuzbein** und dem **Steißbein.** Die Wirbel sind gegeneinander beweglich und erlauben dadurch Bewegungen nach vorn, hinten, links, rechts und um die Längsachse. Diese Beweglichkeit wird von den Bandscheiben unterstützt, die außerdem zusammen mit vielen Bändern die Wirbelsäule stabilisieren. Die Wirbelsäule umschließt und schützt das Rückenmark, welches durch die Wirbellöcher nach unten zieht. Sie trägt den Kopf und dient der Anheftung von Rippen und Rückenmuskulatur.

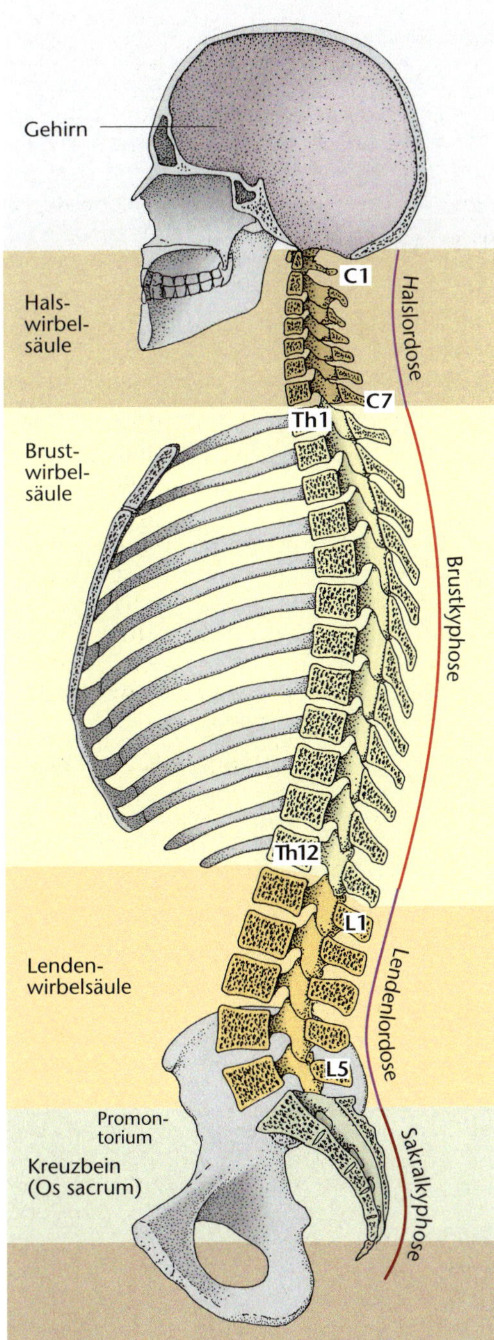

Abb. 8.22: Aufbau der Wirbelsäule. Man erkennt Halslordose, Brustkyphose, Lendenlordose und Sakralkyphose.

Zwischen den Wirbeln liegen Öffnungen, die man **Zwischenwirbellöcher** *(Foramina intervertebralia)* nennt. Durch sie verlaufen Nerven, die vom Rückenmark ausgehen oder zum Rückenmark führen, die **Spinalnerven** (☞ 11.10.2).

Die Wirbelsäule hat fünf Abschnitte:

- Die **Halswirbelsäule** *(HWS)* mit sieben Halswirbeln (kurz: C1 – C7, Cervix = Hals)
- Die **Brustwirbelsäule** *(BWS)* mit zwölf Brustwirbeln, die mit den Rippen gelenkig verbunden sind (Th1 – Th12, Th = **Th**orax)
- Die **Lendenwirbelsäule** *(LWS)* mit fünf Lendenwirbeln (L1 – L5)
- Ihr schließt sich das **Kreuzbein** *(Os sacrum)* an – fünf Sakralwirbel sind hier zu einem kompakten Knochen verschmolzen
- Etwa vier verkümmerte Steiß-„Wirbel" bilden das **Steißbein** *(Os coccygis).*

Die Krümmungen der Wirbelsäule

Von vorn gesehen ist die gesunde Wirbelsäule nahezu gerade. Betrachtet man die Wirbelsäule jedoch von der Seite, zeigt sie vier charakteristische Krümmungen (☞ Abb. 8.22). Zwei von ihnen sind nach hinten gewölbt; sie heißen **Brustkyphose** und **Sakralkyphose.** Bei den anderen beiden weist die Bogenkrümmung nach vorn. Sie werden als **Halslordose** und **Lendenlordose** bezeichnet.

Diese Krümmungen verleihen der Wirbelsäule eine hohe Stabilität, da durch sie die Belastungen, die bei den verschiedenen Bewegungen auftreten, auf alle Wirbel gleichmäßig verteilt werden.

Die Wirbel

Die Wirbel haben vom 3. Halswirbel bis zum 5. Lendenwirbel einen einheitlichen Aufbau, auch wenn sie sich, je nach den funktionellen Erfordernissen der einzelnen Wirbelsäulenabschnitte, in Größe und Form unterscheiden.

Der **Wirbelkörper** *(Corpus vertebrae)* ist eine dicke rundliche Knochenscheibe. Die Wirbelkörper bilden den Gewicht tragenden Teil der Wirbelsäule. Da alle Wirbelkörper übereinander liegen, sind sie für die charakteristische Säulenform verantwortlich.

An der Hinterfläche des Wirbelkörpers setzt eine Knochenspange an, der **Wirbelbogen** *(Arcus vertebrae).* Er umgibt das **Wirbelloch** *(Foramen vertebrale).* Alle Wirbellöcher zusammen bilden den **Wirbelkanal** *(Spinalkanal),* durch den das Rückenmark vom großen Hinterhauptsloch nach unten zieht.

Vom Wirbelbogen gehen drei Knochenfortsätze aus, an denen Muskeln entspringen und ansetzen: der nach hinten unten zeigende **Dornfortsatz** *(Processus spinosus)* und links und rechts je ein **Querfortsatz** *(Processus transversus).*

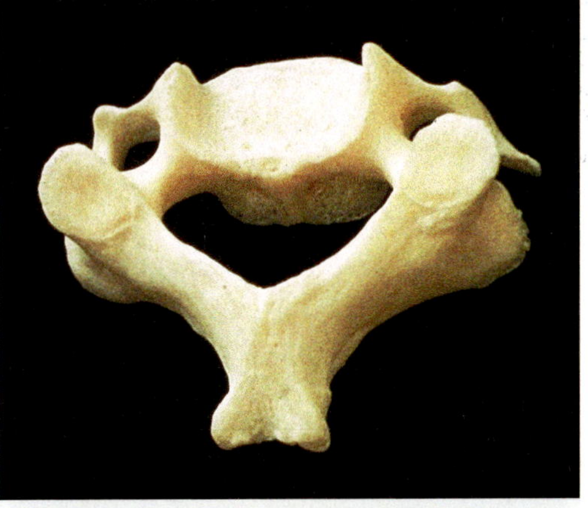

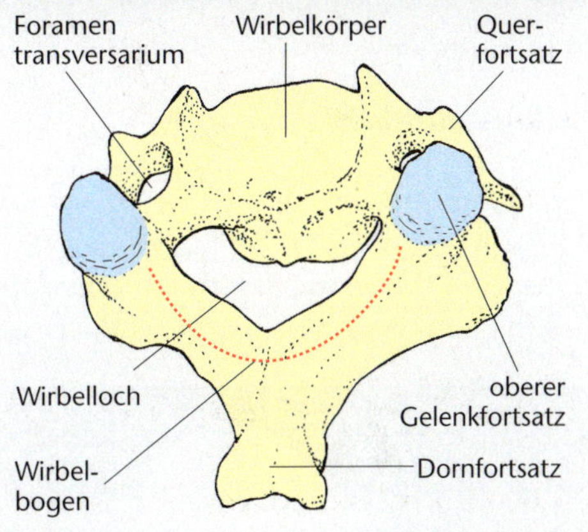

Abb. 8.23: Halswirbel, anatomisches Präparat und Zeichnung. Charakteristisch für die Halswirbel ist ein Loch im Querfortsatz (Foramen transversarium), durch das die A. und V. vertebralis laufen. [Foto: C156]

Etwa auf Höhe der Querfortsätze entspringen dem Wirbelbogen ferner je zwei **Gelenkfortsätze** nach oben und unten *(Processus articularis superior* und *inferior).* Sie verbinden die Wirbel untereinander. Zwischen den unteren Gelenkfortsätzen und dem zugehörigen Wirbelkörper bleibt immer ein Freiraum, der oben vom Wirbelbogen abgeschlossen ist *(Incisura vertebralis inferior).* Ein sehr viel kleinerer Einschnitt befindet sich auch zwischen oberem Gelenkfortsatz und Wirbelkörper (*Incisura vertebralis superior* ☞ Abb. 8.26). Diese beiden Einschnitte liegen bei benachbarten Wirbeln direkt übereinander und umschließen das jeweilige **Zwischenwirbelloch** (*Foramen intervertebrale* ☞ Abb. 8.28). Durch die Zwischenwirbellöcher verlassen die Spinalnerven den Wirbelkanal.

8.3.3 Die Wirbelsäulenabschnitte

Die Halswirbelsäule

Die Halswirbelsäule ist der beweglichste Teil der gesamten Wirbelsäule. Atlas und Axis, also 1. und 2. Halswirbel, haben eine besondere Form und Funktion (☞ 8.3.1). Die darunter liegenden Wirbelkörper der Wirbel C3–C7 sind relativ klein im Vergleich zu ihrem Wirbelloch.

Die Querfortsätze sind platt und haben im Gegensatz zur restlichen Wirbelsäule je ein Loch *(Foramen transversarium)*, durch das hirn- und rückenmarksversorgende Gefäße (A. und V. vertebralis) ziehen (☞ Abb. 11.45 links und 8.23).

Die Dornfortsätze von C2–C6 sind meist an ihren Enden zweigeteilt. Der 7. Halswirbel (C7) wird auch *Vertebra prominens* genannt, da sein Dornfortsatz am weitesten nach dorsal vorspringt. Er bietet beim Tasten durch die Haut einen guten „geographischen" Anhaltspunkt für den Übergang zwischen HWS und BWS.

8

Die Brustwirbelsäule

Die Brustwirbelsäule ist wenig beweglich – die Haltefunktion für den Brustkorb steht im Vordergrund. Die Brustwirbel sind beträchtlich größer und stärker gebaut als die Halswirbel. Das Wirbelloch ist annähernd rund und etwa fingerdick. Außer Th11 und Th12 besitzen alle Brustwirbel an ihrem Körper und am Querfortsatz Gelenkflächen für die Verbindung mit den Rippen. Th11 und Th12 tragen nur Gelenkflächen am Wirbelkörper (☞ Abb. 8.24 und 8.26).

Die Lendenwirbelsäule

In der Lendenwirbelsäule sind die größten Wirbel des Menschen. Sie besitzen einen massigen Körper und ein vergleichsweise kleines, annähernd dreieckiges Wirbelloch. Sie sind nicht mehr mit Rippen verbunden, besitzen aber einen **Rippenfortsatz** *(Processus costarius)*, der entwicklungsgeschichtlich einer verkümmerten Rippe entspricht. Von den ursprünglichen Querfortsätzen sind nur die kleinen **Processus accessorii** übrig geblieben. Die Dornfortsätze der Lendenwirbel zeigen relativ gerade nach hinten. Beugt man den Rumpf weit nach vorn, wird der Abstand zwischen den Dornfortsätzen der Lendenwirbelsäule so groß, dass eine Punktion des Spinalkanals möglich ist (Lumbalpunktion ☞ Abb. 11.41). Der 5. Lendenwirbelkörper ist keilförmig, ebenso der darunter liegende 1. Kreuzbeinwirbel. Sie bilden den markanten Übergang von der Lendenlordose zur Sakralkyphose, das **Promontorium** (☞ Abb. 8.22 und 8.72).

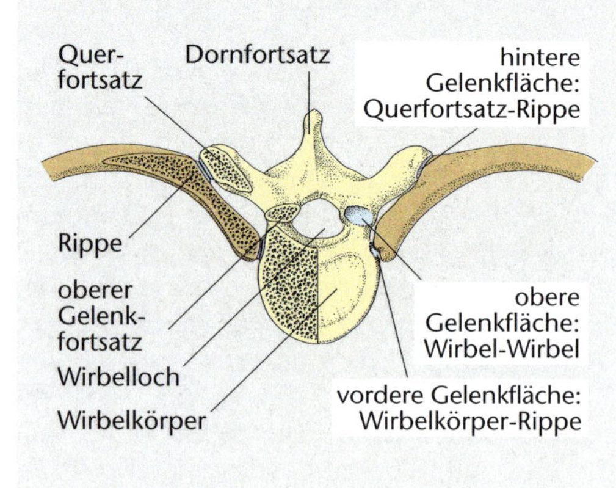

Abb. 8.25: Wirbelkörper-Rippen-Gelenk.

Kreuzbein und Steißbein

Das **Kreuzbein** *(Os sacrum)* ist ein dreieckiger abgeplatteter Knochen, der aus fünf miteinander verschmolzenen Wirbeln besteht. Die Fusion der Wirbel beginnt zwischen dem 16. und 18. Lebensjahr und ist normalerweise um das 25. Lebensjahr beendet. Das Kreuzbein bildet den hinteren Mittelteil des Beckens und ist mit beiden Hüftknochen über das nahezu unbewegliche *Sakroiliakalgelenk* (☞ Abb. 8.62) verbunden. Entsprechend den Zwischenwirbellöchern der übrigen Wirbelsäule stehen vier paarige **Kreuzbeinlöcher** *(Foramina sacralia)* mit dem **Kreuzbeinkanal** *(Canalis sacralis)*

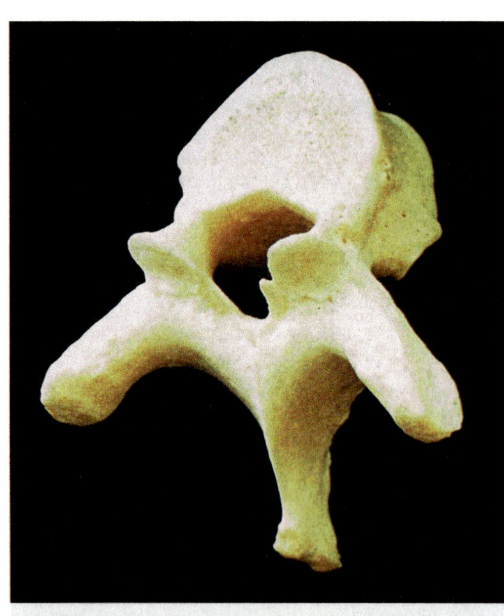

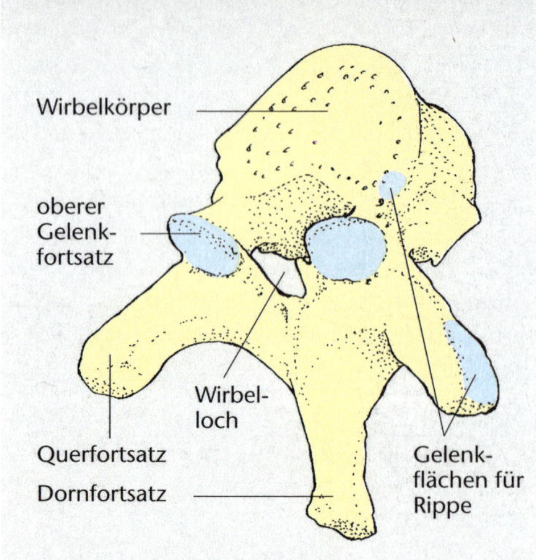

Abb. 8.24: Brustwirbel, anatomisches Präparat und Zeichnung. Typisch für die Brustwirbel sind die Gelenkflächen für die Rippen. [Foto: C156]

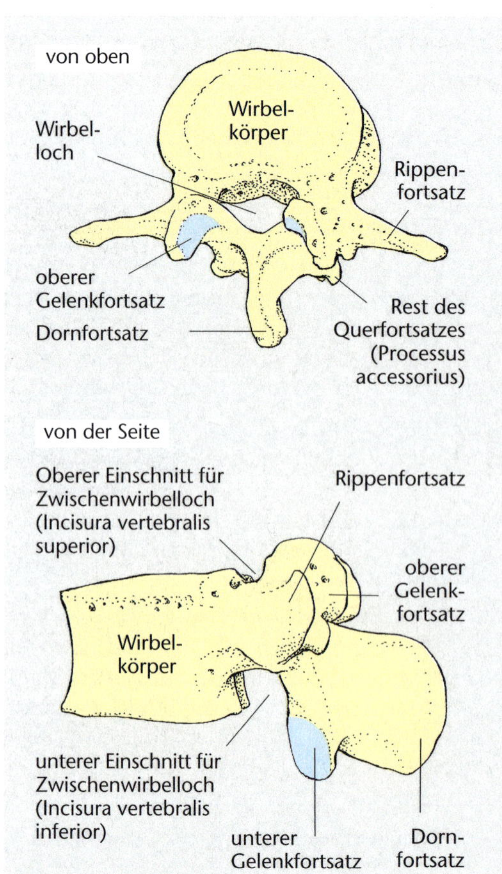

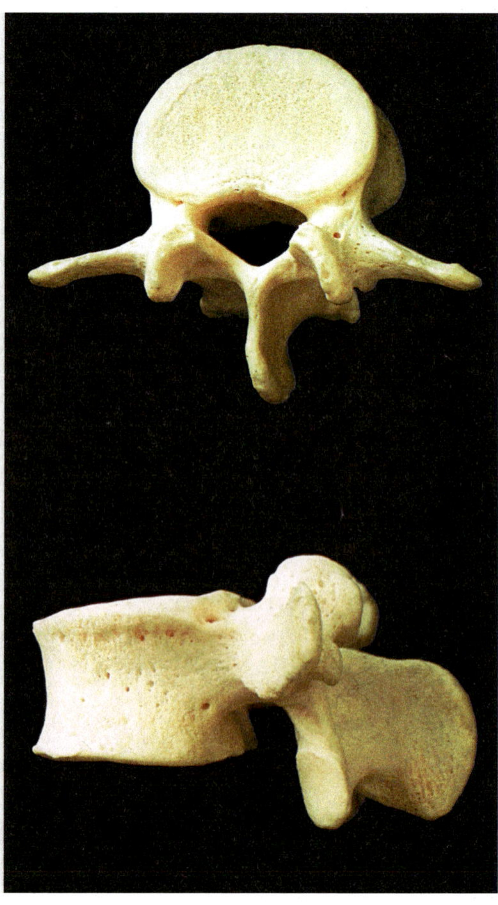

Abb. 8.26: Lendenwirbel von oben und von der Seite. [Foto: C156]

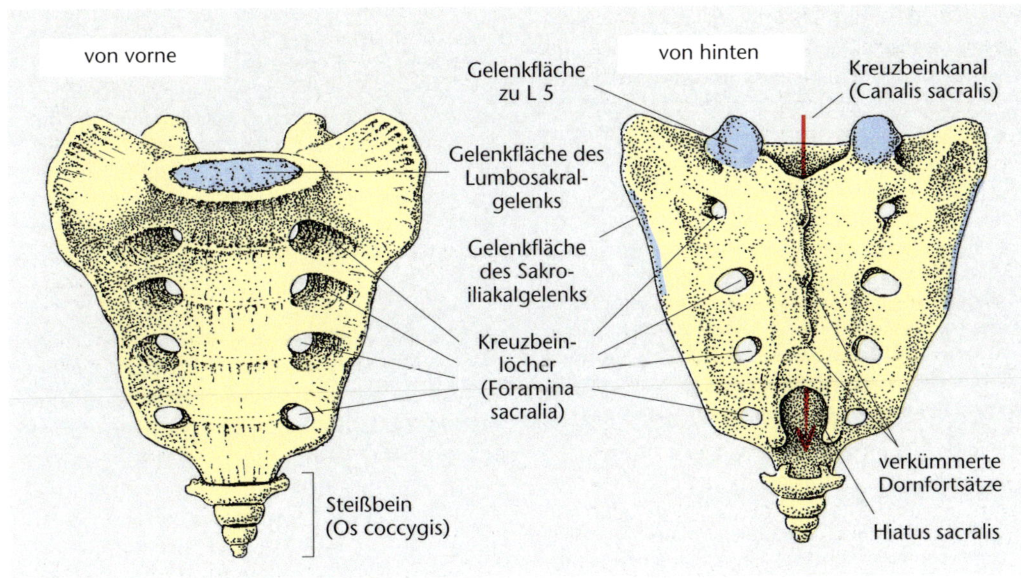

Abb. 8.27: Kreuzbein und Steißbein.

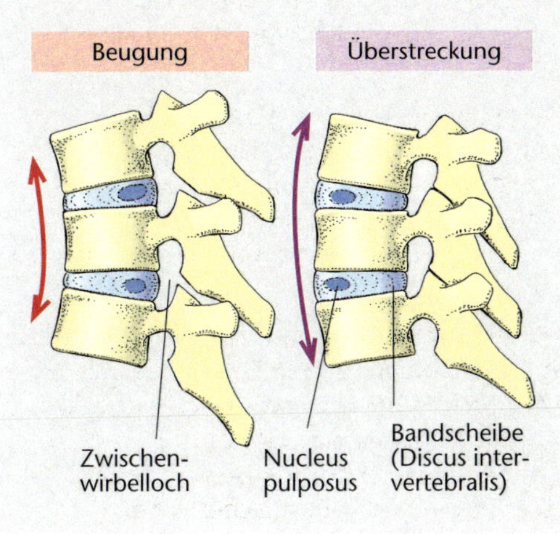

Abb. 8.28: Bandscheibenfunktion. Der Nucleus pulposus verschiebt sich geringgradig innerhalb der Bandscheibe je nach Beugung oder Streckung der Wirbelsäule (zum besseren Verständnis hier verstärkt dargestellt).

8

in Verbindung. Durch sie verlaufen die vorderen und hinteren *Sakralnerven,* wie die Spinalnerven in diesem Bereich heißen. Der Sakralkanal ist die Verlängerung des Wirbelkanals und nach unten offen. An der Hinterfläche des Kreuzbeins befinden sich ferner auch die verkümmerten Dorn- und Rippenfortsätze, die leistenähnlich angeordnet sind.

Nach oben ist das Kreuzbein über ein relativ großes Zwischenwirbelgelenk, das *Lumbosakralgelenk,* mit dem 5. Lendenwirbelkörper verbunden, nach unten über ein weitestgehend unbewegliches Gelenk mit dem **Steißbein** *(Os coccygis).*

Die typische Wirbelform der Steißbeinwirbel ist nicht mehr erkennbar. Die Wirbelrudimente können verschmolzen sein oder einzeln auftreten.

Die Bandscheiben

Zwischen den Wirbelkörpern der Hals-, Brust- und Lendenwirbelsäule sowie zwischen L5 und Kreuzbein liegen die **Bandscheiben** *(Zwischenwirbelscheiben, Disci intervertebrales).* Jede Bandscheibe ist etwa 5 mm dick und besteht aus zwei bindegewebigen Schichten:

- Einem Außenring, dem **Anulus fibrosus,** aus derben kollagenen Fasern und Faserknorpel
- Einem Gallertkern, dem **Nucleus pulposus.** Dieser gleicht wie ein Wasserkissen die Druckunterschiede zwischen zwei Wirbeln aus, wenn diese sich gegeneinander bewegen. Diesen Vorgang zeigt Abb. 8.28.

Die Bandscheiben bilden elastische Verbindungen der Wirbelkörper untereinander. Sie erhöhen die Beweglichkeit der Wirbelsäule, indem sie sich entsprechend mitverformen, und fangen wie ein Stoßdämpfer Stauchungen der Wirbelsäule ab, z.B. wenn man von einem Stuhl springt.

8.3.4 Wirbelsäulen-Erkrankungen

Bandscheibenvorfall

Unbegrenzte Fehlbelastungen hält die Bandscheibe nicht aus. Insbesondere schweres Heben in falscher Haltung kann dazu führen, dass sich der Nucleus pulposus der Bandscheibe durch eine Schwachstelle in seinem Fasermantel nach außen vorwölbt oder sogar austritt. Ein solcher **Bandscheibenvorfall** *(Discusprolaps)* geschieht meist in Richtung Dornfortsatz, wenn der Nucleus pulposus beim Heben in nach vorn gekrümmter Haltung nach hinten gedrückt wird (☞ Abb. 8.31 und Abb. 11.21). Die meisten Bandscheibenvorfälle treten zwischen L4 und L5 bzw. L5 und S1 auf, da in diesem Bereich die Druckbelastung auf die Bandscheiben am größten ist.

Wenn die vorgefallene Bandscheibe auf die dorsolateral von ihr austretenden Nervenwurzeln drückt, kommt es zur Druckschädigung der betroffenen Nervenabschnitte und damit zu starken Schmerzen, Sensibilitätsstörungen und Lähmungserscheinungen.

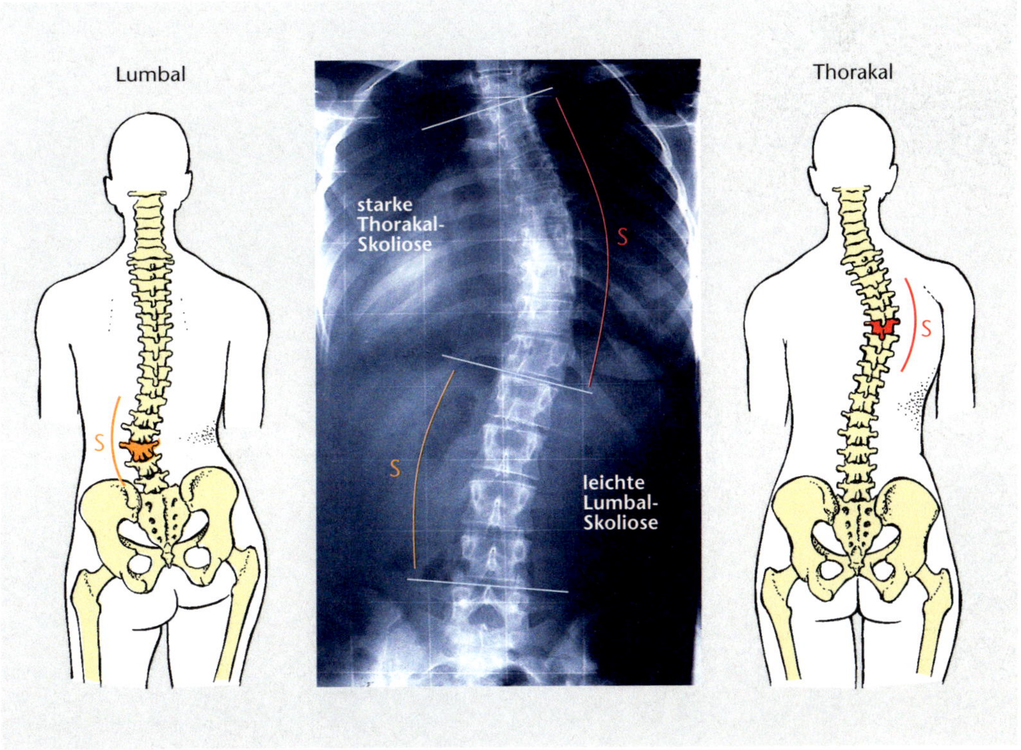

Abb. 8.29: Formen der Skoliose. Das „S" gibt jeweils den Scheitelpunkt der Wirbelsäulenkrümmung an. [A300-190, M158]

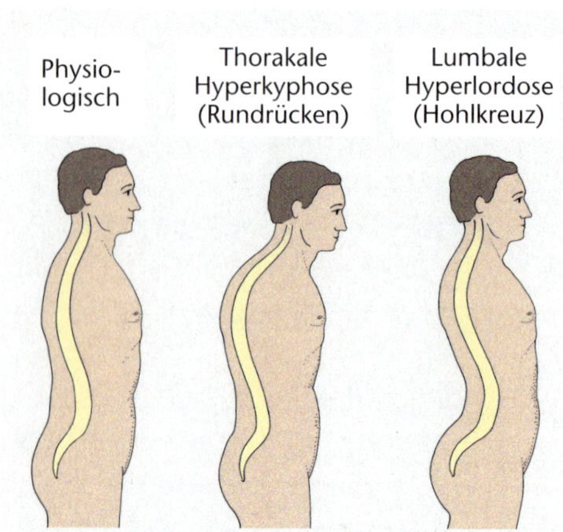

Abb. 8.30: Häufige Fehlhaltungen der Wirbelsäule.

Lagerung bei Bandscheibenvorfall

Durch die sog. *Stufenbettlagerung* kann der Druck auf den Nucleus pulposus vorübergehend vermindert und damit der Schmerz reduziert werden.

Es gibt verschiedene Möglichkeiten, einen Bandscheibenvorfall zu behandeln: Hat der Patient Lähmungen, wird meist operiert, wobei heute oft weniger belastende mikrochirurgische Operationsverfahren angewendet werden. Gelegentlich injiziert der Arzt über eine Sonde ein Mittel, welches den Gallertkern verflüssigt, um ihn danach abzusaugen. Die Bandscheibe sackt dadurch in sich zusammen, und die umgebenden Nerven werden nicht mehr komprimiert. In leichteren Fällen kann der Patient durch eine gezielt die Rückenmuskulatur aufbauende Krankengymnastik die Bandscheiben stabilisieren. Dies hilft auch, Rückfälle zu vermeiden. Oft kann dadurch eine Operation umgangen werden.

Wirbelsäulenskoliose

Durch pathologische Wachstumsvorgänge kann die Wirbelsäule zur Seite hin verkrümmt wachsen. Diese Achsenabweichungen zur Seite werden **Skoliosen** genannt. Sie können in jedem Abschnitt der Wirbelsäule auftreten, meist ist jedoch die Brust- oder die Lendenwirbelsäule betroffen. Zu 90 % ist die Ursache unbekannt.

Eine hochgradige Skoliose der Brustwirbelsäule kann den Brustraum derartig einengen, dass für die Atembewegungen nicht mehr genügend Platz bleibt. Um gefährliche Spätfolgen zu verhindern, muss dann rechtzeitig operiert werden. Schwach oder mittelstark ausgeprägte Skoliosen werden mit Krankengymnastik und eventuell einem Korsett behandelt.

Fehlhaltungen der Wirbelsäule

Die physiologischen Krümmungen der Wirbelsäule nach vorn bzw. hinten bilden sich in der Kindheit aus. Durch Fehlbelastungen während dieser Entwicklung und auch noch im Erwachsenenalter können sich diese Krümmungen (Halslordose, Brustkyphose und Lendenlordose) krankhaft verstärken: Es kann dann ein *Hohlkreuz* bei durch Fehlhaltung verstärkter Lendenlordose oder ein *Rundrücken* (Buckel) bei stärkerer Brustkyphose entstehen. Solche Fehlhaltungen begünstigen ferner das Auftreten von *chronischen Rückenschmerzen*, vor allem im LWS-Bereich, und sind weit verbreitet.

Vorbeugung: Rückenschule

Solche Wirbelsäulenbeschwerden und -schäden zu verhindern, hat jeder ein Stück weit selbst in der Hand: Um den Rücken nicht falsch zu belasten, muss dieser z.B. durch richtiges Hebeverhalten (etwa beim Umlagern von Patienten) geschont werden; durch Gymnastik können die Rücken- und Bauchmuskulatur trainiert und die Wirbelsäule beweglich gehalten werden. Eine solche *Rückenschule* sollte früh beginnen: So ist schon im Kindesalter auf möglichst viel Bewegung und das Vermeiden von Fehlbelastungen, z.B. durch einseitiges Tragen des Schulranzens, zu achten. Solche Vorsichtsmaßnahmen gelten auch für Ältere: Darf beispielsweise ein Patient wegen einer Fraktur im Beinbereich oder anderer Einschränkungen die Beine nicht voll belasten, so muss er mit einer Gehhilfe versorgt werden, die für den Rücken (und damit für den gesamten Körper) am günstigsten ist.

Wirbelsäulenschonendes Arbeiten

Pflegende sollten sich von Anfang an bewusst und richtig bewegen (Rückenschule ☞ oben), da die Wirbelsäule z.B. durch das Heben von Patienten stark beansprucht wird und durch andauernde Fehlbelastungen irreparable Schäden entstehen können, die oft von chronischen Schmerzen begleitet sind.

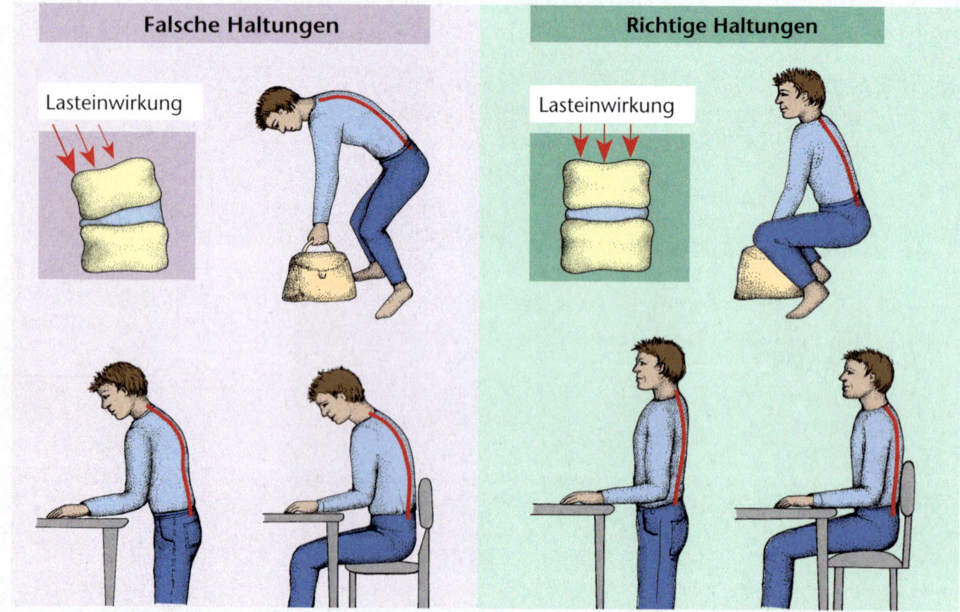

Abb. 8.31: Zur Vorbeugung von Wirbelsäulenschäden sollten falsche Bewegungsmuster vermieden werden. Heben und Bücken sollten z.B. nie in Rundrückenhaltung erfolgen. [A300-157]

8.3.5 Die autochthone Rückenmuskulatur

Obwohl die Wirbel gegeneinander nur begrenzt beweglich sind, ist die Beweglichkeit der Wirbelsäule insgesamt doch erheblich.

Diese Beweglichkeit wird vor allem durch ein komplexes System aus sich überlappenden Muskelfaserzügen entlang der Wirbelsäule ermöglicht, das in seiner Gesamtheit als **autochthone Rückenmuskulatur** *(Rumpfaufrichter, M. erector spinae)* bezeichnet wird. Die Muskeln dieses mächtigsten Muskelsystems des Menschen strecken die Wirbelsäule und drehen sie um die eigene Achse. Ferner stabilisiert die autochthone Rückenmuskulatur zusammen mit dem Bandapparat die Wirbelsäule und formt ihre physiologischen Krümmungen.

Gebeugt wird die Wirbelsäule vor allem durch die vordere Bauchwandmuskulatur (☞ 8.3.8) und den M. psoas major (☞ 8.7.3).

Die Muskeln der autochthonen Rückenmuskulatur gliedern sich in zwei Gruppen (*Trakte* genannt):

Der **mediale Trakt** wird von fünf Einzelmuskeln bzw. Muskelgruppen gebildet. Die Muskelzüge verbinden sämtliche Wirbel an Dorn- und Querfortsätzen miteinander, auch über mehrere Wirbel hinweg. Sie ziehen auch zu Knochenleisten am Kreuzbein und am Hinterhaupt, so dass diese vielen Faserzüge über die gesamte Wirbelsäule verspannt sind. So unterstützen sie sämtliche Bewegungsmöglichkeiten mit Ausnahme der Beugung nach vorn.

Im Einzelnen sind beteiligt:

- Die *Mm. interspinales* – sie helfen beim Strecken der Wirbelsäule (☞ Abb. 8.17)
- Die *Mm. spinales* – sie sichern die Krümmungen, strecken und neigen zur Seite (☞ Abb. 8.32)
- Die *Mm. rotatores* – sie drehen die Wirbelsäule zur Gegenseite

- Der *M. semispinalis* – er dreht und streckt Kopf, Hals- und Brustwirbelsäule
- Der *M. multifidus* – er dreht zur Gegenseite und streckt.

Der **laterale Trakt** besteht aus fünf Muskelgruppen. Diese verlaufen einerseits zwischen den Rippen bzw. den Rippenfortsätzen, andererseits verbinden sie in langen Muskelzügen die gesamte Wirbelsäule vom Hinterhauptsbein bis hinunter zum Kreuz- und Darmbein. Auch sie wirken bei sämtlichen Bewegungen der Wirbelsäule mit, ausgenommen der Beugung nach vorn.

Zum lateralen Trakt zählen:
- Die *Mm. intertransversarii* – sie bewirken die Seitwärtsneigung
- Der *M. iliocostalis* – er unterstützt u.a. Streckung und Seitwärtsneigung in HWS und BWS
- Der *M. longissimus* – er bewirkt Seitwärtsneigung, Drehung zur selben Seite, sowohl im Wirbelsäulen- als auch im Kopfbereich, außerdem Streckung von Wirbelsäule und Kopf
- Der *M. splenius* – er unterstützt Seitwärtsneigung, -drehung und Streckung von Kopf und HWS
- Die *Mm. levatores costarum* – sie beteiligen sich an der Streckung.

Zur autochthonen Rückenmuskulatur zählen schließlich auch die tiefen Nackenmuskeln (☞ 8.2.9), die sich an den Bewegungen des Kopfes beteiligen.

8.3.6 Der knöcherne Thorax

Der knöcherne **Thorax** oder *Brustkorb* wird vom **Brustbein** *(Sternum)*, den **Rippen** *(Costae)* und der Brustwirbelsäule gebildet. Der Brustkorb umschließt die Brusthöhle mit Herz und Lunge und den oberen Anteil der Bauchhöhle. Er hat die Form eines nach oben und unten offenen ovalen Bienenkorbes, das heißt, sein Umfang vergrößert sich von oben nach unten. Dorsal in der Mitte liegt die Brustwirbelsäule, deren Wirbelkörper in den Thorakalraum hineinragen.

Die Rippen

Am Aufbau des Brustkorbes beteiligen sich zwölf Rippenpaare. Jede Rippe besteht aus einem dorsalen knöchernen und einem ventralen knorpeligen Anteil, die zusammen etwa die Form eines halben Herzens bilden. Ihre Länge nimmt bis zur 7. Rippe zu, danach wieder ab. Die ersten zehn Rippen sind über jeweils zwei Gelenke mit Wirbelkörper und Querfortsatz „ihres" Brustwirbels verbunden, die 11.–12. Rippe nur mit den entsprechenden Wirbelkörpern.

Die Knorpel der 1.–7. Rippe stehen in direkter gelenkiger Verbindung mit dem **Brustbein** *(Sternum)*. Diese Rippen nennt man **echte Rippen** *(Costae verae)*. Die restlichen fünf Rippen heißen **falsche Rippen** *(Costae spuriae)*, weil sie entweder nur indirekten Kontakt zum Brustbein haben (8.–10. Rippe) oder frei en-

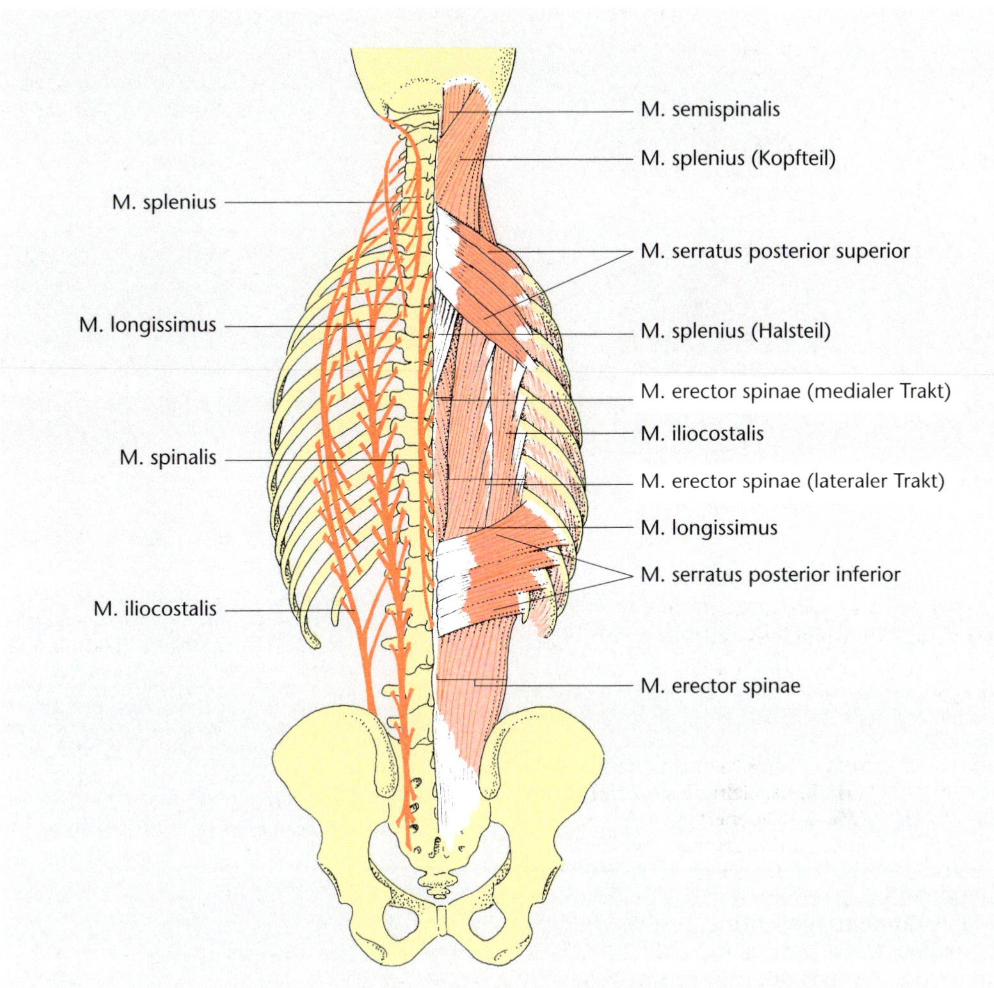

Abb. 8.32: Autochthone Rückenmuskulatur (M. erector spinae), medialer und lateraler Trakt. Zur Verdeutlichung sind links einzelne Muskelzüge schematisch dargestellt. Über die autochthone Rückenmuskulatur legen sich M. serratus posterior superior und M. serratus posterior inferior. Sie ziehen von der Wirbelsäule zu den Rippen; beide Muskeln heben die Rippen und fördern damit die Einatmung.

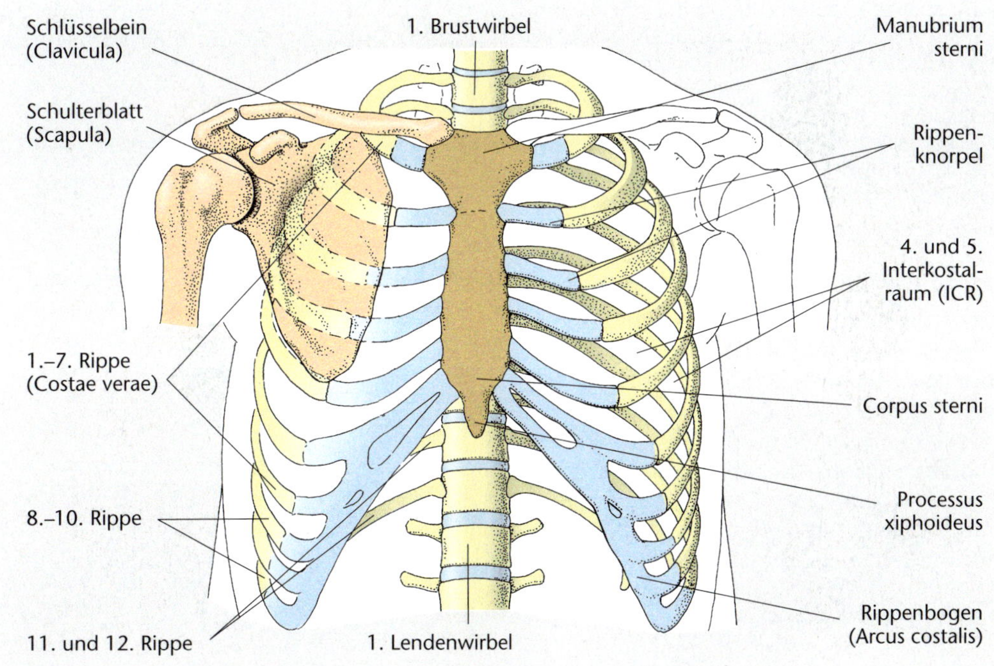

Abb. 8.33: Brustkorb in der Vorderansicht. [A400-190]

8

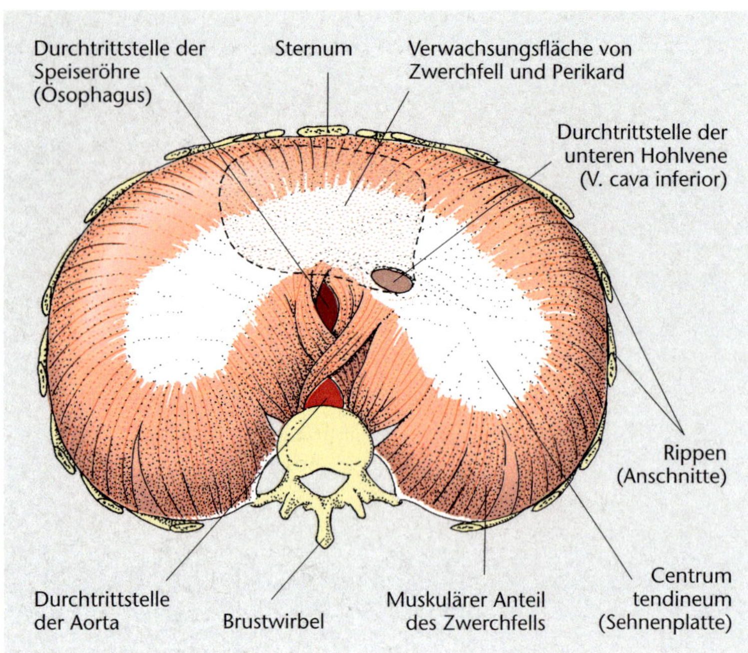

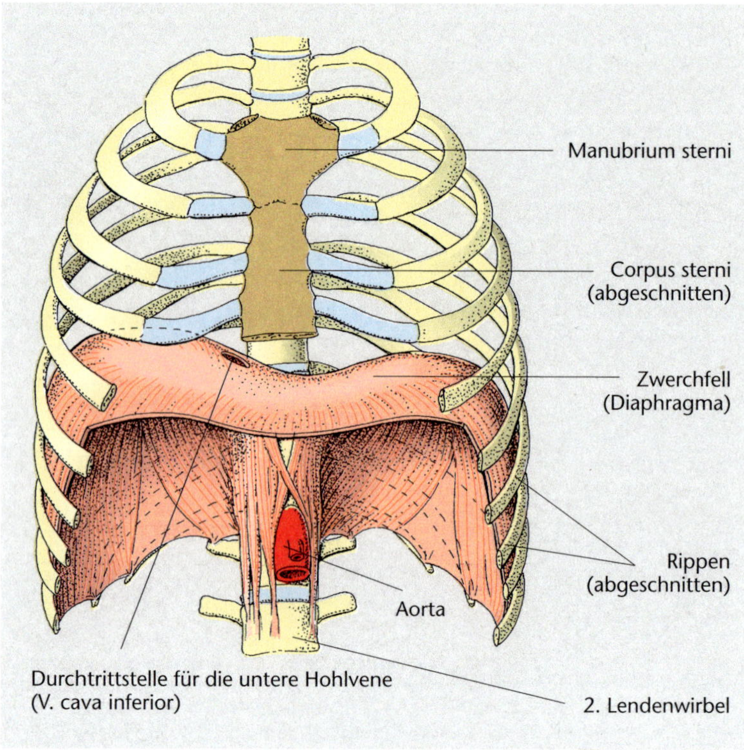

Abb. 8.34 (oben): Zwerchfelldurchtrittspforten, Ansicht von kranial.
Abb. 8.35 (rechts): Zwerchfell und knöcherner Thorax, Ansicht von ventral (vorne).

den (11.–12. Rippe, auch als **freie Rippen** oder *Costae fluctuantes* bezeichnet).

Die Rippenknorpel acht, neun und zehn sind untereinander über Knorpelstege verbunden, die den **Rippenbogen** *(Arcus costalis)* bilden. Ein solcher Steg führt auch zur 7. Rippe und stellt so die Verbindung zum Brustbein her.

Die Gelenkverbindungen der Rippen gewährleisten die Beweglichkeit des knöchernen Brustkorbes, so dass er sich bei Rippenhebungen ausdehnen und umgekehrt auch wieder zusammenziehen kann. Das ist sehr wichtig für die Atemmechanik (☞ 17.8).

Der schmale Zwischenraum zwischen den einzelnen Rippen wird **Interkostalraum** *(ICR)* genannt. Er wird von den **Interkostalmuskeln** *(Zwischenrippenmuskeln)* überspannt. Am Oberrand jedes Interkostalraums verlaufen eine Arterie, eine Vene und ein Nerv. Um diese Leitungsbahnen nicht zu verletzen, wird daher bei Pleurapunktionen immer am Unterrand eines Interkostalraums, das heißt am Oberrand einer Rippe eingestochen (☞ Abb. 17.19).

Das Brustbein

Das **Brustbein** *(Sternum)* ist ein flacher, schmaler Knochen und bildet das ventrale Mittelstück des Brustkorbes. Es besteht von oben nach unten aus drei Teilen:

- Dem *Handgriff*, **Manubrium sterni**, einer kurzen breiten Knochenplatte zwischen Schlüsselbein und erstem Rippenpaar, an dem viele der vorderen Hals- und Zungenbeinmuskeln entspringen
- Dem *Brustbeinkörper* oder **Corpus sterni**, einer längs verlaufenden schmalen Knochenplatte mit Gelenkflächen für die 3–7. Rippe (die zweite Rippe setzt direkt am Übergang zwischen Manubrium und Corpus an)
- Dem frei nach unten ragenden *Schwertfortsatz,* der auch als **Processus xiphoideus** bezeichnet wird und als Ansatzstelle für Bauchmuskeln dient.

8.3.7 Die Atemmuskulatur

Am wichtigsten für die Aus- und Einatmung ist das **Zwerchfell** *(Diaphragma),* das kuppelförmig zwischen Brustbein, den unteren sechs Rippen und der LWS verspannt ist und die Brust- von der Bauchhöhle trennt. Aorta, Speiseröhre und untere Hohlvene treten an verschiedenen Stellen durch das Zwerchfell (☞ Abb. 8.34). Unterstützend wirken die **Interkostalmuskeln.** Sie sind aktiv an der Atmung beteiligt, indem sie die Rippen heben und so den Brustraum erweitern bzw. die Rippen senken und ihn damit verkleinern (☞ Abb. 17.20 und 8.35).

Atemhilfsmuskulatur

Fällt einem Menschen, z.B. durch eine Lungenerkrankung, das Atmen sehr schwer, so können auch noch andere Muskelgruppen die Atmung unterstützen. Diese Atemhilfsmuskeln können bei vorgebeugtem Oberkörper mit aufgestützten Armen *(Kutschersitz)* den Brustkorb erweitern oder verengen, obwohl das nicht ihre Hauptaufgabe darstellt.

Muskel	Ursprung	Ansatz	Funktion
Zwerchfell *(Diaphragma)*	Sternum, Knorpel der unteren sechs Rippen, Lendenwirbel	Centrum tendineum (Sehnenplatte in der Mitte des Zwerchfells)	Wichtigster Atemmuskel: Kontraktion führt zur Einatmung
Mm. intercostales externi *(äußere Zwischenrippenmuskeln)*	Unterer hinterer Rand der 1.–11. Rippe (schräger Verlauf)	Oberer Rand der 2.–12. Rippe	Heben die Rippen beim Einatmen. Dadurch wird der Durchmesser des Thorax vergrößert
Mm. intercostales interni *(innere Zwischenrippenmuskeln)*	Oberer hinterer Rand der 2.–12. Rippe	Unterer Rand der 1.–11. Rippe	Ziehen bei schneller Ausatmung Rippen aneinander; Durchmesser des Thorax verkleinert sich
M. serratus posterior inferior *(hinterer unterer Sägezahnmuskel)*	Dornfortsatz Th11 – L2	Unterer Rand der 9.–12. Rippe	Brustkorbhebung (Einatmung, Hilfsatemmuskel)
M. serratus posterior superior *(hinterer oberer Sägezahnmuskel)*	Dornfortsatz C7–Th2	2.–5. Rippe	Brustkorbhebung (Einatmung, Hilfsatemmuskel)

Tab. 8.36: Die Atemmuskulatur. Wichtigster Atemmuskel ist das Zwerchfell: Bei seiner Kontraktion wird die Lunge nach unten gezogen (Einatmung), bei der Erschlaffung steigt sie passiv nach oben (Ausatmung).

Muskel	Ursprung	Ansatz	Funktion
M. rectus abdominis *(gerader Bauchmuskel)*	Knorpel der 5.–7. Rippe, Processus xiphoideus	Oberer Rand des Schambeins zwischen Tuberculum pubicum und Symphyse	Bauchpresse, nähert Thorax und Becken einander an, beugt also den Rumpf oder hebt das Becken
M. obliquus externus abdominis *(äußerer schräger Bauchmuskel)*	Untere acht Rippen	Darmbeinkamm, Spina iliaca anterior superior, Leistenband, Tuberculum pubicum	Bauchpresse, Neigung des Rumpfes nach vorne, Hebung des Beckens; einseitig Drehung des Rumpfes zur entgegengesetzten Seite, seitliche Rumpfbeugung
M. obliquus internus abdominis *(innerer schräger Bauchmuskel)*	Fascia thoracolumbalis, Crista iliaca, Spina iliaca anterior superior (= vorderer oberer Darmbeinstachel), Leistenband	Knorpel der letzten drei bis vier Rippen, Linea alba	Bei doppelseitiger Anspannung gleich wie die des M. obliquus externus; einseitig Rumpfdrehung nach der gleichen Seite, seitliche Rumpfbeugung
M. transversus abdominis *(querer Bauchmuskel)*	Knorpel der sechs letzten Rippen, Processus costarii der LWS, Crista iliaca, Spina iliaca ant. sup., Leistenband	Linea alba	Einziehen und Spannen der Bauchwand, Bauchpresse

Tab. 8.37: Muskulatur der vorderen Bauchwand.

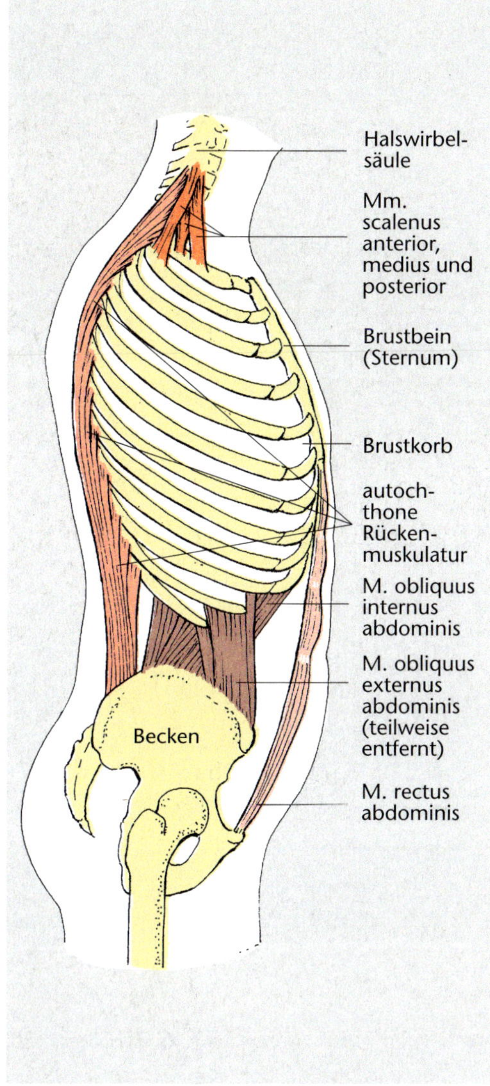

Abb. 8.38: Körperstamm von der Seite. Vordere Bauchwandmuskulatur und autochthone Rückenmuskulatur sind Gegenspieler. Ein Gleichgewicht der beiden ist Voraussetzung für eine richtige Körperhaltung.

Zur Atemhilfsmuskulatur gehören:

- Die **Mm. pectorales major** und **minor** *(großer* und *kleiner Brustmuskel,* ☞ Abb. 8.40)
- Der **M. serratus posterior superior** und **M. serratus posterior inferior** (☞ Abb. 8.32)
- Die **Treppenmuskeln** *(Mm. scaleni* ☞ Abb. 8.21)
- Der **M. sternocleidomastoideus** (☞ Abb. 8.19)
- Der **M. serratus anterior** (☞ Abb. 8.40, Tab. 8.44)

8.3.8 Die vordere Bauchwandmuskulatur

Die **Bauchwand** schließt die Bauchhöhle nach vorn und zur Seite ab und besteht aus mehreren Muskelschichten. Diese verlaufen zwischen dem unteren Rippenbogen und dem Becken. Je nach Verlauf wirken sie bei der Rumpfbeugung und der Rumpfdrehung mit. Ziehen sich alle Muskelschichten zusammen, werden die Bauchorgane zusammengepresst *(Bauchpresse* ☞ 17.8.4) und so die Darm- und Harnblasenentleerung unterstützt. Die Bauchmuskeln sind auch am Auspressen des Kindes unter der Geburt beteiligt.

Der **M. rectus abdominis** *(gerader Bauchmuskel)* liegt am oberflächlichsten und spannt sich zwischen den Rippenknorpeln 5–7, dem Processus xiphoideus des Brustbeins und dem Schambein (Os pubis) aus. In diesem langen Verlauf ist er durch drei Zwischensehnen unterbrochen (☞ Abb. 8.40). Seitlich des M. rectus abdominis verlaufen die beiden *schrägen Bauchmuskeln* (**M. obliquus externus abdominis** und **internus abdominis**). Als Merkregel für den Verlauf des M. obliquus externus gilt, dass dieser der Armhaltung bei in den Hosentaschen steckenden Händen entspricht. Der M. obliquus internus verläuft fächerförmig vom Darmbein(stachel) zur Mitte und unterkreuzt dabei teilweise die Faserzüge des M. obliquus externus. Die sehnigen Ansätze beider Muskeln vereinigen sich vorn zu einem breiten **Sehnenband** *(Aponeurose)*. Die tiefste Schicht der Bauchwandmuskeln wird vom *queren Bauchmuskel* (**M. transversus abdominis**) gebildet (☞ Abb. 8.39). Er verläuft gürtelförmig von der Seite zur vorderen Bauchwand und setzt dort, ähnlich wie die schrägen Bauchmuskeln, in einer breiten Sehnenplatte an. Der M. rectus abdominis wird von den Sehnenplatten der Obliquus- und des Transversus-Bauchmuskels umschlossen. Weil er so an ein Schwert in der Scheide erinnert, wird dieser Bereich auch *Rektusscheide* genannt. In der Mitte zwischen linkem und rechtem geraden Bauchmuskel vereinigen sich die drei Sehnenplatten. Dieser straffe Bindegewebsstreifen heißt **Linea alba** *(weiße Linie* ☞ Abb 8.40).

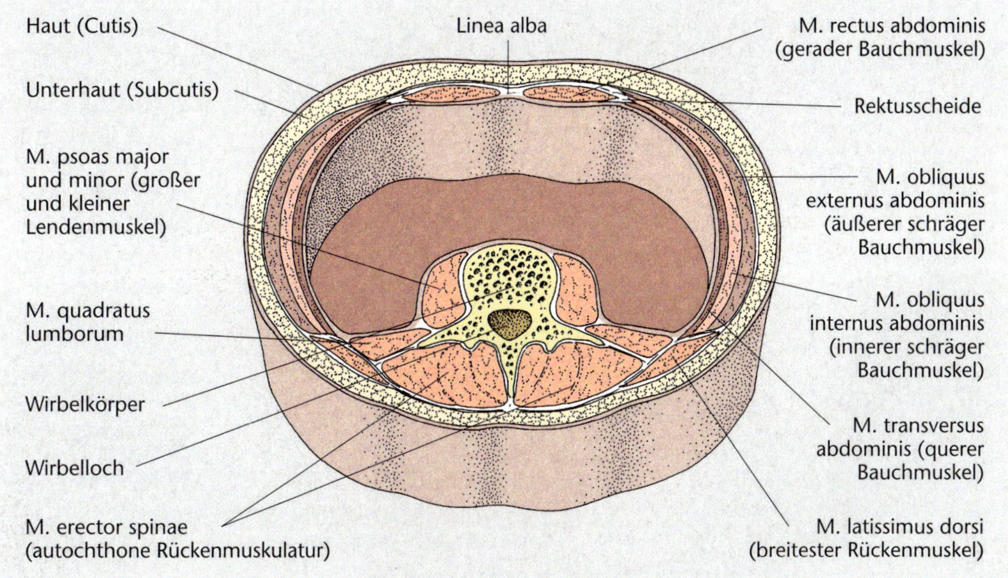

Abb. 8.39: Querschnitt durch den Rumpf im Lendenbereich mit Bauch- und Rückenmuskulatur.

8

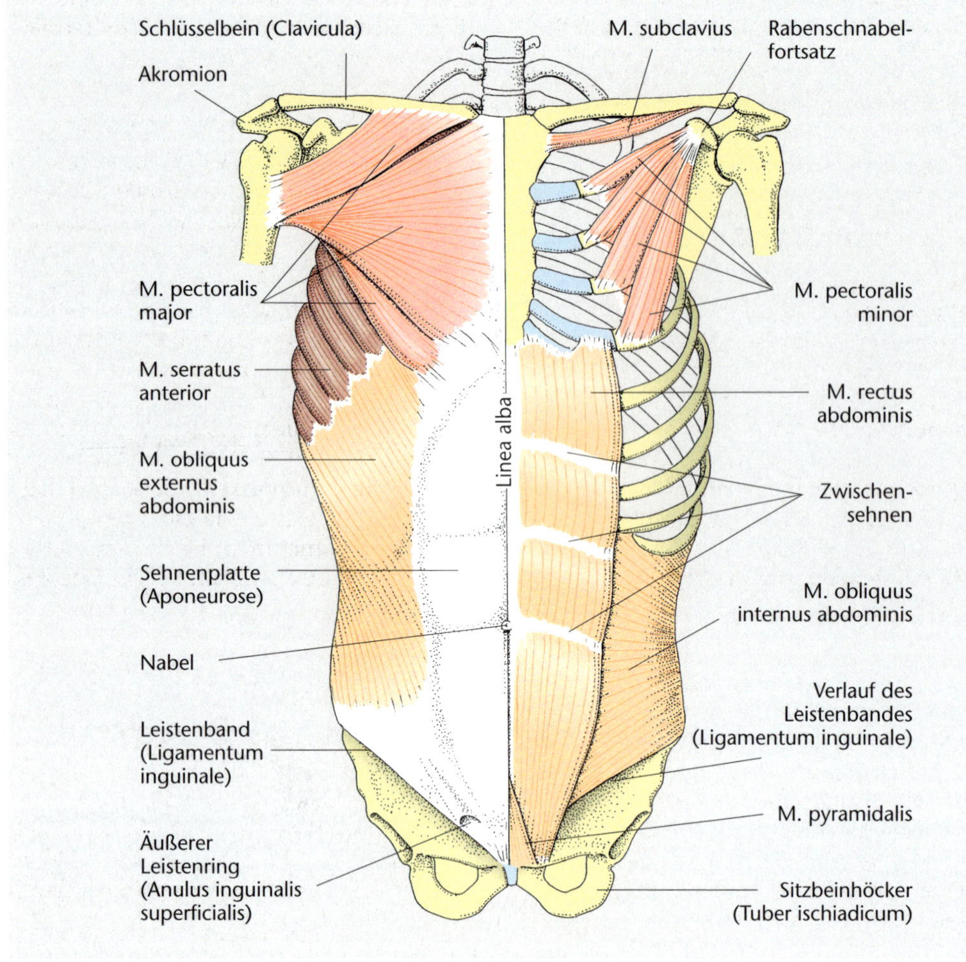

Abb. 8.40: Muskulatur der vorderen Rumpfwand. Durch Abtragen der oberflächlichen Sehnenplatte und des M. pectoralis major erkennt man auf der linken Körperseite den M. rectus abdominis, den M. obliquus internus abdominis und den M. pectoralis minor. Der unter dem M. obliquus internus abdominis liegende M. transversus abdominis ist nicht sichtbar.

Bauchdeckenentlastende Lagerung

Nach operativen Eingriffen im Bauchraum (Abdomen) wird die Bauchdecke bei flacher Rückenlagerung des Patienten unnötig angespannt, wodurch zusätzlicher Druck auf das Operationsgebiet ausgeübt und Schmerzen verstärkt werden. Hier hilft eine *bauchdeckenentlastende Lagerung:* die Pflegende legt dem liegenden Patienten ein Kissen oder eine zusammengerollte Decke unter die Knie. So werden die Bauchmuskulatur entlastet, der Druck auf die Bauchorgane verringert und Schmerzen gemildert.

8.3.9 Der Leistenkanal

Der **Leistenkanal** *(Canalis inguinalis)* ist eine 4 – 5 cm lange röhrenförmige Verbindung zwischen Bauchhöhle und äußerer Schamgegend. Er durchstößt alle Muskelschichten der Bauchdecke, und zwar von lateral oben innen nach medial unten außen. Die Lücke im M. obliquus externus abdominis wird als *äußerer Leistenring,* der Durchtritt durch die Sehne des M. transversus abdominis als *innerer Leistenring* bezeichnet (☞ Abb. 8.41).

Beim Mann verläuft der **Samenstrang** auf seinem Weg vom Hoden zur Prostata durch den Leistenkanal. Vor der Geburt wandern durch den Leistenkanal die Hoden aus der Bauchhöhle in den Hodensack. Bei der Frau enthält der Leistenkanal nur ein bindegewebiges Band und Fettgewebe.

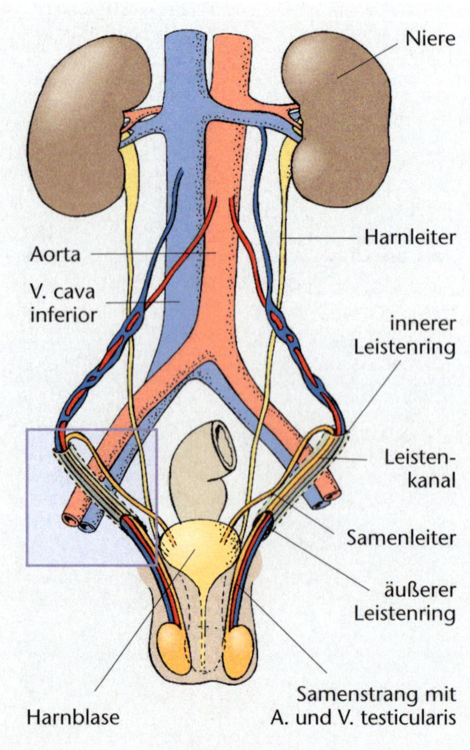

Abb. 8.41 (links) und 8.42 (rechts): Anatomie des Leistenkanals beim Mann. Links: Übersichtszeichnung ohne Muskulatur. Rechts: Detailzeichnung mit Bauchwandmuskulatur und Darstellung der Hernientypen. Während die Leistenhernien oberhalb des Leistenbandes die Bauchwand durchdringen, treten die Schenkelhernien unter dem Leistenband zusammen mit der A. und V. femoralis durch die *Lacuna vasorum.*

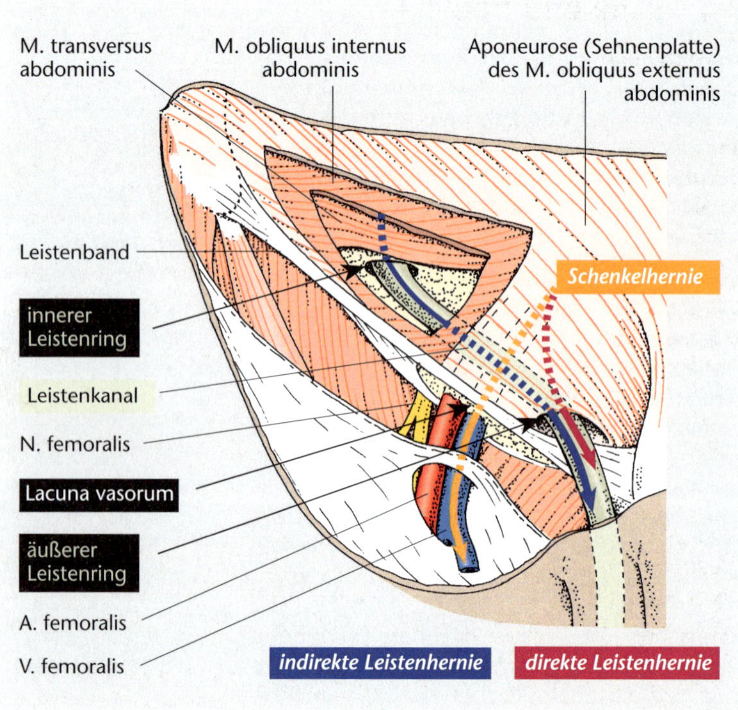

Hernien

An Schwachstellen der Bauchmuskulatur kann es zu abnormen Ausstülpungen des Bauchfells kommen, die man als als *Brüche* oder **Hernien** bezeichnet. Als **Bruchinhalt** enthalten sie Bauchorgane oder Teile davon (z.B. Darmschlingen). Die Durchtrittstelle des **Bruchsacks** wird **Bruchpforte** genannt. Bei übergewichtigen Menschen oder schwangeren Frauen können auch die beiden Muskelbäuche des M. rectus abdominis auseinanderweichen. Es klafft dann eine Lücke, Rektusdiastase genannt, die leicht als Rinne zwischen den beiden Muskeln zu tasten ist.

Die häufigste Hernienform, vor allem bei Männern, ist aber die **Leistenhernie** (☞ Abb. 8.42). Der Bruchsack tritt dabei entweder durch den Leistenkanal *(indirekte Leistenhernie)* oder medial davon durch die Bauchdecke in Richtung des äußeren Leistenringes *(direkte Leistenhernie)*. Während Leistenhernien immer oberhalb des *Leistenbandes* – eines straffen Bandes zwischen Scham- und Darmbein – durchtreten, verlassen die *Schenkelhernien* den Intraperitonealraum darunter: Sie treten durch die *Lacuna vasorum*, eine bindegewebige Durchtrittstelle für Gefäße und Nerven.

Hernien führen oft zu Schmerzen. Außerdem besteht die Gefahr der Entzündung oder der Einklemmung des Bruchsackes. Die dadurch gedrosselte Blutversorgung kann zum Absterben des Bruchsackinhaltes und einer lebensgefährlichen *Peritonitis* (☞ 18.1.5) führen. Deshalb entschließt man sich meist zur frühzeitigen Operation *(Herniotomie)*.

8.4 Arme und Beine – Übersicht

In der Entwicklungsgeschichte der höheren Wirbeltiere haben sich Form und Funktion von Schultergürtel und Armskelett stark gewandelt: Mit der Einführung des aufrechten Gangs bei den Vorfahren des heutigen Menschen wurde die *obere Extremität* als Stütz- und Gehorgan überflüssig. Stattdessen hat sie sich zu einem komplexen Greif- und Tastorgan entwickelt, was die Entwicklung der Zivilisation beschleunigt haben dürfte (so sind z.B. die ältesten aller menschlichen Tätigkeiten, das Jagen und Sammeln, ohne die Hand als Greif- und Haltewerkzeug kaum vorstellbar).

Der Preis des aufrechten Gangs

Die größeren Belastungen durch den aufrechten Gang kann die untere Extremität in vielen Fällen nicht ohne Schäden ein ganzes Leben lang tragen. Die Mehrzahl der älteren Menschen leidet an Verschleißerscheinungen vor allem des Hüftgelenks (Coxarthrose ☞ 4.3.5).

Die *untere Extremität* wurde dadurch allein für das Gehen und Laufen verantwortlich und ihre Halte- und Stützfunktion noch wichtiger. Da die Beine nun das gesamte Körpergewicht tragen mussten, wurden die Knochen und Gelenke im Verlauf der Evolution kräftiger ausgebildet.

8.5 Der Schultergürtel

Der **Schultergürtel** verbindet die Knochen der oberen Extremitäten mit dem Körperstamm. Er besteht auf jeder Seite aus zwei Knochen, dem **Schlüsselbein** *(Clavicula)* und dem **Schulterblatt** *(Scapula)*. Das Schlüsselbein ist ein relativ dünner, annähernd S-förmiger Knochen, der an beiden Enden Gelenkflächen besitzt. Er liegt dem Brustkorb vorn oben auf und ist medial über das *Sternoklavikulargelenk* mit dem **Brustbein** *(Sternum)* verbunden. Lateral bildet das Schlüsselbein ein Gelenk mit dem dorsal liegenden Schulterblatt, das *Akromioklavikulargelenk*.

Das Schulterblatt und Schultergelenk

Das **Schulterblatt** *(Scapula)* ist ein etwa dreieckiger, platter Knochen, an dessen Rückseite die **Spina scapulae** *(Schulterblattgräte)* hervorspringt. Deren freies Ende, das **Akromion** *(Schulterhöhe)*, steht mit dem Schlüsselbein in Verbindung. Eine muldenförmige Vertiefung in der oberen äußeren Schulterblattecke bildet die **Schultergelenkpfanne** *(Cavitas glenoidalis)*, die mit dem Kopf des Oberarmknochens ein Kugelgelenk bildet. Über die Schultergelenkpfanne besteht die einzige Verbindung des Arms zum Rumpfskelett. Da sie relativ klein und flach ist, kann sie nicht den ganzen Oberarmkopf aufnehmen. Damit das Gelenk stabil bleibt, ist es von stabilisierenden Mus-

8

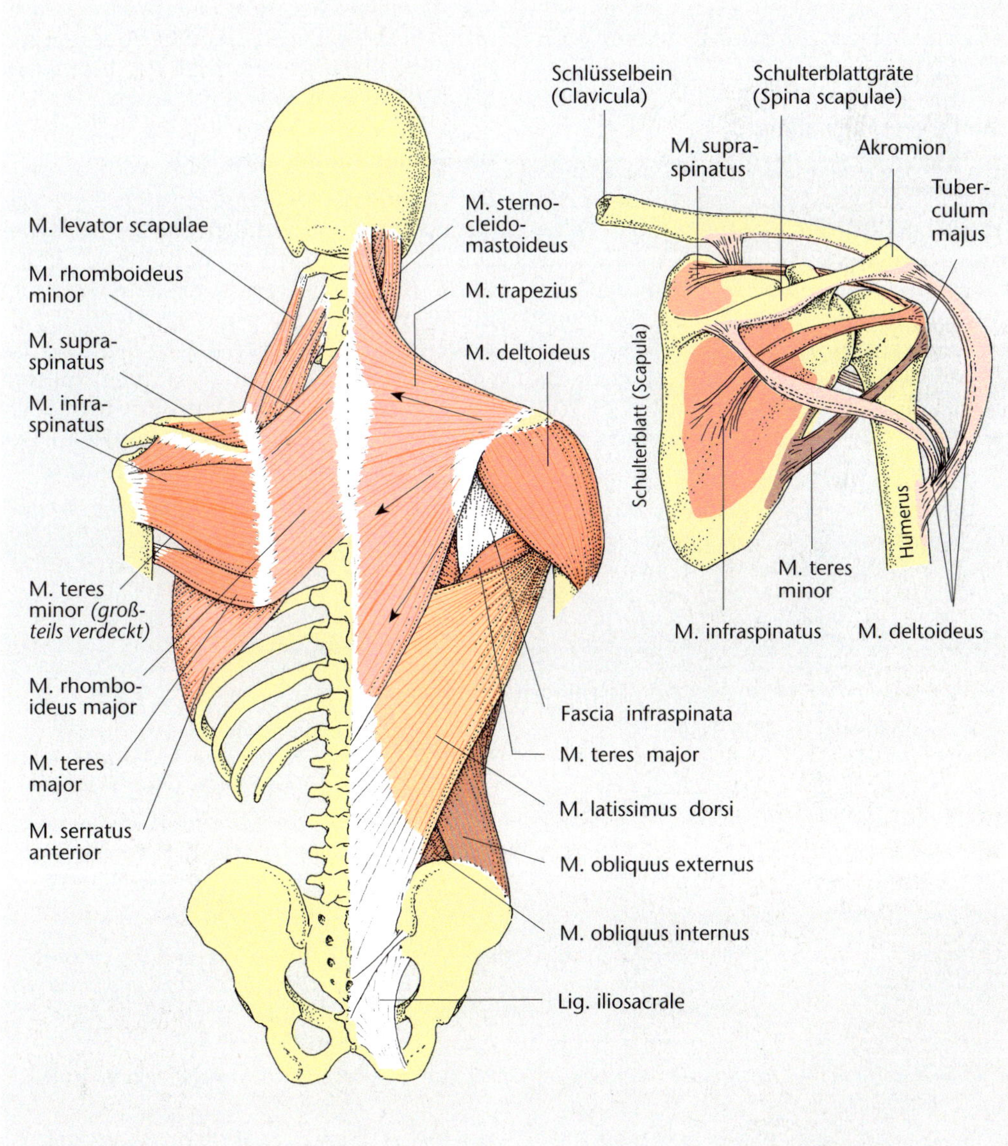

Abb. 8.43: Hintere Schultergürtelmuskulatur; rechts oberflächliche, links tiefe Schicht. Rechts oben in schematischer Darstellung mit „Muskelschläuchen", um die verschiedenen Schichten gleichzeitig sichtbar zu machen.

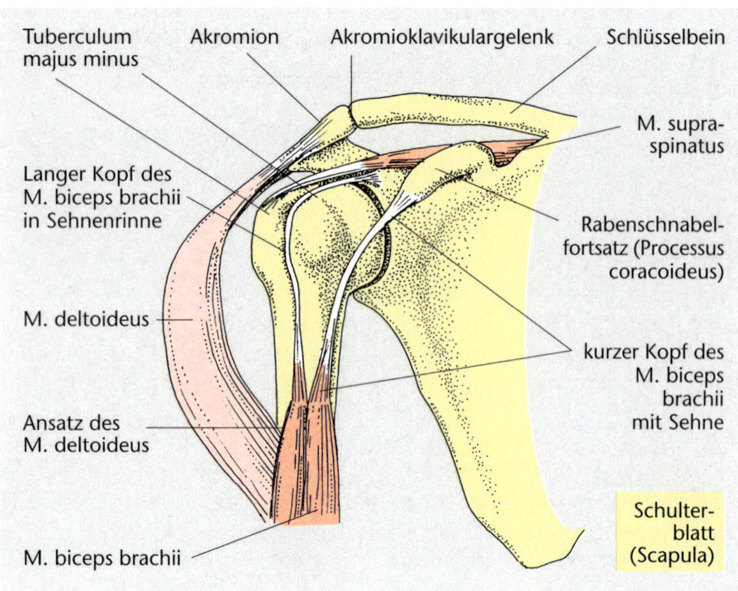

Abb. 8.46: Schultergelenk, Ansicht von vorn mit Verlauf der Sehnen des M. biceps brachii. Die Sehne des langen Muskelkopfes zieht durch eine Knochenrinne zwischen Tuberculum majus und minus. Die Sehne des kurzen Kopfes verläuft dagegen direkt vom Processus coracoideus (Rabenschnabelfortsatz), einem nach vorne herausragenden Knochenvorsprung des Schulterblatts, abwärts.

keln umschlossen. Auch die Sehne des langen Bizepskopfes sichert das Gelenk mit (☞ Abb. 8.46), wohingegen die Bänder nur eine geringe Rolle spielen.

Schultergelenkluxation

Trotz der Sicherung durch Muskeln kann das Schultergelenk auskugeln *(luxieren)*, wobei der Gelenkkopf aus der Pfanne springt. Dieses kann z.B. traumatisch, das heißt durch Gewalteinwirkung, geschehen **(traumatische Schultergelenkluxation).** Da die Einrenkung des Gelenkkopfes in der Regel sehr schmerzhaft ist, wird sie oft in einer Kurznarkose durchgeführt. Operiert wird nur bei zusätzlichen Band- oder Knochenverletzungen.

Bei manchen Menschen, deren Haltebänder für das Schultergelenk nicht so straff angelegt sind, springt der Gelenkkopf auch bei einfachen Bewegungen immer wieder aus der Pfanne. Diese **habituelle** („gewohnheitsmäßige") **Schultergelenkluxation** kann je nach Schweregrad beziehungsweise Häufigkeit des Auftretens eine operative Straffung der beteiligten Bandstrukturen notwendig machen.

Die Schultergürtelmuskulatur

Die Muskulatur des Schultergürtels fixiert das Schulterblatt und ermöglicht Gleitbewegungen des Schulterblatts auf der hinteren Brustwand. Diese Fixierung ist die Voraussetzung für die Funktion der vom Schulterblatt entspringenden Armmuskeln: Um den Arm im Schultergelenk bewegen zu können, müssen sie einen „festsitzenden" Ursprung als Widerlager haben, gegen das sie den Arm ziehen. Das Schlüsselbein wird dabei passiv mitbewegt.

Man unterscheidet eine **vordere** *(ventrale)* und eine **hintere** *(dorsale)* Gruppe der Schultergürtelmuskeln (☞ Abb. 8.44):

Im Brustbereich, also vorn, sind der **M. pectoralis minor** *(kleiner Brustmuskel)* und der **M. serratus anterior** *(vorderer Sägezahnmuskel)* beteiligt (☞ Abb. 8.40). Sie entspringen an den Rippen und setzen am Schulterblatt an. Sie helfen dabei, dieses nach vorn und unten zu ziehen. Der M. serratus anterior dreht das Schulterblatt zusätzlich und hält es am Rumpf fest; bei einer schlaffen Lähmung des Muskels steht das Schulterblatt flügelartig ab *(Scapula alata)*. Der **M. subclavius** *(Unterschlüsselbeinmuskel)* entspringt am ersten Rippenknochen und setzt als einziger der Schultergürtelmuskeln am Schlüsselbein an. Er zieht dieses nach unten in Richtung Brustkorb.

Auf der hinteren Seite ziehen viele Muskeln zum Schulterblatt (☞ Abb. 8.43 und 8.47): Der **M. trapezius** *(Kapuzenmuskel)* zieht wie ein großer Fächer vom Hinterhauptsbein und sämtlichen Dornfortsätzen der HWS und BWS zur Spina scapulae, zum Akromion und zum Schlüsselbein. Bei dieser großen Ursprungsfläche zeigen die Fasern unterschiedliche Verläufe und unterstützen somit auch unterschiedliche Bewegungen. So ziehen die quer verlaufenden Fasern das Schulterblatt nach medial, während der obere und untere Anteil des Muskels das Schulterblatt so drehen, dass die Gelenkpfanne höher bzw. tiefer tritt. Die Aufwärtsbewegung tritt beispielsweise dann in Kraft, wenn der seitlich abgewinkelte (ab-

Muskel	Muskel	Ansatz	Funktion
Wichtige Muskeln der vorderen (ventralen) Schultermuskulatur			
M. pectoralis minor *(kleiner Brustmuskel)*	3.–5. Rippe	Schulterblatt	Zieht das Schulterblatt nach vorne unten. Bei fixiertem Schulterblatt Anhebung 3. bis 5. Rippe (Atemhilfsmuskel)
M. serratus anterior *(vorderer Säge-[zahn]muskel)*	1.–9. Rippe	Schulterblatt	Rotiert das Schulterblatt aufwärts und nach lateral, hebt die Rippen bei fixiertem Schulterblatt (Atemhilfsmuskel)
Hintere (dorsale) Schultermuskulatur			
M. trapezius *(Kapuzenmuskel)*	Hinterhauptsbein, an den Dornfortsätzen der Hals- und Brustwirbel	Schlüsselbein und Schulterblatt (Akromion)	Hebt Schlüsselbein und Schulterblatt (Koffertragen), adduziert und rotiert das Schulterblatt, dreht den Kopf, HWS und BWS; streckt den Kopf und HWS
M. levator scapulae *(Schulterblattheber)*	Obere 4.–5. Halswirbel	Schulterblatt	Hebt das Schulterblatt und rotiert es leicht abwärts
M. rhomboideus major und minor *(großer* und *kleiner Rautenmuskel)*	Dornfortsätze der unteren zwei Hals- und oberen vier Brustwirbel	Schulterblatt	Medial- und Aufwärtsbewegung des Schulterblatts

Tab. 8.44: Vordere und hintere Muskulatur des Schultergürtels.

Bewegung	Muskeln
Abduktion *(Armhebung)*	• M. deltoideus (Fasern vom Akromion kommend) • M. supraspinatus
Adduktion *(Anziehung = Arm senken)*	• M. pectoralis major • M. latissimus dorsi • M. teres major • M. deltoideus (Fasern von Spina scapulae und Clavicula kommend)
Anteversion *(Vorführung)*	• M. deltoideus (Fasern von Akromion und Clavicula kommend) • M. pectoralis major • M. coracobrachialis
Retroversion *(Rückführung)*	• M. deltoideus (Fasern von der Spina scapulae kommend) • M. latissimus dorsi • M. teres major • M. supraspinatus
Innenrotation *(Einwärtsdrehung)*	• M. subscapularis • M. pectoralis major • M. deltoideus (Fasern von der Clavicula kommend) • M. teres major • M. latissimus dorsi
Außenrotation *(Auswärtsdrehung)*	• M. infraspinatus • M. teres minor • M. deltoideus (Fasern von der Spina scapulae kommend)

Tab. 8.45: Die sechs Bewegungsrichtungen im Schultergelenk und die daran hauptsächlich beteiligten Muskeln.

duzierte) Arm über die Horizontale (Schulterblattniveau) gehoben wird (= Elevation). In diesem Fall muss die Schultergelenkpfanne „mitwandern".

Hierbei hilft auch der M. serratus anterior. Der **M. levator scapulae** *(Schulterblattheber)* hebt das Schulterblatt und dreht es etwas nach unten. Der **M. rhomboideus** *(Rautenmuskel)* hat einen größeren und einen kleineren Anteil. Er dreht und fixiert das Schulterblatt.

Weitere Muskeln, die das Schultergelenk bewegen, sind in den Tabellen 8.44 und 8.45 aufgelistet.

8.6 Obere Extremität

Der Arm hat mehr als 24 Knochen. Er wird in drei Abschnitte eingeteilt:

- Den **Oberarm** mit dem **Oberarmknochen** *(Humerus)*
- Den **Unterarm** mit **Elle** *(Ulna)* und **Speiche** *(Radius)*
- Die **Hand** mit den **Handwurzel-***(Carpus)*, **Mittelhand-***(Metacarpus)* und **Fingerknochen** *(Phalanx)*.

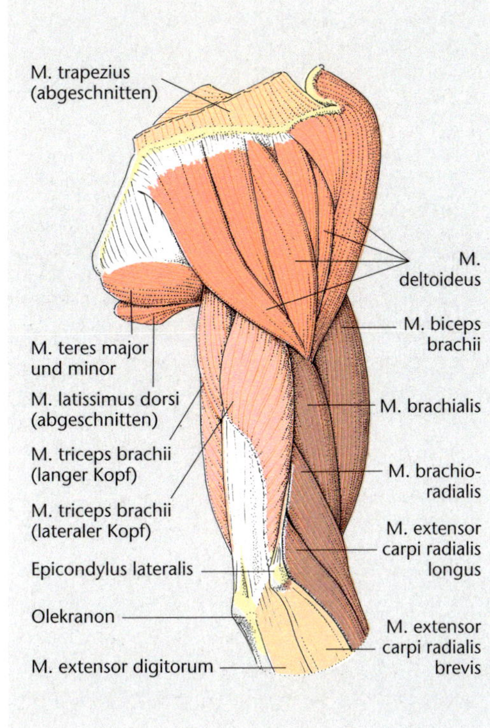

Abb. 8.47: Muskeln des rechten Oberarms von dorsolateral (seitlich/hinten).

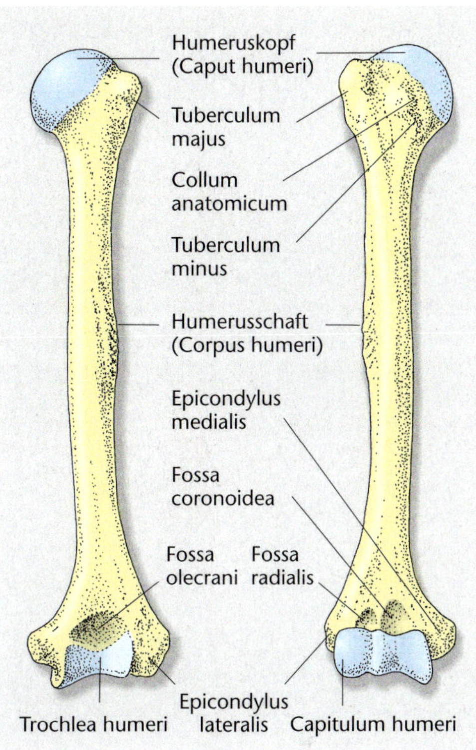

Abb. 8.48: Rechter Humerus (Oberarmknochen); links: Ansicht von hinten, rechts: Ansicht von vorn.

8.6.1 Der Oberarm

Der **Humerus** *(Oberarmknochen)* ist der längste und größte Knochen der oberen Extremität. Das obere Ende ist im Schultergelenk mit dem Schulterblatt, das untere über das Ellenbogengelenk mit Elle und Speiche verbunden.

Der **Humeruskopf** *(Caput humeri)* liegt etwas schräg medial am proximalen Ende des Oberarmknochens. Fast auf gleicher Höhe befinden sich lateral ein etwas *größerer* und ein *kleiner Knochenhöcker* (**Tuberculum majus** und **minus**). Der kurze Steg zwischen Kopf und Höckern bzw. Humerusschaft wird *Collum anatomicum* genannt. Der sich anschließende **Humerusschaft** *(Corpus humeri)* ist röhrenförmig und der längste Teil des Oberarmknochens. Mehrere Knochenleisten und Aufrauungen sowie die beiden schon erwähnten Höcker dienen dem Ansatz von Oberarmmuskeln und -bändern.

Das Ellenbogengelenk

Distal verbreitert sich der Humerusschaft wieder und läuft innen und außen in die *Oberarmknorren* (**Epicondylus medialis** und **lateralis**) aus. Zwischen diesen Epicondylen liegt die Gelenkfläche für das *Ellenbogengelenk*. Die Gelenkfläche wird in die *Rolle* (**Trochlea humeri**) und das *Köpfchen* (**Capitulum humeri**) unterteilt.

Außer dem Humerus beteiligen sich Elle und Speiche am **Ellenbogengelenk** *(Articulatio cubiti)*, das dadurch zu einem aus drei Teilgelenken zusammengesetzten Gelenk wird, die aber eine gemeinsame Gelenkhöhle bilden und von einer gemeinsamen Gelenkkapsel umhüllt sind:

- Dem *Humeroulnargelenk* zwischen Humerus und Elle, ein *Scharniergelenk* (☞ Abb. 7.14)
- Dem *Humeroradialgelenk* zwischen Humerus und Speiche, das zwar anatomisch ein Kugelgelenk bildet, praktisch durch die Bänder

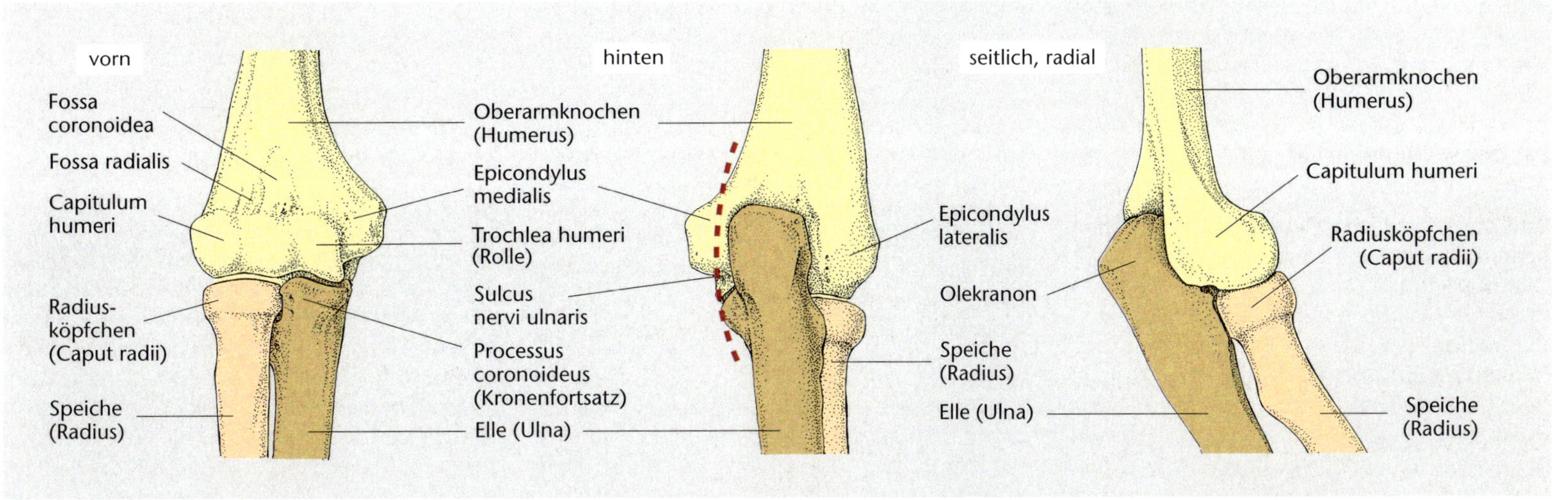

Abb. 8.49: Ellenbogengelenk von vorn, hinten und von der Seite. Die gestrichelte Linie skizziert den Verlauf des in diesem Abschnitt leicht verletzbaren N. ulnaris (Ellennerv). Der N. ulnaris lässt sich leicht als druckschmerzhafte Stelle zwischen Olekranon und Epicondylus medialis ertasten.

8

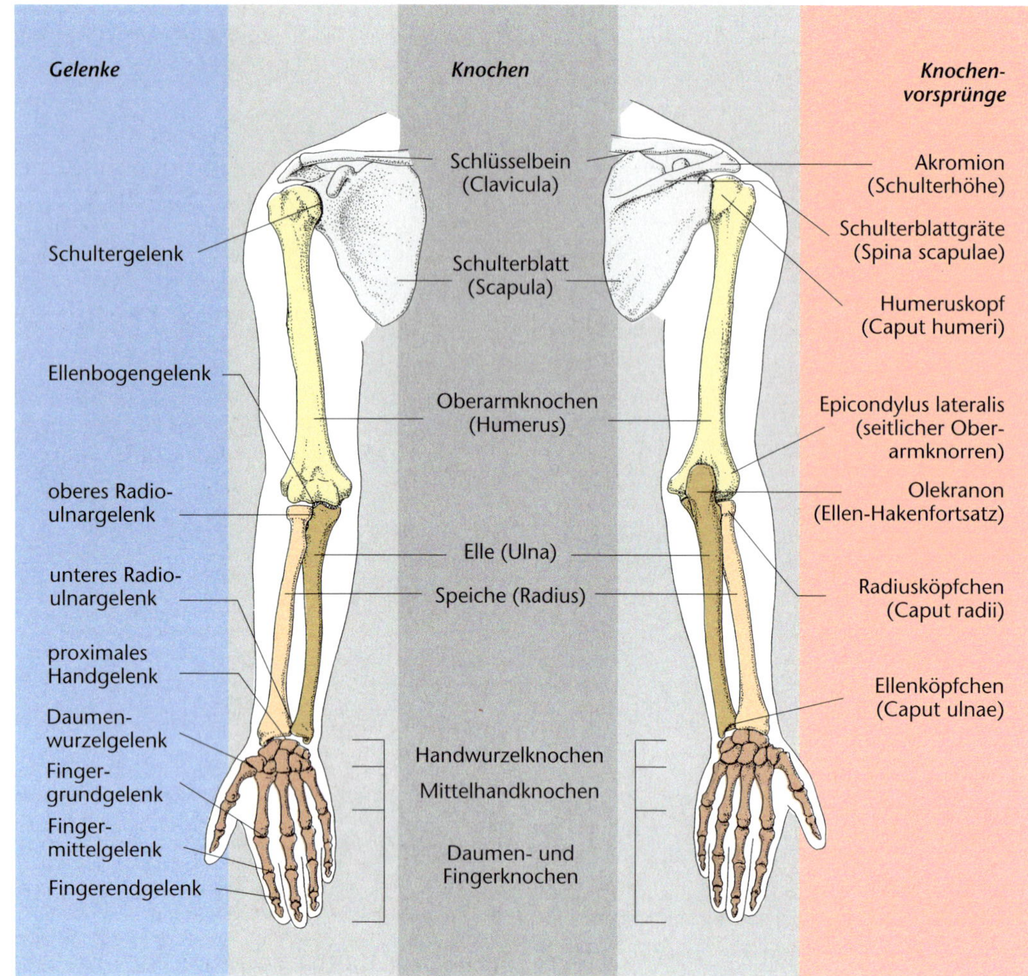

Abb. 8.50: Übersicht über die Knochen der oberen Extremität, links die Ansicht von vorne und rechts Ansicht von hinten. [A300-190]

zwischen Elle und Speiche jedoch nur Scharnier- und Drehbewegungen ausführen kann

- Dem oberen *Radioulnargelenk* zwischen Elle und Speiche, ein *Zapfengelenk* (☞ Abb. 7.14), in dem Drehbewegungen möglich sind.

Dadurch sind die Bewegungsmöglichkeiten des Ellenbogengelenks auf die beiden Hauptachsen Beugung und Streckung sowie Pronation und Supination festgelegt, weshalb das Gelenk auch als *Drehscharniergelenk* bezeichnet wird.

Der distale Humerusbereich

Die beiden Epicondylen des Humerus liegen außerhalb des Gelenks und dienen verschiedenen Muskeln als Ursprung. Oberhalb des Gelenks befindet sich dorsal eine Knochengrube *(Fossa olecrani)*, die den *Hakenfortsatz (Ellenhaken)* der Elle **(Olekranon)** aufnimmt. In gleicher Höhe befinden sich vorn zwei kleinere Gruben. Die *mediale Grube* **(Fossa coronoidea)** bietet Platz für den Kronenfortsatz der Elle bei Beugestellung des Gelenks. Die *laterale Grube* **(Fossa radialis)** nimmt während bestimmter Armbewegungen den Speichenkopf auf.

Die Oberarmmuskulatur

Nur zwei der Muskeln, die über das Schultergelenk zum Oberarmknochen ziehen (**M. pectoralis major** und **M. latissimus dorsi**), entspringen am Körperstamm. Die übrigen Muskeln entspringen am Schulterblatt (☞ Tabelle 8.51). Die Stabilität des Schultergelenks – des beweglichsten Gelenks unseres Körpers – wird hauptsächlich durch die Schultermuskeln und ihre Sehnen bewirkt, die es wie ein Mantel umhüllen. Man spricht daher von einem muskelgeführten Gelenk (☞ auch 8.5).

Der M. latissimus dorsi und seine Ursprungssehne bedecken eine große Fläche der unteren Rückengegend (☞ Abb. 8.43). Der M. latissimus dorsi zieht den Arm nach unten hinten und spannt sich z.B. beim Klimmzug. Aufgrund seiner Beteiligung an der Ausatmung hypertrophiert er (das heißt vergrößert er sich) bei chronischem Husten.

Der M. pectoralis major (☞ Abb. 8.40) bedeckt den gesamten oberen Thoraxbereich und ist bei Männern für die typische Brustkontur verantwortlich. Er führt den Oberarm nach vorn sowie an den Körper heran und rotiert ihn nach innen.

Der M. deltoideus

Der größte Oberarmmuskel ist der **M. deltoideus** *(Deltamuskel* ☞ Abb. 8.47 und 8.3). Er verläuft dreiecksförmig von einer breiten Ursprungsfläche an Spina scapulae, Akromion und Außenrand des Schlüsselbeins zur Außenfläche des Oberarmknochens. Der Faserverlauf umfasst dementsprechend drei Richtungen, weshalb der M. deltoideus an allen sechs Bewegungen im Schultergelenk beteiligt ist (☞ Tab. 8.45). Seine wichtigste Funktion ist die Armhebung. Mit Unterstützung weiterer Schultermuskeln kann der M. deltoideus den Arm im Schultergelenk auch drehen, vor- und zurückführen sowie anwinkeln.

Beuger und Strecker im Ellenbogengelenk

Weitere Oberarmmuskeln entspringen am Oberarmknochen bzw. am Schultergürtel unter Umgehung des Schultergelenks und ziehen zu den Unterarmknochen. Sie sind für die Bewegungen im Ellenbogengelenk zuständig. Da dieses ein Drehscharniergelenk ist, handelt es sich hier um Streck- und Beugemuskeln sowie Muskeln, welche den Unterarm drehen.

Der wichtigste Unterarmbeuger ist der **M. biceps brachii** („Bizeps“, *zweiköpfiger Armmuskel* ☞ Abb. 8.47). Wie der Name sagt, besitzt er zwei Muskelköpfe (☞ Abb. 8.46). Sie entspringen zwar getrennt oberhalb des Schultergelenks, setzen aber über eine gemeinsame Sehne am Speichenkopf an. Zuvor umschlingt diese Sehne die Speiche noch teilweise, so dass der Bizeps den Unterarm nicht nur beugt, sondern auch etwas nach außen drehen kann (Supination). Auch der **M. brachialis** *(Armbeuger)* und der **M. brachioradialis** *(Oberarmspeichenmuskel)* wirken als Beuger im Ellenbogengelenk.

Der **M. triceps brachii** („Trizeps“, *dreiköpfiger Armmuskel*) läuft an der Hinterseite des Oberarms und setzt an der Ellenhinterseite an. Er streckt den Unterarm im Ellenbogengelenk, ist also Antagonist zum M. biceps brachii.

8.6.2 Der Unterarm

Der **Unterarm** erstreckt sich vom Ellenbogengelenk bis zur Handwurzel. Er besteht aus zwei Knochen: **Elle** *(Ulna)* und **Speiche** *(Radius)*.

Die Elle

An ihrem oberen Ende, also am Ellenbogengelenk, weist die Elle einen tiefen, halbrunden Ausschnitt auf, der vorn von einem kleinen hakenförmigen Fortsatz *(Processus coronoideus)* und hinten von einem großen hakenförmigen Fortsatz begrenzt bzw. überragt wird (**Olekranon**). Der Einschnitt dient als Gelenkpfanne für das Ellenbogengelenk und nimmt die Rolle (**Trochlea**) des Oberarmknochens auf (☞ 8.6.1 und Abb. 8.49). Das Olekranon ist als „Ellenbogenspitze“ von außen gut zu tasten.

Ein kleiner Einschnitt neben dem Processus coronoideus, die *Incisura radialis*, dient als Gelenkfläche für das **Radiusköpfchen** *(Caput radii)* und beteiligt sich am *oberen Radioulnargelenk* (☞ Abb. 8.53). An der Elle befinden sich verschiedene Knochenleisten und Aufrauungen für den Ansatz von Muskeln. Am unteren schmalen Ende sitzt das **Ellenköpfchen** *(Caput ulnae)*, das an seiner Rückseite einen kleinen Knochenfortsatz *(Processus styloideus ulnae)* besitzt.

Die Speiche

Die Speiche liegt lateral der Elle, also auf der Seite des Daumens. An ihrem proximalen Ende befindet sich das Radiusköpfchen, das etwa die Form einer dicken, oben eingedellten Scheibe hat. Es bildet mit der Elle ein Zapfengelenk (☞ 7.2.4 und Abb. 7.14). Der Speichenschaft bietet Ansatz für mehrere Muskeln und weist entsprechende Leisten und Aufrauungen auf. Er ist etwas kantiger und schmaler als die Elle. Das untere Ende ist kolbig verdickt und trägt dort die Gelenkflächen für die Handwurzelknochen. Ähnlich wie bei der Elle findet sich auch an der Speiche ein Processus styloideus, hier jedoch am lateralen Ende.

An ihren distalen Enden sind Speiche und Elle durch ein Radgelenk (☞ 7.2.4) miteinander verbunden *(unteres Radioulnargelenk* ☞ Abb. 8.53).

Supination und Pronation

Betrachtet man den eigenen Unterarm mit nach oben weisender Handinnenfläche, so liegen in diesem Moment Elle und Speiche parallel nebeneinander. Dreht man nun die Handfläche nach unten, überkreuzt die Speiche die Elle, die laterale Handkante (Daumenseite) zieht also die Speiche mit nach medial. Diese (Einwärts-)Bewegung heißt **Pronation.** Die umgekehrte (Auswärts-)Bewegung heißt **Supination** (☞ Abb. 8.53). Dabei fungiert das untere Radioulnargelenk als Radgelenk, das heißt der konkave Gelenkanteil der Speiche dreht sich um den konvexen Anteil der Elle. Das obere Radioulnargelenk wirkt als Zapfengelenk; das Speichenköpfchen dreht sich innerhalb eines Bandes *(Ligamentum anulare radii)* sowie auf der Gelenkfläche der Elle um seine eigene Längsachse.

Die Unterarmmuskulatur

Die Unterarmmuskeln können ihrer Funktion nach in vier Gruppen eingeteilt werden:

- **Pronatoren.** Sie ermöglichen eine Drehung von Elle und Speiche um ihre Längsachse nach innen (Pronation). Vom Epicondylus medialis des Oberarms zieht der **M. prona-**

Muskel	Ursprung	Ansatz	Funktion
Vom Stamm zum Oberarm			
M. pectoralis major *(großer Brustmuskel)*	Schlüsselbein, Brustbein, Knorpelfläche der 2.–6. Rippe	Oberarmknochen	Anteversion, Adduktion, Innenrotation
M. latissimus dorsi *(breitester Rückenmuskel)*	Dornfortsätze vom 7. Brust- bis 5. Lendenwirbel, Kreuzbein, Darmbein, untere vier Rippen	Oberarmknochen	Retroversion, Adduktion, Innenrotation; zieht den Arm nach hinten und unten
Vom Schulterblatt zum Oberarm			
M. deltoideus *(Deltamuskel)*	Schlüsselbein und Schulterblatt	Oberarmknochen	Abduktion, Adduktion, Anteversion, Retroversion, Innen- und Außenrotation
M. subscapularis *(Unterschulterblattmuskel)*	Schulterblatt (Innenfläche)	Oberarmknochen	Innenrotation
M. supraspinatus *(Obergrätenmuskel)*	Schulterblattaußenfläche (oberhalb der Spina scapulae)	Oberarmknochen	Abduktion, Außenrotation
M. infraspinatus *(Untergrätenmuskel)*	Schulterblatt (unterhalb der Spina scapulae)	Oberarmknochen	Außenrotation
M. teres major *(großer Rundmuskel)*	Schulterblatt	Oberarmknochen	Retroversion, Adduktion und Innenrotation
Vom Schulterblatt bzw. Oberarmknochen zum Unterarm			
M. biceps brachii (zweiköpfiger Armmuskel)	Schulterblatt	Speiche, Unterarmfaszie (über flächige Sehne = Aponeurose)	Funktion im Schultergelenk: • Langer Kopf: Abduktion, Anteversion • Kurzer Kopf: Adduktion, Anteversion, Innenrotation Funktion am Unterarm: Beugung, Supination
M. brachialis *(Armbeuger)*	Oberarmknochen	Elle	Unterarmbeugung
M. triceps brachii *(dreiköpfiger Armstrecker)*	Schulterblatt und Oberarmknochen	Elle	Unterarmstreckung, Adduktion im Schultergelenk

Tab. 8.51: Schulter- und Oberarmmuskulatur.

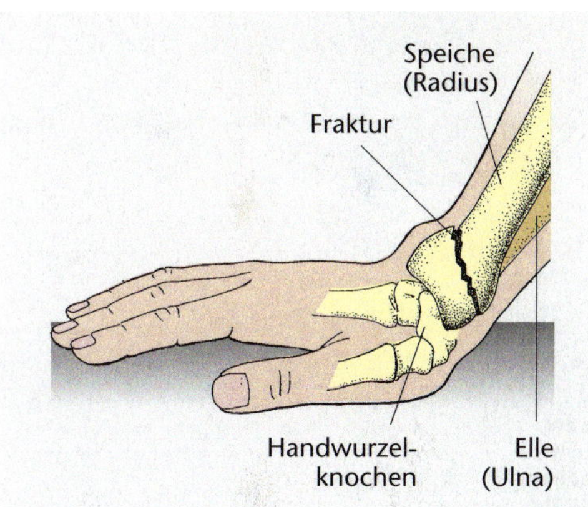

Abb. 8.52: Die distale Radiusfraktur (Typ Colles) ist der häufigste Knochenbruch des Menschen. Die ineinandergeschobenen Knochenteile der Speiche werden reponiert (in die richtige Stellung gebracht). Anschließend wird der Unterarm für 5–6 Wochen eingegipst – eine Operation ist meist nicht erforderlich. [A300-190]

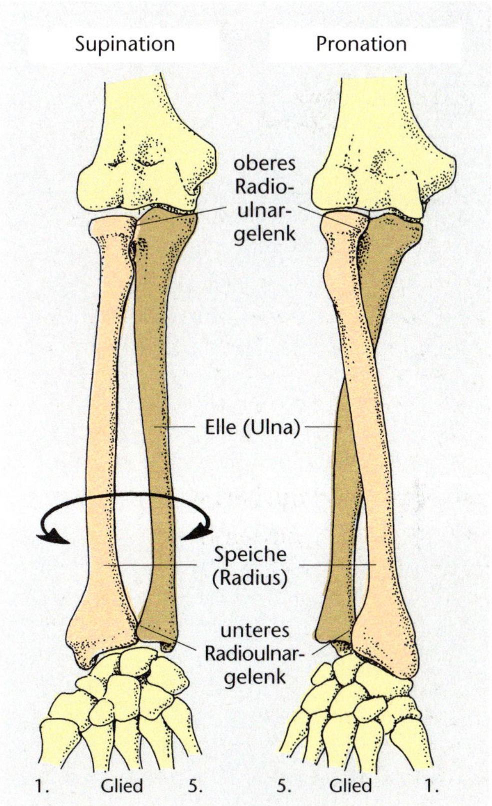

Abb. 8.53: Pronation und Supination. Im oberen und unteren Radioulnargelenk werden Unterarm und Hand um ihre Längsachse gedreht.

tor teres *(runder Einwärtsdreher)* über die Elle hinweg und um die Speiche herum zu deren Hinterfläche. Ein kurzer quer verlaufender Muskel verläuft im distalen Viertel der Knochen von der Vorderfläche der Elle zur Vorderfläche der Speiche (**M. pronator quadratus**, *viereckiger Einwärtsdreher*)

- **Supinatoren.** Der **M. supinator** *(Auswärtsdreher)* führt vom Epicondylus lateralis des Oberarms zur Vorderfläche der Speiche. Auch der **M. bizeps brachii** dreht den Unterarm nach außen (☞ 8.6.1)
- **Hand- und Fingerbeuger.** Sie haben im Wesentlichen ihren Ursprung am Epicondylus medialis des Oberarms (☞ 8.6.3 und Abb. 8.54)
- **Hand- und Fingerstrecker.** Sie entspringen am Epicondylus lateralis (☞ Abb. 8.55).

8.6.3 Die Hand

Die Handwurzelknochen

Die **Handwurzel** *(Carpus)* besteht aus acht **Handwurzelknochen** *(Ossa carpi)*. Die Handwurzelknochen sind untereinander durch Bänder verbunden und in zwei Reihen zu je vier Knochen angeordnet. Jeweils von radial (Daumenseite) nach ulnar (Kleinfingerseite) gezählt sind das:

- In der proximalen Reihe: **Kahnbein** *(Os scaphoideum)*, **Mondbein** *(Os lunatum)*, **Dreieckbein** *(Os triquetrum)*, **Erbsenbein** *(Os pisiforme)*
- In der distalen Reihe: **Großes Vieleckbein** *(Os trapezium, Trapezbein)*, **Kleines Vieleckbein** *(Os trapezoideum, trapezähnliches Bein)*, **Kopfbein** *(Os capitatum)*, **Hakenbein** *(Os hamatum)*.

Merkspruch

Ein Kahn, der fuhr im Mondenschein im Dreieck um das Erbsenbein; Vieleck groß, Vieleck klein – am Kopf, da muss ein Haken sein.

Kahnbein, Mondbein und Dreieckbein weisen auf ihrer proximalen Seite jeweils eine Gelenkfläche auf; diese Flächen bilden zusammen mit der Gelenkfläche der Speiche das **proximale Handgelenk.** Dieses wirkt als Eigelenk (☞ Abb. 7.14), weil die drei Gelenkflächen der Handwurzelknochen zusammengenommen eine Eiform bilden. Das Ellenköpfchen ist am proximalen Handgelenk nicht beteiligt, sondern nur indirekt über eine Knorpelscheibe mit ihm verbunden.

Die Mittelhandknochen

An die vielkantigen Handwurzelknochen schließen sich die Röhrenknochen der Mittelhand an. Proximale (Basis) und distale Enden (Köpfchen) der **Mittelhandknochen** tragen Gelenkflächen zur Verbindung mit der Handwurzel bzw. mit den Fingerknochen. Der Mittelhandknochen des ersten Fingers (Daumen) ist über ein **Sattelgelenk** (☞ Abb. 7.14), das *Daumenwurzelgelenk*, mit der Handwurzel verbunden. Dabei stellt die Gelenkfläche des großen Vieleckbeins den Sattel dar, auf dem der Mittelhandknochen „reitet". In diesem Gelenk wird der Daumen den anderen Fingern gegenübergestellt. Nur so kann man mit der

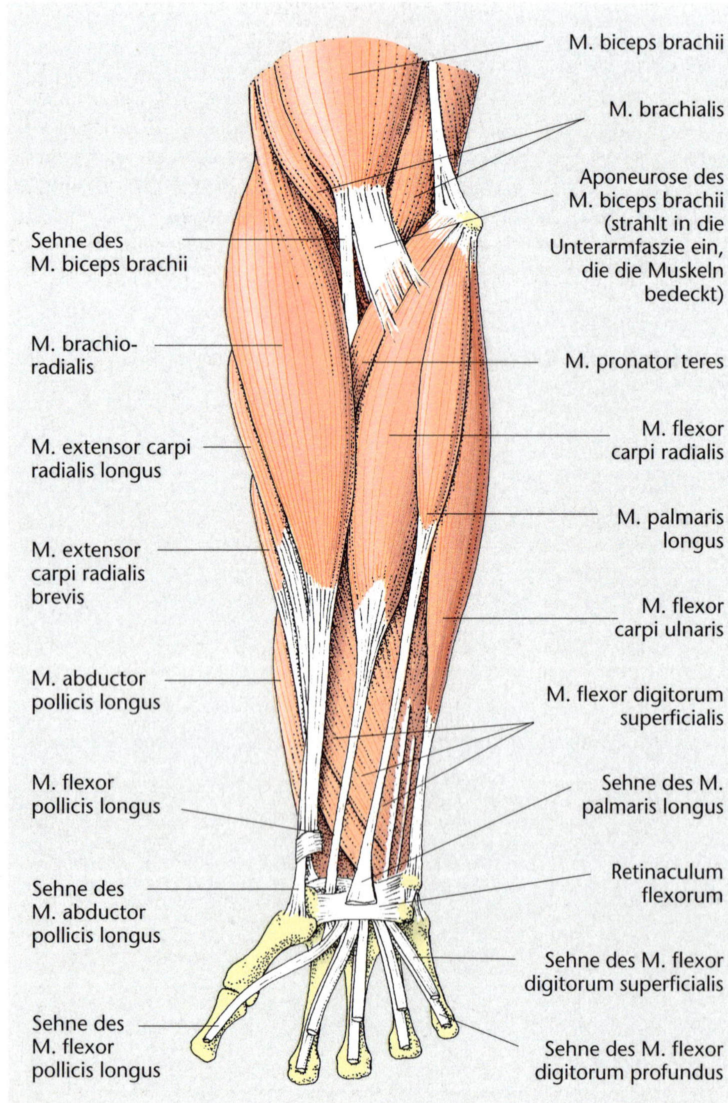

Abb. 8.54: Die Unterarmmuskeln von vorn (ventral) in Supinationsstellung.

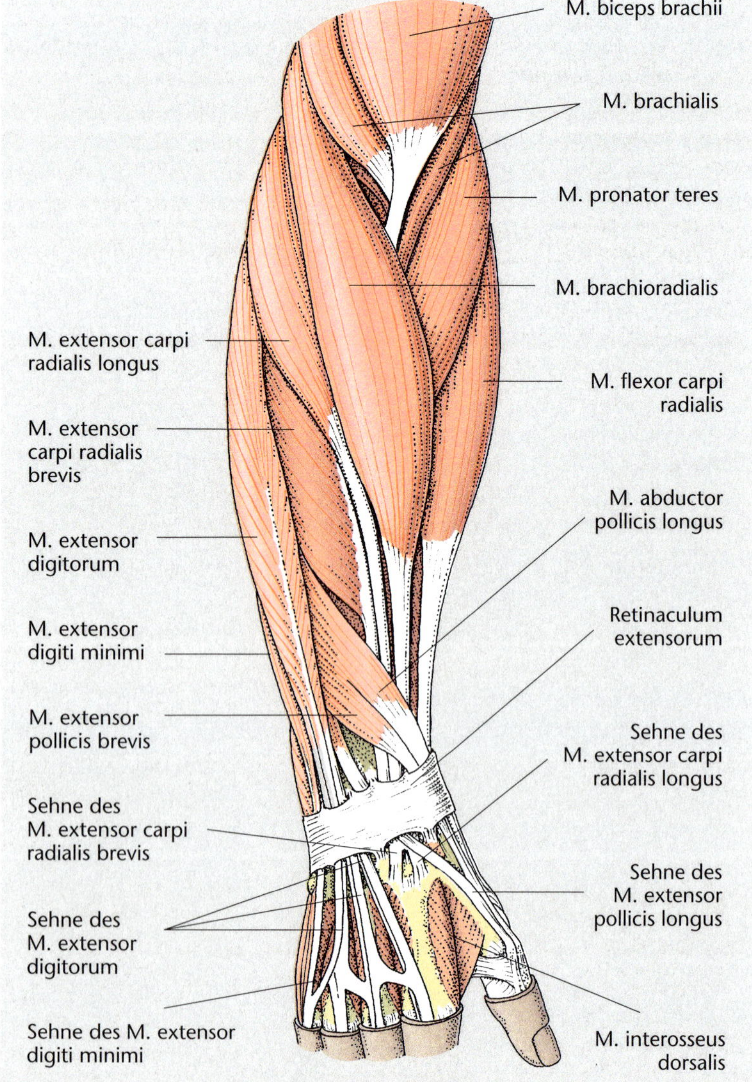

Abb. 8.55: Die Muskeln des Unterarms in Pronationsstellung.

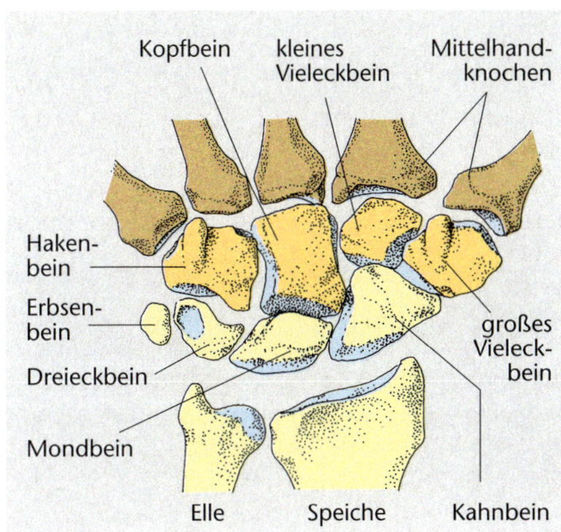

Abb. 8.57: Handwurzelskelett im Detail.

Hand etwas greifen und festhalten. Die anderen Gelenke zwischen Handwurzel und Mittelhand sind durch straffe Bänder fixiert und praktisch unbeweglich.

Die Fingerknochen

Auf die fünf Mittelhandknochen folgen die Finger, die beim Daumen aus zwei, sonst aus drei *Fingergliedern,* den **Phalangen,** bestehen. Von der Mittelhand nach distal gesehen werden diese **Grund-**, **Mittel-** und **Endglied** *(Grund-, Mittel-* und *Endphalanx,* beim Daumen *Grund-* und *Endphalanx)* genannt. Sie sind über kleine Gelenke miteinander verbunden. Die einzelnen Verbindungen zwischen Mittelhandknochen und den Grundgliedern heißen **Fingergrundgelenke** *(Metacarpo-Phalangealgelenke),* die zwei Gelenkreihen zwischen den Gliedern **Fingermittelgelenke** bzw. **Fingerendgelenke** (*proximale* bzw. *distale Interphalangealgelenke,* kurz *PIP* und *DIP*).

Die Fingergrundgelenke sind mit Ausnahme des Daumengrundgelenks nach der *Form* ihrer Gelenkflächen **Kugelgelenke**, d.h. sie sind von der Anlage her in alle drei Freiheitsgrade beweglich. Die Drehung um ihre Längsachse ist allerdings nur passiv möglich, weil für diese Bewegung keine Muskulatur existiert. Aktiv kann man die Finger zur Handinnenfläche hin beugen (Flexion) und wieder strecken (Extension) sowie seitlich spreizen (Abduktion) und wieder zusammenführen (Adduktion). Beim Daumengrundgelenk und allen Interphalangealgelenken handelt es sich dagegen um reine **Scharniergelenke** (☞ Abb. 7.14). Hier sind nur Beugung und Streckung möglich.

Die Handgelenks- und Fingermuskulatur

Die Muskeln, die die Hand und Finger bewegen, werden in Beuge- und Streckmuskeln eingeteilt.

Alle Beuge- und Streckmuskeln entspringen am distalen Ende des Oberarms bzw. am Unterarm. Sie verlaufen je in einer oberflächlichen und einer tiefen Muskelschicht an Beuge- und Streckseite des Unterarms und setzen mit langen dünnen Sehnen an Hand und Fingern an (setzten sich die Muskelbäuche bis auf die Hand fort, wäre durch den vermehrten Umfang keine Bewegung mehr möglich). Sowohl Beuge- als auch Strecksehnen verlaufen zum großen Teil durch eine Art Führungsschienen, die durch Haltebänder zur Oberfläche hin begrenzt werden. So überdeckt das **Retinaculum extensorum** die Strecksehnen an der Dorsalseite der Handwurzel; das **Retinaculum flexorum** *(Ligamentum carpi transversum, queres Handwurzelband)* überspannt die Beugesehnen auf der Ventralseite der Handwurzel. Die Anordnung der Handwurzelknochen bildet in diesem Bereich eine Längsrinne *(Sulcus carpi),* durch welche die Beugesehnen verlaufen. Dieser wie ein Tunnelgewölbe vom Retinaculum flexorum überdachte Raum wird auch **Karpaltunnel** genannt (☞ Abb. 8.56).

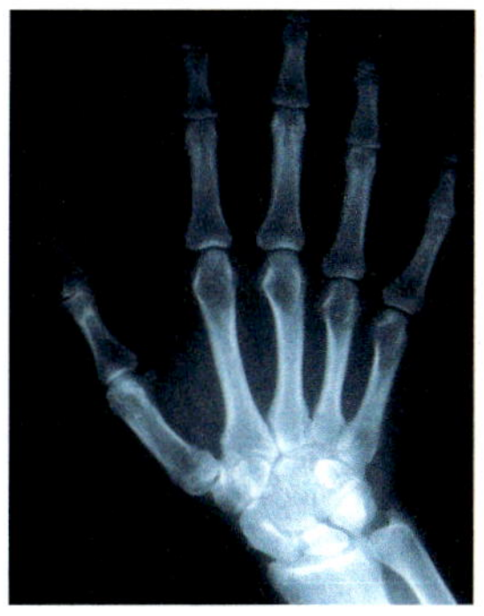
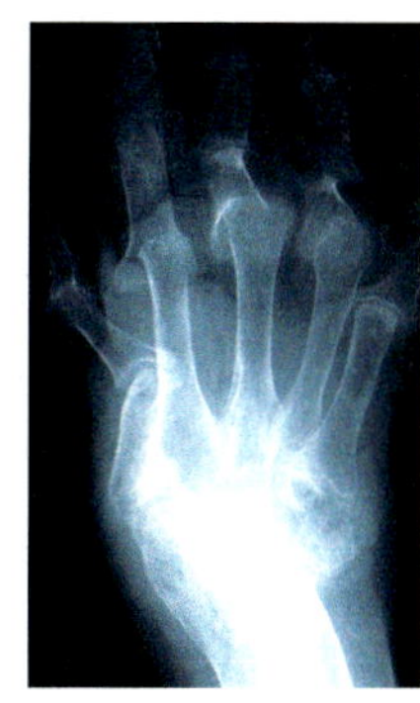

Abb. 8.58. Links: Handskelett eines Gesunden im Röntgenbild (zur besseren Detail-Erkennbarkeit eingefärbt). **Rechts:** Handskelett eines an chronischer Polyarthritis erkrankten Patienten (☞ auch Abb. 4.18). Zu erkennen sind vielfältige, z.T. schwere Deformierungen: starke Abknickungen der Fingerknochen, quasi ausgekugelte Daumengliedknochen *(Subluxation)* sowie ein Knochenmineralschwund (Osteoporose). [T170]

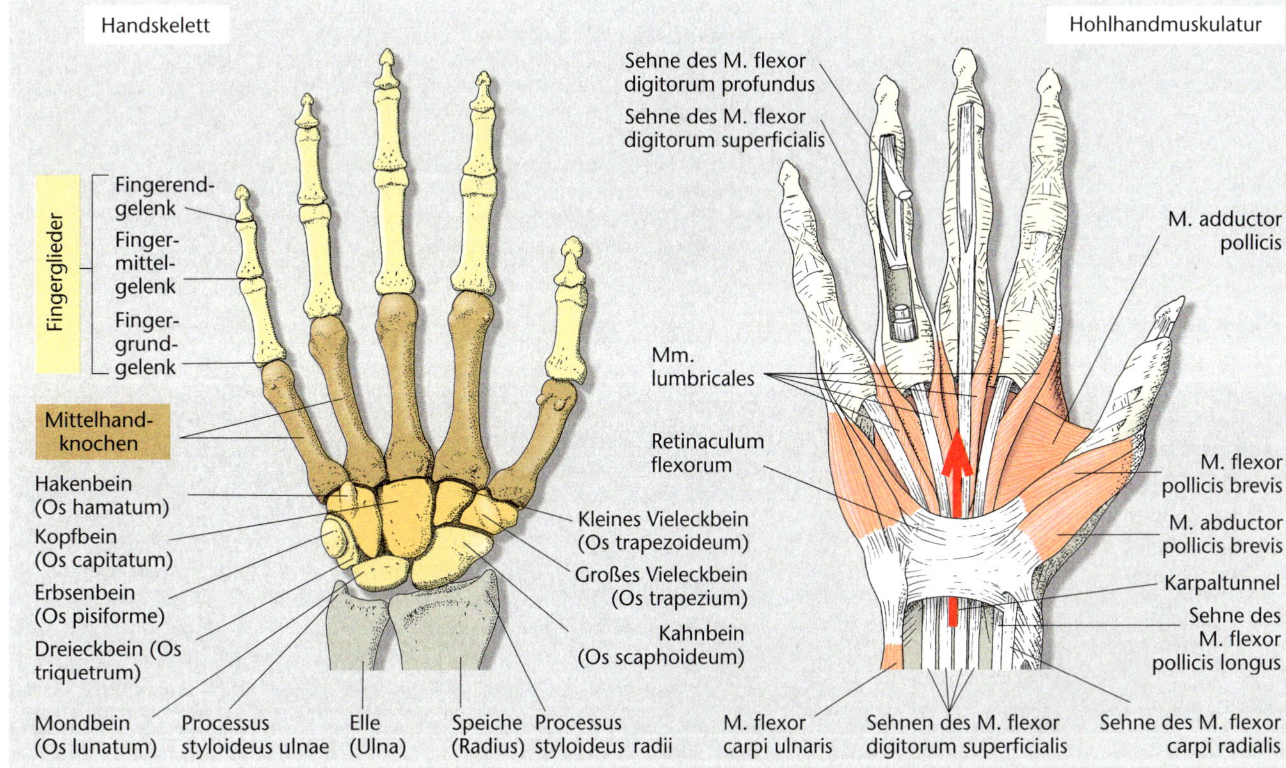

Abb. 8.56: Handskelett und Muskulatur der Hohlhand. Unter dem Ligamentum carpi transversum liegt der Karpaltunnel, durch den die Beugesehnen, aber auch der Nervus medianus verlaufen (roter Pfeil). [A300-190]

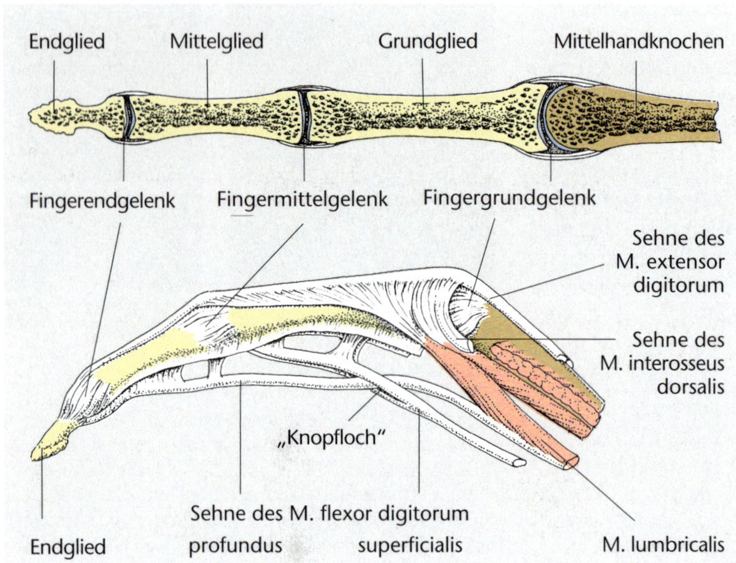

Abb. 8.59: Skelett sowie Beuge- und Strecksehnenapparat eines Fingers. Die Sehne des M. flexor digitorum profundus zieht durch die aufgespaltene („Knopfloch") Sehne des M. flexor digitorum superficialis.

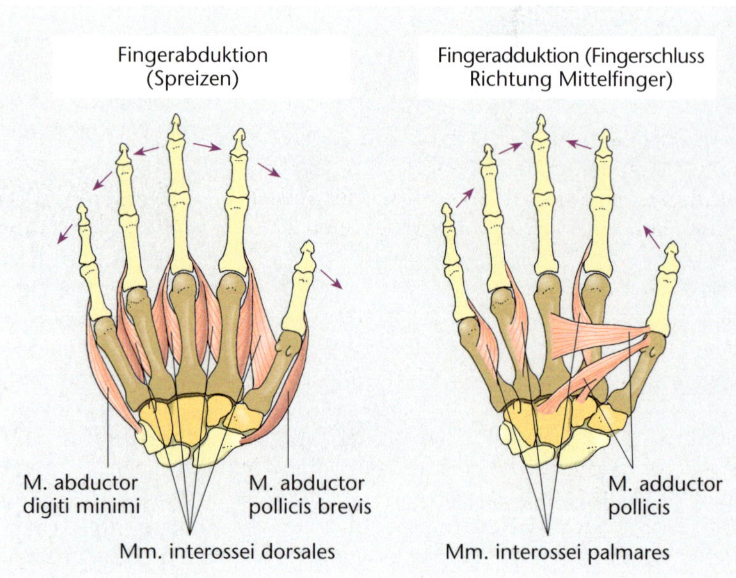

Abb. 8.60: Ab- und Adduktion der Finger. M. abductor digiti minimi, M. abductor pollicis brevis und die M. interossei dorsales spreizen die Finger (Fingerabduktion). Die Mm. interossei palmares und der M. adductor pollicis schließen die Hand (Fingeradduktion).

Die Handfläche wird von einer festen Sehnenplatte, der **Palmaraponeurose**, überspannt.

Damit trotz der ständigen Bewegung der Streck- und Beugesehnen in den Haltebändern keine Reizung der Umgebung auftreten kann, sind sie hier von bindegewebigen *Sehnenscheiden* umschlossen, die durch einen Flüssigkeitsfilm an der Innenseite das reibungslose Gleiten der Sehnen ermöglichen.

Im Karpaltunnel verläuft neben den Beugesehnen auch der wichtigste Nerv für die Hand, der *N. medianus* (☞ 11.14.2).

Medianusschädigung im Handbereich

Entzünden sich die Sehnenscheiden *(Tendovaginitis)* oder vermehrt sich der bindegewebige Inhalt des Karpaltunnels, so kann es zu Handlähmungen infolge Druckschädigung des Medianusnerven kommen. Bei einem solchen Karpaltunnel-Syndrom muss das Retinaculum flexorum chirurgisch durchtrennt werden, um den Nerv zu entlasten.

Sechs Muskeln bewegen die Hand ausschließlich im Handgelenk. Dabei entspringen drei Muskeln vom Epicondylus medialis des Oberarmknochens und beugen die Hand im Handgelenk. Vom Epicondylus lateralis entspringen drei Streckmuskeln.

Je nach ihrem Verlauf und Ansatz können fünf dieser Muskeln die Hand nicht nur beugen bzw. strecken, sondern auch nach ulnar bzw. radial ziehen, das heißt zur Daumenseite oder zur Kleinfingerseite hin beugen.

Muskeln, die auf die Fingergelenke wirken, entspringen entweder am Arm oder an der Hand selbst. Entsprechend werden sie auch *lange* und *kurze Fingermuskeln* genannt. Die Muskelbäuche der langen Fingermuskeln liegen am Unterarm, und nur ihre Sehnen ziehen über das Handgelenk.

Die zwei **langen Fingerbeuger** unterscheiden sich durch ihren oberflächlichen **(M. flexor digitorum superficialis)** bzw. eher tiefen Verlauf **(M. flexor digitorum profundus).** Die vier Endsehnen des M. flexor digitorum superficialis verlaufen zu den Mittelgliedern der Finger zwei bis fünf.

Das Endstück der Sehne spaltet sich auf und setzt links und rechts am Mittelglied an. Durch dieses „Knopfloch" (☞ Abb. 8.56 und 59) zieht die Sehne des M. flexor digitorum profundus zum Fingerendglied und setzt dort an der Ventralseite ungeteilt an. So beugt der M. flexor digitorum superficialis den Finger im Grund- und Mittelgelenk, der M. flexor digitorum profundus zusätzlich im Endgelenk. Damit die Sehne sich auf dem Finger nicht verschieben kann, ist sie durch feste Bänder gesichert.

Der Daumen besitzt einen eigenen langen Beugemuskel **(M. flexor pollicis longus)**, der mit seiner Sehne am Endglied des Daumens ansetzt.

Auf der Rückseite der Hand verläuft der *lange Fingerstrecker* (**M. extensor digitorum** ☞ Abb. 8.55 und Abb. 8.59). Auf der Dorsalseite jedes Fingers bildet er zusammen mit kleinen Fingermuskeln eine Sehnenplatte. So vermag er die Finger in Grund-, Mittel- und Endgelenk zu strecken. Zusätzlich zum langen Strecker besitzen der Zeigefinger und der kleine Finger jeweils einen eigenen Streckmuskel.

Zum Daumen verlaufen auf der Dorsalseite mehrere Muskelsehnen. Außer einem kurzen und einem langen Daumenstrecker verläuft dort der *lange Daumenabspreizer* **(M. abductor pollicis longus)**, der den Daumen nach radial zieht und von den Fingern entfernt.

Die Muskulatur der Hand

An der Hand selbst verlaufen die so genannten **kurzen Handmuskeln** (☞ Abb. 8.56 und 8.60). Die **Mm. lumbricales** entspringen von den Sehnen des tiefen Fingerbeugers, die *Zwischenknochenmuskeln* (**Mm. interossei palmares** und **dorsales**) jeweils von den Mittelhandknochen. Sie setzen alle seitlich auf den Streckseiten der Finger zwei bis fünf an.

Die **Mm. interossei dorsales** und **palmares** verlaufen zwischen den Mittelhandknochen und erstem Fingerglied. Sie spreizen die Finger in den Grundgelenken bzw. ziehen sie wieder aneinander. Außerdem beugen sie die Finger zusammen mit den Mm. lumbricales im Grundgelenk und strecken sie im Mittel- und Endgelenk.

Am Retinaculum flexorum entspringen mehrere Muskeln, die zu Daumen bzw. Kleinfinger ziehen. Dies sind der *kurze Daumen-* und *Kleinfingerbeuger* (**M. flexor pollicis brevis** bzw. **M. flexor digiti minimi brevis**) und der *kurze Daumen-* und *Kleinfingerabspreizer* (**M. abductor pollicis brevis** und **digiti minimi**). Auf die Daumenrückseite zieht der Daumengegensteller **(M. opponens pollicis)**, der den Daumen den anderen Fingern gegenüberstellt und Greifbewegungen möglich macht.

Der *Daumenanzieher* **(M. adductor pollicis)** führt den Daumen wieder an die anderen Finger heran. Er verläuft quer unterhalb der langen oberflächlichen Beugesehnen des Mittel- und Zeigefingers zum Daumen.

Auch der kleine Finger besitzt einen *Gegenstellmuskel* **(M. opponens digiti minimi).** Dieser wirkt mit, wenn Daumen und Kleinfinger zueinander geführt werden.

Die kurzen Eigenmuskeln von Daumen und kleinem Finger bilden den so genannten **Daumen-** bzw. **Kleinfingerballen** *(Thenar* bzw. *Hypothenar).*

8.7 Das Becken

8.7.1 Das knöcherne Becken

Über das **Becken** *(Pelvis)* stehen die unteren Extremitäten mit dem Rumpfskelett in Verbindung. Es wird auch *Beckenring* oder *Beckengürtel* genannt, weil die drei beteiligten Knochen ringförmig zusammengeschlossen sind. Das **Kreuzbein** (*Os sacrum* ☞ Abb. 8.27) bildet die Rückwand des knöchernen Beckens. Es liegt zwischen den beiden **Hüftbeinen** *(Ossa coxae)*, deren Ausläufer in einem Bogen nach vorne führen und dort über eine etwa 1 cm breite knorpelige Verbindung, die **Symphyse** *(Schambeinfuge)*, zusammengefügt sind. Die beiden **Sakroiliakalgelenke** *(Kreuzbein-Darmbeingelenke)* zwischen Kreuz- und Hüftbein sind durch einen festen Bandapparat gesichert und nahezu unbeweglich.

Die Hüftbeine bestehen aus jeweils drei miteinander verschmolzenen Knochen: dem **Darmbein** *(Os ilium)*, dem **Sitzbein** *(Os ischii)* und dem **Schambein** *(Os pubis)*. Im Laufe der Wachstumsperiode wachsen diese drei Knochen zusammen, so dass ihre Grenzen im Erwachsenenalter nicht mehr sichtbar sind.

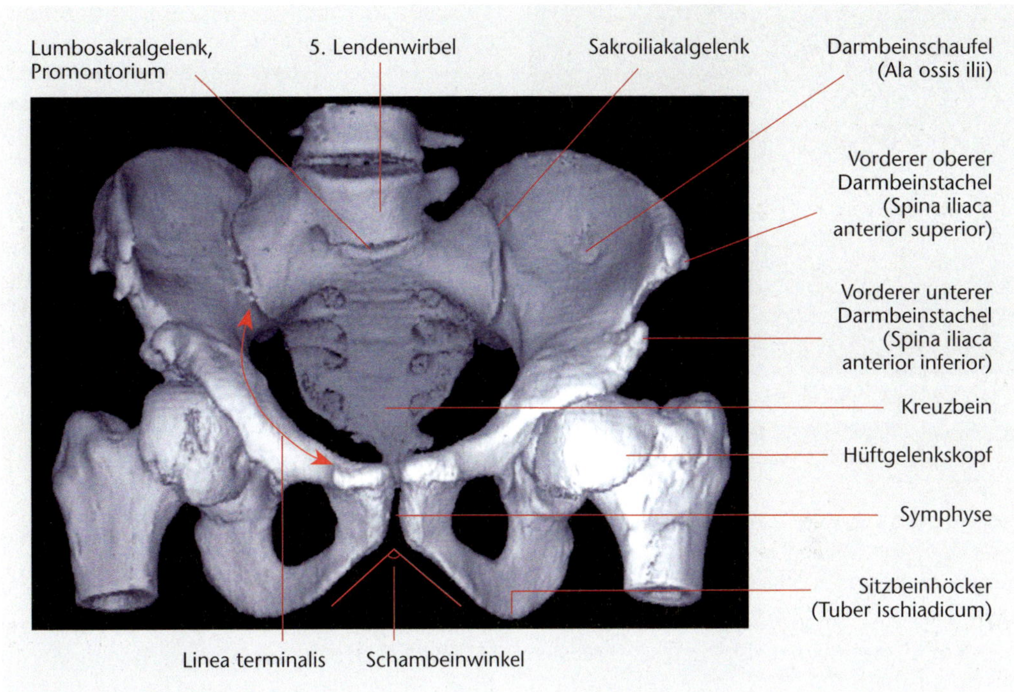

Abb. 8.62: Dreidimensionale Computerrekonstruktion eines weiblichen Beckens auf der Grundlage von Computertomographien. [V137]

Das Darmbein

Das **Darmbein** *(Os ilium)* als größter dieser drei Knochen bildet eine schaufelähnliche Platte, die **Darmbeinschaufel** *(Ala ossis ilii)*. Sie umgibt die Organe des Unterbauches. Ihre obere Begrenzung, der **Darmbeinkamm** *(Crista iliaca)*, ist bei den meisten Menschen gut im Lendenbereich zu tasten.

Da das Darmbein rotes, also blutbildendes Knochenmark enthält, ist der Darmbeinkamm – wie das Sternum – eine gut zugängliche Stelle zur Knochenmarkpunktion.

Das Darmbein hat vier charakteristische Knochenvorsprünge: Die dorsalen Knochenvorsprünge heißen **hinterer unterer Darmbeinstachel** *(Spina iliaca posterior inferior)* und **hinterer oberer Darmbeinstachel** *(Spina iliaca posterior superior)*. Der am weitesten nach vorn vorspringende und als einziger leicht durch die Haut tastbare Vorsprung des Darmbeins wird **vorderer oberer Darmbeinstachel** *(Spina iliaca anterior superior)* genannt. Darunter liegt der **vordere untere Darmbeinstachel** (*Spina iliaca anterior inferior* ☞ Abb. 8.61).

Sitz- und Schambein

Unterhalb des Darmbeins schließt sich das **Sitzbein** *(Os ischii)* an. Es ist ein gedrungener, etwas bogenförmiger Knochen, der an seinem Dorsalrand den **Sitzbeinstachel** *(Spina ischiadica)* und unten eine Verdickung besitzt, den **Sitzbeinhöcker** *(Tuber ischiadicum)*. Dieser

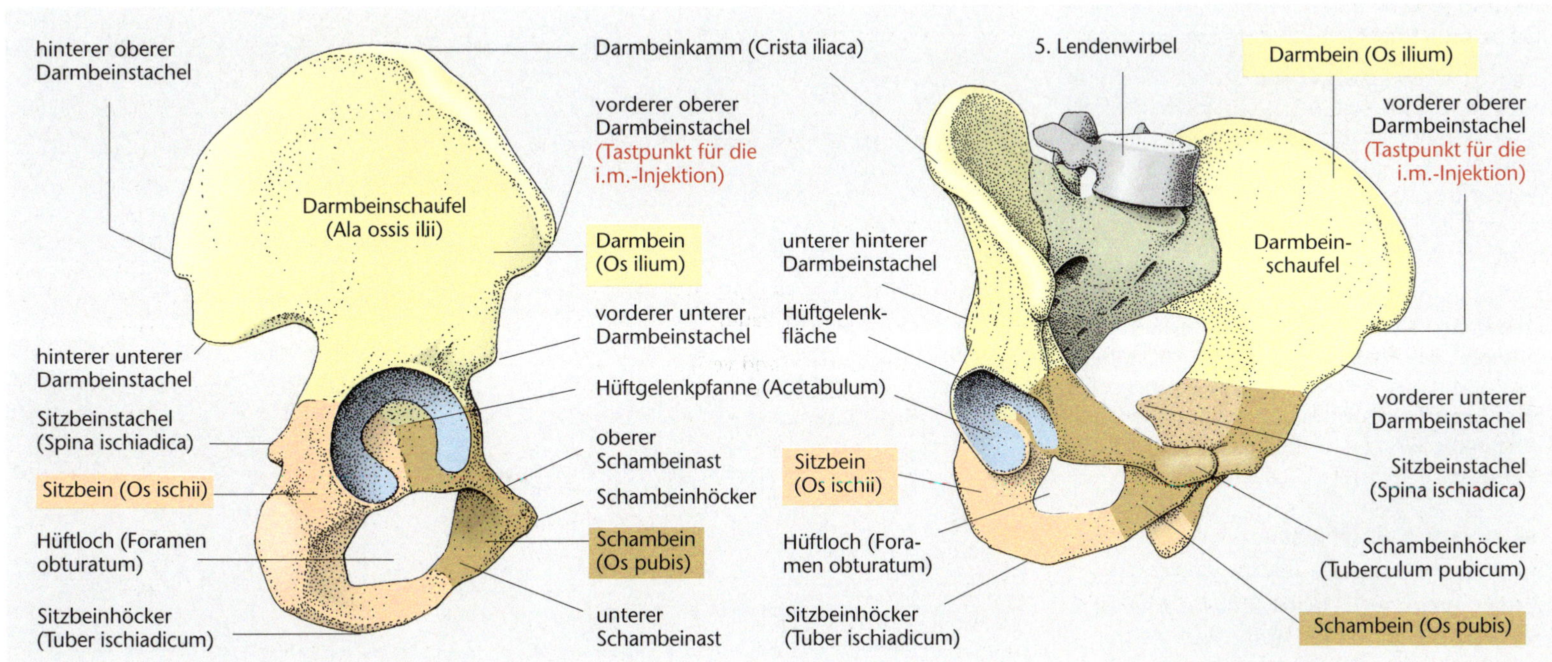

Abb. 8.61: Hüftbein (Os coxae) in der Seitenansicht. Darmbein, Sitzbein und Schambein bilden gemeinsam die Hüftgelenkpfanne.

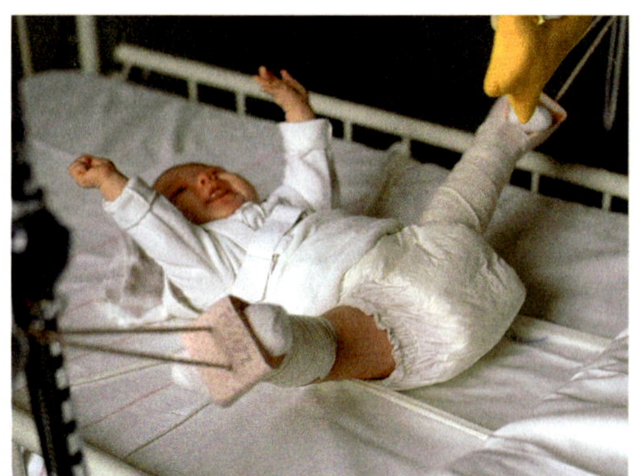

Abb. 8.63: „Overhead"-Extension bei einem Kind mit angeborener Hüftluxation. [M158]

8

Höcker bildet den tiefsten Knochenpunkt unseres Beckens und ist beim Sitzen auf einem harten Stuhl gut zu spüren (im Stehen bedecken ihn die Gesäßmuskeln).

Als ebenfalls gebogener Knochen schließt sich das **Schambein** *(Os pubis)* an. Zwischen einer nach vorn medial gerichteten Fläche und dem Schambein der Gegenseite bleibt ein mit Knorpel ausgefüllter Spalt, die **Symphyse** *(Schambeinfuge)*. Ein kleiner Vorsprung oberhalb dieser Gelenkfläche wird **Schambeinhöcker** *(Tuberculum pubicum)* genannt. Er ist der Teil des Schambeins, den man durch die Haut tasten kann.

Hüftgelenk und umgebende Strukturen

Anteile aller drei Hüftknochen bilden gemeinsam die **Hüftgelenkpfanne** *(Acetabulum)*, eine schüsselförmige Vertiefung, die den Kopf des Oberschenkelknochens aufnimmt und mit ihm das **Hüftgelenk** bildet. Da dieses Kugelgelenk nicht nur viele Bewegungen ermöglichen (☞ 8.7.3), sondern auch starke Gewichts- und Bewegungsbelastungen aushalten muss, ist es durch einen kräftigen Bandapparat gesichert.

Außer der Bewegungsführung hat dieser die Aufgabe, ein Abgleiten des Oberschenkelkopfes aus seiner Pfanne sowie eine Überstreckung des Gelenks zu verhindern. Dies wiederum führt dazu, dass das Becken nicht nach hinten abkippen kann, wenn man entspannt steht.

Die rahmenförmigen Bögen von Sitz- und Schambein sowie der Acetabulum-Rand umschließen das **Hüftloch** *(Foramen obturatum)*. Es ist durch eine derbe Bindegewebsmembran (**Membrana obturatoria**) verschlossen, die Gefäße und Nerven durchtreten lässt und den Ursprung für mehrere Muskeln bietet.

Angeborene Hüftdysplasie

Die häufigste angeborene Skeletterkrankung ist die **angeborene Hüftdysplasie**. Aus ungeklärter Ursache ist die Hüftgelenkpfanne zu steil und nicht tief genug geformt. Durch die mangelnde Formgebung der Pfanne kommt es oft schon im Säuglingsalter zur Luxation (Auskugelung), in schweren Fällen besteht sie auch schon bei der Geburt *(angeborene Hüftluxation)*. Die Reposition (Wiedereinrenkung) und damit eine günstige Stellung für das weitere Wachstum kann durch spreizende Verbände, Overhead-Extension (☞ Abb. 8.63), Bandagen oder Osteosyntheseoperationen (☞ 7.1.8) erreicht werden. Trotzdem drohen Spätschäden, vor allem eine frühzeitige *Hüftgelenksarthrose* (☞ 4.3.5). Die Prognose hängt vor allem von einer frühzeitigen Diagnosestellung ab, weshalb Kinderärzte die Hüftgelenksfunktion und Hüftgelenksstellung (mittels Ultraschall) bei jedem Neugeborenen prüfen.

Großes und kleines Becken

In seiner Gesamtheit gesehen, erinnert das knöcherne Becken an einen kurzen Trichter. Die obere Öffnung dieses „Beckentrichters" wird von den großen Darmbeinschaufeln gebildet. Unterhalb der Darmbeinschaufeln erfolgt schräg nach vorn unten der Beckenringschluss der beteiligten Knochen. Den hierdurch entstehenden nach innen vorspringenden Rand nennt man **Linea terminalis.** Der Bereich oberhalb dieser Linea terminalis wird als **großes Becken** bezeichnet. Unterhalb der Linie folgen ein Teil des Kreuzbeins mit Steißbein und die Bögen der Sitz- und Schambeine. Dieser engere Bereich des „Trichters" heißt **kleines Becken.** Es ist auch gemeint, wenn der Kliniker nur von „Becken" spricht.

Weibliches und männliches Becken

Das Becken der Frau unterscheidet sich erheblich von dem des Mannes:

- Das weibliche Becken ist flacher und leichter als das männliche
- Der weibliche *Beckeneingang*, die von der Linea terminalis und dem Promontorium (☞ 8.3.3 und Abb. 8.62) markierte Grenze zwischen großem und kleinem Becken, ist größer und rundlich-oval, der männliche dagegen herzförmig (☞ Abb. 8.64 rechte Bilder)
- Der weibliche *Beckenausgang* – von Unterrand der Symphyse, Sitzbeinhöckern und Steißbeinspitze markiert – ist wesentlich weiter
- Der *Schambeinwinkel* (der Winkel zwischen den beiden unteren Schambeinästen ☞ Abb. 8.62 und 8.64) ist bei der Frau stumpf (über 90°, deshalb als *Schambogen, Arcus pubis,* bezeichnet), beim Mann jedoch spitzwinklig (kleiner als 90°)
- Das weibliche Kreuzbein ist kürzer, breiter und im unteren Teil nach vorne gebogen.

Alle Merkmale des weiblichen Beckens lassen sich aus den Erfordernissen des Geburtsvorgangs verstehen. Der Beckeneingang im Bereich der Linea terminalis muss ausreichend weit sein, damit das Kind bei der Geburt ins kleine Becken (den Geburtskanal) eintreten kann. Sodann verläuft der Geburtskanal bogenförmig nach vorne zur Symphyse. Dort bildet der Beckenausgang die zweite Engstelle des Geburtskanals. Außerdem wird das Bindegewebe in der Schwangerschaft durch hormonelle Einflüsse (☞ 22.5) lockerer. Damit verlie-

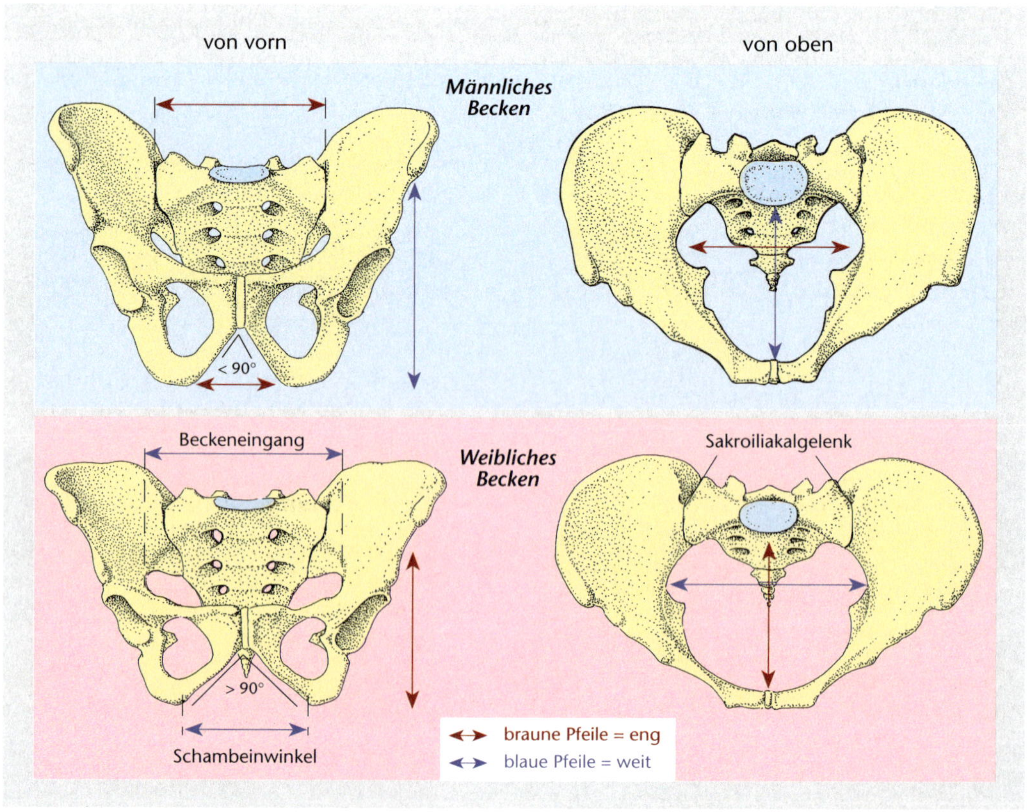

Abb. 8.64: Becken von Mann und Frau im Vergleich.

ren auch die sehr straffen Bänder und knorpeligen Verbindungen des Beckenrings ihre Starrheit und werden elastisch. Das Becken kann sich so während der Geburt etwas weiten und das Kind durch den engen Geburtskanal leichter durchtreten lassen.

8.7.2 Der Beckenboden

Da der knöcherne Beckenausgang offen ist, auf ihm aber das Gewicht sämtlicher innerer Organe lastet, muss er durch eine Platte aus Muskeln und Bändern abgeschlossen werden. Diese untere Begrenzung des kleinen Beckens heißt **Beckenboden.** Die Muskeln des Beckenbodens halten dabei durch einen relativ straffen Grundtonus das Gewicht der Eingeweide. Zu ihnen zählen (☞ auch Abb. 8.65):

- Der **M. levator ani** *(Afterhebermuskel)*, der bis auf einen vorderen symphysennahen Bereich, den *Levatorschlitz*, den gesamten Beckenausgang auskleidet (zusammen mit seinen Faszien *Diaphragma pelvis* genannt). Der Levatorschlitz wird von unten durch das *Diaphragma urogenitale*, eine muskulös-sehnige Platte, verschlossen
- Der **M. transversus perinei profundus** *(tiefer querer Dammmuskel)*, der sich zwischen beiden unteren Schambeinästen erstreckt (Teil des Diaphragma urogenitale)
- Der **M. transversus perinei superficialis** *(oberflächlicher querer Dammmuskel)*, der mit dem Diaphragma urogenitale verflochten ist
- Der **M. bulbospongiosus** *(Harnröhren-Schwellkörpermuskel)*, der zusammen mit dem *äußeren Afterschließmuskel* **(M. sphincter ani externus)** das Schließmuskelsystem für die im Becken festgehaltenen Organe Blase, Darm sowie Gebärmutter und Scheide unterstützt
- Der **M. ischiocavernosus** *(Sitzbein-Schwellkörpermuskel)*, der zwischen seitlichem Sitzbeinast und Schwellkörper von Penis bzw. Klitoris verläuft.

Beckenbodenschwäche

Unter der Geburt wird die Beckenbodenmuskulatur der Frau stark gedehnt, oft sogar überdehnt. Kehren die Beckenbodenmuskeln nicht mehr zu ihrem straffen Grundtonus zurück, was vor allem nach mehreren Geburten vorkommt, so senken sich in den folgenden Jahrzehnten die Organe im kleinen Becken durch die Last der Eingeweide ab. Diese Senkung führt zu einer ungenügenden Funktion des Schließmuskelsystems. Folge können eine *Harninkontinenz* (unwillkürliches Wasserlassen ☞ 20.5.5) oder sogar ein Gebärmuttervorfall *(Uterusprolaps)* sein. Vorbeugend sollte jede Frau nach der Geburt deshalb *Beckenbodengymnastik* betreiben, das heißt, sie sollte ihre Beckenbodenmuskulatur durch regelmäßig wiederholtes Anspannen und Wiederlockerlassen trainieren.

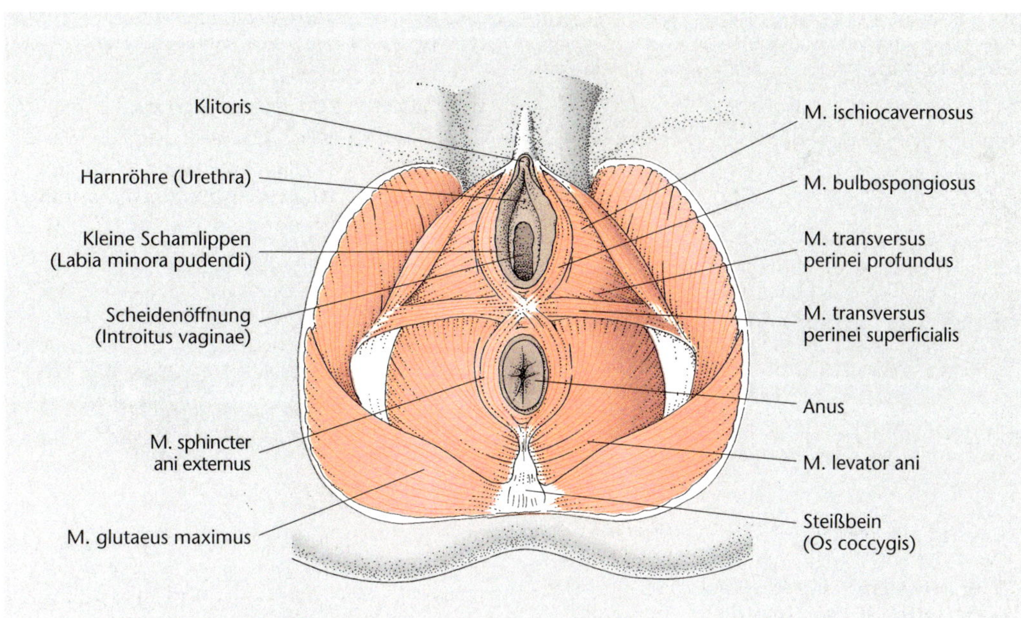

Abb. 8.65: Beckenboden der Frau.

8.7.3 Die Muskeln des Beckenbereiches

Die meisten Muskeln der Hüftregion ziehen zum Oberschenkel und bewirken Bewegungen des Beines im Hüftgelenk, dem größten Kugelgelenk des Menschen. Dieses ermöglicht Bewegungen um alle drei Achsen:

- Um die Horizontalachse: Beugung des Beines nach vorn gegen den Rumpf *(Anteversion)*, Streckung des Beines nach hinten vom Rumpf weg *(Retroversion)*
- Um die Sagittalachse: Abspreizen des Beines zur Seite *(Abduktion)*, Heranziehen des Beines *(Adduktion)*
- Um die Longitudinalachse: Drehung des Beines nach innen *(Innenrotation)* und nach außen *(Außenrotation)*.

An jeder dieser Bewegungen sind mehrere Muskeln beteiligt. Einige dieser Muskeln ziehen direkt über das Hüftgelenk; ein Teil davon setzt nicht am Oberschenkel an, sondern zieht weiter bis über das Kniegelenk zum Unterschenkel. Diese Muskeln können das Bein dadurch sowohl im Hüft- als auch im Kniegelenk bewegen.

Die Beuger des Hüftgelenks

Der wichtigste Beugemuskel des Hüftgelenks ist der **M. iliopsoas** *(Darmbeinlendenmuskel)*. Er hat zwei Anteile, den **M. iliacus** *(Darmbeinmuskel)* und den **M. psoas major** *(großer Lendenmuskel)*, die funktionell eine Einheit bilden. Der M. iliopsoas zieht von den Lendenwirbelkörpern (M. psoas major) bzw. von der Innenseite des Darmbeinkammes (M. iliacus) hinunter zum Oberschenkelknochen. Wie alle Beuger verläuft er *vor* dem Hüftgelenk. Er beugt die Beine gegen den Rumpf. Der M. iliopsoas und der kleine unbedeutende M. psoas minor werden zusammen als *innere Hüftmuskulatur* bezeichnet. Alle anderen Hüftmuskeln rechnet man zur *äußeren Hüftmuskulatur.*

Ein weiterer bedeutender Beugemuskel des Hüftgelenks ist der M. rectus femoris *(gerader Schenkelmuskel* ☞ Abb. 8.69). Er zieht von der Innenseite des Darmbeins hinunter über die Vorderseite des Oberschenkels und des Kniegelenks zur *Tuberositas tibiae* (☞ Abb. 8.70 und 8.84). Er kann dadurch sowohl im Hüftgelenk beugen als auch im Kniegelenk strecken. Der M. rectus femoris ist ein Teil des mächtigen **M. quadriceps femoris** *(vierköpfiger Oberschenkelmuskel)*. Seine Partner, die drei anderen Köpfe des M. quadriceps femoris (**M. vastus medialis, M. vastus lateralis** und **M. vastus intermedialis**) entspringen allerdings am Oberschenkelknochen und ziehen zum Unterschenkel, strecken also lediglich im Kniegelenk. Alle vier Muskeln setzen mit einer gemeinsamen breiten Sehne an der Vorderseite des oberen Schienbeinendes an. Die Sehne enthält über dem Kniegelenk ein Sesambein (☞ 7.1.2), die **Kniescheibe** *(Patella)*, und wird deshalb auch **Patellarsehne** genannt (☞ Abb. 8.78).

Patellarsehnenreflex

Bei der neurologischen Untersuchung löst der Arzt den **Patellarsehnenreflex** (☞ 11.11.1) aus. Dazu wird z.B. mit einem Hämmerchen bei locker herabhängendem Unterschenkel etwas unterhalb der Kniescheibe auf die Quadrizepssehne geschlagen. Der M. quadriceps kontrahiert sich reflektorisch, der Unterschenkel bewegt sich nach oben.

Muskel	Ursprung (U)	Ansatz	Funktion
Beuger des Oberschenkels im Hüftgelenk			
M. iliacus *(Darmbeinmuskel)*	Os ilium	Trochanter minor des Oberschenkelknochens	Beugung und Rotation im Hüftgelenk
M. psoas major *(großer Lendenmuskel)*	Lendenwirbelkörper		Beugung und Rotation im Hüftgelenk, Beugung der Wirbelsäule
M. quadriceps femoris *(Schenkelstrecker)* mit **M. rectus femoris** (U: Os ilium oberhalb des Hüftgelenks), **M. vastus medialis, M. vastus intermedialis** und **M. vastus lateralis** (U: Femurschaft)		Patella, über das Ligamentum patellae an der Tuberositas tibiae	Streckung des Kniegelenks; M. rectus femoris beugt zudem im Hüftgelenk
M. sartorius *(Schneidermuskel)*	Spina iliaca anterior superior des Darmbeins	Medial der Tuberositas tibiae	Beugung, Abduktion und Außenrotation im Hüft-, Innenrotation im Kniegelenk
Strecker des Oberschenkels im Hüftgelenk			
M. glutaeus maximus ☞ Tabelle 8.73			
M. biceps femoris *(zweiköpfiger Oberschenkelmuskel)* mit zwei Köpfen: • Caput longum. U: Hinterfläche Sitzbein • Caput breve. U: Linea aspera		Wadenbeinköpfchen	Beugung und Außenrotation im Kniegelenk. Caput longum zusätzlich Strecker im Hüftgelenk
M. semitendinosus *(Halbsehnenmuskel)*	Hinterfläche Sitzbein	Medial der Tuberositas tibiae	Streckung im Hüftgelenk, Beugung im Kniegelenk
M. semimembranosus *(Plattsehnenmuskel)*	Hinterfläche Sitzbein	Medialer Kondylus des Schienbeins, hinterer Anteil der Gelenkkapsel	Streckung im Hüft-, Beugung und Innenrotation im Kniegelenk

Tab. 8.66: Beuger und Strecker im Hüftgelenk.

Die Strecker des Hüftgelenks

Die Streckmuskeln ziehen *hinter* dem Hüftgelenk vom Becken zum Oberschenkelknochen. Der wichtigste Strecker ist der **M. glutaeus maximus** (*größter Gesäßmuskel* ☞ Abb. 8.4, 8.69 und 8.72), ein mächtiger Muskel, der zudem auch bei der Hebung des Oberkörpers mitwirkt und verhindert, dass der Rumpf beim Stehen nach vorn kippt. Er entspringt breitflächig an den Hinterseiten von Darm- und Kreuzbein und zieht an die Hinterseite des Oberschenkelknochens. Er ist maßgeblich für die typische Form der Gesäßbacken verantwortlich.

Drei weitere Muskeln unterstützen den M. glutaeus maximus in seiner Streckfunktion (☞ Tab. 8.66):

- Der **M. biceps femoris** *(zweiköpfiger Oberschenkelmuskel)*
- Der **M. semitendinosus** *(Halbsehnenmuskel)*
- Der **M. semimembranosus** *(Plattsehnenmuskel)*.

Alle drei Muskeln verlaufen hinter dem Hüft- und Kniegelenk zum Unterschenkel und fungieren deshalb nicht nur als Hüftstrecker, sondern auch als Kniebeuger. Da sich ihr Ansatz hinten seitlich unterhalb des Kniegelenks befindet, können sie im Kniegelenk auch nach innen bzw. außen rotieren.

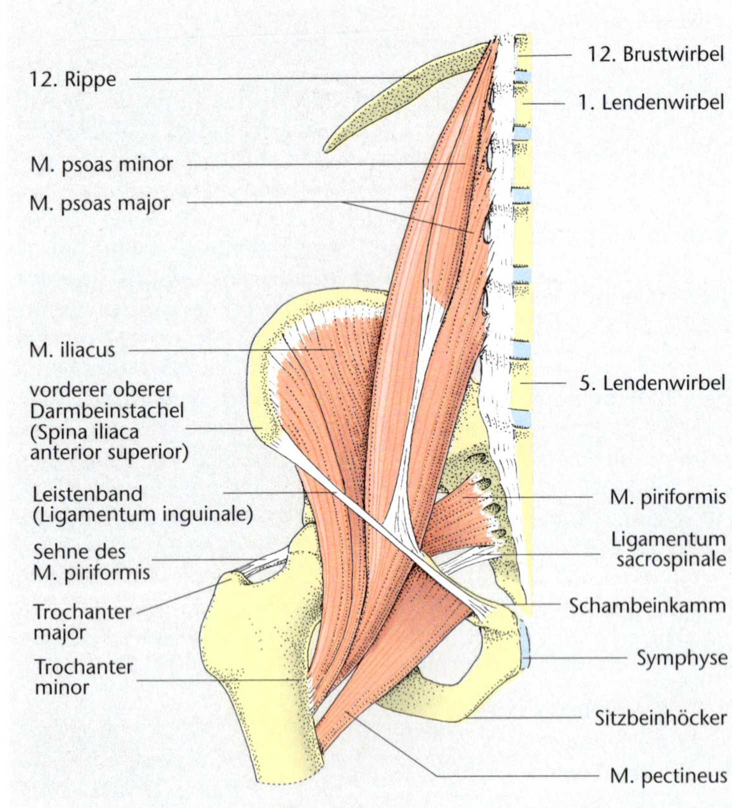

Abb. 8.67: Die innere Hüftmuskulatur, Beuger im Hüftgelenk. Der M. iliopsoas besteht aus zwei Anteilen: dem M. iliacus und dem M. psoas major. Sie vereinigen sich und ziehen unter dem Leistenband hindurch zum Femur. Der ebenfalls sichtbare schlanke M. psoas minor strahlt in die Faszie des M. iliopsoas ein – er hat beim Menschen nur eine untergeordnete Bedeutung (☞ auch Abb. 8.72). Der M. pectineus ist neben seiner Funktion als Hüftbeuger ein Adduktor und wird zu diesen gezählt.

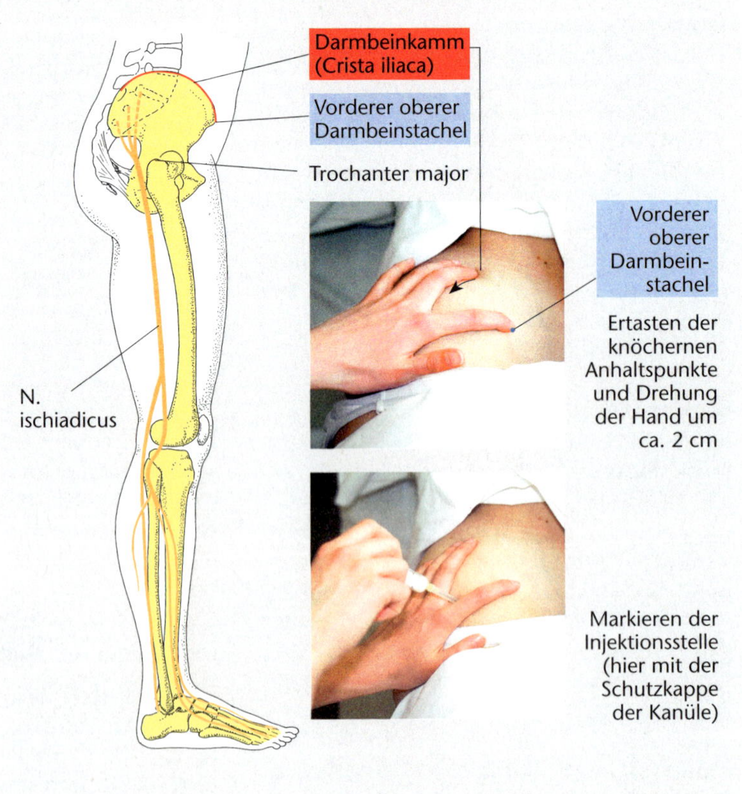

Abb. 8.68: Intramuskuläre Injektion in den M. glutaeus medius nach *von Hochstetter*, auch *ventroglutäale Injektion* genannt. Markante Orientierungspunkte, die durch die Haut getastet werden können, sind die Crista iliaca, die Spina iliaca anterior superior und der Trochanter major. [Fotos: M141]

Abduktoren und Adduktoren des Hüftgelenks

Als Abspreizer bzw. Abduktoren des Beines im Hüftgelenk verlaufen der *mittlere* und *kleinste Gesäßmuskel* (**M. glutaeus medius** und **minimus**) halb bedeckt vom großen Gesäßmuskel von der Außenfläche der Darmbeinschaufel hinab zum Trochanter major (☞ 8.8.1) des Oberschenkelknochens. Sie haben auch eine wichtige statische Aufgabe: Sie verhindern beim Laufen ein Abkippen des Beckens zu der Seite, auf der das Bein gehoben und der nächste Schritt eingeleitet wird. Durch Kontraktion auf der Seite des jeweiligen Standbeins ziehen sie das Becken dort etwas hinunter. Das gleichzeitige Anheben der Gegenseite ermöglicht den nächsten Schritt. Die Mm. glutaeus medius und minimus unterstützen auch die Innen- und Außenrotation des Beines im Hüftgelenk. Sind diese Muskeln beidseitig gelähmt oder insuffizient, so kommt es zum „Watschelgang", weil das Becken bei jedem Schritt zur Seite abkippt *(Trendelenburg-Zeichen)*.

Fünf Muskeln **(Adduktoren)** ziehen das Bein nach Spreizung wieder an den Körper heran. Vier ziehen von Sitz- und Schambein zur Innenseite des Oberschenkelknochens und setzen dort an einer rauen Knochenleiste an. Diese verläuft über den gesamten Oberschenkelschaft nach unten und wird **Linea aspera** genannt (☞ Abb. 8.75). Der M. adductor magnus zieht außerdem bis zum Epicondylus medialis, der M. gracilis setzt am Schienbein an (☞ Abb. 8.70). Zu den Adduktoren gehören:

- Der **M. adductor longus** *(langer Oberschenkelanzieher)*
- Der **M. adductor brevis** *(kurzer Oberschenkelanzieher)*
- Der **M. adductor magnus** *(großer Oberschenkelanzieher)*
- Der **M. gracilis** *(Schlankmuskel)*
- Der **M. pectineus** *(Kamm-Muskel)*.

Die Fascia lata

Alle Muskeln, die außen am Oberschenkel entlangziehen (äußere Hüftmuskulatur Abb. 8.71 und ☞ Tab. 8.73), werden durch eine

8

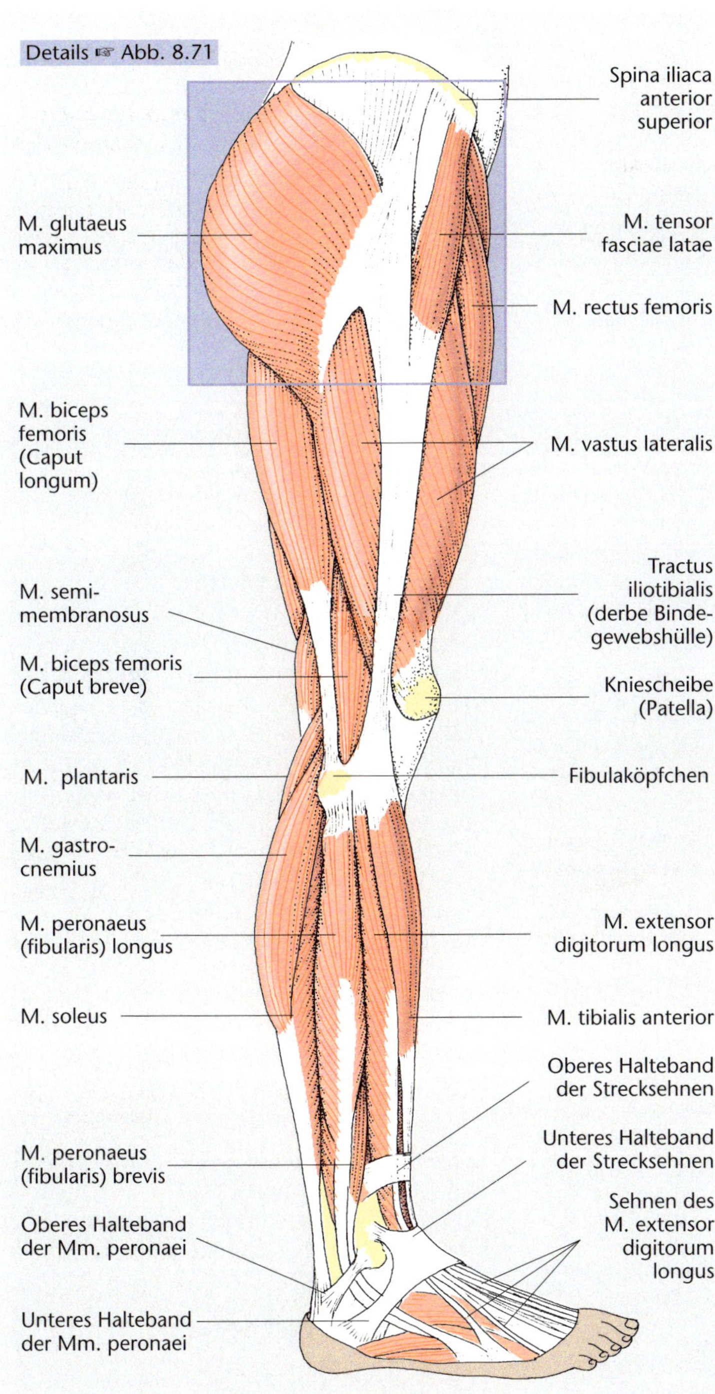

Abb. 8.69: Beinmuskulatur, Ansicht von lateral.

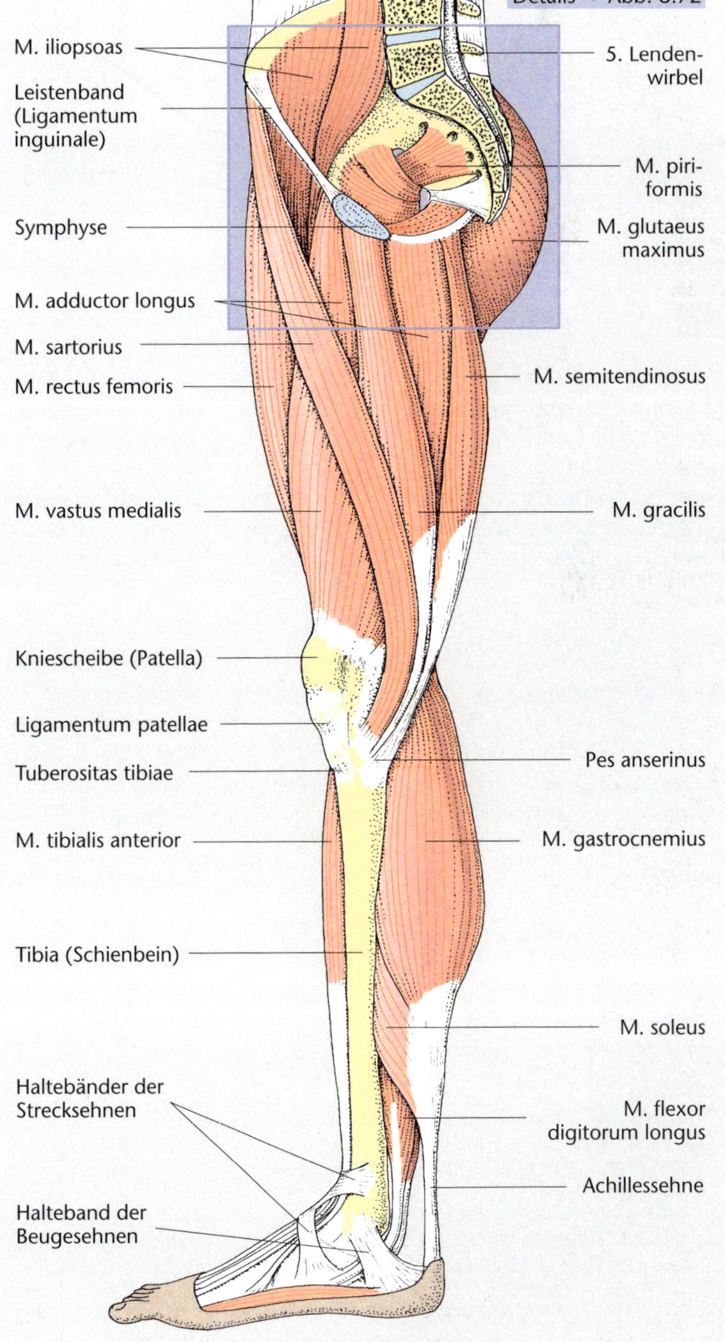

Abb. 8.70: Beinmuskulatur, Ansicht von medial.

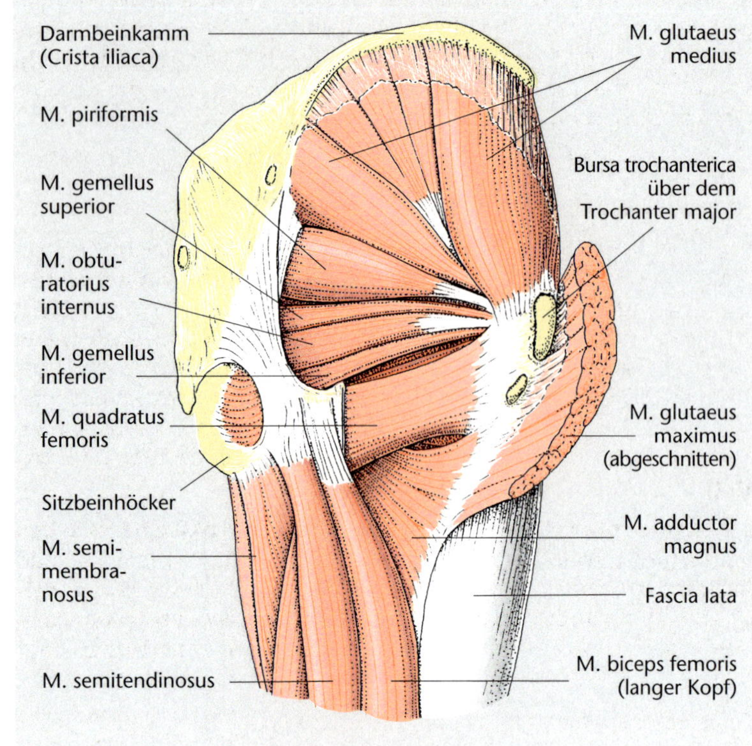

Abb. 8.71: Äußere Hüftmuskulatur. Blick von hinten auf die Hüfte. Der M. glutaeus maximus ist entfernt. Darunter wird der breit ansetzende M. glutaeus medius sichtbar. Die Fascia lata ist auf der Außenseite des Oberschenkels angedeutet.

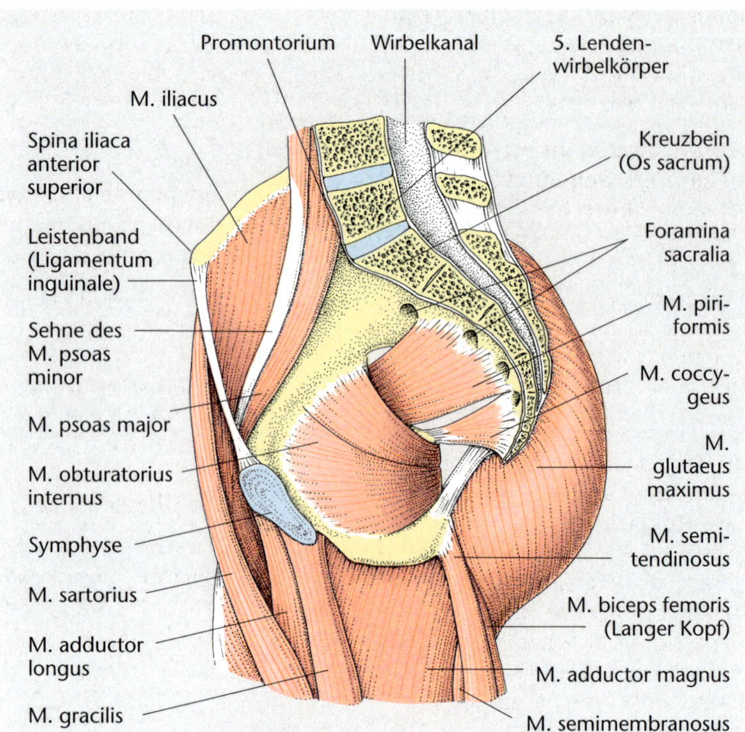

Abb. 8.72: Innere und äußere Hüftmuskulatur. Blick von innen auf die längs aufgeschnittene Hüfte. Der M. obturatorius internus und der M. piriformis werden sichtbar – sie sind beide Außenrotatoren. Der M. coccygeus ist bei vielen Menschen nur verkümmert angelegt.

derbe Bindegewebshülle, die **Fascia lata** *(Oberschenkelbinde)*, zusammengehalten. Diese ist an der Außenseite des Oberschenkels verstärkt (**Tractus iliotibialis**) und wird dort durch einen eigenen Muskel (**M. tensor fasciae latae** ☞ Abb. 8.69) gespannt. Von der Spina iliaca anterior superior kommend, strahlt der M. tensor fasciae latae sehnig in die seitliche Faszie ein und setzt über diese an der Außenseite des Unterschenkels an. So hat er zusätzlich im Hüftgelenk beugende und im Kniegelenk außenrotierende Funktion. Er führt beim Gehen das Bein nach vorn. Der M. tensor fasciae latae reduziert außerdem die Biegebelastung des Oberschenkelknochens.

Muskel	Ursprung	Ansatz	Funktion
M. glutaeus maximus *(großer Gesäßmuskel)*	Os ilium, Os sacrum, Os coccygys, Aponeurosis sacrospinalis	Tractus iliotibialis der Fascia lata, Oberschenkel	Streckung, Außenrotation und Abduktion des Oberschenkels
M. glutaeus medius *(mittlerer Gesäßmuskel)*	Os ilium	Oberschenkel (Trochanter major)	Abduktion des Oberschenkels, teils Innen-, teils Außenrotation
M. glutaeus minimus *(kleiner Gesäßmuskel)*	Os ilium	Oberschenkel (Trochanter major)	Abduktion des Oberschenkels, teils Innen-, teils Außenrotation
M. tensor fasciae latae *(Spanner der Oberschenkelbinde)*	Os ilium (Spina iliaca anterior superior)	Über den Tractus iliotibialis lateral von der Tuberositas tibiae	Beugung und Abduktion des Oberschenkels
M. piriformis *(birnenförmiger Muskel* ☞ Abb. 8.71 und 8.72)	Innenfläche des Kreuzbeines	Trochanter major	Außenrotation und Abduktion
M. obturatorius internus *(innerer Hüftlochmuskel* ☞ Abb. 8.71 und 8.72)	Verschlussmembran und Rahmen des Foramen obturatum (Innenfläche)	Zwischen den Trochanteren	Außenrotation
M. gemellus superior **M. gemellus inferior** (☞ Abb. 8.71)	Sitzbeinstachel bzw. Sitzbeinhöcker	Sehne des M. obturatorius internus	Außenrotation und Adduktion des Oberschenkels
M. quadratus femoris (☞ Abb. 8.71)	Sitzbeinhöcker	Zwischen den Trochanteren	Außenrotation und Adduktion des Oberschenkels

Tab. 8.73: Die äußeren Hüftmuskeln.

Die intramuskuläre Injektion

Die meisten intramuskulären Injektionen werden in den gut durchbluteten mittleren Gesäßmuskel verabreicht *(ventroglutäale Injektion nach von Hochstetter)*. Um große Gefäße und Nerven sicher zu schonen, kommt aber nur ein kleiner Bezirk für die Spritze in Frage. Als knöcherne Tastpunkte dienen vorderer oberer Darmbeinstachel, Darmbeinkamm und Trochanter major (☞ Abb. 8.67). Der sichere Injektionspunkt nach Hochstetter liegt zwischen den Grundgliedern der beiden tastenden Finger (☞ Abb. 8.68).

8.8 Untere Extremität

Auch bei der unteren Extremität lassen sich drei Abschnitte unterscheiden: der über das Becken mit dem Rumpf verbundene Oberschenkel, der Unterschenkel und der Fuß.

8.8.1 Der Oberschenkel

Der **Oberschenkelknochen** *(Femur)* ist der längste und schwerste Knochen des Körpers. An seinem proximalen Ende befindet sich der

Oberschenkelkopf *(Caput femoris)*, der mit dem Acetabulum des Beckens das Hüftgelenk bildet. Das distale Ende steht mit dem **Schienbein** *(Tibia)* in gelenkiger Verbindung.

Der Knochenschaft ist über den schräg abzweigenden **Schenkelhals** *(Collum femoris)* mit dem Oberschenkelkopf verbunden. Am Übergang vom Schenkelhals zum Schaft befinden sich zwei Knochenvorwölbungen: obenseitlich der *große* und dorsomedial der *kleine Rollhügel* (**Trochanter major** und **minor**). Der Trochanter major ist gut durch die Haut tastbar. An beiden setzen Hüftmuskeln an.

Auf dem sich anschließenden **Oberschenkelschaft** *(Corpus femoris)* finden sich mehrere Rauigkeiten und Knochenleisten, an denen ebenfalls Hüftmuskeln ansetzen (Linea aspera ☞ Abb. 8.75). Der Oberschenkelschaft zieht schräg von lateral oben nach medial unten. An seinem distalen Ende verbreitert sich der Oberschenkelknochen kolbenförmig. Ähnlich wie der Oberarmknochen (☞ 8.6.1) besitzt der Oberschenkel medial und lateral je einen *Gelenkknorren* (**Epicondylus medialis** und **lateralis**). An seiner Unterfläche befinden sich die gekrümmten Gelenkflächen zum Schienbein, die noch ein kleines Stück bis auf die Hinterfläche des Knochens ziehen. Dieser Verlauf ermöglicht eine „Rollbewegung" auf den Gelenkflächen des Schienbeins beim Beugen und Strecken im Kniegelenk (☞ auch 8.8.2).

Dekubitusprophylaxe

Der Trochanter major gehört wie andere nicht mit Fettgewebe abgepolsterte Knochenvorsprünge (Kreuzbein, Wadenbeinköpfchen, Ferse, Ellenbogen und Hinterhaupt) zu den dekubitusgefährdeten Stellen (Dekubitus = wund liegen ☞ 9.5.6). Bei bettlägerigen Patienten unterpolstern die Pflegenden diese Stellen gut oder lagern sie frei und entlasten sie von Druck durch regelmäßiges Umlagern. Ergänzend beobachten die Pflegenden sorgfältig die gefährdeten Körperstellen beim Umlagern und bei der Körperpflege.

Schenkelhalsfraktur

Eine der häufigsten Frakturen bei älteren Menschen ist die **Schenkelhalsfraktur** *(SHF)*. Der Schenkelhals ist durch Druck- und Scherkräfte sehr belastet. Wenn die Knochen im höheren Alter dünn und brüchig („osteoporotisch") werden, bricht der Schenkelhals schon bei geringfügigen Unfällen, z.B. beim Ausrutschen auf nassem Laub.

Früher wurden solche Frakturen meist konservativ durch viele Wochen Bettruhe und Ruhigstellung des betroffenen Beins behandelt. Folge der langen Immobilisierung waren jedoch oft Thrombosen und Pneumonien (☞ 17.11.2).

Um dies zu verhindern und die Betroffenen schnell wieder „auf die Beine zu bringen", wird heute älteren Patienten mit Schenkelhalsfrakturen oft operativ eine *Endoprothese*, (☞ Abb. 8.76) das heißt ein neuer Oberschenkelkopf, evtl. sogar auch eine neue Hüftgelenkpfanne eingesetzt.

Bricht sich ein jüngerer Mensch den Schenkelhals, so muss in den meisten Fällen ebenfalls operiert werden. Hier werden die Knochenteile jedoch bevorzugt operativ zusammengeführt (*Osteosynthese* ☞ Abb. 8.76), da Endoprothesen mit einer für jüngere Patienten erforderlichen Haltbarkeit von 30–50 Jahren noch nicht existieren.

Die Oberschenkelmuskulatur

Die Muskeln der unteren Extremität sind viel mächtiger als die der oberen Extremität, da jedes Bein große Gewichte stabilisieren, halten und bewegen muss. Deshalb entspringen die meisten Muskeln des Oberschenkels schon oberhalb des Hüftgelenks und verlaufen häufig über zwei Gelenke, also über das Knie hinaus. Sie ermöglichen so Bewegungen sowohl im Hüftgelenk als auch im Kniegelenk. Eine Übersicht gibt Tabelle 8.82.

8.8.2 Das Kniegelenk

Das **Kniegelenk** ist das größte Gelenk des Körpers und wird vor allem durch Bänder geführt. Beteiligt sind die Gelenkflächen der Kondylen von Oberschenkelknochen und Schienbein. Im Gegensatz zum Hüftgelenk sind im Kniegelenk fast nur Beuge- und Streckbewegungen möglich. Nur im gebeugten Zustand ist zusätzlich eine geringgradige Innen- und Außenrotation möglich.

Zur Vergrößerung der Gelenkfläche zwischen Oberschenkelknochen und Schienbein sind zwei knorpelige Strukturen, die *Menisken*, zwischengeschaltet. Diese liegen medial und lateral und werden demgemäß als **Innen-** und

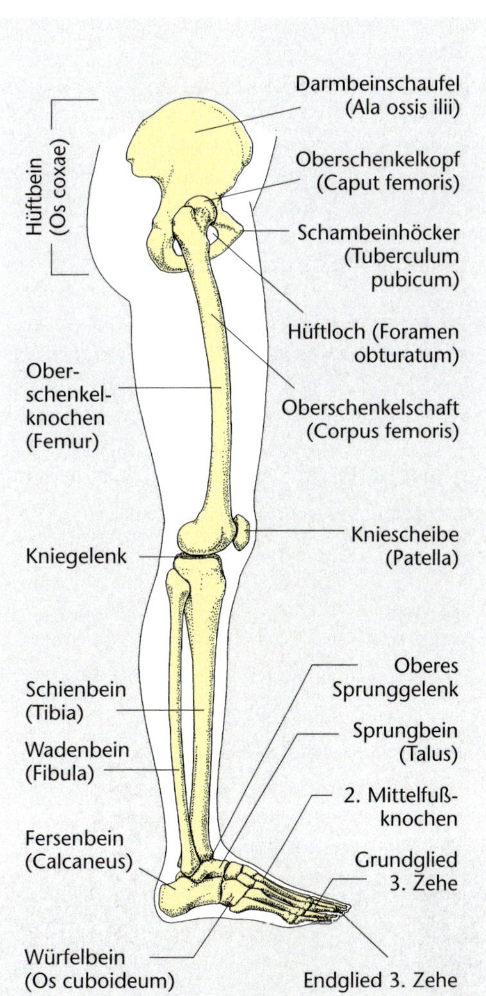

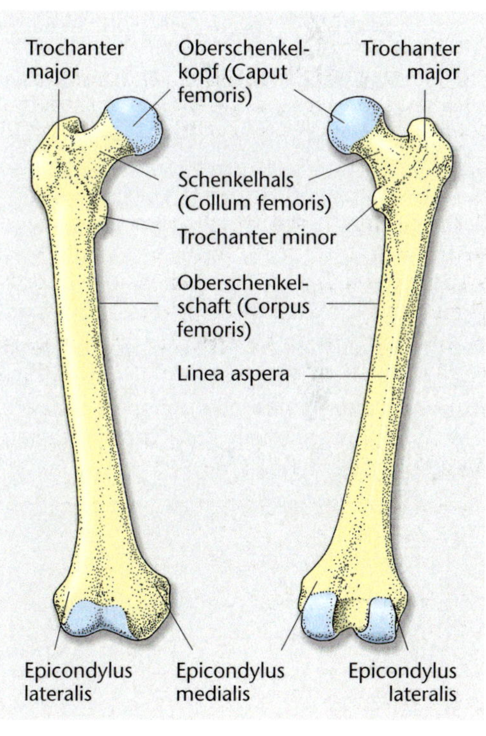

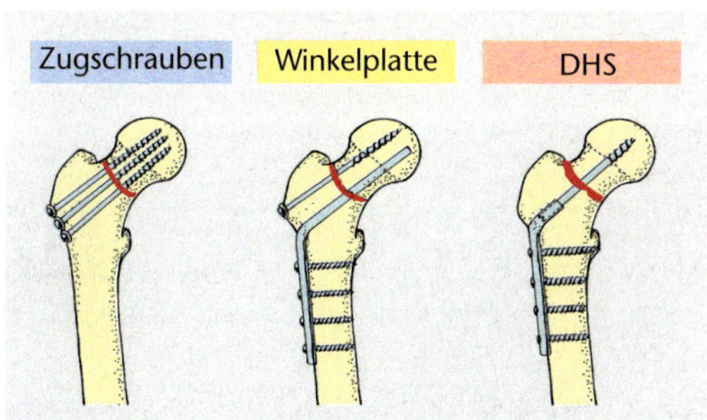

Abb. 8.74 (links): Knöcherner Aufbau der unteren Extremität von der Seite.
Abb. 8.75 (rechts oben): Rechter Oberschenkelknochen (Femur); links: Ansicht von vorn, rechts: Ansicht von hinten.
Abb. 8.76 (rechts unten): Verschiedene Möglichkeiten der Osteosynthese bei der Schenkelhalsfraktur. Das im Einzelfall angewandte Osteosyntheseverfahren hängt sowohl von der Lokalisation der Fraktur als auch vom Zustand und Alter des Patienten ab. (DHS = Dynamische Hüftschraube). [A300-190]

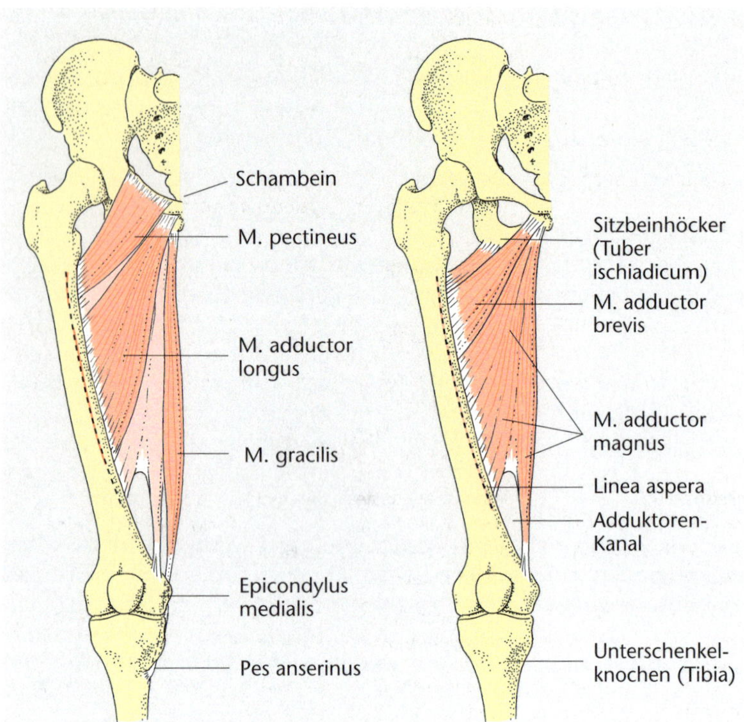

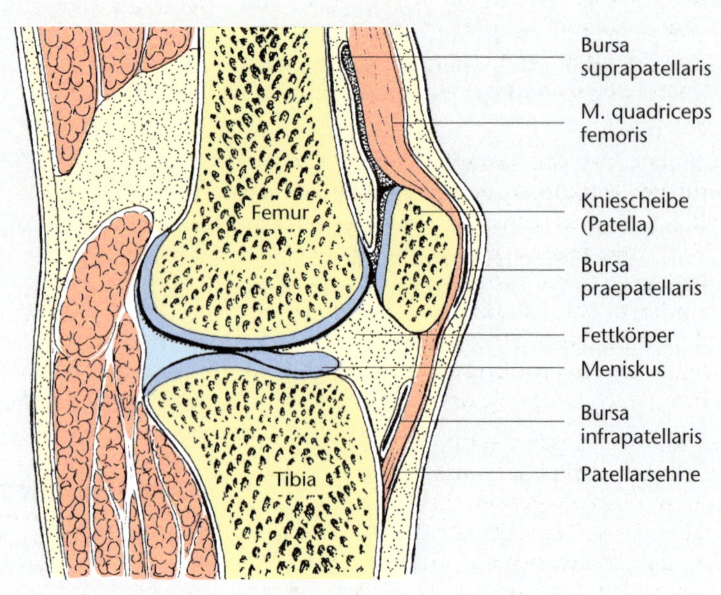

Abb. 8.77 (links): Adduktoren des Oberschenkels. Links die oberflächliche, rechts die tiefere Schicht.
Abb. 8.78 (rechts): Längsschnitt durch das Kniegelenk. Bursa supra- und praepatellaris bezeichnen zwei das Kniegelenk zusätzlich schützende Schleimbeutel.

Außenmeniskus bezeichnet. Der innere hat eine Halbmond-, der äußere eine nahezu geschlossene Kreisform. Sie sind zwar an ihrem verdickten Außenrand mit der Gelenkkapsel verwachsen, aber doch so beweglich, dass sie noch auf den Gelenkflächen des Schienbeins verschieblich sind. So bieten sie dem Oberschenkelknochen eine der jeweiligen Gelenkstellung angepasste Pfanne. Weil die Menisken außerdem eine gewisse Elastizität besitzen, gleichen sie Belastungen aus, die auf das Knie einwirken und ermöglichen so eine bessere Verteilung der auf den Knorpel einwirkenden großen Druckkräfte.

Innerhalb des Gelenks befinden sich auch die **Kreuzbänder** (☞ Abb. 8.79), zwei starke, sich überkreuzende Bänder (*vorderes* und *hinteres Kreuzband*), die eine Verschiebung der beiden Gelenkanteile nach vorn oder hinten verhindern. Medial und lateral wird die Kniegelenkkapsel durch das **innere** und das **äußere Seitenband** (kurz *Innen-* bzw. *Außenband*) verstärkt, deren kräftige Faserzüge die vorn gelegene Patellarsehne ergänzen. Unter maximalen Belastungen, z.B. während des Sports, können sowohl Menisken als auch Kreuzbänder und Seitenbänder an- oder durchreißen. Am häufigsten ist davon der Innenmeniskus betroffen, da er über die Gelenkkapsel mit dem Innenband verwachsen und deshalb etwas weniger flexibel ist (☞ Abb. 8.80).

Am Kniegelenk ist außerdem die knorpelige Rückseite der **Kniescheibe** *(Patella)* beteiligt.

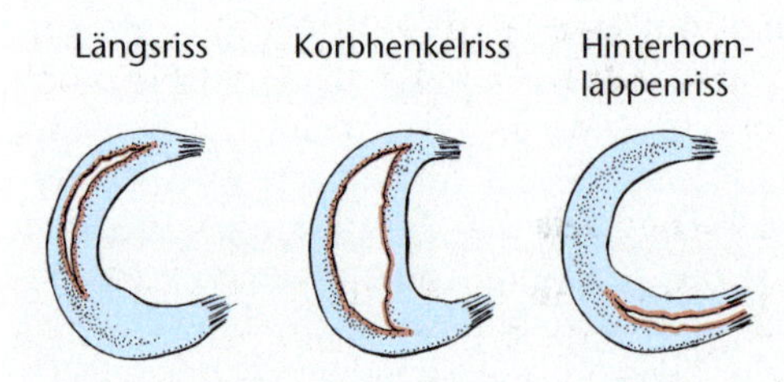

Abb. 8.80: Typische Rissformen des Innenmeniskus. [A300-190]

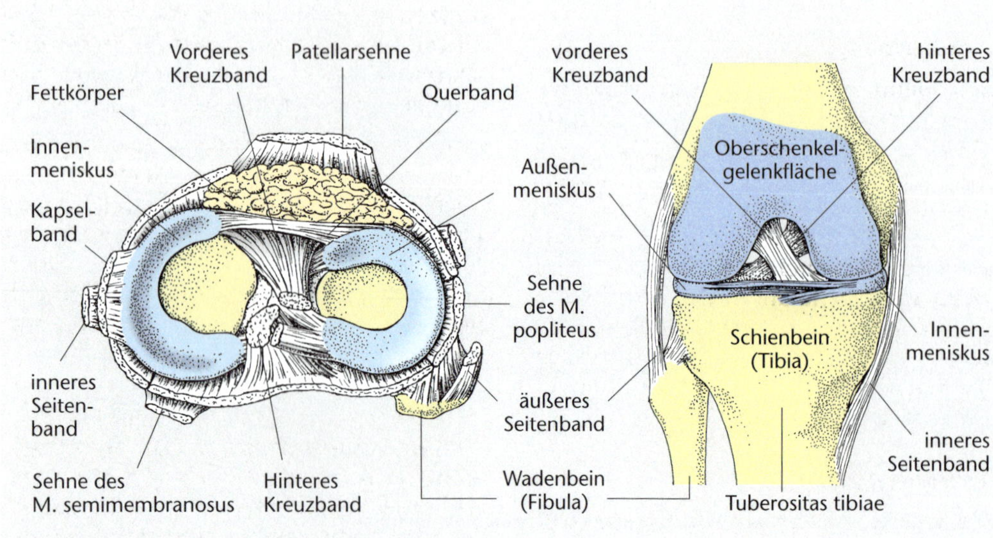

Abb. 8.79: Blick auf das eröffnete rechte Kniegelenk von oben und von vorne. Die beiden Kreuzbänder verlaufen zwar diagonal überbeugt *durch* das Kniegelenk, sind aber mit Synovialmembran überzogen (☞ 7.2.3): Sie liegen also *außerhalb* der eigentlichen Gelenkhöhle. [A300-190]

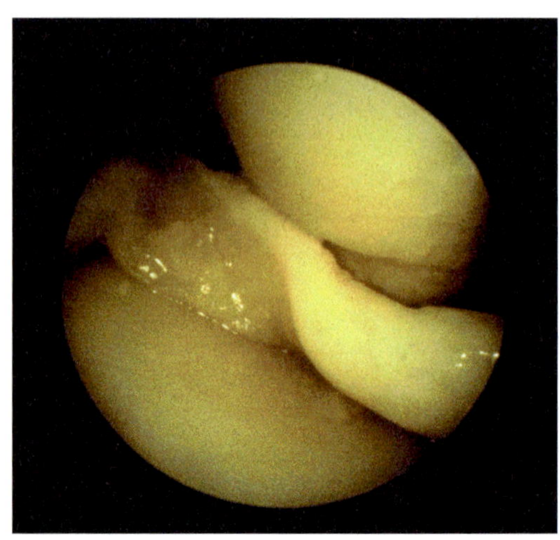

Abb. 8.81: Dieser Befund einer Gelenkspiegelung (Arthroskopie) zeigt eine ausgeprägte Meniskusschädigung. [M158]

Diese ist in die Sehne des M. quadriceps femoris (Patellarsehne) eingelagert, die das Kniegelenk ventral überzieht und an einer Rauigkeit des Schienbeins unterhalb des Kniegelenks ansetzt.

Unterhalb der Patella befindet sich ein verformbarer Fettkörper, dessen Gestalt sich der Stellung des Kniegelenks anpasst (☞ Abb. 8.78). Damit keine Schäden an den über das Gelenk ziehenden Sehnen entstehen, sind an besonderen Reibungspunkten oberhalb, vor und unterhalb des Knies Schleimbeutel eingelassen (*Bursa suprapatellaris, Bursa praepatellaris* und *Bursa infrapatellaris*).

Das Kniegelenk wird schließlich auch durch die darauf wirkende Muskulatur stabilisiert und in physiologischen Bewegungsmustern geführt. Diese Muskeln entspringen größtenteils im Beckenbereich und wurden dort schon erklärt. Ein einziger kleiner Muskel, der **M. popliteus**, gehört ausschließlich zum Kniegelenk und unterstützt dort die Beugung und die Innenrotation des Unterschenkels. Außerdem zieht er den Außenmeniskus bei der Kniebeugung nach hinten und verhindert die Einklemmung der Gelenkkapsel. Eine Übersicht gibt Tabelle 8.82.

Muskel	Ursprung	Ansatz	Funktion
M. biceps femoris *(zweiköpfiger Schenkelmuskel)*	Zweiköpfig: • Caput longum: Hinterfläche Sitzbein • Caput breve: Linea aspera	Wadenbeinköpfchen	Beugung und Außenrotation im Kniegelenk, Caput longum zusätzlich Strecker im Hüftgelenk
M. sartorius *(Schneidermuskel)*	Spina iliaca anterior superior	Medial der Tuberositas tibiae	Beugung und Abduktion im Hüftgelenk, Innenrotation im Knie
M. gracilis *(Schlankmuskel)*	Unterer Schambeinast	Medial der Tuberositas tibiae	Adduktion im Hüftgelenk, Beugung und Innenrotation im Kniegelenk.
M. semitendinosus *(Halbsehnenmuskel)*	Hinterfläche Sitzbeinhöcker	Medial der Tuberositas tibiae	Streckung im Hüft-, Beugung und Innenrotation im Kniegelenk
M. semimembranosus *(Plattsehnenmuskel)*	Hinterfläche Sitzbeinhöcker	Medialer Kondylus des Schienbeins, hinterer Anteil der Gelenkkapsel	Streckung im Hüft-, Beugung und Innenrotation im Kniegelenk
M. quadriceps femoris *(Schenkelstrecker)*. Vier Muskeln: **M. rectus femoris** oberhalb des Hüftgel.; **M. vastus medialis, M. vastus lateralis und M. vastus intermedius** am Femurschaft		Tuberositas tibiae (mit Patella als in die Sehne eingelagertem Sesambein)	Streckung des Kniegelenks, M. rectus femoris beugt zudem im Hüftgelenk
M. popliteus *(Kniekehlenmuskel)*	Lateraler Kondylus des Femurs	Kniekehlenfläche des Schienbeins	Beugung und Innenrotation im Kniegelenk
M. gastrocnemius *(Zwillingswadenmuskel)*	Zwei Köpfe: vom lateralen und medialen Oberschenkelkondylus	Fersenhöcker (über Achillessehne)	Beugung im Knie- und Fußgelenk
M. glutaeus maximus und M. tensor fasciae latae ☞ Tabelle 8.73. Die Streckwirkung auf das Kniegelenk wird über eine bandförmige Verstärkung der Oberschenkelbinde, den Tractus iliotibialis, ausgeübt.			

Tab. 8.82: Muskeln, die auf das Kniegelenk wirken.

8.8.3 Der Unterschenkel

Der Unterschenkel enthält das Unterschenkelskelett mit zwei Röhrenknochen, dem **Schienbein** *(Tibia)* und dem **Wadenbein** *(Fibula)*, und eine um diese Knochen angeordnete Muskulatur, die größtenteils hinunter zum Fuß zieht (☞ Abb. 8.84).

Das Schienbein

Das **Schienbein** ist der kräftigere von beiden Knochen. Sein Schaft *(Corpus tibiae)* hat im Querschnitt die Form eines nach vorn spitz zulaufenden Dreiecks. Die Vorderkante *(Margo anterior)* ist durch die Haut gut tastbar und Zielort des schmerzhaften „Tritts vor das Schienbein“.

Das proximale Schienbeinende, der **Schienbeinkopf** *(Caput tibiae)*, ist an zwei Seiten aufgetrieben (**Condylus medialis** und **lateralis**). Zwischen beiden Kondylen trägt der Schienbeinkopf eine abgeflachte Gelenkfläche. Diese bildet mit ihrem Gegenstück am distalen Femurende das **Kniegelenk**. In der Mitte des Tibiaplateaus befindet sich eine knöcherne Erhebung, an der die Kreuzbänder des Gelenks befestigt sind.

Am lateralen Kondylus befindet sich hinten seitlich eine weitere sehr kleine Gelenkfläche, die mit dem **Wadenbeinkopf** in Verbindung steht.

An der Vorderseite des Schienbeinkopfes befindet sich eine Rauigkeit *(Tuberositas tibiae)*, an der die Patellarsehne ansetzt.

Das untere Ende des Schienbeins ist ebenfalls etwas verbreitert und besitzt medial einen Knochenzapfen *(Malleolus medialis)*, der von außen als **Innenknöchel** zu tasten ist.

Seiner Dreiecksform entsprechend, besitzt der Schienbeinschaft neben der Vorderkante auch einen medialen und einen lateralen Rand *(Margo medialis* und *lateralis)*. An letzterem setzt auf ganzer Länge ein straffes Band an **(Membrana interossea)**, das den Spalt zwischen Schien- und Wadenbein vollständig überbrückt.

Das Wadenbein

Das **Wadenbein** ist ein sehr dünner Röhrenknochen lateral vom Schienbein. Sein etwas verbreitertes oberes Ende (*Caput fibulae*, **Wadenbeinkopf**) hat eine gelenkige Verbindung zum lateralen Kondylus des Schienbeins. Es ist als knöcherner Vorsprung seitlich unterhalb des Kniegelenks durch die Haut tastbar. Das deutlich verbreiterte untere Ende des Wadenbeins bildet den gut zu tastenden **Außenknöchel** am Fuß *(Malleolus lateralis)*. Am Wadenbeinschaft ist ebenfalls auf voller Länge die Membrana interossea befestigt.

Die Malleolengabel

Beide Knöchel sowie das zwischen ihnen liegende Schienbeinende sind an der Bildung des **oberen Sprunggelenks** (kurz *OSG*) beteiligt. Die besondere Form der Knochenvorsprünge, die hier die obere Gelenkfläche des Sprungbeins (Talus ☞ 8.8.4) umklammern, wird auch **Malleolengabel** genannt. Distal des oberen Sprunggelenks schließt sich das **untere Sprunggelenk** (☞ 8.8.4) an. Beide zusammen bilden eine funktionelle Einheit.

Unterschenkelmuskulatur – die langen Fußmuskeln

Die charakteristische Form des Unterschenkels wird von mehreren Muskelbäuchen gebildet, von denen sich die meisten fußwärts verjüngen, woraus sich auch die äußere Form der Wade ergibt (☞ Abb. 8.69 und 8.70). Die Muskulatur ist durch *bindegewebige Trennwände* **(Septen)** abgeteilt. Dadurch entstehen vier kaum dehnbare **Muskellogen** (☞ Abb. 8.83).

Schwellen die Muskeln ödematös an oder blutet es in eine Loge ein (z.B. nach Knochenbruch), erhöht sich der Druck aufgrund der geringen Dehnbarkeit schnell und werden die Weichteile rasch massiv komprimiert. Dies kann zum gefürchteten **Kompartment-Syndrom** mit irreversiblen Muskelnekrosen und Nervenschäden führen.

Prophylaxe des Kompartment-Syndroms

Um ein Kompartment-Syndrom zu verhindern oder zumindest frühzeitig zu erkennen, werden nach Unterschenkelfrakturen und Neuanlage von Gipsverbänden stündlich Puls, Sensibilität, Beweglichkeit und Hautfarbe des Fußes (bzw. der Zehen) überprüft.

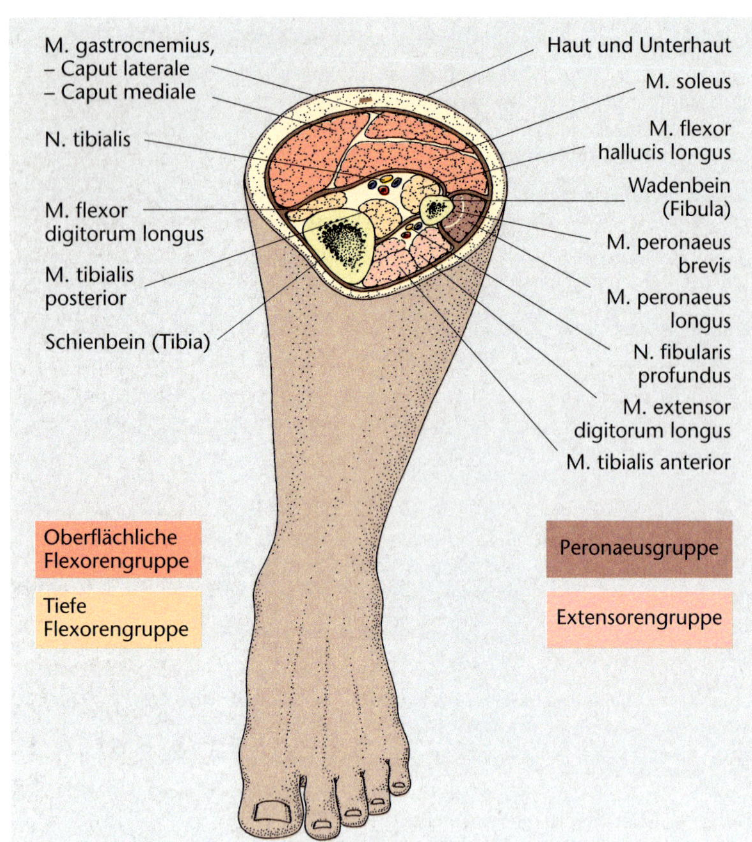

Abb. 8.83: Querschnitt durch den mittleren Teil des Unterschenkels. Durch Septen zwischen den einzelnen Muskelgruppen bilden sich vier Muskellogen.

Alle Unterschenkelmuskeln setzen am Fuß an und bewegen ihn im oberen und unteren Sprunggelenk sowie in den Zehengelenken. Da sie alle am Unterschenkel entspringen und auf die Fußgelenke wirken, werden sie auch **lange Fußmuskeln** genannt, im Gegensatz zu den **kurzen Fußmuskeln**, die ausschließlich am Fuß entspringen und auch dort ansetzen.

Ihrer Funktion entsprechend, unterscheidet man bei der Unterschenkelmuskulatur Beuge- und Streckmuskeln. Die Strecker ziehen sowohl den Fuß als auch die Zehen nach oben **(Dorsalextension)**, die Beuger nach unten **(Plantarflexion).** Sämtliche Beuger mit Ausnahme der Peronaeus-Gruppe (☞ Abb. 8.83) neigen auch die Fußunterfläche nach medial **(Supination)**; an der **Pronation**, der Bewegung des Fußaußenrandes nach lateral oben, sind nahezu alle Strecker beteiligt.

Der größte Unterschenkelmuskel, **M. triceps surae** *(dreiköpfiger Wadenmuskel)* genannt, verläuft dorsal und besitzt seinem Namen gemäß drei Köpfe: Er setzt sich zusammen aus dem zweiköpfigen **M. gastrocnemius** *(Zwillingswadenmuskel)* und dem **M. soleus** *(Schollenmuskel).* Sie verlaufen als oberflächliche Flexoren in einer gemeinsamen Muskelloge und setzen mit einer gemeinsamen Sehne, der berühm-

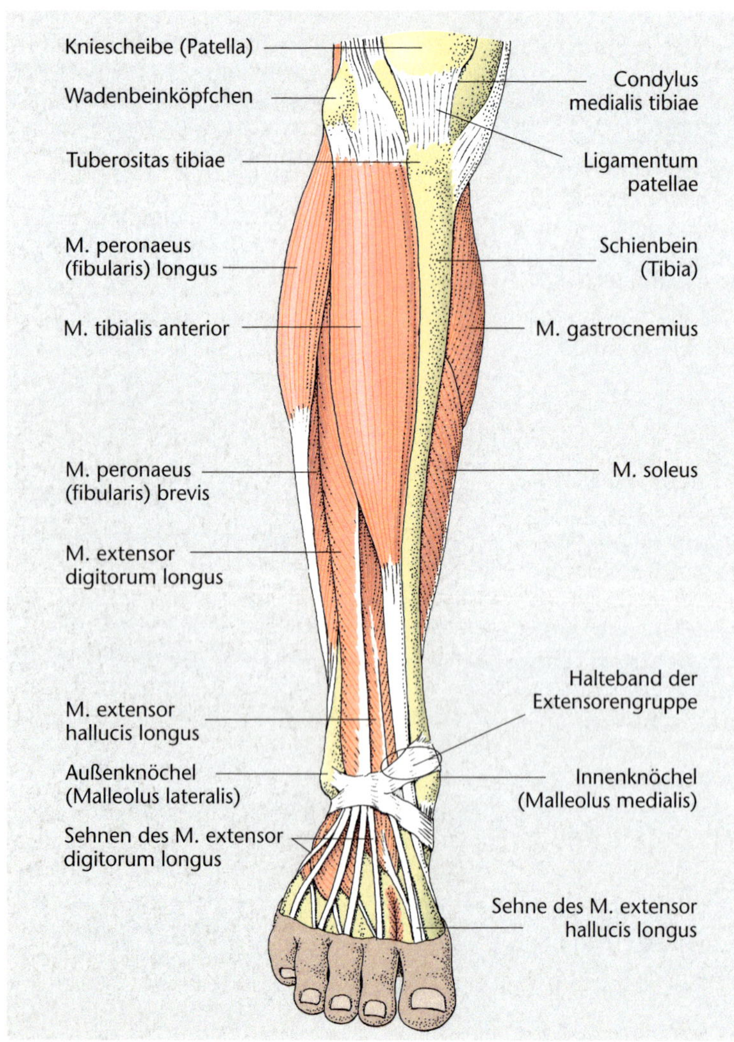

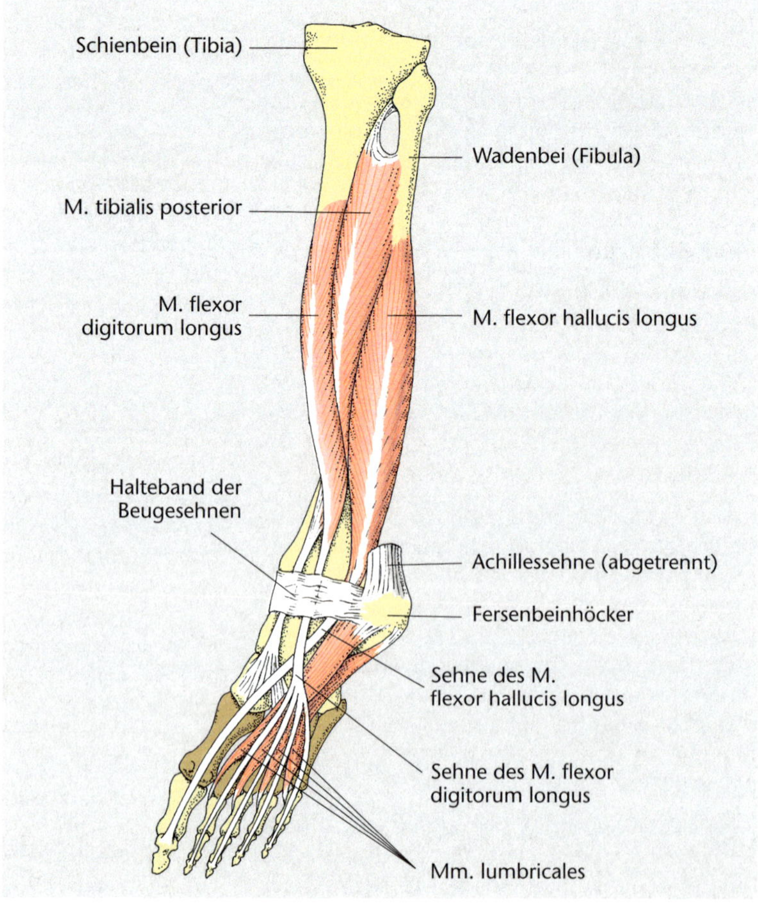

Abb. 8.85 (rechts): Tiefe Fußbeuger und ihr Sehnenverlauf an der Fußsohle. Ansicht von medial hinten nach Entfernung des M. gastrocnemius und des M. soleus.

Abb. 8.84 (links): Unterschenkelmuskulatur von vorn.

ten **Achillessehne**, am Fersenhöcker an. Diese ist als dicker Strang oberhalb der Ferse gut sicht- und tastbar. Die Wadenmuskeln beugen den Fuß im oberen Sprunggelenk (☞ 8.8.4) nach plantar (zur Fußsohle hin).

Ein weiterer Beuger im oberen Sprunggelenk ist der **M. tibialis posterior** *(hinterer Schienbeinmuskel)*. Er verläuft zusammen mit den beiden anderen tiefen Flexoren, nämlich mit dem *langen Großzehen-* und dem *langen Zehenbeuger* (**M. flexor hallucis longus** und **M. flexor digitorum longus**), in der Muskelloge der tiefen Flexorengruppe. Innerhalb dieser Hülle verlaufen auch, etwa in der Mitte des Unterschenkels, große Unterschenkelgefäße und -nerven. Während der M. tibialis posterior an den Fußwurzel- und Mittelfußknochen ansetzt, ziehen die Sehnen des M. flexor digitorum longus bis zu den Endphalangen der Zehen (☞ Abb. 8.85).

Auch die Muskeln der lateralen Muskelloge, der **M. peronaeus (fibularis) longus** und **peronaeus (fibularis) brevis** (☞ Abb. 8.84), haben eine Beugefunktion, heben jedoch im Wesentlichen die laterale Fußkante nach oben (Pronation). Sie ziehen beide um den Außenknöchel herum und setzen an den Mittelfußknochen an.

In der vorderen Muskelloge liegen die Fußstrecker (Extensoren). Der **M. tibialis anterior** zieht wie der lange Zehen- und Großzehenstrecker auf der Vorderseite des Unterschenkels zum Fußrücken. Dort setzt er an der Fußwurzel und an den Mittelfußknochen an. Der *lange Zehenstrecker* (**M. extensor digitorum longus**) zieht bis zur Dorsalfläche der 2.–5. Zehe, der *lange Großzehenstrecker* (**M. extensor hallucis longus**) bis zum Endglied der Großzehe.

Alle langen Fußmuskeln gehen noch oberhalb des Sprunggelenks in ihre Sehnen über. Diese ziehen dann zu ihren entsprechenden Ansatzorten. Einige unterstützen – zusammen mit kurzen Fußmuskeln und Fußbändern – auch die Verspannung der Fußgewölbe (☞ Abb. 8.87–8.90).

8.8.4 Der Fuß

Der Fuß ist der am meisten belastete Körperteil, da er unser gesamtes Gewicht tragen muss. Er hat deshalb besonders kompakte Knochen und eine Vielzahl stützender Bänder und haltgebender Muskeln.

Der **Fuß** *(Pes)* besteht wie die Hand aus drei Abschnitten, die nachfolgend ausführlich erläutert werden:

- **Fußwurzel** *(Tarsus)* mit sieben **Fußwurzelknochen** *(Ossa tarsi)*
- **Mittelfuß** *(Metatarsus)* mit den fünf **Mittelfußknochen** *(Ossa metatarsalia)*
- Fünf **Zehen**, bei denen die Großzehe *(Hallux)* zwei, die übrigen Zehen *(Digiti pedis)* jeweils drei Knochen enthalten.

Der Fuß, dein unbekanntes Organ

Die meisten Menschen haben ein gestörtes Verhältnis zu ihren Füßen. Das Barfußlaufen, ehedem unsere natürliche Art der Fortbewegung, findet allenfalls noch im Urlaub am Strand statt. Durch Schuhe haben wir die Füße und ihre Fähigkeit als „Sinnesorgan" fast vergessen, wir leben ohne „Fußbewusstsein". Dabei sind die Füße entwicklungsgeschichtlich mit den Händen nahezu gleichberechtigt – und erst durch den Zweifüßlergang wurden sie zu bloßen Gehhilfen degradiert, fast ohne jede Greif- und Tastfunktion.

In Asien werden die Füße weniger vernachlässigt, die *Fußmassage* hat dort eine jahrtausendealte Tradition. Eine neuere Erfindung (aus den USA) ist hingegen die *Fußreflexzonenmassage*. Sie geht davon aus, dass bestimmte Zonen der Fußsohle mit anderen Regionen des Körpers in Verbindung stehen. Gezielte Massagen der Fußsohle sollen Beschwerden lindern, z.B. bei Migräne, während der Menstruation und am Bewegungsapparat.

Die Fußwurzel

Das **Fersenbein** *(Calcaneus)* ist der größte Fußwurzelknochen und liegt am weitesten dorsal. Seine dorsale Begrenzung, der **Fersenhöcker** *(Tuber calcanei)*, dient der Achillessehne als Ansatz und bildet den hinteren Pfeiler des Fußlängsgewölbes. Dem Fersenbein liegt das **Sprungbein** *(Talus)* auf.

Zehenwärts vom Sprungbein bzw. medial vom Fersenbein liegt das **Kahnbein** *(Os naviculare)*. Ventral von Fersen- und Kahnbein schließen sich die drei **Keilbeine** *(Ossa cuneiformia)* und das **Würfelbein** *(Os cuboideum)* an, die kettenförmig nebeneinander liegen.

8

Muskel	Ursprung	Ansatz	Funktion
Extensorengruppe			
M. tibialis anterior *(vorderer Schienbeinmuskel)*	Seitl. Schienbein, Membrana interossea	1. Mittelfußknochen, 1. Keilbein	Dorsalextension, Supination und Pronation (je nach Ausgangsstellung)
M. extensor digitorum longus *(langer Zehenstrecker)*	Lateraler Schienbeinkondylus, Membrana interossea, Wadenbein-Vorderrand	Dorsalaponeurose 2.–5. Zehe	Dorsalextension, Pronation in den Sprunggelenken, Streckung der 2–5. Zehe
M. extensor hallucis longus *(langer Großzehenstrecker)*	Wadenbein, Membrana interossea	Endphalanx der Großzehe	Streckung der Großzehe; Dorsalextension des Fußes
Peronaeusgruppe (Fibularisgruppe)			
M. peronaeus *(fibularis)* **longus** *(langer Wadenbeinmuskel)*	Wadenbeinköpfchen und seitlicher Rand	1. Mittelfußknochen, mittleres Keilbein	Pronation, Plantarflexion, Verspannung des Fußgewölbes
M. peronaeus *(fibularis)* **brevis** *(kurzer Wadenbeinmuskel)*	Seitenfläche des Wadenbeins	5. Mittelfußknochen	Pronation, Plantarflexion
Oberflächliche Flexorengruppe			
M. gastrocnemius *(Zwillingswadenmuskel)*	Zweiköpfig: vom lateralen und medialen Oberschenkelepikondylus	Fersenhöcker (über Achillessehne)	Plantarflexion und Supination in den Sprunggelenken, Beugung im Kniegelenk
M. soleus *(Schollenmuskel)*	Obere Wadenbein- und Schienbeinenden	Wie M. gastrocnemius über Achillessehne	Plantarflexion und Supination in den Sprunggelenken
Tiefe Flexorengruppe			
M. tibialis posterior *(hinterer Schienbeinmuskel)*	Membrana interossea, Tibia, Fibula	Kahnbein, 1.–3. Keilbein, 2.–4. Mittelfußknochen	Supination, Plantarflexion, verspannt Quergewölbe
M. flexor hallucis longus *(langer Großzehenbeuger)*	Wadenbeinrückfläche, Membrana interossea	Großzehenendglied	Plantarflexion und Supination in den Sprunggelenken, Beugung in den Zehengelenken, Längsgewölbe
M. flexor digitorum longus *(langer Zehenbeuger)*	Schienbeinrückfläche	Endglieder 2.–5. Zehe	Plantarflexion und Supination in den Sprunggelenken, Zehenbeugung

Tab. 8.86: Unterschenkelmuskulatur.

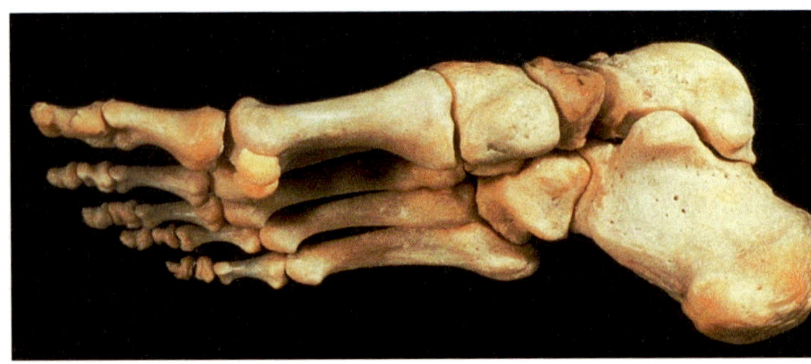

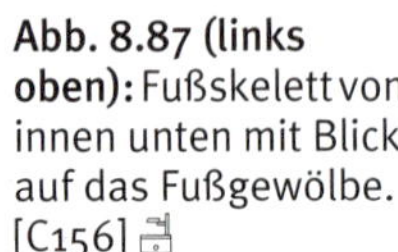

Abb. 8.87 (links oben): Fußskelett von innen unten mit Blick auf das Fußgewölbe. [C156]

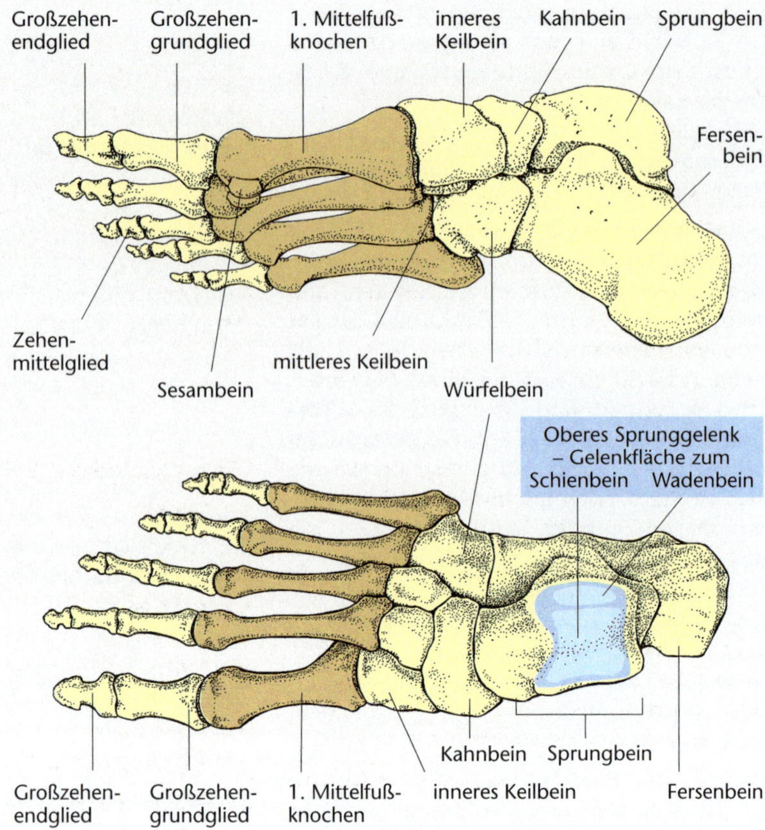

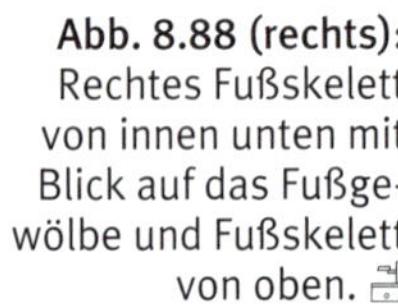

Abb. 8.88 (rechts): Rechtes Fußskelett von innen unten mit Blick auf das Fußgewölbe und Fußskelett von oben.

Die Sprunggelenke

Das Sprungbein bildet nach proximal mit den unteren Gelenkflächen von Schien- und Wadenbein das **obere Sprunggelenk.** Der Fuß wird im oberen Sprunggelenk gehoben *(Dorsalextension)* und gesenkt *(Plantarflexion).*

Häufig: „Umknicken"

Das obere Sprunggelenk ist von einer dünnen Kapsel umgeben, die durch mehrere Bänder verstärkt wird. Trotzdem kommt es häufig zu Bänderzerrungen oder Rupturen (Zerreißung) des Bandapparates im oberen Sprunggelenk (☞ Abb. 8.89).

Das Fersenbein bildet zusammen mit dem oben aufliegenden Sprungbein *(Talus)* sowie dem sich medial anschließenden Kahnbein das **untere Sprunggelenk.** Es besteht genau genommen aus einem vorderen und einem hinteren Gelenkanteil, die jeweils eine eigene Kapsel besitzen. Am hinteren Gelenkanteil sind Fersen- und Sprungbein, am vorderen Fersen-, Sprung- und Kahnbein beteiligt. Im unteren Sprunggelenk wird der Fuß supiniert und proniert.

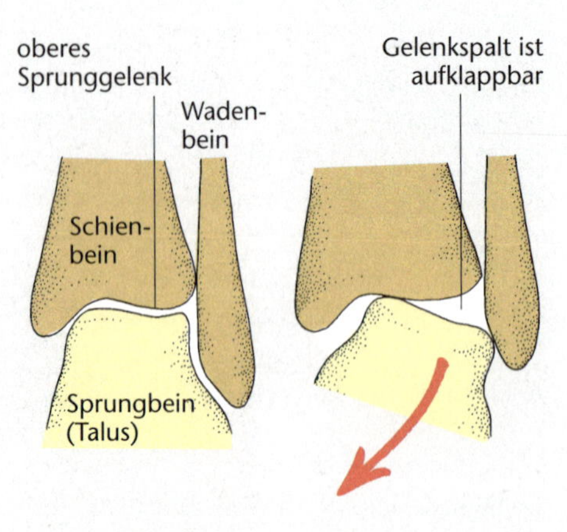

Abb. 8.89: Außenbandruptur des oberen Sprunggelenks. Beweisend für diese Verletzung ist die Aufklappbarkeit des Gelenkspaltes, die man auf einer „gehaltenen Röntgenaufnahme" erkennt; dabei wird durch Krafteinwirkung in Pfeilrichtung (per Hand oder mit einem speziellen Gerät) versucht, das obere Sprunggelenk zu öffnen. [B159]

Der Mittelfuß

An die Keilbeine und das Würfelbein der Fußwurzel schließen sich strahlenförmig nebeneinander liegend die fünf **Mittelfußknochen** *(Ossa metatarsalia)* an.

Die Mittelfußknochen sind kräftige, kurze Röhrenknochen, die an beiden Enden kolbenförmig verdickt sind. Das proximale Ende wird Basis, das distale Kopf genannt.

Beide Enden tragen Gelenkflächen, die proximal mit der Fußwurzel und distal mit den Grundphalangen der Zehen verbunden sind.

Die Zehen

Die **Zehenphalangen** sind wie die Fingerphalangen Röhrenknochen, jedoch weitaus kürzer und plumper. Die Zehengrundgelenke sind Kugel-, die distal davon gelegenen Interphalangealgelenke Scharniergelenke. Die Zehen sind nicht so beweglich wie die Finger.

Die Fußgewölbe

Das Fußskelett besitzt ein **Quer-** und ein **Längsgewölbe.** Obwohl sie durch straffe Bänder, Sehnen und Muskeln verspannt sind, besitzen sie eine gewisse Flexibilität, um auf den Fuß einwirkende Belastungen federnd abzupuffern.

Das **Längsgewölbe** ist an der Innenseite des Fußes stärker ausgeprägt als außen und wird an drei Hauptbelastungspunkten abgestützt: an den Köpfchen des 1. und 5. Mittelfußknochens und am Fersenbein. Ein typischer Fußabdruck, z.B. in feuchtem Sand, bildet nur einen bogenförmigen Verlauf dieser Belastungszonen ab (☞ Abb. 8.90 links). Das Längsgewölbe wird durch Bänder und besonders durch Muskelzüge gesichert.

Das **Quergewölbe** überspannt zwischen den lateralen und medialen Anteilen der Fußwurzel- und Mittelfußknochen quer das Längsgewölbe. Bänder und Sehnen, etwa die Sehne des *M. peronaeus longus,* spannen sich zwischen den Knochen des Quergewölbes aus. Sämtliche Fußwurzel- und Mittelfußknochen sind zusätzlich untereinander durch straffe Bänder verbunden, was die Stabilität des Gewölbes unterstützt und die nötige Elastizität gewährleistet.

Ferse und Vorfuß als hauptsächlich belastete Zonen sind durch eine Fettschicht gepolstert. Diese schützt die darunter liegenden Strukturen vor Druckschäden durch das auf ihnen lastende Körpergewicht.

Fehlfunktionen der Fußgewölbe

Der **Plattfuß** ist durch eine Abflachung beider Gewölbe gekennzeichnet, so dass beim Gehen nicht mehr nur ein kleiner Abschnitt, sondern fast die ganze Fußsohle dem Boden aufliegt (☞ Abb. 8.90 Mitte). Hohe Belastungen und ein zu schwach ausgeprägter Bandapparat begünstigen die Entstehung eines Plattfußes.

Oftmals tritt der Plattfuß zusammen mit anderen Fußfehlstellungen auf, z.B. mit einem **Knickfuß**, bei dem das Sprungbein über das Fersenbein nach medial unten abrutscht. Außer der vererbten Anlage begünstigt z.B. auch eine Berufstätigkeit, bei der viel getragen oder auf harten Böden gegangen werden muss, die Entstehung solch eines **Knickplattfußes.**

Beim **Hohlfuß** handelt es sich um das Gegenteil eines Plattfußes: Das Längsgewölbe ist überhöht (☞ Abb. 8.90 rechts). Dies kann auftreten, wenn die Mittelfußknochen oder das Fersenbein zu steil stehen. Eine andere Ursache kann in der Störung des Muskelgleichgewichts im Fußgewölbe oder aber im Ausfall bestimmter Beugemuskeln liegen, z.B. bei einer Lähmung. In diesem Fall ziehen die Streckmuskeln den Sattelfußbereich stärker nach oben als die Beugemuskeln ihn nach unten ziehen. Dieses Phänomen kann bei angeborenen Nervenerkrankungen, aber auch bei der Spina bifida (☞ Abb. 22.23) auftreten. Durch die Verkleinerung der Auflagefläche des Fußes beim Laufen sind der Fersen- und Vorfußbereich beim Hohlfuß stärker belastet. Dort können dann schmerzhafte Schwielen entstehen.

Wenn sich das Fußquergewölbe abflacht, entsteht ein **Spreizfuß.** Dabei vergrößert sich der Abstand zwischen den Mittelfußknochen und deren Köpfchen sind stärkeren Belastungen ausgesetzt.

Die Therapie der Fußdeformitäten reicht von der Verordnung einfacher Einlagen über orthopädische Schuhe bis zur Operation (☞ Abb. 8.91).

Angeborener Klumpfuß

Schätzungsweise jedes 1000. Neugeborene hat einen **angeborenen Klumpfuß,** wobei die Fehlbildung bei der Hälfte dieser Kinder doppelseitig auftritt.

Der angeborene Klumpfuß ist eine komplexe Fußdeformität – zusätzlich zu einer Kombination aus Sichel- und Hohlfuß besteht ein **Spitzfuß** (der Fuß ist gewissermaßen im Zehenstand fixiert) und ist das Fersenbein zu stark supiniert. Setzt die Behandlung unmittelbar nach der Geburt ein und wird sie konsequent durchgeführt, so sind in aller Regel gute Erfolge zu erzielen.

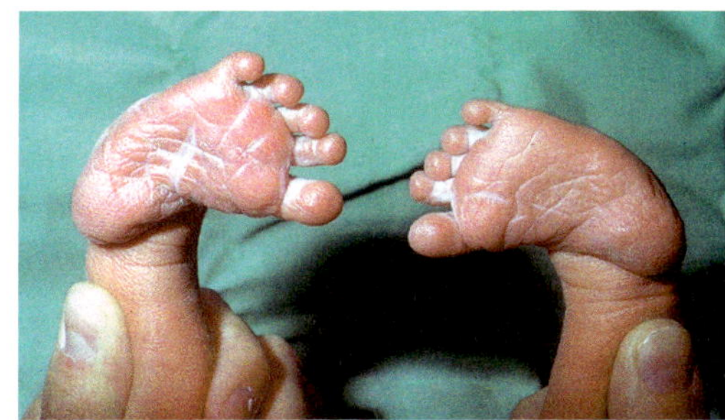

Abb. 8.91: Klumpfüße. Es besteht eine komplexe Fußdeformierung, die unbehandelt in der Fehlstellung verbleibt. [T135]

Die kurzen Fußmuskeln

Die **kurze Fußmuskulatur** wird in vier Gruppen eingeteilt:

- Die **Muskeln des Fußrückens**
- Die **Muskeln im Großzehenfach** (medialen Fußsohlenbereich)
- Die **Muskeln im Mittelfach** (mittleren Fußsohlenbereich)
- Die **Muskeln im Kleinzehenbereich** (lateralen Fußsohlenbereich).

Die Muskeln des Fußrückens. Am Fußrücken verlaufen die kurzen Strecker der Großzehe bzw. der Zehen 2 – 4 (**M. extensor digitorum brevis** und **M. extensor hallucis brevis**). Sie strecken die Zehen jeweils im Grundgelenk.

Die Muskeln des Großzehenfaches. Drei Muskeln ziehen hier zur **Großzehe** *(Hallux)* und beugen sie (**M. flexor hallucis brevis**), spreizen sie zur Seite ab (**M. abductor hallucis**) und ziehen sie wieder an die anderen Zehen heran (**M. adductor hallucis**). Alle drei Muskeln sind an der Verspannung des Fußlängsgewölbes beteiligt, Letzterer auch an der Verspannung des Quergewölbes.

Die Muskeln des Mittelfaches. Im Mittelfach verläuft der *kurze Zehenbeuger* (**M. flexor digitorum brevis**). Er setzt an den Mittelgliedern der Zehen 2–5 an und beugt sie sowohl in den Grund- als auch in den Mittelgelenken. Er ist ebenfalls an der Verspannung des Fußlängsgewölbes beteiligt.

Ein nahezu viereckiger Muskel ist der **M. quadratus plantae.** Er setzt nicht an den Knochen, sondern in den Sehnen des langen Zehenbeugers an und korrigiert so ihren Verlauf.

Wie an der Hand auch, verlaufen an der Fußsohle **Musculi lumbricales** und **Musculi interossei** *(Zwischenknochenmuskeln),* die an den Sehnen der tiefen Zehenbeuger bzw. den Mittelfußknochen entspringen. Sie ziehen jeweils zu den Grundgliedern der Zehen und unterstützen Beugung, Abduktion und Adduktion in den Zehengrundgelenken.

Die Muskeln des Kleinzehenfaches. In diesem lateralen Fußsohlenfach verlaufen drei Muskeln zur Kleinzehe, die die Kleinzehe abspreizen, beugen und ein kleines Stück den anderen Zehen entgegenstellen können:

- Der **M. abductor digiti minimi** *(Kleinzehenabspreizer)*
- Der **M. flexor digiti minimi brevis** *(kurzer Kleinzehenbeuger)*
- Der **M. opponens digiti minimi** *(Kleinzehengegensteller).*

Die drei Muskelgruppen der Fußsohle werden von einer derben Sehnenplatte, der **Aponeurosis plantaris,** bedeckt. Sie entspringt am Unterrand des Fersenbeins und strahlt breitflächig nach vorn aus. Zwei Zwischenwände (**Septen**) laufen zwischen den Fußsohlenmuskeln senkrecht in die Tiefe zu den Fußknochen. Sie unterteilen die drei Fußsohlenfächer. Zusammen mit einigen Bändern und Fußsohlenmuskeln verstärkt die Plantaraponeurose das Längsgewölbe des Fußes.

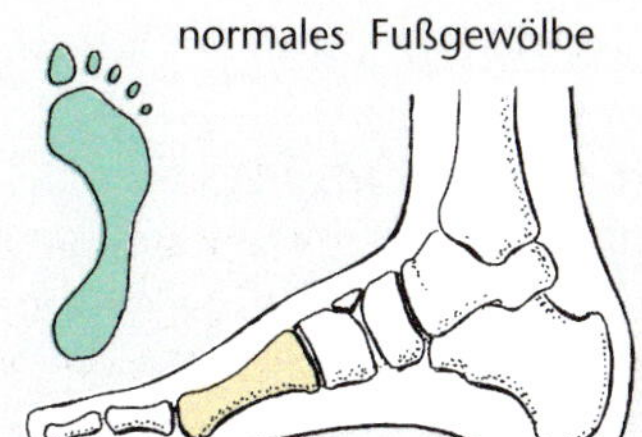

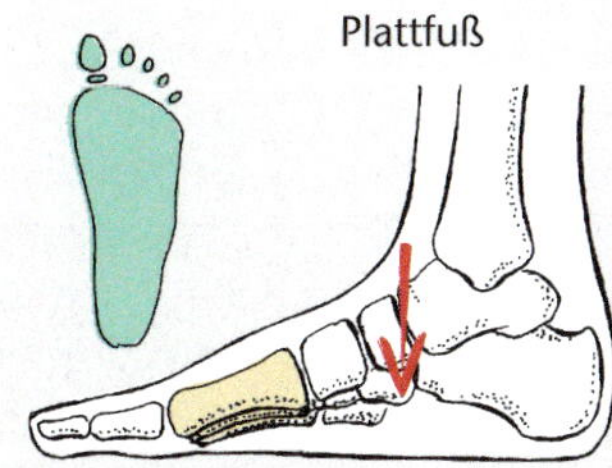

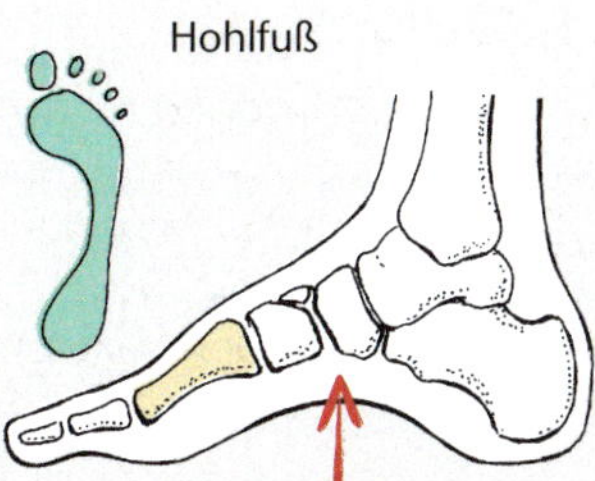

Abb. 8.90: Normales Fußgewölbe, Plattfuß und Hohlfuß in der Seitenansicht mit jeweils typischem Fußabdruck.

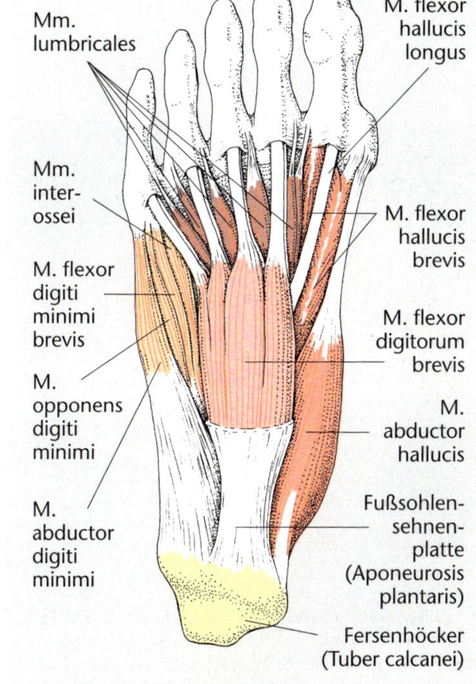

Abb. 8.92: Die drei Muskelgruppen der Fußsohle.

8

8.9 Gesundheit und Lebensstil: Sport ist Gesundheit

Wo kämen wir denn da hin, wenn Sport auch noch Spaß machen würde? Für den tollen Körper muss man kräftig leiden, ist doch klar. Erst wenn's richtig in den Muskeln ziept und kneift, der Atem rasselt und der Schweiß in Strömen fließt, hat man richtig trainiert.

Leider ist dieses Denken viel zu verbreitet, denn gesund ist diese Art von Sport meist nicht mehr.

Unvernünftiges Training schädigt den ganzen Körper. Typisch sind zwei Charaktere von Sportlern: Der eine meint, viel Sport sei gut, noch mehr jedoch noch besser, und der andere fühlt sich nach vielen trainingslosen Jahren plötzlich zum Leistungssportler berufen. Besonders die Gelenke, Sehnen und die Wirbelsäule haben unter dem einsetzenden exzessiven Training zu leiden. Die Folge sind Sportverletzungen, etwa Bänderzerrungen oder -ausrisse oder aber Kreislaufstörungen bis hin zu den bei einigen Joggern beobachteten tödlichen Herzrhythmusstörungen.

Sauerstoffdusche und mehr

Sinnvolles Training aber belohnt den Freizeitsportler mit einem gesunden Körper, mit geistiger Ausgeglichenheit und Vitalität: Wer regelmäßig locker joggt, schwimmt oder Rad fährt – 2- bis 3-mal in der Woche ist die optimale „Dosierung" – verabreicht dem Körper eine segensreiche Sauerstoffdusche. Die Lungen können nach einigem Training mehr davon aufnehmen, das Herz wird leistungsfähiger, und die Blutmenge erhöht sich. Außerdem ist sportliche Bewegung auch gut für den Geist: Sie hilft, Stress abzubauen.

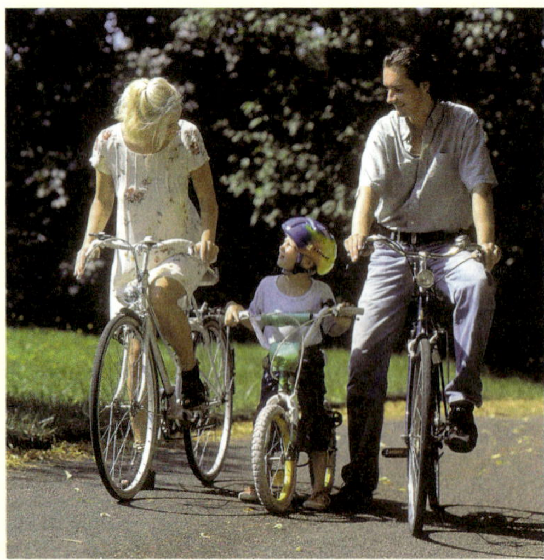

Abb. 8.93: Gesunder Sport muss nicht langweilig sein – die regelmäßige Fahrradtour etwa macht Spaß und bringt gleichzeitig Herz und Kreislauf in Schwung. [J660]

Wohlige Entspannung macht sich breit, und die Schlafqualität verbessert sich spürbar (mit ein Grund, weshalb viele Kliniken ihren Patienten, so weit keine Kontraindikationen bestehen, Patientensport empfehlen). Maßvoller Sport ist nachgewiesenermaßen eine wirksame Vorbeugung gegen Zivilisationskrankheiten wie Herzinfarkt, Bluthochdruck, Übergewicht sowie Verdauungsstörungen.

Keine Zeit

Eine beliebte Ausrede der Sportverächter ist jedoch, nicht ausreichend Zeit für die regelmäßige Bewegung zu haben. Das mag in einigen Fällen zutreffen, aber auch im Alltag – sogar im Beruf – gibt es genügend Möglichkeiten, den Körper ein wenig auf Trab zu bringen. Viele könnten zum Beispiel statt mit dem Auto mit dem Fahrrad zur Arbeit fahren. Auch muss es nicht immer der Fahrstuhl sein: Der Weg über die Treppe ist länger, aber gesünder. Wer den Arbeitstag vor dem Bildschirm verbringt, könnte seine strapazierte Wirbelsäule mit einigen kleinen Gymnastikübungen lockern und frisch machen (Stichwort Rückenschule ☞ 8.3.4). Auch ein kurzer Spaziergang in der Mittagspause tut gut.

Welcher Sport ist der richtige?

Welche Sportart man letztendlich wählt, wie oft und wie intensiv man Sport treibt, ist individuell verschieden. Bei manchen Sportarten (nicht nur dem belächelten Tontaubenschießen) ist allerdings der Nutzen für den Körper gering. Und ist seit dem letzten Training schon einige Zeit verstrichen, sollten alle über 40 erst einmal einen Gesundheits-Check vom Arzt machen lassen. Denn wer jahrelang ohne körperliche Aktivität vorm Schreibtisch saß, riskiert sonst seine Gesundheit. Sicher ist jedoch: Es ist nie zu spät, um anzufangen.

Ohne Altersbeschränkung

Sport tut gut – von 1 bis 100. Und mit der Familie macht´s mehr Spaß als alleine. Aber jede Lebensphase hat ihre Besonderheiten.

Schon Kinder profitieren zweifellos von Sport. Er fördert die Motorik ebenso wie einen gesunden Lebensstil: Kinder, die Spaß an Spiel und Sport haben und dafür weniger mit Knabbereien vor Fernseher oder Computer sitzen, sind weit seltener übergewichtig als ihre bewegungsfaulen Zeitgenossen. Kleine Kinder ermüden beim Sport allerdings rascher als Erwachsene, und die gleiche Aufgabe kostet sie im Vergleich mehr Energie. Dies ist beim Laufen ganz ausgeprägt – mit Älteren können die Kleinen da kaum mithalten. Auch bei kurzen Sprints läuft der Nachwuchs hinterher, denn die Fähigkeit zur anaeroben Muskeltätigkeit (☞ 1.5.3) ist bei Kindern gering. Beim Radfahren fallen diese Aspekte weniger ins Gewicht, doch auch hier heißt es Rücksicht nehmen, denn die kleinen Kinderräder erfordern für die gleiche Entfernung viel mehr Strampeln als große. Für Kinder geeignet ist auch Schwimmen. Durch das relativ ungünstige Verhältnis zwischen Körperoberfläche und Gewicht kühlen Kinder aber leichter im Wasser aus als Erwachsene.

In der Pubertät hilft Sport, den gerade bei Mädchen manchmal labilen Kreislauf zu stabilisieren. Allerdings kann sehr intensive Sportbetätigung, z.B. beim Balletttanz, nicht nur zu Gelenkschäden, sondern auch zu einer verspäteten ersten Menstruation führen. Nachteile für später hat dies aber wohl nicht, umso mehr jedoch sehr intensiver Ausdauerleistunssport der jungen Frau nach der Pubertät: Hormonelle Störungen bis hin zum Ausbleiben der Menstruation und daraus resultierend eine Abnahme der Knochendichte oder Knochenbrüche sind mögliche Folgen.

Die Frage, ob Schwangere Sport treiben dürfen, wurde lange und kontrovers diskutiert. Inzwischen gilt als sicher, dass mäßiger Sport der Frau guttut und dem Kind nicht schadet. Besonders geeignet sind Sportarten, die große Muskelgruppen bewegen und rhythmisch sind, etwa Laufen, Radfahren und Schwimmen. Sport über 3000 m Höhe, mit hohem Sturzrisiko sowie Leistungssport sollen hingegen gemieden werden; bei Leistungssport könnten die Muskeln auf Kosten der Gebärmutterdurchblutung versorgt werden.

Auch Alter ist kein Grund, mit Sport aufzuhören – Näheres hierzu in Kapitel 24.

Regeln für gesundes Training

Falsches Training ist ebenso schlimm wie gar keines. Deshalb raten Sportmediziner allen Sportwilligen:

- Nicht übertreiben! So trainieren, dass man sich ohne Atemnot noch unterhalten kann. Auch bei Menschen unter 40 sollte der Pulsschlag nicht über 150 pro Minute liegen, bei Älteren eher bei 130
- Trainierte können Ausdauerbelastungen etwa beim Schwimmen oder Joggen normalerweise zwischen 10 und 45 Minuten durchhalten
- In den ersten zehn Trainingsminuten langsam anfangen
- Bei Hitze (über 25 °C), einer Infektion oder unmittelbar nach dem Essen nicht trainieren
- Ausdauertraining am besten mit Muskeltraining und Dehnübungen kombinieren.

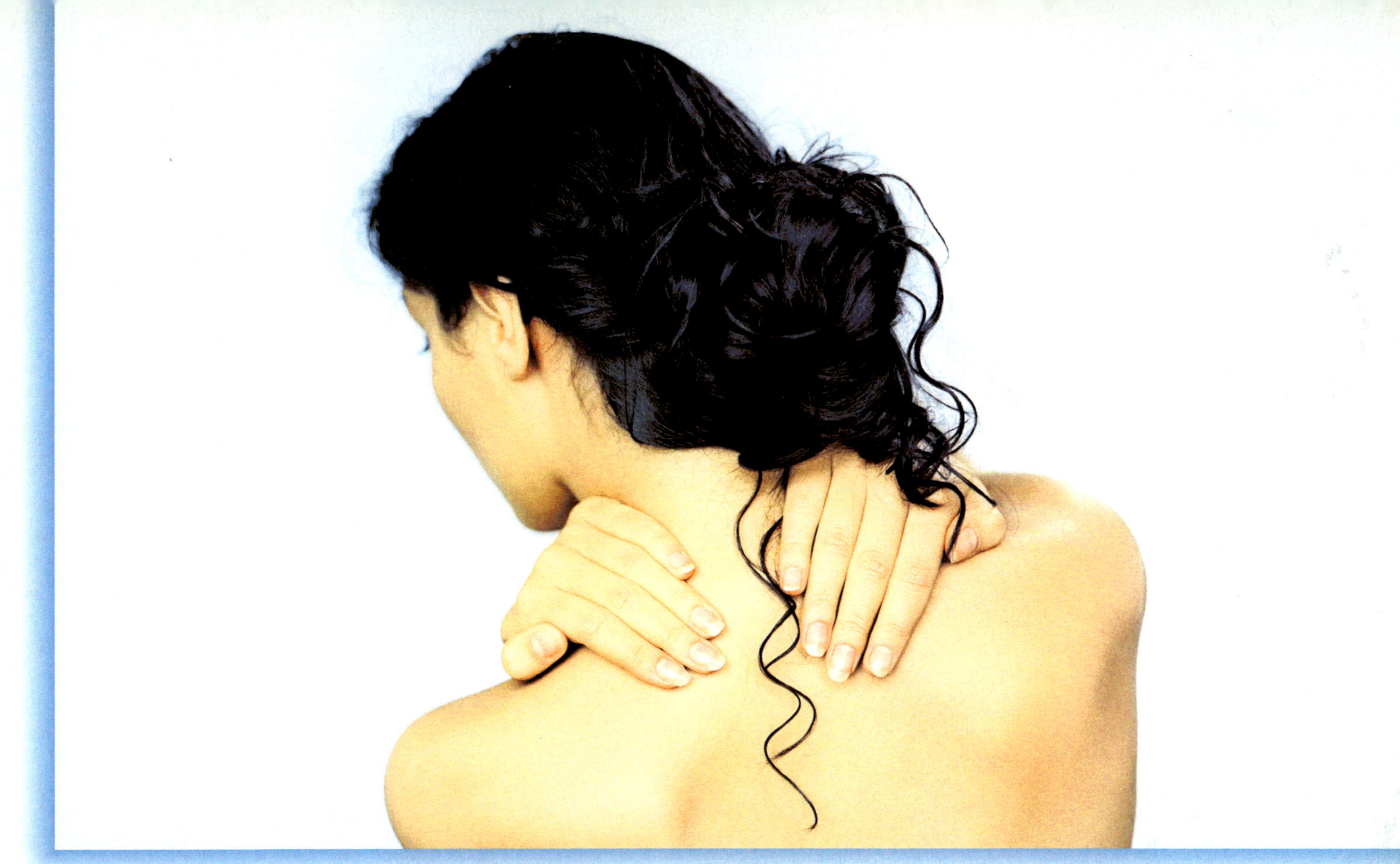

9 Die Haut

9

9.1 Einführung

Die Aufgaben der Haut

Mit einer Fläche von 1,5–2 m^2 und einem Gewicht von 3,5–10 kg ist die *Haut* das größte Organ des menschlichen Körpers. Im Bereich der Körperöffnungen geht die Haut in die Schleimhaut der inneren Oberflächen über. Die Haut hat mehrere Funktionen:

- Sie trennt die „Innenwelt" von der „Außenwelt" und schützt den Körper so vor schädlichen Umwelteinflüssen
- Sie ist mit ihren diversen Rezeptoren und Tastkörperchen ein wichtiges Sinnesorgan
- Sie hat eine wichtige Regulatorfunktion, indem sie über die Abgabe von Flüssigkeit (z.B. in Form von Schweiß) sowie durch Verengung und Erweiterung der Hautgefäße die Körpertemperatur konstant hält. Darüber hinaus greift die Haut ausgleichend in den Wasserhaushalt ein
- Sie hat Speicher- und Stoffwechselfunktionen. Beispiele sind die Fettspeicherung in der Haut bei Adipositas, die Ablagerung von Farbstoffen oder die Vitamin-D-Synthese unter Mithilfe des Sonnenlichtes
- Sie ist Teil der Immunabwehr des Körpers, indem die Hornschicht, der von den Talg- und Schweißdrüsen gebildete Säureschutzmantel (pH 4,5–5,5) und Zellen des Immunsystems in der Haut eine gewisse Barriere gegen das Eindringen von Bakterien darstellen
- Sie ist ein wichtiges Kommunikationsorgan.

Die Haut als Spiegel der Seele oder innerer Erkrankungen

Die Haut ist eine Art „Spiegel der Seele" und in diesem Sinne auch Kommunikationsorgan – man denke nur daran, wie wir vor Neid erblassen oder vor Scham erröten! Der Volksmund weiß dies längst und hat dem Phänomen, dass Haut und Haare oftmals die psychische Befindlichkeit des gesamten Menschen widerspiegeln, Ausdruck gegeben: Ob etwas „zum aus der Haut fahren" oder „zum Haare ausreißen" ist – umgangssprachliche Beschreibungen treffen die seelischen Probleme oft ziemlich genau.

Seelische Konflikte allein begründen zwar selten die Krankheitsentstehung. Gerade bei Hautkrankheiten zeigt sich jedoch, welch große Rolle die Psyche für einzelne Beschwerdebilder und Krankheitsverläufe spielt. Dementsprechend kann der Einsatz von Entspannungstechniken und psychotherapeutischen Verfahren die Beschwerden häufig lindern.

Für die Schuppenflechte *(Psoriasis)* etwa ist bekannt, dass ein Krankheitsschub oft in der Folge außergewöhnlicher Belastungen auftritt. Auch bei der *Neurodermitis* (atopisches Ekzem) geben die Patienten häufig sozialen Stress und psychische Belastungen im Umgang mit ihren Mitmenschen als verschlimmernde Faktoren an. Der wiederkehrende Bläschenausschlag im Mund- oder Genitalbereich durch das *Herpes-simplex-Virus* kann z.B. durch Stress oder Ekelgefühle ausgelöst werden. Die Nesselsucht *(Urtikaria)* kann sogar ursächlich psychosomatisch bedingt sein. Die Haut ist unsere äußere Visitenkarte, sie prägt unser Aussehen und unser Selbstbild und kann sogar Hinweise auf innere Organerkrankungen geben.

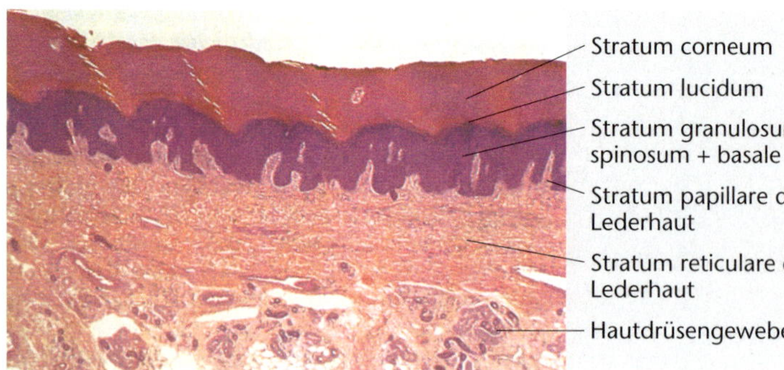

Abb. 9.2: Die Schichten der Epidermis im histologischen Schnitt. Die verhornten Anteile sind rot gefärbt, die restlichen Schichten der Epidermis violett. Darunter erkennt man rosa die Lederhaut mit Schweißdrüsenanschnitten. [X141]

Der Aufbau der Haut

Grob unterteilt besteht die Haut aus drei Schichten: der **Oberhaut** *(Epidermis)* als äußerster Schicht, der **Lederhaut** *(Korium)* und der darunter liegenden **Unterhaut** *(Subkutis)*. Epidermis und Korium, also die oberen Schichten, werden oft zur *Kutis* zusammengefasst.

Ferner unterscheidet man zwei Hauttypen: die **Leisten-** und die **Felderhaut.** Letztere hat ihren Namen durch gruppenförmig stehende Bindegewebspapillen der Lederhaut, welche die Hautoberfläche in Felder aufgeteilt erscheinen lassen. Die Felderhaut enthält Haare, Schweiß- und Talgdrüsen.

Die Leistenhaut wird dagegen durch kammartig stehende Bindegewebspapillen in Hautleisten aufgeteilt. Sie enthält Schweißdrüsen, aber keine Haare und Talgdrüsen. Man findet sie nur an den Handflächen und Fußsohlen.

Die Anordnung der Hautfelderungen oder Hautleistenmuster an einigen Körperstellen, z.B. an der Fingerbeere, ist individuell verschieden und z.B. die Basis für den den Menschen identifizierenden Fingerabdruck.

9.2 Die Oberhaut

Die **Oberhaut** *(Epidermis)* ist die äußerste Schicht der Haut. Sie ist gefäßlos und je nach Körperregion zwischen 30 µm (= 0,03 mm) und 4 mm dick.

Sie besteht aus einem mehrschichtigen verhornten Plattenepithel (☞ Abb. 4.3), das hauptsächlich aus **Keratinozyten** *(kernhaltigen Hornzellen)* aufgebaut ist. Diese Zellen produzieren den Hornstoff *Keratin*, der zum einen eine Wasser abweisende und mechanisch schützende Schicht bildet und zum anderen der Haut Festigkeit verleiht.

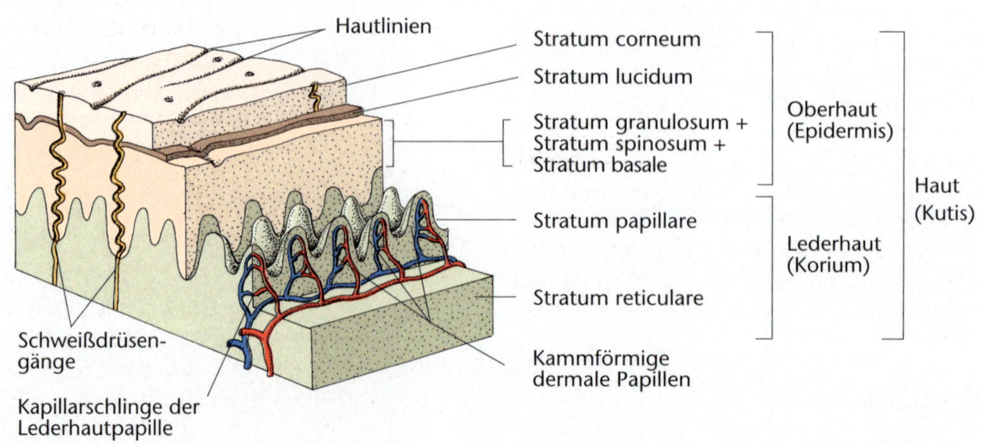

Abb. 9.1: Übersicht über den Aufbau der unbehaarten Haut (Leistenhaut). Man erkennt Epidermis und Korium. Die Subkutis ist nicht abgebildet. Die Hautoberfläche ist durch feine Rillen (Hautlinien) in Hautleisten aufgeteilt, an deren Kämmen die Ausführungsgänge der Schweißdrüsen enden.

9.2.1 Die Schichten der Oberhaut

Die Keratinozyten der Oberhaut sind normalerweise in vier Lagen aufgeschichtet. Wo die mechanische Belastung am größten ist, z.B. an den Hand- und Fußsohlen, hat die Epidermis sogar fünf Schichten.

Man unterscheidet vom Körperinneren zur Oberfläche hin:

- **Basalzellschicht** *(Stratum basale)*: So wird eine einfache Zellschicht aus sich ständig teilenden, länglichen Zellen genannt. Die durch fortlaufende Vermehrung neugebildeten Zellen schieben sich Richtung Oberfläche und werden dabei allmählich zu Zellen der Stachelzellschicht. Sie verlieren zunächst ihren Kern und werden dann abgeschilfert und von den nachdrängenden jüngeren Zellen ersetzt – ein Kreislauf ohne Ende. Die Basalzellschicht der haarlosen Haut führt berührungsempfindliche Nervenendigungen, die *Merkel-Tastscheiben* (☞ Abb. 12.4) genannt werden
- **Stachelzellschicht** *(Stratum spinosum)*: Diese Schicht besteht aus 8–10 Reihen von zum Teil melaninhaltigen Zellen mit stacheligen Ausläufern („spinosus" = stachelig), über welche die Zellen miteinander verbunden sind. Die Zellen bilden über diese Brücken ein Gerüst, das die Epidermis stabil hält
- **Körnerschicht** *(Stratum granulosum)*: Diese Schicht besteht aus 3–5 Reihen flacher Zellen, die *Keratohyalin* enthalten, eine zur Hornbildung (Keratinbildung) wichtige Substanz. Ferner scheidet die Körnerschicht ölähnliche Substanzen aus, die die Epidermis geschmeidig machen. In dieser Hautschicht verlieren die lebenden Keratinozyten ihren Kern
- **Stratum lucidum**: Diese Schicht findet sich nur an Handtellern und Fußsohlen. Sie besteht aus mehreren Reihen von durchsichtigen, flachen Zellen („lucidus" = leuchtend), die ebenfalls die Haut vor mechanischer Belastung schützen
- **Hornschicht** *(Stratum corneum)*: Diese Schicht besteht aus 25–30 Reihen flacher und vollständig mit Keratin gefüllter kernloser Zellen **(Korneozyten)**. Zwischen den Korneozyten liegt ein Fettfilm, der ähnlich wie Mörtel zwischen Steinen für die Festigkeit dieser Hautschicht sorgt und außerdem vor Verdunstung schützt. Die Korneozyten werden ständig abgeschilfert und stellen die eigentliche Trennschicht zwischen dem Körperinneren und der Außenwelt dar.

Melanozyten

In der Basal- und Stachelzellschicht findet man die **Melanozyten.** Sie produzieren **Melanin**, ein Pigment, das der Haut seine Farbe verleiht und die tieferen Hautschichten vor schädlichen UV-Strahlen schützt.

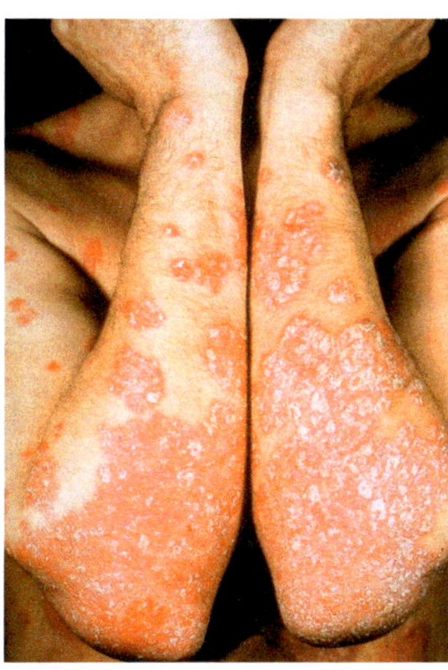

Abb. 9.3 (links): Schwere Form der Schuppenflechte (Psoriasis) mit typischem Verteilungsmuster an den Streckseiten der Extremitäten. Obwohl die Schuppenflechte nicht ansteckend ist, kann eine derart entstellende Hauterkrankung für zwischenmenschliche Kontakte eine Belastung sein. [U136]

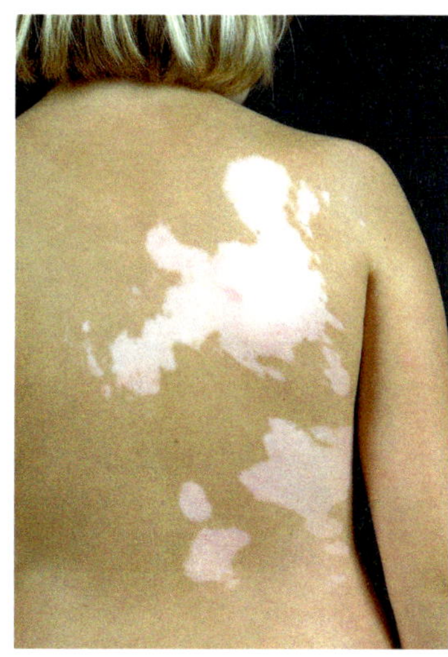

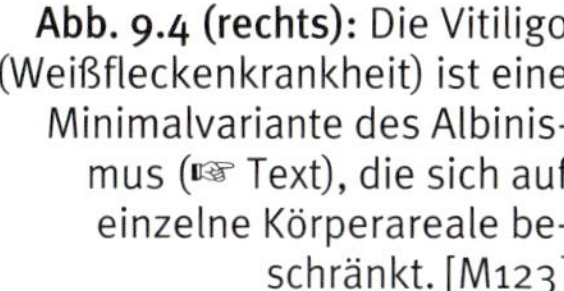

Abb. 9.4 (rechts): Die Vitiligo (Weißfleckenkrankheit) ist eine Minimalvariante des Albinismus (☞ Text), die sich auf einzelne Körperareale beschränkt. [M123]

Malignes Melanom
Melanozyten können zu Tumorzellen entarten. Es entsteht dann ein **malignes Melanom**, ein bösartiger Hauttumor, der nur in Frühstadien erfolgreich behandelt werden kann. Starke Sonnenbelastung der Haut fördert die Entstehung maligner Melanome.

9.2.2 Die Verhornung der Oberhaut

Das **Horn** gibt der Haut seine Wasser abweisende Eigenschaft. Die Verhornung erfolgt dadurch, dass die in der Basalschicht neu gebildeten Zellen in Richtung Hautoberfläche geschoben werden. Während dieser Wanderung verschwinden Zytoplasma, Zellkern und Zellorganellen und werden durch den Hornstoff **Keratin** ersetzt. Zuletzt werden die verhornten Zellen an der Oberfläche abgerieben. Dieser Prozess der Erneuerung mit seiner Wanderung der Zellen von innen nach außen dauert insgesamt ungefähr zwei Wochen.

Psoriasis

Ca. 3–5% der Bevölkerung leiden an einer Verhornungsstörung der Haut, der **Psoriasis** oder *Schuppenflechte*. Sie ist damit die häufigste Hauterkrankung. Die Psoriasis verläuft schubweise (chronisch-rezidivierend), wobei neue Schübe häufig durch Infektionen, Stress oder Medikamente ausgelöst werden. Ursächlich zugrunde liegend ist jedoch eine „falsche" Überreaktion des Immunsystems (Autoimmunerkrankung ☞ 6.7.2).

Durch die Verhornungsstörung kommt es vor allem an den Ellenbogen, den Knien und in der Kreuzbeinregion zu silbrig schuppenden, insgesamt aber stark geröteten Hautveränderungen, die zwar nicht schmerzen, aber oftmals jucken und entstellend wirken. Auch Nägel und Gelenke können mit erkranken.

Die Therapie ist langwierig; hornauflösende Substanzen (z.B. Salizylsäure), UV-Licht, Teerpräparate, Dithranol- und Kortisonsalben können Linderung (aber keine Heilung) bringen.

9.2.3 Die Hautfarbe

Die Hautfarbe wird bestimmt durch:

- Das **Melanin**, das von den Melanozyten gebildete Pigment der Epidermis
- Das **Karotin**, ein Pigment der Leder- und Unterhaut
- Die **Blutkapillaren** der Lederhaut – damit erlaubt die Hautfarbe Rückschlüsse auf Hautdurchblutung und Sauerstoffsättigung des Blutes. Beispiele sind die Blaufärbung der Lippen bei Sauerstoffmangel (*Zyanose* ☞ 15.6.4 und 17.9.4) oder die rosigen Wangen bei guter Sauerstoffsättigung.

Je nach Melaninanteil der Haut variiert die Hautfarbe zwischen blass, gelb und schwarz. Da die Melanozytenzahl bei allen menschlichen Rassen ungefähr gleich ist, ist die Hautfarbe auf die unterschiedliche Pigmentmenge, die diese Melanozyten produzieren, zurückzuführen.

Beim **Albinismus** (albus = weiß) kann die Epidermis wegen eines erblichen Fermentmangels kein Melanin produzieren. Das Pigment fehlt in Haut, Haaren und Augen, deren Regenbogenhaut wegen der durchscheinenden Blutgefäße rötlich erscheint. Diese Menschen sind sehr blass, extrem sonnenempfindlich und erkranken häufig an Hauttumoren, da das UV-Licht ungemindert die obersten Hautschichten durchdringt.

9.3 Leder- und Unterhaut

9.3.1 Die Lederhaut

Die unter der Oberhaut liegende, bindegewebige **Lederhaut** *(Korium, Dermis)* ist im Bereich der Leistenhaut (Hand- und Fußsohlen) bis zu 2,4 mm dick, dagegen nur 0,3 mm dünn an den Augenlidern, am Penis und am Hodensack. Sie verleiht der Haut einerseits

Reißfestigkeit, aber gleichzeitig auch die Möglichkeit zur elastischen Dehnung. Der Ausdruck Lederhaut rührt daher, dass aus der Lederhaut tierischer Häute durch Gerben Leder gewonnen wird.

Der obere Abschnitt der Lederhaut, die **Papillarschicht** *(Stratum papillare)*, besteht aus lockerem Bindegewebe, das feine elastische Fasern besitzt. Die Grenze zur Oberhaut ist durch kleine, zapfenartige Ausziehungen vergrößert, die *dermale Papillen* genannt werden (☞ Abb. 9.1). In ihnen verlaufen Blutkapillaren, die die Oberhaut versorgen. Die dermalen Papillen dienen nicht nur einer festen Verzahnung mit der Oberhaut, sondern werfen die Oberhaut auch zu linienartigen Mustern auf, den *Hautlinien*. Einige dermale Papillen enthalten Berührungsrezeptoren, die **Meissner-Tastkörperchen** (☞ Abb. 12.4), die vor allem im Bereich der Fingerbeeren vorkommen.

9

Der untere Abschnitt der Lederhaut, die **Geflechtschicht** *(Stratum reticulare)*, ist aus hartem Bindegewebe aufgebaut, das neben kollagenen und elastischen Fasern auch Blutgefäße, Fettgewebe, Haarfollikel, Nerven, Talgdrüsen und Gänge von Schweißdrüsen enthält. Die Kombination von kollagenen und elastischen Fasern macht die Haut elastisch und trotzdem stabil.

Schwangerschaftsstreifen

Bei manchen Frauen schafft es die Haut in der Schwangerschaft nicht ganz, mit dem Wachstum von Bauch und Brüsten Schritt zu halten. Es treten dann kleine Risse in der Haut auf, durch die die Gefäße bläulich-rot durchschimmern. Sie werden **Schwangerschaftsstreifen** oder *Striae* genannt. Auch hormonelle Einflüsse sind für das Entstehen verantwortlich. Vorbeugend wird empfohlen, in der Schwangerschaft die Haut sorgsam einzufetten, um ihre Elastizität zu verbessern.

9.3.2 Die Unterhaut

Die **Unterhaut** *(Subkutis)* besteht aus lockerem Bindegewebe. Sie ist die Verschiebeschicht der Haut zu den darunter liegenden Schichten wie *Muskelfaszien* (Muskelscheiden) oder *Periost* (Knochenhaut).

In der Unterhaut liegen die Schweißdrüsen, die unteren Abschnitte der Haarbälge sowie spezielle *Druck-* und *Vibrations-Tastkörperchen*, die nach ihren Entdeckern *Vater-Pacini-Lamellenkörperchen* genannt werden(☞ Abb. 12.4). In der Unterhaut verlaufen außerdem größere Blutgefäße und Nerven.

In die Unterhaut sind je nach Körperstelle, Geschlecht und Körperbau mehr oder weniger viele Fettzellhaufen eingelagert, zwischen denen straffe Bindegewebszüge verlaufen. Dieses **subkutane Fettgewebe** dient als Stoßpuffer, als Kälteschutz und als Energiespeicher.

Die unterschiedliche Beschaffenheit der Unterhaut spielt z.B. bei der Ausprägung von Ödemen und *Hämatomen* (Blutergüssen) eine Rolle: Je lockerer und fettärmer die Unterhaut, desto leichter breitet sich die Flüssigkeit aus.

Injektionen, die durch die Haut gehen

Die Unterhaut (Subkutis) ist nur gering durchblutet. Deshalb eignet sie sich als Injektionsort für Medikamente, die wegen einer gewünschten lang anhaltenden Wirkung langsam resorbiert werden sollen, z.B. den Blutzuckersenker Insulin (☞ 19.2.1) und den Gerinnungshemmer Heparin (☞ 14.5.8). Die bevorzugten Injektionsstellen für diese **subkutane Injektion** sind die Haut um den Nabel, der Oberschenkel sowie der Oberarme im dorsalen Bereich, da in diesen Bereichen die Subkutis besonders dick ist.

Die Haut wird zudem auch als Durchtrittspforte für Arzneimittelgaben in den Muskel und in die Venen und als Zielort für intradermale (intrakutane) Injektionen bei Allergietests gewählt. Man spricht entsprechend von **intramuskulären, intravenösen** und **intradermalen Injektionen** (☞ Abb. 9.5).

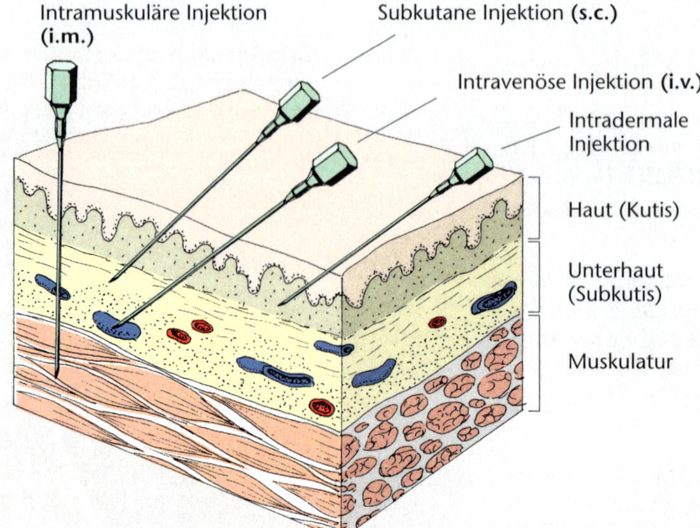

Abb. 9.5: Vier verschiedene Injektionsarten: subkutane Injektion (auch subcutan = s.c.), intradermale Injektion, intramuskuläre (i.m.) und intravenöse (i.v.) Injektion. Während sich bei der subkutanen Injektion das Medikament langsam im Körper verteilt, führt eine intravenöse Injektion sofort zu relativ hohen Wirkspiegeln im Blut, die aber auch rasch wieder abnehmen. Intramuskuläre Injektionen nehmen eine Mittelstellung ein. Intradermale Injektionen werden hauptsächlich bei Allergietests durchgeführt.

9.4 Die Hautanhangsgebilde

Unsere Haut ist nicht nackt: Sie besitzt **Hautanhangsgebilde,** nämlich Haare, Hautdrüsen und Nägel. Alle Hautanhangsgebilde durchstoßen den Oberhautbereich und münden auf die Oberfläche.

9.4.1 Haare

Haare *(Pili, Crines)* finden sich an fast allen Körperstellen der Felderhaut. Ihre wichtigste Aufgabe ist der Schutz des Körpers vor Kälte und mechanischer Belastung: Die **Kopfhaare** schützen den Schädel gleich einer luftigen Mütze vor zu starker Sonneneinstrahlung. Die **Augenbrauen** und **Augenwimpern** bewahren das Auge vor Fremdkörpern. Haare in den Nasenlöchern verhindern, dass Insekten oder Schmutzpartikel eingeatmet werden.

Man unterscheidet **Flaumhaare** *(Lanugo)* beim Feten, **Wollhaare** *(Vellus)* beim geborenen Kind und **Terminalhaare,** die im späteren Leben auf dem Kopf, als Augenbrauen und Wimpern, im Bart-, Brust- und Schambereich, im äußeren Gehörgang und am Naseneingang wachsen. Haare haben in fast allen Kulturen außerdem eine große ästhetische und identitätsstiftende Bedeutung (z.B. „Punker"). „Schöne" Haare zu haben bedeutet, gesund, gepflegt und attraktiv zu sein.

Anatomisch gesehen muss man sich ein Haar als einen Faden von zusammengeflochtenen, verhornten Zellen vorstellen. Es besteht jeweils aus einem **Haarschaft** und einer **Haarwurzel.** Die Wurzel reicht bis in die Kutis, manchmal auch bis in die Unterhaut.

Jedes Haar ist mit einer **Talgdrüse** vergesellschaftet, deren Ausführungsgang am Haarschaft mündet. Die Haarwurzel wird durch den **Haarfollikel** umschlossen. Er besteht aus zwei Schichten von epidermalen Zellen: dem *externen* und dem *internen Wurzelblatt.* Umgeben werden die beiden von der *bindegewebigen Wurzelscheide* **(Haarbalg).** Um die Haarfollikel herum enden Nervenfasern. Sie sind sehr empfindlich und registrieren auch feinste Haarbewegungen wie z.B. durch einen leichten Luftzug.

Das in der Haut gelegene Ende eines jeden Haares verbreitert sich in eine zwiebelförmige Struktur, den *Bulbus.* In seinem Kern befindet sich die *Haarpapille,* die viele Blutgefäße enthält und das wachsende Haar mit Nahrung versorgt. Der Bulbus enthält außerdem die Zellschicht, von der aus neue Haarzellen gebil-

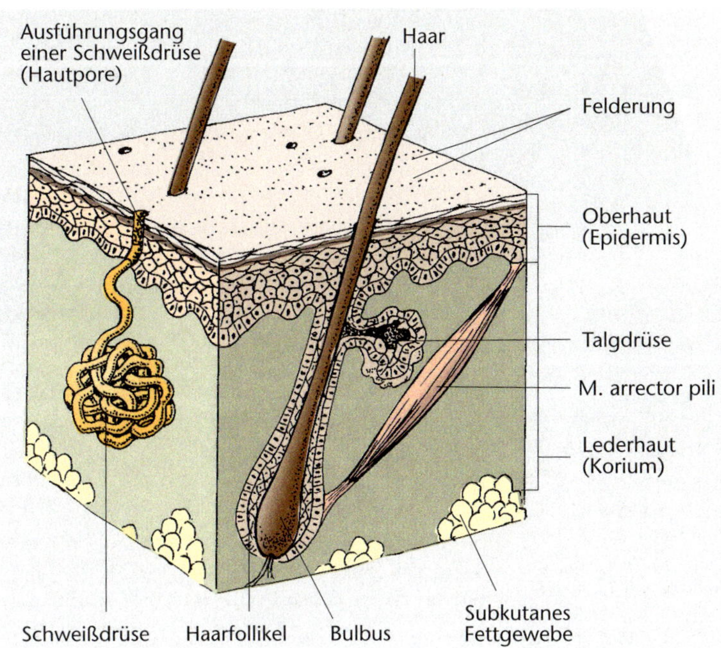

Abb. 9.6: Felderhaut mit Haaren, Talg- und Schweißdrüse. Die Haarwurzel entspringt einer bis in die Kutis-Subkutis-Grenze reichenden Ausstülpung der Epidermis. Jedes Haar besitzt eine Talgdrüse, die ihr Sekret entlang des Haares an die Hautoberfläche abgibt.

Physiologischer und pathologischer Haarausfall

Durch Erkrankungen, Medikamente, Bestrahlungen, psychischen Stress, höheres Lebensalter, hormonelle und genetische Einflüsse kann es zum *verstärkten Haarausfall* **(Effluvium)** und im Extremfall zur *Glatzenbildung* **(Alopezie)** kommen. Zugrunde liegen eine Zerstörung oder Degeneration des Haarschaftes, Veränderungen im Haarzyklus (beispielsweise *in* der Schwangerschaft Verlängerung der Ruhephase mit scheinbar größerem Haarausfall *nach* der Schwangerschaft) oder Änderungen der Haartypbildung (Bildung von Lanugohaaren anstelle von Terminalhaaren). Medikamente zur Tumorbekämpfung (*Zytostatika* ☞ 5.7.6.) führen sehr häufig zu einer vorübergehenden totalen Alopezie, was von den Betroffenen als sehr belastend erlebt wird.

Fast physiologisch ist die **chronische androgenetische Alopezie,** eine Glatzenbildung, die bei ca. 45% der Männer auftritt. Sie beginnt im Schläfenbereich mit sog. *Geheimratsecken* und kann bis zum völligen Haarverlust fortschreiten.

Der Haarausfall wird durch das männliche Sexualhormon *Testosteron* (☞ 21.1.3) und eine genetisch bedingte Veranlagung beeinflusst. Bei der Frau kommt diese Form der Alopezie auch vor, wenn auch viel seltener. Man unterscheidet zwei Formen, den männlichen Typ mit Geheimratsecken und den weiblichen Typ mit diffusem Haarausfall im Scheitelbereich. Die Therapiemöglichkeiten des Haarausfalls sind sehr begrenzt.

det werden, die *Matrix.* Entlang des Haarfollikels verläuft ein Bündel von glatten Muskelzellen. Dieses Bündel wird auch als *M. arrector pili* bezeichnet (☞ Abb. 9.6). Bei Kälte und Stress kontrahieren sich die Muskelfasern und stellen so die Körperhaare senkrecht: Es bildet sich die *Gänsehaut.*

Ein gesunder Erwachsener verliert durchschnittlich 70–100 Haare pro Tag. Die normale Wachstumsgeschwindigkeit von ca. 0,4 mm pro Tag und die natürliche Neubildung können diesen Verlust aber normalerweise kompensieren. Beim Kopfhaar z.B. dauert der natürliche Regenerationszyklus 3–5 Jahre, bei den Wimpern 3–5 Monate.

Die Haarfarbe

Die **Haarfarbe** wird vom Melaningehalt in den verhornten Zellen bestimmt. Eine verminderte Melaninproduktion und gleichzeitige Lufteinschlüsse im Haarschaft sind für den grau-weißen Haarton des alten Menschen verantwortlich.

9.4.2 Die Hautdrüsen

Bei den Hautdrüsen unterscheidet man *Talgdrüsen, Schweißdrüsen* und *Duftdrüsen.* Außerdem gibt es im äußeren Gehörgang noch Drüsen, die Ohrschmalz produzieren.

Die größte Hautdrüse ist eigentlich die weibliche Brust. Sie gehört aber funktionell zu den Geschlechtsorganen und wird deshalb im Abschnitt 21.2.9 behandelt.

Talgdrüsen

Talgdrüsen sind im Allgemeinen an Haarfollikel gebunden. Der sekretproduzierende Anteil der Drüsen liegt im Korium und öffnet sich in den Haarfollikel. Lippen, Penis, Eichel, kleine Schamlippen, Augen und Augenlider enthalten Talgdrüsen, die jeweils unabhängig von Haaren an der Oberfläche münden. Hand- und Fußsohlen besitzen keine Talgdrüsen. Das von den Talgdrüsen produzierte Sekret ist eine Mischung aus Fetten, Cholesterin, Protein und Elektrolyten.

Der Talg bewahrt das Haar vor Austrocknung und erhält die Haut geschmeidig, zudem verhindert er eine übermäßige Wasserverdunstung und das Wachstum von Bakterien.

Mitesser, Pickel und Akne

Wenn Talgdrüsenausgänge verstopfen und der Talg sich anstaut, entstehen **Mitesser** *(Komedonen).* Ihre schwarze Farbe entsteht durch den Farbstoff Melanin und oxidierte Fettanteile und hat nichts mit Schmutz zu tun. In der Pubertät nimmt die Talgproduktion vorübergehend zu. Aus diesem Grunde neigen Jugendliche besonders zu Pickeln.

9

Mitesser und Akne

Da der Talg ein guter Nährboden für Bakterien ist, können sich die Mitesser entzünden und daraus Knötchen (Papeln ☞ Abb. 9.7) und Pusteln („Pickel") entstehen. Als Verursacher dafür werden unter anderem die Bakterien *Propionibacterium acnes* und *Staphylococcus epidermis* angesehen, die häufig in den Ausführungsgängen der Talgdrüsen gefunden werden.

Bei **Akne** liegen viele, zum Teil entzündete, Mitesser vor. Betroffen sind vor allem die talgdrüsenreichen Bezirke wie Gesicht, Nacken, Brust und Rücken. Ursache ist eine übermäßige Talgproduktion *(Seborrhoe),* verbunden mit einer verstärkten Verhornung der Epidermis. Durch diese Verhornung verstopfen die Talgdrüsen, und infolgedessen kann der Talg nicht mehr richtig abfließen.

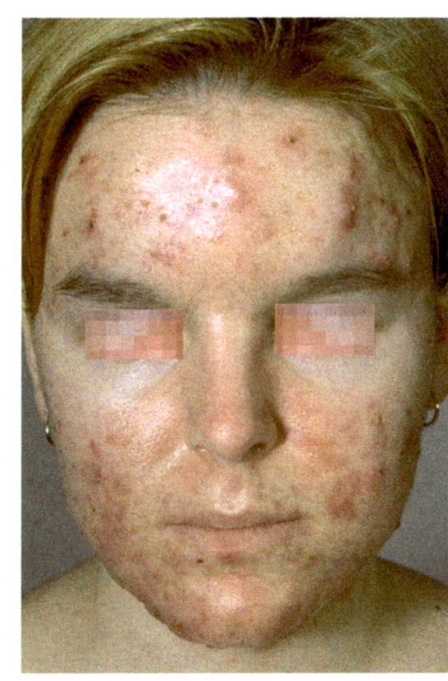

Abb. 9.7: Junge Frau mit Gesichtsakne. Hierbei handelt es sich um die schwerste Form, die *Acne conglobata,* mit großen entzündlichen Knoten und Abszessen, die oft tiefe Narben hinterlassen. [T096]

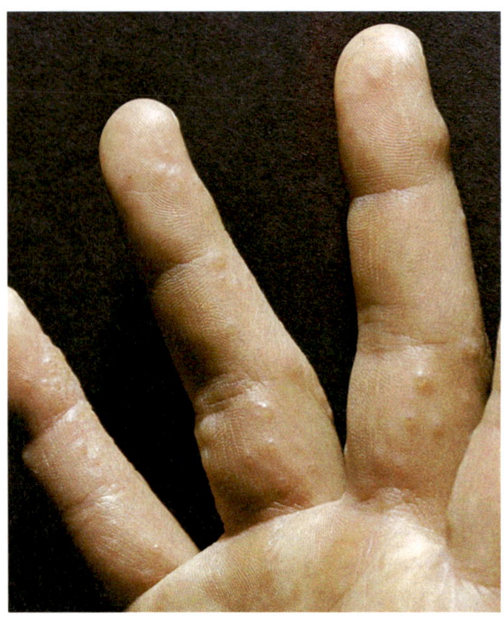

Abb. 9.8: Sagokornartige Bläschen an den Fingerinnenseiten bei der sog. Dyshidrose, einer Erkrankung der Schweißdrüsen. Die stark juckenden Bläschen sind Reaktion auf unterschiedliche Noxen (z.B. Nahrungsmittel oder Arzneimittel) und gehen meist mit einer zu starken Schweißdrüsensekretion einher. [E179-170]

9

Das Ohrschmalz

Spezialisierte Talgdrüsen im Gehörgang produzieren ein gelblich-bräunliches Sekret, das so genannte **Ohrschmalz** *(Cerumen)*. Es transportiert Schmutzstoffe und kleine Fremdkörper in Richtung Ohrmuschel, kann aber als *Zeruminalpfropf* auch den Gehörgang verlegen und zur Schwerhörigkeit führen.

Die Schweißdrüsen

Schweißdrüsen verteilen sich über die ganze Körperoberfläche. Lediglich der Lippenrand, das Nagelbett, Eichel, Klitoris, kleine Schamlippen und Trommelfell sind ausgespart. Schweißdrüsen haben die größte Dichte im Bereich der Hand- und Fußsohlen (☞ Abb. 9.8). Die Ausführungsgänge der Schweißdrüsen enden in einer **Hautpore**. Der **Schweiß** ist eine Mischung aus Wasser, Salz, Harnstoff, Harnsäure, Aminosäuren, Ammoniak, Zucker, Milchsäure und Ascorbinsäure (Vitamin C). Seine Aufgabe ist einerseits die Regulation der Körpertemperatur, zum anderen die Ausscheidung von Stoffwechselendprodukten. Zusätzlich wird durch das saure Sekret der Schweißdrüsen weiterhin (pH 4,5) der so genannte *Säureschutzmantel* der Haut hergestellt, der das Keimwachstum auf der Haut hemmt.

> **Hautpflege im Arbeitsalltag**
> Durch häufiges Waschen wird der Säureschutzmantel abgetragen, die Haut wird trocken, rissig und anfälliger für Entzündungen. Deshalb ist bei häufigem Waschen regelmäßiges Eincremen notwendig, um eine gewisse Rückfettung zu erreichen.

Die Duftdrüsen

Duftdrüsen befinden sich in den Achselhöhlen, der Schamregion und im Bereich der Brustwarzen. Sie produzieren ein duftendes Sekret. Die Sekretion ist durch psychische Faktoren beeinflussbar. Das Sekret der Duftdrüsen lässt zusammen mit dem typischen Schweißgeruch einen individuellen Körpergeruch entstehen.

9.4.3 Die Nägel

Nägel sind Platten von dicht gepackten, harten, verhornten Zellen der Oberhaut. Sie erleichtern das Greifen, den Umgang mit kleinen Gegenständen und verhindern außerdem Verletzungen an den Finger- und Zehenenden.

Der überwiegende Teil des sichtbaren Nagels, die **Nagelplatte**, erscheint wegen des darunter liegenden, gut durchbluteten Nagelbettes rosafarben. Auf diesem **Nagelbett** schiebt sich der Nagel nach vorne. Der weißliche, halbmondförmige Abschnitt am proximalen Nagelende heißt *Lunula*. Die Lunula erscheint weißlich, weil das darunter liegende Nagelbett wegen des dazwischen liegenden, dichten Stratum basale (auch *Nagelmatrix* genannt) nicht mehr durchscheinen kann. Das **Nagelhäutchen** *(Cuticula)* hat keine direkte Funktion, es entspricht dem Aufbau der Hornschicht der Epidermis.

Der Nagel wächst, indem sich die Oberflächenzellen der Nagelmatrix in verhornte, tote Nagelzellen umwandeln. Durchschnittlich beträgt der Längenzuwachs eines Fingernagels 0,5 – 1 mm pro Woche.

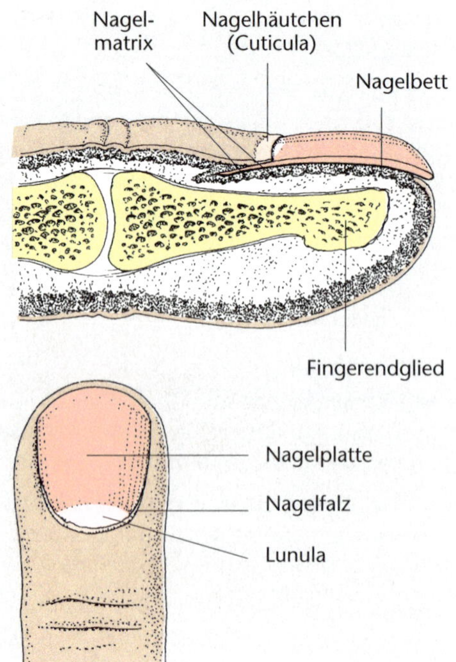

Abb. 9.9: Längsschnitt durch die Fingerspitze und den Nagel.

> **Krankenbeobachtung**
> Da die Nägel transparent (durchscheinend) sind, ist die Farbe des durchscheinenden Nagelbetts ein guter Beobachtungsparameter für die Durchblutung der Hände und für die Sauerstoffversorgung des Organismus: rosige Fingernägel bestätigen eine genügende Sauerstoffsättigung des Blutes; sind sie blau oder blass, so deutet dies auf einen Sauerstoffmangel (oder eine zu kalte Extremität) hin.

Der **Nagelfalz** – ein Hautwulst an den Rändern der Nagelplatte – ist eine Gefahrenstelle für das Eindringen von bakteriellen Infektionen, die als **Panaritium** *(Nagelbetteiterung)* heftige Schmerzen verursachen können.

9.5 Hauterkrankungen

Die **Dermatologie** („Haut-Heilkunde") beschäftigt sich mit den Hauterkrankungen *(Dermatosen)*. Dermatosen können als eigenständige Krankheitsbilder oder als Begleitsymptome bei internistischen Systemerkrankungen sowie Infektionen auftreten. Als Beispiel seien die begleitenden Hautausschläge bei Kinderkrankheiten wie etwa Masern genannt. Auch viele Allergien (☞ 6.7.1) äußern sich durch Hautsymptome.

> **Hautkrankheiten**
> Man weiß heute, dass für Entstehen, Verlauf und Schweregrad von Hauterkrankungen nicht nur die eigentlichen Krankheitsverursacher verantwortlich sind, sondern im besonderen Maße die Kombination von Krankheitsdisposition (Veranlagung) und Fähigkeit der Haut, auf schädigende Einflüsse zu reagieren. Es gibt viele Hautkrankheiten, die z.B. eine erbliche Veranlagung aufweisen oder überwiegend ein Geschlecht betreffen (Geschlechtsdisposition). Auch das Alter spielt eine entscheidende Rolle im Sinne einer erhöhten Anfälligkeit: Kinder bekommen oft Infektionskrankheiten, in der Pubertät ist die Akne besonders häufig, in der Schwangerschaft Striae und Pigmentflecken (Chloasmen), und im hohen Alter treten zunehmend Hauttumoren und Hautveränderungen durch eine zu lange Einwirkung von UV-Strahlen auf.

Effloreszenzen

Um bei der Vielzahl von möglichen Hauterscheinungen eine Systematik zu schaffen, haben Hautärzte die **Effloreszenzenlehre** entwickelt: **Effloreszenzen** („Hautblüten") sind alle

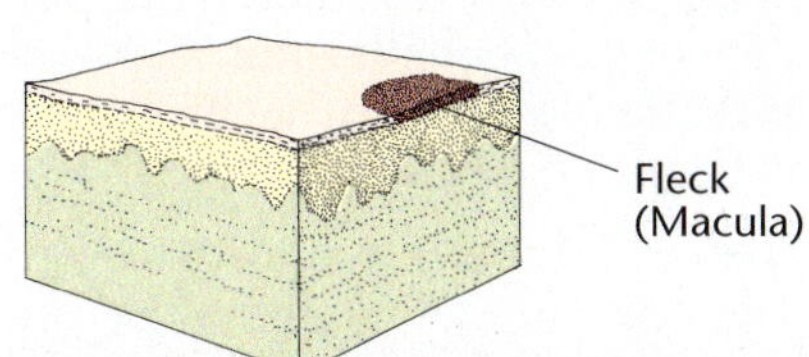

Der Fleck ist eine im Hautniveau liegende Farbänderung der Haut (z.B. Leberfleck).

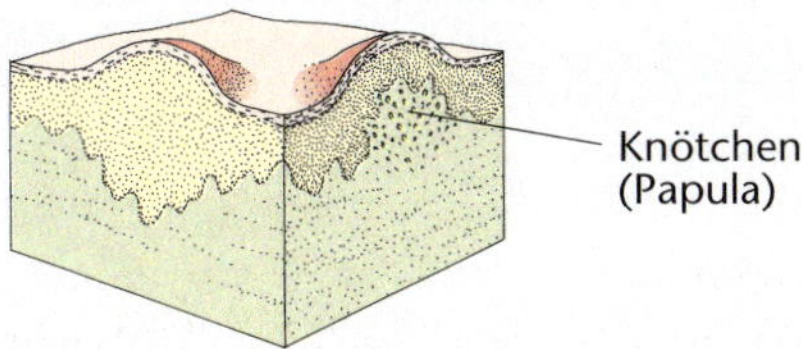

Beim Knötchen kommt es durch Verdickung der Ober- und/oder Lederhaut zu einer Vorwölbung der Haut

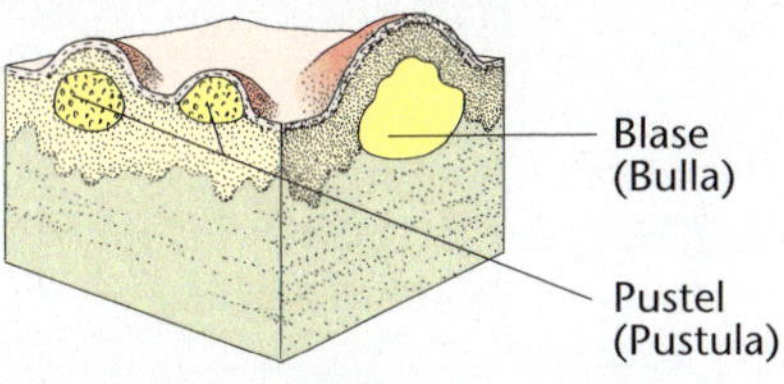

Die Blase ist ein mit Flüssigkeit gefüllter, erhabener Hohlraum.
Bei der *Pustel* handelt es sich um Eiterbläschen.

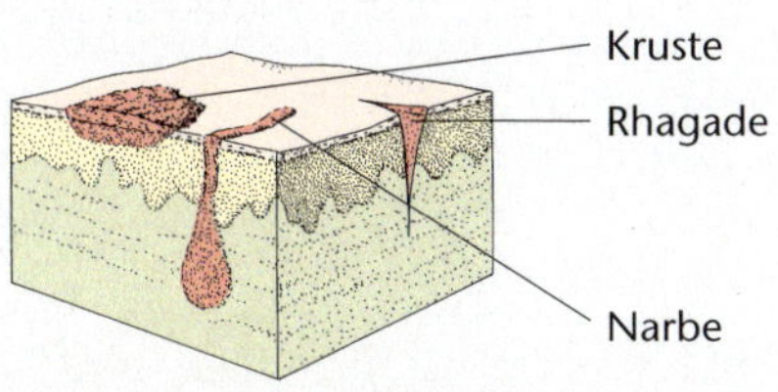

Kruste: auf der Hautoberfläche eingetrocknetes Sekret z.B. aus Wunde oder Pustel.

Eine *Narbe* ist eine bleibende Bindegewebsvermehrung nach einer Hautverletzung.

Als *Rhagade* bezeichnet man einen spaltförmigen Einriss der Haut infolge Überdehnung.

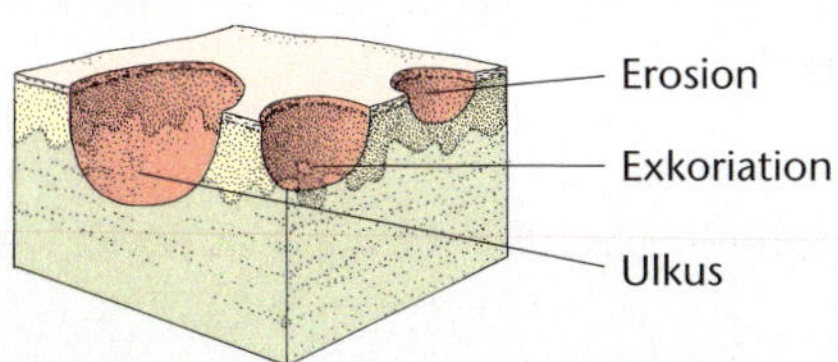

Erosionen sind oberflächliche Hautdefekte, die nur die Oberhaut betreffen.

Die *Exkoriation* geht bis in den oberen Anteil der Lederhaut.

Das *Ulkus* reicht noch tiefer in die Lederhaut (z.B. Dekubitus).

Abb. 9.10: Effloreszenzen.

sicht- und tastbaren Hautveränderungen (☞ Abb. 9.10). Aussehen und Verteilung der Effloreszenzen sind für manche Hauterkrankungen so charakteristisch *(pathognomonisch)*, dass es ohne weitergehende Untersuchung möglich ist, eine Diagnose durch genaues Ansehen zu stellen („Blickdiagnose", z.B. bei Windpocken oder Gürtelrose).

9.5.1 Dermatitis

Hautärzte verstehen unter einer **Dermatitis** eine akute, nicht-infektiöse, entzündliche Reaktion der Haut. Typische Befunde sind Rötung, Schwellung, Bläschenbildung, Nässen und Krustenbildung sowie starker Juckreiz.

Von der Ursache her unterscheidet man die **toxische Dermatitis** (☞ Abb. 9.11), die durch toxische (giftige, schädliche) Stoffe wie z.B. scharfe Putzmittel ausgelöst wird, und die **allergische Dermatitis** (☞ Abb. 9.13) als Ausdruck einer allergischen Reaktion (☞ 6.7.1) auf Stoffe der Umwelt oder Nahrungsmittel. Sowohl die toxische als auch die allergische Dermatitis können in chronische Verlaufsformen übergehen. Hautärzte sprechen dann oft von **chronischen Ekzemen.**

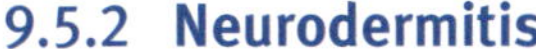

9.5.2 Neurodermitis

5 % der Erwachsenen und 10–20 % der Kinder leiden unter einer **Neurodermitis** *(atopische Dermatitis, endogenes Ekzem)*, einer chronisch wiederkehrenden Entzündung der Haut, die mit Juckreiz, Rötung, Nässen, Schuppung und Krustenbildung einhergeht (☞ Abb. 9.12).

Die atopische Dermatitis (gr. atopos = kein Ort, keine Zugehörigkeit) gehört zusammen mit dem Heuschnupfen und dem Asthma zum sog. **atopischen Formenkreis** (☞ 6.7.1), einem vielschichtigen Krankheitsbild, dessen

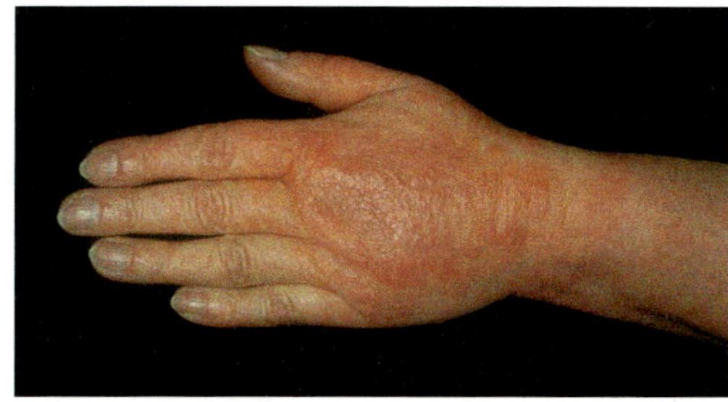

Abb. 9.13: Allergisches Kontaktekzem an der Hand mit Streuherden am Unterarm. [M123]

Pathogenese noch immer nicht vollständig geklärt ist. Neben einer deutlichen genetisch bedingten Veranlagung für eine gesteigerte Immunantwort auf Allergene (erhöhte IgE-Antikörperbildung) spielen eine trockene Haut, vegetative Dysregulationen und psychische Belastungen eine Rolle.

Die Erkrankung beginnt häufig als sog. Milchschorf im Säuglingsalter mit Befall des Gesichtes, Kopfes und Streckseiten der Extremitäten. Im späteren Leben ist der symmetrische Befall der Gelenkbeugen, des Gesichts, des Halses, des Nackens und der Brust charakteristisch.

Lindernd wirken fettende Salben („the fatter, the better"), lokale und systemische Kortisonbehandlungen, Verzicht auf „juckreizverstärkende" Lebensmittel (was jeder Betroffene selbst herausfinden muss; häufig sind es Kaffee, Tee, Schokolade, Nüsse und Tomaten) und UV-Bestrahlungen oder Klimakuren in warmen Ländern. Besonders bei Kleinkindern werden auch gute Erfolge mit „Außenseitermethoden" (z.B. Homöopathie) erzielt. Und 70 % der betroffenen Kinder werden (ob mit oder ohne Therapie) bis zur Pubertät symptomfrei.

9.5.3 Bakterielle Hautinfektionen

Auf jeder gesunden Haut leben unzählige Bakterien ohne Krankheitswert. Hautrisse und/

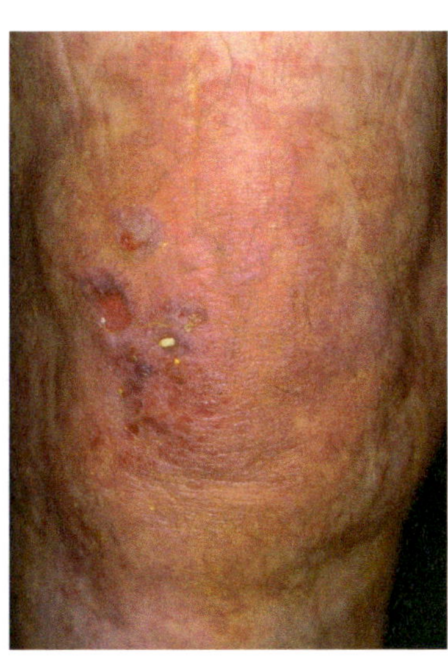

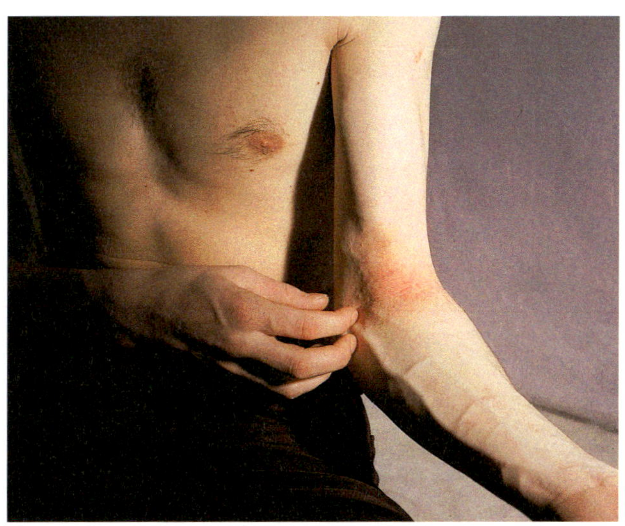

Abb. 9.11 (links): Toxisches Kontaktekzem am Knie. [M123]
Abb. 9.12 (rechts): Typischer Hautbefund bei mittelschwerer Neurodermitis. Bevorzugt in den Gelenkbeugen kommt es zu Rötungen und starkem Juckreiz mit nachfolgendem Kratzeffekt, Schuppung und Krustenbildung. Viele Neurodermitiker kratzen sich blutig auf. [K225]

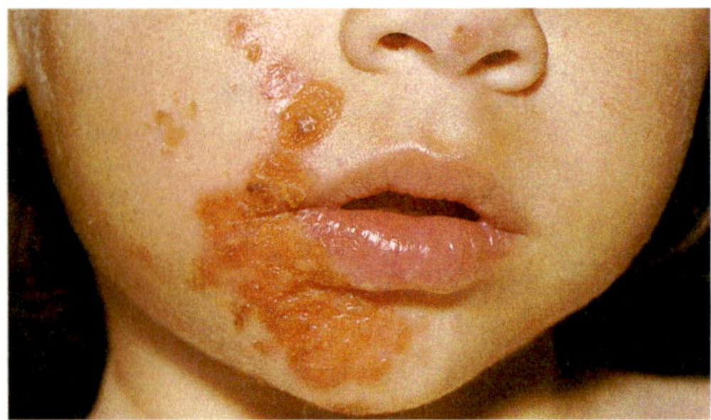

Abb. 9.14: Kind mit schwerer Impetigo im Gesicht. Diese bakterielle Infektion ist oft Folge ungenügender Hautpflege. Sie lässt sich durch Antibiotika-Salben meist rasch beseitigen. [E179-170]

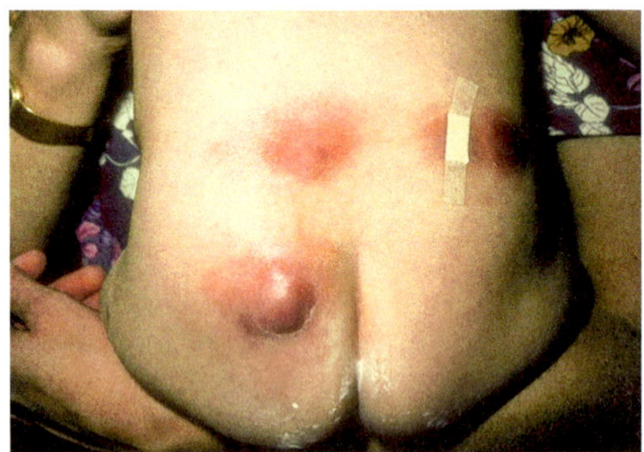

Abb. 9.15: Schwere Furunkulose bei einem Kind. Unten links hat sich eine abgekapselte Eitereinschmelzung (Abszess) gebildet, die chirurgisch geöffnet werden muss. Solch eine Eröffnung (Inzision) ist beim Abzess oben rechts (mit Pflaster) bereits geschehen. [M123]

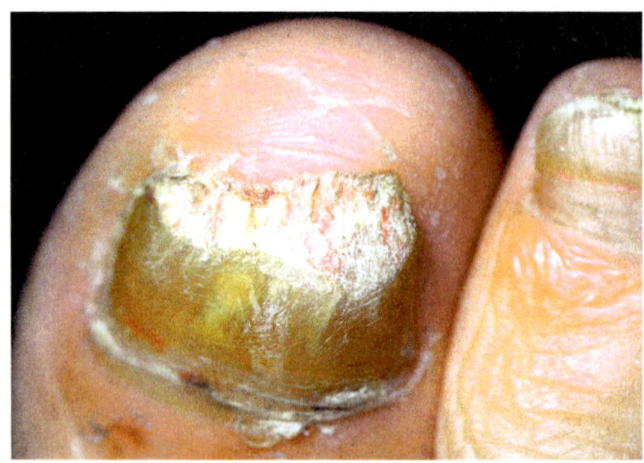

Abb. 9.16: Nagelmykose der Zehennägel. [T122]

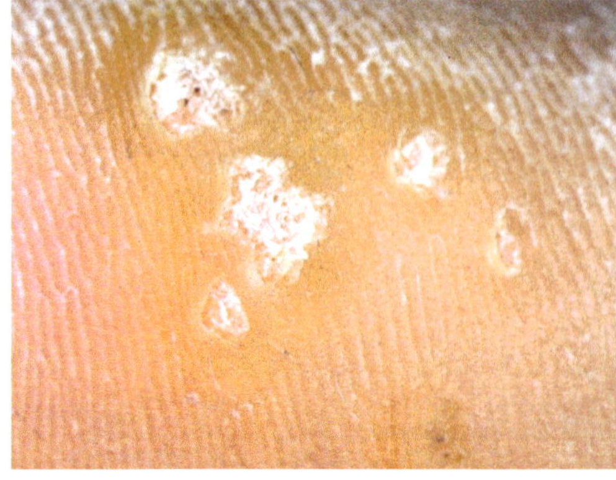

Abb. 9.17: Plantarwarzen der Fußsohle. Solche Warzen sind nach außen meist flach und unterbrechen optisch die Fußsohlenfurchung. [M123]

9

oder Abwehrschwäche können aber dazu führen, dass sich eine bakterielle Hautinfektion **(Pyodermie)** entwickelt. Typische bakterielle Hautinfektionen sind:

- Das **Erysipel (Wundrose):** eine häufig von einem kleinen Hautriss (z.B. in den Zehenzwischenräumen oder im Gesicht) ausgehende, sich flächenhaft ausbreitende Hautinfektion durch Streptokokken (☞ 6.9.2). Sie lässt sich durch frühzeitige hochdosierte Antibiotikagabe gut behandeln
- Die **Phlegmone:** eine flächige, sich in Gewebsspalten ausbreitende Entzündung durch Staphylokokken oder Streptokokken. Ein Beispiel ist die gefährliche Fingerphlegmone, die sich nach Fingerverletzungen entlang einer Sehnenscheide ausbreitet
- Die **Follikulitis:** eine meist durch Staphylokokken bedingte Entzündung der Haarfollikel. Breitet sich die Entzündung im Gewebe weiter aus, so kann sich daraus ein Furunkel oder ein Abszess (abgekapselte Eitereinschmelzung ☞ Abb. 9.15 und 5.4.6) entwickeln
- **Impetigo** (*Eiter-, Pustelflechte* ☞ Abb. 9.14): Vor allem bei Kindern auftretende eitrige Hautinfektion, hervorgerufen durch Staphylo- und Streptokokken. Meist im Gesicht und am Kopf auf dem Boden einer vorbestehenden Hauterkrankung (Ekzem, Mundwinkelrisse). Durch Berühren (Kratzen) mit den Fingern kann die Infektion sowohl auf andere Körperteile als auch auf andere Personen übertragen werden.

9.5.4 Pilzinfektionen der Haut (Dermatomykosen)

Pilze sind häufig „Gäste" auf unserer Haut und führen, wenn sie gute Wachstumsbedingungen finden, zu oberflächlichen Infektionen, den **Dermatomykosen.** Neben feuchter Wärme bevorzugen Pilze einen Ort oder Wirt mit herabgesetzter Resistenz, weshalb besonders abwehrgeschwächte Patienten, z.B. Diabetiker, und andere chronisch Kranke betroffen sind.

Typischerweise bemerkt der Patient einen zunehmenden Juckreiz; die betroffenen Hautabschnitte zeigen meist scharf begrenzte, rötliche, schuppende Herde mit betontem Randwall und zentraler Abblassung. Die Schuppen können zur Diagnose des Pilzbefalls verwendet werden.

Dermatomykosen sind durch konsequente äußerliche Therapie mit Antimykotika (z.B. *Clotrimazol,* etwa in Canesten®) 3–6 Wochen gut behandelbar, neigen jedoch zum wiederholten Auftreten.

Grundsätzlich sind zwei Pilzarten die Hauptverantwortlichen für die meisten Dermatomykosen: die **Fadenpilze** und die **Sprosspilze,** auch Hefen genannt (Übersicht ☞ 6.12).

Die häufigste Infektion der Haut ist der Pilzbefall der Zehenzwischenräume mit *Fadenpilzen.* Etwa die Hälfte der Erwachsenenbevölkerung ist davon betroffen („Fußpilz").

Geschlossenes Schuhwerk und Schweißbildung (Turnschuhe) fördern das Wachstum der Pilze, die leicht beispielsweise über feuchte Roste in Schwimm- oder Sportanlagen „eingefangen" werden können. Aber auch alle anderen „feuchten Kammern" des Körpers werden leicht von Pilzen befallen, so z.B.:

- Die Leisten (Hodensack, weibliches äußeres Genitale und Innenseite der Oberschenkel)
- Die Hautfalten unter der weiblichen Brust
- Die Beugefalten.

Auch Finger- und Fußnägel können sich mit Pilzen infizieren (*Nagelmykose* ☞ Abb. 9.16).

Die *Sprosspilze* (Hefen) bilden die zweitwichtigste Erregergruppe von Dermatomykosen. Hefen wie Candida albicans sind häufige Verursacher der *Windeldermatitis;* der warme, feuchte, von einer Kunststoffwindel umschlossene Pobereich des Babys bildet eine ideale Brutstätte. Aber auch bei Erwachsenen gedeihen Sprosspilze, vor allem in Hautfalten wie Achselhöhlen, Analfalte und Leiste (*Intertrigo* lat. Wundreiben).

9.5.5 Virusinfektionen der Haut

Viren besetzen häufig Hautzellen als ihren Lebensraum und verursachen so je nach Virustyp unterschiedliche Krankheitsbilder: Herpesinfektionen (☞ 6.10.1), Gürtelrose (☞ 6.10.1) und viele Kinderkrankheiten wie z.B. Windpocken (☞ Abb. 6.31) sind viraler Genese.

Auch **Warzen** *(Verrucae)* werden durch ein Virus, das *Papilloma-Virus,* verursacht. Man unterscheidet je nach Lokalisation und Virustyp unterschiedliche Formen:

- *Flachwarzen* **(Verrucae planae juveniles)** treten häufig bei Kindern auf, sind leicht gerötet und von einer dünnen Hornschicht bedeckt. Sie treten fast immer in Gruppen auf, meist im Gesicht oder an den Händen
- *„Gemeine" Warzen* **(Verrucae vulgares)** sind harte Hautauswüchse mit zerklüfteter Oberfläche und befallen vor allem Hände und Füße
- *Feigwarzen* **(Condylomata acuminata)** treten in der After- bzw. Geschlechtsgegend auf, wo sie durch Feuchtigkeit und kleine Hautrisse ideale Wachstumsbedingungen finden. Sie werden durch Geschlechtsverkehr übertragen
- *Plantarwarzen* **(Verrucae plantares)** finden sich auf der Fußsohle. Sie können wie ein Dorn in die Tiefe wachsen und erheblich schmerzen. Häufig treten sie bei Schulkindern auf, die sich z.B. im Schwimmbad angesteckt haben (☞ Abb. 9.17).

9.5.6 Dekubitus

Durch länger dauernde Druckeinwirkung auf die Haut drohen über eine Kompression der hautversorgenden Gefäße Durchblutungsstörungen. Folge ist eine Mangelversorgung der Haut mit Sauerstoff, die zunächst zu einer Rötung führt. Später stirbt die Haut ab, und es bilden sich Hautdefekte, die bis auf Muskeln und Knochen hinunterreichen können (**Dekubitus**).

Dekubitusgefährdet sind vor allem bettlägrige Patienten. Besonders betroffen sind die Körperregionen, an denen die Haut dem Knochen beim Liegen direkt aufliegt, beispielsweise Kreuzbein, Ferse und Knöchel. Dies zeigt Abb. 9.18 und besonders eindrücklich Abb. 6.20.

Dekubitusprophylaxe

Zur Vorbeugung eines Dekubitus lagern die Pflegenden jeden bettlägerigen Patienten regelmäßig um. Wichtig sind außerdem gründliche Körperpflege, regelmäßige Begutachtung der Haut, druckreduzierende Lagerung, beispielsweise auf Spezialmatratzen, und durchblutungsfördernde Maßnahmen, vor allem Krankengymnastik.

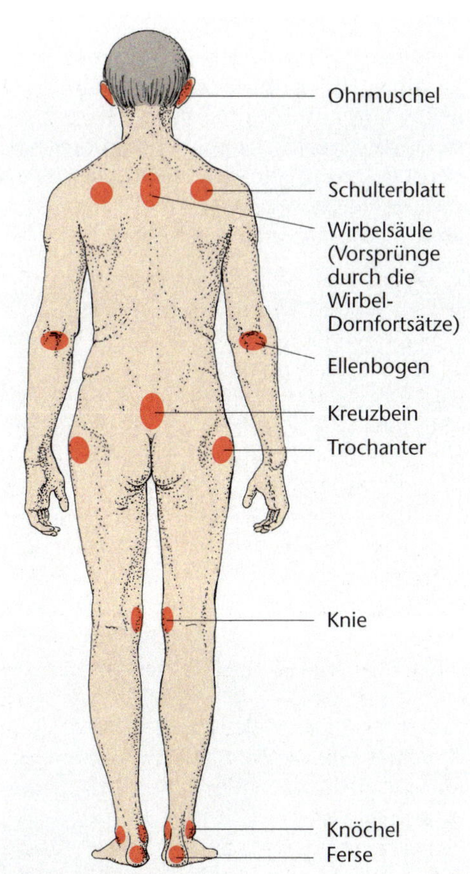

Abb. 9.18: Die eingefärbten Körperregionen sind besonders vom Dekubitus bedroht.

9.6 Therapieprinzipien bei Hauterkrankungen

Hauterkrankungen werden durch zwei unterschiedliche Ansätze behandelt; durch systemische Therapie (von innen) oder Lokaltherapie (von außen).

Systemische Therapie. Medikamente werden dem Körper in Form von Tabletten oder Spritzen zugeführt, um so ausreichende Wirkspiegel im Blut zu erzielen. Über das Blut erreichen sie dann die erkrankte Haut, allerdings auch andere Organe, was zu erheblichen Nebenwirkungen führen kann.

Lokaltherapie. Durch äußere (externe) Anwendung von Medikamenten (**Lokaltherapeutika** oder *Externa* genannt) wird gegenüber der systemischen Gabe meist eine höhere Wirkstoffkonzentration am Erkrankungsherd bei gleichzeitig geringerer Nebenwirkungsrate am übrigen Körper erreicht. Voraussetzung ist allerdings, dass die Medikamente in die erkrankte Haut eindringen können.

Lokaltherapeutika bestehen meist aus drei Anteilen: dem *Grundstoff*, dem *Wirkstoff* (eigentliches Medikament) und *Zusatzstoffen* (z.B. Konservierungsmittel).

Grundstoffe

Der **Grundstoff** dient als Träger und Verdünnungssubstanz für das Medikament. Seine Zusammensetzung hat einen entscheidenden Einfluss auf die Eindringtiefe und damit die Wirksamkeit. Außerdem pflegt der Grundstoff die Haut und ist speziell auf die individuelle Hautbeschaffenheit abgestimmt:

- *Fettige Grundstoffe,* z.B. Vaseline, glätten in Form einer **Fettsalbe** raue, spröde Haut und sind zur Behandlung von schuppenden Hauterkrankungen und zum Einbringen von tiefenwirksamen Substanzen sinnvoll. Allerdings behindern sie die Verdunstung und Wärmeabgabe der Haut, ein Anstau von Schweiß und Sekreten ist möglich
- *Flüssige Grundstoffe,* z.B. Wasser oder Alkohol, haben eine kühlende, entzündungshemmende, juckreizmindernde Wirkung und ermöglichen eine gleichmäßige Verteilung der Wirkstoffe auf der Haut. Flüssige Grundstoffe trocknen aber bei häufigem Gebrauch die Haut stark aus. Bei wässrigem Grundstoff spricht man von einer **Lösung**, bei alkoholischem von einer **Tinktur**
- *Feste Grundstoffe,* z.B. Zinkoxid oder Talkum, saugen als **Puder** Sekrete von der Hautoberfläche auf und wirken dadurch austrocknend. Ungeeignet sind Puder bei sehr trockener Haut und bei stark nässenden Hauterkrankungen, weil die Puderteilchen mit Schweiß und Sekret Klumpen bilden, die dann die Haut zusätzlich reizen.

Um eine an den Hauttyp optimal angepasste Salbengrundlage zu erhalten, werden die Grundstoffe häufig kombiniert:

- Eine **Schüttelmixtur** *(Lotio)* ist eine Mischung aus Puder mit Flüssigkeit. Nach dem Auftragen verdunstet der flüssige Anteil, während der Puder auf der Haut haften bleibt. Die Wirkung der Schüttelmixtur entspricht also in etwa der des Puders, hat aber den Vorteil der gleichmäßigeren Verteilung
- Die **Paste** ist ein Gemisch aus Puder und fettigem Grundstoff. Je nach relativem Puderanteil gibt es harte Pasten, die stark austrocknend wirken, und weiche, mehr fettende Pasten (z.B. „weiche Zinkpaste"), die die Haut abdecken, schützen und pflegen
- *Lotion*, *Creme* und *Kühlsalbe* sind Mischungen aus festen und flüssigen Wirkstoffen, wobei die **Lotion** den höchsten Wasseranteil und die **Salbe** den höchsten Fettanteil besitzt. Die **Creme** nimmt eine Mittelstellung ein. Je höher der Flüssigkeitsanteil ist, desto stärker wirkt der Grundstoff austrocknend. So empfiehlt es sich, bei trockener Haut eher eine Creme oder Salbe, bei fettiger Haut dagegen eine Lotion einzusetzen.

9

Wirkstoffe

Wirkstoffe werden je nach zugrunde liegender Hauterkrankung den Grundstoffen zugesetzt. Die wichtigsten Wirkstoffe sind *Glukokortikoide* zur Unterdrückung unerwünschter Immunreaktionen (☞ 6.7), *Antibiotika* bei bakteriellen Infektionen, *Antimykotika* bei Pilzinfektionen, *Virostatika* bei viralen Infektionen, *Antipruriginosa* (juckreizstillende Medikamente) bei Juckreiz und *Keratolytika* (Hornhautlöser) gegen übermäßige Hornhautbildung.

Zusatzstoffe

Zusatzstoffe sind Hilfsstoffe, die als *Emulgatoren* die Vermischung (Emulgation) der fetten und flüssigen Grundstoffanteile verbessern oder als *Konservierungsstoffe* die Haltbarkeit insbesondere von fettigen Grundstoffen erhöhen. *Geruchsstoffe,* z.B. Parfüm, sorgen für einen angenehmen Geruch des Präparates. *Stabilisatoren* halten die vermischten Substanzen dauerhaft zusammen.

Viele Patienten reagieren allergisch auf Lokaltherapeutika, wobei sich die Allergie sowohl gegen den Grundstoff als auch die Wirkstoffe oder Zusatzstoffe richten kann. Deswegen ist es in vielen Fällen sinnvoll, ein Lokaltherapeutikum durch den Apotheker nach individueller Rezeptur des Dermatologen anfertigen zu lassen. Diese Präparate enthalten normalerweise keine oder wenigstens genau bekannte Zusatzstoffe.

9.7 Gesundheit und Lebensstil: „Schön“ braun? – Sonne und Hauttumoren

Sonnenstrahlen bringen den Kreislauf in Schwung, Haut und Organe werden besser durchblutet. Sonnenstrahlen machen glücklich, wir fühlen uns besser, attraktiver und leistungsfähiger. Aber was sind Sonnenstrahlen überhaupt? Sonnenstrahlen bestehen zu 52 % aus sichtbarem Licht, zu ca. 44 % aus den Wärme spendenden Infrarotstrahlen und nur zu ca. 4 % aus ultravioletten Strahlen (je nach Wellenlänge als UVA, UVB oder UVC bezeichnet). Doch letztere – weder sicht- noch spürbar – haben's in sich: UVB-Strahlen sind nötig für die Synthese des lebenswichtigen Vitamin D. Wenige Minuten täglich genügen allerdings, um von diesen positiven Eigenschaften der Sonne zu profitieren.

Flächenbrand mit Folgen

Um an die begehrte Sommerbräune zu gelangen, rösten sich jedes Jahr Millionen Menschen in der gleißenden Sonne. Abends glüht dann der **Sonnenbrand**, eine Verbrennung ersten Grades, also eine Schädigung der oberen Hautschichten. Leider herrscht immer noch landläufig die Auffassung *„erst rot, dann braun“*. Wer jedoch einen kräftigen Sonnenbrand hatte, wird seine braune Haut nicht mehr lange zu Markte tragen können. Die durch die aggressiven UVB-Strahlen „verbrannten“ obersten Hautschichten werden schnell abgestoßen, alles Grillen war umsonst.

Hat die Haut dagegen genügend Zeit, sich an die UV-Strahlung anzupassen, bilden die Melanozyten (☞ 9.2.1) ausreichend Pigment, das dann die ersehnte braune Hautfarbe bringt. Diese Bräunung und eine gleichzeitige Verdickung der Hornhaut stellen einen Versuch der Haut dar, sich vor den UV-Strahlen zu schützen. Es wird damit klar, dass es eine gesunde Bräunung nicht gibt. Sie ist immer ein Zeichen dafür, dass die Haut angegriffen ist.

Langzeitschäden

Ob sich die Sonnenbräune langfristig aus kosmetischer Sicht lohnt, ist zweifelhaft: Der der Haut Straffheit und Jugendlichkeit verleihende Baustein Kollagen (☞ 4.3.4) leidet unter der UV-Strahlung und altert vorzeitig; die braune Schönheit bekommt früh ein Knittergesicht.

Es kann aber noch schlimmer kommen: Auch die Erbsubstanz der Hautzellen kann durch die UV-Strahlung geschädigt werden. Die geschädigten Zellen sterben im günstigeren Fall ab. Sie können sich aber auch weiter teilen und letztendlich zu Hauttumoren führen.

Meistens handelt es sich um Tumoren, die von der Oberhaut ausgehen und seltener oder gar keine Metastasen entwickeln, so genannte Spinaliome (die sich von Zellen der Stachel-

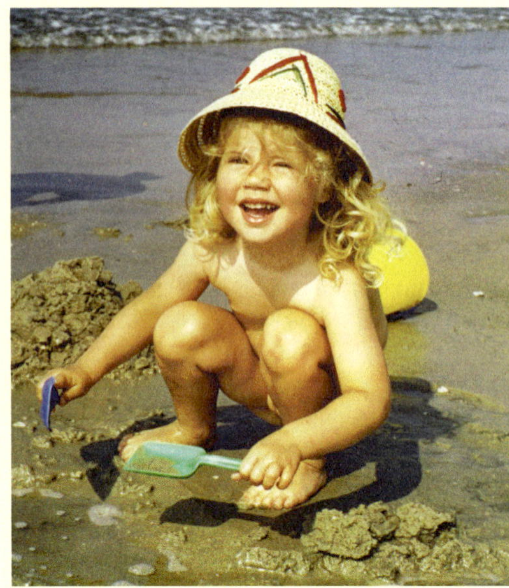

Abb. 9.19: Besonders Kinder sollten sich nicht zu lange in der Sonne aufhalten und z.B. durch einen Hut und Sunblocker geschützt werden. [O200]

zellschicht ☞ 9.2.1 ableiten) oder Basaliome (die aus dem Stratum basale ☞ 9.2.1 entspringen). Beim Stichwort *„Krebs durch Sonne“* denken aber die meisten an das dunkle **maligne Melanom**, den bösartigsten Hauttumor. Er besteht aus entarteten Melanozyten, metastasiert rasch und ist dann oft nicht heilbar. Folgende vier Kriterien unterscheiden das Melanom vom harmlosen Leberfleck *(ABCD-Regel)*:

- *Asymmetrie:* unregelmäßige, nicht runde Form
- *Begrenzung:* ausgefranste, unscharfe Ränder
- *Color (Farbe):* ungleichmäßig, verschiedenfarbig, fleckig
- *Durchmesser:* 5 mm oder mehr.

Begünstigend: Freizeitverhalten ...

Die Häufigkeit von Hautkrebs ist in den letzten Jahren dramatisch angestiegen. Zurzeit liegt die Hautkrebshäufigkeit in Mitteleuropa um 1 % – mit steigender Tendenz: Mit einer jährlichen Zunahme von schätzungsweise 7 % ist der Hautkrebs die Krebsform mit dem höchsten Anstieg überhaupt!

Mediziner sehen dies als Folge eines geänderten Freizeitverhaltens. Seit den 50er Jahren des 20. Jahrhunderts gilt braun als schick und gesund, und mit zunehmendem Wohlstand wurde die attraktive Bräune auch für immer mehr Menschen erschwinglich. Doch nach heutigem Kenntnisstand erhöht gerade die kurzzeitige, exzessive Sonneneinstrahlung des Urlaubs im Süden das Risiko für das besonders gefährliche maligne Melanom (☞ Abb. 9.20) Noch mehr sind Kinder gefährdet: Sonnenbrände in der Kindheit vergisst die Haut nie.

... und Ozonloch

Diese Verschlimmerung wird durch das viel diskutierte **Ozonloch** begünstigt. Ozon schluckt die schädlichen UV-Strahlen, so dass nur ein Bruchteil des UV-Lichts von der Sonne die Erdoberfläche erreicht. Die Ozonschicht zersetzt sich jedoch unter dem Einfluss von *Fluorchlorkohlenwasserstoffen (FCKW),* die die Industrie v.a. zur Kühlung und als Treibgas einsetzt. Die schädlichen UV-Strahlen gelangen deshalb zunehmend ungefiltert zur Erde.

Lieber raus aus der Sonne

Schon jetzt heißt es für den größten Teil der Deutschen: *Möglichst schnell raus aus der Sonne!* Ungefähr 78 % von uns haben nämlich den so genannten *Hauttyp III*, den Mischtyp. Die Stiftung Warentest hat ausgerechnet, dass ein Mensch mit diesem Hauttyp an einem sonnigen Junitag in Mitteleuropa ungeschützt nur 20 Minuten in der Sonne bleiben darf, ohne Schäden zu riskieren. Noch kürzere Zeiten gelten am Meer oder im Hochgebirge: Wasser, Sand und Schnee reflektieren die UV-Strahlen und vervielfachen damit ihre Intensität.

Sommer- und Wintertipps

- Zwischen 11 und 15 Uhr Schatten suchen
- An die 3 „Hs“, Hut, Hemd, Hosen (geeignete Bekleidung) und Sonnenbrille denken
- Hauttyp berücksichtigen und immer Sonnenschutz mit hohem Lichtschutzfaktor (mind. 15) verwenden
- Kleinkinder im ersten Jahr *nie* der Sonne aussetzen
- In den Bergen auch bei Nebel oder Wolken Sonnenschutz mit hohem Lichtschutzfaktor benutzen
- Im Schnee oder Gebirge für Lippen, Nase, Ohren oder empfindliche Haut Sunblocker verwenden
- Im Gebirge Sonnenbrille mit Seitenschutz tragen.

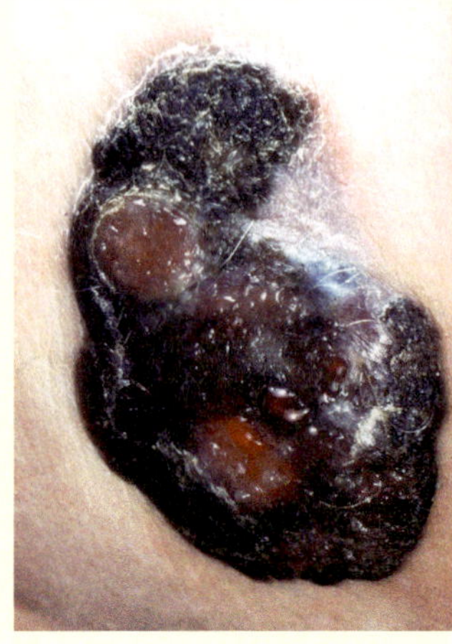

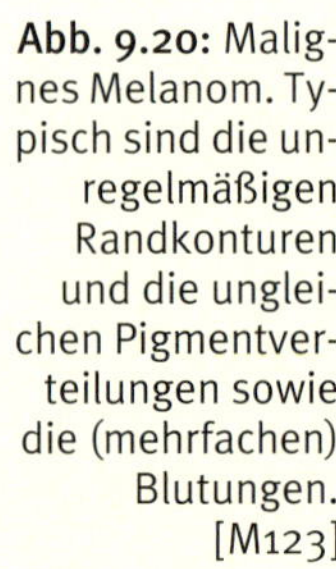

Abb. 9.20: Malignes Melanom. Typisch sind die unregelmäßigen Randkonturen und die ungleichen Pigmentverteilungen sowie die (mehrfachen) Blutungen. [M123]

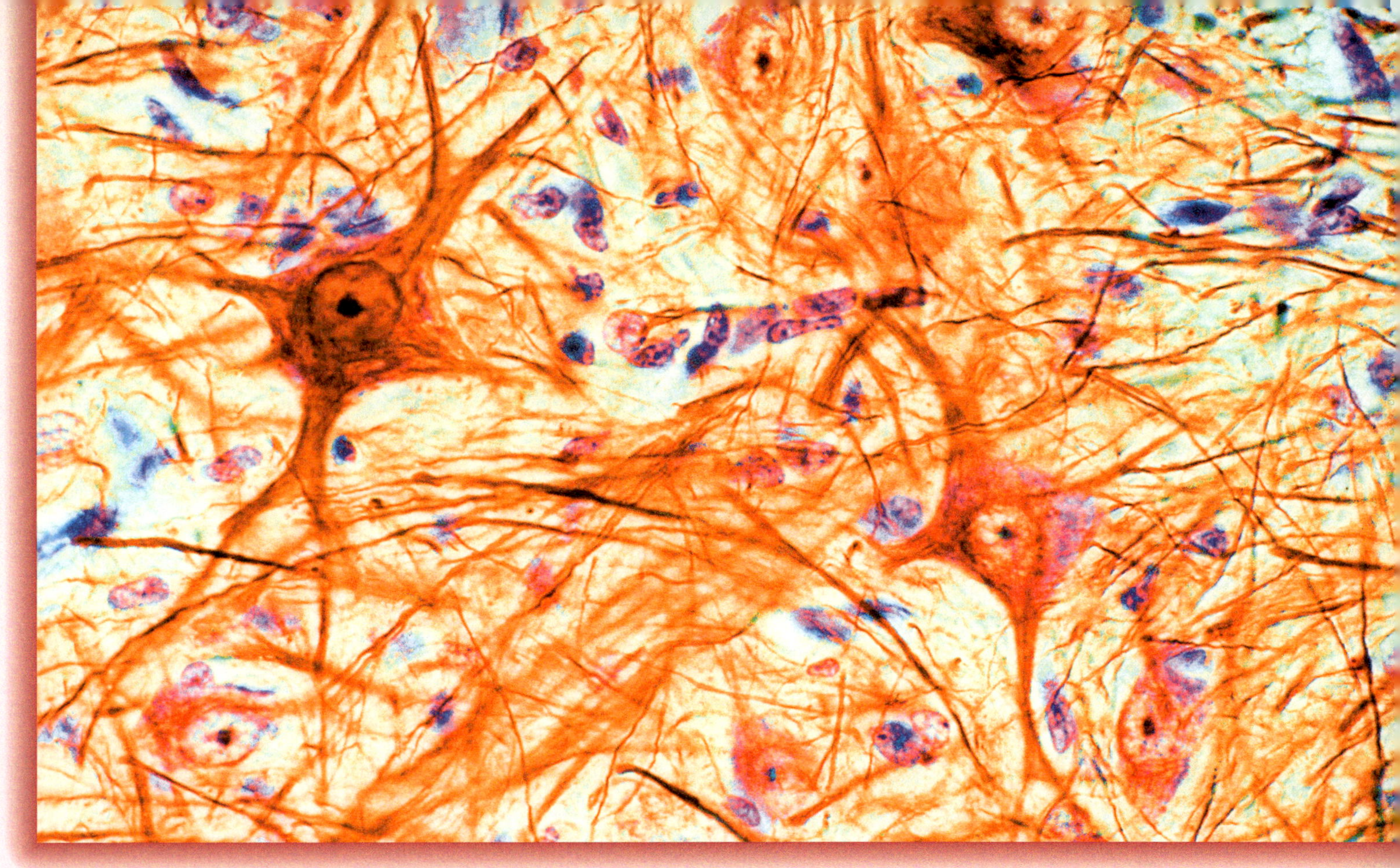

10 Das Nervengewebe

10

10.1 Aufgaben und Organisation des Nervensystems

Die Gesamtheit der Nervengewebe des Menschen wird als **Nervensystem** bezeichnet. Das Nervensystem ist Thema des Kapitels 11, aus didaktischen Gründen hier schon einmal ein kleiner Überblick:

Das Nervensystem dient der Erfassung, Verarbeitung, Speicherung und Aussendung von *Informationen.* In Zusammenarbeit mit dem Hormonsystem werden dadurch die Leistungen aller Organsysteme gesteuert und der Gesamtorganismus den sich ständig ändernden Anforderungen der Außenwelt angepasst.

Mit spezialisierten Messfühlern *(Rezeptoren)* nimmt das Nervensystem Veränderungen im Bereich des Körpers und in der Außenwelt auf; es übermittelt sie über **afferente** (hinführende) **Nervenfasern** an übergeordnete Zentren, verarbeitet sie dort und antwortet über **efferente** (wegführende) **Nervenfasern** mit entsprechenden Reaktionen.

Zusätzlich leistet das Nervensystem weitere, zum Teil nur schwer fassbare Dienste für den Gesamtorganismus:

- Es nimmt Sinnesreize nicht nur wahr, sondern verknüpft sie auch mit Gefühlsqualitäten wie z.B. Freude, Angst oder Ekel. Dadurch können wir nicht nur hören oder sehen, sondern auch **empfinden**
- Es speichert Informationen **(Gedächtnis)**
- Es kann schöpferisch aus Informationen neuartige Handlungsmuster entwerfen, also kreativ sein **(Kreativität)**
- Es gibt dem Gesamtorganismus Motivation und Antrieb, das heißt **Handlungsimpulse** ohne äußeren Reiz (☞ auch 25.1.3)

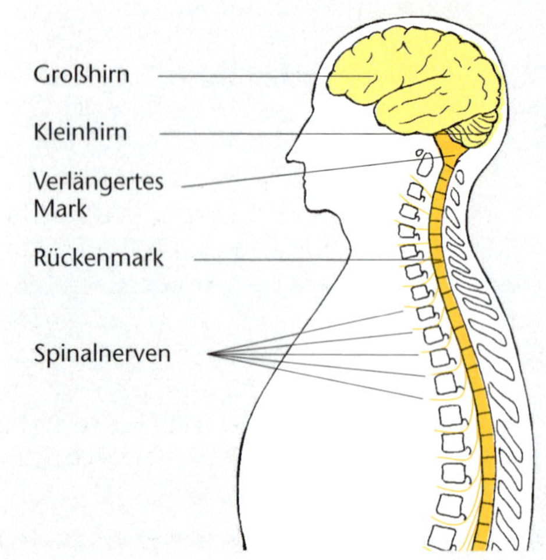

Abb. 10.1: Zentrales und peripheres Nervensystem. Gehirn und Rückenmark gehören zum zentralen Nervensystem (ZNS). Die Spinalnerven und alle weiteren außerhalb davon liegenden Nervenzellen und -bahnen rechnet man zum peripheren Nervensystem.

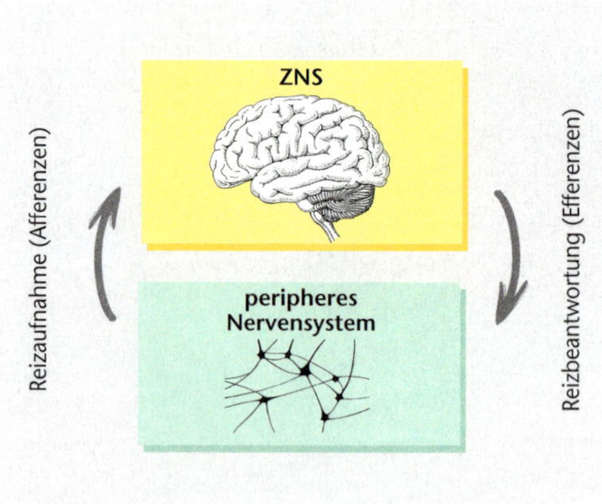

Abb. 10.2: Zentrales und peripheres Nervensystem. Reize der Außenwelt erreichen über das periphere Nervensystem das ZNS. Nach der Verarbeitung und dem Entwurf einer sinnvollen Reaktion im ZNS werden die notwendigen Muskeln und/oder inneren Organe für die Reizbeantwortung mit Hilfe des peripheren Nervensystems erregt.

- Es ermöglicht dem Menschen, über sich selbst und seine Umgebung nachzudenken **(Bewusstsein)**
- Es gibt die **Rhythmen** für Leistungs- und Erholungsphasen vor (Schlaf-Wach-Rhythmus).

Zentrales und peripheres Nervensystem

Aufgrund seines Aufbaus wird das Nervensystem in ein zentrales und ein peripheres Nervensystem unterteilt. Zum *zentralen Nervensystem* **(ZNS)** gehören die übergeordneten Zentren Gehirn und Rückenmark, zum **peripheren Nervensystem** alle außerhalb dieser zwei Zentren liegenden Nervenzellen und Nervenbahnen (Hirnnerven, Spinalnerven und ihre Verzweigungen ☞ 11.8 und 11.10.2). Sie verbinden die Peripherie („außen") mit dem ZNS („innen").

Willkürliches und vegetatives Nervensystem

Nach der Funktion und der Art der Steuerung unterscheidet man das **willkürliche** oder *somatische* **Nervensystem**, das alle dem Bewusstsein und dem Willen unterworfenen Vorgänge (z.B. die Bewegung von Muskeln) steuert, und das **vegetative** oder *autonome* **Nervensystem.** Das vegetative Nervensystem wirkt vor allem auf die Arbeit der inneren Organe ein und reguliert wesentliche Teile des Inneren Milieus. Es ist durch den Willen nur wenig beeinflussbar (autonom = unabhängig).

Willkürliches und vegetatives Nervensystem haben beide enge Beziehungen zum Hormon- und Immunsystem und sind weder von der Funktion noch vom Aufbau her eindeutig trennbar. Sie gehen beispielsweise nur im peripheren Nervensystem überwiegend getrennte Wege, wohingegen im ZNS beide Systeme weitgehend miteinander verflochten sind.

10.2 Strukturelemente und Funktionsprinzipien des Nervengewebes

Wie ist das **Nervengewebe** aufgebaut, das so hochspezialisierte und komplexe Leistungen erbringen kann?

Alle Zellen des Nervengewebes werden zwei unterschiedlichen Zelltypen zugeordnet: Den **Neuronen** *(Nervenzellen)* einerseits oder den **Gliazellen** *(Stützzellen)* andererseits.

Die Neurone sind zur Erregungsbildung, Erregungsleitung und Synapsenbildung befähigt (☞ Abb. 10.5, 10.21). Sie sind hochspezialisiert, haben aber andere, elementare Fähigkeiten verloren. So können sie sich weder genügend selbst stützen noch immunologisch verteidigen oder ausreichend ernähren. Diese Funktionen übernehmen die Gliazellen, welche die Neuronenverbände auch elektrisch voneinander isolieren. Außerdem bilden die Gliazellen zusammen mit den Blutgefäßwänden eine Trennschicht zwischen Gehirn und Blut, die *Blut-Hirn-Schranke* genannt wird (Näheres ☞ 10.2.2).

10.2.1 Das Neuron

Neurone – 100 Milliarden davon enthält allein das Gehirn – besitzen die gleichen Grundstrukturen und werden genauso von Genen gesteuert wie alle anderen Körperzellen. Dennoch unterscheiden sie sich in drei grundlegenden Eigenschaften:

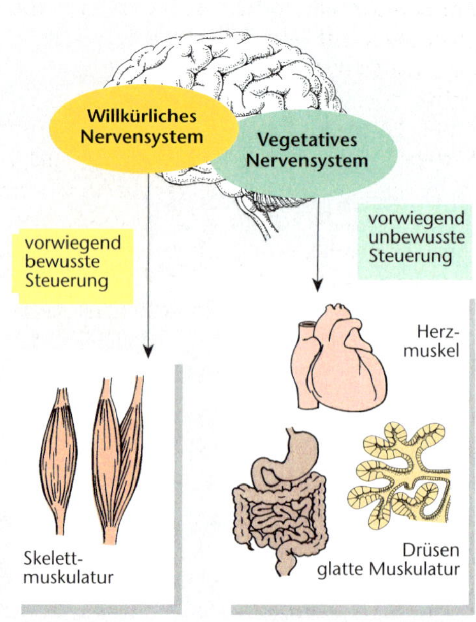

Abb. 10.3: Willkürliches und vegetatives Nervensystem im Vergleich. Während über das willkürliche Nervensystem die Skelettmuskulatur gesteuert wird, beeinflusst das vegetative Nervensystem die inneren Organe, die glatte Muskulatur und die Drüsen.

- Reife Neurone können sich nicht mehr teilen; jedoch können aus neuronalen Stammzellen reife Neurone entstehen (☞ unten)
- Sie haben besondere Zellfortsätze, *Dendriten* und *Axone,* die mit anderen Nerven-, aber auch Muskel- oder Drüsenzellen Kontakt aufnehmen (☞ unten und 4.5). Eine einzelne Nervenzelle hat so meist mehrere Tausend Kontaktstellen *(Synapsen)* mit anderen Nervenzellen (☞ Abb. 10.15)
- Sie haben eine Zellmembran, die elektrische Signale erzeugt und mit Hilfe von Botenstoffen und Rezeptoren Signale empfangen kann; das unterscheidet sie von vielen – aber nicht allen – anderen Zelltypen (die Zellen des Reizbildungs- und Reizleitungssystems des Herzens können es beispielsweise auch ☞ 15.5).

Die Neurone können nach der *Richtung der Signalleitung* unterschieden werden: Die *zuführenden* oder **afferenten Neurone** leiten Impulse von den Rezeptoren oder peripher liegenden Neuronen zum ZNS *hin. Herausleitende* oder **efferente Neurone** leiten Impulse von Gehirn und Rückenmark *weg* zu den **Zielzellen** – z.B. zu Muskel- oder Drüsenzellen oder Zellen, die diesen vorgeschaltet sind. Erstaunlicherweise besteht der größte Teil der Neurone jedoch aus Nervenzellen, die *innerhalb* des ZNS verschiedene Abschnitte miteinander verbinden oder eng beieinanderliegende Verflechtungen bilden **(Interneurone).**

Ein „typisches" **Neuron** besteht aus einem **Zellkörper** und **Zellfortsätzen.**

Zellkörper des Neurons

Zum **Zellkörper** gehören der Zellkern und das Zytoplasma mit den Zellorganellen. Hier finden die Eiweißsynthese und der gesamte Zellstoffwechsel statt; ohne Verbindung zum Zellkörper können die langen Fortsätze nicht überleben. Charakteristische Bestandteile im Zytoplasma sind bei den Nervenzellen so genannte **Nissl-Schollen** (Anhäufungen von freien Ribosomen und rauem endoplasmatischen Retikulum ☞ 3.3.2 und 3.3.3) und **Neurofibrillen** (feinste Fasern, die das Neuron stützen).

Dendriten und Axone

Die *Fortsätze* der Nervenzellen heißen Dendriten und Axone:

Dendriten (dendron = Baum) sind kurze, verzweigte Ausstülpungen des Zellkörpers. Sie sind *zuführende* Fortsätze, das heißt sie nehmen Erregungsimpulse aus benachbarten Zellen auf und leiten sie weiter zum Zellkörper. Die meisten Nervenzellen haben mehrere Dendriten, aber nur ein Axon.

Axone (auch *Neuriten* oder *Achsenzylinder* genannt) sind längliche Ausstülpungen des Zytoplasmas. Sie entspringen am **Axonhügel,** der Verbindungsstelle zum Zellkörper, ziehen dann als dünne, kabelartige Fortsätze weiter und teilen sich am Ende in viele Endverzweigungen auf. Sie leiten mit einer Geschwindigkeit von teilweise über 100 Metern pro Sekunde elektrische Impulse zu anderen Neuronen oder Muskelzellen weiter, sind also *efferente* Fortsätze. Die Länge von Axonen variiert von wenigen Millimetern (z.B. innerhalb des ZNS) bis zu über einem Meter (z.B. vom Rückenmark zum Fuß).

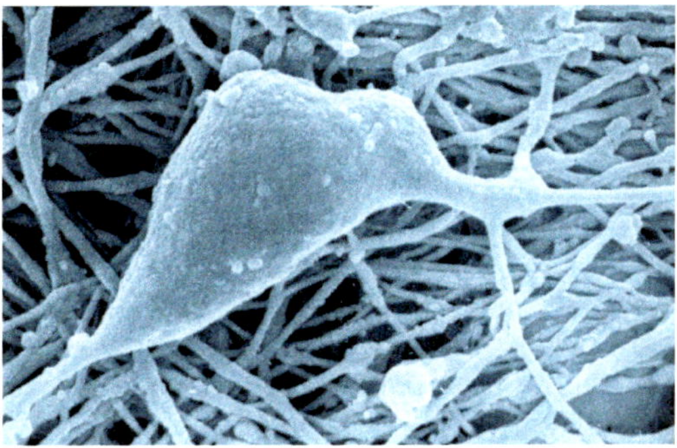

Abb. 10.4: Multipolare Nervenzellen aus einem Ganglion der glatten Darmmuskulatur. Rasterelektronenmikroskopisches Bild. Deutlich erkennt man mehrere Zellfortsätze. Eine Unterscheidung zwischen Axon und Dendrit ist nicht möglich. Im Hintergrund erkennt man ein dichtes Geflecht aus Nervenzellfortsätzen. [C160]

Neurone lassen sich auch nach Art und Zahl ihrer Fortsätze einteilen. Man unterscheidet zwischen *multipolaren, bipolaren, pseudounipolaren* und *unipolaren* Nervenzellen. Die meisten Nervenzellen sind **multipolar,** d.h. sie haben mehr als zwei Fortsätze, nämlich ein Axon und mehrere Dendriten.

Bipolare Nervenzellen besitzen je einen zum ZNS hinweisenden (afferenten) und einen vom ZNS wegweisenden (efferenten) Fortsatz. Sie kommen z.B. in der Netzhaut des Auges (☞ Abb. 12.21) vor. **Pseudounipolare** Nervenzellen stammen letztlich von bipolaren Nervenzellen ab. Die Anfangsteile beider Fortsätze sind jedoch verschmolzen, so dass bei pseudounipolaren Nervenzellen nur noch ein Fortsatz vom Zellkörper abgeht, der sich dann T-förmig aufteilt. Pseudounipolare Nervenzellen sind z.B. in den Spinalganglien (☞ Abb. 11.25) anzutreffen, die Signale von verschiedenen Hautrezeptoren (☞ 12.2) empfangen und ins ZNS weiterleiten. Als **unipolare** Nervenzellen werden meist die *primären Sinneszellen,* wie z.B. die Photorezeptoren der Netzhaut (Abb. 12.21), bezeichnet. Pseudounipolare und unipolare Nervenzellen besitzen also keine Dendriten, da diese ja als die *kurzen* Fortsätze des neuronalen Zellkörpers definiert sind (zur Nomenklatur ☞ auch 12.1).

Synapsen

Die Axone übertragen ihre Impulse meist auf die Dendriten des nächsten Neurons. Vor allem am Ende der Axone befinden sich bis zu 10 000 **Synapsen,** die Schaltstellen für die Kommunikation zwischen den Neuronen. An jeder Schaltstelle sind die zahlreichen Endverzweigungen der Axone knopfförmig zu **präsynaptischen Endknöpfen** aufgetrieben. Die Endknöpfe enthalten Bläschen (**synaptische Vesikel** genannt), in denen die Überträgerstoffe für die synaptische Übermittlung, die **Neurotransmitter** (☞ 10.4.4) gespeichert werden.

Synapsen gibt es aber nicht nur zwischen Axon und Dendrit, sondern auch zwischen Axon und neuronalem Zellkörper, zwischen zwei sich vereinigenden Axonen oder zwischen Axon und Zielzellen anderer Gewebe (z.B. der Skelettmuskulatur).

Neuronale Stammzellen

Bis vor wenigen Jahren dachten die Wissenschaftler, dass das Gehirn eines Erwachsenen keinerlei neue Neuronen mehr produzieren kann und somit jeder Verlust von Neuronen irreversibel (unumkehrbar) ist. Heute weiß man, dass dies so nicht stimmt: Sich selbst erneuernde und weiter ausreifende Stammzellen gibt es nicht nur im Knochenmark (hämopoetische Stammzellen ☞ 14.1.3), sondern auch im zentralen Nervensystem. Dass solche **neuronalen Stammzellen** im sich entwickelnden Gehirn des Embryos und Feten vorhanden sind, war schon seit längerer Zeit bekannt. Dass jedoch auch im ZNS des Erwachsenen neuronale Stammzellen vorkommen, aus denen reife Neurone entstehen können, ist neu und bahnbrechend: Die Forscher erhoffen sich hieraus nicht nur weitere Erkenntnisse im Bereich der neurobiologischen Grundlagenforschung, sondern auch neue Therapieansätze z.B. für neurodegenerative Erkrankungen wie etwa den Morbus Parkinson (☞ 10.4.6) oder die Alzheimer-Demenz (☞ 24.4.3). Bis dahin ist es jedoch noch ein weiter Weg, denn bislang ist beispielsweise nicht bekannt, warum das Gehirn seine Regenerationsfähigkeit so wenig „nutzt" und wie es dazu angeregt werden könnte.

10.2.2 Die Gliazellen des Nervengewebes

Neben den Neuronen bilden die **Gliazellen** den zweiten Zelltyp des Nervengewebes. Gliazellen sind nicht zur Erregungsbildung oder Erregungsleitung befähigt, sondern erfüllen Stütz-, Ernährungs- und immunologische Schutzfunktionen für die Neurone. Sie übertreffen letztere zahlenmäßig um das 5- bis 10-fache und behalten teilweise, im Gegensatz zu den reifen Nervenzellen, auch die Fähigkeit zur Zellteilung.

Man unterscheidet vor allem vier Arten von Gliazellen:

Astrozyten (*astron* = Stern) sind sternförmige Zellen mit zahlreichen Fortsätzen. Sie bilden in Gehirn und Rückenmark ein stützendes Netzwerk für die Nervenzellen. Nach einer

Verletzung von Nervengewebe bilden Astrozyten einen narbigen Ersatz *(Glianarbe).*

Astrozyten stehen sowohl mit den Nervenzellen als auch mit den Blutkapillaren des ZNS in enger Verbindung und beeinflussen den Übergang von Stoffen aus dem Blut zu den Nervenzellen. Damit die empfindlichen Nervenzellen vor schädlichen Stoffen geschützt werden, lässt diese als **Blut-Hirn-Schranke** bezeichnete Barriere viele Substanzen wie z.B. Giftstoffe, Stoffwechselprodukte oder bestimmte Medikamente nicht passieren.

Maßgeblich dafür, ob eine Substanz die Blut-Hirn-Schranke überwinden kann oder nicht, ist dabei die *Lipophilie* (Fettlöslichkeit) der Substanz: Hydrophile (also wasserlösliche) Stoffe können die Blut-Hirn-Schranke beim Gesunden in aller Regel kaum oder gar nicht passieren. Dagegen stellt die Blut-Hirn-Schranke für die meisten lipophilen Substanzen wie z.B. Alkohol keine entscheidene Barriere dar. Doch keine Regel ohne Ausnahme: Vom Gehirn dringend benötigte hydrophile Substanzen wie etwa Glukose gelangen über spezifische Transportsysteme ins Gehirn.

Auch bei Arzneimitteln bedeutsam

Auch bei der Wahl eines Arzneimittels hat die Blut-Hirn-Schranke Bedeutung. Einige Medikamente, etwa Narkotika, müssen ins Gehirn gelangen, um ihre Wirkung zu entfalten. Bei anderen hingegen ist dies unerwünscht und erhöht nur das Risiko zentralnervöser Nebenwirkungen. So wählt der Arzt z.B. zur Linderung von Koliken des Magen-Darm-Traktes bewusst ein Medikament, das die Blut-Hirn-Schranke nicht passiert.

Bei Fieber, Gehirn- oder Hirnhautentzündungen ist die Blut-Hirn-Schranke durchlässiger als normal.

Oligodendrozyten (*oligo* = wenig) bilden im ZNS die Markscheiden (☞ 10.2.3). Im peripheren Nervensystem entsprechen ihnen die *Schwann-Zellen,* die dort die elektrische Isolierung übernehmen. Astrozyten und Oligodendrozyten werden auch als **Makrogliazellen** bezeichnet.

Mikrogliazellen (*micro* = klein) sind kleine, bewegliche Zellen. Sie wehren im ZNS Krankheitserreger durch Phagozytose (☞ Abb. 3.21) ab und werden deshalb auch „Gehirn-Makrophagen" genannt (☞ auch 6.2.2).

Ependymzellen (*ependym* = Oberkleid) kleiden in einer einlagigen Zellschicht die Hohlräume in Gehirn und Rückenmark aus (Liquorräume ☞ 11.15.6).

10

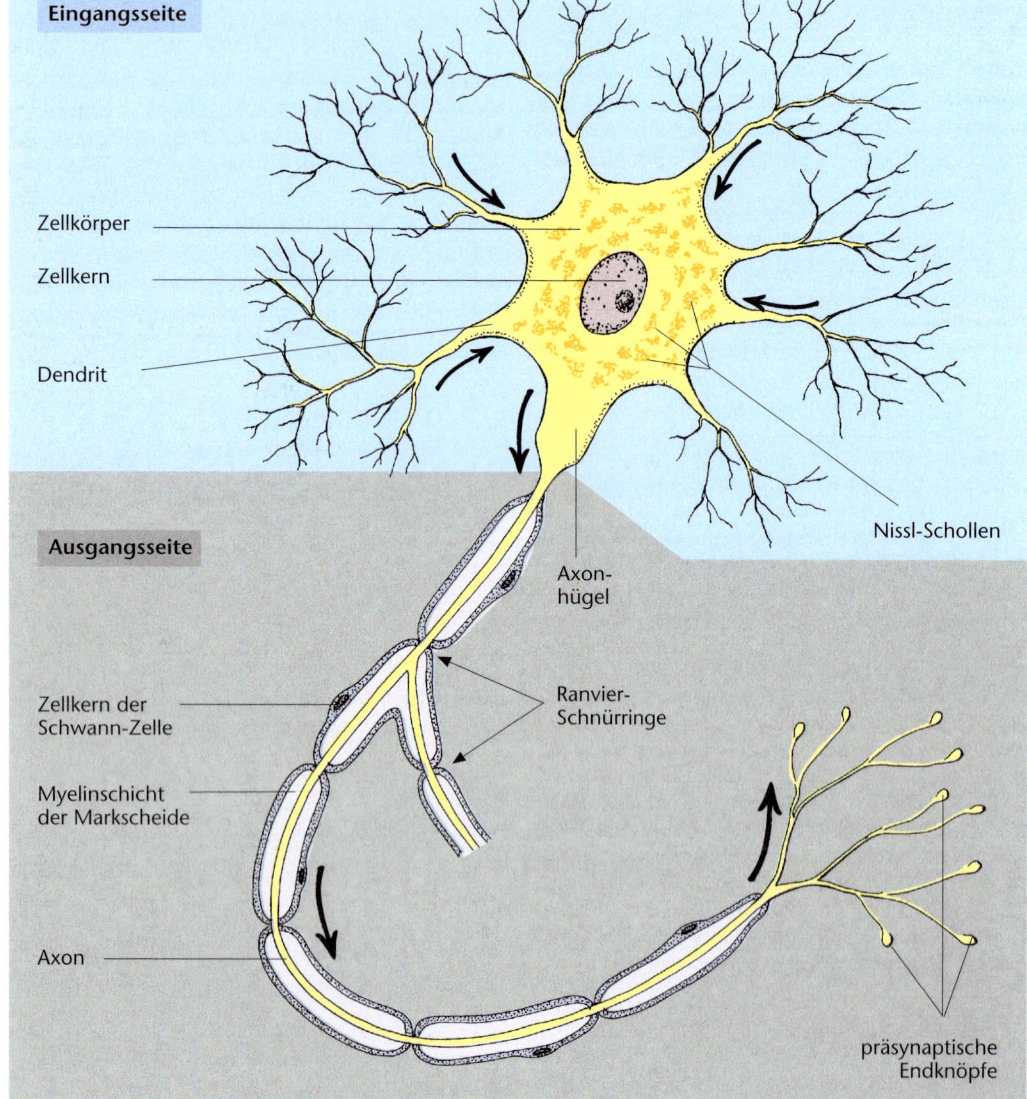

Abb. 10.5: Der Aufbau einer Nervenzelle. Die Pfeile geben die Richtung der Erregungsleitung an. Die obere, hellblau hinterlegte Bildhälfte stellt die „Eingangsseite" des Neurons dar, wo Informationen empfangen werden; die untere, dunkel hinterlegte Bildhälfte die „Ausgangsseite", die Informationen über das Axon fortleitet. Ein Spezialfall stellen die sensorischen Neurone dar. Sie werden ausführlich in 12.1 dargestellt.

Gliazelltumoren des ZNS

Ca. 30% aller **Hirntumoren** gehen von den Gliazellen (= Gliome) aus. Die übrigen Hirntumoren sind meist Metastasen (Tochtergeschwülste) eines nicht im ZNS sitzenden Primärtumors oder Tumoren der Hirnhäute *(Meningeome).* Während Meningeome meist gutartig sind, also ausschließlich verdrängendes Wachstum zeigen, zerstören Gliazelltumoren oft das gesunde Hirngewebe durch aggressives, lokal *invasives* Wachstum (☞ 5.7.1). Im Gegensatz zu anderen bösartigen Tumoren metastasieren sie aber nie in Gewebe außerhalb des ZNS. Andererseits können im

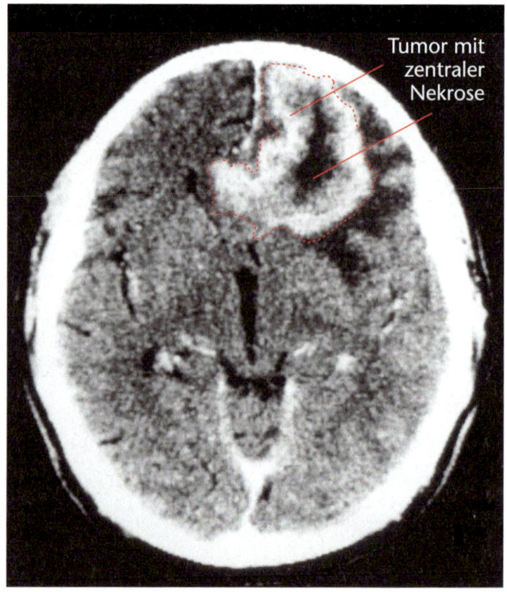

Abb. 10.6: Gliazelltumor im Gehirn. Dieser bösartige Tumor wächst verdrängend und infiltrierend: Er hat schon die Hirnmittellinie überschritten. Da der knöcherne Schädelraum keine Ausweichmöglichkeit bietet, bewirkt der Tumor einen Anstieg des intrakraniellen Drucks und die damit verbundenen Symptome wie starke Kopfschmerzen und Erbrechen. [X113]

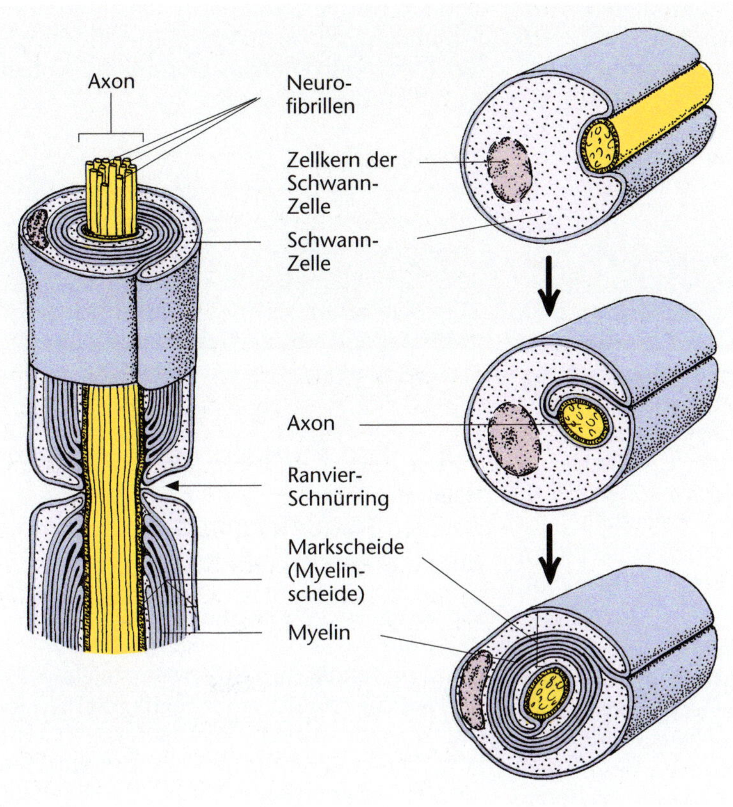

Abb. 10.7 (links): Schnitt durch eine markhaltige Nervenfaser. Das Axon ist von einer dicken Isolierschicht umgeben, die von der Schwann-Zelle gebildet wird. Rechts ist dargestellt, wie sich die Schwann-Zelle im Laufe der Nervenreifung zunächst an das Axon anlegt, es dann umwickelt und letztlich durch mehrere Lagen ihrer Zellmembran die Myelinscheide bildet.

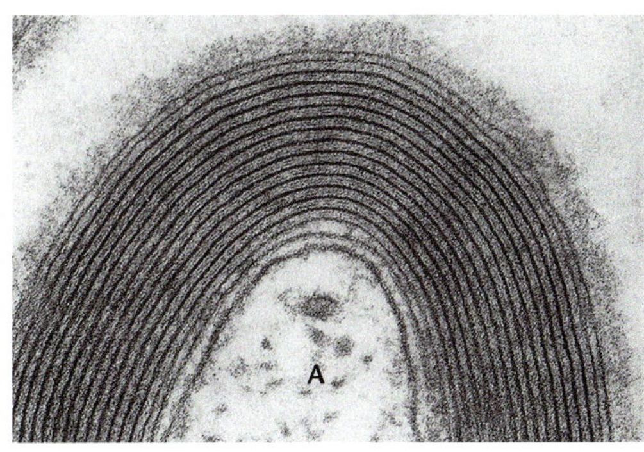

Abb. 10.8 (rechts): Teilder Markscheide einer Nervenfaser (elektronenmikroskopische Aufnahme). Deutlich zu erkennen sind das Axon (A) und die konzentrisch angeordneten Schichten der Myelinscheide. [S010]

Schädelinnern auch gutartige Tumoren aufgrund ihrer raumfordernden Wirkung zu einer lebensbedrohlichen Hirndrucksteigerung führen (☞ 11.15.6, Abb. 10.6)

Warnzeichen: Hirntumor

Leitsymtome von Hirntumoren sind zerebrale Krampfanfälle, (zunehmende) Kopfschmerzen, (☞ 11.4.9) und Persönlichkeitsveränderungen wie etwa Interesselosigkeit oder enthemmtes Verhalten. Einige Tumoren führen darüber hinaus zu lokalen Symptomen, die oft auf den Ort des Tumors hinweisen, z.B. zu Lähmungen. Hirndruckzeichen infolge des Druckanstiegs im Schädelinneren (☞ 11.15.6) treten meist erst spät auf.

10.2.3 Die Markscheiden

Bei den *peripheren* Nerven wird jedes Axon schlauchartig von speziellen Gliazellen, den **Schwann-Zellen**, umhüllt.

Axon und umgebende Schwann-Zelle bezeichnet man als **Nervenfaser.** Etwa bei einem Drittel aller Nervenfasern wickelt sich die Schwann-Zelle mehrfach um das Axon herum und bildet eine dickere Hülle aus einem Fett-Eiweiß-Gemisch, dem **Myelin.** Diese schützende Myelinummantelung wird **Markscheide** *(Myelinscheide)* genannt. Im Querschnitt ähnelt eine solche Nervenfaser einem Draht, der von einer Isolierung umgeben ist. Durch diese elektrische Isolierung erhöht sich die Übertragungsgeschwindigkeit für ausgehende Nervensignale. Axone, bei denen eine *hohe* Leitungsgeschwindigkeit erforderlich ist – weil sie z.B. blitzschnelle Reaktionen in Gefahrenmomenten vermitteln – müssen eine gute elektrische Isolation aufweisen: Sie haben eine dicke Myelinschicht und werden deshalb als **markhaltige Nervenfasern** bezeichnet. Die meisten Nervenfasern, bei denen die Leitungsgeschwindigkeit nicht so entscheidend ist – z.B. bei der Steuerung der inneren Organe – besitzen eine weniger gute Isolierung und heißen deshalb **marklose Nervenfasern.**

Auch im ZNS wird Myelin von besonderen Gliazellen, in diesem Fall den **Oligodendrozyten**, gebildet. Dies ist grundsätzlich vergleichbar mit den Verhältnissen im peripheren Nervensystem.

Der Grund für die höhere Übertragungsgeschwindigkeit markhaltiger Nervenfasern liegt in ihren verbesserten elektrischen Eigenschaften. Wie Abb. 10.5 und 10.8 zeigen, haben markhaltige Nervenfasern nur für jeweils sehr kurze Abschnitte ihren normalen, „dünnen" Durchmesser: Diese Bereiche werden **Ranvier-Schnürringe** genannt. Nur an diesen Stellen tritt das elektrische Nervensignal mit der umgebenden Interzellularsubstanz in Kontakt, was verhältnismäßig viel Zeit beansprucht.

In den dazwischenliegenden myelinisierten Abschnitten – die wie elektrische Isolierungen wirken – entfällt der Kontakt zwischen elektrischem Signal und Umgebung, so dass sich das Signal in großen Sprüngen direkt auf den nächsten Ranvier-Schnürring ausbreitet. Auf diese Weise wird Leitungszeit eingespart, die Erregung „springt" von Schnürring zu Schnürring. Man spricht von **saltatorischer Erregungsleitung** (saltatorisch = sprunghaft ☞ auch 10.4.1).

Zum Zeitpunkt der Geburt sind beim Menschen nur wenige Bereiche im Nervensystem myelinisiert. Die Ausbildung der Markscheiden erstreckt sich über die gesamte Kindheit und äußert sich u.a. in der Reifung der motorischen Fertigkeiten.

Nervenverletzungen im peripheren Nervensystem

Wenn ein Nerv mit seinen Axonen und Markscheiden verletzt wird, die dazugehörigen Zellkörper aber intakt bleiben, bilden die Schwann-Zellen unter günstigen Wundverhältnissen eine neue Markscheide. Diese ermöglicht als Leitschiene eine erneute Aussprossung des Axonstumpfes und damit eine Regeneration des Axons.

Nervenverletzungen im ZNS

Im ZNS hingegen ist eine Durchtrennung von Axonen (etwa bei einer traumatisch bedingten Rückenmarksverletzung) bisher irreparabel. Neue Forschungsergebnisse lassen aber hoffen, dass die Regeneration von Axonen in der Zukunft gefördert und in die „richtige Bahn" gelenkt werden kann. Diese Therapieansätze sind jedoch noch im experimentellen Stadium.

10.2.4 Nervenfasern und Nerven

Ein Axon und seine zugehörige Myelinscheide werden **Nervenfaser** genannt. Wie erwähnt, heißen Nervenfasern, die vom ZNS zur Peripherie ziehen, *efferente Nervenfasern.* Versorgen diese einen Skelettmuskel, heißen sie auch **motorische Nervenfasern.** Umgekehrt heißen zum ZNS ziehende Nervenfasern *afferente Fasern.* Leiten sie Informationen von Sinneszellen oder -organen, heißen sie auch **sensible** oder **sensorische** Nervenfasern (☞ Abb. 10.9).

Bündel von mehreren parallel verlaufenden Nervenfasern, die gemeinsam in eine Bindegewebshülle eingebettet sind, bilden im peripheren Nervensystem einen **Nerven** (☞ Abb. 10.9). Ein Nerv kann sich in seinem Verlauf mehrere Male aufteilen oder sich auch mit anderen Nerven vereinigen. Während eine Ner-

10

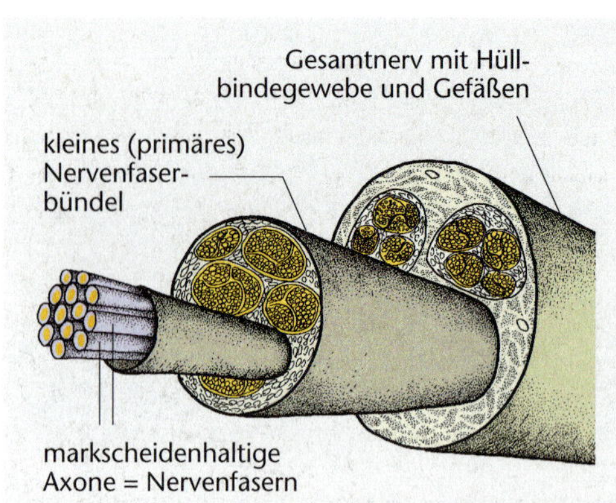

Abb. 10.9: Schalenweiser Aufbau eines größeren Nerven und seiner Hüllstrukturen. [A400-157]

venfaser im peripheren Nervensystem immer nur motorisch oder sensibel sein kann, enthalten Nerven häufig sowohl motorische als auch sensible Fasern (= gemischte Nerven).

10

10.2.5 Weiße und graue Substanz

Myelin erscheint makroskopisch weiß. Die Bereiche im ZNS, in denen die markhaltigen Nervenfasern verlaufen – im Gehirn **Bahnen** genannt – werden deshalb als **weiße Substanz** bezeichnet. Eine größere Ansammlung von eng beieinander liegenden Nervenzellkörpern mit ihren Dendriten – im Gehirn **Kerne** oder **Rindenfelder** genannt – erscheint dagegen grau und wird entsprechend **graue Substanz** genannt (☞ auch Abb. 11.8 und 11.22).

10.2.6 Strukturerkrankungen des Nervengewebes

Polyneuropathien

Nicht wenige Patienten im mittleren oder höheren Lebensalter leiden unter zunehmenden Missempfindungen an Armen und Beinen (Brennen und Kribbeln vor allem nachts) sowie strumpf- und handschuhförmigen distalen Sensibilitätsstörungen. Einige zeigen auch eine Unsicherheit in der Beinmotorik mit zunehmenden schlaffen Lähmungserscheinungen, die zu Stürzen führen können. Muskelschmerzen und vegetative Störungen bis hin zu Blasen- und Mastdarmentleerungsstörungen (Inkontinenz) sind seltener.

Zugrunde liegt oft eine **Polyneuropathie** *(PNP)*, bei der ohne Verletzung an vielen verschiedenen Stellen des peripheren Nervensystems Axone degenerieren oder sich Markscheiden auflösen. Die häufigsten Ursachen sind Alkoholmissbrauch, Diabetes mellitus (☞ 19.2.4) und Vitaminmangel (vor allem B_{12}- und Folsäuremangel ☞ 19.6.12). Andere Ursachen sind Arzneimittel (z.B. Medikamente gegen HIV-Infektion), Tumoren (Schädigung der Nerven durch Stoffwechselprodukte der Tumorzellen) und Infektionen (z.B. Zecken-Borreliose).

Der Ausprägungsgrad und das weitere Fortschreiten einer Polyneuropathie lassen sich nur durch Bekämpfung der zugrunde liegenden Ursache begrenzen – also z.B. durch strikten Alkoholverzicht, konsequente Blutzuckereinstellung oder hoch dosierte Vitamingabe.

Multiple Sklerose

Eine der häufigsten Erkrankungen des Zentralnervensystems ist die **Multiple Sklerose** (kurz *MS,* auch *Encephalomyelitis disseminata*). Diese Erkrankung führt zu einer herdförmigen Zerstörung von Markscheiden *(Entmarkung)* im ZNS. Durch den Verlust der Markscheiden ist die Weiterleitung der Erregungsimpulse in den betroffenen Nervenfasern verlangsamt oder sogar vollständig unterbrochen. Die Entmarkungsherde können in *allen* Bereichen des ZNS auftreten und führen daher, je nach dem Ort ihres Vorkommens, zu ganz unterschiedlichen Symptomen.

Häufig beginnt die Erkrankung mit Sehstörungen und Sensibilitätsstörungen; später können dann Sprachschwierigkeiten, Lähmungen, Störungen des Gleichgewichts und des Bewegungsablaufs, Störungen der Blasen- und Darmfunktion und auch psychische Veränderungen (vor allem Müdigkeit, Antriebslosigeit und Depression) hinzukommen.

Leicht beobachten lässt sich die Gangstörung: Die spastische Lähmung der Beine und die Koordinationsstörungen führen zu einem typischen unsicheren, steifen Gangbild mit breiter Beinstellung.

Die Krankheit verläuft meist schubweise, wobei sich zwischen einzelnen Krankheitsschüben in *Remissionsphasen* die Beschwerden wieder bessern oder ganz normalisieren können. Schübe dauern meist Wochen bis Monate, Remissionsphasen können mehrere Jahre andauern. Im Verlauf werden die Ausfallserscheinungen jedoch in vielen Fällen immer schwerer, so dass nach 5 Jahren 30% der Patienten nicht mehr berufstätig sein können.

Die genaue *Ursache* der Erkrankung ist nicht bekannt, diskutiert werden insbesondere autoimmunologische Reaktionen (☞ 6.7.2) gegen das Myelin. Als mögliche Auslöser werden schon seit längerem verschiedene Viren diskutiert; in diesem Zusammenhang wird derzeit ein humanes Herpesvirus untersucht. Eine familiäre Häufung deutet auf eine erbliche Veranlagung hin.

Da es sich bei der Multiplen Sklerose um einen autoimmunologischen Entzündungsprozess handelt, werden in der akuten Krankheitsphase entzündungshemmende Glukokortikoide gegeben. Sie zeigen zwar keinen Einfluss auf den längeren Verlauf, bringen jedoch den aktuellen Schub schneller zum Abklingen. In der Langzeittherapie werden β-Interferone zur Modulation (hier: Beeinflussung) des Immunsystems eingesetzt. Nach heutigem Kenntnisstand kann die β-Interferon-Behandlung die Schub-Rate um ca. 30% vermindern und dadurch das Fortschreiten der Krankheit und der Behinderungen verzögern.

Regelmäßig üben

In der Pflege kommt regelmäßigen physiotherapeutischen Übungen eine große Bedeutung zu. Hierdurch können krankheitsbedingte Komplikationen oft vermieden, die Selbständigkeit des Kranken erhalten und so die Prognose verbessert werden.

10.3 Die Funktion des Neurons

10.3.1 Grundelement der Informationsverarbeitung

Die Fähigkeit von Neuronen, Informationen in Form von elektrischen Signalen aufzunehmen, zu verarbeiten und weiterzuleiten, beruht auf elektrischen und biochemischen Vorgängen. An jedem Neuron gibt es eine Empfangs- oder Eingangsseite und eine Sende- oder Ausgangsseite.

Die Empfangsseite wird entweder durch Dendriten repräsentiert oder durch afferente Nervenfasern, die z.B. von den peripheren Hautrezeptoren kommen und über pseudounipolare Nervenzellen mit dem ZNS in Kontakt treten.

Die elektrischen Signale auf der Eingangsseite eines jeden Neurons ändern sich relativ langsam in Abhängigkeit davon, wie viele Synapsen aktiviert werden. Das **elektrische Potential** (das ist die elektrische Spannung gegen einen beliebigen Punkt außerhalb der Zelle; in der Neurophysiologie auch **Membranpotential** genannt) kann fein abgestuft verschiedene Werte annehmen, so wie der Wasserstand eines Flusses. Die Höhe (Amplitude) dieses Potentials verändert sich also entsprechend der Anzahl und Stärke der über die Synapsen einlaufenden Impulse. Diese „Übersetzung" einer Reizstärke in eine ganz bestimmte Potentialhöhe wird **Amplitudenmodulation** genannt.

Wenn das Potential am Zellkörper eine bestimmte Schwelle überschreitet, dann wird am Axonhügel (also an der Ausgangsseite des Neurons) *schlagartig* ein **Aktionspotential** ausgelöst. Aktionspotentiale entstehen nach dem *Alles-oder-Nichts-Prinzip* und sind mit kurzen, blitzartigen elektrischen Impulsen vergleichbar. Die Information auf der Ausgangsseite des Neurons hat deswegen viele Ähnlichkeiten mit der digitalen Technik, wie sie in Computern Anwendung findet. Auch dort gibt es nur zwei Schaltzustände (ein oder aus = alles oder nichts). Entsprechend der Höhe der Reizstärke entsteht an der Ausgangsseite des Neurons eine bestimmte Anzahl von Aktionspotentialen, d.h. die Stärke des Reizes wird durch die aufnehmende Nervenzelle in eine bestimmte Aktionspotentialfrequenz übersetzt, man spricht von **Frequenzmodulation.** Wenn das Aktionspotential an den Synapsen der axonalen Endknöpfe angelangt ist, dann aktiviert die Synapse (wie weiter unten ausführlich beschrieben) die Eingangsseite des nächsten Neurons.

Der Grund für diese umständliche Umformung von der fein abgestuften Signalform in die digitale Ein- oder Aus-Signalform in jedem Neuron liegt in den unterschiedlichen Aufgaben, die den beiden Zellabschnitten zukommen: Die Eingangsseite muss meist viele eingehende Signale zusammenführen (integrieren ☞ Abb. 10.10) und verarbeiten; dazu eignen sich fein abstufbare Signale am besten. Die Aufgabe der Ausgangsseite hingegen ist es, die Signale zum Teil über sehr weite Strecken sicher zu übertragen. Dazu eignen sich „primitive" Ein- oder Aus-Signale, wie die Aktionspotentiale, sehr gut, weil diese Art der Information sicher über weite Entfernung übertragen werden kann.

10.3.2 Das Ruhepotential

Damit ein Neuron Informationen in elektrische Impulse übersetzen kann, braucht es mindestens zwei verschiedene Zustände: einen Ruhezustand („Aus") und einen Aktionszustand („Ein"). Dem Ruhezustand entspricht bei der Nervenzelle das **Ruhepotential.** Im Ruhezustand ist das Membranpotential also keineswegs aufgehoben (gleich Null), sondern es besteht an der Plasmamembran des Neurons eine Spannung von etwa 70 mV (Millivolt; Volt = Einheit der Spannung; handelsübliche Batterie = 1,5 V = 1500 mV), wobei das Zellinnere gegenüber dem Extrazellulärraum negativ geladen ist (man schreibt deshalb – 70 mV). Dieses Membranpotential wird durch unterschiedliche Ionenkonzentrationen innerhalb und außerhalb der Zelle und damit mittelbar durch die Natrium-Kalium-Pumpe (☞ 3.5.9) aufrechterhalten.

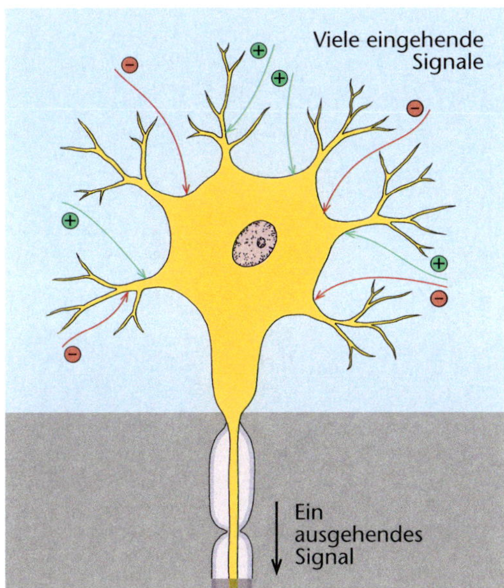

Abb. 10.10: Integrative Funktion eines Neurons in der Schemazeichnung. Ein Neuron erhält typischerweise viele Signale von anderen Neuronen und setzt diese in ein Ausgangssignal um (☞ auch Abb. 10.19).

Wie in Kapitel 3 bereits besprochen, sind die einzelnen Ionen sehr ungleich zwischen Zellinnerem und Extrazellulärraum verteilt. Durch diese Konzentrationsunterschiede entstehen **Diffusionskräfte** (☞ 3.5.4), die z.B. Kaliumionen (K^+) durch die Zellmembran nach außen und Natriumionen (Na^+) ins Zellinnere hinein treiben, insoweit die Zellmembran für die genannten Ionen zumindest minimal durchlässig ist.

Neuronen sind für Ionen viel durchlässiger als andere Zellarten. Dabei sind Neurone im Ruhezustand etwa 10-mal durchlässiger für Kaliumionen als für Natriumionen. Für negativ geladene Phosphationen und Eiweiße im Zellinneren ist die Neuronenmembran *nicht* durchlässig.

Die vergleichsweise hohe Durchlässigkeit (der Physiologe sagt auch: **Leitfähigkeit**) für Kaliumionen lässt infolge der Diffusionskraft positiv geladene Kaliumionen durch die Zellmembran nach außen strömen, so dass sich dort positive Ladungen anhäufen. Im Zellinneren dagegen entsteht ein Mangel an positiven Teilchen, so dass dort die negative Ladung überwiegt: Eine elektrische Ladungsdifferenz, Ruhe(membran)potential genannt, ist entstanden. Es beträgt, wie erwähnt, etwa – 70 mV.

Der Ausstrom von Kaliumionen im Ruhezustand begrenzt sich allerdings selbst: Der zunehmende negative Ladungsüberschuss an der Zellmembran-Innenseite wirkt schließlich einem weiteren Ausstrom von Kaliumionen (Kaliumdiffusion) entgegen, da mit steigendem elektrischen Ungleichgewicht der Kaliumausstrom immer stärker gehemmt wird. Schließlich stellt sich ein Gleichgewichtszustand ein, das sog. *Gleichgewichts-* oder *Ruhepotential.*

Das Ruhepotential ist vor allem ein Kaliumdiffusionspotential.

10.3.3 Das Generatorpotential

Im Abschnitt 10.3.1 wurde gesagt, dass immer dann ein Aktionspotential ausgelöst wird, wenn das Membranpotential einen bestimmten Wert, den Schwellenwert, erreicht. Wie kommt es dazu?

Wenn die Synapsen, die sich auf den Dendriten und dem Zellkörper befinden, aktiv werden, dann ändern sie das Membranpotential ihrer Empfängerzelle. Manche Synapsen schwächen das Ruhepotential ab (man spricht von **Depolarisation** ☞ Abb. 10.12), andere verstärken es, senken es also weiter ab **(Hyperpolarisation).** Die meisten Nervenzellen haben beide Typen von Synapsen auf ihrem Dendritenbaum, und fast immer werden

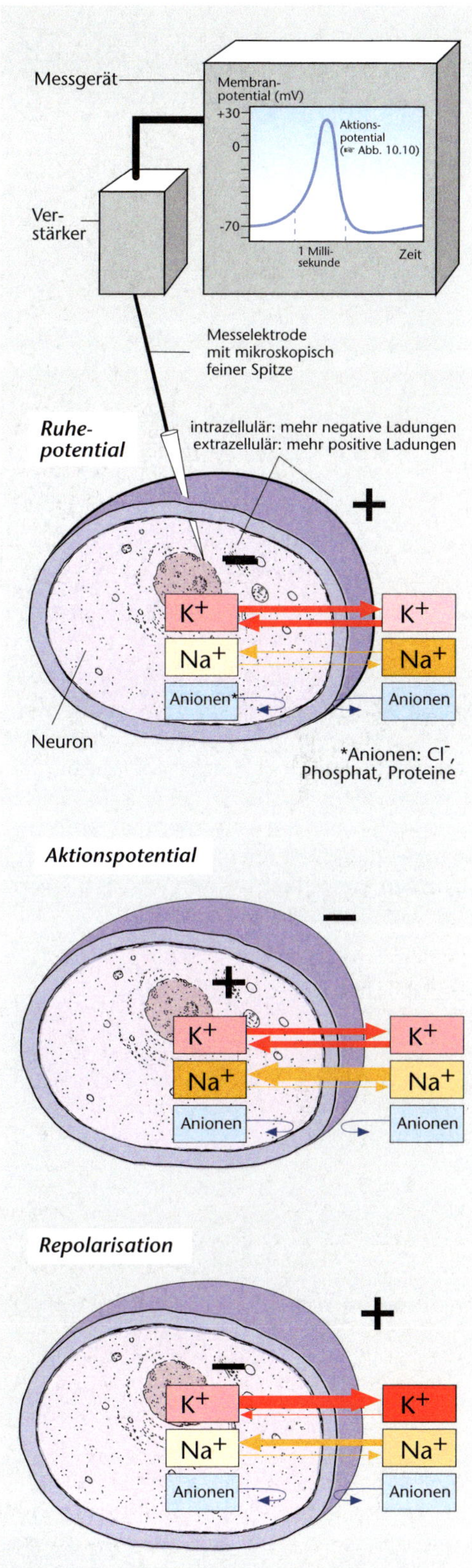

Abb. 10.11: Ladungsverschiebung im Verlauf eines Aktionspotentials. Während des Ruhepotentials ist das Zellinnere negativ gegenüber dem Außenraum geladen. Das Ruhepotential ist vorwiegend ein Kaliumdiffusionspotential. Durch Öffnung der Natriumkanäle strömt Na^+ in die Zelle hinein, führt zur Ladungsumkehr und Bildung eines Aktionspotentials. Am Höhepunkt dieser Ladungsumkehr nimmt die Membranleitfähigkeit für Na^+ plötzlich wieder ab. Gleichzeitig kommt es zu einem verstärkten Kaliumausstrom: Die Ladungsverhältnisse kehren sich wieder um (Repolarisation).

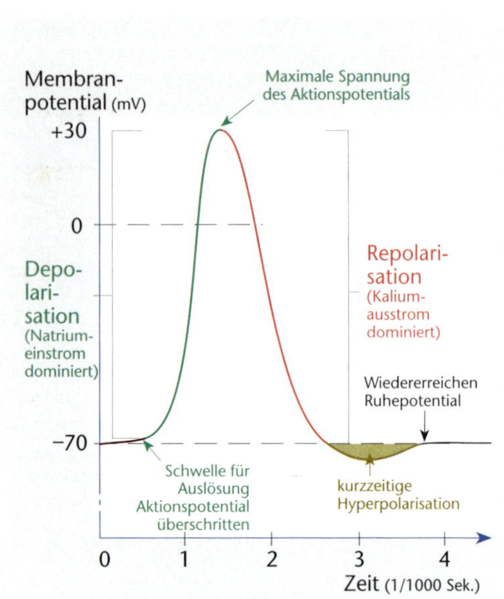

Abb. 10.12: Zeitlicher Ablauf des Aktionspotentials.

10

– wenn die Eingangssynapsen aktiv sind – beide Typen mehr oder weniger gleichzeitig aktiviert. Nur wenn der Effekt überwiegend in Richtung Depolarisation geht, kann es zur Auslösung eines Aktionspotentials kommen. Solange das Nettomembranpotential noch nicht den Schwellenwert erreicht hat, spricht man vom **Generatorpotential.**

10.3.4 Das Aktionspotential

Neben dem Ruhemembranpotential als Ruhezustand (*„Aus"*) stellt das **Aktionspotential** den zweiten Schaltzustand (*„Ein"*) der Nervenzelle dar. Es kommt folgendermaßen zustande:

In die Membran von Axonhügel und Axon sind spezielle **Natrium-Ionenkanäle** eingelagert, die bei einer bestimmten Spannung zwischen Zellinnerem und Extrazellulärraum für die Natrium-Ionen schlagartig durchlässig werden (☞ Abb. 10.13).

Ionen-Informationen

Ionenkanäle spielen aber nicht nur beim Aktionspotential, sondern auch beim Speichern von Informationen (Gedächtnis) eine wichtige Rolle. Sie können sich nämlich nicht nur ganz kurz, sondern unter bestimmten Bedingungen auch über längere Zeit verändern und so Informationen festhalten (☞ 10.6).

Die Depolarisation

Wenn der Axonhügel depolarisiert wird, öffnen sich die Natrium-Ionen-Kanäle 1 Millisekunde lang, und die vorher nur sehr geringe Leitfähigkeit der Nervenzellmembran für Na^+-Ionen nimmt explosionsartig um mehr als das Hundertfache zu. Aufgrund des Konzentrationsgefälles (im Zellinneren sind nur wenig Na^+-Ionen vorhanden) und der negativen Ladung im Zellinneren setzt sofort ein starker **Na^+-Einstrom** in die Zelle ein. Die Ladungsverhältnisse kehren sich hierdurch in der Depolarisationsphase um: Jetzt überwiegt an der *Innenseite* der Membran für sehr kurze Zeit die *positive* Ladung, sie beträgt + 30 mV. Damit ist das Aktionspotential entstanden (☞ Abb. 10.12). Es kann nun über das Axon an andere Zellen weitergeleitet werden, kann jedoch nicht zurückschlagen, da Zellkörper und Dendriten kaum oder keine Na^+-Ionenkanäle enthalten. Diese *Ventilfunktion* ist sehr wichtig für die neuronale Informationsverarbeitung.

Die Repolarisation

Damit sich nach einer solchen Signalgebung der Ruhezustand rasch wieder einstellen kann, nimmt die Leitfähigkeit der Zellmembran für Na^+-Ionen am Höhepunkt einer Depolarisation rasch wieder ab, und die Leitfähigkeit für K^+-Ionen steigt für kurze Zeit sehr stark an. Der Na^+-Einstrom in die Zelle wird dadurch gestoppt, und K^+-Ionen strömen aus der Zelle. Durch diesen *verminderten Einstrom* von Natrium bei gleichzeitig *verstärktem Ausstrom* von Kalium überwiegt an der Innenseite der Membran bereits nach 1 Millisekunde wieder die negative Ladung. Der ursprüngliche Zustand, das Ruhepotential, ist wieder hergestellt. Dieser Vorgang heißt **Repolarisation.**

Aktionspotentiale

Verantwortlich für die rasche Depolarisation beim Aktionspotential ist ein Anstieg der Na^+-Leitfähigkeit, während für die Repolarisation eine Erhöhung der K^+-Leitfähigkeit maßgeblich ist.

10.3.5 Die Refraktärperiode

Während und unmittelbar nach dem Ablauf eines Aktionspotentials ist die Zellmembran und damit die Nervenzelle *nicht* erneut erregbar. In dieser 1–2 Millisekunden dauernden **Refraktärperiode** *(Refraktärzeit, Refraktärphase)* können einwirkende Reize oder eintreffende Erregungsimpulse aus vorgeschalteten Nervenzellen kein weiteres Aktionspotential auslösen.

Die biochemische Grundlage der Refraktärperiode sind die Natrium-Ionenkanäle: sie schließen sich kurze Zeit nach Beginn des Ak-

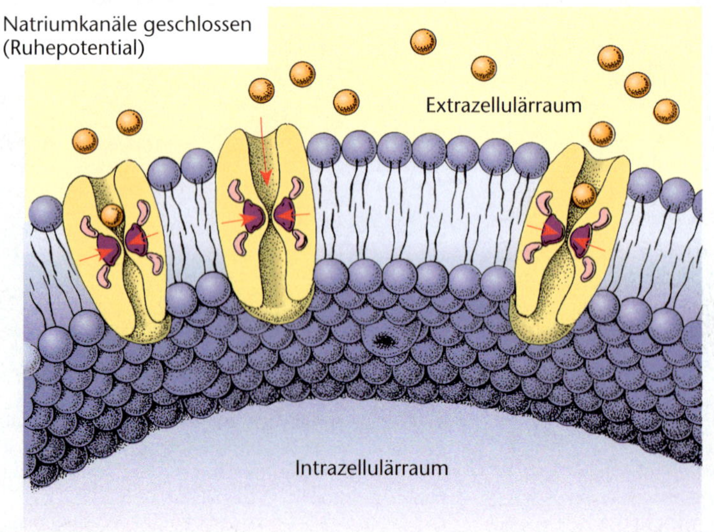

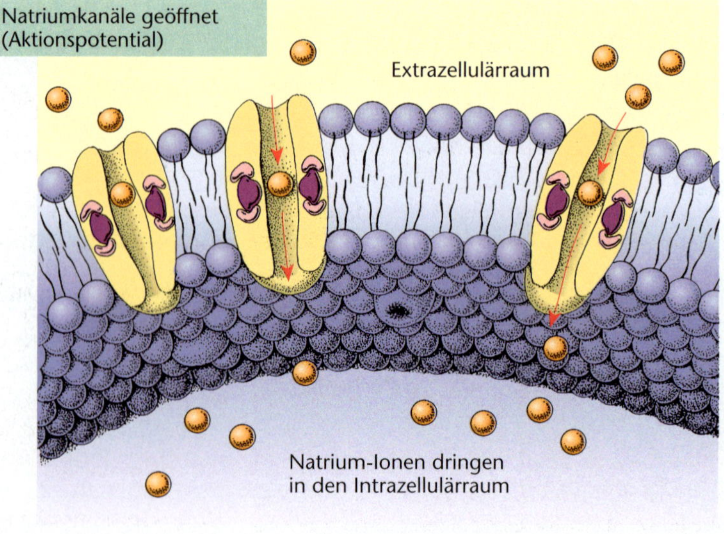

Abb. 10.13: Modellvorstellung der sich ändernden Leitfähigkeit von Nervenzellmembranen. Während des Ruhepotentials sind die Natriumionenkanäle verschlossen; die Membranleitfähigkeit für Natrium ist gering. Weiten sich die Ionenkanäle, indem sich die dreidimensionale Struktur des den Ionenkanal begrenzenden Tunnelproteins (☞ 3.2.2) ändert, so vergrößert sich die Membranleitfähigkeit, etwa beim Aktionspotential für Natrium.

tionspotentials selbsttätig und sind dann für eine gewisse Zeit nicht aktivierbar. Die Refraktärperiode stellt einen „Filter"-Mechanismus dar, der die Nervenzelle vor einer Dauererregung schützt und Erregungen nur in genau vorgegebenen Abständen zulässt: Von den auf eine Nervenzelle einströmenden Impulsen können nur diejenigen zu einer Erregung führen, die außerhalb der Refraktärperiode eintreffen. Außerdem bildet die Refraktärperiode einen weiteren Ventilmechanismus, indem sie das „Zurücklaufen" von Aktionspotentialen auf den Axonen verhindert.

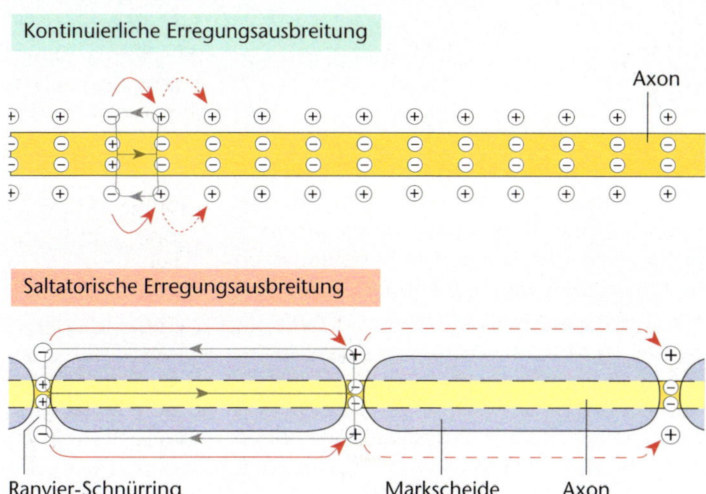

Abb. 10.14: Kontinuierliche Erregungsausbreitung einer marklosen Nervenzelle. **(unten):** Saltatorische Erregungsausbreitung einer markhaltigen Nervenzelle (Schema). Die grauen Pfeile bezeichnen den elektrotonischen Stromfluss, die roten die Fortbewegung des Aktionspotentials.

10.4 Die Zusammenarbeit von Neuronen

10.4.1 Die Fortleitung von Nervensignalen

Damit Informationen in Form von Aktionspotentialen übermittelt werden können, müssen sie vom Reizort an der Nervenzellmembran, wo sie entstehen, fortgeleitet werden.

Der Membranabschnitt, an dem ein Aktionspotential besteht, hat gegenüber dem noch nicht erregten benachbarten Membranbezirk eine entgegengesetzte elektrische Ladung (Aktionspotential = + 30 mV, Ruhepotential = – 70 mV). Diese Spannungsdifferenz führt zu einem Ionenstrom vom positiven in den negativen Bereich, also vom erregten zum nicht-erregten Membranabschnitt. Durch diesen **elektrotonischen Stromfluss** (Stromfluss durch Ladungsausgleich) wird der (noch) nicht-erregte Membranabschnitt bis zum Schwellenwert depolarisiert und ein Aktionspotential ausgelöst: Der Vorgang beginnt von neuem. So pflanzt sich die Erregung immer weiter fort – das Aktionspotential „wandert" über das Axon (zur Erinnerung: das Aktionspotential kann nur in eine Richtung wandern, da die gerade zuvor erregten Membranabschnitte noch nicht wieder erregbar sind).

Diese **kontinuierliche Erregungsausbreitung**, wie sie in marklosen Nervenfasern zu beobachten ist, ist mit ca. 0,5–3 m/Sek. verhältnismäßig langsam, da an jeder Stelle der Axonmembran ein Aktionspotential entsteht. Die immer wieder neue Auslösung eines Aktionspotentials ist aber notwendig, weil das Signal bei rein elektrotonischer (kabelartiger) Ausbreitung mit zunehmender Entfernung immer schwächer werden und schließlich versiegen würde.

Bei markhaltigen Nervenfasern fließen die oben genannten Ionenströme mit sehr geringem Verlust von Schnürring zu Schnürring. Nur im Bereich der Schnürringe wird die Zellmembran depolarisiert und ein Aktionspotential ausgelöst. Das Aktionspotential „springt" also von Schnürring zu Schnürring, weshalb diese Form der Erregungsausbreitung **saltatorische Erregungsleitung** genannt wird. Sie ist mit 120 m/Sek. sehr schnell.

10.4.2 Die Erregungsüberleitung an den Synapsen

Damit Informationen ausgetauscht werden können, reicht es nicht aus, dass die Erregungsimpulse entlang den Fortsätzen einer *einzelnen* Nervenzelle fortgeleitet werden, sondern es muss auch eine Übermittlung an *andere Zellen* stattfinden. Dies geschieht an besonderen Verbindungsstellen zwischen benachbarten Zellen, den **Synapsen.** Synapsen verbinden *Nervenzellen* miteinander – z.B. das Axon einer Nervenzelle mit dem Dendriten einer anderen Nervenzelle. Synapsen können aber auch Nervenzellen mit quergestreiften Muskel- oder Drüsenzellen verbinden. Die synaptische Verbindung zwischen Axon und quergestreifter Muskelzelle wird *motorische Endplatte* genannt (☞ 7.3.5 und Abb. 10.17).

Eine Synapse besteht aus drei Anteilen:

- Dem **präsynaptischen Neuron** (prä = vor). Wie bereits beschrieben, enthält ein am Ende vielfach verzweigtes, knopfförmig aufgetriebenes Axon die *synaptischen Bläschen* mit den *Neurotransmittern*
- Der nachgeschalteten **postsynaptischen Zelle** (post = nach) mit der **postsynaptischen Membran;** diese beinhaltet die Rezeptoren für die Transmitter

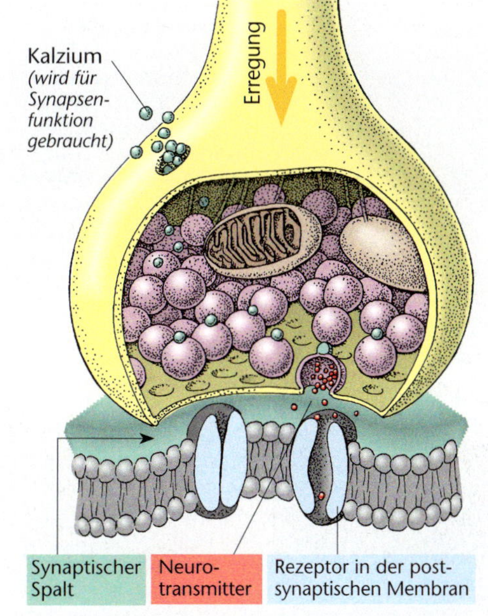

Abb. 10.15: Der Aufbau einer Synapse. Die Erregung bewirkt mit Hilfe von Kalzium die Ausschüttung des im Ruhezustand in den synaptischen Bläschen gespeicherten Neurotransmitters in den synaptischen Spalt. Auf der postsynaptischen Membran finden sich Rezeptoren, an die sich der Transmitter anheftet.

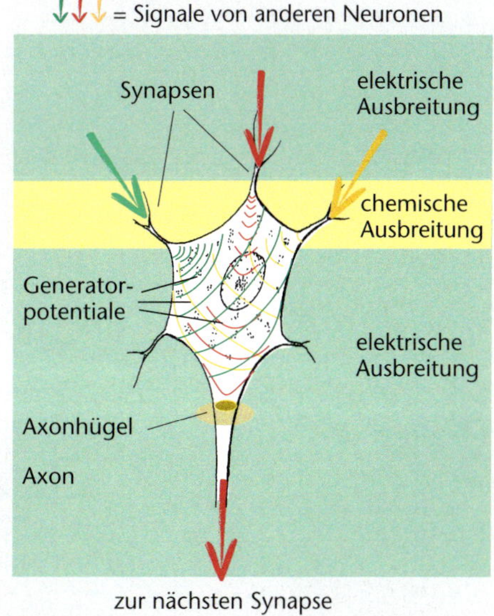

Abb. 10.16: Erregungsleitung durch Nerven. Die am Axon elektrisch fortgeleitete Erregung wird an der Synapse chemisch übertragen. An der Membran des nachgeschalteten Neurons werden die eingegangenen Informationen dann wieder elektrisch weitergeleitet (☞ auch Abb. 10.10).

- Dem **synaptischen Spalt** zwischen der präsynaptischen und der postsynaptischen Zelle; dieser Spalt ist mit Extrazellulärflüssigkeit gefüllt und nur ca. 20 nm weit.

Was passiert im synaptischen Spalt?

Ein Erregungsimpuls trifft an den Endaufzweigungen des präsynaptischen Axons ein. Dort verschmelzen die Transmitterbläschen nach dem Einströmen von Kalziumionen mit der präsynaptischen Membran, wobei sich der Inhalt – der **Neurotransmitter** – in den synaptischen Spalt ergießt. Die Neurotransmittermoleküle passieren innerhalb einer Tausendstelsekunde den synaptischen Spalt und binden sich an die **Rezeptoren** der postsynaptischen Membran. Diese Rezeptoren sind jeweils an Ionenkanäle gekoppelt, die durch die Bindung des Neurotransmitters verändert, d.h. für bestimmte Ionenarten durchlässig werden. Durch diese Veränderung der Durchlässigkeit, d.h. der Leitfähigkeit der postsynaptischen Membran, entsteht ein bestimmtes **postsynaptisches Potential.**

10

Nach der Reaktion mit dem Rezeptor wird der Neurotransmitter rasch inaktiviert, entweder durch enzymatischen *Abbau* oder durch *Rücktransport* in den präsynaptischen Endknopf.

10.4.3 Postsynaptische Potentiale

Je nach Art des Neurotransmitters und des Rezeptortyps können unterschiedliche Effekte an der postsynaptischen Membran eintreten:

Erregende Synapsen

Der Neurotransmitter kann zum einen das postsynaptische Neuron *erregen* und dort durch Depolarisation ein Aktionspotential auslösen (*erregendes postsynaptisches Potential,* kurz **EPSP**). Dazu reicht die Freisetzung aus einem einzelnen synaptischen Endknopf aber meist nicht aus. Es müssen *mehrere* Impulse aus einer Synapse in kurzer Folge *(zeitliche Summation)* oder aus mehreren Synapsen gleichzeitig *(räumliche Summation)* einlaufen. Erst dann werden die Generatorpotentiale in den postsynaptischen Membranbereichen groß genug, um am postsynaptischen Axonhügel ein Aktionspotential auszulösen.

Die Dauer der EPSP variiert je nach Ort ihrer Wirkung. Die EPSP der mit den motorischen Endplatten verknüpften Neurone sind z.B. sehr kurz, möglicherweise, weil die muskuläre Kontraktion ebenfalls kurz sein soll. An peripheren Neuronen des vegetativen Nervensystems beobachtet man bemerkenswert lang anhaltende EPSP (viele Sekunden bis Minuten), entsprechend der eher langsamen „Gangart" bei der Regulation innerer Organe.

Hemmende Synapsen

Der Überträgerstoff kann die postsynaptische Membran aber auch *hyperpolarisieren,* das heißt ihr Ruhepotential weiter absenken (z.B. von –70 mV auf –100 mV); man spricht dann vom *inhibitorischen postsynaptischen Potential* **(IPSP).** Diese hemmenden postsynaptischen Potentiale kommen mindestens ebenso häufig vor und sind genauso wichtig wie die oben beschriebenen EPSPs. Die Auslösung eines Aktionspotentials ist dadurch erschwert, die Erregbarkeit der postsynaptischen Zelle herabgesetzt. Konkret heißt dies, dass hier in der Folgezeit noch mehr erregende Potentiale eintreffen müssen, damit ein Aktionspotential entstehen kann.

Integration der erregenden und hemmenden Impulse

An der Membran des nachgeschalteten Neurons findet eine Verrechnung (Integration) aller eingehenden Impulse statt. Die Information wird zunächst als Generatorpotential und dann ggf. als Aktionspotential elektrisch weitergegeben (☞ auch Abb. 10.10, 10.14, 10.16 und 10.19).

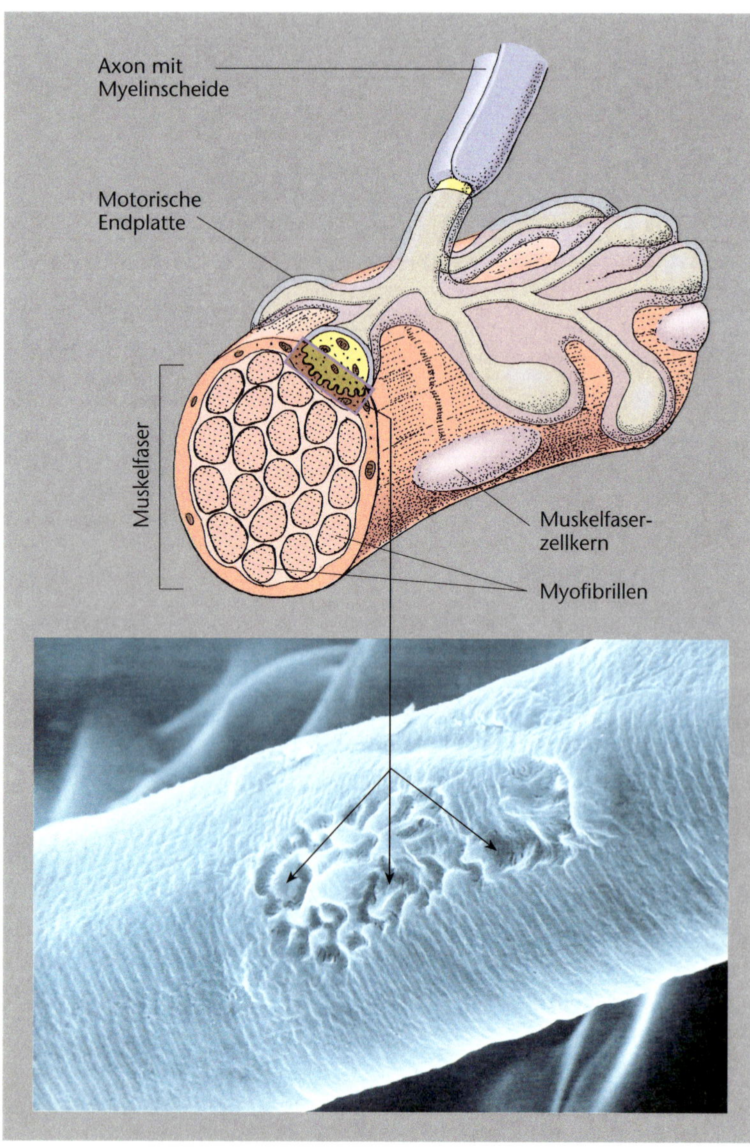

Abb. 10.17 und 10.18: Die motorische Endplatte.

Oben: Ein motorischer Nerv verzweigt sich in mehrere knopfförmige Axonendigungen (Boutons). Die Boutons werden von einer isolierenden Hülle (Schwann-Zellen) überzogen und bilden in ihrer Gesamtheit die motorische Endplatte.

Unten: Teil einer motorischen Endplatte im Rasterelektronenmikroskop. Durch Vorbehandlung des Präparates wurde die knopfförmige Axonendigung (Bouton) vom Muskel abgelöst. Zurück bleiben synaptische Vertiefungen, die sich über größere Flächen erstrecken. Man kann auch lamellenartig angeordnete Schlitze erkennen, die sich tief in die Muskelfasern ausbreiten und die synaptischen Kontaktflächen vergrößern. [Foto: C160]

Die Ventilfunktion des synaptischen Spalts

Da sich die synaptischen Bläschen mit dem Neurotransmitter ausschließlich in den Endverzweigungen der *präsynaptischen* Axone finden und nur die *postsynaptische* Membran entsprechende Rezeptoren besitzt, kann sich die Erregung über die Synapsen nur *in eine Richtung* ausbreiten. Die chemische Übertragung an der Synapse verhindert also eine rückläufige Ausbreitung des Erregungsimpulses, sie wirkt als ein weiteres *Ventil* (☞ 10.3.5).

10.4.4 Übersicht über die Neurotransmitter

Neurotransmitter wirken entweder **erregend** *(exzitatorisch)* oder **hemmend** *(inhibitorisch)* auf die postsynaptische Membran. Es gibt zahlreiche verschiedene Neurotransmitter. Zu den wichtigsten zählen:

- Azetylcholin
- Die *Katecholamine* Dopamin, Noradrenalin und Adrenalin
- Serotonin

- Gamma-Aminobuttersäure (GABA) und Glyzin
- Glutamat
- Verschiedene Neuropeptide.

Als mögliche Transmitter werden auch das Histamin und die Prostaglandine diskutiert, Stoffe also, die bisher vor allem als Mediatoren innerhalb des Entzündungsprozesses bekannt waren (☞ 5.4.3).

Herkunft der Neurotransmitter

Die meisten Neurotransmitter sind entweder Aminosäuren (z.B. Glyzin, Glutamat) oder vom Körper modifizierte Aminosäuren (z.B. Serotonin aus Tryptophan, Noradrenalin und Dopamin aus Tyrosin). Früher nahm man an, dass jedes Neuron nur einen einzigen Neurotransmitter bildet. Heute weiß man, dass viele Neurone neben dem konventionellen Transmitter noch einen so genannten **Kotransmitter** enthalten, der immer ein Neuropeptid ist. Die gemeinsame Freisetzung beider Substanzen heißt *Kotransmission*. Der Sinn der Kotransmission liegt wahrscheinlich in einer Art Arbeitsteilung, bei welcher der eine Transmitter die schnelle synaptische Übertragung übernimmt, während der andere für Langzeiteinstellungen der Erregbarkeit verantwortlich ist. Diese Funktion wird als *synaptische Modulation* **(Neuromodulation)** bezeichnet, sie spielt bei Lernvorgängen eine wesentliche Rolle (☞ 10.6).

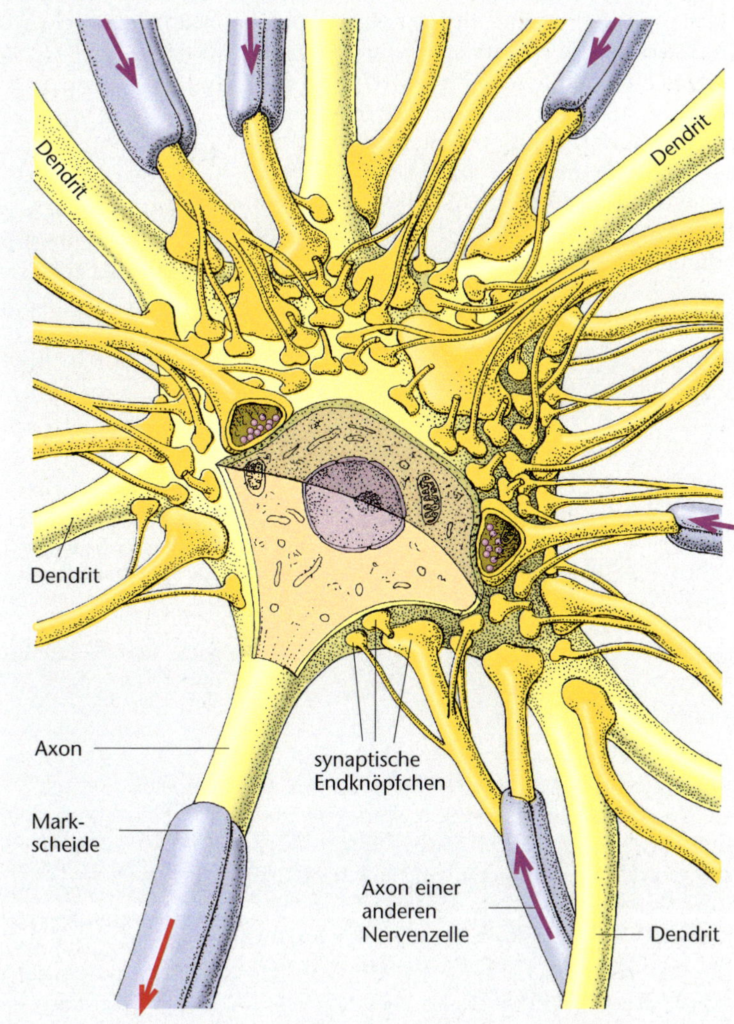

Abb. 10.19: Synapsen auf einem Neuron (vereinfachte, schematisierte Darstellung). Die Oberfläche des Nervenzelleibes ist fast vollständig mit synaptischen Endknöpfen bedeckt, wobei jeweils mehrere aus einem Axon entspringen. Viele erregende und hemmende Synapsen beeinflussen die Membranleitfähigkeit der postsynaptischen Membran. (Zuleitende Dendriten und ableitendes Axon sind abgeschnitten. Sie würden bei dieser Vergrößerung weit über den Rand des Buches hinausreichen).

10.4.5 Neurotransmitter – klinisch relevant!

Da die Neurotransmitter eine zentrale Rolle bei der Informationsübertragung und der Steuerung der verschiedensten Funktionen des ZNS spielen (z.B. Antrieb, Aufmerksamkeit, Gedächtnis, Appetit, Durst, Sexualtrieb, Glücksgefühl und Schlaf-Wach-Rhythmus) hängt unser körperliches und seelisches Wohlbefinden von einem ausgewogenen Verhältnis der einzelnen Substanzen ab.

Oft folgenschwer: Ungleichgewicht

Viele neurologische und psychiatrische Krankheiten beruhen auf einem Ungleichgewicht oder dem absoluten Mangel eines oder mehrerer Neurotransmitter (z.B. M. Parkinson, Chorea Huntington, Depression, Schizophrenie oder Angsterkrankungen). Für das Verständnis der Pathogenese sowie der pharmakologischen Therapie dieser Erkrankungen ist die Kenntnis der physiologischen Wirkung der einzelnen Transmitter deshalb sehr wichtig.

Auch durch den Konsum von zentralnervös wirksamen Substanzen, wie z.B. den meisten illegalen Drogen, aber auch durch gewöhnliche Genussmittel (Koffein, Nikotin) wird dieses Neurotransmittergleichgewicht beeinflusst.

Die einzelnen Neurotransmitter werden daher zusammen mit den entsprechenden Krankheitsbildern im nachfolgenden Abschnitt genauer dargestellt.

10.4.6 Die wichtigsten Neurotransmitter

Azetylcholin

Azetylcholin ist der Neurotransmitter für die Übertragung des Nervensignals vom efferenten Neuron auf den Muskel. Es wirkt also klassischerweise an der motorischen Endplatte. Darüber hinaus spielt es eine große Rolle im vegetativen Nervensystem (Details ☞ 11.12.3). Azetylcholin wirkt grundsätzlich *erregend* auf die nachgeschalteten Strukturen. Es wird durch das Enzym *Azetylcholinesterase* rasch wieder abgebaut.

Myasthenia gravis

Bei der **Myasthenia gravis**, einer Autoimmunerkrankung (☞ 6.7.2), besetzen und zerstören körpereigene Antikörper die postsynaptischen Azetylcholinrezeptoren, so dass es zu Lähmungserscheinungen der Muskulatur kommt. Klassischerweise beginnt die Erkrankung mit einem Befall der Augenmuskeln, was sich in Doppelbildern und einem „Schlafzimmerblick" äußert, da die Augenlider nicht mehr vollständig angehoben werden können. Gefürchtet ist ein Befall der Schluck- und der Atemmuskeln, der zum Ersticken des Patienten führen kann.

Die Lähmungssymptome werden mit reversiblen *Azetylcholinesterasehemmern* zunächst relativ gut behandelt (z.B. mit Pyridostigmin = Mestinon®). Durch den verminderten Abbau des Azetylcholins erhöht sich die postsynaptische Azetylcholinkonzentration, und die Muskelleistung kann für eine gewisse Zeit verbessert werden. Allerdings ist die Wirkdauer auf wenige Stunden beschränkt. Zur Behandlung der zugrunde liegenden Autoimmunvorgängen werden Immunsuppressiva und Glukokortikoide eingesetzt.

(Pfeil-)Gift für die Synapsen

Klinisch werden Abkömmlinge des Pfeilgiftes der Indianer, des *Curare*, zur Muskelentspannung bei Narkosen eingesetzt. Sie blockieren *kompetitiv* die Azetylcholinrezeptoren an der motorischen Endplatte und verhindern die Depolarisation der postsynaptischen Membran. Dadurch werden alle Muskeln entspannt (was der Operateur wünscht), allerdings auch die Spontanatmung unterdrückt (weshalb der Anästhesist den Patienten beatmen muss).

10

Klingt am Ende der Narkose die Muskelentspannung nicht rechtzeitig ab, gibt der Arzt als „Gegenmittel" Azetylcholinesterasehemmer. Sie hemmen reversibel (umkehrbar) den Azetylcholinabbau, die Azetylcholinkonzentration an der postsynaptischen Membran steigt stark an und verdrängt das Muskelrelaxans von den Rezeptoren der motorischen Endplatte. Die muskuläre Entspannung wird dadurch aufgehoben.

Tödliche Insektizide

Das als Insektengift bekannte E 605® (Substanzname: Parathion) hemmt irreversibel (unumkehrbar) die Azetylcholinesterase. Das Azetylcholin kann dann nicht mehr abgebaut werden – die Azetylcholinkonzentration an den motorischen Endplatten erhöht sich. Wenn Menschen, meist in Suizidabsicht, Parathion einnehmen, bekommen sie infolge der Dauererregung der Azetylcholinrezeptoren innerhalb von Minuten einen tödlichen Muskelkrampf.

10

Noradrenalin

Noradrenalin wirkt ebenfalls vorwiegend als erregender Neurotransmitter. Es wird vor allem im *Locus coeruleus,* einem Kerngebiet im Mittelhirn (☞ 11.7.1, 11.15.6) gebildet. Von dort strahlen Nervenfasern weit bis in die gesamte Großhirnrinde aus. Über ihre Aktivität wird unser Aufmerksamkeits- und Wachheitsgrad reguliert, insbesondere auch die Anpassung an Stresssituationen.

Noradrenalin wird zudem zusammen mit Adrenalin als Hormon vom Nebennierenmark ausgeschüttet (☞ 13.6.5). Dieses kann jedoch nicht die Blut-Hirn-Schranke überwinden (☞ 10.2.2) und erreicht daher nicht das ZNS. Ferner verwenden die efferenten Neurone des Sympathikus Noradrenalin (☞ 11.12.3) als Überträgerstoff.

Ein Ungleichgewicht zwischen Noradrenalin und anderen Neurotransmittern (v.a. Serotonin) an bestimmten zentralen Synapsen wird als eine Ursache von Depressionen angesehen (☞ unten).

Serotonin

Serotonin wird vor allem von den Zellen des Hirnstammes und des Hypothalamus gebildet und erreicht, ähnlich wie Noradrenalin, mehrere andere Hirngebiete. Serotonin hat zahlreiche zentrale und periphere Wirkungen. So regelt es die Körpertemperatur, den Schlaf, den Appetit und auch Aspekte unseres Gefühlslebens.

Depression und Manie

Die *Depression* (☞ 25.7.2) wird nach heutigem Kenntnisstand durch ein Ungleichgewicht der Serotonin- und Noradrenalin-Konzentration im synaptischen Spalt bedingt. Hierbei spielt nicht die absolute Menge der einzelnen Transmitter eine Rolle, sondern ihre Verteilung.

Bei einem Teil der Patienten scheint auch die hormonelle „Stressachse" (Hypothalamus-Hypophysen-Nebennieren-Achse, ☞ 13.6) aus dem Gleichgewicht geraten zu sein. Es konnte gezeigt werden, dass traumatische Erlebnisse in der Kindheit zu einer hohen Empfindlichkeit dieser Achse führen können, was ein Risikofaktor für spätere depressive Erkrankungen darstellt. Daneben gibt es klare Hinweise für eine genetische Veranlagung. Diese ist bei Patienten mit manisch-depressiver Erkrankung größer als bei den „nur" depressiven Patienten. Über die biologischen Ursachen der Manie liegen bislang keine gesicherten Erkenntnisse vor.

Solche Kenntnisse können therapeutisch genutzt werden: **Antidepressiva** (☞ auch 25.9.2) hellen die Stimmung depressiver Patienten auf, indem sie über verschiedene Angriffspunkte das Transmittergleichgewicht vor allem zwischen Noradrenalin und Serotonin beeinflussen. Durch Hemmung der Noradrenalinwiederaufnahme, der Serotoninwiederaufnahme oder beides nimmt die Transmitterkonzentration im synaptischen Spalt zu. Der gleiche Effekt kann erzielt werden durch Hemmung des die Transmitter abbauenden Enzyms Monoaminoxidase (MAO). Neuere Antidepressiva verstärken die Transmitterkonzentration im Spalt zusätzlich durch eine präsynaptische Aktivierung der Noradrenalin- und Serotonin-Freisetzung. Antidepressiva führen entgegen einer gelegentlich geäußerten Ansicht nicht zu einer Toleranz- oder Suchtentwicklung.

Aufmerksamkeits-Defizit-(Hyperaktivitäts)-Syndrom

Wer kennt es nicht – das Märchen vom Struwwelpeter? Der ruhelose Zappler galt einst als ungezogen. Aber damit haben ihm seine Eltern nach heutigem Kenntnisstand sicher Unrecht getan: Der Struwwelpeter litt wohl an einem **Aufmerksamkeits-Defizit-(Hyperaktivitäts)-Syndrom**, kurz *AD(H)S.* Die meisten Kinder fallen spätestens im frühen Grundschulalter durch erhebliche Störungen der Konzentration und der Impulskontrolle auf, d.h. sie sind ständig unaufmerksam, führen keine Aufgabe zu Ende, ihre Stimmung wechselt rasch, und Wutausbrüche sind ein häufiges Problem (ADS). Viele, aber nicht alle Kinder sind außerdem motorisch hyperaktiv und „zappeln ständig herum" (ADHS).

Diese Störungen führen zu Problemen bei der Entwicklung der sozialen, schulischen und beruflichen Anpassung und sind mit einem großen Leidensdruck verbunden. Ein unbehandeltes ADHS führt zu Lern- und Verhaltensstörungen, nicht selten entwickeln sich daraus Suchterkrankungen und Depressionen.

Die Ursache für diese Störung wird in einem zum größten Teil genetisch bedingten Transmitterungleichgewicht von Dopamin und Noradrenalin gesehen.

Dopamin

Der *erregende* Transmitter **Dopamin** wird vor allem in Teilen des Mittelhirns, der Substantia nigra (☞ 11.7.1), gebildet.

Dopamin ist für eine normale Bewegungssteuerung unabdingbar. Außerdem spielt es bei vielen emotionalen und analytischen Reaktionen eine Rolle und hat Bedeutung für das „Belohnungs- und Lustsystem" unseres Gehirns, das positive Gefühle auslösen kann.

Parkinson-Syndrom

Die häufigste neurologische Erkrankung des älteren Menschen überhaupt ist das **Parkinson-Syndrom**, an dem in Deutschland ca. 250 000 Menschen leiden. Die dabei auftretenden Störungen sind durch Untergang regulierender dopaminerger Neurone im Mittelhirn (☞ 11.7.1 und Abb. 11.11) bedingt, die normalerweise hemmend auf die Neurone im Streifenkörper (☞ 11.4.10) einwirken. Die „Balance" im *extrapyramidal-motorischen System,* das vor allem die *unwillkürlichen Muskelbewegungen* steuert (☞ 11.4.3), geht dadurch verloren. Meist bleibt die Ursache des Nervenzelluntergangs unklar. Bei diesem *idiopathischen (primären) Parkinson-Syndrom,* auch **Morbus Parkinson** genannt, spielen wahrscheinlich sowohl genetische als auch Umweltfaktoren eine Rolle. Das *symptomatische (sekundäre) Parkinson-Syndrom* ist z.B. Folge von Gehirnentzündungen oder Vergiftungen, kann aber auch Nebenwirkung bestimmter Medikamente sein.

Charakteristische Trias

Die Leitsymptome des Parkinson-Syndroms sind Akinese, Rigor und Tremor.

Unter **Akinese** versteht man eine allgemeine Bewegungsarmut mit starrem, maskenhaftem Gesicht sowie eine Störung der Bewegungsinitiierung (Bewegungsbeginn) mit Gangbehinderung (☞ Abb. 10.20). **Rigor** bezeichnet eine erhöhte Grundspannung der Muskulatur, welche die Bewegungen ruckartig macht und die Feinmotorik erschwert (☞ 7.3.7). Drittes Leitsymptom ist der **Tremor**, ein unwillkürliches, rhythmisches Zittern, das beim Parkinsonkranken vor allem die Hände betrifft und dessen Bewegungen an diejenigen des Geldzählens erinnern *(Münzenzählertremor).*

Problematisch: Anfang und Ende

Viele Parkinson-Patienten haben Schwierigkeiten, Bewegungen zu beginnen oder zu beenden. Dies führt zusammen mit der Beeinträchtigung der reflektorischen Ausgleichsbewegung zu einer erhöhten Sturzgefahr. Die Pflegenden achten daher auf größtmögliche Sicherheit der Umgebung. Bei sehr unbeweglichen Patienten ist eine korrekte Lagerung von großer Bedeutung.

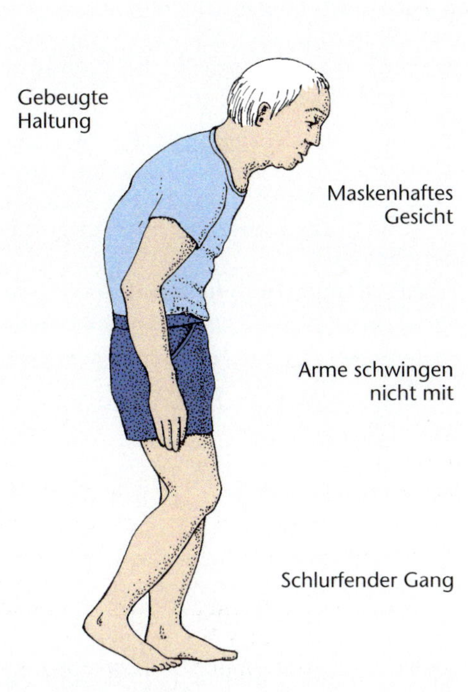

Abb. 10.20: Charakteristische Körperhaltung bei Morbus Parkinson.

Eine Heilung des Morbus Parkinson und der meisten symptomatischen Parkinson-Syndrome gibt es zurzeit nicht, die Erkrankung nimmt einen allmählich fortschreitenden Verlauf. Zur Behandlung der Symptome werden Dopamin-Abkömmlinge (z.B. L-Dopa, etwa Madopar®) oder synthetische Dopaminagonisten eingesetzt. Hinzu treten muss die Krankengymnastik, vor allem zur Behandlung der Gehstörungen. Bei sehr schweren und medikamentös schwierig zu behandelnden Fällen kann eine stereotaktische (d.h. millimetergenaue, röntgenkontrollierte) Operation in den Basalganglien (☞ 11.4.10) zur Besserung verhelfen. Die seit längerem erprobte Transplantation von embryonalen dopaminhaltigen Zellen ins Mittelhirn hat bis jetzt kaum Erfolge erzielt.

Unerlässlich: Krankengymnastik bei Parkinson-Patienten

Die Krankengymnastik gehört mit zu den ersten Behandlungsmaßnahmen beim Morbus Parkinson. Ziel der Bewegungsübungen ist die gezielte Korrektur der Fehlhaltungen, eine Lockerung der motorischen Starre und die Überwindung der Bewegungsarmut. Ohne krankengymnastische Unterstützung versucht der Parkinson-Patient die feinmotorische Störung häufig durch vermehrten muskulären Krafteinsatz zu kompensieren. Das kann fatale Folgen haben: der dadurch erhöhte Dopaminverbrauch führt letztlich zu einer Verstärkung der Symptomatik. In der Krankengymnastik der Parkinson-Kranken gilt es deshalb, Überanstrengung und Monotonie zu vermeiden. Dabei werden auch Elemente der Musiktherapie und Rhythmik eingesetzt. Bei Sprechstörungen kann eine logopädische Behandlung helfen.

Schizophrenie

Auch bei der Schizophrenie wird eine Dysfunktion des Dopaminsystems vermutet mit einer *Überfunktion* in den einen (unter anderem Thalamus ☞ 11.6) und einer *Unterfunktion* in anderen dopaminergen Gehirngebieten (unter anderem frontale Großhirnrinde ☞ 11.3). Dies führt einerseits zu Sinnestäuschungen und Wahnvorstellungen *(Positivsymptomatik)* sowie andererseits zu der als *Negativsymptomatik* bezeichneten affektiven Verflachung und dem Motivationsverlust. Die Gründe für dieses Dopamin-Ungleichgewicht werden heute vor allem in genetischer Veranlagung und pränatalen Umgebungseinflüssen gesehen.

GABA

Zahlreiche Synapsen im Zentralnervensystem benutzen als Neurotransmitter *Gamma-Aminobuttersäure,* kurz **GABA.** Die postsynaptischen Zellen werden durch GABA *hyperpolarisiert,* d.h. ihre Erregung wird erschwert bzw. die Transmission wird gehemmt. GABA ist der wichtigste Gegenspieler von Glutamat im ZNS.

Auch in den GABA-Haushalt kann medikamentös eingegriffen werden. **Benzodiazepine** beispielsweise beeinflussen die GABA-Rezeptoren, so dass es zu einer verstärkten GABA-Wirkung kommt. Dadurch haben sie einen zentral beruhigenden und dämpfenden Effekt. Die Benzodiazepine finden breite Anwendung bei Angst, Schlaflosigkeit, Epilepsie (Anheben der Krampfschwelle) sowie zur Muskelentspannung und bei der Narkoseeinleitung (☞ auch 25.9.2).

Glutamat

Die Aminosäure **Glutamat** ist der häufigste erregende Transmitter im ZNS. Ihre krankhafte Überproduktion wird z.B. mit der Entstehung epileptischer Anfälle (☞ 11.4.9) in Verbindung gebracht.

10.5 Neuropeptide

Neben den Neurotransmittern gibt es noch eine weitere, erst in jüngerer Zeit entdeckte Gruppe von Botenstoffen im Gehirn: die **Neuropeptide.** Diese bestehen aus Aminosäureketten mit etwa 5–30 Aminosäureresten und sind damit um ein Vielfaches größer als die oben beschriebenen Neurotransmitter (☞ 10.4.6). Neuropeptide lassen sich als „Gehirnhormone" mit einer Art Lautstärkeregler vergleichen, welche die Klangfarben im Gehirn fein regulieren, während die Neurotransmitter die Instrumente darstellen, welche die Vielzahl der Erregungen im Nervensystem erzeugen. Neuropeptide sind in Zusammenarbeit mit den oben genannten Neurotransmittern (☞ 10.4.6) ebenfalls an der Steuerung von Hunger, Schlaf, Sexualtrieb und Schmerzempfindung beteiligt.

Die bekanntesten der insgesamt 60 bisher entdeckten Neuropeptide sind die *körpereigenen Opioide* oder **Endorphine.** Endorphine scheinen nicht nur für den Gefühlshaushalt besonders wichtig zu sein, sondern sind auch wesentlich an der Schmerzregulation (☞ 12.3.1) beteiligt.

10.5.1 Die Endorphine

Endorphine (kurz für *endogene Morphine*) umfassen mehrere Substanzen: *Die Enkephaline, Dynorphin* und *β-Endorphin.* Sie kommen an verschiedenen Orten des Großhirns, in der Hirnanhangsdrüse (Hypophyse ☞ 11.6) sowie im Rückenmark und im Verdauungstrakt vor.

Endorphine binden wie Morphin und andere körperfremde Opiate (z.B. Heroin) an verschiedene Typen von Opiatrezeptoren in den Membranen schmerzvermittelnder Neurone und modulieren auf den verschiedenen Ebenen des ZNS die Schmerzaufnahme und -wahrnehmung (☞ 12.3.3).

Andere eher komplexe Funktionen, an denen Endorphine beteiligt sind, gehen vom so genannten Belohnungszentrum des Gehirns aus (☞ 10.4.6). Dort beeinflussen die Endorphine die Dopaminfreisetzung und führen letztlich zur „Rauschwirkung" der genannten Drogen. Außerdem wirken die Endorphine auch bei der Atemsteuerung und bei der Regulation der Körpertemperatur mit.

Körpereigener Schutzmechanismus

Bei schweren Verletzungen oder körperlichen Stresssituationen (z.B. Geburt) werden Endorphine ausgeschüttet, so dass die Schmerzen gelindert oder, z.B. im ersten Moment einer Unfallsituation, gar nicht wahrgenommen werden. Der rasche Endorphin-Abfall nach der Geburt kann durch den Wegfall der euphorisierenden Wirkung zusammen mit den anderen hormonellen Veränderungen eine Mitursache der Wochenbettdepression sein.

Endorphine und Sport

Auch Sport regt die Endorphinproduktion an: Obwohl physisch anstrengend und manchmal bis zur Erschöpfung betrieben, erleben die meisten Sport Treibenden während und nach dem Sport ein rauschartiges Hochgefühl („Runner's High") – was auf einer vermehrten Endorphinausschüttung beruht.

Endorphine und Essen

Das Wohlgefühl beim Essen von leckeren Speisen wird durch die Endorphin- und Dopaminwirkung im Belohnungszentrum vermittelt. Dies macht es so schwierig, auf diese leicht herbeizuführende „Belohnung" zu verzichten, und es kann im Extremfall zu regelrechtem Suchtverhalten kommen („Fresssucht" ☞ 19.4.1).

Plazebos

Den **Plazeboeffekt** (den ein Scheinmedikament – *Plazebo* genannt – trotz fehlenden Wirkstoffes bei entsprechender Suggestion des Patienten bewirkt) führen Forscher auf eine vermehrte Endorphinproduktion zurück. Die Plazebowirkung lässt sich nämlich durch den Endorphin-Antagonisten Naloxon aufheben.

Glück, was ist das?

Dem Phänomen Glück kann man sich literarisch, philosophisch und auch naturwissenschaftlich nähern – vollständig ergründen wird man es nie. Hirnforscher sind den Molekülen der Gefühle seit Jahrzehnten auf der Spur. Bei der Suche nach den biochemischen oder elektrophysiologischen Substraten euphorischer Glückseligkeit und den Hirnwindungen, in denen die Liebe nistet, wurden Botenstoffe identifiziert, die Informationen zwischen den 100 Milliarden Nervenzellen des Gehirns vermitteln und das Empfinden modulieren. Biochemisch scheinen sich die Vorgänge während verschiedener Glücksmomente zu gleichen – so unterschiedlich die Ursachen auch sind: Wenn die grauen Zellen *high* sind, docken *Transmitter* an *Rezeptoren* an und erregen Hirnareale im limbischen System. An einer Untergruppe dieser Rezeptoren, den Opioid-Rezeptoren, greifen Rauschgifte in unser Nervensystem ein und rufen einen rauschartigen, mit Glücksgefühlen einhergehenden Zustand hervor.

10.5.2 Weitere Neuropeptide

Außer den Endorphinen sind viele weitere Neuropeptide entdeckt worden, so z.B. *Substanz P*, *Neuropeptid Y* und *Neurotensin*. Sie spielen wahrscheinlich bei der Schmerzwahrnehmung sowie bei Lernvorgängen eine Rolle.

Interessanterweise werden viele dieser Neuropeptide nicht nur von Nervenzellen hergestellt, sondern auch in Geweben des Magen-Darm-Traktes oder von Zellen des Immunsystems. Durch diese Entdeckung hat sich die funktionelle Grenze zwischen ZNS und den übrigen Organsystemen verwischt: Es erscheint dadurch noch mehr als früher plausibel, dass Störungen der Psyche auch Störungen des Körpers („Soma"), etwa des Magen-Darm-Traktes, nach sich ziehen (also *psychosomatisch* werden) und umgekehrt (dass also „somatische" Ereignisse die Psyche verändern), wenn beide Systeme die gleichen Botenstoffe benutzen – also im chemischen Sinn die gleiche Sprache sprechen.

Man hofft, durch zunehmendes Wissen über die Wirkungen der Peptidhormone im Gehirn nicht nur die Wechselwirkungen zwischen körperlichen und psychischen Vorgängen besser zu verstehen, sondern auch neue Erkenntnisse über die Wirkungen und Nebenwirkungen von Medikamenten zu gewinnen.

10.6 Lernen und Gedächtnis

Eine wesentliche Leistung unseres Nervensystems ist die *Fähigkeit*, neue Gedächtnisinhalte aufzunehmen *(Lernen)* und sie wieder abzurufen *(Erinnern)*.

Bereits einfache Tiere sind fähig zu lernen. Ein beliebtes Forschungsobjekt ist die Meeresschnecke Aplysia, die in klassischen Konditionierungsexperimenten (☞ 25.1.1) Reizgewöhnungsverhalten erlernt: Zunächst wird der Kopf der Schnecke durch eine einfache Berührung gereizt, worauf die Kiemen zurückgezogen werden. Nach etwa 10 Reizdurchgängen antwortet die Schnecke für 1–2 Stunden nicht mehr mit dieser Reaktion. Sie hat gelernt, dass dieser Reiz für sie bedeutungslos geworden ist. Was geschieht? Bedingt durch den Reiz wird der Neurotransmitter Serotonin (☞ 10.4.6) ausgeschüttet, welcher Ionenkanäle aktiviert und dadurch die Muskelkontraktion auslöst. Durch die dauernde Einwirkung von Serotonin lässt die Aktivierbarkeit der Ionenkanäle langsam nach, und der Reizerfolg bleibt für 1–2 Stunden aus. Das Tier hat sich an den Reiz gewöhnt, so wie sich auch der Mensch an für ihn bedeutungslose Reize anpasst. Nach dieser Zeitspanne ist das System wieder voll aktivierbar. Daraus folgt aber auch, dass dem Langzeitgedächtnis, das Inhalte im Extremfall ein Leben lang speichern kann, noch andere Mechanismen zugrunde liegen müssen.

Verschiedene psychologische Aspekte und Definitionen von Lernen und Gedächtnis sind im Abschnitt 25.1.1 dargestellt, z.B. die Unterscheidung zwischen Kurz- und Langzeitgedächtnis. Wie auf der psychologischen Ebene, so kann auch neurobiologisch zwischen diesen beiden Gedächtnisformen unterschieden werden.

Die neurobiologische Grundlage sowohl des Kurzzeit- als auch des Langzeitgedächtnisses bilden „lernfähige", d. h. *plastische Synapsen*, die sich im Gegensatz zu den „normalen" Synapsen unter bestimmten Bedingungen längerfristig verändern können und nach dem Neuropsychologen D.O. Hebb als **Hebb-Synapsen** bezeichnet werden. Hebbs Theorie des Kurz- und Langzeitgedächtnisses ist der Ausgangspunkt aller gegenwärtigen Untersuchungen der Neurobiologie des Gedächtnisses. Diese Synapsen und die dabei beteiligten Neurone bilden funktionelle Familien (Ensembles ☞ unten), in denen spezifische **Engramme** *(Gedächtnisinhalte)* abgelegt werden.

Dem Kurz- bzw. Langzeitgedächtnis liegen zwei unterschiedliche Mechanismen zugrunde, die sich wesentlich durch ihre Abhängigkeit von funktionierender Proteinsynthese unterscheiden:

- **Frühe Langzeitpotenzierung** (LTP, *long term potentiation*). Wird ein Neuron wiederholt durch mindestens zwei zuführende Synapsen gleichzeitig gereizt, kommt es durch Veränderungen der Ionenkanäle im postsynaptischen Neuron zu einer anhaltenden Verstärkung des postsynaptischen Potentials auch nach Einzelreizen (☞ 10.4.3). Durch wiederholte Aktivierung der entsprechenden Synapsen können also erregende (EPSP) postsynaptische Potentiale *verstärkt* werden (☞ 10.4.3). Diese frühe LTP kann bei wiederholter Reizung Minuten bis etwa 3 Stunden andauern und bildet die Grundlage des Kurzzeitgedächtnisses. Sie ist unabhängig von der Proteinbiosynthese
- **Späte Langzeitpotenzierung** und Ausbildung von neuronalen Ensembles. Für die Archivierung von Engrammen im Langzeitgedächtnis müssen neue Proteine für neue

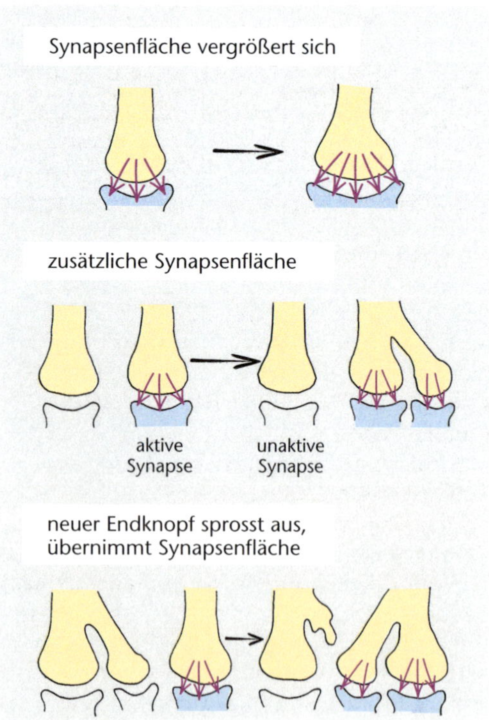

Abb. 10.21: Veränderungen an Synapsen, die die Grundlage für die Speicherung von Informationen bilden könnten.
Oben: Die Fläche des synaptischen Kontaktes erhöht sich durch Training.
Mitte: Eine Synapse, die sehr häufig benutzt wird, verdoppelt sich. Dadurch wird die Fläche des synaptischen Kontaktes erhöht.
Unten: Eine häufig gebrauchte neuronale Verbindung „übernimmt" vorher wenig benutzte Synapsen.

Rezeptoren und neue Synapsen bereitgestellt werden (☞ Abb. 10.21). Dies kann man sich kurz umrissen so vorstellen: Wird ein postsynaptisches Neuron z.B. mit dem Neurotransmitter Serotonin „dauerberegnet", so kommt es zu einer Aktivierung des Enzyms Adenylatzyklase im Zielneuron und damit zur Bildung des intrazellulären Botenstoffes cAMP (☞ 13.1.4). cAMP aktiviert über eine Reihe von Zwischenschritten bestimmte Zielgene und damit schließlich die Proteinsynthese (☞ 3.7), die mehrere Stunden nach einem kurzdauernden Stimulus erhöht bleibt. Umgekehrt vermindern Hemmer der Proteinsynthese die späte LTP, nicht hingegen die frühe LTP. Dies ist ein wichtiges Argument für die Vorstellung, dass dem Kurz- und Langzeitgedächtnis unterschiedliche Mechanismen zugrunde liegen.

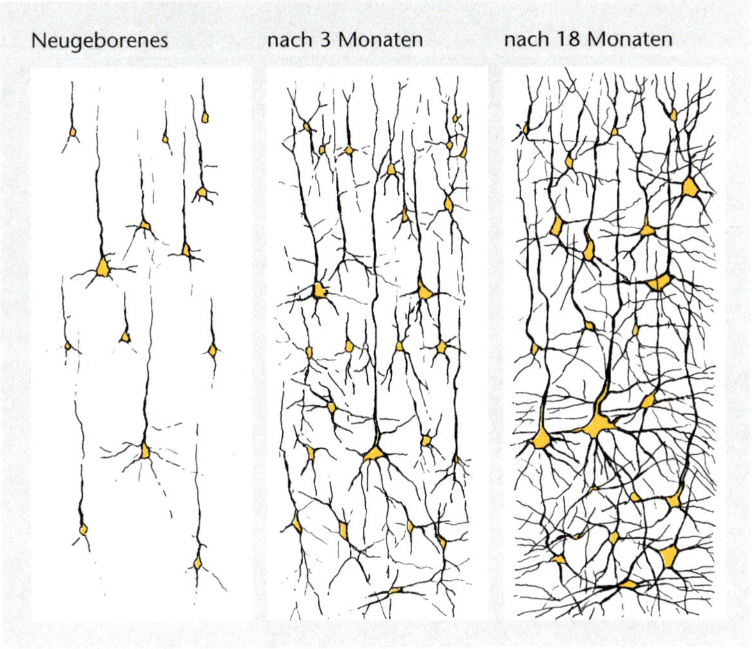

Neugeborenes

nach 3 Monaten

nach 18 Monaten

Abb. 10.22: Hirnreifung. Die Abbildung zeigt dasselbe Gebiet der menschlichen Hirnrinde in drei Entwicklungsstadien. Während beim Neugeborenen (links) die einzelnen Neurone weitgehend unverknüpft nebeneinander liegen, bilden sich mit zunehmendem Alter des Kindes (Mitte und rechts) unzählige Verbindungen zwischen den Nervenzellen aus.

Neuronale Ensembles

Eine genaue örtliche Zuweisung von Gedächtnisinhalten ist nicht möglich: Nach heutiger Erkenntnis sind z.B. Verhaltensmuster von der Funktionstüchtigkeit anatomisch oft weit auseinanderliegender Neuronennetze abhängig. Aber nicht nur das Gedächtnis, auch andere Hirnfunktionen wie unsere Gefühle oder Motivationen (☞ 25.1.3) spielen sich in ähnlich weitläufig verteilten Hirnstrukturen ab. Es wird deshalb vorgeschlagen, statt von „Hirnzentren" für bestimmte Leistungen von *dynamischen Knotenpunkten* oder **neuronalen Ensembles** zu sprechen. Unter einem neuronalen Ensemble versteht man eine Ansammlung von Neuronen, die miteinander verknüpft und für ein bestimmtes Verhalten oder einen bestimmten Gedächtnisinhalt verantwortlich sind.

Der Grad der Verknüpfung dieser elementaren Einheiten wird unter anderem durch Lernprozesse bestimmt – ist also von Individuum zu Individuum verschieden. Neuronale Ensembles sind zudem durch Umwelteinflüsse modifizierbar. Während der Hirnreifung im Kleinkindalter finden die wichtigsten Verknüpfungen statt: Durch unzählige Verflechtungen werden Millionen solcher neuronaler Ensembles gebildet (☞ Abb. 10.21 und 10.22). Wenn wir etwas erinnern, so geschieht dies durch das „Wiederabspielen" dieser neuronalen Bahnen, die durch die ursprünglichen intensiven Synapsenaktivierungen funktionstüchtig geworden sind.

Gedächtnis und Gefühl

Entsprechend den weitläufigen Verflechtungen der gedächtnisaktiven Neurone sind auch die verschiedensten gespeicherten Sinneseindrücke sehr weiträumig und über verschiedenste Sinnesmodalitäten (☞ 12.1) hinweg verknüpft. Wir können uns beispielsweise das Gesicht eines Patienten mühelos vorstellen, auch wenn wir gerade nur seine Stimme in der Rufanlage hören.

Gleichzeitig sind etliche Erinnerungen auch gefühlsmäßig besetzt: z.B. je nach Patient eher freudig oder genervt. Die enge Verknüpfung von Gedächtnis und Emotionen ist unter anderem Folge der vielfältigen Verbindungen zwischen Großhirnrinde und den „tieferen" Kern- und Rindenregionen z.B. des Zwischenhirns und des limbischen Systems. Lerninhalte, die mit einer positiven oder negativen affektiven Komponente verbunden sind, bleiben dadurch schneller und anhaltender in unserem Gedächtnis haften (☞ 11.5 – 11.6).

10.7 Sucht

Bei süchtigem Verhalten handelt es sich um ein erlerntes Verhaltensmuster (erworbene Motivation), bei dem psychologische und biologische Faktoren eine sich wechselseitig bedingende Rolle spielen: Beim „Erlernen" süchtigen Verhaltens spielen nach heutigem Kenntnisstand Umweltfaktoren eine ausschlaggebende Rolle, während für die Aufrechterhaltung von Suchtverhalten zentralnervöse Prozesse wichtig sind.

Was ist Sucht?

Die WHO verwendet die Begriffe **Sucht** und **Abhängigkeit** für verschiedene Formen des Angewiesenseins auf bestimmte Substanzen oder Verhaltensweisen. Neben den **stoffgebundenen Abhängigkeiten** (z.B. von Drogen oder Alkohol) gibt es auch die **stoffungebundenen Abhängigkeiten** wie etwa Spielsucht, Kaufsucht, Arbeitssucht, Internetsucht und vieles mehr. Genauso wie durch die stoffgebundenen Abhängigkeiten kann durch die eben genannten stoffungebundenen Abhängigkeiten das Leben von Menschen ruiniert werden.

Zudem werden die körperliche und die psychische Abhängigkeit unterschieden.

Zu den Kriterien der **körperlichen Abhängigkeit** werden gezählt:
- **Toleranzentwicklung.** Um die gleiche Wirkung zu erzielen, muss die Dosis immer mehr gesteigert werden
- **Entzugserscheinungen.** Wird das Suchtmittel abgesetzt, zeigen sich körperliche Entzugserscheinungen
- **Milderung der Entzugserscheinungen** durch Suchtmittel. Die Substanzen werden eingenommen, um die Entzugserscheinungen zu vermeiden oder zu lindern.

Die **psychische Abhängigkeit** zeichnet sich aus durch:
- Heftiges, unbezwingbares Verlangen, eine Substanz zu konsumieren oder eine Verhaltensweise auszuüben mit dem Ziel, positive Empfindungen herbeizuführen oder unangenehme Empfindungen zu vermeiden
- Verminderte Kontrolle über den Beginn und das Ende sowie über die Menge des Konsums
- Ausrichtung der Alltagsaktivitäten auf Möglichkeiten zum Konsum
- Vernachlässigung sozialer, familiärer und beruflicher Interessen.

Ursachen der Abhängigkeit

Warum wird der eine Mensch süchtig und der andere nicht, obwohl auch seine Lebenssituation nicht unproblematisch ist und auch er Zugang zu Drogen oder zum Glücksspiel hat?

10

10

Befriedigend ist diese Frage bis heute nicht zu beantworten, es lassen sich aber einige Steine des Puzzles zusammenfügen:

Lerntheorie und Belohnungssystem. Wie eingangs erwähnt, handelt es sich beim Drogenkonsum um eine erlernte Verhaltensweise (☞ 25.1.1) Die angenehme Wirkung der Droge oder Verhaltensweise gilt als positiver Verstärker und führt zu einem erneuten Konsum, wobei häufig Verbindungen (Kopplung) mit als negativ oder konfliktreich erlebten Situationen hergestellt werden. Diese Kopplung führt dazu, dass das Suchtmittel als Ausgleich bzw. als Bewältigung oder zur Vermeidung der unangenehmen Situation eingesetzt wird.

Bei dieser Konditionierung ist das dopaminerge Belohnungssystem von Bedeutung. Dieses System besteht aus verschiedenen anatomischen Bestandteilen. Kernbereich ist der *Nucleus accumbens,* ein Teil des limbischen Systems, in enger Nachbarschaft des Hypothalamus (☞ Abb. 11.9). Das z.B. durch Suchtmittelkonsum ausgelöste Glücksgefühl wird auf eine gesteigerte Ausschüttung von Dopamin aus dem Nucleus accumbens zurückgeführt. Experimentelle Selbstreizungsversuche bei Tier und Mensch haben ein suchtähnliches Verhaltensmuster hervorgerufen, und für gewisse Drogen konnte eine direkte Stimulation dieses Belohnungszentrums nachgewiesen werden (Opiate, Kokain, Amphetamine). Andere Drogen bewirken eine Hemmung des Neurotransmitters Noradrenalin, wodurch die Dopaminwirkung verstärkt wird. Auch auf diese Weise wird das Belohnungssystem aktiviert. Drogen, die vermutlich über diese indirekte Stimulation wirken, sind z.B. Alkohol und Benzodiazepine, und auch die körpereigenen Endorphine wirken auf diese Weise (☞ 10.5.1).

Durch die oben beschriebenen Koppelungsprozesse können auch nicht-stoffliche Suchtmittel (z.B. das Glücksspiel) zu einer lustbringenden Aktivierung des Belohnungssystems führen. Dopaminantagonisten wie z.B. Neuroleptika (☞ 25.9.2) hemmen die positive Verstärkung und können zur Lustlosigkeit führen.

Genetische Veranlagung. Konkrete Aussagen darüber, ob und wie genau eine genetische Veranlagung für die Entstehung von Sucht verantwortlich gemacht werden kann, können noch nicht zufrieden stellend gemacht werden. Bisherige Forschungen zeigen aber, dass es im Stoffwechsel der Neurotransmitter im Gehirn genetisch bedingte Unterschiede gibt. Diese haben Auswirkungen auf das dopaminerge Belohnungssystem, auf die Verarbeitung von Drogen im Körper und auf die Empfänglichkeit für Effekte, die durch die Drogen hervorgerufen werden.

Psychische Faktoren. *Entwicklungspsychologisch* spielt das Erlernen eines sachgerechten Umgangs mit Suchtmitteln während der Pubertät eine große Rolle. Besonders gefährdet für die Entwicklung einer Sucht sind Jugendliche, deren Eltern oder Umgebung Suchtmittel als Problemlösung akzeptieren oder vorleben. Allgemeine psychologische Bedingungen, die eine Suchtentwicklung fördern können, haben mit der Persönlichkeitsstruktur, mit dem Selbstbewusstsein und mit der Verarbeitung von Gefühlen zu tun. Häufig mit Sucht assoziierte Persönlichkeitsmerkmale sind z.B. eine geringe Frustrationstoleranz oder Selbstwertkonflikte. Diese sind abzugrenzen von psychiatrischen Erkrankungen wie etwa Depression, Angst- und Persönlichkeitsstörungen, die bei Suchtpatienten häufig zu finden sind. Es ist nicht immer auseinanderzuhalten, ob die betreffende psychiatrische Störung die Entwicklung der Sucht begünstigt hat oder umgekehrt eine sekundäre Folge der Suchterkrankung ist.

Wege aus der Sucht

Der Weg aus der Sucht ist schwer. Zu Beginn steht immer die Motivation des Betroffenen selbst, von der Sucht loszukommen. Diese Motivation muss z.B. durch Familie, Freunde, medizinisches Personal und Beratungsstellen unterstützt werden, es hat sich aber gezeigt, dass die Rückfallgefahr besonders hoch ist, wenn sich der Süchtige nur dem Druck von außen beugt, etwa um seinen Arbeitsplatz oder seine Ehe zu retten.

Bei stoffgebundenen Abhängigkeiten ist meist ein oft mehrwöchiger Krankenhausaufenthalt zum körperlichen *Entzug* nötig, dem sich eine mehrmonatige *Entwöhnungsphase* anschließt, in der der Patient auch psychisch von der Droge oder Verhaltensweise loskommen soll. Sie kann je nach den Umständen des Einzelfalls ambulant oder stationär durchgeführt werden. Bei stoffungebundenen Abhängigkeiten werden die verschiedenen Formen der Psychotherapie (☞ Kapitel 25) eingesetzt.

Letztlich aber dauert der Weg aus der Sucht ein Leben lang, denn ein kontrollierter Umgang mit dem Suchtmittel ist dem Betroffenen auch noch nach Jahren nicht möglich. Hier ist für viele der regelmäßige Besuch einer Selbsthilfegruppe eine entscheidende Hilfe.

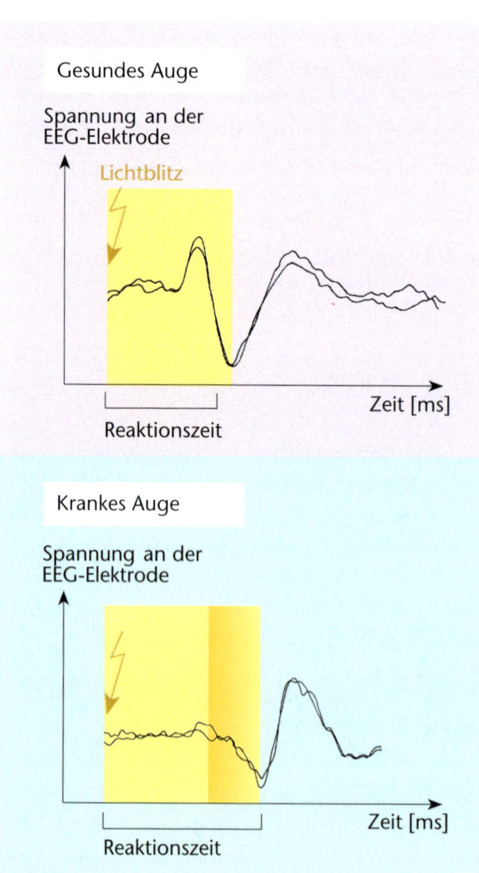

Abb. 10.23: Oben normales, unten pathologisches visuell evoziertes Potential, z.B. im Rahmen einer Sehnervenentzündung. Die Form des Potentials ist verändert, und das Potential tritt erheblich verzögert ein. [Nach Pschyrembel, Klinisches Wörterbuch, 257. Aufl., W. de Gruyter, 1994]

10.8 Diagnostische Methoden

Elektroenzephalographie – das EEG

Die bei der Aktivität von Nervenzellen im Bereich der Hirnrinde auftretenden elektrischen Spannungen – im Wesentlichen die Summe der dort auftretenden postsynaptischen Potentiale – können über Elektroden an der Kopfhaut gemessen, verstärkt und aufgezeichnet werden. Dieses Verfahren heißt **Elektroenzephalographie** *(EEG);* es ist eine nebenwirkungsfreie Untersuchung (☞ Abb. 10.24).

Beim gesunden Erwachsenen ergibt sich als Normalbefund:

- Bei geöffneten Augen ein typisches regelmäßiges Wellenmuster mit rasch aufeinanderfolgenden sog. β-Wellen (☞ auch Abb. 10.25)
- Im entspannten Zustand und bei geschlossenen Augen ein niederfrequenteres Wellenmuster (sog. α-Wellen)
- Noch langsamere sog. ϑ-Wellen und δ-Wellen lassen sich im Tiefschlaf aufzeichnen.

Die Aufzeichnung des EEG liefert bei vielen neurologischen Erkrankungen wichtige diagnostische Hinweise, z.B. bei der Epilepsie (☞ Abb. 10.25 und 11.4.9). Das EEG ist auch einer von mehreren Parametern bei der Feststellung des *Hirntodes* („Nulllinien-EEG" ☞ 5.10.1).

Evozierte Potentiale

Reizt man während der Ableitung eines EEG ein Sinnesorgan, so lässt sich die aus diesem Reiz resultierende Aktivitätssteigerung (= *evoziertes Potential*) des Gehirns über das EEG registrieren und durch einen Computer auswerten. **Visuell evozierte Potentiale** *(VEP)* mit

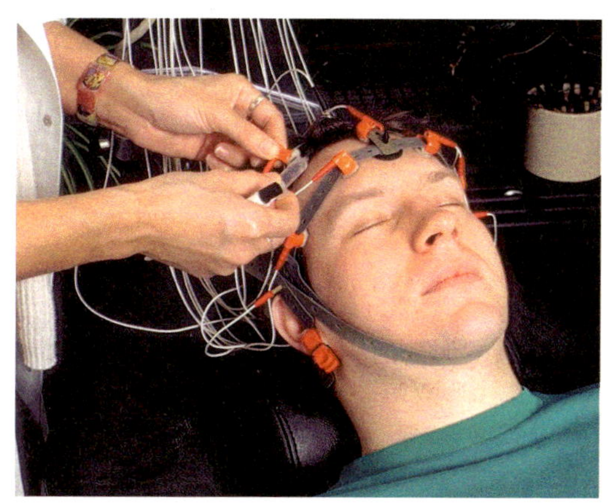

Abb. 10.24: Patient, bei dem ein EEG abgeleitet wird. Nicht wenige Patienten empfinden die Untersuchung wegen der vielen zu befestigenden Elektroden und der zahlreichen Kabel zum Aufzeichnungsgerät als unangenehm und beängstigend. [D200]

Lichtreizen können eine (abgelaufene) Sehnervenentzündung nachweisen, z.B. bei Multipler Sklerose (☞ 10.2.6). **Akustisch evozierte Potentiale** *(AEP)* ermöglichen eine objektive Gehörprüfung, z.B. bei Kleinkindern.

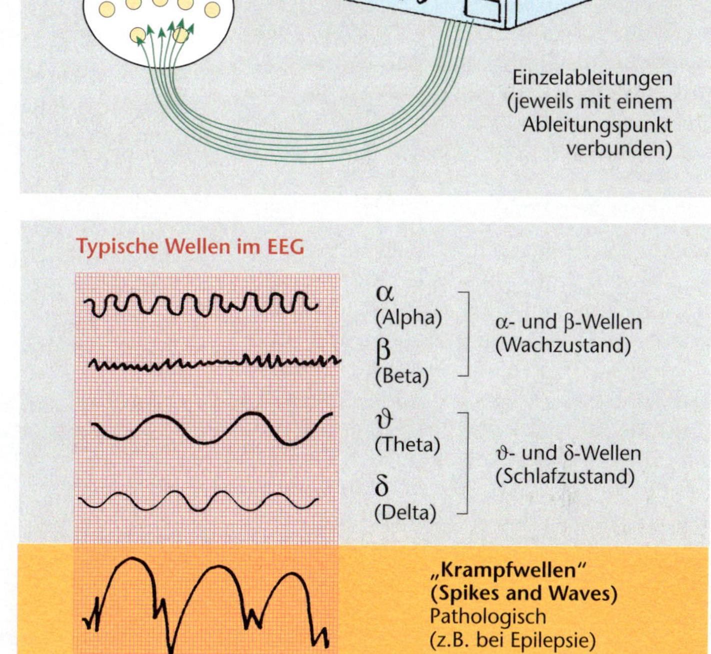

Abb. 10.25: EEG. Über Kopfhautelektroden, die an 19 definierten Positionen der Schädeldecke angebracht werden, lassen sich elektrische Spannungen der Hirnrinde aufzeichnen. Bei geöffneten Augen leitet man gewöhnlich einen hochfrequenten β-Rhythmus ab. Werden die Augen geschlossen und entspannt sich der Patient, so erhält man niederfrequentere α-Wellen. ϑ- und δ-Wellen kommen bei Erwachsenen nur im Tiefschlaf vor. Epileptiker zeigen während, aber auch manchmal zwischen den Anfällen „Krampfwellen", z.B. ein charakteristisches Muster aus Spikes und Waves („Zacken und Wellen").

Elektroneurographie und Elektromyographie

Bei der **Elektroneurographie** *(ENG)* wird die Nervenleitgeschwindigkeit in peripheren Nerven, z.B. den großen Armnerven, bestimmt. Durch die Elektroneurographie lassen sich Schäden an Nerven (z.B. des Nervus medianus ☞ 11.14.2) diagnostizieren, da sich insbesondere bei Schädigungen der Markscheiden die Nervenleitgeschwindigkeit bereits in frühen Stadien verlangsamt.

Bei der verwandten **Elektromyographie** *(EMG)* werden die Aktionsströme eines Muskels registriert. Durch das EMG lassen sich insbesondere Lähmungen sicher diagnostizieren und deren Verlauf beobachten.

Bildgebende Verfahren

Überragende Bedeutung hat die Röntgen-Schichtbilduntersuchung des Kopfes (**craniale Computertomographie**, *CCT*) für die Neurologie gewonnen (☞ Abb. 10.6 und 11.47). Es handelt sich dabei um eine schnell, d.h. auch in Notfallsituationen durchführbare Untersuchung, die vor allem eher grobe strukturelle Veränderungen erfasst, etwa Tumoren (☞ 10.2.2), Schädelfrakturen, Hirnblutungen (☞ 11.15.4) oder Schlaganfälle (☞ 11.15.8).

Für eine höher auflösende Darstellung eignet sich das **Kernspintomogramm** *(KST,* auch *NMR = nuclear magnetic resonance* oder *MRI = magnetic resonance imaging*). Dabei handelt es sich um eine weit aufwendigere Untersuchung, die große Kooperation von Seiten des Patienten verlangt. Sie dauert im Durchschnitt 1–2 Stunden, während der der Patient absolut ruhig liegen muss. Die Untersuchung dient meist der Darstellung kleiner Strukturveränderungen, z.B. bei MS (☞ 10.2.6), kleinen Schlaganfällen (☞ 11.15.8), Rückenmarkserkrankungen oder bei Kompressionen des Rückenmarks bei Bandscheibenvorfällen.

Single-Photon-Emissionscomputertomographie (kurz **SPECT**) und *Positronen-Emissions-Tomographie* (kurz **PET**, auch *Positronen-CT* genannt) können anschaulich als Kombination von Szintigraphie und Computertomographie oder als dreidimensionale Szintigraphie beschrieben werden. Verschiedene radioaktive Substanzen werden intravenös injiziert und verteilen sich im Hirngewebe. Eine Hauptindikation ist der Nachweis von Stoffwechselstörungen des Gehirns ohne strukturelle Veränderungen. z.B. bei M. Parkinson oder M. Alzheimer. In der neurophysiologischen Forschung werden diese Methoden auch angewendet, um spezifische Hirnfunktionen (z.B. Sprache, Emotionen) bestimmten Hirnarealen zuzuordnen **(Brain Mapping)**.

Die **Magnetenzephalographie** *(MEG)* ist ein neues, zurzeit noch sehr aufwendiges Verfahren, das die Tatsache ausnutzt, dass elektrische Ströme, wie sie ja im Gehirn fließen, kleine magnetische Felder erzeugen. Diese können mit hochempfindlichen Detektoren dargestellt und diagnostisch genutzt werden.

Eine weitere häufig angewandte diagnostische Methode ist die Untersuchung des Liquors (Nervenwassers) mittels Lumbalpunktion. Auf dieses Verfahren wird im Kapitel 11.15.5 näher eingegangen.

10.9 Gesundheit und Lebensstil: Alkohol

„Jetzt aber naht sich das Malheur, denn dies Getränke ist Likör." So schrieb vor 130 Jahren Wilhelm Busch, und bis vor wenigen Jahren hat sich an dieser Einstellung wenig geändert: Alkohol schädigt Körper und Geist, er ist ein Werk des Teufels, und es ist am besten, wenn man keinen Tropfen davon zu sich nimmt.

Doch dieses Schwarz-Weiß-Bild kann so nicht mehr aufrechterhalten werden. Neuere Erkenntnisse deuten nämlich darauf hin, dass Alkohol – in Maßen genossen – durchaus positive Wirkungen entfalten kann.

Alkohol gut fürs Herz?

Bereits seit Jahren zeichnet sich ab, dass ein Glas Rotwein zum Abendessen der Gesundheit wohl eher nützt als schadet und insbesondere das Risiko für Herzinfarkt und (ischämischen) Schlaganfall vermindern kann. Dieser Effekt wurde bisher jedoch mehr auf spezifische Inhaltsstoffe des Rotweins bzw. der in ihm enthaltenen Trauben denn auf den Alkohol zurückgeführt. Neuere Studien legen jedoch nahe, dass der Alkohol an sich für diese Wirkung verantwortlich ist. Statt einer Tablette ASS 100 nun ein Glas Bier am Abend zur Vorbeugung gegen Herzinfarkt?

Krankheit Alkohol

Nun, ganz so pauschal kann man dies nicht empfehlen. Denn die Kehrseite der Medaille „Alkohol" ist bekannt: die *Alkoholkrankheit.* Das oben genannte Postulat der Alkoholabstinenz wurde wohl seit jeher nur von einer kleinen Minderheit wirklich gelebt (☞ Abb. 10.26). Schätzungsweise 4,3 Millionen Deutsche sind sogar *alkoholkrank,* d.h. sie sind physisch und/oder psychisch vom Alkohol abhängig. Aus einem Glas Wein am Abend sind eine oder mehrere Flaschen Wein oder Schnaps, verteilt über den ganzen Tag, geworden. In dieser „Dosierung" aber schadet der Alkohol dem ganzen Organismus: der Leber (Leberschäden bis hin zur Leberzirrhose ☞ 18.10.8), dem Magen (gehäufte Speiseröhrenentzündungen und Magengeschwüre ☞ Kapitel 18), der Bauchspeicheldrüse (Pankreatitis ☞ 18.9), dem Herzen (alkoholische Kardiomyopathie ☞ 15.6.7) und dem Nervensystem (Polyneuropathie ☞ 10.2.6, dementielle Entwicklung ☞ 11.4.9, 25.5.2). Und für die Gefäße ist diese Alkoholdosis natürlich auch schon lange nicht mehr gut. Ganz zu schweigen von den weit reichenden sozialen Folgen übermäßigen Alkoholkonsums wie etwa dem Verlust des Arbeitsplatzes und familiären Konflikten sowie Unfällen am Arbeitsplatz oder im Verkehr.

Die Grenze zur Abhängigkeit ist dabei oft fließend und deshalb auch für den Betroffenen nur schwer zu erkennen. Nicht selten fällt die Alkoholabhängigkeit erst „so richtig" auf, wenn die Droge fehlt, z.B. weil der Betroffene nach einem Unfall ins Krankenhaus eingewiesen wird. Es treten quälende Entzugserscheinungen auf: Schweißausbrüche, Zittrigkeit, Unruhe sowie evtl. Desorientiertheit und Halluzinationen (z.B. das vielzitierte Sehen weißer Mäuse), dies sind die klassischen Symptome des *Alkoholdelirs* (☞ 11.7.5). In diesem Stadium ist es sehr schwer, vom Alkohol wieder wegzukommen. Die Frage nach dem Alkoholkonsum ist heikel, oft scheuen Patienten die Wahrheit zu sagen. In der Praxis hat sich der sog. **Cage-Test** bewährt:

- *„Haben Sie schon versucht, Ihren Alkoholkonsum zu reduzieren?"*
- *„Haben Sie sich geärgert, weil Ihr Trinkverhalten von anderen kritisiert wurde?"*
- *„Haben Sie Schuldgefühle wegen Ihres Trinkens?"*
- *„Haben Sie Alkohol benutzt, um morgens ‚in Gang' zu kommen?"*

Es besteht begründeter Verdacht auf Alkoholabhängigkeit, wenn mehr als zwei Fragen mit Ja beantwortet werden.

Häufig tritt die Alkoholkrankheit – wie alle Suchtkrankheiten – kombiniert mit einer psychiatrischen Störung auf. Als häufigste Beispiele sind hier die Depression oder Persönlichkeitsstörungen zu nennen. Der Suchtmittelkonsum ist in diesen Fällen häufig ein sekundäres Phänomen und stellt damit den Versuch einer Selbstbehandlung dar, beispielsweise die vorübergehende Stimmungsaufhellung des Depressiven nach Alkoholkonsum. In diesen Fällen ist die Behandlung des Grundleidens für eine mögliche Alkoholabstinenz von entscheidender Bedeutung.

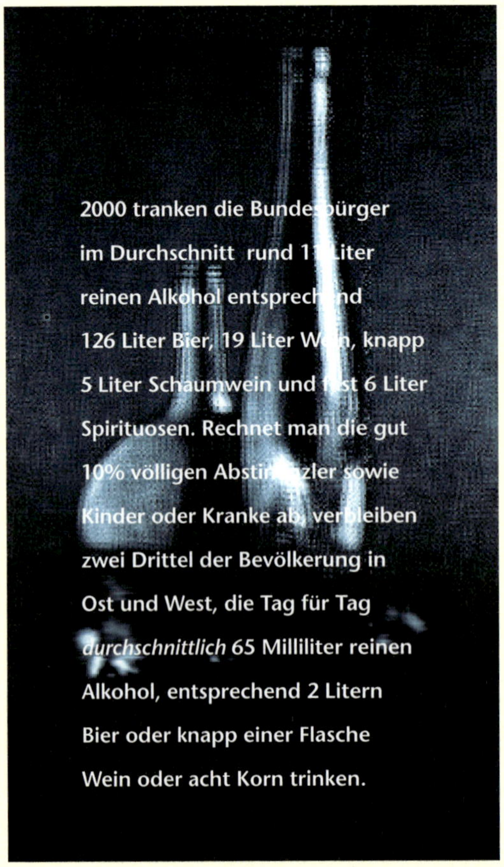

Abb. 10.26: Wie diese Zahlen zeigen, ist der Alkoholkonsum des deutschen „Otto Normalverbrauchers" beträchtlich.

Und was nun?

Endgültige Stellungnahmen der Wissenschaftler, ob und inwieweit Alkohol das Risiko für Herzinfarkt und Schlaganfall zu senken vermag, werden wohl noch auf sich warten lassen. Sicher kann der Alkohol jedoch nicht als „Medikament" gelten.

Bis dahin ist es am vernünftigsten und wahrscheinlich auch gesündesten, sich an folgende Regeln zu halten:

- Den maßvollen Umgang mit Alkohol einhalten. Nach heutigem Kenntnisstand steigt das Risiko alkoholbedingter Erkrankungen ab einem Alkoholkonsum von 20 g täglich bei Frauen und 60 g täglich bei Männern erheblich an
  Zum Vergleich: Ein Glas Bier (0,3 l) enthält ca. 15 g Alkohol, ein Glas Wein (0,2 l) 20 g und ein Glas Cognac (0,05 l) ebenfalls 20 g! Dies ist auch einer der Gründe, weshalb Alkohol nicht als Durstlöscher geeignet ist
- Da Gewohnheiten nicht selten ein erster Schritt zur Abhängigkeit sind, sollte man nie regelmäßig in derselben Situation trinken (z.B. jeden Abend zum Fernsehen). Zusätzlich sind zwei alkoholfreie Tage pro Woche sinnvoll
- Alkoholexzesse sind schädlich – auch wenn die oben genannte Dosis pro Tag durch den wöchentlichen Vollrausch rein rechnerisch nicht überschritten wird
- Körperliches oder seelisches Unbehagen darf nie der Grund für den Griff zum Glas sein – Alkohol löst keine Probleme
- Ein aufmerksamer Gastgeber hält neben Alkohol stets auch eine Auswahl alkoholfreier Getränke bereit und nötigt seine Gäste niemals zum Alkoholtrinken.

Maßhalten sollte also das Maß aller (alkoholischen) Dinge sein.

Darüber hinaus gibt es Personengruppen, für die Alkohol absolut tabu ist. Hierzu gehören z.B. Schwangere (Gefahr der Alkoholembryopathie ☞ 22.4), Patienten mit Vorerkrankungen der Leber oder der Bauchspeicheldrüse sowie „trockene" Alkoholiker, da für sie bereits eine einzige Cognacbohne den Rückfall bedeuten kann.

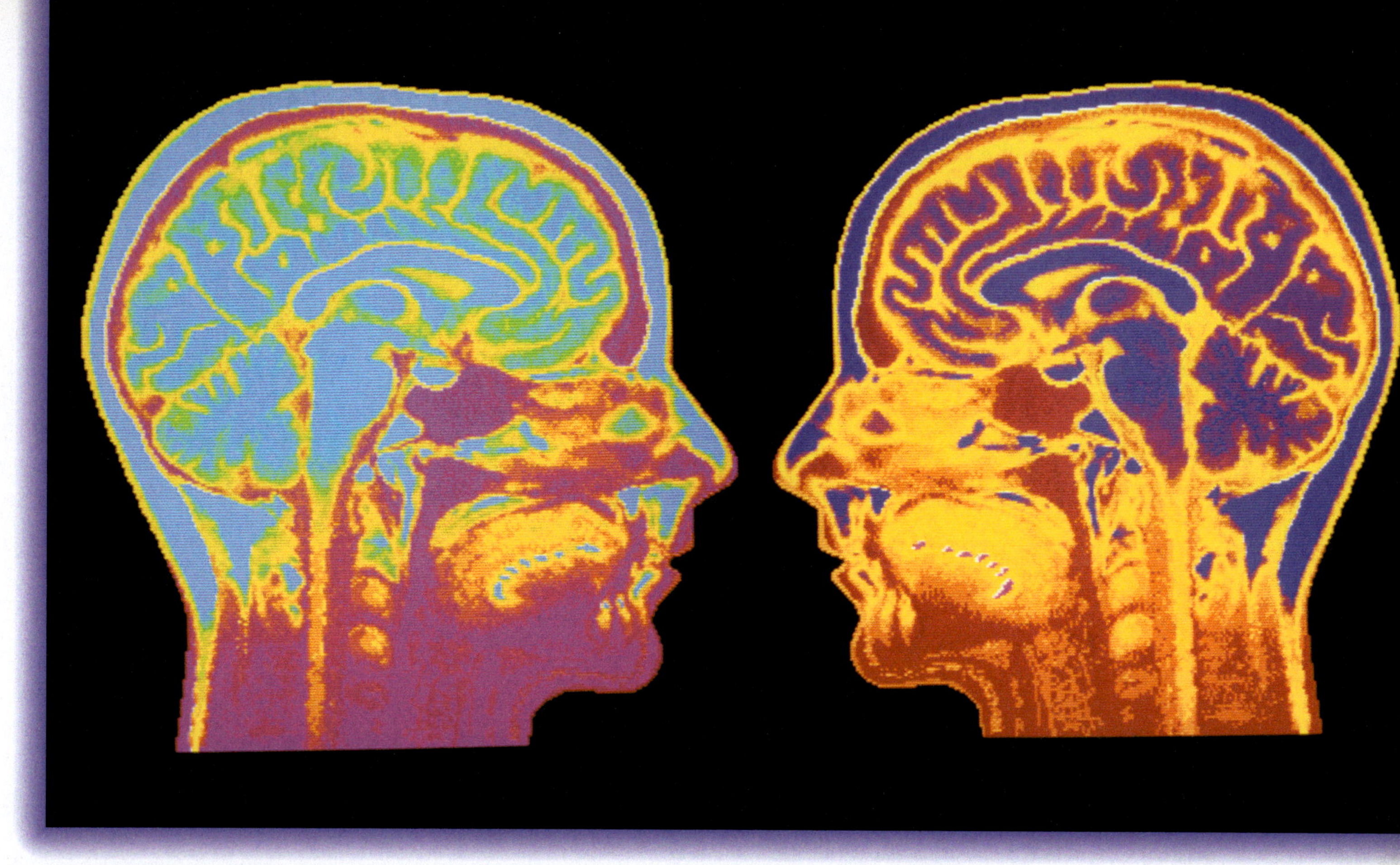

11 Das Nervensystem

In dieser Sekunde laufen 1 Million chemischer Reaktionen ab. Wo? Auf Ihrer Netzhaut und in Ihrem Gehirn, wenn Sie diese Zeilen lesen. Das menschliche Gehirn ist die komplexeste Ansammlung von Materie auf unserem Planeten; und obwohl es nur 2% unseres Körpergewichts ausmacht, entfallen rund 20% des gesamten Sauerstoff- und Energiebedarfs (in Ruhe) auf das Gehirn.

11.1 Die Funktionen des Nervensystems: ein Beispiel

Handlungsentwürfe

Ein Junge hat bei einem langen Spaziergang seine Eltern verloren und verspürt zunehmenden Hunger. Nach längerer Suche findet er einen Birnbaum voller Früchte, er klettert hinauf, pflückt eine Birne und isst sie (☞ Abb. 11.1).

An dieser einfachen Begebenheit soll die Leistungsfülle des Nervensystems veranschaulicht werden, die für die Sicherstellung der Bedürfnisse des Organismus erforderlich ist.

Das Kind hat Hunger

Auslöser der Aktivität des Jungen ist der Impuls „Hunger" aus dem Körperinneren. Hunger bedeutet in der Sprache des Stoffwechsels eine verringerte Verfügbarkeit von Blutzucker (Glukose). Dieser Glukosemangel wird über *Glukoserezeptoren* in Dünndarm, Zwischenhirn und Leber registriert und dem zentralen Nervensystem (ZNS) übermittelt. Im *Zwischen-* und im *Großhirn* erfolgt die Verarbeitung der Information: Dem Kind wird zunächst eher im Hintergrund und dann immer quälender seine Hungerempfindung bewusst. Irgendwann entsteht ein dringendes Bedürfnis, diesen Hunger zu stillen. Dieser **Trieb** (so nennt man solche von innen kommenden Handlungsimpulse) bestimmt sein Handeln. Er veranlasst das Kind, Nahrung zu suchen.

Für diese Suche nach einer Nahrungsquelle müssen sich die Beine des Jungen in Gang setzen, was über Nervenimpulse aus *motorischen* (Motorik = Bewegung) *Rindenfeldern des Großhirns* gesteuert wird.

Alle z.B. über die Sinnesrezeptoren der Augen, der Nase und der Ohren eingehenden sensorischen (= von Sinnesorganen kommenden) Meldungen werden nun in einer Schaltstation des Zwischenhirns sortiert und ausgewählt und in *sensorischen Assoziationsgebieten* des Großhirns mit bereits gespeicherten Informationen über Nahrungsquellen verglichen (Assoziation = Verbindung). Sobald der früchtebehangene Birnbaum ins Blickfeld des Kindes geraten ist, werden u.a. folgende Eindrücke bzw. Gedächtnisinhalte damit assoziiert:

- Birnen stillen den Hunger
- Birnen sind süß
- Birnen sind ungiftig.

Durch weitere Denkvorgänge, ebenfalls im Großhirn, werden nun die Handlungen entworfen, um das noch verbleibende Problem zu lösen, nämlich an die Birnen heranzukommen. Hat sich das Kind für einen Weg entschieden, den Baum zu besteigen, werden wiederum die motorischen Rindenfelder aktiviert. Über im Rückenmark verlaufende Nervenfasern und periphere Nerven wird die ausführende Muskulatur kontrahiert, und der Baum kann bestiegen werden.

Für das Anbeißen der Birne schließlich sowie das Kauen und Herunterschlucken der Früchte braucht das Kind nicht viel nachzudenken: Es sind teils unbewusst reflektorische, teils bereits im Säuglingsalter erlernte, quasi automatisch ablaufende Handlungsmuster, die ihren Ursprung im *Hirnstamm* haben.

Die Besonderheit des menschlichen ZNS

Trotz der Komplexität der beschriebenen Vorgänge enthält das Beispiel praktisch keine spezifisch menschlichen Reaktionsweisen – man könnte sich den gleichen Ablauf auch bei einem Eichhörnchen vorstellen. Neben den instinktiven Vorgängen gibt es jedoch noch höhere Hirnleistungen wie:

- Das **Bewusstsein** mit dem Bezug zu anderen (z.B. „ich bin alleine – warum finden mich meine Eltern nicht?")
- Ethische **Wertvorstellungen** (z.B. „fremde Birnen pflückt man nicht")
- **Seelisches Empfinden** (z.B. „Wie schön der Birnbaum aussieht")
- Die Fähigkeit zur **Sprache** und damit zur hochdifferenzierten Kommunikation
- Ein weit entwickeltes **Abstraktionsvermögen** (abstrahieren = aus dem konkreten Fall auf Allgemeines schließen).

Diese Fähigkeiten sind beim Menschen im Gegensatz zu den Tieren in sehr hohem Maß entwickelt, wobei es allerdings schwierig ist, ihr Ausmaß bei Tieren abzuschätzen (auch viele Tiere können beispielsweise miteinander kommunizieren). Das menschliche Gehirn hat für seine zusätzlichen komplexen Fähigkeiten viele Instinkte verloren. Entsprechende Handlungsmuster (wie z.B. das Schwimmen) müssen erst mühsam erlernt werden.

11.2 Die Differenzierung des Nervensystems in der Entwicklungsgeschichte

Das Nervensystem der Säugetiere hat sich im Laufe von Jahrmillionen immer weiter entwi-

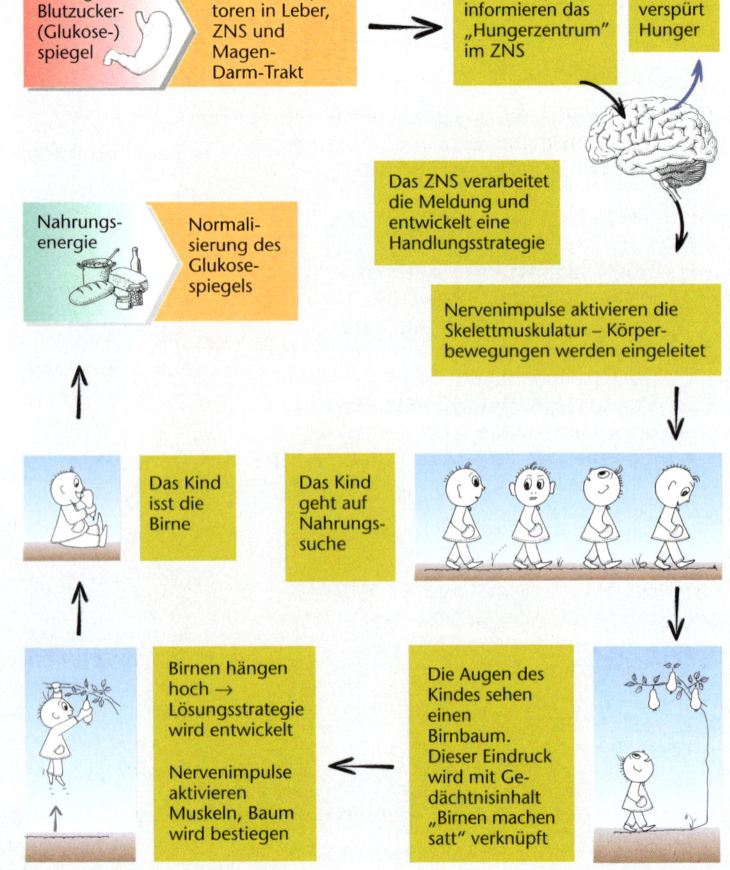

Abb. 11.1: Die Abbildung verdeutlicht die komplexen Handlungsschemata, ausgehend von einer einfachen Grundsituation, dem Hunger. Es folgen die Handlungsantriebe über das ZNS („Futtersuche") und die entsprechenden Befehle an die Skelettmuskulatur („Zielbewegungen"). Damit wird, wie in einem geschlossenen Regelkreis, die Handlungsaufgabe erfüllt: der Hunger wird gestillt.

ckelt. Es ist dabei in der Entwicklung der Arten aus einfach gebauten Vorstufen hervorgegangen:

Das Nervensystem „niederer" Tiere

„Niedere" (genauer: entwicklungsgeschichtlich ältere) Tiere sind in ihrem Verhalten ganz wesentlich von festen Handlungsabläufen, den *Instinkten,* gesteuert. Anatomische Grundlage für Instinkthandlungen sowie für die Regulation von Vitalfunktionen wie Atmung und Blutdruck ist vor allem der **Hirnstamm,** der bei diesen Tieren noch den Großteil der Hirnmasse ausmacht. Zu diesem ältesten Hirnabschnitt zählen:

- Das **verlängerte Mark** (das Übergangsstück zwischen Rückenmark und Brücke)
- Die **Brücke** (die vor allem den Hirnstamm mit dem Kleinhirn verknüpft)
- Das **Mittelhirn.**

Mit fortschreitender *Evolution* (☞ 3.10) gewannen neuere Hirnstrukturen immer mehr an Bedeutung. Zu ihnen zählen das **Kleinhirn** und vor allem das **Großhirn:**

- Das *Kleinhirn* wurde besonders wichtig für die motorische Feinsteuerung des Körpers. Mit seiner Hilfe konnten Tiere komplexere Fortbewegungsarten entwickeln (Fliegen, Klettern, Zwei-Füßler-Gang)
- Das *Großhirn* wurde oberstes Hirnzentrum. Es hat neben vielen auf- und absteigenden Bahnen zu allen übrigen Hirnteilen großflächige Kerngebiete und Rindenfelder (☞ 11.3) und ist Entstehungsort bewusster Empfindungen, bewusster Bewegungen und des Gedächtnisses.

Zunehmende Bedeutung gewann auch das **Zwischenhirn** als Schaltstelle zwischen Hirnstamm und Großhirn.

Diese neuen Hirnstrukturen ermöglichten flexiblere Antworten auf unterschiedliche Lebensbedingungen als die starren Instinkthandlungen und schufen damit Vorteile beim Überlebenskampf. Viele Instinkte hingegen sind im Rahmen der Evolution verloren gegangen.

Während bei „niederen" Tieren das **Riechhirn** stark ausgeprägt ist, setzte sich bei den „höheren" Tieren für die Orientierung in der Umwelt das *Sehorgan* durch, das dem Riechsinn auf große Distanzen überlegen war.

Die „chemische Anatomie" des Gehirns

Die Einteilung des Gehirns in anatomisch abgrenzbare Einheiten wie Groß-, Mittel- oder Zwischenhirn ermöglicht relativ klare Abgrenzungen von Rinden- und Kerngebieten sowie Leitungsbahnen.

Strukturprinzipien des ZNS lassen sich auch aufzeigen, wenn man diese anatomische Einteilung verlässt und dafür eine *chemische* Abgrenzung einzelner Hirngebiete versucht. Sehr häufig ziehen diese „chemischen Systeme" von entwicklungsgeschichtlich älteren Anteilen in „höhere", jüngere Hirnabschnitte hinein und bilden weit verstreute, anatomisch schlecht abgrenzbare und damit nur schwer vorstellbare „Landkarten". Ein solches „chemisches System" zeichnet sich vor allem dadurch aus, dass es einen *bestimmten Neurotransmitter* (z.B. Serotonin, Dopamin, Noradrenalin ☞ 10.4.6) zur Kommunikation mit anderen Hirnstrukturen benutzt; entsprechend werden diese Systeme dann auch benannt (z.B. serotoninerges oder dopaminerges System). Die „chemische Anatomie" des Gehirns spiegelt also die funktionelle Gliederung des Gehirns wider und lässt Rückschlüsse auf die Kommunikation im Gehirn zu. Auch die Wirkungen von Psychopharmaka und bestimmte neurologische Erkrankungen lassen sich über die „chemischen Systeme" leichter verstehen (☞ 10.4.5).

11.3 Der Aufbau des Großhirns

Das **Großhirn** (oft auch als *Endhirn* oder *Telencephalon* bezeichnet) stülpt sich als größter Hirnabschnitt wie der Hut eines Pilzes über Mittelhirn und Zwischenhirn. Es bildet so die äußere Hirnoberfläche unter der knöchernen Schädelkapsel. Wie erwähnt, ist es als entwicklungsgeschichtlich jüngster Teil des Gehirns die Grundlage für die „höheren" Hirnfunktionen: Es ist der Sitz des *Bewusstseins,* das heißt aller bewussten Empfindungen, des (selbst-) bewussten Handelns, des Willens, der Kreativität und des Gedächtnisses.

Ein Schnitt durch das Großhirn zeigt drei unterschiedliche Strukturen:

- Die **Großhirnrinde,** eine dünne äußere Schicht aus *grauer Substanz*
- Die **Leitungsbahnen** *(weiße Substanz)* als Verbindungswege innerhalb des ZNS
- Die **Großhirnkerne** als Anhäufungen von *grauer Substanz* in der Tiefe des Gehirns.

Die Großhirnrinde an der äußeren Oberfläche des Großhirns zeigt Auffaltungen und Furchen, die Folge der entwicklungsgeschichtlichen Größenzunahme der Rinde sind, da bei begrenztem Schädelraum eine große Hirnoberfläche (ca. 2200 cm²) nur durch Auffaltungen erreicht werden kann. Die aufgefalteten, erhabenen Hirnabschnitte heißen **Hirnwindungen** (*Gyri,* Einzahl = *Gyrus*), die **Furchen** dazwischen heißen *Sulci* (Einzahl = *Sulcus*).

Die Furchen und Lappen

Besonders tiefe Furchen werden **Fissuren** genannt. Die augenfälligste, von vorne nach hinten verlaufende Fissur *(Fissura longitudinalis* oder **Längsfurche**) teilt das Großhirn in zwei Hälften, die rechte und die linke **Hemisphäre** (☞ Abb. 11.2). Die der Mittelebene zugewandte Fläche der beiden Hemisphären *(Facies medialis)* geht an der **Mantelkante** in die der Schädelkalotte zugewandte *Facies lateralis* über. Nur in der Tiefe sind die beiden Hemisphären durch ein breites, quer verlaufendes Fasersystem, den **Balken** *(Corpus callosum),* miteinander verbunden.

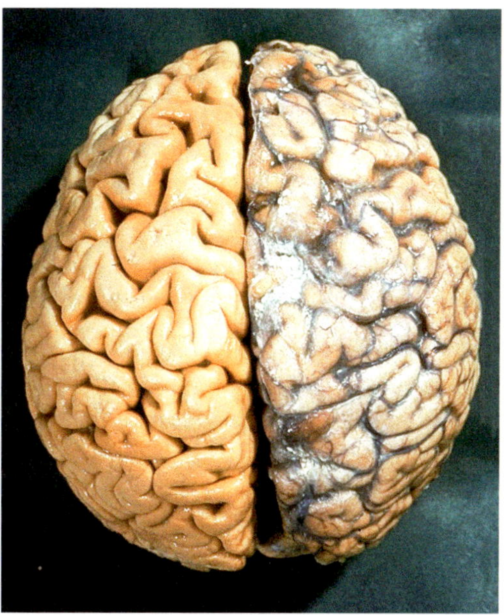

Abb. 11.2: Das menschliche Großhirn von oben betrachtet. Deutlich zu sehen ist die durch Hirnwindungen und Furchen aufgefaltete Großhirnrinde. Rechte und linke Hemisphäre sind durch eine tiefe Längsfurche getrennt. Die rechte Hemisphäre ist noch von den Hirnhäuten bedeckt, links wurden sie abpräpariert. [C156]

Neben der großen Längsfurche gibt es weitere Fissuren, welche die Großhirnhemisphären in jeweils vier **Großhirnlappen** (*Lobi,* Einzahl = *Lobus*) unterteilen (☞ Abb. 11.5):

- Die **Zentralfurche** *(Sulcus centralis)* bildet eine markante Trennungslinie zwischen **Stirnlappen** *(Lobus frontalis)* und **Scheitellappen** *(Lobus parietalis)*
- Die **seitliche Großhirnfurche** *(Sulcus lateralis)* trennt den **Schläfenlappen** *(Lobus temporalis)* vom Scheitellappen ab
- Die **Scheitel-Hinterhauptsfurche** *(Sulcus parieto-occipitalis)* begrenzt den **Hinterhauptslappen** *(Lobus occipitalis)* nach vorn.

Die graue Substanz des Großhirns

Die *Großhirnrinde* bedeckt als etwa 1,5–4,5 mm dicke Schicht die gesamte Großhirnoberfläche, die gewölbte Fläche zur Schädelkalotte hin genauso wie die flache Unterseite. Trotz ihrer geringen Dicke enthält sie 70% aller **Neurone** *(Nervenzellen)* des Gehirns. Durch die hohe Dichte an Neuronen erscheint die Großhirnrinde im Schnittpräparat grau und ist deshalb Teil der grauen Substanz (☞ 10.2.5) des ZNS. Mikroskopisch besteht die

Großhirnrinde typischerweise aus sechs übereinander liegenden Schichten von Nervenzellen.

Dabei liegen Verbände von Nervenzellen mit ähnlichen Funktionen in **Rindenfeldern** beieinander. Die Rindenfelder sind jedoch äußerlich nicht voneinander abgrenzbar – erst ganz moderne Forschungsmethoden haben ein halbwegs präzises Bild von der Gliederung der Großhirnrinde geliefert. Nach der Funktion unterscheidet man **motorische** und **sensorische** Rindenfelder sowie **Assoziationsfelder:**

- In den *motorischen* Rindenfeldern liegen Neurone, die Verbindungen zu sämtlichen Skelettmuskeln des Körpers besitzen und deren Kontraktionen steuern
- Die in den *sensorischen* Rindenfeldern liegenden Neurone verarbeiten die Sinneseindrücke von allen Sinnesorganen (einschließlich Haut- und Gelenkrezeptoren), die zum Gehirn geleitet werden
- *Assoziationsfelder* führen die Erregungen der verschiedenen Rindenfelder zusammen und verarbeiten sie zu motorischen, emotionalen und intellektuellen Reaktionen.

Die graue Substanz des Großhirns ist nicht auf die dünne äußere Schicht der Großhirnrinde beschränkt. Weitere zum Teil mächtige „graue" Nervenzellanhäufungen liegen in der Tiefe des Großhirns, also in der Nähe zum Zwischenhirn, inmitten der weißen Substanz. Sie werden **Kerne** *(Nuclei)* genannt und sind paarig, also in jeder Hemisphäre, angeordnet. Dem Großhirn zugerechnete Kerne sind z.B.:

- Ein Teil der **Basalganglien** *(Stammganglien)*, Kerngebiete, die die Motorik entscheidend mitsteuern. Das größte Basalganglion ist der **Streifenkörper** (Corpus striatum ☞ 11.4.10)
- Strukturen des **limbischen Systems** wie z.B. der **Mandelkern** (☞ 11.5).

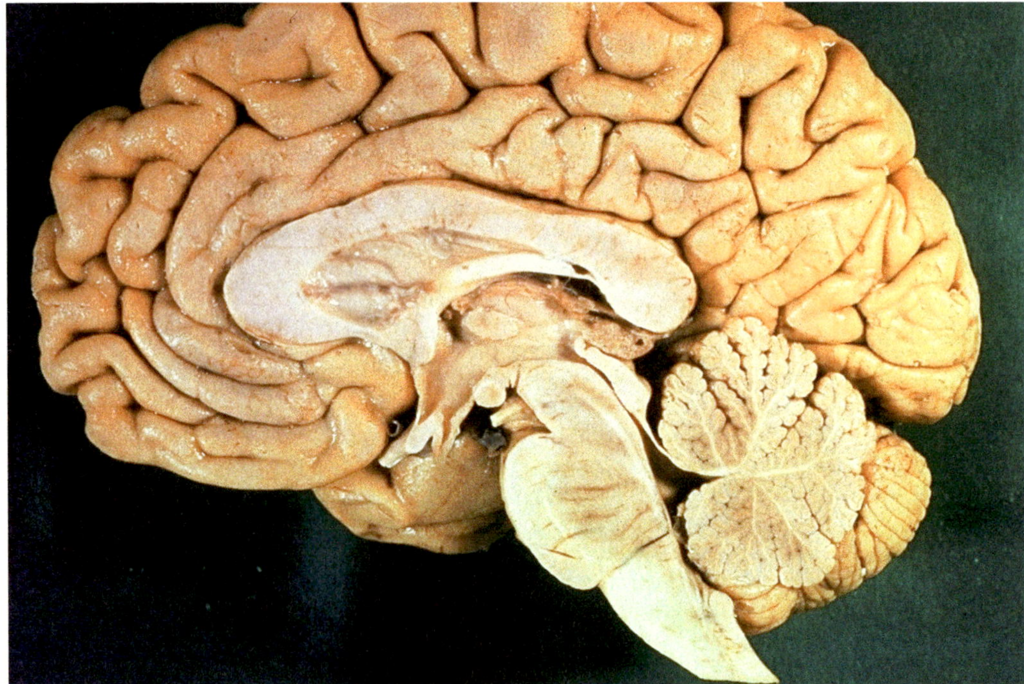

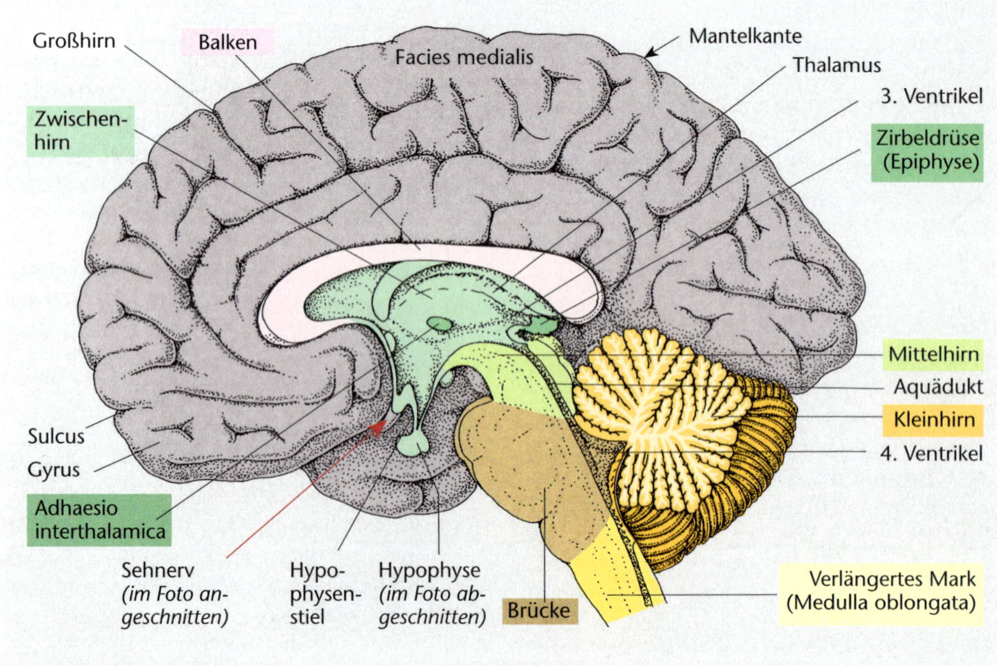

Abb. 11.3 und 11.4: Sagittalschnitt durch das Gehirn (anatomisches Präparat und Zeichnung). [Foto: C156]

Die weiße Substanz des Großhirns

Die weiße Substanz des Großhirns besteht aus Nervenfaserbündeln, die verschiedene Hirnabschnitte miteinander verbinden:

- Die **Kommissurenbahnen** verlaufen quer und verbinden linke und rechte Großhirnhemisphäre miteinander. Die mächtigste Kommissurenbahn ist der erwähnte *Balken* (☞ Abb. 11.3 und 11.4)
- Die **Assoziationsbahnen** (assoziieren = verbinden) leiten Impulse innerhalb einer Hemisphäre hin und her
- Die **Projektionsbahnen** verbinden das Großhirn mit tiefer gelegenen Gehirnabschnitten und dem Rückenmark.

11.4 Funktionsfelder des Großhirns, Pyramidenbahn und extrapyramidale Bahnen

Wie bereits erwähnt, unterteilt man die Rindenfelder im Großhirn entsprechend ihren unterschiedlichen Funktionen in motorische und sensorische Rindenfelder und Assoziationsgebiete. Bei den motorischen und sensorischen Feldern werden wiederum jeweils **primäre** und **sekundäre Rindenfelder** unterschieden: Die primären Rindenfelder haben eine Art Punkt-zu-Punkt-Verbindung mit der Körperperipherie, d.h. sie senden ihre Signale zu den einzelnen quergestreiften Muskeln bzw. empfangen Nervenimpulse von den verschiedenen Rezeptoren. In den sekundären Feldern sind Erfahrungen, Erinnerungen und Handlungsentwürfe gespeichert, wie sie zur Ausführung von komplexen Bewegungsabläufen – z.B. Schreiben – bzw. für die Interpretation eingehender Informationen – z.B. das Wiedererkennen von Buchstaben beim Lesen – erforderlich sind. Entsprechend sind sie den primären Rindenfeldern über Assoziationsfasern jeweils vor- bzw. nachgeschaltet.

Über große Projektionsbahn-Systeme sind die Rindenfelder mit der Körperperipherie und mit den tiefer liegenden Hirngebieten verbunden.

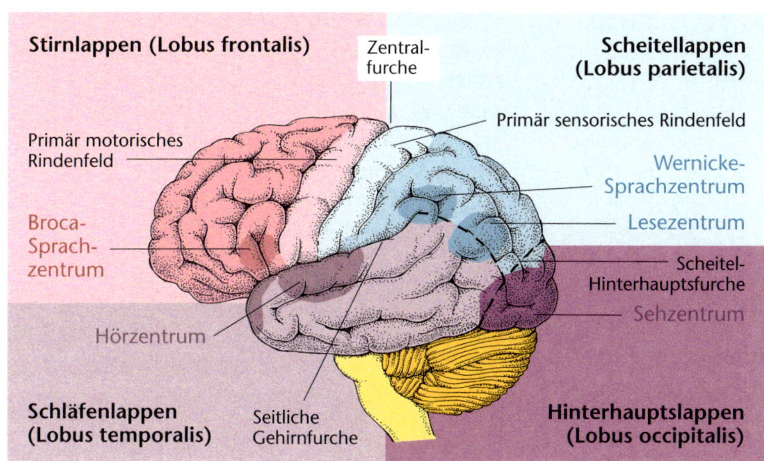

Abb. 11.5: Morphologische und funktionale Aufteilung der Hirnlappen des Großhirns. Seitenansicht.

11.4.1 Primäres motorisches Rindenfeld

Der Großteil des **primären motorischen Rindenfeldes** liegt in der Hirnwindung vor der Zentralfurche. Sie wird **vordere Zentralwindung** *(Gyrus praecentralis)* genannt. Übertragen auf die Kopfoberfläche erstreckt sich dieses Gebiet von einem Ohr über den Scheitel bis zum anderen Ohr.

Im primären motorischen Rindenfeld liegen die Neurone für die Steuerung willkürlicher Bewegungen auf engem Raum beieinander.

Jede Körperregion hat dort ihren eigenen Abschnitt, die für einzelne Bewegungen bestimmter Muskeln zuständigen Neurone liegen jeweils benachbart. Die einzelnen Muskelgruppen sind allerdings ganz unterschiedlich vertreten: Nicht ihre *Größe* ist für die Neuronenzahl im Gyrus praecentralis maßgebend, sondern die bei der Bewegung erforderliche *Präzision*. So werden z.B. die Muskeln für die Hand, die motorische Sprachbildung, die Mimik und die Augenmuskeln aus großen Rindengebieten versorgt, der Rumpf dagegen nur aus einem kleinen Gebiet. Die „Abbildung" des Körpers **(Homunkulus)** auf dem primären motorischen Rindenfeld ist also durch die unterschiedliche Gewichtung der einzelnen Körperregionen verzerrt (☞ Abb. 11.7).

11.4.2 Die Pyramidenbahn

Von den Neuronen im primären motorischen Rindenfeld ziehen die Nervenfasern über eine große Bahn, die **Pyramidenbahn**, zu den motorischen Kernen der Hirnnerven *(Fibrae corticonucleares)* und zum Rückenmark *(Fibrae corticospinales)*. Die Pyramidenbahn übermittelt somit die Steuerung der bewussten Bewegungen. Die Pyramidenbahn durchläuft auf ihrem Weg die **innere Kapsel** *(Capsula interna)* im Bereich der Stammganglien und des Zwischenhirns und dann die verschiedenen Abschnitte des Hirnstamms. Im unteren Hirnstammbereich, dem verlängerten Mark, kreuzen über 80% der Pyramidenbahnfasern zur Gegenseite und ziehen dann als **Pyramidenseitenstrangbahn** *(Tractus corticospinalis lateralis* ☞ Abb. 11.6) im Rückenmark zu den Motoneuronen für die Körperperipherie. Die übrigen Fasern verlaufen ungekreuzt in der **Pyramidenvorderstrangbahn** *(Tractus corticospinalis anterior* ☞ Abb. 11.22) und kreuzen erst auf Rückenmarksebene zur Gegenseite.

11.4.3 Die extrapyramidalen Bahnen

Das pyramidale Leitungssystem, das die bewussten Bewegungen steuert, arbeitet mit einem weiteren Leitungssystem zusammen, dessen Fasern *außerhalb* der Pyramidenbahn ebenfalls vom Großhirn zum Rückenmark verlaufen. Dieses wird deshalb **extrapyramidales System** genannt. Dieses System ist vor allem für die *unwillkürlichen* Muskelbewegungen zuständig und dem pyramidalen Bewegungssystem parallel geschaltet. Das extrapyramidale System greift aber auch in die *Willkürmotorik* ein: So modifiziert es die bewusste Motorik und steuert den Muskelgrundtonus.

Die Neurone des extrapyramidalen Systems liegen in Kerngebieten unterhalb der Hirnrinde, unter anderem in den Basalganglien des Großhirns und im Hirnstammbereich. Die extrapyramidalen Kerngebiete stehen mit der Großhirnrinde, dem Kleinhirn, dem visuellen System sowie dem Gleichgewichtssinn in Verbindung. Durch diese vielfältigen Verschaltungen können Bewegungen aufeinander abgestimmt und so auch bei komplexen Bewegungen das Gleichgewicht erhalten werden.

11.4.4 Sekundäre motorische Rindenfelder

Das primäre motorische Rindenfeld steht mit **sekundären motorischen Rindenfeldern** in

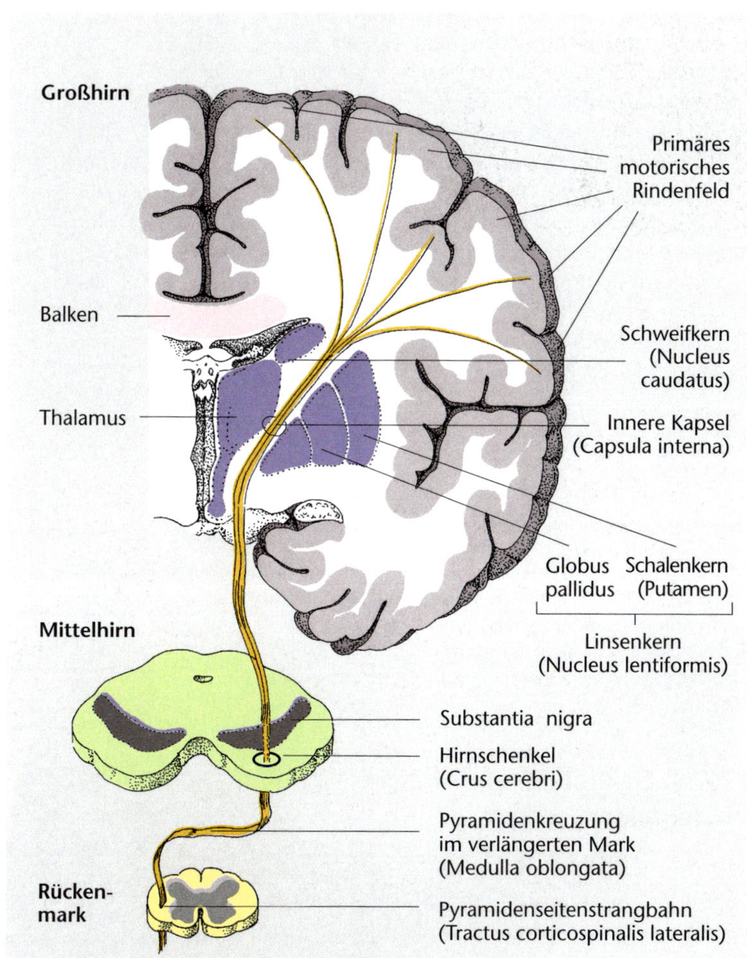

Abb. 11.6: Verlauf der Pyramidenbahn. Ausgehend vom primären motorischen Rindenfeld durchläuft die Pyramidenbahn die Capsula interna und zieht im Hirnschenkel weiter durch den Hirnstamm; 80 % der Fasern kreuzen in der Medulla oblongata zur Gegenseite. Die 20 % nicht kreuzenden Fasern sind hier nicht dargestellt.

11

Verbindung, in denen die Muster für komplexe Bewegungsabläufe gespeichert sind: So kennt man ein *supplementärmotorisches Areal* nahe der Mantelkante, das bei Ausfall des primären motorischen Rindenfeldes dessen Funktionen teilweise übernehmen kann. Ferner weiß man von *prämotorischen Arealen* für die *Bewegungsplanung* und einem speziellen motorischen Rindenzentrum für die Sprache, das vom Feldarzt P. Broca beschriebene und nach ihm benannte **Broca-Sprachzentrum.**

Das Broca-Sprachzentrum liegt bei ca. 90 % der Rechtshänder und 60 % der Linkshänder in der linken Hemisphäre, bei einem Großteil der übrigen Linkshänder ist es bilateral (auf beiden Seiten) repräsentiert.

Motorische Aphasie

Fällt das motorische Sprachzentrum aus, etwa im Rahmen eines Schlaganfalles (☞ 11.15.8), so kann der Patient nicht mehr flüssig sprechen, auch wenn die Sprechmuskulatur vollständig intakt ist. Es besteht eine Störung der Sprach-Steuerung, eine **motorische Aphasie** (*Broca-Aphasie,* Aphasie = „ohne das Sprechen").

11.4.5 Primäres sensorisches Rindenfeld

Das **primäre sensorische Rindenfeld** für die bewussten Empfindungen liegt in der Hirnwindung hinter der Zentralfurche, der **hinteren Zentralwindung** *(Gyrus postcentralis).* Es erhält seine Informationen von den peripheren Rezeptoren, z.B. in der Haut, den Muskeln und Gelenken oder auch den inneren Organen. Diese Informationen werden über aufsteigende Bahnen zunächst bis zum Thalamus im Zwischenhirn geleitet und dort auf weitere Neurone umgeschaltet, deren Axone durch die innere Kapsel zur hinteren Zentralwindung und ihren Nachbargebieten ziehen.

Dabei sind die einzelnen Körperregionen wiederum jeweils speziellen Abschnitten dieses Areals zugeordnet (☞ Abb. 11.7). Wie bei den motorischen Rindenfeldern korreliert auch hier die Größe der Rindenfelder nicht mit der Größe der repräsentierten Körperregionen, sondern sie hängt von der Dichte der Rezeptoren, das heißt von der *Empfindsamkeit* der betreffenden Region ab. So sind z.B. die Lippen und die Finger in großen Rindenbezirken, die Haut von Rücken und Rumpf hingegen nur in kleinen Rindenbezirken repräsentiert.

11.4.6 Sekundäre sensorische Rindenfelder

Die genannten primären sensorischen Rindenfelder stehen mit **sekundären sensorischen Rindenfeldern** in Verbindung. Hier sind Erfahrungen über frühere Empfindungen gespeichert, so dass neu eintreffende Informationen z.B. über Gelenkstellung, Muskellänge und Gleichgewicht damit verglichen, erkannt und gedeutet werden können.

11.4.7 Die Rindenfelder der Sinnesorgane

Das Sehzentrum

Das **Sehzentrum** liegt im Hinterhauptslappen des Großhirns (☞ Abb. 11.5). Man unterscheidet eine **primäre** und eine **sekundäre Sehrinde.** In der primären Sehrinde endet die Sehbahn, hier geht also das von der Netzhaut gelieferte „Bildmaterial" ein (☞ 12.6.9). In der sekundären Sehrinde *(visuelles Assoziationsgebiet)* werden die Bilder weiterverarbeitet, z.B. mit früheren optischen Eindrücken verglichen, so dass das Gesehene nicht nur wahrgenommen („großer Mann mit Schnurrbart und weißem Kittel"), sondern auch identifiziert („Chefarzt Dr. Klein") werden kann. Zu den sekundären Sehzentren gehört auch das **Lesezentrum** im hinteren Scheitellappen.

Fällt das primäre Sehzentrum beidseits aus, so ist man blind – auch wenn Augen und Sehbahnen intakt sind. Eine solche durch einen Rindenausfall bedingte Blindheit wird **Rindenblindheit** genannt. Fällt dagegen das sekundäre Sehzentrum aus, so kann man zwar sehen, das optische Erkennen ist jedoch gestört (der „Mann im weißen Kittel" kann also nicht als „Chefarzt Dr. Klein" erkannt werden). Diese Art der Blindheit wird **Seelenblindheit** *(visuelle Agnosie)* genannt.

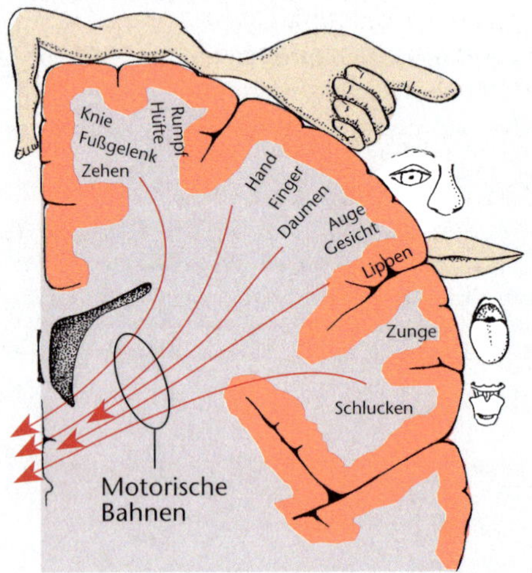

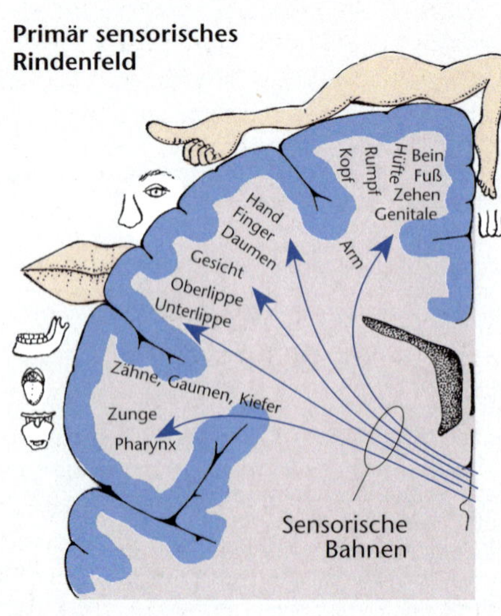

Abb. 11.7: Homunkulus im Bereich des primären motorischen und des primären sensorischen Rindenfeldes. In beiden Fällen steht das Körperschema „auf dem Kopf".

Das Hörzentrum

Das **Hörzentrum** liegt im Schläfenlappen des Großhirns (☞ Abb. 11.5). Das **primäre Hörzentrum** liegt dabei direkt unterhalb der seitlichen Großhirnfurche (☞ 11.3) in der so genannten *Heschl-Querwindung.* Dort endet die Hörbahn, d.h. dort gehen die akustischen Informationen aus den Hörorganen ein. Das **sekundäre Hörzentrum** ermöglicht die Identifizierung der Höreindrücke. Dem sekundären Hörzentrum benachbart und funktionell eng mit diesem verbunden ist ein besonderes sensorisches Sprachzentrum, das **Wernicke-Zentrum** für das Sprachverständnis.

Unter physiologischen Bedingungen arbeiten Broca- (☞ 11.4.4) und Wernicke-Zentrum eng zusammen und helfen sich gegenseitig sowohl bei der Sprachproduktion als auch beim Sprachverständnis.

Sensorische Aphasie

Ein Ausfall des Wernicke-Zentrums führt klassischerweise zur **sensorischen Aphasie** *(Wernicke-Aphasie),* bei der die Bedeutung gesprochener Wörter nicht verstanden wird, obwohl sie gehört werden können (wie eine fremde Sprache). Auch die sprachnahen Fähigkeiten des Lesens und Schreibens sind dabei oft beeinträchtigt. Das eigene Sprechen ist zwar flüssig, aber oft nicht sinnvoll, da viele Begriffe falsch gebraucht werden.

Ein Ausfall des primären Hörzentrums im Bereich der Heschl-Querwindung führt zur Taubheit bei intakten Hörorganen und Hörbahnen, die sich v.a. durch eine erschwerte Spracherkennung äußert. Entsprechend dem für das Sehen Gesagten spricht man hier von **Rindentaubheit.**

Geruchssinn ☞ *12.5.1 – 12.5.4*
Geschmackssinn ☞ *12.5.5 – 12.5.8*

11.4.8 Die Assoziationsgebiete

Die **Assoziationsgebiete** des Großhirns dienen der *Integration* (das heißt der Zusammenführung und weiteren Verarbeitung) von Sinneseindrücken und motorischen Handlungsentwürfen. Durch die Verbindungen der verschiedenen sensorischen Rindenfelder aller Sinne untereinander sowie zu den motorischen Rindenfeldern bilden sie die Grundlage für viele Hirnleistungen wie beispielsweise logisches Denken und Kreativität. Die Assoziationsgebiete machen einen großen Anteil der Hirnrinde aus. So gehören zu ihnen zahlreiche Rindenfelder der vier Großhirnlappen einschließlich von Anteilen des limbischen Systems, das für unser Gefühlsleben und auch für das Gedächtnis große Bedeutung hat (☞ 11.5).

Links und Rechts

Die beiden Großhirnhemisphären sind bezüglich ihrer spezifisch menschlichen Funktionen nicht identisch. Die linke Hemisphäre ist Sitz von symbolischen Kategorien wie Sprachverständnis, Sprechen, Schreiben, Lesen und Rechnen; auch die Gebärden„sprache" von Taubstummen ist links lokalisiert. In der rechten Hirnhälfte werden komplexe räumliche Muster (z.B. Gesichter), die Raumorientierung und musikalische Strukturen verarbeitet. Zur Kommunikation zwischen den beiden funktionalen Kategorien dient der Balken (☞ 11.3) als Informationsleitung. Auch unser Gedächtnis kann in verbale (links) und non-verbale (rechts) Inhalte aufgeteilt werden.

11.4.9 Einige Krankheitsbilder

Demenz

Unter **Demenz** versteht man einen fortschreitenden Verlust vor allem von Großhirnfunktionen: Gedächtnisausfall, Schwinden der Interessen und emotionale Verflachung führen zum Zerfall der gesamten Persönlichkeitsstruktur und schließlich auch der körperlichen Fähigkeiten. Solche Patienten haben keinen Tag-Nacht-Rhythmus und erkennen ihre Angehörigen nicht mehr. Da die Demenz vor allem bei älteren Menschen auftritt, wird sie in 24.4.3 ausführlich besprochen.

Epilepsie

Das Krankheitsbild der **Epilepsie** (*Krampfleiden*, früher *Fallsucht*) ist gekennzeichnet durch plötzlich einsetzende, wiederkehrende Krampfanfälle. Sie werden ausgelöst durch schlagartige, unkontrollierte elektrische Entladungen von Millionen von Nervenzellen des Gehirns. Die bekannteste Anfallsform ist der **Grand-mal-Anfall** mit plötzlichem Bewusstseinsverlust und anfänglicher Streckung der Rücken- und Extremitätenmuskulatur *(tonische Phase)*, die gefolgt wird von Zuckungen der Extremitäten *(klonische Phase)*. Zusätzlich kommt es häufig zu Zungenbiss, zur Absonderung von schaumigem Speichel sowie zu Urin- und manchmal auch Stuhlabgang.

Erste-Hilfe-Maßnahmen ☞ 26.6.4

Neben den Grand-mal-Anfällen gibt es zahlreiche weitere Anfallsformen, zum Teil auch ohne Bewusstseinsverlust, mit ganz unterschiedlichen klinischen Erscheinungsbildern.

Ursache für die abnormen elektrischen Entladungen kann ein Gehirnareal *(Fokus)* mit instabilem Membranpotential (☞ 10.3.2) sein: Ein gestörtes Gleichgewicht von Aktivierungs- und Hemmungsvorgängen führt hier zu den unkontrollierten Entladungen der erkrankten Neurone. Fokus kann jeder geschädigte Neuronenverband sein; Ursache der Schädigung können z.B. Narbenbildungen nach Hirnverletzungen, tumoröse Entartung, Sauerstoffmangel, entzündliche oder metabolische Prozesse sein. Man spricht in diesen Fällen von **symptomatischer** oder *sekundärer* **Epilepsie.** Oft bleibt aber – trotz ausgedehnter neurologischer Diagnostik mit EEG und bildgebenden Verfahren (☞ 10.8) – die Ursache unklar; man spricht von **genuiner** (genuin = echt) oder *primärer* **Epilepsie.**

Bei der Behandlung der sekundären Epilepsie wird versucht, die auslösende Ursache zu beseitigen. Bei der – vor allem bei Kindern wesentlich häufigeren – genuinen Epilepsie ist dies nicht möglich, so dass die epileptischen Anfälle *prophylaktisch* durch Medikamente **(Antiepileptika)** unterdrückt werden müssen. Antiepileptika verstärken entweder die hemmende Wirkung von GABA oder hemmen die erregende Wirkung von Glutamat auf die Nervenzellen (☞ 10.4.3 und 10.4.6). Auf diese Weise kann bei vielen Patienten Anfallsfreiheit erzielt werden.

Gelegenheitskrämpfe

Von den Epilepsien abzugrenzen sind die wesentlich häufigeren Gelegenheitskrämpfe, die *nur* bei besonders hohen Belastungen des Gehirns auftreten (z.B. bei einer Hirnhautentzündung, bei Kindern auch bei hohem Fieber).

11.4.10 Die Basalganglien

Die **Basalganglien** *(Stammganglien)* sind tief gelegene Kerngebiete des Großhirns und Zwischenhirns. Die größte Kernanhäufung der Stammganglien ist der **Streifenkörper** *(Corpus striatum)*. Die Basalganglien bilden die obersten Befehlsstellen, gewissermaßen den „Kopfteil" des *extrapyramidalen Systems* (☞ 11.4.3). Als tiefer gelegene Anteile gehören Kerngebiete im Zwischenhirn und im Mittelhirn (☞ 11.7.1) dazu. Wie beschrieben, werden durch das extrapyramidale System die unwillkürlichen Muskelbewegungen und der Muskeltonus gesteuert und die Willkürmotorik modifiziert.

Der Streifenkörper wird durch die dicken Faserzüge der Pyramidenbahn in Höhe der inneren Kapsel in zwei Anteile aufgeteilt (☞ Abb. 11.8): den **Schweifkern** *(Nucleus caudatus)* und den **Schalenkern** *(Putamen)*. Der Schalenkern bildet zusammen mit dem „blassen Kern" **(Globus pallidus)** den **Linsenkern** *(Nucleus lentiformis)* . Putamen und Globus pallidus gehören jedoch nur topographisch (= der Lage nach) zusammen: Entwicklungsgeschichtlich und funktionell unterscheiden sie sich stark voneinander; das Putamen wird zum Großhirn, der Globus pallidus zum Zwischenhirn gerechnet. Eine weitere Kernansammlung, die dem Feinbau nach zu den Basalganglien gerechnet werden kann, ist der **Mandelkern** *(Corpus amygdaloideum)*. Er ist Teil des limbischen Systems (☞ 11.5).

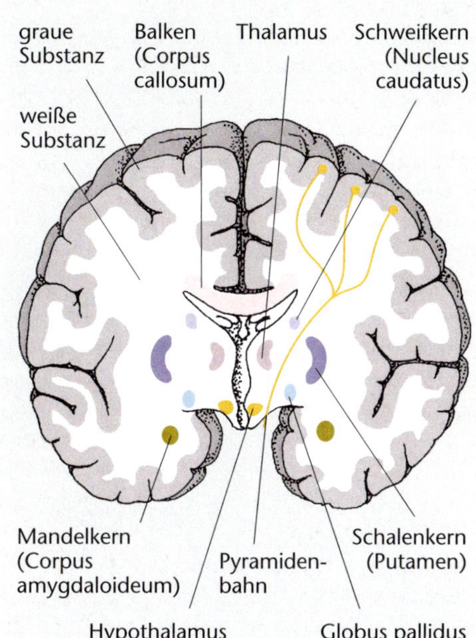

Abb. 11.8: Lage der Basalganglien im Hirnquerschnitt, stark schematisiert. Die Basalganglien Schweifkern, Schalenkern und Globus pallidus sind Kerngebiete des Großhirns. Schweifkern und Schalenkern werden zusammen als Streifenkörper bezeichnet, Schalenkern und Globus pallidus bilden zusammen den Linsenkern.

Entsprechend den genannten Aufgaben des extrapyramidalen Systems führen Störungen im Bereich der Basalganglien zu abnormen Bewegungsabläufen, etwa beim Parkinson-Syndrom (☞ 10.4.6).

11.5 Limbisches System

Das **limbische System** ist eine *funktionelle* Einheit, die aus Strukturen des Großhirns, des Zwischenhirns und des Mittelhirns gebildet wird. Es umgibt die Kerngebiete des Hirnstamms und den Balken wie ein „Saum" (limbus). Zum limbischen System gehören unter anderem:

- Der **Mandelkern** *(Corpus amygdaloideum)*
- Der **Hippocampus** *(Ammonshorn)*
- Teile des **Hypothalamus** (eines Zwischenhirnabschnitts), so die **Mamillarkörper** *(Corpora mamillaria)*, die über eine Faserbahn, den **Fornix** *(Gewölbe)*, Signale vom Hippocampus erhalten.

Dieses entwicklungsgeschichtlich sehr alte System spielt eine führende Rolle bei der Ent-

11

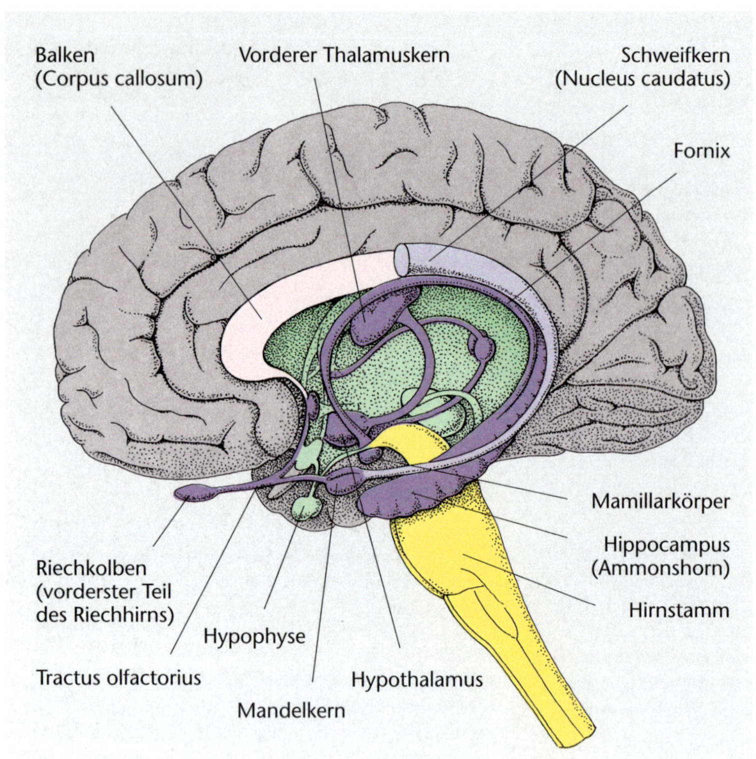

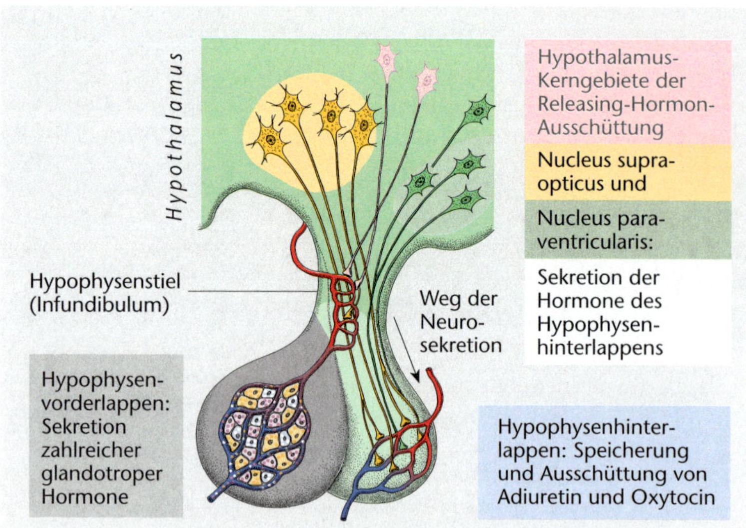

Abb. 11.10 (oben): Hypophyse und Hypothalamus. Im Hypothalamus werden verschiedene Hormone gebildet: mehrere Releasing-Hormone, die den Hypophysenvorderlappen beeinflussen; Adiuretin und Oxytocin, die zum Hypophysenhinterlappen gelangen und dort ins Blut abgegeben werden.

Abb. 11.9 (links): Limbisches System (vereinfacht). Die zum limbischen System zählenden Strukturen formieren sich wie ein Saum um Balken und Hirnstamm.

11

stehung von Gefühlen (etwa Furcht, Wut, sexuellen Wünschen) sowie den damit unter Umständen verbundenen vegetativen Reaktionen und Verhaltensweisen.

Entwicklungsgeschichtlich sind die Rindenanteile des limbischen Systems aus dem *Riechhirn* hervorgegangen, zu dem beim Menschen auch noch der Riechkolben und der Tractus olfactorius zählen (☞ 12.5.4). Die bei Tieren noch enge Beziehung von Gerüchen und Emotionen kommt auch beim Menschen noch in Redewendungen wie „jemanden nicht riechen können" (☞ 12.5.1) zum Ausdruck.

Über den Hypothalamus nimmt das limbische System auf zahlreiche Organfunktionen Einfluss. Beispiele hierfür sind der Durchfall, der Blutdruckanstieg und die erhöhte Herzfrequenz vor Prüfungen. Man sieht das limbische System deshalb auch als übergeordnete Zentrale der endokrinen, vegetativen und emotionalen Regulation an *(visceral brain).*

Gemeinsam mit anderen Großhirnstrukturen spielt das limbische System über Verknüpfungen mit den Assoziationsgebieten (☞ 11.4.8) für das **Gedächtnis** eine zentrale Rolle (☞ 10.6 und 25.1.1).

11.6 Das Zwischenhirn

Das **Zwischenhirn** *(Diencephalon)* ist die Schaltstelle zwischen Großhirn („oben") und Hirnstamm („unten"). Hauptbestandteile des Zwischenhirns sind der **Thalamus** und der **Hypothalamus**, an dem wie ein dicker Tropfen die **Hypophyse** *(Hirnanhangsdrüse)* hängt.

Gegenüber dem Hypothalamus, in unmittelbarer Nachbarschaft zum Thalamus, liegen weitere Abschnitte des Zwischenhirns: der **Epithalamus**, der **Metathalamus** und der **Subthalamus.** Zum Epithalamus gehört als kleine Vorwölbung die *Zirbeldrüse* oder **Epiphyse** (Näheres ☞ 13.3). Kerngebiete des Zwischenhirns, die zum extrapyramidalen System gehören, wurden schon genannt (Globus pallidus ☞ 11.4.10).

Der Thalamus

Der **Thalamus** besteht hauptsächlich aus grauer Substanz, also Neuronen, die in knapp 200 Kerngebiete *(Thalamuskerne)* gruppiert sind. Einer der größten Thalamuskerne ist der **vordere Thalamuskern** (☞ Abb. 11.9). Linker und rechter Thalamus umschließen den *3. Ventrikel* (☞ Abb. 11.42) und sind durch eine zentrale „Brücke", die *Adhaesio interthalamica* (☞ Abb. 11.4), miteinander verbunden.

Alle Informationen aus der Umwelt oder der Innenwelt des Körpers – vom Rückenmark, Hirnstamm und auch vom Kleinhirn – mit Ausnahme der Geruchseindrücke (☞ 11.8.1), gelangen über aufsteigende Bahnsysteme zu den Thalamuskernen. Dort werden sie gesammelt, miteinander verschaltet und verarbeitet, bevor sie über sensorische Bahnen (☞ Abb. 11.7) der Großhirnrinde zugeleitet und dort zu bewussten Empfindungen verarbeitet werden. Weitere Verbindungen bestehen zum limbischen System. Damit die Großhirnrinde und das Bewusstsein nicht von Signalen „überflutet" werden, wirkt der Thalamus wie ein **Filter**, den nur für den Gesamtorganismus bedeutsame Erregungen passieren können. Der Thalamus wird deshalb auch das *Tor zum Bewusstsein* genannt. Eine Störung dieser Filterfunktion wird für einen Teil der Symptome bei der Schizophrenie verantwortlich gemacht (☞ auch 10.4.6).

Hypothalamus und Hypophyse

Der **Hypothalamus** liegt als unterster Abschnitt des Zwischenhirns unterhalb des Thalamus. Trotz seiner geringen Größe ist der Hypothalamus ein lebensnotwendiger Teil des Gehirns, der bei der Steuerung zahlreicher körperlicher und psychischer Lebensvorgänge überragende Bedeutung hat. Diese Steuerung geschieht zum Teil auf *nervalem* Wege über das vegetative Nervensystem (☞ auch 11.12), zum Teil *hormonell* über den Blutweg. Entsprechend schüttet der Hypothalamus sowohl Neurotransmitter als auch Neuropeptide und Hormone aus. Der Hypothalamus stellt dadurch das zentrale Bindeglied zwischen dem Nervensystem und dem Hormonsystem dar.

Über eine untere Ausstülpung, den **Hypophysenstiel** *(Infundibulum),* steht der Hypothalamus mit der **Hypophyse** *(Hirnanhangsdrüse)* in Verbindung. In besonders gut durchbluteten Kerngebieten des Hypothalamus werden Hormone gebildet: Im paarigen *Nucleus supraopticus* hauptsächlich das Hormon **Adiuretin,** in den beiden *Nuclei paraventriculares* vor allem das Hormon **Oxytocin** (Näheres ☞ 13.2.1).

Beide Wirkstoffe gelangen auf *nervalem* Weg – transportiert durch zugehörige Axone – über den Hypophysenstiel zum *hinteren* Anteil der Hypophyse, dem **Hypophysenhinterlappen**

(Neurohypophyse). Dort werden sie gespeichert und bei Bedarf ins Blut abgegeben. Diese Art der Hormonabgabe von Nervenzellen über Nervenfasern nennt man **Neurosekretion.**

Herausragende Bedeutung

Vom Hypothalamus werden viele Körperfunktionen kontrolliert (☞ Abb. 11.10):

- Thermorezeptoren messen die Körperkerntemperatur
- Osmorezeptoren kontrollieren den Wasser- und Salzhaushalt
- Hormon- und andere Rezeptoren überwachen die Kreislauffunktionen, den Gastrointestinaltrakt und die Blasenfunktion
- Über ein Durst-, Hunger- und Sättigungszentrum (☞ 11.1) wird die Nahrungs- und Flüssigkeitsaufnahme gesteuert
- Auch mit der Entstehung von Gefühlen wie Wut und Aggression wird der Hypothalamus in Zusammenhang gebracht.

Hypophysenvorderlappen

In anderen Kerngebieten des Hypothalamus werden weitere Hormone gebildet, die jedoch nicht direkt wirken, sondern als **Releasing-Hormone** („freisetzende Hormone" ☞ 13.2.1) die Ausschüttung von Hypophysenvorderlappenhormonen stimulieren. Sie erreichen über *Blutgefäße* den *vorderen* Anteil der Hypophyse, den **Hypophysenvorderlappen.** Er gehört entwicklungsgeschichtlich nicht zum Nervengewebe. Der Hypophysenvorderlappen ist die wichtigste übergeordnete *Hormondrüse* des Körpers (☞ 13.2.2).

11.7 Hirnstamm und Formatio reticularis

Der **Hirnstamm** ist der unterste und älteste Gehirnabschnitt. Er wird in drei Anteile gegliedert: Mittelhirn, Brücke und verlängertes Mark, das auf der Höhe des Hinterhauptlochs ohne scharfe Grenze in das Rückenmark übergeht (☞ Abb. 11.12). Der Hirnstamm besteht aus auf- und absteigenden Leitungsbahnen (weiße Substanz) und aus Ansammlungen von Nervenzellen (graue Substanz).

11.7.1 Das Mittelhirn

Als **Mittelhirn** *(Mesencephalon)* bezeichnet man das nur 1,5 cm lange „Mittelstück" zwischen dem Oberrand der Brücke und dem Zwischenhirn. Im Querschnitt durch das Mittelhirn lassen sich zwei Zonen abgrenzen:

- Das **Mittelhirndach** *(Tectum mesencephali)*, das vier Erhebungen enthält *(Vierhügelplatte)*, die als akustisches und optisches Reflexzentrum dienen
- Die **Hirnstiele** *(Pedunculi cerebri)*. Sie bestehen im vorderen Teil aus langen Leitungsbahnen, die in zwei Wülsten zur Großhirnbasis verlaufen und die Fasermassen der Groß- und Kleinhirnverbindungen sowie die Pyramidenbahn enthalten. Diese Hirnschenkel *(Crura cerebri)* dienen dem Austausch von motorischen und sensiblen Informationen zwischen Rückenmark, verlängertem Mark, Brücke, Kleinhirn, Thalamus und Großhirn. Sie sind der Hauptverbindungsweg zwischen höheren und tiefergelegenen Hirnteilen und dem Rücken-mark. Im hinteren Anteil der Hirnstiele liegt die **Mittelhirnhaube** *(Tegmentum mesencephali)*, die Ursprungszellen des III. und IV. Hirnnerven enthält (☞ Abb. 11.11).

Das Mittelhirn enthält im Gebiet von Mittelhirnhaube und -dach auch Kerngebiete des extrapyramidalen Systems. Sie heißen wegen ihrer Färbung in mikroskopischen Hirnschnitten „Schwarze Substanz" (**Substantia nigra**, schwarz durch Melanin) und „Roter Kern" (**Nucleus ruber**, rot infolge des hohen Eisengehaltes). Beide sind Schaltzentren, die reflexartig – also ohne willentliche Beeinflussung – Bewegungen der Augen, des Kopfes und des Rumpfes auf die Gleichgewichtseindrücke von Augen und Ohren abstimmen. Zwischen Mittelhirndach und Mittelhirnhaube wird das Mittelhirn vom **Aquädukt** durchzogen, dem feinen, Liquor führenden Kanal zwischen dem 3. und dem 4. Ventrikel.

11.7.2 Die Brücke

In der **Brücke** *(Pons)* setzen sich die längs verlaufenden Bahnsysteme vom Großhirn zum Rückenmark (bzw. umgekehrt) fort. In quer verlaufenden Faserbündeln verbindet die Brücke außerdem das Großhirn mit dem Kleinhirn. In der Brücke liegen die Kerngebiete des V., VI., VII. und zum Teil diejenigen des VIII. Hirnnerven (☞ 11.13 und 11.14). Auch ein Regulationszentrum für die Atmung liegt in diesem Gebiet.

11.7.3 Das verlängerte Mark

Das **verlängerte Mark** *(Medulla oblongata)* bildet den unteren Anteil des Hirnstamms und damit den Übergang zum Rückenmark. Es enthält in seiner weißen Substanz auf- und absteigende Bahnen vom und zum Rückenmark. Ein großer Teil dieser Bahnen dient der Willkürmotorik. Diese bilden im Bereich des verlängerten Marks zwei Vorwölbungen, die **Pyramiden.** Sie geben der schon erwähnten *Pyramidenbahn* den Namen (☞ 11.4.2).

Die Pyramidenbahnfasern kreuzen in diesem Bereich zum größten Teil auf die Gegenseite, so dass die motorischen Nervenfasern aus der *linken* Großhirnhälfte die Muskeln der *rechten* Körperhälfte versorgen und umgekehrt. So wird verständlich, dass bei einem Schlaganfall in der rechten Hirnhälfte die linke Körperseite betroffen ist. Auch ein großer Teil der sensiblen, aufsteigenden Bahnen kreuzt in der Medulla oblongata zur Gegenseite, so dass ca. 80 % der Empfindungen aus einer Körperhälfte in der *entgegengesetzten* Hirnhälfte aufgenommen werden.

Lebenswichtige Regelzentren

Neben diesen Bahnsystemen enthält das verlängerte Mark in seiner grauen Substanz Steuerungszentren für lebenswichtige Regelkreise (☞ 1.5): das **Herz-Kreislauf-Zentrum** beeinflusst Herzschlag und Kontraktionskraft des Herzens und steuert die Weite der Blutgefäße und damit den Blutdruck. Das **Atemzentrum** reguliert den Grundrhythmus der Atmung. Weitere wichtige **Reflexzentren**, so z.B. Schluck-, Husten-, Nies- und Brechzentren, vermitteln lebenswichtige motorische Reflexhandlungen.

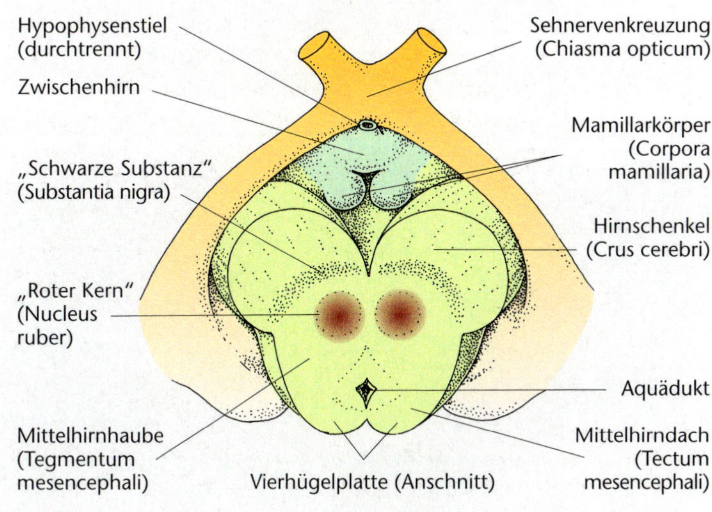

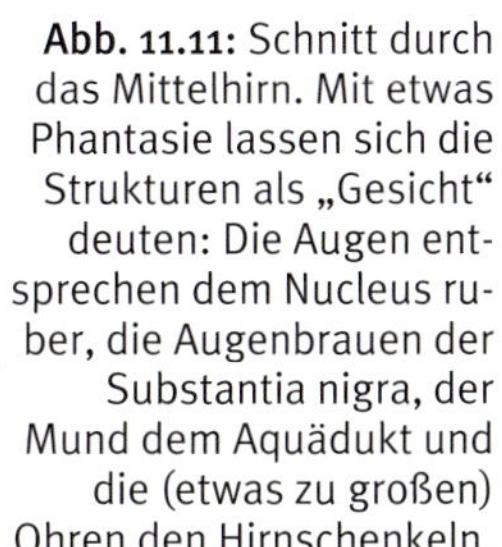
Abb. 11.11: Schnitt durch das Mittelhirn. Mit etwas Phantasie lassen sich die Strukturen als „Gesicht" deuten: Die Augen entsprechen dem Nucleus ruber, die Augenbrauen der Substantia nigra, der Mund dem Aquädukt und die (etwas zu großen) Ohren den Hirnschenkeln.

Diese Zentren erhalten die zu ihrer Aufgabenerfüllung erforderlichen Informationen (Blutdruck und Blutgase) über afferente Bahnen des vegetativen Nervensystems (z.B. von Presso- und Chemorezeptoren via IX. und X. Hirnnerven ☞ auch Abb. 16.13). Zum Teil befinden sich die Sensoren (z.B. für pH-Wert, Sauerstoff- und Kohlendioxidpartialdruck) auch direkt im verlängerten Mark (☞ 17.10.2).

Durch die Konzentration lebenswichtiger Zentren im verlängerten Mark kann unter Umständen ein einzelner harter Schlag auf die umgebende Schädelbasis (etwa bei einem Boxkampf) tödlich sein. Auch die Einklemmung des verlängerten Marks im großen Hinterhauptloch bei einer Drucksteigerung im Schädelraum, z.B. infolge einer Blutung, kann rasch zum Tode führen (☞ 11.15.6).

Andererseits können Patienten, bei denen aufgrund eines Sauerstoffmangels das gesamte Großhirn ausgefallen ist, unter Umständen *ohne* apparative Unterstützung weiterleben, wenn die im Hirnstamm lokalisierte Steuerung der Vitalfunktionen wie Atmung und Kreislauf erhalten ist. Dieses **Wachkoma** *(apallisches Syndrom)* kann kurze Zeit, aber auch zeitlebens andauern. Die Betroffenen sind vollständig von der Pflege anderer abhängig.

Schließlich liegen im verlängerten Mark die Kerngebiete des VIII., IX., X., XI. und XII. Hirnnerven, über deren vegetative Anteile ebenfalls Steuersignale der besprochenen Regelzentren zu den inneren Organen ziehen.

11.7.4 Die Formatio reticularis

Im gesamten Hirnstamm bis hin zum Thalamusbereich des Zwischenhirns liegen Neuronenverbände, die nicht in scharf abgegrenzten Kerngebieten konzentriert sind. Mit ihren zugehörigen Nervenfasern haben sie ein netzartiges Aussehen und werden deshalb **Formatio reticularis** („netzartiges Gebilde") genannt. Die Nervenzellen der Formatio reticularis erhalten aus allen Hirngebieten Informationen, die sie verarbeiten und ihrerseits mit Erregungsimpulsen zu allen Hirngebieten beantworten.

Die Formatio reticularis ist von zentraler Bedeutung bei der Steuerung der Bewusstseinslage und des Wach-Schlaf-Rhythmus. Dabei wird die Großhirnrinde durch das so genannte **aufsteigende retikuläre Aktivierungssystem** der Formatio reticularis (abgekürzt *ARAS*, auch *unspezifisches sensibles System* genannt) aktiviert.

11.7.5 Die Bewusstseinslagen

Je nach der Aktivität dieses Systems entstehen die unterschiedlichen Bewusstseinslagen, z.B. von „gespannter Aufmerksamkeit" über „gedankliches Abschalten" bis hin zum Schlaf. Der Bewusstseinszustand kann durch Alkohol und Drogen, durch Medikamente wie z.B. Narkosemittel, aber auch durch Meditation beeinflusst werden.

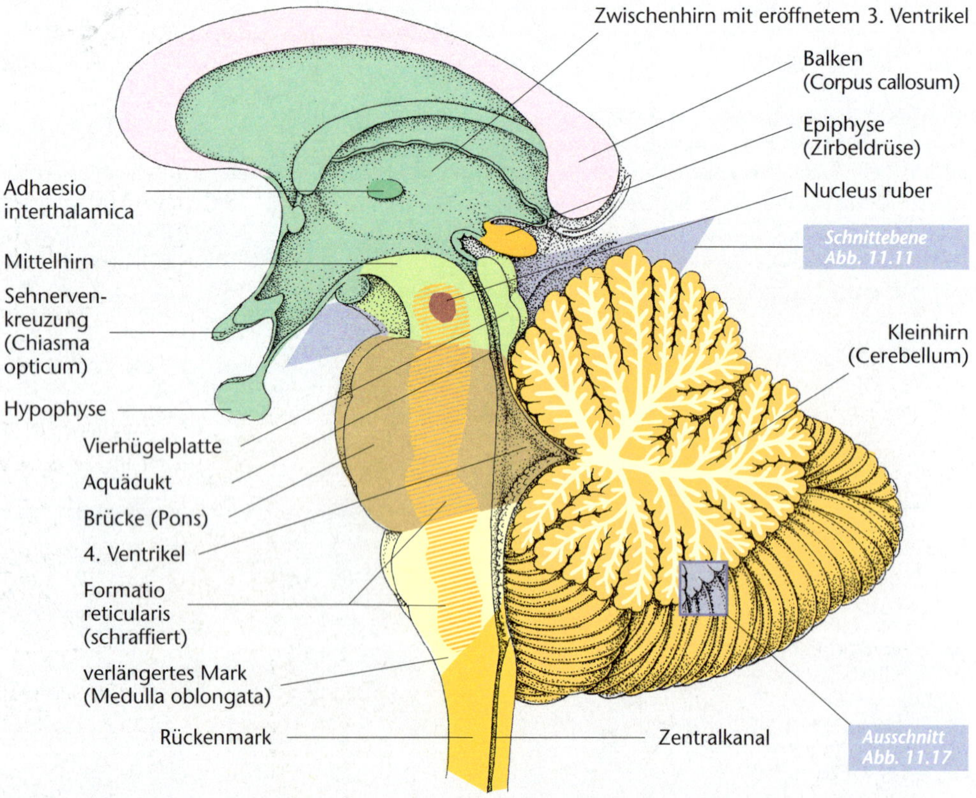

Abb. 11.12: Funktionszentren im *Hirnstamm*. Die Formatio reticularis erstreckt sich vom Mittelhirn über die Brücke bis in das verlängerte Mark. Der Nucleus ruber ist im Mittelhirn angedeutet. Außerdem erkennt man die Epiphyse, die Hypophyse und das Kleinhirn. Der 3. Ventrikel ist durch diese Schnittführung offengelegt.

Bewusstseinsstörungen

Schädigungen des Gehirns können zu einer „verminderten Wachheit" bis hin zur völligen Ausschaltung des Bewusstseins führen. Folgende Bezeichnungen sind zur Abstufung dieser **quantitativen Bewusstseinsstörungen** üblich (häufige Ursachen ☞ 26.9.2):

- **Benommenheit** *(leichte Bewusstseinsstörung)* mit verlangsamtem Denken und Handeln und ungenauen Reaktionen
- **Somnolenz** *(krankhafte Schläfrigkeit)*. Der Patient ist durch Reize leicht weckbar und vermag dann (einfache) Fragen zu beantworten
- **Sopor** *(stärkere Bewusstseinsstörung)*. Der Patient ist nicht mehr durch Ansprache, sondern nur noch durch starke Reize (Schmerzreize) kurz weckbar und nicht mehr in der Lage, auch einfachste Fragen zu beantworten
- **Koma** *(Bewusstlosigkeit)*. Der Patient ist nicht mehr weckbar und zeigt allenfalls noch ungezielte Abwehrreaktionen auf Schmerzreize.

Abgegrenzt werden die **qualitativen Bewusstseinsstörungen**, bei denen das Bewusstsein vom Inhalt her anders ist als normal. Bei der **Desorientiertheit** weiß der Patient z.B. nicht mehr das Datum, wo oder wer er ist. Desorientiertheit ist auch ein Leitsymptom des **Delirs**, einer akuten organischen Störung (☞ 25.5.1), die etwa bei Alkoholmissbrauch auftritt. Zusätzliche Symptome sind hier meist **Halluzinationen** (Trugbilder, z.B. die bekannten kleinen Tiere auf der Bettdecke), Gedächtnisstörungen, Unruhe und vegetative Störungen wie etwa Schwitzen.

11.7.6 Der Schlaf

Ein physiologischer Zustand zeitweiser „Unbewusstheit" ist der **Schlaf**, in dem wir ein Drittel unseres Lebens verbringen. Er ist unsere lebensnotwendige Aufbau- und Erholungsphase. Das Schlafbedürfnis nimmt mit zunehmendem Alter ab (☞ auch 24.3.4).

REM- und Non-REM-Schlaf

Man kann beim Schlaf verschiedene Stadien unterscheiden: Phasen, die durch typische schnelle Bewegungen der Augäpfel charakterisiert sind (*rapid eye movements*, abgekürzt **REM-Schlaf**) und ruhigere Schlafphasen ohne diese Augenbewegungen (**Non-REM-Schlaf**).

Im *REM-Schlaf* werden Puls und Atmung schneller und unregelmäßig, der Blutdruck zeigt große Schwankungen, der Muskeltonus ist herabgesetzt, und der Betroffene *träumt* häufig. Im traumlosen *Non-REM-Schlaf* dagegen sinken Blutdruck und Körpertemperatur phasenweise bis zum *Tiefschlaf* ab, und der Betreffende ist nur schwer erweckbar.

REM-Schlafphasen und Non-REM-Schlafphasen wechseln sich etwa stündlich während einer Nacht ab, und zwar so, dass die REM-Phasen allmählich länger und die Non-REM-Phasen umgekehrt im Laufe einer Nacht kürzer werden.

Schlaflosigkeit

Man unterscheidet **Einschlaf- und Durchschlafstörungen.** Beide können bei längerem Bestehen die Gesundheit ernsthaft gefährden. Neben körperlichen Ursachen – wie z.B. Schmerzen oder Fieber – sind Schlafstörungen auch sehr oft psychisch (Stress, Depression) oder durch Medikamente bedingt. Auch Koffein ist ein verbreiteter Schlafblockierer. Allerdings reagieren ältere Menschen häufig paradox auf Kaffee und können dadurch sogar leichter einschlafen.

Gutes Schlafen

Bereits einfache, nebenwirkungsfreie Maßnahmen verhelfen dem Patienten oft zu erholsamem Schlaf:

- Häusliche Einschlafrituale weitestmöglich erhalten
- Tagsüber für ausreichend Bewegung sorgen
- Langen Mittagsschlaf vermeiden (ungefähr 20 Min.)
- Immer zur gleichen Zeit ins Bett gehen und aufstehen lassen bzw. wecken (z.B. zum Waschen)
- Zimmer vor der Nachtruhe lüften, Heizungen ausschalten bzw. herunterdrehen
- Orangenblüten-Einschlaftee oder Baldriantropfen erleichtern das Einschlafen
- Bei kalten Füßen dem Patienten ein warmes Fußbad oder eine Wärmeflasche anbieten.

Schlafmittel *(Hypnotika)* sollten die Ausnahme sein: Sie „hängen" oft bis in den nächsten Tag nach, führen häufig zur Gewöhnung, und viele Patienten haben nach dem Absetzen sogar verstärkte Einschlafschwierigkeiten und evtl. Alpträume.

Biorhythmen

Beim Gesunden folgt nicht nur der Wechsel von Schlafen und Wachen einem regelmäßigen, etwa 24-stündigen Rhythmus, dem **zirkadianen Rhythmus** (dies = Tag). Auch zahlreiche weitere körperliche und psychische Funktionen unterliegen dieser Rhythmik. So zeigen z.B. der Blutdruck und die Hormonproduktion typische tageszeitliche Schwankungen.

Der zirkadiane Rhythmus wird von Kerngebieten im Thalamusbereich (unterstützt durch die Epiphyse mittels Melatonin) gesteuert. Er ist lichtabhängig, bleibt aber auch bei Abkopplung vom Tag-Nacht-Wechsel zunächst bestehen – eine Erklärung für die Anpassungsschwierigkeiten an Schicht- und insbesondere Nachtdienste.

Es gibt aber nicht nur zirkadiane Rhythmen. Biorhythmen können sehr unterschiedlich lang sein – als Beispiele genannt seine etwa die pulsatilen Rhythmen einiger Hormone oder der Menstruationszyklus der Frau mit einer Dauer von rund vier Wochen.

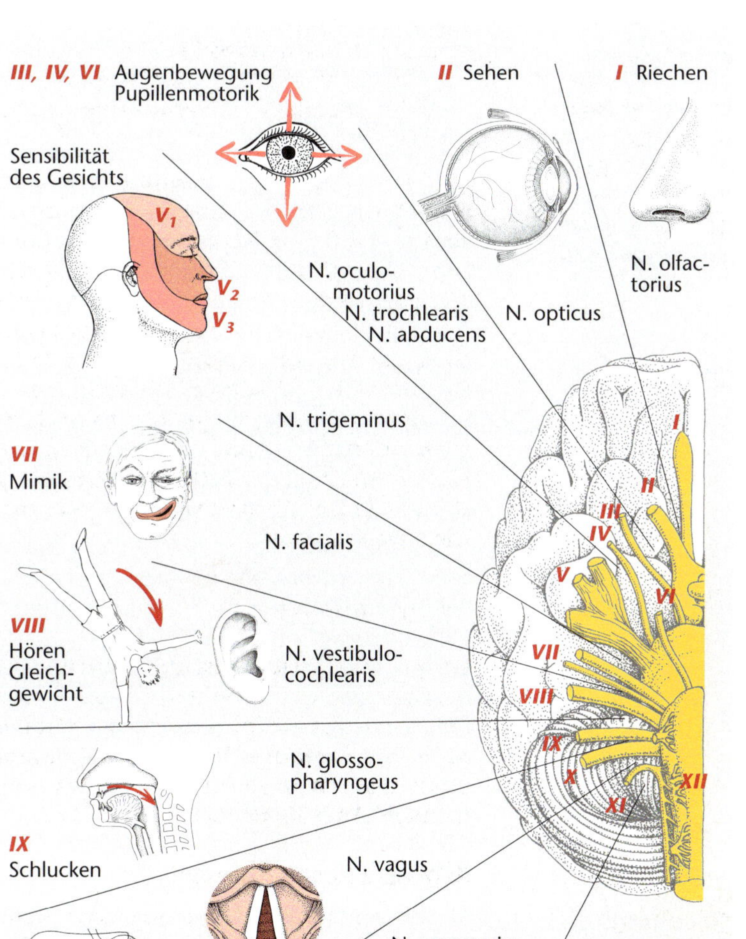

Abb. 11.13 (links): Übersicht über die zwölf Hirnnerven und ihre Funktionen.

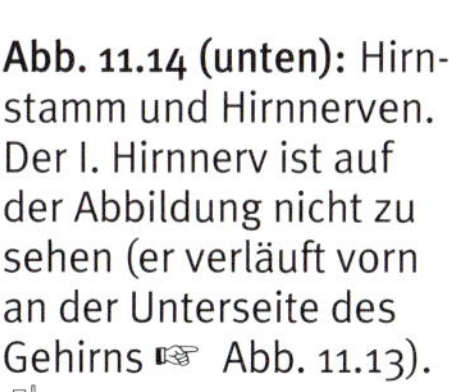

Abb. 11.14 (unten): Hirnstamm und Hirnnerven. Der I. Hirnnerv ist auf der Abbildung nicht zu sehen (er verläuft vorn an der Unterseite des Gehirns ☞ Abb. 11.13).

11.8 Die Hirnnerven

Zusammen mit den Spinalnerven (☞ 11.10.2) und deren Verzweigungen gehören die Hirnnerven zum peripheren Nervensystem.

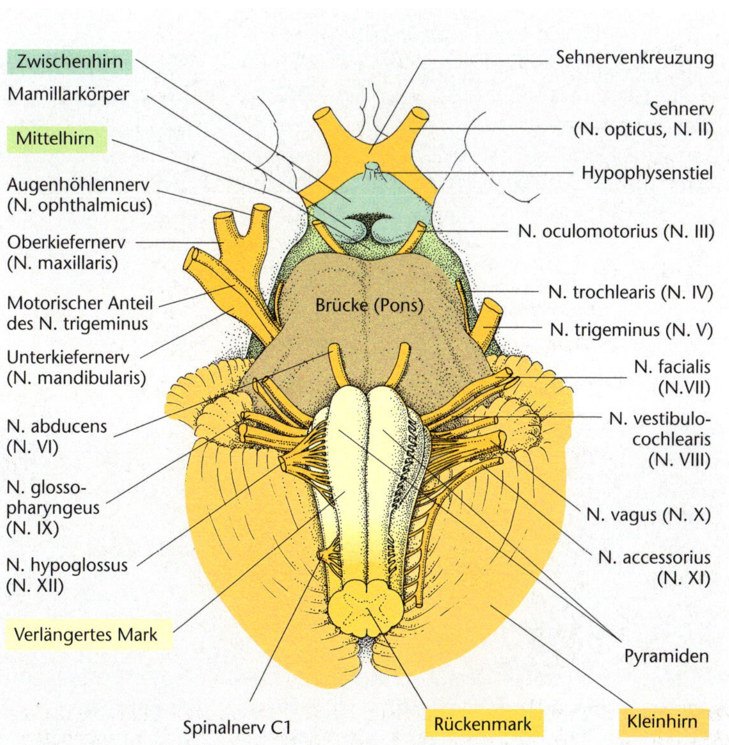

11

Die **Hirnnerven** umfassen alle Nervenfaserbündel, die oberhalb des Rückenmarks das ZNS verlassen. Sie versorgen den Kopf- und Halsbereich sowie einen Großteil der inneren Organe und verbinden die Sinnesorgane des Kopfes mit dem Gehirn (☞ Abb. 11.13 und 11.14).

Es gibt *zwölf Paare* von Hirnnerven. Da ihre vollen Namen recht lang und umständlich sind, werden sie meist nur nach der Reihenfolge ihres Austritts aus dem Schädelraum von oben nach unten mit römischen Ziffern von N. (= Nervus) I bis N. XII benannt.

Der erste Hirnnerv zieht ins Großhirn, der zweite ins Zwischenhirn; die übrigen zehn entspringen im bzw. ziehen in den Hirnstamm. Alle Hirnnerven verlassen das Gehirn durch kleine Öffnungen im knöchernen Schädelraum.

Funktionelle Einteilung der Hirnnerven

Nach ihrer Funktion unterscheidet man:

- *Sensorische* Hirnnerven (N. I, N. II, N. VIII), welche die Empfindungen von den Sinnesorganen zum Gehirn leiten
- Überwiegend *willkürmotorische* Hirnnerven (N. III, N. IV, N. VI, N. XI und N. XII)
- *Gemischte* Hirnnerven (N. V, N. VII, N. IX und N. X), die sich aus verschiedenen Fasern zusammensetzen (willkürmotorisch, sensorisch und parasympathisch).

11.8.1 Der Riechnerv

Der **Riechnerv** *(Nervus olfactorius, N. I)* ist ein rein sensorischer Nerv, der die Geruchsempfindungen übermittelt. Er beginnt mit Rezeptoren in der Nasenschleimhaut, deren Axone als Riechnerv zum **Riechkolben** *(Bulbus olfactorius)* ziehen (☞ Abb. 12.10). Von dort werden die Signale direkt an das limbische **Riechhirn** (☞ Abb. 11.9) weitergeleitet. Entgegen den übrigen Sinneseindrücken können die Geruchsinformationen die Rinde also ohne den vorgeschalteten Thalamusfilter erreichen.

11.8.2 Der Sehnerv

Der **Sehnerv** *(Nervus opticus, N. II)* ist ebenfalls ein rein sensorischer Nerv. Er beginnt in der Netzhaut des Auges (☞ Abb. 12.13) und kreuzt teilweise im Chiasma opticum (☞ 12.6.9). Nach der ersten Umschaltung im Thalamus laufen die Bahnen als **primäre Sehstrahlung** zur *primären Sehrinde* im Hinterhauptslappen des Großhirns.

11.8.3 Die Augenmuskelnerven

Als erster von drei *Augenmuskelnerven* ist der **Nervus oculomotorius** *(N. III)* ein vorwiegend willkürmotorischer Nerv mit parasympathischen Anteilen (☞ 11.12.5). Er versorgt den *Lidhebermuskel* und vier der sechs äußeren Augenmuskeln (☞ Tab. 12.29). Seine parasympathischen Fasern steuern den *Ziliarmuskel* bei der Anpassung der Augenlinse an unterschiedliche Entfernungen (Nah-Fern-Akkomodation) und verengen über den *Sphinktermuskel* der Iris die Pupille (☞ 12.6.6).

Ebenfalls ein Augenmuskelnerv ist der **Nervus trochlearis** *(N. IV)*. Er innerviert den über die Trochlea der Augenhöhle (☞ Abb. 12.28) ziehenden Musculus obliquus superior.

Der **Nervus abducens**, *N. VI,* ist der dritte Augenmuskelnerv. Er versorgt den Musculus rectus lateralis. Durch ihn wird der Augapfel zur Seite bewegt (abducere = wegführen ☞ auch Abb. 12.28, Tab. 12.29).

11.8.4 Die Gesichtsnerven

N. trigeminus

Der *Drillingsnerv* (**Nervus trigeminus**, *N. V*) teilt sich nach dem Austritt aus der Schädelhöhle in drei große Äste:

- Der Ast V_1 ist der **Augenhöhlennerv** *(Nervus ophthalmicus)*. Er versorgt sensibel die Augenhöhle und die Stirn
- Der Ast V_2 heißt **Oberkiefernerv** *(Nervus maxillaris)*. Als ebenfalls sensibler Nerv versorgt er in dem unterhalb der Augenhöhle liegenden Bereich die Gesichtshaut, die Schleimhaut der Nase, die Oberlippe und die Zähne des Oberkiefers
- Der dritte Ast – V_3 – ist der **Unterkiefernerv** *(Nervus mandibularis)*. Er ist ein gemischter Nerv, der sensibel den Unterkieferbereich (Unterlippe, Zahnfleisch und Zähne) und motorisch alle Kau- und Mundbodenmuskeln versorgt (Austrittspunkt ☞ Abb. 8.5).

Trigeminusneuralgie

Neuralgien sind Schmerzen, die auf das Ausbreitungsgebiet eines Nerven beschränkt sind. Die häufigste Neuralgie im Gesichtsbereich ist die **Trigeminusneuralgie:** Es kommt dabei zu plötzlich einschießenden, äußerst starken Schmerzen, meist im Innervationsbereich eines der beiden unteren Trigeminusäste. Diese Schmerzattacken dauern oft nur wenige Sekunden, können sich aber im Abstand von Minuten wiederholen und den Patienten zermürben. Die genaue Ursache der Erkrankung ist nicht bekannt. Ihre Behandlung ist schwierig: neben Schmerzmitteln werden oft Antiepileptika eingesetzt.

N. facialis

Der *Gesichtsnerv* (**Nervus facialis**, *N. VII*) ist ein gemischter Nerv: Seine motorischen Anteile versorgen die mimische Muskulatur des Gesichts, parasympathische Fasern ziehen zur Tränendrüse (☞ 12.6.11) und zur Unterkiefer- und Unterzungendrüse (☞ 18.2.4). Sensorische Fasern leiten die Geschmacksempfindungen von den Rezeptoren in den vorderen zwei Dritteln der Zunge zum Hirnstamm, von wo aus sie an die Großhirnrinde übermittelt werden (☞ 12.5.8).

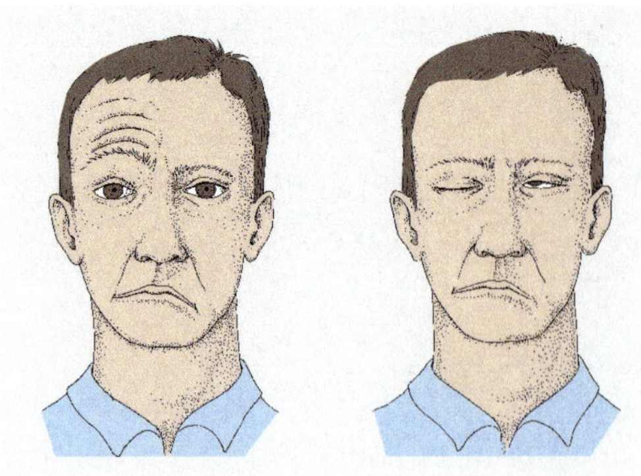

Abb. 11.15: Linksseitige periphere Fazialislähmung. Links wurde der Patient aufgefordert, die Stirn zu runzeln, rechts sollte er die Augen fest schließen. [A300-190]

Fazialislähmung

Die **periphere Fazialislähmung** ist die häufigste periphere Nervenlähmung. In ca. 80 % der Fälle liegt eine **idiopathische Fazialisparese** mit unbekannter Ursache vor, wobei in letzter Zeit aber Herpes-simplex-Viren ursächlich diskutiert werden. Bei der idiopathischen Fazialisparese bildet sich meist innerhalb weniger Stunden das typische Bild einer einseitigen Gesichtsnervenlähmung aus: Das Auge der betroffenen Seite kann nicht mehr geschlossen und die Stirn nicht mehr gerunzelt werden, der Mundwinkel hängt herab. Die Tränen- und Speichelsekretion sowie das Geschmacksempfinden können beeinträchtigt sein. In den meisten Fällen bilden sich die Erscheinungen langsam spontan zurück, Restsymptome sind aber möglich. Bei rechtzeitigem Therapiebeginn können antientzündliche Medikamente (z.B. Glukokortikoide) von Nutzen sein (☞ Abb. 11.15).

Im Unterschied zur peripheren Fazialislähmung, bei der die Störung im Verlauf des N. facialis selbst liegt, fallen bei der **zentralen Fazialislähmung** (etwa beim Schlaganfall) die stimulierenden Neurone der motorischen Rindenfelder oder deren Axone in der inneren Kapsel (☞ 11.4.2) auf einer Seite aus. Dabei findet sich eine Lähmung der mimischen Muskulatur der Gegenseite mit Ausnahme der Stirnmuskulatur, da diese von beiden Seiten innerviert wird.

Pflege bei Fazialisparese

Bei Patienten mit einer Fazialisparese sammeln sich oft Speisereste in der betroffenen Wangentasche ein, die dann in die Lunge aspiriert werden können. Zudem ist infolge der Funktionsbeeinträchtigung der Ohrspeicheldrüse (Glandula parotis) das Risiko einer Parotitis (Ohrspeicheldrüsenentzündung) erhöht. Eine sorgfältige Mundpflege beugt beiden Komplikationen vor.

Bei unvollständigem Lidschluss kann die Hornhaut leicht austrocknen (Erblindungsgefahr!). Hier helfen das regelmäßige Einbringen spezieller Augentropfen oder -salben sowie ein Uhrglasverband (Augenverband mit Sichtfenster aus Kunststoff) zur Nacht.

11.8.5 Der Hör- und Gleichgewichtsnerv

Der *Hör- und Gleichgewichtsnerv* (**Nervus vestibulocochlearis**, *N. VIII*) ist neben dem Riechnerv und dem Sehnerv der dritte rein sensorische Hirnnerv. Er leitet die Erregungen aus dem Gleichgewichtsorgan *(Vestibularorgan)* und dem Hörorgan im Innenohr (Schnecke, lateinisch: cochlea). Erstere gelangen über die vier Vestibulariskerne des verlängerten Marks vor allem zum Kleinhirn, zum Rückenmark, zu den Augenmuskelkernen und zur hinteren Zentralwindung. Die Erregungen aus dem Hörorgan gelangen über zahlreiche Umschaltstationen zur Hirnrinde (Details ☞ 12.7.6). Im Bereich des Nervus vestibularis (einem Teil des N. vestibulocochlearis) entsteht relativ häufig ein gutartiger Tumor, das *Akustikusneurinom*.

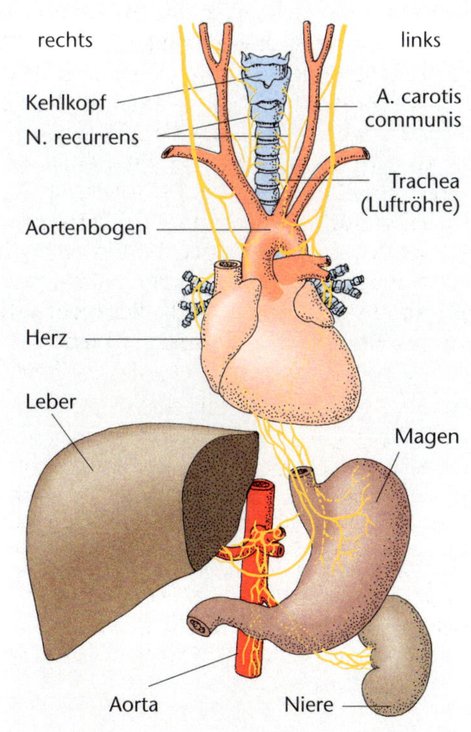

Abb. 11.16: Verlauf des N. vagus. Linker und rechter Vagus ziehen entlang der beiden Halsschlagadern kaudal in Richtung Herz. Beide Nerven geben einen N. (laryngeus) recurrens ab, wobei sich der linke um den Aortenbogen schlingt. Beide Recurrensäste ziehen zum Kehlkopf und innervieren dort die Stimmritzenöffner. Andere Äste ziehen weiter zu Lunge und Speiseröhre. Die Haupttäste des N. vagus ziehen weiter zum Herzen, wo sie u.a. den rechten Vorhof versorgen. Entlang der Aorta erreicht der N. vagus den Magen, die Darmschlingen und die Nieren.

Die Patienten leiden unter Hörstörungen, Ohrensausen (Tinnitus) und Schwindel.

11.8.6 Die Zungen- und Rachennerven

Der **Nervus glossopharyngeus** *(Zungen-Rachennerv*, N. IX) ist ein gemischter Nerv: Seine parasympathischen Fasern ziehen zur Ohrspeicheldrüse (☞ 18.2.4), motorische Fasern versorgen die Rachenmuskeln und sensible Fasern die Rachenschleimhaut und das Trommelfell. Über sensorische Fasern werden die Geschmacksempfindungen aus dem hinteren Zungendrittel übermittelt.

Der **Nervus hypoglossus** *(Zungennerv, N. XII)*, versorgt mit seinen motorischen Fasern vor allem die Muskulatur der Zunge.

11.8.7 Der Nervus vagus

Der **Nervus vagus** *(Eingeweidenerv, N. X)* innerviert als Hauptnerv des parasympathischen Systems (☞ 11.12) einen Teil der Halsorgane, die Brust- und einen großen Teil der Baucheingeweide. Nur wenige seiner Fasern versorgen motorisch und sensibel den Kehlkopfbereich, wo sie am Sprechen und Schlucken beteiligt sind. Der Vagus leitet dabei sowohl sensible Impulse von den Organen zum ZNS als auch efferente Impulse für die Motorik glatter Muskeln und für die Sekretion zu den inneren Organen (☞ Abb. 11.16).

11.8.8 Der Nervus accessorius

Der **Nervus accessorius** *(N. XI)* innerviert als rein motorischer Nerv zwei Muskeln des Halses, den Musculus sternocleidomastoideus (Kopfwendermuskel) und den Musculus trapezius (Kapuzenmuskel ☞ Abb. 8.19 und 8.43).

11.9 Das Kleinhirn

Das **Kleinhirn** *(Cerebellum)* liegt in der *hinteren Schädelgrube* (☞ Abb. 8.8) unterhalb des Hinterhauptslappens des Großhirns und hinter der Brücke (☞ Abb. 11.4).

Es besteht aus einem wurmförmigen Mittelteil, dem **Kleinhirnwurm** *(Vermis cerebelli)*, und zwei **Kleinhirnhemisphären**. Ähnlich wie beim Großhirn ist auch die Kleinhirnoberfläche von Furchen und Windungen geprägt, die hier jedoch sehr viel feiner sind.

An der Oberfläche des Kleinhirns liegt eine nur 1 mm dicke **Kleinhirnrinde** aus grauer Substanz. Sie ist streng schichtweise angeordnet (Details ☞ Legende zu Abb. 11.17 und 11.18). Darunter liegen – ähnlich wie im Großhirn – die Nervenfasern der weißen Substanz, in die beidseits vier **Kleinhirnkerne** eingelagert sind. Das Kleinhirn ist durch auf- und absteigende Bahnen, die über drei paarige **Kleinhirnstiele** verlaufen, mit dem verlängerten Mark (überwiegend afferente Fasern), dem Mittelhirn (überwiegend efferente Fasern), dem Gleichgewichtsorgan (afferente Fasern) und über die Brücke mit dem Großhirn verbunden. Diese Verbindungen ermöglichen die Arbeit des Kleinhirns als *koordinierendes motorisches Zentrum*.

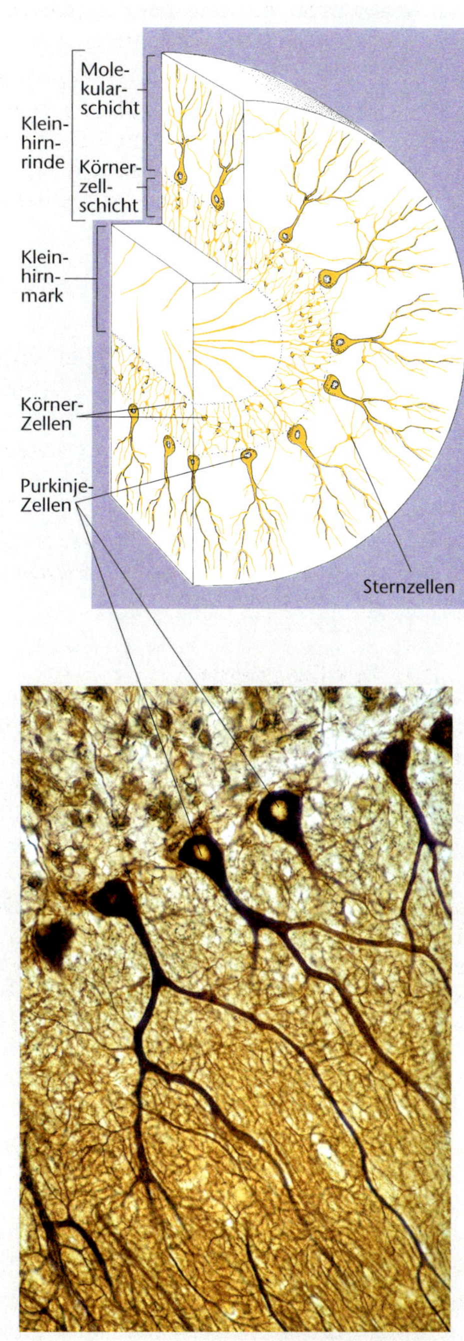

Abb. 11.17 und 11.18: Oben: Detailzeichnung von Kleinhirnrinde und -mark. Die Kleinhirnrinde teilt man in Molekular- und Körnerzellschicht ein. Im Grenzbereich stehen die Purkinje-Zellen wie Bäumchen mit stark verzweigtem Geäst, das in die Molekularschicht zieht. Ihre Axone ziehen zum größten Teil in die Kleinhirnkerne. Die Sternzellen verbinden die einzelnen Purkinje-Zellen miteinander. **Unten:** Mikroskopische Darstellung der Purkinje-Zellen. [Foto: J610-200]

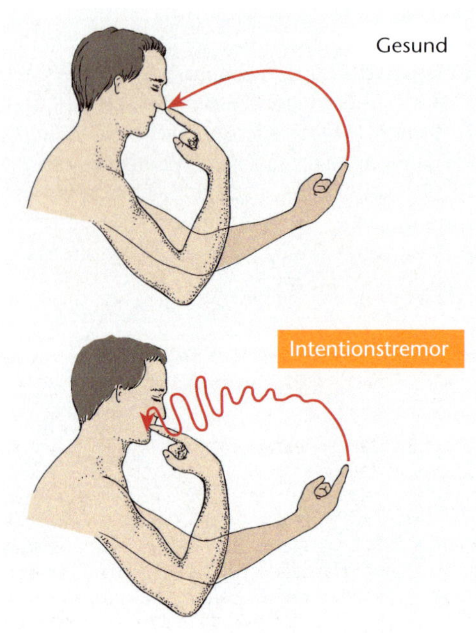

Abb. 11.19 (links): Schädigungen des Kleinhirns lassen sich durch einfache Tests belegen: Zum Beispiel ist es dem Betroffenen nicht mehr möglich, bei geschlossenen Augen mit dem Zeigefinger in einer ausholenden Bewegung die eigene Nasenspitze zu treffen. Zusätzlich zeigt er häufig einen Intentionstremor.

Das Kleinhirn als Koordinationssystem

Das Kleinhirn reguliert gemeinsam mit dem Großhirn über Fasern des extrapyramidalen Systems die Grundspannung der Muskeln und stimmt Bewegungen aufeinander ab. Mit Hilfe der Informationen aus dem Gleichgewichtsorgan (☞ 12.7.8) ist es wesentlich an der Aufrechterhaltung des Gleichgewichts beteiligt.

Damit es diese Aufgaben erfüllen kann, wird das Kleinhirn ständig über aufsteigende Kleinhirnbahnen des Rückenmarks (☞ 11.10.4) aus peripheren Rezeptoren über die Muskel- und Gelenkstellungen informiert (*Tiefensensibilität* ☞ 12.4). Auch mit der absteigenden Pyramidenbahn ist es im Nebenschluss verbunden und kann so auf beabsichtigte Bewegungen regulierend Einfluss nehmen. Es koordiniert die Zielmotorik, ohne sie jedoch direkt auszulösen.

Kleinhirnschädigungen

Viele Erkrankungen und Vergiftungen, insbesondere auch Alkoholmissbrauch, führen zu **Kleinhirnschädigungen.** Folgen sind vor allem eine herabgesetzte Muskelspannung *(Hypotonie)*, Muskelzittern bei zielgerichteten Bewegungen *(Intentionstremor)* und eine gestörte Muskelkoordination *(Dyssynergie)* mit Gangunsicherheit *(Gangataxie)* sowie Bewegungen, die über das Ziel hinausschießen oder es umgekehrt nicht erreichen *(Dysmetrie)*. Viele Patienten klagen auch über Schwindel (☞ Abb. 11.19).

11.10 Das Rückenmark

Das **Rückenmark** *(Medulla spinalis)* bildet die große „Autobahn" zwischen dem Gehirn und den Rückenmarksnerven *(Spinalnerven)*. Es leitet mit teils sehr hoher Geschwindigkeit (bis 120 m/Sek. ☞ 10.4). Nervenimpulse vom Gehirn zur Peripherie und umgekehrt. Dies geschieht über große auf- und absteigende Leitungsbahnen, die die *weiße Substanz* des Rückenmarks ausmachen.

Leitungsstrang, aber auch Schaltzentrum

Das Rückenmark ist aber nicht nur der mächtigste *Nervenleitungsstrang*, sondern mit seiner *grauen Substanz* auch *Schaltzentrum*. Die Schaltstellen steigern die Effizienz der Rückenmarksfunktionen, indem z.B. besonders schnell erforderliche motorische Reaktionen sofort durch die **Rückenmarksreflexe** ausgelöst werden; das Rückenmark fungiert also auch als *Reflexzentrum*.

11.10.1 Der Aufbau des Rückenmarks

Das Nervengewebe des Rückenmarks hat beim Erwachsenen eine Länge von etwa 45 cm. Es geht in Höhe des großen Hinterhauptlochs (☞ Abb. 8.8) als zentimeterdicker Strang aus dem verlängerten Mark hervor (☞ 11.7.3) und zieht im Wirbelkanal bis zur Höhe des zweiten Lendenwirbelkörpers hinab. Über seine gesamte Länge entspringen beidseits in regelmäßigen Abständen insgesamt 31 Paare von **Nervenwurzeln**, die sich dann jeweils zu den **Spinalnerven** vereinigen. Durch die Nervenwurzelabgänge wird das Rückenmark in 31 Rückenmarkssegmente unterteilt. Jedes **Rückenmarkssegment** enthält dabei eigene Reflex- und Verschaltungszentren. Man unterscheidet folgende Segmente (☞ Abb. 11.20):

- Acht **Halssegmente** C1 bis C8, die neben der Atemmuskulatur insbesondere die oberen Extremitäten versorgen
- Zwölf **Brustsegmente** Th1 bis Th12, deren Nervenwurzeln unter anderem den größten Teil der Rumpfwand innervieren
- Fünf **Lendensegmente** L1 bis L5, die zusammen mit den
- Fünf **Kreuzbeinsegmenten** S1 bis S5 die unteren Extremitäten, das äußere Genitale und den Anus versorgen
- Ein bis drei **Steißbeinsegmente**, die den Hautbereich über dem Steißbein versorgen.

Das Rückenmark ist nicht überall gleich dick. Im Hals- und im Lendenbereich ist es keulen-

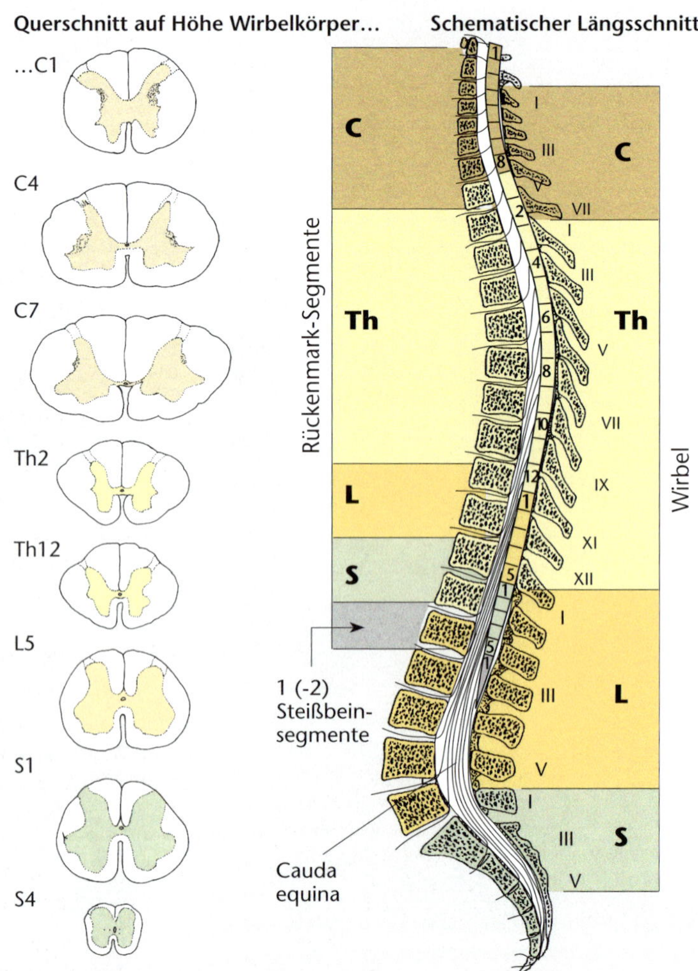

Abb. 11.20: Das Rückenmark und die Spinalnerven in der Seitenansicht. Das Rückenmark erstreckt sich im Wirbelkanal vom 1. Halswirbel bis zur Höhe des 2. Lendenwirbels. Darunter findet man die Cauda equina – ein Bündel von Spinalnerven, die zu ihrem jeweiligen Zwischenwirbelloch ziehen. Da das Rückenmark auf Höhe des 2. Lendenwirbels endet, sind somit alle Rückenmarkssegmente gegenüber den zugehörigen Wirbelkörpern nach oben versetzt. Beispiel: Bei einer Wirbelsäulenverletzung des 9. Brustwirbels ist nicht das 9. Brustwirbelsegment, sondern das auf dieser Höhe liegende 1. Lendenwirbelsegment gefährdet. Links sind Querschnitte von einzelnen Rückenmarksabschnitten dargestellt. Im Hals- und Lendenbereich ist die graue Substanz stärker ausgeprägt, weil dort die Schaltstationen für die Arme und Beine liegen. [A300]

förmig verdickt, da hier eine größere Masse von Neuronen und Nervenfasern zur Versorgung der oberen und unteren Extremitäten vorhanden ist.

11.10.2 Die Spinalnerven

Aus jedem Rückenmarkssegment gehen links und rechts je eine *vordere* und eine *hintere* Nervenwurzel hervor. Beide Wurzeln schließen sich nach wenigen Millimetern zu einem **Spinalnerven** zusammen.

Die Spinalnerven – als Teil des peripheren Nervensystems – verlassen den Wirbelkanal der Wirbelsäule seitlich durch die **Zwischenwirbellöcher** (☞ Abb. 8.25 und 8.28).

Da vor der Geburt und in der Kindheit die Wirbelsäule schneller wächst als das Rückenmark, endet das Rückenmark beim Erwachsenen schon auf der Höhe des zweiten Lendenwirbelkörpers. Die Nervenwurzeln aus den unteren Abschnitten des Rückenmarks müssen also, um zu ihren Zwischenwirbellöchern zu gelangen, im Wirbelkanal schräg nach unten ziehen. Auf diese Weise entsteht ein Nervenfaserbündel, das in seinem Aussehen an ein Haarbüschel erinnert. Dieses Nervenfaserbündel wird deshalb „Pferdeschweif" – **Cauda equina** – genannt.

Bandscheibenvorfall

Die Spinalnerven oder das Rückenmark können durch einen **Bandscheibenvorfall** im Hals- oder Lendenwirbelsäulenbereich komprimiert werden (☞ Abb. 11.21 und ☞ 8.3.4). Leitsymptome sind starke Rückenschmerzen mit Ausstrahlung in Arm bzw. Bein, Sensibilitätsstörungen (z.B. Taubheitsgefühl) im betroffenen Gebiet und Lähmungen der Arme bzw. Beine.

Neurologischer Notfall

Alarmsymptome beim Bandscheibenvorfall sind vor allem rasch zunehmende Lähmungen, Blasen- und Mastdarmstörungen. Solche Patienten müssen unverzüglich in eine neurochirurgische Klinik transportiert werden.

11.10.3 Die innere Struktur des Rückenmarks

Graue und weiße Substanz des Rückenmarks

Betrachtet man das Rückenmark im Querschnitt, so erkennt man im Zentrum die schmetterlingsförmige **graue Substanz.** Wie in allen anderen Abschnitten des ZNS befinden sich in der grauen Substanz die Nervenzellkörper, während um den „Schmetterling" herum auf- und absteigende Fasersysteme als **weiße Substanz** gruppiert sind (☞ Abb. 11.22).

Die äußeren Anteile der grauen Substanz werden „Hörner" genannt und nach ihrer Lage in ein **Vorderhorn**, ein **Seitenhorn** und ein **Hinterhorn** unterteilt:

- Im Vorderhorn liegen *motorische* Nervenzellen. Die Axone dieser **Vorderhornzellen** bilden die **Vorderwurzel** eines Rückenmarksnerven und ziehen in dem Spinalnerven bzw. seinen Ästen zur quergestreiften Muskulatur
- Zum Hinterhorn ziehen *sensible* Nervenfasern. Sie leiten Nervenimpulse aus der Peripherie über den Spinalnerven und die **Hinterwurzel** zum Rückenmark. Ihre Zellkörper liegen im **Spinalganglion** (☞ Abb. 11.25). Als *Ganglion* bezeichnet man Ansammlungen von Nervenzellkörpern außerhalb des zentralen Nervensystems
- Im Seitenhorn liegen efferente und afferente Nervenzellen des *vegetativen Nervensystems* (☞ 11.12). Die Axone der efferenten Zellen verlassen das Rückenmark wie die motorischen Nervenfasern über die vordere Wurzel, trennen sich aber kurz nach dem Austritt aus dem Wirbelkanal vom Spinalnerven, um Anschluss an die Grenzstrangganglien (☞ Abb. 11.29) zu finden.

Eine vordere und eine hintere Spalte unterteilen die **weiße Substanz** in zwei Hälften. Durch den Austritt der vorderen und hinteren Nervenwurzeln wird jede Hälfte wiederum in drei **Stränge** *(Funiculi)* unterteilt. Sie werden nach ihrer Lage **Vorderstrang**, **Seitenstrang** und **Hinterstrang** genannt. Vorder- und Seitenstrang werden meist zum **Vorderseitenstrang** zusammengefasst. Jeder Strang enthält entsprechend der Richtung der Signalleitung entweder aufsteigende und/oder absteigende Bahnen. Dabei verlaufen Bahnen, die Impulse zu den gleichen Orten leiten, in *Bündeln (Tractus)* zusammen.

11.10.4 Die aufsteigenden Bahnen des Rückenmarks

Die aufsteigenden (afferenten) Rückenmarksbahnen übermitteln ständig Informationen aus dem Körper und der Außenwelt an das Gehirn. Die Nervenimpulse gelangen dabei über die *hintere Wurzel* der Spinalnerven zum Rückenmark. Von dort aus gibt es im Rückenmark drei mögliche Leitungswege:

Der erste Weg mündet in den so genannten **Eigenapparat des Rückenmarks.** Die Fasern enden in demselben oder einem benachbarten Segment, um direkt auf ein fortführendes, motorisches Neuron umgeschaltet zu werden. Auf diese Weise entstehen Reflexe (☞ 11.11), die der willkürlichen Kontrolle des Großhirns weitgehend entzogen sind.

Die beiden anderen möglichen Wege der sensiblen Fasern sind die **Hinterstrangbahnen** und die **Vorderseitenstrangbahnen.** Sie steigen zum Thalamus und zur Großhirnrinde auf:

- Die Fasern der Hinterstrangbahn übermitteln Informationen aus Rezeptoren von Haut (Berührung, Druck, Vibration), Muskeln, Sehnen und Gelenken. Sie kreuzen auf der Höhe des verlängerten Marks
- Die Fasern der Vorderseitenstrangbahn leiten Informationen über Schmerz und Temperatur. Sie kreuzen bei Eintritt ins Rückenmark auf der selben Ebene auf die Gegenseite.

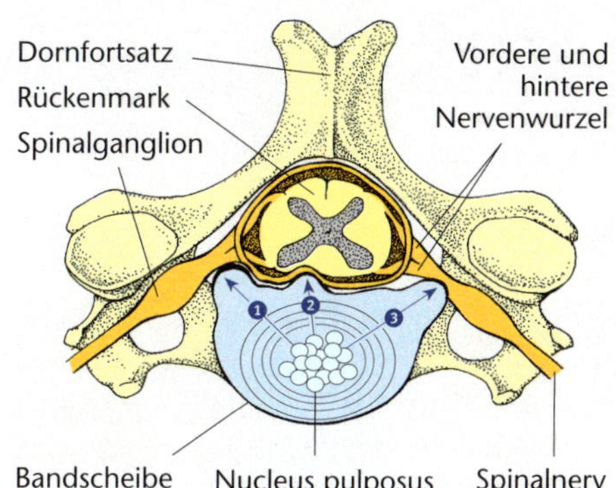

Abb. 11.21: Bandscheibenvorfall (☞ auch 8.3.4). Abhängig von der Richtung des Bandscheibenvorfalls (mediо-lateral, medial, lateral, ❶ – ❸) werden unterschiedliche Strukturen komprimiert und in ihrer Funktion beeinträchtigt. Dargestellt ist ein Bandscheibenvorfall im Halswirbelsäulenbereich. Die häufigeren Vorfälle im Lendenwirbelbereich gefährden meist nicht mehr das Rückenmark, sondern die Cauda equina.

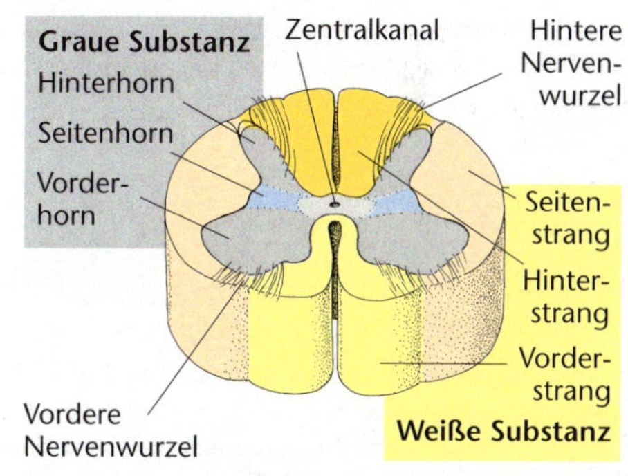

Abb. 11.22: Das Rückenmark im Querschnitt (Vorder- und Hinterwurzel abgetrennt). In der Mitte des Rückenmarksquerschnittes erkennt man ein kleines Loch, den Zentralkanal. Er durchzieht das gesamte Rückenmark und ist mit den Liquorräumen des Gehirns verbunden (☞ Abb. 11.42).

11.10.5 Die absteigenden Rückenmarksbahnen

Bei den absteigenden Bahnen werden zwei große Systeme unterschieden: die Pyramidenbahn und die extrapyramidalen Bahnen, die in 11.4.2 und 11.4.3 erklärt sind.

11

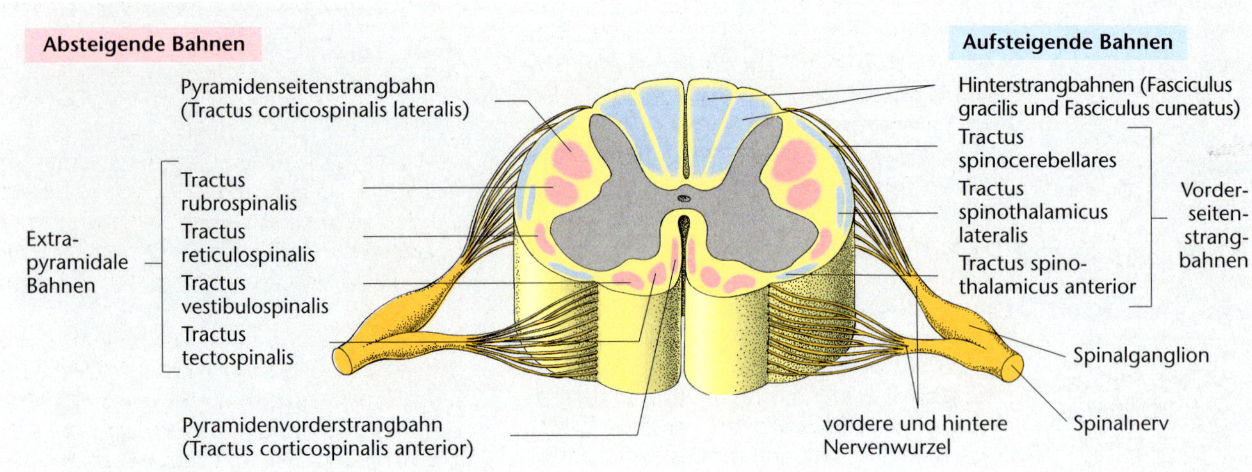

Abb. 11.23: Funktionsfelder des Rückenmarks (Querschnitt). In der weißen Substanz unterscheidet man aufsteigende (sensible) und absteigende (motorische) Bahnen. Zu den aufsteigenden Bahnen (blau) gehören die Hinterstrangbahnen und die Vorderseitenstrangbahnen. Die absteigenden Bahnen (rot) unterteilen sich in die Pyramidenbahnen (Pyramidenseitenstrang- und -vorderstrangbahn) und die extrapyramidalen Bahnen.

11

Wie dort erwähnt, heißen diese Bahnen **Tractus.** Sie werden nach ihrem Ursprungsort und ihrem Zielpunkt benannt, zusätzlich geht ihre Lage innerhalb des Rückenmarks in den Namen ein. So wird die Pyramidenbahn in eine Pyramiden*seitenstrang*bahn – Tractus corticospinalis *lateralis* – und eine Pyramiden*vorderstrang*bahn – Tractus corticospinalis *anterior* – unterteilt. Ihre Lage im Rückenmarksquerschnitt zeigt die Abbildung 11.23. Zum extrapyramidalen System gehören viele kleine Bahnen, die von den Basalganglien zum Rückenmark ziehen. Zu ihnen kommen weitere Faserzüge hinzu, so z.B. vom Gleichgewichtssinn und vom Kleinhirn, z.B. Tractus rubrospinalis.

Sowohl die Fasern der Pyramidenbahn als auch diejenigen der extrapyramidalen Bahnen wirken direkt oder indirekt (über zwischengeschaltete Neurone) auf die motorischen Nervenzellen der Vorderhörner; deren Nervenfasern gelangen über die Spinalnerven und ihre Äste zu den Skelettmuskeln.

Absteigende Bahnen des vegetativen Nervensystems ☞ *11.12.3*

11.11 Die Reflexe

Neben der Weiterleitung von Nervenzellaktivität ist die zweite Grundfunktion des Rückenmarks die Vermittlung von Reflexen:

Reflexe

Reflexe sind stereotyp (immer gleich) ablaufende Reaktionen auf spezifische Reize. Sie können nicht unterdrückt werden, unterstehen also nicht der Kontrolle unserer Willkür, aber können durch diese jedoch innerhalb gewisser Grenzen moduliert (beeinflusst) werden.

Viele Reflexe vermitteln schnelle Schutzreaktionen – wir stützen uns z.B. bei einem plötzlichen Fall „automatisch" ab. Reflexe laufen aber nicht nur in solchen besonderen Situationen ab, sondern regeln ständig Körperfunktionen (z.B. die Muskelspannung), so dass dafür keine bewusste Kontrolle erforderlich ist. Unser Bewusstsein wird dadurch entlastet und ist frei für komplexere Aufgaben.

Der Reflexbogen

Die Vermittlung eines Reflexes funktioniert wie ein Regelkreis, der für das Konstanthalten einer Regelgröße (wie z.B. der Muskelspannung) benötigt wird (☞ auch 1.5.1):

- Ein *Rezeptor* nimmt einen Reiz auf und übersetzt ihn in neuronale Erregungen
- *Sensible Nervenfasern* leiten den Impuls vom Rezeptor zu einem
- *Reflexzentrum* im ZNS, z.B. dem Rückenmark, das die Reflexantwort bildet
- *Motorische Nervenfasern* übermitteln die Reflexantwort zum
- *Effektor* (ausführendem Organ), z.B. einem Muskel oder einer Drüse.

11.11.1 Die Eigenreflexe

Im einfachsten Fall trifft ein im ZNS eintreffender Erregungsimpuls *direkt* auf ein die Reflexantwort übermittelndes motorisches Neuron. Es ist also nur *eine* Synapse zwischengeschaltet, man spricht deshalb von einem *monosynaptischen Reflex* (mono = eins). Monosynaptische Reflexe kommen nur dann vor, wenn Reizaufnahme und Reizantwort an demselben Muskel erfolgen; sie heißen daher auch **Eigenreflexe.**

Ein Beispiel für einen Eigenreflex ist der bei neurologischen Untersuchungen geprüfte **Patellarsehnenreflex** *(PSR):* Ein kurzer Schlag mit einem Reflexhammer auf die Sehne des M. quadriceps femoris unterhalb der Kniescheibe bewirkt eine Verkürzung dieses Muskels. Das vorher im Kniegelenk gebeugte Bein wird schlagartig gestreckt. Dieser Reflex regelt die Spannung des M. quadriceps femoris (☞ Abb. 8.3). Solche Eigenreflexe gibt es in allen Muskeln, die *Muskelspindeln* haben (☞ Abb. 11.24).

Muskelspindeln arbeiten als **Dehnungsrezeptoren** in den Muskeln, das heißt, sie werden durch Dehnung gereizt. Der Schlag auf die Sehne dehnt die Muskelspindel im dazugehörigen Muskel und aktiviert sie. Die Erregung

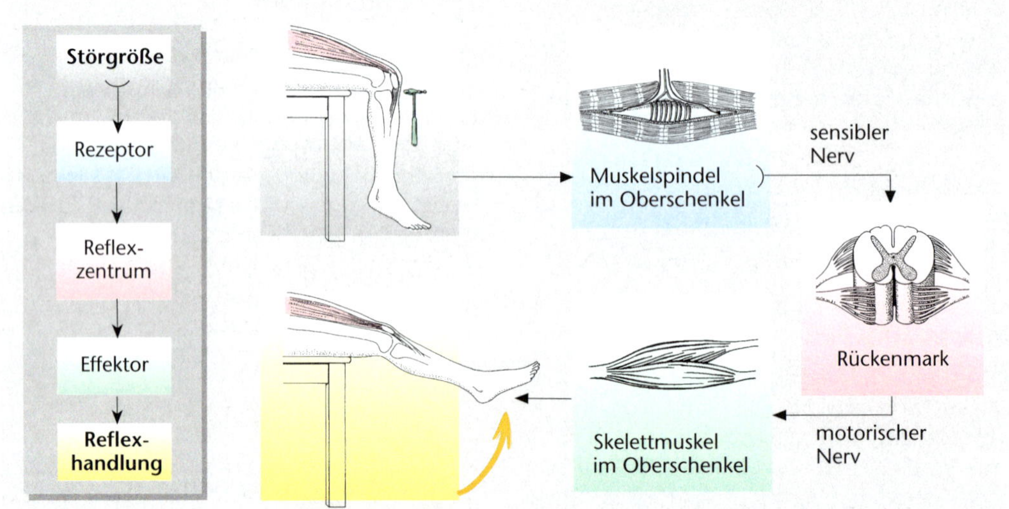

Abb. 11.24: Schema eines Reflexbogens: Eigenreflex am Beispiel des Patellarsehnenreflexes. Rezeptor und Effektor sind im M. quadriceps femoris lokalisiert.

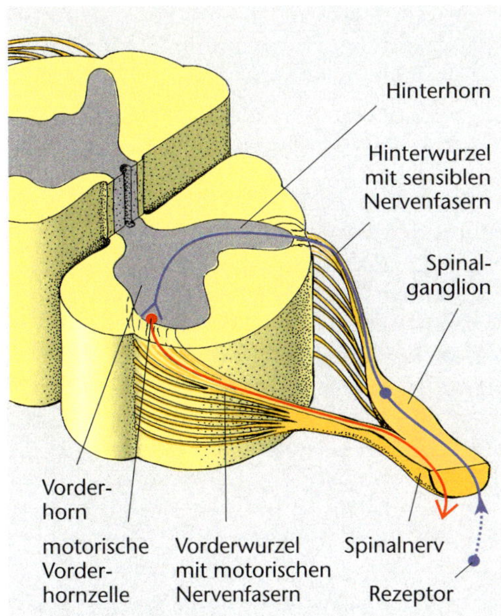

Abb. 11.25: Reflexbogen eines Eigenreflexes (monosynaptischen Reflexes). Erregungsimpulse erreichen über die Hinterwurzel die graue Substanz. Im Vorderhorn findet die Umschaltung auf eine motorische Nervenzelle statt. Der Erregungsimpuls verlässt das Rückenmark über die Vorderwurzel, läuft wieder im Spinalnerven zum Muskel zurück und bewirkt dort die Reflexantwort (Kontraktion).

wird über afferente Nervenfasern und die hintere Wurzel dem Rückenmark übermittelt und dort unmittelbar auf die Vorderhornzellen umgeschaltet, die denselben Muskel innervieren. Über deren efferente Nervenfasern kommt es als Folge zu einer Kontraktion des gedehnten Muskels (☞ Abb. 11.24 und 11.25).

Eine Aktivierung der Muskelspindeln wird nicht nur durch plötzliche kurze Dehnungsreize bewirkt, sondern läuft in geringerem Ausmaß ständig ab. Das ZNS wird zu jeder Zeit über den jeweiligen Spannungszustand aller Muskeln informiert, und über die Eigenreflexe werden die Muskeln in einem bestimmten Spannungszustand (Tonus) gehalten. Auf diese Weise wird über Reflexabläufe die Körperhaltung gesteuert. Damit dabei keine überschießenden Reaktionen auftreten können, wird das Ausmaß der Reflexe durch höhergelegene Hirnzentren begrenzt und beeinflusst.

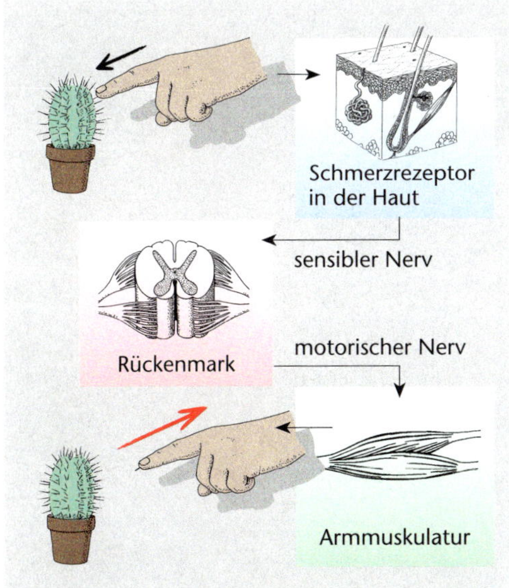

Abb. 11.26: Schema eines Fremdreflexes am Beispiel der Zurückziehreaktion – einer Art Fluchtreaktion – nach Schmerzreiz. Rezeptor und Effektor liegen an verschiedenen Orten.

11.11.2 Die Fremdreflexe

Bei komplizierteren Reflexbögen liegen im ZNS mehrere Verbindungsneurone zwischen den sensiblen und den motorischen Neuronen. *Mehrere* Synapsen sind beteiligt, man spricht deshalb von *polysynaptischen Reflexen* (poly = viel). Der Rezeptor liegt an einem *anderen* Ort als der Effektor, weshalb diese Reflexe **Fremdreflexe** genannt werden. Das Zurückziehen des Armes bei schmerzhafter Berührung der Hand oder das Husten sind beispielsweise Fremdreflexe (☞ Abb. 11.26).

11.11.3 Reflexprüfungen

Muskeleigenreflexe, die bei der neurologischen Untersuchung geprüft werden, sind am Bein neben dem dargestellten Patellarsehnenreflex vor allem der **Achillessehnenreflex** *(ASR)* sowie am Arm der **Bizepssehnenreflex** *(BSR)* und der **Trizepssehnenreflex** *(TSR).* Ein häufig geprüfter *Fremdreflex* ist der **Bauchhautreflex:** Reizung der Bauchhaut durch leichtes Bestreichen löst eine Anspannung der Bauchmuskeln aus.

Krankhaft sind insbesondere ein völliges Fehlen physiologischer Reflexe, Seitenunterschiede in der Reflexantwort und – bei Muskeleigenreflexen – überschießende Reaktionen („Nicht-mehr-Aufhören des Reflexes").

Außerdem prüft der Arzt, ob **pathologische Reflexe** vorhanden sind. Dies sind beim Gesunden nicht auslösbare Fremdreflexe, die in der Regel im Zusammenhang mit Schädigungen der Pyramidenbahn auftreten und daher **Pyramidenbahnzeichen** heißen.

Babinski-Reflex

Klinisch bedeutsamstes Pyramidenbahnzeichen beim Erwachsenen ist der sog. *Babinski-Reflex:* Bestreichen des lateralen Fußrandes führt zur Überstreckung der Großzehe sowie häufig zur Beugung und Spreizung der übrigen Zehen.

11.11.4 Vegetative Reflexe

Auch die inneren Organe werden über Reflexe mitgesteuert. Sie werden über das vegetative Nervensystem (☞ 11.12) vermittelt und daher **vegetative Reflexe** genannt. Ein vegetativer Reflex ist z.B. der **Speichelsekretionsreflex,** der beim Anblick oder Geruch von Speisen das Wasser im Munde zusammenlaufen lässt.

Betrachtet man die Reflexe im vegetativen Nervensystem näher, lassen sich sehr unterschiedliche Reflexabläufe nachweisen:

- Ist nur das vegetative Nervensystem am Zustandekommen des Reflexes beteiligt, handelt es sich um einen **viszero-viszeralen Reflex.** Ein Beispiel hierfür ist der **Blasenreflex:** Bei zunehmender Harnblasenfüllung werden Dehnungsrezeptoren in der Blasenwand gereizt, die über einen Reflexbogen den Parasympathikus (☞ 11.12.1) aktivieren. Unter seinem Einfluss spannt sich die Blasenmuskulatur, und die Harnröhre öffnet sich, so dass es zur reflektorischen Blasenentleerung kommt (☞ 20.5.4)
- Sensible afferente Erregungen eines inneren Organs können reflektorische Wirkungen auf Skelettmuskeln haben. So führt eine Appendizitis (Wurmfortsatzentzündung, im Volksmund „Blinddarmentzündung") oft zu einer reflektorischen Anspannung der Bauchmuskulatur, man spricht von **viszerosomatischem Muskelreflex**
- Auch Haut und innere Organe sind miteinander verknüpft:

Die Organlandkarte auf der Haut

Haut und innere Organe können sich gegenseitig beeinflussen. So führen beispielsweise Erkrankungen innerer Organe zu Schmerzen in bestimmten Hautgebieten. Typisch sind z.B. die Schmerzen des Herzinfarktpatienten im linken Oberarmbereich. Dies liegt darin begründet, dass die

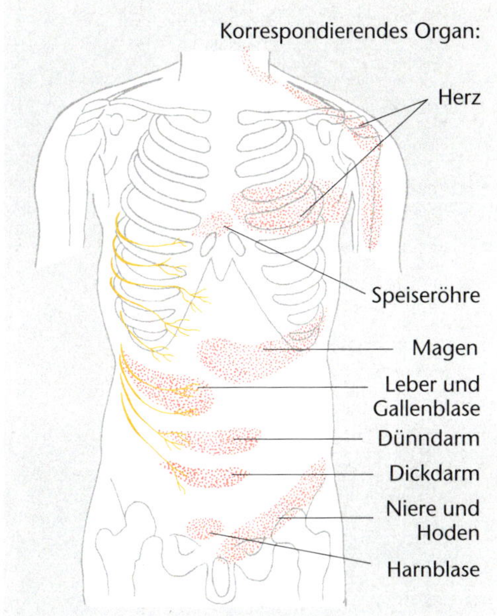

Abb. 11.27: Head-Zonen. Schmerzen in korrespondierenden Hautarealen können wichtige diagnostische Hinweise auf erkrankte innere Organe geben. So können z.B. Schmerzen in der linken Schulter und im linken Arm, möglicherweise mit Ausstrahlung in den Hals, auf Herzerkrankungen hindeuten. [B163]

afferenten Nervenbahnen aus den Hautgebieten und den inneren Organen, die von dem gleichen Rückenmarkssegment versorgt werden, im Tractus spinothalamicus in denselben Neuronen „zusammenlaufen" und das Gehirn den Schmerz dann nicht mehr genau lokalisieren kann. Dieses Phänomen wird „übertragener Schmerz" genannt. Die den inneren Organen zugeordneten Hautgebiete heißen **Head-Zonen** (☞ Abb. 11.27). Über vegetative Reflexbögen kann es zudem bei Erkrankungen innerer Organe zu Hautrötungen kommen (**viszero-kutaner-Reflex**, *Eingeweide-Haut-Reflex*). Die Verbindung zwischen inneren Organen und Haut kann nicht nur diagnostisch, sondern auch therapeutisch ausgenutzt werden: Ein altes Hausmittel bei Erkältungen sind z.B. warme Brustwickel. Sie wirken nicht nur durch die Inhalation dabei entstehender Dämpfe, sondern führen über vegetative Reflexbögen auch zu einer verbesserten Durchblutung der Bronchien (**kuti-viszeraler Reflex**, *Haut-Eingeweide-Reflex*).

11.12 Das vegetative Nervensystem

Die Aufgabe des vegetativen Nervensystems ist die „automatische" Steuerung lebenswichtiger Organfunktionen. Im Gegensatz zum *willkürlichen Nervensystem* (☞ 10.1) arbeitet das vegetative Nervensystem dabei weitgehend ohne Beeinflussung durch den Willen und das Bewusstsein. Funktionen, die das vegetative Nervensystem in Form von Regelkreisen (☞ 1.5) steuert, sind der Kreislauf, die Atmung, der Stoffwechsel, die Verdauung, der Salz- und Wasserhaushalt sowie zu einem gewissen Grad auch die Sexualfunktionen.

11.12.1 Sympathikus und Parasympathikus

Das vegetative Nervensystem besteht aus zwei Teilsystemen: dem **Sympathikus** und dem **Parasympathikus.** Sie haben oft gegensinnige Wirkungen (☞ Abb. 11.28).

Der Sympathikus wird vor allem bei solchen Aktivitäten des Körpers erregt, die nach *außen* gerichtet sind, z.B. körperliche Arbeit oder Reaktion auf Stressreize. Der Parasympathikus dominiert dagegen bei nach *innen* gerichteten Körperfunktionen, etwa Essen, Verdauen und Ausscheiden. Durch das Zusammenspiel von Sympathikus und Parasympathikus erfolgt ständig eine optimale Anpassung an die jeweiligen Bedürfnisse des Körpers.

Ausgewogenes Verhältnis

Damit unsere Organfunktionen optimal ablaufen können, muss zwischen Sympathikus und Parasympathikus ein Gleichgewicht bestehen. Energie verbrauchende und Energie liefernde Prozesse, Anspannung und Entspannung müssen sich abwechseln und insgesamt gesehen die Waage halten.

Im peripheren Nervensystem benutzen vegetatives und willkürliches Nervensystem meist getrennte Leitungswege, im Hirnstamm und im Großhirn sind sie aber nicht nur funktionell, sondern auch anatomisch aufs Engste miteinander verzahnt (☞ Abb. 11.29).

11.12.2 Die zentralen Anteile

Die zentralen Anteile des vegetativen Nervensystems regeln die Aktivitäten der durch das periphere vegetative System innervierten Organe. Entsprechend dem willkürlichen Nervensystem kann diese Regelung auf unterschiedlichen Ebenen erfolgen:

- Darm-, Harnblasen- und Sexualfunktionen werden teilweise schon auf Rückenmarksebene reguliert, stehen aber unter Kontrolle höherer Hirngebiete
- Die Regulationszentren für Atmung, Herz und Kreislauf liegen im Hirnstammbereich (☞ 11.7.3)
- Komplexere vegetative Funktionen, z.B. die Regelung der Körpertemperatur, werden vom Zwischenhirn (Hypothalamus) und zum Teil von der Großhirnrinde gesteuert.

11.12.3 Die peripheren Anteile

Die Besonderheit des efferenten Leitungsweges

Beim **vegetativen Nervensystem** ist der efferente Leitungsweg im Gegensatz zum willkürlichen Nervensystem aus *zwei* Neuronen aufgebaut, die in einem Ganglion – also einer Ansammlung von Ner-

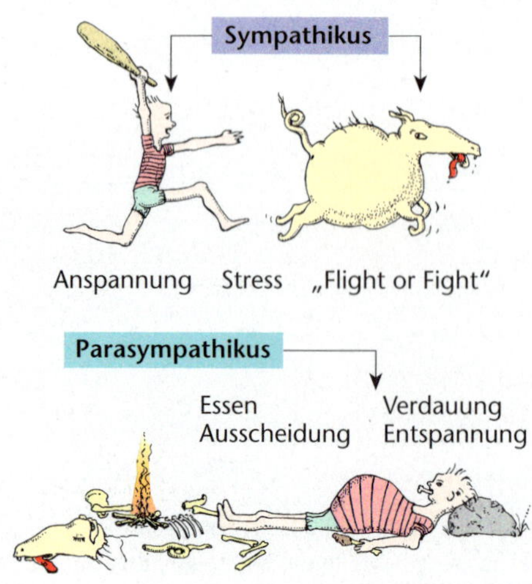

Abb. 11.28 (links): Die gegensätzlichen Funktionen von Sympathikus und Parasympathikus kann man sich gut am Beispiel dieser Bildergeschichte klarmachen. Ein Mensch jagt und erlegt ein Tier (Sympathikusphase), um es dann zu verzehren und zu verdauen (Parasympathikusphase).

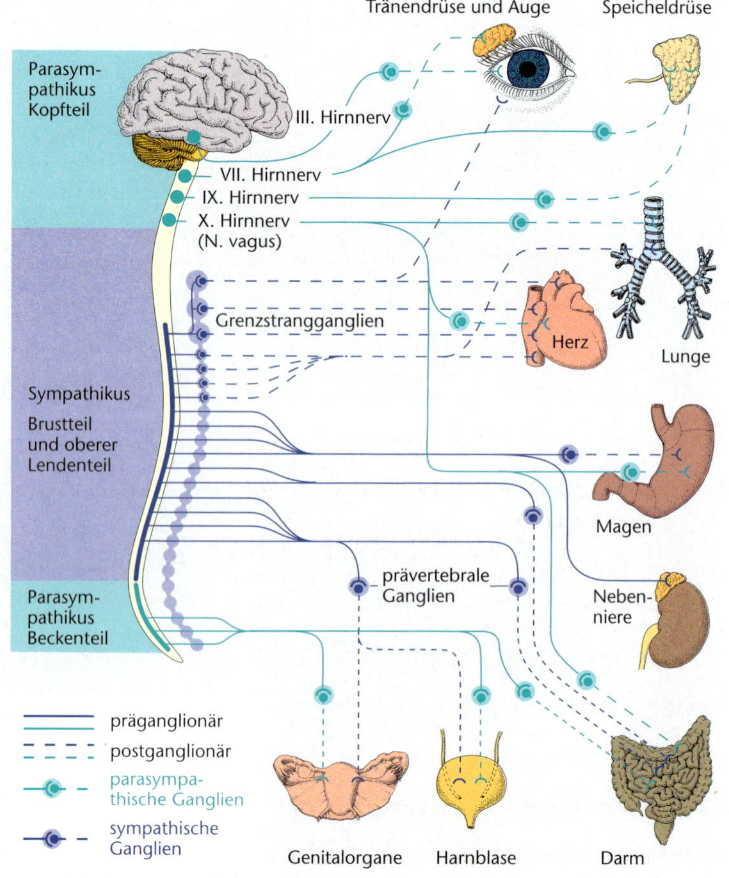

Abb. 11.29 (rechts): Übersicht über das vegetative Nervensystem (Funktionsschema; anatomische Darstellung ☞ Tab. 11.30). Die Fasern des Parasympathikus ziehen über die Hirnnerven III, VII, IX und X sowie über Spinalnerven aus dem Sakralmark zu den Organen. Die Fasern des Sympathikus entstammen dagegen dem unteren Halsmark, dem Brust- und oberen Lendenmark und werden in den Grenzstrang- bzw. in den prävertebralen Ganglien umgeschaltet.

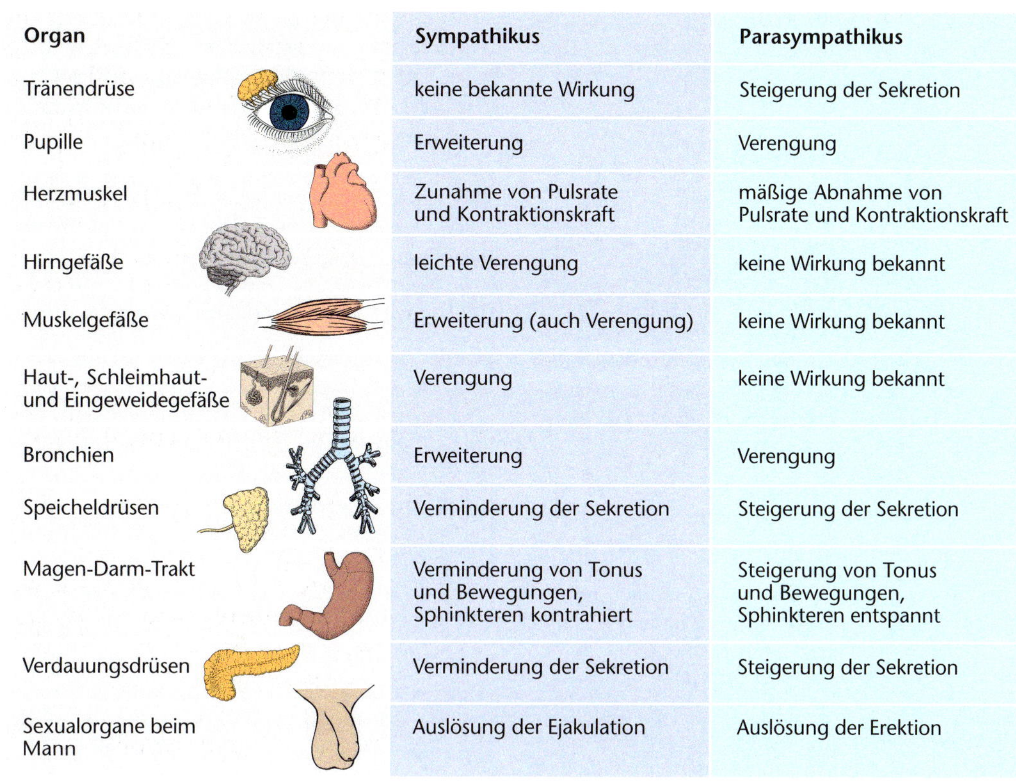

Organ	Sympathikus	Parasympathikus
Tränendrüse	keine bekannte Wirkung	Steigerung der Sekretion
Pupille	Erweiterung	Verengung
Herzmuskel	Zunahme von Pulsrate und Kontraktionskraft	mäßige Abnahme von Pulsrate und Kontraktionskraft
Hirngefäße	leichte Verengung	keine Wirkung bekannt
Muskelgefäße	Erweiterung (auch Verengung)	keine Wirkung bekannt
Haut-, Schleimhaut- und Eingeweidegefäße	Verengung	keine Wirkung bekannt
Bronchien	Erweiterung	Verengung
Speicheldrüsen	Verminderung der Sekretion	Steigerung der Sekretion
Magen-Darm-Trakt	Verminderung von Tonus und Bewegungen, Sphinkteren kontrahiert	Steigerung von Tonus und Bewegungen, Sphinkteren entspannt
Verdauungsdrüsen	Verminderung der Sekretion	Steigerung der Sekretion
Sexualorgane beim Mann	Auslösung der Ejakulation	Auslösung der Erektion

Tab. 11.30: Wichtige Funktionen von Sympathikus und Parasympathikus. Fast alle Organe werden von beiden Teilsystemen innerviert. Je nachdem, um welche Organleistung es sich handelt, kann dabei entweder der Sympathikus oder der Parasympathikus der aktivierende oder der bremsende Anteil sein.

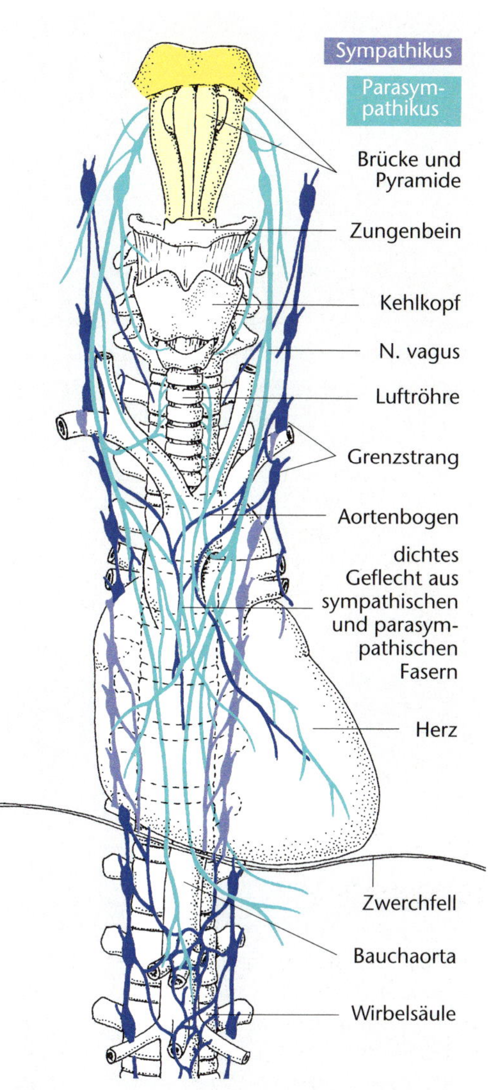

Abb. 11.31: Verlauf von Sympathikus (vor allem Grenzstrang) und Parasympathikus (N. vagus) im Bereich von Hals und Brust; Ansicht von vorne.

venzellen außerhalb des ZNS – über Synapsen miteinander verschaltet werden. Das erste **(präganglionäre) Neuron** zieht dabei vom Seitenhorn des Rückenmarks oder aus Hirnstammkernen zu einem vegetativen Ganglion. Dort ist es über Synapsen mit dem **postganglionären Neuron** verbunden, das über marklose Fasern zum jeweiligen Erfolgsorgan zieht (☞ Abb. 11.32).

Als Neurotransmitter wirkt in den ganglionären Synapsen immer *Azetylcholin*. In den postganglionären Synapsen werden zwei unterschiedliche Neurotransmitter freigesetzt: vom Parasympathikus *Azetylcholin* und vom Sympathikus in der Regel *Noradrenalin* (☞ 10.4.6).

Die afferenten Leitungswege

Zum vegetativen Nervensystem rechnet man auch sensible Fasern, die die inneren Organe versorgen *(viszerosensible Fasern)*.

Informationen aus den inneren Organen – z.B. über den Spannungszustand der Nierenkapseln oder den Muskeltonus des Darmes – werden von Rezeptoren aufgenommen, welche Reize im Inneren des Körpers in Nervensignale umsetzen, die dann auf diesen viszerosensiblen Bahnen zum ZNS gelangen. Diese afferenten vegetativen Bahnen treten wie die sensiblen Bahnen des willkürlichen Nervensystems (z.B. von Tastrezeptoren der Hautoberfläche) durch die Hinterwurzeln in das Rückenmark ein. Im Kopfbereich schließen sich diese Fasern dem Verlauf des Nervus vagus an.

11.12.4 Der periphere Sympathikus

Der periphere Sympathikus hat seinen Ursprung in den Seitenhörnern des unteren **Halsmarks** (ab C8), des gesamten **Brustmarks** und des oberen **Lendenmarks** (bis L2 ☞ Abb. 11.29).

Die markhaltigen Axone der präganglionären sympathischen Nervenzellen verlassen das Rückenmark über die *Vorderwurzel* (☞ Abb. 11.21 und 11.22) und verlaufen ein Stück zusammen mit dem jeweiligen Spinalnerven des willkürlichen Nervensystems. Sie verlassen dann den Spinalnerven über einen kleinen Verbindungsast, den sog. *weißen Verbindungsast* **(Ramus communicans albus)**, um zu den nur wenige Zentimeter vom Wirbelkörper entfernten **Grenzstrangganglien** zu ziehen. Diese Ganglien sind, vergleichbar den Spinalnerven, segmentartig angeordnet.

Die Grenzstrangganglien des Sympathikus sind aber im Gegensatz zu den Spinalnerven perlschnurartig über Nervenfasern miteinander verknüpft. Die so beidseits *neben* der Wirbelsäule gebildeten Leitungsstränge nennt man linken und rechten **Grenzstrang** (☞ Abb. 11.31). In den Grenzstrangganglien werden die präganglionären Axone zur Versorgung der Kopf-, Hals- und Brustregion auf postganglionäre Neurone umgeschaltet. Die marklosen (grauen) Axone dieser postganglionären Nerven ziehen jeweils als *grauer Verbindungsast* **(Ramus communicans griseus)** wieder zum Spinalnerven zurück. Sie ziehen zusammen mit den Spinalnerven zu den einzelnen Wirkorten.

Die präganglionären Axone zur Versorgung des *Bauch-* und *Beckenbereichs* ziehen jedoch ohne Umschaltung durch die Grenzstrangganglien hindurch weiter zu Ganglien, die in enger Nachbarschaft zu den großen Arterien des Bauch- und Beckenbereiches liegen. Diese werden **prävertebrale Ganglien** genannt.

Die postganglionären Fasern, die aus diesen Ganglien hervorgehen, bilden miteinander **Nervengeflechte** *(Plexus)* und verlaufen mit den Blutgefäßen zusammen zu den Organen im Bauch- und Beckenbereich. In diesen vegetativen Nervengeflechten verbinden sich die sympathischen Nervenfasern auch mit Fasern und Ganglien des Parasympathikus. Beispiele sind etwa der **Plexus coeliacus** und der **Plexus aorticus abdominalis** im Bauchraum.

Einen wichtigen Bestandteil und eine Besonderheit des peripheren Sympathikus stellt das **Nebennierenmark** *(NNM)* dar. Die postganglionären Neurone haben sich hier zu den so genannten **chromaffinen Zellen** des Nebennierenmarks umgewandelt und geben bei Reizung des Sympathikus – z.B. in Stresssituationen – Adrenalin und Noradrenalin in den

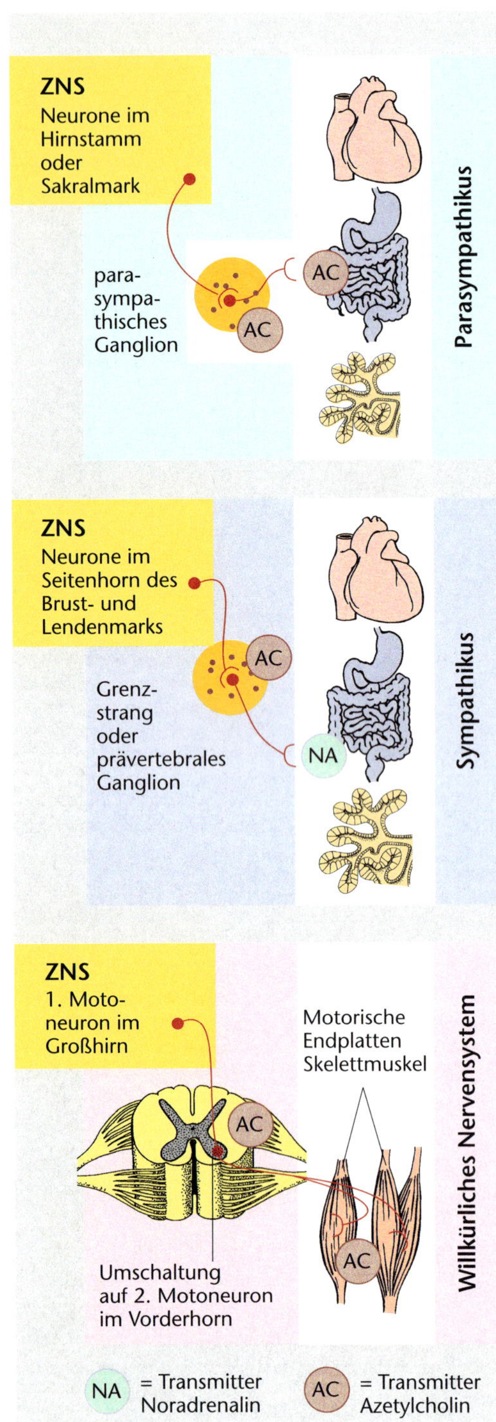

Abb. 11.32: Vergleich des efferenten Leitungsweges im vegetativen und willkürlichen Nervensystem. Während im willkürlichen Nervensystem (unteres Bild) die Axone ohne Umschaltung außerhalb des ZNS ihr Erfolgsorgan (Skelettmuskel) erreichen, werden die vegetativen Bahnen in Ganglien umgeschaltet.
Die Ganglien des Sympathikus liegen nahe dem Rückenmark im Grenzstrang oder nahe der großen Bauch- und Beckenarterien (prävertebrale Ganglien). Die parasympathischen Ganglien befinden sich dagegen in der Nähe der vegetativen Erfolgsorgane (Herz, glatte Muskulatur, Drüsen).
Transmitter in den Ganglien ist immer Azetylcholin. An den Erfolgsorganen findet man an den parasympathischen Synapsen ebenfalls Azetylcholin, in den sympathischen Synapsen dagegen meist Noradrenalin.

Blutstrom ab. Diese Stoffe wirken dann also nicht mehr als Transmitter, sondern als Hormone (Näheres ☞ 13.6.5).

11.12.5 Der periphere Parasympathikus

Beim Parasympathikus liegen die Nervenzellen der präganglionären Neurone in Kerngebieten des **Hirnstamms** und in den Seitenhörnern des **Sakralmarks** (S2–S4). Der Parasympathikus bildet also zwei weit voneinander entfernte Zentren, während der Sympathikus mit seinem Grenzstrang fast die ganze Strecke dazwischen ausfüllt.

Die Axone der präganglionären parasympathischen Nervenzellen erreichen ihre parasympathischen Ganglien zusammen mit Hirn- oder Spinalnerven aus dem Hirnstamm bzw. Sakralmark. Diese parasympathischen Ganglien liegen im Gegensatz zu den sympathischen paravertebralen Ganglien weit entfernt vom Rückenmark in unmittelbarer Nähe oder sogar innerhalb der Erfolgsorgane.

Sie können z.B. als *intramurale* Nervengeflechte an oder in der Wand von Hohlorganen liegen. Solche Nervengeflechte, an denen auch sympathische Fasern enden, liegen z.B. in der Wand von Magen, Darm, Blase und Gebärmutter.

Parasympathikus: Kopf- und Beckenteil

Die Hirnnerven III, VII und IX versorgen parasympathisch den Kopfbereich (III: Pupillenmotorik, Akkomodation; VII und IX: Tränen-, Nasenschleim- und Speichelsekretion), der X. Hirnnerv (Nervus vagus) versorgt den gesamten Brustraum und große Teile des Bauchraums. Der untere Bauchraum und der Beckenbereich werden durch die parasympathischen Fasern aus dem Sakralmark versorgt.

11.13 Lähmungen

Wie erwähnt, enden alle Impulse des zentralen motorischen Systems – das heißt die Impulse der Pyramidenbahn, der extrapyramidalen Bahnen und auch der Schaltkreise der Muskelreflexe – an den *motorischen Vorderhornzellen* des Rückenmarks. Diese stellen die *peripheren motorischen Neurone* (**2. Motoneurone**) dar. Die *zentralen motorischen Neurone* (**1. Motoneurone**) für die Willkürmotorik liegen im primären motorischen Rindenfeld. Diese Zusammenhänge sind klinisch wichtig:

Die periphere Lähmung

Bei einer Schädigung des *2.* motorischen Neurons – der motorischen Vorderhornzelle im Rückenmark oder der zugehörigen motorischen Nervenfasern – können keinerlei Impulse mehr zu den Muskeln geleitet werden. Da dadurch auch die Reflexbögen unterbrochen sind, kann keine Muskelgrundspannung aufrechterhalten werden. Die gelähmten Muskeln sind schlaff und bilden sich zurück (atrophieren). Die rein **periphere Lähmung** ist immer eine **schlaffe Lähmung.**

Ein Beispiel für eine periphere Lähmung ist die **Poliomyelitis** *(Kinderlähmung)*. Bei dieser Infektionskrankheit werden Vorderhornzellen des Rückenmarks durch Poliomyelitisviren zerstört.

Die zentrale Lähmung

Ein ganz anderes Bild tritt beim Ausfall des *1.* motorischen Neurons auf (z.B. bei einer Unterbrechung der zugehörigen Axone im Verlauf der Pyramidenbahn): Hier sind die Schaltkreise für die Muskelreflexe erhalten, und die Muskelgrundspannung (Ruhetonus) ist durch den oft gleichzeitigen Ausfall hemmender Impulse von extrapyramidalen Fasern sogar gesteigert. Die gelähmten Muskeln setzen passiven Bewegungen einen erhöhten Widerstand entgegen und atrophieren nicht.

Die **zentrale Lähmung** ist deshalb meist eine **spastische Lähmung** (spasmos = Krampf). Häufige Ursachen sind ein Schlaganfall (☞ 11.15.8), eine Multiple Sklerose sowie – beim Säugling – ein Sauerstoffmangel unter der Geburt (Zerebralparese ☞ 22.6.2).

Unabhängig von der Schädigungsursache bedeutet der Ausdruck **Plegie** oder *Paralyse,* dass die entsprechenden Muskeln vollkommen bewegungsunfähig sind. Bei einer **Parese** hingegen ist die Bewegungsfähigkeit vermindert, aber nicht völlig aufgehoben.

Die Querschnittslähmung

Die **Querschnittslähmung** ist ein Beispiel für eine überwiegend zentrale Lähmung mit peripherem Lähmungsanteil. Sie entsteht durch eine Unterbrechung des Rückenmarks, z.B. durch einen Unfall.

Entsprechend fallen alle sensiblen Empfindungen und alle willkürlichen Bewegungen unterhalb des Schädigungsortes aus. Die Lähmungen *unterhalb* der Schädigung sind zentrale, also *spastische Lähmungen,* bedingt durch die Schädigung der Pyramidenbahnen. Die Eigenreflexe sind gesteigert. Auf der Höhe der Schädigung kommt es durch die Zerstörung der motorischen Vorderhornzellen zu peripheren, also *schlaffen* Lähmungen und einem Ausfall der Reflexe.

Neben Sensibilität und Willkürmotorik sind bei der Querschnittslähmung auch vegetative Funktionen betroffen. So können Blasen- und Darmfunktion, Sexualfunktionen, Hautdurchblutung sowie Blutdruck- und Temperaturregulation gestört sein.

Das Ausmaß der Ausfälle wird von der Höhe der Rückenmarksschädigung bestimmt. Eine Rückenmarksunterbrechung oberhalb von C6 führt zur Lähmung beider Arme und beider Beine, zur **Tetraplegie** (tetra = vier).

Bei Unterbrechung unterhalb von Th1 bleiben die Plexus brachiales (☞ 11.14.2) und damit die Arme verschont, es kommt „nur" zur Lähmung der Beine **(Paraplegie)**.

11

Komplexe Betreuung
Die Pflege und Rehabilitation Querschnittsgelähmter ist technisch wie personell sehr aufwendig. Deshalb werden Patienten mit einer Querschnittslähmung am besten in entsprechenden Querschnittszentren betreut.

11.14 Das periphere Nervensystem

11.14.1 Die Äste der Spinalnerven

Unmittelbar nach seinem Austritt aus dem Zwischenwirbelloch teilt sich jeder Spinalnerv in verschiedene Äste auf: Die **hinteren Äste** versorgen die Haut und die tiefen Rückenmuskeln vom Hals bis zur Kreuzbeinregion. Die **vorderen Äste** der Spinalnerven haben unterschiedliche Funktionen und Verläufe: Aus dem 2.–11. Brustsegment versorgen sie als **Zwischenrippennerven** *(Nn. intercostales)* die Haut und die Muskeln im Bereich des Brustkorbes und des Bauches. Die vorderen Äste der übrigen Spinalnerven bilden zunächst Nervengeflechte, **Spinalnervenplexus** genannt, bevor sie durch erneute Aufteilung einzelne **periphere Nerven** bilden, welche die Extremitäten (Arme und Beine) sowie die Genitalregion versorgen (☞ Abb. 11.33).

11.14.2 Spinalnervenplexus und einige wichtige periphere Nerven

Die Plexus der Spinalnerven werden nach dem Abschnitt, aus dem sie entspringen, benannt:

Plexus cervicalis

Das *Halsgeflecht* **(Plexus cervicalis)** aus den Halssegmenten C1–C4 versorgt Haut und Muskeln in der Hals- und Schulterregion. Der wichtigste Nerv aus diesem Geflecht ist der *Nervus phrenicus* **(Zwerchfellnerv).** Er innerviert das Zwerchfell, spielt also eine wichtige Rolle für die Atmung (☞ 17.8.1).

Solange seine Funktion erhalten ist, kann ein Patient auch bei einer hohen Querschnittslähmung mit Ausfall der Zwischenrippenmuskeln noch spontan atmen. Erst bei einer Rückenmarksläsion oberhalb von C4, also oberhalb des Abgangs des Nervus phrenicus, tritt eine vollständige Atemlähmung ein, so dass der Patient künstlich beatmet werden muss.

Plexus brachialis

Aus dem *Armgeflecht* **(Plexus brachialis**, C5–Th1) entspringen neben kleineren Ästen zum Nacken und zur Schulter die drei großen Armnerven (☞ Abb. 11.34):

- Der *Speichennerv* **(Nervus radialis)** zieht an der Streckseite des Armes zum Unterarm; er versorgt motorisch die Strecker des Ober- und Unterarms, sensibel die Streckseite von Ober- und Unterarm sowie einen Teil des Handrückens. Ist er gelähmt, etwa durch Druckbelastung oder durch eine Verletzung im mittleren Oberarmdrittel, wo sich der Nerv um den Oberarmknochen windet, kann die Hand nicht mehr handrückenwärts gestreckt werden *(Fallhand)*
- Der *Ellennerv* **(Nervus ulnaris)** verläuft an der inneren Beugeseite des Armes; er versorgt motorisch Beugemuskeln am Unterarm sowie Handmuskeln, sensibel Hautbezirke der Finger 4 und 5 und des angrenzenden Handrückens. Ein Ausfall des Ulnarisnerven führt zu der charakteristischen *Krallenhand,* weil die von ihm versorgten kleinen Handmuskeln verkümmern und dadurch die Finger in ihren Fingergrundgelenken überstreckt und in den Mittel- und Endgelenken gebeugt werden. Die Ursache ist meist eine Schädigung im Ellenbogen, wo der Nerv sehr oberflächlich verläuft und leicht als schmerzhafter Punkt medial des Olecranons (☞ rote gestrichelte Linie in Abb. 8.49) getastet werden kann
- Der *Mittelnerv* **(Nervus medianus)** verläuft weiter daumenwärts an der Beugeseite des Armes und versorgt Beugemuskeln an Unterarm und Daumen und Hautbezirke der Finger 1–4. Eine Medianuslähmung führt

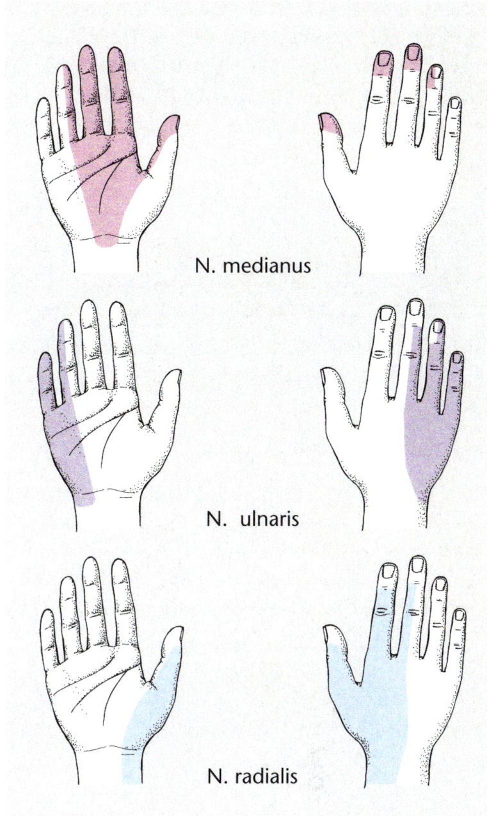

Abb. 11.34: Sensible Versorgungsgebiete der drei Handnerven N. radialis, N. ulnaris und N. medianus. [A300-190]

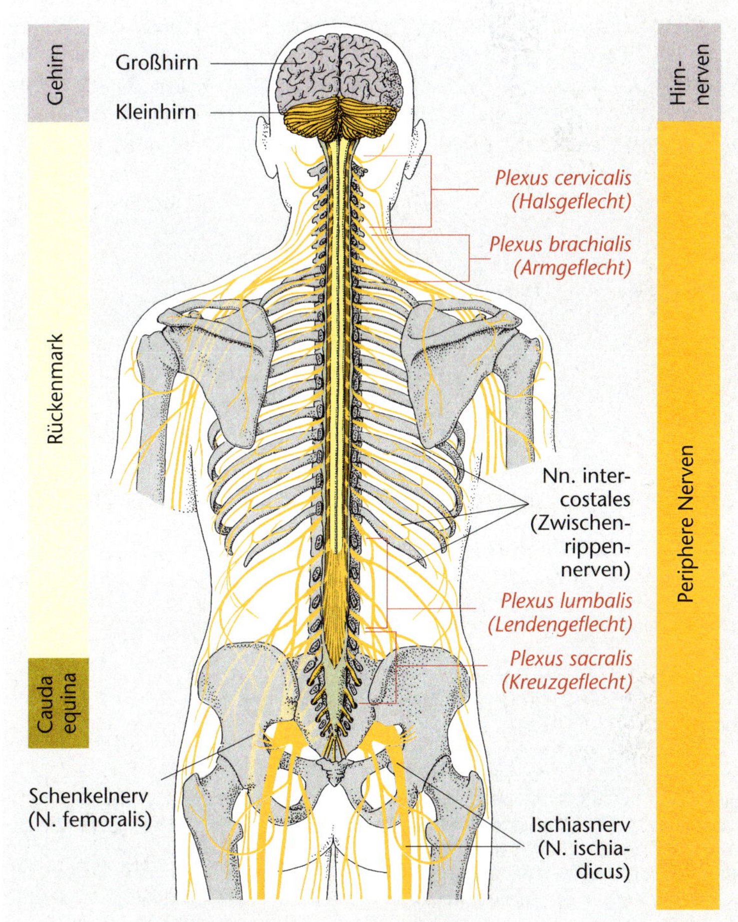

Abb. 11.33: Periphere Nerven. Zum peripheren Nervensystem zählen die 12 Hirnnerven und die Spinalnerven mit ihren vielen Verzweigungen. Während die Hirnnerven hauptsächlich die Kopfregion motorisch und sensibel versorgen, verteilen sich die anderen peripheren Nerven über den restlichen Körper. Im Brustmarkbereich bleiben die Spinalnerven streng segmental, das heißt sie verzweigen sich nicht nennenswert und versorgen motorisch und sensibel ihre jeweilige Segmenthöhe. Die Spinalnerven des Hals-, Lenden- und Kreuzbeinmarkes verzweigen sich dagegen zu komplexen Geflechten (Plexus). Die Abbildung zeigt den Plexus cervicalis, den Plexus brachialis, den Plexus lumbalis und den Plexus sacralis. Als dickster Nerv aus dem Plexus sacralis zieht der N. ischiadicus am Bein abwärts.

11

zur *Schwurhand,* weil v.a. die Daumenmuskulatur atrophiert (verkümmert). Ursachen der recht häufigen Medianuslähmung können Schultergelenksluxationen, distale Radiusfrakturen (☞ Abb. 8.52) oder ein Karpaltunnelsyndrom (☞ 8.6.3) sein.

Merksatz

Ich schwöre beim Heiligen Medianus (Schwurhand – Medianus), dass ich mir die Augen mit der Ulna auskratze (Krallenhand – Ulnaris), wenn ich vom Rad falle (Fallhand – Radialis).

Plexus lumbalis

Die Nerven aus dem *Lendengeflecht* (**Plexus lumbalis,** L1 – L4) versorgen die untere Bauchwand, die äußeren Geschlechtsorgane und Hautgebiete sowie Streckmuskeln an den Beinen. Der wichtigste Nerv aus diesem Geflecht ist der *Schenkelnerv* (**Nervus femoralis).** Er verläuft durch die Leistenbeuge zur Vorderseite des Oberschenkels und versorgt dort die Haut und die *Streckermuskeln,* darunter den M. quadriceps femoris.

Plexus sacralis

Das *Kreuzgeflecht* (**Plexus sacralis,** L4 – S3) ist das größte Nervengeflecht des Menschen. Von ihm werden Gesäß, ein Teil des Damms und die unteren Gliedmaßen mit Nervenästen versorgt. Auch der längste und dickste Nerv des Menschen, der **Ischiasnerv** *(Nervus ischiadicus)*, entspringt aus diesem Geflecht. Er verläuft im Gesäßbereich schräg abwärts zur Rückseite des Oberschenkels und versorgt dort die *Beugemuskeln.* Oberhalb der Kniekehle teilt er sich in zwei Äste auf: den *Schienbeinnerven* (**Nervus tibialis)** und den seitlich abzweigenden *Wadenbeinnerven* (**Nervus peroneus).** Diese Nerven versorgen Hautgebiete und Muskeln am Unterschenkel und Fuß.

Gefahr der Spritzenlähmung

Der N. ischiadicus war durch die früher übliche intramuskuläre Injektionsmethode in den M. gluteus maximus („klassische" Injektion in das Gesäß) gefährdet. Deshalb wird heute die risikoarme Methode der ventroglutealen Injektion nach v. Hochstetter empfohlen (☞ Abb. 8.68).

Plexus pudendus

Das *Schamgeflecht* (**Plexus pudendus,** S3 – S5) versorgt Beckeneingeweide, Damm und äußere Genitalien.

11.15 Die Versorgungs- und Schutzeinrichtungen des zentralen Nervensystems

Das empfindliche Nervengewebe von Gehirn und Rückenmark liegt geschützt im knöchernen Schädelraum beziehungsweise in den knöchernen und bindegewebigen Strukturen des Wirbelkanals. Zusätzlichen Schutz gewähren drei bindegewebige Hirnhäute, die **Meningen,** die Rückenmark und Gehirn bedecken und damit schützen. Sie heißen **Dura mater, Arachnoidea** und **Pia mater,** wobei letztere dem Gehirn direkt aufliegt (☞ Abb. 11.35 und 11.36).

Zwischen Arachnoidea und Pia mater befindet sich ein mit *Gehirnflüssigkeit* (**Liquor)** gefüllter Raum, der **Subarachnoidalraum.** Feine Fasern der Arachnoidea spannen sich durch diesen Raum und bewirken zusammen mit der umgebenden Flüssigkeit eine stoßsichere Aufhängung des Gehirns in der Schädelhöhle.

11.15.1 Die Dura mater

Die aus straffem Bindegewebe (☞ 4.3.1) gebildete *harte Hirnhaut* oder **Dura mater** (kurz *Dura*) bildet die äußere Hülle des ZNS.

Die Dura mater des Rückenmarks

Beim Rückenmark besteht die Dura mater aus zwei Blättern. Ihr äußeres Blatt liegt dem Wirbelkanal innen an. Ihr inneres Blatt umgibt als derber bindegewebiger Schlauch das Rückenmark und die Wurzeln der Rückenmarksnerven. Zwischen beiden Blättern liegt der **Epiduralraum,** der Fett und Bindegewebe enthält. Dieses Polster schützt das Rückenmark bei Bewegungen der Wirbelsäule. Die Dura mater reicht im Wirbelkanal tiefer hinab als das Rückenmark, nämlich bis zum zweiten Kreuzbeinwirbel, umgibt also wie ein Sack einen Teil der Cauda equina (☞ 11.10.2).

Die Dura mater im Schädelraum

Im Schädelraum sind beide Durablätter größtenteils fest zu *einer Haut* verwachsen, einen Epiduralraum wie im Rückenmarksbereich gibt es also nicht. Außerdem bildet die Dura im Schädelraum feste, bindegewebige Trennwände (**Durasepten)** zwischen den großen Hirnabschnitten. Durch diese Verstrebungen

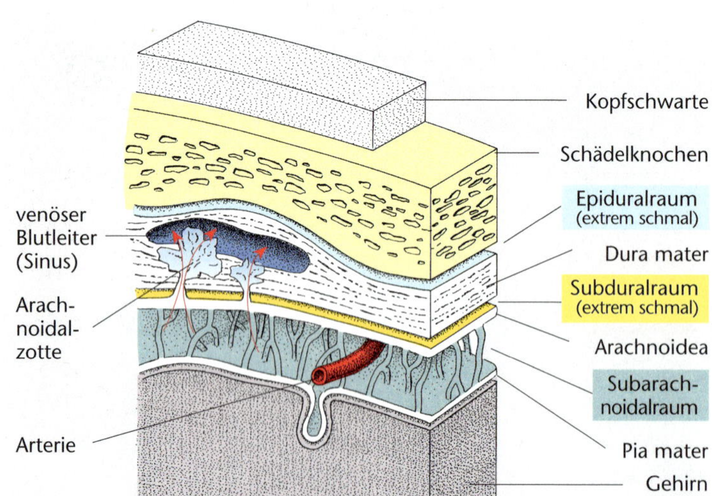

Abb. 11.35: Schnitt durch Schädelknochen und Hirnhautregion.
Die beiden Blätter der Dura mater sind im Hirnbereich verwachsen, ein Epiduralraum existiert praktisch nicht. Zwischen Dura mater und Arachnoidea liegt der Subduralraum, zwischen Arachnoidea und Pia mater der Subarachnoidalraum. Die roten Pfeile zeigen den Abfluss des Liquors aus dem Subarachnoidalraum über die Arachnoidalzotten in den venösen Blutleiter (Sinus). [A300-190]

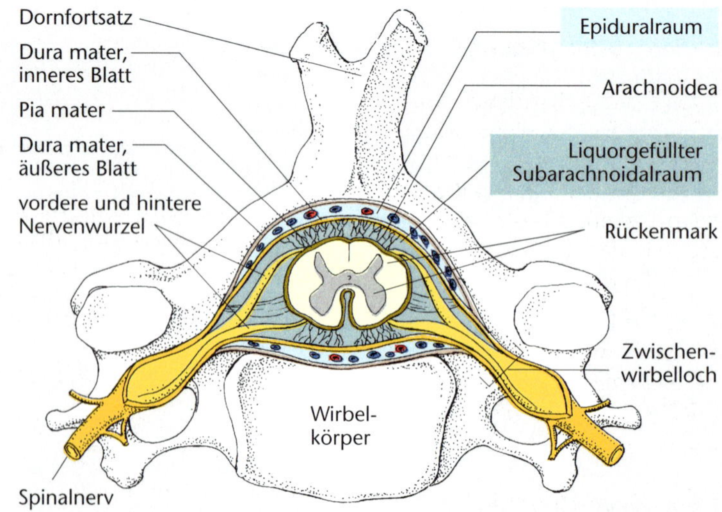

Abb. 11.36: Die Rückenmarkshäute. Durch Punktion des Epiduralraumes und Injektion eines Lokalanästhetikums lässt sich eine Nervenblockade bewirken. Diese Epiduralanästhesie (auch Periduralanästhesie, kurz PDA) wird bei operativen Eingriffen der unteren Extremitäten, aber auch in der Geburtshilfe (z.B. beim Kaiserschnitt) zur Schmerzbefreiung mit großem Erfolg angewendet.

werden die Hirnteile bei Kopfbewegungen in ihrer Position gehalten.

Die **Großhirnsichel** *(Falx cerebri)* trennt dabei als senkrechte Wand beide Großhirnhemisphären. Sie geht in der hinteren Schädelgrube in die **Kleinhirnsichel** *(Falx cerebelli)* über, die entsprechend die beiden Kleinhirnhemisphären trennt. Zwischen dem Großhirn und dem Kleinhirn überspannt das **Kleinhirnzelt** *(Tentorium cerebelli)* horizontal das Kleinhirn.

An manchen Stellen sind die ansonsten fest verwachsenen Durablätter voneinander getrennt. Dadurch entstehen starrwandige Kanäle, die **Sinus**, die das Venenblut aus dem gesamten Schädelraum aufnehmen und über die Vena jugularis interna (☞ Abb. 16.11) in die obere Hohlvene ableiten (☞ 11.15.7).

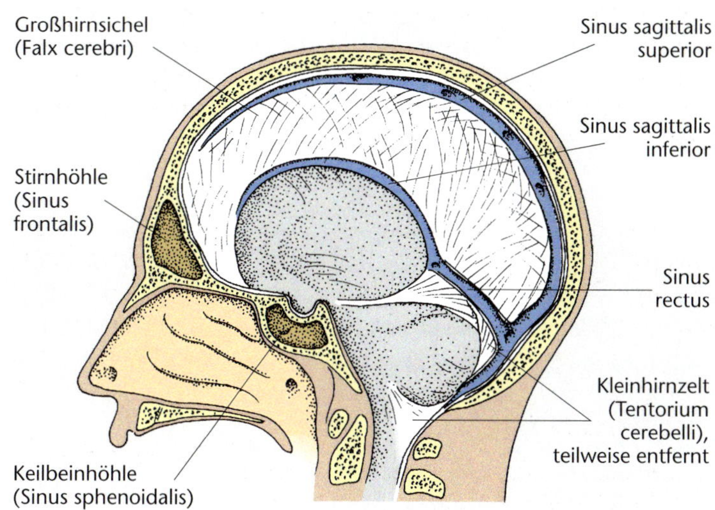

Abb. 11.37: Sagittalschnitt durch den Schädel (Gehirn entfernt). Man erkennt die Auskleidung der Schädelhöhle mit harter Hirnhaut (Dura mater) sowie den Verlauf einiger Sinus, der großen starrwandigen Venenkanäle also, die das Blut aus dem Gehirn sammeln und der V. jugularis interna zuführen (☞ Abb. 11.45). Gut sichtbar sind auch zwei der Nasennebenhöhlen, die ebenfalls Sinus genannt werden (☞ Abb. 17.3).

11.15.2 Die Arachnoidea

Die mittlere Hirnhaut heißt wegen ihres spinngewebeartigen Aussehens *Spinnwebenhaut* oder **Arachnoidea.** Sie ist fast gefäßlos und liegt der harten Hirnhaut innen an. Zwischen Dura mater und Arachnoidea liegt der **Subduralraum**, der normalerweise ein kapillarer Spalt ist und nur z.B. bei Einblutungen deutlich zutage tritt (☞ 11.15.4). Im Bereich der Sinus (☞ 11.15.1) stülpen sich knopfförmige Wucherungen der Arachnoidea in den venösen Raum vor: die **Arachnoidalzotten.** Hier wird der Liquor aus den Hohlräumen von Rückenmark und Gehirn in das Venensystem abgeleitet (☞ Abb. 11.35).

Im Schädelraum überbrücken Arachnoidea und Dura mater zusammen die Spalten und Furchen des Hirngewebes, während die Pia mater dem Gehirn dicht anliegt, so dass größere Hohlräume, die **Zisternen**, entstehen.

11.15.3 Die Pia mater

Die zarte innere Hirnhaut – **Pia mater** („fromme Mutter") – enthält zahlreiche Blutgefäße und bedeckt unmittelbar die Oberfläche des Nervengewebes. Sie folgt ihr bis in alle Vertiefungen hinein. Im Wirbelkanal endet die Pia mater wie das Rückenmark auf der Höhe des zweiten Lendenwirbelkörpers.

Die beiden inneren Häute – Arachnoidea und Pia mater – werden auch **weiche Hirnhäute** genannt. Zwischen ihnen liegt der **Subarachnoidalraum.** Wie alle Hohlräume im ZNS, außer den Sinus, ist er mit Liquor gefüllt.

Meningitis und Enzephalitis

Bakterien oder Viren, selten auch Pilze oder Protozoen (☞ Tab. 6.17), können in das ZNS gelangen und dort eine **Meningitis** *(Hirnhautentzündung)* oder **Enzephalitis** *(Gehirnentzündung)* hervorrufen, die häufig auch kombiniert auftreten (**Meningoenzephalitis**).

Meningitiden zeigen sich durch Fieber, Kopfschmerzen, Nackensteife, Übelkeit, und Lichtempfindlichkeit. Später treten eine Bewusstseinstrübung und die sog. *Meningitiszeichen* (☞ Abb. 11.38) hinzu. Bakterielle Meningitiden verlaufen in der Regel schwerer als virale Meningitiden. Sie müssen möglichst rasch antibiotisch behandelt werden, da Tod oder bleibende geistige Schäden drohen.

Enzephalitiden sind häufig viral bedingt und nehmen dann oft einen gutartigen Verlauf. Schwerste Bilder treten aber bei der Herpes-simplex-Enzephalitis auf, weshalb hier bereits bei Verdacht ein Virostatikum (z.B. Zovirax®) gegeben werden muss. Trotzdem versterben ca. 25 % der Patienten.

11.15.4 Hirnblutungen

Intrakranielle Blutung

Alle akuten Blutungen in den Schädelinnenraum hinein sind lebensbedrohliche Krankheitsbilder, weil jede stärkere Blutung wegen der Volumenbegrenzung des Schädels schnell einen starken Druck auf das empfindliche Gehirn ausübt. Außerdem führen intrakranielle Blutungen oft zu einem Hirnödem, das den Hirndruck weiter erhöht (☞ 11.15.6, Abb. 11.39)

Subarachnoidalblutung

Jeder 50. Erwachsene weist im Verlauf einer seiner Hirnarterien eine sackförmige Ausbuchtung (Aneurysma ☞ 16.1.5) auf – meist im Bereich der Hirnbasis (☞ Abb. 11.44). Platzt dieses Aneurysma, so kommt es zur massiven Einblutung in den Subarachnoidalraum. Der Patient berichtet über einen plötzlich einsetzenden starken Kopfschmerz, muss erbrechen und wird auch ohnmächtig. Das Computertomogramm kann die Verdachtsdiagnose rasch bestätigen. Die besten Erfolge zeigen die frühzeitigen Gefäßoperationen, die jedoch nicht bei allen Patienten möglich sind.

Subdurales und epidurales Hämatom

Blutungen in den Subduralraum (**subdurale Hämatome**), d.h. zwischen Dura mater und Arachnoidea, beginnen dagegen meist schleichend. Ursache sind häufig venöse Sickerblutungen, betroffen sind meist alte Menschen.

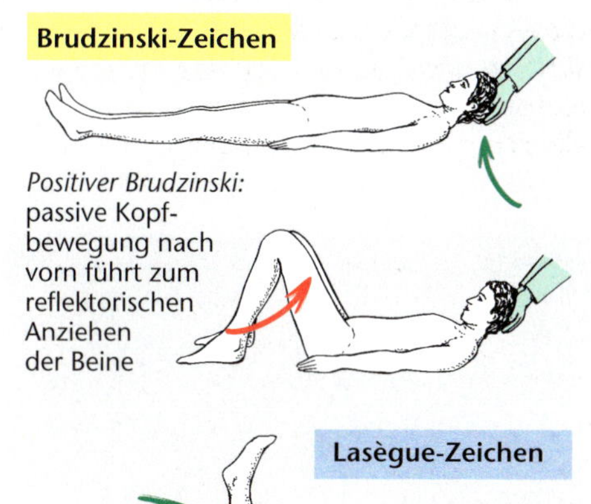

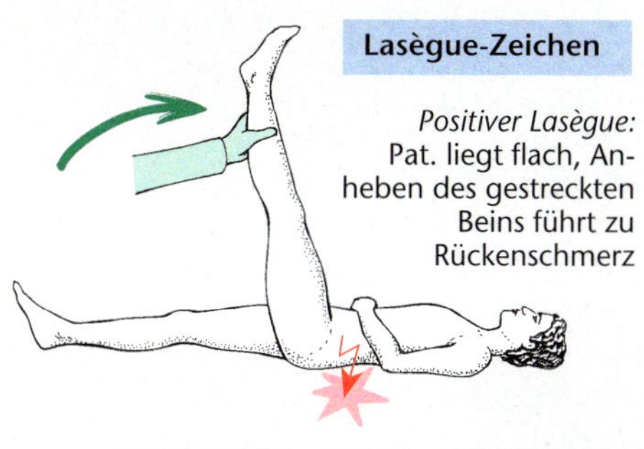

Abb. 11.38: Klinische Meningitiszeichen. Bei einer entzündlichen Reizung der Hirnhäute treten charakteristische Untersuchungsphänomene auf: Beim Beugen des Kopfes kommt es beim liegenden Patienten reflektorisch zum Anziehen der Beine (Brudzinski-Zeichen). Auch gibt der Patient Schmerzen an, wenn sein gestrecktes Bein im Hüftgelenk gebeugt wird. Dieses Lasègue-Zeichen tritt auch beim Bandscheibenvorfall auf. [A300-190]

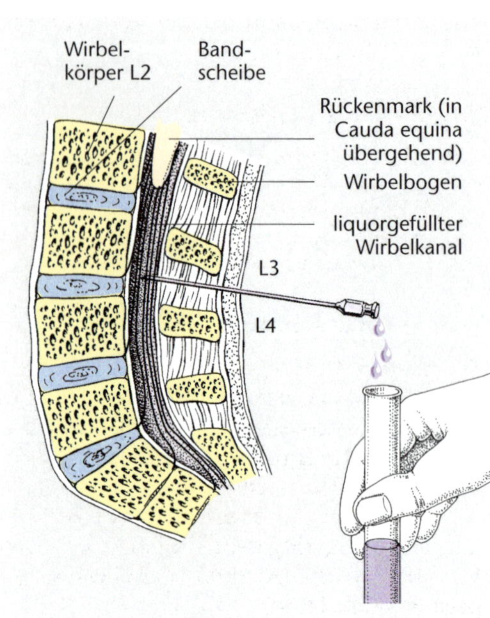

Abb. 10.40: Lumbalpunktion. Der Einstich auf Höhe L3/L4 ist ungefährlich, weil das Rückenmark bereits auf Höhe von L2 endet.

11

Ausgelöst wird die Sickerblutung oft durch ein nur geringes Trauma (z.B. Anstoßen des Kopfes beim Aussteigen aus dem Auto), dem ein im Mittel sechzigtägiges (!) symptomfreies Intervall folgt, bevor sich Persönlichkeitsveränderungen, Bewusstseinstrübungen oder eine Halbseitenlähmung bemerkbar machen. Die Therapie besteht in der neurochirurgischen Hämatomausräumung.

Epidurale Hämatome entstehen meist durch das Zerreißen einer Arterie (häufig die *A. meningea media)* zwischen Dura mater und Schädelkalotte bei einer Schädelfraktur. Nach mehreren Stunden trübt der Betroffene ein und entwickelt Lähmungserscheinungen. Entscheidend ist die frühzeitige operative Ausräumung des Hämatoms, da das Gehirn sonst schnell irreparabel geschädigt wird.

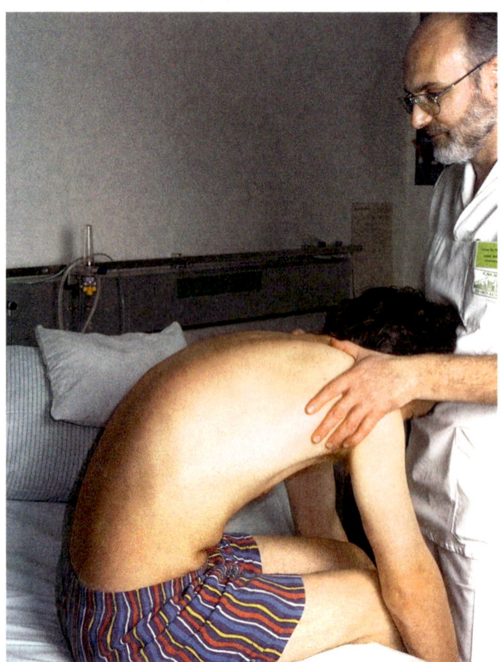

Abb. 11.41: Unterstützung eines Erwachsenen bei einer Lumbalpunktion im Sitzen. [K183]

11.15.5 Der Liquor

Der *Liquor cerebrospinalis* (kurz **Liquor**) ist eine klare, farblose Flüssigkeit, welche die Hohlräume im Gehirn sowie den Subarachnoidalraum ausfüllt. Die zirkulierende Liquormenge macht etwa 150 ml aus. Sie enthält außer Ionen nur geringe Mengen an Eiweiß (12–50 mg/dl), Glukose (40–80 mg/dl), Harnstoff und weiße Blutkörperchen (bis zu vier pro μl).

Der Liquor wird in zottenartigen Kapillargeflechten, den **Plexus choroidei**, im Bereich der **Ventrikel** (Ventrikel = Hohlraum des Gehirns) aus Blutplasma filtriert (☞ 11.15.6). Er durchströmt die Ventrikel und gelangt schließlich in den Subarachnoidalraum im Bereich der Hirnkonvexität. Wie erwähnt, wird er dort von den Arachnoidalzotten in das Venensystem abgeleitet. Ein Teil des Liquors gelangt auch über die Spinalnervenscheiden in das Blutsystem zurück.

Durch den Liquor wird das Nervengewebe gestützt und wie von einem Wasserkissen vor der Schwerkraft, vor schädigender Stoßeinwirkung, Reibung oder Druck geschützt. Daneben ist der Liquor im Sinne einer interstitiellen Flüssigkeit am Stoffaustausch zwischen Blut und Nervengewebe beteiligt: Er erhält Nährstoffe für das Hirn aus dem Blut und transportiert Stoffwechselprodukte aus dem Nervengewebe ab.

Liquorentnahme mittels Lumbalpunktion

Viele Erkrankungen des ZNS und/oder seiner Hüllen führen zu Veränderungen der Liquorzusammensetzung, so dass die laborchemische und mikroskopische Untersuchung von Liquor wichtige diagnostische Hinweise geben kann.

Der Liquor wird zumeist durch die Punktion des Subarachnoidalraums im Bereich der Lendenwirbelsäule gewonnen. Dabei wird eine Nadel zwischen den Dornfortsätzen des dritten und vierten Lendenwirbels in Richtung Wirbelkanal vorgeschoben. Das Rückenmark selbst kann in diesem Bereich nicht mehr verletzt werden, da sich im Bereich von L3–L4 nur noch die Cauda equina befindet, deren Faserstränge der Nadel leicht ausweichen (☞ 11.10.2, Abb. 10.40 und 11.41).

Die Liquorpunktion wird bei Verdacht auf Infektionen des ZNS (Meningitis, Enzephalitis), autoimmun (mit-)bedingte Erkrankungen wie die Multiple Sklerose (☞ 10.2.6) oder bestimmte tumoröse Prozesse (z.B. Lymphom) sowie zur Hirndruckmessung durchgeführt.

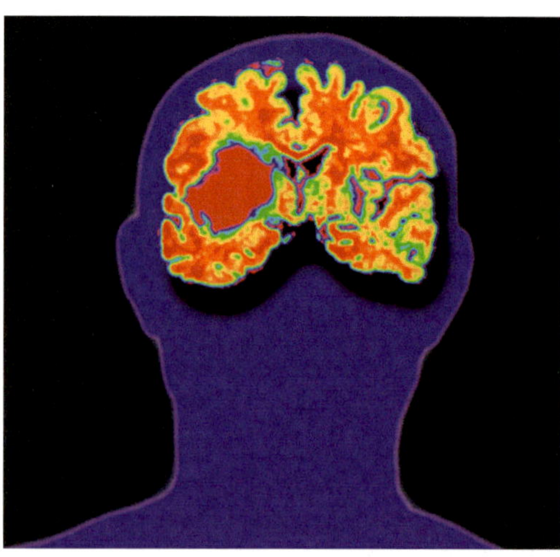

Abb. 11.39: Hirnblutungen sind grundsätzlich lebensgefährlich, weil das weiche Hirngewebe dem austretenden Blutstrom praktisch keinen Widerstand entgegensetzt und es so schnell zur Verdrängung lebenswichtiger Hirnstrukturen kommen kann. [J600-108]

11.15.6 Die Liquorräume

Man unterscheidet anatomisch zwei Liquorräume im ZNS:

- Der *Subarachnoidalraum* (☞ 11.15.3) und die erwähnten **Zisternen** (Erweiterungen des Subarachnoidalraums, z.B. Kleinhirnzisterne ☞ Abb. 11.43) umschließen als **äußere Liquorräume** das Gehirn und das Rückenmark
- Zu den **inneren Liquorräumen** rechnet man das Ventrikelsystem des Gehirns und den Zentralkanal im Rückenmark (☞ Abb. 11.42).

Die inneren Liquorräume

Es gibt vier Ventrikel: Die beiden **Seitenventrikel** (auch als **1.** und **2. Ventrikel** bezeichnet) sind lang gestreckte, bogenförmige Hohlräume in den Großhirnhemisphären. Sie stehen über die beiden **Zwischenkammerlöcher** *(Foramina interventricularia)* mit dem **3. Ventrikel** in Verbindung. Dieser liegt spaltförmig im Zwischenhirn und geht über den **Aquädukt**, einen schmalen Verbindungskanal im Mittelhirn, in den **4. Ventrikel** über. Der 4. Ventrikel setzt sich in den (bei Erwachsenen stellenweise verschlossenen) **Zentralkanal** des Rückenmarks fort, hat aber noch zwei kleine seitliche Öffnungen *(Foramina Luschkae)* und eine mittlere Öffnung *(Foramen Magendii)* zum Subarachnoidalraum. Durch sie stehen die inneren Liquorräume mit den äußeren in Verbindung.

Blut-Liquor-Schranke

Die Pia mater stülpt sich in zottenartigen Kapillargeflechten in die Ventrikel vor. Diese Kapillargeflechte heißen, wie erwähnt, **Plexus choroidei**. In ihnen wird durch Filtration aus Blutplasma der Liquor gebildet. Damit dabei keine schädlichen Stoffe aus dem Blut zum

Nervengewebe gelangen, besteht dort eine der Blut-Hirn-Schranke (☞ 10.2.2) entsprechende Barriere, die **Blut-Liquor-Schranke.** Diese Grenzmembran im Bereich der Kapillaren wird von Gliazellen und Anteilen der Pia mater gebildet.

Hydrozephalus

Normalerweise besteht zwischen Liquorbildung und -resorption ein Gleichgewicht: Täglich werden etwa 500 – 700 ml sowohl produziert als auch absorbiert. Dieses Gleichgewicht ist gestört bei:

- Einem Liquor-Abflusshindernis. Dies ist der häufigste Fall, er entsteht z.B. durch Tumoren, entzündungsbedingte Verklebungen oder angeborene Verschlüsse
- Verminderter Resorption, z.B. nach einer Meningitis
- Erhöhter Liquorproduktion.

Es kommt zum **Hydrozephalus** mit erhöhter Liquormenge in den Ventrikeln *(Hydrozephalus internus)* oder im Subarachnoidalraum *(Hydrozephalus externus).* Bei Kleinkindern mit noch offenen Schädelnähten und Fontanellen gibt der knöcherne Schädel dem erhöhten Druck nach, was zu einer Schädelvergrößerung (umgangssprachlich „Wasserkopf") führt.

Da das Hirngewebe durch den erhöhten Druck geschädigt wird, entwickeln sich bei Erwachsenen oft eine *Demenz* (☞ 11.4.9) bzw. bei (unbehandelten) Kindern schwere Entwicklungsstörungen.

Erhöhter intrakranieller Druck

Der Schädelraum ist wegen seiner knöchernen Hülle nicht ausdehnbar. Jede Volumenzunahme, etwa durch Blutung, Hydrozephalus oder Tumor, führt daher zu einer Erhöhung des Drucks im Schädelraum und damit zu einer Kompression des empfindlichen Nervengewebes und zu Störungen der Durchblutung.

Entwickelt sich die Druckerhöhung langsam, z.B. bei vielen Hirntumoren, so leiden die Patienten zunächst an unspezifischen Störungen wie Kopfschmerzen, Sehstörungen (durch Druck auf den Sehnerven), Antriebslosigkeit und Gedächtnisstörungen, Übelkeit und schwallartiges Nüchternerbrechen am Morgen. Später kommt es zu Eintrübungen des Bewusstseins bis hin zum Koma. Bei der Untersuchung des Augenhintergrundes stellt der Untersucher eine *Stauungspapille* (typische Veränderung der Sehnervenpapille) fest. Da durch den erhöhten Druck das Hirngewebe in Richtung „Ausgang" – zum großen Hinterhauptloch – gedrängt wird, kann eine lebensgefährliche Situation entstehen: die lebenswichtigen Zentren des Hirnstammes, z.B. für die Atmungs- und Kreislaufregulation, können eingeklemmt werden **(Hirnstammeinklemmung).**

Bei einer Blutung oder durch ein **Hirnödem** kann sich die Druckerhöhung mit drohender Hirnstammeinklemmung u.U. sehr rasch entwickeln. Trotz maximaler Therapie versterben viele Patienten.

11.15.7 Die Blutversorgung des zentralen Nervensystems

Aufgrund des hohen Sauerstoffbedarfs des zentralen Nervensystems verursachen schon Unterbrechungen der Sauerstoffzufuhr von wenigen Minuten irreparable Zellschäden, die zu neurologischen Ausfällen (Lähmungen, Sensibilitätsstörungen) bis hin zum Hirntod (☞ 5.10.1) führen können.

Die Arterien des Rückenmarks

Das Rückenmark wird über Arterien aus der Arteria vertebralis, den Zwischenrippenarterien und aus der Aorta versorgt. Sie gelangen durch die Zwischenwirbellöcher in den Wirbelkanal und bilden dort ein Arteriennetz.

Die Arterien des Gehirns

Die lebensnotwendige *kontinuierliche* Sauerstoff- und Nährstoffzufuhr des Gehirns wird über ein Arteriensystem an der **Hirnbasis** (Unterseite des Gehirns) gewährleistet (☞ Abb. 11.44). Es wird aus den paarigen *inneren Halsschlagadern* (**linke** und **rechte A. carotis interna**) und – in geringerem Umfang – aus den *Wirbelschlagadern* **(Arteriae vertebrales)** gespeist (☞ Abb. 11.44).

Die Arteria carotis interna gibt Äste zur Hirnanhangsdrüse und zu den Augen ab und teilt sich dann in ihre beiden Endäste auf, die *vordere* und die *mittlere Großhirnarterie* (**Arteria cerebri anterior** und **media**), welche die vorderen und mittleren Hirngebiete versorgen.

Die Arteriae vertebrales versorgen die hinteren Hirnareale und die Hirnbasis. Nach Abgabe von Ästen zum Rückenmark treten sie durch das große Hinterhauptloch in den Schädelraum ein und vereinigen sich an der Hirnbasis zur *Schädelbasisarterie* **(Arteria basilaris).** Diese gibt mehrere Äste zum Kleinhirn ab, bevor

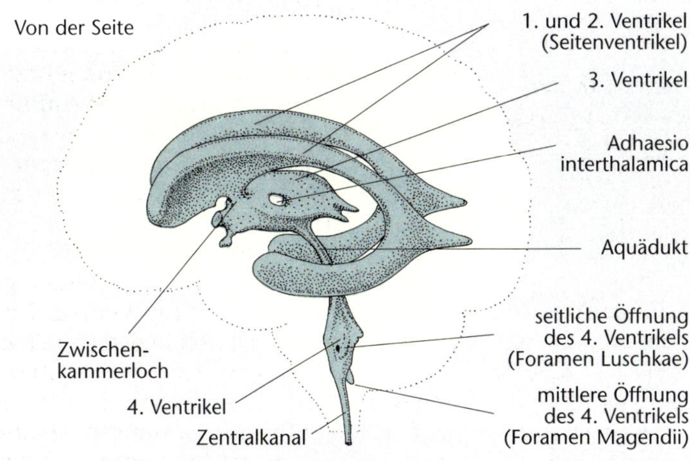

Abb. 11.42: Das Ventrikelsystem des Gehirns. Die beiden Seitenventrikel sind über die Zwischenkammerlöcher mit dem 3. Ventrikel verbunden. Der dünne Aquädukt verbindet den 3. mit dem 4. Ventrikel. Von dort aus bestehen zwei seitliche und eine mittlere Öffnung zum Subarachnoidalraum (Foramen Luschkae und Foramen Magendii).

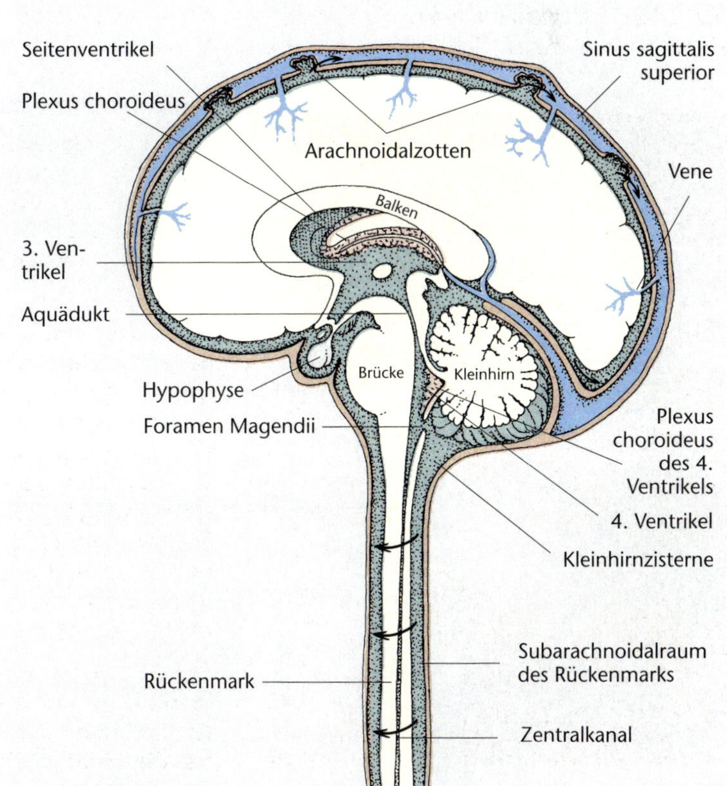

Abb. 11.43 (rechts): Sagittalschnitt durch das Gehirn und das Rückenmark mit Blick in die Liquorräume. Der Liquor wird in den Plexus choroidei der Ventrikel gebildet. Er umspült das gesamte Gehirn und das Rückenmark. Die Pfeile geben die Flussrichtung an. Über die Arachnoidalzotten (hier stark vergrößert) tritt der Liquor ins venöse System über.

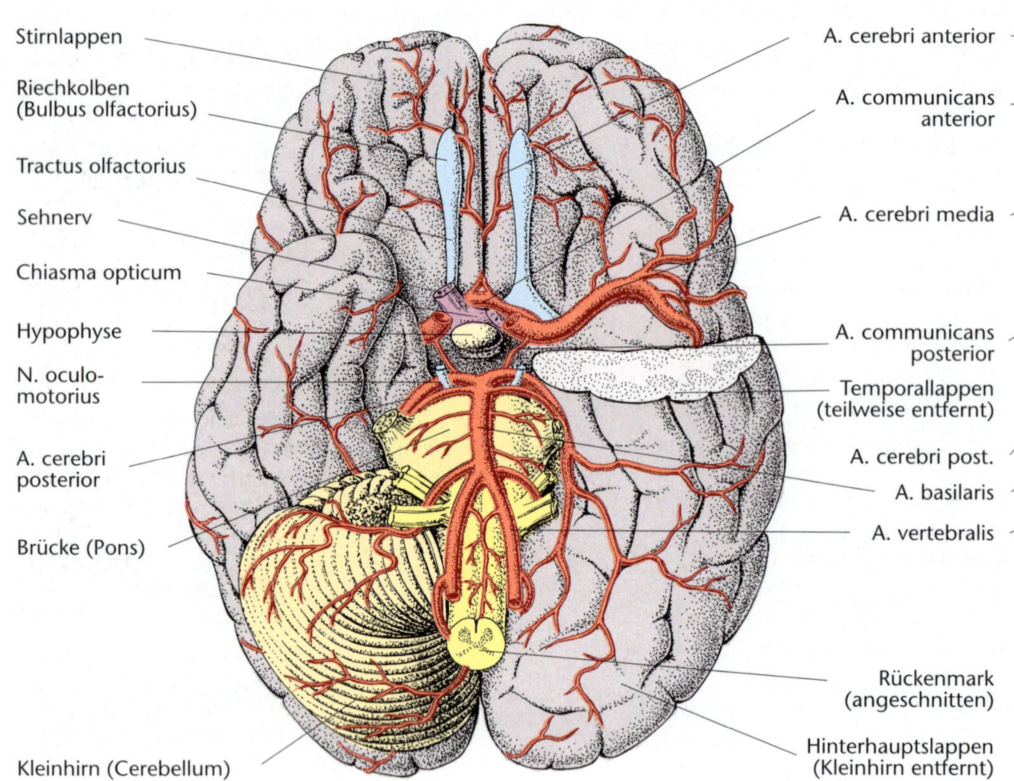

Abb. 11.44: Oben: Circulus arteriosus Willisii im Detail. Die Äste der wichtigsten hirnversorgenden Arterien (A. carotis interna und A. vertebralis) sind durch mehrere kleine Verbindungsarterien zu einem Kreis zusammengeschlossen.

Links: Die Hirnarterien im Bereich der Hirnbasis. Ansicht von unten. Rechts sind die vorderen Anteile des Schläfenlappens entfernt worden, um den Verlauf der A. cerebri media darstellen zu können.

sie sich in die beiden *hinteren Großhirnschlagadern* (**Arteriae cerebri posteriores**) aufteilt.

Damit eine Unterbrechung der Blutzufuhr in einem dieser Gefäße nicht sogleich zum Untergang von Hirngewebe führt, sind diese paarigen Arterien über Verbindungsäste zu einem Gefäßring (**Circulus arteriosus Willisii** = *Circulus arteriosus cerebri)* verbunden: Die **A. communicans posterior** verbindet die A. cerebri media, den Hauptast der A. carotis, mit der A. cerebri posterior, dem stärksten Gefäß aus dem Vertebralisgebiet. Die beiden Aa. cerebri anteriores sind ebenfalls durch ein Gefäß, die **A. communicans anterior**, verbunden, womit der Ring geschlossen ist.

Bei vielen Menschen ist dieser Circulus arteriosus jedoch nicht vollständig ausgebildet oder nicht ausreichend leistungsfähig, so dass auch einseitige Gefäßverschlüsse nicht voll kompensiert werden können und somit zu Durchblutungsstörungen führen (☞ Abb. 11.46).

Die Venen des Gehirns

Der venöse Abfluss aus dem Schädelraum verläuft in erster Linie durch dünnwandige, klappenlose Venen, die meist unabhängig von den Arterien verlaufen. Dabei sammeln die **inne-**

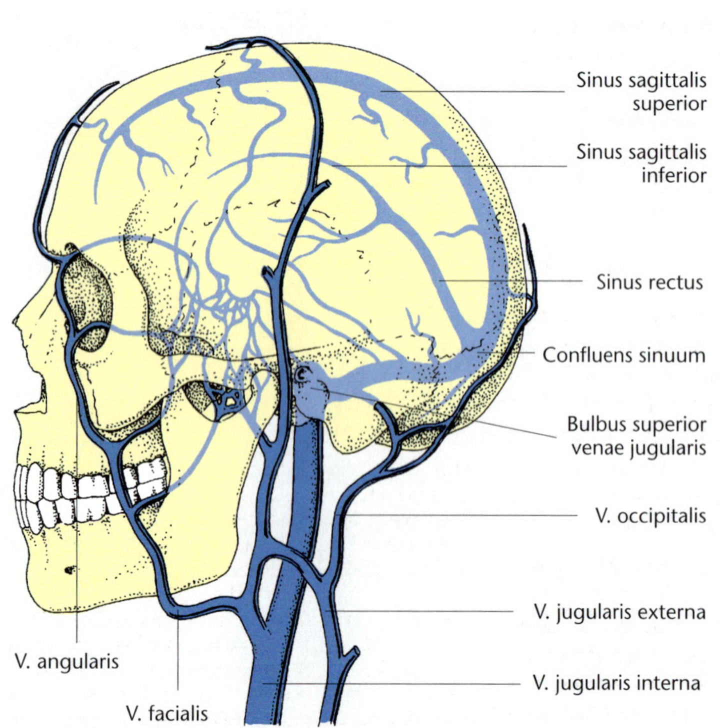

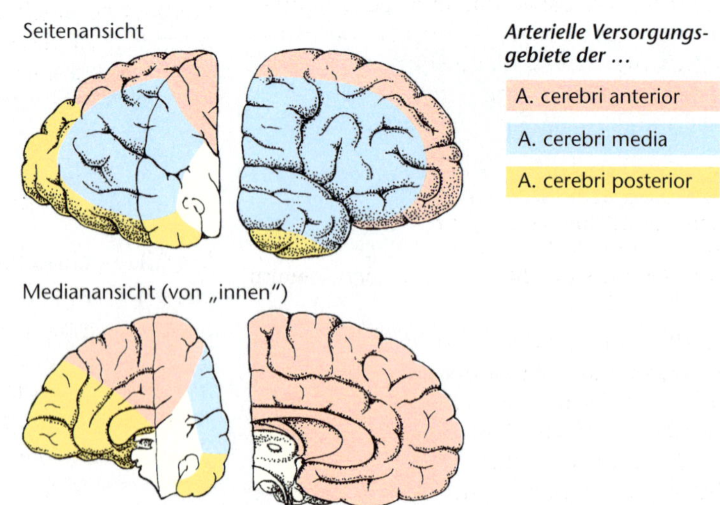

Abb. 11.46 (oben): Die arterielle Versorgung des Großhirns. Entsprechend der Funktion der einzelnen Hirnabschnitte bilden sich beim Verschluss der einzelnen Arterien ganz unterschiedliche neurologische Ausfallerscheinungen aus. [A300-190]

Abb. 11.45 (links): Anatomie der Venen des Gehirns und ihrer Sammelgefäße (Sinus). Abb. 11.37 zeigt die Einbettung der Sinus in die Dura (harte Hirnhaut).

ren Hirnvenen das Blut aus den zentralen Teilen des Gehirns, während die **äußeren Hirnvenen** das Blut von der Oberfläche des Gehirns ableiten. Das Blut sammelt sich dann in muskelfreien, starrwandigen Venenkanälen, den **Sinus** (☞ 11.15.1 und Abb. 11.45). Durch das Foramen jugulare, eine Durchtrittsstelle seitlich der großen Hinterhauptsöffnung, gelangt das venöse Blut zur rechten und linken Vena jugularis interna (☞ 16.2.3).

Der **Sinus sagittalis superior** *(oberer Längsleiter)* verläuft am oberen Ansatz der Hirnsichel (Falx cerebri ☞ 11.15.1) in Richtung Hinterkopf. Den unteren freien Rand der Hirnsichel bildet der **Sinus sagittalis inferior** *(unterer Längsleiter),* der in den **Sinus rectus** *(gerader Blutleiter)* übergeht. Von hier fließt das venöse Blut gemeinsam mit dem Blut aus dem Sinus sagittalis superior über die beiden **Sinus transversus** *(quere Blutleiter),* die quer über das Hinterhauptsbein ziehen, in die S-förmig geschwungenen **Sinus sigmoidei** *(Sigma-Sinus).*

Sinusthrombose

Die Sinus im Schädelraum sind z.T. nur durch dünne Knochenlamellen von den Hohlräumen des Schädelknochens (Warzenfortsatz, Keilbeinhöhle) getrennt. So können z.B. Infektionen von dort aus auf die Sinus übergreifen und zur oft tödlichen Sinusthrombose führen.

11.15.8 Schlaganfall

Häufig und folgenschwer

Die häufigste Erkrankung des Gehirns überhaupt ist der Schlaganfall *(zerebrovaskulärer Insult, Hirninfarkt, complete stroke).* Fast jeder 3. Deutsche erleidet einen Schlaganfall, und jeder 6. stirbt daran. Es handelt sich dabei um eine Schädigung oder gar den völligen Untergang von Hirngewebe durch eine akute Störung der arteriellen Durchblutung.

Mit 85 % häufigste Ursache eines Schlaganfalls ist eine verminderte Blutversorgung des Gehirns durch Gefäßeinengung oder -verschluss bei Arteriosklerose. In 15 % ist der Schlaganfall Folge einer (arteriellen) Blutung in das Gehirn (☞ Abb. 11.47).

Vor allem die *Arteria cerebri media* ist häufig von Durchblutungsstörungen betroffen. Gemäß ihrem Versorgungsgebiet (☞ Abb. 11.44) kommt es dann zum Ausfall der Willkürmotorik (**Hemiparese** = *Halbseitenlähmung*) und/ oder der Sensibilität auf der gegenüberliegenden Körperseite. Je nach Lokalisation und Ausdehnung des Schlaganfalls können zusätzliche neurologische Ausfälle, z.B. Sprach- oder Sehstörungen bestehen. Die genannten Störungen treten in der Regel akut auf, können sich jedoch mit der Zeit zumindest zu einem Teil zurückbilden. Die Mediziner erklären sich dies durch eine Übernahme der gestörten Funktion durch unbeschädigte Hirnareale *(Plastizität des Gehirns).*

Warnsignal TIA

Alle genannten Störungen können nicht nur als akuter Schlaganfall, sondern auch nur kurzfristig auftreten und innerhalb von 24 Stunden wieder verschwinden. Besonders häufig sind kurzzeitige Sehstörungen auf einem Auge **(Amaurosis fugax)**, Sensibilitätsstörungen oder Lähmungen. Auch wenn eine solche **TIA** *(transitorische ischämische Attacke)* nur Minuten dauert, ist sie ein Alarmzeichen und muss diagnostisch abgeklärt werden, bevor es zum Schlaganfall kommt.

Prophylaxe und Therapie des Schlaganfalls

Da ein Schlaganfall für den Patienten oft folgenschwer ist, ist die Vorbeugung um so wichtiger: Wichtig ist vor allem eine Verminderung der Hauptrisikofaktoren Hypertonie, Hypercholesterinämie, Diabetes mellitus und Übergewicht. Medikamentös kommt die Einnahme z.B. von Acetylsalicylsäure (Aspirin®) in Betracht, um ein Zusammenballen der Blutplättchen zu verhindern.

Bei einem Schlaganfall muss der Betroffene schnellstmöglich ins Krankenhaus gebracht werden. Je nach Schweregrad des Schlaganfalls und weiteren Erkrankungen des Patienten kann eine Versorgung auf einer **Stroke-Unit** sinnvoll sein. Dies ist ein spezialisiertes Zentrum, in dem die Diagnose, Überwachung und Therapie von Schlaganfallpatienten nach einem zeitlich festgelegten Ablauf durch geschultes Personal erfolgt. Unter gewissen Umständen ist dort eine Auflösung (Lyse) des Blutgerinnsels durch intravenöse Infusion oder mittels eines in den arteriellen Gehirnkreislauf vorgeschobenen Katheters möglich. Allerdings ist dieser Eingriff mit einem erheblichen Blutungsrisiko behaftet und bringt nicht in allen Fällen eine Besserung.

Wo immer möglich, sollte sich nach dem Aufenthalt im Krankenhaus eine intensive (Früh-)Rehabilitation anschließen.

Die Pflege eines Patienten mit Schlaganfall

Der Schlaganfallpatient bedarf großen pflegerischen Engagements: Da er im Regelfall zunächst einmal motorisch weitgehend gelähmt ist (und zudem mit seiner Lähmung überhaupt nicht umgehen kann), muss er sorgfältig gelagert, ernährt (parenteral oder zunächst meist über Magensonde), abgesaugt und katheterisiert werden (☞ Abb. 11.48).

Am Anfang sind die **Dekubitus-Prophylaxe** (☞ 9.5.6) der oft übergewichtigen Patienten durch häufiges Umlagern sowie die Vermeidung von **Kontrakturen** entscheidend: Letztere entstehen, wenn die Muskulatur und die Gelenke eines Körperteils in einer ungünstigen Position einsteifen, was später oft nicht mehr

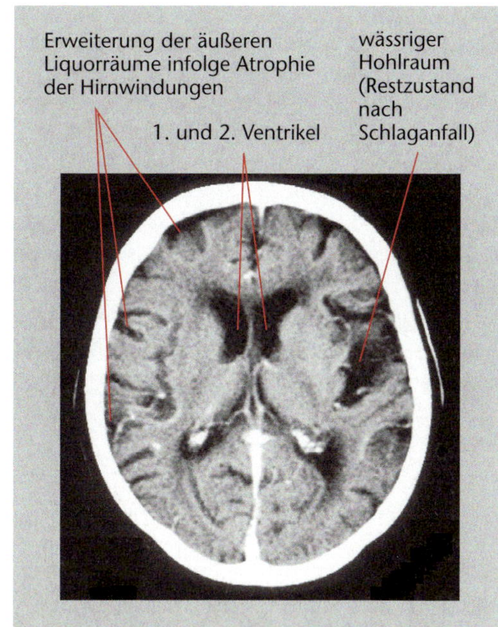

Abb. 11.47: Ausgedehnter Schlaganfall (craniales Computertomogramm = CCT). Die dunkle „Höhle" in der linken Hemisphäre (rechts im Bild) entspricht abgestorbenem Hirngewebe nach einem Schlaganfall. Der Defekt liegt im Versorgungsbereich der A. cerebri media. Als weiteren Befund erkennt man eine Erweiterung der äußeren Liquorräume infolge einer Atrophie der Großhirnrinde. [B117]

11

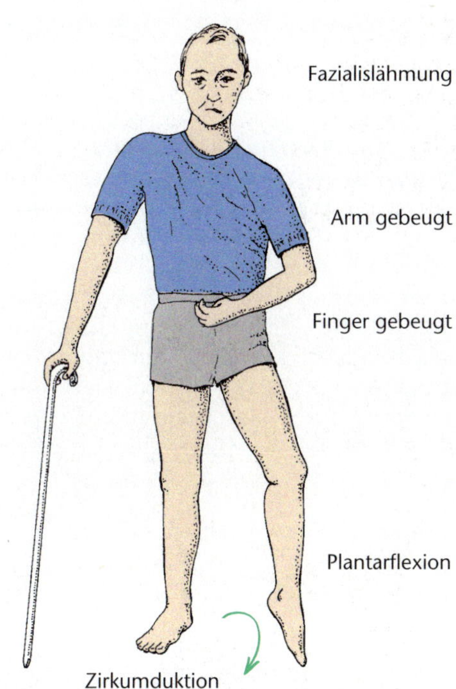

Abb. 11.48: Störungen eines Patienten bei linksseitiger Hemiparese, wie sie sich nach einem Schlaganfall entwickeln. Typischerweise liegt eine spastische Hemiparese vor, bei der der Arm mehr in Beugestellung und das Bein mehr in Streckstellung verharren. Durch die Beinstreckung und insbesondere die Spitzfußstellung würde das betroffene Bein beim Gehen ständig den Boden berühren. Um das zu verhindern, führen Schlaganfall-Patienten ihr behindertes Bein beim Gehen kreisförmig nach vorn. Auf der Abbildung ist außerdem eine linksseitige Fazialislähmung zu erkennen.

rückgängig zu machen ist. Die beste Vorbeugung *(Prophylaxe)* gegen Kontrakturen ist regelmäßiges Durchbewegen aller Gelenke des gelähmten Körperabschnitts bzw. die Lagerung in physiologischer Stellung. Entsprechend ist die beste Prophylaxe gegen den **Spitzfuß** als häufigste Kontraktur das Sitzen im Stuhl.

Im weiteren Verlauf treten die Mobilisierung, das Wiedererlernen von Trinken, Essen, Aufsitzen und Gehen (evtl. mit Hilfen) sowie die psychische Betreuung des oft in seinem Lebenswillen zutiefst getroffenen Patienten in den Vordergrund.

Bobath-Konzept

Die Pflege des Schlaganfallpatienten orientiert sich am Bobath-Konzept. Eines der Hauptziele ist es hierbei, die gelähmte Seite den Betroffenen wieder bewusst zu machen, da viele Patienten insbesondere bei zusätzlichen Sensibilitätsstörungen ihre kranke Körperhälfte „vergessen" *(Neglect-Phänomen)*. Deshalb also den Patienten:

- Immer von der gelähmten, stärker betroffenen Seite her ansprechen
- Das Bett so stellen, dass die gesunde Seite des Patienten zur Wand hin liegt
- Nachttisch, Blumensträuße und anderes neben die gelähmte Seite platzieren
- Pflegemaßnahmen von der gelähmten Seite her durchführen
- Zu diesem Behandlungskonzept gehört ebenso die Einbindung sämtlicher Bezugspersonen (Familienangehörige, Arzt, Seelsorger etc.), welche mit dem Patienten von der stärker betroffenen Seite her kommunizieren sollen.

11.16 Gesundheit und Lebensstil: Drogen – Nein Danke

Dass ein Kind Drogen nimmt, ist wohl der Alptraum aller Eltern. Aber was sind überhaupt Drogen? Gibt es „harmlose" Drogen? Wo fängt die Gefahr an?

Unter dem Begriff „Drogen" versteht man üblicherweise solche Stoffe, die eine Wirkung auf das Gehirn haben und außerhalb medizinischer Indikation eingenommen werden. Ihre Einnahme führt in den meisten Fällen zu sozialen und medizinischen Problemen, die weitaus vielschichtiger sind als man hinter der kühlen Zahl von rund 1800 Drogentoten im Jahr 2001 in Deutschland zunächst vermutet.

Cannabis

Extrakte aus der Hanfpflanze gelten irrtümlicherweise als ungefährlich. Die wirksame Substanz dieser Rauschmittel ist das *Tetrahydrocannabinol* **(THC)**, das z.B. in **Marihuana** und **Haschisch** in unterschiedlichen Mengen vorhanden ist. Die psychischen Effekte bestehen in Entspannung verbunden mit intensivierten Sinneswahrnehmungen. Chronischer Gebrauch führt jedoch zu Persönlichkeitsveränderung mit Antriebslosigkeit und Indifferenz, so dass die notwendige Zielstrebigkeit zur Bewältigung täglicher Aufgaben verloren geht. Bei manchen Menschen kann Cannabis eine schizophrenieartige Psychose auslösen. Diese klingt zwar normalerweise spontan wieder ab, bei längerem Konsum kann sich jedoch eine von außen nur noch schwer zu beeinflussende Eigendynamik dieser Erkrankung entwickeln, und Übergänge in das Vollbild der Schizophrenie sind nicht ausgeschlossen. Zudem ist so lange davon auszugehen, dass Cannabis den Übergang zu harten Drogen (z.B. Opiaten) bahnen kann, bis das Gegenteil zweifelsfrei erwiesen ist.

LSD

Wie Cannabis, ist auch **LSD** *(Lysergsäurediäthylamid)* ein Rauschmittel. Es führt zu optischen und akustischen Halluzinationen und zur Bewusstseinserweiterung bis zu gefährlichen Umweltverkennungen: LSD-Konsumenten sind aus dem Fenster gesprungen, weil sie glaubten, fliegen zu können. LSD kann wie Cannabis zu schizophrenieähnlichen Störungen führen, allerdings wurde die persönlichkeitsverändernde Wirkung von Cannabis bis jetzt bei LSD nicht beobachtet.

Morphine

Viele Menschen haben ihre impulsive Neugier nach einer Behebung von „Seelenschmerzen" mit **Heroin** bitter bezahlen müssen. Heroin ist verwandt mit dem stark wirkenden Schmerzmittel Morphin (☞ 12.3.3) und führt zu einem Zustand seelischer Unbeschwertheit. Gerade dies lässt den Wunsch nach Wiederholung schnell unwiderstehlich werden. Aufgrund der Toleranzentwicklung braucht der Abhängige immer größere Mengen des Opiats, um sich in einer erträglichen seelischen und körperlichen Verfassung zu halten. Schließlich wird er vollständig von der Sucht beherrscht – mit allen sozialen und persönlichen Konsequenzen. Heroin erreicht das Gehirn schneller als andere Opiate und führt so nach Injektion zu dem heiß ersehnten „Kick". Die Entzugserscheinungen sind gekennzeichnet durch Aggressivität, Rast- und Schlaflosigkeit sowie Bauch- und Muskelschmerzen. **Methadon**, ein anderes Opiat, wird häufig als therapeutischer Ersatz verwendet. Es kann oral eingenommen werden und hat eine längere Wirkungsdauer. Daneben ist die psychotherapeutische Begleitung unabdingbar.

Kokain

Kokain („Koks") wird geschnupft, da es über die gut durchblutete Nasenschleimhaut am schnellsten ins Blut gelangt. Koks vertreibt die Müdigkeit (wie die übrigen Aufputschmittel) und vermittelt Glücksgefühle und Halluzinationen. Letztere können zu einem Verfolgungswahn entarten.

Amphetamine

Amphetamine und seine chemischen Verwandten haben eine stimulierende Wirkung auf die Psyche, indem sie im Gehirn die Effekte von Noradrenalin und Dopamin verstärken. Sie vermindern die Müdigkeit und steigern Wahrnehmungs- und Denkleistung. In der Drogenszene sind die Amphetamine z.B. unter den Namen **Crack** oder **Speed** bekannt. Die aufmunternde Wirkung dieser Stimulantien hält aber immer kürzer vor, was zu exzessiven Dosissteigerungen führt. Gefährlich sind die Nebenwirkungen: Aufgrund des starken Blutdruckanstiegs kann es zu Todesfällen sogar bei Sportlern kommen, die diese „Aufputscher" missbraucht haben.

Designer-Drogen

Einen dramatischen Einfluss auf die Persönlichkeit haben auch die im Chemielabor erzeugten **Designer-Drogen.** Designer-Drogen wie **Angel dust** („Engelsstaub") setzen zum einen die Schmerzempfindlichkeit herab und gaukeln dem Süchtigen vor, unverletzlich zu sein, zum anderen wirken sie halluzinatorisch.

Zu den Designer-Drogen zählt auch der synthetische Amphetaminabkömmling **Ecstasy**, *die* Modedroge besonders der Techno-Szene. Die kleinen bunten Pillen heben die Stimmung und steigern den Antrieb. Psychische Abhängigkeit und Organschäden sind gesicherte Folgen von Ecstasy.

Tranquilizer

Tranquilizer sind Beruhigungsmittel, die je nach Substanz v.a. angstlösend oder sedierend wirken. Pharmakologisch gehören sie meist zu den Benzodiazepinen (10.4.6, 25.9.2) wie z.B. Valium®. Sie werden millionenfach gegen Schlafstörungen und Angstzustände verschrieben. Auf Dauer eingenommen, können auch sie zu Toleranzentwicklung und Dosissteigerung sowie psychischer und physischer Abhängigkeit führen. Oft nehmen Drogensüchtige diese Mittel zusammen mit weiteren Drogen, um ihre Wirkungen zu verstärken.

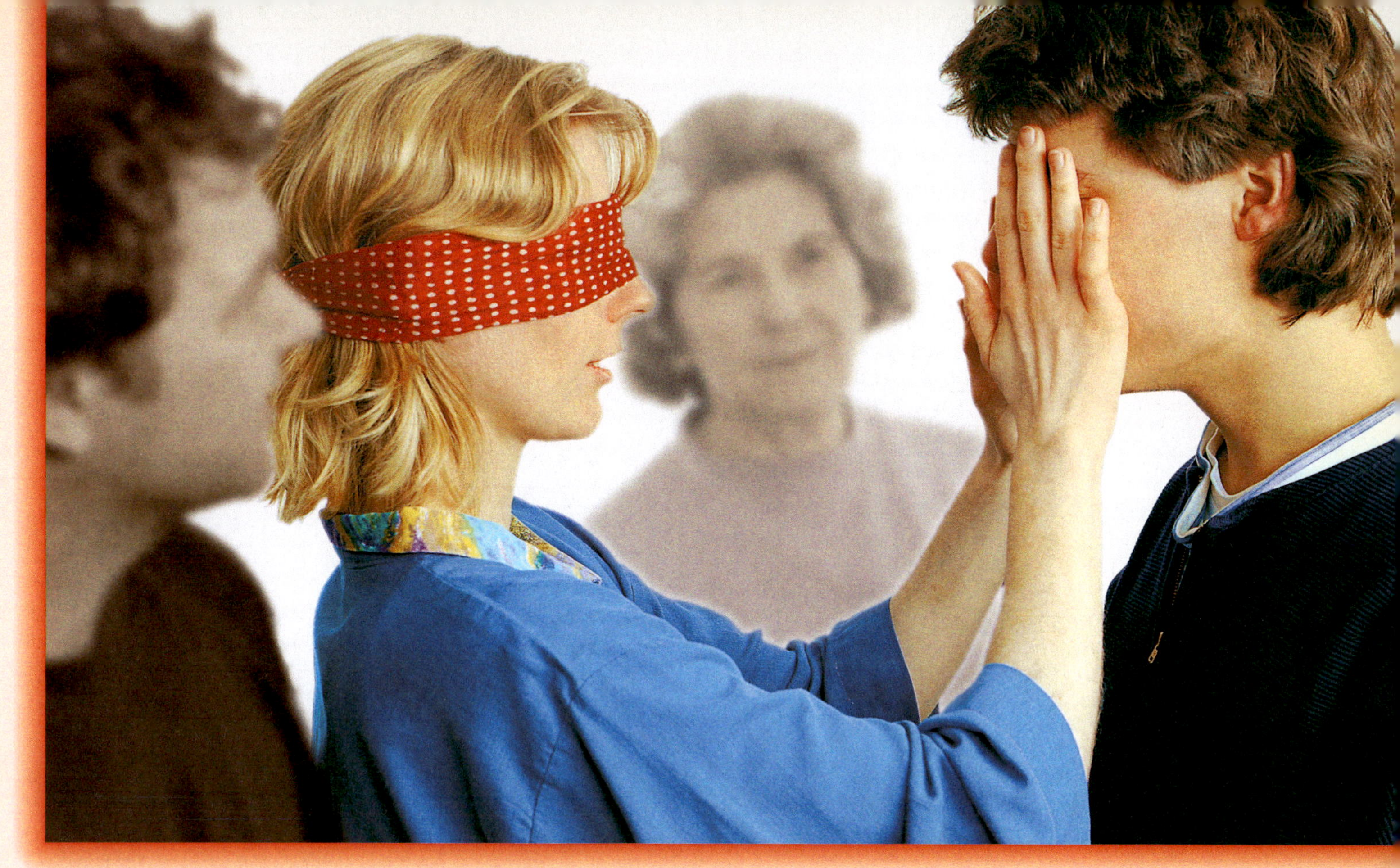

12 Sensibilität und Sinnesorgane

12

12.1 Einführung

Sensibilität ist die Fähigkeit, Veränderungen in der Umwelt oder im Körperinneren über einzelne Sinneszellen oder ganze Sinnesorgane wahrzunehmen. **Sinnesorgane** unterrichten den Menschen über sich selbst und seine Umwelt. Der Prozess des *Bewusstwerdens* von Sinneseindrücken verläuft in erster Näherung in folgenden Phasen:

- Ein Reiz wirkt auf einen Sinnesrezeptor und erregt diesen
- Hierdurch werden Nervenimpulse ausgelöst, die in der Regel zu Rückenmark und/oder Gehirn fortgeleitet werden
- Jede Sekunde treffen im ZNS ca. 1 Million Rezeptorsignale ein. Diese Fülle wird im Thalamus *reduziert* (gefiltert)
- Nur diejenigen Signale, die wirklich wichtig für das Individuum sind, werden schließlich in der Großhirnrinde *bewusst*. Nachts z.B. nehmen wir in der Regel Verkehrslärm oder Regengüsse nicht wahr, werden aber durch das Springen einer Fensterscheibe (Einbrecher?) sofort wach.

Rezeptortypen

(Sinnes-)Rezeptoren *(Sensoren)* sind spezialisierte Zellen (häufig, aber nicht immer, Nervenzellen), die von bestimmten inneren oder äußeren Reizen angeregt werden und diese dann in Form von elektrischen Impulsen oder chemischen Reaktionen weiterleiten. Ein Reiz von ausreichender Stärke an einem für diese Reizart empfänglichen Rezeptor führt zu einer Veränderung des Membranpotentials (*Generatorpotential* ☞ 10.3.3). Ist das Generatorpotential ausreichend stark *(überschwellig)*, löst es an der mit dem Rezeptor verknüpften sensiblen Nervenzelle Aktionspotentiale aus, welche über deren Axon fortgeleitet werden. Die Schnelligkeit aufeinander folgender Aktionspotentiale *(Aktionspotentialfrequenz)* spiegelt je nach Rezeptortyp die Intensität (*P-* oder ***Pro**portional-Rezeptoren*) *oder die Intensitätsänderung* des Reizes (*D-* oder ***D**ifferential-Rezeptoren*) oder eine Kombination aus beiden *(PD-Rezeptoren)* wider.

Rezeptoren sind sehr unterschiedlich aufgebaut: Im einfachsten Fall liegen sie als freie Nervenendigungen im Gewebe, in anderen Fällen bilden sie zusammen mit spezialisierten Zellen anderer Gewebe komplexe Sinnesorgane wie z.B. die Augen.

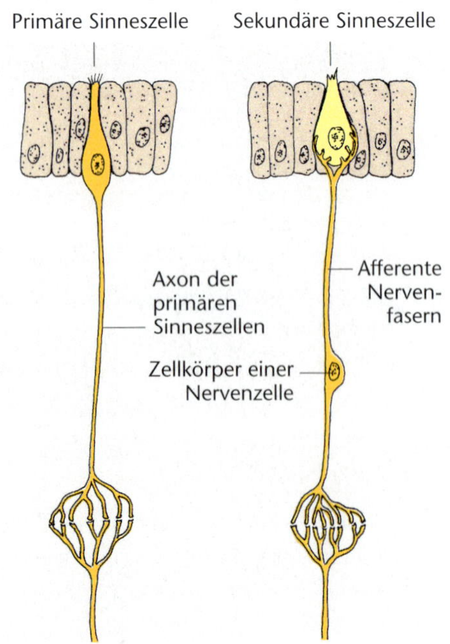

Abb. 12.1: Primäre und sekundäre Sinneszellen.

Primäre und sekundäre Sinneszellen

Primäre Sinneszellen leiten ihre Impulse über eigene *Axone* selbst ab, sind also Rezeptor und Nervenzelle in einem. **Sekundäre Sinneszellen** sind dagegen über eine Synapse mit afferenten Nervenfasern einer oder mehrerer Nervenzellen verknüpft, die die Informationen weitertransportieren (☞ Abb. 12.1).

Die Bezeichnungen weichen hier etwas von der üblichen und in Kap. 10 dargestellten Nomenklatur ab: Normalerweise nehmen kurze Fortsätze eines Neurons, die Dendriten, die Erregungen auf („Eingangsseite") und leiten sie zum Zellkörper weiter, von wo aus sie zum Axon als „Ausgangsseite" gelangen. Bei den Sinnesorganen kann jedoch die Entfernung zum Zellkörper sehr lang sein, und oft ist die Nervenfaser der Eingangsseite (obschon funktionell ein „Dendrit") myelinisiert, ähnelt also vom Aufbau her einem Axon. Daher ist es am besten, nur von **afferenter Nervenfaser** zu sprechen.

Worauf Rezeptoren reagieren

Die Rezeptoren reagieren jeweils spezifisch auf bestimmte Reize: **Mechanorezeptoren** (z.B. *Berührungsrezeptoren*) registrieren mechanische Deformierungen (Druck- und Zugkräfte) der Rezeptorzellen selbst oder der sie umgebenden Zellen. Ein Sonderfall der Mechanorezeptoren sind die **Dehnungsrezeptoren** in den Muskelspindeln (☞ 11.11.1). **Thermorezeptoren** reagieren auf Temperaturveränderungen, **Photorezeptoren** auf Licht. Geschmacks- bzw. Geruchsstoffe in Mund und Nase reizen **Chemorezeptoren.** Andere Chemorezeptoren registrieren die Konzentrationen von Bestandteilen verschiedener Körperflüssigkeiten wie z.B. Sauerstoff und Kohlendioxid (☞ 17.10.2) oder Glukose. **Nozizeptoren** reagieren auf Gewebsschädigungen in Form von Schmerzreizen (*nocere* = schaden).

Diejenigen Reize, auf die ein Rezeptor am besten reagiert (z.B. Lichtreize beim Sehsinn), werden **adäquate Reize** genannt. Jedoch können auch Reize, die für den Rezeptor untypisch sind, eine Antwort auslösen – so löst z.B. ein Schlag auf das Auge visuelle Empfindungen aus. Man spricht dann von einem **inadäquaten Reiz** (☞ Abb. 12.2 und 12.3).

Alle Sinneseindrücke, die durch ein bestimmtes Rezeptorsystem vermittelt werden, bezeichnet man als **Sinnesmodalität.** Dazu gehören die typischen „Fünf Sinne" Sehen, Hören, Schmecken, Riechen und Tasten; aber auch andere, etwa das Temperatur- und Schmerzempfinden sowie der Gleichgewichtssinn. Innerhalb jeder Modalität werden verschiedene **Sinnesqualitäten** differenziert, etwa die unterschiedlichen Farben beim Sehsinn. Außerdem gibt es den Begriff der *Quantität,* das ist die Stärke der Sinnesempfindung.

Reizleitung und Reizverarbeitung

Die von den Rezeptoren aufgenommenen und in Nervenimpulse übersetzten Informationen bewirken auf den verschiedenen Ebenen des ZNS unterschiedliche Reaktionen:

- Auf Rückenmarksebene und im Hirnstammbereich erfolgen die Antworten *unbewusst* in Form von Reflexen (☞ 11.11)
- Impulse, die den Thalamus erreichen, werden nach ihrer Entstehungsart und ihrem Entstehungsort gefiltert, und nur diejenigen Impulse, die von dort aus an die Großhirnrinde übermittelt werden, bewirken eine *bewusste* Empfindung.

12.2 Die Hautsensibilität: Berührungs- und Temperaturempfinden

In der Haut – als Grenze zur Außenwelt – liegen zahlreiche Sinnesrezeptoren. Sie ermöglichen die Wahrnehmung *äußerer Gegenstände* und über die „Umweltkontakte" auch die Erfahrung der *eigenen Körperoberfläche.*

Hautrezeptoren sind die peripheren „Signalstationen" von sensiblen Neuronen, die in der Haut enden und dort in bindegewebige Strukturen eingebettet sind (☞ 12.4). Die Signale gelangen über afferente Nervenfasern zum Spinalganglion (☞ 11.10.3) und von dort über verschiedene Umschaltstationen in die sensorischen Rindenfelder der Großhirnrinde (☞ Abb. 11.5).

Es gibt unterschiedliche Hautrezeptoren, die auf bestimmte Reizarten spezialisiert sind:

Mechanorezeptoren

Merkel-Tastscheiben, spezialisierte Hautzellen in haarlosen Gebieten, stehen in Kontakt mit sensiblen Nervenzellen und werden durch mechanische Verformungen der Haut gereizt.

Meissner-Tastkörperchen kommen, zusammen mit den Merkel-Tastscheiben, besonders zahlreich an den Fingerspitzen, Hand- und Fußsohlen, Augenlidern und Lippen vor. Es sind eiförmige Strukturen, die viele afferente Nervenfasern enthalten. Sie arbeiten ebenfalls als Mechanorezeptoren (☞ Abb. 12.4).

Ein Stückchen Haut von der Größe dieser Felder enthält durchschnittlich…

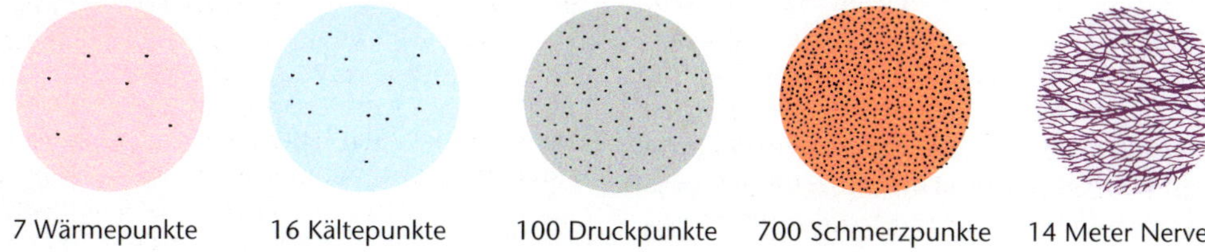

Abb. 12.2: Unterschiedliche Dichteverteilung der Hautrezeptoren.

Vater-Pacini-Lamellenkörperchen bestehen aus zwiebelschalenartig angeordneten Bindegewebslamellen. Im Inneren der Zwiebel liegt der eigentliche „Sensor", der das Ende einer afferenten Nervenfaser darstellt. Sie kommen nicht nur in Unterhautschichten, sondern auch in inneren Organen, Muskeln und Gelenken vor. Diese Mechanorezeptoren reagieren besonders auf Druck- und Vibrationsreize. Sie *adaptieren* sehr schnell an den Reiz, d.h. sie werden bei fortgesetzter Reizung schnell unempfindlich.

Freie Nervenendigungen sind afferente Nervenfasern (☞ Abb. 10.5) ohne bindegewebige Hülle. Im Gegensatz zu den drei vorgenannten Rezeptortypen sind die freien Nervenendigungen nicht nur Mechanorezeptoren, sondern auch für Temperatur- und Schmerzreize sowie für Juckreiz empfänglich.

Als Berührungsrezeptoren der behaarten Haut dienen afferente Nervenfasern, welche die Haarwurzeln umgeben (**Haarfollikelsensoren**).

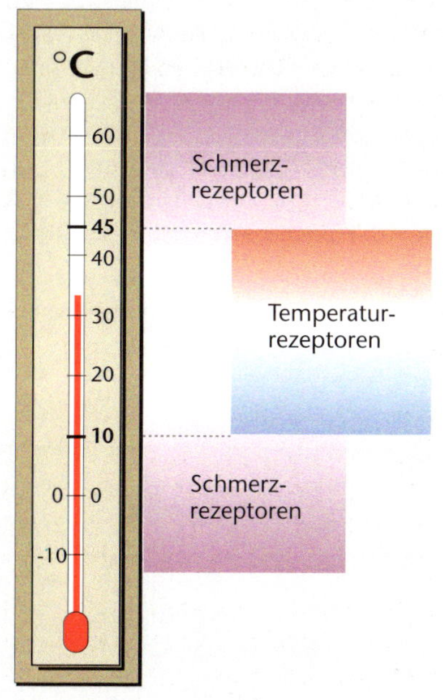

Abb. 12.3: Temperatur- und Schmerzrezeptoren reagieren bei unterschiedlichen Temperaturen.

Eine *schwache* Reizung der genannten Hautrezeptoren ruft *Berührungsempfindungen* hervor. *Stärkere* Stimulierung führt zu *Druckempfindungen*.

Müde oder munter werden?

Die Haut hat als größtes Sinnesorgan wesentlichen Einfluss auf das Wohlgefühl des Menschen. Bei der Körperpflege kann diese Wirkung positiv genutzt werden, indem die Wuchsrichtung der Haare beachtet wird: Waschen und Eincremen *gegen* die Haarwuchsrichtung wirken belebend, Waschen *mit* der Wuchsrichtung beruhigend.

Thermorezeptoren

Das ZNS wird über die **Thermorezeptoren** ständig über die Temperaturverhältnisse an der Körperoberfläche und im Körperinneren informiert. Dies sind wahrscheinlich freie Nervenendigungen, die überall in der Haut, im Körperinneren und im ZNS selbst, z.B. im Hypothalamusbereich, vorkommen.

Die einzelnen Temperaturrezeptoren sind auf Kältereize oder auf Wärmereize spezialisiert. Durch das Zusammenspiel von **Warm-** und **Kaltrezeptoren** können Temperaturen von 10 – 45 °C registriert werden. Außerhalb dieses Bereiches werden vorwiegend die *Schmerzrezeptoren* stimuliert (☞ Abb. 12.3).

12.3 Schmerzempfindungen

Die Sinnesempfindung **Schmerz** unterscheidet sich grundlegend von allen anderen Sinnessystemen, da die Schmerzempfindung gekoppelt ist mit einem starken Antrieb zur Vermeidung. Weil Schmerzreize von schädigenden Ursachen ausgehen, sind sie ein lebenswichtiges Meldesystem, das aktiv wird, wenn unsere Körperintegrität bedroht ist. Demnach kommen **Schmerzrezeptoren** auch in den meisten Organen vor, Ausnahmen sind das Gehirn- und Lebergewebe. Schmerzrezeptoren werden in der Fachsprache auch als *Nozizeptoren* bezeichnet (lat. noxa = Schaden). Ihre Zellkörper liegen in den Hinterwurzelganglien (☞ 11.23) und Trigeminuskernen (☞ 11.13).

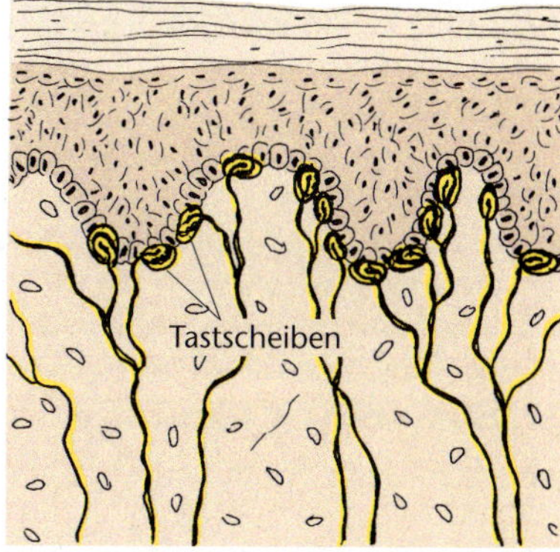

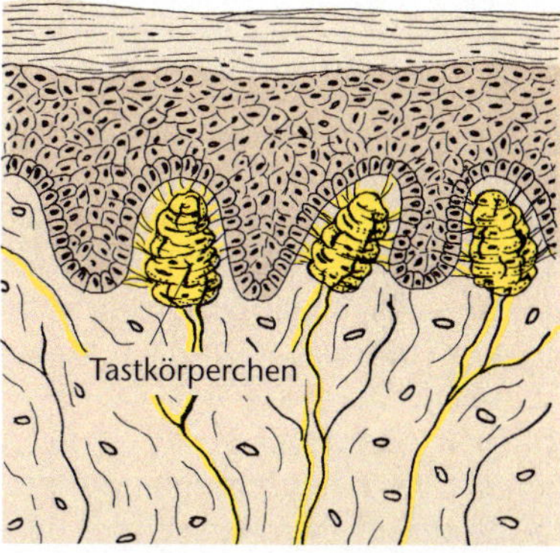

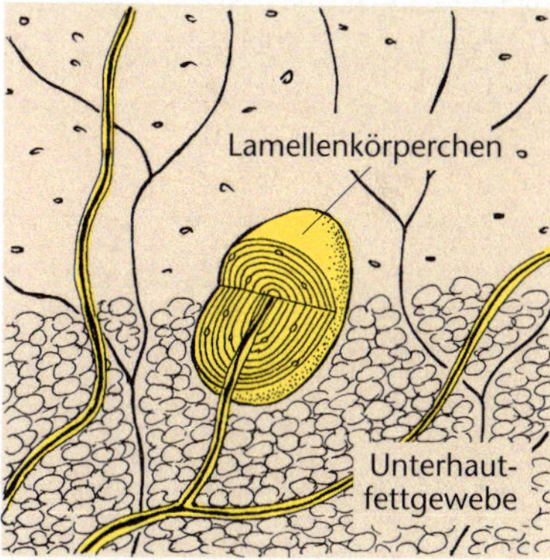

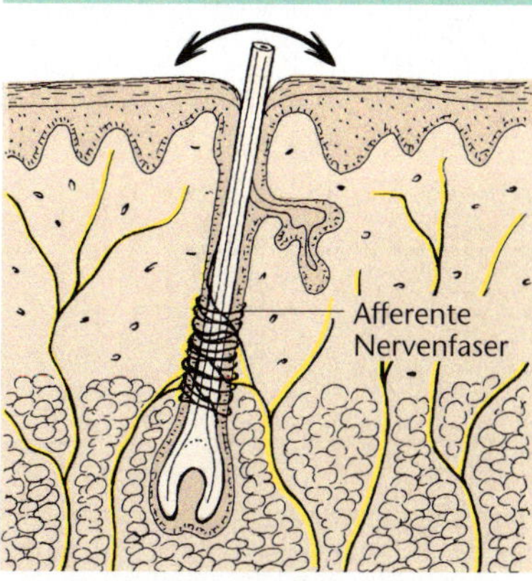

Abb. 12.4: Vier unterschiedliche Mechanorezeptoren.

12

Bei Menschen, die an einer der seltenen Formen angeborener Schmerzunempfindlichkeit leiden, fehlen diese Vermeidungsreflexe. Von Kindheit an ziehen sie sich viele Verbrennungen und Verletzungen zu. Auch Krankheiten werden (zu) spät erkannt, weil die Betroffenen die warnenden Schmerzen nicht spüren.

Schmerz als Warnsignal

Schmerzen wirken als wichtige Alarmgeber. Insbesondere wenn der Patient sie bezüglich Lokalisation und Charakteristik beschreiben kann, sind sie richtungsweisend in der Diagnostik von Krankheitsursachen (☞ 12.3.2).

12.3.1 Wie der Schmerz entsteht

Schmerzempfindungen werden ähnlich den Temperaturreizen vorwiegend über freie Nervenendigungen vermittelt, wobei diese Rezeptorart auch *Juckreize* (Histamin-vermittelt) wahrnimmt. Schmerzrezeptoren reagieren auf chemische Stoffe, die bei Gewebsschädigungen oder Entzündungen (☞ 6.8) freigesetzt werden, etwa Prostaglandine, Serotonin, Bradykinin und Histamin. Demnach können *alle* Einwirkungen, die zu einer Gewebsschädigung führen, Schmerzen auslösen. Die im geschädigten Gewebe vorkommende Mischung dieser Substanzen („Schmerzsuppe") ist erheblich wirksamer als jede einzelne Substanz.

Auf- und absteigende Schmerzsysteme

Werden Schmerzrezeptoren gereizt, gelangt das Schmerzsignal über gemischte periphere Nerven (bzw. aus den Organen über Fasern des vegetativen Nervensystems) zunächst zum Rückenmark, wo innerhalb von Sekunden die Aminosäure *Glutamat* und etwas verzögert das Neuropeptid *Substanz P* ausgeschüttet werden (☞ 10.5.2). Diese Substanzen fördern die Schmerzempfindung. Die Erregung wird dann über die Vorderseitenstrangbahn (☞ Abb. 11.23) des Rückenmarks zum Thalamus und weiter zu den sensorischen Rindenfeldern der Großhirnrinde geleitet **(aufsteigendes Aktivierungssystem)**. Hier kann die Schmerzempfindung durch andere, zum Teil vom Gehirn ausgeschüttete Neuropeptide beeinflusst *(moduliert)* werden (☞ Abb. 12.5).

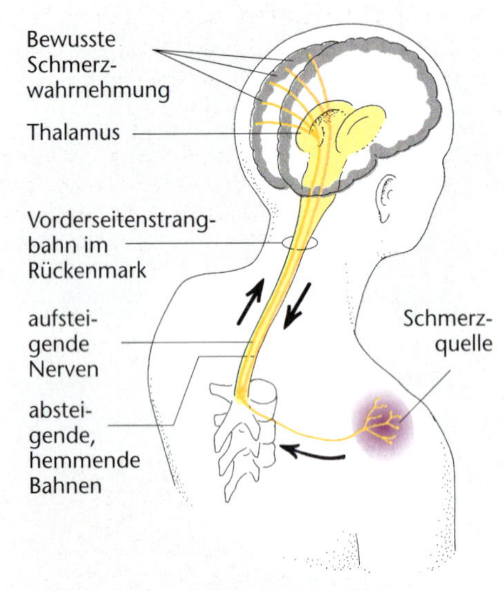

Abb. 12.5: Vom Schmerzreiz bis zur Schmerzwahrnehmung.
Die Schmerzsignale werden über die Vorderseitenstrangbahn durch Rückenmark und Thalamus zur Großhirnrinde geleitet. Absteigende, hemmende Bahnen (Transmitter Serotonin) und endorphinproduzierende Zellen im Rückenmark modulieren die Weiterleitung der Schmerzimpulse.

Außerdem gibt es ein absteigendes schmerzhemmendes System, das die Schmerzen auf Rückenmarksebene unterdrücken kann. Bei diesem **absteigenden Hemmsystem** werden vom Gehirn aus über absteigende Bahnen, die *Serotonin* als Transmitter benutzen, bestimmte Neurone im Bereich des Rückenmarks aktiviert, welche daraufhin **Endorphine** und **Enkephaline** ausschütten (☞ 10.5.1). Diese Substanzen hemmen die schmerzleitenden Synapsen, indem sie die schmerzfördernde Wirkung von Substanz P und Glutamat unterdrücken und so das „Tor" für die Schmerzempfindung enger stellen.

Angst und Unsicherheit verstärken den Schmerz, Ablenkung hingegen vermindert ihn. In lebensbedrohlichen Situationen können Schmerzen selbst bei ausgedehnten Verletzungen sogar völlig fehlen. Damit wird sichergestellt, daß die komplexen Orientierungs- und Handlungsabläufe, die z.B. für Fluchtreaktionen notwendig sind, nicht unterbrochen werden.

Schmerzempfindung nicht immer gleich

Schmerzreize werden durch das körpereigene (endogene) Morphinsystem bereits direkt an der Eintrittspforte ins Rückenmark durch ein absteigendes Hemmsystem moduliert, welches nach Interpretation des Schmerzes im Großhirn das Eingangstor mit Hilfe der „Torwächter" Endorphine und Enkophaline enger oder weiter stellt und damit die Schmerzempfindung entsprechend anpasst.

Im Großhirn wird der Schmerz wahrgenommen, wobei die begleitende Gefühlsqualität (Angst, Ekel, unter Umständen auch Freude) von anderen Kerngebieten (etwa aus dem limbischen System) beigesteuert wird.

Akupunktur

Obwohl die **Akupunktur** in den wissenschaftlichen Denkmodellen des Westens noch nicht anerkannt ist, wird sie auch von immer mehr „schulmedizinisch" ausgebildeten Ärzten angewendet.

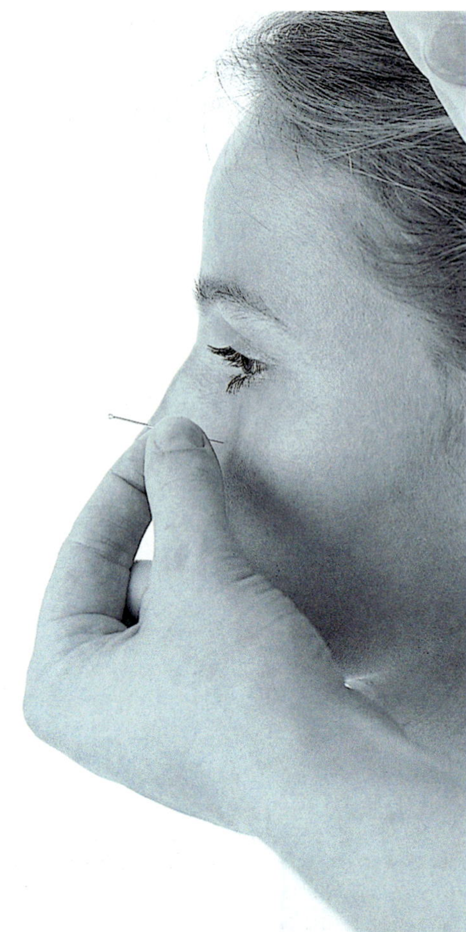

Abb. 12.6: Zur Schmerzbekämpfung wird zunehmend die Akupunktur eingesetzt. [K225]

Das traditionelle chinesische Heilverfahren geht von einem Gleichgewicht zwischen gegensätzlichen Kräften (*Yin* und *Yang*) aus. Beide Gegensätze bilden eine Ganzheit, aus der die Lebensenergie *Qi* hervorgeht. Die Lebensenergie fließt beim Gesunden über ein Netzwerk von Linien und Bahnen *(Meridiane)* durch den Körper und in die Organe. Zwölf Hauptmeridiane sind bekannt. Krankheiten entstehen gemäß der chinesischen Medizin dann, wenn das Yin-Yang-Gleichgewicht und dadurch der Energiefluss gestört ist.

Auf den Meridianen liegen mehrere hundert klassische Akupunkturpunkte, deren Beeinflussung das ungehinderte Fließen der Energie wieder ermöglichen soll. Ein Hauptanwendungsgebiet der verschiedenen Akupunkturtechniken wie beispielsweise klassische Akupunktur, Elektroakupunktur oder Akupressur ist die Schmerztherapie. Besonders wirksam scheint die Elektroakupunktur zu sein, da unter dieser Therapie das Endorphinsystem stark aktiviert wird. Hieraus kann man den Schluss ziehen, dass die anderen Formen der Akupunktur ebenfalls über dieses System vermittelt sein könnten (☞ Abb. 12.6).

12.3.2 Charakteristika des Schmerzes

Schmerzen werden abhängig von ihrem Entstehungsort in einen *somatischen* und einen *viszeralen* Schmerztyp unterteilt.

Somatischer Schmerz

Rührt die Schmerzempfindung von der Haut, dem Bewegungsapparat oder dem Bindegewebe her, spricht man vom **somatischen Schmerz.** Er kann zwei Formen annehmen:

Ist der Reiz in der Haut lokalisiert, so spricht man vom **Oberflächenschmerz**, während der von Muskeln, Gelenken, Knochen und Bindegewebe kommende Schmerz als **Tiefenschmerz** charakterisiert wird.

Der Oberflächenschmerz, der z.B. nach einem Nadelstich entsteht, hat zwei nacheinander bewusst werdende Anteile. Der **1. Oberflächenschmerz** hat einen hellen Charakter, kann räumlich und zeitlich gut definiert werden und klingt nach Aufhören des Reizes schnell ab. Dieser Schmerzreiz soll vor allem rasch reflektorische Fluchtreaktionen einleiten, etwa das Wegziehen der Hand beim Berühren eines heißen Gegenstandes. Diesem 1. Oberflächenschmerz folgt nach kurzer Pause ein **2. Oberflächenschmerz** von eher dumpfem oder brennendem Charakter, der schwerer zu lokalisieren ist und langsamer abklingt. Der Tiefenschmerz unterscheidet sich vom 1. Oberflächenschmerz außerdem durch seine Ausstrahlung in häufig weit entfernte Körperregionen (**übertragener Schmerz**), z.B. beim Herzinfarkt in die linke Schulter, den linken Arm sowie den Halsbereich (☞ Abb. 11.27).

Neurophysiologisch entsprechen dem 1. Oberflächenschmerz einerseits sowie dem 2. Oberflächenschmerz und Tiefenschmerz andererseits unterschiedliche Arten der *Schmerzleitung:* der 1. Oberflächenschmerz „benutzt" schnelle markhaltige Nervenfasern für die Weiterleitung, während die anderen Schmerzqualitäten über langsamere markarme bis marklose Nervenfasern laufen (☞ 10.4.1).

Viszeraler Schmerz

Das Gegenstück zum somatischen Schmerz ist der **viszerale Schmerz** *(Eingeweideschmerz).* Er ähnelt in seinem dumpfen Charakter und in den begleitenden vegetativen Reaktionen dem Tiefenschmerz. Die Ursachen viszeraler Schmerzen sind Entzündungen, starke Kontraktionen der glatten Muskulatur sowie Durchblutungsstörungen (Ischämie). Zum viszeralen Schmerz gehören auch **Koliken**, die starken, wiederkehrenden Schmerzen bei Verlegung von Hohlorganen, etwa des Harnleiters oder des Gallenblasenganges durch Steine (☞ 20.4.2, 18.6.6) oder eines Darmabschnitts. Auch in der Wand von Blutgefäßen kommen Schmerzrezeptoren vor, und es spricht einiges dafür, dass z.B. die Migränekopfschmerzen durch eine Erweiterung von Blutgefäßen im ZNS hervorgerufen werden. Hierbei ist das vaskuläre Serotoninsystem im ZNS beteiligt (☞ 10.4.6).

Neurogener Schmerz

Dem somatischen und dem viszeralen Schmerz lässt sich schließlich noch der **neurogene Schmerz** gegenüberstellen. Er entsteht durch Reizung von Nervenfasern und -bahnen, wenn diese geschädigt oder unterbrochen werden, und hat einen „hellen", einschießenden Charakter. Beispiele sind die *Trigeminusneuralgie* (☞ 11.8.4) und der *Phantomschmerz* nach Amputationen: Der Betroffene klagt etwa über Schmerzen im linken Fuß, obwohl das linke Bein auf Kniehöhe amputiert werden musste. Der Schmerzreiz wird hier über die bei der Amputation belassenen Nervenstümpfe erzeugt und in das Zentralnervensystem „übertragen".

Akuter und Dauerschmerz

Neben dem Entstehungsort ist es auch sinnvoll, bezüglich der Dauer des Schmerzes zu unterscheiden:

- Der **akute Schmerz** hat eine begrenzte Dauer und klingt rasch ab. Dieser Schmerz kann selbst bei größerer Schmerzstärke ertragen werden (z.B. beim Zahnarzt oder während einer Geburt)
- Der **chronische Schmerz** tritt entweder als Dauerschmerz (z.B. Rückenschmerz oder Tumorschmerz) oder als häufig wiederkehrender Schmerz (z.B. Migränekopfschmerzen oder Angina-pectoris-Schmerzen) auf. Er ist nur schwer zu ertragen.

Psychogener Schmerz

Nicht jeder Schmerz hat seine Ursache in gereizten Schmerzrezeptoren. Es kann auch eine *psychische Störung* vorliegen, bei der die Patienten ihre psychischen Konflikte nicht anders verarbeiten können, als immer wieder über Schmerzen zu klagen. Die psychische Störung findet also in einer somatischen Erscheinung, dem Schmerz, ihren Ausdruck.

Woher der Schmerz „wirklich kommt", ist oftmals sehr schwer herauszufinden. Beispielsweise kann es sein, dass der Patient durch klassische Konditionierung (☞ 25.1.1) in belastenden Situationen Schmerzen empfindet. Solche vielschichtigen Ursachen und Wechselwirkungen sind bei jedem Patienten zu berücksichtigen – aber nicht jeder, der über nicht objektivierbare Schmerzen klagt, ist ein Simulant!

Die Einstellung zum Schmerz

Jede Schmerzempfindung wird stark von der *subjektiven Einstellung* beeinflusst. Angst etwa kann das Schmerzerlebnis wesentlich steigern, Ablenkung und vermehrte menschliche Zuwendung können es lindern.

Andererseits zeigen Schmerzrezeptoren in der Regel keine *Adaptation,* das heißt, ihre Empfindsamkeit für einwirkende Reize ist gleich bleibend stark. Dies ist für chronisch Kranke besonders quälend, da für sie die Funktion des Schmerzes als „Alarmgeber" keinen Sinn mehr hat. Die **Schmerztherapie**, eine junge medizinische Disziplin, versucht hier zu helfen.

12.3.3 „Geben Sie mir etwas gegen die Schmerzen!"

– so verlangen tagtäglich viele Patienten nach einem **Analgetikum**, einem schmerzdämpfenden Medikament. Obwohl Analgetika in Deutschland die am häufigsten verabreichten Medikamente sind, ist auch die Einnahme frei verkäuflicher Präparate keineswegs risikolos: Mögliche Nebenwirkungen wie z.B. Magenblutungen oder Nierenschäden (insbesondere bei Langzeiteinnahme) müssen ebenso bedacht werden wie eine etwaige Abhängigkeitsentwicklung, die durch Mischpräparate mit Koffein und/oder Beruhigungsmitteln noch verstärkt werden kann (☞ Abb. 12.7).

Analgetika werden häufig unterteilt in peripher wirkende Analgetika, die am Ort der Schmerzentstehung angreifen (z.B. Azetylsalizylsäure), und zentral wirkende Analgetika, die die Leitung und Verarbeitung von Schmerzsignalen im ZNS unterdrücken (z.B. Opioide).

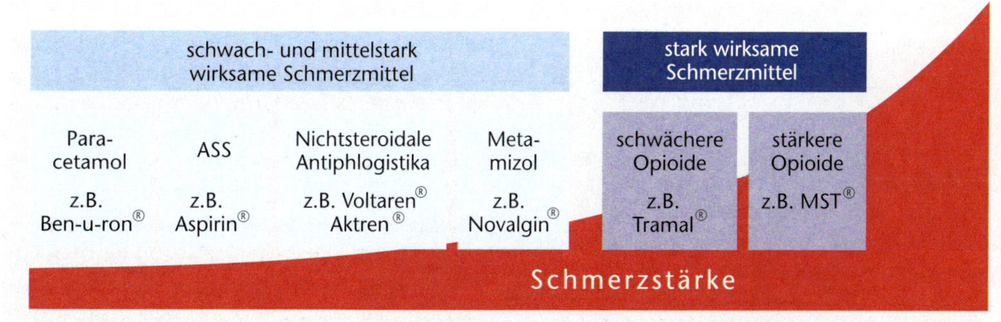

Abb. 12.7: Übersicht über die wichtigsten Analgetika. Unter den mittelstark wirksamen Schmerzmitteln nimmt das Metamizol eine Sonderstellung ein. Es wirkt sehr zuverlässig gegen viszerale Schmerzen.

12

Azetylsalizylsäure

Azetylsalizylsäure (z.B. Aspirin®) wirkt schmerzlindernd *(analgetisch)*, fiebersenkend *(antipyretisch)* und entzündungshemmend *(antiphlogistisch)*. Außerdem hemmt sie die Thrombozytenaggregation. Da Azetylsalizylsäure (genauso wie die im nächsten Abschnitt beschriebenen NSA) die Magenschleimhaut angreift, sind unerwünschte Wirkungen wie Blutungen in Magen und Darm häufig. ASS ist z.B. geeignet bei Kopf- und Zahnschmerzen und leichtem Fieber.

Nichtsteroidale Antiphlogistika (NSA)

Die **Nichtsteroidalen Antiphlogistika** sind eine heterogene Substanzgruppe, die alle analgetisch und entzündungshemmend sowie fiebersenkend wirken. „Nichtsteroidal" heißen sie, weil sie *kein* Kortison (= Steroid) enthalten, das ebenfalls entzündungshemmend wirkt, aber auf Dauer mit erheblichen Nebenwirkungen verbunden ist. Nichtsteroidale Antiphlogistika werden z.B. eingesetzt bei rheumatischen und degenerativ-entzündlichen Erkrankungen des Bewegungsapparates, Abszessen, Koliken oder beginnendem Tumorschmerz.

12

Beispiele sind Ibuprofen (z.B. Imbun®, Anco®, Aktren®), Diclofenac (z.B. Voltaren®) sowie als neuere, besser magenverträgliche Substanzen Rofecoxib (Vioxx®) und Celecoxib (Celebrex®). Ihr therapeutischer Stellenwert kann wegen fehlender Langzeiterfahrungen derzeit noch nicht endgültig beurteilt werden.

Paracetamol

Paracetamol (z.B. ben-u-ron®) ist bei Zahn- und Kopfschmerzen gut wirksam. Es ist „magenfreundlich" und wird daher von vielen Erwachsenen bevorzugt. Bei Kindern ist es Mittel der *ersten Wahl* gegen Fieber und Schmerzen.

Opioide

Die vom klassischen Rauschgift *Opium* abgeleiteten Schmerzmittel heißen **Opioide.** Sie vermitteln ihre Wirkung nach heutigem Kenntnisstand über körpereigene Rezeptoren, die normalerweise von Endorphinen (☞ 10.5.1) besetzt werden und ahmen so deren Wirkung nach. Die Opioide mindern *zentral* die Schmerzempfindung, führen oft zu einer Euphorie und dämpfen die Aufmerksamkeit (Gefahr z.B. beim Autofahren). Aufgrund der Gefahr der Abhängigkeitsentwicklung (☞ 11.16) und ihrer zahlreichen Nebenwirkungen wie Dämpfung des Atemzentrums, Verstopfung und Harnverhaltung ist eine Anwendung nur bei schweren und schwersten Schmerzzuständen indiziert (z.B. OP- und Tumorschmerzen).

Zu den **schwächeren Opioiden** zählt z.B. Tramadol (Tramal®), zu den **starken Opioiden** z.B. Morphin (MST Mundipharma®).

Um einem Missbrauch vorzubeugen, unterstehen fast alle Opioide der **Betäubungsmittel-Verschreibungsverordnung** *(BtMVV)*. Diese Arzneimittel dürfen nur unter strenger Kontrolle – und einzeln dokumentiert – abgegeben werden.

Tumorschmerzen

Das Abhängigkeitspotential und die besondere Verschreibungsform der Opioidanalgetika dürfen kein Grund sein, diese Medikamente Tumorkranken mit (chronischen) Schmerzen vorzuenthalten. Gerade diese Patienten können die ihnen verbleibende Lebenszeit oft nur unter angemessener Schmerztherapie sinnvoll und selbstbestimmt gestalten.

Psychopharmaka

Der analgetische Effekt der bisher genannten Substanzen lässt sich zum Teil erheblich durch Kombination mit Antidepressiva, Neuroleptika und/oder Tranquilizern steigern. Insbesondere Antidepressiva haben auch selbst eine analgetische Wirkkomponente (☞ 10.4.6 und 25.9.2).

12.4 Die Tiefensensibilität

Im Wachzustand sind wir ständig über unsere Körperhaltung informiert. Wir können passive Bewegungen unserer Gelenke wahrnehmen und haben ein Gefühl für den Widerstand, gegen den unsere Muskeln Bewegungen durchführen. Diese Fähigkeiten werden als **Tiefensensibilität** bezeichnet. Über Mechanorezeptoren in Muskeln, Sehnen und Gelenken erhält das ZNS Informationen über die Lage und Stellung des Körpers im Raum **(Stellungssinn)**, über das Zusammenspiel der Muskeln bei allen Bewegungsabläufen **(Bewegungssinn)** und über die erforderliche Muskelarbeit zum Überwinden von Widerständen, z.B. beim Heben von Gewichten **(Kraftsinn)**.

Man unterscheidet folgende Rezeptortypen:

- **Muskelspindeln** bestehen aus einigen spezialisierten quergestreiften Muskelfasern, die von einer flüssigkeitsgefüllten bindegewebigen Kapsel umgeben sind. Sie liegen zwischen den Muskelfasern und werden durch die *Dehnung* des betreffenden Muskels gereizt. Die aus ihnen austretenden Nervenfasern informieren das ZNS somit über die jeweilige *Länge* des Muskels
- **Golgi-Sehnenorgane** liegen im Übergangsbereich zwischen Muskeln und Sehnen. Im Gegensatz zu den Muskelspindeln messen sie die *Spannung* eines Muskels (ein Muskel kann seine Spannung ändern und die Länge beibehalten = isometrische Kontraktion).
- Die Golgi-Sehnenorgane ermöglichen durch die Regulation der Muskelspannung feine Bewegungen und verhindern eine zu starke Muskelspannung
- In **Gelenken** bzw. **Gelenkkapseln** liegen weitere unterschiedliche Rezeptorarten, darunter die *Vater-Pacini-Lamellenkörperchen* (☞ 12.2). Sie alle registrieren mechanische Verformungen, wie sie bei Bewegungen der Gelenke auftreten, und informieren dadurch über die jeweilige Gelenkstellung.

Die Erregungen aus diesen Rezeptoren bewirken teilweise *bewusste Empfindungen,* die gegebenenfalls mit *bewussten* Bewegungen (Leitung über die Pyramidenbahn) beantwortet werden. Viele andere Erregungen, z.B. für die Erhaltung des Muskeltonus und die Koordination komplexer Bewegungsabläufe, bleiben unbewusst, und auch die Reizantworten erfolgen *unbewusst* – reflektorisch. Dafür werden die Informationen aus den Rezeptoren der Tiefensensibilität im Rückenmark verschaltet oder an das Kleinhirn sowie das extrapyramidal-motorische System (☞ 11.4.3) übermittelt.

12.5 Geruchs- und Geschmackssinn

12.5.1 Der Geruchssinn als Kontrollstation

Der **Geruchssinn** wirkt als „Kontrollstation" für die *Luft* am Anfang der Atemwege. Ein unangenehmer Geruch kann z.B. vor dem Verzehr eines verdorbenen Nahrungsmittels warnen. Umgekehrt können uns Blütendüfte heiter und zuversichtlich stimmen.

Olfaktorische Botschaften: Betörender Duft – jemanden nicht riechen können

Unser „emotionales Gehirn", das limbische System (☞ 11.5), ist besonders eng mit dem Riechhirn und den Gehirngebieten, die für das Gedächtnis eine Rolle spielen, verknüpft. So ist es zu erklären, dass Begebenheiten viel leichter als Erinnerung gespeichert werden, wenn sie im Zusammenhang mit – positiven wie negativen – Gefühlen erfahren wurden und mit intensiven Geruchsempfindungen gekoppelt waren: Der Duft von Kerzen und Tannenzweigen kann immer wieder „Weihnachtsgefühle" hervorrufen. Auch die Liebe hat ihre eigene Duftsprache: Der Mensch sondert chemische Lockstoffe aus, ein selbst gemachtes „erotisches Parfum", die *Pheromone.*

Die *Aromatherapie,* eine für die Pflege besonders geeignete naturheilkundliche Methode, setzt die Kraft der Düfte bewusst ein: Rosmarindüfte beispielsweise wirken belebend, Melissendüfte entspannend und beruhigend.

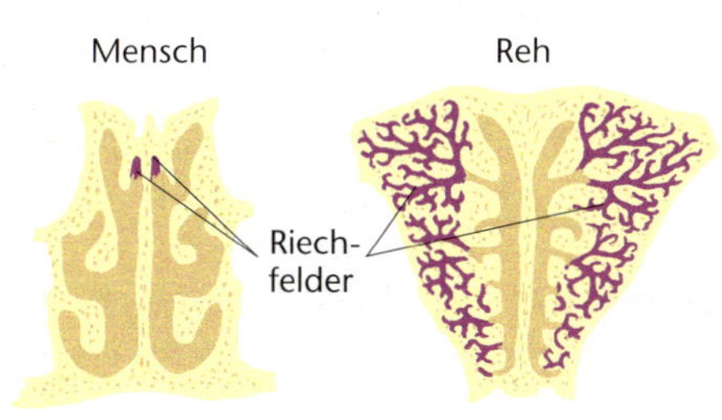

Abb. 12.8: Lage der Riechfelder (Schnitt durch die Nasengänge). Die Sinnesepitheloberfläche beim Menschen nimmt im Vergleich zu vielen Säugetieren (z.B. dem Reh, rechtes Bild) nur noch einen Bruchteil der Nasenschleimhaut ein.

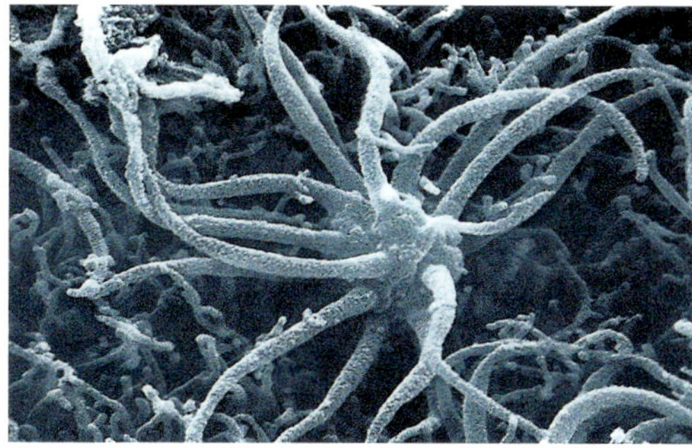

Abb. 12.9: Riechzelle mit Riechhärchen (rasterelektronenmikroskopisches Bild). Die Riechhärchen der Riechzelle liegen auf einem Teppich von Mikrovilli, der aus den Stützzellen entspringt. [C160]

12.5.2 Aufbau der Riechfelder

Die Rezeptoren für den Geruchssinn sind *Chemorezeptoren*. Sie liegen in den **Riechfeldern** in beiden Nasengängen am Unterrand der Siebbeinplatte im oberen Bereich des Nasenseptums und an der oberen Nasenmuschel (☞ auch Abb. 17.2, 12.8 und 12.9).

Die Riechfelder bestehen mikroskopisch aus drei verschiedenen Zellarten: **Stützzellen, Basalzellen** und **Riechzellen:**

- *Stützzellen,* säulenförmige Epithelzellen (☞ Abb. 12.10), machen den Hauptanteil aus
- *Basalzellen* erreichen nicht die Oberfläche, sie sind die Stammzellen für die nur etwa einen Monat lebenden Riechzellen
- *Riechzellen* sind längliche Nervenzellen und bilden das *erste Neuron* der Riechbahn. Sie sind polar aufgebaut: zur Luftseite hin haben sie kolbenförmige Auftreibungen mit zahlreichen Zilien **(Riechhärchen)**, die mit den Geruchsstoffen in der vorbeiströmenden Einatemluft reagieren. Am anderen Ende ziehen ihre Axone als erster Hirnnerv (*Nervus olfactorius* ☞ 11.8.1) durch die Siebbeinplatte (☞ Abb. 12.10) zum **Riechkolben** *(Bulbus olfactorius)*. Die Riechschleimhaut ist von zahlreichen kleinen Drüsen durchsetzt, den *Bowman-Drüsen.* Sie sondern ein dünnflüssiges (seröses) Sekret ab, das wahrscheinlich als Lösungsmittel für die zu riechenden Stoffe dient.

12.5.3 Über die Theorie des Riechens

Es gibt mehrere Theorien über die physiologischen Grundlagen des Riechens. Dennoch ist weitgehend unklar, warum der Mensch so viele verschiedene Gerüche (bis zu 10000) unterscheiden kann. Eine Klassifikation in einzelne wenige Geruchsqualitäten – vergleichbar den Geschmacksqualitäten – ist deshalb nur schwer möglich.

Damit ein Stoff gerochen werden kann, muss er in gasförmigem Zustand mit der Einatemluft zu den Riechfeldern gelangen und mit den Rezeptoren der Riechfelder reagieren, so dass dort ein Generatorpotential entstehen kann. Am besten werden solche Substanzen gerochen, die sowohl *wasserlösliche Anteile* enthalten und damit gut in dem Schleim, der das Riechfeld bedeckt, gelöst werden, als auch *fettlösliche Anteile,* die auf der Oberfläche der Riechzellen leichter an „ihre" Rezeptorproteine (☞ 13.1.4) binden. Der großen Anzahl von unterschiedlichen Duftmolekülen entspricht eine hundertköpfige Familie mit verschiedenen Geruchserkennungsrezeptoren, die miteinander in vielfältiger Weise kommunizieren können.

12.5.4 Die Riechbahn

Die Riechkolben liegen beiderseits in der vorderen Schädelgrube unter den Stirnlappen des Großhirns. Sie sind Schaltstationen, in denen die Nervensignale der Riechzellen, deren Axone den *Nervus olfactorius* bilden, auf die zweiten Neurone der **Riechbahn** umgeschaltet werden. Die Axone dieser zweiten Neurone ziehen über den **Tractus olfactorius** beidseits zu verschiedenen, entwicklungsgeschichtlich älteren Anteilen der Großhirnrinde. Diese Rindenanteile bilden zusammen mit Riechkolben und Tractus olfactorius das **Riechhirn**, das eng mit dem limbischen System verknüpft ist.

12.5.5 Der Geschmackssinn

Die *Chemorezeptoren* des **Geschmackssinns** werden durch *gelöste Substanzen* in der Mundhöhle erregt. Entsprechend dem Geruchssinn als Kontrollsystem für *eingeatmete* Substanzen ist der Geschmack eine Kontrolle für die Nahrungsbestandteile.

Wie der Geruchssinn vermittelt auch der Geschmackssinn verschiedene Reflexe. Wie angenehme Gerüche regen wohlschmeckende Speisen bekanntermaßen den Appetit und die Speichel- und Magensaftsekretion an, ekelhaft Riechendes und/oder Schmeckendes löst starke Abneigung und Brechreiz aus.

Allerdings ist der Geschmackssinn nur in der Theorie eine unabhängige Sinnesmodalität, denn tatsächlich ist an allen Geschmacksempfindungen der Geruchssinn stark beteiligt. Schaltet man den Geruchssinn etwa durch Zuklemmen der Nasenlöcher aus, „schmecken" Kartoffelbrei und Apfelmus gleich, das heißt fast nach gar nichts. Schließlich tragen auch der Tastsinn bzw. Druckrezeptoren im Mund dazu bei, dass Speisen „schmecken".

12.5.6 Die Geschmacksrezeptoren

Die Rezeptoren für den Geschmackssinn liegen in den **Geschmacksknospen** im Bereich der Zunge, der Mundschleimhaut, des Rachens und des Kehldeckels. Besonders konzentriert liegen sie in den verschiedenen **Zungenpapillen**, das sind kleine Schleimhauter-

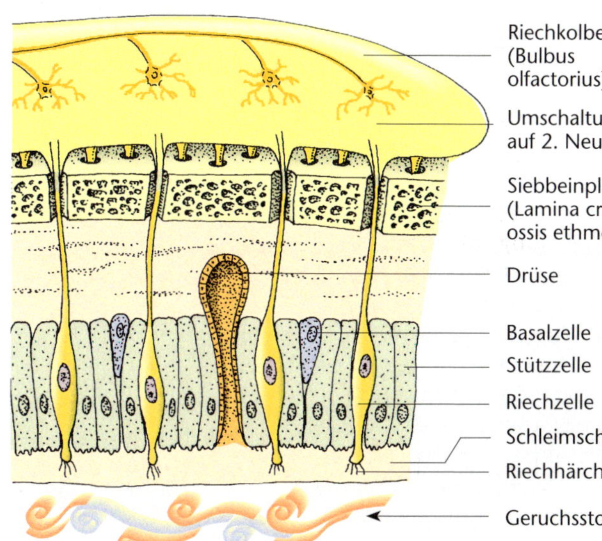

Abb. 12.10: Die Riechfelder der Riechschleimhaut liegen dem Unterrand der Siebbeinplatte an (anatomische Übersicht ☞ Abb. 8.7). Diese Abb. zeigt den Feinbau der Riechfelder. Zwischen Stütz-, Basal- und Riechzellen liegen Drüsen. Sie bilden eine Schleimschicht, in die die Riechhärchen eingebettet sind. Die Geruchsstoffe lösen sich in dieser Schleimschicht und werden den Riechhärchen zugeführt.

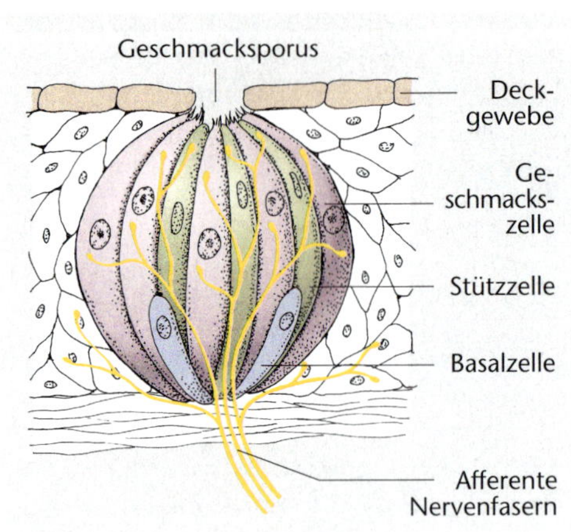

Abb. 12.11: Aufbau einer Geschmacksknospe.

hebungen, die dem Geschmacks- und Tastempfinden dienen. Ähnlich wie die Riechfelder sind auch die Geschmacksknospen aus *Stützzellen* und Sinneszellen – den **Geschmackszellen** – aufgebaut, wobei es sich hier allerdings um *sekundäre Sinneszellen* handelt (☞ Abb. 12.1). Die Stützzellen sind spezialisierte Epithelzellen der Mundschleimhaut, die ebenso wie die nur etwa 14 Tage lebenden Geschmackszellen von den *Basalzellen* gebildet werden. Sie formen um die Sinneszellen herum eine Kapsel. Jede der länglichen Sinneszellen hat an einem Ende einen kleinen Fortsatz, das **Geschmacksstiftchen.** Es ragt an einer Öffnung, dem **Geschmacksporus,** aus der Geschmacksknospe hervor in die Mundhöhle und ist der reizaufnehmende Teil der Sinneszelle (☞ Abb. 12.11).

12

12.5.7 Die Reizung der Geschmacksrezeptoren

Damit eine Geschmacksempfindung entstehen kann, müssen Substanzen im Speichel gelöst sein und so zu den Poren der Geschmacksknospen gelangen. Dort reagieren sie im Bereich der Geschmacksstiftchen mit den Sinneszellen: die unterschiedlichen chemischen Eigenschaften der Geschmacksstoffe führen über die Beeinflussung von Ionenkanälen (bzw. bei salzigen Stoffen auch durch Diffusion) in den Sinneszellen zur Auslösung von Generatorpotentialen.

Im Differenzierungsvermögen ist der Geschmackssinn dem Geruchssinn unterlegen. Alle Geschmacksempfindungen können auf wenige Grundqualitäten zurückgeführt werden, von den *süß, salzig, sauer* und *bitter* am längsten bekannt sind. Vor einigen Jahren wurde als fünfte Geschmacksqualität *umami* (japanisch: lecker schmeckend) entdeckt. Die Umami-Rezeptoren werden z.B. durch die Aminosäure Glutamat erregt. Für jede Geschmacksqualität ist wahrscheinlich ein bestimmter Rezeptortyp zuständig, der für die betreffende Qualität maximal empfindlich ist.

Bisher war man der Auffassung, dass die verschiedenen Rezeptortypen ganz unterschiedlich auf der Zunge verteilt sind (die für süß vornehmlich vorne an der Zungenspitze, für salzig vor allem vorne und vorne seitlich etc.) und zeichnete entsprechende Zungenkarten. Neueren Erkenntnissen zufolge sind die Unterschiede jedoch insgesamt gering. Ausnahme ist bitter, das vornehmlich am Zungengrund geschmeckt wird.

12.5.8 Der Leitungsweg des Geschmackssinnes

Von den (sekundären) Geschmacksrezeptoren der Zunge ziehen die Nervenfasern hauptsächlich mit dem VII. und IX. Hirnnerven zum verlängerten Mark, wo sie im **Geschmackskern** *(Nucleus tractus solitarii)* enden. Von dort werden die Geschmacksreize zum Thalamus und weiter zur hinteren Zentralwindung, dem primären sensorischen Rindenfeld im Großhirn (☞ 11.4.5), geleitet.

12.6 Auge und Sehsinn

Herausragende Bedeutung

Von allen Sinnesmodalitäten nimmt das Sehen für den Menschen eine Vorrangstellung ein. Ein Drittel der Großhirnrinde gehört zum visuellen System, und fast 40% aller Leitungswege zum ZNS gehören zur Sehleitung.

Beim Sehen werden nicht nur *Helligkeitsunterschiede* und *Farben* erfasst, sondern es entsteht über die Wahrnehmung unterschiedlicher Entfernungen und die Lagebeziehungen von Objekten durch *beide* Augen auch ein *räumliches Bild* der Außenwelt. Gleichzeitig ist das Auge auch *zeitlich* hochauflösend: In heller Umgebung kann es bis zu 15, im Dunkeln jedoch nur bis zu 5 Bilder pro Sekunde unterscheiden. In dunklen Kinosälen verschmelzen so die Einzelbilder eines Films zu einer kontinuierlichen Bildsequenz.

12.6.1 Übersicht

Die **knöcherne Augenhöhle** enthält den Augapfel und das ihn umgebende Fettgewebe. Sechs äußere Augenmuskeln bewegen den Augapfel in der Augenhöhle. Die Sklera, das „Weiße" des Auges, ist eine straffe Bindegewebshülle, die dem Augapfel Festigkeit und Form gibt. Sie bedeckt die hinteren Dreiviertel des Augapfels und ist im vorderen Teil als Hornhaut durchsichtig (☞ Abb. 12.12).

Durch die Hornhaut tritt das Licht ins Innere des Auges ein. Es trifft nach Durchtritt durch die Linse auf der Netzhaut auf. Über den Sehnerven, der aus dem Augapfel an dessen rückwärtigem Ende austritt, werden die Sinnesreize der Netzhaut über den Thalamus an die Sehrinde im Hinterhauptslappen des Großhirns (☞ 11.4.7) geleitet.

12.6.2 Der Augapfel

Der **Augapfel** *(Bulbus oculi)* ist aus drei Schichten aufgebaut: der *äußeren, mittleren* und *inneren Augenhaut* (☞ Abb. 12.12 und 12.13).

Die äußere Augenhaut

Zur **äußeren Augenhaut** gehören die **Lederhaut** *(Sklera)* und die **Hornhaut** *(Kornea* ☞ Abb. 12.13). Die Lederhaut umgibt den gesamten Augapfel bis auf den vorderen Bereich als formende und schützende Hülle. Im Bereich des Sehnerven geht sie in eine *Durascheht* (harte Hirnhaut ☞ 11.15.1) über, die den Sehnerven umgibt. Im Bereich der Iris geht die Lederhaut in die gefäßlose, transparente Hornhaut über. Der vordere, sichtbare Lederhautabschnitt wird bis etwas über den Hornhautrand von einer Epithelschicht bedeckt und geschützt, der **Bindehaut** *(Konjunktiva).* Die Bindehaut bedeckt auch die Innenseiten der Augenlider und verbindet sie mit dem Augapfel. Sie ist reichlich mit freien Nervenendigungen ausgestattet und daher z.B. bei eindringenden Fremdkörpern besonders schmerzempfindlich (☞ 12.3.1).

Die mittlere Augenhaut

Die **mittlere Augenhaut** besteht aus **Aderhaut** *(Chorioidea),* **Ziliarkörper** und **Iris** *(Regenbogenhaut* ☞ Abb. 12.14).

Die Aderhaut ist eine schwarzbraun pigmentierte Haut und liegt der Sklera innen an. Sie enthält zahlreiche Blutgefäße, die die Netzhaut versorgen. Durch die eingelagerten schwarzen Pigmente wirkt die Aderhaut wie die Wand einer Dunkelkammer und verhindert somit Lichtreflektionen innerhalb des Augapfels.

Im vorderen Augenbereich geht die Aderhaut in den Ziliarkörper über. Er besteht aus Bindegewebsfortsätzen, deren Fasern die Augenlinse im Zentrum des Strahlenganges aufhängen, und dem ringförmigen **Ziliarmuskel.** Durch dessen Anspannung werden die Aufhängefasern der Linse *(Zonulafasern)* entspannt. Die Linse kann dann ihrer eigenen Elastizität folgen und nimmt eine kugelähnliche, d.h. stärker gekrümmte Form an. Auf diese Weise stellt sich der optische Apparat des Auges vom Sehen in der Ferne auf die Nähe um (☞ 12.6.6).

Das Kammerwasser

Die Bindegewebsfortsätze des Ziliarkörpers sind sehr reich an Blutgefäßen. In ihnen wird das **Kammerwasser** gebildet. Diese klare Flüssigkeit entspricht in der Zusammensetzung weitgehend dem Liquor (☞ 11.15.5). Das Kammerwasser füllt den vor der Linse liegenden Teil des Augapfels, der durch die Iris in eine **vordere** und eine **hintere Augenkammer** (☞ Abb. 12.14) unterteilt wird. Das Kammerwasser ernährt Hornhaut und Linse, die selbst gefäßlos sind.

Der Winkel, den Iris und Hornhaut einschließen, heißt **Kammerwinkel.** In diesem Bereich zwischen Leder- und Hornhaut liegen kleine Spalträume, über die das Kammerwasser des Auges in einen ringförmigen Kanal, den **Schlemm-Kanal,** und dann in das venöse Blut abfließt. Normalerweise befinden sich Kammerwasserproduktion und -abfluss im Gleichgewicht, so dass der vom Kammerwasser gebildete **Augeninnendruck** stets gleich hoch ist (etwa 15 mmHg).

Messung des Augeninnendrucks

Der Augeninnendruck (normal sind 10–20 mmHg) kann mit Hilfe der *Tonometrie* bestimmt werden. Dafür wird die empfindliche Hornhaut durch Tropfanästhesie betäubt und das Messgerät dann direkt auf die Hornhaut aufgesetzt. Wie der Blutdruck unterliegt auch der Augeninnendruck tageszeitlichen Schwankungen, so dass ein *Augendruck-Tagesprofil* chronische Druckerhöhungen oft besser erfasst als eine einmalige Messung.

Das Glaukom

Beim **Glaukom** *(Grüner Star)* ist der Augeninnendruck gefährlich erhöht. Als häufigste Ursache liegt dem Glaukom eine Abflussbehinderung des Kammerwassers im Bereich des Kammerwinkels zugrunde, die oft im höheren Lebensalter auftritt. Der erhöhte Augeninnendruck schädigt die Netzhaut und den Sehnerv und führt zu irreversiblem Sehverlust. Unbehandelt führt ein Glaukom zur Erblindung.

Wenig Warnzeichen

Das Glaukom gehört zu den häufigsten Erblindungsursachen überhaupt. Da chronische Formen den Patienten oft lange Zeit keine Beschwerden bereiten oder diese fehlgedeutet werden, sind regelmäßige Kontrollen des Augeninnendrucks durch den Augenarzt bei allen über 40-Jährigen dringend anzuraten.

Neben dem chronischen Glaukom gibt es auch eine akute Verlaufsform. Ein solcher **akuter Glaukomanfall** verursacht neben einer Herabsetzung des Sehvermögens mit Nebelsehen und Regenbogenfarbensehen auch Allgemeinsymptome wie Kopfschmerzen, Übelkeit und Erbrechen. Die Therapie des Glaukoms besteht z.B. in der Gabe von parasympathisch wirksamen Augentropfen, die durch Pupillenverengung den Kammerwinkel erweitern und damit den Kammerwasserabfluss verbessern, oder auch in operativen Verfahren.

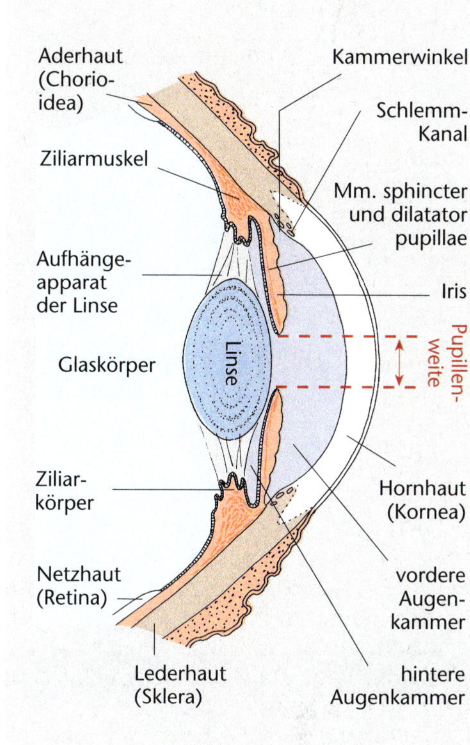

Abb. 12.14: Ziliarkörper, Linse und Aufhängeapparat.

Iris und Pupille

Die **Iris** *(Regenbogenhaut)* ist der sichtbare farbige Anteil des Augapfels. Die individuelle Augenfarbe entsteht durch Pigmenteinlagerungen: Blaue Augen sind wenig, braune stärker pigmentiert. Die Pigmentierung bildet sich erst im Verlauf des ersten Lebensjahres aus. Die Iris enthält ringförmige und strahlenförmig angeordnete glatte Muskelfasern und hat in der Mitte ein Loch, die **Pupille.** Die Iris wirkt wie die Blende eines Fotoapparates: sie passt die Pupillenweite unterschiedlichen Lichtverhältnissen an. Bei zunehmender Helligkeit, im Rahmen der Naheinstellung (☞ 12.6.6) sowie bei starker Müdigkeit bewirkt der Parasympathikus reflektorisch eine Kontraktion der in die Iris eingebetteten Fa-

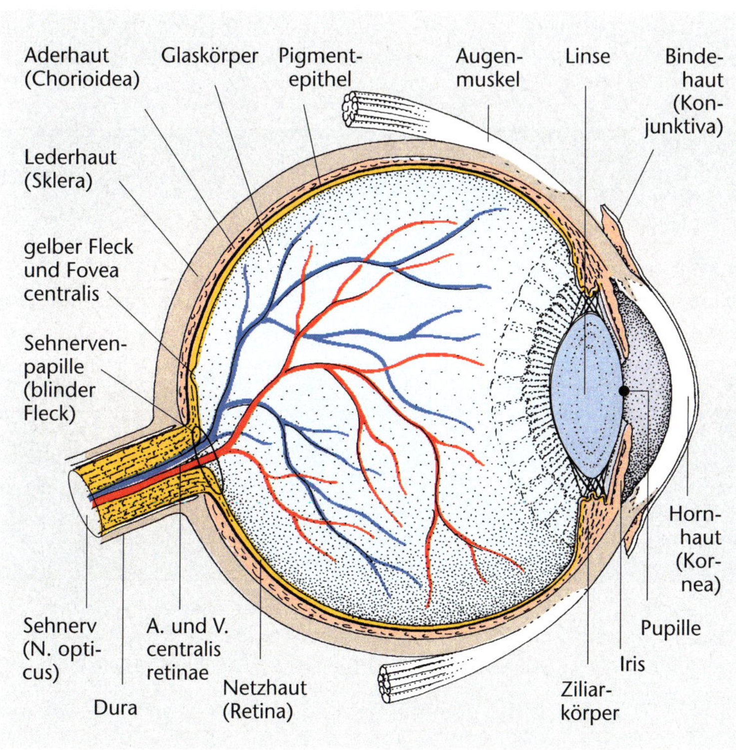

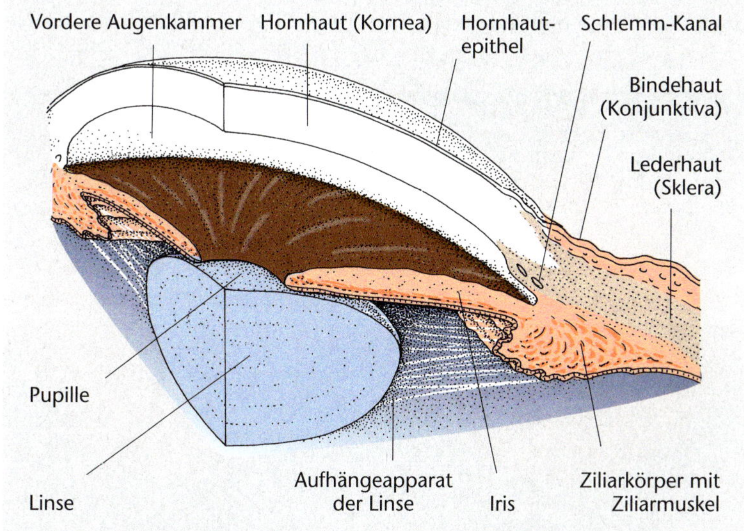

Abb. 12.13 (oben): Ausschnitt des Augapfels mit besonders gut sichtbarer Darstellung der Linsenaufhängung und der Iris.

Abb. 12.12 (links): Struktur des Augapfels mit Hornhaut und Sehnerv.

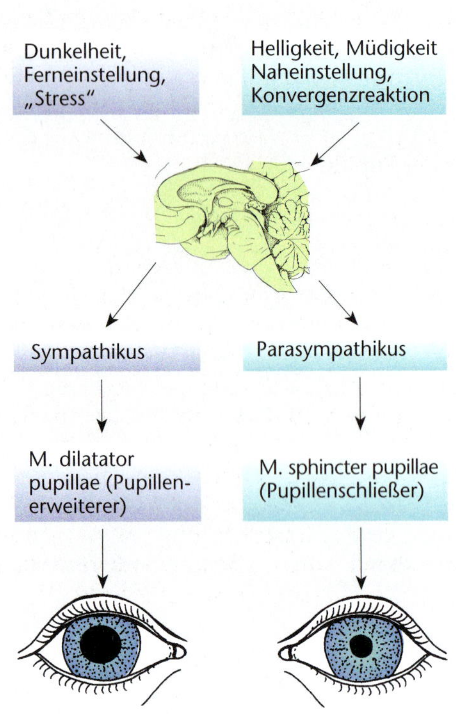

Abb. 12.15: Regulation der Pupillenweite durch Sympathikus und Parasympathikus.

12

sern des **M. sphincter pupillae.** Die Pupille wird dadurch verengt und der Lichteinfall reduziert **(Miosis).** Bei umgekehrten Reizen (☞ Abb. 12.15) kontrahieren sich unter dem Einfluss des Sympathikus die radiären Muskelfasern der Iris **(M. dilatator pupillae)**, und die Pupille erweitert sich **(Mydriasis).**

Auch viele Medikamente wirken auf die Pupille. Atropin beispielsweise erweitert die Pupillen, Opiate führen dagegen zu einer deutlichen Pupillenverengung.

Pupillenreflexprüfung

Der Pupillenreflex wird mit einer Stablampe geprüft, die nach vorgegebenem Schema vor dem Auge des Patienten an- und ausgeschaltet wird. Ein gestörter Pupillenreflex ist ein Zeichen für eine Sehstörung oder neurologische Erkrankung. Deshalb müssen z.B. nach Schädel-Hirn-Traumen Pupillenweite, -form und -reaktion regelmäßig geprüft und dokumentiert werden. Der fehlende Pupillenreflex gilt als *unsicheres* Todeszeichen.

Die innere Augenhaut

Zur **inneren Augenhaut** gehören die **Netzhaut** *(Retina)* mit den bildaufnehmenden Sinnesrezeptoren sowie das **Pigmentepithel**, das die Netzhaut umkleidet und störende Lichtstreuung aufhebt (☞ 12.12). Darüber hinaus phagozytieren die Pigmentzellen die äußeren Abschnitte der Photorezeptoren, welche ständig nachgebildet werden. Beim Krankheitsbild der **Retinitis pigmentosa** ist die phagozytische Aktivität des Pigmentepithels gestört, was schließlich zu einer Zerstörung der Photorezeptoren führt.

Die Pigmentepithelschicht ist zwar mit der Aderhaut fest verwachsen, aber nur im Bereich des Sehnervenaustritts **(Papille)** und am Ziliarkörper auch mit der Netzhaut fest verbunden. An den übrigen Stellen wird der notwendige enge Kontakt zwischen diesen beiden Schichten durch den Augeninnendruck gewährleistet.

Netzhautablösung

Durch Verletzungen oder degenerative Prozesse kann sich die Netzhaut von der sie ernährenden Pigmentepithelschicht ablösen. Infolge einer solchen **Netzhautablösung** *(Ablatio retinae)* wird die Retina nicht mehr ernährt, Flüssigkeit dringt zwischen Netzhaut und Pigmentepithel ein (☞ Abb. 12.17). Der Patient empfindet schmerzlose Sehstörungen mit Lichtblitzen, verschleiertem Sehen und Gesichtsfeldausfällen. Therapeutisch muss frühzeitig ein Voranschreiten der Netzhautablösung verhindert werden, indem man die beiden Schichten durch Laserstrahlen miteinander „verklebt“.

Netzhautgefäße

Die Netzhaut mit den Sinneszellen wird über die **zentrale Netzhautarterie** *(Arteria centralis retinae)*, einen Ast der *Arteria carotis interna* (☞ 11.15.7), versorgt. Sie tritt zusammen mit dem Sehnerven in das Auge ein.

Die venöse Ableitung erfolgt über die **zentrale Netzhautvene** *(Vena centralis retinae)*. Arterien und Venen verlaufen in vier Hauptästen über die gesamte optische Schicht mit Ausnahme der Stelle des schärfsten Sehens, der *Fovea centralis* (☞ 12.6.3).

Ein **Zentralarterienverschluss**, z.B. durch ein embolisches Geschehen, führt schlagartig zur schmerzlosen Erblindung. Da die Überlebenszeit der Netzhaut nur kurz ist, erfordert dieser augenärztliche Notfall ein sofortiges therapeutisches Eingreifen.

Augenspiegelung

Im Bereich der Netzhaut können die Augengefäße bei der Augenhintergrunduntersuchung mit einem *Augenspiegel* **(Ophthalmoskop)** direkt eingesehen werden **(Augenspiegelung** ☞ Abb. 12.16–12.19). So ist es möglich, Aussagen über Gefäßveränderungen zu machen, wie sie z.B. bei Diabetes mellitus oder Bluthochdruck auftreten können. Mit dem Ophthalmoskop können neben den Blutgefäßen auch die Netzhaut selbst und die Austrittsstel-

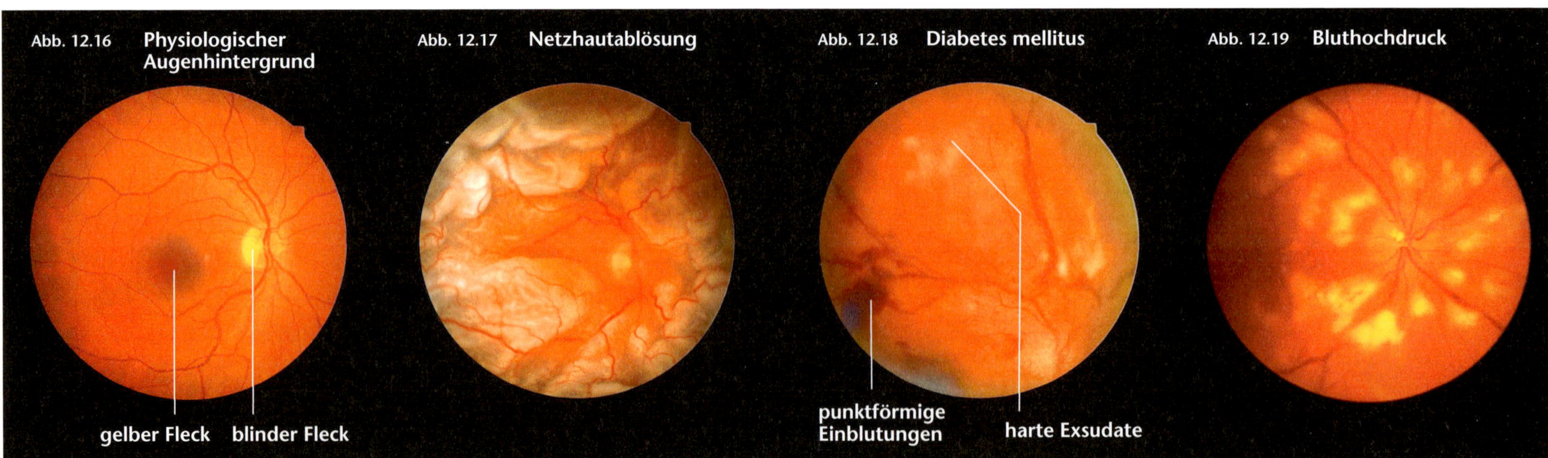

Abb. 12.16: Augenhintergrund eines Gesunden. Rechts ist der „blinde Fleck“, links davon der fast gefäßfreie „gelbe Fleck“. [T132]
Abb. 12.17: Massive Netzhautablösung. Nur im Bereich des blinden Fleckes haftet die Netzhaut noch. [T132]
Abb. 12.18: Netzhautveränderungen bei Diabetes mellitus. Typisch sind Gefäßerweiterungen (Aneurysmen), punktförmige Einblutungen und Exsudate – letztere sind im Bild als weiße „Wolken“ erkennbar. [T132]
Abb. 12.19: Augenhintergrund bei erheblichen Bluthochdruckschäden. Weiße, wattige (Cottonwool-)Herde rund um die Papille sind Zeichen von Infarkten der Netzhaut. Im Kreuzungsbereich von Arterien und Venen ist die Blutsäule der Vene kaum sichtbar, weil sie vom hohen Druck in der Arterie verdrängt wird (Gunn-Phänomen). [E143]

le des Sehnerven, die Papille, beurteilt werden.

Der Beurteilung der Papille kommt dabei eine besondere Bedeutung zu: Sie kann sich in Richtung Glaskörper vorwölben **(Stauungspapille)** und so auf eine lebensbedrohliche Druckerhöhung im Schädelraum hinweisen (☞ 11.15.6).

12.6.3 Feingeweblicher Aufbau und Funktion der Netzhaut

Die Netzhaut ist eine komplex aufgebaute Einheit aus hintereinandergeschalteten Nervenzellschichten. Ganz außen liegen als erstes Neuron der Sehbahn die **Photorezeptorzellen**, die mit ihren Endgliedern in das Pigmentepithel eintauchen. Man unterteilt sie in **Zapfen** und **Stäbchen**. Die Zapfen sind, grob gesagt, für das farbige Sehen am Tage verantwortlich, die Stäbchen für das Dämmerungssehen (☞ Abb. 12.21).

Die meisten der 6 Millionen *Zapfen* liegen im Bereich der optischen Achse im Zentrum der Netzhaut. Dieses Areal heißt **gelber Fleck** *(Macula lutea)*. Es enthält in einer Vertiefung, der **Fovea centralis**, den Ort des schärfsten Sehens. Hier werden einfallende Lichtstrahlen wegen der hohen Zapfendichte und der geringen Signalkonvergenz (☞ unten) am genauesten abgebildet. Wenn wir einen Gegenstand fixieren, stellt sich der optische Apparat der Augen jeweils so ein, dass die Lichtstrahlen genau in den Bereich der Fovea centralis gebündelt werden. Die Zapfen vermitteln also neben dem Farbensehen auch eine genaue Bildauflösung. Für ihre Aktivität ist allerdings eine ziemlich hohe Helligkeit erforderlich, so dass man in der Dämmerung keine Farben mehr wahrnehmen kann. Zusätzlich ist das Scharfsehen bei Dämmerung durch die geringere Bildauflösung eingeschränkt.

Bei den Stäbchen ist nicht jede Zelle mit einer nachfolgenden Nervenzelle verknüpft, wie es bei den Zapfen der Fall ist, sondern es sind etwa 10 – 100 Stäbchen auf ein nachfolgendes Neuron verschaltet *(Signalkonvergenz)*. Das Gesamtbild wird dadurch zwar unschärfer, aber dafür reagiert dieses System auch noch bei sehr geringen Leuchtdichten. Darum kann man bei Dunkelheit besser sehen, wenn man etwas nicht genau fixiert, da bei direktem Betrachten eines Gegenstandes die Lichtstrahlen vor allem in den lichtunempfindlichen Bereich der Fovea centralis gebündelt werden. Dies können wir selbst erleben, wenn wir in einer mondlosen, klaren Nacht Sterne fixieren wollen: Sie verschwinden bei Fixation (Lichtstrahlen fallen auf die *lichtunempfindliche* Fovea centralis) und tauchen wieder auf, wenn wir ein wenig wegschauen (Lichtstrahlen fallen auf die *lichtempfindlicheren* Netzhautabschnitte).

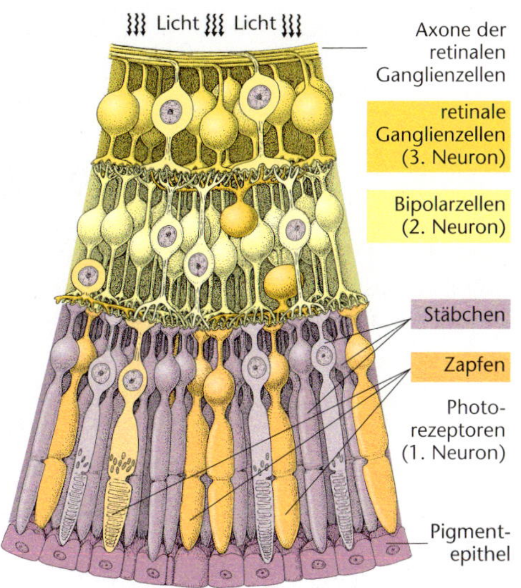

Abb. 12.20: Schichtaufbau der Retina im Detail.

Den Photorezeptoren sind in der Netzhaut als zweites Neuron die **Bipolarzellen** nachgeschaltet. Weitere retinale Neurone sind die *amakrinen Zellen* und *Horizontalzellen,* die schon erste Verrechnungen der visuellen Information durchführen, etwa Einstellung auf die Lichtintensität, Kontrastbildung oder Analyse von Bewegungen. Die bisher gesammelten Informationen konvergieren auf das letzte Neuron in der Netzhaut, die Ganglienzellen.

Die innerste Nervenzellschicht und das dritte Neuron in der Netzhaut bilden die **Ganglienzellen** (☞ Abb. 12.20). Die Axone der Ganglienzellen verlassen das Auge im Bereich der **Papille** und bilden den **Sehnerv** *(Nervus opticus)*. An seiner Austrittsstelle gibt es keine lichtempfindlichen Zellen, man nennt sie daher den **blinden Fleck.** Diese Stelle wird normalerweise nicht bewusst wahrgenommen, da das Gehirn den Ausfall „ergänzt".

Makuladegeneration

Wenn die Netzhaut der Makularegion geschädigt wird, kommt es zum Verlust des zentralen Sehens und damit zu einer Aufhebung des Scharfsehens und des Lesevermögens. Am häufigsten ist die **senile Makuladegeneration**, die bis zu 5 % der über 60-Jährigen betrifft. Da die peripheren Netzhautabschnitte mit ihrer hohen Signalkonvergenz (☞ oben) erst später befallen werden, bleibt anfänglich noch ein gewisses Sehvermögen erhalten. Allerdings ist es unscharf und reicht kaum mehr zum Lesen. Die Erkrankung kann im Endstadium zur Erblindung führen.

12.6.4 Die Linse

Die **Linse** trägt mit ihrer Brechkraft dazu bei, dass die einfallenden Lichtstrahlen auf der Netzhaut zu einem scharfen Bild vereinigt werden können. Sie ist ein gefäßloser, transparenter Körper aus sehr langen, dünnen *Linsenfasern,* der von einer Bindegewebskapsel umgeben ist. Die Linsenoberfläche ist beidseits konvex gewölbt. Der Aufhängeapparat des Ziliarkörpers hält die Linse in ihrer Position hinter der Pupille.

Katarakt

Eine Trübung der Linse bezeichnet man als *Grauen Star* oder **Katarakt.** Am häufigsten ist der so genannte „Altersstar", der sich meist um das 60. Lebensjahr bemerkbar macht. Die Linsentrübung beeinträchtigt zunehmend das Sehvermögen, so dass zum Schluss nur noch Helligkeitsunterschiede wahrgenommen werden. Therapeutisch ersetzt der Augenarzt in einer *Staroperation* die getrübte Linse durch eine implantierte Kunststofflinse. Da der Patient mit dieser nicht akkommodieren kann (☞ 12.6.6), braucht er eine Lesebrille.

12.6.5 Der Glaskörper

Der Innenraum des Augapfels hinter der Linse wird vom **Glaskörper** *(Corpus vitreum)* ausgefüllt. Er besteht aus einer durchsichtigen, gallertigen Masse, die die Form des Augapfels erhält und durch ihren Quellungsdruck zusammen mit dem Druck des Kammerwassers den notwendigen engen Kontakt zwischen Netzhaut und Pigmentepithel bewirkt.

12.6.6 Die Sehfunktion: Lichtbrechung und Akkommodation

Damit ein Gegenstand in unserer Umwelt scharf gesehen (abgebildet) werden kann, müssen die von einem bestimmten Punkt eines Gegenstandes ausgehenden Lichtstrahlen

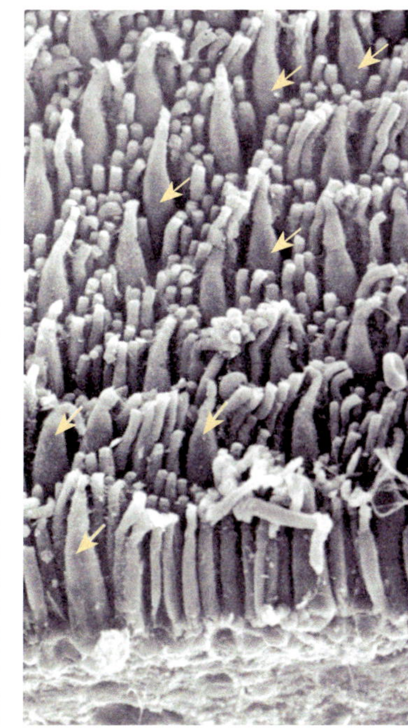

Abb. 12.21: Photorezeptoren der Netzhaut im Elektronenmikroskop (Pigmentepithel entfernt). Die mit Pfeilen markierten etwas breitbauchigeren Zellen sind die Zapfen. Die restlichen Zellen sind Stäbchen. [C160]

12

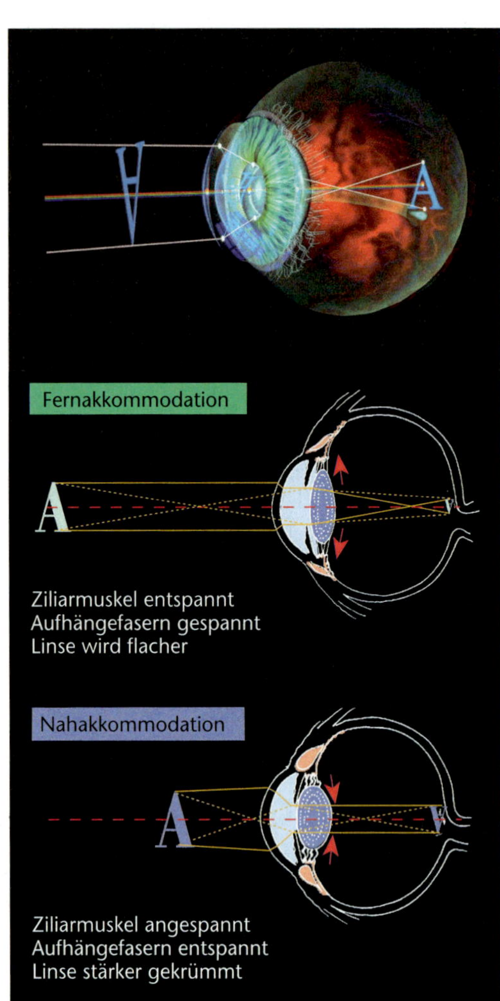

Abb. 12.22: Oben: Computermodell des optischen Apparates. Mitte: Fernakkommodation. Unten: Nahakkommodation. [Foto: J520-241]

exakt auf die Netzhaut gebündelt werden. Dies geschieht durch die **Lichtbrechung** im Auge, wobei das Licht vier *brechende Medien* durchqueren muss (Hornhaut, Kammerwasser, Linse und Glaskörper). Auf der Netzhaut entsteht dann ein *verkleinertes, spiegelbildliches* und *umgekehrt stehendes* Netzhautbild des betrachteten Gegenstandes (☞ Abb. 12.22). Dieses Netzhautbild wird durch das Gehirn wieder „richtig“ nach oben gestellt.

Die Brechkraft des Auges

Die Brechkraft eines optischen Systems (z.B. einer optischen Linse) wird in Dioptrien angegeben. Die **Dioptrie (dpt)** ist definiert als der Kehrwert der Brennweite (in Metern) des brechenden Systems. Eine Linse mit einer Brennweite von 10 cm (= 0,1 m) hat also eine Brechkraft von 10 Dioptrien. Sammellinsen haben positive, Zerstreuungslinsen negative Dioptriezahlen.

Die Gesamtbrechkraft des Auges beträgt normalerweise 59 dpt, wobei die Hornhaut mit 43 dpt den Hauptteil ausmacht, gefolgt von der Linse, deren Brechkraft jedoch veränderlich ist (Akkommodation ☞ oben).

Visusprüfung

Die **Sehschärfe** *(Visus)* oder das Auflösungsvermögen des Auges beschreibt die Fähigkeit, zwei Punkte in einer bestimmten Entfernung noch getrennt wahrzunehmen. Sie wird im klinischen Alltag mit *Visustafeln* meist im Abstand von 5 m geprüft, auf denen Buchstaben in unterschiedlicher Größe erkannt werden sollen. Statt der Buchstaben werden oft auch Ringe mit einer kleinen Aussparung *(Landolt-Ringe)* verwendet, wobei der Patient angeben soll, wo die Öffnung des Ringes ist. Eine solche Visusprüfung wird z.B. benötigt, um eine **Sehhilfe** (*Brille* oder *Kontaktlinse*) optimal anzupassen.

Nah- und Fernakkommodation

Wir wissen aus eigener Erfahrung, daß wir weit- wie nahliegende Gegenstände gut sehen, dass also weit- wie nahliegende Gegenstände stets scharf auf der Netzhaut abgebildet werden. Diese Anpassung an unterschiedliche Entfernungen geschieht durch eine Veränderung der Linsenkrümmung und damit der Linsenbrechkraft und heißt **Akkommodation.**

Bei der Nahakkommodation bewirkt der vom Parasympathikus innervierte Ziliarmuskel (☞ 12.6.2) durch seine Kontraktion eine Entspannung des Aufhängeapparates der Linse (☞ Abb. 12.13 und 12.14). Durch ihre *Eigenelastizität* nimmt die Linse einen stärkeren Krümmungsgrad an und ihre Brechkraft nimmt zu.

Bei der **Fernakkommodation** entspannt sich der Ziliarmuskel, wodurch sich die Aufhängefasern der Linse straffen und anspannen. Diese Spannung überträgt sich auf die Linse, wodurch sie flacher wird. Ihre Brechkraft nimmt ab, sie ist für Sicht in die Ferne eingestellt.

Der Pupillenreflex

Nicht nur bei vermehrtem Lichteinfall ins Auge, sondern auch bei jeder Nahakkommodation verengt sich die Pupille *(Miosis)*. Dadurch fällt nicht nur weniger Licht ins Auge, sondern es werden auch die am Rand der Linse einfallenden Lichtstrahlen abgeblendet. Damit wird bei Nahsicht die „Bildqualität“ auf der Netzhaut verbessert, so wie beim Photoapparat eine kleine Blendenöffnung zu schärferer Abbildung führt (☞ auch Abb. 12.15).

Die Konvergenzreaktion

Beim Blick in die Ferne verlaufen die Sehachsen beider Augen parallel zueinander. Entfernte Gegenstände werden daher auf einander entsprechenden (korrespondierenden) Netzhautorten abgebildet. Wenn näher liegende Objekte fixiert werden, müssen sich die Augäpfel in Richtung zur Nase hin bewegen, damit die Abbildung auf korrespondierenden Netzhautstellen erfolgen kann. Eine solche **Konvergenzreaktion** der Augen erfolgt reflektorisch durch die äußeren Augenmuskeln (☞ 12.6.10) gleichzeitig mit der Nahakkommodation und zusammen mit der Pupillenverengung (Miosis).

Die Konvergenzreaktion ist auch an der *Entfernungsmessung* beteiligt: Die Augen stellen sich immer auf das gerade fixierte Objekt ein. Aus dem dafür notwendigen Ausmaß der Konvergenz- und Akkommodationsreaktionen beider Augen erkennt das Gehirn die *Entfernung* des Gegenstandes. Da die Augen einen Gegenstand in der Nähe durch ihren Abstand von etwa 7 cm aus etwas unterschiedlichen Blickwinkeln sehen, liefern sie zwei leicht unterschiedliche Bilder an das ZNS. Dort entsteht durch zentrale Verarbeitung dieser unterschiedlichen Informationen ein *räumliches Bild* (☞ Abb. 12.28 und Tab. 12.29).

12.6.7 Sehfehler

Altersweitsichtigkeit

Die Eigenelastizität der Linse nimmt mit steigendem Alter ab. Dadurch wird die Fähigkeit zur Nahakkommodation eingeschränkt. Die meisten Menschen können ab etwa 50–55 Jahren Gegenstände in der Nähe nicht mehr scharf sehen. Sie leiden unter **Altersweitsichtigkeit** *(Presbyopie)* und brauchen zum Lesen eine *Lesebrille* mit einer Sammellinse von einer Brechkraft zwischen 2 und ca. 5 dpt.

Kurz- und Weitsichtigkeit

Über die Hälfte der deutschen Erwachsenenbevölkerung ist nicht normalsichtig, das heißt ihre Augen schaffen es nicht, die einfallenden Lichtstrahlen aus der Ferne und/oder aus der Nähe scharf auf der Netzhaut abzubilden.

Bei der mit Abstand häufigsten **Fehlsichtigkeit** *(Refraktionsanomalie)*, der **Kurzsichtigkeit** *(Myopie)*, ist der Augapfel anlagebedingt zu lang (häufig) oder die Brechkraft der Linse zu stark (selten). Deshalb werden parallel einfallende Lichtstrahlen schon *vor* der Netzhaut

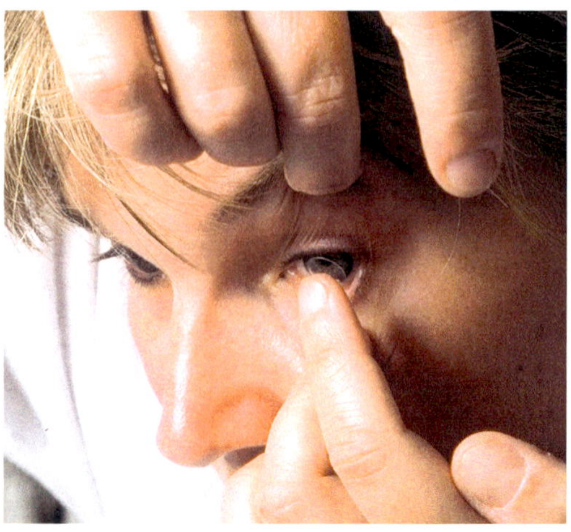

Abb. 12.23: Kontaktlinsen sind häufig verordnete Sehhilfen. Sie haben viele Vorteile, nachteilig ist unter anderem der Reinigungsaufwand. [K183]

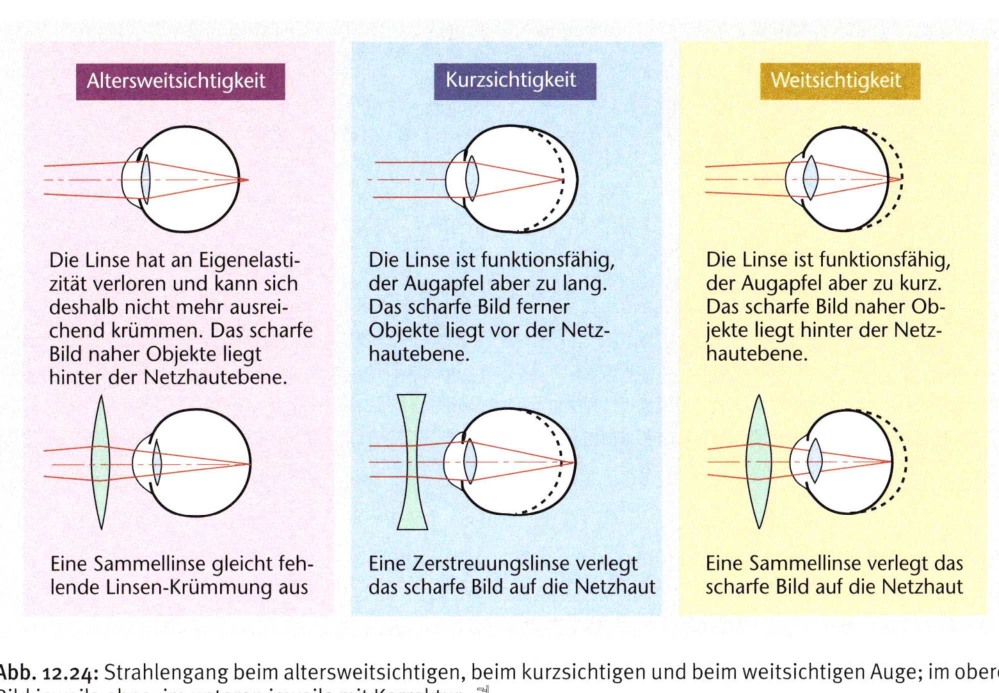

Abb. 12.24: Strahlengang beim altersweitsichtigen, beim kurzsichtigen und beim weitsichtigen Auge; im oberen Bild jeweils ohne, im unteren jeweils mit Korrektur.

vereinigt. Entfernte Gegenstände können nicht scharf gesehen werden. Diese Fehlsichtigkeit wird durch eine *Zerstreuungslinse* mit einer negativen Brechkraft ausgeglichen.

Bei einem zu kurzen Augapfel (häufig) oder einer Linse mit zu schwacher Brechkraft (selten) resultiert eine **Weitsichtigkeit** *(Hyperopie)*. Hier vereinigen sich die Lichtstrahlen erst *hinter* der Netzhaut. In diesem Fall muss durch eine *Sammellinse* mit einer positiven Brechkraft die Brechkraft des Auges erhöht werden, damit das Bild genau in der Netzhautebene entsteht (☞ Abb. 12.24).

Astigmatismus

Wenn die Hornhaut *nicht gleichmäßig* gewölbt ist, werden von einem Punkt ausgehende Lichtstrahlen auf der Netzhaut nicht als Punkt, sondern als Linie abgebildet. Diese meist angeborene Fehlbildung nennt man **Astigmatismus** *(Stabsichtigkeit)*. Therapeutisch wird der Fehler mit zylindrisch geschliffenen Gläsern oder Kontaktlinsen, in sehr ausgeprägten Fällen durch Transplantation einer intakten Hornhaut, korrigiert (☞ Abb. 12.23).

Blindheit

Von einer völligen **Blindheit** *(Amaurose)* spricht man, wenn Patienten keinerlei Sehvermögen mehr haben. Ihnen gleich gestellt sind nach dem Bundessozialhilfegesetz Patienten mit hochgradiger Sehschwäche (weniger als 1/50 der normalen Sehschärfe oder extreme Einschränkungen des Gesichtsfeldes), die sich in unvertrauter Umgebung nicht mehr zurechtfinden.

Ursache für eine Blindheit sind meist Störungen im Bereich der Augen oder der Sehnerven. Seltener sind Störungen im Bereich des zentralen Nervensystems, wo die Sinneseindrücke ausgewertet und bewusst werden *(Rindenblindheit, Seelenblindheit* ☞ 11.4.7). *Angeborene Blindheit* kann z.B. Folge einer Rötelnembryopathie (☞ 22.4) sein. Die häufigsten Ursachen für eine *erworbene Erblindung* im Erwachsenenalter sind Makuladegeneration (☞ 12.6.3), Glaukom (☞ 12.6.2), Diabetes mellitus (☞ 19.2.3), Gefäßerkrankungen der Netzhaut im Rahmen einer Hypertonie (☞ 16.4) und die Retinitis pigmentosa (☞ 12.6.2).

Da es bei eingetretener Blindheit auch mit den Hilfsmitteln moderner Medizin nur selten möglich ist, die Sehfähigkeit wiederherzustellen, kommt dem Schutz der Augen und der Früherkennung von Augen- und Allgemeinerkrankungen, die das Augenlicht gefährden, eine große Bedeutung zu. So sind regelmäßige augenärztliche Untersuchungen bei Allgemeinerkrankungen wie z.B. Diabetes mellitus oder Bluthochdruck (Hypertonie) neben der Behandlung der Grunderkrankung unbedingt erforderlich. Bei Gesunden sollten ab dem 40. Lebensjahr, bei stark Kurzsichtigen schon ab dem 20. Lebensjahr, regelmäßige augenärztliche Kontrollen erfolgen.

Entsprechend der überragenden Bedeutung des Sehsinns für unsere Orientierung in der Umwelt und die Kommunikation mit anderen Menschen stellt Blindheit, gerade wenn sie erst im höheren Lebensalter entsteht, eine schwer wiegende Belastung für den Betroffenen und seine Umgebung dar. Die Pflegepersonen, von deren Hilfe der Erblindete zunächst völlig abhängig ist, sind gefordert, ihm wieder zu einer möglichst großen Selbstständigkeit im Alltagsleben zu verhelfen. Dazu können Hilfen wie z.B. das Erlernen der *Punkte-* oder **Braille-Schrift**, Zusatzgeräte für Schreibmaschinen oder Computer, Vorlesegeräte, Blindenstock oder Blindenhund wesentlich beitragen. Dennoch ist gerade bei älteren Patienten eine Unterbringung in speziellen Wohngruppen oder Blindenheimen oft nicht zu umgehen (☞ Abb. 12.25).

12.6.8 Die Stimulation der Photorezeptoren

Damit Sehempfindungen entstehen können, müssen Lichtstrahlen, die auf der Netzhaut eintreffen, in Nervenimpulse übersetzt werden. Ein erster Schritt ist die Absorption von Lichtquanten (Photonen) durch die **Photopigmente** der Stäbchen und Zapfen. Die Photonenaufnahme führt zu molekularen Strukturveränderungen der Photopigmente und über eine Reihe von Zwischenschritten zu einer Änderung des Membranpotentials (☞ 10.3.1) und der Transmitterfreisetzung. An den nachgeschalteten Bipolar- und Ganglienzellen entstehen Aktionspotentiale. Damit ist die „Lichtenergie" in Aktionspotentiale übersetzt worden.

Die Erregung der Stäbchen

12

Die Stäbchen als Rezeptoren für das *Dämmerungssehen* enthalten als Photopigment **Rhodopsin** *(Sehpurpur)*. Es setzt sich aus dem Eiweiß **Opsin** und dem Vitamin-A-Abkömmling **Retinal** zusammen. Rhodopsin ist eine instabile Verbindung, die schon bei geringsten Lichteinwirkungen durch eine Kette chemischer Reaktionen in ihre beiden Bestandteile zerfällt. Durch diese chemische Zerfallsreaktion werden die Ruhepotentiale der Stäbchen im Sinne einer *Hyperpolarisation* verändert. Diese Hyperpolarisation wird an die nachfolgenden Neurone weitergegeben und umgesetzt, sie löst in den Ganglienzellen schließlich ein *Aktionspotential* aus. In der Dämmerung wird das Rhodopsin nach dem Zerfall rasch wieder aufgebaut, so dass die Stäbchen wieder empfangsbereit werden. Bei

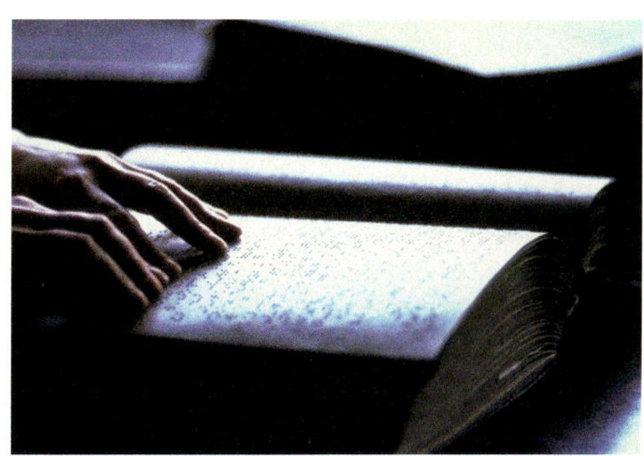

Abb. 12.25: Blinden stehen umfangreiche gesetzliche Rehabilitätsmaßnahmen zu, z.B. Erlernen der Braille-Blindenschrift (im Bild), Mobilitätstraining, bei Spätgeschädigten unter 40 Jahren auch Umschulungen in einen neuen Beruf. [J520-226]

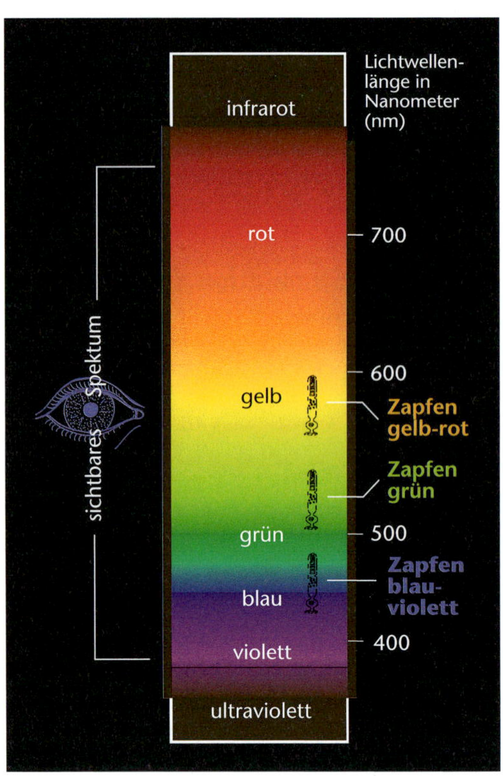

Abb. 12.26: Das sichtbare Licht liegt in einem Wellenlängenbereich zwischen 380 und 780 nm. Eingezeichnet sind die jeweiligen Empfindlichkeitsmaxima der Zapfen für gelbrot, grün und blauviolett.

12

Helligkeit hält der Rhodopsinaufbau jedoch mit dem Zerfall nicht Schritt, dadurch sind die Stäbchen bei Tageslicht praktisch nicht erregbar.

Die Erregung der Zapfen

Die Zapfen als Rezeptoren für das *Farbensehen* enthalten in ihren Photopigmenten ebenfalls Retinal, aber statt des Opsins drei unterschiedliche Eiweißanteile, die jeweils für bestimmte Wellenlängenbereiche des Lichts besonders empfindlich sind. So gibt es Rezeptoren für den Gelbrot-, Grün- und Blauviolettbereich. Das breite Spektrum wahrnehmbarer Farben entsteht aus der Aufsummierung *(additiven Farbmischung)* der Erregungen dieser drei Rezeptortypen. Im Gegensatz zu den Stäbchen werden sie alle nur bei hellem Licht ausreichend gereizt (☞ Abb. 12.26).

Hell-Dunkel-Adaptation

Das Auge besitzt die Fähigkeit zur *Adaptation,* das heißt zur Anpassung an unterschiedliche Reizintensitäten. Dies ist sehr wichtig, da der Helligkeitsbereich, den das Auge wahrnehmen kann, außerordentlich breit ist (so ist ein Sonnentag etwa 2 Millionen mal heller als die Dämmerung). Dabei dauert die Anpassung an die Dunkelheit mit ca. 30 Minuten länger als die Anpassung an die Helligkeit, bei der nur ein Blendeffekt von einigen Sekunden auftritt.

Für die Adaptation sind drei Mechanismen von Bedeutung (☞ Abb. 12.27):

- Am effektivsten ist der **biochemische Prozess.** Bei Dunkelheit zerfällt nur wenig Rhodopsin, d.h. bei längerem Aufenthalt im Dunkeln reichert sich das Rhodopsin in den lichtempfindlichen Stäbchen an. Die Wahrscheinlichkeit, dass ein Rhodopsinteilchen vom Licht getroffen wird, nimmt damit zu (bei Helligkeit verläuft der Prozess entsprechend umgekehrt). Auf diese Weise kann die Lichtempfindlichkeit um den Faktor 1000 gesteigert werden
- An zweiter Stelle folgt ein **neuronaler Mechanismus.** Die Stäbchen sind, wie erwähnt, immer zu mehreren (10 bis 100) mit einem nachfolgenden Neuron verknüpft. Bei der Dunkeladaptation vergrößert sich die Zahl der Rezeptoren, die auf ein nachgeschaltetes Neuron konvergieren (☞ 12.6.3). Das Dunkelsehen wird dadurch nochmals um den Faktor 100 verbessert – allerdings auf Kosten der Sehschärfe
- Einen eher geringen Anteil leistet die **Pupille.** Sie kann durch ihre Verengung oder Erweiterung die einfallende Lichtmenge etwa 20fach verändern, reagiert aber bei plötzlichem Helligkeitswechsel reflexartig *schnell* (*Pupillenreflex* ☞ 12.6.6).

Farbenfehlsichtigkeit

Ist das normale Farbensehen gestört, spricht der Mediziner von einer **Farbenfehlsichtigkeit** oder *Farbsinnesstörung.* Am häufigsten sind dabei angeborene Störungen mit Mangel **(Farbschwäche)** oder Fehlen **(partielle Farbenblindheit)** eines der für das Farbensehen erforderlichen drei Photopigmente. Bei der Grünschwäche beispielsweise, der häufigsten Farbenfehlsichtigkeit überhaupt, ist die Grünempfindlichkeit herabgesetzt, d.h. der Betroffene mischt mehr Grün zu, um eine vorgegebene Farbmischung nachzuahmen, als der Gesunde. Da die meisten dieser Erkrankungsformen X-chromosomal (☞ 3.9.3) rezessiv vererbt werden, sind wesentlich mehr Männer (8 %) als Frauen (0,4 %) betroffen.

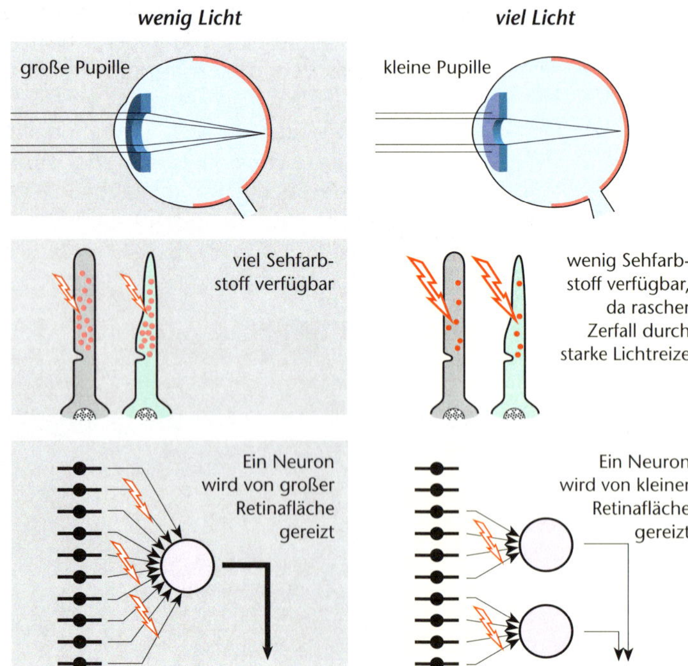

Abb. 12.27: Hell-Dunkel-Anpassungsreaktionen des Auges. Oben: Pupillenreaktion; Mitte: Änderung der verfügbaren Sehfarbstoffmenge; Unten: Bei „wenig Licht" wird ein Neuron von mehr Photorezeptoren gereizt als bei „viel Licht".

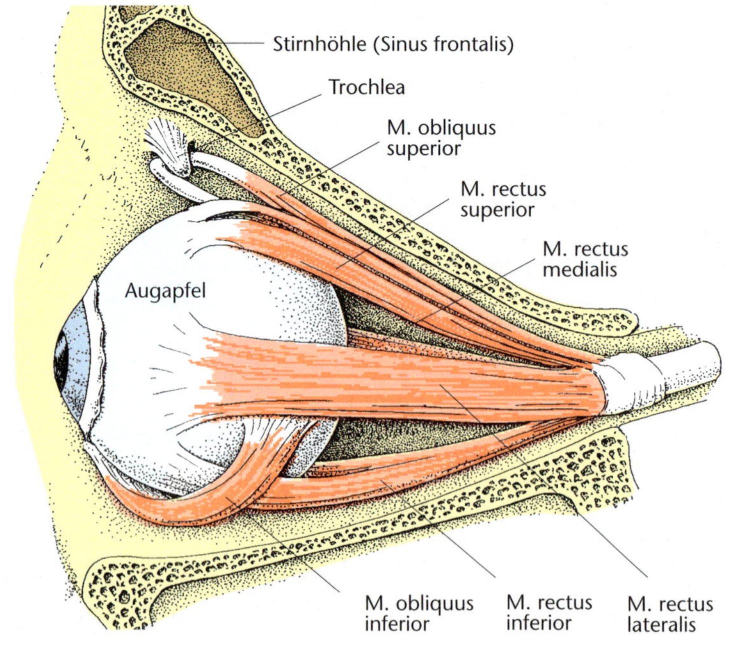

Abb. 12.28: Schnitt durch die Augenhöhle mit Blick von lateral auf die vier geraden und die zwei schrägen äußeren Augenmuskeln. Sie bewegen den Augapfel in der Augenhöhle.

Augenmuskel	Funktion	Innervation
M. rectus superior *(Oberer gerader Augenmuskel)*	Hebung und Innenrollung des Auges	N. oculomotorius (N. III) (Übersicht Hirnnerven ☞ 11.8.3)
M. rectus inferior *(Unterer gerader Augenmuskel)*	Blicksenkung und Außenrollung	N. oculomotorius (N. III)
M. rectus lateralis *(Äußerer gerader Augenmuskel)*	Abduktion des Auges (Auswärtsbewegung)	N. abducens (N. VI)
M. rectus medialis *(Innerer gerader Augenmuskel)*	Adduktion des Auges (Nasalbewegung)	N. oculomotorius (N. III)
M. obliquus superior *(Oberer schräger Augenmuskel)*	Abduktion, Einwärtsrollung, Blicksenkung, Sehne zieht durch die Trochlea (☞ Abb. 12.28)	N. trochlearis (N. IV)
M. obliquus inferior *(Unterer schräger Augenmuskel)*	Blickhebung, Abduktion und Außenrollung	N. oculomotorius (N. III)

Tab. 12.29: Funktion und Innervation (Nervenversorgung) der äußeren Augenmuskeln.

Nachtblindheit

Ein eingeschränktes Sehvermögen in der Dämmerung und im Dunkeln wird als **Nachtblindheit** bezeichnet. Häufige Ursache ist ein Vitamin-A-Mangel mit einer unzureichenden Bildung von Photopigment. Selten ist die Nachtblindheit genetisch bedingt: Hier sind Gene defekt, die für die Synthese von Rhodopsin zuständig sind.

12.6.9 Die Sehbahn

Die Aktionspotentiale aus den Ganglienzellen der Netzhaut gelangen mit dem **Sehnerven** *(N. opticus)* zur *Sehnervenkreuzung* **(Chiasma opticum)** unterhalb des Zwischenhirns (☞ Abb. 11.12). In diesem Bereich tauschen linker und rechter N. opticus je eine Hälfte ihrer Fasern aus, wobei die Fasern aus den beiden inneren (nasalen) Netzhauthälften jeweils zur Gegenseite kreuzen. Die gekreuzten Fasern bilden zusammen mit den jeweils ungekreuzten Fasern aus den äußeren (temporalen) Netzhauthälften die **linke** bzw. **rechte Sehbahn** *(Tractus opticus)*. Durch die Kreuzung der Optikusfasern werden linke und rechte Gesichtsfeldhälften, die jeweils zunächst in *beiden* Netzhäuten repräsentiert waren, getrennt. Die Fasern aus der Fovea centralis verlaufen zum Teil gekreuzt, zum Teil ungekreuzt, d.h. sie erreichen beide Hirnhälften. Der größte Teil der Sehbahnfasern zieht zu einer Struktur des Thalamus, dem **seitlichen Kniehöcker** *(Corpus geniculatum laterale)*, wo die Erregungen auf weitere Neurone umgeschaltet werden. Als **Sehstrahlung** erreichen die Axone dieser Nervenzellen dann die **primäre Sehrinde** im Hinterhauptslappen (☞ Abb. 11.5). Dort werden die Informationen aus beiden Augen zu einem einheitlichen Bild verschmolzen. Der übrige Teil der Sehbahnfasern wird im Mittelhirnbereich (☞ 11.7.1) umgeschaltet und vermittelt Reflexe wie z.B. die Pupillen- und die Akkommodationsreflexe.

Die primäre Sehrinde steht in enger Beziehung zur sekundären Sehrinde. Neue Wahrnehmungen werden dort mit früheren Erfahrungen verglichen; dadurch kann aus dem Sehen ein bewusstes Erkennen werden (Näheres ☞ 11.4.7).

Gesichtsfeld

Das **Gesichtsfeld** ist der Bereich, den man wahrnehmen kann, wenn die Augen einen ganz bestimmten Punkt fixieren, d.h. sich *nicht* bewegen. Es kann mit verschiedenen Geräten bestimmt werden **(Perimetrie).** Dabei muss der Patient einen bestimmten Punkt fixieren, während verschiedene Leuchtmarken von außen her in das Gesichtsfeld eingespielt werden. Der Patient gibt an, wann er diese sieht, ohne dabei den Blick vom fixierten Punkt im Zentrum zu wenden.

Gesichtsfeldausfälle

Viele Erkrankungen schränken das Gesichtsfeld ein: Schädigungen des Sehnerven (z.B. durch ein Glaukom ☞ 12.6.2), Netzhautablösungen (☞ 12.6.2) oder Hirntumoren.

Eine **bitemporale Hemianopsie** (**Hemianopsie** = halbseitiger Gesichtsfeldverlust) entsteht, wenn die mittleren Anteile der Sehnervenkreuzung geschädigt werden. Dies ist häufig durch Hypophysentumoren der Fall, da die Sehnervenkreuzung in unmittelbarer Nachbarschaft zur Hypophyse verläuft. Weil in den *mittleren* Anteilen der Sehnervenkreuzung die Axone der Ganglienzellen aus den beiden *nasalen* Netzhauthälften liegen, fehlen im Gesichtsfeld des Patienten die seitlichen *(temporalen)* Anteile, der Patient sieht „wie mit Scheuklappen“.

12.6.10 Der Bewegungsapparat des Augapfels

Die Augäpfel werden in den Augenhöhlen durch je sechs quergestreifte Muskeln (☞ Abb. 12.28) bewegt, die durch drei verschiedene Hirnnerven innerviert werden (☞ Tab. 12.29). Durch diesen Bewegungsapparat können die Augäpfel bewusst präzise in viele Richtungen gedreht werden. Unbewusst – reflektorisch – koordinieren die Augenmuskeln auch das Zusammenspiel beider Augäpfel bei der Ausrichtung für Nähe und Ferne (*Konvergenzreaktion* ☞ 12.6.6).

Schielen

Beim **Schielen** *(Strabismus)* ist die Koordination zwischen den äußeren Augenmuskeln gestört. Die beiden Sehachsen können dann nicht mehr so eingestellt werden, dass ein fixierter Gegenstand auf einander entsprechenden Netzhautpunkten abgebildet wird. Bei der häufigsten Form, dem *Strabismus convergens* oder **Einwärtsschielen,** überschneiden sich die Sehachsen vor den Augen, beim *Strabismus divergens* oder **Auswärtsschielen** weichen sie auseinander. Häufig übernimmt *ein* Auge die Führung, während das andere Auge in Schielstellung steht und seine Informationen zur Vermeidung von Doppelbildern zentral (also im Gehirn) unterdrückt werden. Die Behandlung ist ursachenabhängig.

12.6.11 Die Schutzeinrichtungen des Auges

12

Zu den Schutzeinrichtungen des Auges zählen Augenbrauen, Augenlider, Wimpern, Bindehaut (☞ 12.6.2) und Tränendrüsen (☞ Abb. 20.30).

Die **Augenbrauen** bilden oberhalb der Augen einen Schutzwall vor intensiver Sonnenstrahlung, Fremdkörpern und dem salzigen Stirnschweiß.

Schutzfunktionen erfüllen auch die **Augenlider** *(Palpebrae)*, die als Ober- und Unterlid die Lidspalte begrenzen. Auf den Lidrändern sitzen die **Augenwimpern.** In die Haarbälge der Augenwimpern münden verschiedene Drüsen *(Meibom-, Moll-, Zeis-Drüsen)*, deren Sekret einen dünnen Film über der Tränenflüssigkeit bildet, der vor Verdunstung schützt. Diese Drüsen können sich manchmal entzünden: es kann ein sehr schmerzhaftes **Gerstenkorn** *(Hordeolum)* oder, vor allem bei Sekretstau in

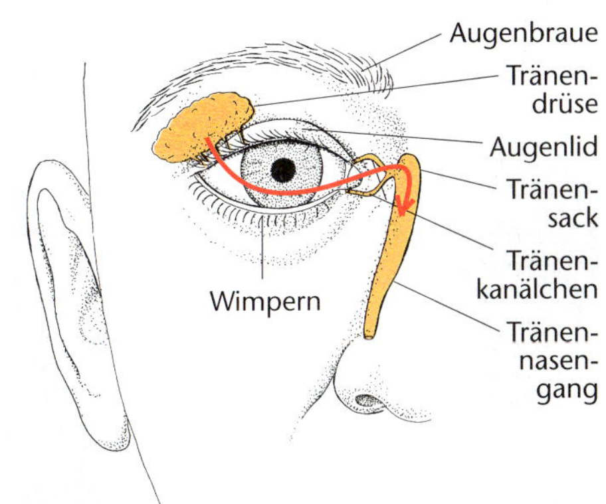

Abb. 12.30: Schutzeinrichtungen des Auges.

den Meibom-Talgdrüsen, ein schmerzloses **Hagelkorn** *(Chalazion)* entstehen.

Die Augenlider enthalten den Ringmuskel des Auges (*M. orbicularis oculi* ☞ Abb. 8.16), durch den die Lidspalte geschlossen wird. Dadurch können die Lider die Augen im Schlaf bedecken. Seine Gegenspieler, also Lidöffner, sind der sympathisch innervierte Tarsusmuskel *(M. tarsalis, Müllerscher Lidheber)* und der **Oberlidheber** *(M. levator palpebrae),* der als quergestreifter Muskel willentlich gesteuert werden kann. Bei einer Lähmung dieser Muskeln hängt das Oberlid herab **(Ptose).** Durch den Lidschlag befeuchten die Lider gleichmäßig die der Luft ausgesetzten Augenabschnitte. Dies ist unbedingt erforderlich, da die Ernährung der Hornhaut nur bei einer ausreichenden Befeuchtung gewährleistet ist.

Der Tränenapparat

Die hierfür erforderliche Flüssigkeit wird von den **Tränendrüsen** *(Glandulae lacrimales)* gebildet. Diese *serösen Drüsen* (☞ 4.2.2) in Form und Größe einer Mandel liegen oberhalb der äußeren Augenwinkel in den Augenhöhlen. Sie sezernieren die **Tränenflüssigkeit** über mehrere Ausführungsgänge in die obere Umschlagfalte der Bindehaut. Die Tränenflüssigkeit ist eine wässrige Lösung und enthält Salze, Schleim und ein bakterizid (bakterienabtötend) wirkendes Enzym, das *Lysozym*. Die Tränenflüssigkeit gleicht Unebenheiten der Hornhaut aus und verbessert so deren optische Eigenschaften, sie schwemmt Fremdkörper wie z.B. Staubpartikel weg, schützt die Hornhaut vor Austrocknung (Trübungsgefahr!), dient der Abwehr von Krankheitserregern (Lysozym ☞ 6.2.1, Immunglobulin A ☞ 6.4.3) und wirkt auch als Schmierfilm für die Lider.

Durch den Lidschlag werden die Tränen über die gesamte vordere Augenfläche verteilt, sammeln sich dann im medialen Augenwinkel und fließen über die oberen und unteren Tränenpunkte in die **Tränenkanälchen** *(Canaliculi lacrimales),* die in den **Tränensack** *(Saccus lacrimalis)* münden. Von dort aus fließt das Tränensekret über den **Tränen-Nasen-Gang** *(Ductus nasolacrimalis)* im Bereich des unteren Nasengangs in die Nasenhöhle (☞ Abb. 17.2).

Augenpflege
Bei der Augenpflege erfolgt die Reinigung der Augen stets in der physiologischen Tränenflussrichtung, also von außen nach innen.

Weinen

Bei Reizung der Hornhaut oder Bindehaut durch einen Fremdkörper sowie bei starker emotionaler Erregung werden unter Einwirkung des Parasympathikus die Tränendrüsen zu starker Sekretion stimuliert, um den Fremdkörper fortzuspülen oder zu verdünnen.

Durch die starke Tränensekretion reicht der normale Abflussweg nicht mehr aus, die Tränen fließen über den Lidrand **(Weinen).**

Konjunktivitis
Die **Konjunktivitis** ist eine akute oder chronische Entzündung der Bindehaut. Ursächlich unterscheidet man *infektiös* bedingte Erkrankungen (Bakterien, Viren, Pilze) und *nichtinfektiöse* Formen, z.B. durch Fremdkörper (Kontaktlinsen), Tabakrauch, Staub oder Allergien. Die Bindehaut ist durch Gefäßerweiterung gerötet und evtl. geschwollen, der Patient spürt Jucken, Brennen, Schmerzen und Fremdkörpergefühl („Sandkörner in den Augen"). Die Behandlung besteht je nach der Ursache z.B. in der Gabe antibiotikahaltiger Augentropfen oder -salben, gefäßverengender Augentropfen oder solcher mit antiallergischen Wirkstoffen (Antihistaminika, Glukokortikoide, Cromoglycinsäure). In den meisten Fällen ist der Verlauf gutartig, und die Behandlung kann ambulant durchgeführt werden.

Fremdkörper und Verätzungen ☞ *26.9.1 und 26.9.7*

12.7 Das Hör- und Gleichgewichtsorgan

12.7.1 Einbettung in der Schädelbasis

Das **Hörorgan** gehört zu den feinsten und verletzlichsten Strukturen im Körper des Menschen. Deshalb liegt das Innere des Ohres zusammen mit dem ebenfalls aus empfindlichsten Strukturen bestehenden Gleichgewichtsorgan gut geschützt in der Felsenbeinpyramide des Schläfenbeins, einem von der Schädelmitte nach außen ziehenden Knochen der Schädelbasis (☞ Abb. 8.8). Beide Organe haben unterschiedliche Funktionen:

- Das **Gehör** nimmt die Schallreize auf
- Das **Gleichgewichtsorgan** registriert Körperlage und -bewegung im Raum.

Die Informationen aus beiden Organen werden über einen gemeinsamen Leitungsstrang, den *VIII. Hirnnerven* oder **Nervus vestibulocochlearis** (älterer Name: *N. statoacusticus*), an das ZNS übermittelt. Dieser Nerv verläuft zusammen mit den ohrversorgenden Blutgefäßen vom Innenohr durch den inneren Gehörgang in das Schädelinnere.

12.7.2 Das äußere Ohr

Zum äußeren Ohr gehören **Ohrmuschel** und **äußerer Gehörgang.** Die knorpelige Ohrmuschel (anatomische Details ☞ Abb. 12.31 und

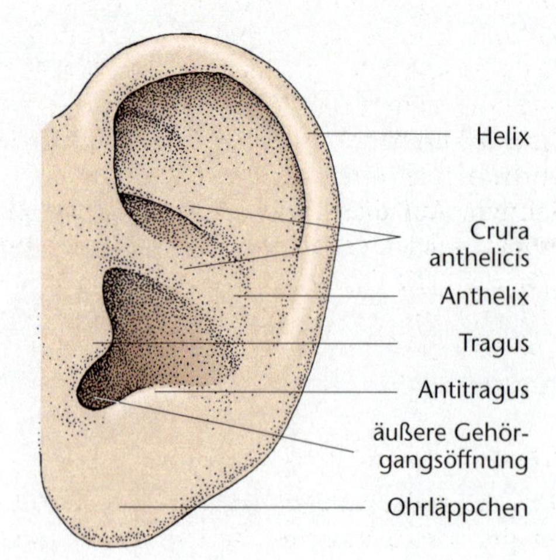

Abb. 12.31: Die Ohrmuschel.

12.32) wirkt als schallaufnehmender Trichter und leitet die Schallwellen in den **äußeren Gehörgang,** der leicht abgewinkelt von der Ohrmuschel zum Trommelfell zieht. Er enthält Drüsen, die **Cerumen** *(Ohrenschmalz)* bilden, und einzelne Haare. Sie schützen vor eindringenden Fremdkörpern.

Das **Trommelfell** *(Membrana tympani)* ist die Grenze zwischen äußerem Ohr und Mittelohr. Es ist eine dünne Membran aus fibrösem Bindegewebe. Bei der **Ohrenspiegelung** *(Otoskopie)* kann es direkt eingesehen werden.

Ohrreinigung
Die „Reinigung" des Ohres mit Wattestäbchen ist gefährlich: Bei zu starker Manipulation wird zum einen Ohrenschmalz weiter ins Ohr geschoben anstatt herausbefördert, zum andern kann das Trommelfell dabei durchstoßen werden. Es reicht völlig aus, den Eingang des äußeren Gehörganges zu reinigen.

12.7.3 Das Mittelohr

Das **Mittelohr** liegt in einer kleinen, luftgefüllten Knochenhöhle im Felsenbein, deren Hauptteil auch als **Paukenhöhle** *(Cavum tympani)* bezeichnet wird. Sie ist mit Epithel ausgekleidet und erstreckt sich vom Trommelfell bis zu einer knöchernen Wand des Innenohres. In dieser Wand befinden sich zwei membranverschlossene Knochenfenster: das **ovale** und das **runde Fenster.** Hinter diesen Fenstern schließt sich das Innenohr an. Nach hinten geht die Paukenhöhle in die Hohlräume des **Warzenfortsatzes** *(Mastoidzellen)* über.

Die Ohrtrompete

Über die **Ohrtrompete** (*Tuba auditiva eustachii* oder *Eustachische Röhre*) besteht eine Verbindung zwischen Mittelohr und oberem Rachenraum. Die Ohrtrompete bewirkt einen

Luftdruckausgleich beidseits des Trommelfells. Dadurch wird eine normale Trommelfellbeweglichkeit für die Schallleitung gewährleistet und eine Verletzung des Trommelfells durch abrupte Druckschwankungen verhindert. Die Ohrtrompete öffnet sich beim Schlucken und Gähnen. Auf diese Weise kann bewusst ein Druckausgleich erzielt werden, wenn sich unterschiedliche Drücke beidseits des Trommelfells (z.B. im Flugzeug) durch Druckgefühl und Rauschen im Ohr unangenehm bemerkbar machen.

Drei winzige Knochen

Quer durch die Paukenhöhle verläuft die Kette der drei **Gehörknöchelchen Hammer** *(Malleus)*, **Amboss** *(Incus)* und **Steigbügel** *(Stapes)*. Der *Hammergriff* ist mit dem Trommelfell fest verbunden. Sein *Köpfchen* liegt der Mittelohrwand an. Sein kürzerer *Fortsatz* ist gelenkig mit dem Amboss und dieser wiederum gelenkig mit dem Steigbügel verknüpft. Der Steigbügel fügt sich mit seiner „Fußplatte" genau in das ovale Fenster zum Innenohr ein. Die Gehörknöchelchen übertragen mechanisch die auf das Trommelfell treffenden Schallwellen über das ovale Fenster zum Innenohr. Die beiden Mittelohrmuskeln (*M. tensor tympani* und *M. stapedius*) verbessern die Schallanalyse und schützen das Innenohr durch reflektorische Kontraktion vor allzu starken Schallreizen.

Akute Mittelohrentzündung

Eine **akute Mittelohrentzündung** *(Otitis media acuta)* wird meist durch Infekte des Nasenrachenraums verursacht, die über die Ohrtrompete in die Paukenhöhle aufsteigen. Klinisch zeigen sich Fieber, Ohrenschmerzen und Schwerhörigkeit. Die entzündlichen Sekrete bewirken in diesem beengten Raum einen Druckanstieg, der zum Zerreißen des Trommelfells führen kann *(Trommelfellperforation)*. Die Behandlung erfolgt mit Antibiotika und schleimhautabschwellenden Nasentropfen zur Förderung der Tubenbelüftung. In schweren Fällen kann sich eine akute Mittelohrentzündung auf die Hohlräume des Warzenfortsatzes *(Mastoiditis)* oder die Hirnhäute (*Meningitis* ☞ 11.15.3) ausbreiten, oder sie kann zu einer *chronischen Otitis media* werden.

12.7.4 Das Innenohr

Das **Innenohr** mit den Sinnesrezeptoren für das Gehör und den Gleichgewichtssinn liegt in einem komplizierten Hohlraumsystem, dem **knöchernen Labyrinth** des Felsenbeins. Es besteht aus den drei Abschnitten Vorhof, Bogengängen und Schnecke. Im Vorhof und in den Bogengängen liegen die Sinnesrezeptoren des Gleichgewichtsorgans. Die Schnecke enthält im Corti-Organ die Sinnesrezeptoren für das Gehör (☞ Abb. 12.32 – 12.34).

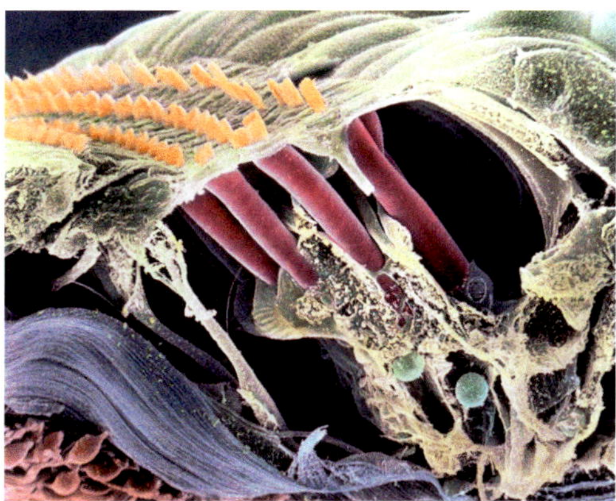

Abb. 12.34: Schnitt durch das Corti-Organ (rasterelektronenmikroskopische Aufnahme). [J600-118]

Die **Schnecke** *(Cochlea)* ist ein spiralig gewundener Knochenraum **(knöcherne Schnecke)**, der mit liquorähnlicher **Perilymphe** gefüllt ist. Der Knochenraum windet sich in 2 ½ Windungen um eine Achse und bildet so den **Schneckengang.** Der „untere" Teil der Schnecke, die *Schneckenbasis*, enthält das ovale und das runde Fenster (☞ Abb. 12.32). Der „obere" Teil der Schnecke, die *Schneckenspitze*, wird **Helicotrema** genannt. Am ovalen Fenster gelangen die Schallwellen über den Steigbügel ins Innenohr und „verlassen" es wieder über das runde Fenster (☞ Abb. 12.35 und 12.36).

Eine Zwischenwand teilt den Schneckengang in zwei Etagen: die obere **Scala vestibuli** *(Vor-*

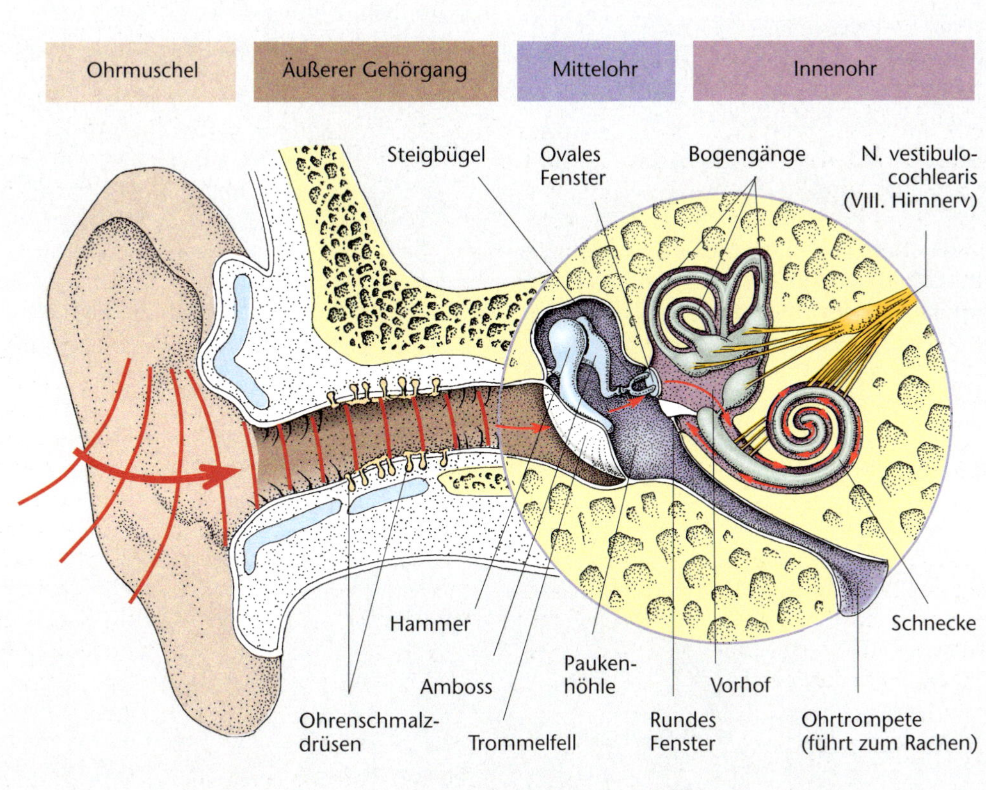

Abb. 12.32: Übersicht über das äußere Ohr, Mittelohr und Innenohr (vergrößert dargestellt).

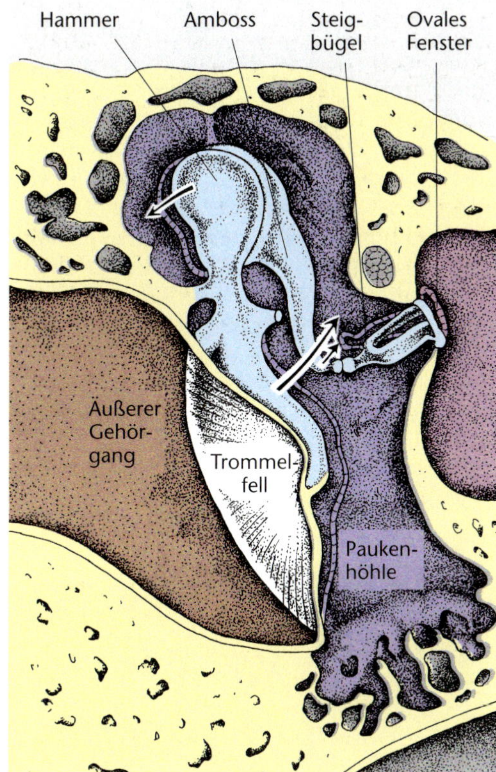

Abb. 12.33: Schnitt durch die Paukenhöhle. Die Pfeile verdeutlichen die kettenreaktionsartige Bewegung der Gehörknöchelchen als Folge der Trommelfellschwingung. [A300-157]

12

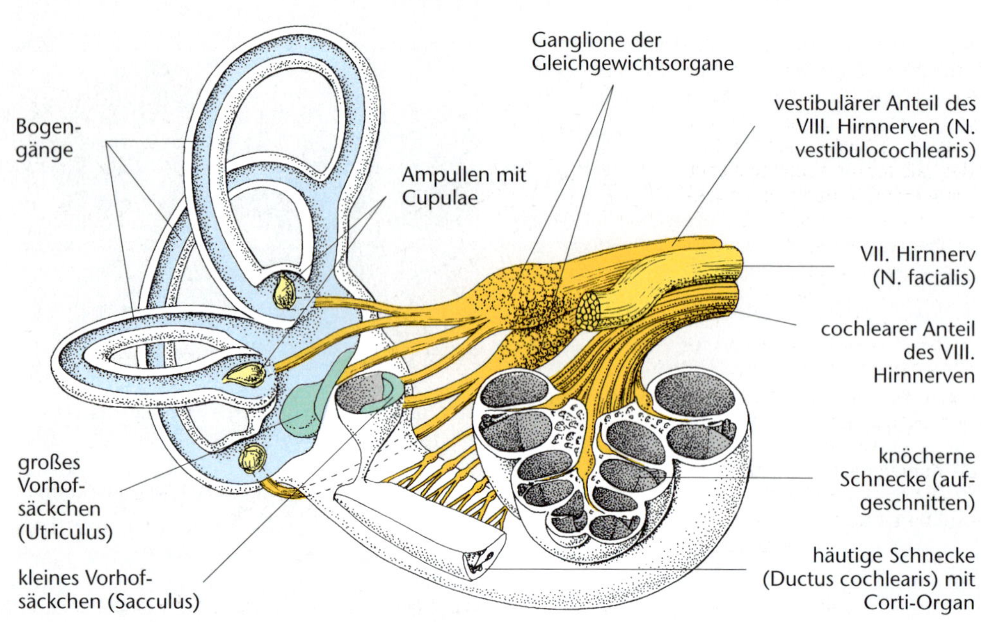

Abb. 12.35: Detailzeichnung von Bogengängen, Schnecke sowie VII. und VIII. Hirnnerven.

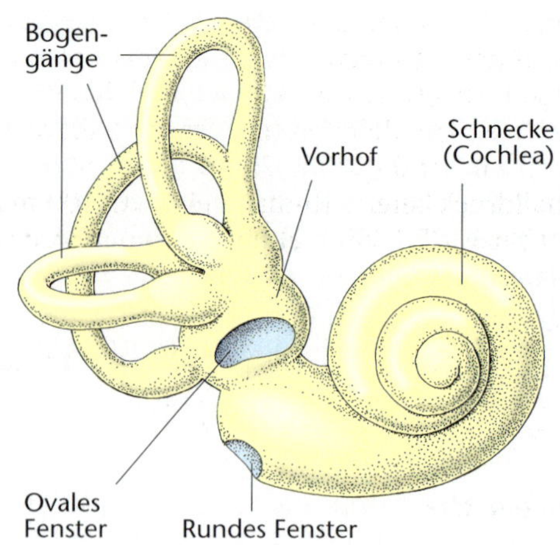

Abb. 12.36: Das knöcherne Labyrinth als Ausgussmodell.

12

hoftreppe) beginnt am ovalen Fenster und verläuft von außen nach innen bis zur Schneckenspitze, wo sie in die unten gelegene **Scala tympani** *(Paukentreppe)* übergeht. Diese verläuft an der Schneckenspirale abwärts bis zum runden Fenster (☞ Abb. 12.37).

Zwischen Scala vestibuli und Scala tympani verläuft ein schlauchförmiger Hohlraum, die **häutige Schnecke** *(Ductus cochlearis)*. Die häutige Schnecke ist ein membranöser Schlauch, im Querschnitt dreieckig und mit **Endolymphe** gefüllt. Die Endolymphe entspricht von der Zusammensetzung her etwa der Intrazellulärflüssigkeit. Die häutige Schnecke wird nach oben zur Scala vestibuli hin von der **Reissner-Membran** begrenzt, nach unten, zur Scala tympani, von der **Basilarmembran**. Die Basilarmembran verbreitert sich in ihrem Verlauf von der Schneckenbasis bis zur Schneckenspitze (☞ Abb. 12.37).

Auf der Basilarmembran im häutigen Schneckengang liegt das **Corti-Organ.** Es ist aus Stützzellen und Sinneszellen aufgebaut. Die Sinneszellen für das Gehör sind so genannte **Haarzellen,** da sie an ihrem freien Ende feine härchenartige Zilien tragen, die in die Endolymphe des häutigen Schneckengangs ragen. Die Härchen stehen mit einer gallertigen Membran *(Membrana tectoria)* in Verbindung, die das Corti-Organ bedeckt. An ihrer Basis werden die Haarzellen von Fasern des VIII. Hirnnerven (N. vestibulocochlearis) umfasst, es handelt sich also um *sekundäre Sinneszellen* (☞ Abb.12.1 und 12.35).

12.7.5 Schallwellen

Schallwellen sind Druckschwankungen der Luft, die z.B. von Musikinstrumenten oder der menschlichen Stimme erzeugt werden. Die so entstehenden Luftschwingungen breiten sich ähnlich wie Wellen auf einer Wasseroberfläche aus. Die *Tonhöhe* wird bestimmt durch die Anzahl der Schwingungen pro Zeiteinheit *(Frequenz)*, während die Lautstärke von der Größe der Schwingung *(Amplitude)* abhängt.

In Abhängigkeit vom Alter kann der Mensch Schallwellen in einem Frequenzbereich von 20 bis 20 000 Hertz wahrnehmen (**Hertz** = Anzahl der Schwingungen pro Sekunde). Am empfindlichsten ist unser Gehör in einem Frequenzbereich zwischen 2 000 und 5 000 Hertz (☞ Abb. 12.38).

„Eigentliches" physikalisches Maß für die Amplitude der Druckschwankungen und damit für die Lautstärke ist der **Schalldruck.** Da unser Gehör jedoch anders („logarithmisch") arbeitet, wurde der **Schalldruckpegel** eingeführt, der in der Einheit **Dezibel** *(dB)* angegeben wird (☞ auch Abb. 12.38). Die subjektiv empfundene Lautstärke wird in **Phon** angegeben. Bei 1 000 Hertz entsprechen sich Dezibel- und Phonwerte. Wichtig zu wissen ist, dass sich aufgrund der logarithmischen Beziehung

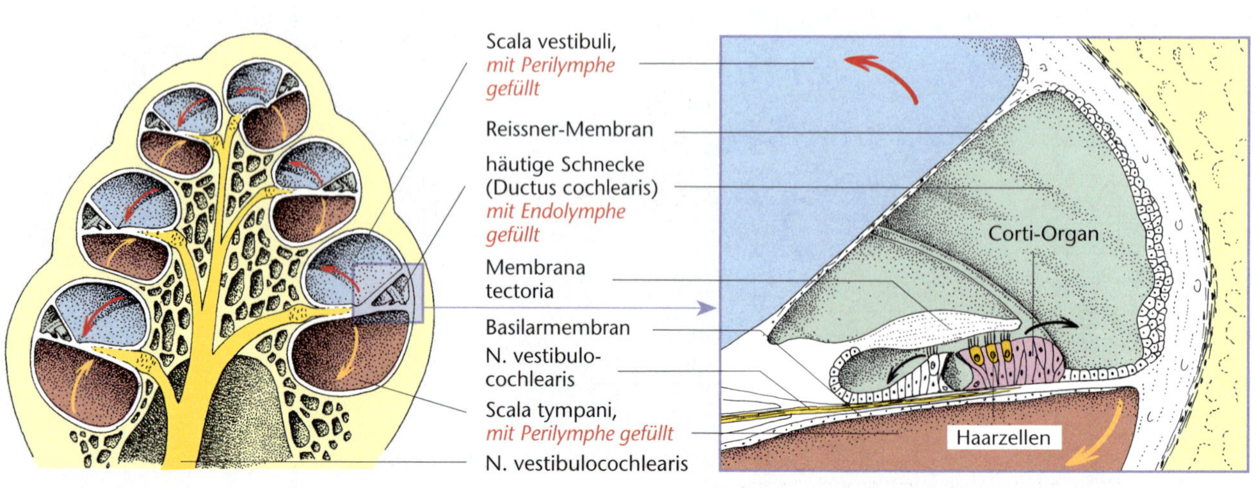

Abb. 12.37: Links: Schnitt durch die Schnecke. Man erkennt die Scala vestibuli, die häutige Schnecke und die Scala tympani. Rechts: Häutige Schnecke im Detail.

hinter ein paar Dezibel mehr eine viel höhere Lautstärkezunahme versteckt, als man aufgrund der niedrigen Dezibel-Zahlen zunächst denken mag: Ist der aktuelle Schalldruck gleich einem definierten Bezugsschalldruck, so haben wir 0 dB. Bei 20 dB ist der aktuelle Schalldruck bereits 10-mal, bei 40 dB 100-mal und bei 60 dB 1 000-mal stärker als der Bezugsschalldruck.

Dezibel-Orientierungswerte: Normale Umgangssprache hat 45 dB, ein Staubsauger 75 dB, ein Pressluftbohrer 90 dB. Die akute Schmerzgrenze liegt bei 120 dB.

Audiometrie

Ein Messverfahren für die Hörfunktion ist die **Audiometrie.** Sie wird mit einem Tongenerator *(Audiometer)* durchgeführt, der Töne bestimmter Frequenz und Intensität erzeugen kann. So können die individuellen **Hörschwellen** ermittelt werden, das heißt, die minimalen Schallintensitäten, mit denen Töne bestimmter Frequenz gerade wahrgenommen werden können. Bei einer Schwerhörigkeit sind die Hörschwellen erhöht (z.B. um 30 dB im 1 000-Hz-Bereich). Die Hörschwellen beim Gesunden zeigt Abbildung 12.38.

Eine sehr einfache Gehörprüfung von nur wenigen Minuten Dauer ist die Registrierung des Schalls, der im Innenohr nach einer kurzen Schallreizung entsteht und von dort „zurückgeworfen" wird. Man bezeichnet diese Ereignisse als **otoakustische Emissionen.** Die Registrierung erfordert keinerlei Mitarbeit des Patienten und ist deshalb bereits für das *Neugeborenen-Hörscreening* einsetzbar.

12.7.6 Die Physiologie des Hörvorgangs

Auf das Ohr eintreffende **Schallwellen** werden von der Ohrmuschel aufgenommen und durch den äußeren Gehörgang zum Trommelfell geleitet. Das Trommelfell wird durch die Schallwellen entsprechend ihrer Intensität und Frequenz in Schwingungen versetzt. Die Trommelfellschwingungen setzen sich über den festverwachsenen Hammergriff auf die Gehörknöchelchenkette fort. Über den Amboss und den Steigbügel erreichen sie das ovale Fenster. Dieser Weg des Schalls wird auch als *Luftleitung* bezeichnet.

Da der Hammergriff einen längeren Hebelarm hat als der Amboss und außerdem die Trommelfellfläche wesentlich größer ist als die des ovalen Fensters, werden die Schallwellen bei der Fortleitung im Mittelohr etwa 20-fach verstärkt. Würde der Schall direkt auf das ovale Fenster mit der trägen Endolymphe dahinter treffen, so würden nur etwa 2 % der Schallenergie aufgenommen und der Rest reflektiert; der Mittelohrapparat erhöht diesen Wert auf über 60 %.

Die Schallwellen können aber auch direkt über den Schädelknochen (z.B. von einer aufgesetzten Stimmgabel) unter Umgehung des Mittelohres auf das Innenohr übertragen werden *(Knochenleitung* des Schalls).

Die Steigbügelschwingungen am ovalen Fenster versetzen die Perilymphe der Scala vestibuli in Schwingungen. Sie durchlaufen als *Wanderwellen* die gesamte Scala vestibuli bis zum **Helicotrema,** wie die Spitze der Schneckenspirale heißt. Von dort laufen sie in der Scala tympani hinab zum runden Fenster, wo sie verebben. Die Wanderwellen in der Perilymphe setzen die *häutige Schnecke* in Schwingung, so dass sich die Wanderwelle auf die Basilarmembran der häutigen Schnecke überträgt (☞ Abb. 12.39). Die Schwingungen ihrer Basilarmembran führen zu Scherbewegungen zwischen den Haarzellen im Corti-Organ und der gallertigen Membrana tectoria. Die Härchen der Sinneszellen werden dadurch verbogen. Dieser *mechanische* Biegungsreiz bewirkt in den Haarzellen die Generatorpotentiale; die Sinneszellen des Gehörs wirken also als *Mechanorezeptoren.*

Unterschiedliche Tonhöhen

Die Basilarmembran ist zu Beginn an der Schneckenbasis schmal und *verbreitert* sich (obwohl sich die Schneckenwindung insge-

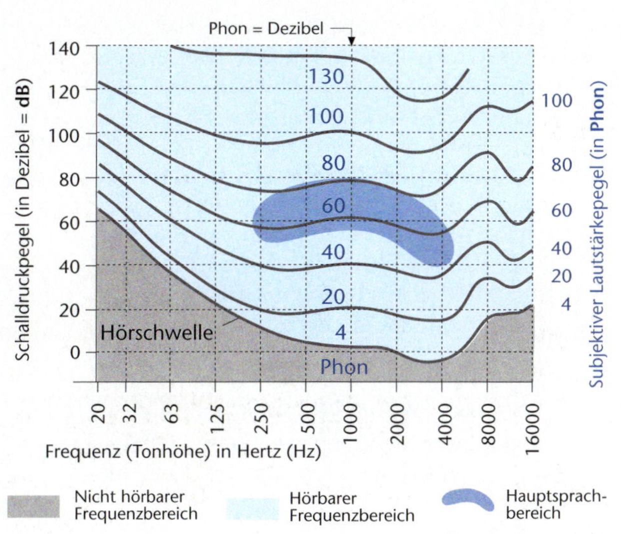

Abb. 12.38: Das Hörspektrum des Menschen. Das menschliche Ohr empfindet Lautstärken frequenzabhängig anders, als es ihrer physikalischen Lautstärke entspricht. Man hat deshalb für die subjektive Lautstärkeempfindung eine zweite Maßeinheit neben dem Dezibel eingeführt: das Phon. Dabei wurde festgelegt, dass im 1000-Hz-Bereich die Phonskala der Dezibelskala entspricht. Außerhalb dieses Bereiches ergeben physikalisch gleich starke Schallreize zum Teil viel geringere subjektive Lautstärkeempfindungen (ganz links und ganz rechts auf der Skala). Gehen die Kurven nach oben, sind sehr viel mehr „Dezibels" für eine bestimmte Lautstärke (Phonzahl) erforderlich.

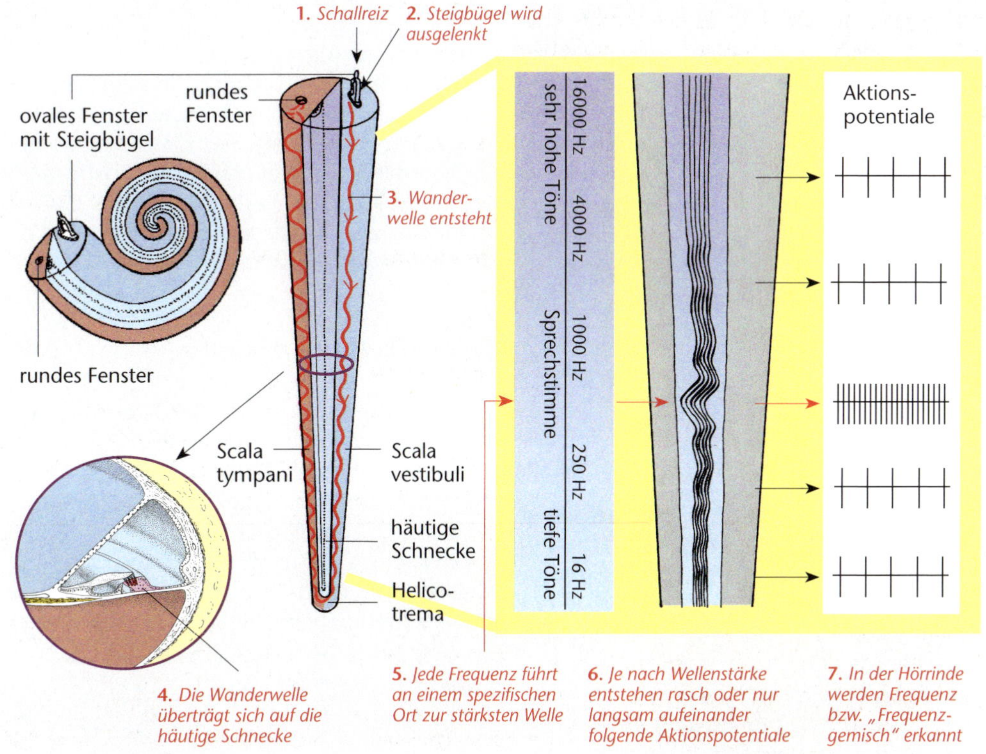

Abb. 12.39: Schema der Hörfunktion nach der Wanderwellentheorie. Die Schneckenspirale ist zur Verdeutlichung lang gestreckt dargestellt.

samt verjüngt ☞ Abb. 12.39) zunehmend zum Helicotrema hin, wobei sie laufend an Steifigkeit verliert. Dadurch geraten die breiteren Abschnitte zwar einerseits leichter in Schwingung als die schmalen, und die Bewegungen der Basilarmembran nehmen zur Schneckenspitze hin zu. Andererseits nimmt aber auch die Dämpfung durch die Endolymphe zum Helicotrema hin allmählich zu. Aufgrund des räumlichen Aufbaues der Cochlea gibt es dadurch für jede Schwingungsfrequenz auf der Basilarmembran an einer bestimmten Stelle ein Auslenkungsmaximum, das heißt einen Ort, wo sie die Haarzellen am stärksten reizt. Weil Schwingungen hoher Frequenz früher gedämpft werden als solche niedriger Frequenz, liegt das *Schwingungsmaximum* für hohe Frequenzen (= hohe Töne) am Anfang der Basilarmembran nahe dem runden Fenster (in Abb. 12.39 oben), während es sich bei niedrigen Frequenzen (= tiefen Tönen) immer weiter zur Schneckenspitze hin (im Bild nach unten) verschiebt.

Erkennung von Frequenz und Lautstärke

Jeder Schwingungsfrequenz und damit jeder Tonhöhe entspricht ein ganz bestimmter Ort der maximalen Auslenkung der Basilarmembran – man spricht von Frequenzauflösung nach dem Ortsprinzip. Nimmt bei gegebener Frequenz die Lautstärke eines Tones und damit die Auslenkung der Basilarmembran zu, werden die Haarzellen stärker gereizt, und wir empfinden den Ton damit auch subjektiv als lauter (☞ Abb. 12.38).

12

Die Hörbahn

Die überschwelligen Generatorpotentiale (☞ 10.3.3) der Haarzellen lösen Aktionspotentiale aus. Sie werden an die Nervenfasern übermittelt, die die Haarzellen an der Basis umgreifen. Diese Nervenfasern bilden den *cochlearen* Anteil des Nervus vestibulo*cochlearis*. Sie verlaufen zu Kerngebieten im verlängerten Mark und kreuzen dort größtenteils zur Gegenseite. Die Fasern ziehen dann zum Teil zum Mittelhirn und Thalamus zur Vermittlung akustischer Reflexe, zum Teil zum Hörzentrum im Großhirnschläfenlappen (☞ 11.4.7).

Orientierung im Raum

Die gleichzeitige Verarbeitung der akustischen Informationen aus *beiden* Ohren ist entscheidend für das **Richtungshören** und die akustische Orientierung im Raum. Die Signale aus linkem und rechtem Ohr unterscheiden sich geringfügig, da die Ohren von einer Schallquelle meist etwas unterschiedliche Abstände haben. Das der Schallquelle abgewandte Ohr hört den Ton etwas später (Phasenverschiebung) und auch etwas leiser (Lautstärkenverschiebung). Durch die Aufarbeitung dieser Unterschiede kann das ZNS die Richtung einer Schallquelle erstaunlich gut orten.

12.7.7 Krankheitsbilder

Schwerhörigkeit

Schwerhörigkeit oder völliger Hörverlust sind für die Betroffenen schwere Behinderungen, da sie die Orientierung in der Umwelt und insbesondere die Kommunikation mit den Mitmenschen sehr beeinträchtigen. Bei bestimmten Formen von Schwerhörigkeit sind besonders die relativ hohen Frequenzen betroffen (☞ Altersschwerhörigkeit). Hier kann ein Hörgerät das Sprachverständnis entscheidend verbessern. Bei höchstgradig Schwerhörigen und Gehörlosen können Hörgeräte allerdings kein Sprachverständnis erreichen. Viele Gehörlose können aber vom Mund des Sprechenden ablesen, wenn langsam, klar und deutlich gesprochen wird. Untereinander verständigen sich Gehörlose in der *Gebärdensprache*. Mit Hilfe dieser Gebärdensprache können zwischen Gehörlosen erstaunlich komplexe Sachverhalte ausgetauscht werden. Diese gestische Sprache ist sehr ausdrucksreich, jedoch muss sie wie eine „neue" Sprache erlernt werden.

Bei der Schwerhörigkeit unterscheidet man nach dem Ort der Störung zwei Formen:

- Bei der **Schallleitungs-Schwerhörigkeit** liegt die Störung im Bereich des äußeren Ohres oder des Mittelohres bis hin zum ovalen Fenster. Häufige Ursachen sind ein *Cerumenpfropf* (Schmalzpfropf) im äußeren Gehörgang, eine *Mittelohrentzündung* oder eine *Otosklerose*. Bei diesen Formen der Schwerhörigkeit ist oft eine kausale Therapie möglich und erfolgversprechend
- Die **Schallempfindungs-Schwerhörigkeit** ist durch Störungen im Innenohr (z.B. Zerstörung der Haarzellen bei akustischem Trauma), am Hörnerven (z.B. Akustikusneurinom) oder im Bereich des ZNS bedingt. Eine kausale Therapie ist bei diesen Formen meist nicht möglich.

Schwerhörigkeit: Grund für Missverständnisse

Ist die Schwerhörigkeit eines Patienten nicht bekannt, können durch die Schwerhörigkeit bedingte Missverständnisse als Verwirrtheit des Patienten interpretiert werden, etwa weil er auf Fragen nicht sofort oder falsch antwortet oder in eine andere Richtung läuft, als ihm erklärt wurde. Eine gewissenhafte Pflegeanamnese, genaue Dokumentation und Übergabe an Kollegen verhindern, dass ein schwerhöriger Patient als verwirrt „abgestempelt" wird. Auch sollte man sich für die Kommunikation mit schwerhörigen Patienten Zeit nehmen, damit Missverständnisse erst gar nicht entstehen können.

Otosklerose

Die **Otosklerose** ist eine Erkrankung des knöchernen Labyrinths. Aus ungeklärter Ursache verknöchern Bereiche des ovalen Fensters, so dass der Steigbügel dort fixiert wird und seine Beweglichkeit verliert. Es kommt zu schwerer Schallleitungs-Schwerhörigkeit und zu Ohrgeräuschen (**Tinnitus**).

Akustisches Trauma

Ein akustisches Trauma kann *akut* durch plötzliche, laute Geräusche (z.B. Explosionsknall) oder *chronisch* bei längerer Belastung mit Geräuschen über 90 dB auftreten. Es kommt dabei über Stoffwechselstörungen der Haarzellen bzw. über direkte mechanische Schädigungen zur Degeneration dieser Sinneszellen. Klinisch führt dies zu einer Schallempfindungs-Schwerhörigkeit, die besonders die hohen Tonfrequenzen um 4000 Hertz betrifft.

Altersschwerhörigkeit

Auch die **Altersschwerhörigkeit** *(Presbyakusis)* betrifft vorwiegend die hohen Töne, die im Frequenzbereich der Sprache und darüber liegen. Bislang wurde vermutet, dass ihr ein altersbedingter neuraler und zentraler Abbau zugrunde liegt; neuere Untersuchungen lassen aber vermuten, dass vor allem unsere tägliche akustische Lärmbelastung verantwortlich gemacht werden muss (☞ auch 12.8).

Hörsturz

Im Gegensatz zur allmählichen Entwicklung der Altersschwerhörigkeit ist der **Hörsturz** ein akutes Ereignis mit einer plötzlich auftretenden, meist einseitigen Schallempfindungsschwerhörigkeit bis Taubheit. Zugrunde liegen Durchblutungsstörungen im Bereich des Innenohres, deren Ursache nicht genau bekannt ist. Ein Hörsturz ist ein HNO-ärztlicher Notfall, der sofortiger stationärer Behandlung bedarf. Therapeutisch versucht man, mit Infusionen von Stoffen die Fließeigenschaften des Blutes zu verbessern und die Innenohrdurchblutung zu normalisieren. Unter diesen Maßnahmen erholt sich das Gehör oft.

12.7.8 Das Gleichgewichtsorgan

Der **Gleichgewichtssinn**, auch *Lage- und Drehsinn* genannt, dient zusammen mit anderen Sinnesorganen (Augen, Tiefensensibilität) der Orientierung im Raum und der Aufrechterhaltung von Kopf- und Körperhaltung in Ruhe und bei Bewegungen. Zum **Gleichgewichtsorgan** *(Vestibularapparat)* gehören der **Vorhof** *(Vestibulum)* und die drei **Bogengänge**. Sie liegen zusammen mit dem Hörorgan im knöchernen Labyrinth des Felsenbeins (☞ Abb. 12.35 – 12.37).

Der **Vorhof** *(Vestibulum)* ist der zentrale Teil des knöchernen Labyrinths. Er führt als Vor-

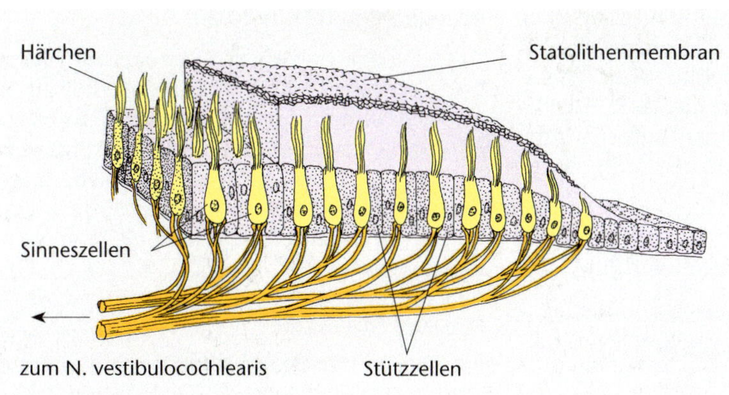

Abb. 12.40 (links): Aufbau der Makula.

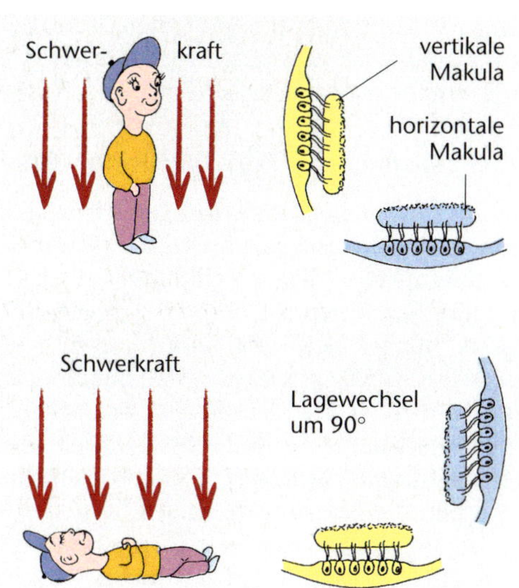

Abb. 12.41 (rechts): Ablenkung der Statolithenmembran beim Lagewechsel.

raum nach hinten zu den drei Bogengängen und nach vorn zur Schnecke des Hörorgans. Wie das gesamte knöcherne Labyrinth ist auch er mit Perilymphe gefüllt, in der mit Endolymphe gefüllte membranöse Strukturen liegen.

Utriculus und Sacculus

Die membranösen Strukturen im Vorhof sind zwei Bläschen, das *große Vorhofsäckchen* (**Utriculus**) und das *kleine Vorhofsäckchen* (**Sacculus**, in Abb. 12.35 grün). Sie sind durch zwei feine Gänge miteinander verbunden.

Der Utriculus und der Sacculus enthalten in ihrer Wand jeweils ein Sinnesfeld, die **Makula.** Sie liegt im Utriculus in *horizontaler* Ebene, im Sacculus *vertikal.* Diese Sinnesfelder sind ähnlich wie das Corti-Organ des Gehörs aus Sinneszellen und Stützzellen aufgebaut. Die Sinneszellen sind Haarzellen. Ihre Härchen ragen in eine gallertige Membran, die die gesamte Makula überdeckt. In die Oberfläche dieser Gallertschicht sind feine Kalziumkarbonatkristalle – **Statolithen** – eingelagert. Die Membran heißt deshalb **Statolithenmembran** (☞ Abb. 12.40).

Bei ruhiger, aufrechter Kopfhaltung zieht die Statolithenmembran in der *vertikalen* Makula des Sacculus nach unten, dadurch werden die Sinneshärchen nach unten abgeschert, was als Reiz dem ZNS übermittelt wird. Der Utriculus meldet in dieser Situation nichts: da seine Makula *horizontal* liegt, werden dort die Sinneshärchen nicht abgeschert. Beim Liegen beispielsweise verändern sich diese Verhältnisse: jetzt steht die Utriculus-Makula senkrecht, ihre Sinneshärchen werden also abgeschert. Die Sacculus-Makula ist dagegen jetzt horizontal ausgerichtet und sendet keine Abscher-Impulse (☞ Abb. 12.41). **Schwerkraft** und andere **Linearbeschleunigungen** (Beschleunigung in gerader Richtung) sind die *adäquaten Reize* für die Sinneszellen der Makulaorgane. Die zentrale Verarbeitung ihrer Informationen vermittelt zum einen bewusste Empfindungen wie z.B. „Aufrechtstehen" oder „Liegen", zum anderen führt sie reflektorisch zur Anpassung von Tonus und Bewegung der Muskulatur, damit die Kopf- und Körperhaltung aufrechterhalten werden.

Die Bogengänge

Die drei *Bogengänge* stehen etwa im rechten Winkel zueinander in den drei Raumebenen. Es gibt einen vorderen und hinteren *vertikalen* und einen seitlichen *horizontalen* Bogengang. Sie beginnen und enden alle im Vorhofbereich, so dass sie zusammen mit diesem einen Ring bilden. In den *knöchernen Bogengängen* verlaufen die membranösen, mit Endolymphe gefüllten *häutigen Bogengänge.* Jeder Bogengang ist am Ende zur **Ampulle** erweitert. Dort befinden sich jeweils auf einer vorragenden Leiste (**Crista**) die Sinneszellen des Bogengangsystems. Es sind Haarzellen, die von Stützzellen umgeben sind. Ihre Härchen ragen in eine gallertartige, kuppelförmige Masse, die **Cupula.**

Jede drehende Kopfbewegung führt zu einer identischen Bewegung der Cupulae, die über den Bogengang fest mit dem Schädel verbunden sind. Die in den Bogengängen befindliche Endolymphe ist aber – wie jede Flüssigkeit – träge und folgt den Kopfbewegungen (präziser: Kopfbeschleunigungen) nur teilweise und mit zeitlicher Verzögerung. Die gallertige Cupula mit den eingebetteten Härchen wird dadurch abgebogen, und die Haarzellen werden gereizt. Die Nervenimpulse aus den Haarzellen werden an das ZNS übermittelt. Sie führen zur bewussten Empfindung von *Drehbewegungen* und bewirken reflektorisch die Muskelsteuerung, die zur Anpassung an die Situation erforderlich ist.

Da sich Endolymphe und Cupula nach einiger Zeit aber der Bewegung der Sinnesleiste anpassen, d.h. sich selbst mitdrehen, führen nur *Änderungen* der Drehbewegungen zur Reizung des Bogengangsystems. Die **Drehbeschleuni-**

12

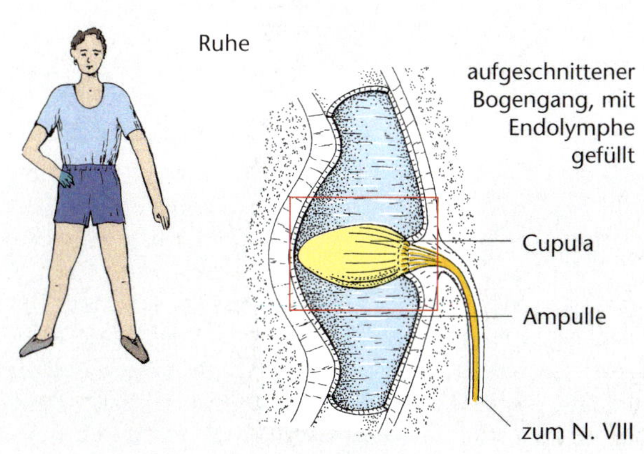

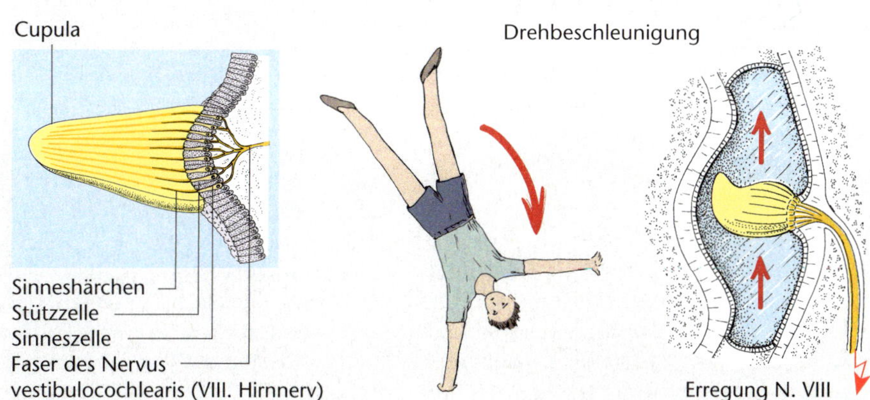

Abb. 12.42: Ablenkung der Cupula bei einer Drehbeschleunigung.

gung (bzw. die Abbremsung einer Drehbewegung) ist also der adäquate Reiz für die Bogengangsorgane (☞ Abb. 12.42).

Leitungsbahnen des Gleichgewichtsorgans

Von den Haarzellen des Gleichgewichtsorgans werden die Erregungsimpulse an Nervenzellen übermittelt, deren Zellkörper in einem Ganglion im inneren Gehörgang liegen. Ihre Fasern bilden den *vestibulären* Anteil des Nervus *vestibulo*cochlearis. Sie ziehen zum größten Teil zu Kerngebieten in der Medulla oblongata, ein kleiner Teil direkt zu Kleinhirnkernen. In den Vestibulariskernen der Medulla werden die Erregungen umgeschaltet. Über die sekundären Vestibularisbahnen erfolgt dann die Übermittlung an zahlreiche Hirngebiete: Rückenmark, Kleinhirn, Formatio reticularis, Thalamus und Hirnnervenkerne, v.a. für die Augen- und Halsmuskulatur (III, IV, VI, XI). Über diese Verbindungen werden die Erregungen des Gleichgewichtsapparates mit dem motorischen System verknüpft, so dass die Muskelbewegungen für eine normale Stellung des Kopfes, des Körpers und der Augen reflektorisch gesteuert werden können.

Eine wichtige Rolle bei dieser Steuerung spielen die Verbindungen zum Kleinhirn, das auf den Bewegungsablauf einwirkt. Vom Thalamus werden Informationen aus dem Gleichgewichtsorgan an die Großhirnrinde übermittelt, wo die bewussten Wahrnehmungen der Körperstellungen entstehen.

Gleichgewichts- und Nystagmusprüfung

Zur Abklärung von Gleichgewichtsstörungen lässt man den Patienten mit geschlossenen Augen bestimmte Bewegungen ausführen, z.B. Geradeausgehen oder Auf-der-Stelle-Treten. Aus den dabei auftretenden Abweichungen kann man Rückschlüsse auf den Ursprung der Störung ziehen.

Durch die Verschaltung der Augenmuskelkerne mit dem Vestibularorgan können Störungen im Vestibularbereich unwillkürliche, rhythmische Augenbewegungen zur Folge haben, einen **Nystagmus** *(Augenzittern)*. Er kann auch physiologischerweise auftreten, z.B. bei oder nach Drehbeschleunigungen. Ein spontaner, d.h. ohne äußere Reize auftretender Nystagmus ist in der Regel pathologisch.

Reisekrankheit (Kinetose)

Das Gleichgewichtsorgan ist auch mit vegetativen Zentren verknüpft. Dadurch kommt es bei wiederholten starken Bewegungen und damit der Reizung des Gleichgewichtsorgans zu vegetativen Reaktionen wie Übelkeit, Erbrechen und Schwindel. Dies tritt häufig auf bei Schiffs- oder Autoreisen, deshalb der Name **Reisekrankheit.**

Menière-Krankheit

Bei dieser Erkrankung stehen Symptome des Gleichgewichtsorgans im Vordergrund: plötzlich einsetzende *Drehschwindelattacken,* die Minuten bis Stunden anhalten und den Betroffenen z.B. durch schwere Stürze gefährden. Als weitere Symptome einer Innenohrerkrankung bestehen *Ohrgeräusche* und *Schallempfindungsschwerhörigkeit.* Wegen der engen Verknüpfungen des Vestibularorgans mit vegetativen Zentren kommt es zu vegetativen Symptomen wie Übelkeit und Erbrechen. Die genaue Ursache ist unbekannt. Die Therapie besteht in der Gabe von Antiemetika (z.B. Vomex A®) und, wie beim Hörsturz, in einer Infusionsbehandlung mit durchblutungsfördernden Mitteln.

12.8 Gesundheit und Lebensstil: Wie bitte?

Der eine nennt es Lärm, der andere Musik. Selbst bei Dauerschallpegeln weit über 100 Dezibel (dB) scheiden sich noch die Geister: Für viele wird ein Rockkonzert erst direkt neben der Bassreflexbox zum Genuss, deren dumpfe Donnerschläge durch Mark und Bein gehen. Und durchs Ohr, aber daran denken viele Musikfans nicht, denn laute Musik führt zur Freisetzung körpereigener Endorphine, die einen „emotionalen Höhenflug" verursachen (☞ 10.5.1). Wer jedoch Langzeitschäden verhindern will, sollte extreme Geräuschpegel meiden: 5 % aller Jugendlichen, die fünf Jahre lang einmal pro Woche in die Disco gehen, haben einen schweren Hörschaden. Eine solche Lärmschwerhörigkeit verschlimmert sich noch, wenn der Musikfan auch zu Hause die Stereoanlage bis zum Anschlag aufdreht und ständig laut Walkman hört. Selbst billige Walkmen liefern heute schon Schallstärken von bis zu 110 dB. Zum Vergleich: Fünf Meter neben einem schweren, fahrenden LKW prasseln gerade 90 dB auf das Trommelfell nieder.

Auspfiff

Das Ohr hat nicht viele Möglichkeiten mitzuteilen, dass es unter der extremen Lärmbeschallung leidet. Es kann seinen Besitzer allenfalls „auspfeifen". Dieses *Ohrenklingeln* **(Tinnitus)** kann das erste deutliche Zeichen einer Innenohrüberlastung sein. Ein noch deutlicheres Alarmsignal sind Ohrenschmerzen. Eine andauernde Schallüberlastung schädigt zunächst die Sinneshärchen (☞ Abb. 12.34 und 12.37) im Innenohr. Sie knicken um, als wäre ein Sturm über ein Weizenfeld hinweggerast. Dieser Schaden macht sich durch eine kurzzeitige Taubheit bemerkbar. Aufrichten, also erholen können sich die Haarzellen nur, wenn ihnen eine genügend lange Erholungspause gegeben wird. Zu lauter Lärm oder zu kurze Pausen jedoch verursachen Dauerschäden. Dann kann es zu einer Innenohrschwerhörigkeit und einem chronischen Tinnitus kommen. Nicht umsonst empfehlen Experten den häufigen Besuchern von Discos einen Gehörschutz in Form der „Trendy Plugs" zur Verhütung der sonst bald tauben Ohren. Doch nicht nur laute Musik kann diese Schäden hervorrufen.

Lärmstress lass nach

Auch Flugzeug- und Autolärm können das Ohr dauerhaft schädigen. Sie haben jedoch auch noch andere negative Auswirkungen. So sollen Menschen mit viel Lärmbelastung mehr Tranquilizer (☞ 25.9.2) schlucken, und es gilt als relativ sicher, dass Lärmbelastung Herz und Kreislauf schädigen kann. So schätzen Experten, dass ca. 2 % aller Herzinfarkte in der Bundesrepublik auf Lärmstress zurückzuführen sind. Davon sind vor allem Männer betroffen. Verantwortlich für die Herzkreislaufreaktionen auf Lärm sind die Stresshormone Adrenalin und Kortisol (☞ 13.6.6), die der Körper bei Lärmbelastung ausschüttet. Sie treiben unter anderem den Blutdruck in die Höhe. Zudem sensibilisiert eine andauernde Lärmbelastung den Körper für Lärm, das heißt, dass er nach einiger Zeit bereits auf niedrigere Schallpegel mit einer Schreckreaktion antwortet. Nach einer Studie des Bundesgesundheitsamtes steigt bereits bei einem Dauerlärmpegel von rund 65 dB das Herzinfarktrisiko um 20 %. In etwa 10 % aller Wohnungen sind solche Durchschnittswerte zu verzeichnen. Lärm ist also schon für Gesunde ein Risiko. Noch schlimmer geht es jedoch denen, die ohnehin krank sind und dem Lärm auch nicht ausweichen können.

Lärm im Krankenhaus

So haben gerade Patienten im Krankenhaus häufig unter unnötigem Lärm zu leiden. Bereits das Klappern von Holzpantinen auf dem Stationsgang kann einen Kranken erheblich stören. Auch Rufe oder das Klirren des Essenwagens machen einem Patienten, der ja wegen einer schweren Erkrankung im Krankenhaus liegt und Ruhe sucht, zu schaffen. Lärm im Krankenhaus kann auch sichtbare Folgen haben: Eine englische Studie belegt, dass sich der Krankenhausaufenthalt von Patienten, die dort z.B. wegen Umbaumaßnahmen unter erheblichem Lärm zu leiden haben, deutlich verlängert.

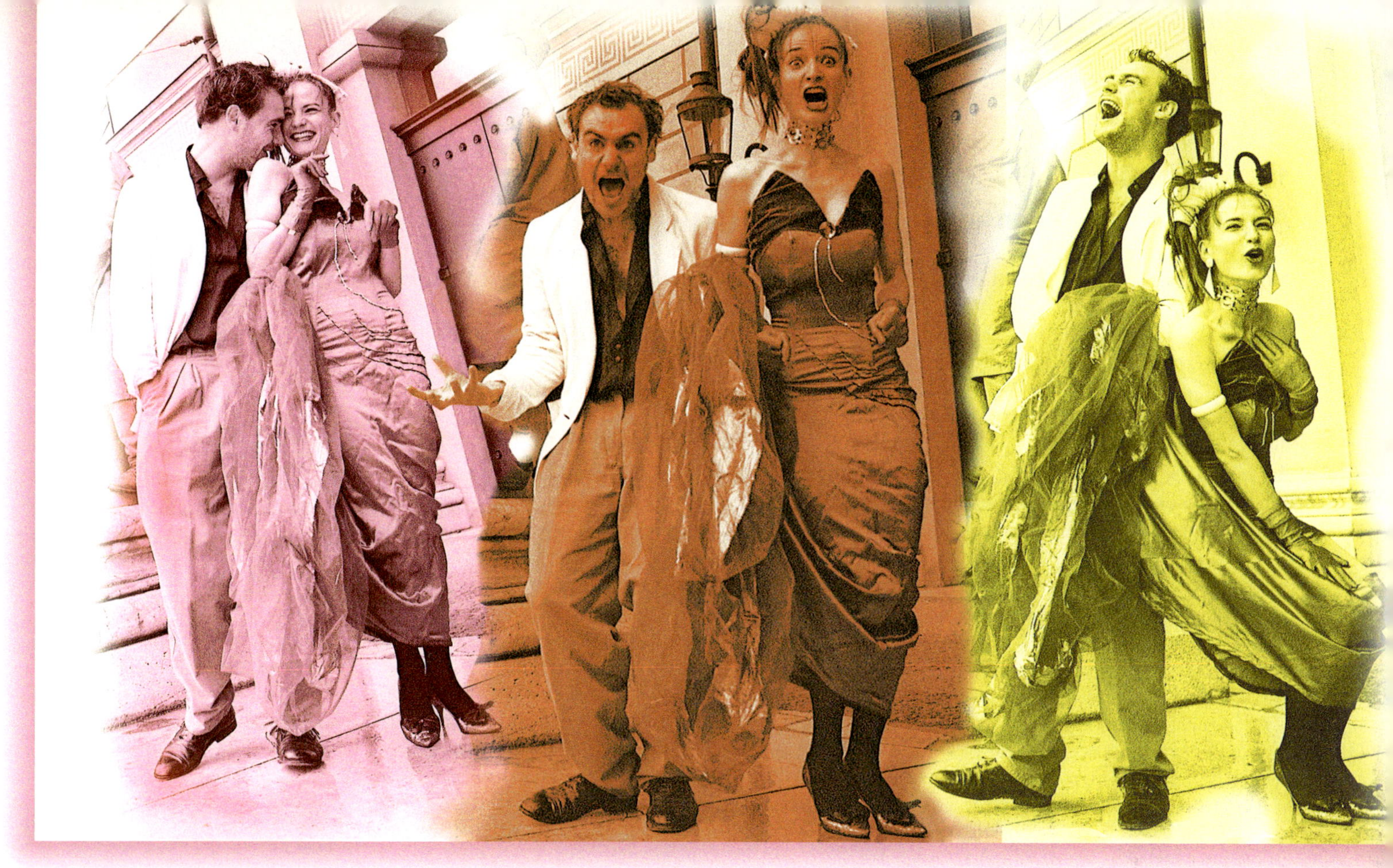

13 Das Hormonsystem

13.1 Funktion und Arbeitsweise der Hormone

Hormone sind Signal- und Botenstoffe („messenger"), welche wie das Nerven- und Immunsystem die Kommunikation zwischen Zellen und Organen ermöglichen und die biologischen Abläufe im Körper sowie das Verhalten und die Empfindungen eines Menschen entscheidend beeinflussen.

Störungen der Hormonproduktion, sei es Ausfall, Unter- oder Überproduktion, können zu schweren Erkrankungen führen.

Lebensnotwendig

Hormone erfüllen zahlreiche wichtige Aufgaben im Körper. Sie:

- Wirken auf die chemische Zusammensetzung des Inneren Milieus ein
- Regulieren den Organstoffwechsel und die Energiebalance
- Helfen dem Körper, mit Belastungssituationen wie z.B. Infektionen, Verletzungen, emotionalem Stress, Durst, Hunger, Blutungen und Temperaturextremen fertig zu werden
- Fördern Wachstum und Entwicklung
- Steuern die Reproduktionsvorgänge, etwa Eizell- und Spermienbildung, Befruchtung, Versorgung des Kindes im Mutterleib, Geburt sowie Ernährung des Neugeborenen.

Hormone wirken auch ganz nah

Früher bestand die Lehrmeinung, dass Hormone grundsätzlich nur weit entfernt vom Ort ihrer Ausschüttung wirken. Dieser klassische Hormonbegriff, nach dem Hormone stets über die Blutbahn zu ihren Zielzellen gelangen, ist heute überholt: Mittlerweile sind etliche Hormone bekannt, die ihre Zielzellen durch Diffusion erreichen und Zellen in ihrer unmittelbaren Nachbarschaft beeinflussen **(parakrine Wirkung)** oder sogar auf die hormonproduzierende Zelle selbst wirken **(autokrine Wirkung)**.

Hormon- und Nervensignale im Vergleich

Während das Nervensystem seine Informationen in Sekundenschnelle nur zu ausgewählten Zellen, z.B. Muskel-, Drüsen- oder anderen Nervenzellen weiterleitet, werden die sog. klassischen Hormone über den Blutweg im Prinzip an *alle* Zellen verteilt. Im Gegensatz zum Nervensignal arbeiten Hormone dabei relativ langsam: Es kann Minuten, Stunden oder auch Monate dauern, bis die Körperantwort erkennbar wird, wie es zum Beispiel beim Wachstum der Fall ist.

Fließende Übergänge

Die Erweiterung des Hormonbegriffs führte zu fließenden Übergängen v.a. zu den Botenstoffen des Nervensystems. So klar wie im vorangegangenen Absatz dargestellt sind die Grenzen zwischen Hormon- und Nervensystem nicht (mehr):

- Nicht alle Hormone haben nur „endokrine" Wirkungen. So weiß man, dass das Wehenhormon Oxytocin und das den Wasserhaushalt regulierende Hormon Adiuretin außerdem noch im Zwischenhirn als *Neuropeptide* Einfluss auf z.B. Lernen und Gedächtnis beim Menschen haben. Auf die Doppelfunktion von Noradrenalin als Hormon und als *Neurotransmitter* wurde bereits in Abschnitt 10.4.6 eingegangen
- Andererseits können auch Nervenzellen Hormone produzieren (**Neurohormone**, z.B. Adiuretin).

Es gibt also fließende Übergänge zwischen Hormonen, Neurotransmittern und Neuropeptiden. Wahrscheinlich würde es eher den Tatsachen entsprechen, allgemein von *Botenstoffen* zu sprechen, die je nach dem Ort ihrer Bereitstellung und ihrer Funktion als (Gewebs-)Hormon, Neurotransmitter oder Neuropeptid wirken (☞ Abb. 13.1).

Auch zum Immunsystem bestehen komplexe Verbindungen, denn viele weiße Blutzellen produzieren Hormone mit parakriner Wirkung (☞ 6.3).

Endokrinologie

Das Teilgebiet der Inneren Medizin, das sich mit den Strukturen und Funktionen der Hormone sowie der Diagnose und Behandlung von Störungen des Hormonsystems beschäftigt, ist die **Endokrinologie.** Aber auch in anderen medizinischen Disziplinen gibt es Fachleute für hormonelle Störungen, z.B. die *gynäkologischen Endokrinologen,* die auf weibliche Sexualhormonstörungen und die Behandlung der dadurch oft verursachten Unfruchtbarkeit bei Frauen spezialisiert sind.

	Nervensystem	Hormonsystem
Signalübermittlung	Elektrisch (Neuron, Axon) und chemisch (Synapse)	Chemisch (Hormone)
Zielzellen	Muskelzellen, Drüsenzellen, andere Nervenzellen	Alle Körperzellen mit passendem (spezifischem) Hormonrezeptor (☞ 13.1.4)
Wirkungseintritt	Millisekunden bis Sekunden	Sekunden bis Monate
Folgereaktion	Muskelkontraktion, Drüsensekretion oder Aktivierung anderer Nervenzellen	Vor allem Änderung der Stoffwechselaktivität (z.B. Wachstum)

Tab. 13.1: Vergleich zwischen Nerven- und Hormonsignalen.

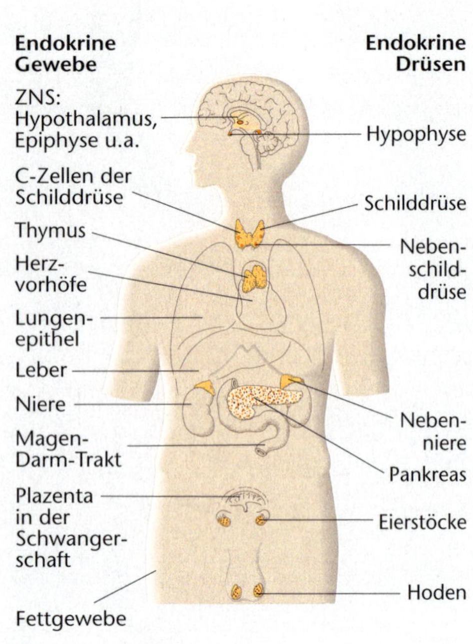

Abb. 13.2: Orte der Hormonproduktion im menschlichen Körper. Die Plazenta in der Schwangerschaft nimmt dabei eine Mittelstellung ein zwischen den sog. klassischen endokrinen Drüsen (linke Seite der Abb.) und den endokrinen Geweben (rechte Seite der Abb.). Sie kann fast alle Hormone des Körpers synthetisieren, außerdem noch einige Hormone, die nur während der Schwangerschaft gebildet werden (☞ 22.2.2).

13.1.1 Einteilung der Hormone

Die Hormone können auf verschiedene Art und Weise eingeteilt werden. Am gebräuchlichsten sind:

- Die Einteilung nach dem Bildungsort
- Die Einteilung nach dem chemischen Aufbau (☞ Tab. 13.3)
- Die Einteilung nach dem Wirkprinzip.

13.1.2 Bildungsorte von Hormonen

Glanduläre Hormone

Zahlreiche Hormone werden von speziellen **endokrinen Drüsen** gebildet und dementsprechend als *Drüsenhormone* oder **glanduläre Hormone** bezeichnet. Im Gegensatz zu den exokrinen Drüsen (☞ 4.2.2), die ihre Sekrete (zum Teil über Ausführungsgänge) an die Oberfläche von Haut oder Schleimhäuten absondern, geben die sog. klassischen endokrinen Drüsen ihre Produkte (also die Hormone) in den sie umgebenden interstitiellen Raum ab. Dieser Raum ist meist von einem dichten Kapillargeflecht durchzogen. Die Hormone diffundieren rasch vom Interstitium in die Kapillaren und werden mit dem Blutstrom schnell über den gesamten Körper verteilt. So erreichen die Hormone ihre jeweiligen Zielzellen, das sind alle Zellen, die über geeignete Rezeptoren die „Botschaft des Hormons" verstehen können (☞ 13.1.4).

Gewebshormone

Hormone werden aber nicht nur in endokrinen Drüsen, sondern in einem früher nicht erahnten Ausmaß auch von spezialisierten Zellen anderer Körpergewebe gebildet. Deshalb spricht man zusammenfassend von **endokrinem Gewebe** (☞ auch 13.7). Zu diesen nicht von Hormondrüsen gebildeten **Gewebshormonen** gehören z.B. das Erythropoetin (☞ 20.3.2), die Prostaglandine (☞ 5.5.3) und die Zytokine (☞ 6.3).

Abb. 13.2 zeigt eine Übersicht, wo überall im Körper Hormone produziert werden können.

13.1.3 Chemischer Aufbau der Hormone

Chemisch kann man die Hormone wie folgt unterteilen:

- **Aminosäureabkömmlinge:** Sie leiten sich von einer *Aminosäure* (☞ Abb. 2.29) ab und sind daher überwiegend wasserlöslich (*hydrophil* ☞ 2.8.3)
- **Peptidhormone:** Diese Hormone (z.B. die meisten Gewebehormone) bestehen aus langen Ketten von Aminosäuren. Sie sind ebenfalls wasserlöslich
- **Steroidhormone:** Steroidhormone sind Abkömmlinge des Cholesterins (☞ 2.8.2). Sie sind fettlöslich (*lipophil* ☞ 2.8.2)
- **Arachidonsäureabkömmlinge:** Einige Gewebshormone (unter anderem die Prostaglandine) leiten sich von dieser mehrfach ungesättigten Fettsäure ab (☞ 5.5.3). Sie sind ebenfalls fettlöslich.

Klinische Bedeutung der chemischen Hormonklassifizierung

Durch den unterschiedlichen chemischen Aufbau der Hormone wird die therapeutische Einnahmeform bestimmt. Peptidhormone würden bei oraler Einnahme im Magen-Darm-Trakt zerlegt und damit wirkungslos. Sie müssen deshalb parenteral, das heißt unter Umgehung des Magen-Darm-Traktes, verabreicht werden, z.B. als Insulinspritze. Bei der Magen-Darm-Passage nicht abgebaut werden dagegen die Steroidhormone und die Aminosäureabkömmlinge. Sie können deshalb als Tabletten eingenommen werden (so etwa die „Pille", meist ein Gemisch aus den Steroidhormonen Östrogen und Progesteron ☞ 21.3.10).

13.1.4 Wirkprinzip und Hormonrezeptoren

Damit eine Zielzelle ein Hormonsignal empfangen kann, muss sie **spezifische Hormonrezeptoren** besitzen, an die sich das Hormon anlagern kann. Hormon und Hormonrezeptor müssen wie Schlüssel und Schloss zusammenpassen. Wenn das Hormon an oder in der Zelle gebunden worden ist, werden komplizierte Stoffwechselvorgänge ausgelöst, die zu der gewünschten Hormonwirkung führen.

Die Hormonrezeptoren sind also für die spezifische Hormonwirkung verantwortlich. Für ein bestimmtes Hormon existieren dabei an Zellen verschiedener Gewebe oder Organe oft *mehrere* Rezeptortypen, so dass ganz unterschiedliche Hormonwirkungen die Folge sind. Dies gilt in gleicher Weise für die im Nebennierenmark gebildeten Neurotransmitter, die als nervale Botenstoffe den Hormonen sehr nahestehen (☞ 13.6.5). Adrenalin z.B. bewirkt an vielen Gefäßen über α-Rezeptoren eine Gefäßverengung und über β-Rezeptoren eine Gefäßerweiterung.

Klasse	Hormon	Hauptbildungsort
Aminosäure-Abkömmlinge	• Thyroxin und Trijodthyronin	Schilddrüse
	• Adrenalin und Noradrenalin (auch als *Katecholamine* bezeichnet)	Nebennierenmark
Peptidhormone	• Oxytocin, Adiuretin • Releasing-, Inhibiting-Hormone (RH bzw. IH)	Hypothalamus
	• Insulin	Bauchspeicheldrüse
	• Wachstumshormon, Prolaktin, TSH, ACTH, FSH, LH	Hypophysenvorderlappen
	• Kalzitonin	Schilddrüse
	• Parathormon (PTH)	Nebenschilddrüse
Steroidhormone	• Aldosteron, Kortisol	Nebennierenrinde
	• Testosteron	Hoden
	• Östrogene und Progesteron	Eierstöcke
Arachidonsäure-Abkömmlinge	• Prostaglandine, Thromboxan	Überall im Körper

Tab. 13.3: Einteilung der Hormone (nach ihrem chemischen Feinbau) in Hormonklassen.

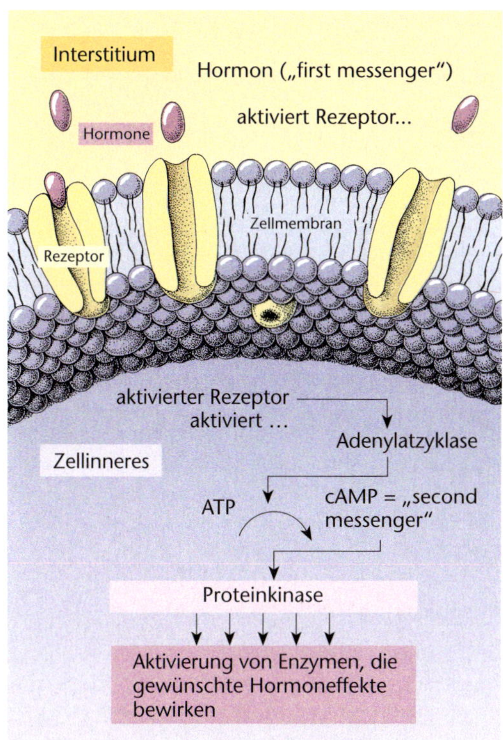

Abb. 13.4: Hormonwirkungsvermittlung über „first und second messenger".

Andererseits ist jede Zelle Zielzelle für unterschiedliche Hormone und besitzt dementsprechend *verschiedene* Hormonrezeptoren. Jede einzelne Körperzelle kann so über Hormone zu unterschiedlichen, sogar gegensätzlichen Reaktionen veranlasst werden.

13

Hormonrezeptoren in der Zellmembran

Die meisten Aminosäureabkömmlinge und Peptidhormone können wegen ihrer guten Wasserlöslichkeit *(Hydrophilie)*, aber schlechten Fettlöslichkeit (*Lipophilie* ☞ 2.8.2) nicht durch die lipophile Zellmembran hindurchtreten. Diese Hormone binden von außen an einen in der Membran sitzenden **Zellmembranrezeptor.** Der Rezeptor ändert dadurch seine räumliche Struktur (er wird „aktiviert") und setzt eine Reaktionskette in Gang, an deren Ende die „gewünschte" Zellantwort steht.

Ein sehr häufiger Weg, die Botschaft weiterzuvermitteln, ist der über das **Adenylatzyklasesystem:** Der durch das Hormon aktivierte Rezeptor aktiviert seinerseits das Enzym **Adenylatzyklase**, welches sich an der Innenseite der Zellmembran befindet. Dieses Enzym fördert die Umwandlung von ATP in **cAMP** *(cyclo-AMP, zyklisches Adenosinmonophosphat)*, das wie ATP zu den Nukleotiden zählt (☞ 2.8.4). cAMP aktiviert daraufhin eine **Proteinkinase**, welche durch Phosphorylierung andere Enzyme hemmt oder aktiviert und so die gewünschte Hormonantwort der Zielzelle bewirkt. Zur Beendigung der Reaktionskette wird das relativ stabile cAMP in der Regel schnell wieder von einem anderen Enzym abgebaut, der **Phosphodiesterase** (☞ Abb. 13.4).

Stoffe wie das cAMP, die als dem Hormon nachgeschalteter, zweiter Botenstoff innerhalb der Zelle fungieren, werden **second messenger** genannt. Dabei können in einer Zelle viele Hormone anfänglich den gleichen second messenger benutzen. Das an der Zellmembran von außen gebundene Hormon heißt entsprechend **first messenger.**

Intrazelluläre Hormonrezeptoren

Alle Steroidhormone und auch die Schilddrüsenhormone können die Plasmamembran durchdringen und direkt an **intrazelluläre Hormonrezeptoren** binden. Dabei befinden sich z.B. die Rezeptoren für Schilddrüsenhormone im Zellkern, die Steroidhormonrezeptoren hingegen im Zytoplasma. Auch im Zytoplasma gebildete Hormon-Rezeptor-Komplexe gelangen jedoch letztlich in den Zellkern. Die Hormone wirken dort direkt auf die DNA ein und beeinflussen die Proteinbiosynthese und damit die Zellfunktion.

Antihormone

Bestimmte Medikamente besetzen und blockieren Hormonrezeptoren, so dass das physiologische Hormon nicht mehr wirken kann, weil die Hormonmoleküle keine freien Rezeptoren mehr vorfinden. Diese **Antihormone** heben damit die Effekte des physiologischen Hormons auf.

Ein solches Antihormon ist z.B. das *Antiöstrogen* Tamoxifen (Nolvadex®, Kessar®), das überwiegend durch eine Besetzung der Östrogenrezeptoren wirkt. Es wird Brustkrebspatientinnen gegeben, deren Tumor sonst durch das Östrogen (ein weibliches Geschlechtshormon) weiter wachsen würde. In analoger Weise gibt es *Antiandrogene,* z.B. Cyproteron (Androcur®), die beispielsweise beim Prostatakrebs therapeutisch eingesetzt werden.

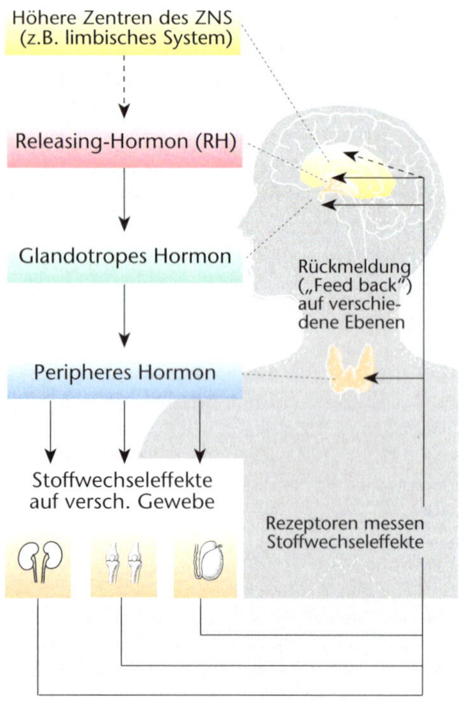

Abb. 13.5: Hierarchie der Hormonregulation.

13.1.5 Transportproteine für Hormone

Alle fettlöslichen und viele wasserlösliche Hormone müssen im Blut an Albumin oder spezielle Transportproteine gebunden werden, damit sie im Blut transportiert werden und zu den Zielzellen gelangen können. So binden z.B. die Schilddrüsenhormone an das **Thyroxinbindende Globulin** *(TBG).* Biologisch wirksam ist jedoch nur das freie, nicht das proteingebundene Hormon (☞ 13.4).

13.1.6 Abbau der Hormone

Zentrales Organ für den **Hormonabbau** ist die Leber. Der Großteil der Hormone wird dort durch verschiedene Reaktionen verändert (z.B. aufgespalten) und dadurch unwirksam. Die Abbauprodukte werden meist über Leber und/oder Nieren ausgeschieden.

Mit Hilfe der Konzentrationsbestimmung von Hormon-Abbauprodukten im Urin lassen sich indirekt die Hormonspiegel im Blut abschätzen. So bestimmt man z.B. die Konzentration der *Vanillin-Mandelsäure* im 24-Stunden-Sammelurin, wenn der Verdacht auf eine Katecholaminüberproduktion im Nebennierenmark besteht (etwa bei der Abklärung eines Bluthochdrucks). Die Vanillin-Mandelsäure ist ein Abbauprodukt der Katecholamine Adrenalin und Noradrenalin (☞ 13.6.5).

13.1.7 Die Hierarchie der hormonellen Sekretion

Die von den Hormondrüsen ins Blut ausgeschütteten Hormonmengen sind minimal, und schon geringfügige Konzentrationsänderungen können tief greifende Folgen haben. Die Hormonsekretion muss also exakt gesteuert werden. Dies geschieht durch Regelkreise, wobei meist *mehrere* Regelkreise *gleichzeitig* auf ein Hormon einwirken (☞ 1.5.1, Abb. 13.5).

Als oberster Regler fungiert häufig der **Hypothalamus.** Dort laufen viele Informationen über die Außenwelt und das Innere Milieu zusammen. Der Hypothalamus beeinflusst über *Releasing-Hormone* fördernd und über *Inhibiting-Hormone* hemmend einen zweiten Regler, den Hypophysenvorderlappen.

Der **Hypophysenvorderlappen** wiederum gibt *glandotrope Hormone* (glandotrop = auf Drüsen einwirkend) ab, die die „untergeordneten" Hormondrüsen beeinflussen.

Die „untergeordneten" **Hormondrüsen** (z.B. die Schilddrüse) stehen als letzte in dieser Hierarchie und beeinflussen direkt mit den so genannten *peripheren Hormonen* die ihnen zugeordneten **Zielzellen.**

Hormonsubstitution – Segen und Grenzen

Während Hormone früher aus den Körperflüssigkeiten von Tieren oder anderen Menschen gewonnen wurden und ihre Gabe entsprechend mit Allergie- und Infektionsrisiken verbunden war, können die meisten Hormone heute synthetisch oder gentechnisch hergestellt werden. Für viele Menschen, etwa solche mit krankhaftem Kleinwuchs oder Typ-1-Diabetiker, hat es sich als Segen erwiesen, dass bei Unterfunktion oder totalem Ausfall der körpereigenen Produktion durch eine nun risikoarme Hormonsubstitution Entwicklungsstörungen und Krankheiten vermieden werden können.

Stark unter Druck geraten ist neuerdings hingegen die im großen Stil praktizierte **Hormonersatz-Therapie** *(HRT, hormone replacement therapy)* bei Frauen in und nach den Wechseljahren. Die Möglichkeit, typischen Wechseljahresbeschwerden wie Hitzewallungen oder Lebensunlust und langfristig dem Abbau der Knochensubstanz (Osteoporose) mit Hormonen zu begegnen, hat zu großer Akzeptanz seitens der Frauen geführt. Die Hormone schienen eine Art Jungbrunnen ohne Nachteile, und es wurde sogar vermutet, dass sie einen Schutz vor Herz-Kreislauf-Krankheiten bieten könnten. Die Ergebnisse der großen amerikanischen WHI-Studie *(women's health initiative)* bei knapp 17 000 Frauen haben zur Ernüchterung und Verunsicherung geführt. „Kein Nutzen, der den Schaden überwiegt", so das Urteil einiger Forscher. Wenngleich Hüftfrakturen und Darmkarzinome abnehmen, steigt das Risiko für Brustkrebs und Herz-Kreislauf-Krankheiten an. Es wird ein Umdenken stattfinden müssen, indem insbesondere Langzeitbehandlungen und der rein „vorbeugende" Einsatz dieser Hormone kritischer hinterfragt werden müssen.

Wahrscheinlich gilt gleiches für den heutigen Trend der **Anti-Aging-Medizin:** Hormone und operative Korrekturen sollen bei Mann wie Frau das Altern hinauszögern und den Körper attraktiv halten. Falten, Fettpolster, Erektionsprobleme, schlechte Stimmung und Libidoverlust einfach mit Hormonen, ohne Nebenwirkungen und ohne mühsame Änderungen des Lebensstils zu beheben? Angesichts der komplexen Hormonwirkungen scheint dies doch eher wie ein modernes Märchen und ein gesundes Maß an Skepsis auch hier angebracht.

Verkürzte Hierarchien

Nicht alle Hormondrüsen unterliegen dieser komplizierten hierarchischen Ordnung über drei Ebenen. So überspringen die Hormone

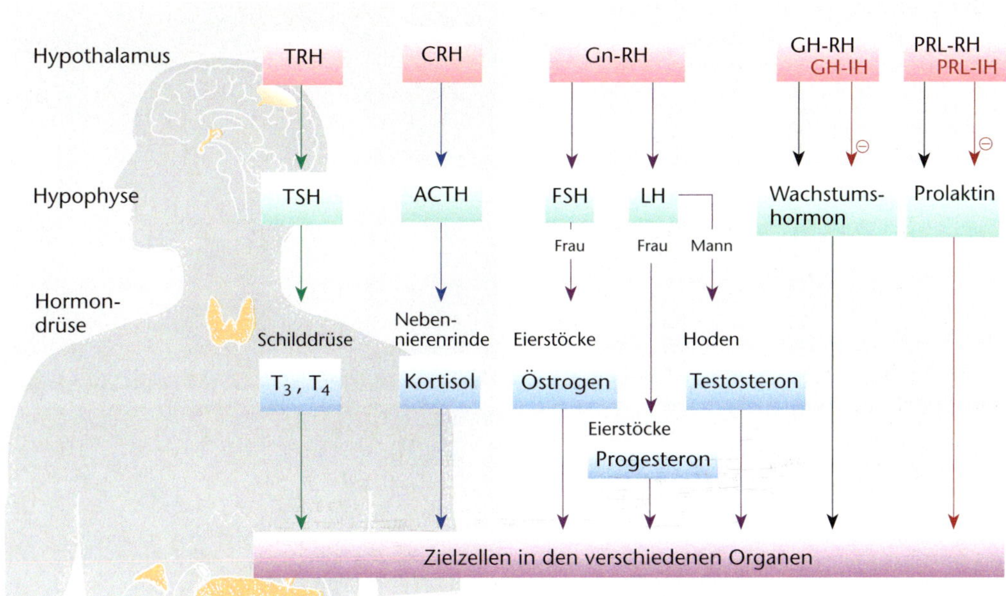

Abb. 13.6: Regulationsachsen der einzelnen Hormone, vereinfachte Darstellung.

des Hypophysenhinterlappens (Oxytocin und Adiuretin ☞ 13.2.1) ebenso wie einige Hormone des Hypophysenvorderlappens (Wachstumshormon, Prolaktin und das Melanozyten-stimulierende Hormon ☞ 13.2.2) eine Ebene und wirken direkt auf die Zielzellen (☞ Abb. 13.7). Andere Hormondrüsen arbeiten weitgehend unabhängig von Hypothalamus und Hypophyse, z.B. die Bauchspeicheldrüse (Insulin und Glukagon ☞ 13.7.1).

13.2 Hypothalamus und Hypophyse

Hypothalamus und Hypophyse liegen in den unteren Abschnitten des Zwischenhirns (Anatomie ☞ 11.6, Abb. 13.7).

Der **Hypothalamus** ist das wichtigste Hirngebiet für die Regelung des Inneren Milieus und höchste Schaltstelle des Hormonsystems: Hier erfolgt die unabdingbare Rückkoppelung (☞ 1.5.1) von tiefer gelegenen Strukturen und werden nervale Reize aus höher gelegenen ZNS-Strukturen in Hormonausschüttung „umgesetzt". Der Hypothalamus ist damit eine wichtige Verbindungsstelle zwischen Nerven- und Hormonsystem, über ihn beeinflusst beispielsweise Stress unseren Hormonhaushalt.

Die **Hypophyse** besteht aus dem **Hypophysenvorderlappen** *(HVL, Adenohypophyse),* der 75% des Gesamtgewichtes ausmacht und aus drüsigem Gewebe gebildet wird, und dem kleineren **Hypophysenhinterlappen** *(HHL, Neurohypophyse),* der hauptsächlich aus einem Geflecht von Axonen aufgebaut ist. Die Zellkörper dieser Axone liegen im Hypothalamus, so dass der Hypophysenhinterlappen funktionell und anatomisch als Anhängsel des Hypothalamus zu sehen ist. Daher wird er zusammen mit diesem in 13.2.1 abgehandelt.

13.2.1 Die Hormone des Hypothalamus und des Hypophysenhinterlappens

Innerhalb des Hypothalamus gibt es verschiedene Kerngebiete (Ansammlungen von grauer Hirnsubstanz), die für den Hormonhaushalt von Bedeutung sind.

Hypophyseotrope Zone des Hypothalamus

An der Vorderseite liegt die **hypophyseotrope Zone.** Dort werden die die schon erwähnten **Releasing-Hormone** (kurz **RH**, *Releasing factors, Liberine*) und **Inhibiting-Hormone** (kurz **IH**, *Statine*) gebildet, welche die Hypophyse beeinflussen. Diese Hormone werden in den *hypophysären Portalkreislauf* abgegeben, ein dichtes Geflecht aus Kapillaren, das die vom Hypothalamus sezernierten Hormone über den *Hypophysenstiel* zur Hypophyse transportiert (☞ Abb. 11.10 und Abb. 13.6).

Releasing-Hormone stimulieren die Ausschüttung von Hypophysenvorderlappenhormonen, während Inhibiting-Hormone die Sekretion der Hypophysenvorderlappenhormone hemmen.

Die wichtigsten Releasing- und Inhibiting-Hormone sind:

- **TRH** *(Thyreotropin-Releasing-Hormon),* stimuliert die Ausschüttung von TSH (Thyreoidea stimulierendes Hormon ☞ 13.4.1)
- **CRH** *(Corticotropin-Releasing-Hormon),* stimuliert die Ausschüttung von ACTH (Adrenocorticotropes Hormon ☞ 13.6.3)
- **Gn-RH**, das Releasing-Hormon der glandotropen Sexualhormone FSH und LH (☞ 21.2.7)
- **GH-RH** *(Growth-Hormone-Releasing-Hormon),* stimuliert die Wachstumshormonausschüttung (☞ 13.2.3)
- **GH-IH** *(Growth-Hormone-Inhibiting-Hormon, Somatostatin),* hemmt die Wachstumshormonausschüttung
- **PRL-RH** *(Prolaktin-Releasing-Hormon),* stimuliert die Prolaktinausschüttung
- **PRL-IH** *(Prolaktin-Inhibiting-Hormon),* hemmt die Ausschüttung von Prolaktin (☞ 21.2.7). Es ist möglicherweise identisch mit Dopamin.

Die Sekretion zahlreicher Hormone durch den Hypophysenvorderlappen erfolgt nicht kontinuierlich, sondern intermittierend, periodisch oder pulsatil mit einer endogenen Rhythmik („inneren Uhr"). Der Rhythmikgeber wird im Hypothalamus vermutet. Auch die Ausschüttungsdynamik der Hormondrü-

13

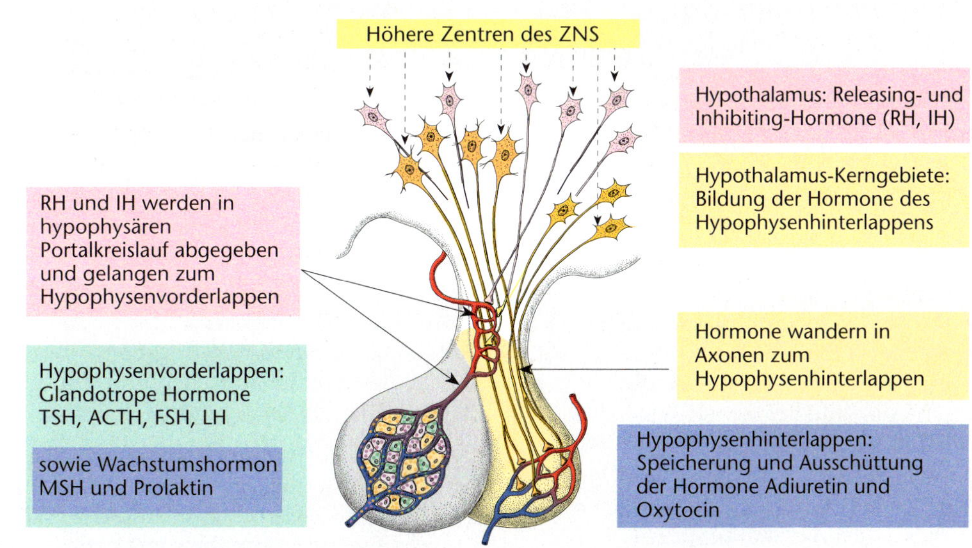

Abb. 13.7: Rolle der Hypophyse bei der hormonellen Sekretion und Regulation.

sen oder -gewebe spiegelt diese Rhythmiken wieder, so dass eine einzelne Hormonblutanalyse oft wenig aussagekräftig ist.

Diese endogenen Rhythmen sind sehr unterschiedlich lang: Bekannt sind ultrakurze, pulsatile Rhythmen (z.B. 4 Pulse pro Minute) wie z.B. bei den Gn-RH, zirkadiane Rhythmen (z.B. des Kortisol- oder Melatoninspiegels im Blut), Rhythmen über etwa 28 Tage während des Menstruationszyklus (Sexualhormone), monats- oder sogar lebenslange Rhythmen (Schwangerschaftshormone während der Schwangerschaft bzw. Sexualhormone z.B. bei Eintritt der Pubertät oder des Klimakteriums).

Kerngebiete zum Hypophysenhinterlappen

Weitere wichtige Kerngebiete des Hypothalamus sind die *Nuclei supraoptici* und die *Nuclei paraventriculares*. Dort werden die Hypothalamushormone **Oxytocin** und **Adiuretin** gebildet, die dann in den Axonen der Nervenzellen zum Hypophysenhinterlappen transportiert werden, wo sie gespeichert und bei Bedarf ins Blut abgegeben werden. Aufgrund ihres Sekretionsortes werden die beiden Hormone auch als **Hypophysenhinterlappenhormone** bezeichnet.

13

Oxytocin

Oxytocin unterhält die regelmäßige Wehentätigkeit an der geburtsbereiten Gebärmutter und führt während der Stillperiode zum Milcheinschuss (☞ 21.2.7).

Adiuretin

Adiuretin, auch *ADH = **anti**diuretisches* (gegen den Harndurchfluss gerichtetes) ***Hormon*** oder *Vasopressin* genannt, ist ein Peptidhormon. Es ist entscheidend an der Regulierung des osmotischen Druckes (☞ 3.5.5) in der Extrazellulärflüssigkeit und des Flüssigkeitsvolumens im Körper beteiligt. Adiuretin fördert die osmotisch bedingte Wasserrückresorption aus den Harnkanälchen der Niere ins Blut, indem es die Wasserdurchlässigkeit der Zellmembran der distalen Tubuluszellen und der Sammelrohre erhöht (☞ 20.7). Dadurch wird weniger Urin ausgeschieden.

Die Ausschüttung von Adiuretin wird durch *Rezeptoren* im Hypothalamus gesteuert, die den osmotischen Druck messen können (Osmorezeptoren). Steigt z.B. durch längeres Dursten der osmotische Druck im Blut an, so wird vermehrt Adiuretin ins Blut abgegeben. Dadurch wird mehr Wasser in der Niere zurückgehalten, und der osmotische Druck sinkt wieder. Die Adiuretinausschüttung wird außerdem über Volumenrezeptoren in den Herzvorhöfen sowie durch Rezeptoren in der Aorta und der A. carotis beeinflusst.

Bei Adiuretinmangel im Hypothalamus kommt es zum *Diabetes insipidus* mit überschießender Urinproduktion (*Polyurie* = viel Urin) und als Folge des Flüssigkeitsverlustes zu starkem Durst (*Polydipsie* = viel trinken).

Trinken im Krankenhaus

Koffein und Alkohol vermindern die Wirkung von Adiuretin und führen zu vermehrter Harnausscheidung und gesteigertem Durstgefühl. Dies ist einer der Gründe, weshalb diese Getränke eher als Genussmittel denn als Durstlöscher zu betrachten sind. Für den Krankenhausalltag geeignete Getränke sind zahlreiche Kräuter- oder Früchtetees sowie verdünnte Säfte.

13.2.2 Der Hypophysenvorderlappen

Der **Hypophysenvorderlappen** *(HVL, Adenohypophyse)* bildet unter Kontrolle des Hypothalamus eine große Anzahl verschiedener Peptidhormone. Zum einen sind dies Hormone, die untergeordnete Hormondrüsen steuern *(glandotrope Hormone)*, zum anderen solche, die *direkt* auf die Zielzellen wirken.

Zu den wichtigsten glandotropen Hormonen des Hypophysenvorderlappens gehören:
- **TSH** *(Thyreoidea-stimulierendes Hormon)*, fördert die Schilddrüsentätigkeit (☞ 13.4.1)
- **ACTH** *(Adrenokortikotropes Hormon)*, stimuliert die Glukokortikoidausschüttung in der Nebenniere (☞ 13.6.2)
- **FSH** *(Follikel-stimulierendes Hormon)* und **LH** *(Luteinisierendes Hormon)*, fördern die Keimdrüsentätigkeit und steuern die Geschlechtshormonproduktion bei Mann und Frau (☞ Kapitel 21 und 22).

Direkt auf Zielzellen wirken:
- Das **Wachstumshormon**, welches das Körperwachstum kontrolliert (☞ 13.2.3)
- Das **Prolaktin**, das unter anderem die Milchproduktion in der Brustdrüse in Gang setzt (☞ 21.2.7)
- Das **MSH** *(Melanozyten-stimulierendes Hormon)*. Es wird stets zusammen mit ACTH ausgeschüttet (☞ 13.6.2) und beeinflusst unter anderem über Einflüsse auf die pigmentbildenden Melanozyten (☞ 9.2.1) die Hautpigmentierung.

13.2.3 Wachstumshormon

Bildung und Sekretion des **Wachstumshormons** (auch *Somatotropes Hormon = STH, Human Growth Hormone = HGH* genannt) werden durch die hypothalamischen Hormone **GH-RH** und **GH-IH** *(Somatostatin)* reguliert.

Das Wachstumshormon zählt zu den Peptidhormonen. Es:
- Fördert das Zellwachstum und die Zellvermehrung durch Stimulierung der DNA-Synthese und damit der Proteinbiosynthese
- Stimuliert den Fett- und Glykogenabbau
- Vermindert langfristig die Glukoseverwertung und erhöht somit den Blutzuckerspiegel.

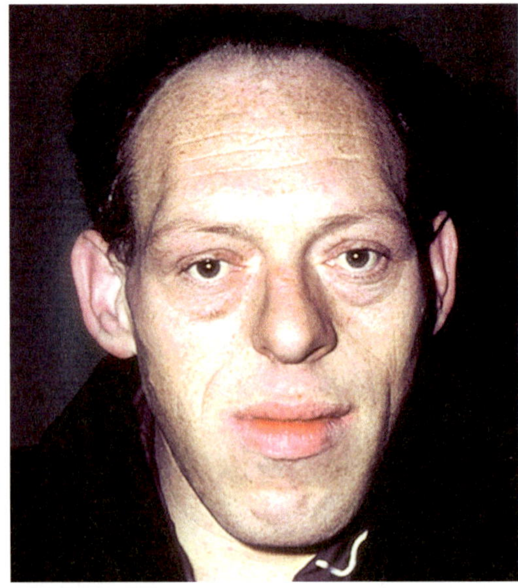

Abb 13.8: 30-jähriger Patient mit Akromegalie. Stirnbein, knöcherne und knorpelige Nase sowie Kinn lassen eine deutliche Vergröberung erkennen. Die Füße und Hände sind ebenfalls vergrößert. [T127]

Das Wachstumshormon wirkt nur zum Teil direkt. Ein Teil der Wirkungen wird über *Somatomedine* vermittelt, die wegen ihrer Ähnlichkeit zum Insulin auch *Insulin-like-growth-factors* (**IGF**) genannt werden.

Zwergwuchs und Gigantismus

Wachstumshormon wird vor allem im Kindes- und Jugendalter vermehrt gebildet. Ein Mangel führt zum *Minderwuchs*. Die Körperproportionen bleiben dabei erhalten, man spricht von *proportioniertem Zwergwuchs*.

Eine Überproduktion von Wachstumshormonen, meist durch einen gutartigen hormonproduzierenden Tumor der Hypophyse ausgelöst, führt je nach Alter des Betroffenen zur **Akromegalie** oder zum **Gigantismus**.
- Eine *Akromegalie* entsteht durch eine Überproduktion im Erwachsenenalter, wenn die Wachstumsfugen der langen Röhrenknochen bereits verknöchert sind (☞ 7.1.5). Das Wachstumshormon bewirkt dann ein verstärktes Wachstum der Gesichtsknochen, der Hände und Füße sowie eine Verdickung der Haut und eine Vergrößerung der inneren Organe. Typischerweise haben die Patienten vergröberte Gesichtszüge, „Pratzenhände" und eine tiefe, raue Stimme. Nicht wenige Patienten entwickeln wegen der blutzuckererhöhenden Wirkung des Wachstumshormons einen Diabetes mellitus
- Bei einer Überproduktion in Kindheit oder Jugend mit noch offenen Wachstumsfugen kommt es zum proportionierten Riesenwuchs *(Gigantismus)* mit Körpergrößen über zwei Meter.

13.3 Die Epiphyse

Noch ein weiterer Teil des ZNS übernimmt Aufgaben für das Hormonsystem: die **Epiphyse** *(Zirbeldrüse, Corpus pineale)*, eine ca. erbsengroße Drüse oberhalb des Mittelhirns, im Altertum als Sitz der Seele betrachtet.

Hauptsekretionsprodukt der Epiphyse ist das Hormon **Melatonin**, das aus Serotonin in der Epiphyse synthetisiert wird und dessen Ausschüttung durch Dunkelheit gefördert und durch Licht gehemmt wird.

Die genauen Aufgaben der Epiphyse und des Melatonins sind noch unklar. Als sicher gilt, dass die Epiphyse Bestandteil des **photoneuroendokrinen Systems** ist, in dem durch Informationen über die Tageslänge durch das Licht zirkadiane Rhythmen gesteuert werden. Vermutet werden auch Einflüsse auf die Reproduktion, insbesondere den Eintritt der Pubertät.

Inwieweit Melatonin die erhofften Wirkungen als Antioxidans oder „Wunderdroge" des Immunsystems erfüllen und in Zukunft therapeutisch eingesetzt werden kann, ist noch offen. Nicht unrealistisch hingegen ist beispielsweise eine Verschiebung des Tag-Nacht-Rhythmus bei Interkontinentalflügen, nach denen vielen Menschen der sog. *Jet-Lag* mit Konzentrations- und Schlafstörungen mehrere Tage zu schaffen macht.

13.4 Die Schilddrüse und ihre Hormone

Die **Schilddrüse** *(Glandula thyreoidea)* ist ein ungefähr 25 g schweres, hufeisenförmiges Organ, das in der Halsregion vor der Luftröhre dicht unterhalb des Schildknorpels liegt. Es besteht aus zwei Seitenlappen, die durch eine Gewebsbrücke, den *Isthmus,* verbunden sind. Mikroskopisch betrachtet wird die Schilddrüse durch Bindegewebsstraßen in einzelne Läppchen geteilt. Jedes dieser Läppchen wiederum besteht aus vielen kleinen Bläschen, den **Follikeln.** Ihre Wand wird aus einem einschichtigen Follikelepithel gebildet (☞ Abb. 13.9 und 13.10).

Hormonbildung nicht ohne Jod

Die Follikelzellen produzieren zwei jodhaltige Schilddrüsenhormone: **Thyroxin** *(Tetrajodthyronin,* T_4*)* und **Trijodthyronin** *(*T_3*)*.

In den Follikelepithelzellen wird zunächst das *Prohormon* (Hormonvorstufe) **Thyreoglobulin** gebildet, das pro Molekül über 100 Tyrosinreste enthält (*Tyrosin* ist ein Aminosäureabkömmling). An der Außenseite der Zellmembran wird das Thyreoglobulin *jodiert,* d.h. in jeden Tyrosinrest werden ein oder zwei Jodatome eingebaut. Jeweils zwei dieser jodierten Tyrosinreste schließen sich dann zusammen, so dass innerhalb des Thyreoglobulins Thyroxin- (mit vier Jodatomen) und Trijodthyroninmoleküle (mit drei Jodatomen) entstehen. Danach wird das Thyreoglobulin ins Follikellumen abgegeben und dort gespeichert. Bei Bedarf nehmen die Follikelepithelzellen das Thyreoglobulin aus dem *Kolloid* (hier: Gesamtheit des Follikelinhalts) wieder auf. Thyroxin und Trijodthyronin werden enzymatisch vom Thyreoglobulin abgespalten und diffundieren ins Blut, wo sie in erster Linie an das **Thyroxinbindende Globulin** *(TBG)* gebunden transportiert werden.

Thyroxin ist biologisch kaum wirksam, das eigentlich wirksame Hormon ist das Trijodthyronin. Über 80% des Trijodthyronins entstehen erst in den Zielzellen durch Abspaltung von Jod aus Thyroxin.

13.4.1 Wirkungen und Regelkreis der Schilddrüsenhormone

Wirkungen der Schilddrüsenhormone

Schilddrüsenhormone stimulieren den gesamten Stoffwechsel und haben Wirkungen auf praktisch alle Organe (☞ Abb. 13.11):

- Schilddrüsenhormone steigern Energieumsatz und Wärmeproduktion des Körpers und erhöhen den Sauerstoffbedarf. Sie stimulieren den Abbau von Fetten und Glykogen. In physiologischen Konzentrationen wirken sie eiweißanabol (eiweißaufbauend) und fördern Wachstum und Reifung des ZNS
- Sie bewirken eine Aktivitätszunahme des Nervensystems: Hohe Schilddrüsenhormonspiegel führen beispielsweise zu überschießenden Muskeldehnungsreflexen
- Schilddrüsenhormone erhöhen die Kontraktilität des Herzens und steigern die Erregungsbildung sowie die Erregungsleitungsgeschwindigkeit des Herzens (☞ auch 15.5)

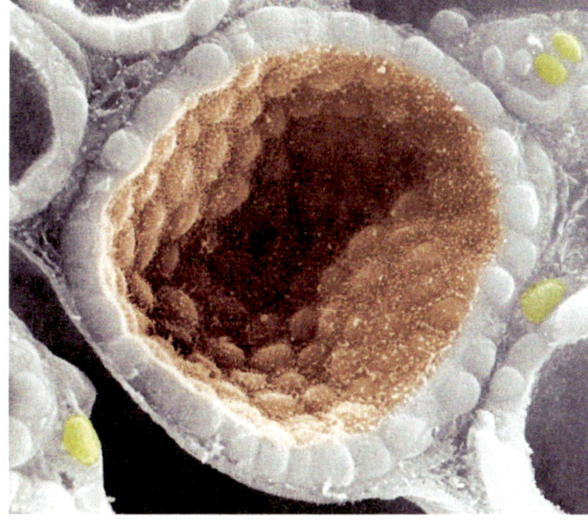

Abb. 13.10: Rasterelektronenmikroskopische Aufnahme eines großen Schilddrüsenfollikels. Die Follikelepithelzellen wölben sich kuppelartig ins Innere des Follikels (rotbraun eingefärbt) vor. Die gelb eingefärbten markierten Zellen sind die Kalzitonin produzierenden C-Zellen. [C160]

- Bei Kindern sind Schilddrüsenhormone unabdingbar für ein normales Körperwachstum und eine physiologische Gehirnentwicklung.

Regelkreis der Schilddrüsenhormone

Das Releasing-Hormon des Schilddrüsenhormon-Regelkreises heißt *Thyreotropin-Releasing-Hormon* **(TRH).** Dieses Hormon stimuliert im Hypophysenvorderlappen die Ausschüttung von **TSH** *(Thyreoidea-stimulierendes Hormon).*

TSH führt in der Schilddrüse zur vermehrten Bildung von Schilddrüsenhormonen und zur Freisetzung der Schilddrüsenhormone aus ihrem Zwischenspeicher, dem Kolloid. Die

13

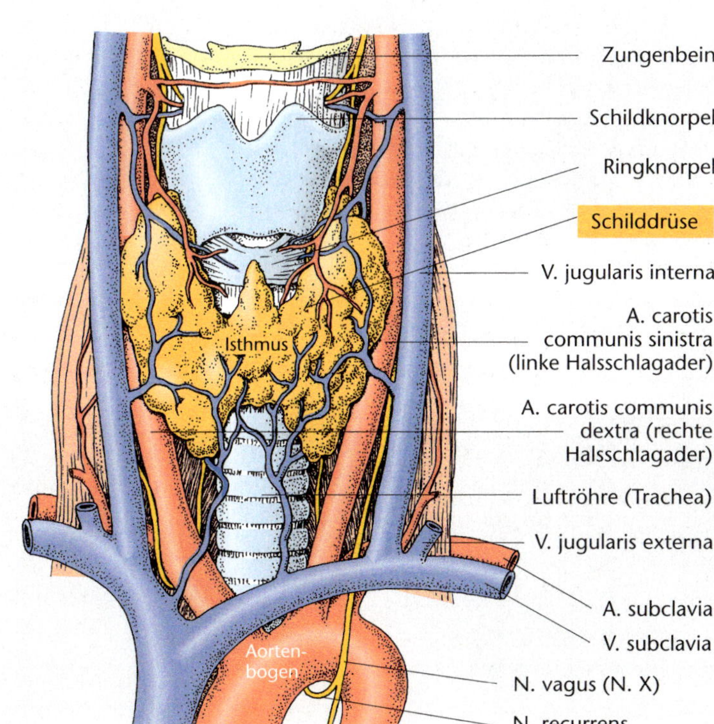

Abb. 13.9: Lage der Schilddrüse im vorderen Halsbereich, in enger Nachbarschaft zur Luftröhre, vielen lebenswichtigen Gefäßen und dem die Stimmbandmuskeln und die Verdauungsorgane versorgenden N. vagus.

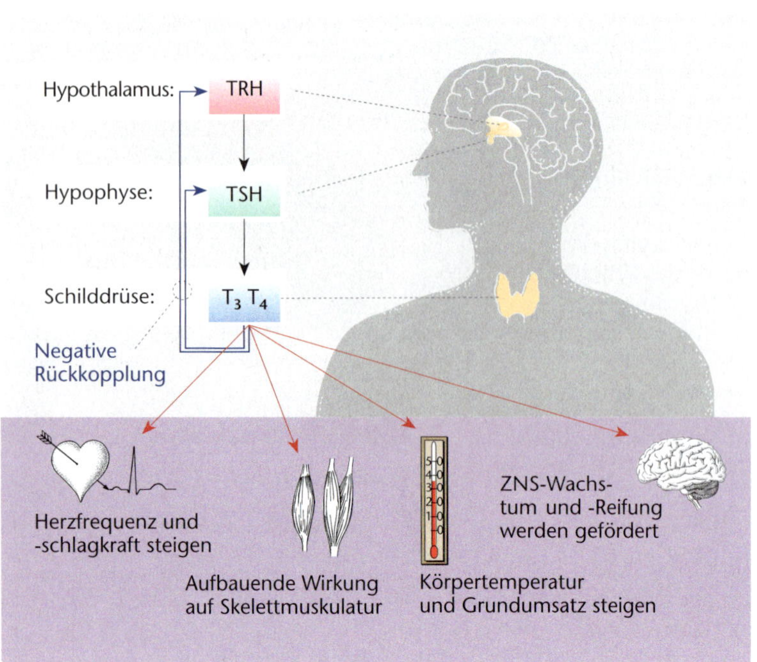

Abb. 13.11 (links): Wirkungen und Regelkreis der Schilddrüsenhormone T_3 und T_4. [A400-190]

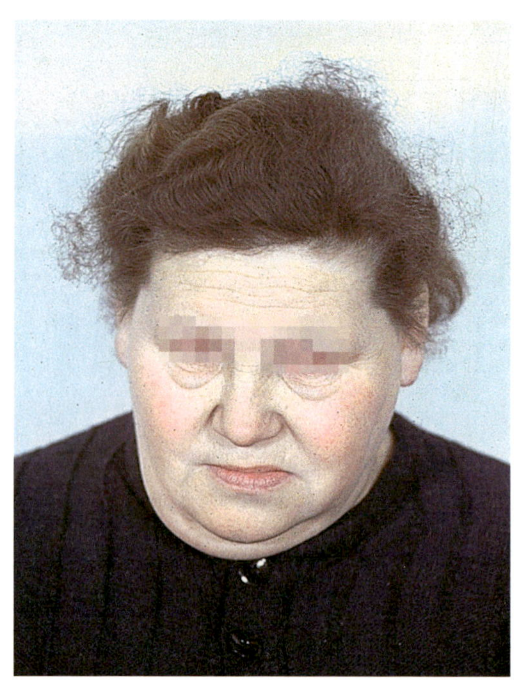

Abb. 13.14 (rechts): Patientin mit Hypothyreose. Auffällig sind das teigig-verschwollene Gesicht (Myxödem genannt), die blasse, trockene Haut, das glanzlose, struppige Haar und der insgesamt müde Gesichtsausdruck. [R101]

Schilddrüsenhormone erreichen dann über den Blutweg alle Körperregionen, also auch die Hypophyse und den Hypothalamus, die mit Rezeptoren den erhöhten T_3- und T_4-Spiegel im Blut wahrnehmen. Dadurch wird die TRH- und TSH-Bildung und somit auch die weitere T_3- und T_4-Sekretion gehemmt (*negative Rückkopplung* ☞ 1.5.1).

13

13.4.2 Schilddrüsenerkrankungen

Bei den sehr häufigen Schilddrüsenerkrankungen müssen differenziert werden (☞ Tab. 13.15):

- Die *gestörte* Schilddrüsen*funktion*. Man unterscheidet die Normalfunktion der Schilddrüse **(Euthyreose)** von der Überfunktion **(Hyperthyreose)** und der Unterfunktion **(Hypothyreose)**
- Die *pathologisch veränderte* Schilddrüsen*größe*. Man unterscheidet die normal große Schilddrüse und die vergrößerte Schilddrüse **(Struma).**

Schilddrüsenfunktionsstörungen und -vergrößerungen können gemeinsam, aber auch getrennt voneinander auftreten.

Die Struma

Eine Vergrößerung der Schilddrüse nennt man Struma (Kropf); sie kann gleichmäßig (Struma diffusa) oder knotig (Struma nodosa) sein. Jeder sechste Erwachsene hat eine Struma, meist mit normaler Schilddrüsenfunktion (☞ Abb. 13.12).

Häufigste Ursache einer Struma ist ein Jodmangel im Trinkwasser, wie er in vielen Gebieten Deutschlands immer noch vorkommt. Es kommt zum Mangel an T_3/T_4, dadurch zur Erhöhung der TSH-Ausschüttung und infolgedessen zur Follikelvermehrung. Um einer Strumaentwicklung vorzubeugen, ist es deshalb für Kinder und Erwachsene sinnvoll, Jodmangel zu vermeiden, z.B. durch Verwendung von *jodiertem Speisesalz*.

Oft kann eine Struma medikamentös behandelt werden. Führt die Struma jedoch durch Druck auf Luft- oder Speiseröhre zu erheblichen Beschwerden wie etwa Luftnot oder Schluckstörungen oder besteht der Verdacht auf eine maligne Entartung eines Schilddrüsenknotens *(Schilddrüsenkarzinom)*, muss sie operativ entfernt werden.

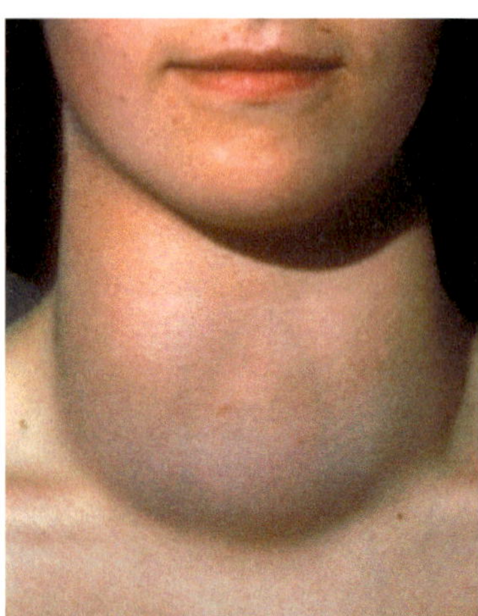

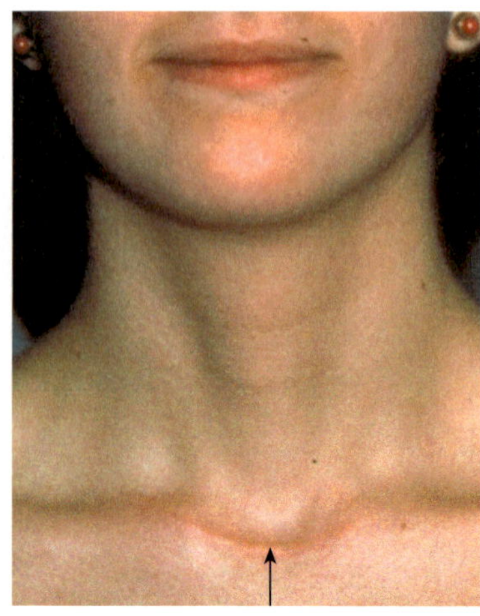

Abb. 13.12 und 13.13: 20-jährige Patientin mit Struma nodosa, vor und nach der Operation (der Pfeil in Abb. 13.13 zeigt auf die kaum sichtbare Operationsnarbe). Außer einer Verdickung des Halses war der Patientin nichts aufgefallen. Man tastete zwei hühnereigroße Seitenlappen und einen tischtennisballgroßen Knoten im Isthmus der Schilddrüse. Die Patientin war euthyreot. [T127]

Hyperthyreose

Bei einer **Hyperthyreose** liegt eine Überproduktion von Schilddrüsenhormonen vor. Sie äußert sich in Gewichtsabnahme durch krankhaft erhöhten Grundumsatz (☞ 19.1), Erhöhung der Körpertemperatur, Steigerung der Herzarbeit durch beschleunigte Herzfrequenz und erhöhte Schlagkraft, Schlaflosigkeit und innerer Unruhe, feinschlägigem Händezittern und gelegentlich auch Durchfall.

Häufigste Ursachen der Überfunktion sind ein *autonomes* (= selbständiges) *Adenom* oder eine *Thyreoiditis* (Entzündung der Schilddrüse) des Schilddrüsengewebes. Beim Adenom handelt es sich um einen gutartigen Schilddrüsentumor, dessen Zellen nicht mehr unter der Kontrolle der Hypophyse arbeiten, sondern *ungehemmt* Thyroxin und Trijodthyronin produzieren. Bei der Thyreoiditis steht zunächst eine Hyperthyreose, später – nach Zelluntergang – eine Hypothyreose im Vordergrund.

Eine weitere Ursache für eine Überfunktion ist der *Morbus Basedow*. Es handelt sich um eine *Autoimmunerkrankung* (☞ 6.7.2), bei der Autoantikörper gegen die TSH-Rezeptoren des Schilddrüsengewebes eine Dauerstimulation der Hormonbildung und -ausschüttung bewirken (☞ Abb. 13.16).

Die Schilddrüse ist beim Morbus Basedow diffus vergrößert und produziert überschießend Hormone. Typischerweise haben Basedow-Patienten neben den oben beschriebenen Symptomen der Hyperthyreose ein- oder beidseitig hervortretende Augen *(Exophthalmus)*, die durch vermehrte Fetteinlagerung hinter den Augäpfeln zustande kommen, sowie eine Tachykardie **(Merseburger Trias).**

Hypothyreose

Eine **Hypothyreose**, d.h. ein Zuwenig an Schilddrüsenhormonen, führt zu entgegengesetzten Krankheitssymptomen. Am auffälligsten sind dabei meist eine Gewichtszunahme, ein teigig-verschwollenes Äußeres durch Verdickung der Haut *(Myxödem)*, Verstopfung, Kälteempfindlichkeit, ständige Müdigkeit und geistige Verlangsamung (☞ Abb. 13.14).

Man unterscheidet angeborene und erworbene Hypothyreosen:

- Die erworbenen Fälle werden in der Mehrzahl durch Entzündungen des Schilddrüsengewebes *(Thyreoiditis)* verursacht, die zum Untergang von funktionstüchtigem Drüsengewebe führen
- Besteht die Unterfunktion schon von Geburt an, tritt neben den oben beschriebenen Symptomen zusätzlich eine irreversible (unumkehrbare) Verzögerung der körperlichen und geistigen Entwicklung mit hochgradiger geistiger Behinderung auf *(Kretinismus)*.

13.5 Nebenschilddrüsenhormon und Regulation des Kalzium- und Phosphathaushalts

Parathormon

Die **Nebenschilddrüsen** *(Epithelkörperchen)* sind vier ungefähr weizenkorngroße Knötchen an der Rückseite der Schilddrüse (☞ Abb. 13.17). Sie schütten das **Parathormon** *(PTH)* aus, das im Zusammenspiel mit Vitamin-D-Hormon und Kalzitonin den Kalzium- und Phosphatstoffwechsel im Körper reguliert.

Die Ausschüttung des Parathormons wird durch den Serumkalziumspiegel reguliert: Absinken des Serumkalziumspiegels unter die Norm führt zur Freisetzung des Parathormones, Ansteigen hemmt seine Ausschüttung.

Hyperthyreose	Hypothyreose
Grundumsatz erhöht	Grundumsatz erniedrigt
Körperlich und geistig lebhaft	Körperlich und geistig träge (geistige Behinderung wenn ab Geburt)
Wärmeunverträglichkeit	Kälteempfindlichkeit
Hervortretende Augäpfel, starrer Blick	Teigige, verdickte Haut (Myxödem)
Gewichtsabnahme	Gewichtszunahme
Blutdruck erhöht	Blutdruck erniedrigt
Erhöhte Herzarbeit	Erniedrigte Herzfrequenz
Durchfall	Verstopfung
Schlaflosigkeit, innere Unruhe	Müdigkeit

Tab. 13.15: Die wichtigsten klinischen Symptome bei Hyper- und Hypothyreose.

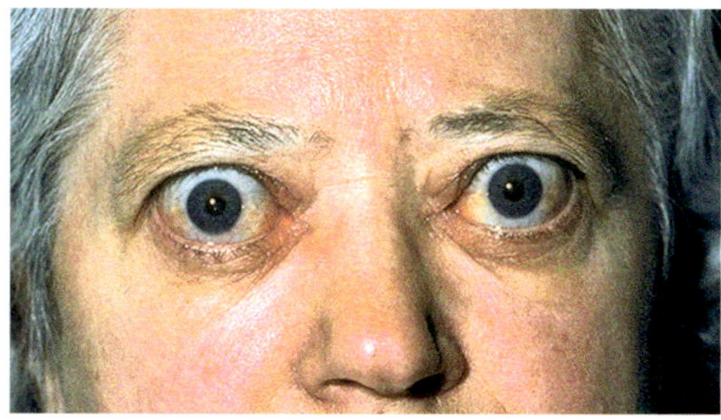

Abb. 13.16: 53-jährige Patientin mit Morbus Basedow. Auffallend sind die hervortretenden Augen mit zurückgezogenen Oberlidern und der starre Blick. [T127]

Parathormon erhöht den Kalzium- und senkt den Phosphatspiegel im Blut, indem es:

- Durch Aktivierung der Osteoklasten den Knochenabbau und damit die Kalziumfreisetzung aus dem Knochen fördert
- Die Kalziumausscheidung über die Niere vermindert bei gleichzeitig erhöhter Phosphatausscheidung
- Die Kalziumresorption im Darm indirekt durch Förderung der Umwandlung einer Vitamin-D-Vorstufe zum wirksamen Vitamin-D-Hormon steigert.

Hyper- und Hypoparathyreoidismus

Eine Überfunktion der Nebenschilddrüsen wird **Hyperparathyreoidismus** genannt. Ursache ist meist ein gutartiger Tumor in den Epithelkörperchen. Aufgrund eines verstärkten Knochenumbaus kommt es zu Knochenschmerzen. Die erhöhten Serum-Kalziumspiegel führen zu Kalziumablagerungen in der Haut, der Hornhaut und in den Nieren. Folge ist oftmals die Bildung von Nierensteinen. Viele Patienten haben auch Magenbeschwerden, da der erhöhte Kalziumspiegel die Säurebildung im Magen steigert.

Eine Unterfunktion der Nebenschilddrüse **(Hypoparathyreoidismus)** ist am häufigsten Folge einer „zu gründlichen" Schilddrüsenoperation, bei der aus Versehen die Epithelkörperchen mitentfernt wurden. Klinisch kommt es als Folge des niedrigen Serumkalziumspiegels unter anderem zu einer Übererregbarkeit der Nerven und der Muskulatur, die sich in anfallsartigen Muskelkrämpfen äußert (Tetanie ☞ 7.3.7).

Vitamin-D-Hormon

Vitamin-D-Hormon (oft kurz *Vitamin D; Cholekalziferol, Kalzitriol*) fördert die Kalziumaufnahme über den Darm, steigert die Kalziumrückresorption in der Niere und erhöht so, wie das Parathormon, den Blutkalziumspiegel (☞ Abb. 13.18).

Am Knochen stimuliert Vitamin-D-Hormon einerseits die Osteoblastentätigkeit (☞ 7.1.3), führt jedoch andererseits vor allem bei zu hohen Konzentrationen zu einem gesteigerten Knochenabbau durch Osteoklasten. An den Nebenschilddrüsen hemmt Vitamin-D-Hormon die Sekretion von Parathormon.

Rachitis und Osteomalazie

Durch fehlende Sonnenbestrahlung der Haut oder Mangelernährung kann ein *Vitamin-D-Hormon-Mangel* auftreten. Es kommt zu einer mangelhaften Kalziumaufnahme aus dem Darm und damit zu einem Kalziumdefizit im Blut. Um den Serum-Kalziumspiegel trotzdem konstant zu halten, schöpft der Körper unter dem Einfluss erhöhter Parathormon-Spiegel vermehrt die Kalziumspeicher in den Knochen aus (☞ Abb. 13.19).

Bei Kindern resultiert eine allgemeine Erweichung und Verbiegung von Skelettteilen, die z.B. zu O-Beinen und glockenförmigem Brustkorb führen. Dieses heute seltene Krankheitsbild heißt **Rachitis.**

Das entsprechende Krankheitsbild beim Erwachsenen ist die **Osteomalazie** mit krankhaften Knochenverkrümmungen vor allem der statisch belasteten Knochen, Gangstörungen und Knochenschmerzen. Als Therapie verabreicht man in beiden Fällen das aktive Vitamin-D-Hormon.

Kalzitonin

An der Regulation des Kalzium- und Phosphathaushaltes ist ferner **Kalzitonin** *(Thyreokalzitonin, Calcitonin)* beteiligt. Kalzitonin wird von den **C-Zellen** der Schilddrüse (☞ Abb. 13.1) gebildet. Diese liegen zwischen den Schilddrüsenfollikeln (☞ Abb. 13.10).

Kalzitonin hemmt die Freisetzung von Kalzium und Phosphat aus dem Knochen und fördert gleichzeitig deren Einbau in die Knochenmatrix (☞ 4.3.6). Dadurch senkt es die Kalziumkonzentration im Blut. An der Niere

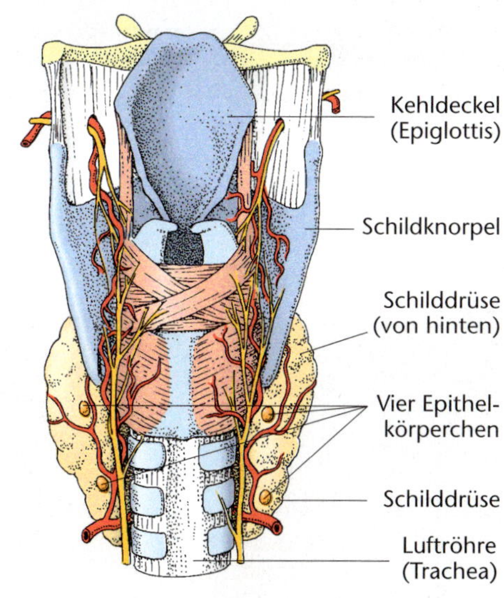

Abb. 13.17: Anatomie der Nebenschilddrüsen. Ansicht von dorsal auf Luftröhre und Speiseröhre.

13

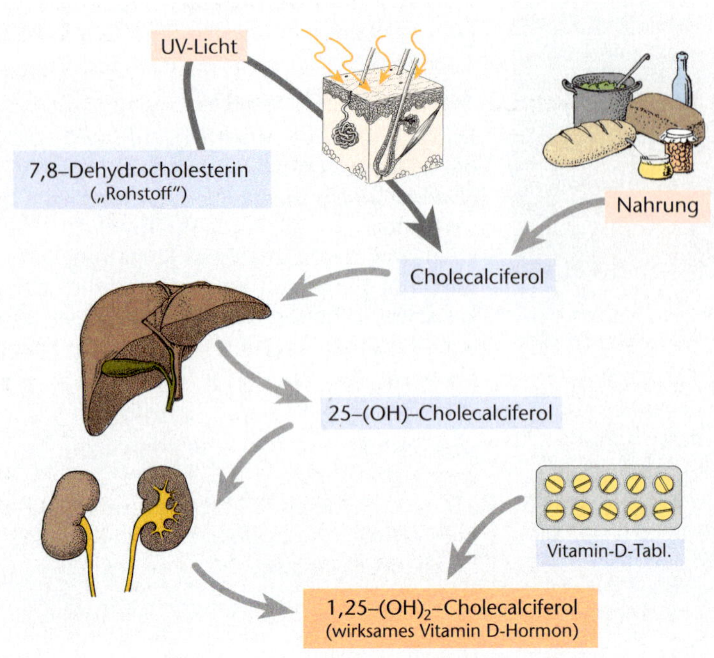

Abb. 13.18: Stoffwechsel des Vitamin-D-Hormons. Vitamin D, wie das Vitamin-D-Hormon oft kurz genannt wird, wird heute zu den Hormonen und nicht zu den Vitaminen gezählt, weil es der Körper unter dem Einfluss von UV-Licht in der Haut aus Vorstufen selbst bilden kann. Diese Vorstufen leiten sich vom Cholesterin ab. Durch chemische Umwandlung der Vitamin-D-Vorstufen in der Leber und in der Niere entsteht letztendlich die wirksame Form des Vitamin-D-Hormons, das 1,25-$(OH)_2$-Cholecalziferol. Dieses kann der Mensch auch über den Verdauungstrakt direkt aufnehmen.

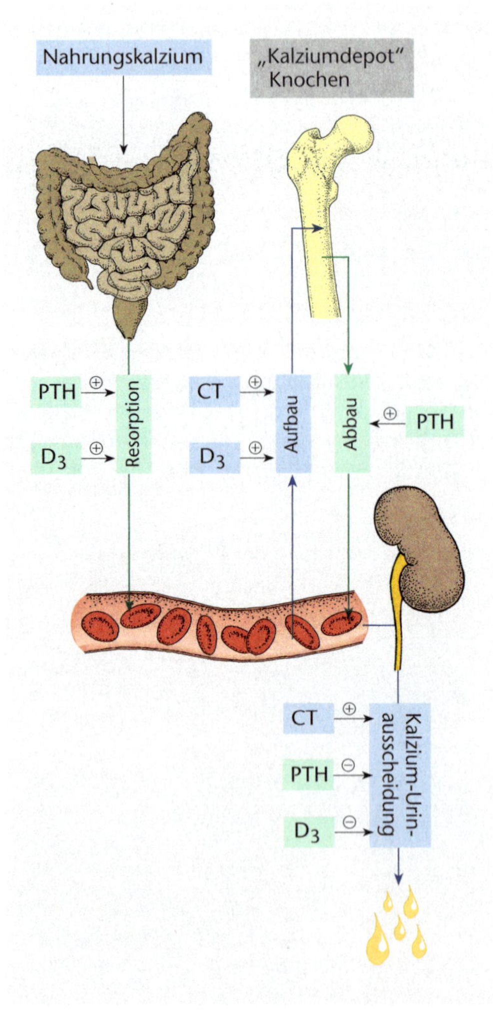

Abb. 13.19: Vereinfachtes Schema über die Regulation des Kalziumhaushalts. Grün sind diejenigen Hormonwirkungen und Stoffwechselvorgänge markiert, die den Blut-Kalzium-Spiegel erhöhen und blau diejenigen, die den Blut-Kalzium-Spiegel absenken. PTH = Parathormon, D_3 = Vitamin-D-Hormon, CT = Kalzitonin.

steigert Kalzitonin die Ausscheidung von Phosphat-, Kalzium-, aber auch Natrium-, Kalium- und Magnesiumionen.

Die Kalzitoninausschüttung wird vor allem über die Blutkalziumkonzentration reguliert: Zunahme des Blutkalziumspiegels fördert, seine Abnahme hemmt die Hormonsekretion. Ferner wird die Kalzitoninsekretion durch gastrointestinale Hormone (z.B. Gastrin und Cholezystokinin ☞ Tab. 13.25) stimuliert. Auf diese Weise werden die mit der Nahrung aufgenommenen Kalziumionen rasch in die Knochendepots eingebaut, so dass es nicht zu einem Anstieg der Blutkalziumkonzentration kommt.

13.6 Die Hormone der Nebennieren

Die **Nebennieren** *(Glandulae suprarenales)* sind paarig angelegte, zwergenhutförmige, jeweils ungefähr 5 g schwere Organe. Sie sitzen beidseits den oberen Nierenpolen auf. Man unterscheidet Nebennierenrinde und -mark.

13.6.1 Die Nebennierenrinde

Volumenmäßig macht die **Nebennierenrinde** mehr als ¾ der gesamten Nebenniere aus. Man kann histologisch drei Schichten unterscheiden, in denen jeweils verschiedene Hormone (hauptsächlich) produziert werden:

- Mineralokortikoide (z.B. Aldosteron) in der äußeren *Zona glomerulosa*
- Glukokortikoide (z.B. Kortisol) in der mittleren *Zona fasciculata*
- Eine geringe Menge Sexualhormone, vorwiegend Androgene (männliche Sexualhormone), in der inneren *Zona reticularis.*

Alle Nebennierenrindenhormone sind Steroidhormone (☞ 13.1.3). Sie werden aus der Grundsubstanz Cholesterin (☞ 2.8.2) synthetisiert.

Morbus Addison

Der **Morbus Addison** ist eine seltene Krankheit, die durch einen Mangel *aller* Nebennierenrindenhormone verursacht wird. Ursache ist meist ein Autoimmunprozess, der die Nebennierenrindenzellen zerstört.

Typische klinische Zeichen sind allgemeine Abgeschlagenheit, niedriger Blutdruck, Übelkeit, Erbrechen, Gewichtsverlust, charakteristische Braunpigmentierung von Haut und Schleimhäuten (daher auch *Bronzehautkrankheit* genannt), Muskelschwäche, Herzrhythmusstörungen und – im schwersten Fall – ein Kreislaufversagen. Wenn die Krankheit rechtzeitig erkannt wird, kann sie gut durch Hormonsubstitution behandelt werden.

13.6.2 Mineralokortikoide

Das wichtigste Mineralokortikoid ist das **Aldosteron.** Seine Ausschüttung wird über den Renin-Angiotensin-Aldosteron-Mechanismus (☞ Abb. 20.9), durch niedrigen Serumnatrium- oder hohen Serumkaliumspiegel, geringes Blutvolumen sowie niedrigen Blutdruck ausgelöst.

Aldosteron wirkt vor allem auf die Niere und nimmt so an der Regulation des Elektrolyt- und Wasserhaushaltes, des Blutvolumens und des Blutdrucks teil. Aldosteron fördert die Natrium- und Wasserrückresorption in der Niere und steigert die Kaliumausscheidung über den Urin. Es erhöht so den *Serumnatriumspiegel* und senkt den *Serumkaliumspiegel.*

Morbus Conn

Die Auswirkungen eines Hyperaldosteronismus werden nach dem Endokrinologen *J.W. Conn* als **Morbus Conn** bezeichnet. Leitsymptome sind erhöhter Blutdruck, Muskelschwäche, Lähmungen, Kopfschmerzen und Sehstörungen. Außerdem sind EKG-Veränderungen sowie eine Natrium-Vermehrung und Kalium-Verminderung im Plasma nachweisbar.

Zugrunde liegen können z.B. ein Nebennierenrindenadenom oder eine *idiopathische Nebennierenrindenhyperplasie* (ursächlich unklare, beidseitige Vermehrung des Nebennierenrindengewebes).

13.6.3 ACTH und Glukokortikoide

Die Ausschüttung der **Glukokortikoide** wird durch das **CRH** *(Corticotropin-Releasing-Hormon)* aus dem Hypothalamus und das **ACTH** aus der Hypophyse gesteuert. Dabei fördert CRH die ACTH-Sekretion, und ACTH stimuliert wiederum die Glukokortikoidausschüt-

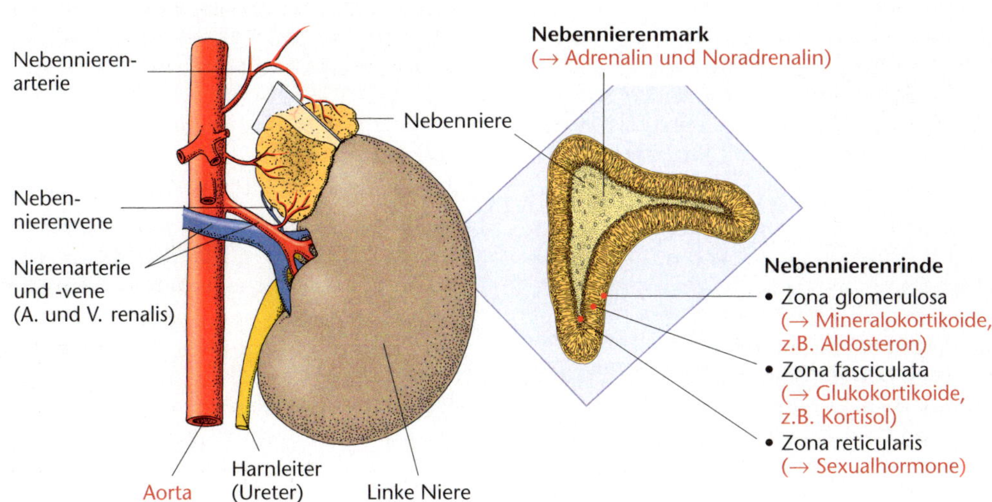

Abb. 13.20: Anatomie der Nebenniere. Die Schnittebene links oben ist rechts als „Glasscheibe" markiert.

tung. Die Glukokortikoidausschüttung unterliegt einer ausgeprägten Tagesperiodik mit einem morgendlichen Maximum.

Der Regelkreis der Glukokortikoidsekretion wird durch negative Rückkopplung (mit-)gesteuert (☞ Abb. 13.20 und 1.5.1): Sowohl die CRH- als auch die ACTH-Freisetzung wird durch niedrige Glukokortikoidspiegel im Serum gefördert und durch hohe Glukokortikoidspiegel gehemmt. Auch höhere Zentren des ZNS beeinflussen die Glukokortikoidausschüttung, z.B. im Rahmen der Stressreaktion (☞ 13.6.6).

Glukokortikoide

Das wirksamste Glukokortikoid ist das **Kortisol.** Die Nebennierenrinde stellt aber auch noch andere Glukokortikoide wie das **Kortison** und das **Kortikosteron** her.

Gemeinsam mit anderen Hormonen steuern die Glukokortikoide viele Stoffwechselvorgänge im Sinne einer *Bereitstellung von Energieträgern* (Glukose und Fettsäuren). Sie helfen dadurch, Stresssituationen zu bewältigen (☞ 13.6.6, Abb. 13.21).

Glukokortikoide haben folgende Wirkungen:

- Steigerung der Glukoneogenese (☞ 2.8.1) aus Aminosäuren in der Leber und Verminderung der Glukoseverwertung in den Zellen, dadurch Erhöhung der Glukosekonzentration im Blut
- Fettabbau *(Lipolyse)* in der Peripherie und damit Freisetzung von Fettsäuren ins Blut
- Eiweißabbau in Muskulatur, Haut- und Fettgewebe *(kataboler Effekt)*
- Ausdünnung der Knochen *(osteoporotischer Effekt)*
- Nach Verletzungen Hemmung der Entzündung des Wundgebiets, der Wundheilung und Narbenbildung *(antientzündlicher Effekt)*
- Hemmung der Abwehrzellen, insbesondere der Lymphozyten, und der Phagozytose *(immunsuppressiver Effekt)*
- Hemmung der Entzündungsreaktionen im Gefolge (überschießender) Antigen-Antikörper-Reaktionen *(antiallergischer Effekt).*

Cushing-Syndrom

Bei länger dauernder Erhöhung des Glukokortikoidspiegel entwickelt sich ein **Cushing-Syndrom** mit Müdigkeit, Leistungsabfall, Vollmondgesicht, Stammfettsucht, Bluthochdruck, Kopfschmerzen, Ödemen, Osteoporose, Hautveränderungen, Regelblutungsstörungen bzw. Impotenz, psychischer Labilität und erhöhten Blutzuckerspiegeln *(Steroiddiabetes).*

Im Krankenhaus ist das Cushing-Syndrom am häufigsten als Nebenwirkung einer Glukokortikoidtherapie zu beobachten (☞ unten). Weitere Ursachen sind eine Überproduktion von CRH und/oder ACTH oder ein Glukokortikoid-produzierender Tumor in der Nebennierenrinde selbst.

Glukokortikoidtherapie

Aufgrund ihrer Wirkung auf das Immunsystem eignen sich Glukokortikoide zur Therapie von Allergien, chronischen Entzündungen (z.B. chronische Polyarthritis) und Autoimmunerkrankungen sowie zur Verhütung von Abstoßungsreaktionen nach Transplantationen – überall dort also, wo eine Entzündungshemmung und/oder Immunsuppression erwünscht ist.

Die Glukokortikoidtherapie hat allerdings ihren Preis: Wird etwa das häufig eingesetzte *Prednisolon* (Decortin®, Ultracorten®) in einer höheren Dosierung als 7,5 mg täglich über mehr als 2 – 3 Wochen eingenommen, so bildet sich ein *iatrogenes* Cushing-Syndrom aus (iatrogen = durch den Arzt verursacht). Diese kritische Dosierung heißt deshalb auch *Cushing-Schwelle.* Zusätzlich versiegt die körpereigene Glukokortikoidproduktion durch negative Rückkopplung der ACTH-Ausschüttung. Nach Absetzen der Kortisontherapie droht

13

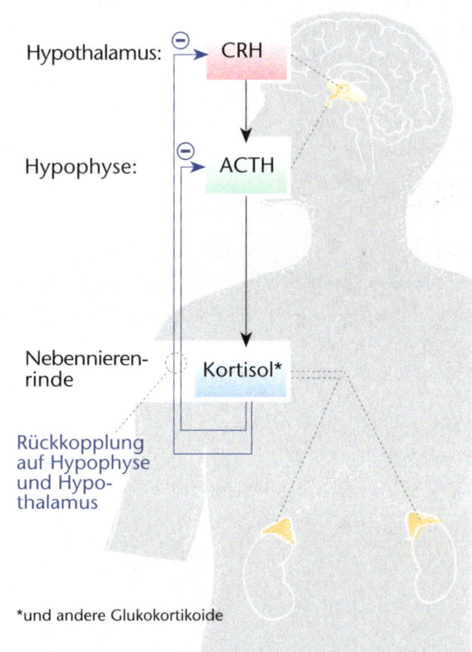

Abb. 13.21 (oben): Der Regelkreis der Glukokortikoidfreisetzung.

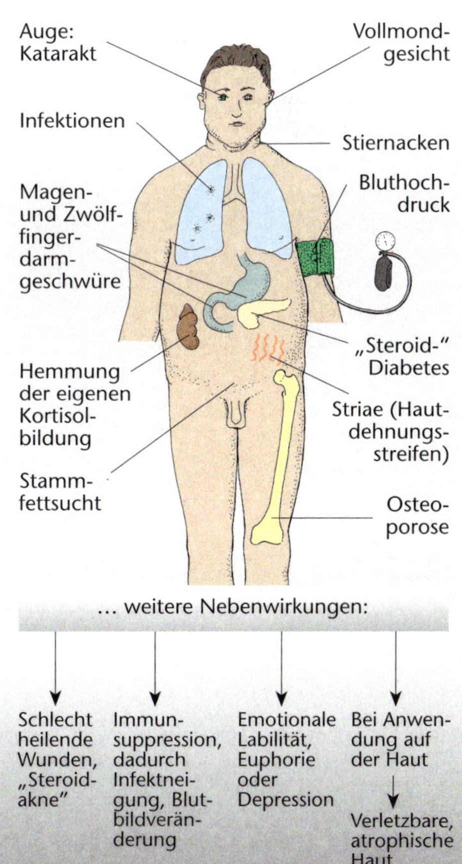

Abb. 13.22 (rechts): Mögliche Nebenwirkungen einer länger dauernden Behandlung mit Glukokortikoiden.

deshalb ein lebensgefährlicher Glukokortikoidmangel, die *akute Nebenniereninsuffizienz.* Deshalb muss man die Glukokortikoidtherapie langsam ausschleichen, das heißt schrittweise über Wochen bis Monate die Dosis reduzieren, damit die Nebennierenrinde die Eigenproduktion wieder aufbauen kann.

13.6.4 Sexualhormone

In der Nebennierenrinde werden außerdem bei der Frau wie beim Mann männliche Sexualhormone **(Androgene)** und in geringerem Ausmaß auch weibliche Sexualhormone **(Östrogene)**, insbesondere Östradiol, gebildet.

Das wichtigste Androgen der Nebennierenrinde ist das **Dehydroepiandrosteron** *(DHEA),* das in den Zielzellen zu Testosteron und Östrogenen umgewandelt wird. Für die Frau ist die Nebennierenrinde der Hauptbildungsort der Androgene. Bei Überproduktion, z.B. bei Tumoren, kommt es zur Vermännlichung (*Virilisierung* mit z.B. typisch männlicher Glatzenbildung mit Geheimratsecken sowie männlicher Scham- und Körperbehaarung). In der Pubertät sind die Androgene der Nebennierenrinde für einen deutlichen Wachstumsspurt mit Eiweißaufbau verantwortlich, sie wirken also anabol.

13

Gefährlich: Anabolika

Synthetisch hergestellte Abkömmlinge der Androgene, sog. **Anabolika,** können zur Steigerung der sportlichen Höchstleistung missbraucht werden **(Hormondoping).**

Der Muskelaufbau und die nicht selten erwünschte Steigerung der Aggressivität (des „Kampfgeistes") werden jedoch durch beträchtliche Risiken erkauft – neben Zusammenbrüchen durch Überschreitung der physiologischen Leistungsgrenzen drohen unter anderem Leberfunktionsstörungen und bei Männern wie Frauen eine Beeinträchtigung der Fruchtbarkeit. Bei Frauen ist außerdem auch nach außen hin die vermännlichende Wirkung nicht ganz zu unterdrücken.

Anabolika werden beim Internationalen Olympischen Komitee (IOC) deshalb als streng verbotene „Helfer" beim Hochleistungssport geführt.

Detailliert werden die männlichen und weiblichen Sexualhormone bei der Abhandlung der Geschlechtsdrüsen in Kapitel 21 besprochen.

13.6.5 Das Nebennierenmark

Das **Nebennierenmark** ist keine Hormondrüse im engeren Sinne. Vielmehr kann es als verlängerter Arm des vegetativen Nervensystems aufgefasst werden (☞ 11.12), da es entwicklungsgeschichtlich einem umgewandelten sympathischen Ganglion entspricht. Deshalb findet man dort hochspezialisierte Neurone des Sympathikus. Diese Zellen schütten – nach Stimulation durch vegetative Neurone des ZNS – **Adrenalin** und **Noradrenalin** ins Blut aus.

Adrenalin und Noradrenalin gehören (zusammen mit Dopamin und Serotonin) zu den **Katecholaminen** und sind Neurotransmitter des Nervensystems (☞ 10.4.6). Sie steigern als Hauptwirkung rasch die Energiebereitstellung. Vom Nebennierenmark werden sie zwar kontinuierlich in einer niedrigen Rate sezerniert, charakteristisch sind aber die hochkonzentrierten Ausschüttungen in Stresssituationen.

13.6.6 Die Stressreaktion

Stress auslösende Ereignisse – dabei kann es sich um physische Stresssituationen wie Infektionen, Operationen, körperliche Höchstleistungen, aber auch um psychische Belastungen wie Angst, Ärger, Leistungsdruck oder gar Freude handeln – setzen im ZNS zwei parallel verlaufende Reaktionsketten in Gang, die zusammen als **Stressreaktion** bezeichnet werden (☞ Abb. 13.23):

- In der ersten Phase wird der Hypothalamus aktiviert, der **CRH** auszuschütten beginnt. Dies führt in der Hypophyse zur Freisetzung von **ACTH,** welches in der Nebennierenrinde die Ausschüttung von Glukokortikoiden stimuliert
- In der zweiten Phase wird über den Sympathikus das Nebennierenmark aktiviert, was in Sekundenschnelle zur Ausschüttung eines Katecholamingemisches von 80% **Adrenalin** und 20% **Noradrenalin** und innerhalb von Minuten zum Anstieg dieser Substanzen im Blut führt.

Kurzfristig dominiert die Wirkung der Katecholamine, das heißt, alle Organfunktionen, die zum Überleben notwendig sind, werden aktiviert: Herzschlagfrequenz und Kontraktionskraft nehmen zu, die Durchblutung von Haut und inneren Organen ist reduziert. Die Durchblutung aller Organe, die kurzfristig zur Bewältigung der Stresssituation benötigt werden, ist hierdurch gesteigert. Dies sind Skelettmuskeln, Herzmuskel und Lunge. Auch die Bronchien weiten sich, damit für die Muskelarbeit mehr Sauerstoff bereitgestellt werden kann. Über die Leber wird vermehrt Glukose ins Blut freigesetzt. Denkvorgänge dagegen werden zugunsten vorprogrammierter Reflexhandlungen blockiert. Alle Körperfunktionen sind quasi in „Alarm- und Fluchtbereitschaft".

In unserer heutigen, „zivilisierten" Gesellschaft allerdings laufen die oben dargestellten Stressreaktionen oft „ins Leere": Wir müssen nur noch selten vor Feinden Reißaus nehmen oder gegen gefährliche Gegner kämpfen. Gelegentlich ist die Stressreaktion sogar ungünstig: Sie führt beispielsweise zum Phänomen des „Prüfungsblocks". Die Stressreaktion erscheint also wie ein Relikt aus vergangenen Zeiten, in denen kurzzeitige körperliche Höchstleistungen zum Überleben notwendig waren.

Langfristig dominieren (vor allem bei „Dauerstress") die Effekte der Glukokortikoide – weshalb sie auch als die eigentlichen **Stresshormone** gelten:

- Infektionen treten durch die Schwächung des Immunsystems häufiger auf und werden nur langsam überwunden
- Der Betroffene schläft schlecht
- Die Lern- und Konzentrationsfähigkeit nimmt ab
- Spannungskopfschmerzen treten gehäuft auf.

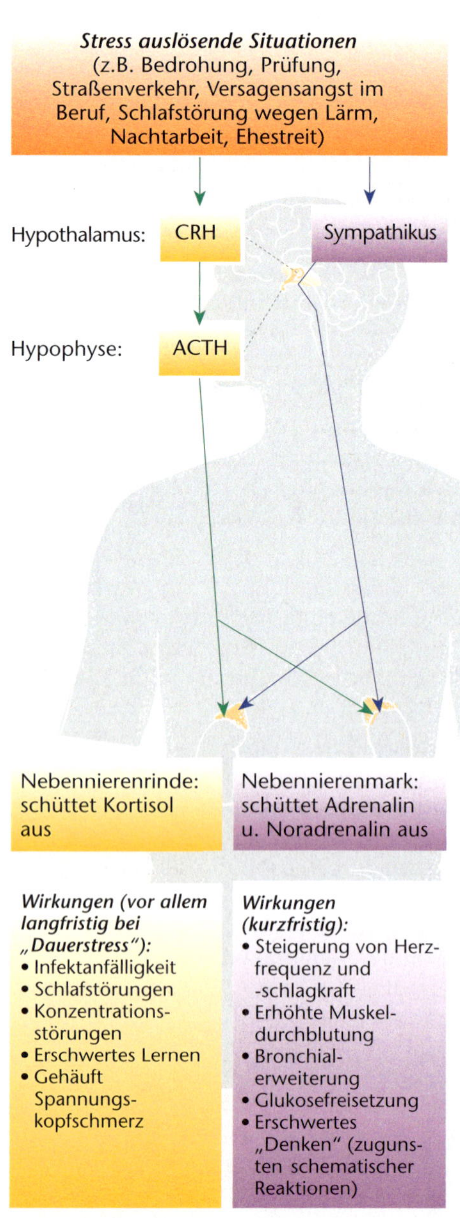

Abb. 13.23: Übersicht über die Reaktionsketten innerhalb der Stressreaktion.

Was löst die Stressreaktion aus?

Als wesentlicher Auslöser negativer Emotionen, von Angst und psychischen Erkrankungen gilt **unguter Stress**, auch *Disstress* genannt. Andererseits führt erfolgreich bewältigter Stress *(Eustress)* zu positiven Emotionen, zum Gefühl, dem Leben gewachsen zu sein, und stärkt sogar das Immunsystem. Die Wirkung der Stressreize hängt also von der Art und Intensität der Reize ab, von ihrer Dauer und Häufigkeit und den Vermeidungs- und Bewältigungsmöglichkeiten gegenüber der Stressursache (mehr hierzu ☞ 25.1.4).

13.7 Weitere endokrin aktive Organe und Gewebe

Die „klassischen" Hormondrüsen Hypothalamus, Hypophyse, Epiphyse, Schilddrüse, Nebenschilddrüsen und Nebennieren sowie Eierstöcke und Hoden (☞ Kap. 21) sind zwar die bekanntesten, nicht aber die einzigen Hormonproduzenten im menschlichen Körper. Hormone werden vielmehr noch in einer Reihe anderer Zellen gebildet (Einen Überblick gibt Tab. 13.25).

Vielfach ist die genaue Funktion dieser Zellen und der von ihnen gebildeten (Gewebs-)Hormone noch nicht in allen Einzelheiten geklärt.

13.7.1 Die Bauchspeicheldrüse als endokrines Organ

In der Bauchspeicheldrüse liegen verstreut kleine Inseln, **Langerhans-Inseln** genannt, die verschiedene Hormone bilden:

- Von den B-Zellen, die mit 60 – 80% am häufigsten sind, wird **Insulin** gebildet

Hormon (Details)	**Bildungsort**	**Wirkung**
Insulin (☞ 19.2.1)	B-Zellen der Bauchspeicheldrüse	• Steigert die Glykogensynthese, hemmt die Glukoneogenese, fördert die Glukoseaufnahme in die Zellen; dadurch Blutzuckersenkung • Erhöht die Fettsynthese, vermindert den Fettabbau • Fördert die Aufnahme von Aminosäuren in die Zellen und den Proteinaufbau
Glukagon (☞ 18.9)	A-Zellen der Bauchspeicheldrüse	• Steigert den Glykogenabbau und die Glukoneogenese; dadurch Blutzuckererhöhung • Fördert den Fett- und Proteinabbau
Gastrin (☞ 18.4.3)	G-Zellen der Magenschleimhaut	• Steigert die Salzsäurebildung im Magen, fördert die Magenbeweglichkeit • Steigert die Gallen- und Bauchspeicheldrüsensekretion
Cholezystokinin-Pankreozymin (CCK ☞ 18.6.4)	Dünndarmschleimhaut	• Steigert die Bauchspeicheldrüsensekretion • Bewirkt die Gallenblasenkontraktion • Fördert die Darm- und hemmt die Magenbeweglichkeit
Sekretin (☞ 18.6.4)	Dünndarmschleimhaut	• Fördert die Bikarbonatbildung in der Bauchspeicheldrüse (das Sekret wird alkalischer) • Steigert den Gallenfluss • Hemmt die Magenbeweglichkeit und -sekretion
Vasoaktives intestinales Peptid (VIP)	Neurone in der Darmwand	• Hemmt die Magensaftsekretion und die Magen-Darm-Beweglichkeit • Steigert die Gallen- und Bauchspeicheldrüsensekretion
Somatostatin	D-Zellen (gesamter Verdauungstrakt, Bauchspeicheldrüse); Inhibiting-Hormon des Hypothalamus	• Hemmt die Magensaftsekretion und die Magen-Darm-Beweglichkeit • Hemmt die Bauchspeicheldrüsensekretion
Renin (☞ 20.3.1)	Epitheloidzellen der Vasa afferentia (zuführenden Arteriolen) der Nierenkörperchen	• Aktiviert das Renin-Angiotensin-Aldosteron-System (Details ☞ 20.3.1), dadurch Blutdruckanstieg
Erythropoetin (EPO ☞ 20.3.2)	Vorwiegend Niere	• Steigert die Erythropoese (Neubildung von roten Blutkörperchen)
Atriales natriuretisches Peptid (ANP, Atriopeptin)	Myoendokrine Zellen v.a. der Herzvorhöfe	Bewirkt über mehrere Mechanismen eine Blutdrucksenkung: • Steigert die glomeruläre Filtrationsrate • Fördert die Natrium- und Wasserausscheidung durch die Niere • Hemmt die Freisetzung von Renin, Aldosteron und Adiuretin • Erweitert die Arteriolen (kleinere Arterien)
Histamin (☞ auch 5.5.3)	Vor allem Mastzellen, ferner Neurotransmitter in Teilen des Hypothalamus, wirken über Histamin-1(H_1)- und Histamin-2(H_2)-Rezeptoren	• Bewirkt über H_1-Rezeptoren Kontraktion der glatten Muskulatur von größeren Blutgefäßen, Bronchien, Darm, Uterus; Erweiterung von kleineren Blutgefäßen (Haut!) und Herzkranzarterien; Steigerung der Kapillarpermeabilität, Stimulation der Adrenalinausschüttung, Schmerz und Juckreiz hervorrufend • Steigert über H_2-Rezeptoren vor allem Herzfrequenz und Schlagkraft des Herzens und stimuliert die Magensaftsekretion
Serotonin (☞ auch 10.4.6)	Darmschleimhaut, Thrombozyten, basophile Granulozyten, ferner Neurotransmitter des ZNS	• Verengt die Blutgefäße in Lunge und Niere, erweitert die Blutgefäße in der Skelettmuskulatur • Steigert Herzfrequenz und Schlagkraft des Herzens • Beeinflusst den Tonus der glatten Muskulatur in Magen-Darm-Trakt und Bronchien
Prostaglandine (☞ auch 5.5.3)	Praktisch im ganzen Körper, viele Subtypen (z.B. E_1, E_2, I_2)	• Spielen eine wichtige Rolle bei der Entstehung von Entzündungen, Schmerzen und Fieber • Entfalten vielfältige, teils gegensätzliche Wirkungen in praktisch allen Geweben und Organen
Leptin	Fettgewebe	• Regelt Appetit und Energieumsatz

Tab. 13.25: Außer den in diesem Kapitel besprochenen Hormonen, den in Kapitel 21 besprochenen Sexualhormonen und den in Kapitel 22 besprochenen Plazentahormonen regeln viele weitere Hormone die Stoffwechselaktivitäten unseres Organismus. Die Tabelle nennt die wichtigsten davon.

- Von den A-Zellen wird (15–20 %) **Glukagon** produziert
- Von den D-Zellen wird (5–15 %) **Somatostatin** hergestellt.

Insulin und Glukagon sind wichtige Hormone für die Regelung des Blutzuckerspiegels. Dabei ist Insulin das *einzige* Hormon, das den Blutzuckerspiegel senken kann (Details ☞ 19.2.1). Glukagon ist ein Gegenspieler des Insulins, aber auch andere Hormone wie *Adrenalin* und die *Glukokortikoide* erhöhen den Blutzuckerspiegel (☞ Abb. 13.24).

Folgenschwer: Ausfall des einzigen Blutzuckersenkers

Ist die Insulinbildung gestört, kommt es zu einem Anstieg des Blutzuckerspiegels und dem Krankheitsbild des *Diabetes mellitus* (☞ 19.2.2).

13.7.2 Hormone des Verdauungstrakts

Eine Vielzahl von Hormonen ist am Verdauungsprozess beteiligt. Sie stimmen die einzelnen Verdauungsschritte in Magen und Darm aufeinander ab.

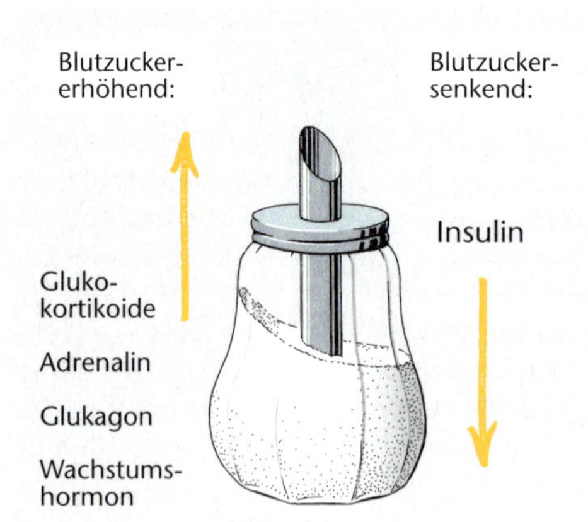

Abb. 13.24: Regulation des Blutzuckerspiegels durch verschiedene Hormone.

Die Details bezüglich dieser Hormone werden in Kapitel 18 besprochen.

13.7.3 Hormone des Fettgewebes

Wir wissen heute, dass Fettgewebe nicht nur ein Energiespeicher, sondern auch ein hormonell aktives Organ ist, das proportional zur Zahl der Fettzellen endokrine Substanzen abgibt, die über Appetit und Energieumsatz das Körpergewicht und die Fettanlage steuern. Weiterhin werden die Blutgerinnung, der Tonus der Gefäße und die Insulinempfindlichkeit der Gewebe beeinflusst.

Bekanntestes Hormon des Fettgewebes ist das **Leptin.** Im ZNS hemmt Leptin beim Gesunden den Appetit. Beim Übergewichtigen scheinen die Leptinrezeptoren im ZNS defekt zu sein, so dass der Appetit trotz hoher Leptinkonzentrationen nicht gedämpft wird. In der Peripherie erhöht Leptin interessanterweise den Blutdruck.

Enge Beziehungen bestehen außerdem zum Glukosehaushalt, denn Leptin ist auch an der Hemmung der Insulinsekretion im Pankreas beteiligt.

Nach heutigem Kenntnisstand bewirken oder verstärken die bei Adipositas (Fettleibigkeit) erhöhten Konzentrationen dieser Substanzen (☞ Tab. 13.25) den Teufelskreis Übergewicht → Hochdruck → Insulinresistenz, indem durch die Fetteinlagerung nicht nur in die normalen Fettdepots, sondern auch in die Muskulatur und Leber die Insulinwirkung auf diese Gewebe zerstört wird – der Blutzuckerspiegel steigt an.

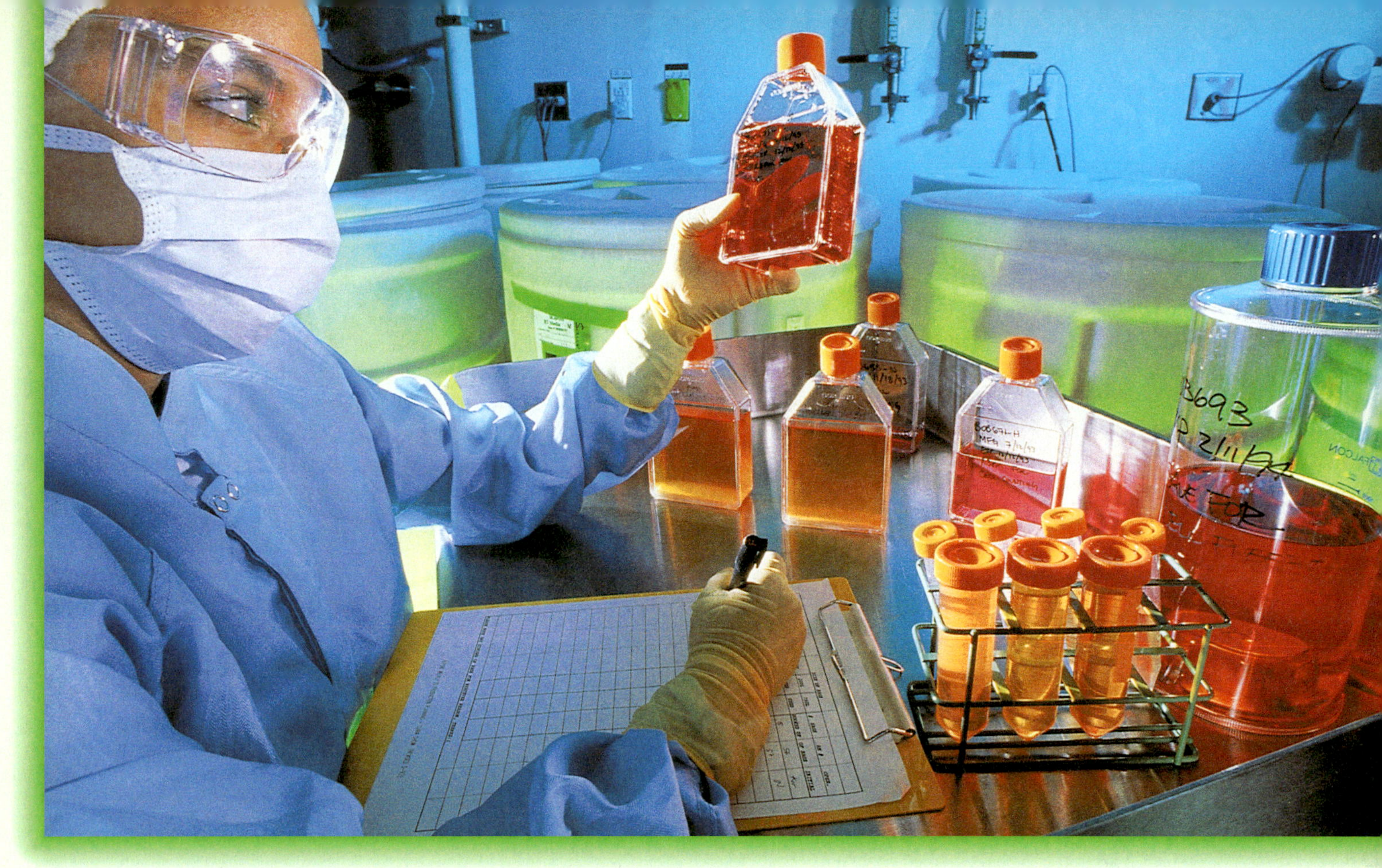

14 Blut und Lymphe

14.1 Das Blut: Zusammensetzung und Aufgaben

Dass Blut „ein besonderer Saft" sei, meinte schon Goethe, und obwohl es mit bloßem Auge betrachtet wie eine homogene Flüssigkeit aussieht, ist es in Wirklichkeit ein kompliziertes Gemisch verschiedener Bestandteile.

Bei vielen Krankheiten ändert sich die Zusammensetzung des Blutes, da Blut mit praktisch allen Organen in Berührung kommt und Blutbestandteile (z.B. die Abwehrzellen des Blutes) nicht selten an der Überwindung von Krankheiten mitbeteiligt sind. Deshalb spielen in der modernen Medizin Blutuntersuchungen eine entscheidende Rolle, etwa bei der Diagnostik unklarer Krankheitsbilder (z.B. unklarem Fieber oder Leistungsabfall) oder zur Therapieüberwachung *(Monitoring)* bei vielen Behandlungsverfahren.

Zentrifugiert man Blut (schleudert es also mit hoher Geschwindigkeit), so trennt es sich in zwei Phasen auf:

- Die zellulären (festen) Bestandteile, auch **Blutkörperchen** genannt, die ungefähr 40–45 % des Gesamtblutvolumens ausmachen
- Die flüssige Fraktion, das **Blutplasma** („Blutwasser" ☞ 3.4), mit ca. 55–60 % des Blutvolumens. Entfernt man das Fibrinogen und andere Gerinnungsfaktoren (☞ 14.5.5) aus dem Blutplasma, erhält man das **(Blut-) Serum** (Merkhilfe: Plasma = Serum plus Gerinnungsfaktoren). Das Serum entsteht auch als flüssiger Überstand, wenn man Blut in einem Röhrchen gerinnen lässt.

Beim Menschen beträgt die in Herz und Gefäßen zirkulierende Blutmenge etwa 8 % des Körpergewichtes. Das sind bei einem 70 kg schweren Erwachsenen also etwa 5–6 Liter.

Das Teilgebiet der Inneren Medizin, das sich mit der Diagnose und Behandlung von Bluterkrankungen befasst, wird **Hämatologie** genannt. Für die Versorgung der Patienten mit Blutprodukten sind **Transfusionsmediziner** zuständig.

Infektionsgefahr durch Blut

Blut kann Bakterien und Viren enthalten. Jeder Umgang mit Blut – ob bei der Entnahme, beim Kontakt mit (blutigen) Wunden oder bei Transport und Untersuchung bluthaltiger Medien – erfordert deshalb besondere Vorsicht, um eine Infektion zu vermeiden. Bei jedem Umgang mit bluthaltigen Medien sollten flüssigkeits- und virendichte Handschuhe getragen werden.

14.1.1 Aufgaben des Blutes

Durch das weit verzweigte Netz der Blutgefäße erreicht das Blut jeden Winkel des Körpers. Es hat folgende Aufgaben:

- **Transportfunktionen:** Das Blut befördert Sauerstoff und Nährstoffe, aber z.B. auch Hormone zu den Zellen und führt gleichzeitig Kohlendioxid und Stoffwechselabfallprodukte wieder ab
- **Abwehrfunktionen:** Ein Teil der Blutkörperchen sind Abwehrzellen (☞ unten und 6.1.3)
- **Wärmeregulationsfunktion:** Durch die ständige Blutzirkulation erhält sich der Körper eine gleich bleibende Temperatur von etwa 36,5 °C
- **Abdichtung** von Gefäßwanddefekten durch die Fähigkeit der Gerinnung
- **Pufferfunktion:** Die im Blut enthaltenen Puffersysteme (☞ 2.7.4) gleichen Schwankungen des pH-Wertes aus.

14.1.2 Die zellulären Blutbestandteile

Die *zellulären Bestandteile* (**Blutkörperchen** oder *feste Bestandteile*), werden unterteilt in die:

- **Erythrozyten** *(rote Blutkörperchen)*, die Sauerstoff und Kohlendioxid transportieren und mit 99 % den größten Volumenanteil der Blutkörperchen stellen
- **Leukozyten** *(weiße Blutkörperchen)*, die der Abwehr von Krankheitserregern und sonstigen körperfremden Stoffen dienen und aus drei Zellarten bestehen: **Granulozyten, Lymphozyten** und **Monozyten**
- **Thrombozyten** *(Blutplättchen)*, die an der Blutgerinnung beteiligt sind.

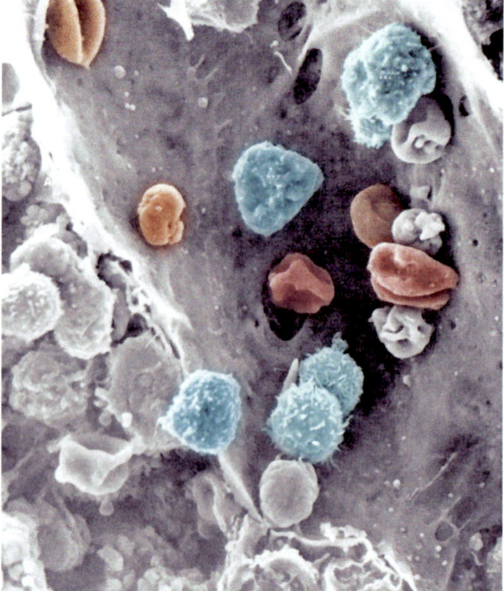

Abb. 14.2: Knochenmark im Rasterelektronenmikroskop. Die Hohlräume des Knochenmarks sind die Bildungsorte der Blutzellen. Die Hohlräume sind von porigen Wänden begrenzt. Fast alle Öffnungen sind von weißen (blau eingefärbt) oder roten (rot eingefärbt) Blutzellen ausgefüllt, die Richtung Blutgefäßsystem wandern. [C160]

14.1.3 Überblick über die Hämatopoese

Der Verbrauch an Blutzellen ist immens: Jede Sekunde gehen über zwei Millionen Blutkörperchen zugrunde. Dieselbe Zahl muss gleichzeitig im roten Knochenmark (☞ 7.1.3) im Prozess der **Hämatopoese** *(Blutbildung* ☞ Abb. 14.3, Details ☞ 14.2.3, 14.3.4, 14.5.2) neu gebildet werden.

Alle Blutkörperchen lassen sich auf gemeinsame *pluripotente* (= vielkönnende, hier: mit vielen Entwicklungsmöglichkeiten) **Stammzellen** zurückführen. Diese bilden zum einen identische Tochterzellen, zum anderen bereits spezialisierte *Vorläuferzellen* mit nur noch eingeschränkten Entwicklungsmöglichkeiten. Die Vorläuferzellen sind mikroskopisch nicht zu differenzieren, sie sind aber dadurch nachweisbar, dass aus ihnen unter Laborbedingungen Kolonien von beinahe reifen Blutzellen hervorgehen, weshalb sie auch *Colony Forming Cells* **(CFCs)** heißen. Durch weitere Zellteilungen entstehen letztlich die „Endstufen" Erythrozyten, Granulozyten, Lymphozyten, Monozyten und Thrombozyten.

In den letzten Jahren wurden immer mehr (Peptid-)**Wachstumsfaktoren** entdeckt, welche die Teilung und Differenzierung der Stamm- und Vorläuferzellen steuern. Zu ih-

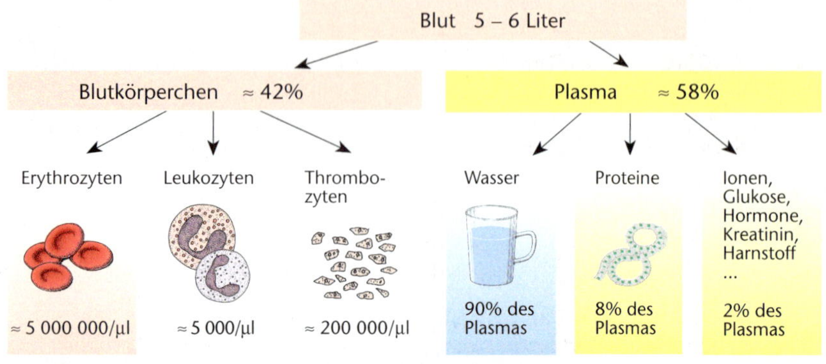

Abb. 14.1: Übersicht über die Bestandteile des Blutes.

nen zählen die *Interleukine* (☞ auch 6.3) und die verschiedenen **Hämopoetine**, z.B. **Erythropoetin**, **Thrombopoetin** oder die *koloniestimulierenden Faktoren*, kurz **CSF** genannt. Ein Teil dieser Wachstumsfaktoren wird heute bereits therapeutisch eingesetzt, etwa das Erythropoetin zur Bekämpfung der Blutarmut bei Niereninsuffizienz oder die Granulozyten-CSF (G-CSF) gegen einen zytostatikabedingten, schweren Mangel an Granulozyten.

Vor der Geburt werden die Stammzellen im Dottersack, in der Leber, der Milz und in den Markhöhlen der Knochen gebildet (☞ Abb. 14.2) Nach der Geburt entwickeln sich die Blutzellen nur noch im roten Knochenmark der kurzen und platten Knochen des Schädels, der Rippen, des Brustbeines, der Wirbelkörper, des Beckens und in den proximalen Abschnitten der Oberarm- und Oberschenkelknochen (☞ 7.1.3). Lediglich die Lymphozyten, eine Teilgruppe der weißen Blutkörperchen, vermehren sich nicht nur im Knochenmark, sondern auch in den lymphatischen Organen wie Milz, Lymphknoten und Thymus. Wenn bei bestimmten Erkrankungen Knochenmarkuntersuchungen nötig sind, gewinnt man es in aller Regel durch eine **Beckenkammpunktion**, seltener durch eine **Sternalpunktion.** Dabei durchbohrt man mit einer Spezialnadel die Kompakta des Knochens und aspiriert (zieht) dann mit einer Spritze rotes Knochenmark aus der Knochenmarkhöhle.

14.1.4 Das Plasma

Das Blutplasma ist eine klare, gelbliche Flüssigkeit. Es besteht aus ungefähr:
- 90 % Wasser
- 8 % Proteinen
- 2 % weiteren Substanzen, z.B. Ionen, Glukose, Vitaminen, Hormonen, Harnstoff, Harnsäure, Kreatinin und anderen Stoffwechselprodukten.

Die Plasmaproteine

Die **Plasmaproteine** sind ein Gemisch aus ungefähr 100 verschiedenen im Plasma gelösten Proteinen. Durch die **Eiweißelektrophorese** können die Plasmaproteine in fünf große Gruppen aufgeschlüsselt werden (☞ Abb. 14.4). Da sich die verschiedenen Eiweiße in Molekulargewicht und elektrischer Ladung unterscheiden, wandern sie in einem elektrischen Gleichstromfeld unterschiedlich schnell und können so aufgetrennt werden. Folgende Eiweißfraktionen lassen sich bestimmen: **Albumin** (mengenmäßig mit 40 g pro Liter am bedeutendsten), **α_1-Globulin**, **α_2-Globulin**, **β-Globulin** und **γ-Globulin** (sprich: Alpha-, Beta- und Gamma-Globulin).

Die verschiedenen Plasmaproteine erfüllen folgende Funktionen:
- Aufrechterhaltung des *kolloidosmotischen Drucks* – hierfür ist vor allem das Albumin verantwortlich. Der kolloidosmotische Druck (☞ 3.5.7) hat großen Einfluss auf Stoffaustausch und Wasserverteilung zwischen Plasma und Interstitium (Details ☞ 16.1.6)
- *Transportvehikel*: Viele kleinmolekulare Stoffe, z.B. Hormone und Bilirubin, aber auch zahlreiche Medikamente, werden im Blut an Transport- oder Plasmaproteine gebunden (☞ auch 13.1.5)
- *Pufferfunktion*: Eiweiße können H^+- und OH^--Ionen binden und damit zur Konstanthaltung des pH-Wertes beitragen (☞ 20.9.1)
- *Blutgerinnung*: Zu den Plasmaeiweißen gehören auch die Gerinnungsfaktoren (☞ 14.5.5)
- *Abwehrfunktion*: In der γ-Globulinfraktion finden sich die Antikörper (☞ 6.4.3)
- *Proteinreservoir:* Im Plasmaraum eines Erwachsenen sind ungefähr 200 g Eiweiße gelöst, die eine schnell verfügbare Reserve für den Aufbau vom Körper benötigter Eiweiße darstellen.

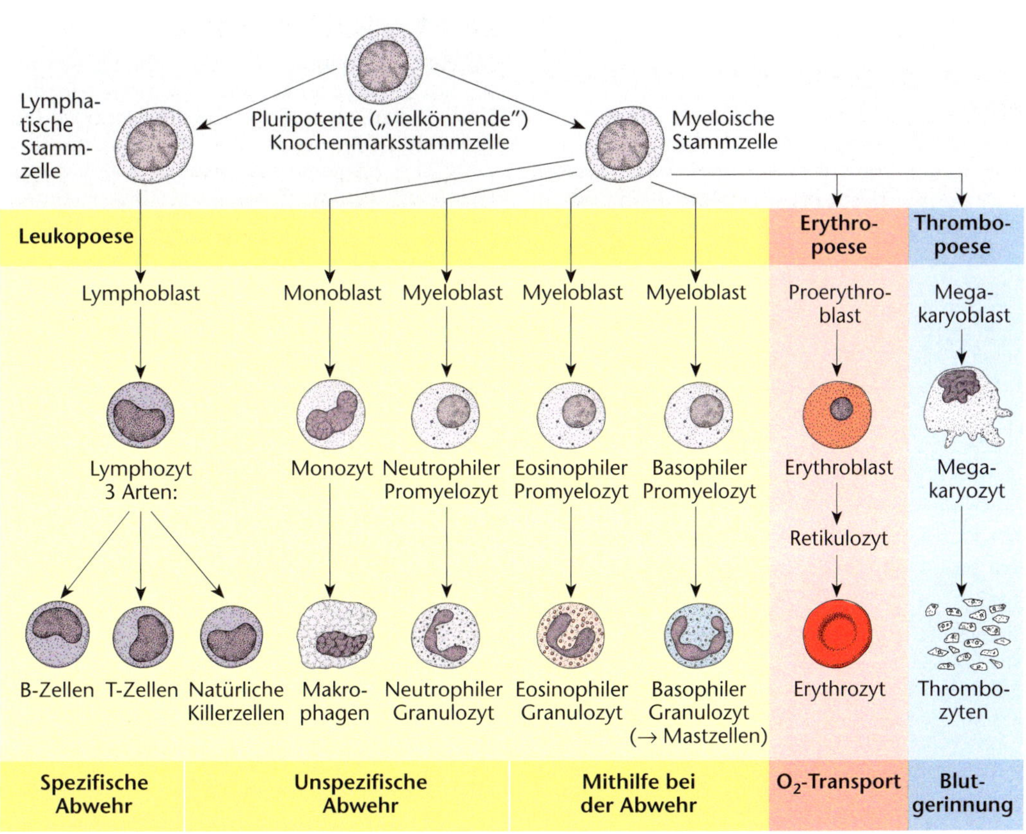

Abb. 14.3: Hämatopoese, vereinfachtes Schema. Von einer gemeinsamen Stammzelle ausgehend entwickeln sich die Blutkörperchen zu Monozyten, Granulozyten, Lymphozyten, Erythrozyten und Thrombozyten. Nicht dargestellt ist das Stadium der Vorläuferzellen.

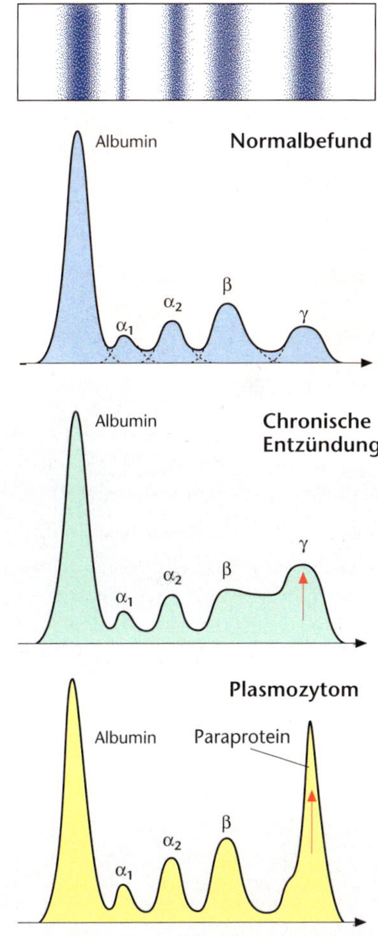

Abb. 14.4: Eiweißelektrophorese: Normalbefund und Befund bei verschiedenen Krankheitsbildern. Bei der chronischen Entzündung fällt die erhöhte γ-Globulinfraktion auf, die durch eine Vermehrung der Antikörper entstanden ist. Die hemmungslose Antikörperbildung des Plasmozytoms (☞ 14.4.6) zeigt sich durch eine Proteinzacke im Bereich der γ-Globuline (Paraprotein). [A300]

Ausleitende Verfahren

Ausleitende Verfahren – auch *Aschner-Verfahren* genannt – sind Therapien, mit denen die Ausscheidung von Krankheitserregern gefördert werden soll. Dazu zählen die *Blutegelbehandlung*, der *Aderlass*, die *Schröpftherapie*, die Stichelung der Haut beim *Baunscheidt-Verfahren*, die Reizung der Haut mit Extrakten aus der Spanischen Fliege beim *Canthariden-Pflaster* sowie Ausleitungen über Darm und Niere. Die ausleitenden Verfahren gehen auf die Säftetheorie des Altertums zurück, die im Ungleichgewicht der körpereigenen Säfte (Blut, schwarze und gelbe Galle, Schleim) die Ursache von Krankheiten vermutete.

14.2 Die Erythrozyten

14.2.1 Die Form der Erythrozyten

Die **Erythrozyten** sind in der Mitte eingedellte Scheiben mit einem Durchmesser von ca. 7,5 µm, einer Randdicke von 2 µm und einer Zentraldicke von 1 µm (☞ Abb. 14.5). Die Zellmembran der Erythrozyten ist semipermeabel, das heißt, sie ist für einige Stoffe wie z.B. Wasser gut durchlässig, für andere, z.B. Kationen (positiv geladene Ionen ☞ 2.4.1) und große Moleküle, schwer durchgängig. Bemerkenswert ist die starke Verformbarkeit der gesunden Erythrozyten: Sie können Kapillaren passieren, die mit einem Durchmesser von 3–5 µm nur halb so groß sind wie sie selbst (☞ Abb. 14.6).

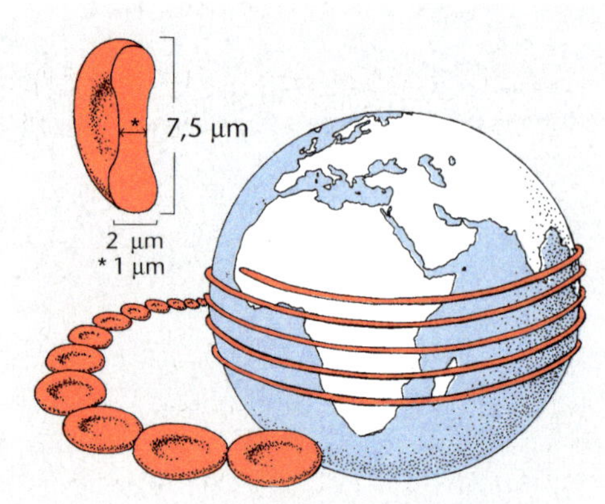

Abb. 14.5: Größenvergleich. Würde man die 30 000 Milliarden Erythrozyten eines Menschen hintereinander zu einem Band anordnen, würde dieses fünfmal um den Äquator der Erde reichen.

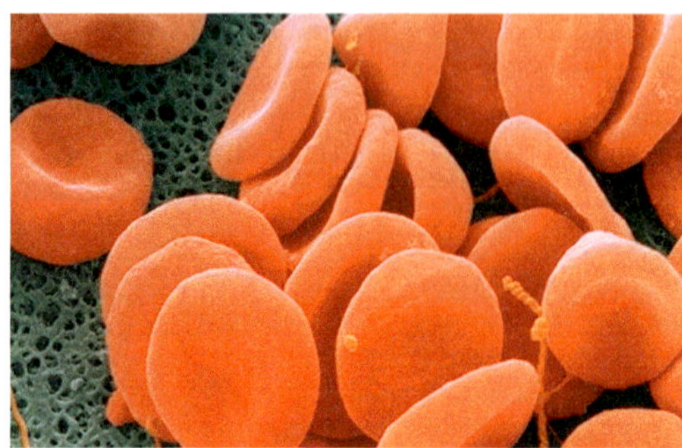

Abb. 14.6: Erythrozyten im Rasterelektronenmikroskop. [J600–106]

Werden Erythrozyten in eine Kochsalzlösung gegeben, deren Konzentration an gelösten Teilchen größer ist als die des Plasmas *(hypertone Lösung)*, so strömt Wasser aus den Erythrozyten hin zum Ort der höheren Konzentration. Der Erythrozyt schrumpft und nimmt eine so genannte *Stechapfelform* an. Ist die Kochsalzlösung hingegen hypoton – liegt ihre Konzentration an gelösten Teilchen also unter der des Plasmas – strömt Wasser in den Erythrozyten hinein, so dass er langsam zu einer *Kugel* anschwillt und sogar platzen kann. Man spricht von *Hämolyse* (☞ Abb. 3.18).

14.2.2 Das Hämoglobin

Bedeutsamster Funktionsbestandteil der Erythrozyten ist der *rote Blutfarbstoff*, das Eiweißmolekül **Hämoglobin** (kurz *Hb*). Hämoglobin macht ungefähr ein Drittel der Gesamtmasse der roten Blutkörperchen aus. Es ist sowohl am Sauerstoff- (Details ☞ 17.9.2) und Kohlendioxidtransport (☞ 17.9.3), als auch an der Pufferwirkung (☞ 20.9.1) des Blutes maßgeblich beteiligt und verleiht den Erythrozyten außerdem ihre typische rote Farbe.

Hämoglobin ist aus vier Polypeptidketten **(Globin)** zusammengesetzt, die jeweils eine eisenhaltige Farbstoffkomponente besitzen, das **Häm**. Es ist das *Eisen* dieser Hämgruppe, das in der Lunge den Sauerstoff locker anlagern und im Gewebe leicht wieder abgeben kann.

Bei den Polypeptidketten des Hämoglobins werden vier verschiedene Kettentypen unterschieden:

- Der größte Teil des Hämoglobins beim Erwachsenen, das **HbA_1**, besteht aus zwei α- und zwei *β-Ketten.*
- Nur ca. 1–3 % des Erwachsenenhämoglobins setzen sich aus zwei α- und zwei *δ-Ketten* zusammen **(HbA_2)**.
- Beim Feten (Ungeborenen) überwiegt das **HbF** aus zwei α- und zwei *γ-Ketten.*

Die Gene, die die Hämoglobinsynthese kodieren, können wie andere Gene auch von Mutationen betroffen sein. Erbliche Anämien (= Blutarmut) sind eine mögliche Folge (☞ 14.2.7).

Die Sauerstoffbindungskurve

Hauptaufgabe des Hämoglobins ist der Transport des im Plasma nur schlecht löslichen Sauerstoffs von den Lungen zu den Organen. Hierzu ist es nicht nur notwendig, dass sich Sauerstoff in den Lungen gut an das Hämoglobin anlagern kann **(Oxygenation)**, sondern auch, dass es sich im Gewebe wieder löst (**Desoxygenation** ☞ Abb. 14.7).

Wie gut das Hämoglobin diese Aufgabe erfüllt, zeigt ein Blick auf die **Sauerstoffbindungskurve.** Man erhält sie, indem man die *Sauerstoffsättigung,* d.h. den prozentualen Anteil des *oxygenierten* (= mit Sauerstoff beladenen) Hämoglobins am Gesamthämoglobin, in Abhängigkeit vom Sauerstoffpartialdruck (pO_2) aufträgt.

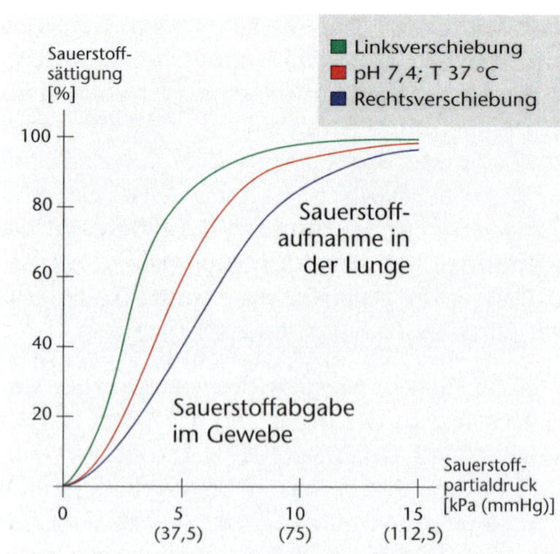

Abb. 14.7: Sauerstoffbindungskurve des Hämoglobins. Zu einer Rechtsverschiebung (blaue Kurve) kommt es z.B. bei pH-Abfall oder erhöhtem pCO_2. Dies begünstigt die Sauerstoffabgabe im Gewebe. Eine Linksverschiebung (grüne Kurve) unter entgegengesetzten Umständen fördert die Sauerstoffaufnahme (z.B. in der Lunge). Diese Abhängigkeit wird auch als ***Bohr-Effekt*** bezeichnet.

In der Lunge beträgt der pO_2 beim Gesunden ca. 13 kPa (95 mmHg), die Sauerstoffsättigung liegt bei über 95 %. Da die Kurve in diesem Bereich sehr flach verläuft, führt ein Abfall des pO_2 nur zu relativ geringen Änderungen der Sauerstoffsättigung – ein „Sicherheitszuschlag", der gewährleistet, dass das Blut auch unter weniger günstigen Bedingungen in der Lunge ausreichend mit Sauerstoff angereichert wird.

Im Gewebe hingegen bewegt sich der pO_2 um 5,4 kPa (40 mmHg) und damit im steilen Teil der Kurve. Bereits ein geringer Abfall des pO_2 führt zu einer deutlichen Reduktion der Sauerstoffsättigung, also zu einer erheblichen (zusätzlichen) Sauerstoffabgabe an das Gewebe.

Notwendig: Eisen

Notwendiger Bestandteil des Hämoglobins und eines der klinisch bedeutsamsten Spurenelemente (☞ 19.7.2) ist das **Eisen** (☞ Abb. 14.8).

Das mit der Nahrung aufgenommene Eisen (täglich ca. 10–30 mg) wird im Duodenum je nach Bedarf zu 10–40 % resorbiert und im Plasma an das Eisentransportprotein **Transferrin** gebunden zu den Geweben transportiert. Der Großteil des an Transferrin gebundenen Eisens wird für die Hämoglobinsynthese verbraucht. Nicht benötigtes Eisen wird zunächst als **Ferritin,** dann – bei vollem Ferritinspeicher – als **Hämosiderin** gespeichert. Die Plasmaferritinspiegel stehen dabei in enger Beziehung zum Gesamtkörpereisen.

Die physiologischen Eisenverluste betragen beim Mann ca. 1 mg, bei der Frau um 3 mg täglich. Sie stehen damit in etwa im Gleichgewicht mit der Eisenaufnahme. Dieses Gleichgewicht ist allerdings bei der Frau deutlich labiler als beim Mann: Da 1 ml Blut rund 0,5 mg Eisen enthält, kann bereits der Blutverlust durch verstärkte Menstruationen dazu führen, dass der Eisenverlust die Eisenaufnahme übersteigt. Auch eine Schwangerschaft kann das Eisengleichgewicht aus dem Lot bringen, denn zur „Eisenausstattung" eines Neugeborenen werden rund 1,8 g Eisen benötigt! Gerade Frauen sollten daher reichlich eisenreiche Lebensmittel wie Hülsenfrüchte, grüne Gemüse oder auch rotes (mageres) Fleisch verzehren.

14.2.3 Die Bildung der roten Blutkörperchen (Erythropoese)

Spezialisiert sich eine Stammzelle in Richtung der roten Blutkörperchen, entwickelt sie sich zunächst zu einem *Proerythroblasten*. Die etwas reiferen *Erythroblasten* beginnen bereits mit der Hämoglobinsynthese. Während der Erythroblast noch einen normal geformten Zellkern besitzt, verdichtet sich dieser zunehmend und schrumpft bei der nächsten Entwicklungsstufe, dem *Normoblasten*.

Bevor die rote Blutzelle als **Erythrozyt** das Knochenmark verlässt und ins Gefäßsystem eintritt, verliert sie ihren Kern völlig – damit erlischt ihre Fähigkeit zur Zellteilung. Im jungen Erythrozyten erkennt man noch netzartige Strukturen, die Resten ribosomaler RNS (☞ 3.3.2) entsprechen. Wegen dieser netzartigen Struktur (Rete = Netz) werden die neu gebildeten Erythrozyten **Retikulozyten** genannt. Nach einigen Tagen verliert sich die Netzstruktur; damit liegt der etwa 7,5 µm große, „fertige" (reife) Erythrozyt vor.

14.2.4 Die Regulation der Erythropoese

Damit ausreichend Erythrozyten im Blutkreislauf zirkulieren, muss die Erythropoese ständig in angemessenem Umfang stimuliert werden. Ansonsten kommt es zu einem Mangel an roten Blutkörperchen – zur **Anämie** *(Blutarmut)*. Sauerstoffmangel im Gewebe ist ein starker Reiz für die Erythropoese. Ein solcher Sauerstoffmangel wird mit der Ausschüttung des v.a. in den Nieren gebildeten Hormons **Erythropoetin** *(EPO)* beantwortet, das direkt das Knochenmark stimuliert (☞ auch 20.3.2).

Sauerstoffmangel im Gewebe kann auf einem Erythrozytenmangel beruhen. Aber auch Atemwegserkrankungen sowie Aufenthalt in großen Höhen (☞ 1.5.4) beeinträchtigen die Sauerstoffversorgung, worauf der Körper den Sauerstoffmangel durch ein Mehr an Sauerstoffträgern zu kompensieren versucht.

Gentechnologisch hergestelltes EPO wird auch als Doping-Mittel eingesetzt, da es über eine Erhöhung der Erythrozytenzahl und damit der Sauerstofftransportfähigkeit des Blutes die Leistung von Ausdauersportlern steigern kann. Dies ist jedoch gefährlich, weil sich gleichzeitig die Fließeigenschaften des Blutes verschlechtern (☞ 14.2.8), so dass es zu Gefäßverschlüssen mit Herzinfarkt und Schlaganfall kommen kann. Der Dopingnachweis ist dabei schwierig, da das gentechnologisch hergestellte Hormon nicht von dem natürlichen unterschieden werden kann.

14.2.5 Der Erythrozytenabbau

Die vom Knochenmark freigesetzten, ausgereiften Erythrozyten zirkulieren etwa 120 Tage im Blut. Dabei werden sie regelmäßig in der Milz einer reinigenden *Blutmauserung* unterzogen: Alte und funktionsuntüchtige Erythrozyten werden aus dem Blut entfernt. Die Erythrozyten verlassen in der Milz das Kapillarnetz und gelangen in das maschenartige Parenchym der roten Pulpa (☞ Abb. 14.9). Dort erkennen Makrophagen und Retikulumzellen überalterte Erythrozyten und bauen sie ab. Außerdem sind alte Erythrozyten starrer, so dass sie beim Wiedereintritt in das Gefäßsystem zerreißen und danach abgebaut werden. Intakte, gut verformbare Erythrozyten hingegen können sich durch kleine Poren der venösen Sinus zwängen (Sinus = besonders dünnwandige, weite Gefäße) und gelangen wieder in den Kreislauf zurück.

Das beim Erythrozytenabbau freiwerdende *Hämoglobin* wird in *Häm* und *Globin* aufgespalten. Anschließend wird das Eisen aus dem Hämmolekül freigesetzt und sofort wieder von einem Transportprotein aufgenommen. Dies schützt das für den Körper wichtige kleine Eisenion vor der Ausscheidung. Der eisenfreie Molekülrest des Häms wird über mehrere Zwischenschritte zu *Bilirubin* (☞ 18.10.4) abgebaut und über Leber und Gallenwege ausgeschieden. Zum anderen Teil erfolgt der Abbau weiter zum wasserlöslichen **Urobilinogen**, das mit dem Urin ausgeschieden wird. Ist die Bilirubinausscheidung gestört, etwa weil die Leber erkrankt ist oder ein Überschuss an Bilirubin anfällt, kommt es zur *Gelbsucht* (**Ikterus** ☞ 18.10.4).

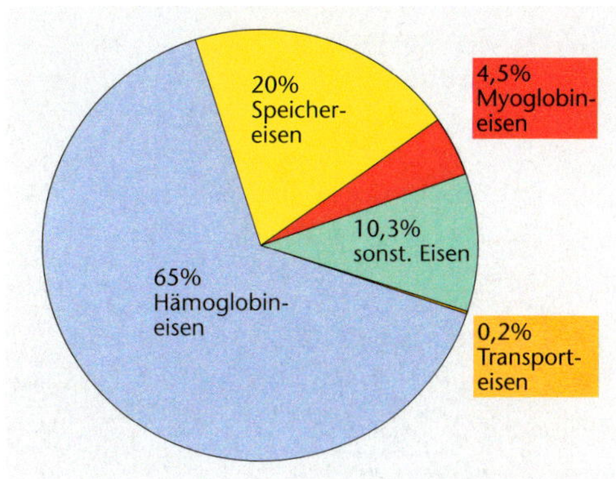

Abb. 14.8: Verteilung des Gesamtkörpereisens (ca. 4 g) auf Hämoglobineisen, Speichereisen (Ferritin und Hämosiderin), Myoglobineisen, Transporteisen (Transferrineisen) und sonstiges Eisen, z.B. in eisenhaltigen Enzymen.

14

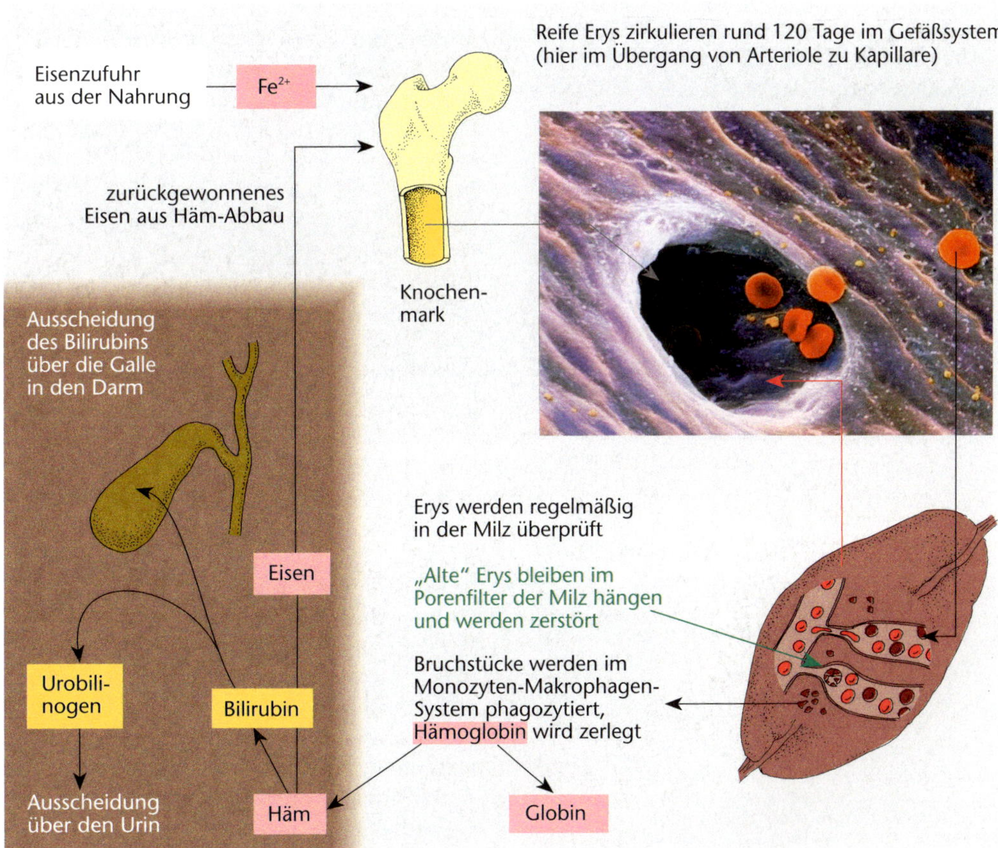

Abb. 14.9: Lebenszyklus der roten Blutkörperchen. Der Körper „recycelt" einen Großteil des Eisens aus den abgebauten Erythrozyten und nutzt es für die Erythrozytenneubildung. [Foto: J600–105]

Anämie oder Polyglobulie

Jedes Missverhältnis zwischen Erythropoese und Erythrozytenabbau führt entweder zur **Anämie** (*Blutarmut* ☞ 14.2.7) oder zur **Polyglobulie** (*Vermehrung der Erythrozyten im Blut* ☞ 14.2.8).

14.2.6 Das rote Blutbild

Im Krankenhausalltag spielt die Blutbilduntersuchung eine wichtige Rolle. Hier eine Zusammenstellung wichtiger Laborgrößen:

- **Hämoglobinkonzentration im Blut** *(Hb):* Menge des roten Blutfarbstoffs in g pro Liter Blut. Normalwert beim Mann 140–180 g/l (= 14–18 g/dl), bei der Frau 120–160 g/l (= 12–16 g/dl). Einen erniedrigten Hb-Wert findet man bei fast allen Anämieformen (☞ 14.2.7)
- **Erythrozytenzahl** *(„Erys"):* Beim Mann findet man normalerweise 4,6 – 5,9 Millionen Erythrozyten in einem Mikroliter Blut, bei der Frau 4,2 – 5,4 Millionen. Veränderungen der Erythrozytenzahl entsprechen meist denen des Hämoglobins
- **Hämatokrit** *(Hk oder Hkt):* Der Volumenanteil der Blutkörperchen am Gesamtblutvolumen wird als Hämatokrit bezeichnet (☞ Abb. 14.10). Er wird in Prozent oder als Dezimalbruch angegeben, z.B. 42% = 42/100 = 0,42. Der Hämatokrit beträgt beim Mann 0,40 – 0,54, bei der Frau 0,37–0,47. Der Hämatokrit ist bei Polyglobulien sowie Exsikkose („Austrocknung") erhöht, bei Anämien und Überwässerung erniedrigt
- **Retikulozyten:** Normalerweise zeigen 0,5–2% der Erythrozyten die netzartigen Strukturen der jungen roten Blutkörperchen. Eine erhöhte Retikulozytenzahl deutet auf eine massive Erythrozytenneubildung hin, etwa nach Blutverlust oder bei Hämolyse.

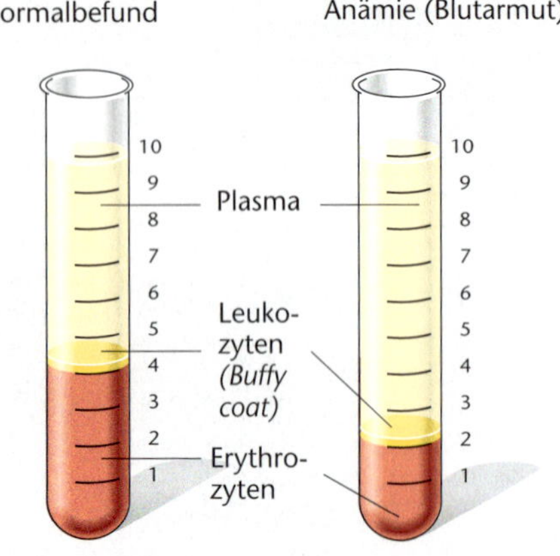

Abb. 14.10: Hämatokrit: Normalbefund und Befund bei Anämie. Durch Zentrifugieren haben sich die festen Bestandteile am Boden des Gläschens abgesetzt. Zwischen Plasma und Erythrozyten liegen in einer schmalen Schicht die Leukozyten *(Buffy coat).*

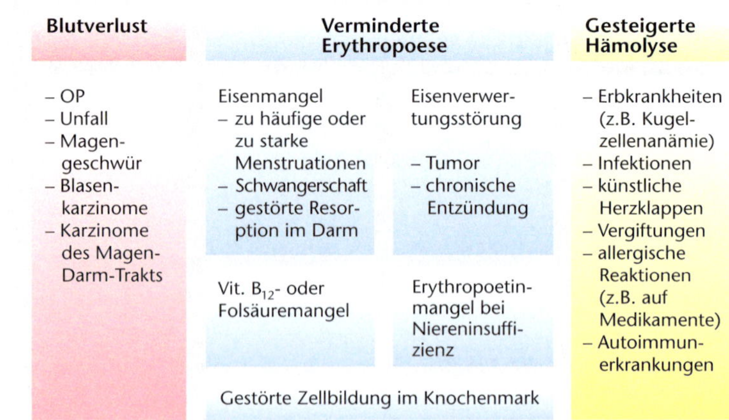

Abb. 14.11: Übersicht über die häufigsten Ursachen einer Anämie.

14.2.7 Anämien

Von einer **Anämie** *(Blutarmut)* spricht man, wenn Erythrozytenzahl, Hämoglobin und/oder Hämatokrit bei normalem Blutvolumen vermindert sind. Die Betroffenen wirken blass und sind müde. Ist die Anämie stärker ausgeprägt, leiden sie schon bei geringer körperlicher Belastung unter Atemnot. Ihr Herz schlägt schneller, um den Mangel an Sauerstoffträgern durch häufigeren Transport der Erythrozyten pro Zeiteinheit durch den Kreislauf zumindest teilweise auszugleichen.

Ursachen von Anämien

Anämien entstehen durch drei Gruppen von Grunderkrankungen (☞ Abb. 14.11):

- Am häufigsten liegt eine **Erythropoesestörung** zugrunde; es werden also nicht mehr genügend funktionsfähige Erythrozyten gebildet
- Seltener sind Anämien durch übermäßigen Erythrozytenabbau; man spricht von **hämolytischen Anämien**
- Schließlich ist eine Anämie auch Folge jedes größeren Blutverlusts **(Blutungsanämie).**

Anämien durch Erythropoesestörung

Eisenmangelanämien. Häufigste Ursache einer Erythropoesestörung ist ein *Eisenmangel*, der zu einer Hämoglobinbildungsstörung und damit zu einem Hämoglobinmangel führt. Die Erythrozyten sind verkleinert *(mikrozytär)*, und der Hämoglobingehalt jedes einzelnen Erythrozyten ist vermindert *(hypochrom)*. Eisenmangelanämien findet man:

- Bei vermehrtem Eisenverlust durch Blutungen (z.B. bei Frauen mit sehr starker Menstruationsblutung)
- Bei erhöhtem Eisenbedarf (beispielsweise während der Schwangerschaft), der nicht durch entsprechende Zufuhr, z.B. mit der Nahrung, ausgeglichen wird
- Bei eingeschränkter Eisenaufnahme, z.B. wegen einer unzureichenden Bildung von Salzsäure im Magen.

Vitamin B_{12}- und Folsäuremangelanämien. *Vitamin B_{12}* (☞ 19.6.10) und *Folsäure* (☞ 19.6.12) spielen bei der DNS-Synthese und damit bei der Zellteilung eine wichtige Rolle. Ein Mangel an Vitamin B_{12} oder Folsäure führt typischerweise zu einer *makrozytären, hyperchromen Anämie*, d.h. die Erythrozyten sind zu groß und enthalten zu viel Hämoglobin. Im Knochenmark sind abnorme Vorstufen der Erythropoese nachweisbar, die **Megaloblasten.** Ist der Vitamin-B_{12}-Mangel durch Fehlen des zur Resorption notwendigen *intrinsic factors* (☞ 18.4.4) bedingt, spricht man von **perniziöser** (lat. verderblich) **Anämie.** Dann liegen oft auch neurologische Störungen (Lähmungen, Gefühlsstörungen) vor.

Anämie durch Eisenverwertungsstörung. Bei chronischen Entzündungen oder Tumorleiden kann das beim Erythrozytenabbau freiwerdende Eisen vielfach nicht ausreichend wiederverwertet werden. Zusätzlich kann der Erythrozytenabbau gesteigert sein. Die hieraus resultierende Anämie heißt **Infekt-** bzw. **Tumoranämie.**

Anämie durch Niereninsuffizienz. Patienten mit chronischer Niereninsuffizienz (☞ 20.6.2) leiden fast immer an einer Anämie, weil ihre Nieren kaum noch Erythropoetin bilden. Ihr Hämoglobin beträgt oft nur noch 70–90 g/l. Diese *renalen Anämien* werden mit gentechnisch hergestelltem Erythropoetin behandelt.

Aplastische Anämie. Bei einer aplastischen Anämie ist die Teilung der Stammzellen im Knochenmark gestört. Mögliche Ursachen sind z.B. allergische Reaktionen auf Medikamente oder eine *direkte* Schädigung durch Toxine oder Medikamente.

Hämolytische Anämien

Eine Anämie kann auch entstehen, wenn Erythrozyten massenweise vorzeitig zugrunde gehen. Trotz gesteigerter Erythrozytenbildung im Knochenmark mangelt es immer mehr an funktionsfähigen Erythrozyten – eine *hämolytische Anämie* entsteht. Schwere hämolytische

Anämien führen oft zur Gelbsucht (☞ 18.10.4), weil die Leber die vermehrt anfallenden Abbauprodukte des Hämoglobins nicht mehr ausscheiden kann. Mögliche Ursachen einer hämolytischen Anämie sind neben Erbkrankheiten (z.B. Kugelzellenanämie) auch Infektionen (z.B. Malaria), Autoimmunerkrankungen und allergische Reaktionen auf Medikamente.

Blutungsanämien

Schließlich führt auch jeder 1–2 Liter übersteigende Blutverlust zu einer Anämie. Im Krankenhaus wird dies häufig *postoperativ* oder z.B. bei Patienten mit Sickerblutung in den Verdauungskanal bei blutenden Magengeschwüren beobachtet.

14.2.8 Polyglobulie

Der Anteil der Erythrozyten am Gesamtblutvolumen hat einen großen Einfluss auf die Zähigkeit (Viskosität) und damit auf die Fließeigenschaften des Blutes. Dickt das Blut durch ein „Zuviel“ an Erythrozyten **(Polyglobulie)** ein, so werden Durchblutungsstörungen durch Verstopfungen der kleinsten Gefäße begünstigt. Durch solche so genannten *Mikrozirkulationsstörungen* kann z.B. ein Schlaganfall ausgelöst werden (☞ 11.15.8).

Häufige Ursache einer Erythrozytenvermehrung ist eine unzureichende Sauerstoffversorgung durch schlechte Lungenfunktion – der Mediziner spricht von einer **sekundären Polyglobulie.** Hingegen handelt es sich bei der **Polyzythämie** *(Polycythaemia vera)* um eine **primäre Polyglobulie:** Hier liegt die Ursache im blutbildenden Knochenmark selbst, das bösartig verändert ist.

14.2.9 Die Blutgruppen

Mischt man Blut von verschiedenen Blutspendern, so kommt es oft zu einer **Agglutination** *(Verklumpung).* Offensichtlich gibt es verschiedene „Blutsorten“, die sich teilweise nicht miteinander vertragen.

Das AB0-System

Schon 1901 entdeckte Karl Landsteiner die Ursache für dieses Phänomen: Jeder Mensch besitzt eine der **vier Blutgruppen A, B, AB** und **0** (sprich: Null). Diese Blutgruppennamen bezeichnen bestimmte Antigenmuster (☞ 6.4.4) auf der Oberfläche der Erythrozyten, die für das gesamte Leben bestehen bleiben und nach festen Regeln (☞ 3.9.2) vererbt werden (☞ Abb. 14.12).

Wie kommt es zur Agglutination?

Im Blutplasma des Menschen mit den Blutgruppen A, B und 0 befinden sich Antikörper gegen die Antigene auf den Erythrozytenoberflächen der jeweils anderen Blutgruppen. So enthält Plasma der Blutgruppe A Antikörper gegen Erythrozyten der Blutgruppe B (kurz: **Anti-B**) und umgekehrt. Plasma der Blutgruppe 0 enthält Antikörper gegen Blutgruppe A, B und AB (also **Anti-A** *und* **Anti-B**). Nur Plasma der Blutgruppe AB ist frei von solchen Antikörpern.

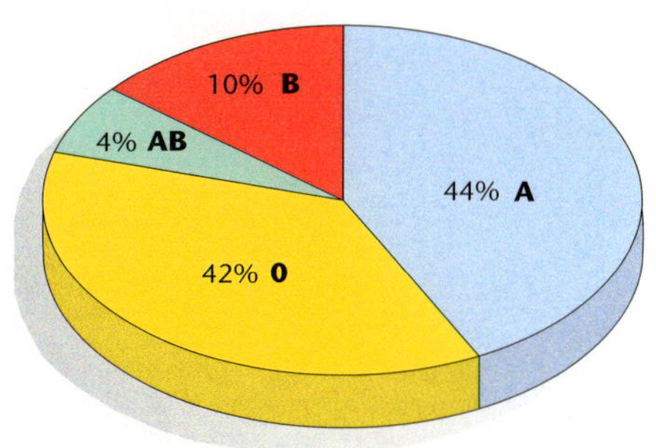

Abb. 14.12: Häufigkeitsverteilung der vier Blutgruppen in der deutschen Bevölkerung.

Die Antikörper im AB0-System gehören zu den IgM-Antikörpern. Sie können aufgrund ihrer Struktur die Erythrozyten miteinander vernetzen, so dass sich diese zusammenballen und das Blut verklumpt. Daher werden die Antikörper des AB0-Systems auch **(Häm-)Agglutinine** genannt.

Mischt man also z.B. Erythrozyten der Blutgruppe A mit Anti-A-haltigem Plasma, so kommt es zu einer Agglutination. Diese Agglutinationsreaktion macht man sich laborchemisch zunutze: Vermischt man Erythrozyten mit Anti-A- und Anti-B-Prüfserum, lässt sich so die AB0-Blutgruppe genau bestimmen (☞ Abb. 14.13).

Das Rhesussystem

Neben den AB0-Eigenschaften der Erythrozyten gibt es noch viele andere **Blutgruppensysteme**, also Antigenmuster auf Blutkörperchen, von denen vor allem das **Rhesus-System** klinisch bedeutsam ist. Es umfasst mehrere Blutgruppenantigene (C, D, E), von denen das **Antigen D** das Wichtigste ist. 86 % der Bevölkerung haben das D-Antigen – sie sind damit *Rhesus-positiv.* 14 % besitzen dagegen kein D-Antigen – sie sind *Rhesus-negativ.*

Insbesondere folgende drei Unterschiede zwischen AB0- und Rhesussystem sind von klinischer Bedeutung:

- Im Gegensatz zu den Agglutininen des AB0-Systems, die ohne Vorkontakt mit den jeweiligen Erythrozyten schon im ersten Lebensjahr gebildet werden, werden die Antikörper des Rhesussystems erst *nach* Kontakt mit den Antigenen gebildet (☞ unten)
- Die Antikörper des Rhesus-Systems gehören zur Klasse der IgG. Sie können Zellen nicht direkt agglutinieren, diese aber über die Aktivierung des Komplementsystems *lysieren*
- Die Rhesus-Antikörper sind im Gegensatz zu denen des AB0-Systems plazentagängig (☞ 22.2.2).

Rhesusunverträglichkeit

Erhalten Rhesus-negative Patienten eine Bluttransfusion mit Rhesus-positivem Blut, so bilden sie *Anti-D-Antikörper.* Wird ihnen später im Leben erneut Rhesus-positives Blut transfundiert, kann es durch Antigen-Antikörper-Reaktionen zu Krankheitserscheinungen kommen, die denen bei AB0-Unverträglichkeit entsprechen können (☞ 14.2.10), meist aber nicht so stark ausgeprägt sind. Hingegen ist bei der Transfusion AB0-fremden Blutes bereits die Ersttransfusion gefährlich.

Morbus haemolyticus neonatorum

Bei jeder Geburt (aber auch oft bei Fehlgeburten oder Schwangerschaftsabbrüchen) gelangen kleine Mengen kindlichen Blutes in den mütterlichen Kreislauf. Ist die Mutter Rhesus-negativ, das Kind jedoch Rhesus-positiv, lösen die kindlichen Erythrozyten bei der Mutter eine Anti-D-Antikörperbildung aus. Wird die Mutter erneut mit einem Rhesus-positiven Kind schwanger, so greifen die plazentagängigen Rhesus-Antikörper der Mutter die kindlichen Erythrozyten im Mutterleib an. Zahlreiche Erythrozyten hämolysieren, es kommt beim Kind schon vor der Geburt zu Anämie, Gelbsucht (durch die Blutabbauprodukte ☞ 18.10.4) und schweren Ödemen (☞ 16.1.6). Dieser Symptomenkomplex wird als **Morbus haemolyticus neonatorum** bezeichnet und kann zum Tod des Kindes führen.

Die Bildung von Anti-D-Antikörpern bei der Mutter kann durch eine Injektion von Anti-D-Immunglobulin *(Anti-D-Prophylaxe)* etwa in der 28. Schwangerschaftswoche und sofort nach der Entbindung des ersten Rhesus-positiven Kindes verhindert werden. Die übergetretenen Antigene, die sich auf der Membranoberfläche der kindlichen Erythrozyten befinden, werden nun sofort durch die zugeführten

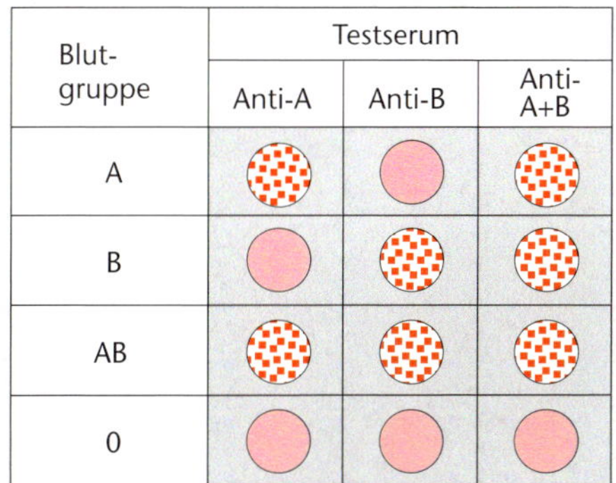

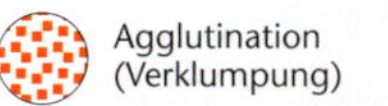

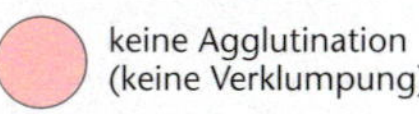

Abb. 14.13: Blutgruppenbestimmung mit Testserum – normales Reaktionsschema.

Antikörper abgefangen. Dadurch kommt die mütterliche Antikörperbildung gar nicht erst in Gang.

14.2.10 Blutprodukte und Bluttransfusionen

Viele, gerade auch lebensbedrohliche Krankheitszustände gehen mit einem Mangel an Blutbestandteilen einher. Die *Substitution* (Ersatz) von **Blutprodukten** (labormedizinisch aufbereitete Blutbestandteile ☞ Kasten) ist deshalb häufig lebensrettend.

Übersicht: Die wichtigsten Blutprodukte

- **Erythrozytenkonzentrate** *(EKs):* Durch Blutspende gewonnenes Vollblut, das mittels spezieller Maschinen (Separatoren) in seine Einzelbestandteile aufgetrennt und weiterverarbeitet wird. EKs sind in 250-ml-Beuteln erhältlich und bei 4 °C 5–7 Wochen lagerungsfähig. Indikationen: Routinetransfusion bei akutem Blutverlust, z.B. während oder nach größeren Operationen
- **Thrombozytenkonzentrate** *(TKs):* Aus einer Vollblutspende isolierte Thrombozyten eines einzelnen oder mehrerer Spender. Indikation: schwerer Thrombozytenmangel
- **Fresh Frozen Plasma** *(FFP):* Schockgefrorenes, zellarmes Plasma, bei –30 °C ein Jahr haltbar. Indikationen: Bei Gerinnungsstörungen v.a. infolge eines komplexen Mangels an Gerinnungsfaktoren (z.B. bei Lebererkrankungen)
- **Humanalbumin:** Lösung aus menschlichem Albumin mit einem Eiweißanteil von 5–66%. Indikation: Eiweißverluste z.B. nach Verbrennungen
- **Eigenbluttransfusion:** Bei planbaren operativen Eingriffen Alternative zur üblichen Bluttransfusion ohne Infektionsrisiko. Werden z.B. zwei Ery-Konzentrate benötigt, spendet der Patient etwa 1 und 2 Wochen vor der geplanten Operation je ca. 300 ml Blut, das dann während der OP zur Verfügung steht.

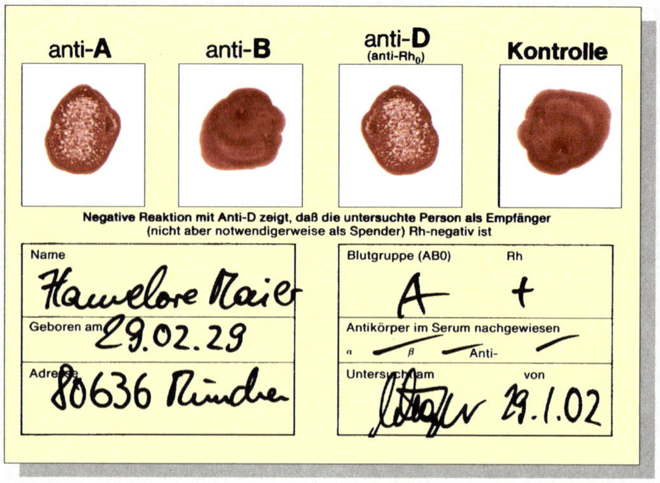

Abb. 14.15: Bedside-Test. Die vorbehandelten Prüfkärtchen enthalten in den einzelnen Feldern Anti-A, Anti-B und Anti-D. Nach dem Auftragen jeweils eines Tropfens Blut in die einzelnen Felder ist es in diesem Fall zu einer Agglutination bei Anti-A und Anti-D, nicht aber bei Anti-B gekommen; die Patientin hat also die Blutgruppe A und ist Rhesus-positiv.

Jede Übertragung von Blutprodukten birgt vor allem zwei Risiken:

- Das Risiko der Unverträglichkeitsreaktion – jede Bluttransfusion entspricht immunologisch gesehen einer Organtransplantation
- Das Risiko der Übertragung von Krankheitserregern, insbesondere von Viren (z.B. HIV, Hepatitis B, Hepatitis C).

Unter der Voraussetzung einer sachgerechten Aufarbeitung, Austestung und Konservierung ist das Infektionsrisiko durch Blutkonserven in Deutschland heute fast vernachlässigbar.

Um Agglutinationsreaktionen und andere Unverträglichkeiten auszuschließen, sind neben anderen Tests **Kreuzproben** gesetzlich vorgeschrieben, die in der **Blutbank** – dem zentralen Krankenhausdepot für Blutprodukte – durchgeführt werden. Man unterscheidet den *Majortest*, bei dem die Verträglichkeit der Spendererythrozyten mit dem Empfängerserum überprüft wird, vom *Minortest*, der die Verträglichkeit der Empfängererythrozyten mit dem Spenderserum beurteilt (☞ Abb. 14.14).

Um Verwechslungen zu vermeiden, führt der Arzt noch unmittelbar vor der Transfusion direkt am Krankenhausbett zusätzlich den *Bedside-Test* (bedside = engl. Bettrand) durch. Man verwendet dazu handliche Prüfkärtchen (☞ Abb. 14.15).

Leichte Transfusionsreaktionen können sich beim Patienten durch Unruhe, Kopfschmerzen, Schwindel, Übelkeit, Erbrechen, Fieber, Schüttelfrost und Juckreiz manifestieren. Schwere Unverträglichkeiten, meist aufgrund einer Verwechslung der AB0-Gruppe, äußern sich zunächst durch Kreuzschmerzen und Hitzewallungen, Fieber, Schüttelfrost, Schock und Zeichen einer akuten Hämolyse mit nachfolgenden Herzrhythmusstörungen und Nierenversagen.

Aufbewahrungspflicht

Nach einer Transfusion muss der leere Konservenbeutel samt Infusionsbesteck noch für mindestens 24 Stunden im Kühlschrank aufbewahrt werden, damit im Falle von Unverträglichkeitsreaktionen noch Nachuntersuchungen des transfundierten Blutes durchgeführt werden können.

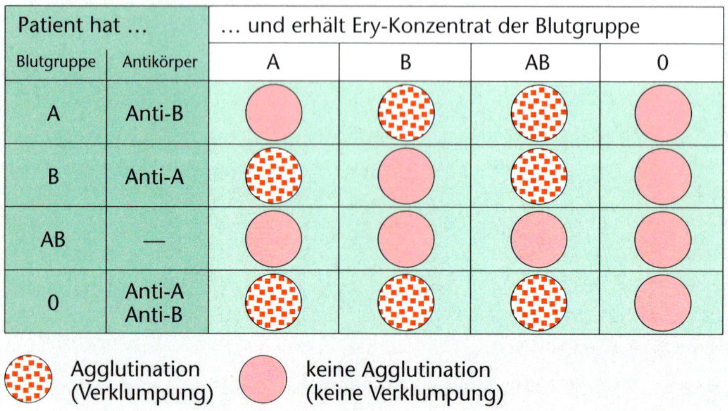

Patient hat …		… und erhält Ery-Konzentrat der Blutgruppe			
Blutgruppe	Antikörper	A	B	AB	0
A	Anti-B	keine Agglutination	Agglutination	Agglutination	keine Agglutination
B	Anti-A	Agglutination	keine Agglutination	Agglutination	keine Agglutination
AB	—	keine Agglutination	keine Agglutination	keine Agglutination	keine Agglutination
0	Anti-A Anti-B	Agglutination	Agglutination	Agglutination	keine Agglutination

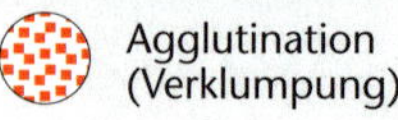
Agglutination (Verklumpung)

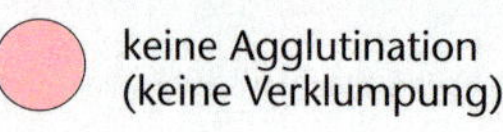
keine Agglutination (keine Verklumpung)

Abb. 14.14: Majortest. Empfängerserum wird mit Spendererythrozyten vermischt. Beispiel: Empfängerserum der Blutgruppe A zeigt keine Agglutination mit Erythrozyten der Blutgruppe A und der Gruppe 0. Erythrozyten der Blutgruppe 0 tragen auf ihrer Oberfläche keine Antigene des AB-Systems und vertragen sich deshalb mit den Seren aller anderen Blutgruppen.

14.3 Die Leukozyten

Die *weißen Blutkörperchen* oder **Leukozyten** verdanken ihren Namen der weißlichen Farbe, die sie im ungefärbten Blutausstrich besitzen. Wie bereits erwähnt, stellen die Leukozyten keine einheitliche Zellgruppe dar (☞ 14.1.2). Gemeinsam ist ihnen allerdings, dass sie *kernhaltig* und *beweglich* sind sowie allesamt an der Abwehr von Fremdstoffen und Krankheitserregern (☞ Tabelle 6.2) und beim Entzündungsprozess (☞ 5.5) beteiligt sind.

Die Gesamt-Leukozytenzahl im Blut beträgt normalerweise zwischen 4 und 9 pro Nanoliter (nl) bzw. 4000 und 9000 pro µl. Allerdings steckt noch die vielfache Menge außerhalb des Blutgefäßsystems im Knochenmark und in den Geweben: Nur knapp 10% der im Körper vorhandenen Leukozyten zirkulieren im Blut. Das Blutgefäßsystem stellt für die Leukozyten nur einen Transportweg dar, um von den Bildungsstätten an ihren Einsatzort in den Geweben zu kommen, wo sie ihre Aufgaben im Rahmen der Immunabwehr erfüllen.

Von den drei Hauptgruppen der Leukozyten, den *Granulozyten,* den *Monozyten* und den *Lymphozyten,* sind die Granulozyten im Blut zahlenmäßig mit etwa 60 % am stärksten vertreten (☞ Abb. 14.18).

14.3.1 Die Granulozyten

Die **Granulozyten**, so genannt wegen der *Granula* (Körnchen), die sie im Mikroskop nach dem Anfärben in ihrem Zytoplasma zeigen, sind mit einem Zelldurchmesser von 10–17 µm deutlich größer als die Erythrozyten (☞ Abb. 14.17). Je nach Anfärbbarkeit der Granula werden folgende Untergruppen differenziert:

Neutrophile Granulozyten

Die **neutrophilen Granulozyten**, die mit ca. 95 % den überwiegenden Teil der Granulozyten ausmachen, haben ganz feine, nur schwach anfärbbare Granula. Sie halten sich nach ihrer Reifung im Knochenmark nur 6 – 8 Stunden im Blut auf, bevor sie zu ihren Einsatzorten, den Geweben und hier insbesondere den Schleimhäuten, auswandern (☞ Abb. 14.16). Dort können sie Bakterien im Rahmen der unspezifischen Abwehr phagozytieren („auffressen" ☞ Abb. 3.21). Haben die Granulozyten Bakterien und evtl. auch abgestorbene körpereigene Zellen phagozytiert, sterben sie selbst ab, und es entsteht ein Gemisch aus Granulozytenresten und anderen Gewebstrümmern, der **Eiter** *(Pus)*. Eiter findet sich gehäuft bei bakteriellen Entzündungen (☞ 5.5.6).

Eosinophile Granulozyten

Rund 3 % aller Granulozyten weisen *eosinophile,* d.h. durch den *roten* Farbstoff *Eosin* anfärbbare Granula im Zytoplasma auf. Eine Zunahme dieser **eosinophilen Granulozyten** findet man bei allergischen Reaktionen, bei Parasitenerkrankungen (zum Beispiel Echinokokkose ☞ Abb. 6.13) und Autoimmunerkrankungen (☞ 6.7.2). Man spricht dann von einer *Eosinophilie.*

Basophile Granulozyten

Nur maximal 2 % der Granulozyten zeigen im Zytoplasma **basophile**, d.h. blau anfärbbare Granula, die u.a. Heparin- (☞ 14.5.8) und Histaminverbindungen (☞ 5.5.3) enthalten. Sie vermitteln zusammen mit den eosinophilen Granulozyten Reaktionen vom Soforttyp, so auch Asthma und den lebensgefährlichen *anaphylaktischen Schock* (☞ 6.7.1), wobei die in den Granula enthaltenen Stoffe freigesetzt werden.

Die **Gewebs-Mastzellen** sind den basophilen Granulozyten sehr ähnlich und enthalten ebenfalls basophile Granula. Sie können wie die basophilen Granulozyten die Blutbahn verlassen und nehmen an lokalen allergischen Reaktionen teil.

14.3.2 Die Monozyten

Monozyten sind mit einem Durchmesser von 12 – 20 µm die größten Zellen im Blut. Sie besitzen einen großen, meist hufeisenförmig gebuchteten oder gelappten Kern, der sich in einem bläulichen Zytoplasma befindet. Monozyten verweilen nur 1–2 Tage im Blutgefäßsystem und wandern danach in verschiedene Organe, wo sie sich in ortsständige **Makrophagen** umwandeln. Die Aufgabe der Makrophagen besteht, wie der Name schon sagt, in der Phagozytose von Mikroorganismen; außerdem gehören sie zu den antigenpräsentierenden Zellen (☞ Tab. 6.2).

14.3.3 Die Lymphozyten

Die **Lymphozyten**, die rund ein Drittel der Blutleukozyten ausmachen, sind kleine Zellen mit einem Durchmesser von 7–12 µm. Sie besitzen einen bläulich anfärbbaren, runden Kern. Lymphozyten werden in Knochenmark, Lymphknoten, Thymus und Milz gebildet. Nur etwa 4 % der Lymphozyten befinden sich im Blut, 70 % in den Organen des lymphatischen Systems (☞ 14.4), 10 % im Knochenmark und der Rest in anderen Organen. Ihre Lebensdauer ist sehr unterschiedlich. Neben Formen, die nach ca. acht Tagen absterben, gibt es auch sehr langlebige Lymphozyten. Entsprechend dem Ort ihrer Prägung (☞ 6.4) unterscheidet man **T-Lymphozyten** (Prägung im Thymus) und **B-Lymphozyten**, die bei Vögeln in der *Bursa Fabricii,* beim Menschen im Knochenmark (Merkhilfe: *bone marrow*) geprägt werden. B- und T-Lymphozyten haben

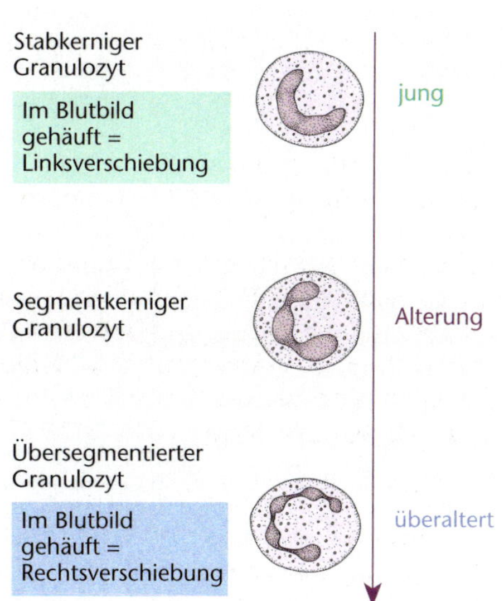

Abb. 14.16: Das Granulozytenalter wird anhand der Kernform bestimmt. Man unterscheidet zwischen jungen stabkernigen, älteren segmentkernigen und überalterten übersegmentierten Granulozyten.

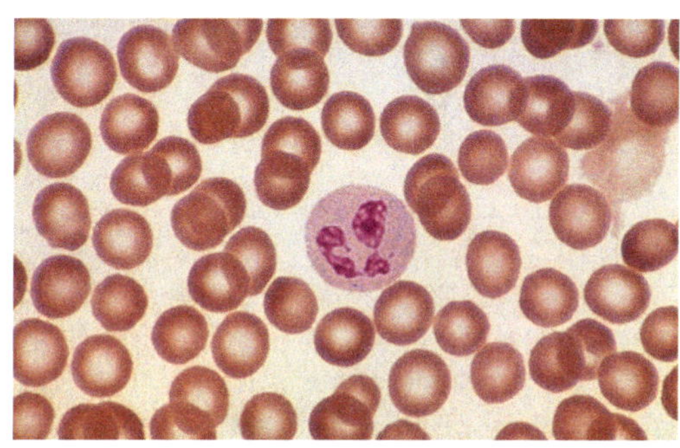

Abb. 14.17: Übersegmentierter Granulozyt im Blutbild, umgeben von Erythrozyten. [M172]

Schlüsselfunktionen bei der spezifischen Abwehr; die Produktion spezifischer Antikörper erfolgt dabei in den **Plasmazellen** (☞ 6.4.2), die aus B-Lymphozyten hervorgehen.

Die T-Lymphozyten werden in drei *Untergruppen* aufgeteilt (☞ auch 6.4.1):

- **T-Helferzellen** *(T_H-, T_4- oder CD_4-Zellen)*: Bei einer HIV-Infektion werden sie vom AIDS-

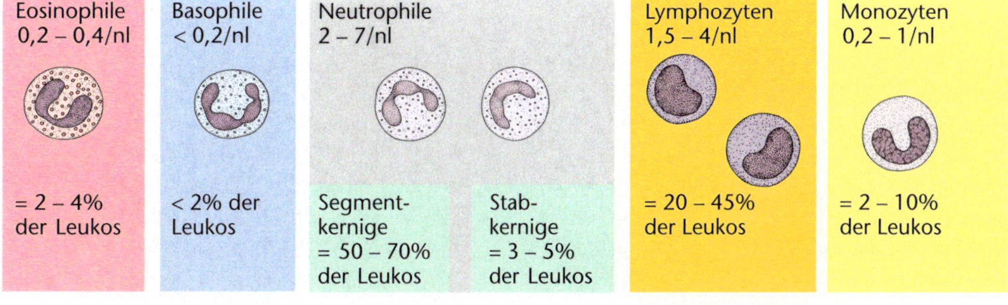

Abb. 14.18: Unterteilung (Differenzierung) der Leukozyten in die unterschiedlichen Zellarten mit Angaben der Werte beim Gesunden.

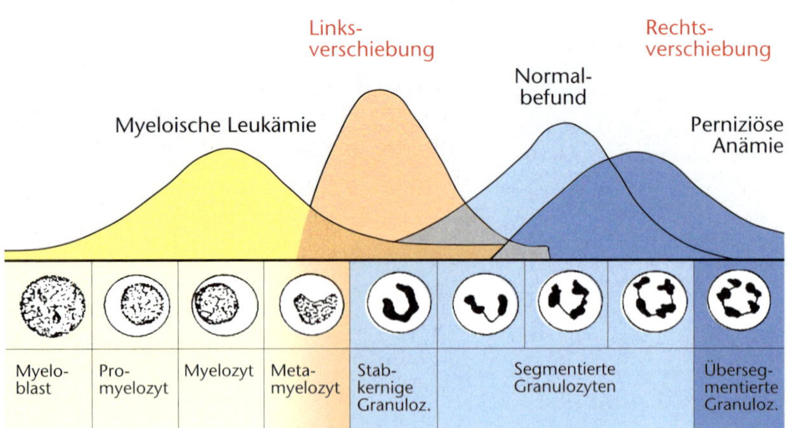

Abb. 14.19: Von links nach rechts sind die einzelnen Entwicklungsstufen der Granulozyten dargestellt. Bei einer myeloischen Leukämie findet man Vorstufen der Granulozyten im Blut. Links- und Rechtsverschiebung ☞ Text. [A300]

Virus bevorzugt befallen und sinken dann zahlenmäßig stark ab von normalerweise 1 000/µl bis unter 400/µl

- **Zytotoxische T-Zellen** *(T_c- oder T-Killerzellen)*: Sie tragen den Oberflächenmarker T_8 (CD_8) und dienen v.a. der Zerstörung von virusbefallenen Zellen und Tumorzellen
- **T-Zellgedächtnis:** Es handelt sich um antigenspezifische T-Zellen, die ein Antigen noch sehr lange nach früher erfolgter Exposition wiedererkennen, so dass die Abwehrreaktion bei erneutem Antigenkontakt wesentlich schneller abläuft. Wichtig ist dabei, dass sie durch kleine Antigenmengen immer wieder „erinnert" werden.

14

14.3.4 Die Bildung der weißen Blutkörperchen (Leukopoese)

Sollen aus einer Stammzelle Leukozyten entstehen, so differenziert sich diese zunächst zum *Monoblasten, Lymphoblasten* oder *Myeloblasten*, aus denen die Hauptzelllinien der weißen Blutkörperchen hervorgehen:

- Aus den Monoblasten entstehen über mehrere Zellteilungsschritte die *Promonozyten*, die sich dann zu den **Monozyten** entwickeln
- Die Lymphoblasten durchlaufen zunächst das *Prolymphozytenstadium*, bevor sie sich zu den verschiedenen **Lymphozyten** differenzieren. Dabei müssen sie noch ein Prägungsstadium im Knochenmark oder Thymus durchlaufen (☞ 14.3.3)
- Aus den Myeloblasten entstehen die **Granulozyten.** Die Myeloblasten besitzen einen großen, runden Zellkern, der mehrere Nukleolen enthält, in denen die Bildung von RNA stattfindet (☞ 2.8.4). Zunächst entstehen aus ihnen die *Promyelozyten* mit typischen eosinophilen Granula. Auf dieser Stufe hat sich der Stammbaum bereits in drei Linien aufgeteilt (eosinophile, basophile und neutrophile), die sich aber lichtmikroskopisch noch nicht voneinander unterscheiden. Erst bei der nächsten Entwicklungsstufe – den *Myelozyten* – treten die namengebenden eosinophilen, basophilen oder neutrophilen Granula auf. Im Laufe der Entwicklung vom Myelozyten zum *Metamyelozyten* werden Zellkern und Zellkörper kleiner und dichter. Die Metamyelozyten sind nicht mehr zur Zellteilung befähigt. Während sich die Granulozytenreihe bis dorthin durch *Zellteilung* weiterentwickelt hat, spricht man nun von der abschließenden *Zellreifung*. Aus den Metamyelozyten reifen die *stabkernigen Granulozyten*, die aktiv ins Blut einwandern. Als letzter Reifungsschritt schnürt sich der Zellkern an mehreren Stellen ein, wodurch die *segmentkernigen Granulozyten* entstehen.

Stabkernige, segmentkernige und übersegmentierte Granulozyten

Findet man im Blutausstrich vermehrt stabkernige, also „jugendliche" Granulozyten, so spricht der Kliniker von einer *Linksverschiebung*, weil sich das Mengenverhältnis der verschiedenen Entwicklungsstadien zu den unreiferen Formen hin verschiebt („Gipfelverschiebung" nach links: ☞ Abb. 14.19). Sie weist auf eine akute Infektion hin, in deren Verlauf das Knochenmark kurzfristig vermehrt Granulozyten ins Blut ausschüttet, um die körpereigene Abwehr zu verstärken. Findet man dagegen ausschließlich segmentierte oder gar *übersegmentierte* (= überalterte) Granulozyten (Rechtsverschiebung), deutet dies auf eine Störung der Leukopoese im Knochenmark hin, wie sie z.B. bei einer perniziösen Anämie auftritt.

14.3.5 Das weiße Blutbild

Die Konzentrationsbestimmung der einzelnen weißen Blutzellarten gibt oft entscheidende Hinweise auf Erkrankungen.

- **Leukozytenzahl („Leukos"):** Gesamtzahl aller weißen Blutkörperchen. Normwert 4–9/nl = 4 000–9 000/µl. Insbesondere bei zu niedriger *(Leukopenie)* oder zu hoher *(Leukozytose)* Gesamtleukozytenzahl liefert das **Differentialblutbild** detaillierte Informationen über das zahlenmäßige Verhältnis der einzelnen weißen Blutzellarten:
- **Lymphozyten:** Normwert 1,5–4/nl = 20–45 % der Leukos; erhöhte Zahl *(Lymphozytose)* z.B. bei Keuchhusten, Tuberkulose, Röteln und vielen anderen Virusinfektionen sowie einigen Tumoren; erniedrigte Zahl *(Lymphopenie)* z.B. bei malignen Lymphomen (☞ 14.4.3), HIV-Infektion (insbesondere T_4 erniedrigt ☞ 14.3.3) und immunsuppressiver Therapie
- **Neutrophile Granulozyten:** Normwert 2–7/nl; erhöhte Zahl bei allen bakteriellen Infektionen sowie vielen nicht-infektiösen Entzündungen (z.B. rheumatoide Arthritis)
- **Eosinophile Granulozyten:** Normwert 0,2–0,4/nl = 2–4 % der Leukozyten; erhöhte Zahl *(Eosinophilie)* bei allergischen und parasitären Erkrankungen
- **Basophile Granulozyten:** Normwert 0,2/nl = 2 % der Leukos; erhöhte Zahl bei vielen chronischen Erkrankungen
- **Monozyten:** Normwert 0,2–1/nl = 2–10 % der Leukos; erhöhte Zahl unter anderem bei vielen chronischen Infektionen und Entzündungen sowie bei akuten Infektionen in der Heilungsphase und bei Tumoren.

Das Differentialblutbild wird häufig durch weitere Bluttests ergänzt:

- Das in der Leber gebildete **CRP** *(C-reaktives Protein)* gehört zu den *Akute-Phase-Proteinen* (☞ auch 5.5.3) und ist heute der wichtigste Parameter in der Entzündungsdiagnostik. Es kann zwar nur im Labor bestimmt werden, ist aber wenig störanfällig und reagiert sehr schnell und empfindlich auf eine Entzündung im Körper. Normwert 0,8–8 mg/l Serum
- Dadurch seltener eingesetzt wird die *Blutkörperchensenkungsgeschwindigkeit* (**BSG**, *BKS*): Man befüllt eine Spezialpipette mit Blut und liest nach einer Stunde ab, um wie viele Millimeter sich die festen Blutbestandteile abgesenkt haben. Normalwert: 10–20 mm/Std. bei Frauen und 5–10 mm/Std. bei Männern. Hauptnachteil der BSG ist ihre Trägheit – sie „hinkt" oft mehrere Tage nach.

14.3.6 Leukämien

Leukämien

Leukämien entstehen durch unkontrollierte, krebsartige Vermehrung von unreifen Stammzellen der Leukopoese.

Je nachdem, ob es sich um eine Entartung der Granulozytenreihe oder der Lymphozytenreihe handelt, spricht man von einer *myeloischen* bzw. *lymphatischen* Leukämie. Von beiden Leukämien gibt es jeweils eine *akut* und eine *chronisch* auftretende Form. Man unterscheidet demnach die *akute myeloische Leukämie*

(AML), die *akute lymphatische Leukämie* (ALL), die *chronische myeloische Leukämie* (CML) und die *chronische lymphatische Leukämie* (CLL).

Als Folge der ungehemmten Vermehrung bestimmter Reifungsstufen der Leukozyten im Knochenmark kommt es zur Verdrängung aller normalen Zellreifungsreihen. Die Patienten leiden deshalb zum einen oft unter einer *Anämie* oder unter *Blutungsneigung* aufgrund eines Thrombozytenmangels, zum anderen wegen der defekten weißen Blutkörperchen unter *Abwehrschwäche* und *Infektionsanfälligkeit*. Häufig beginnen die akuten Leukämien rasch, während die chronischen Leukämien eher schleichend beginnen. Bei Patienten mit lymphatischen Leukämien sind meist (schmerzlose) Lymphknotenvergrößerungen feststellbar. Diagnostisch entscheidend sind Blutbild und Knochenmarkausstrich.

Unbehandelt führt eine Leukämie bei akuten Formen innerhalb von wenigen Wochen bis Monaten, bei den chronischen Formen nach wenigen Jahren zum Tod.

Heute werden die akuten Leukämien mit *Zytostatika* (☞ 5.7.6) behandelt, anfänglich sehr intensiv, später schonender. Hierunter hat sich die Heilungschance bei der akuten lymphatischen Leukämie, die hauptsächlich bei Kindern auftritt, wesentlich verbessert (Heilungsrate um 70%). Die akute myeloische Leukämie hingegen rezidiviert häufig, weshalb oft eine Knochenmarktransplantation durchgeführt wird. Die Prognose der chronischen Leukämien ist weiterhin meist schlecht. Gerade die chronische lymphatische Leukämie verläuft jedoch so langsam, dass die Betroffenen lange beschwerdearm bleiben.

Pflege bei Abwehrschwäche

Die bei einer **Chemotherapie** verwendeten *Zytostatika* (☞ 5.7.6) schädigen nicht nur die entarteten weißen Blutzellen, sondern auch alle anderen sich häufig teilenden Körperzellen, z.B. Haarwurzelzellen und Schleimhautzellen. Zu diesen Zellen gehören auch die Vorläufer der Granulozyten und Thrombozyten, wodurch sich eine Granulozytopenie und Thrombozytopenie entwickeln kann. Da Granulozyten maßgeblich an der Abwehr von Krankheitserregern beteiligt sind, leiden die Patienten unter einer Abwehrschwäche. Vor einer Infektion schützen dann:

- Unterbringung des Patienten in einem Einzelzimmer
- Vor Betreten des Zimmers Händedesinfektion, Anlegen von Mundschutz und Schutzkittel
- Tägliche Reinigung mit desinfizierenden Substanzen, täglicher Wäschewechsel (Handtücher, Waschlappen, Bettbezug, Schlafanzug), mehrfach täglich Mundspülungen mit gegen Pilze wirksamen Substanzen
- Tägliche Wischdesinfektion aller Kontaktflächen (Nachttisch, Boden usw.), Verbot von Blumen und Topfpflanzen
- Verwendung nur desinfizierter Untersuchungsgegenstände (z.B. Fieberthermometer)
- Keimarme Nahrung, also keine häufig bakteriell kontaminierten Lebensmittel wie z.B. Salate, Rohkost und Eierspeisen
- Beschränkung der Besucherzahl.

14.4 Das lymphatische System

Als **lymphatisches System** bezeichnet man die Gesamtheit aller Lymphbahnen sowie die **lymphatischen Organe** *Milz, Thymus,* den *lymphatischen Rachenring* mit Rachen-, Zungen- und Gaumenmandeln, *Lymphknoten* und das *lymphatische Gewebe* des Darms (z.B. die Peyer-Plaques des Dünndarms ☞ 18.5.3, Abb. 14.20). Alle lymphatischen Organe sind aus retikulärem Bindegewebe (☞ 4.3.1) aufgebaut, in das zahlreiche Lymphozyten (☞ 14.3.3) eingestreut sind.

Anatomisch gesehen ist das lymphatische System weitgehend identisch mit den Organen des Immunsystems (☞ 6.1.2); es erfüllt aber außer der Mitarbeit bei der *Immunabwehr* noch zwei weitere wichtige Aufgaben:

- Den *Transport* von Nahrungsfetten aus dem Darm (☞ 18.7.3)
- Die *Drainage* von interstitieller Flüssigkeit ins venöse System. Diese Flüssigkeit wird **Lymphe** genannt (☞ 14.4.1).

14.4.1 Lymphe und Lymphbahnen

Im arteriellen Schenkel der Kapillaren werden täglich etwa 20 l Flüssigkeit in das Interstitium filtriert, jedoch nur ca. 18 l davon im venösen Schenkel wieder reabsorbiert (Details ☞ Abb. 14.21 und 16.4). Die restlichen 2 l, also ca. 10% der filtrierten Flüssigkeit, bilden die **Lymphe.** Ihre Zusammensetzung entspricht der des Blutplasmas mit dem Unterschied eines um zwei Drittel niedrigeren Eiweißgehal-

14

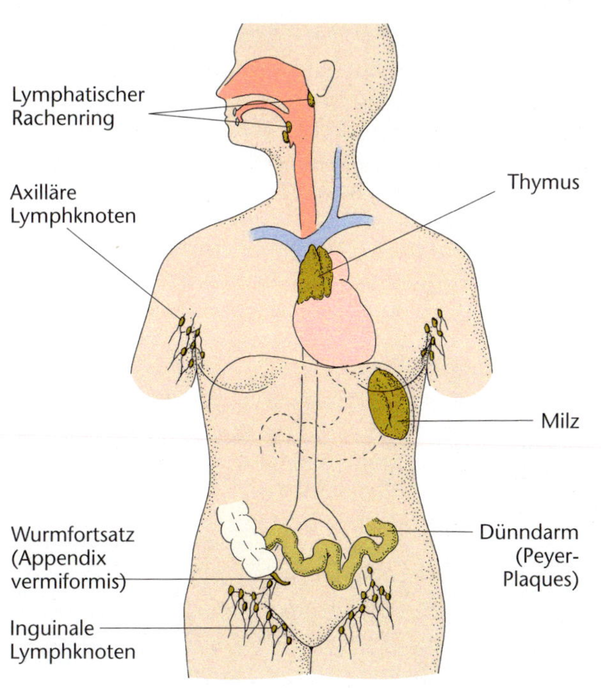

Abb. 14.20 (links): Die lymphatischen Organe. Nach ihrer Bildung und Prägung wandern die Lymphozyten in die lymphatischen Organe aus, die über den ganzen Körper verstreut sind.

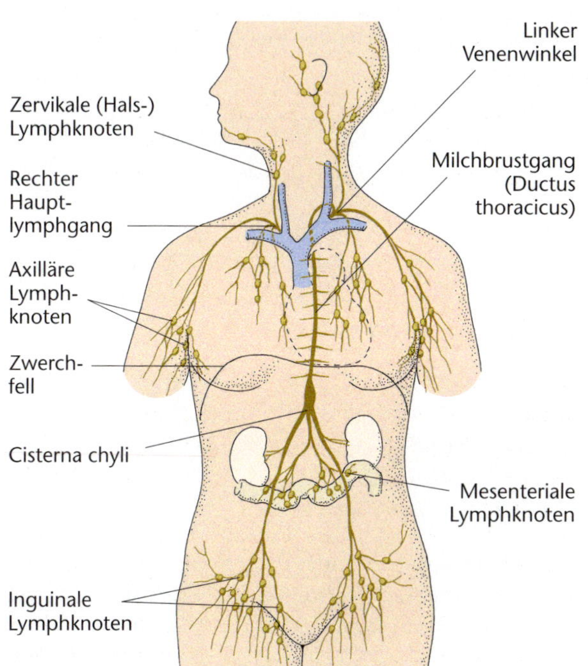

Abb. 14.21 (rechts): Wichtige Lymphbahnen und Lymphknotenstationen. Der Ductus thoracicus übernimmt den größten Anteil des Lymphabflusses. Die Lymphe der rechten oberen Körperhälfte sammelt sich dagegen von der restlichen Lymphe getrennt im rechten Hauptlymphgang.

tes. Er beträgt durchschnittlich 20 g/l gegenüber 70–80 g/l im Blutplasma.

Die Lymphe wird von den **Lymphkapillaren** aufgenommen, die überall in den Geweben des Körpers blind beginnen (☞ Abb. 14.22). Sie verlaufen etwa parallel zu den venösen Gefäßen und vereinigen sich zu zunehmend größeren Lymphbahnen. Die Lymphbahnen stellen neben dem venösen System ein zweites Abflusssystem dar, durch das interstitielle Flüssigkeit wieder in den Blutstrom zurückgeleitet wird. In die Lymphbahnen eingeschaltet sind **Lymphknoten** (☞ 14.4.3). Dort werden in der Lymphe enthaltene Stoffwechselprodukte, Zelltrümmer, Lymphozyten und Fremdkörper entfernt. Nachdem die Lymphe die Lymphknoten passiert hat, sammelt sie sich in den großen Lymphbahnen.

Dabei vereinigen sich die großen Lymphbahnen der unteren Körperabschnitte in der *Cisterna chyli* und laufen als **Ductus thoracicus** *(Milchbrustgang)* durch das Zwerchfell ins hintere Mediastinum. Nach dem Zufluss der Hauptlymphbahnen des linken Armes und der linken Kopfhälfte mündet der Ductus thoracicus am linken **Venenwinkel**, dem Zusammenfluss von linker Kopf- und Armvene, ins Blut. Die Lymphe der rechten oberen Körperseite mündet dagegen als rechter **Hauptlymphgang** *(Ductus lymphaticus dexter)* direkt in den rechten Venenwinkel (☞ Abb. 14.21).

14

Die Lymphkapillaren besitzen wie die Blutkapillaren eine mit Endothelzellen ausgekleidete Wand. Sie haben aber meist einen etwas größeren Durchmesser. Große Lymphgefäße besitzen eine Intima, eine Media mit glatter Muskulatur und eine bindegewebige Adventitia. Wie die Venen, sind sie mit Klappen ausgestattet. Der Flüssigkeitstransport kann durch rhythmische Kontraktionen der Gefäßmuskulatur erfolgen, wobei die Lymphklappen einen Rückstrom verhindern. In den Lymphkapillaren und den Lymphbahnen der Skelettmuskulatur wird der Strom außerdem durch die sog. *Lymphpumpe* aufrechterhalten. Sie funktioniert vom Prinzip her wie die Muskelvenenpumpe (☞ Abb. 16.7). Der Flüssigkeitsstrom kann durch Muskelarbeit auf das 10- bis 15fache ansteigen.

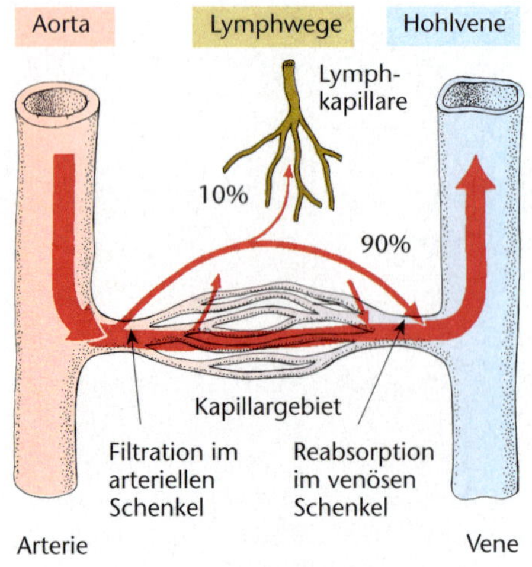

Abb. 14.22: Bildung der Lymphe im Kapillargebiet.

14.4.2 Das Lymphödem

Eine Unterbrechung des Lymphabflusses, z.B. durch Vernarbung nach einer Operation oder durch entzündliche oder tumoröse Veränderungen der Lymphknoten, führt zu einem Rückstau der Lymphe im Gewebe. Die dadurch auftretende teigige Schwellung wird als **Lymphödem** bezeichnet. Häufig entsteht ein Lymphödem im Schulter-Arm-Bereich nach Entfernung der weiblichen Brust mit Ausräumung der Achselhöhle wegen eines Mammakarzinoms (☞ 21.2.10).

Entstauung beim Lymphödem

Die Behandlung eines Lymphödems besteht aus:

- *Lymphdrainage,* einer Massageform, bei der der Masseur die gestaute Lymphe durch sanfte, flächige Handbewegungen in Richtung des Lymphflusses ausstreicht
- Kompression der betroffenen Extremität, z.B. durch Kompressionsstrümpfe
- Hautpflege
- Häufigem Hochlagern
- Bewegungstherapie.

14.4.3 Die Lymphknoten

In die Lymphbahnen sind als biologische Filterstationen gruppenweise die Lymphknoten zwischengeschaltet. Jeder Körperregion ist dabei eine Gruppe **regionaler Lymphknoten** zugeordnet. In den Lymphknoten wird die Lymphe gereinigt, Lymphozyten vermehren sich, und ausgereifte Abwehrzellen treten in engen Kontakt mit in der Lymphe befindlichen Antigenen und setzen im Falle einer Infektion die spezifische Abwehr in Gang.

Ein **Lymphknoten** *(Nodus lymphaticus)* ist ein mehrere Millimeter langes, bohnenförmiges Körperchen, das von einer Bindegewebskapsel umschlossen ist (☞ Abb. 14.23). Aus der Kapsel ziehen mehrere kurze Bindegewebsbälkchen, die *Trabekel,* ins Innere. Dazwischen befindet sich ein Netz von *Retikulumzellen.* Diese Zellen sind zur Phagozytose befähigt. Retikulumzellen findet man auch in anderen lymphatischen Organen wie z.B. der Milz, aber auch im Knochenmark als zelluläres Stützgerüst. In den Zwischenräumen liegt das lymphatische Gewebe. Dort findet die Vermehrung der Lymphozyten statt.

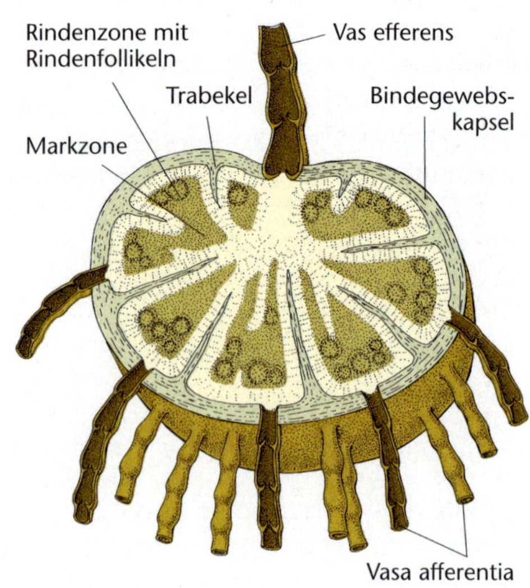

Abb. 14.23: Lymphknoten.

Man unterscheidet eine äußere *Rindenzone* und eine innere *Markzone* des Lymphknotens. In der Rindenzone liegen die Lymphozyten in kugelförmigen Verdichtungszentren, den *Rindenfollikeln.* Dort finden sich vor allem B-Lymphozyten. Zwischen Rinden- und Markzone sind v.a. T-Lymphozyten zu finden, in der Markzone insbesondere strangförmig gruppierte B-Lymphozyten und Plasmazellen.

Die Lymphe erreicht den Lymphknoten über mehrere zuführende Lymphgefäße *(Vasa afferentia)* auf der konvexen Seite. Sie fließt dann langsam durch ein stark verzweigtes Hohlraumsystem *(Sinus)* in Richtung konkave Seite, wo sie den Lymphknoten über ein oder zwei ableitende Lymphgefäße *(Vasa efferentia)* wieder verlässt.

Lymphknotenschwellungen (Lymphome)

Bei krankhaften Veränderungen im Bereich ihrer Zuflussgebiete, z.B. bei einer Entzündung oder Krebserkrankung, reagieren die regionalen Lymphknoten mit Schwellung, Verhärtung und/oder Schmerzhaftigkeit. So schwellen z.B. bei einer eitrigen Mandelentzündung (Tonsillitis ☞ Abb. 6.22) die Halslymphknoten an. Sie sind druckschmerzhaft und gut verschieblich. Auch eine Krebserkrankung, etwa ein Mammakarzinom, kann sich durch Vergrößerung und Verhärtung der regionalen Lymphknoten äußern. Diese mit Tumorzellen infiltrierten Lymphknoten sind dabei typischerweise unverschieblich, mit dem umgebenden Gewebe verbacken und schmerzlos.

Verdacht auf Tumor

Schmerzlos geschwollene und/oder mit der Umgebung verwachsene Lymphknoten weisen auf einen bösartigen Tumor im Zuflussbereich des Lymphknotens hin.

14.4.4 Die Milz

Die **Milz** *(Lien, Splen)* ist ein etwa 150 g schweres Organ im linken Oberbauch unter dem Zwerchfell (☞ Abb. 18.48).

Am *Milzhilus* tritt die Milzarterie *(A. lienalis)* in die Milz ein, während die Milzvene *(V. lienalis)* sie hier verlässt (☞ Abb. 14.24).

Die Milz ist von einer mäßig derben Bindegewebskapsel umgeben, von der zahlreiche Gewebsbalken, die *Trabekel,* in das Organinnere einstrahlen (☞ Abb. 14.25). Das so entstandene dreidimensionale Balkenwerk umschließt Bereiche, die das eigentliche Milzgewebe enthalten. Es wird **Pulpa** genannt. Die Schnittfläche einer frischen Milz zeigt bei genauer Betrachtung ein ausgedehntes, dunkelrotes Gewebe, die **rote Pulpa,** in das viele stecknadelkopfgroße weiße Stippchen eingestreut sind. Diese werden als **weiße Pulpa** bezeichnet. Rote und weiße Pulpa stehen in einem Volumenverhältnis von ungefähr 3 : 1. Bei zahlreichen Erkrankungen ist das Mengenverhältnis verändert (☞ Abb. 14.26).

Die weiße Pulpa setzt sich aus lymphatischem Gewebe zusammen, das sich entlang der arteriellen Gefäße ausbreitet. Zusätzlich findet man kugelförmige Lymphfollikel. Die rote Pulpa besteht dagegen aus großen Bluträumen, den **Sinus,** und einem feinen bindegewebigen Maschenwerk, in das viele rote und weiße Blutkörperchen eingelagert sind.

Was leistet die Milz?

Gesicherte Funktionen der Milz sind:

- Identifizierung und Abbau von überalterten Blutzellen, zusammen mit den anderen Zellen des Monozyten-Makrophagen-Systems (☞ 4.3.2), das z.B. auch in der Leber (Kupffer-Sternzellen) und im Knochenmark vorkommt („Blutmauserung" ☞ 14.2.5)
- Abfangen und Abbau von Gerinnungsprodukten (kleinen Thromben)
- Vorgeburtliche Hämatopoese (Blutbildung).

Für den Erwachsenen gehört die Milz nicht zu den lebenswichtigen Organen. Ihre Funktionen können offenbar von der Leber, vom Knochenmark und von anderen lymphatischen Organen übernommen werden. Dennoch werden vor allem in der ersten Zeit nach einer operativen Entfernung der Milz *(Splenektomie),* die z.B. bei einem Milzriss *(Milzruptur)* infolge einer Bauchverletzung nötig werden kann, häufig Komplikationen wie erhöhte Gerinnungsneigung, allgemeine Abgeschlagenheit und Neigung zu bakteriellen Infektionen (☞ 6.9) mit erhöhter Sepsisgefahr beobachtet.

14.4.5 Der Thymus

Der **Thymus** *(Bries)* liegt im vorderen Mediastinum über dem Herzbeutel. Bei Kindern und Jugendlichen ist das Organ voll ausgebildet

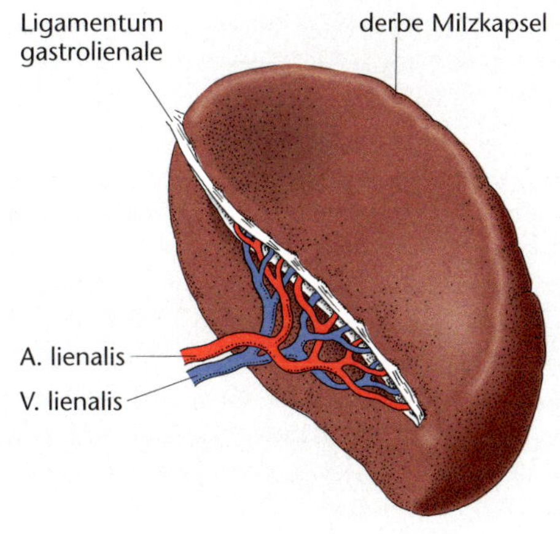

Abb. 14.24: Anatomie der Milz. Das Organ ist ca. 7 cm breit und ca. 12 cm lang. Von der Milzkapsel geht ein Halteband (Ligamentum gastrolienale) aus, das zum Magen zieht.

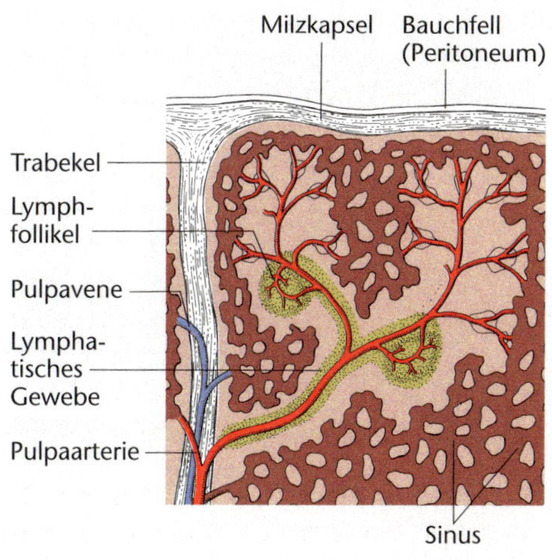

Abb. 14.25: Histologischer Feinbau der Milz (schematisiert).

und erreicht ein Gewicht von maximal 40 g (☞ Abb. 14.27).

Umhüllt von einer zarten Bindegewebskapsel, besteht der Thymus aus zwei Lappen, die wiederum in glatte Läppchen mit einem Durchmesser bis ca. 2 mm aufgegliedert sind.

Das Gewebsgerüst des Thymus besteht aus einem Netz von verzweigten, epithelialen Retikulumzellen. Man unterscheidet:

- Die peripher gelegene **Thymusrinde.** Sie enthält zahlreiche T-Lymphozyten und deren Vorläufer und sieht deshalb dunkel aus
- Das zentrale, lymphozytenarme **Thymusmark.**

Nach heutigem Kenntnisstand wandern die Vorläufer der T-Lymphozyten in die Thymusrinde ein und vermehren sich dort. Die meisten der neu gebildeten Zellen gehen aber im Rahmen komplizierter Selektionsprozesse wieder zugrunde, so dass nur solche T-Lymphozyten den Thymus verlassen, die sich gegen körperfremde und *nicht* gegen körpereigene Substanzen richten. Hierfür ist der Kontakt zwischen den reifenden Lymphozyten und

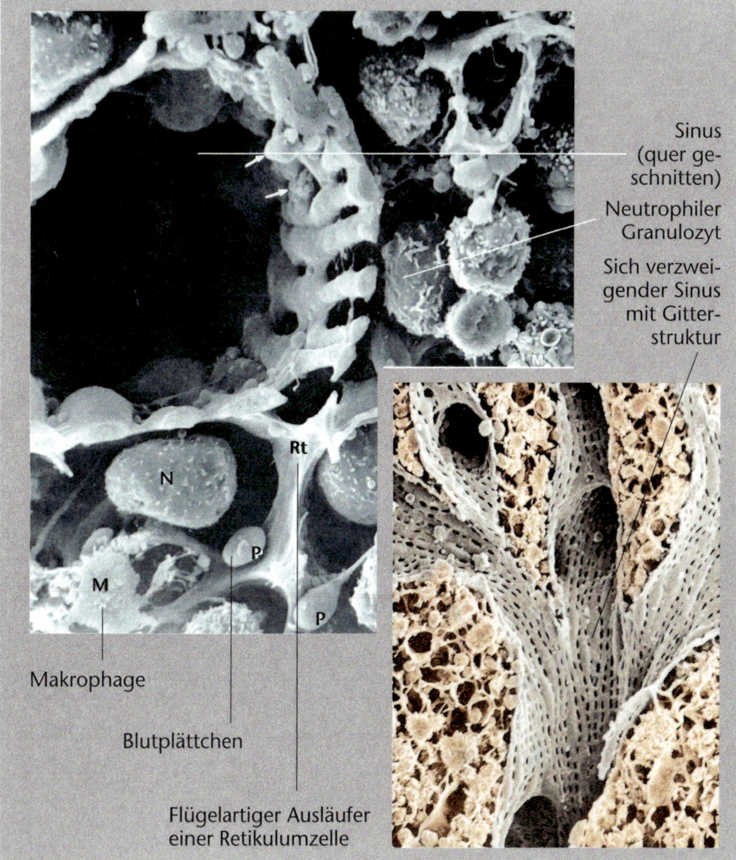

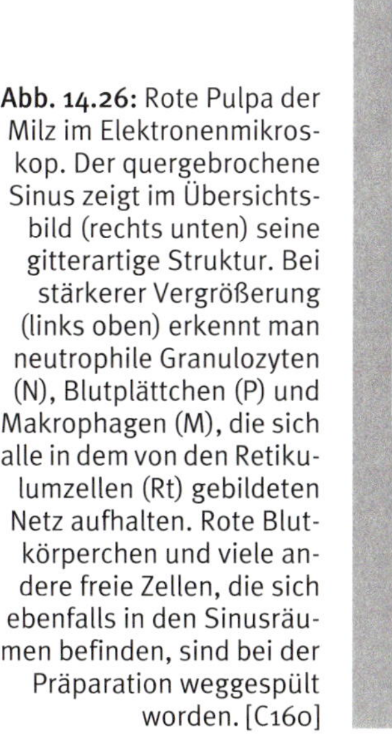

Abb. 14.26: Rote Pulpa der Milz im Elektronenmikroskop. Der quergebrochene Sinus zeigt im Übersichtsbild (rechts unten) seine gitterartige Struktur. Bei stärkerer Vergrößerung (links oben) erkennt man neutrophile Granulozyten (N), Blutplättchen (P) und Makrophagen (M), die sich alle in dem von den Retikulumzellen (Rt) gebildeten Netz aufhalten. Rote Blutkörperchen und viele andere freie Zellen, die sich ebenfalls in den Sinusräumen befinden, sind bei der Präparation weggespült worden. [C160]

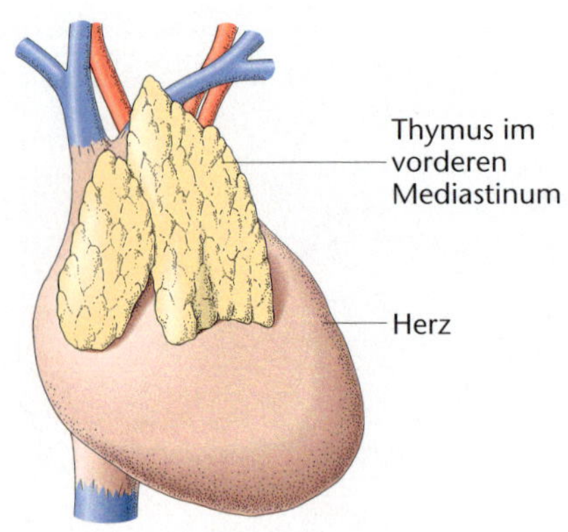

Abb. 14.27: Thymus eines Jugendlichen. Beim Kind ist der Thymus im Verhältnis zum Herz noch größer, beim Erwachsenen wird er zunehmend durch Fettgewebe ersetzt.

den Retikulumzellen von entscheidender Bedeutung.

Daneben sezerniert der Thymus verschiedene Hormone, die wahrscheinlich im Sinne von Wachstumsfaktoren des Immunsystems wirken (☞ auch Tab. 13.25).

Bedeutung des Thymus

Die Bedeutung des Thymus für das Immunsystem ist immens: Dort findet im Kindesalter die Prägung der T-Lymphozyten statt (☞ 6.4.1): Die T-Zellen lernen dort also, „selbst" von „fremd" zu unterscheiden und nur die Fremdstoffe im Rahmen einer Immunantwort anzugreifen.

14

14.4.6 Erkrankungen des lymphatischen Systems

Maligne Lymphome sind bösartige Erkrankungen, die von Lymphknoten oder anderen lymphatischen Geweben ausgehen und in den **Morbus Hodgkin** *(Lymphogranulomatose)* und die **Non-Hodgkin-Lymphome** unterteilt werden.

Typischerweise kommen die Patienten wegen *schmerzloser* Lymphknotenvergrößerungen, Leistungsknick, Müdigkeit, Gewichtsverlust, Nachtschweiß oder unklarem Fieber zum Arzt. Zur genauen Diagnosestellung müssen verdächtige Lymphknoten entfernt und feingeweblich untersucht werden.

Unter optimaler Behandlung (Bestrahlung und/oder Chemotherapie) hat das Hodgkin-Lymphom mit über 60% Heilungsquote eine recht gute Prognose. Die Behandlung der Non-Hodgkin-Lymphome hängt von der genauen Form der Erkrankung ab. Insgesamt ist die Prognose schlechter.

Beim **Plasmozytom** entartet eine Plasmazelle (☞ 6.4.2) zu einer „hemmungslosen Antikörperfabrik" und produziert Unmengen eines einzigen (aber funktionsuntüchtigen) Antikörpers. Die Patienten klagen über Abgeschlagenheit und Gewichtsverlust und zeigen oft Zeichen der Niereninsuffizienz und pathologische Frakturen (☞ 7.1.8), weil sich die tumorösen Plasmazellen in gesundes Knochengewebe fressen. Große Mengen der massenhaft produzierten Antikörpermoleküle werden in den Nierenkörperchen (Glomerula) filtriert und schädigen das Nierengewebe, vor allem im Bereich der Nierenrinde. Sie lassen sich im Urin als sog. *Bence-Jones-Proteine* (Paraproteine; ☞ Abb. 14.4) nachweisen. Die Patienten werden mit Chemotherapie und Bestrahlungen behandelt, die Lebenserwartung ist jedoch reduziert.

14.5 Das Gerinnungssystem

Nicht nur bei äußerlich sichtbaren Verletzungen ist die Intaktheit des Gefäßsystems gefährdet – ständig werden im Körper kleinste Gefäße undicht, so etwa bei Wachstumsprozessen, bei Entzündungen oder beim Stoß eines Körperteils gegen einen harten Gegenstand. Da das arterielle Gefäßsystem unter Druck steht, könnte der Körper auch bei kleineren Gefäßverletzungen verbluten. Um dies wo immer möglich zu verhindern, werden undichte Gefäße durch das **Gerinnungssystem** *von innen heraus* abgedichtet. Dabei greifen drei Reaktionsabläufe ineinander:

- Die Gefäßreaktion
- Die Blutstillung
- Die Blutgerinnung.

14.5.1 Die Thrombozyten

Eine entscheidende Rolle bei der Gerinnung spielen die **Thrombozyten** *(Blutplättchen)*, kernlose Scheibchen, die im Knochenmark gebildet und ein bis zwei Wochen später vor allem in Milz und Leber wieder abgebaut werden (☞ Abb. 14.28). Sie sind nur ca. 1–4 µm groß und 0,5 µm dick. Beim Gesunden findet man 150–400 Thrombozyten pro Nanoliter Blut.

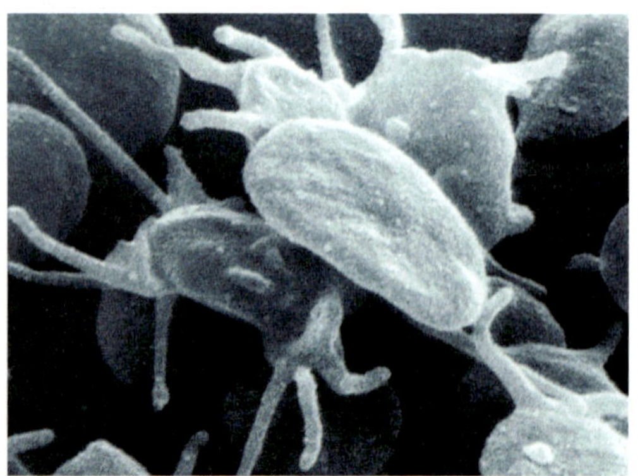

Abb. 14.28: Thrombozyten (Blutplättchen) während der Gerinnungsreaktion. Die Thrombozyten stülpen mikrovilliartige (fingerartige) Fortsätze aus, womit die Vernetzungsreaktion bis zur Bildung des Thrombus in Gang gesetzt wird. Im Hintergrund sind Erythrozyten zu sehen. [C160]

Im Inneren der Thrombozyten kann man mit dem Elektronenmikroskop zahlreiche kleine Granula erkennen. Sie enthalten eine Vielzahl verschiedener Enzyme und Gerinnungsfaktoren.

Eine erhöhte Thrombozytenzahl **(Thrombozytose)** tritt z.B. bei Infektionskrankheiten und Tumoren auf. Es kommt dadurch gehäuft zur Thrombenbildung (☞ 14.5.7), die zum Tode führen kann. Bei einem Mangel an Thrombozyten **(Thrombozytopenie)** hingegen versagt der Mechanismus der Blutstillung (Details ☞ 14.5.4).

14.5.2 Die Bildung der Thrombozyten (Thrombozytopoese)

Manche Stammzellen des Knochenmarks differenzieren sich zu *Megakaryoblasten*. Diese sind mit 25 µm Durchmesser sehr groß, besitzen einen runden Zellkern ohne Nukleolen und ein bläulich anfärbbares Zytoplasma. Hieraus entwickeln sich über den Zwischenschritt des *Promegakaryozyten* die *Megakaryozyten*, auch Knochenmarksriesenzellen genannt. Sie sind mit einem Durchmesser zwischen 30 und 100 µm die größten Knochenmarkszellen. Durch Abschnürungen vom Zytoplasma des Megakaryozyten entstehen etwa 4000–5000 **Thrombozyten.** Die Außenmembran der Thrombozyten leitet sich vom endoplasmatischen Retikulum der Megakaryozyten ab.

14.5.3 Die Gefäßreaktion

Unmittelbar nach einer Verletzung, etwa einem Kanülenstich, kommt es zur Verengung des verletzten Blutgefäßes *(Vasokonstriktion)*. Dadurch fließt weniger Blut durch das betroffene Gebiet, und der Blutverlust wird eingeschränkt. Außerdem rollt sich das verletzte Gefäßendothel zusammen und verklebt.

14.5.4 Die Blutstillung

Wird ein Gefäß verletzt, lagern sich die Thrombozyten an die Bindegewebsfasern der Wundränder an *(Thrombozytenadhäsion)*. Die Thrombozyten verformen sich und ballen sich zusammen *(Thrombozytenaggregation)*, es entsteht ein **Thrombozytenpfropf** *(Thrombozytenthrombus)*, der die Wunde – wenn sie nicht allzu groß ist – in normalerweise ein bis drei Minuten verschließt. Diese Zeit von der Verletzung bis zum Stillstand der Blutung wird als **Blutungszeit** bezeichnet.

Während der Aggregation entleeren sich die Granula der Thrombozyten. Ein wichtiger Stoff, der dabei freigesetzt wird, ist das **Thromboxan A_2**. Es fördert die Vasokonstriktion des verletzten Gefäßes. Eine weitere Substanz ist der **Thrombozytenfaktor 3** (kurz *TF 3*, auch *Plättchenfaktor 3*), der eine wichtige Rolle bei der Blutgerinnung spielt (☞ 14.5.5).

Ein Thrombus, der sich in der oben beschriebenen Weise langsam an den Wundrändern abscheidet, wird *Abscheidungsthrombus* oder **weißer Thrombus** (wegen seiner Farbe) genannt. Im Gegensatz dazu bezeichnet man einen Thrombus, in dem sich zusätzlich Erythrozyten einlagern, als **roten Thrombus.** Er entsteht nicht als Folge einer Gefäßwandverletzung, sondern wenn der Blutfluss in einem Gefäß plötzlich z.B. durch ein Blutgerinnsel unterbrochen wird und die Blutsäule „erstarrt" (☞ 14.5.7).

14.5.5 Die Blutgerinnung

Gefäßreaktion und Thrombozytenaggregation bringen eine (kleinere) Blutung zwar innerhalb weniger Minuten (vorläufig) zum Stillstand, doch reichen sie allein für einen *dauerhaften* Blutungsstillstand nicht aus: Bereits nach wenigen Minuten nämlich beginnen sich die verengten Gefäße wieder zu erweitern, und ohne weitere Mechanismen könnte der Thrombozytenpfropf aufgelöst oder fortgespült werden – die Blutung würde wieder einsetzen.

Praktisch gleichzeitig mit der Thrombozytenaggregation beginnt die **Blutgerinnung** durch Bildung eines faserigen Netzes aus **Fibrin** um den Thrombozytenpfropf herum; der **endgültige Thrombus** entsteht (☞ Abb. 14.29). Damit es zur Fibrinbildung im Blut kommen kann, müssen sich zuvor viele *Gerinnungsfaktoren* einer nach dem anderen – im Sinne einer Kettenreaktion – aktivieren. Man bezeichnet diese Hintereinanderschaltung von Reaktionsschritten als **Gerinnungskaskade.**

Die Gerinnungsfaktoren

Die **Gerinnungsfaktoren** sind Eiweißkörper im Blut, die, wenn sie aktiviert sind, wie Enzyme wirken, also bestimmte chemische Reaktionen beschleunigen. Traditionell bezeichnet man sie mit römischen Ziffern von I–XIII. Folgende Faktoren sind bekannt:

- Faktor I = **Fibrinogen**
- Faktor II = **Prothrombin**
- Faktor III = **Gewebsthrombokinase** *(Gewebsfaktor)*, Startpunkt des exogenen Gerinnungssystems (☞ unten)
- Faktor IV = **Kalzium**
- **Faktor V** = *Proaccelerin*
- Faktor VI entspricht aktiviertem Faktor V
- **Faktor VII** = *Proconvertin*
- **Faktor VIII** = *Hämophilie-A-Faktor (antihämophiles Globulin A)*
- **Faktor IX** = *Hämophilie-B-Faktor (Christmas-Faktor)*
- **Faktor X** = *Stuart-Prower-Faktor*
- **Faktor XI** = *Rosenthal-Faktor*

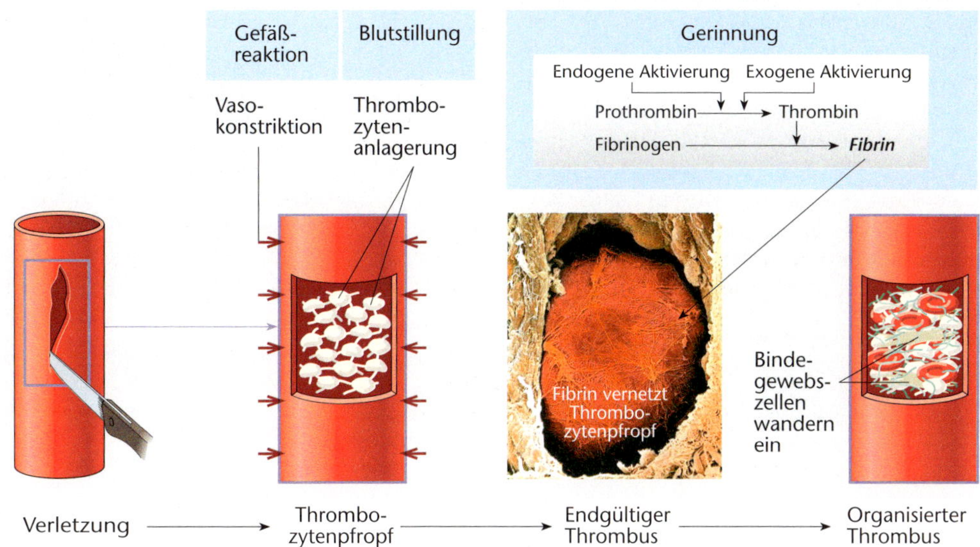

Abb. 14.29: Übersicht über Blutstillung und -gerinnung. Im Gegensatz zu dem zuerst entstehenden weißen Thrombozytenpfropf enthält der endgültige Thrombus auch Erythrozyten. [Foto: J600-107]

- **Faktor XII** = *Hageman-Faktor,* Startpunkt des endogenen Gerinnungssystems (siehe unten)
- **Faktor XIII** = *fibrinstabilisierender Faktor.*

Die Gerinnungskaskade im Detail

Das Gerinnungssystem wird über zwei verschiedene Wege aktiviert:

- Das **exogene System** *(extrinsic system, extravaskulärer Weg)* wird bei größeren, äußeren Gewebsverletzungen aktiviert, bei denen es zur Einblutung in das umliegende Gewebe kommt. Sobald Blut infolge einer Gefäßzerreißung in das Gewebe übertritt, wird der Gerinnungsfaktor III (Gewebsthrombokinase) freigesetzt. Gewebsthrombokinase aktiviert Faktor VII und setzt damit die Gerinnungskaskade sekundenschnell in Gang. Der aktive Faktor VII wandelt mit Hilfe von Kalzium Faktor X in seine aktive Form um (☞ Abb. 14.30)
- Ist der Gefäßschaden auf die Gefäßinnenhaut (Endothel) beschränkt, wird das exogene System nicht aktiviert. Hier startet die

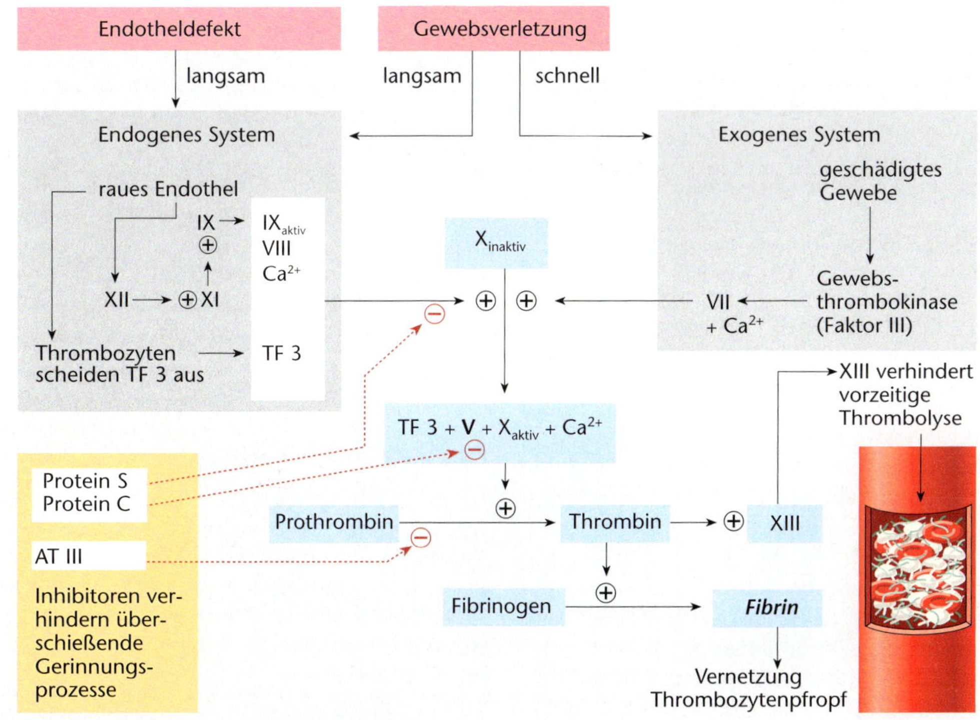

Abb. 14.30: Die Gerinnungskaskade.

Gerinnung über das **endogene System** *(intrinsic system, intravaskulärer Weg).* Die Gerinnung beginnt damit, dass sich Faktor XII durch das infolge der Verletzung rau gewordene Endothel in seine aktive Form umwandelt, die dann Faktor XI und dieser wiederum Faktor IX aktiviert. Faktor IX wandelt zusammen mit Faktor VIII den Faktor X in seine aktive Form um, wozu zusätzlich Kalziumionen und der schon erwähnte Thrombozytenfaktor 3 (TF 3) aus den am verletzten Gefäß haftenden Thrombozyten gebraucht werden. Die Gerinnungskaskade verläuft hier über mehr Schritte als beim exogenen Gerinnungssystem und benötigt deshalb mehr Zeit (ca. 1–6 Min.).

Endogenes und exogenes Gerinnungssystem kommen auf der Stufe der Faktor-X-Aktivierung zusammen. Die nun folgenden Schritte laufen immer gleich ab **(gemeinsame Endstrecke der Gerinnung):** Faktor X führt zusammen mit Faktor V und Kalzium Prothrombin in aktives Thrombin über, welches dann Fibrinogen in Fibrin überführt. Der fibrinstabilisierende **Faktor XIII** schützt den endgültigen Thrombozytenpfropf vor vorzeitiger Auflösung.

So vollständig getrennt wie oben der besseren Anschaulichkeit halber dargestellt sind exogenes und endogenes System allerdings nicht. Beispielsweise kann Faktor IX des endogenen Systems auch durch das exogene Sysem aktiviert werden.

Die Schlüsselrolle des Kalziums

Kalzium nimmt nicht nur für die Thrombinbildung, sondern auch für mehrere andere Reaktionsschritte eine Schlüsselstellung ein.

Man kann deshalb Blut ungerinnbar machen, indem man durch Zusatz von Natriumzitrat oder EDTA die Kalziumionen bindet. Dies ist wichtig für die Herstellung von Blutkonserven oder für die Konservierung von Proben vor Blutgerinnungstests, da ansonsten die Gerinnungsfaktoren durch die Spontangerinnung „im Röhrchen" vorzeitig unkontrolliert verbraucht würden.

Synthese der Gerinnungsfaktoren

Fibrinogen, Prothrombin und die übrigen Gerinnungsfaktoren werden in der Leber synthetisiert. Deshalb können Lebererkrankungen (insbesondere eine Leberzirrhose im fortgeschrittenen Stadium ☞ 18.10.8) zu einem Gerinnungsfaktormangel und folglich zu Gerinnungsstörungen führen. Für die Bildung von Prothrombin (Faktor II) und den Gerinnungsfaktoren VII, IX und X benötigt die Leber **Vitamin K** (☞ 19.6.6). Da Vitamin K zu den fettlöslichen Vitaminen zählt, kann es von der Darmwand nur in Gegenwart von Fetten und Galleflüssigkeit resorbiert werden. Bei Störungen der Fettresorption ist deshalb ein gefährlicher Mangel an Gerinnungsfaktoren möglich. Häufiger ist aber eine unzureichende Ernährung (z.B. bei Alkoholikern) Ursache eines Vitamin-K-Mangels. Auch eine Antibiotikatherapie kann zu einem Vitamin-K-Mangel führen, wenn sie zur Abtötung der normalen Darmflora führt, welche im Regelfall einen Großteil des Vitamin K beisteuert.

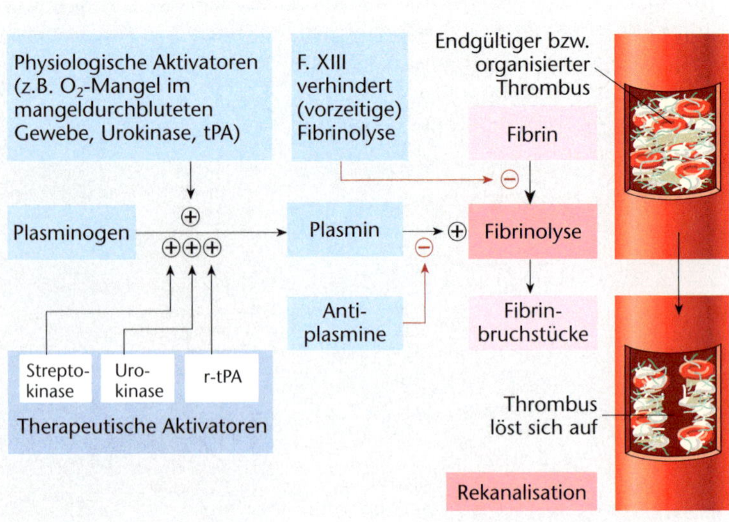

Abb. 14.31: Die Schritte der Fibrinolyse. Ins Blickfeld der modernen Medizin gerät immer mehr die therapeutische Aktivierung der Fibrinolyse, die die Chance zur Auflösung lebensbedrohlicher Gefäßverschlüsse (z.B. beim Herzinfarkt) eröffnet.

Gerinnselretraktion und -organisation

Nachdem es sich gebildet hat, zieht sich das Fibrinnetz zusammen *(Retraktion)* und nähert dadurch die Wundränder einander an – die Wunde verkleinert sich. In das stabile, netzförmige Fibrin können nun Fibroblasten (Bindegewebsgrundzellen ☞ 5.5.5) einwachsen, den Thrombus bindegewebig umbauen (organisieren) und die Wunde endgültig verschließen. Eine **Narbe** entsteht.

Hemmstoffe der Gerinnungsfaktoren

So sinnvoll und notwendig die Gerinnung ist – überschießend oder am falschen Ort würde sie zu Gefäßverschlüssen mit unter Umständen lebensbedrohlichen Durchblutungsstörungen führen.

Im Blut zirkulieren deshalb auch ständig Hemmstoffe der Gerinnungsfaktoren. Diese **Inhibitoren** sorgen z.B. dafür, dass die Blutgerinnung nur an der Verletzungsstelle erfolgt. Die wichtigsten Inhibitoren sind das *Antithrombin III* **(AT III)** sowie **Protein C** und **Protein S** (Details ☞ Abb. 14.30). Ein Mangel an Inhibitoren kann Thrombosen verursachen.

Abschluss der Wundheilung und Fibrinolyse

Es wäre nicht sinnvoll, wenn das verletzte Gefäß dauerhaft verschlossen bliebe. Tage bis Wochen nach erfolgter Wundheilung werden deshalb die Fibrinpfröpfe in mehreren Reaktionsschritten oftmals wieder abgebaut und damit die verschlossenen Blutgefäße wieder geöffnet *(rekanalisiert).* Außerdem werden auch beim Gesunden geringe Mengen Fibrin gebildet, die wieder aufgelöst werden müssen. Diese Reaktionskette, die zur Auflösung von Fibrin und damit von Thromben führt, heißt **Fibrinolyse** (Lyse = Auflösung; ☞ Abb. 14.31).

Die Fibrinolyse wird durch das Enzym **Plasmin** in Gang gesetzt. Plasmin selbst kommt im Blut nur in einer inaktiven Vorstufe vor, dem **Plasminogen.** Bei Bedarf wird Plasminogen über Aktivatoren in das aktive Plasmin überführt. Zu den physiologischen Aktivatoren zählen z.B. die **Urokinase** und der *Gewebsplasminaktivator* (abgekürzt **tPA** = *tissue plasminogen activator*).

Im Gegensatz zur Fibrinbildung verläuft die Fibrinolyse zunächst sehr langsam, da sich der Körper nach einer Verletzung vor einer vorzeitigen Gerinnselauflösung schützen muss und deshalb **Antiplasmine**, das heißt Hemmstoffe der Fibrinolyse, bildet.

14.5.6 Gerinnungsdiagnostik

Um die Funktionsfähigkeit des Gerinnungssystems zu überprüfen, bietet die Labormedizin eine Reihe von Tests an. Man benötigt dazu meist *Zitratblut,* das ist durch Zusatz von Natriumzitrat ungerinnbar gemachtes Blut. Die wichtigsten Gerinnungstests sind:

- **Quick** *(Thromboplastinzeit, Prothrombinzeit):* Zitratblut wird mit Gewebsthrombokinase und Kalzium vermischt, wodurch die Gerinnungskaskade in Gang gebracht wird. Die Dauer bis zum Einsetzen der Gerinnung ist vor allem abhängig von den Faktoren I, II, V, VII und X (☞ Abb. 14.30), d.h. der Quick-Test prüft in erster Linie das exogene System. Der Quick-Wert wird bezogen auf eine Standardzeit in Prozent angegeben; normal sind 70–120%. Bei Gerinnungsstörungen oder bei der therapeutisch gewollten Antikoagulation kann er bis auf Werte von 15% abfallen. Bei der Marcumar®-Therapie (☞ 14.5.8) überwacht man mit dem Quick-Wert die Medikamentenwirkung. Je nach Klinik und Grunderkrankung werden Werte zwischen 15% und 25% angestrebt

- **INR** *(International normalized ratio):* Nachteil des Quick-Wertes ist, dass er stark vom verwendeten Reagens abhängt und die Werte unterschiedlicher Labors nicht miteinander verglichen werden können. Daher wird bei der Therapiekontrolle zunehmend die INR bestimmt, bei der diese Unterschiede durch einen entsprechenden Korrekturfaktor ausgeglichen werden. Der Normwert der INR ist 1,0
- **PTT** *(partielle Thromboplastinzeit)*: Zitratplasma wird mit Kalzium und Thrombozytenfaktor 3 vermischt und dann die Zeitdauer bis zum Einsetzen der Gerinnung ermittelt. Sie beträgt normalerweise bis zu 40 Sekunden. Diese Methode erlaubt eine Kontrolle der im *endogenen System* wirksamen Faktoren. Eine verlängerte PTT deutet meist auf einen Mangel an Faktor VIII und IX hin. Die PTT ist auch wichtig für die Überwachung einer Vollheparinisierung (☞ 14.5.8) und wird dabei etwa auf eine Verdopplung des Normalwertes (also ca. 60–80 Sek.) eingestellt
- **TZ** (*Thrombinzeit,* auch *Plasmathrombinzeit,* kurz *PTZ*): Nach Zusatz von Thrombin zu Zitratplasma wird die Gerinnungszeit gemessen (normal 17–24 Sek.). Die Messung der TZ ist eine gleichwertige und alternative Methode zur Überwachung einer Vollheparinisierung. Die TZ soll dabei das 2- bis 3-fache des Normwertes betragen
- **Thrombozytenzahl:** Normwert 150–400 nl = 150 000–400 000/µl
- **Fibrinogenkonzentration:** Sie wird z.B. zur Diagnostik einer hämorrhagischen Diathese bestimmt (☞ 14.5.9). Normwert 4,4–10,3 µmol/l = 1,5–3,5 g/l.

14.5.7 Thrombose und Embolie

Wenn sich innerhalb eines Gefäßes ein Blutgerinnsel bildet und das Gefäß verschließt, entsteht eine **Thrombose** *(Blutpfropfbildung).* Drei Faktoren begünstigen ihre Entstehung (so genannte *Virchow-Trias*):

- Eine Blutströmungsverlangsamung **(Stase)**, wie sie z.B. bei Ruhigstellung (etwa durch Gips, OP oder Bettlägerigkeit) auftritt
- Eine erhöhte Gerinnungsbereitschaft, z.B. durch Protein-S-, Protein-C- oder Antithrombin-III-Mangel **(Hyperkoagulabilität)**
- **Gefäßwandschäden** (z.B. arteriosklerotische Intimaschäden ☞ Abb. 16.3), welche die Thrombozytenaggregation begünstigen.

Eine Thrombose kann in Arterien auftreten, viel häufiger sind jedoch die Venen betroffen, v.a. die tiefen Bein- und Beckenvenen.

Venöse Thrombosen

Eine **tiefe (Bein-)Venenthrombose** *(Phlebothrombose)* trifft in 60% der Fälle das linke Bein; seltener sind beide Beine oder die Beckenvenen betroffen. Der Patient bemerkt oft nur ein einseitiges Schwere- und Spannungsgefühl. Vielfach bestehen auch ein Unterschenkel- und/oder Oberschenkelödem und eine lokale Überwärmung.

Löst sich der Thrombus oder ein Teil davon ab, so wandert er mit dem Blutstrom; dann wird er als **Embolus** bezeichnet. Er verursacht eine **Embolie**, sobald er in einen engen Gefäßabschnitt gelangt, dort stecken bleibt und dieses Gefäß verstopft. Losgelöste Thromben aus den Becken- oder tiefen Beinvenen durchwandern häufig das rechte Herz und verlegen dann Abschnitte des Lungenkreislaufs. Sie sind die häufigste Ursache einer **Lungenembolie**, einer gefährlichen Komplikation nach Operationen und Entbindungen.

Wegen der Lungenemboliegefahr muss jede tiefe Beinvenenthrombose konsequent behandelt werden:

- Vollheparinisierung
- Straffer Kompressionsverband
- Sofortige konsequente Bettruhe; v.a. wenn ein bettlägeriger Patient eine frische Thrombose hat oder es sich um einen langstreckig nicht sehr fest haftenden Thrombus („flottierender Thrombus") handelt
- Evtl. Versuch der therapeutischen Fibrinolyse (Thrombolyse), das heißt der gezielten Thrombusauflösung
- Langfristige Kompressionstherapie zur Entlastung des durch die Thrombose meist teilweise zerstörten Venensystems.

Wenn die Beinventhrombose sicher auf den Unterschenkel begrenzt ist, kann auf einen Teil der Maßnahmen verzichtet werden.

Arterielle Thrombosen und Embolien

Gelegentlich entwickeln sich im *arteriellen* Gefäßsystem Thromben, die sich meist durch die starke Strömung in den arteriellen Gefäßen von der Gefäßwand lösen und als Embolus engere Gefäßabschnitte verschließen können. So kann z.B. ein Thrombus aus dem linken Vorhof des Herzens zu einer akuten Durchblutungsstörung einer Beinarterie führen. Typische Krankheitssymptome sind eine weißliche Verfärbung der Haut, starke Schmerzen und Bewegungsunfähigkeit. Im Fall der Beinarterie sind die Fußpulse nicht mehr zu tasten. Im späteren Stadium kommt es zur bläulichen Verfärbung des absterbenden Gewebes distal des Verschlusses. Die Behandlung erfolgt durch Schmerzbekämpfung und – je nach Einzelfall – durch rasche chirurgische Entfernung des Embolus *(Embolektomie),* Fibrinolyse oder Heparinisierung.

14.5.8 Antikoagulation und Thrombolyse

Um eine Thrombose und eine Embolie zu behandeln oder beim Risikopatienten zu verhindern, muss die Gerinnungsfähigkeit des Blutes medikamentös herabgesetzt werden. Man bezeichnet diese Therapie als **Antikoagulation.** Wird auch die Fibrinolyse aktiviert, spricht man wie erwähnt von **Thrombolyse** (oder kurz *Lyse*). Die beiden wichtigsten Medikamente zur Antikoagulation sind das **Heparin** und die **Cumarinderivate** (☞ Abb. 14.32).

Heparin

Heparin (z.B. Liquemin®) verhindert die Bildung von Fibrin, hauptsächlich indem es mit Antithrombin III einen Komplex bildet und dadurch die Faktoren II und X hemmt.

Zur Verhütung von Thrombosen *(Thromboseprophylaxe)* dient die **Low-Dose-Heparinisie-**

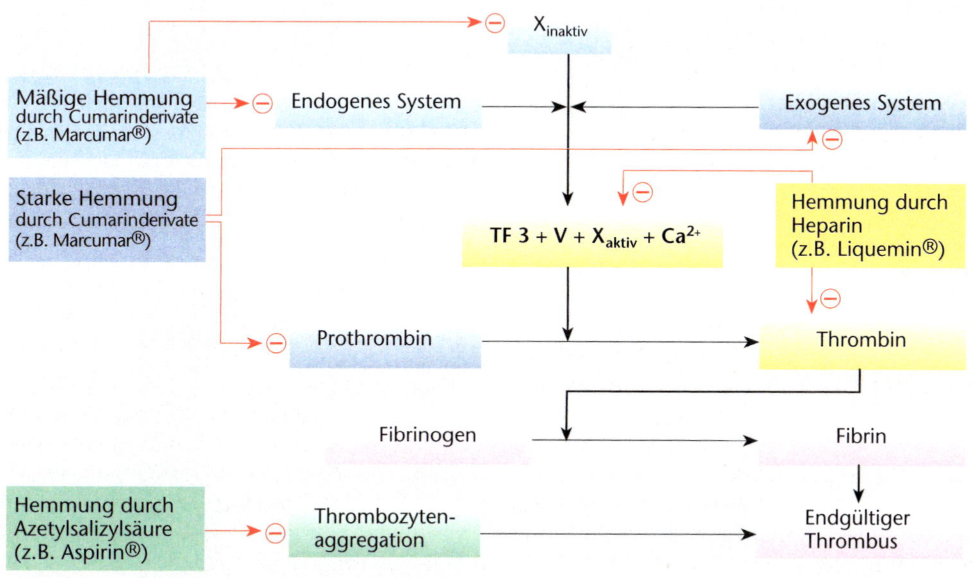

Abb. 14.32: Heparin, Cumarinderivate und Azetylsalizylsäure greifen an verschiedenen Stellen der Gerinnungskaskade hemmend ein (vereinfachtes Schema).

rung, z.B. mit täglich 2-mal 7 500 oder 2- bis 3-mal 5 000 IE (internationale Einheiten) unfraktionierten Heparins oder einer gewichtsabhängigen Menge niedermolekularen Heparins (NMH). Beide Heparine werden subkutan gespritzt. Da ohne (medikamentöse) Thromboseprophylaxe immer wieder Patienten an den Folgen einer (oft nicht rechtzeitig diagnostizierten) Thrombose versterben, wird die wenig belastende Low-dose-Heparinisierung bei allen bettlägerigen Patienten durchgeführt.

Thromboseprophylaxe

Die Low-dose-Heparinisierung kann durch Kompressionsstrümpfe ergänzt werden, die die oberflächlichen Venen komprimieren und so den venösen Rückfluss im tiefen Venensystem verbessern. Diese sog. Anti-Thrombosestrümpfe müssen *vor* dem Aufstehen des Patienten angezogen werden. Zur Thromboseprophylaxe dienen auch krankengymnastische Muskelübungen, die die Muskelpumpe aktivieren. Der beste Schutz vor Thrombose ist allerdings **Bewegung:** Wo immer es medizinisch vertretbar ist, sollten Kranke deshalb frühzeitig mobilisiert werden – mindestens sechs Stunden täglich aus dem Bett gilt als Voraussetzung dafür, dass auf die Thromboseprophylaxe verzichtet werden kann.

14

Die *Vollheparinisierung* (**High-dose-** oder *therapeutische* **Heparinisierung**) mit ca. 30 000 IE in 24 Stunden intravenös über Infusionspumpen (Perfusor®) dient der Behandlung bereits entstandener Venenthrombosen oder Lungenembolien. Ferner wird sie bei Herzinfarkt sowie arteriellen Gefäßverschlüssen eingesetzt.

Die Vollheparinisierung ist sofort wirksam und hinsichtlich der Dosierung gut steuerbar. Nachteilig ist die Notwendigkeit der intravenösen Gabe. Zur Langzeittherapie eignen sich deshalb nur *Cumarine,* die in Tablettenform einnehmbar sind:

Cumarinderivate

Cumarinderivate, z.B. Phenprocoumon = *Marcumar®*, greifen in die Bildung der Gerinnungsfaktoren in der Leber ein. Die Faktoren II, VII, IX und X werden nur unter dem Einfluss von Vitamin K gebildet. Cumarinderivate sind *Antagonisten* (Gegenspieler) des *Vitamin K* und hemmen somit die Bildung dieser Gerinnungsfaktoren in der Leber. Marcumar® wirkt sehr lange und ist deshalb schlecht steuerbar. Um eine zu starke Gerinnungshemmung mit unvertretbar hoher Blutungsgefahr zu vermeiden, muss die Dosierung regelmäßig über den Quick- oder INR-Wert kontrolliert werden.

Bei Marcumar®-Einnahme beachten

Patienten, die Marcumar® einnehmen, müssen darauf achten, sich nicht zu verletzen und einen entsprechenden Marcumar®-Pass bei sich tragen. Ihnen dürfen (ebenso wie vollheparinisierten Patienten) keinesfalls intramuskuläre Injektionen verabreicht werden, da Einblutungen ins Gewebe drohen. Auch sollten die Patienten stark Vitamin-K-haltige Lebensmittel wie etwa grüne Gemüse und Salate nur in Maßen und immer etwa gleichen Portionen verzehren, da sie die Wirkung des Marcumar® herabsetzen.

Die Cumarintherapie wird zur Rückfallprophylaxe nach Bein- oder Beckenvenenthrombose, nach Lungenembolie sowie nach akutem Herzinfarkt bei zusätzlichen Risikofaktoren für etwa 3 – 12 Monate, eventuell auch länger, eingesetzt. Patienten mit künstlichen Herzklappen müssen permanent marcumarisiert werden, damit sich an den Klappen keine Blutgerinnsel bilden.

Azetylsalizylsäure

Die seit langem als Scherzmittel eingesetzte **Azetylsalizylsäure** (kurz ASS, z.B. Aspirin®) hemmt die Thrombozytenaggregation und eignet sich zur Vorbeugung einer Thrombenbildung in den Arterien. Sie wird daher zur Prophylaxe von Herzinfarkt (☞ 15.7.3) und Schlaganfall (☞ 11.15.8) eingesetzt.

Therapeutische Thrombolyse

Mit Hilfe von fibrinolytischen Substanzen kann versucht werden, thrombotische oder embolische Gefäßverschlüsse aufzulösen. Man verwendet als fibrinolytische Medikamente neben der aus Bakterien (Streptokokken ☞ 6.9.2) gewonnenen **Streptokinase** die aus menschlichem Urin gewonnene **Urokinase** und das gentechnisch hergestellte **r-tPA** (*rekombinanter tissue* [= Gewebs-] *Plasminogenaktivator*). Die Rekanalisation gelingt in vielen Fällen, Spontanblutungen und erneute Verschlüsse *(Rethrombosen)* nach Beendigung der Therapie sind jedoch häufig.

14.5.9 Erhöhte Blutungsneigung (hämorrhagische Diathese)

Eine *erhöhte Blutungsneigung* wird als **hämorrhagische Diathese** bezeichnet. In leichten Fällen klagen die Patienten nur über vermehrtes Nasenbluten oder gehäufte blaue Flecke, in schwersten Fällen kann es ohne sichtbaren Auslöser zu tödlichen Blutungen kommen.

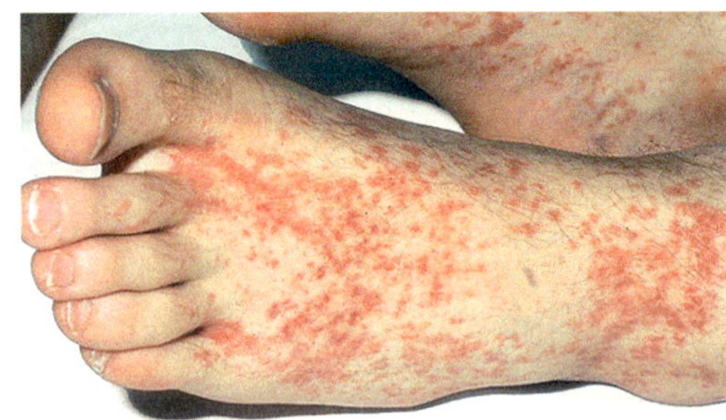

Abb. 14.33: Patient mit stecknadelkopfgroßen Blutungen (Petechien) infolge Thrombozytopenie. [T127]

Entsprechend den Komponenten des Gerinnungssystems lassen sich unterscheiden:

Thrombozytenstörungen

Eine verminderte Thrombozytenzahl wird als **Thrombozytopenie** bezeichnet, eine Thrombozytenfunktionsstörung als **Thrombozytopathie.** Eine merklich erhöhte Blutungsneigung tritt aber meist erst auf, wenn die Thrombozyten auf weniger als 30/nl (= 30 000/µl) erniedrigt sind. Typisch für thrombozytenbedingte Blutungen sind stecknadelkopfgroße Kapillarblutungen (*Petechien* ☞ Abb. 14.33) oder kleinflächige Blutungen *(Purpura).*

Koagulopathien

Koagulopathien sind durch Mangel oder Funktionsstörungen der Gerinnungsfaktoren bedingt. Relativ häufig ist die **Hämophilie A**, die so genannte *Bluterkrankheit.* Bei der Hämophilie A besteht ein Mangel an *Faktor VIII*, bei der viel selteneren **Hämophilie B** liegt ein *Faktor-IX-Mangel* vor. Beide werden X-chromosomal rezessiv (☞ 5.2.2) vererbt und treten deshalb fast ausschließlich bei Männern auf.

Patienten mit einer Hämophilie leiden schon bei kleinsten Verletzungen unter schweren, nicht zu stillenden Blutungen, die häufig in Gelenkhöhlen **(Hämarthros)** auftreten und dort längerfristig zu schweren arthrotischen Veränderungen bis zur völligen Gelenkzerstörung führen können. Außerdem treten bei diesen Patienten häufig Blutungen in Weichteilgeweben **(Hämatome)** auf. Deshalb muss nach Verletzungen der fehlende Gerinnungsfaktor rasch in Form einer gerinnungsaktiven Plasmakonzentration (Gerinnungsfaktoreninjektion) *substituiert* (ersetzt) werden.

Verbrauchskoagulopathie ☞ 6.8.2

Vasopathien

Auch **Vasopathien**, also Gefäßerkrankungen wie z.B. Gefäßentzündungen oder -fehlbildungen, können zu einer erhöhten Blutungsneigung führen. Das Beschwerdebild ist hier oft uncharakteristisch.

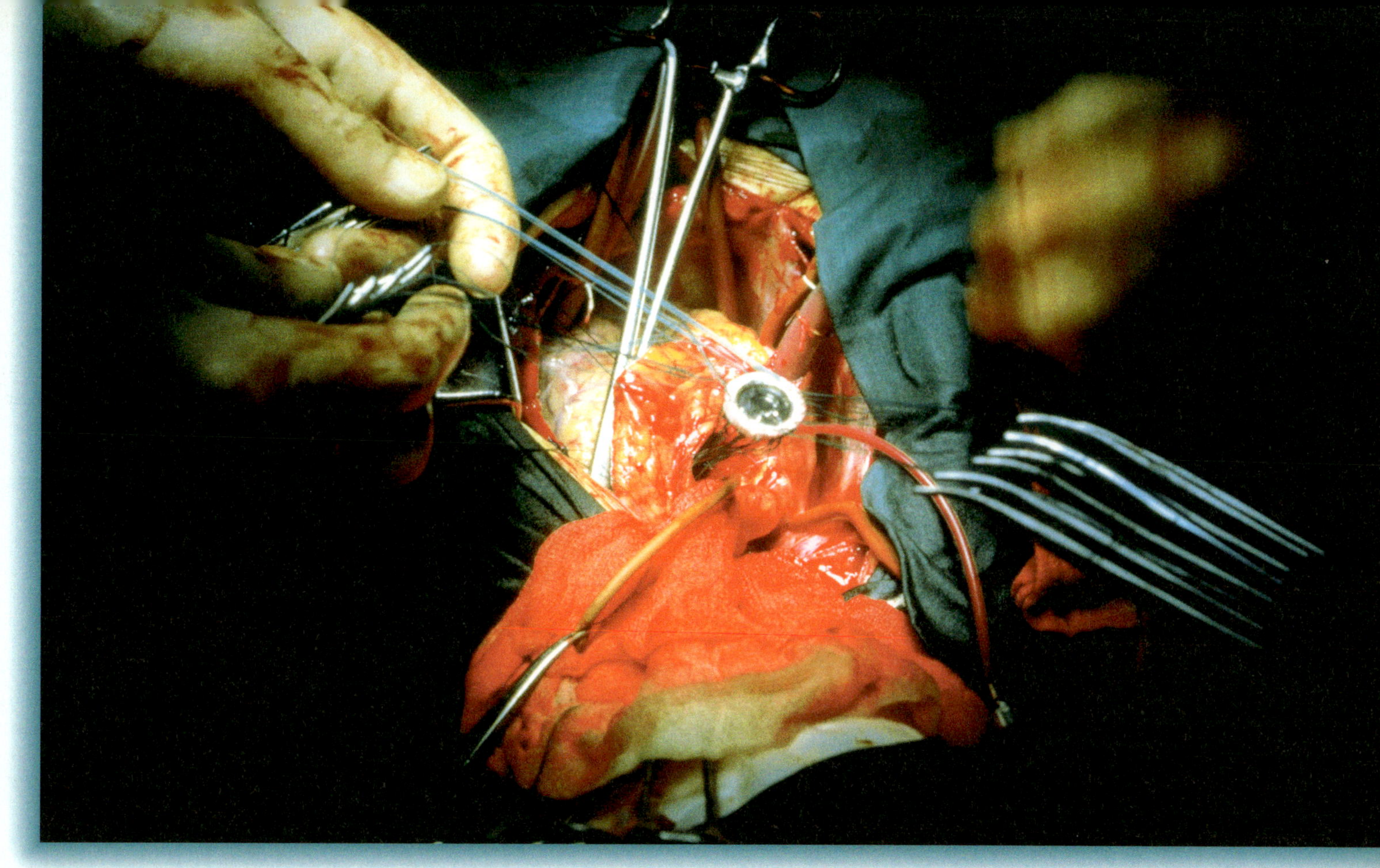

15 Das Herz

15

15.1 Einführung

Zentrum des kardiovaskulären Systems

Das **Herz** *(Cor)* ist die zentrale Pumpe des Kreislaufs. Dieser Muskel besonderen Typs treibt die Transportvorgänge in allen Blutgefäßen an. Blutgefäße und Herz bilden zusammen das *Herz-Kreislauf-System* oder **kardiovaskuläre System**, das den ganzen Körper mit Sauerstoff und Nährstoffen versorgt und Stoffwechselendprodukte und Kohlendioxid wieder abtransportiert.

Neben der wichtigen Aufgabe als Kreislaufpumpe produziert das Herzgewebe außerdem ein Hormon, das an der Volumen- und Druckregulation des Kreislaufs beteiligt ist (☞ auch Tab. 13.25).

Zwei Herzhälften für zwei Kreisläufe

Die *Herzscheidewand* (☞ 15.2.1) teilt das Herz in zwei Teile – beide Hälften arbeiten im gleichen Takt. Die *rechte Herzhälfte* nimmt das sauerstoffarme Blut aus dem Venensystem des Körpers auf und pumpt es in den **Lungenkreislauf** *(kleinen Kreislauf, Niederdrucksystem)*, wo es mit Sauerstoff angereichert wird. Aus der Lunge gelangt das Blut in die *linke Herzhälfte*, die es in die Aorta und damit zurück in den **Körperkreislauf** *(großen Kreislauf, Hochdrucksystem)* presst. Die linke Herzhälfte ist deshalb muskelstärker ausgebildet (☞ Abb. 15.1).

Körper- und Lungenkreislauf

Die Abschnitte des Gefäßsystems, die von der rechten zur linken Herzhälfte ziehen, passieren die Lunge und gehören deshalb zum Lungenkreislauf. Die Gefäßabschnitte, die vom linken Herzen durch den gesamten Körper zum rechten Herzen ziehen, gehören zum Körperkreislauf.

Das Herz inmitten des Mediastinalraums

Das Herz sitzt zwischen den beiden Lungenflügeln im *Mediastinum* (☞ 1.3). Hinten grenzt das Herz an Speiseröhre und Aorta, vorn reicht es bis an die Hinterfläche des Brustbeins, und unten sitzt es dem Zwerchfell auf. Die Herzachse verläuft diagonal: von rechts oben hinten nach links unten vorne (☞ Abb. 15.3).

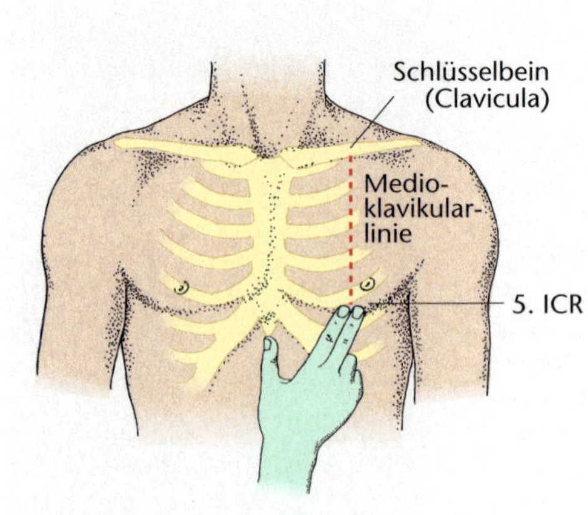

Abb. 15.2: Ertasten (Palpation) der Herzspitze. Der Herzspitzenstoß sollte beim Gesunden dort liegen, wo eine von der linken Schlüsselbeinmitte gezogene Linie (Medioklavikularlinie) den 5. Interkostalraum (ICR) kreuzt. Spürt man den Herzspitzenstoß weiter außen, so ist das Herz möglicherweise krankhaft vergrößert. Beachte: Die erste tastbare Rippe unter dem Schlüsselbein ist die zweite Rippe, darunter liegt der 2. ICR.

Größe und Gewicht

Das gesunde Herz ist etwa so groß wie eine geschlossene Faust und wiegt ca. 300 g. Seine Form ähnelt einem abgestumpften Kegel.

Herzspitze und Herzspitzenstoß

Die **Herzspitze** liegt sehr nahe an der Brustwand. Jeder Herzschlag überträgt sich als Stoß auf die Brustwand. Durch Betasten der Brustwand von außen lässt sich dieser *Herzspitzenstoß* ermitteln und damit die Lage der Herzspitze feststellen (☞ Abb. 15.2).

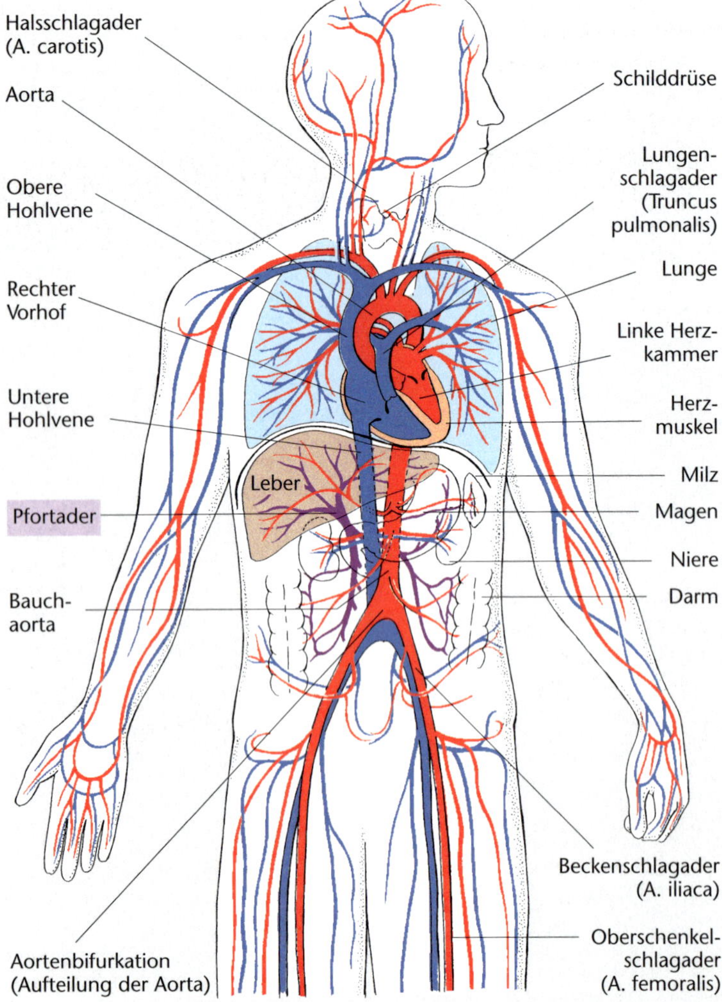

Abb. 15.1: Lungen- und Körperkreislauf (vereinfachte, nicht maßstabsgetreue Übersicht). Die rote Farbe symbolisiert das sauerstoffreiche Blut, das aus der Lunge zum linken Herzen und von dort weiter in den Körperkreislauf fließt. Blau dargestellt ist das sauerstoffarme Blut des Körperkreislaufs, das über das Venensystem und das rechte Herz wieder die Lunge erreicht. Violett gezeichnet ist das Pfortadersystem (Details ☞ 16.2.2).

Merke: Arterien sind vom Herzen wegführende Gefäße, Venen zum Herzen hinführende Gefäße

15.2 Kammern und Klappensystem

15.2.1 Die vier Innenräume

Das Herz ist ein Hohlmuskel mit vier verschiedenen Innenräumen. Dabei hat jedes der beiden Teilsysteme (linke bzw. rechte Herzhälfte) zwei Innenräume (☞ Abb. 15.4):

- Einen kleinen, muskelschwachen **Vorhof** *(Atrium)*, der das Blut aus Körper oder Lunge zunächst „einsammelt“
- Eine **Kammer** *(Ventrikel)*, die das Blut aus dem Vorhof erhält und wieder in den Körper- bzw. Lungenkreislauf presst.

Auch die **Herzscheidewand** *(Septum cardiale)* hat zwei Abschnitte: Das **Vorhofseptum** *(Septum interatriale)* zwischen dem linken und rechten Vorhof und das **Kammerseptum** *(Septum interventriculare)*, das die linke von der rechten Kammer trennt. Diese komplette Trennung der Herzhälften ist beim Fötus noch nicht vorhanden. Vor der Geburt besteht eine ovale Öffnung in der Vorhofscheidewand (Foramen ovale ☞ 22.3).

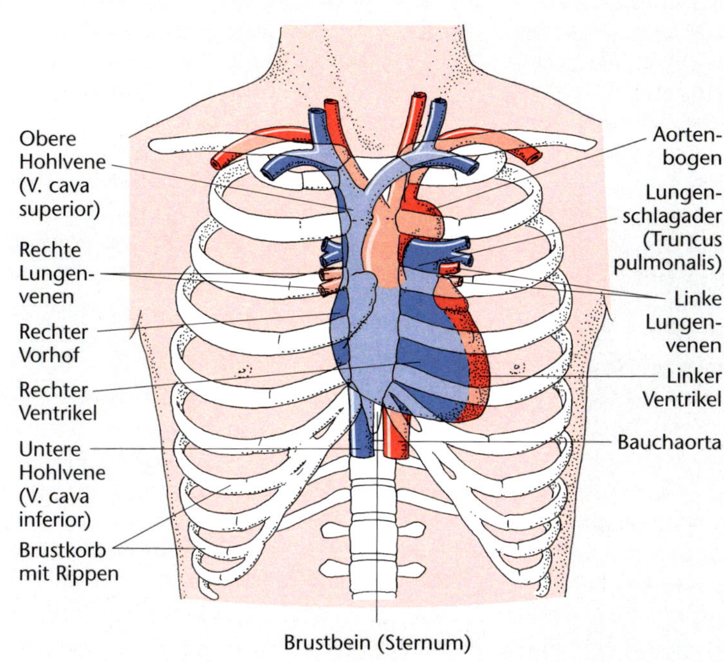

Abb. 15.3: Lage des Herzens im Mediastinum. Als Faustregel kann gelten, dass sich zwei Drittel des Herzens in der linken Brustkorbhälfte und ein Drittel in der rechten Brustkorbhälfte befindet.

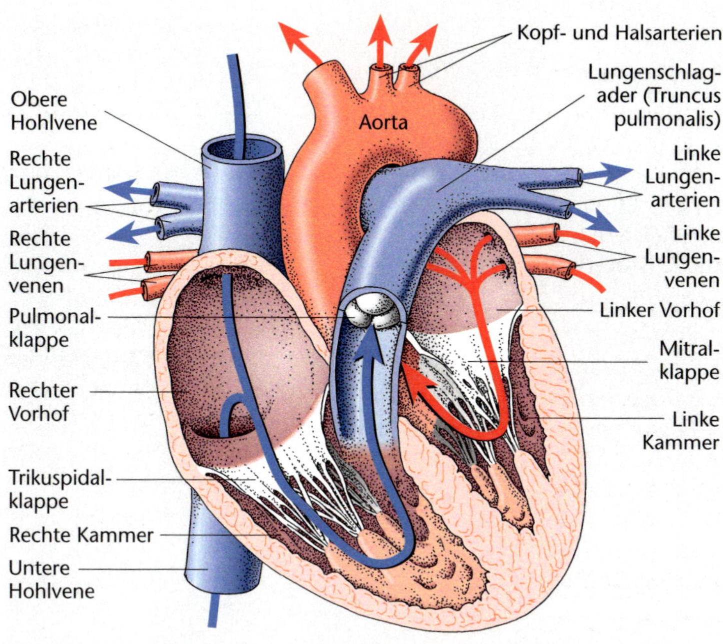

Abb. 15.4: Herz im Längsschnitt. Sauerstoffarmes Blut (blaue Pfeile) gelangt über die Hohlvenen in den rechten Vorhof und danach über die rechte Kammer in die Lunge. Das nach der Lungenpassage sauerstoffreiche Blut (rote Pfeile) strömt über die Lungenvenen in den linken Vorhof, von dort aus in die linke Kammer und dann über die Aorta in den Körperkreislauf.

Vorhof- und Ventrikelseptumdefekt

Bleibt das Foramen ovale nach der Geburt offen oder besteht an anderer Stelle ein Loch in der Vorhofscheidewand, lässt der nun höhere Druck im linken Vorhof einen Teil des Blutes durch diesen **Vorhofseptumdefekt** wieder zurück in den rechten Vorhof strömen. Der Kliniker nennt einen solchen Kurzschluss auch **Shunt**, in diesem Fall *Links-Rechts-Shunt.* Auch die Scheidewand zwischen den beiden Herzkammern kann defekt sein **(Ventrikelseptumdefekt).** Folge ist auch hier ein Links-Rechts-Shunt. Vorhof- und Ventrikelseptumdefekte sind häufige angeborene Herzfehler und durch eine Operation relativ einfach zu korrigieren (☞ Abb. 15.5).

Die Mehrarbeit, welche das Herz durch den Kurzschluss leisten muss, führt oft zur vorzeitigen Herzmuskelschwäche (*Herzinsuffizienz* ☞ 15.6.4). Die Sauerstoffversorgung des Körpers hingegen ist erst gefährdet, wenn es infolge Veränderungen der Lungengefäße zu einer Druckerhöhung im rechten Herzen und damit zu einer Shuntumkehr (d.h. einem *Rechts-Links-Shunt*) kommt.

15.2.2 Das Klappensystem der Herzkammern

Die beiden Herzkammern haben je einen Eingang und einen Ausgang. Die Eingänge führen von den kleinen Vorhöfen in die größeren Herzkammern, die Ausgänge leiten das Blut in die beiden größten Schlagadern des Körpers, die Aorta und den Truncus pulmonalis. An diesen Stellen sitzen die Herzklappen. Jede Klappe lässt sich vom Blutstrom nur in eine Richtung aufdrücken. Kommt der Druck von der anderen Seite, schlägt sie zu und versperrt den Weg. Wie das simple Ventil eines Fahrradschlauchs die unter Druck hineingepresste Luft zurückhält, so sorgen die gesunden Herzklappen dafür, dass das Blut immer nur in Richtung des physiologisch vorgesehenen Blutflusses gepumpt wird.

Wenn eine oder mehrere Klappen defekt sind, kann es zu schweren Störungen der Blutflussrichtung im Herzen, ja sogar zum Versagen des Herzens kommen (☞ 15.2.8).

Mitral- und Trikuspidalklappe

Die Klappen zwischen Vorhöfen und Kammern bestehen aus dünnem weißen Bindegewebe. Deshalb und aufgrund ihrer Form nennt man sie **Segelklappen.** Wegen ihrer Lage zwischen Vorhöfen und Kammern heißen sie auch *linke* und *rechte Atrio-Ventrikular-Klappe* (deutsch: Vorhof-Kammer-Klappe). In der Klinik ist die Abkürzung **AV-Klappe** geläufig.

- Die linke Segelklappe hat zwei Segel und wird als *Bikuspidalklappe* (lat. bi- = zwei) bezeichnet. Mit etwas Phantasie sieht sie aus wie eine Bischofsmütze (Mitra) und heißt daher auch **Mitralklappe**
- Die rechte Segelklappe heißt **Trikuspidalklappe,** weil sie drei Segel (lat. tricuspis = dreizackig) besitzt.

Feine Sehnenfäden verbinden die Zipfel der Segel beider Klappen mit den **Papillarmus-**

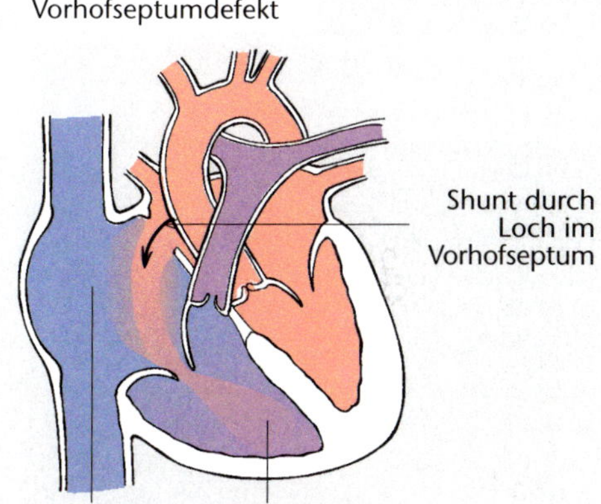

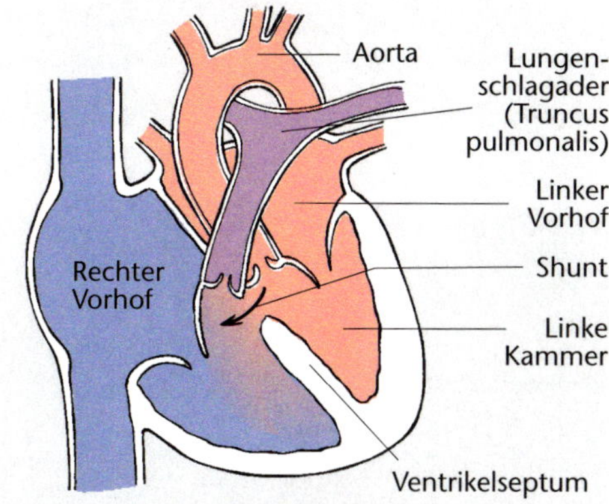

Abb. 15.5: Vorhofseptumdefekt und Ventrikelseptumdefekt. Bei beiden Herzfehlern mischt sich sauerstoffreiches („rotes") mit sauerstoffarmem („blauem") Blut. [A300-190]

15

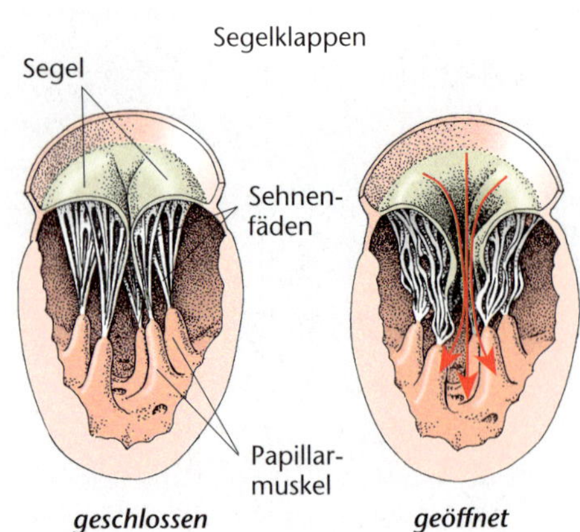

Taschenklappen

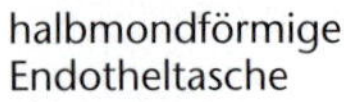

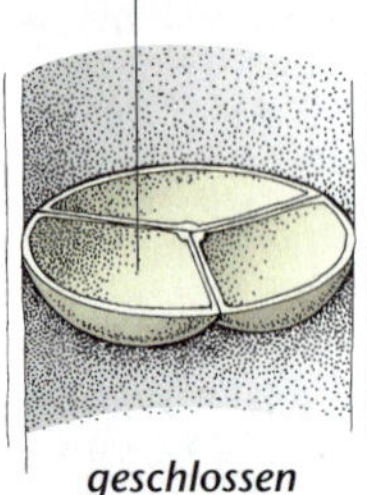

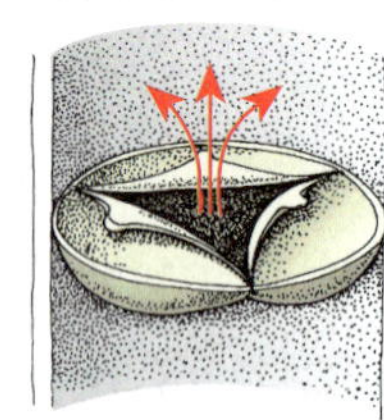

Abb. 15.6: Segel- und Taschenklappen im Vergleich. Die Segelklappen schließen sich passiv durch den Kammerdruck. Die Sehnenfäden, die an den Papillarmuskeln der Kammer ansetzen, verhindern ein Zurückschlagen der Segel in die Vorhöfe. Die Taschenklappen besitzen eine Napfform mit knopfförmigen Bindegewebsverdickungen in der Mitte. Sie schließen sich, wenn der Blutdruck in den Arterien den Kammerdruck übersteigt.

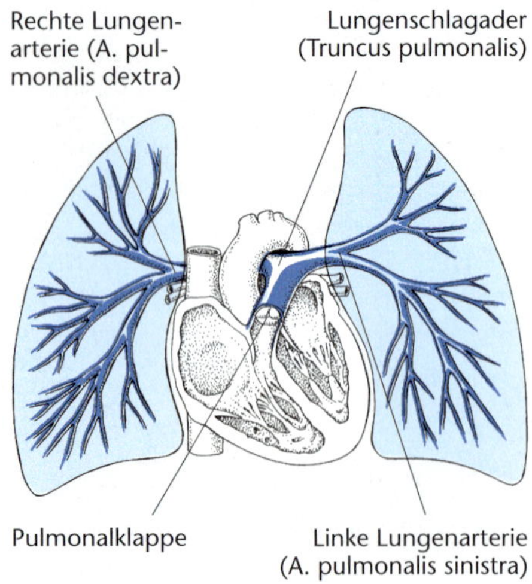

Abb. 15.7: Aufteilung des Truncus pulmonalis in linke und rechte Lungenarterie. Diese teilen sich wiederum in kleinere Lungenarterien auf. Sie folgen im Verlauf den Bronchien und verteilen das sauerstoffarme Blut in alle Winkel des Lungengewebes.

keln, dickeren Muskelzapfen in den Herzkammern. Durch die Verankerung der Segel an den Papillarmuskeln wird verhindert, dass die Segel bei der Kammerkontraktion (Systole ☞ 15.4.2) in die Vorhöfe zurückschlagen.

Aorten- und Pulmonalklappe

Die Klappen zwischen den Kammern und den großen Schlagadern, **Taschenklappen** genannt, bestehen aus je drei taschenartigen Mulden, die wie Schwalbennester an der Innenwand der Schlagadern liegen. Wird das Blut aus der Kammer ausgetrieben, so weichen die Taschen auseinander. Auf diese Weise wird die Klappe geöffnet. Nach beendeter Austreibung füllen sich die Taschen mit zurückströmendem Blut und schließen so dicht aneinanderliegend die Klappe (☞ Abb. 15.6). Es kann kein Blut in die Kammer zurückfließen.

Die Taschenklappe zwischen linker Kammer und Aorta heißt **Aortenklappe**, die zwischen rechter Kammer und Truncus pulmonalis **Pulmonalklappe.**

15.2.3 Die Klappenebene

Wie erwähnt, enthält das Herz zwei Segel- und zwei Taschenklappen. Alle vier Klappen sind an einem Bindegewebsgerüst aufgehängt, das die Vorhöfe von den Kammern trennt und als **Herzskelett** *(Anulus fibrosus)* bezeichnet wird. Die Klappen bilden dort eine Ebene, die **Klappenebene.** Weil die Klappen wie Ventile arbeiten, spricht man auch von der *Ventilebene.*

15.2.4 Der rechte Vorhof

Zwei große Venen führen sauerstoffarmes Blut zum **rechten Vorhof** *(Atrium dextrum).* Beide münden dort ohne Klappen.

- Die **obere Hohlvene** *(Vena cava superior)* sammelt Blut aus der oberen Körperhälfte, also von Kopf, Hals, Armen und Brustwand
- Die **untere Hohlvene** *(Vena cava inferior)* transportiert das aus den Beinen, vom Rumpf und den Bauchorganen kommende Blut.

Auch das Blut, das das Herz selbst verbraucht, fließt in den rechten Vorhof: Das venöse Blut der Herzkranzgefäße (☞ 15.7.1) sammelt sich in einem größeren Gefäß, dem **Sinus coronarius** *(Kranzbucht),* an der Rückseite des Herzens und strömt von dort direkt in den rechten Vorhof.

Beide Vorhöfe besitzen äußerlich gut sichtbare, zipfelförmige Ausbuchtungen, die **Herzohren.** Sie füllen die Nischen zwischen dem Herzen und seinen großen Gefäßstämmen aus. Klinische Bedeutung haben die Herzohren dadurch, dass sich in diesen Aussackungen Blutgerinnsel (*Thromben* ☞ 14.5.7) bilden können, die nach ihrer Ausschleusung aus dem Herzen zu folgenschweren Gefäßverstopfungen *(Embolien)* führen können, etwa der Hirnarterien mit der Folge eines Schlaganfalls (☞ 11.15.8).

15.2.5 Die rechte Kammer

Die **rechte Kammer** *(rechter Ventrikel, Ventriculus dexter)* hat in etwa die Form eines Halbmondes. Betrachtet man den Innenraum der Kammer, so fallen viele vorspringende, dünne Muskelleisten **(Trabekel)** und drei dickere Muskelzapfen auf, die **Papillarmuskeln.** An diesen ist die AV-Klappe des rechten Herzens, die schon erwähnte Trikuspidalklappe, aufgehängt.

Die **Lungenschlagader** *(Truncus pulmonalis)* stellt den „Ausgang" der rechten Kammer dar. Das Blut fließt aus der Kammer über diesen Gefäßstamm in die rechte und linke Lungenarterie *(A. pulmonalis dextra, A. pulmonalis sinistra).* Von dort gelangt es in die beiden Lungenhälften (☞ Abb. 15.7).

Dort, wo sich die rechte Kammer in die Lungenschlagader öffnet, befindet sich die **Pulmonalklappe.**

15.2.6 Der linke Vorhof

Das sauerstoffreiche Blut aus der Lunge fließt über vier horizontal verlaufende Lungenvenen in den **linken Vorhof** *(Atrium sinistrum).* Die Segelklappe, welche die „Tür" zur linken Kammer bildet, ist die Mitralklappe (☞ 15.2.2).

15.2.7 Die linke Kammer

Die Muskulatur der **linken Kammer** *(linker Ventrikel, Ventriculus sinister)* ist die dickste und stärkste des gesamten Herzens – sie ist etwa dreimal so dick wie die der rechten Kammer. An der Innenfläche der linken Kammer sind wiederum Trabekel und (zwei) Papillarmuskeln zu erkennen.

Von der linken Kammer aus wird das Blut in die *große Körperschlagader* **(Aorta)** gepumpt. Die Aortenklappe trennt die linke Kammer von der Aorta. Sie ist ähnlich aufgebaut wie die Pulmonalklappe und wirkt ebenfalls als Ventil: Das Blut kann nur von der Kammer in die Aorta gelangen, nicht aber wieder zurückfließen.

15.2.8 Defekte Klappen

Eine Herzklappe hat zwei Aufgaben: Zum einen muss sie sich öffnen, um den Blutfluss in die vorgegebene Richtung zu ermöglichen, und zum anderen muss sie sich rasch wieder schließen können, damit ein Rückfluss des Blutes *(Reflux)* verhindert wird. Durch krankhafte Veränderungen kann jede dieser Teilfunktionen gestört sein.

Klappenstenosen

Wenn sich die Segel bzw. die Taschen nicht weit genug öffnen, ist die Lichtung der Klappe zu eng. Man spricht dann von einer **Klappenstenose.** Das Herz muss einen höheren Druck aufbringen, um das Blut durch die kleinere Öffnung zu pumpen. Dies kann die Leistungsfähigkeit des Herzens übersteigen, so dass eine *Herzleistungsschwäche* (**Herzinsuffizienz**) entsteht.

Beispielhaft sei hier die *Mitralklappenstenose* genannt. Die verklebten Mitralklappensegel engen die Öffnung zwischen linkem Vorhof und linker Kammer ein. Dadurch kann sich der (muskelschwache) linke Vorhof schlechter entleeren und erweitert sich mit der Zeit. Es resultiert ein Blutrückstau in den Lungenkreislauf. Gleichzeitig sinkt durch die geringere Füllung der linken Kammer die in den Körperkreislauf ausgeworfene Blutmenge.

Klappeninsuffizienzen

Wenn z.B. die Sehnenfäden oder Papillarmuskeln reißen oder nach Entzündungsprozessen Teile der Herzklappen narbig verkürzt sind, schließt die Klappe nicht mehr dicht. Die Ventilfunktion der Klappe geht verloren, und bei jeder Herzaktion strömt trotz „geschlossener" Klappe ein Teil des Blutes entgegen der physiologischen Blutrichtung durch die Klappe zurück. Folge dieser **Klappeninsuffizienzen** ist ebenfalls eine Herzinsuffizienz: Das hin und her pendelnde Blut erfordert eine schließlich kaum mehr zu leistende Mehrarbeit.

Bei der *Mitralklappeninsuffizienz* etwa schließt sich die Mitralklappe nur ungenügend. Durch das entstehende Pendelblut vergrößert sich der linke Vorhof. Dadurch, dass sich die muskelstarke linke Kammer bei langsamer Krankheitsentstehung an die Belastung anpassen (☞ 15.3.2) und trotz des Pendelblutes lange Zeit ausreichend Blut in den Körperkreislauf pumpen kann, bleiben die Patienten bei einer langsam entstandenen Mitralklappeninsuffizienz lange beschwerdefrei oder -arm. Bei der akuten Form droht dagegen rasch ein lebensbedrohliches Lungenödem (☞ 15.6.4).

Klappendilatation, Klappenprothesen

Klappenstenosen können operativ gesprengt oder mit Hilfe von Herzkathetern durch einen Ballon erweitert werden (Ballondilatation). Bei Klappeninsuffizienzen ist die herzchirurgische Rekonstruktion der defekten Klappe oder der Klappenersatz mit künstlichen mechanischen Klappen oder Bioprothesen möglich. Nach wie vor sind solche Operationen mit Komplikationen verbunden. Wegen der großen Thrombosegefahr ist z.B. bei den mechanischen Klappen eine dauernde Antikoagulation der Patienten (☞ 14.5.8) notwendig. Die biologischen Prothesen neigen zu einer fortschreitenden Degeneration und müssen daher nach relativ kurzer Zeit wieder ersetzt werden.

15.3 Der Aufbau der Herzwand

Wie die Wand jedes Hohlorgans besteht auch die Herzwand nicht nur aus Muskulatur. Wird das Herz aufgeschnitten, so zeigen sich verschiedene Schichten. Da jede dieser Schichten *einzeln* erkranken kann und sich daraus unterschiedliche Krankheitsbilder ergeben, ist es wichtig, den Aufbau der Herzwand zu kennen.

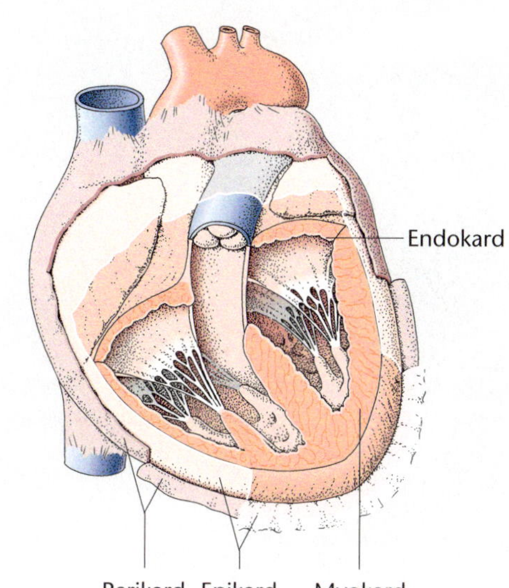

Abb. 15.9: Längsschnitt durch das Herz. Man erkennt den dreischichtigen Aufbau der Herzwand. Die Herzklappen bestehen aus einer doppelten Endokardschicht.

Die Herzwand lässt sich von innen nach außen in drei Schichten gliedern (☞ Abb. 15.9):

- Die *Herzinnenhaut* oder das **Endokard** (ca. 1 mm dick). Sie kleidet den gesamten Innenraum des Herzens aus
- Die *Herzmuskelschicht* oder das **Myokard** (im linken Ventrikel ca. 8–11 mm, im rechten Ventrikel ungefähr 2–4 mm und in den Vorhöfen rund 1 mm dick)
- Die *Herzaußenhaut* oder das **Epikard** (ca. 1 mm dick).

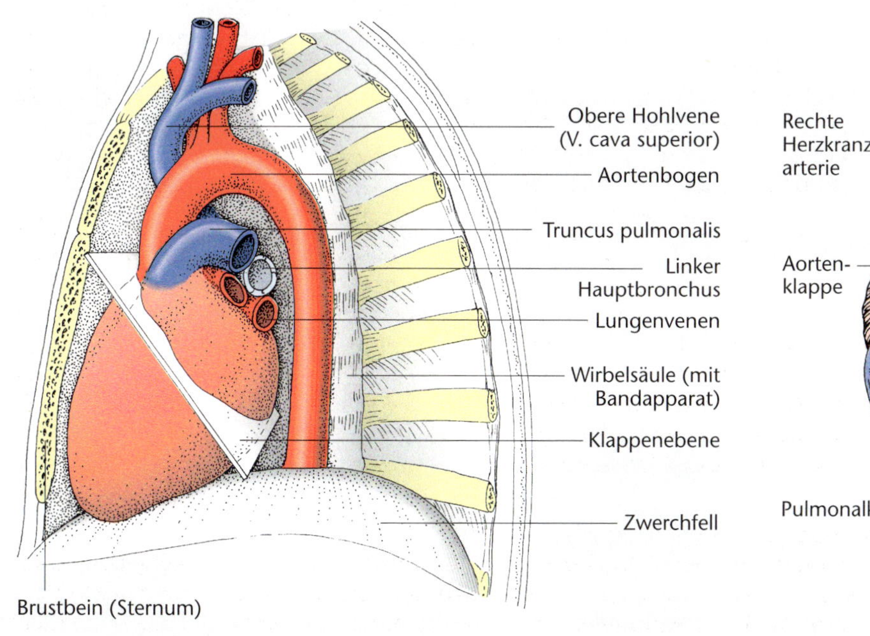

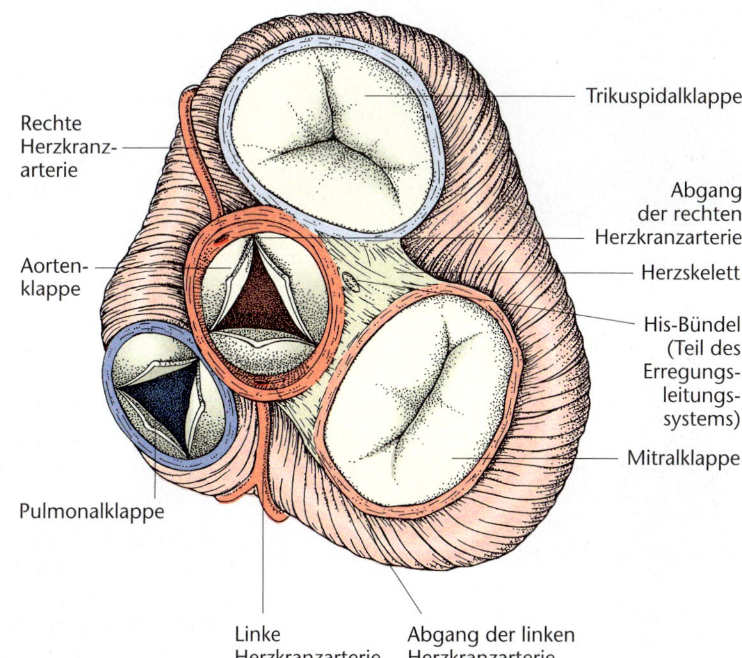

Abb. 15.8: Links: Lage der Klappenebene innerhalb des Herzens. Rechts: Blick von oben auf die Klappenebene nach Abtrennung der Vorhöfe. Alle vier Klappen werden von einem Bindegewebsgerüst zusammengehalten, dem Herzskelett. Man erkennt den Abgang der linken und rechten Herzkranzarterie oberhalb der Aortenklappe aus der Aorta sowie das His-Bündel (☞ 15.5.2), das an dieser Stelle die Klappenebene durchstößt.

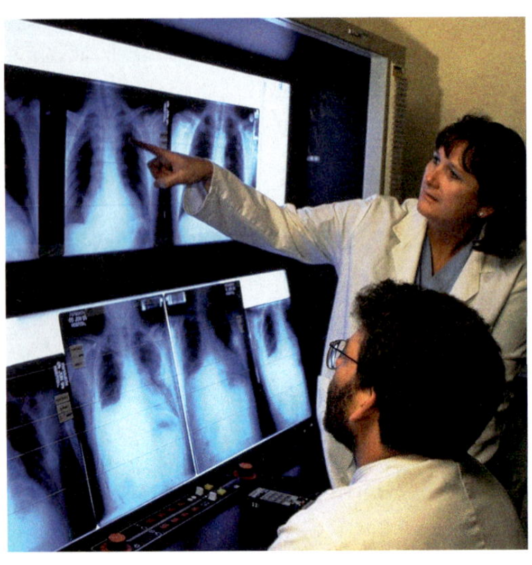

Abb. 15.10: Krankhafte Veränderungen des Herzens und der Lunge werden anhand von Röntgenbildern diskutiert. [J520-214]

Umschlossen wird das Herz vom **Perikard** (ungefähr 1 mm dick), das zusammen mit dem Epikard den *Herzbeutel* (☞ 15.3.3) bildet.

Echokardiographie

Die **Echokardiographie** *(Ultraschalluntersuchung des Herzens)* gehört heute zur Routinediagnostik bei Herz-Kreislauf-Problemen. Je nach Fragestellung wird der Schallkopf dabei auf den Brustkorb aufgesetzt oder in die Speiseröhre eingeführt (*transthorakale* bzw. *transösophageale Echokardiographie*). Mit der Echokardiographie können die Herzgröße, Strukturen und Wandstärke der Kammern und Vorhöfe, Klappen und deren Bewegungsabläufe und bei Kombination mit dem Doppler-Ultraschall Richtung und Größe der Blutströmung im Herzen und den abgehenden Gefäßen beurteilt werden.

15.3.1 Das Endokard

Das **Endokard** ist eine sehr dünne und glatte Epithelschicht, die ähnlich einer Tapete beide Vorhöfe und Kammern auskleidet und die Klappen überzieht.

Endokarditis

Eine infektiöse oder durch Autoantikörper (rheumatisch ☞ 4.6) bedingte Entzündung des Endokards **(Endokarditis)** wirkt sich vor allem an den Klappen aus, da diese lediglich aus einer gefäßlosen, dünnen, mit Endokard überzogenen Bindegewebsplatte bestehen. Als Spätkomplikation treten sehr häufig Klappendefekte auf (☞ 15.2.8, Abb. 15.11).

15.3.2 Das Myokard

Zwischen Endokard und Epikard liegt die *Muskelschicht des Herzens*, das **Myokard.** Das Myokard ist die arbeitende Schicht des Herzens.

Dabei muss die Muskulatur der linken Kammer die größte Kraft aufbringen – von hier aus wird ja das Blut in den Körperkreislauf gepumpt, der dem Herzen einen höheren Austreibungswiderstand entgegensetzt als der Lungenkreislauf. Deshalb ist in der linken Kammer die Myokardschicht am dicksten. Die Vorhöfe haben nur eine dünne Muskelschicht: Sie unterstützen lediglich den Blutfluss vom Vorhof in die Kammer (Details ☞ 15.4.1 und 15.4.3).

Mikroskopisch besteht die Herzmuskulatur aus einem Netz quergestreifter, sich verzweigender Muskelfasern, die die Herzhöhle spiralförmig umwickeln (☞ Abb. 15.12). Funktionell nehmen die Herzmuskelfasern eine Zwischenstellung zwischen glatter und quergestreifter Muskulatur ein, weil sie:

- Spontanaktivität besitzen (also zur Kontraktion keine Nerven- oder Stromimpulse von außen benötigen) und damit der glatten Muskulatur ähneln
- Sich aber trotzdem so schnell wie die Skelettmuskulatur kontrahieren können.

Mehr zum Vergleich von Skelett- und Herzmuskel ☞ 4.4 und 15.5.4.

Herzmuskelhypertrophie

Der Herzmuskel kann sich an lang andauernde Belastungen anpassen, indem die einzelnen Muskelfasern länger und dicker werden. Man bezeichnet dies als *Hypertrophie* (☞ 5.3) der Muskulatur.

15

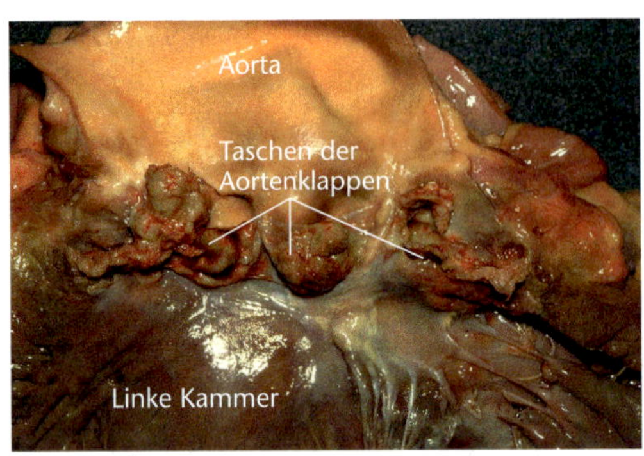

Abb. 15.11: Endokarditis der Aortenklappe mit ulzerativen (geschwürigen) Veränderungen. [T173]

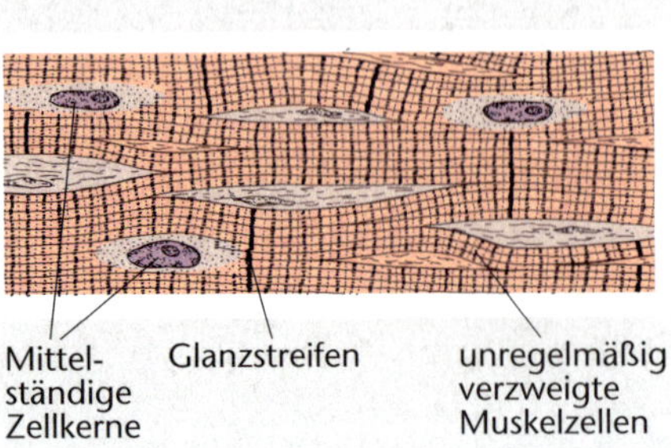

Abb. 15.12: Mikroskopisches Bild der Herzmuskelfasern (Zeichnung). Einen Vergleich mit anderen Muskelfasertypen bietet Abb. 7.15.

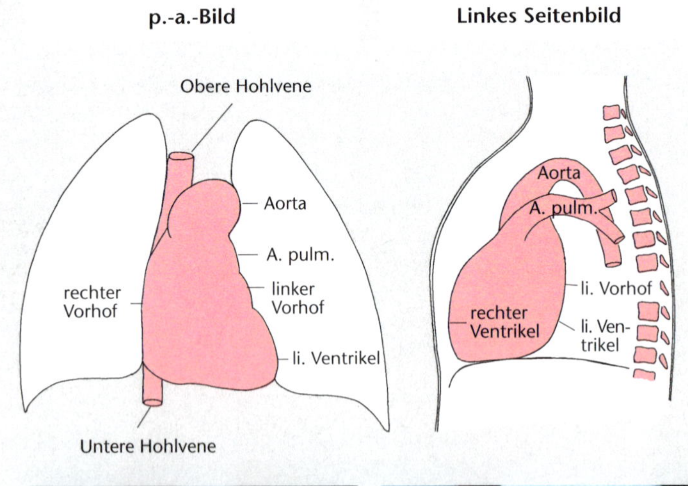

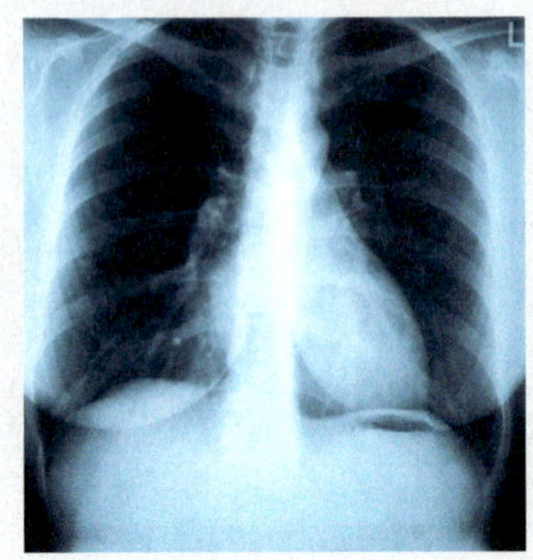

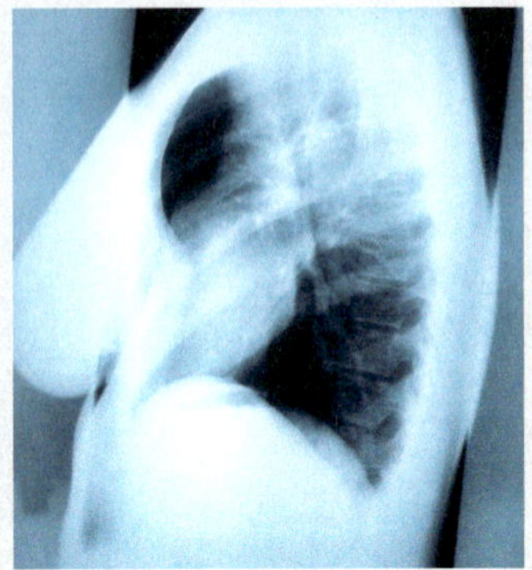

Abb. 15.13: Röntgenbild des Brustkorbs von vorn (der Kliniker sagt „p.-a.-Bild" = posterior-anterior-Bild) und von der Seite. Die Herzform im Röntgenbild gibt Aufschluss über die Größe der einzelnen Herzabschnitte. Abweichungen von der Norm deuten auf eine Herzerkrankung wie z.B. eine Herzinsuffizienz oder einen Klappenfehler hin. [O177]

Physiologisch ist eine (mäßige) Herzhypertrophie bei trainierten Sportlern, vor allem bei Ausdauersportlern. Die Hypertrophie ermöglicht es dem Herzen, eine größere Leistung zu erbringen.

Pathologisch ist jedoch die Herzhypertrophie wegen erhöhter Herzarbeit, z.B. bei Bluthochdruck oder Klappenstenosen. Hier muss das Herz dauernd gegen einen erhöhten Widerstand pumpen. In fortgeschrittenen Stadien erweitern sich durch den größeren Herzinnendruck meist auch die Kammerhohlräume *(Dilatation).*

Aus der Herzmuskelhypertrophie können medizinische Probleme entstehen. Die vergrößerte Herzmuskelmasse muss weiterhin über die Herzkranzgefäße (☞ 15.7.1) mit Sauerstoff ernährt werden. Leider wachsen die Gefäße nicht proportional mit, wenn die Herzmuskelfasern hypertrophieren. Die Transportstrecke vom Blutgefäß zum Muskelfaserinneren wird also bei der Hypertrophie größer. Die Blutversorgung ist ab einer bestimmten Dicke der Muskelfasern deshalb nicht mehr ausreichend (☞ Abb. 15.14).

15.3.3 Der Herzbeutel

Der **Herzbeutel** bildet die bindegewebige Hülle des Herzens:

- Das **Epikard** bildet das innere Blatt des Herzbeutels
- Das **Perikard**, das zum Herzinneren hin aus einer serösen Schicht und nach außen hin aus einer derben Bindegewebsschicht besteht, stellt das äußere Blatt des Herzbeutels dar. Außen ist das Perikard nach unten mit dem Zwerchfell und seitlich mit der Pleura verwachsen. Es fixiert dadurch das Herz im Mediastinalraum.

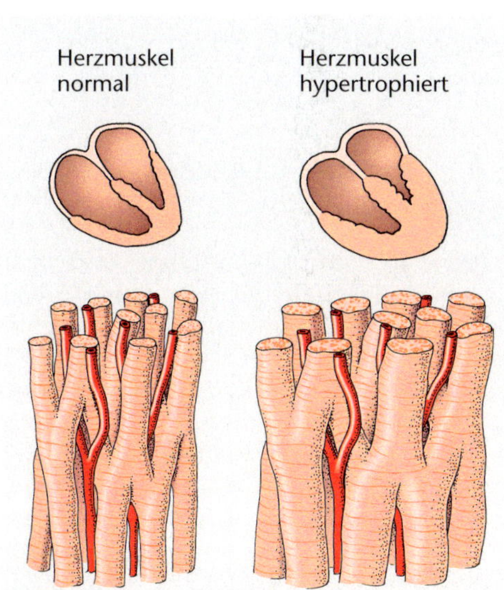

Abb. 15.14: Herzmuskelhypertrophie im Vergleich zum Normalbefund. Das Bild links zeigt die Ernährungssituation für ein normales, 300 g schweres Herz. Nehmen die Muskelfasern deutlich an Umfang zu (rechtes Bild), wird die Transportstrecke für Sauerstoff und Nährstoffe vom Blutgefäß zum Inneren der Faser irgendwann zu lang, um das Innere der Muskelfaser ausreichend ernähren zu können. In der Regel geschieht dies bei einem Herzgewicht von über 500 g. Dieser Wert wird daher auch **kritisches Herzgewicht** genannt; wird er überschritten, ist ein Herzinfarkt eine häufige Folge.

Im Bereich der Pforten für die großen Gefäße des Herzens geht das innere in das äußere Blatt (also Epikard in Perikard) über (☞ Abb. 15.15).

Zwischen Epikard und Perikard befindet sich ein schmaler Spalt, die *Herzbeutel-* oder **Perikardhöhle.** In diesem Spaltraum befindet sich eine geringe Menge klarer Flüssigkeit: die *Herzbeutelflüssigkeit.* Sie dient als Gleitfilm während der Herzaktion und reduziert so die Reibung zwischen den Blättern des Herzbeutels auf ein Minimum. Der Herzbeutel erleichtert also die Bewegungen des Herzmuskels, indem er ein reibungsarmes *Gleitlager* bildet.

Perikarditis und Perikarderguss

Im Rahmen von Entzündungen des Herzbeutels **(Perikarditis)** kann es anfangs zu einer sehr schmerzhaften Reibung der Herzbeutelblätter kommen. Bildet sich in der Folge zwischen beiden Blättern ein *Erguss* (krankhafte Flüssigkeitsansammlung), spricht man von einem **Perikarderguss.**

Da das äußere Blatt des Herzbeutels nur wenig dehnbar ist, übt v.a. ein schnell entstehender Perikarderguss Druck auf das Herz aus (☞ Abb. 15.16). Ist der Erguss massiv, werden die Herzhöhlen eingeengt und können sich nicht mehr ausreichend mit Blut füllen. Die Folge einer solchen **Herzbeuteltamponade** ist eine verminderte Auswurfleistung des Herzens und damit eine plötzliche Herzinsuffizienz (☞ 15.6.4).

15.4 Der Herzzyklus

Beim gesunden Erwachsenen schlägt das Herz in Ruhe etwa 70-mal pro Minute. Mit jedem Schlag *(Kontraktion)* wird Blut aus den Kammern in den Lungen- und in den Körperkreislauf gepumpt. Die Kontraktion verkleinert dabei ruckartig den Innenraum der Herzhöhlen, so dass das Blut herausgeschleudert wird. Anschließend erschlafft die Muskulatur – die Höhlen erweitern sich wieder und füllen sich durch das dabei entstehende Druckgefälle erneut mit Blut.

Systole und Diastole

Die Kontraktionsphase der Herzhöhlen nennt man **Systole.** Sie dauert gut 0,25 Sek. Die Erschlaffungsphase heißt **Diastole.** Ihre Dauer ist stark frequenzabhängig und liegt bei einer Frequenz von 70 Herzschlägen/Minute bei ca. 0,60 Sek.

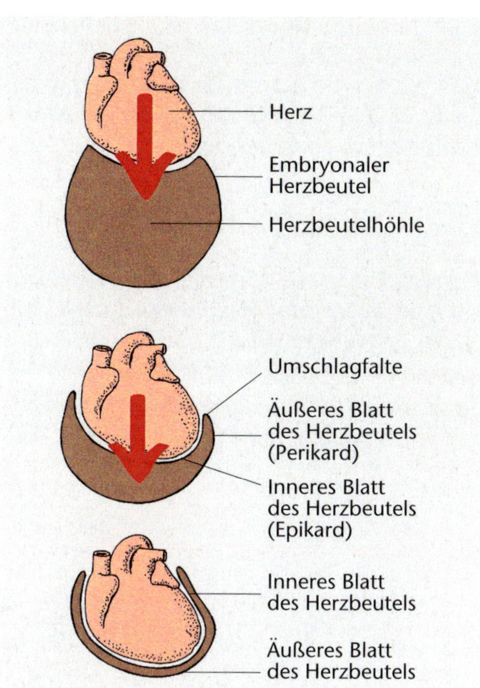

Abb. 15.15: Hineinwachsen des Herzens in den Herzbeutel während der Embryonalzeit. An der Umschlagfalte des embryonalen Herzbeutels geht das äußere Blatt (Perikard) in das innere Blatt (Epikard) über. Einen solchen Übergang findet man an der oberen und unteren Hohlvene, der Aorta sowie am Truncus pulmonalis.

15.4.1 Der Vorhofzyklus

Auch die Vorhöfe unterliegen einem ständigen Wechsel von Kontraktion und Erschlaffung.

Die Phasen des Kontraktionszyklus von Vorhöfen und Kammern sind dabei exakt aufeinander abgestimmt, um dem Herz eine opti-

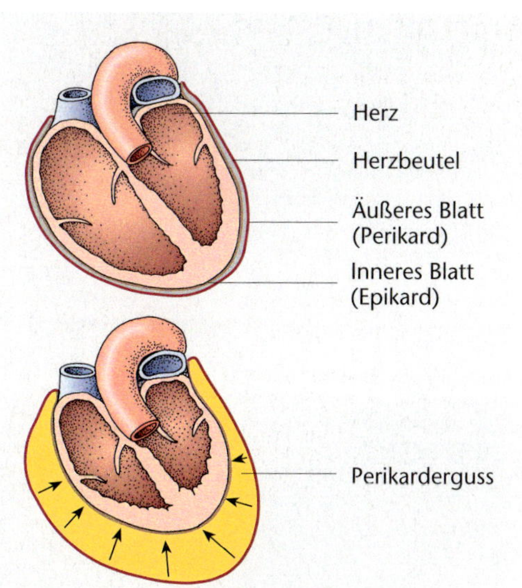

Abb. 15.16: Schematische Darstellung eines Perikardergusses. Da das Perikard kaum elastisch ist, wirkt der Flüssigkeitsdruck vor allem nach innen auf das Herz und beeinträchtigt so die notwendige Blutfüllung der Herzhöhlen: Folglich vermindert sich die Auswurfleistung.

male Auswurfleistung zu ermöglichen: Die Vorhofmuskulatur kontrahiert sich ca. 0,12–0,20 Sek. vor der Kammermuskulatur, so dass am Ende der Diastole möglichst viel Blut in die Kammern gepresst wird.

15.4.2 Der Kammerzyklus

Betrachtet man die Vorgänge in den Herzkammern genauer, kann man den **Kammerzyklus** in vier Phasen einteilen (☞ auch Abb. 15.17):

Die Kammersystole mit den Phasen:

- **Anspannungsphase.** Zu Beginn der Systole sind die Kammern mit Blut gefüllt, die Segel- und Taschenklappen sind geschlossen. Durch Anspannung des Myokards wird Druck auf das Blut ausgeübt. Der intraventrikuläre Druck steigt, ist jedoch noch nicht hoch genug, um die Taschenklappen aufzustoßen
- **Austreibungsphase** *(Auswurfphase)*. Bei zunehmender Muskelkontraktion übersteigt der Druck in der Kammer schließlich den Druck in der Lungenschlagader bzw. der großen Körperschlagader *(Aorta)*: Die Taschenklappen werden aufgestoßen und das Blut in die großen Arterien getrieben. Gegen Ende der Austreibungsphase schließen sich die Taschenklappen, weil der Druck in der Arterie wieder höher als in der Kammer ist (☞ 15.2.2). Die Systole ist beendet, die Diastole beginnt.

Die Kammerdiastole mit den Phasen:

- **Entspannungsphase** *(Erschlaffungsphase)*: Das Kammermyokard erschlafft, die Kammerdrücke sinken ab, alle Klappen sind abermals geschlossen
- **Füllungsphase:** Sinkt der Kammerdruck unter den Vorhofdruck, öffnen sich die Segelklappen, so dass Blut aus den Vorhöfen in die Kammern strömt. Dies geschieht überwiegend passiv (☞ 15.2.2). Die oben erwähnte aktive *Vorhofkontraktion* trägt bei normaler Herzfrequenz nur zu etwa 10% zur Kammerfüllung bei. Selbst wenn der Vorhof nicht mehr zur Kontraktion in der Lage ist (z.B. beim Vorhofflimmern ☞ 15.5.8), gelangt in der Regel noch eine ausreichende Blutmenge in die Kammern. Die Füllungsphase endet mit dem Schließen der Segelklappen – die neue Systole beginnt.

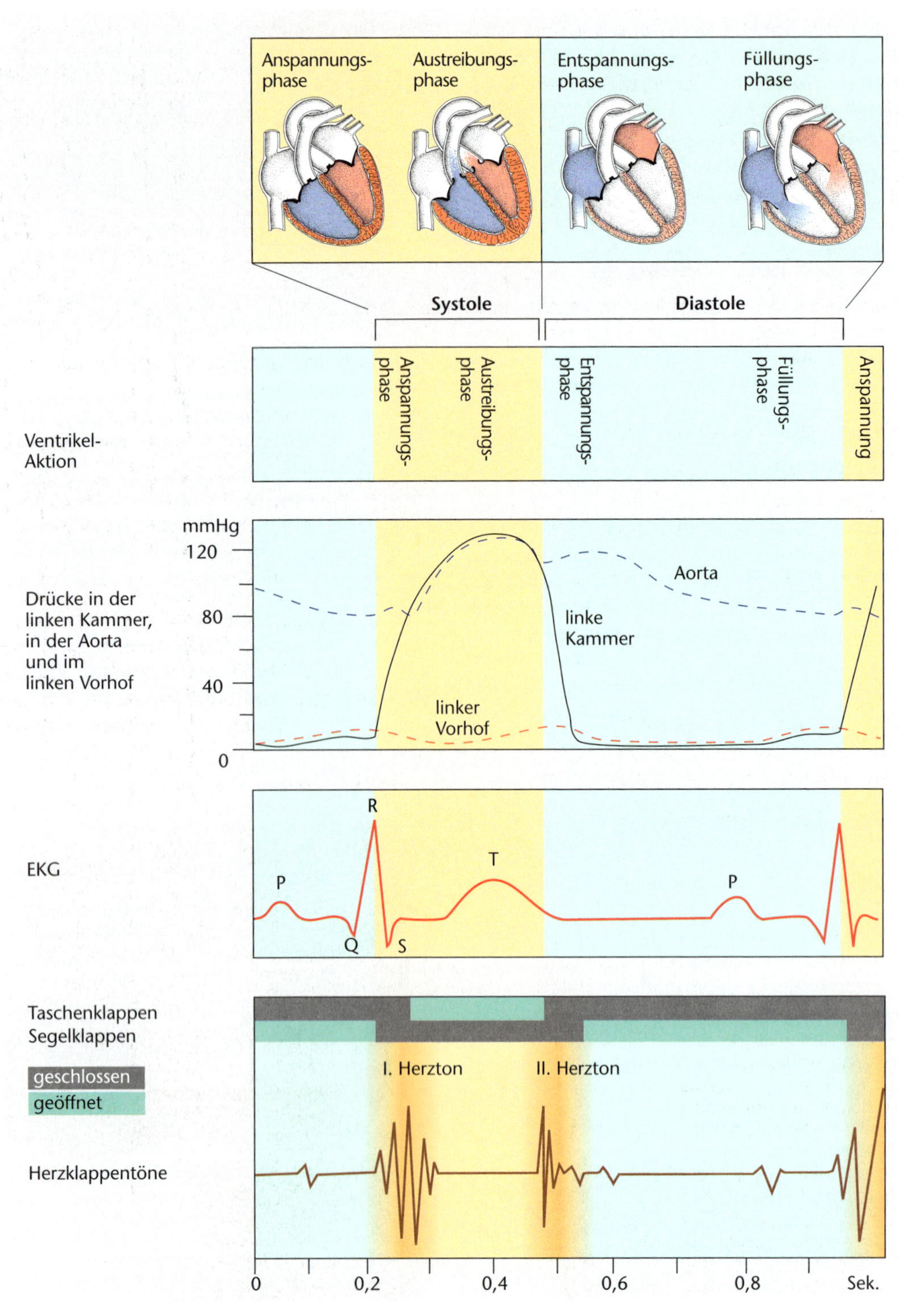

Abb. 15.17: Zusammenfassende Darstellung des Herzzyklus mit Druckverläufen in Aorta, linker Kammer und linkem Vorhof. Außerdem sind die Volumenänderung in der linken Kammer, das EKG und die Herztöne wiedergegeben.

Schlagvolumen

Aus jeder der beiden Kammern werden pro Herzschlag beim gesunden Menschen in Ruhe etwa 70 ml Blut ausgetrieben. Dies entspricht etwa der halben Kammerfüllung.

15.4.3 Der Ventilebenenmechanismus

Während der Austreibungsphase wird nicht nur Blut in die großen Arterien gepresst. Vielmehr verlagert sich die Klappenebene (Ventilebene) des Herzens (☞ 15.2.3 und Abb. 15.8) bei der systolischen Kammerverkleinerung auch in Richtung Herzspitze, so dass die (mittlerweile erschlafften) Vorhöfe gedehnt werden. Die Vorhofdrücke sinken, und aufgrund des dabei entstehenden Druckgefälles strömt Blut *passiv* aus den großen Venen in die Vorhöfe.

Mit der Kammererschlaffung in der Diastole bewegt sich die Klappenebene wieder zurück in Richtung Herzbasis, die Kammern erweitern sich rasch. Nun entsteht ein Druckgefälle zwischen Kammern und Vorhöfen, welches das Blut überwiegend passiv in die Kammern gelangen lässt.

Anschaulich spricht man deshalb vom „Ansaugen" des Blutes in die Vorhöfe bzw. Kammern oder vom Herzen als „*Saug*-Druck-Pumpe".

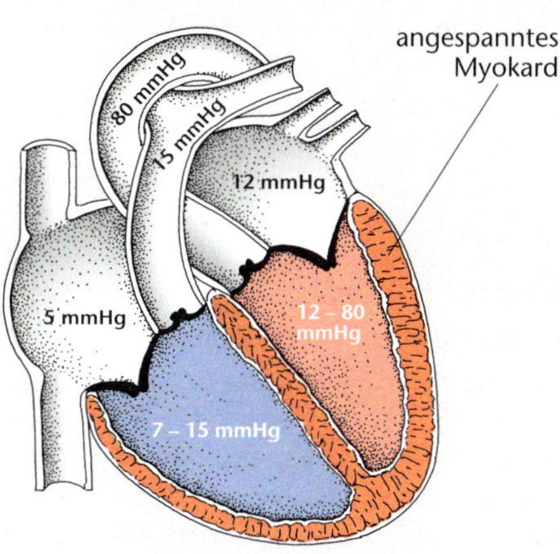

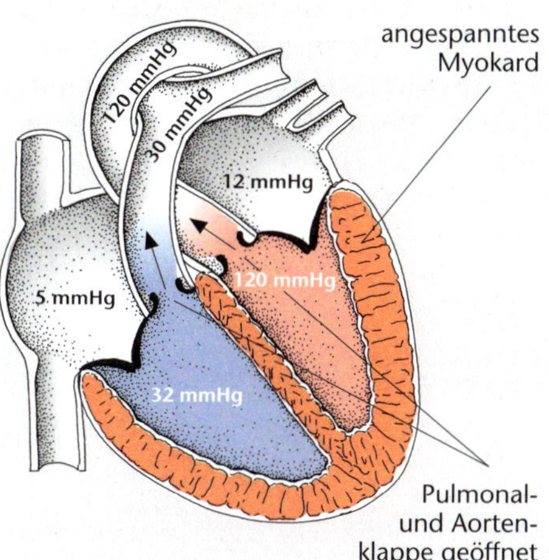

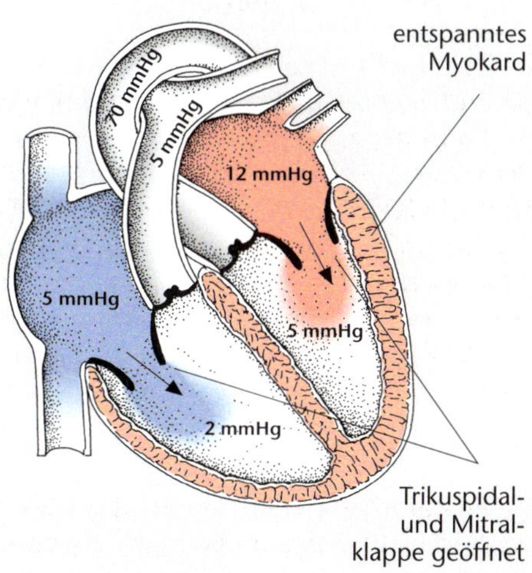

Abb. 15.18: Druckverhältnisse in den verschiedenen Herzräumen in der Systole und Diastole. Die Druckangaben sind Eck- bzw. Mittelwerte. Bei der Systole kann man die Anspannungsphase (in der die Taschenklappen noch geschlossen sind) von der Austreibungsphase unterscheiden. In der Füllungsphase der Diastole strömt das Blut über die Vorhöfe durch Trikuspidal- und Mitralklappe in die Kammern.

15.4.4 Die Druckverhältnisse während des Herzzyklus

Während jedes Herzzyklus ändern sich die Blutdrücke in den vier Innenräumen des Herzens beim Gesunden in typischer und immer gleicher Weise (☞ Abb. 15.17 und 15.18).

Herzkatheteruntersuchung

Für den Kliniker sind diese „Herzdrücke" von großer Bedeutung: Bei allen ausgeprägten Herzerkrankungen wie z.B. Klappendefekten kommt es zu gravierenden Störungen in dem fein abgestimmten Gleichgewicht der Herzdrücke, die ein Kardiologe in speziellen **Herzkatheteruntersuchungen** messen kann.

Beim *Linksherzkatheter* wird über die Leistenarterie ein langer, dünner Katheter unter Röntgenkontrolle in das Herz vorgeschoben. An der Spitze des Katheters sind Drucksensoren angebracht, mit deren Hilfe die Drücke in linkem Vorhof und linker Kammer gemessen werden (☞ auch Abb. 15.17). Beim technisch einfacheren *Rechtsherzkatheter* wird der Katheter nach Punktion einer Vene ins rechte Herz vorgeschoben.

15.4.5 Herztöne und Herzgeräusche

Das Herz arbeitet nicht lautlos. Die durch Muskelanspannung oder Bewegung der Klappen entstehenden Schwingungen werden auf den Brustkorb übertragen, wo sie durch *Auskultation* („Abhorchen" ☞ Abb. 15.19) oder Aufzeichnung mit einem Mikrophon **(Phonokardiographie)** registriert werden können.

Herztöne

Als **Herztöne** werden in der Regel *kurze* Schallereignisse bezeichnet. Am gesunden Herzen lassen sich *zwei* Herztöne auskultieren:

- Den **ersten Herzton** hört man in der Anspannungsphase der Systole. Das Kammermyokard zieht sich ruckartig zusammen, das Blut in den Kammern gerät in Schwingungen. Der erste Herzton heißt daher auch *Anspannungston*
- Der **zweite Herzton** kommt durch das „Zuschlagen" der Aorten- und der Pulmonalklappe zustande. Er kennzeichnet also das Ende der Systole und wird als *Klappenton* bezeichnet.

Gelegentlich kann noch ein **dritter Herzton** auskultiert werden, der durch den Bluteinstrom in die Kammern zu Beginn der Diastole hervorgerufen wird und physiologisch oder pathologisch sein kann. Ein durch die Vorhofsystole bedingter **vierter Herzton** ist meistens pathologisch. Als **Galopprhythmus** wird ein Dreiertakt durch einen dritten oder vierten Herzton bezeichnet.

Herzgeräusche

Herzgeräusche sind in der Regel durch Turbulenzen im Blutstrom bedingt. Sie dauern länger als die Herztöne und schwellen langsam an und ab. Während Herzgeräusche bei Kindern oft harmlos sind, weisen sie beim Erwachsenen auf einen gestörten Blutfluss hin.

Systolikum und Diastolikum
Hört man das Herzgeräusch während der Systole, so spricht man von einem **Systolikum,** tritt das Herzgeräusch während der Diastole auf, so nennt man es **Diastolikum.**

Bei einer Klappenstenose (☞ 15.2.8) „zwängt" sich das Blut z.B. durch eine zu enge Öffnung: Es bilden sich Wirbel, die, ähnlich wie bei einer Flussenge, Geräusche erzeugen. Schließt eine Klappe nicht dicht, so kommt es zum Zurückschwappen *(Reflux)* von Blut. Auch dies erzeugt abnorme Herzgeräusche.

15

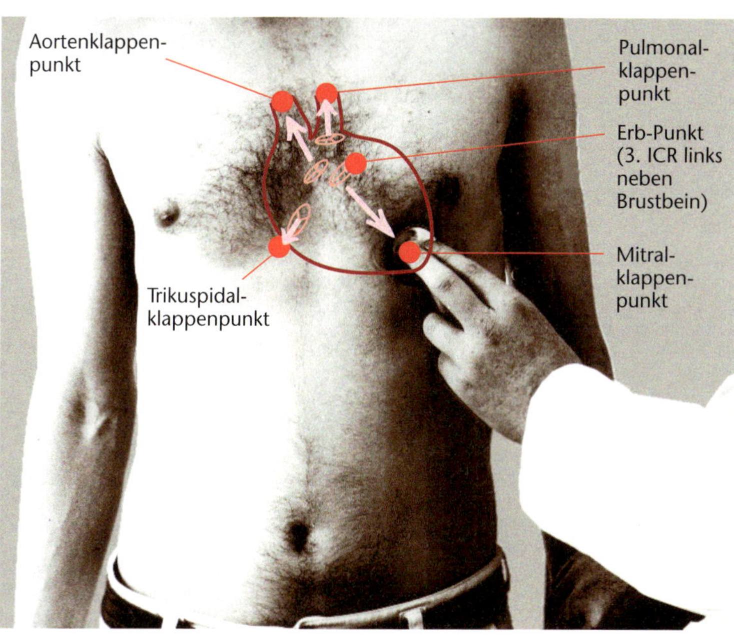

Abb. 15.19: Auskultation eines Patienten. Aufgezeichnet sind die Projektion der vier Klappen auf die Herzwand und die besten Abhör- oder Ableitstellen für die einzelnen Klappen. Die Pfeile markieren die Richtung der akustischen Ausbreitung von Herztönen und -geräuschen. Am Erb-Punkt hört man den ersten und zweien Herzton meist am lautesten und kann sich so einen Überblick über die Herzaktionen verschaffen (ICR = Interkostalraum).

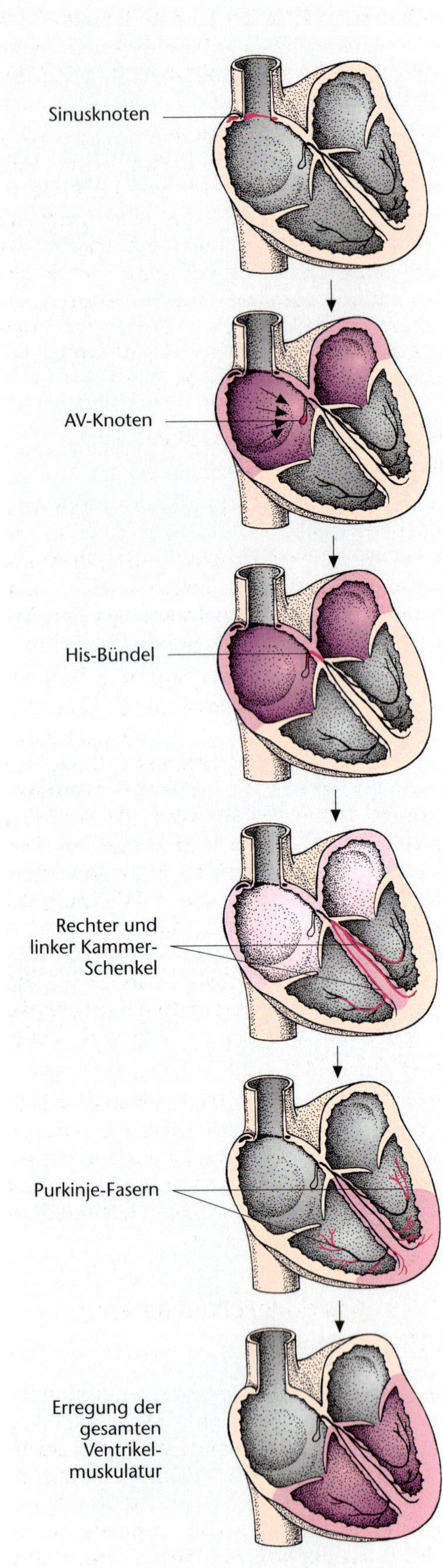

Abb. 15.20: Die Erregungsausbreitung. Die violetten Flächen kennzeichnen die erregten Myokardanteile. Zunächst kontrahiert sich die Vorhofmuskulatur. Danach greift die Erregung auf die Kammern über, wobei sich zuerst das Septum kontrahiert.

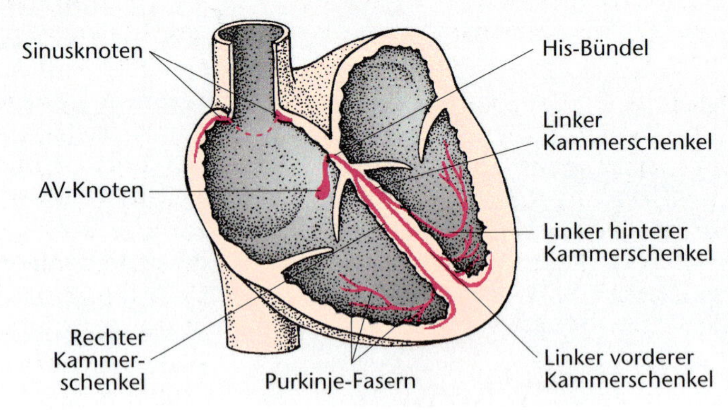

Abb. 15.21: Erregungsleitungssystem des Herzens mit schematischer Darstellung von Sinusknoten, AV-Knoten, Kammerschenkeln und Purkinje-Fasern. Das His-Bündel durchstößt die Klappenebene (☞ Abb. 15.8).

Oft ergibt allein die Auskultation des Herzens den Verdacht auf eine Klappenstenose oder eine Klappeninsuffizienz. Der Arzt leitet in einem solchen Fall eine *kardiologische Diagnostik* ein, die immer zumindest ein **EKG** (*Elektrokardiogramm* ☞ 15.5.5), eine Echokardiographie (☞ 15.3) und eine Röntgenaufnahme des Thorax (☞ Abb. 15.10 und 15.13) einschließt.

15.5 Erregungsbildung und Erregungsleitung

15.5.1 Die Autonomie des Herzens

Jeder Muskel benötigt einen elektrischen Impuls, um sich zu kontrahieren (☞ 7.3.5). Dies gilt ebenso für den Skelettmuskel wie für den Herzmuskel. Doch während der Skelettmuskel durch einen Nerv zur Kontraktion angeregt wird, erregt sich das Herz selbst – erkennbar daran, dass das Herz in geeigneter Nährlösung auch außerhalb des Körpers weiterschlägt. Der Antrieb für die Herztätigkeit liegt also im Herzen selbst, das Herz arbeitet **autonom** (unabhängig).

Zwar erhält das Herz auch vom ZNS (über den Sympathikus und den Parasympathikus) Impulse, die zum Herzen ziehenden Nerven haben aber nur einen begrenzten regulierenden, keinen taktgebenden Einfluss (☞ auch 11.12). Sie beeinflussen vor allem die Herzfrequenz und die Herzschlagstärke, dass heißt, sie sorgen je nach momentaner Belastung für einen schnelleren oder langsameren Herzschlag und für eine unterschiedliche Kontraktionskraft. Das Herz würde aber auch ohne sie arbeiten. Dies zeigt auch die Tatsache, dass bei hirntoten Patienten, bei denen also die ZNS-Funktionen größtenteils ausgefallen sind, das Herz trotzdem regelmäßig weiterschlägt.

Diese Selbständigkeit verdankt das Herz einem System spezialisierter (Herz-)Muskelzellen, die in der Lage sind, Erregungen zu bilden und diese schnell weiterzuleiten. Dieses System spezialisierter Muskelzellen nennt man daher **Erregungsbildungs-** und **Erregungsleitungssystem.**

15.5.2 Der physiologische Erregungsablauf

Die wichtigste Struktur für die Erregungsbildung ist der **Sinusknoten** in der Wand des rechten Vorhofes unmittelbar an der Mündungsstelle der oberen Hohlvene. Vom Sinusknoten gehen normalerweise alle Erregungen für die rhythmischen Kontraktionen des Herzens aus, er bestimmt die Häufigkeit des Herzschlags, die *Herzfrequenz*. Aus diesem Grund wird er auch als *Schrittmacher* des Herzens bezeichnet.

Vom Sinusknoten gelangt die Erregung ohne spezielles Leitungssystem über die normale Vorhofmuskulatur zu einem weiteren Schrittmacherzentrum, dem AV-Knoten.

Den **AV-Knoten** findet man am Boden des rechten Vorhofes dicht an der Vorhofscheidewand. Er liegt also nahe der Grenze zwischen Vorhof und Kammer. Dieser Tatsache verdankt er auch seinen Namen (**AV-Knoten** = *Atrio-Ventrikular-**Knoten***). Er nimmt die Erregungen von der Vorhofmuskulatur auf und leitet sie weiter zum His-Bündel.

Das **His-Bündel** ist sehr kurz und verläuft am Boden des rechten Vorhofes in Richtung Kammerscheidewand. Dort teilt es sich in einen rechten und einen linken Kammerschenkel (☞ Abb. 15.21).

Die **Kammerschenkel** (auch *Tawara-Schenkel* genannt) ziehen an beiden Seiten der Kammerscheidewand herzspitzenwärts und zweigen sich dort weiter auf. Jeder Kammerschenkel leitet die Erregungen zu jeweils einer Kammer weiter.

Die Endabzweigungen der Kammerschenkel nennt man **Purkinje-Fasern.** Die Erregungen gehen dann von den Purkinje-Fasern direkt auf die Kammermuskulatur über.

Was ist der Sinn einer derart komplizierten Erregungsleitung?

Die Strukturen des Erregungsleitungssystems haben die Aufgabe, die Erregung mit *hoher Geschwindigkeit* über den ganzen Herzmuskel zu verteilen. Die Muskelzellen in den verschiedenen Herzregionen werden so fast gleichzeitig erregt *(Synchronisierung der Herzaktion)*, was eine effektive Kontraktion des Herzens gewährleistet.

Lediglich im AV-Knoten erfährt die Erregungsleitung eine leichte Verzögerung. Diese Verzögerung sorgt dafür, dass sich *erst* der Vorhof und *dann* die Kammer zusammenzieht. Auf diese Weise wird die Kammer zunächst noch stärker mit Blut aus dem Vorhof gefüllt, bevor sie sich kontrahiert und Blut in den Kreislauf pumpt (☞ Abb. 15.22).

15.5.3 Die Grundlagen der Erregungsbildung

Wie bei der Skelettmuskel- und der Nervenzelle, so kann man auch bei der Herzmuskelzelle ein *Ruhepotential* (Ruhezustand, „Aus") von einem *Aktionspotential* (Aktionszustand, „Ein") unterscheiden (☞ auch 7.3.5 und 10.3.1).

Bei der Arbeitsmuskulatur des Herzens ist – wie bei der Skelettmuskulatur – das Ruhepotential physiologischerweise stabil. Ein Aktionspotential wird nur ausgelöst, wenn ein von *außen* kommender Impuls die Zellmembran zuvor bis zum Schwellenpotential depolarisiert hat.

Bei den Zellen des Erregungsbildungs- und -leitungssystems hingegen ist das Ruhepotential nicht stabil. Vielmehr steigt das Ruhepotential nach einem Aktionspotential von seinem negativsten Wert **(maximales diastolisches Potential)** kontinuierlich an, bis das Schwellenpotential erreicht ist und ein neues Aktionspotential ausgelöst wird. Dieser Vorgang wird als **diastolische Selbstdepolarisation** bezeichnet und ist die Grundlage der Erregungsbildung im Herzen.

Warum nun gehen beim Gesunden alle Erregungen vom Sinusknoten aus, wenn doch prinzipiell alle Zellen des Erregungsbildungs- und -leitungssystems zur Selbstdepolarisation befähigt sind?

Dies liegt vor allem darin begründet, dass die diastolische Selbstdepolarisation beim Sinusknoten am raschesten verläuft und die Zeitdauer vom maximalen diastolischen Potential bis zum Erreichen des Schwellenpotentials somit am kürzesten ist. Auch die Repolarisation nach einem Aktionspotential verläuft beim Sinusknoten schneller als bei den übrigen Zellen des Erregungsbildungssystems, so dass der Sinusknoten schneller wieder vom maximalen diastolischen Potential aus „starten" kann. Der Sinusknoten „feuert" so in der Regel am schnellsten, und eine vom Sinusknoten ausgehende Erregung erreicht die nachgeordneten Zentren von außen, bevor diese überhaupt bei ihrem eigenen Schwellenpotential angelangt sind.

Zu diesen beim Gesunden also lebenslang „unterdrückten" **nachgeordneten** *(sekundären)* **Erregungszentren** zählen der AV-Knoten, das His-Bündel, die Kammerschenkel und die Purkinje-Fasern (☞ Abb. 15.20).

Manchmal aber ist die Fähigkeit der nachgeordneten Zentren zur Erregungsbildung lebensrettend: Fällt die Erregungsbildung im Sinusknoten aus oder wird diese nicht bis zur Kammer weitergeleitet, so übernimmt eines der nachgeordneten Zentren die Aufgabe des „Schrittmachers" für die Kammer. In der Regel ist dies der AV-Knoten, da er die höchste Eigenfrequenz (40–60 Erregungen/Min.) nach dem Sinusknoten hat. Die Kammer schlägt dann also 40- bis 60-mal pro Minute.

15.5.4 Besonderheiten des Herzmuskels

Wird ein Skelett- oder Herzmuskel durch einen Stromstoß gereizt, so kommt es zu einer Kontraktion. Zwischen der Erregbarkeit eines Skelettmuskels und der des Herzmuskels gibt es jedoch wichtige Unterschiede:

Das Alles-oder-Nichts-Prinzip des Herzens

Hat der Stromstoß eine bestimmte Schwelle überschritten (überschwelliger Reiz), so kontrahiert sich der Skelettmuskel. Wird der Stromstoß (Reiz) verstärkt, wird auch die Kontraktion stärker (☞ 7.3.5). Diese abgestufte Kontraktionsstärke beruht auf der *Rekrutierung* (Beteiligung) einer unterschiedlichen Zahl motorischer Einheiten, die *getrennt* voneinander erregt werden können (☞ 7.3.5).

Beim Herzmuskel ist es anders: Da die einzelnen Herzmuskelzellen elektrisch nicht gegeneinander isoliert sind, gibt es für die Erregungen keine „Grenzen", und eine Erregung erfasst immer *alle* Herzmuskelzellen oder *gar keine*. Entweder erzeugt der Reiz also eine stets gleich starke oder gar keine Kontraktion **(Alles-oder-Nichts-Prinzip)**. Es ist nicht möglich, durch Steigerung der Reizintensität eine stärkere Kontraktion zu erzeugen.

Die Nicht-Tetanisierbarkeit des Herzmuskels

Unmittelbar nach einer Aktion ist der Skelett- wie der Herzmuskel für eine gewisse Zeit durch einen weiteren Reiz unerregbar. Die Muskelzelle antwortet nicht mit einer Kontraktion, sondern ist **refraktär** *(unempfänglich)*. Diese Zeit wird **Refraktärzeit** genannt.

Die Refraktärzeit steht in enger Beziehung zur Dauer des Aktionspotentials und ist beim Herzen mit 0,3 Sek. relativ lang. Dies hat einen guten Grund: die Refraktärzeit schützt den Herzmuskel vor einer zu schnellen Kontraktionsfolge. Beim Skelettmuskel (der ein sehr kurzes Aktionspotential und eine im Vergleich zum Herzmuskel ca. 100-mal kürzere Refraktärzeit hat) kann durch Erhöhung der Erregungsfrequenz eine Dauerkontraktion **(Tetanus)** ausgelöst werden – er ist *tetanisierbar*. Eine Dauerkontraktion wäre aber beim Herzen tödlich, denn das Herz braucht die (lange) Erschlaffungsphase, um sich wieder mit Blut zu füllen.

Kurz vor Ende der Refraktärzeit liegt jedoch eine kritische Phase für das Herz: wenn zu dieser Zeit, in der schon wieder ein Teil der Fasern erregbar ist, ein Reiz eintrifft, kann unter Umständen ein rasend schnelles Kammerflimmern (☞ 15.5.8) entstehen.

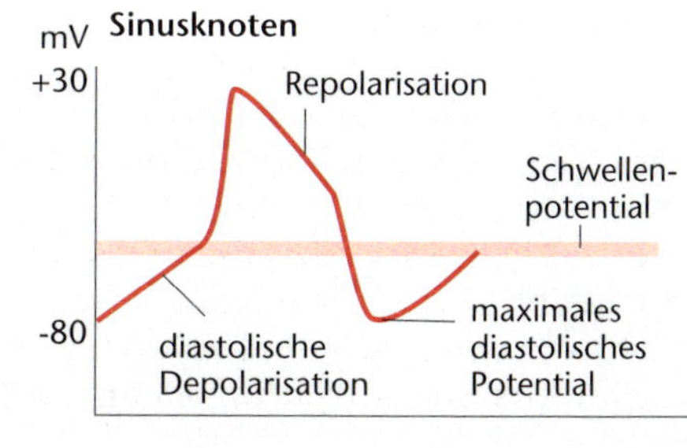

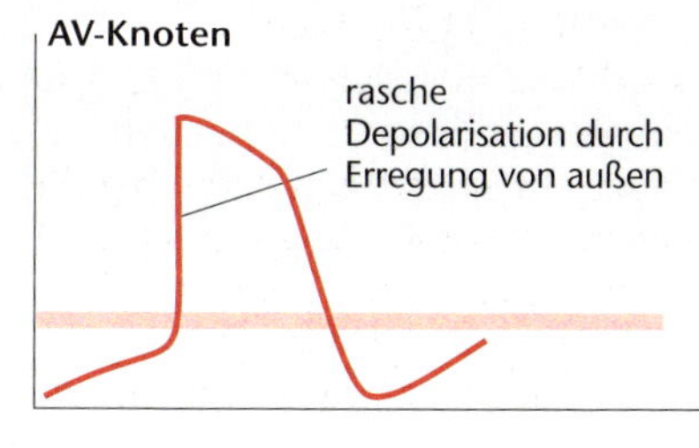

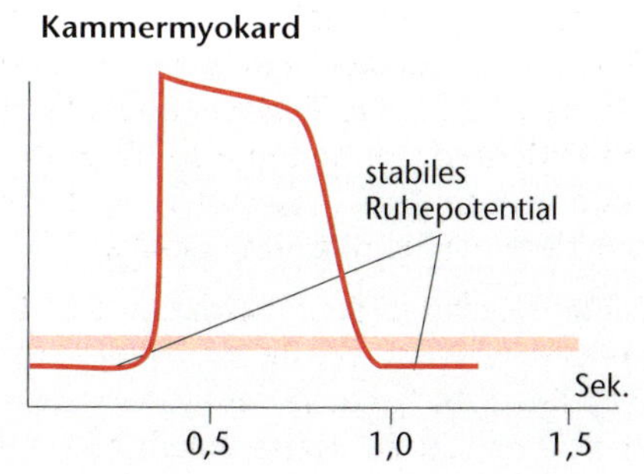

Abb. 15.22: Aktionspotentiale des Sinusknotens, des AV-Knotens und des Kammermyokards im Vergleich.

15.5.5 Das Elektrokardiogramm (EKG)

Die elektrische Erregung des Sinusknotens breitet sich also auf einem vorgegebenen Weg im Herzen aus. Es kommt dabei zu einem (wenn auch geringen) *Stromfluss*. Der Stromimpuls macht dabei nicht an den äußeren Grenzen des Herzens halt, sondern breitet sich bis auf die Körperoberfläche aus. Daher lässt er sich auch an der Brustwand oder an Armen und Beinen messen. Diese Stromflusskurve des Herzens heißt *Elektrokardiogramm* oder kurz **EKG**.

Meist wird ein **Ruhe-EKG** abgeleitet, bei dem der Patient ruhig auf einer Liege oder im Bett

15

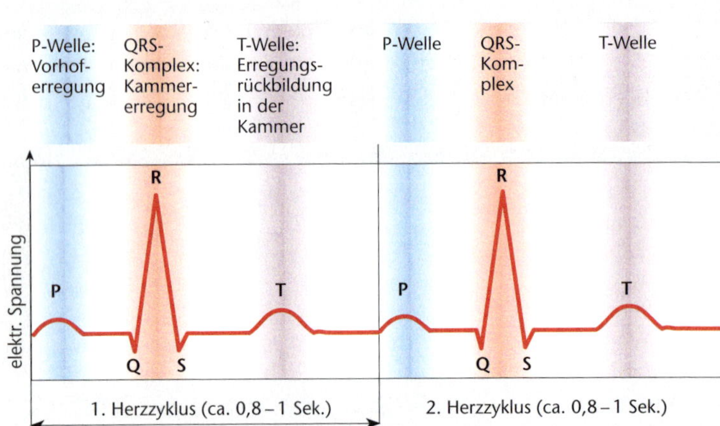

Abb. 15.23: Standard-EKG eines Gesunden.

liegt. Um standardisierte und damit auswertbare Ergebnisse zu erhalten, sind die Punkte zur Ableitung der Herzströme genau definiert (☞ auch Abb. 15.24).

Die vier Elektroden für die **Extremitätenableitungen** werden an den Hand- und Fußgelenken befestigt. Dabei müssen die Farben der einzelnen Elektroden beachtet werden Die sechs Elektroden für die **Brustwandableitungen** werden an genau definierten Punkten am Brustkorb angebracht: V_1 über dem 4. ICR (Interkostalraum) rechts neben dem Brustbein, V_2 über dem 4. ICR links neben dem Brustbein, V_4 im 5. ICR in der Mediklavikularlinie, V_3 auf der Mitte der Verbindungslinie zwischen V_2 und V_4, V_5 und V_6 auf gleicher Höhe wie V_4, jedoch einmal am Vorderrand der Achselhöhle und einmal unterhalb der Achselhöhle.

Das **Belastungs-EKG** dient der Diagnose und Verlaufskontrolle von Durchblutungsstörungen des Herzens (☞ 15.7.2), die unter körperlicher Belastung (z.B. durch Fahrradergometer, Laufband, Kniebeugen) auftreten. Ein **Langzeit-EKG** (meist über 24 Stunden) soll nur zeitweise auftretende Herzrhythmusstörungen aufdecken.

Beim Gesunden zeigt das EKG eine typische Abfolge regelmäßig wiederkehrender *Zacken, Wellen, Strecken* und *Komplexe* (☞ Abb. 15.23): Die **P-Welle**, mit der der elektrische Herzzyklus beginnt, entspricht der *Vorhoferregung*. Die **PQ-Zeit**, die mit der P-Welle beginnt und mit Beginn des QRS-Komplexes aufhört, gibt die *atrioventrikuläre Überleitungszeit* an.

Der **QRS-Komplex** entspricht der *Kammererregung*, die **T-Welle** der *Erregungsrückbildung* in der Kammer. Die Erregungsrückbildung in den Vorhöfen wird vom QRS-Komplex überlagert und ist daher nicht sichtbar. Die **Q-Zacke** zeigt die Erregung des Kammerseptums, die **R-Zacke** die Erregung des größten Anteils des Kammermyokards und die **S-Zacke** die Erregung der „letzten Ecke" des Myokards, der linken Kammer. Die **QT-Zeit** deckt die gesamte elektrische Kammersystole ab.

Aus dem Abstand von einer P-Welle zur nächsten bzw. von einer R-Zacke zur nächsten ergibt sich die **Herzfrequenz**, d.h. die Anzahl der Herzschläge pro Zeiteinheit, in der Regel pro Minute.

Tachykardie und Bradykardie

Bei einer **Tachykardie** schlägt das Herz zu schnell, je nach Situation häufiger als 80–90 Herzschläge/Minute. Umgekehrt liegt die Herzfrequenz bei der **Bradykardie** mit weniger als 50–60 Herzschlägen/Minute zu niedrig.

Aussagemöglichkeiten des EKGs

Das EKG gestattet also Aussagen über Herzrhythmus und -frequenz und ermöglicht, Störungen der Erregungsbildung, -ausbreitung und -rückbildung zu erkennen und zu lokalisieren. Das EKG kann damit auch Veränderungen an der Arbeitsmuskulatur aufzeigen: Stirbt z.B. ein Teil des Muskelgewebes ab (Herzinfarkt ☞ 15.7.3), so wird hier der Strom nicht mehr weitergeleitet. Das Gebiet ist sozusagen „elektrisch stumm". Da dies oft zu typischen EKG-Veränderungen führt (☞ Abb. 15.39), hat das EKG in der Diagnostik des

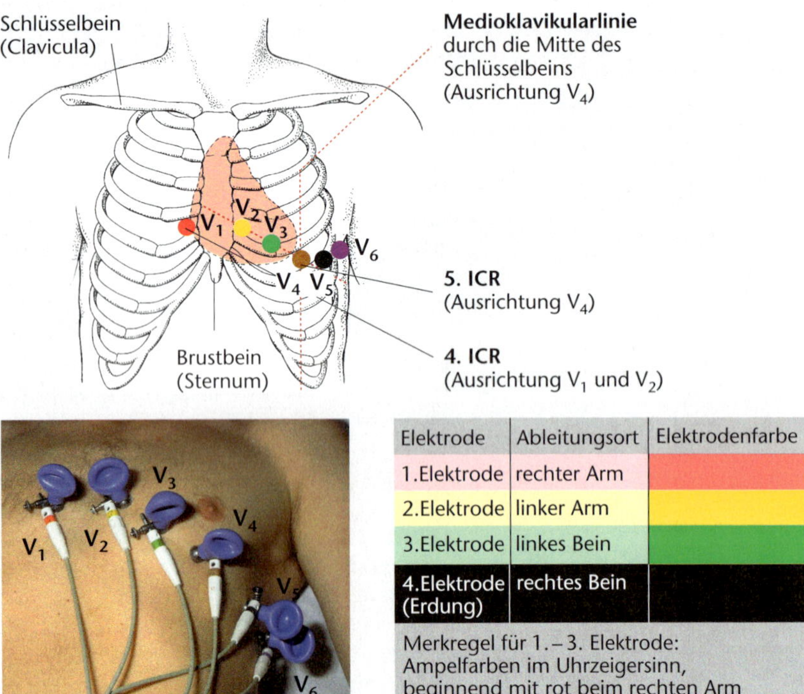

Elektrode	Ableitungsort	Elektrodenfarbe
1.Elektrode	rechter Arm	
2.Elektrode	linker Arm	
3.Elektrode	linkes Bein	
4.Elektrode (Erdung)	rechtes Bein	

Merkregel für 1.–3. Elektrode: Ampelfarben im Uhrzeigersinn, beginnend mit rot beim rechten Arm

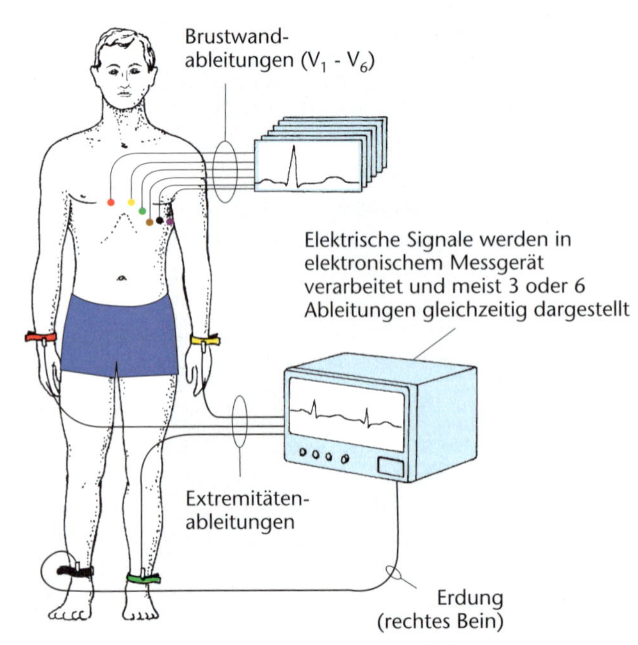

Abb. 15.24: Platzierung der EKG-Elektroden auf der Brustwand und an den Extremitäten. Man unterscheidet die Brustwandableitungen von den Extremitätenableitungen. Rechts die Platzierung der Elektroden für die Extremitätenableitungen, links diejenige für die Brustwandableitungen.

Herzinfarktes einen hohen Stellenwert. Auch pathologische Elektrolytveränderungen im Blut spiegeln sich in typischen EKG-Mustern wider (☞ Abb. 15.29).

15.5.6 AV-Blockierungen

Bei Herzerkrankungen kann die Erregungsüberleitung vom Vorhof zur Kammer krankhaft verzögert oder gar unterbrochen sein. Man spricht von einem **AV-Block.** Der AV-Block wird in mehrere Grade eingeteilt:

- Beim **AV-Block I. Grades** ist die Überleitung verzögert, aber nicht aufgehoben. Eine Behandlung ist meist nicht erforderlich
- Beim **AV-Block II. Grades** ist die Überleitung nicht nur verzögert, sondern ein Teil der Vorhofaktionen wird gar nicht zu den Kammern übergeleitet. Beim Typ I *(Mobitz I, Wenckebach-Periodik)* verzögert sich die Überleitung immer mehr, bis schließlich eine Überleitung ausfällt. Beim Typ II *(Mobitz II)* werden die Vorhoferregungen in einem bestimmten Rhythmus übergeleitet, z.B. bei der 2:1-Überleitung nur jede zweite
- Beim **AV-Block III. Grades** ist die Überleitung der Vorhoferregung auf die Kammern aufgehoben, Vorhöfe und Kammern schlagen unabhängig voneinander **(AV-Dissoziation).** Die Kammerfrequenz ist mit weniger als 40 Schlägen/Min. sehr niedrig. Es droht ein Kreislaufkollaps mit einer Durchblutungsminderung des Gehirns mit kurzzeitigem Bewusstseinsverlust. Daher wird der AV-Block III. Grades in aller Regel durch Einsetzen eines (permanenten) Schrittmachers behandelt (☞ Abb. 15.25).

Ein kurzdauernder Bewusstseinsverlust („Ohnmacht") wird unabhängig von seiner Ursache als **Synkope** bezeichnet. Liegt der Synkope eine Herzrhythmusstörung zugrunde (etwa ein AV-Block III. Grades), spricht man von einem **Adams-Stokes-Anfall.**

Auch der Sinusknoten und alle nachfolgenden Erregungsleitungsstränge können unregelmäßig arbeiten oder ganz ausfallen. Man spricht dann z.B. bei der Blockierung eines Kammerschenkels vom *Schenkel-Block.*

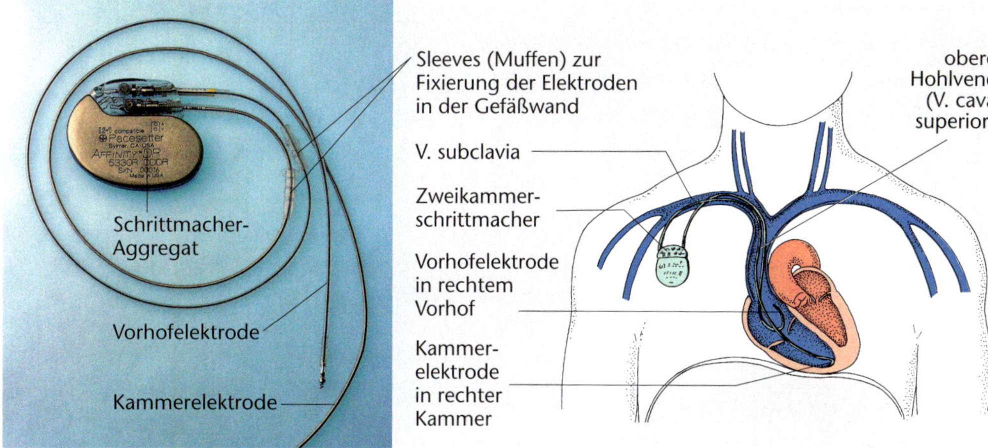

Abb. 15.26: Moderner Herzschrittmacher. Bei diesem Modell handelt es sich um einen sensorgesteuerten Zweikammerschrittmacher: Zwei elektrische Leitungen erreichen über die V. subclavia und obere Hohlvene (V. cava superior) das rechte Herz, wobei eine Elektrode in den rechten Vorhof und die andere in die rechte Kammer gelegt wird. [Foto: V137]

Künstliche Herzschrittmacher

Schlägt das Herz zu langsam, kann es mit einem Herzschrittmacher wieder „in Takt" gebracht werden. Das kleine Gerät mit Kompaktbatterie wird im oberen Brustkorbbereich unter die Haut eingepflanzt und durch Elektroden mit dem Herzen verbunden. Über diese Elektroden wird der Herzmuskel elektrisch stimuliert, so dass er sich wieder regelmäßig kontrahiert. Herzschrittmacher sind heute in zahlreichen technischen Ausführungen verfügbar und können so den Bedürfnissen des einzelnen Patienten angepasst werden (☞ Abb. 15.26).

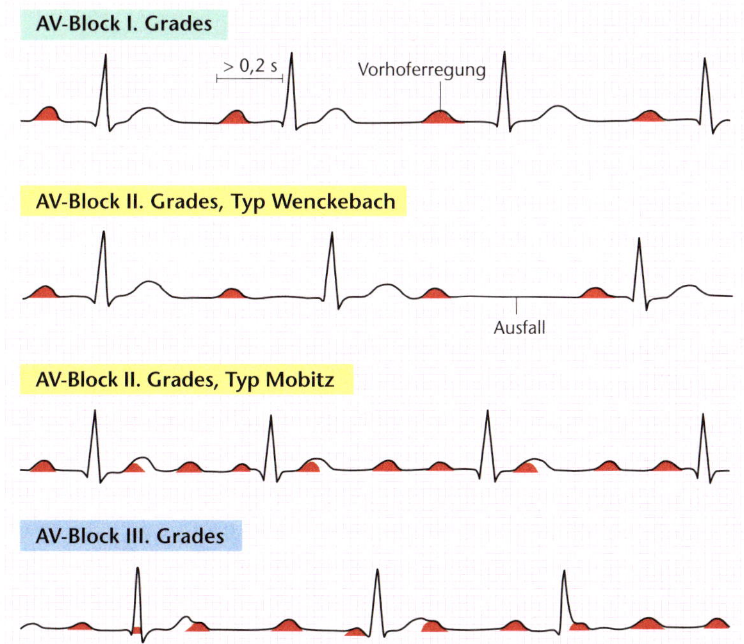

Abb. 15.25: EKG-Bild bei den verschiedenen AV-Blöcken. [A400]

15.5.7 Extrasystolen

Ein außerhalb des regulären Grundrhythmus auftretender Herzschlag heißt **Extrasystole.**

Supraventrikuläre Extrasystolen haben ihren Ursprung oberhalb des His-Bündels im Sinusknoten, AV-Knoten oder Vorhofmyokard (Zellen des Arbeitsmyokards können ausnahmsweise, z.B. bei Zellmembranschädigung, Erregungen bilden). Sie kommen sowohl bei Gesunden als auch bei Herzkranken vor. Eine Behandlung ist nur bei gehäuftem Auftreten direkt hintereinander („in Salven") erforderlich, da dann die Gefahr eines Vorhofflatterns oder Vorhofflimmerns besteht.

Ventrikuläre Extrasystolen können von allen Teilen des Kammermyokards oder dem His-Bündel ausgehen. Die typischerweise folgende Pause empfindet der Betroffene als unangenehmes „Herzstolpern". Wiederholen sich ventrikuläre Extrasystolen häufiger, liegt oft eine organische Herzkrankheit (z.B. eine koronare Herzkrankheit ☞ 15.7.2) vor, und es droht ein lebensgefährliches *Kammerflimmern.* Diese schwerwiegenden Rhythmusstörungen lassen sich oft durch Gabe von **Antiarrhythmika** bessern. Wegen erheblicher Nebenwirkungen ist ihr Einsatz jedoch relativ risikoreich, sie können eine Herzinsuffizienz verschlimmern und selbst Rhythmusstörungen auslösen.

15.5.8 Vorhof- und Kammerflimmern

Besonders gefürchtet ist die kurzschlussartige „Dauererregung" der Kammermuskulatur, das **Kammerflimmern:** Kommt es durch Störungen der Erregungsbildung und -übertragung,

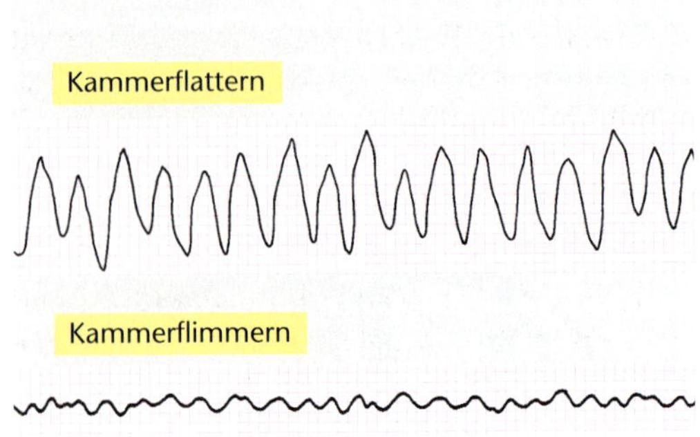

Abb. 15.27: Kammerflattern und Kammerflimmern im EKG. Beim Kammerflimmern liegt die Kammerfrequenz über 400/Min., beim Kammerflattern zwischen 250 und 400/Min. [A300]

z.B. bei einem Herzinfarkt, zu extrem rasch aufeinander folgenden Herzmuskelerregungen (man stellt sich diese als kreisende Erregungen vor), so sind die daraus entstehenden Kontraktionen zu schwach und zu wenig aufeinander abgestimmt, um genügend Blut aus den Herzkammern zu treiben. Obwohl das Herz „durchdreht", ist von außen kein Puls mehr tastbar. Es kommt zum funktionellen **Herz-Kreislauf-Stillstand.** Dem Kammerflimmern kann ein **Kammerflattern** vorangehen. Hier liegt die Frequenz niedriger als beim Kammerflimmern (☞ Abb. 15.27), so dass unter Umständen noch vereinzelte koordinierte Herzaktionen möglich sind.

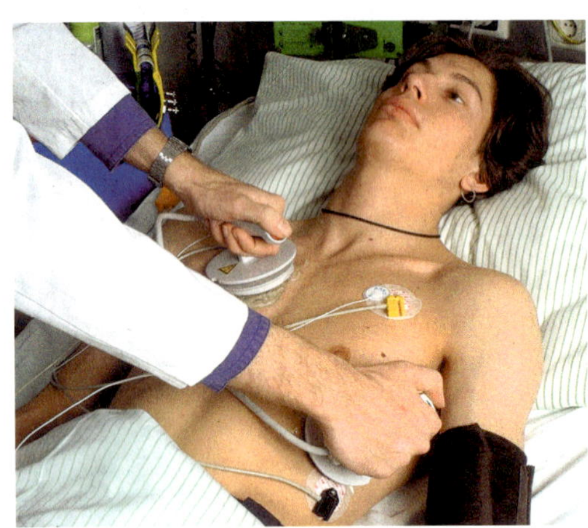

Abb. 15.28: Defibrillation eines Patienten mit Kammerflimmern. Um die Stromüberleitung an der Haut zu verbessern, bestreicht man die Elektroden zunächst mit Elektrodenpaste. Dann setzt man die Elektroden unter Druck unterhalb des Schlüsselbeines und unterhalb der linken Brustwarze auf. Man defibrilliert zunächst mit der Stärke 200 Joule, dann mit 300 Joule und eventuell noch 360 Joule, je nachdem, wie der Patient auf die Therapie anspricht. Während der Defibrillation muss eine Berührung mit dem Patienten oder dem Bett unbedingt vermieden werden.
Bemerkung: **Joule** ist eine Einheit für die Energie – die Einheit wird deshalb sowohl bei der Berechnung des Energiegehalts oder der Wärmemenge (☞ 19.1) von Nahrungsmitteln (4,2 Joule = 1 cal [Kalorie] als auch in der Elektrizitätslehre (1 Joule = 1 W [Watt]× 1 Sek.) verwendet. [K183]

15

Bei Kammerflimmern: Defibrillation

Kammerflattern und -flimmern entsprechen funktionell einem Herz-Kreislauf-Stillstand und erfordern daher die sofortige *kardiopulmonale Wiederbelebung* (☞ 26.4). Zusätzlich versucht der (Not-)Arzt, durch einen elektrischen Stromschlag *(Defibrillation)* die „kreisende" Erregung zu stoppen und eine geordnete Erregungsleitung wiederherzustellen (☞ Abb. 15.28).

Auch der Vorhof kann in den „Flimmerzustand" geraten, d.h. extrem rasch und unkoordiniert zucken. Da die Vorhofaktion jedoch für die Herzleistung nicht sehr bedeutend ist, bereitet dieses **Vorhofflimmern** dem Patienten häufig keinerlei Beschwerden. Durch die ungünstigen Strömungsverhältnisse vor allem im linken Vorhof kann es aber dort zu einer Thrombenbildung kommen, wodurch eine arterielle Embolie ausgelöst werden kann (☞ 14.5.7).

15.5.9 Die Elektrolyte und ihre Bedeutung für die Herzaktion

Für eine ungestörte Herztätigkeit ist es wichtig, dass die *Elektrolyte* (☞ 20.8) im Blut nicht zu niedrig und nicht zu hoch konzentriert vorliegen. Dies gilt besonders für das Kalium- (K^+) und das Kalziumion (Ca^{2+}).

Schlüsselstellung: Kalzium

Ca^{2+}-Ionen nehmen eine Schlüsselstellung bei der Muskelkontraktion ein. Während des Aktionspotentials werden Kalziumkanäle geöffnet, so dass große Mengen Kalzium von außen in die Zelle strömen und den Kontraktionsmechanismus in Gang setzen (☞ Abb. 7.21). Ein Aktionspotential führt also nur dann zu einer Muskelkontraktion, wenn genug Ca^{2+} vorhanden ist. Man spricht auch von **elektromechanischer Koppelung.**

Lebenswichtig: Kalium

Kalium befindet sich bekanntlich in der Zelle in hoher Konzentration. Ist nun in der umgebenden Flüssigkeit zu wenig Kalium vorhanden *(Hypokaliämie),* so nimmt die K^+-Permeabilität der Zellmembran ab, und es kommt leichter zur Erregungsbildung und -ausbreitung. Dadurch kann es zu Herzrhythmusstörungen mit Extrasystolen bis hin zum Kammerflimmern kommen.

Stark erhöhte Kaliumwerte im Blut *(Hyperkaliämie)* können umgekehrt zu einer Lähmung des Herzens bis zum Herzstillstand führen, da eine Hyperkaliämie zu einer Verminderung des Ruhepotentials mit Zunahme der Kaliumpermeabilität führt. Eine mäßige Hyperkaliämie steigert allerdings die Erregungsbildung und -leitung.

Deshalb ist es bei herzkranken Patienten wichtig, regelmäßig die Elektrolytspiegel zu kontrollieren, zumal die „Herzmedikamente" dieser Patienten häufig als Nebenwirkung den Kaliumspiegel und (seltener) den Kalziumspiegel beeinflussen (☞ 20.8.2 und 20.8.3).

15.6 Die Herzleistung und ihre Regulation

Unser Herz arbeitet unermüdlich, nicht nur im umgangssprachlichen, sondern auch im physikalischen Sinne: Bei jedem Herzschlag wird Blutvolumen unter Aufbau von Druck gegen einen bestimmten Austreibungswiderstand ausgeworfen, also Druck-Volumen-Arbeit geleistet. Hinzu kommt die Arbeit, die zur Beschleunigung des Blutes erforderlich ist. Wird diese **Herzarbeit** auf die Zeit bezogen, ergibt sich die **Herzleistung.**

15.6.1 Das Herzzeitvolumen

In körperlicher Ruhe beträgt die **(Herz-) Schlagfrequenz** des erwachsenen Menschen etwa 70 Schläge pro Minute. Sowohl der rechte als auch der linke Ventrikel werfen bei jeder Aktion des erwachsenen Herzens ca. 70 ml Blut aus – das **Schlagvolumen.**

Das **Herzzeitvolumen** errechnet sich aus diesen beiden Werten:

Schlagvolumen × Schlagfrequenz
= Herzzeitvolumen.
z.B. 70 ml × 70/Min. = 4900 ml/Min.

Wird das Herzzeitvolumen wie im Beispiel auf Minutenbasis errechnet, so wird es auch als **Herzminutenvolumen** bezeichnet. Unter Ruhebedingungen pumpt das Herz etwa 5 l Blut pro Minute in den Lungen- bzw. Körperkreislauf.

Bei körperlicher Arbeit und Sport kann das Herzzeitvolumen um ein Vielfaches gesteigert werden (☞ auch 1.5.3). Beim Untrainierten geschieht dies über eine Zunahme der Herzfrequenz, beim Trainierten ökonomischer (mit) über einen Anstieg des Schlagvolumens.

15.6.2 Einflussfaktoren auf die Herzleistung

Insbesondere drei Einflussfaktoren auf die Herzleistung sollen hier betrachtet werden, da sie für das Verständnis von Herzerkrankungen und Herzmedikamenten unabdingbar sind:

Vorlast

Der Begriff „Preload" kommt aus dem Englischen und bedeutet „Vorbelastung, Vordehnung". Im Zusammenhang mit der Herzmuskelkontraktion bezeichnet er die Beziehung zwischen der Länge der Herzmuskelfaser *vor* der Kontraktion und ihrer Fähigkeit, aktiv Spannung zu entwickeln: Eine kurze Herzmuskelfaser vermag nur eine geringe Spannung zu entwickeln, vergleichbar einem fast schlaffen Gummiband. Wird die Herzmuskelfaser etwas vorgedehnt, kontrahiert sie sich erheblich kräftiger, ebenso wie ein vorgespanntes Gummi. Bei zu starker Dehnung allerdings lässt die Kraft der Herzmuskelfaser wieder nach, zu veranschaulichen durch ein überdehntes Gummi mit kleinen Rissen. Zur Beschreibung dieser **Vorlast** *(Preload)* dient beim Herzen allerdings nicht die Länge der einzelnen Herzmuskelfaser, sondern der *enddiastolische Füllungsdruck in der linken Kammer.* Die Fähigkeit des Herzens, Spannung zu entwickeln, steigt also mit zunehmender Anfangsfüllung zunächst an, um nach Überschreiten eines Optimums wieder abzunehmen.

Nachlast

Als **Nachlast** oder *Afterload* wird im Zusammenhang mit der Herzkontraktion der Auswurfswiderstand bezeichnet, den die Kammer überwinden muss, um das Blut in die Arterie zu pressen. Klinisches Maß für die Nachlast ist der *enddiastolische Aortendruck.* Je höher die Nachlast (= der diastolische Aortendruck) ist, desto schwerer fällt es dem Herzen, das Blut auszuwerfen, d.h. desto geringer ist bei sonst gleichen Bedingungen das Schlagvolumen.

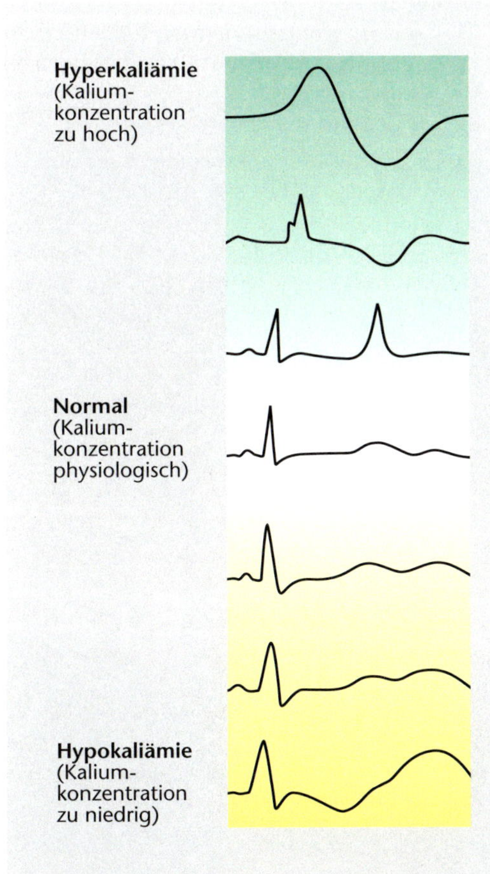

Abb. 15.29: EKG-Veränderungen bei zunehmend hoher (oben) und niedriger (unten) Kaliumkonzentration im Blut. Sowohl extreme Hyper- als auch Hypokaliämie führen unbehandelt zu gefährlichen Herzrhythmusstörungen (☞ 20.8.2).

Kontraktilität

Die Kontraktionskraft des Herzens ist aber nicht nur abhängig von Vor- und Nachlast. Beispielsweise kann das Herz unter Sympathikuseinfluss (☞ auch 15.6.3) bei *gleichem* enddiastolischen Volumen der linken Kammer mehr Kraft entwickeln und so entweder ein höheres Schlagvolumen auswerfen oder gegen einen höheren Austreibungswiderstand anpumpen. Diese **Kontraktilitätssteigerung** wird auch als **positive Inotropie** bezeichnet.

15.6.3 Regulation der Herzleistung

Beim Gesunden wird die Herztätigkeit rasch und innerhalb weiter Grenzen an die Bedürfnisse des Organismus angepasst – man denke nur an eine plötzliche Aufregung mit Blutdruckanstieg, einen Sprint zur Bushaltestelle oder das Aufstehen aus dem Liegen.

Frank-Starling-Mechanismus

In gewissen Grenzen ist das Herz in der Lage, *unabhängig* von der Nervenversorgung das Schlagvolumen selbständig zu regulieren. Wenn beispielsweise in der Aorta ein erhöhter Druck besteht, hat es die linke Kammer schwerer, ihr Blut auszuwerfen. Infolgedessen bleibt eine größere Menge Restblut in der linken Kammer zurück. Dadurch vergrößert sich die Vorlast (☞ 15.6.2), die Kammermuskulatur wird stärker gedehnt. Da nun das Herz physiologischerweise etwas unterhalb des „Vordehnungsoptimums" arbeitet, wirkt sich die erhöhte Vorlast günstig aus: Die Muskelfasern können sich nun stärker zusammenziehen und das Blut mit höherer Kraft auswerfen, das Schlagvolumen erhöht sich, und das Restblut in der Kammer vermindert sich (evtl. über mehrere Stufen) wieder auf das normale Volumen. Dieses Prinzip wird als **Frank-Starling-Mechanismus** bezeichnet.

Sind die Herzmuskelfasern jedoch überdehnt, z.B. bei einer chronischen Druck- oder Volumenbelastung, so ist das „Vordehnungsoptimum" überschritten, und der Frank-Starling-Mechanismus wirkt nicht mehr.

Der Frank-Starling-Mechanismus hat auch für die exakte Abstimmung der Herzzeitvolumina von rechter und linker Kammer Bedeutung: Würde beispielsweise die Förderleistung der rechten Kammer die der linken Kammer übersteigen, so käme es zu einem Blutstau in der Lunge mit nachfolgendem Lungenödem (☞ 15.6.4).

Die Anpassung der Herzleistung an akute körperliche Belastungen hingegen wird hauptsächlich durch neuro-humorale Regulationsmechanismen geleistet:

Die Herznerven

Das vegetative Nervensystem (☞ 11.12) wirkt mit seinen Anteilen Sympathikus und Parasympathikus ständig auf das Herz ein.

Während der Symphatikus alle Bereiche des Herzens innerviert und über mehrere Mechanismen die Herzleistung steigert, übt der zum Parasympathikus gehörende Nervus vagus (☞ 11.8.7) einen weniger ausgeprägten, hemmenden Einfluss aus, da er hauptsächlich mit dem rechten Vorhof verbunden ist.

Überwiegt der *Nervus-vagus-Einfluss,* so schlägt das Herz langsamer *(negativ chronotrope Wirkung),* überwiegt der *Sympathikus-Einfluss,* so schlägt es schneller *(positiv chronotrope Wirkung).*

Auch die Kontraktionskraft des Myokards wird durch die Herznerven beeinflusst. Der Sympathikus steigert die Kraft des Herzmuskels *(positiv inotrope Wirkung),* der Nervus vagus verringert sie *(negativ inotrope Wirkung).*

Neben Schlagfrequenz und Kontraktionskraft wird durch die Herznerven auch die Geschwindigkeit der Erregungsleitung verändert: Unter dem Einfluss des Sympathikus wird die Erregungsleitung beschleunigt *(positiv dromotrope Wirkung),* unter dem Einfluss des Nervus vagus wird sie verlangsamt *(negativ dromotrope Wirkung).*

Unter Belastung führt der Sympathikuseinfluss also zu einer Zunahme von Herzfrequenz *und* Schlagvolumen. Das Produkt beider, das Herzzeitvolumen, steigt dadurch erheblich. Im Extremfall kann das Herz bis etwa 30 l Blut pro Minute fördern (☞ 1.5.3).

15

Anpassung an Kurzzeitbelastung

Die Herznerven sind von großer Bedeutung bei Anpassungsvorgängen für kurz dauernde Belastungen. Sie regulieren:
- **Schlagfrequenz** *(Chronotropie)*
- **Schlagkraft** *(Inotropie)*
- **Erregungsleitungsgeschwindigkeit** *(Dromotropie).*

Weitere Regulationsmechanismen

Weitere enge Beziehungen bestehen zwischen der Herztätigkeit und der Kreislaufregulation (☞ 16.3.4) sowie dem Hormonhaushalt (☞ Abb. 13.21).

Beispielsweise befinden sich in Vorhöfen und Kammern Dehnungsrezeptoren , die auf eine Blutdrucksteigerung mit einer Hemmung des Sympathikus und einer Stimulierung des Parasympathikus reagieren und so zu einer Blutdrucksenkung führen (☞ auch 16.3.4).

Eine Volumenbelastung des Herzens, etwa durch Infusionen, führt zu einer Dehnung der Vorhöfe und zu einer Freisetzung von **atrialem natriuretischen Peptid** *(ANP, Atriopeptin* ☞ auch Tab. 13.25), das die Harn-

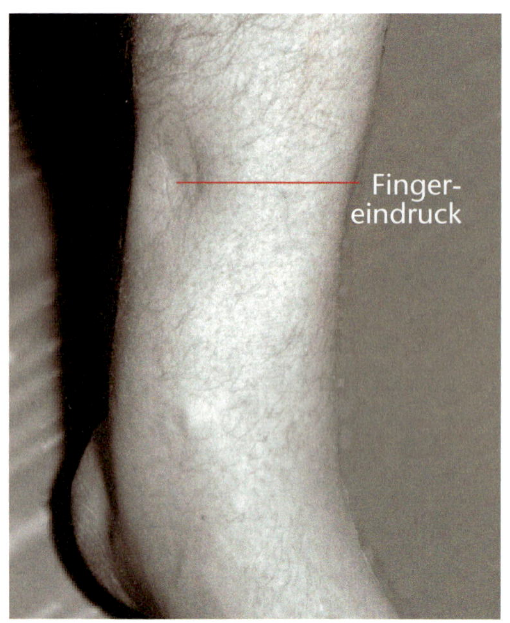

Abb. 15.30: Knöchelödem bei Herzinsuffizienz. [T127]

bildung und Natriumausscheidung fördert, so dass das „Zuviel" an Volumen wieder ausgeschieden wird. Gleichzeitig wird die Adiuretinausschüttung im Hypophysenhinterlappen gehemmt, was über eine Senkung der Wasserrückresorption in der Niere ebenfalls eine Steigerung der Harnausscheidung zur Folge hat.

15.6.4 Herzinsuffizienz

15

Kann das Herz die zur Versorgung des Körpers erforderliche Pumpleistung nicht mehr erbringen, spricht man von **Herzinsuffizienz** (Insuffizienz = Unzulänglichkeit). Dabei ist die Auswurfleistung der linken Kammer *(Linksherzinsuffizienz)*, der rechten Kammer *(Rechtsherzinsuffizienz)* oder des gesamten Herzens *(Globalinsuffizienz)* herabgesetzt.

Die Ursachen für eine Herzinsuffizienz sind vielfältig (☞ Abb. 15.31). War lange Zeit ein Bluthochruck die häufigste Ursache einer Herzinsuffizienz, so steht heute die koronare Herzkrankheit (☞ 15.7.2) mit 70–80% aller Fälle an erster Stelle. Häufige Ursache der Herzinsuffizienz sind auch Krankheiten, die den Herzmuskel oder die Herzklappen direkt angreifen, etwa Entzündungen.

Für den Betroffenen macht sich die Herzinsuffizienz vor allem in einer verminderten körperlichen Belastbarkeit bemerkbar.

Kompensiert und dekompensiert

Bei der **kompensierten** Herzinsuffizienz kann das Herz über verschiedene Anpassungsmechanismen (☞ unten) die Pumpleistung noch aufrechterhalten. **Dekompensiert** ist die Herzinsuffizienz, wenn die Zeichen der Herzschwäche auch bei leichteren Belastungen ausgeprägt sind: Aufgrund der verminderten Pumpleistung des Herzens muss der Sauerstoffgehalt des Blutes von den Geweben stärker als normal ausgeschöpft werden: Dadurch reichert sich im Blut sauerstoffentladenes Hämoglobin an; das Blut wird dunkel („blau"). Es entsteht eine **Zyanose** (cyan = blau; ☞ 17.9.4). Die Herzinsuffizienz kann so stark ausgeprägt sein, dass selbst in Ruhe Luft- oder Atemnot *(Dyspnoe)* besteht. Das Herz ist dann in der Regel stark vergrößert und neigt zu *Herzrhythmusstörungen* und *Tachykardie*.

Folge mangelnder Herzleistung: Ödeme

Lässt die Pumpleistung des Herzens nach, so kommt es zum Rückstau von Blut zunächst in die vorgeschalteten Vorhöfe und dann weiter in die Venen des Körperkreislaufes (bei Rechtsherzinsuffizienz) bzw. des Lungenkreislaufes (bei Linksherzinsuffizienz).

Da die Blutgefäße im Kapillargebiet nicht dicht (wie etwa Wasserrohre), sondern eher porös sind (wie etwa Seidenstrümpfe), diffundiert ein Teil der rückgestauten Flüssigkeit ins Gewebe. Das Gewebe lagert „Wasser", genauer Blutplasma (☞ 14.1.4), ein; es entstehen **Ödeme** (☞ 16.1.6). Ödeme bilden sich bei Rechtsherzinsuffizienz vor allem in den Beinen (Beinödeme), im Bauchraum *(Aszites* ☞ 18.10.8) und im Pleuraraum (Pleuraerguss ☞ 17.7). Bei der Linksherzinsuffizienz kommt es zur Wassereinlagerung in den Pleuraraum (Pleuraerguss) und in das Lungengewebe, deren stärkste Form das *Lungenödem* ist und mit lebensgefährlicher Atemnot einhergeht. Typisch für kardiale (herzbedingte) Ödeme ist die deutliche Lageabhängigkeit. Deshalb müssen die Patienten nachts Wasser lassen, weil durch die Hochlagerung der Beine im Schlaf die Ödeme leichter „ausgeschwemmt" werden; der Mediziner nennt dies *Nykturie*.

Weitere Ödemursachen ☞ 16.1.6.

Kompensationsmechanismen

Bei einer Herzinsuffizienz versucht der Körper auf mehreren Wegen, die Pumpschwäche des Herzens zu kompensieren:
- Durch Herzvergrößerung (☞ Frank-Starling-Mechanismus in 15.6.3) und später Herzhypertrophie (☞ 15.3.2)
- Durch eine Erhöhung des Sympathikotonus (☞ 15.6.3)
- Durch Aktivierung des Renin-Angiotensin-Aldosteron-Systems (☞ 20.3.1). Zwar wird durch Gefäßengstellung und Wasserretention kurzfristig ein höherer Blutdruck trotz der Herzschwäche erreicht, langfristig leidet das ohnehin schon geschädigte Herz aber unter der erhöhten Vor- und Nachlast.

Therapieprinzipien bei der Herzinsuffizienz

Die Therapie der Herzinsuffizienz steht auf vier Säulen:
- Therapie von Grunderkrankungen (z.B. koronare Herzkrankheit, Bluthochdruck, Rhythmusstörungen)

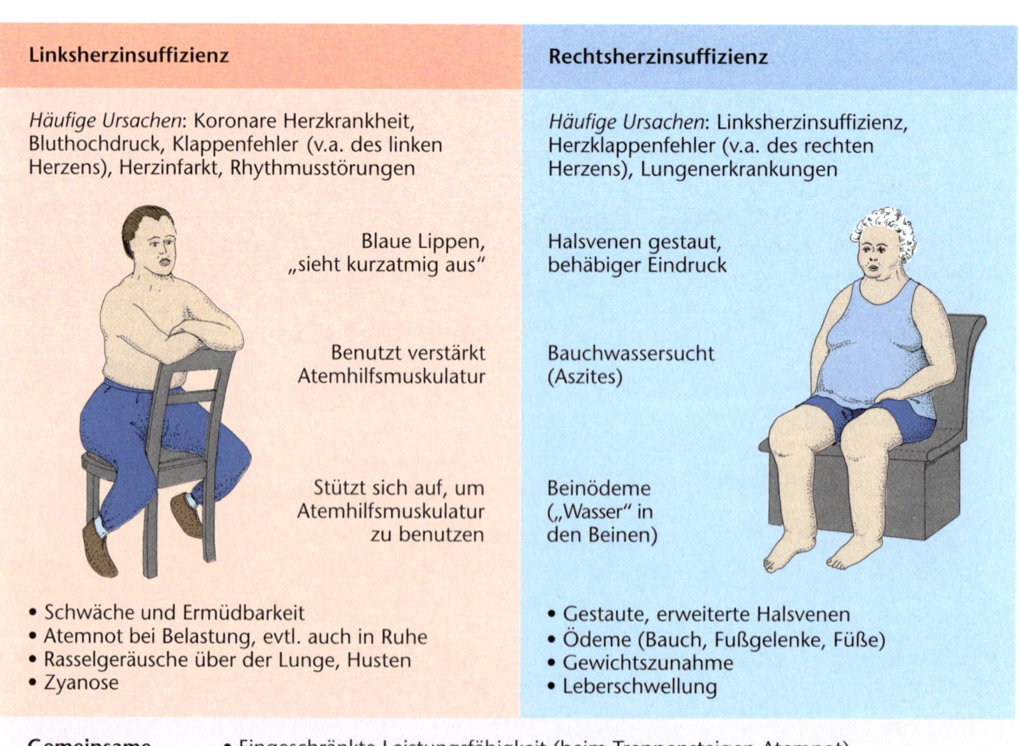

Abb. 15.31: Häufige Ursachen und Leitsymptome der Links- und Rechtsherzinsuffizienz im Vergleich.

- Pharmakotherapeutische Entlastung des Herzens durch harntreibende und/oder gefäßerweiternde Medikamente
- Steigerung der Herzkraft, am häufigsten werden hierzu Präparate der Fingerhutpflanze *(Herzglykoside, „Digitalis")* eingesetzt
- Allgemeinmaßnahmen, z.B. Gewichtsreduktion bei Übergewicht, salzarme Kost und Flüssigkeitseinschränkung.

Bei Bettlägerigkeit ist eine Thromboseprophylaxe (☞ 14.5.8) und bei Bedarf die Sauerstoffgabe über eine Nasensonde erforderlich.

Lagerung des herzinsuffizienten Patienten

Viele Patienten mit fortgeschrittener Herzinsuffizienz leiden auch in Ruhe an Atemnot. Eine Oberkörperhochlagerung bis hin zur Herzbettlage (☞ Abb. 15.32) lindert die quälenden Beschwerden: Durch das Absenken der Beine versackt Blut in den Beinvenen, die Vorlast des geschädigten Herzens wird vermindert und das Herz so entlastet. Im Sitzen kann der Patient zudem die Atemhilfsmuskulatur (☞ 17.8.2) besser einsetzen, so dass die Sauerstoffversorgung verbessert wird.

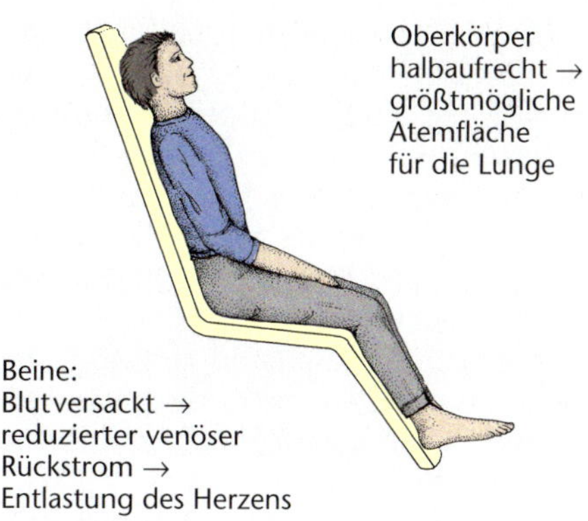

Abb. 15.32: Herzbettlage bei akuter Herzinsuffizienz. Diese Lagerung kann z.B. mit Hilfe eines Sitzwagens oder eines speziellen Herzbettes mit nach unten verstellbarem Fußteil durchgeführt werden. [A400-157]

15.6.5 Medikamente für die Behandlung der Herzinsuffizienz

Die Pharmakotherapie der Herzinsuffizienz soll die Leistungskraft des Herzens steigern und das geschwächte Herz entlasten (☞ auch 16.4.1). Folgende Wirkstoffgruppen werden einzeln oder in Kombination eingesetzt:

Diuretika

Diuretika sind harntreibende Pharmaka (Details ☞ 20.2.4). Sie schwemmen Ödeme aus und entlasten das Herz durch Minderung der Vor- und Nachlast. Zwei Substanzgruppen werden hauptsächlich eingesetzt:

- **Thiazide** fördern den Harnfluss mäßig bis mittelstark. Beispiele für Thiaziddiuretika sind Xipamid (Aquaphor®) und Hydrochlorothiazid (Esidrix®)
- **Schleifendiuretika** wirken schneller und stärker als Thiaziddiuretika. Beispiele hierfür sind Furosemid (Lasix®, Furosemid-ratiopharm®) und Piretanid (Arelix®)
- Leider bewirken alle genannten Diuretika eine vermehrte Kaliumausscheidung, so dass die Kalumspiegel häufig kontrolliert werden müssen.

ACE-Hemmer

ACE-Hemmer hemmen die Funktionen des *Angiotensin-converting-Enzyms*, so dass aus dem Angiotensin I nicht das blutdrucksteigernd wirkende Angiotensin II gebildet werden kann (Details ☞ Abb. 20.9 und 20.3.1). Sie greifen also direkt in das Renin-Angiotensin-Aldosteron-System ein. Dadurch wird unter anderem der periphere Widerstand gesenkt, was über eine Reduzierung der Vor- und Nachlast das Herz entlastet. Häufig verwendete Substanzen sind Captopril (Lopirin®, Tensobon®) und Enalapril (Xanef®, Pres®).

Herzglykoside

Herzglykoside oder *Digitalis-Glykoside* sind Wirkstoffe aus der roten Fingerhutpflanze. Sie steigern die Kontraktionskraft der Herzmuskulatur, verlangsamen die Herzschlagfrequenz und verzögern die Erregungsleitung im AV-Knoten, so dass sie sich nicht nur zur Therapie der Herzinsuffizienz, sondern auch bei vorhofbedingten Herzrhythmusstörungen bewährt haben. Beispiele sind Acetyldigoxin (Novodigal®), Methyldigoxin (Lanitop®) und Digitoxin (Digimerck®).

Beta-Rezeptorenblocker

Da bei schwerer chronischer Herzinsuffizienz ein gesteigerter Sympathikustonus besteht, der auch für die Tachykardie verantwortlich ist, haben Beta-Rezeptorenblocker (oder einfacher Beta-Blocker) sich zur Hemmung des Sympathikus bewährt. Gute Erfahrungen bei der Herzinsuffizienz liegen besonders mit Metoprolol (Beloc®, Prelis®) vor (☞ auch 15.7.4).

Nitrate

Nitrate weiten die glatte Gefäßmuskulatur durch Freisetzung von Stickstoffmonoxid (NO), und zwar die venöse stärker als die arterielle. Sie können bei akuter Linksherzinsuffizienz in Infusions- oder Sprayform rasch wirksam werden. Durch Absenken der Vor- und – weniger ausgeprägt – Nachlast wird das Herz geschont. Zusätzlich verbessern Nitrate die Durchblutung minderversorgter Herzgebiete. Beispielhaft seien Nitroglycerin (Nitrolingual®, Coro Nitro®), Isosorbitdinitrat (Isoket®, ISDN-Stada®, Iso-Mack®) und Isosorbitmononitrat (ISMO®, Mono-Mack®, Corangin®) genannt.

Kalzium-Antagonisten

Kalzium-Antagonisten (☞ auch 15.7.4) senken den Blutdruck (und damit die Nachlast) durch eine Erweiterung der Arteriolen. Da sie aber gleichzeitig herzkraftschwächend wirken, werden sie nur bei einer bluthochdruckbedingten Herzinsuffizienz eingesetzt. Meistverordnete Substanz ist im Rahmen der Herzinsuffizienz Nifedipin (Adalat®).

15.6.6 Kardiogener Schock

Der **kardiogene Schock** ist ein lebensbedrohliches Kreislaufversagen mit schwerem Sauerstoffmangel des Organismus, hervorgerufen durch ein primäres Herzversagen („Pumpversagen"). Er ist eine häufige Komplikation bei Herzinfarkt (☞ 15.7.3), Herzrhythmusstörungen (☞ 15.5.6 – 15.5.8) oder Lungenembolie (☞ 17.11.6).

Der Patient zeigt schwerste Symptome einer Herzinsuffizienz (z.B. „Brodeln" über der Lunge und Stauung der Halsvenen), hat einen zu schnellen Herzschlag und zu niedrigen Blutdruck sowie eine blasse, kaltschweißige Haut, eventuell mit Zyanose. Der Kranke ist unruhig und hat (Todes-)Angst, das Bewusstsein kann getrübt sein. Aufgrund der Minderdurchblutung der Niere ist die Harnausscheidung stark vermindert.

Erstmaßnahmen beim kardiogenen Schock

- Ggf. Reanimation (☞ 26.4)
- Bei zu niedrigem Blutdruck Kopftieflage, bei normalem Blutdruck Oberkörper hoch, Beine tief lagern (☞ Abb. 15.32)
- Sauerstoffgabe (Arztanordnung)
- Verabreichung von Medikamenten: z.B. Beruhigungs- und Schmerzmittel, Diuretika (etwa Lasix®), Nitrate, Katecholamine (Dopamin, Dobutamin ☞ 10.4.6)
- Klärung und Behandlung der Ursache (z.B. Herzinfarkt).

Die weitere Therapie erfolgt auf der Intensivpflegestation.

15.6.7 Kardiomyopathien

Bei den **Kardiomyopathien** bestehen eine Dilatation (Ausweitung) aller Herzhöhlen *(dilatative Kardiomyopathie)*, Verdickungen des Herzmuskels *(hypertrophe Kardiomyopathie)* oder Störungen der Dehnbarkeit des linken Ventrikels in der Diastole *(restriktive Kardiomyopathie)*, ohne dass andere Herz- oder Gefäßleiden hierfür verantwortlich wären (☞ Abb. 15.33).

Heute führen die Mediziner viele Kardiomyopathien auf virale, autoimmune oder familiäre Faktoren zurück. Auch Alkoholmissbrauch kann zur Kardiomyopathie führen.

Die Symptome einer Kardiomyopathie gleichen denen der Herzinsuffizienz (wegen der

15

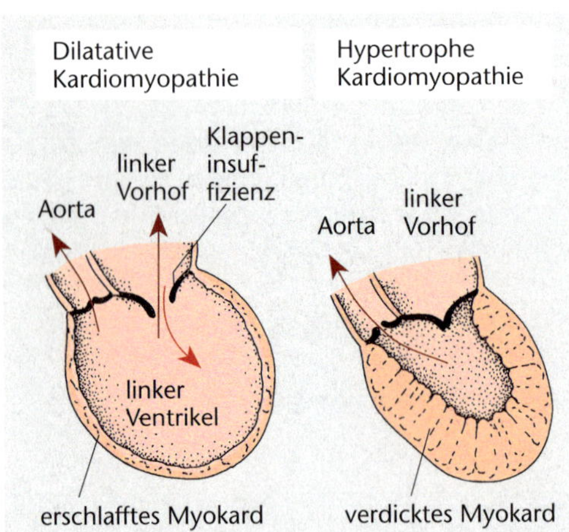

Abb. 15.33: Formen der Kardiomyopathie. Bei der dilatativen Kardiomyopathie „erschlafft" der Herzmuskel, wodurch sich die Herzhöhlen erweitern. Folgen sind eine verminderte Auswurfleistung und eine Klappeninsuffizienz. Bei der hypertrophen Kardiomyopathie verdickt sich der Herzmuskel, ohne aber dadurch kräftiger zu werden.

Dilatation der Herzhöhlen) oder der Angina pectoris (wegen der ungünstigen Sauerstoffversorgung des geschädigten Herzmuskels). Die zunehmend beeinträchtigte Herzleistung zwingt viele der oft jungen Patienten in die Berufsunfähigkeit, häufig endet die Erkrankung tödlich.

Die Therapie ist in erster Linie symptomatisch gegen die Herzinsuffizienz und die Herzrhythmusstörungen gerichtet. Bei jungen Patienten in (noch) gutem Allgemeinzustand wird gerade bei der dilatativen Kardiomyopathie wegen der sonst schlechten Prognose eine Herztransplantation erwogen.

Herztransplantation

Eine **Herztransplantation**, das Einsetzen eines Spenderherzens, ist manchmal die letzte Therapiemöglichkeit z.B. bei einer fortschreitenden Kardiomyopathie oder bei operativ nicht korrigierbaren angeborenen Herzfehlern. Eine Herztransplantation ist schon bei Babys möglich, die obere Altersgrenze liegt zurzeit etwa bei 65 Jahren. Die Überlebensrate nach Herztransplantation ist relativ hoch: Ungefähr 80 % der Patienten leben ein Jahr, rund 75 % fünf Jahre nach der Operation noch. Allerdings muss die Immunabwehr lebenslang durch Medikamente unterdrückt werden. Zurzeit werden in Deutschland rund 500 Herztransplantationen jährlich durchgeführt. Die Warteliste für ein Spenderherz ist mindestens doppelt so lang.

Das Herz hergeben

Für die meisten Patienten ist eine Herztransplantation mehr als eine Operation. Das Herz als Lebenssymbol wegzugeben, auch wenn es seinen Dienst nicht mehr tut, und das eines hirntoten Spenders annehmen zu müssen, bedeutet eine unvorstellbar große psychische Belastung. Diese Patienten erleben alle Hochs und Tiefs ihres „geschenkten" Lebens und brauchen die einfühlsame Unterstützung ihrer Umgebung, im Krankenhaus wie zu Hause.

15.7 Die Blutversorgung des Herzens

Wie jedes Organ muss auch das Herz *selbst* mit Blut versorgt werden. Dabei verbraucht das Herz bereits in Ruhe 5 % des gesamten gepumpten Blutes für die eigene Arbeit (ca. 300 ml/Min.), obwohl es nur knapp 0,5 % des gesamten Körpergewichts ausmacht!

15.7.1 Die Koronararterien

Das Herz wird über zwei kleine Gefäße mit Blut versorgt, die von der Aorta abzweigen: Das eine zieht quer über die rechte, das andere quer über die linke Herzhälfte. Da beide Arterien mit ihren Verzweigungen das Herz wie ein Kranz umschließen, werden sie als **Koronararterien** *(Herzkranzarterien)* bezeichnet.

Die **rechte Koronararterie** (*Arteria coronaria dextra* = RCA) versorgt bei den meisten Menschen den rechten Vorhof, die rechte Kammer, die Herzhinterwand und einen kleinen Teil der Kammerscheidewand mit Blut.

Die **linke Koronararterie** *(Arteria coronaria sinistra* = LCA) teilt sich in zwei starke Äste, den *Ramus circumflexus* (= RCX) und den *Ramus interventricularis anterior* (= RIVA), die im Normalfall für die Durchblutung des linken Vorhofes, der linken Kammer und eines Großteils der Kammerscheidewand sorgen (☞ Abb. 15.34).

Die Venen des Herzens verlaufen etwa parallel zu den Arterien, vereinigen sich zu immer größeren Gefäßen und münden als *Sinus coronarius* in den rechten Vorhof (☞ 15.2.4).

15.7.2 Die koronare Herzkrankheit

Im Laufe des Lebens können sich die Koronararterien durch Ablagerungen an den Gefäßwänden (*Arteriosklerose* ☞ 16.1.4) verengen. Diese Herzkranzgefäßverengungen *(Koronarstenosen)* werden beispielsweise durch Blutfettstoffwechselstörungen (☞ 15.8 Gesundheit und Lebensstil), Bluthochdruck, Rauchen, Übergewicht, Bewegungsmangel, Diabetes und ungesunden Stress stark gefördert. Es fließt dann weniger Blut durch die Koronararterien, und die Sauerstoffversorgung des Herzmuskels wird schlechter.

Man spricht in solchen Fällen von der **koronaren Herzkrankheit** (abgekürzt: **KHK**). Sie ist eine außerordentlich häufige Erkrankung, die sich nicht nur durch „Herzschmerzen", sondern durch eine Reihe weiterer Symptome zeigt:

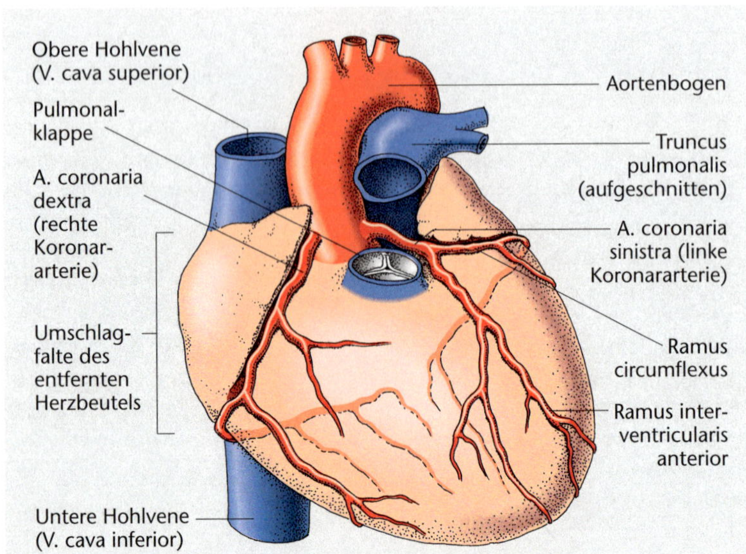

Abb. 15.34 (links): Verlauf der Koronararterien. Die linke Koronararterie zieht hinter dem Truncus pulmonalis hindurch zur Herzvorderseite, wo sie sich in einen vorderen Ast, den Ramus interventricularis anterior, und einen seitlichen Ast, den Ramus circumflexus, aufteilt.

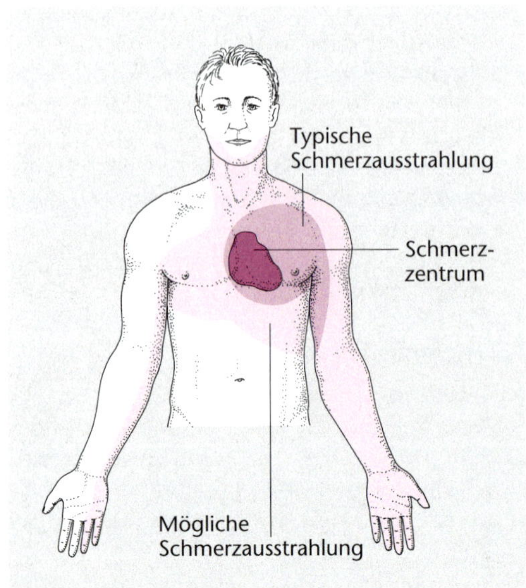

Abb. 15.35 (rechts): Charakteristische Ausbreitung des Angina-pectoris-Schmerzes.

KHK-Symptome

Die KHK kann sich äußern in:
- Herzrhythmusstörungen (☞ 15.5.7)
- Herzinsuffizienz (☞ 15.6.4)
- Angina-pectoris-Anfällen (☞ unten)
- Herzinfarkt (☞ 15.7.3)
- **Plötzlichem Herztod** (plötzliches Herzversagen, z.B. infolge Kammerflimmern (☞ 15.5.8), das ohne sofortige Reanimation zum Tod des Patienten führt).

Im Gegensatz zu den Herzkranzarterien erkranken die Herzkranzvenen fast nie.

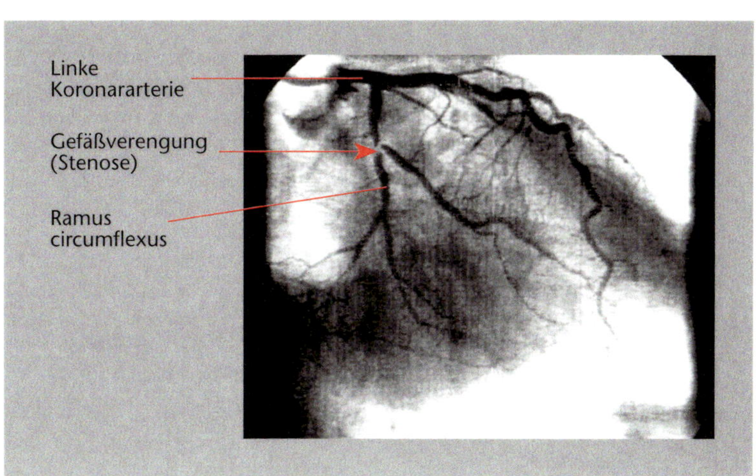

Abb. 15.36: Koronarangiographie eines Patienten mit schwerer koronarer Herzerkrankung. Man erkennt einen fast vollständigen Verschluss des Ramus circumflexus der linken Koronararterie. [X112]

Angina pectoris

Bei deutlich herabgesetzter Durchblutung des Herzmuskels stellen sich unter körperlicher Belastung, nach schweren Mahlzeiten, bei Kälte oder „Stress" anfallsartige Schmerzen in der Herzgegend ein: Der Patient empfindet einen Schmerz oder ein sehr unangenehmes Engegefühl in der Brust, das typischerweise in den linken Arm ausstrahlt. Dieser durch Sauerstoffmangel des Herzmuskels verursachte Schmerz wird als **Angina pectoris** („Brustenge") oder *Stenokardie* bezeichnet. Aber auch Schmerzen im Unterkiefer, Ausstrahlungen in den Rücken oder Bauch, Übelkeit und Erbrechen können – besonders bei Frauen oft fehlinterpretierte – Leitsymptome sein (☞ Abb. 15.35).

Alarmsignal

Angina-pectoris-Beschwerden sind sehr ernstzunehmende Vorwarnungen für einen Herzinfarkt.

Erleichterung bringen Medikamente, die die Sauerstoffversorgung des Herzmuskels verbessern, z.B. das Nitroglycerin (☞ 15.7.4). Dieses wird im akuten Angina-pectoris-Anfall mit einer Art Minispraydose unter die Zunge gesprüht und von dort rasch in den Körper aufgenommen.

Erstmaßnahmen bei akuter Angina pectoris
- Über die Rufanlage Alarm auslösen. Patienten nicht alleine lassen
- Patienten absolute Ruhe einhalten lassen, mit erhöhtem Oberkörper lagern, beengende Kleidung entfernen
- Vitalzeichen kontrollieren
- Bei einem systolischen Blutdruckwert über 100 mmHg 1–2 Hübe Nitro-Spray verabreichen (Arztanordnung)
- Sauerstoff geben (Arztanordnung).

Sind die Koronararterien so stark verengt (stenosiert), dass Angina-pectoris-Anfälle schon bei leichter Belastung oder in Ruhe auftreten, kann es leicht z.B. durch ein anhaftendes kleines Blutgerinnsel (Thrombus) zu einem vollständigen Verschluss einer Koronararterie kommen. Dann sinkt die Sauerstoffversorgung so weit ab, dass ein Teil der Herzmuskelfasern abstirbt. Den Tod (Nekrose) von Herzmuskelgewebe infolge von Sauerstoffmangel nennt man *Herz-* oder *Myokardinfarkt* (☞ 15.7.3).

Koronarangiographie und Myokardszintigraphie

Um festzustellen, wie stark die Koronararterien bereits verengt sind, kann man im Rahmen einer Linksherzkatheteruntersuchung unter Röntgendurchleuchtung Kontrastmittel in die Koronararterien spritzen (**Koronarangiographie** ☞ Abb. 15.36). Die kontrastmittelgefüllten Gefäße stellen sich im Bild dar, eventuell vorhandene Engstellen oder Verschlüsse werden als Kontrastmittelaussparungen sichtbar. Lokale Durchblutungsstörungen am Herzen können auch durch die Injektion von radioaktiven Substanzen *(Myokardszintigraphie)* sehr sicher nachgewiesen werden. Die Ultraschalluntersuchung ergänzt die Diagnostik. Angiographien kombiniert mit Computertomographie *(CTA)* oder Magnetresonanztomographie *(MRA)* können in naher Zukunft vielleicht sogar die invasiven Untersuchungen ersetzen.

Rekanalisierende Maßnahmen

Bei weitgehenden Koronarstenosen wird – möglichst bevor es zum Herzinfarkt kommt – versucht, die Gefäßlichtung wieder zu erweitern. Folgende Verfahren stehen zur Verfügung:

Bei der *perkutanen transluminalen koronaren Angioplastie* (kurz **PTCA**, oft auch als *koronare Ballondilatation* bezeichnet) wird unter Röntgendurchleuchtung ein dünner Ballonkatheter von der A. femoralis aus in das erkrankte Koronargefäß vorgeschoben, der Ballon in der Engstelle aufgeblasen und dadurch die Stenose aufgedehnt. Die Ballondilatation wird heute sehr häufig durch die Einlage eines sog. **Stents** ergänzt. Ein Stent ist eine Art Drahtgeflecht, das in das geweitete Gefäß eingelegt wird und es von innen für den Durchfluss offen halten soll.

Falls eine PTCA nicht gelingt oder nicht möglich ist, wird operativ eine „Umleitung", ein **Bypass**, angelegt:
- Beim *aorto-koronaren Venen-Bypass,* kurz **ACVB,** werden dem Patienten ein oder mehrere Venenstücke (meist aus der V. saphena magna) entnommen und zwischen dem herznahen Abschnitt der Aorta und den Koronararterien distal der Engstelle oder des Verschlusses eingesetzt (☞ Abb. 15.37)
- In den meisten Fällen (ca. 75 %) wird heute der *arterielle Bypass* bevorzugt. Die hinter dem Brustbein verlaufende A. thoracica interna wird distal abgetrennt und hinter der Engstelle der Koronararterie neu eingepflanzt (**Mammaria-Bypass,** *Mammaria-koronarer-Bypass,* kurz *MCB, IMA-Bypass*).

15.7.3 Der Herzinfarkt

Der **Herzinfarkt** ist mit rund 140 000 Todesfällen jährlich (bei schätzungsweise 600 000 an koronarer Herzkrankheit Erkrankten) eine

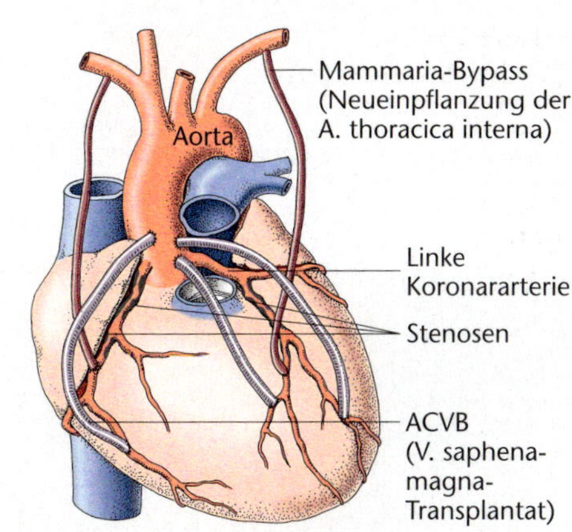

Abb. 15.37: Umgehung hochgradig verengter Koronararterien durch einen aorto-koronaren Venen-Bypass (ACVB) und durch Neueinpflanzung der A. thoracica interna.

15

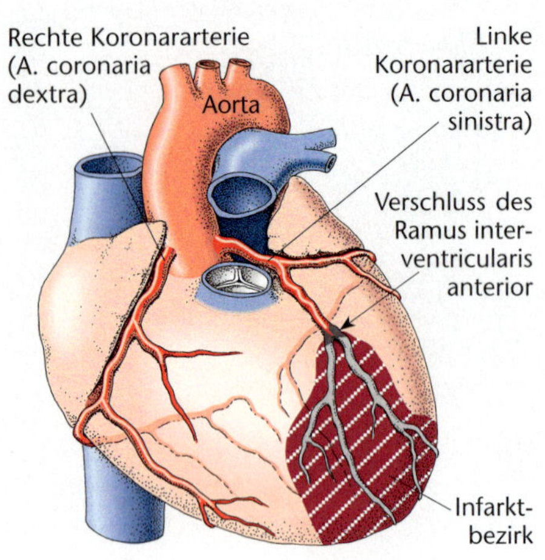

Abb. 15.38: Herzinfarkt. Durch Verschluss einer Herzkranzarterie stirbt das von dieser Arterie versorgte Herzmuskelgewebe ab.

der häufigsten Todesursachen in Deutschland. Männer sind fast doppelt so häufig betroffen wie Frauen.

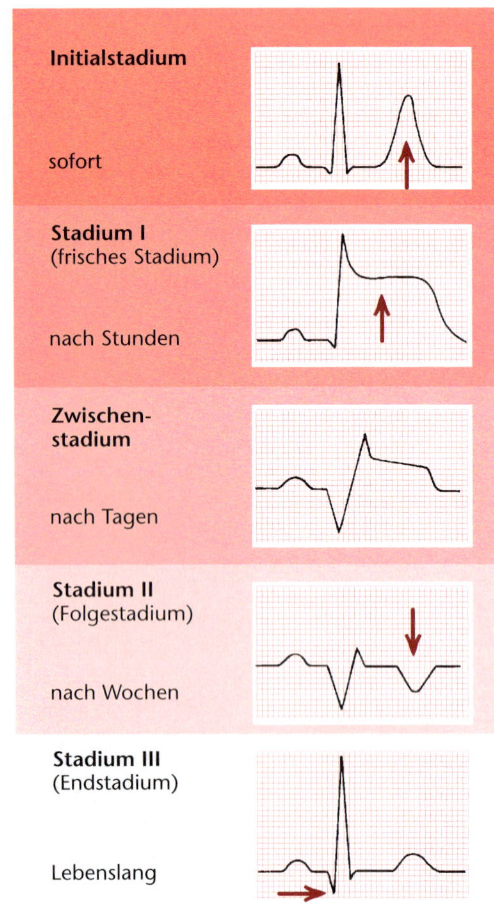

Abb. 15.39: Zeitlicher Verlauf typischer EKG-Veränderungen beim Herzinfarkt. Zunächst fallen im EKG eine hohe T-Welle und eine Erhöhung der ST-Strecke auf. Im Verlauf des Heilungsprozesses verändert sich das EKG in charakteristischer Weise. Auch noch nach Jahren kann man an der vertieften Q-Zacke erkennen, dass ein Herzinfarkt stattgefunden hat. [A300]

Der Tod ist dabei meist unmittelbare Folge einer akut nachlassenden Herzleistung, vom Infarktareal ausgehender Herzrhythmusstörungen oder (seltener) einer Herzwandzerreißung. Meistens ist der Infarkt in der linken, gegenüber Sauerstoffmangel empfindlicheren Kammer lokalisiert.

Leitsymptome des Herzinfarktes sind akut einsetzende, ausstrahlende und oft anhaltende retrosternale Herzschmerzen, Atemnot, Angst, Vernichtungsgefühle, Blässe, kalter Schweiß und das Gefühl eines „eisernen Reifens um die Brust".

Zur Diagnosesicherung leitet der Arzt ein *EKG* ab, das typische Veränderungen zeigt (☞ Abb. 15.39). Da die Zellwände der abgestorbenen Herzmuskelzellen rasch zerfallen, gelangen sonst nur im Zellinneren befindliche *Herzmuskelenzyme* ins Blut und lassen sich bei einem Herzinfarkt in der Regel nach spätestens sechs Stunden laborchemisch nachweisen (☞ Abb. 15.40 und 15.38). Ihre Konzentration gibt Hinweise auf den zeitlichen Verlauf und den Schweregrad des Herzinfarktes. In der Diagnostik bewährte Herzmuskelenzyme sind die CK *(Creatin-Kinase)*, die GOT (*Glutamat-Oxalacetat-Transaminase*, auch *Asparat-Aminotransferase*, kurz *ASAT*, genannt) und die HBDH *(Hydroxybutyratdehydrogenase)*. Ergänzt wird dies heute sehr häufig durch die Bestimmung des kardialen *Troponins T*, das bereits 3–4 Stunden nach Auftreten der Schmerzen mit hoher Sicherheit die Diagnose Herzinfarkt erlaubt.

Akuttherapie bei Herzinfarkt

Erstmaßnahmen bei Herzinfarkt

- Ggf. sofort reanimieren (☞ 26.4)
- Arzt umgehend benachrichtigen. Bei einem Herzinfarkt entscheidet jede Minute über Leben und Tod
- Patienten nicht alleine lassen
- Patienten mit erhöhtem Oberkörper lagern, beengende Kleidung entfernen
- Vitalzeichen kontrollieren
- Sauerstoff geben (2–4 l/Min., Arztanordnung)
- 1–2 Hübe Nitroglycerin-Spray verabreichen (Arztanordnung), vorausgesetzt der systolische Blutdruck ist höher als 110 mmHg
- Medikamente verabreichen (Arzt): vor allem Schmerzmittel (z.B. Morphin), Beruhigungsmittel (z.B. Valium®) zur Senkung des Sauerstoffverbrauchs und Dämpfung des ZNS, Heparin i.v. zur Vermeidung von (weiteren) Thrombosierungen in Herzkranz- und anderen Gefäßen, bei Schocksymptomatik evtl. die Katecholamine Dopamin und/oder Dobutamin zur Stärkung der Herzkraft des Patienten sowie zur Förderung der Nierendurchblutung.

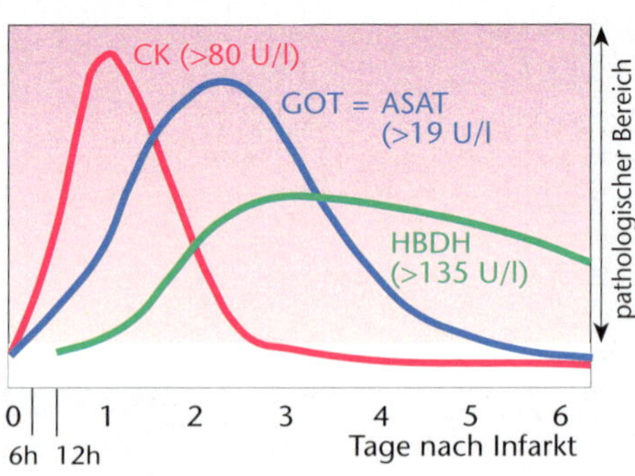

Abb. 15.40: Herzmuskelenzyme im Blut bei Herzinfarkt (in Klammern die Werte, bei denen Verdacht auf einen akuten Herzinfarkt besteht). [A300]

Die weitere Versorgung des Herzinfarktpatienten erfolgt auf der Intensivstation. Dort werden die schmerz- und angstbekämpfenden Maßnahmen fortgeführt und gerinnungshemmende Mittel (z.B. Heparin ☞ 14.5.8) gegeben, die einer weiteren Anlagerung von Blutgerinnseln in dem verengten Herzkranzgefäß entgegenwirken sollen. Die Gabe von Sauerstoff über einen feinen Schlauch in der Nase (nasale O_2-Sonde) dient einer besseren Versorgung der Körperzellen mit O_2. Eventuell wird eine medikamentöse Thrombusauflösung (Lyse ☞ 14. 5.8) versucht.

Nach Überbrückung der besonders komplikationsreichen ersten 2–3 Tage kann der Patient in der Regel auf eine „normale" internistische Station verlegt werden. Dort wird die zunächst weiterbestehende strenge Ruhigstellung stufenweise je nach weiterem Krankheitsverlauf gelockert und der Infarktpatient Schritt für Schritt mobilisiert.

Weiterbehandlung

Die häufig nachfolgende *Anschlussheilbehandlung* (AHB) verfolgt das Ziel, durch Änderung der Lebensführung (Rauchen, Ernährung, Stress im Beruf) das Risiko eines Zweitinfarktes zu senken (☞ auch 15.8).

Zur Prävention eines Zweitinfarktes wird außerdem die regelmäßige Einnahme zweier Medikamente empfohlen: Niedrigdosiert Azetylsalizylsäure (Aspirin®), die eine Gerinnselbildung an den verengten Koronargefäßen verhindert, und Beta-Rezeptorenblocker (☞ 15.7.4), die den Sauerstoffbedarf des Herzens herabsetzen.

15.7.4 Medikamente für die Behandlung und Prophylaxe der koronaren Herzkrankheit

Neben der Umstellung eines herzschädigenden Lebensstils (cholesterinreiche Ernährung mit Fettstoffwechselstörung, Rauchen, keine Bewegung, unguter Stress) sind die folgenden Medikamente ein wichtiger Eckpfeiler der notwendigen Herzinfarktprophylaxe.

Nitrate

Nitrate (Beispiele ☞ 15.6.5) entlasten das Herz und verbessern die Koronardurchblutung insbesondere in minderdurchbluteten Herzgebieten durch Weitstellung der Koronararterien. Die Sauerstoffbilanz des Myokards verbessert sich.

Nitrate sind die am häufigsten eingesetzte Substanzgruppe zur Verhütung von Angina-pectoris-Anfällen und Herzinfarkt und beeinflussen auch eine gleichzeitig bestehende Herzinsuffizienz positiv (☞ 15.6.5). Nachteilig ist der häufig auftretende „Nitratkopfschmerz", der aber bei Fortsetzung der Behandlung oft besser wird. Chemisch gesehen kein Nitrat, aber in der Wirkung vergleichbar und daher eine Alternative bei Nitratkopfschmerz ist Molsidomin (Corvaton®).

Beta-Rezeptorenblocker

Beta-Rezeptorenblocker *(Betablocker)* besetzen am Herzen die β_1-Rezeptoren des Sympathikus (☞ 11.12.1) und hindern so die körpereigenen Stoffe Noradrenalin und Adrenalin, ihre Sympathikuswirkung (Erhöhung der Herzfrequenz und des Schlagvolumens) zu entfalten. Dadurch sinkt der Sauerstoffverbrauch des Herzens. Einige Substanzen sind Atenolol (Tenormin®), Metoprolol (Beloc®, Prelis®) und Propranolol (Dociton®).

Kalzium-Antagonisten

Kalzium-Antagonisten blockieren den Kalziumeinstrom in die Zelle bei einer Erregung. Dadurch verringern sich Herzfrequenz und Kontraktilität, und die AV-Überleitung wird verlangsamt. Durch eine Erschlaffung im arteriellen Strombett kommt es zu einer entlastenden Blutdrucksenkung (☞ 15.6.5). Auch die Koronararterien weiten sich.

Der Sauerstoffbedarf des Herzens wird so insgesamt vermindert und gleichzeitig die Sauerstoffversorgung verbessert. Beispiele sind Nifedipin (Adalat®) und Diltiazem (Dilzem®).

Azetylsalizylsäure

Azetylsalizylsäure hemmt die Zusammenballung von Blutplättchen (Details zur Blutgerinnung ☞ 14.5) und wirkt damit der Ausbildung eines infarktauslösenden Thrombus in den Koronararterien entgegen. Bekanntester Handelsname ist Aspirin®.

Lipidsenker

Als wirksam in der Prophylaxe der koronaren Herzkrankheit haben sich auch **Lipidsenker** erwiesen, also Medikamente, die den Blutfettspiegel senken.

Eine Ernährung, die reich an gesättigten Fettsäuren und Cholesterin ist, erhöht mit den Blutfetten das Risiko für Cholesterinablagerungen in den Herzkranzgefäßen und das Risiko für die koronare Herzkrankheit (☞ 15.7.2 und 15.8). Weitere Risikofaktoren für die koronare Herzkrankheit sind z.B. Bewegungsarmut und Rauchen. Sinken trotz konsequenter Diät die Blutfettspiegel nicht, werden Lipidsenker gegeben, vielfach so genannte **Statine**, die frühe Schritte der Cholesterinbiosynthese hemmen.

Psyche und Herzinfarkt

Kaum jemand zweifelt heute noch ernsthaft daran, dass psychische und psychosoziale Faktoren beim Entstehen eines Herzinfarktes bedeutsam sind.

Das Herz, Motor der Maschine Mensch, dem nie Ruhe gegönnt wird, behandeln viele Menschen gar nicht so, wie es im eigensten Interesse Herzensangelegenheit sein müsste. 100 000 Schläge pro Tag, die rund 10 000 Liter Blut bereits in körperlicher Ruhe transportieren, sollten eigentlich Belastung genug sein. Doch viele erschweren ihrem Herzen die Arbeit noch weiter im hektischen Alltag mit eiligen Erledigungen, rasch verschlungenen Mahlzeiten oder im Dauerstress. Zum idealen Nährboden für Herzkreislauferkrankungen wie z.B. Übergewicht, erhöhten Blutfetten, Bewegungsarmut, Zuckerkrankheit und Rauchen kommen seelische Faktoren hinzu, wie sie aus Leistungsdruck, beruflichem Ehrgeiz, finanziellen Problemen und Sorgen oder Fehlen von harmonischen Lebensumständen resultieren. Die Unfähigkeit vieler Menschen zum Zufriedensein, Loslassen und Entspannen überträgt sich im wahrsten Sinne des Wortes auf die Gefäße von Herz und Körper: Herzensprobleme werden zu Herzproblemen.

Dem großen Anteil solcher psychischer Faktoren bei der Entstehung des Herzinfarktes und anschliessend bei den Chancen für die Gesundung wird nach Meinung erfahrener Ärzte viel zu wenig Rechnung getragen. Nur Formen der Prävention und Therapie, die klinische, medikamentöse *und* solche psychosozialen Aspekte berücksichtigen, können die steigende Zahl der Herzinfarktopfer verringern.

15.8 Gesundheit und Lebensstil: Sind wir verdammt zum Herzinfarkt?

Leider kümmern sich die Deutschen immer noch mehr um ihr Auto als um eines ihrer wichtigsten Organe: ihr Herz. Die Folgen dieser Interessenslage sind nicht selten tödlich. Zurzeit versterben etwa 140000 Menschen jährlich in Deutschland an einem Herzinfarkt, dem Endstadium der koronaren Herzkrankheit. Dabei sind maßgebliche, z.T. behandelbare, Risikofaktoren dieser Krankheit seit langem bekannt. Rauchen, Übergewicht, Bluthochdruck, Diabetes und Stress spielen bei ihrer Entstehung eine wichtige Rolle. Es gibt auch einige Risikofaktoren, die nicht zu beeinflussen sind: Wessen Vater oder Mutter einen Herzinfarkt oder einen Schlaganfall hatte, ist deutlich stärker gefährdet; Männer sind häufiger betroffen als Frauen, die bis zum Klimakterium einen gewissen Schutz durch ihre Östrogene genießen. Nach wie vor gilt ein ungünstiger Fettstoffwechsel als gefährlichster Risikofaktor der KHK. In der Regel geht dies mit einer erhöhten Cholesterinkonzentration im Blut **(Hypercholesterinämie)** einher.

Cholesterin? Jein, danke!

Cholesterin gehört chemisch zu den Steroiden, einer Untergruppe der Fette (☞ 2.8.2). Seitdem das Cholesterin als „Krankmacher" entlarvt ist, wird es von vielen pauschal verurteilt. Diese Schlussfolgerung ist jedoch so nicht richtig, weil unser Organismus das Cholesterin als Baustoff braucht. Es ist ein wesentlicher Strukturbestandteil der Zellwände; besonders das Gehirn und die Nebennierenrinde enthalten viel davon. Doch der Körper benötigt es nicht nur als Baustoff: Cholesterin ist eine Ausgangssubstanz für die Produktion der Steroidhormone (Stress- und Sexualhormone), für die Synthese von Vitamin D und für die Herstellung der Gallensäuren. Der Körper kann das benötigte Cholesterin sowohl selber herstellen als auch aus der Nahrung aufnehmen. Es wird geschätzt, dass bei einem gesunden Erwachsenen ein Drittel der Cholesterine über die Nahrung zugeführt und zwei Drittel vom Organismus selbst hergestellt werden. Cholesterine sind nur in tierischer, nicht in pflanzlicher Nahrung vorhanden. Wäre das Verhältnis zwischen Cholesterinaufnahme und -produktion einerseits und Cholesterinausscheidung und -verbrauch andererseits ausgewogen, gäbe es keine Probleme. Leider enthält jedoch der typisch europäische Speiseplan zu viel Cholesterin, und die Überdosis ist es, die letztlich doch für viele gefährlich wird.

Herzensgute Fette

Doch halt: Auch die Regel, ein erhöhter Cholesterinspiegel im Blut sei generell ein schlechtes Zeichen, stimmt noch nicht ganz. Denn es gibt durchaus auch „gutes" Cholesterin. Ob gut oder böse entscheidet dabei das Transportpartikel (genau gesagt: die *Lipoproteindichteklasse),* in dem das Cholesterin im Blut vorliegt. Es kann in die *LDL-Partikel* (Low Density Lipoprotein) oder in die größeren *VLDL-Partikel* (Very Low Density Lipoprotein) verpackt sein. Die Leber gibt aber zunächst einmal das Cholesterin nur als VLDL ins Blut ab. Dort wird es auf LDL-Partikel (Low Density Lipoprotein) „umgeladen". VLDL und LDL sind in der Lage, Cholesterin in die Körperzellen zu transportieren. Sie sind es aber auch, die sich an die Herzkranzgefäßwände anlagern und dort die Arteriosklerose beschleunigen.

Die „guten", schützenden Cholesterin-Transportpartikel bilden die High-Density-Lipoprotein-Fraktion *(HDL).* Diese zirkulieren in der Blutbahn und können sogar Cholesterin wieder aus den Zellen und Gefäßwänden aufnehmen und abtransportieren. Sie gelten als *Schutzfaktoren* gegen den Herzinfarkt (☞ Abb. 15.41).

Zu viel ist zu viel

Untersucht ein Arzt den Cholesterinspiegel eines Patienten, so misst er zunächst den Gesamtcholesteringehalt, der sich aus der Summe der unterschiedlichen Transportpartikel zusammensetzt. Erst die Aufschlüsselung ihres Verhältnisses zueinander gibt Auskunft darüber, wie gefährlich der Cholesterinspiegel wirklich ist. In der Regel ist jedoch ein erhöhtes Gesamtcholesterin auch mit einem erhöhten LDL-Spiegel und einem normalen oder sogar erniedrigten „guten" HDL-Cholesterinspiegel verbunden.

Allgemein gelten heute Gesamtserumcholesterinspiegel bis 5,17 mmol/l (200 mg/dl) ohne zusätzliche Risikofaktoren als normal, wobei junge Menschen oft niedrigere Werte haben als ältere. Ein Patient mit erhöhten Werten ab 6,45 mmol/l (250 mg/dl) ist infarktgefährdet. Er sollte seine Ernährungsweise *langfristig* umstellen, sein Gewicht reduzieren und auf Eier grundsätzlich verzichten. Bleibt diese Diät erfolglos, so wird ihm sein Arzt Medikamente verordnen, die den Cholesterinspiegel senken (z.B. *HMG-CoA-Reduktase-Hemmer* oder *Statine,* etwa Lovastatin = Mevinacor®).

Doch so weit muss es nicht unbedingt kommen. Oft reichen eine bessere, vollwertige Ernährung, regelmäßige Bewegung und ein rauch- und stressreduziertes Leben, um wirksam die Cholesterinbremse zu ziehen.

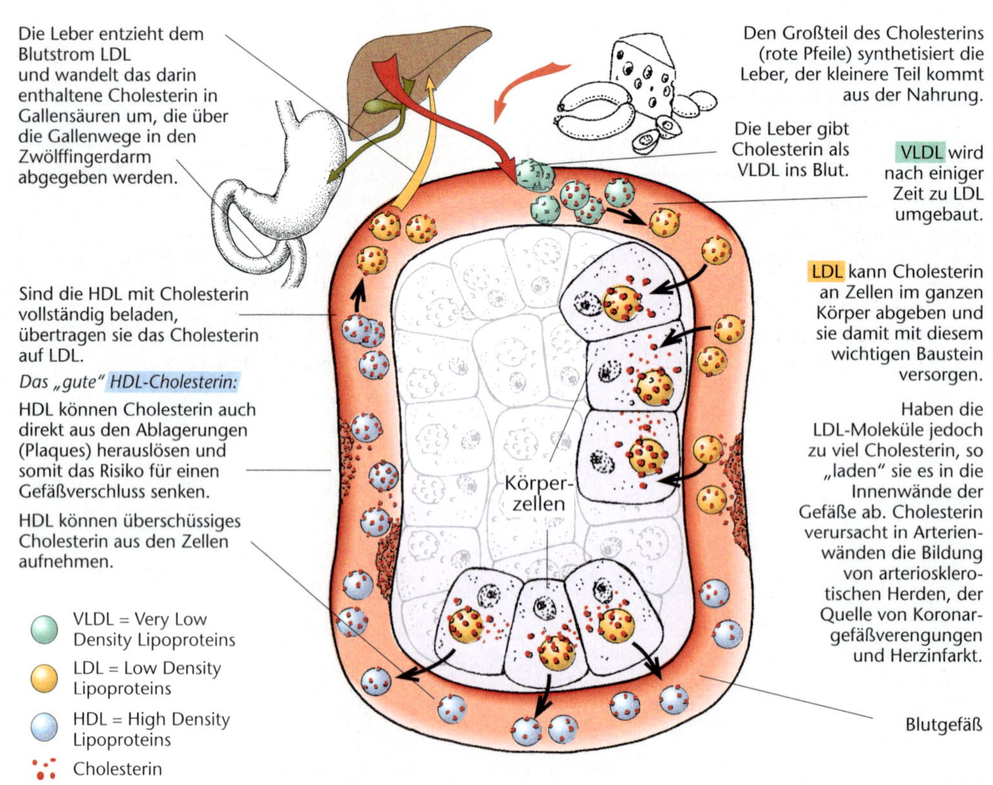

Abb. 15.41: Wie Adern ihr Fett abbekommen – Übersicht über den Cholesterinhaushalt.

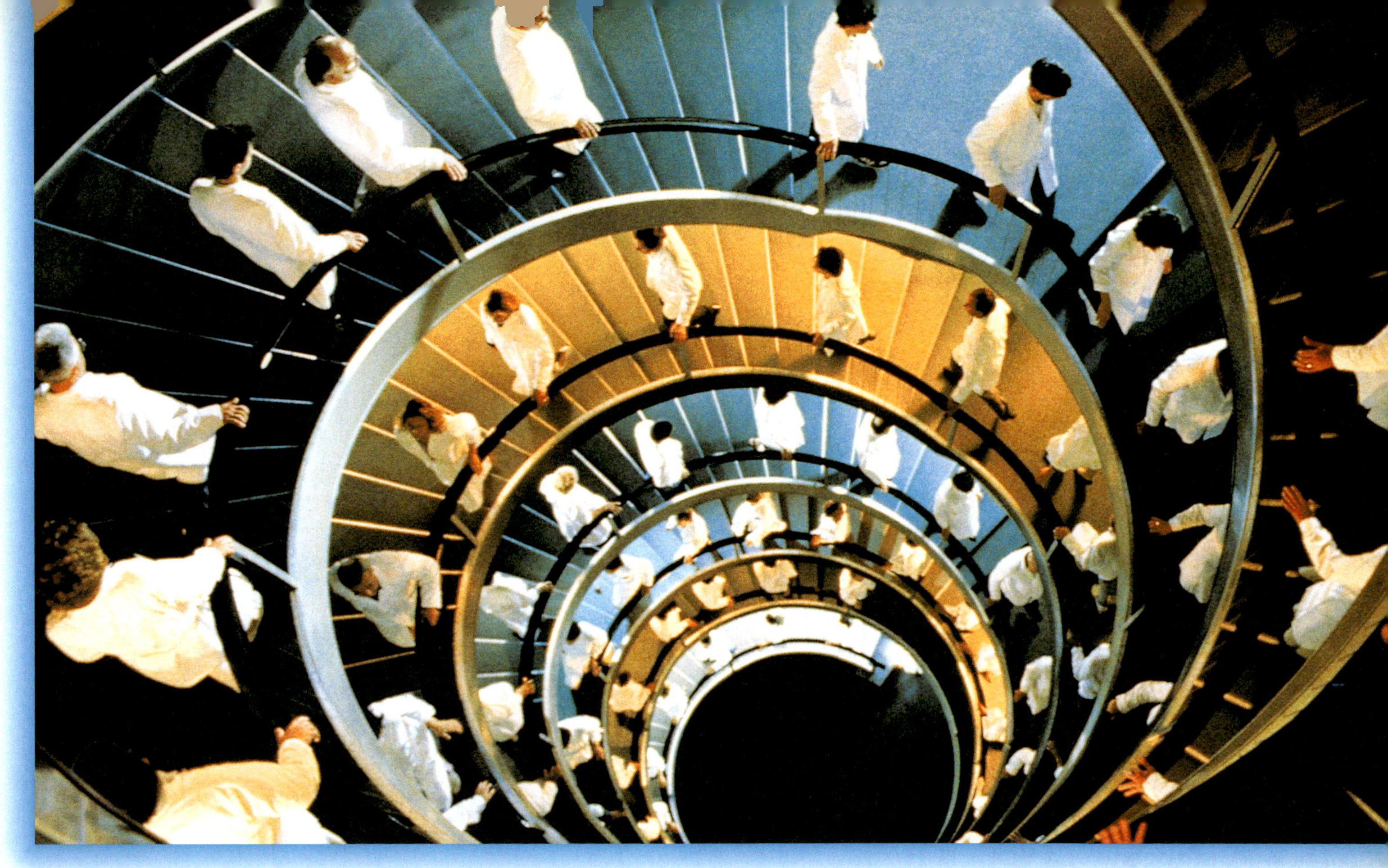

16 Kreislauf und Gefäßsystem

16.1 Aufbau des Gefäßsystems

16.1.1 Kardiovaskuläres System

Die Blutgefäße gehören zu den wichtigsten Transportwegen des menschlichen Körpers. Zusammen mit dem Herzen bilden sie das *Herz-Kreislauf-System,* das **kardiovaskuläre System.** Dieses versorgt alle Zellen des Körpers mit Sauerstoff und Nährstoffen und transportiert gleichzeitig Stoffwechselendprodukte wieder ab.

Der menschliche Kreislauf besteht aus zwei großen Abschnitten: dem **Körperkreislauf** *(großen Kreislauf)* und dem **Lungenkreislauf** *(kleinen Kreislauf).*

Übersicht über Körper- und Lungenkreislauf ☞ Abb. 15.1.

Der Körperkreislauf

Die linke Herzkammer presst das sauerstoffreiche Blut in die **Aorta**, die größte Schlagader des Körpers. Diese teilt sich in andere große Schlagadern auf, die **Arterien** (☞ Abb. 16.10). Sie führen das sauerstoffreiche, hellrote Blut vom Herzen fort in die verschiedenen Körperregionen. Dabei verzweigen sie sich in immer kleinere Äste, die **Arteriolen.**

Die Arteriolen teilen sich weiter, und schließlich fließt das Blut in haardünne Gefäße, die **Kapillaren**, durch deren durchlässige Wand Sauerstoff, Nährstoffe und Stoffwechselendprodukte zwischen Gewebe (Interstitium) und Blut ausgetauscht werden. Die Gesamtfläche aller Kapillaren im Körper beträgt erstaunliche 1 000 Quadratmeter – dies entspricht etwa 10 Vierzimmerwohnungen!

16

Am anderen Ende der Kapillaren sammeln **Venolen** das jetzt sauerstoffarme, dunkelrote Blut und vereinigen sich dann zu immer größeren **Venen.** Die beiden größten Venen des Menschen, die *obere* und die *untere Hohlvene* (**Vena cava superior** und **inferior** ☞ Abb. 16.11), führen das Blut schließlich in den rechten Herzvorhof zurück.

Der Lungenkreislauf

Die rechte Herzkammer drückt das sauerstoffarme Blut in den **Lungenkreislauf**, der genauso wie der Körperkreislauf aufgebaut ist: Auch hier verästeln sich die Arterien wieder bis auf Kapillardicke. Im Kapillarnetz der Lunge reichert sich das Blut mit Sauerstoff an und gibt gleichzeitig Kohlendioxid an die Luft ab, die anschließend ausgeatmet wird. Die Lungenvenen führen das sauerstoffreiche Blut in den Vorhof des linken Herzens zurück, wo der Kreislauf von vorn beginnt.

Was sind Arterien, was Venen?

Arterien sind Gefäße, in denen das Blut *vom Herzen weg* strömt. Im Körperkreislauf führen die Arterien hellrot aussehendes, sauerstoffreiches Blut, im Lungenkreislauf hingegen fließt in ihnen sauerstoffarmes, dunkelrot aussehendes Blut.

Venen leiten das Blut *zum Herzen zurück.* Sie enthalten im Körperkreislauf sauerstoffarmes, dunkelrotes Blut, während sie im Lungenkreislauf sauerstoffreiches Blut transportieren.

Die großen Arterien des Körperkreislaufs gehören zum **Hochdrucksystem**, die Venen des Körperkreislaufs und alle Gefäße des Lungenkreislaufs zum **Niederdrucksystem** (☞ Abb. 16.13).

16.1.2 Die Arterien

Wandaufbau

Arterien sind aus drei Wandschichten aufgebaut, die einen Hohlraum umschließen, das **Gefäßlumen** (*Lumen* bezeichnet die lichte Weite eines Hohlorgans ☞ Abb. 16.1)).

- Flache Zellen kleiden das Gefäßlumen aus und bilden das **Gefäßendothel**, das mit dem Blut direkt Kontakt hat. Darunter liegen feine Bindegewebsfasern und eine elastische Membran. Sie bilden zusammen mit dem Gefäßendothel die **Tunica interna** (kurz *Interna*, auch *Tunica intima* oder kurz *Intima* genannt)

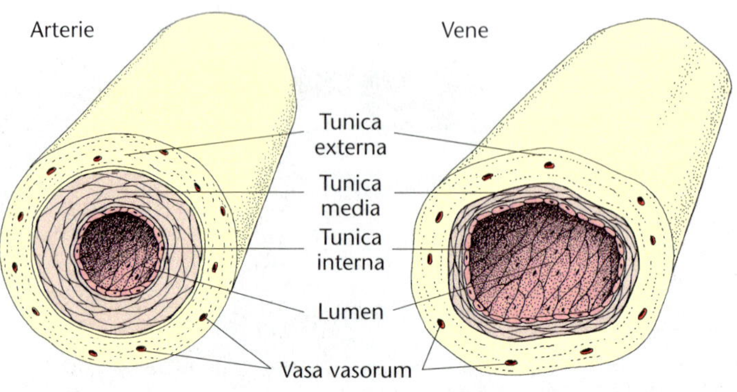

Abb. 16.1: Schichtaufbau der größeren Arterien und Venen. Venen sind viel dünnwandiger als Arterien, und die einzelnen Schichten der Venen sind weniger deutlich gegeneinander abgegrenzt als die der Arterien.

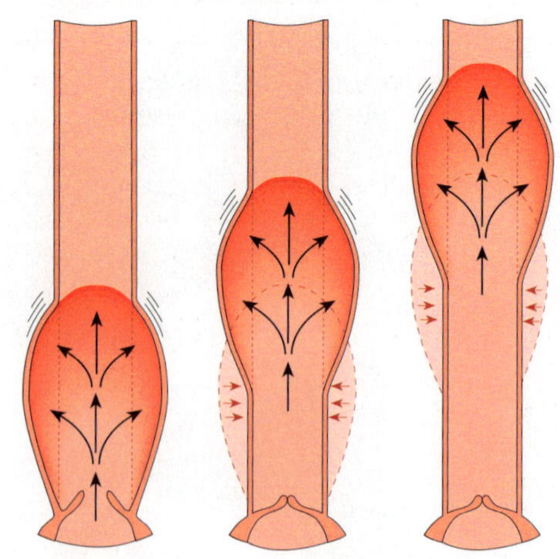

Abb. 16.2: Windkesselfunktion. Infolge der Windkesselfunktion herznaher Arterien (Details ☞ Text) breiten sich Blutströmung und Pulswelle kontinuierlich über die Arterien aus.

- In der mittleren und am kräftigsten entwickelten Schicht, der **Tunica media** (kurz *Media*), verlaufen glatte Muskelzellen und elastische Fasern
- Die äußere Schicht der Arterienwand, die **Tunica externa** (kurz *Externa* oder früher *Adventitia*), besteht aus Bindegewebe und elastischen Fasern. Bei den größeren Arterien verlaufen in ihr Gefäße, *Vasa vasorum* genannt, und Nerven zur Versorgung der Arterienwand.

Arterien vom elastischen Typ

Bei herznahen Schlagadern, etwa der Aorta oder der Halsschlagader, überwiegen in der Media die elastischen Fasern – dies sind **Arterien vom elastischen Typ.** Sie leisten einen wichtigen Beitrag zur gleichmäßigen Funktion des Kreislaufs: Der vom Herzen während der Systole ruckartig ausgeworfene Blutstrom dehnt die Gefäßwand der Aorta und der herznahen Arterien kurz auf. Während der Herzmuskel sich in der Diastole entspannt, zieht sich die elastische Gefäßwand wieder zusammen und schiebt das im Lumen gespeicherte Blut weiter. So sorgen die herznahen, elastischen Gefäße für einen gleichmäßigen Blutstrom. Wäre die Aorta dagegen starr wie ein Wasserrohr, stünde nach Beendigung jeder Herzaktion der Blutstrom still. In Anlehnung an Ausgleichs- und Speicherbehälter hinter Kolbenpumpen heißt dieser Mechanismus **Windkesselfunktion**, die entsprechenden Arterien heißen auch *Windkesselgefäße* (☞ Abb. 16.2).

Die *Dehnbarkeit* der Gefäße wird **Compliance** genannt, die gleiche Bezeichnung, wie sie auch für die Lungendehnbarkeit (☞ 17.5.4) benutzt wird. Die Compliance des venösen Systems ist ca. 25-mal größer als diejenige des arteriellen Systems. Mit zunehmendem Alter oder bei bestimmten Erkrankungen nimmt die Compliance ab.

Arterien vom muskulären Typ

Bei den Arterien in der Körperperipherie hingegen überwiegen in der Media die glatten Muskelzellen. Diese **Arterien vom muskulären Typ** können durch Kontraktion oder Entspannung die Weite ihres Lumens und damit den Strömungswiderstand (☞ 16.3.2) und die Durchblutung der von ihnen versorgten Organe beeinflussen. Daher heißen die Arterien vom muskulären Typ auch *Widerstandsgefäße*.

16.1.3 Die Arteriolen

Am Übergang zwischen Arterien und Kapillaren finden sich die **Arteriolen**, die ebenfalls den Widerstandsgefäßen zuzuordnen sind. Ihre Wand besteht aus Endothel, einem Gitterfasernetz und einer einschichtigen, glatten Muskelzellschicht. Das vegetative Nervensystem (☞ 11.12), lokal anfallende Stoffwechselprodukte und vom Endothel gebildete Botenstoffe steuern den Spannungszustand der glatten Muskulatur in diesem Gefäßabschnitt und damit die Durchblutung. Ziehen sich die Muskeln zusammen **(Vasokonstriktion)**, wird der Gefäßquerschnitt kleiner, und die Durchblutung im nachfolgenden Kapillargebiet sinkt. Erschlaffen sie **(Vasodilatation)**, erweitert sich die Arteriole, und die Durchblutung nimmt zu.

16.1.4 Arteriosklerose

Gefahr Nummer 1 für ein gesundes Gefäßsystem ist in unserer Gesellschaft die **Arteriosklerose** *(Atherosklerose)*, im Volksmund schlicht „Verkalkung" genannt. Sie engt das Lumen arterieller Gefäße zunehmend ein und führt gleichzeitig zu einer Regulationsstörung des Gefäßtonus, was letztlich eine Mangeldurchblutung von Geweben und Organen zur Folge hat. Arteriosklieriosebedingte Herz-Kreislauf-Erkrankungen zählen zur häufigsten Todesursache in den Industriestaaten.

Risikofaktoren

Bei der Entstehung der Arteriosklerose spielen neben einer genetischen Disposition vor allem die Lebensbedingungen unserer „modernen" Zivilisation eine entscheidende Rolle. Nach heutigem Wissensstand sind vor allem folgende **Risikofaktoren** für die Arteriosklerose verantwortlich (☞ Abb. 16.3):

- Fettstoffwechselstörungen (☞ 19.3.1) mit fehlerhaften *Blutfettkonzentrationen* (bedeutsam sind hier das zu hohe „böse" LDL-Cholesterin und das zu niedrige „gute" HDL-Cholesterin ☞ 15.8)
- Rauchen
- Hypertonie (Bluthochdruck ☞ 16.4.1)
- Diabetes mellitus („Zuckerkrankheit" ☞ 19.2.2)
- Übergewicht
- Bewegungsmangel.

Pathogenese

Schlüsselrollen für die Arterioskleroseentstehung spielen nach heutigem Kenntnisstand das *LDL-Cholesterin, reaktive Sauerstoffradikale* (aggressive Moleküle mit ungepaarten Elektronen ☞ Abb. 2.11) und das *Stickstoffmonoxid* (*NO,* auch *EDRF = endothelium derived relaxing factor* genannt), das vom Endothel der Gefäße gebildet wird (☞ 16.3.3).

Endothelschäden und -dysfunktionen: Plaques und Thromben. Normalerweise besteht ein Gleichgewicht zwischen NO und Sauerstoffradikalen. NO kommt dabei eine Schutzfunktion vor Arteriosklerose zu, indem es unter anderem die Gefäße entspannt, das Einwandern von Makrophagen in die Intima vermindert (☞ unten) und die Thrombozyten-Aggregation hemmt. Häufen sich nun Sauerstoffradikale im Blut an, wird die Verfügbarkeit von NO herabgesetzt und dadurch seine Schutzfunktion vermindert **(endotheliale Dysfunktion)**. Kommt es hierdurch oder andere Einflüsse zur **Endothelschädigung**, können sich Monozyten anheften und sich als ortsständige Makrophagen (*Fresszellen* ☞ 6.2.2) in der Gefäßintima einnisten und zu einer Entzündungsreaktion führen. Bei einem zu hohen Blutspiegel des „bösen" LDL-Cholesterins kann nun LDL in hohem Ausmaß in die Makrophagen aufgenommen werden. Die Makrophagen werden so zu fettigen *Schaumzellen*, dem Hauptbestandteil der **arteriosklerotischen Plaques**, die bindegewebig überzogen werden. Reißen (rupturieren) diese Plaques, lagern sich Thrombozyten an und bilden ein Blutgerinnsel **(Thrombus)**, das das Gefäß zunehmend einengt (stenosiert) und schließlich verstopft. Durch Einlagerung von Kalksalzen in der nekrotischen Intima bilden sich **Verkalkungen.**

Auch eine primär infektiöse Genese der Arteriosklerose wird diskutiert, da die Bakterien *Chlamydia pneumoniae* und *Helicobacter pylori* in arteriosklerotischen Gefäßen häufiger nachweisbar sind als in gesunden. Ob es sich hierbei um einen *kausalen* (= ursächlichen) Zusammenhang handelt, kann noch nicht abschließend beurteilt werden. Sicher hat auch das Gerinnungssystem Einfluss. Geschädigte Endothelzellen bilden weniger Pros-

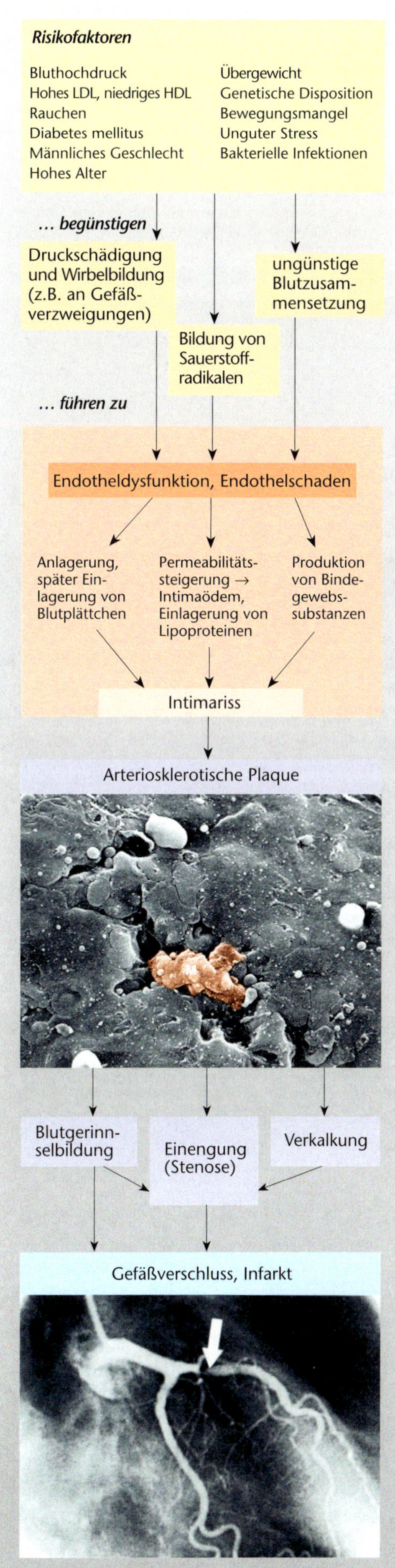

Abb. 16.3: Oben: Risikofaktoren, Pathogenese und Folgen der Arteriosklerose.
Mitte: Rasterelektronenmikroskopische Aufnahme des Intimaaufbruchs einer arteriosklerotisch veränderten Körperschlagader. Aufgelagerte Fettkugeln sind durch Fibrin miteinander vernetzt. [S006]
Unten: Subtotaler (noch nicht vollständiger) Verschluss einer Herzkranzarterie (Ramus interventricularis anterior ☞ Abb. 15.34). Die Blutversorgung des dahinterliegenden Herzmuskelgewebes ist bereits weitgehend aufgehoben, der Patient hat eine schwere Angina pectoris (☞ 15.7.2). [E179-168]

16

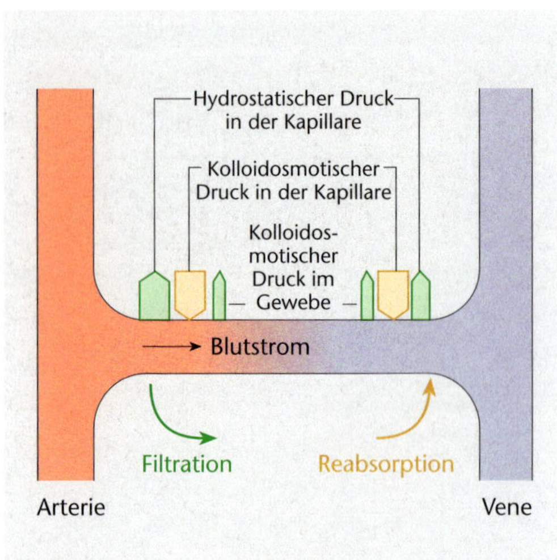

Abb. 16.4: Druckverhältnisse im Kapillargebiet in der Schemazeichnung. Im arteriellen Schenkel der Kapillare überwiegen die nach außen gerichteten Kräfte (dargestellt durch entsprechend breite Pfeile), Flüssigkeit wird filtriert. Im venösen Schenkel haben sich die Kräfteverhältnisse umgekehrt, Flüssigkeit wird reabsorbiert. Beim Gesunden ist das Verhältnis zwischen Filtration und Reabsorption ausgewogen. Der besseren Anschaulichkeit wegen wurde der Lymphabfluss in dieser Abb. vernachlässigt (Details hierzu ☞ 14.4.1).

tazyklin (ein *Prostaglandin* ☞ 5.5.3 und Tab. 13.25) und NO. Ohne diese „Schlafmittel" für Thrombozyten werden diese schneller auf den Endothelschaden aufmerksam und setzen die Gerinnungskaskade (☞ 14.5) in Gang.

Gefäßverschluss und Infarkt. Der vollständige Verschluss *(Obliteration)* des Gefäßes hat zur Folge, dass das ursprünglich von dieser Arterie versorgte Gefäßgebiet einen akuten Sauerstoffmangel erleidet – der Mediziner spricht von **Ischämie.** Stirbt das ischämische Gewebe ab, liegt ein **Infarkt** vor.

16

Nach der *WHO* (Weltgesundheitsorganisation) wird die Arteriosklerose in drei Stadien eingeteilt: Im ersten Stadium sind lediglich leichte Frühschäden (Fettstreifen) an den Arterien festzustellen. Das zweite Stadium ist durch die oben dargestellten arteriosklerotischen Plaques gekennzeichnet. Im dritten Stadium haben sich durch Gefäßverschlüsse und Gewebsinfarkte bereits Folgeerkrankungen wie etwa ein Herzinfarkt manifestiert.

Klinisches Bild

Wichtige durch die Arteriosklerose bedingte Krankheitsbilder sind:

- Die koronare Herzkrankheit und der Herzinfarkt (☞ 15.7.2 und 15.7.3)
- Der Schlaganfall (☞ 11.15.8)
- Arteriosklerotische Aneurysmen (☞ unten)
- Akute und chronische arterielle Verschlüsse vor allem der Bauch-, Becken- und Beinarterien (☞ auch 14.5.7).

Ganzer Organismus betroffen

In der Regel ist die Arteriosklerose keine lokale, sondern eine *generalisierte* Gefäßerkrankung. Patienten mit einem dieser Krankheitsbilder entwickeln daher oft auch die anderen Erkrankungen.

16.1.5 Aneurysmen

Eine umschriebene Ausweitung eines arteriellen Gefäßes heißt **Aneurysma.** Diese Ausweitung kann angeboren sein, aber auch im Laufe des Lebens entstehen. Am häufigsten sind Aneurysmen der Aorta: 85 % finden sich im Bauch-, 15 % im Brustabschnitt der Aorta.

Das Bauchaorten-Aneurysma

Vom **Bauchaorten-Aneurysma** sind Männer viermal häufiger als Frauen betroffen, der Altersgipfel liegt zwischen 60 und 70 Jahren. Zu Symptomen wie Schmerzen oder einer pulsierenden Schwellung führen meist nur große Aneurysmen von ca. 4–6 cm Durchmesser. Nicht wenige Aneurysmen werden deshalb nur zufällig diagnostiziert.

Jedes Bauchaorten-Aneurysma ist eine Gefahr für den Betroffenen, denn es kann jederzeit *rupturieren* (hier: platzen) und dann oft innerhalb von Minuten zum Tode durch inneres Verbluten führen. Bei operationsfähigen Patienten empfehlen die Chirurgen deshalb meist die vorsorgliche operative *Aneurysmaresektion:* Dabei entfernen die Ärzte die schadhafte Stelle und setzen eine Gefäßprothese ein.

16.1.6 Kapillaren

Die mikroskopisch feinen Kapillaren verbinden die Arteriolen mit den Venolen. Sie bilden ein im gesamten Körper ausgedehntes, unterschiedlich dicht geknüpftes Netz:

- Gewebe mit hohem Sauerstoffbedarf, beispielsweise die Muskeln oder die Nieren, besitzen viele Kapillaren
- Sehnen und vergleichbare Gewebe mit niedriger Stoffwechselaktivität (bradytrophe Gewebe ☞ 4.3.5) hingegen haben nur wenige Kapillaren
- An der Augenlinse und der Hornhaut des Auges sowie im Knorpel, an den Herzklappen und in der Oberhaut (Epidermis) finden sich beim Gesunden überhaupt keine Kapillaren. Diese Strukturen werden in der Regel über Diffusionsvorgänge versorgt.

Dekubitusgefahr!

Die Gefäßwände der Kapillaren sind dünn, der Blutdruck in den Kapillaren ist niedrig. Deshalb reicht im Liegen oft schon der Druck des aufliegenden Körpers, um die Kapillaren abzudrücken und den Stoffaustausch zu unterbrechen. Bleibt der Druck länger als zwei Stunden bestehen, werden die Zellen irreversibel geschädigt und beginnen abzusterben: ein Dekubitus (Druckgeschwür ☞ auch 9.5.6) entsteht. Die Gefahr eines Dekubitus ist besonders hoch, wenn zusätzliche Hautschädigungen oder Minderdurchblutung vorliegen.

Fügt man die Gefäßquerschnitte der einzelnen Kapillaren wie ein Puzzle zusammen, so ergibt sich ein Gesamtquerschnitt, der denjenigen in den übrigen Gefäßgebieten weit übersteigt. Der Blutstrom ist in den Kapillaren besonders langsam (☞ Abb. 16.12) – ein Um-

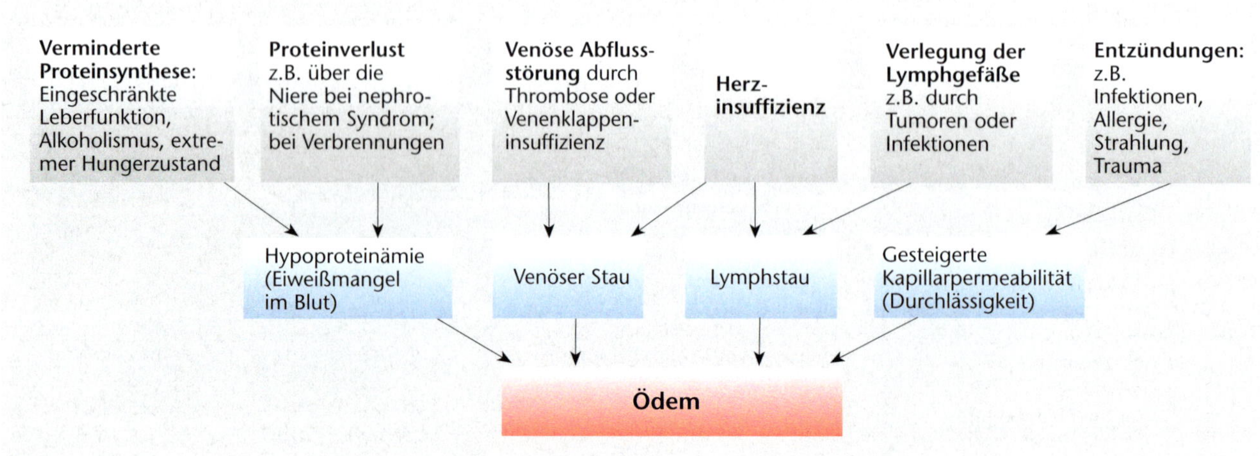

Abb. 16.5: Übersicht über die möglichen Ursachen einer Ödembildung. Eiweißmangel (v.a. durch Albuminmangel), venöse Stauung, Lymphstau und gesteigerte Kapillardurchlässigkeit sind die vier Mechanismen der Ödementwicklung.

stand, der den Stoffaustausch durch die Kapillarwand begünstigt. Denn im Gegensatz zu den Arterien, deren Wand für das Blut undurchdringlich ist, ist die dünne Kapillarwand porös und besteht nur noch aus dem Endothel und einer dünnen Basalmembran (☞ 4.2.1). Durch die Poren des Endothels werden Substanzen zwischen Gefäß und Gewebe ausgetauscht. Anders ausgedrückt heißt das: Die Kapillarwände bilden eine *semipermeable* Membran (☞ 3.2.2), die von allen Substanzen mit Ausnahme der Blutkörperchen und Plasmaeiweiße frei passiert werden kann.

Die Druckverhältnisse im Kapillargebiet

Entscheidend für den Stoffaustausch im Kapillargebiet sind die Druckverhältnisse. Je nach Druckgradient gelangen Flüssigkeit und Nährstoffe in das umliegende Gewebe *(Auswärtsströmung, Filtration)* oder es strömen Abfallprodukte mit der Flüssigkeit in das Gefäßsystem zurück *(Einwärtsströmung, Reabsorption* (☞ Abb. 16.4).

Im Kapillargebiet herrscht durch den *Rest-Blutdruck* ein **hydrostatischer Druck**, der am Anfang des arteriellen Kapillarschenkels mit ca. 30 mmHg am höchsten ist und zum venösen Ende hin auf ca. 10 mmHg sinkt. Er „drückt" Wasser, Ionen und andere kleine Moleküle durch die Poren der Kapillarwand ins Gewebe, ist also nach „außen" gerichtet. In die gleiche Richtung wirkt der **kolloidosmotische Druck** (☞ 3.5.7) des Gewebes (= Interstitiums), der Wasser und kleine Moleküle ins Interstitium „zieht" und schätzungsweise bei 5 mmHg liegt. Der hydrostatische Druck im Interstitium liegt bei etwa Null, kann also vernachlässigt werden. Nach „innen" (zum Gefäßinneren hin) gerichtet ist hingegen der **kolloidosmotische Druck** im Gefäßinneren, der sowohl im arteriellen wie venösen Schenkel ca. 25 mmHg beträgt: Eiweiße (besonders die *Albumine*), die die Poren nicht passieren können, halten quasi das Wasser im Gefäß fest.

Insgesamt ergibt sich am arteriellen Kapillarschenkel ein **effektiver Filtrationsdruck** von 30 mmHg + 5 mmHg – 25 mmHg = 10 mmHg; d.h. am arteriellen Schenkel der Kapillaren werden Flüssigkeit und kleine Moleküle ins Interstitium *filtriert.* Am venösen Schenkel der Kapillaren überwiegen durch das Absinken des hydrostatischen Drucks im Kapillarinneren die nach innen gerichteten Kräfte, Flüssigkeit und kleine Moleküle werden in die Kapillaren *reabsorbiert* (☞ Abb. 16.4).

Pro Tag gelangen rund 20 Liter Flüssigkeit durch die Kapillarwände in das Interstitium. 18 Liter davon fließen im venösen Schenkel der Kapillaren wieder in das Gefäßsystem zurück. Zwei Liter strömen indirekt durch das *Lymphsystem* ins Blut zurück (☞ 14.4.1).

Ödeme

Ödeme sind krankhafte Flüssigkeitsansammlungen im Gewebe. Sie entstehen, wenn das Gleichgewicht zwischen Filtration einerseits und Reabsorption plus Lymphabfluss andererseits zugunsten der Filtration verschoben ist.

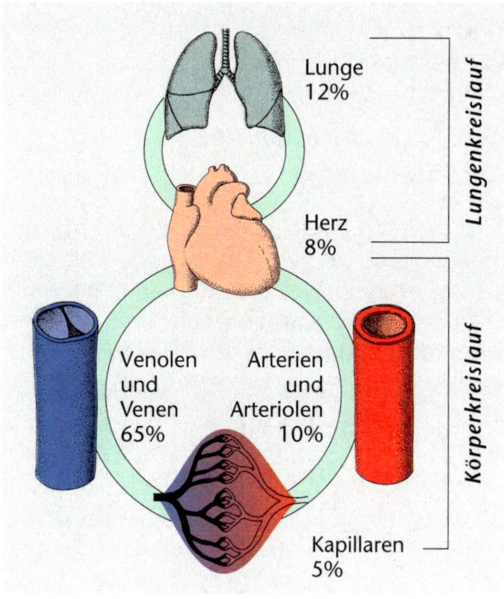

Abb. 16.6: Verteilung des Blutvolumens auf Körper- und Lungenkreislauf.

Ödeme können verschiedene Ursachen haben (☞ Abb. 16.5):

- *Verminderter kolloidosmotischer Druck.* Sinkt der Albumingehalt im Blut, etwa bei schweren Lebererkrankungen, im Hungerzustand oder Eiweißverlusten über die Nieren, so wird weniger Wasser in den Kapillaren zurückgehalten
- *Erhöhter hydrostatischer Druck in den Kapillaren.* Ist der hydrostatische Druck in den Kapillaren erhöht, so steigt die Filtration, und bei erschöpfter Transportkapazität der Lymphgefäße sammelt sich Flüssigkeit im Gewebe an. Zu einer Druckerhöhung im arteriellen Schenkel der Kapillare kommt es z.B. bei einer Blutdrucksteigerung, zu einer Druckerhöhung im venösen Schenkel bei einer Herzinsuffizienz (generalisiert) oder einer venösen Thrombose (lokal). Verhältnismäßig harmlos sind die Knöchelödeme durch relative Venenklappeninsuffizienz (☞ Abb. 16.7) bei langem Stehen. Sie bilden sich im Liegen wieder zurück
- *Störung des Lymphabflusses.* Sind die Lymphbahnen z.B. durch einen Tumor verlegt, können Ödeme im Einzugsbereich die Folge sein
- *Erhöhte Permeabilität der Kapillarwände.* Eine erhöhte Durchlässigkeit der Kapillaren für Eiweiße, etwa bei einer Allergie oder Entzündung, führt ebenfalls zu (lokalen) Ödemen. Im Gegensatz zu den bisher genannten Formen sind die so entstandenen Ödeme aber *proteinreich.*

16.1.7 Venolen und Venen

Nachdem das Blut die Kapillaren durchflossen hat, gelangt es in kleine Venen, die **Venolen**, die das Blut sammeln und es den größeren Venen zuleiten, die zum Herzen zurückführen.

In den Venen und Venolen befinden sich etwa 65 % des gesamten Blutvolumens. Deshalb nennt man die Venen auch **Kapazitätsgefäße.** Bei Bedarf können aus diesem Reservoir größere Blutmengen in andere Teile des Körpers verschoben werden (☞ Abb. 16.6).

Venöses Blutvolumen nutzen

Das hohe Blutvolumen im venösen System macht man sich z.B. bei der Lagerung eines Patienten mit einem Kreislaufkollaps zunutze: Durch Hochhalten der Beine fließt das in den Beinvenen „versackte" Blut wieder zum Herzen zurück, Füllungsdruck und Schlagvolumen des Herzens steigen an.

16

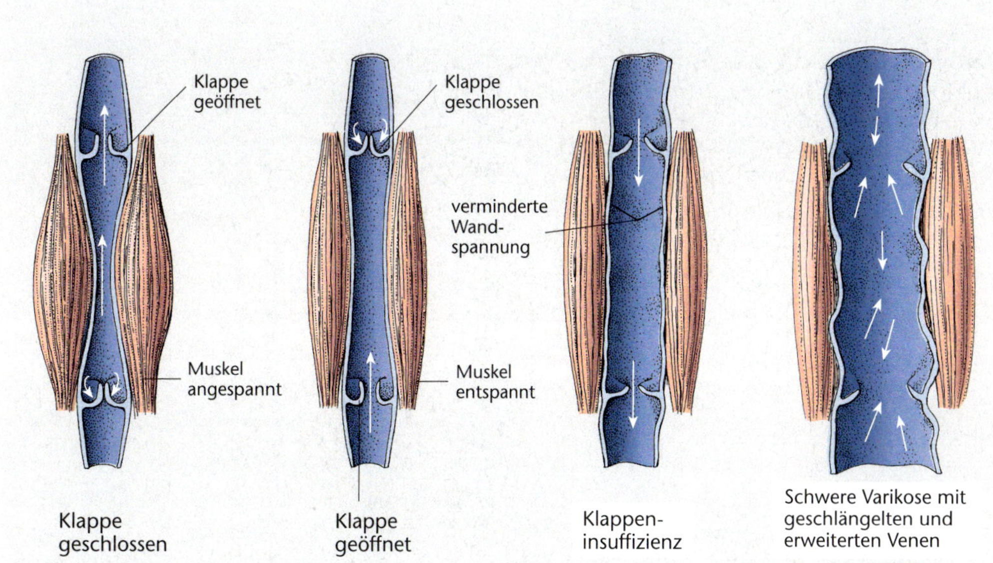

Abb. 16.7: Die Funktion der Venenklappen. Im ersten Bild wird das Blut durch Kontraktion der anliegenden Muskeln durch die geöffnete Venenklappe nach oben in Herzrichtung gepresst. Gleichzeitig verhindert die untere geschlossene Klappe den Rückstrom. Bei Entspannung der Muskulatur (zweites Bild) kann Blut von unten durch die jetzt wieder geöffnete Klappe nachfließen. Sind die Venen erweitert (drittes Bild), schließen die Klappen nicht mehr vollständig. Folglich strömt Blut der Schwerkraft folgend zurück in die Körperperipherie (viertes Bild). Es entsteht eine Varikose.

In den Venen herrscht ein niedrigerer Druck als in den Arterien, weshalb ihre Wand dünner als die der Arterien ist. Bis auf folgende Unterschiede entspricht der Schichtaufbau der Venenwand in etwa dem der Arterien: Die äußere Schicht ist dicker, die Muskulatur schwächer, und die innere Schicht bildet in den Venen der Rumpfwand und der Extremitäten **Taschenklappen.** Meist zwei sich gegenüberstehende Endothelausstülpungen bilden zusammen eine Art Ventil (vergleichbar den Taschenklappen des Herzens), das den Blutstrom zum Herzen hin freigibt (☞ Abb. 16.7). Strömt das Blut jedoch in die andere Richtung, so entfalten sich die Taschenklappen und verhindern den Rückfluss.

Unterstützt wird dieses Klappensystem durch die Skelettmuskulatur, die eine Vene umgibt. Kontrahiert sich die Muskulatur, z.B. beim Gehen oder Laufen, so drückt sie die Vene zusammen und presst dadurch das Blut zum Herzen. Der Rückfluss zum Herzen ist also am größten, während diese **Muskelpumpe** arbeitet.

Am Bein finden sich drei Arten von Venen mit Klappen: **tiefe Venen**, die tief in der Muskulatur das Blut zum Herzen zurücktransportieren, **oberflächliche Venen**, die ein Netzwerk unter der Haut bilden, und schließlich die **Perforansvenen** (*Perforation* = Durchbruch), die oberflächliches und tiefes Venensystem verbinden. Gesunde Perforansvenen sind Einbahnstraßen – in ihnen kann das Blut nur von den oberflächlichen in die tiefen Venen strömen.

Krampfadern

16

Das Klappensystem der Venen funktioniert nur bei einem ausreichenden **Tonus** (Spannungszustand) der Venenwand. Reicht die Wandspannung nicht aus, entfernen sich die Enden der Klappen voneinander, und die Venenklappen schließen nicht mehr vollständig. Man spricht von einer **Venenklappeninsuffizienz.** Der Rückfluss dehnt die Venenwand zusätzlich auf, so dass **Varizen** *(Krampfadern)* entstehen. Der Patient leidet unter einer **Varikose** *(Krampfaderleiden).*

Besonders groß ist die Neigung zu Krampfadern in der Schwangerschaft, wenn durch das von der Plazenta gebildete Progesteron (☞ 22.2.2) der Tonus der glatten Muskulatur generell abnimmt.

Venöse Thrombosen ☞ 14.5.7.

Thrombophlebitis

Die **Thrombophlebitis**, eine Entzündung der oberflächlichen Venen, tritt häufig nach Bagatelltraumen, z.B. auch nach einer Injektion, auf. Es bilden sich schmerzhafte, gerötete Stränge meist am Ober- und Unterschenkel, die in der Regel mit kühlenden Verbänden (z.B. mit heparinhaltigen Gels oder Salben) nach einigen Tagen wieder verschwinden.

16.2 Die Abschnitte des Kreislaufs

16.2.1 Die Arterien des Körperkreislaufs

Der **Körperkreislauf** *(großer Kreislauf)* beginnt in der linken Herzkammer, führt über die Aorta zu den Kapillargebieten und über das venöse System zurück zur oberen und unteren Hohlvene und in den rechten Vorhof.

Die **Aorta** gibt zunächst zwei kleine Äste ab, die den Herzmuskel mit Blut versorgen: die linke und die rechte **Koronararterie** (*Herzkranzarterie*, Details ☞ 15.7.1). Danach steigt sie auf (*aufsteigende Aorta*, **Aorta ascendens**), verläuft im Bogen oberhalb des Truncus pulmonalis und zieht dann abwärts (*absteigende Aorta*, **Aorta descendens** ☞ Abb. 16.8).

Der Aortenbogen

Am **Aortenbogen** entspringen mehrere große Arterien: zunächst geht rechts der **Truncus brachiocephalicus** von der Aorta ab. Dieser Gefäßstamm teilt sich nach wenigen Zentimetern in die **A. subclavia dextra** *(rechte Schlüsselbeinschlagader)* und die **A. carotis communis dextra** *(rechte gemeinsame Halsschlagader)* auf. Als nächstes zweigen die **A. carotis communis sinistra** *(linke gemeinsame Halsschlagader)* und die **A. subclavia sinistra**, die *linke Schlüsselbeinschlagader*, aus der Aorta ab.

Die beiden Halsschlagadern (kurz *Karotiden*) ziehen jeweils auf einer Seite kopfwärts. In der **Karotisgabelung** am oberen Kehlkopfrand teilen sie sich jeweils in die **A. carotis externa** und in die **A. carotis interna** auf. Die *äußere Halsschlagader* versorgt Kehlkopf, Mundhöhle, Schilddrüse, Kaumuskulatur und das Gesicht. Die *innere Halsschlagader* speist das Auge und den größten Teil des Gehirns.

> **Nasenbluten**
> Ein Ast der A. carotis externa versorgt auch die Nase. *Akutes Nasenbluten* kann oft vermindert werden, wenn ein feucht-kaltes Tuch auf die seitlichen Halspartien und den Nacken gelegt wird. Dadurch verengt sich die A. carotis externa, und die Durchblutung der Nase sinkt.

Die Armarterien

Die Aa. subclaviae versorgen die Arme (☞ Abb. 16.8 und 16.10). Sie ziehen zunächst zur Achsel und geben dabei mehrere Äste ab. Dazu gehören die rechte und die linke *Wirbelschlagader* **(A. vertebralis)**, die an der Halswirbelsäule zum Gehirn verlaufen, und mehrere Äste für die Brustwand sowie die Hals- und Nackenregion. In der Achsel ändert die A. subclavia ihren Namen in **A. axillaris** *(Achselarterie)*. Diese zieht weiter zum Oberarm und wird zur **A. brachialis** *(Armschlagader)*.

Diese teilt sich in der Ellbeuge auf in die **A. radialis** *(Speichenschlagader)* und die **A. ulnaris**, die *Ellenschlagader*. Die A. radialis verläuft entlang der Speiche in Richtung Hand. An ihr wird gewöhnlich der Puls gemessen. Die A. ulnaris zieht entsprechend an der Ellenseite weiter. Beide verzweigen sich und versorgen Unterarm und Hand.

Die Gefäße des Bauchraums

Die Aorta verläuft im absteigenden Teil als *Aorta descendens* dicht vor der Wirbelsäule und gibt im Brustraum die **Interkostalarterien** ab,

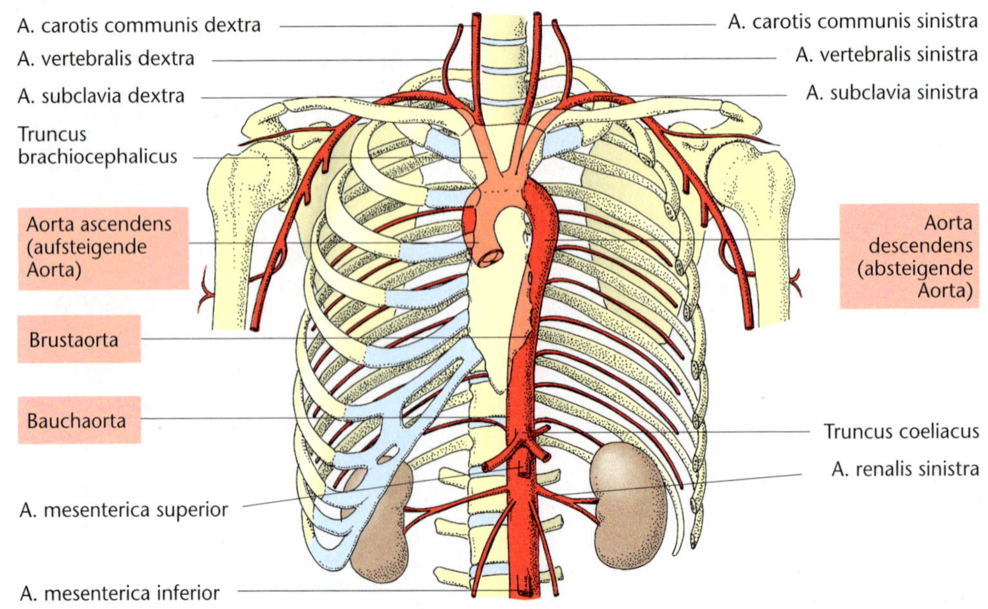

Abb. 16.8: Übersicht über die wichtigsten Gefäßabgänge der Aorta.

die entlang der Rippen verlaufen. Danach passiert sie das Zwerchfell und tritt in das Retroperitoneum ein.

Hieß die Aorta bis zum Zwerchfell noch **Brustaorta**, so wird sie jetzt **Bauchaorta** genannt. Im Bauchraum zweigt zunächst der **Truncus coeliacus** ab, ein kräftiger Arterienstamm, der sich nach wenigen Zentimetern in drei Äste für den Magen, die Leber und die Milz aufteilt. Weiter unten gibt die Aorta zwei große Arterien ab, die überwiegend den Darm versorgen, die **A. mesenterica superior** und **inferior** (*obere* und *untere Eingeweideschlagader*). Etwas unterhalb der A. mesenterica superior zweigen seitlich die beiden *Nierenarterien* (**Aa. renales**) ab (☞ Abb. 16.9).

Vor dem 4. Lendenwirbel gabelt sich die Aorta in die linke und rechte **A. iliaca communis** *(gemeinsame Beckenarterie)*, die sich wiederum in die *innere* und *äußere Beckenarterie* (**A. iliaca interna** und **externa**) teilt. Die A. iliaca interna versorgt die Beckenorgane.

Die A. iliaca externa tritt in die **Lacuna vasorum**, eine Lücke zwischen Schambein und Leistenband (☞ Abb. 8.42). Hier verlaufen die Gefäße für das Bein. Während die Arterie abwärts zieht, wird sie zunächst am Oberschenkel zur **A. femoralis** *(Oberschenkelschlagader)*, um dann als **A. poplitea** *(Kniekehlenschlagader)* durch die Kniekehle zu laufen. Unterhalb der Kniekehle teilt sie sich in drei Äste: die **A. peronea** *(Wadenbeinschlagader)*, die **A. tibialis anterior** *(vordere Schienbeinschlagader)* und die **A. tibialis posterior** *(hintere Schienbeinschlagader)*. Diese drei Arterien verzweigen sich und versorgen den Unterschenkel und den Fuß.

Pulsmessung

Der von der Herzaktion erzeugte Druckpuls wird über das Arteriensystem in die Peripherie weitergeleitet und kann dort getastet werden. Diese einfache **Pulsmessung** gibt oft ohne technischen Aufwand entscheidende Hinweise auf Zustand und Funktion des Herz-Kreislauf-Systems eines Patienten. Kriterien sind: die *Pulsfrequenz* (z.B. **Tachykardie**, zu schneller Puls, oder **Bradykardie**, zu langsamer Puls ☞ 15.4), seine *Regelmäßigkeit, die Kraft des Pulses* (**harter** oder **weicher Puls**, *Pulsus durus* oder *mollis*), die *Amplitude* (Höhe) des Pulses (**großer** oder **kleiner Puls**, *Pulsus magnus* oder *parvus*) und seine *Anstiegssteilheit bzw. -schnelligkeit* (**schnellender** oder **verzögerter Puls**, *Pulsus celer* oder *tardus*).

Geeignete Tastpunkte zur Pulsmessung (☞ Abb. 16.10) finden sich dort, wo größere Arterien dicht unterhalb der Hautoberfläche oder über harten Strukturen wie Knochen verlaufen, gegen die man sie tasten kann. Am häufigsten wird der Puls an der A. radialis gemessen. Hierzu legt man Zeige, Mittel- und Ringfinger parallel zueinander am handgelenksnahen Speichenende auf der Hohlhandseite auf.

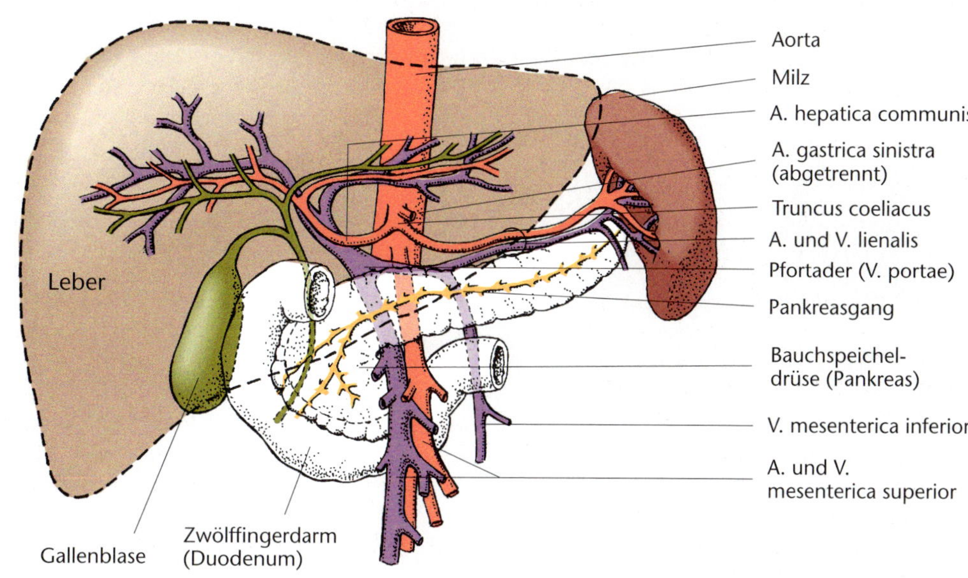

Abb. 16.9: Die Aufzweigungen der Aorta im Bauchraum und einige wichtige Gefäße des Pfortadersystems. [A300-190]

Andere Stellen, an denen sich auch bei schlechter Kreislaufsituation noch der Puls messen lässt (z.B. im Schock), sind die A. carotis am Hals (☞ Abb. 16.8 und 16.10) und die A. femoralis in der Leistenbeuge. An der Halsschlagader sollte allerdings nur ein erfahrener Untersucher den Puls messen, da die Reizung der Pressorezeptoren durch die Druckerhöhung am Karotissinus (☞ Abb. 16.13), wie die Karotisgabelung auch genannt wird, zu einem Blutdruckabfall führen kann.

Zur üblichen klinischen Untersuchung gehört außerdem die Untersuchung des Pulses in der Leistenbeuge, in der Kniekehle und an Fußknöchel und Fußrücken. Der Untersucher erkennt so möglicherweise Gefäßverschlüsse, wie sie z.B. bei Rauchern häufig auftreten.

16.2.2 Das Pfortadersystem

Das venöse Blut aus den Bauchorganen fließt nicht direkt zum rechten Herzen zurück, sondern vereinigt sich zunächst in einer großen Vene, der **Pfortader** *(V. portae)*. Die Pfortader führt das nährstoffreiche Blut aus den Verdauungsorganen zur Leber, wo es sich mit dem sauerstoffreichen Blut der Leberarterie vermischt (☞ Abb. 18.7 und 18.50).

In der Leber laufen dann zahlreiche biochemische Prozesse ab. Die Leber entgiftet gefährliche Substanzen und verändert manche aufgenommen Stoffe so, dass die Körperzellen sie weiterverarbeiten können (☞ auch 18.10.3). Dazu fließt das Blut von Pfortader und Leberarterie in das Kapillarnetz der Leber, um nach der Leberpassage über die V. cava inferior in den rechten Vorhof zu gelangen.

16.2.3 Die Venen des Körperkreislaufs

Aus den Kapillargebieten fließt das Blut in die Venen. Der Verlauf der Venen entspricht meist dem der Arterien, es gibt jedoch insgesamt mehr Venen als Arterien. Die Venen münden entweder in die V. cava superior oder in die V. cava inferior. Die **V. cava superior** *(obere Hohlvene)* sammelt das Blut aus den Armen, dem Kopf sowie aus Hals und Brust. Die **V. cava inferior** *(untere Hohlvene)* nimmt das Blut aus dem Bauchraum, der Bauchwand, den Beckenorganen und den Beinen auf.

Das venöse Blut aus dem Herzmuskel fließt über mehrere kleinere Venen in den **Sinus coronarius**, eine große Sammelvene, die in den rechten Herzvorhof mündet.

Am Arm leiten die *Ellen-* und *Speichenvenen* (**Vv. ulnares** und **Vv. radiales**) das Blut zunächst in die **Vena brachialis**, die *Oberarmvene*. Diese geht schließlich in die **V. subclavia**, die *Schlüsselbeinvene*, über (☞ Abb. 16.11). Diese vereinigt sich im linken bzw. rechten **Venenwinkel** mit der **V. jugularis interna** *(innere Drosselvene)* und dem rechten Hauptlymphgang bzw. Milchbrustgang (☞ Abb. 14.21) und führt in die obere Hohlvene.

In der V. jugularis interna fließt venöses Blut aus dem Gehirn, aber auch aus dem Gesicht zum Herzen zurück. Das venöse Blut aus der Kopfschwarte, der Haut des Hinterhauptes und dem Mundboden fließt in der **V. jugularis externa**, die in die V. subclavia mündet oder in den Venenwinkel eintritt.

Das Blut aus den Bauchorganen wird in der **Pfortader** *(V. portae)* gesammelt und fließt erst nach der Leberpassage in die V. cava inferior. Das Blut aus den Beckenorganen sammelt sich in **Venenplexus** *(Venengeflechten)*, die letztlich alle in die V. cava inferior münden.

Am Bein fließt das venöse Blut zum großen Teil über das **tiefe Venensystem** und sammelt sich zunächst in der **V. poplitea** *(Kniekehlenvene)*. In der **V. femoralis** *(Oberschenkelvene)* durchströmt das Blut dann den Oberschenkel, um in die **V. iliaca externa** *(äußere Beckenvene)* und schließlich in die **V. iliaca communis** *(gemeinsame Beckenvene)* zu gelangen.

Ein kleiner Anteil des venösen Blutes gelangt über das **oberflächliche Beinvenensystem** in die **V. saphena magna**, die im **Venenstern** in die aus der Tiefe des Oberschenkels kommende V. femoralis mündet (☞ Abb. 16.11).

16.2.4 Der Lungenkreislauf

Der Lungenkreislauf beginnt in der rechten Herzkammer und endet im linken Vorhof. Aus dem **Truncus pulmonalis**, der großen Lungenschlagader, gehen zwei große Arterien hervor, die **linke** und **rechte A. pulmonalis.**

Diese teilen sich in immer feinere Äste auf, die das sauerstoffarme Blut an die Lungenbläschen heranführen, aus denen Sauerstoff aufgenommen und an die Kohlendioxid abgegeben wird.

Venolen und Venen vereinigen sich endlich zu vier großen **Vv. pulmonales** *(Lungenvenen)*, die das jetzt mit Sauerstoff angereicherte Blut zum linken Herzvorhof leiten.

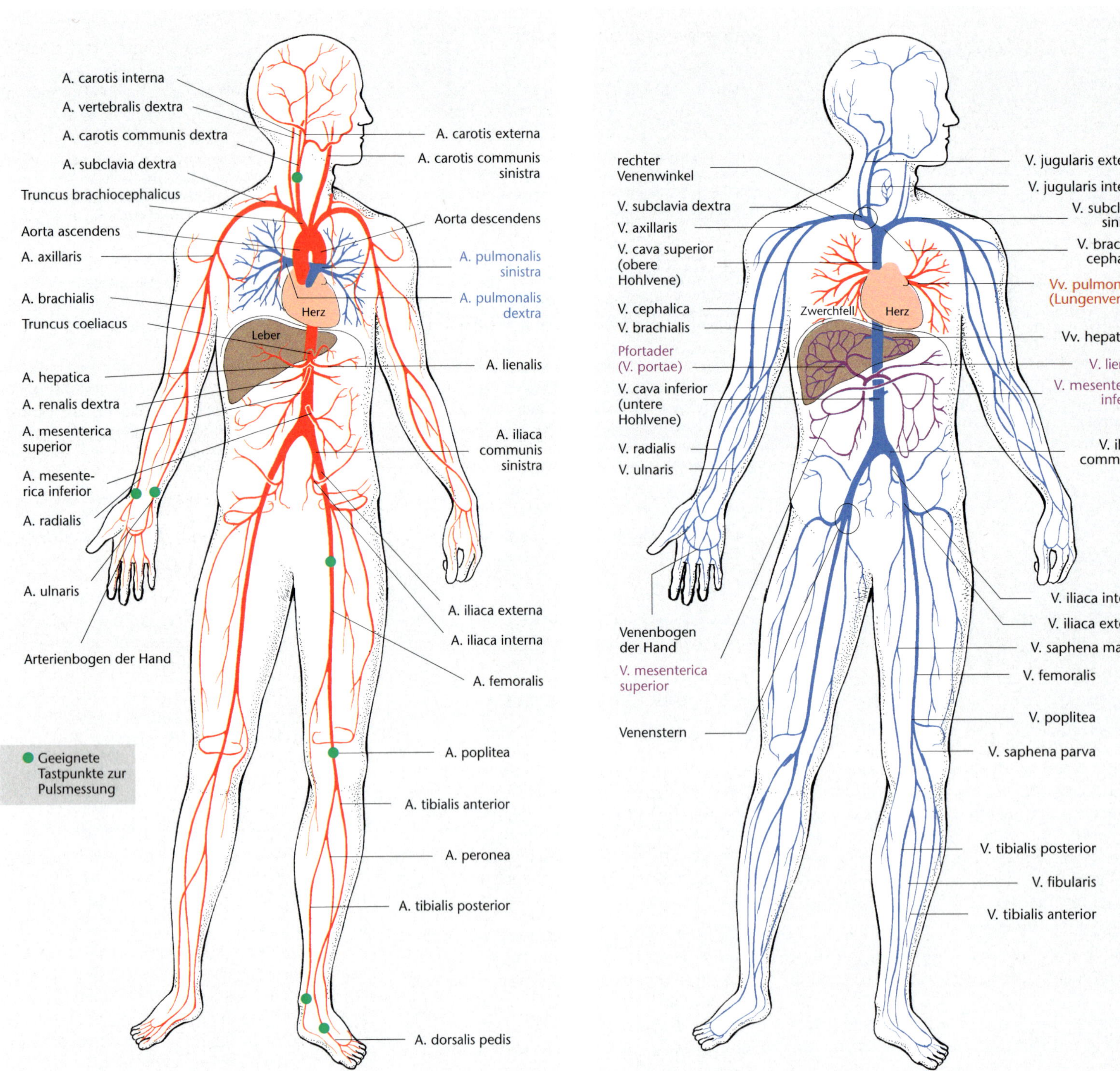

Abb. 16.10: Die wichtigen Arterien in der Übersicht.

Abb. 16.11: Die wichtigen Venen in der Übersicht.

16

16.3 Physiologische Eigenschaften des Gefäßsystems

16.3.1 Die Blutströmung

Die **Blutströmung** entsteht durch die Druckdifferenzen im Kreislaufsystem. Aus zentralen Regionen mit hohem Druck fließt das Blut in periphere Gefäßabschnitte mit niedrigerem Druck. Die Fließgeschwindigkeit hängt dabei vom *Blutdruck* (☞ 16.3.4), vom *Strömungswiderstand* und vom *Gesamt-Gefäßquerschnitt* (☞ Abb. 16.12) ab.

16.3.2 Der Strömungswiderstand

Die Gefäße setzen dem Blutstrom einen Widerstand entgegen, den **Strömungswiderstand.** Dieser wird bestimmt durch:

- Den *Durchmesser* eines Blutgefäßes
- Die *Viskosität* des Blutes (Zähigkeit bzw. „innere Reibung" einer Flüssigkeit)
- Die *Länge* des Gefäßabschnitts (ist nicht veränderbar).

Der Gefäßdurchmesser

Verengt sich ein Gefäß, so steigt der Widerstand an, und zwar verhält sich der Widerstand umgekehrt proportional zur *vierten Potenz* des Gefäßradius! Bei einer Halbierung des Radius steigt also der Widerstand um den Faktor $2^4 = 16$. Umgekehrt sinkt der Widerstand bei einer Verdoppelung des Radius auf $^1/_{16}$ des Ausgangswertes ab. Dieser Vorgang spielt eine wichtige Rolle bei der Regulation des Blutdrucks und der Durchblutungssteuerung der einzelnen Organe.

Im Normalzustand sind über 80 % der Arteriolen kontrahiert, wobei sich die einzelnen Arteriolen in rhythmischem Wechsel öffnen und schließen. Sind – etwa in einem Entzündungsgebiet – mehr als 20 % der Arteriolen geöffnet, so ändert sich der Strömungswiderstand (er sinkt rasch ab) und damit die lokale Durchblutung (sie nimmt stark zu). Über diesen Mechanismus kann umgekehrt der Sympathikus die Durchblutung innerer Organe bei einer Stressreaktion schnell reduzieren.

Durch die von Organ zu Organ je nach lokalem Sauerstoffbedarf unterschiedliche Zahl der offenen Arteriolen wird nicht nur die lokale Durchblutung einzelner Organe, sondern auch die Blutverteilung zwischen und innerhalb der verschiedenen Regionen des Gesamtorganismus geregelt.

Die Blutviskosität

Die Viskosität (Zähigkeit) des Blutes hängt vor allem ab von dem Verhältnis zwischen festen und flüssigen Blutbestandteilen sowie von der Eiweißzusammensetzung des Plasmas. Entscheidend ist der Anteil der roten Blutkörperchen (*Hämatokrit* ☞ Abb. 14.10). Bei Zunahme des Hämatokrits (z.B. in großer Höhe) nimmt die Viskosität überproportional zu. Auch Dehydratation (Verlust von Körperwasser ☞ 20.8.1) führt durch das Überwiegen der festen Blutbestandteile zu einer erhöhten Viskosität und erhöht so den Strömungswiderstand. Gehen hingegen feste Bestandteile verloren, z.B. durch Blutverlust, kommt es anfänglich kompensatorisch zu vermehrtem Flüssigkeitseinstrom in die Gefäße, die Viskosität nimmt ab, der Strömungswiderstand sinkt.

Peripherer Gesamtwiderstand

Addiert man die Widerstände der hintereinandergeschalteten Gefäßabschnitte, so ergibt sich der *totale periphere Widerstand*. Nimmt der totale periphere Widerstand zu (bei konstantem Herzzeitvolumen und Blutvolumen), so steigt der arterielle Blutdruck.

16.3.3 Blutverteilung und Körperdurchblutung

Die Blutströmung und damit die Durchblutung der Organe wird unter variablen Schwerkraftverhältnissen (Liegen, Stehen, Kopfstand) aufrechterhalten und an den wechselnden Sauerstoff- und Nährstoffbedarf angepasst. Physiologische Möglichkeiten zur Sicherung der Organdurchblutung sind:

- Am Herzen können Schlagvolumen und Herzfrequenz verändert werden
- Im Gefäßsystem kann der Durchmesser der Gefäße, insbesondere der Widerstandsgefäße, verändert werden
- Eine weitere Regulation ist über die Änderung des Blutvolumens möglich
- Außerdem ist eine Bevorzugung mancher Gefäßgebiete möglich *(Blutumverteilung)*.

Lokale Durchblutung

Manche Organe, etwa Gehirn, Herz oder Nebennieren, müssen immer gut durchblutet sein, andere hingegen, beispielsweise die Skelettmuskulatur, benötigen in Ruhe wenig, unter Belastung jedoch sehr viel mehr Blut. Daher sind Mechanismen zur **lokalen Durchblutungsregulation** erforderlich.

Die lokale Durchblutung wird in erster Linie über eine *Änderung der Gefäßweite* im Bereich der Widerstandsgefäße gesteuert. Folgende Mechanismen sind daran beteiligt:

- *Myogene Durchblutungsregulation*: Die meisten Organgefäße mit Ausnahme der Lunge

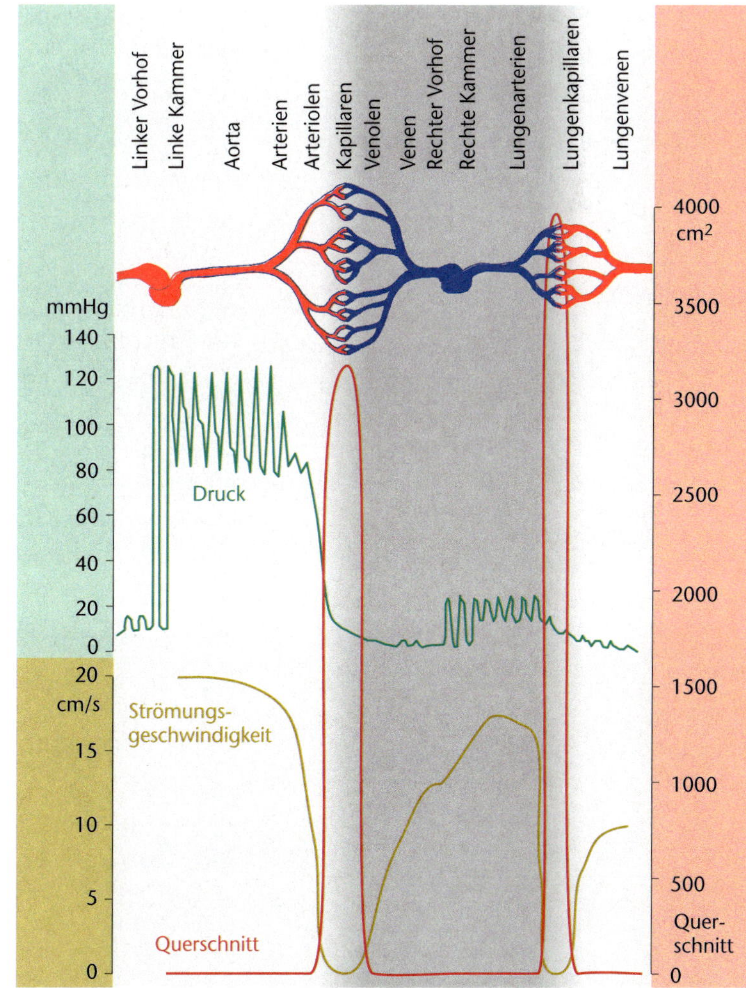

Abb. 16.12: Veränderung von Sauerstoffbeladung (rot, blau), Blutdruck, Strömungsgeschwindigkeit und Gefäßquerschnitt entlang der verschiedenen Gefäßabschnitte des Körper- und Lungenkreislaufs. In den Arteriolen fällt der Blutdruck aufgrund des hohen Widerstandes rasch ab. Da die Durchschnittsgeschwindigkeit an einem bestimmten Punkt umgekehrt proportional dem Gesamt-Gefäßquerschnitt an diesem Punkt ist, fließt das Blut daher in der Aorta am schnellsten und in den Kapillaren durch die starke Zunahme des Gefäßquerschnittes am langsamsten (ein breiter Fluss fließt langsam ...). [B171]

halten die Durchblutung über eine durch die Gefäßmuskulatur selbst gesteuerte Verengung bzw. Erweiterung konstant: bei erhöhtem Blutdurchfluss verengt sich die Gefäßmuskulatur, während sie sich bei vermindertem Durchfluss erweitert. Man nennt diesen Mechanismus auch *Selbstregulation* oder **Autoregulation** der Gefäße. Organe mit ausgeprägter Autoregulation sind Niere und Gehirn
- *Regulation durch Stoffwechselprodukte*: Praktisch alle kleinen Arterien (Arteriolen) reagieren auf lokale chemische Einflüsse wie Sauerstoffmangel, Milchsäure- und H^+-Ionen-Anstieg mit Gefäßerweiterung und damit einer Steigerung der lokalen Durchblutung. So können z.B. bei verstärkter Organtätigkeit, bei intensiver Muskelarbeit oder nach einer vorübergehenden Unterbrechung der Durchblutung Stoffwechselprodukte besser abtransportiert werden
- *Regulation durch Hormone und vom Endothel und den Thrombozyten produzierte Stoffe* (☞ 16.1.4): Die wichtigsten Substanzen mit Wirkung auf die Gefäßweite sind Histamin, Bradykinin, Serotonin und Prostaglandine, Thromboxan, NO, weitere sog. *Endotheline,* aber auch Adenosin, Angiotensin II, Adiuretin, Adrenalin und Noradrenalin
- *Regulation durch Nervenimpulse:* Eine ganz entscheidende Rolle spielt hier der Sympathikus (☞ 11.12.1), der die Gefäßweite der Widerstandsgefäße reguliert. Abhängig vom Gefäßruhetonus und der „Rezeptorausstattung" der verschiedenen Organe (Erregung von α-Rezeptoren führt zur Vasokonstriktion, Erregung von β-Rezeptoren zur Vasodilatation), führt eine Sympathikusaktivierung zu unterschiedlich starker Verengung oder Erweiterung der Gefäße. So wirkt eine sympathische Aktivierung in den meisten Organgebieten gefäßverengend, in der Skelettmuskulatur jedoch zumeist gefäßerweiternd – es kommt zu einer Umverteilung des Blutes im Sinne einer muskulären Leistungssteigerung (z.B. beim 1000-m-Lauf).

In vielen Geweben beeinflussen sog. **Nebenschlussgefäße** *(arteriovenöse Anastomosen)* die lokale Durchblutung. Dabei handelt es sich um Kurzschlussverbindungen, die bei Öffnung einen großen Teil des Blutes direkt in das venöse System überleiten. Das Blut umgeht so das Kapillargebiet.

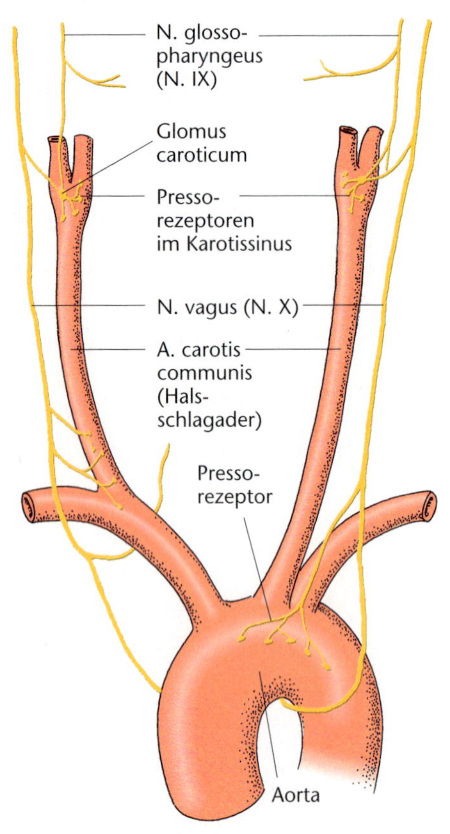

Abb. 16.13: Pressorezeptoren im Aortenbogen, entlang der A. carotis communis und insbesondere im Bereich ihrer Aufgabelung (Karotissinus) messen den Blutdruck. Das Glomus caroticum dient als Chemorezeptor für die Atemregulation (☞ 17.10.2).

16.3.4 Blutdruck und Blutdrucksteuerung

Der Blutdruck

Der **Blutdruck** ist die Kraft, die das Blut auf die Gefäßwände ausübt. Diese Kraft wirkt sowohl in den Arterien als auch in den Venen. Im klinischen Sprachgebrauch ist jedoch mit dem Begriff Blutdruck stets der Druck in den Arterien gemeint.

Die Höhe des Blutdrucks hängt ab vom *Herzzeitvolumen* (☞ 15.6.1), dem *Blutvolumen* und dem *peripheren Widerstand.*

Pumpt das Herz während der Kammerkontraktion (Systole) Blut in die Aorta, so steigt der Druck bis auf 120 mmHg an. Dies ist der **systolische Blutdruckwert.** Der **diastolische Blutdruckwert** von rund 80 mmHg entsteht, wenn das Herz in der Diastole erschlafft und der Druck in der Aorta dadurch abfällt (☞ Abb. 15.18). Die Differenz zwischen systolischem und diastolischen Blutdruck ist die **Blutdruckamplitude.** Der **arterielle Mitteldruck** (= diastolischer Blutdruck plus ⅓ der Blutdruckamplitude) in der Aorta beträgt etwa 95 mmHg.

Die Steuerung des Blutdrucks

Der Blutdruck sollte sich innerhalb eines fest geregelten Normalbereichs bewegen. Zu hohe Werte (Hypertonie ☞ 16.4.1) können Herz, Nieren und Gehirn schädigen. Zu niedriger Blutdruck (Hypotonie ☞ 16.4.2) führt dazu, dass zu wenig Nährstoffe und Sauerstoff zu den Organen gelangen – Warnsignal ist Schwindel durch die Minderung der Gehirndurchblutung. Im Extremfall, dem Schock (☞ 16.4.3 und 26.5), kommt es zum Organversagen. Gleichzeitig muss der Blutdruck aber auch wechselnden Belastungen angepasst werden – bei einem anstrengenden Dauerlauf muss der Körper höhere Werte für ein etwa 5-mal höheres Herzminutenvolumen (beim Untrainierten bis 20 l/min ☞ 1.5.3) aufbringen als in Ruhe auf der Schlafcouch (5–6 l/min).

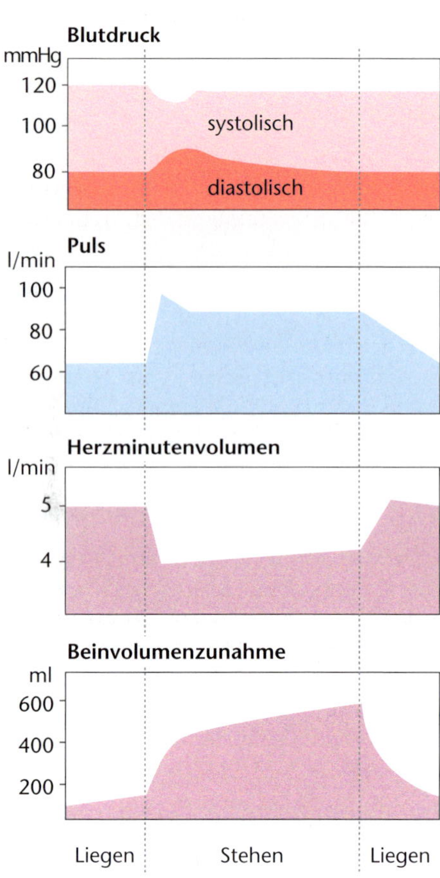

Abb. 16.14: Normale Veränderung von Blutdruck, Puls, Herzzeit- und Beinvolumen beim Aufrechtstehenden und beim Liegenden.

Voraussetzung jeder Blutdrucksteuerung ist, dass der Körper den Blutdruck in den Gefäßen selbst messen kann. In Aorta, Halsschlagadern sowie anderen großen Arterien in Brustkorb und Hals messen druckempfindliche Sinneszellen, die **Pressorezeptoren,** die Dehnung der Arterienwand (☞ Abb. 16.13). Dehnt ein höherer Druck die Wand, so senden die Pressorezeptoren verstärkt Impulse an das verlängerte Mark des Gehirns aus, bei zu niedrigen Werten nimmt die Zahl der Impulse ab.

Die Blutdruckregulation kann auch als Regelkreis mit negativer Rückkoppelung (☞ 1.5.1) interpretiert werden. *Regelgröße* ist der mittlere arterielle Blutdruck, der von den Pressorezeptoren als *Messfühlern* registriert wird. Führen *Störgrößen* wie z.B. Hinlegen zu einer Abweichung vom *Sollwert,* so werden über die *Stellglieder* Herz und Widerstandsgefäße entsprechende Korrekturen (z.B. Erhöhung von Herzfrequenz und -schlagkraft, Engstellung der Arterien) vorgenommen. Je näher der *Istwert* dem Sollwert dadurch wieder kommt, desto mehr werden die Korrekturen wieder zurückgefahren *(negative Rückkoppelung).*

Die kurzfristige Blutdruckregulation

Die Mechanismen der **kurzfristigen Blutdruckregulation** greifen innerhalb von Sekunden, z.B. beim Aufstehen (☞ Abb. 16.14).

Wichtigster Mechanismus zur kurzfristigen Blutdruckregulation ist der **Pressorezeptorenreflex.** Blutdruckabfall führt reflektorisch über die Kreislaufzentren im verlängerten Mark zur Reizung des sympathischen Nervensystems. Dadurch wird das vom Herzen ausgeworfene Blutvolumen gesteigert, zusätzlich kommt es evtl. zur Gefäßverengung in Haut, Niere und Magen-Darm-Trakt. Dehnt ein erhöhter Blutdruck die Gefäßwand, so wird umgekehrt die Sympathikusaktivität gehemmt.

Bei länger anhaltenden Blutdrucksteigerungen allerdings passen sich die Pressorezeptoren an den erhöhten Wert an.

Der Reflexbogen läuft über das „Kreislaufzentrum" des verlängerten Marks. Hier gehen weitere Meldungen aus dem Körper ein (z.B. Atmung, Schmerz- und Kältereize). Dadurch wird die Beeinflussung des Blutdrucks durch Schmerz, Kälte sowie durch emotionale Reize verständlich.

In den Herzvorhöfen befinden sich **Dehnungsrezeptoren**, die in vergleichbarer Weise auf einen Blutdruckabfall mit Aktivierung und auf einen Blutdruckanstieg mit Hemmung der sympathischen und Aktivierung der parasympathischen Zentren reagieren.

Die mittelfristige Blutdruckregulation

Bei den Mechanismen der **mittelfristigen Blutdruckregulation** ist insbesondere das *Renin-Angiotensin-System* zu nennen (☞ auch 20.3.1). Sinkt die Nierendurchblutung ab (etwa durch Blutdruckabfall, aber auch durch Nierenarterienverengung), führt dies zu erhöhter Reninfreisetzung in der Niere. Renin fördert die Umwandlung von Angiotensinogen zu Angiotensin I, aus dem dann mit Hilfe des *Angiotensin-Converting-Enzyms* Angiotensin II entsteht. Durch die starke gefäßverengende Wirkung des Angiotensin II steigt der Blutdruck wieder an.

Die langfristige Blutdruckregulation

Die **langfristige Blutdruckregulation** läuft über die Regulation des Blutvolumens und damit über die Niere:

- *Druckdiurese:* Steigt der arterielle Mitteldruck über den Normwert von etwa 95 mmHg, so nimmt die Flüssigkeitsausscheidung durch die Nieren deutlich zu, bei einem Absinken des Mitteldrucks vermindert sich umgekehrt die renale Flüssigkeitsausscheidung (☞ 20.2.2)
- Ausschüttung von ***Antidiuretischem Hormon*** (ADH oder Adiuretin): Eine Volumenzunahme im Gefäßsystem führt zu einer verminderten ADH-Sekretion im Hypothalamus und damit zu einer Steigerung der Diurese (☞ 20.2). Nimmt das in den Gefäßen zirkulierende Volumen hingegen ab, wird mehr ADH ausgeschüttet, die Diurese sinkt
- *Ausschüttung von Aldosteron:* Durch die bereits oben erwähnte Aktivierung des Renin-Angiotensin-Aldosteron-Systems (☞ 20.3.1) wird bei einem Blutdruckabfall vermehrt Aldosteron gebildet, das die Natrium- und Flüssigkeitsreabsorption in der Niere und damit das Blutvolumen steigert. Blutdruckanstieg führt zu Hemmung des Renin-Angiotensin-Aldosteron-Systems
- *Auf die Nieren wirkende Botenstoffe:* Durch Erhöhung des Blutvolumens werden in den Herzvorhöfen hormonähnliche Botenstoffe (z.B. *atriales natriuretisches Peptid,* **ANP** ☞ Tab. 13.25) freigesetzt, die an der Niere die Diurese steigern. Dadurch wird der Volumenüberschuss wieder ausgeglichen und der Blutdruck konstant gehalten. Bei einem Blutdruckabfall laufen die umgekehrten Vorgänge ab.

Die aus diesen Mechanismen resultierende Veränderung des Plasmavolumens beeinflusst über die venöse Füllung die Auswurfleistung des Herzens und damit den Blutdruck.

Blutdruckmessung

Bei der am meisten verbreiteten sog. *indirekten Blutdruckmessung nach Riva-Rocci* (ital. Arzt; daher in der Klinik auch die Bezeichnung „RR" für den Blutdruck) setzt der Untersucher sein Stethoskop in die Ellenbeuge – etwa dort, wo die A. brachialis verläuft – und pumpt eine darüber angebrachte Blutdruckmanschette auf, bis im Stethoskop keine Pulsgeräusche mehr zu hören sind (☞ Abb. 16.15). Dann wird der Druck langsam abgelassen. Unterschreitet der Manschettendruck den systolischen Blutdruck, beginnen pulssynchrone Strömungsgeräusche hörbar zu werden, die **Korotkow-Töne.** Der erste dieser Töne zeigt den systolischen Druck an. Bei weiter nachlassendem Druck werden die Töne auf einmal deutlich leiser – diese Schwelle gibt den diastolischen Blutdruck an. Der Blutdruck wird in der Praxis immer noch in *Millimeter Quecksilbersäule* **(mmHg)** angegeben, die neue Maßeinheit *Pascal* hat sich hier nicht durchgesetzt (Umrechnung siehe hinterer Buchdeckel).

16.4 Blutdruckregulationsstörungen

16.4.1 Bluthochdruck (Hypertonie)

Schätzungsweise 12–14 Millionen Menschen in Deutschland haben einen *erhöhten arteriellen Blutdruck* **(Hypertonie)**, etwa die Hälfte davon, ohne es zu wissen. Bluthochdruck ist eine Zeitbombe: Er begünstigt die Entstehung einer Arteriosklerose (☞ 16.1.4) und zählt zusammen mit den Fettstoffwechselstörungen

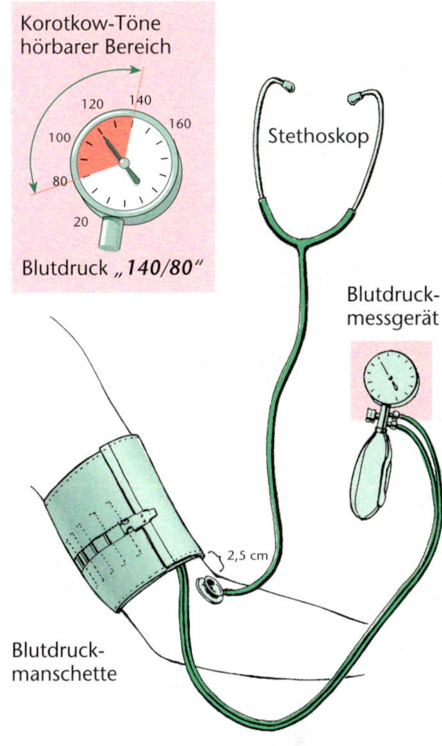

Abb. 16.15: Blutdruckmessung nach Riva Rocci. Psychische Einflüsse können den Blutdruck bei der Untersuchung um bis zu 40 mmHg ansteigen lassen („Weißkittel-Hochdruck"). Außerdem ist auf eine zum Armumfang passende Manschettenbreite zu achten. Ist diese – etwa bei einem fettleibigen Patienten – zu schmal, ergeben sich falsch hohe Werte.

(v.a. der Hypercholesterinämie ☞ 19.3.1) und dem Rauchen zu den Hauptrisikofaktoren sowohl für den Schlaganfall als auch für den Herzinfarkt (☞ auch *tödliches Quartett,* 19.2.2).

16

Definition der Hypertonie

Hypertonie wird definiert als ein systolischer Blutdruck von 140 mmHg und mehr und/oder ein diastolischer Blutdruck von 90 mmHg und mehr. Bis zu einem Wert von 150/95 mmHg spricht man von einer *Grenzwerthypertonie,* bei Werten darüber von einer *manifesten Hypertonie,* die nochmals je nach Blutdruckhöhe in drei Schweregrade (leicht, mäßig, schwer) unterteilt wird. Bei einer *malignen Hypertonie* ist der diastolische Wert über 120 mmHg angestiegen, hier drohen innerhalb kurzer Zeit Organschäden.

Ursachen der Hypertonie

Bei über 90 % der Patienten lässt sich keine Ursache für den Bluthochdruck feststellen. Man spricht dann von einer **primären** *(essentiellen)* **Hypertonie.** Wahrscheinlich führen äußere Faktoren wie etwa Übergewicht, Rauchen, hoher Kochsalzkonsum oder Stress auf dem Boden einer genetischen Veranlagung zur Manifestation des Bluthochdrucks.

Bei der **sekundären Hypertonie** (weniger als 10 % der Fälle) ist der Bluthochdruck Folge anderer Grunderkrankungen, am häufigsten im Bereich der Nieren (☞ Abb. 16.16).

Beschwerden bei Hypertonie

Die meisten Patienten mit einer Hypertonie haben keine Beschwerden. Nur wenige zeigen uncharakteristische Symptome wie Kopfdruck, Kopfschmerzen, Ohrensausen oder Schwindel, Müdigkeit und Leistungsminderung. Nicht selten zeigt sich die Hypertonie daher erst durch ihre Komplikationen, etwa eine Herzschwäche (☞ 15.6.4), eine koronare Herzkrankheit (☞ 15.7.2) oder einen Schlaganfall (☞ 11.15.8).

Notfall hypertensive Krise

Eine hypertensive Krise mit Werten über 230/120 mmHg zeigt sich meist durch Kopfschmerzen, Sehstörungen, Schwindel und Übelkeit, evtl. auch Bewusstseinsstörungen oder neurologische Ausfälle. Bis zum Eintreffen in der Klinik (Notarztbegleitung) gilt:

- Patienten beruhigen, mit erhöhtem Oberkörper lagern (bei Bewusstlosigkeit in stabiler Seitenlage), jede körperliche Anstrengung vermeiden
- Vitalzeichen kontinuierlich kontrollieren (Monitor)
- Venösen Zugang legen
- Zur Blutdrucksenkung z.B. Adalat®-Kapsel (5 – 10 mg) zerbeißen lassen.

Diagnostisches Vorgehen bei Hypertonie

Wird unter Ruhebedingungen bei *mehrfachen* Messungen zu *unterschiedlichen* Zeitpunkten ein höherer Blutdruck festgestellt, so liegt eine Hypertonie vor. Dann wird zunächst mit einem Basisprogramm wenig belastender Untersuchungen nach Hinweisen auf eine sekundäre Hypertonie und/oder bereits vorhandene Organschäden durch den Bluthochdruck gesucht. Je nach Befunden erfolgen weitere, ggf. auch invasive Maßnahmen.

Bei über 65-Jährigen allerdings können etwas höhere systolische Werte bis etwa 160 mmHg toleriert werden. Sie sind durch eine Elastizitätsabnahme der großen Arterien mit Nachlassen der Windkesselfunktion bedingt (☞ 16.1.2).

Behandlung

Bei Patienten mit einer sekundären Hypertonie ist die Behandlung der Grunderkrankung vorrangig, etwa die operative Behebung oder Aufdehnung einer Nierenarterienverengung.

Bei der Mehrzahl der Patienten besteht die (ärztliche) Behandlung aber in einer medikamentösen Therapie, die meist lebenslang erforderlich ist. Ziel ist die Senkung der Blutdruckwerte auf ca. 140/80 mmHg. Häufig verwendet werden als Mono- oder Kombinationstherapie:

- β-Blocker (☞ auch 15.7.4), die über eine Verminderung von Herzfrequenz und Schlagkraft das Herzzeitvolumen und damit den Blutdruck senken
- Diuretika (☞ auch 20.2.4), die über eine Reduzierung des Flüssigkeitsvolumens wirken (☞ 16.3.4)
- Kalziumantagonisten (☞ auch 15.7.4), die die Arterien und Arteriolen erweitern und so den peripheren Widerstand verringern
- ACE-Hemmer (☞ 15.6.5), die über eine Hemmung des Angiotensin-Converting Enzyms (☞ 20.3.1) ebenfalls den Gefäßwiderstand vermindern und den Blutdruck senken
- Alpha-1-Blocker, die die blutdrucksteigernde Wirkung des Sympathikus durch Blockade der Alpha-1-Rezeptoren mildern.

Da viele Hypertoniker (zunächst) keine Beschwerden durch ihre Erkrankung haben, ist eine ausführliche Patientenaufklärung wichtig. Ansonsten lassen Kranke die Medikamente oft eigenmächtig weg und gefährden dadurch ihre Gesundheit.

Lebensführung des Hypertonikers

Unterstützt wird die medikamentöse Behandlung durch eine geeignete Lebensführung. Übergewicht sollte abgebaut werden. Die Kost sollte kochsalzarm sein (auch wenn nicht alle Patienten auf diese Maßnahme ansprechen), eine kaliumreiche Kost scheint sich zusätzlich günstig auf die Gefäße auszuwirken. Kaffee, Tee und Alkohol sind in kleinen Mengen gestattet. Ausreichende Nachtruhe ist wichtig.

?

Primäre (essentielle) Hypertonie
mehr als 90% der Fälle, Ursache unbekannt

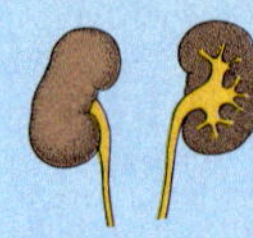

Niere (5%)
Erkrankungen des Nierenparenchyms (2 – 3%) bzw. der Nierengefäße (1 – 2%)

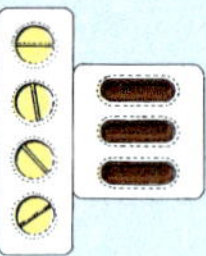

Medikamentös (3%)
z.B. Glukokortikoide, Psychopharmaka, Schilddrüsenhormone, Antirheumatika, „Pille"

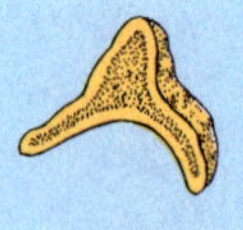

Endokrin (< 1%)
verschiedene Hormonstörungen, z.B. Schilddrüsenüberfunktion, schwangerschaftsinduzierte Hypertonie

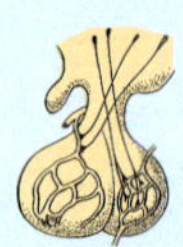

Neurogen (<< 1%)
z.B. erhöhter Hirndruck, erhöhter Sympathikotonus

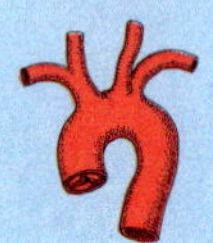

Vaskulär (<< 1%)
z.B. Gefäßfehlbildungen

Abb. 16.16: Ursachen des Bluthochdrucks.

Regelmäßiger Ausdauersport, z.B. Radfahren, trägt ebenfalls zur Blutdruckstabilisierung bei. Leistungs- oder Kraftsport hingegen sind ungünstig. In Beruf wie Privatleben sollte der Hypertoniker lernen, sich von Belastungen nicht „unter Druck setzen" zu lassen.

Da das Risiko einer Gefäßerkrankung bei Vorliegen *mehrerer* Risikofaktoren *überproportional* steigt, sollten nicht nur der Bluthochdruck, sondern auch weitere wichtige Risikofaktoren (☞ 16.1.4) abgebaut werden.

16.4.2 Zu niedriger Blutdruck (Hypotonie)

Weit geringere medizinische Bedeutung hat der *zu niedrige Blutdruck* (**Hypotonie**) mit Blutdruckwerten unter 100/60 mmHg. Hauptbeschwerden der Patienten sind Abgeschlagenheit, Leistungs- und Konzentrationsschwäche sowie Schwindel.

Am häufigsten ist die **essentielle Hypotonie** ohne erkennbare Ursache, die besonders häufig schlanke junge Frauen betrifft. In der Regel reichen einfache physikalische Maßnahmen (z.B. Gefäßtraining durch Wechseltraining und Bürstenmassagen) sowie regelmäßige sportliche Betätigung aus.

Kneipp-Anwendungen und der Kreislauf

„Was das Leben gesund erhält, kann auch die Krankheit heilen" – auf diesem Grundsatz baute der Bad Wörrishofener Pfarrer Sebastian Kneipp auf. Ziele der *Kneipp-Hydrotherapie* (Wassertherapie) sind Abhärtung und Abwehrsteigerung des Körpers. Kalte und warme Bäder, Güsse und Packungen bewirken eine Reizung der Hautnerven und Blutgefäße und dadurch eine Anregung des gesamten Stoffwechsels, was sowohl heilend als auch vorbeugend wirken soll.

Viele Menschen wenden die Prinzipien der Kneipp-Hydrotherapie beim Saunabaden an und können so die Zahl an Erkältungen in den Wintermonaten verringern.

16.4.3 Schock

Details zum Schock ☞ 26.5

Ein Versagen der Kreislaufregulation mit gefährlicher Durchblutungsverminderung lebenswichtiger Organe nennt man **Schock.** Leitbefund beim Schock ist der gefährlich *niedrige systolische Blutdruck,* der 80 mmHg unterschreitet und in lebensbedrohlichen Fällen oft nicht mehr messbar ist.

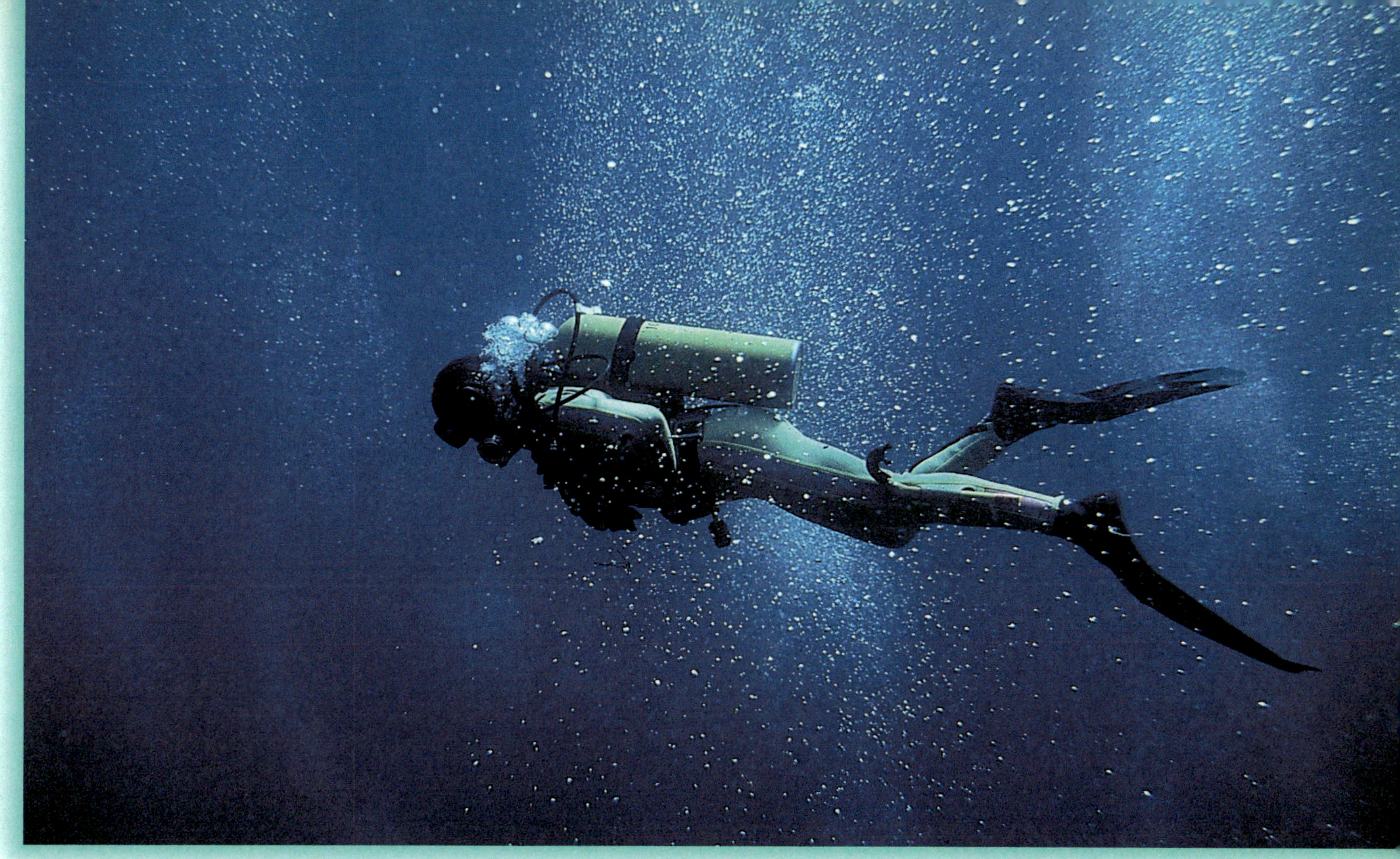

17 Das Atmungssystem

Mit Hilfe des **Atmungssystems** *(respiratorisches System)* ist der Körper in der Lage zu atmen, das heißt Gase mit der Umgebung auszutauschen. Diesen Gasaustausch zwischen Blut und Umgebung nennt man auch **äußere Atmung.** Der Lunge als Organ der äußeren Atmung kommt dabei die Funktion zu, den für alle Lebensvorgänge unabdingbaren Sauerstoff aus der Atemluft aufzunehmen und Kohlendioxid als wichtiges Endprodukt des Körperstoffwechsels abzutransportieren. Durch die Abatmung des Kohlendioxids nimmt die Lunge auch an der Aufrechterhaltung des Säure-Basen-Haushalts teil.

Im Gegensatz hierzu bezeichnet man als **innere Atmung** die in der Zelle ablaufende Herstellung von ATP durch die „Verbrennung" von Nährstoffen (☞ 2.8.5), wozu der mit der äußeren Atmung bereitgestellte Sauerstoff benutzt wird.

Die Lungen sind Teil des unteren Respirationstraktes, dem die Organe des oberen Respirationstraktes vorgeschaltet sind:

- Zum **oberen Respirationstrakt** *(obere Luftwege)* gehören Nase, Nasennebenhöhlen und Rachenraum
- Zum **unteren Respirationstrakt** *(untere Luftwege)* zählen Kehlkopf, Luftröhre, Bronchien sowie die Lunge selbst (☞ Abb. 17.1).

Lunge und Umwelt

Die Lunge ist im Grunde ein nach innen verlagertes Oberflächenorgan und damit eine **Grenzfläche zur Umwelt.** Alles was der Mensch in die Luft abgibt, atmet er wieder ein, von Rußteilchen aus Verbrennungsanlagen (wobei die häufigste Verbrennungsanlage die Zigarette ist) über Asbestfasern bis hin zu Medikamentendämpfen, die etwa bei der Zubereitung von Zytostatika (☞ 5.7.6) auch im Krankenhaus entstehen und dort über spezielle Filteranlagen abgesaugt werden.

Es ist also kein Wunder, dass viele Erkrankungen der Lunge durch den engen Kontakt der Lunge zur Umwelt entstehen: das Bronchialkarzinom und das Lungenemphysem etwa sind Reaktionen auf die Schädigung durch Rußstoffe, die Staublunge des Bergarbeiters spiegelt die Schädigung durch Quarzkristalle wider, und der Reizhusten an Sommertagen ist der „Gruß" des unter Smogbedingungen entstehenden Ozons. Der erste Schritt zur Prävention vieler Lungenerkrankungen ist damit die Reinerhaltung der Luft – wobei der effektivste Schritt oft das Ausdrücken der Zigarette ist (☞ 17.13).

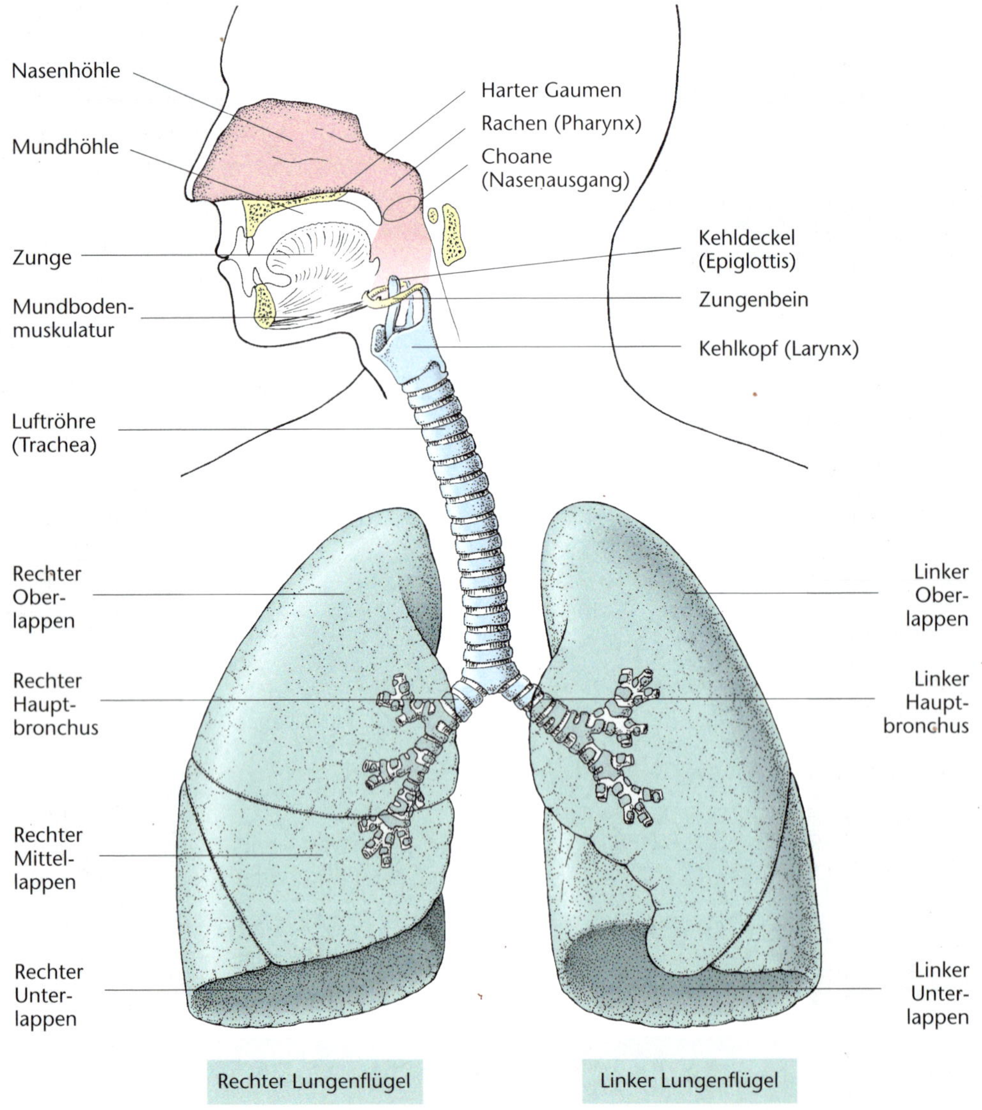

Abb. 17.1: Das Atmungssystem in der Übersicht.

17.1 Die Nase

17.1.1 Der Aufbau der Nase

Zu den sichtbaren äußeren Teilen der Nase gehören die **Nasenlöcher**, die **Nasenflügel**, die **Nasenspitze**, der **Nasenrücken** und die **Nasenwurzel.** Die äußere Form der Nase wird dabei vor allem von mehreren kleinen Nasenknorpeln geprägt.

Neben diesem äußerlich sichtbaren Anteil gibt es noch den wesentlich größeren inneren Teil der Nase, die **Nasenhöhle** (☞ Abb. 17.2). Sie liegt als horizontal gestellter Kanal über dem harten Gaumen (☞ Abb. 8.11). Ihre vom Oberkieferknochen gebildeten Seitenwände neigen sich zur Mitte und vereinigen sich unter der Schädelbasis mit der Siebbeinplatte (☞ Abb. 8.7) zum Nasenhöhlendach. So wird die Nasenhöhle zu einem annähernd dreieckigen Hohlraum, der durch die **Nasenscheidewand** in eine rechte und linke Hälfte aufgeteilt wird.

Der hintere Ausgang der Nasenhöhle wird von den **Choanen** gebildet – dies sind die in den Rachenraum führenden hinteren Nasenöffnungen. Am vorderen Naseneingang verhindern mehr oder weniger lange, starre Haare das Eindringen größerer Fremdkörper.

Die Oberfläche der Seitenwände der Nasenhöhle wird durch die **untere**, **mittlere** und **obere Nasenmuschel** *(Conchae nasales)* vergrößert. Durch diese drei in die Nasenhöhle reichenden „Stege" entstehen links und rechts je ein **unterer**, **mittlerer** und **oberer Nasengang** (☞ Abb. 17.2).

17.1.2 Die Funktionen der Nase

Funktionen der Nase

Die **Nasenhöhle** hat im Wesentlichen drei Funktionen:

- Erwärmung, Vorreinigung und Anfeuchtung der Atemluft
- Beherbergung des Riechorgans (☞ 12.5)
- Resonanzraum für die Stimme.

Erwärmung, Vorreinigung und Anfeuchtung der Atemluft

Die Wand der Nasenhöhle ist von einer Schleimhaut überzogen, an deren Oberfläche sich ein *mehrreihiges Flimmerepithel* befindet; auf diesem Flimmerepithel sitzen Flimmerhärchen (☞ Abb. 4.3 und 4.5). Die Flimmerhärchen bewegen sich rhythmisch, wobei ihre Bewegungsrichtung zum Rachen hinführt. Im Rachen angekommen, werden die auf den Schleimhäuten abgefangenen Staubteilchen und Bakterien verschluckt. *Becherzellen,* die zwischen den Flimmerepithelzellen eingelagert sind (☞ Abb. 4.3), produzieren den jedem bekannten Schleim. Durch die Arbeit der Flimmerhärchen und ständige Flüssigkeitsausscheidung wird die Atemluft *gereinigt* und *angefeuchtet.*

Die *Vorwärmung* der Atemluft erfolgt durch ein dichtes Geflecht von mikroskopisch feinen Blutgefäßen, das unter der Nasenschleimhaut liegt. Die Durchblutung der Nasenschleimhaut wird dabei durch den V. und VII. Hirnnerven (N. trigeminus und N. facialis ☞ 11.8.4) gesteuert: Je kälter die Einatemluft ist, desto stärker wird die Schleimhaut durchblutet und damit die Atemluft stärker erwärmt. Durch kleine Verletzungen (etwa durch Nasenbohren), aber auch durch Entzündungen und Infektionen, können einige dieser Blutgefäße platzen – es kommt zum **Nasenbluten** (*Epistaxis* ☞ 26.10.2).

Sauerstoffgabe

Bei Patienten mit Luftnot wird die Atemluft oft mit Sauerstoff angereichert. Sauerstoff ist als medizinisches Gas jedoch nicht vorgewärmt und befeuchtet verfügbar. Die Nase kann den über eine Sonde verabreichten Sauerstoff nicht ausreichend vorwärmen und anfeuchten. Die Folge ist die Austrocknung und Schädigung der Nasenschleimhaut und der tiefer gelegenen Atemwege, die damit für eine bakterielle Besiedelung anfälliger werden. Um dies zu verhindern, wird der Sauerstoff durch ein warmes Wasserbad geleitet, wodurch er erwärmt und befeuchtet wird.

Schnupfen und Grippe

Das beschriebene Flimmerepithel kommt laufend in Kontakt mit Bakterien und Viren aus der Einatemluft. Werden solche infektiösen Tröpfchen eingeatmet und gelingt es den evtl. darin enthaltenen Schnupfen- oder Grippeviren, die lokale Schleimhautabwehr zu durchbrechen, so entsteht eine „Tröpfcheninfektion“. Vor allem bei Kindern ist jedoch die „Kontaktinfektion“, d.h. die Übertragung der Erreger über (ungewaschene) Hände häufiger. Im Rahmen der Infektion kommt es zu einer überschießenden Produktion von zunächst wässrigem und dann zähflüssigem Nasenschleim. Dies macht sich als **Schnupfen** oder, bei Mitbefall des unteren Respirationstraktes, als so genannte **Grippe** (☞ auch 6.10.3) bemerkbar.

Die Riechfunktion

Unter dem von der *Siebbeinplatte* (Lamina cribrosa) gebildeten Dach der Nasenhöhle liegt die **Riechschleimhaut** (☞ Abb. 12.10). Die dort eingestreuten Riechzellen sind die Zellkörper des Riechnerven (*N. olfactorius* = I. Hirnnerv), der mit vielen feinen Fasern *(Fila olfactoria)* durch die Lamina cribrosa des Siebbeins in die vordere Schädelgrube aufsteigt. Er meldet Geruchsänderungen der Einatemluft an das *Riechhirn* (☞ 12.5.4). Auf diese Weise kann übler Geruch vor schädlichen Stoffen in der Atemluft warnen und bewirken, dass man den Atem anhält.

Auch wird durch den Duft von leckeren Speisen die Speichel- und Magensaftsekretion in Gang gesetzt – oder durch schlechten Geruch vor dem Genuss verdorbener Speisen gewarnt (☞ 12.5.1). Der Geruchssinn beeinflusst zudem ganz wesentlich die Geschmacksfunktion: Ist z.B. durch einen Schnupfen das Riechen gestört, schmeckt uns das Essen nicht mehr so wie sonst.

17.1.3 Die Nasennebenhöhlen

In die Nasenhöhle münden die klinisch bedeutsamen paarig angeordneten Nasennebenhöhlen; im Einzelnen sind dies (☞ Abb. 17.3):

- Die **Stirnhöhlen** *(Sinus frontales)*
- Die **Kieferhöhlen** *(Sinus maxillares)*
- Die **Siebbeinzellen** *(Cellulae ethmoidales)*
- Die **Keilbeinhöhlen** *(Sinus sphenoidales).*

Stirnhöhle, Kieferhöhle und Siebbeinzellen stehen über kleine Gänge mit dem mittleren Nasengang in Verbindung, der Keilbeinhöhlengang mündet in den unteren Nasengang.

Die Nasennebenhöhlen dienen der Gewichtsverminderung des knöchernen Schädels, ferner stellen sie einen Resonanzraum für die Stimme dar.

„Sekretfalle“ – Sinusitis

Leider können die Nasennebenhöhlen bei Fortleitung eines Infektes aus der Nasenhöhle selbst in Mitleidenschaft gezogen und zur „Se-

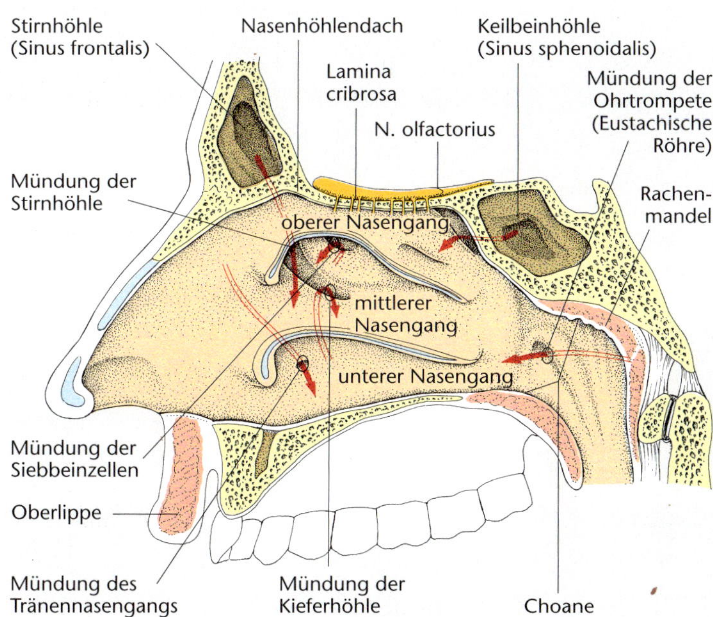

Abb. 17.2: Schnitt durch die Nasenhöhle. Die Nasenhöhle hat über Gangsysteme Verbindung zu verschiedenen Knochenhohlräumen.

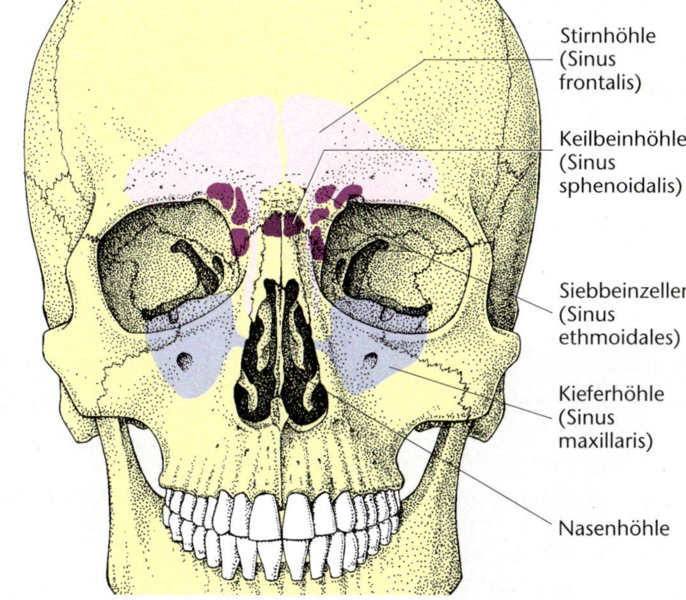

Abb. 17.3: Die Nasennebenhöhlen. Projektion der einzelnen Höhlen auf die vordere Schädeloberfläche.

17

kretfalle" werden: Die entzündete Schleimhaut schwillt an und das eitrige Sekret kann dadurch nicht mehr abfließen (*Nasennebenhöhlenentzündung*, **Sinusitis**). So kann sich z.B. Eiter wochen- und monatelang in den Nasennebenhöhlen sammeln und zu hartnäckigen Kopf- und Kieferschmerzen sowie zu Mattigkeit und Leistungsverlust führen.

Mit breit wirksamen Antibiotika, abschwellenden Nasentropfen und Rotlicht versucht man, die versteckte Entzündung zur Abheilung zu bringen; bisweilen wird allerdings eine operative Öffnung der Nasennebenhöhlen notwendig.

17.1.4 Der Tränennasengang

In den unteren Nasengang mündet der **Tränennasengang**, ein von Schleimhaut ausgekleidetes enges Röhrchen, über das die Tränenflüssigkeit aus dem inneren Augenwinkel in den unteren Nasengang der Nasenhöhle abgeleitet wird (☞ Abb. 17.2). Deshalb muss man sich beim Weinen, das heißt bei übermäßiger Sekretion von Tränenflüssigkeit, die Nase putzen.

17.2 Der Rachen

Der **Rachen** *(Pharynx, Schlund)* ist ein Muskelschlauch, der sich von der Schädelbasis bis zur Speiseröhre erstreckt. Er liegt *vor* der Halswirbelsäule und *hinter* der Nasen- und Mundhöhle.

Im Rachen kreuzen sich die (mit Nase und Mund beginnenden) Luft- und Speisewege und teilen sich am Ende des Rachens wieder auf in die:

- Vorne gelegenen, weiterführenden Luftwege (Kehlkopf und Luftröhre)
- Hinten gelegene, vor der Halswirbelsäule verlaufende Speiseröhre (*Ösophagus* ☞ Abb. 17.4).

Als Schaltstelle dieser „Kreuzung" zwischen Luft- und Speiseweg dient der **Kehldeckel** *(Epiglottis, Kehlkopfdeckel)*. Er steht wie ein umgedrehter Schuhlöffel am Eingang des Kehlkopfes. Beim Einatmen und Ausatmen steht er gestreckt nach oben – die Atemluft kann von oben aus den hinteren Nasenöffnungen *(Choanen)* nach vorne unten in den Kehlkopf gelangen. Beim Schlucken aber muss sich der Kehlkopf verschließen: Der Kehldeckel legt sich mit dem Muskelspiel des Schluckakts (☞ 18.2.7) wie ein schützendes Dach über den Kehlkopfeingang. Dadurch gelangt der Speisebrei, der von vorne (vom Mundraum her) in den Rachen eintritt, nach hinten und verlässt den Rachenraum durch die dorsal gelegene Speiseröhre. Die „Kreuzung" zwischen Luft- und Speiseweg ist der Grund, weshalb wir uns bisweilen „verschlucken".

Der Nasopharynx

Das obere Drittel des Rachenraums wird **Nasopharynx** *(Nasenrachen)* genannt. In ihn münden die Choanen und die **Ohrtrompeten** *(Eustachische Röhren, Tubae auditivae*, kurz: *Tuben)*, zwei feine Verbindungskanäle zu den Paukenhöhlen des Mittelohrs. Durch diese Kanäle werden die Mittelohrräume belüftet und Druckunterschiede zwischen Mittelohrraum und Außenluft ausgeglichen (☞ 12.7.3).

Im Nasopharynx liegt auch die **Rachenmandel** *(Tonsilla pharyngea)*, die der Infektabwehr im Nasen-Rachen-Raum dient. Im Kindesalter kann die Rachenmandel bisweilen so stark wuchern (**adenoide Vegetationen** oder *Polypen*), dass sie die Nasenatmung behindert und zu chronischem Schnupfen, Pharyngitis, Bronchitis und Verlegung der Tubenöffnungen mit chronischen Mittelohrentzündungen führt. Sie muss dann operativ entfernt werden *(Adenotomie)*.

Der Oropharynx

Der **Oropharynx** *(Mundrachen)* ist der mittlere Abschnitt des Rachenraumes und hat eine weite Öffnung zum Mundraum. Er dient als gemeinsamer Passageabschnitt für Luft und Nahrung. In ihm liegen seitlich die beiden **Gaumenmandeln** *(Tonsillae palatinae, Gaumentonsillen)*.

Diese „Mandeln" dienen als Teil des **lymphatischen Rachenringes** – zu dem auch die oben erwähnte *Rachenmandel*, die seitlich von oben auf die Gaumenmandeln zulaufenden *Seitenstränge* und die am Zungengrund gelegenen so genannten *Zungenbälge* gehören – der Immunabwehr. Sie entzünden sich häufig, z.B. durch Racheninfektionen mit *Streptokokken* (☞ 6.9.2). Vor allem Kinder leiden oft unter einer solchen **Angina tonsillaris.** Die Entfernung der Gaumenmandeln bei chronisch wiederkehrender Angina war zumindest noch in den achtziger Jahren der häufigste chirurgische Eingriff überhaupt; inzwischen wird die Indikation zur *Tonsillektomie* zurückhaltender gestellt.

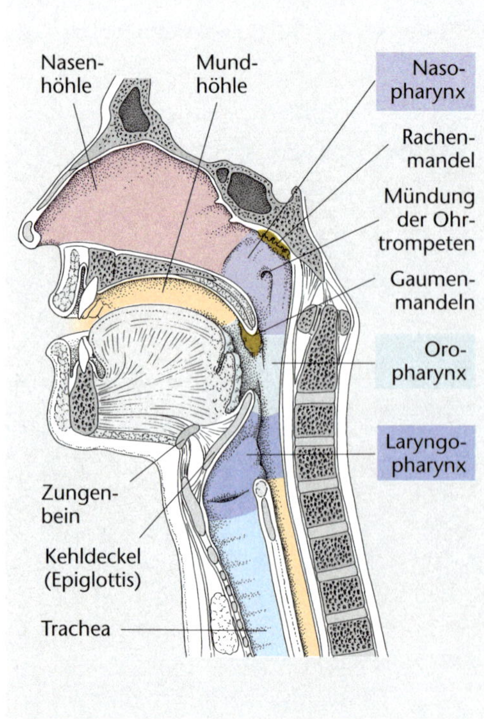

Abb. 17.4: Schnitt durch den Rachen. Man erkennt die drei Abschnitte: Nasopharynx, Oropharynx und Laryngopharynx. [B159]

Der Laryngopharynx

Der untere Abschnitt des Rachenraums heißt **Laryngopharynx** und reicht vom Zungenbein bis zur Speiseröhre bzw. zum Kehlkopf. Hier findet der eigentliche Schluckakt statt.

17.3 Der Kehlkopf

Funktionen des Kehlkopfes

Der **Kehlkopf** *(Larynx)* hat zwei Funktionen:

- Zum einen verschließt er bei Bedarf die unteren Luftwege und schützt sie vor der Aspiration von Nahrungsbestandteilen
- Zum anderen ist er das Hauptorgan der Stimmbildung.

17.3.1 Der Aufbau des Kehlkopfes

Der Kehlkopf ist ein röhrenförmiges Knorpelgerüst, das sich insbesondere beim Mann durch den so genannten **Adamsapfel** an der Vorderseite des Halses leicht tasten lässt. Der Kehlkopf erstreckt sich vom Zungengrund bis hin zur Luftröhre. Obwohl dieser Abschnitt der Luftwege relativ kurz ist, ist er doch äußerst kompliziert gebaut; als wichtigste Struktur enthält er die **Stimmbänder** (☞ 17.3.2). Seine Festigkeit erhält er durch neun Knorpelstücke, die durch Bänder sowie durch an Außen- und Innenseite verlaufende Muskeln verbunden sind (☞ Abb. 17.6).

Der größte Knorpel ist der **Schildknorpel** *(Cartilago thyroidea)*, dessen scharfkantiger Vorsprung den Adamsapfel markiert und dem Larynx seine dreieckige Form gibt.

Auf dem Oberrand des Schildknorpels sitzt der **Kehldeckel** *(Epiglottis)*. Unter dem Schildknorpel folgt als Zwischenstück zur Luftröhre der siegelringförmige **Ringknorpel** *(Cartilago cricoidea)*, dessen Verdickung (das „Siegel") nach hinten gerichtet ist. Schildknorpel und Ringknorpel sind durch Gelenke miteinander verbunden. Das Siegel des Ringknorpels bildet außerdem die Basis für die kleinen **Stellknorpel** *(Cartilagines arytaenoideae)*, die für die Stellung und Spannung der Stimmbänder verantwortlich sind (☞ Abb. 8.14).

Der gesamte Kehlkopf, mit Ausnahme des Kehldeckels und der Stimmbänder, ist von einer Schleimhaut ähnlich der Nasenschleimhaut bedeckt; diese trägt auch hier ein Flimmerepithel mit Schleim bildenden Becherzellen. Unter dem Epithel liegt zudem ein ausgedehntes Blutgefäßnetz. Dadurch wird die Atemluft im Kehlkopfbereich weiter befeuchtet und angewärmt.

Laryngitis und Larynxödem

Die *Kehlkopfentzündung* **(Laryngitis)** ist meist durch einen viralen Infekt bedingt und tritt oft zusammen mit einer *Rachenentzündung* (man spricht dann von der **Laryngopharyngitis**) oder einer Entzündung der *Luftröhre* (man spricht dann von der **Laryngotracheitis**) auf. Klinisch äußert sich eine Laryngitis durch trockenen, bellenden Husten und Heiserkeit.

Den Symptomen zugrunde liegt die entzündungsbedingte Schwellung der Kehlkopfschleimhaut, das **Larynxödem.** Diese Aufquellung des Bindegewebes wird dadurch gefördert, dass das Larynxepithel einem lockeren, gefäßreichen Bindegewebe aufliegt, so dass entzündliche und/oder allergische Reaktionen zu einer teilweisen Verengung der oberen Luftwege führen können.

Pseudokrupp

Insbesondere Kleinkinder können im Rahmen von Virusinfektionen ausgedehnte Kehlkopfentzündungen mit Beteiligung des Rachens und der Bronchien entwickeln, die als **Pseudokrupp** bezeichnet und gegenüber dem „echten Krupp“ bei Diphtherie abgegrenzt werden. Typisch sind vor allem nächtliche *Pseudokrupp-Anfälle* mit bellendem Husten, Heiserkeit, Atemgeräuschen bei der Einatmung und Atemnot.

Als Erstmaßnahmen sollte für kühle, feuchte Atemluft gesorgt werden, z.B. durch Öffnen der Fenster. Meist bringt aber erst das Einatmen (Inhalation) von abschwellenden Mitteln oder eventuell auch die Gabe kortisonhaltiger Zäpfchen Erleichterung. Ganz selten ist eine *Intubation* (☞ 17.12) nötig.

Epiglottitis

Eine weitere, bedrohliche Sonderform der Laryngitis ist die **Epiglottitis** *(Kehldeckelentzündung)*, die vor allem bei 2- bis 5-jährigen Kindern vorkommt. Im Gegensatz zum Pseudokrupp sind hier immer Bakterien die Ursache. Bei dieser hochfieberhaften Infektion schwillt der Kehldeckel (Epiglottis) plötzlich an, so dass Schluckstörungen, starker Speichelfluss und Atemnot auftreten. Jedes Kind mit Verdacht auf Epiglottitis muss sofort auf die Intensivstation gebracht werden. Bestätigt sich der Krankheitsverdacht, so ist eine Intubation unumgänglich. Es wird dann versucht, die Entzündung durch Gabe von Antibiotika zum Stillstand zu bringen. Heute ist dieses Krankheitsbild wegen der weit verbreiteten Impfung gegen Haemophilus influenzae, das für die meisten Epiglottitisfälle verantwortliche Bakterium, sehr selten geworden.

17.3.2 Die Stimmbänder und die Stimme

Die Schleimhaut des Larynx bildet zwei waagerecht gelegene Faltenpaare: Dies sind zum einen die **Stimmfalten** *(Plicae vocales)* und zum anderen die darüber gelegenen **Taschenfalten** *(Plicae vestibulares)*. Letztere werden auch *falsche Stimmbänder* genannt, da sie an der Stimmbildung nicht beteiligt sind. Die zwischen Taschenfalten und Stimmfalten gelegene Aussackung der Schleimhaut heißt *Ventriculus laryngis*.

Wie Abb. 17.5 zeigt, liegen die beiden echten **Stimmbänder** *(Ligamenta vocalia, Stimmlippen)* in der Mitte des Kehlkopfinneren. Sie verlaufen als oberer freier Rand der Stimmfalten von der Innenfläche des Schildknorpels nach hinten zu den beiden bereits erwähnten Stellknorpeln (☞ Abb. 8.14). An den Stellknorpeln setzen mehrere kleine Muskeln an, die die Stimmbänder indirekt über eine Drehung der Stellknorpel bewegen können. Die beiden Stimmbänder bilden zwischen sich die **Stimmritze**, die, abhängig von der Einstellung der Kehlkopfmuskeln, mehr oder weniger weit geöffnet ist. Die Stimmbänder sind von einem widerstandsfähigen, unverhornten Plattenepithel überzogen, das bei der laryngoskopischen Betrachtung wegen der durchscheinenden Blutgefäße hellrosa und glänzend erscheint. Die meisten Kehlkopfmuskeln, welche die Stimmbänder bewegen, werden vom **N. recurrens** innerviert, einem Ast des N. vagus (☞ Abb. 11.16). Gelegentlich

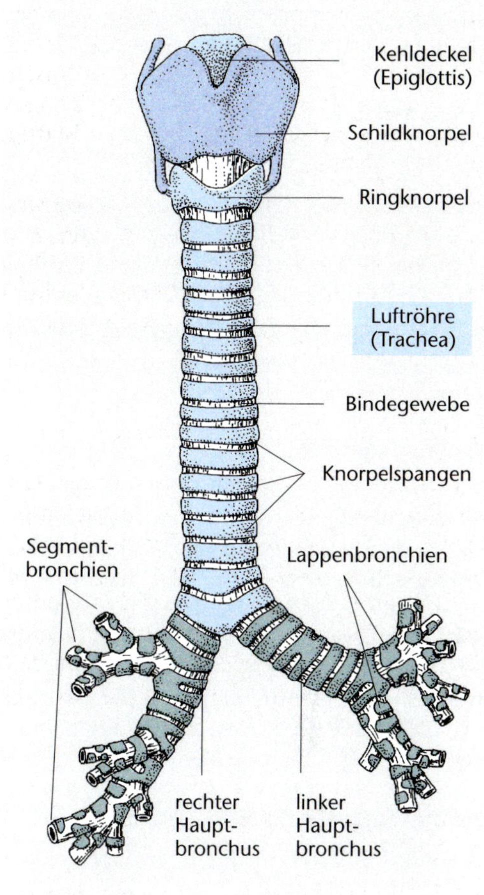

Abb. 17.6: Kehlkopf, Luftröhre und große Bronchien in der Übersicht.

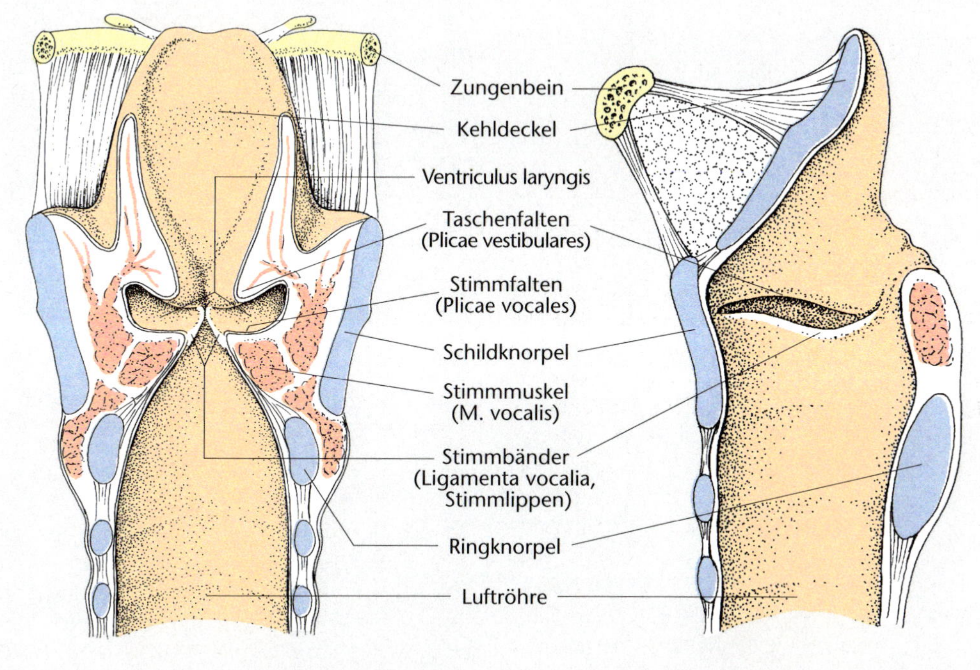

Abb. 17.5: Längsschnitte durch den Kehlkopf (Larynx); Ansicht von hinten (links) und von der Seite (rechts).

17

wird der „Recurrens" bei Schilddrüsen-Operationen verletzt. Die Folge ist dann eine Stimmbandlähmung *(Recurrensparese)*, die sich in der Regel durch Heiserkeit äußert.

Laryngoskopie

Als wichtiges Hilfsmittel zur Beurteilung des Kehlkopfes verwendet der Hals-Nasen-Ohrenarzt die *Spiegeluntersuchung* des Kehlkopfes **(Laryngoskopie)**. Er schiebt dabei einen kleinen Spiegel durch den Mund in den Pharynx ein und kann dadurch nicht nur entzündliche oder tumorartige Veränderungen der Stimmfalten, sondern auch die Beweglichkeit der Stimmlippen des Patienten beurteilen. Heute kommen vielfach auch fiberoptische Instrumente (Endoskope) zum Einsatz.

Stimmbandreizung

Die Stimmbänder sind insbesondere im Winterhalbjahr ständig vom Austrocknen bedroht, da sie keine eigenen Schleimdrüsen besitzen. Sie reagieren mit einer **Stimmbandreizung**, was die Betroffenen durch eine heisere, krächzende Stimme bemerken. In diesem Fall muss die Stimme geschont werden, und die relative Luftfeuchtigkeit der Einatemluft sollte auf mindestens 50% angehoben werden.

Die Bewegungen der Stimmbänder

Die Atemluft muss den Spalt zwischen den beiden Stimmbändern, also die Stimmritze, passieren. Bei ruhiger Atmung werden die Stimmbänder durch mäßige Muskelspannung in einer Mittelstellung gehalten (mittlere Atemstellung). Verkürzt sich der paarige Muskel *(„Lateralis")*, der vom Ringknorpel bis zum Stellknorpel verläuft, so verengt sich die Stimmritze (Stimmbildungs- oder Phonationsstellung ☞ Abb. 17.7). Dies ist z.B. für Wortbildungen wie „Affe" oder „Otto" erforderlich. Die Stimmritze wird hier zunächst verschlossen und dann durch den Luftdruck plötzlich aufgestoßen. Bei Hauchlauten (wie z.B. im Wort „juhu") muss die Stimmritze weit gestellt werden. Dies besorgt der sog. *Postikusmuskel*, der auch bei normaler Ein- und Ausatmung die Stimmritze offen hält. Er ist der einzige Kehlkopfmuskel, der die Stimmritze öffnet.

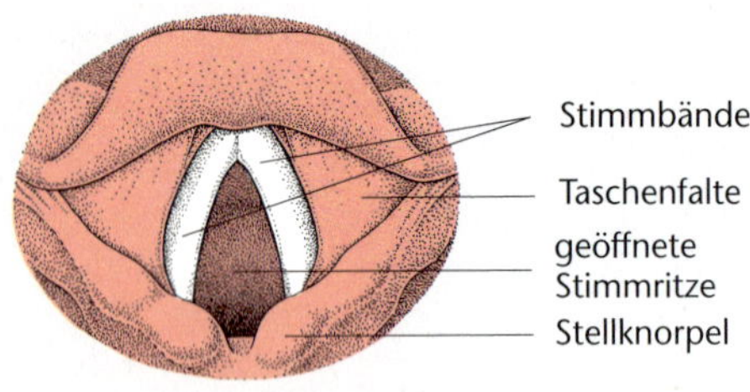

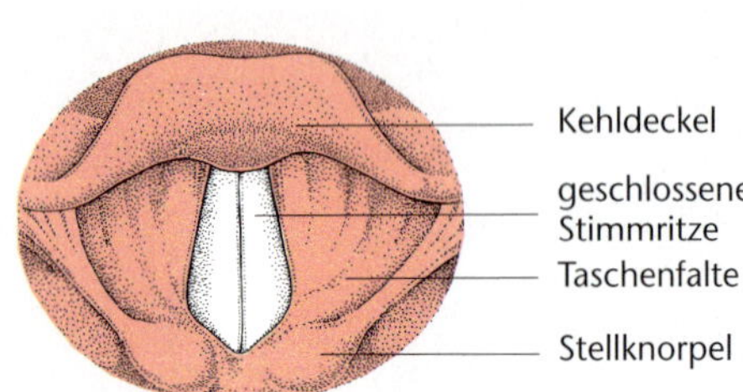

Abb. 17.7: Die Stimmritzen in mittlerer Atem- und Phonationsstellung. Letztere wird vor dem Sprechen eines Vokals eingenommen.

Die Stimmbildung

Bei der **Stimmbildung** oder *Phonation* werden die Stimmbänder durch einen Luftstrom in regelmäßige Schwingungen versetzt. Hierdurch werden Höhe, Lautstärke und Klang unserer Stimme beeinflusst.

Die Frequenz der Schwingungen und damit die Höhe des Grundtones kann durch die Änderung der Spannung der Stimmbänder reguliert werden; die Lautstärke dagegen hängt von der Schwingungsamplitude („Ausschlag" des Stimmbandes) und damit von der Stärke des Luftstroms ab.

Die Fülle bzw. der Klang der Stimme wird schließlich durch den Resonanzraum von Rachen, Mund- und Nasenhöhle erzeugt (☞ Abb. 17.8).

Stimme und Flüssigkeitshaushalt

Die Stimme gibt mitunter wichtige Hinweise auf den Zustand des Flüssigkeitshaushaltes des Patienten: Hat der Patient eine tiefe, raue Stimme, kann dies auf eine unzureichende Trinkmenge oder Infusionsmenge hindeuten.

Die Tonhöhe

Die **Tonhöhe** hängt von der Schwingungsfrequenz der Stimmbänder ab:

- Soll ein hoher Ton erzeugt werden, so werden die Stimmbänder durch Kontraktion von Kehlkopfmuskeln stärker gespannt (vergleichbar mit dem Höherstimmen einer Gitarrensaite)
- Sollen die Stimmbänder tiefer klingen, so können sie durch entsprechende Bewegungen der Kehlkopfmuskeln entspannt werden. Weite, langsamere Schwingungen erzeugen dann tiefere Töne.

Die Lautbildung

Ist die Stimmbildung vor allem von den Schwingungseigenschaften der Stimmbänder abhängig, so ist die Bildung der Laute bei weitem komplizierter. Die **Lautbildung** beziehungsweise *Artikulation* kommt nämlich dadurch zustande, dass die im Mund-, Nasen- und Rachenraum enthaltene Luft durch Bewegungen der Hals- und Kopfmuskulatur jeweils

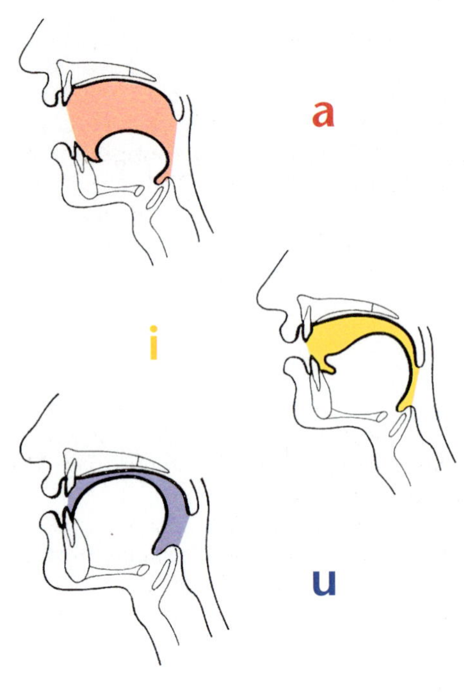

Abb. 17.8: Stellung der für die Lautbildung verantwortlichen Organe Zunge, Lippen und Mund beim Sprechen der Vokale (Selbstlaute) A, I und U. [B159]

in eine bestimmte Form gebracht und in Schwingung versetzt wird (man spricht bei diesem formveränderlichen Schwingungsraum auch von **Resonanzraum** oder „Ansatzrohr"). Die Schwingungen können entweder von den Stimmbändern ausgehen oder aber an anderen Strukturen wie etwa den Zähnen oder Lippen entstehen (☞ Abb. 17.8).

Je nach Form des Resonanzraumes entstehen bestimmte Frequenzen und charakteristische Resonanzen, wodurch die verschiedenen Klangbilder der Laute entstehen. Bei der Bildung der Konsonanten (Mitlaute) etwa wird das Ansatzrohr stärker verengt als bei den Vokalen (Selbstlauten). Weitere Charakteristika der unterschiedlichen Laute sind:

- Alle Vokale entstehen durch plötzliches „Aufstoßen" der geschlossenen Stimmbänder
- Die einzelnen Konsonanten werden vor allem durch unterschiedliche Stellungen der Zahnreihen, der Lippen und Zunge sowie des weichen Gaumens gebildet
  - Bei den *stimmhaften Konsonanten* (b, d, g, m, n) schwingen die Stimmbänder gleichzeitig
  - Bei den *stimmlosen Konsonanten* (z.B. t, k, p, f) sind sie nicht beteiligt
- Auch beim Flüstern schwingen die Stimmbänder nicht, vielmehr wird die durch den Kehlkopf ausströmende Luft für die Lautbildung im Ansatzrohr ausgenutzt. Auf diese Weise können auch Patienten, deren Kehlkopf operativ entfernt werden musste, noch sprechen.

17

Der Stimmbruch

Kinder haben einen kleineren Kehlkopf mit kürzeren Stimmbändern und dadurch eine höhere Stimme als Erwachsene. In der Pubertät nehmen Kehlkopf und Stimmbänder an Länge und Gewicht zu – bei Jungen wesentlich mehr als bei Mädchen. Die Jungenstimme senkt sich daher während des **Stimmbruchs** um etwa eine Oktave (sieben Töne), die des Mädchens nur um etwa drei Töne.

17.3.3 Der Hustenreflex

Gelangt ein Fremdkörper in den Kehlkopf oder in die tieferen Atemwege, so legen sich die Stimmbänder sofort unter starker Muskelanspannung aneinander. Anschließend kommt es zu einem reflektorisch ausgelösten **Hustenreiz**, wodurch der Fremdkörper mit einem kräftigen Ausatmungsstoß, der die Stimmritze aufsprengt, in den Mund zurückgeschleudert wird.

Aspirationsprophylaxe

Die Kreuzung von Luft- und Atemwegen macht den Menschen anfällig für das *Verschlucken* **(Aspiration):** Statt in die Speiseröhre gelangt Nahrung in den Kehlkopf und evtl. weiter in die Luftröhre und die unteren Luftwege.

Kehlkopf und Kehldeckel sowie der Hustenreflex sind hier lebenswichtig. Sie schützen die Lunge beim Essen und Schlucken vor dem Eindringen größerer Partikel. Bei folgenden Patienten sind diese Funktionen oft gestört, und sie sind durch Aspiration gefährdet:
- Frisch operierte Patienten, die Narkosemittel erhalten haben oder intubiert waren
- Patienten, die lange beatmet waren
- Patienten nach einem Schlaganfall
- Patienten mit schweren neurologischen Erkrankungen.

Husten und Auswurf

Der **Hustenreflex** dient der Reinigung des Bronchialbaumes. Wird durch Husten Sekret in die oberen Luftwege befördert, so spricht man von **produktivem Husten**, das Sekret wird oft als *Auswurf* (**Sputum**, nicht zu verwechseln mit Speichel!) ausgespuckt oder verschluckt.

Andererseits kann ein Husten den Menschen auch ohne nennenswerten Sekrettransport plagen; man spricht dann von einem **Reizhusten.** Ein solcher Husten tritt z.B. beim Bronchialkarzinom auf, in der Anfangsphase einer Bronchitis oder beim **Keuchhusten** *(Pertussis)*, einer vor allem Kleinkinder treffenden bakteriellen Infektion mit quälenden Reizhustenanfällen.

Bluthusten

Bei blutenden Lungentumoren oder bei einem Lungeninfarkt, aber auch bei entzündlichen Lungenerkrankungen – etwa bei der Tuberkulose (☞ 17.11.3) – kann es zum Abhusten von Blut kommen (**Bluthusten** oder *Hämoptyse*). Das Blut stammt hierbei aus dem Rachen, den Bronchien oder den Lungen und darf nicht mit dem **Bluterbrechen** *(Hämatemesis)* verwechselt werden, bei dem das Blut aus dem Verdauungstrakt stammt.

17.4 Die Trachea

Unterhalb des Ringknorpels beginnt die **Trachea** (*Luftröhre* ☞ Abb. 17.5). Sie ist ein durchschnittlich 11 cm langes Rohr aus C-förmigen, durch glatte Muskulatur miteinander verbundenen Knorpelspangen. Die Trachea ist an ihrer Hinterwand abgeflacht; diese Abflachung entsteht durch die nach hinten weisenden Öffnungen der Knorpelspangen, über die sich die dünne Muskelwand der Trachea spannt. An dieser weichen Hinterwand hat die Trachea Kontakt mit der Speiseröhre.

Die 16–20 Knorpelspangen haben die Aufgabe, die Trachea auch bei einem Unterdruck, wie er beim Einatmen entsteht, offen zu halten.

Zwischen den einzelnen Knorpelspangen liegt elastisches Bindegewebe, das der Trachea neben ihrer Querelastizität auch eine *Längselastizität* verleiht. Diese Beweglichkeit wird z.B. beim Schluckakt ausgenützt, bei dem die Trachea problemlos mit dem nach oben steigenden Kehlkopf in der Länge gedehnt werden kann. Die *Querelastizität* ist vor allen Dingen beim Hustenstoß wichtig, wo es zu einer ausgeprägten Längs- und Querverschiebung der Trachealwand kommt, so dass ein etwaiger Fremdkörper oder Trachealschleim mit dem durch den Hustenstoß beschleunigten Luftstrom fortgerissen werden kann.

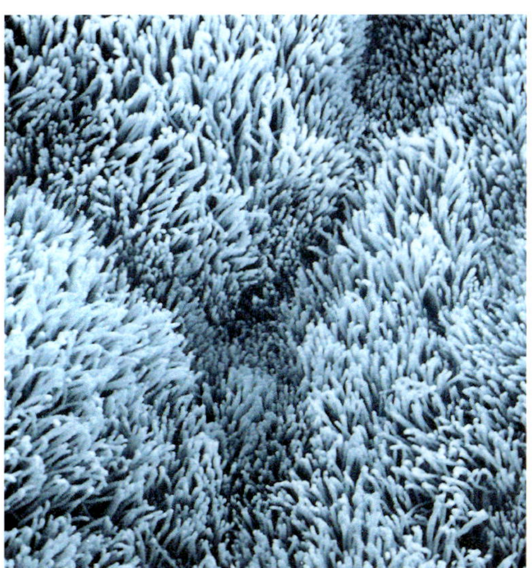

Abb. 17.9: Flimmerepithel der Trachea im Elektronenmikroskop. Die leicht wellenförmige Oberfläche der Trachea ist von einem dichten Flimmerepithel überwuchert. Da alle Oberflächenzellen vollständig mit Härchen bedeckt sind, kann man die Zellgrenzen nicht erkennen. [C160]

Wie der übrige Atemtrakt ist auch die Trachea von einer Schleimhaut mit Flimmerepithel und Schleim bildenden Becherzellen überzogen. Unter dem Epithel liegen im Bindegewebe eingebettet die Schleim bildenden Trachealdrüsen, die ebenfalls zur Befeuchtung der Schleimhaut beitragen. Durch den Flimmerschlag werden kleine Teilchen, z.B. Staub, zurück nach oben in Rachen und Mund befördert (☞ Abb. 17.9).

17.5 Bronchien, Bronchiolen und Alveolen

17.5.1 Die Bronchien

An ihrem unteren Ende, etwa in Höhe des 5. Brustwirbels, teilt sich die Luftröhre in die beiden **Hauptbronchien.** Diese Stelle ist bronchoskopisch (*Bronchoskopie* ☞ unten) besonders gut an der so genannten **Carina** (☞ Abb. 17.11) zu erkennen, einem keilartig hervorragenden Knorpelstück, das die Aufteilung der Luftröhre in die Hauptbronchien deutlich markiert. Diese Gabelung wird auch **Luftröhrenbifurkation** *(Bifurcatio tracheae)* genannt.

Die Bronchienwand der Hauptbronchien ist ähnlich aufgebaut wie die Wand der Trachea – auch sie besteht aus Knorpelspangen und Schleimhaut mit Flimmerepithel.

Der rechte Hauptbronchus ist meist etwas weiter und verläuft steiler abwärts als der linke Hauptbronchus, der sich in seiner Form an das darunter liegende Herz anpassen muss. Deshalb rutscht ein aspirierter Fremdkörper in aller Regel in den rechten Hauptbronchus. Von hier muss er bronchoskopisch (☞ unten) wieder entfernt werden.

Nach wenigen Zentimetern teilt sich jeder der Hauptbronchien in kleinere Bronchien oder **Bronchien zweiter Ordnung** auf:
- Der rechte Hauptbronchus teilt sich in *drei* Hauptäste für die drei Lappen der rechten Lunge
- Der linke Hauptbronchus teilt sich in *zwei* Hauptäste für die zwei Lappen der linken Lunge.

Diese fünf Hauptäste, die **Lappenbronchien**, teilen sich dann wie das Geäst eines Baumes weiter in **Segmentbronchien** auf, die sich wiederum in immer kleinere Äste verzweigen. Durch mehr als zwanzig Teilungsschritte entsteht so das weit verzweigte System des **Bronchialbaumes.**

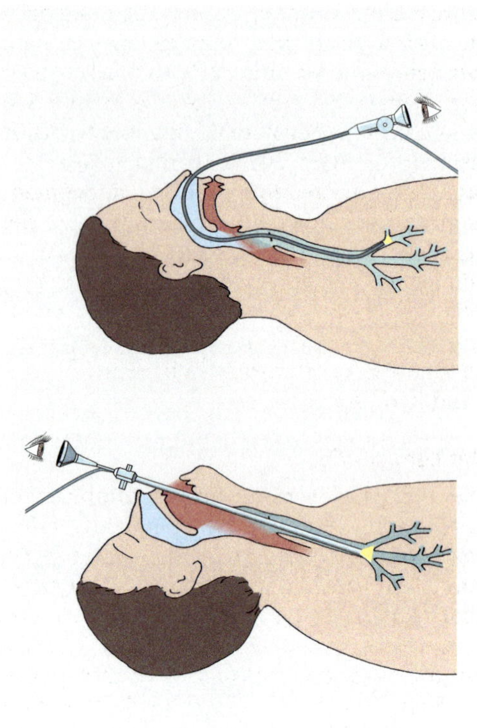

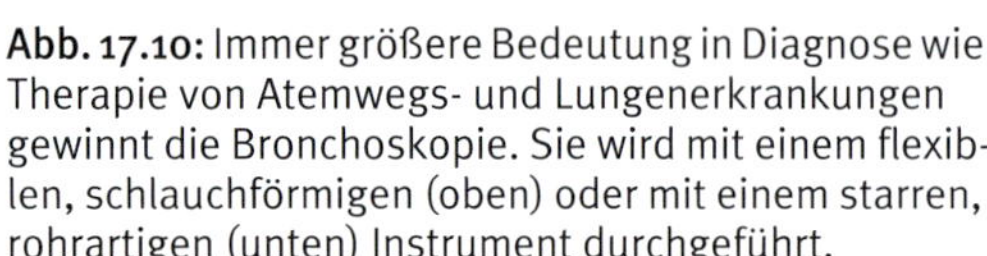

Abb. 17.10: Immer größere Bedeutung in Diagnose wie Therapie von Atemwegs- und Lungenerkrankungen gewinnt die Bronchoskopie. Sie wird mit einem flexiblen, schlauchförmigen (oben) oder mit einem starren, rohrartigen (unten) Instrument durchgeführt.

Abb. 17.11: Das Geäst des Bronchialbaums. Von der Trachea bis zu den Alveolen zählt man durchschnittlich 23 Aufteilungen.

Bronchoskopie

Die endoskopische Untersuchung der Luftwege heißt **Bronchoskopie** (☞ Abb. 17.10, Allgemeines zur Endoskopie ☞ 18.1.7).

Sie wird heute meist mit einem *flexiblen* (biegsamen) Bronchoskop nach Rachenanästhesie und leichter Sedierung (Beruhigung) durchgeführt. Der Arzt kann die Atemwege bis in die von den Segmentbronchien abzweigenden *Subsegmentbronchien* einsehen sowie Zellen aus den Luftwegen oder eine Gewebeprobe aus der Bronchialwand zur weiteren Untersuchung gewinnen. Therapeutisch kann er z.B. Schleim oder Blut absaugen und Tumoren durch Lasertherapie verkleinern.

Für bestimmte Zielsetzungen ist jedoch die *starre* Bronchoskopie überlegen, sie muss in Narkose durchgeführt werden (☞ Abb. 17.10). Das starre Bronchoskop kann allerdings nur bis zu den Lappenbronchien (☞ Abb. 17.11) vorgeschoben werden.

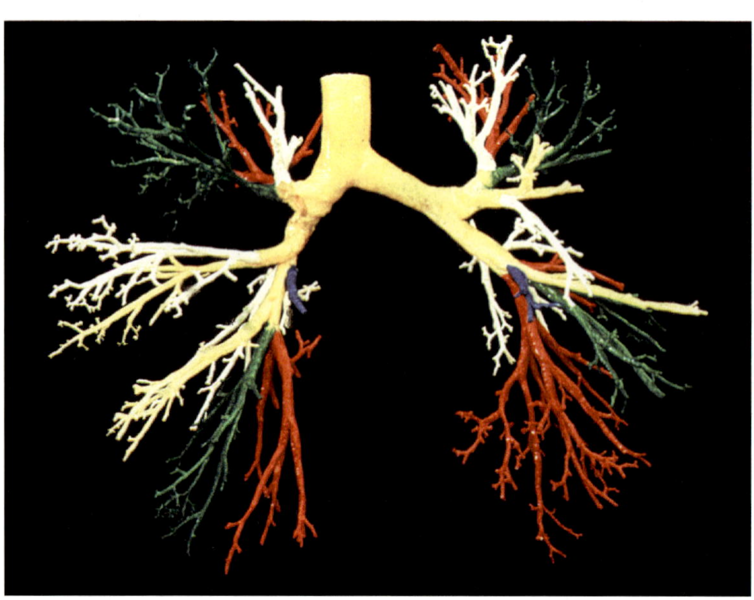

Abb. 17.12: Ausgusspräparat des Bronchialbaumes. Die einzelnen Segmentbronchien sind in verschiedenen Farben dargestellt. Mit Hilfe des flexiblen Bronchoskops kann der ganze auf dem Bild dargestellt Bronchialbaum von innen inspiziert werden. [C156]

17.5.2 Die Bronchiolen

Je kleiner die Bronchien werden, desto einfacher und dünnwandiger wird ihr innerer Aufbau. Schon auf der Ebene der Lappenbronchien werden die großen Knorpelspangen durch kleine unregelmäßige Knorpelplättchen ersetzt. In den kleinsten Verzweigungen der Bronchien, den **Bronchiolen** mit einem Innendurchmesser von weniger als 1 mm, fehlen die Knorpeleinlagerungen völlig. Dafür sind die Bronchiolen reichlich mit **glatten Muskelfaserzügen** (☞ 4.4.1) versehen, die den Zu- und Abstrom der Atemluft aktiv regulieren.

17.5.3 Die Alveolen

Die Bronchiolen verzweigen sich noch einmal in mikroskopisch feine Ästchen **(Bronchioli respiratorii)**; diese gehen unmittelbar über in das eigentlich atmende Lungengewebe, die **Alveolargänge** mit den Lungenbläschen **(Alveolen)**. Die Lungenbläschen liegen dabei traubenförmig und dicht gepackt um die Alveolargänge und Bronchioli respiratorii (☞ Abb. 17.11 und 17.12).

In den Alveolen der Lunge sind Blut und Luft nur durch die so genannte *Blut-Luft-Schranke* voneinander getrennt (☞ 17.16): Durch eine dünne Schicht aus Alveolarepithel und Kapillarendothel kann der Sauerstoff aus der Alveolarluft rasch ins Kapillarblut übertreten, während das Kohlendioxid den umgekehrten Weg nimmt (☞ Abb. 17.15 und 17.16).

Die Reservealveolen

Bei körperlicher Ruhe ist ein erheblicher Teil der Lungenbläschen nicht belüftet. Durch einen Reflexmechanismus *(Euler-Liljestrand-Reflex)* werden diese in Reserve stehenden Alveolargruppen auch weniger durchblutet. Erst bei körperlicher Belastung oder bei hohem Fieber öffnen sich die Zugänge zu den Reservealveolen, und die Gasaustauschkapazität der Lunge wird größer.

17.5.4 Der Surfactant-Faktor

Die Alveolen haben bei der Ausatmung einen Durchmesser von ca. 0,2 mm, der bei der Einatmung auf 0,4 mm ausgedehnt wird. Da ihre Wand nur etwa 1 μm (0,001 mm) dick und nur aus einer einzigen plattenförmigen Deckzellenschicht aufgebaut ist, besteht die Gefahr, dass die Lungenbläschen wie ein Luftballon „zusammenschnurren".

Dies wird verhindert durch ein Gemisch an *Phospholipiden* (☞ 2.8.2), die in den Alveolarepithelzellen produziert werden – den **Surfactant** *(Oberflächenfaktor)*. Er kleidet die Innenfläche der Alveolen aus; dadurch sinkt die Oberflächenspannung an der Luft-Wasser-

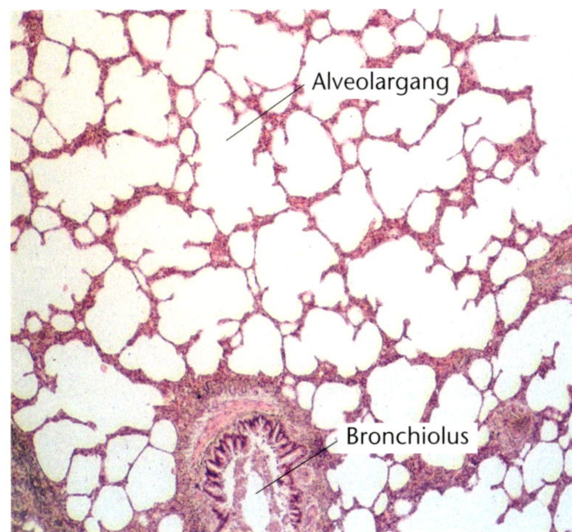

Abb. 17.13: Gesundes Lungengewebe. Der histologische Schnitt zeigt das dichte Alveolargitternetz der Lunge, in das Bronchiolen eindringen. Sie sind von Bindegewebe umgeben. [X141]

Grenze der Alveoleninnenfläche, und die Alveolen fallen bei der Ausatmung nicht zusammen.

Die Compliance

Der Surfactant sorgt also dafür, das die Alveolen trotz der Druckschwankungen nicht kollabieren, sondern sich mit der Luftströmung gleichförmig erweitern und verengen. Der Surfactant-Faktor und die Zahl der elatischen Fasern im Lungengewebe, die wie ein Netz die Lungenbläschen umgeben, sind auch die wichtigsten Einflussgrößen für die *Lungendehnbarkeit*, die **Compliance.** Infolge von Alterungsvorgängen sinkt die Compliance im Laufe des Lebens ab.

Idiopathisches Atemnotsyndrom

Da sich der Surfactant vor allem im letzten Drittel der Schwangerschaft bildet, ist er bei Frühgeborenen oft nicht ausreichend vorhanden und das Kind deshalb von einem **Atemnotsyndrom** (auch *Respiratory Distress Syndrome, RDS* oder *hyaline Membrankrankheit* genannt) bedroht.

Besteht vor der Entbindung noch etwas Zeit, versucht man durch Gabe von Glukokortikoiden (☞ 13.6.3) über den Blutkreislauf der Mutter die Lungenreifung und damit die Fähigkeit zur Surfactant-Bildung zu fördern. Nach der Geburt kann heute künstlich hergestellter Surfactant über einen Tubus in der Atemröhre in die Lunge des Frühgeborenen eingebracht werden, um seine Überlebenschancen zu verbessern.

17.6 Die Lunge

Das Organ **Lunge** besteht zum einen aus den dem Gas*transport* dienenden *Luftwegen,* d.h. den Bronchien mit ihren Verästelungen, zum anderen enthält es das dem Gas*austausch* dienende schwammartige, aus Millionen von Alveolen bestehende *Alveolargewebe* (☞ Abb. 17.13).

Die beiden **Lungenflügel** liegen in der Brusthöhle und umgeben jeweils seitlich das Mediastinum (☞ Abb. 1.5). Sie liegen mit ihrer Außenseite den Rippen an. Nach unten werden die Lungen vom Zwerchfell begrenzt; nach oben hin ragen sie mit ihren Spitzen geringfügig über das Schlüsselbein hinaus. Zwischen dem linken und dem rechten Lungenflügel liegt das Herz. Durch die nach links verschobene Position des Herzens ist der linke Lungenflügel kleiner als der rechte.

Der Teil der Lunge, der dem Zwerchfell aufliegt, heißt **Lungenbasis,** der obere Teil **Lungenspitze** *(Apex).* Die Lungenbasis tritt bei der Einatmung durch die Kontraktion des Zwerchfells um ca. 3–4 cm tiefer, um bei der Ausatmung wieder nach oben zu steigen. Die Hauptbronchien und die Lungengefäße treten über den an der medialen Seite eines jeden Lungenflügels gelegenen **Lungenhilus** *(Lungenwurzel)* in die Lungen ein.

Die linke Lunge wird durch eine gut erkennbare, schräg verlaufende Spalte in einen oberen und unteren **Lungenlappen** geteilt, während die rechte Lunge durch zwei Spalten in drei Lappen aufgeteilt ist: den Ober-, Mittel- und Unterlappen. Entsprechend ist der Bronchialbaum auf der rechten Seite in drei, auf der linken Seite dagegen in zwei **Lappenbronchien** aufgeteilt (☞ Abb. 17.12 und 17.14).

Wie Abbildung 17.14 zeigt, liegen die Unterlappen vorwiegend der hinteren Brustwand an, die Oberlappen und der rechte Mittellappen liegen dagegen vorwiegend vorne.

Um pathologische Befunde, z.B. einen Lungentumor, in ihrer Lage räumlich präzise beschreiben zu können, werden die Lungenflügel weiter in rechts zehn und links neun **Lungensegmente** unterteilt (bei der Durchnummerierung der Lungensegmente wird links das siebte Segment übersprungen). Diese Segmente werden jeweils von einem Segmentbronchus mit Atemluft versorgt. Die Segmentgrenzen sind äußerlich im Gegensatz zu den Lappengrenzen nicht mehr sichtbar. Sie haben jedoch jeweils ihre eigene Blutversorgung (sog. *broncho-arterielle Einheit*). Dies ist vor allem in der Thoraxchirurgie von Bedeutung – Lungensegmente lassen sich einzeln schonend herausoperieren.

Der Lungenhilus

Die Lungen werden von Lymphgefäßen durchzogen. In den Lymphgefäßen wandern weiße Blutkörperchen und ein spezieller Typ von Alveolarzellen, die phagozytierenden Alveolarepithelzellen (☞ auch 17.9), zu den Lymphknoten im Lungenhilusbereich. Die phagozytierenden Alveolarzellen transportieren Fremdkörper oder Gifte. Bei vielen Erkrankungen der Bronchien oder des Lungengewebes werden die Lymphknoten im Lungenhilus stark beansprucht und vergrößern sich; sie können dann im Röntgenbild typische Schatten geben. Dadurch kann bei entsprechender klinischer Symptomatik z.B. die Verdachtsdiagnose einer Tuberkulose gestellt werden. Aber auch Lymphknotenmetastasen eines bösartigen Tumors können zu einer solchen *Hilusverbreiterung* führen (☞ Abb. 17.17).

Die Blutversorgung der Lungen

Die Lungen werden von den Blutgefäßen des **Lungenkreislaufs** oder *kleinen Kreislaufs* (☞ 16.2.4) durchzogen. In den *Lungenarterien*

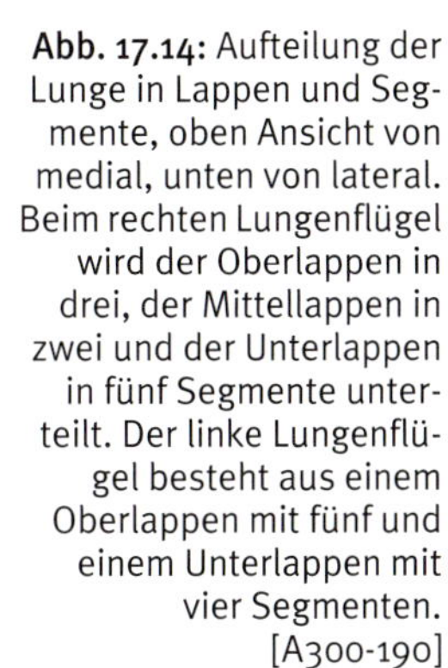

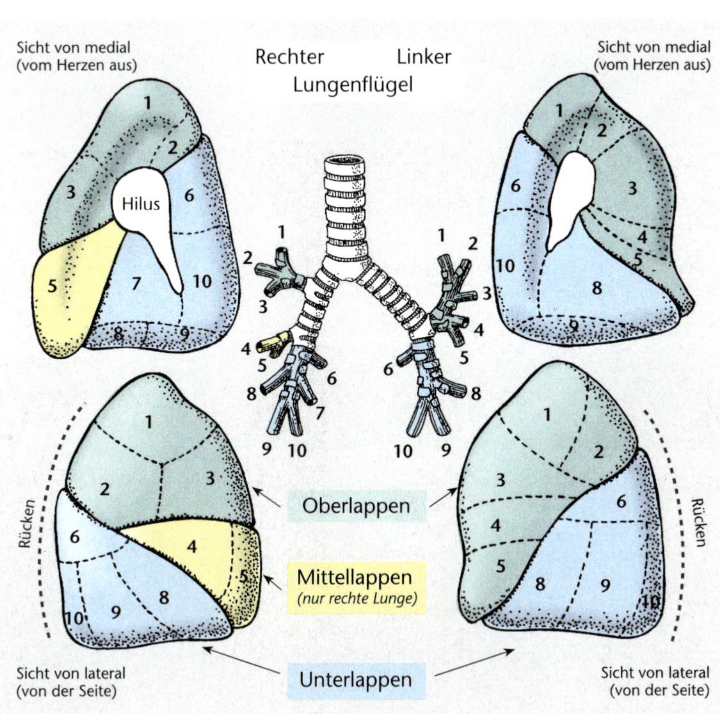

Abb. 17.14: Aufteilung der Lunge in Lappen und Segmente, oben Ansicht von medial, unten von lateral. Beim rechten Lungenflügel wird der Oberlappen in drei, der Mittellappen in zwei und der Unterlappen in fünf Segmente unterteilt. Der linke Lungenflügel besteht aus einem Oberlappen mit fünf und einem Unterlappen mit vier Segmenten. [A300-190]

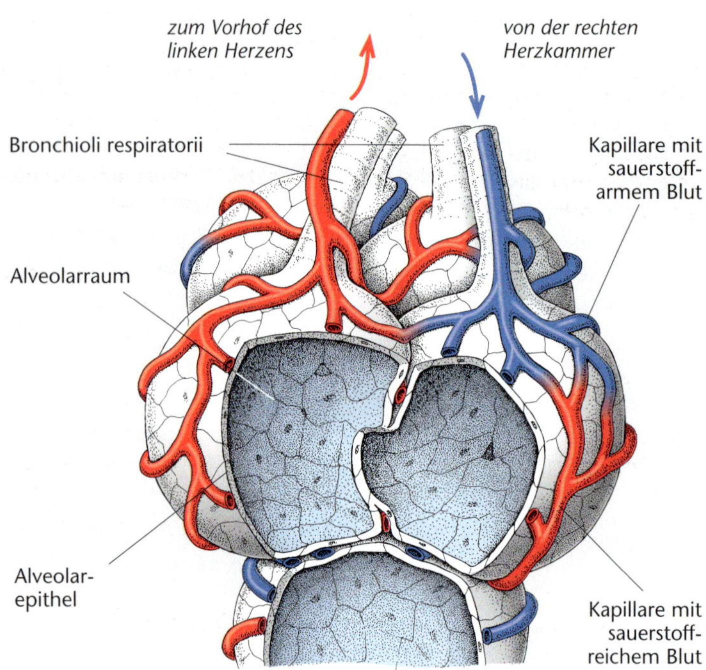

Abb. 17.15: Bau der Alveolen (Lungenbläschen). Jede Alveole ist von breit ausgezogenen Blutgefäßen (oder Bluträumen) umgeben, die die Alveole praktisch komplett in eine dünne Blutschicht „einhüllen" (in der Abb. zur besseren Veranschaulichung als Kapillarnetz gezeichnet). Dort findet der Gasaustausch statt. Die Gase müssen dabei die Epithelschicht der Alveole, die Basalmembran und das Endothel der Kapillare durchdringen.

gelangt sauerstoffarmes Blut zu den Alveolen, um dort Kohlendioxid abzugeben und Sauerstoff aufzunehmen. Das dadurch „erneuerte" Blut fließt in den *Lungenvenen* zum linken Vorhof zurück und wird daraufhin über die linke Herzkammer in den Körperkreislauf eingespeist (Details ☞ 16.2.4).

Die Eigenversorgung der Lunge mit Blut

Die Gefäße des Lungenkreislaufs dienen also dem *Gasaustausch*. Das Lungengewebe selbst wird nicht über den Lungenkreislauf, sondern aus Ästen des Körperkreislaufes versorgt, und zwar über die aus der Aorta entspringenden *Bronchialarterien*.

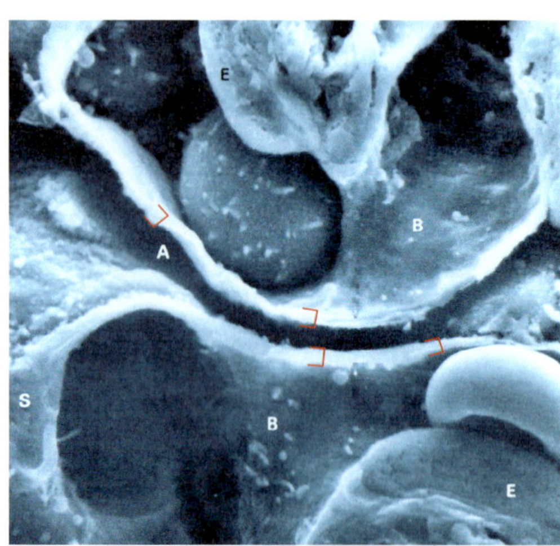

Abb. 17.16: Elektronenmikroskopische Aufnahme einer Alveole mit Kapillare. Die mit B gekennzeichneten Hohlräume sind Kapillaren, A bezeichnet den Alveolarraum. Alveolarepithelzelle und Kapillarendothel bilden die Blut-Luft-Schranke (rote Klammern). Die Kerne der Alveolarepithelzellen sind mit S beschriftet, die der Endothelzellen mit E. Unten rechts erkennt man einen Erythrozyten, der sich dicht an die Blut-Luft-Schranke angelegt hat. In der oberen Kapillarschlinge liegen zwei Lymphozyten. [C160]

Untersuchung der Lunge

Die **körperliche Untersuchung** der Lunge beruht darauf, dass Krankheiten der Lunge die Weiterleitung von Geräuschen (d.h. die Schallleitung) verändern. Am wichtigsten hierbei sind:

- Die **Auskultation** *(Abhören)*: durch das Abhören der Atemgeräusche mit Hilfe des Stethoskops kann der Arzt z.B. eine Lungenentzündung erkennen; hierbei verstärkt die entzündungsbedingte Verdichtung des Lungengewebes lokal die Schallleitung, so dass das Atemgeräusch über dem betroffenen Lungenabschnitt „schärfer" bzw. lauter erscheint *(bronchiales Atemgeräusch)*. Bei einer Flüssigkeits- oder Luftansammlung im Pleuraspalt (*Pleuraerguss* bzw. *Pneumothorax*) oder dem Kollaps *(Atelektase)* eines Lungenbezirks dagegen wird die Fortleitung der Atemgeräusche auf den Brustkorb behindert, so dass die Atemgeräusche abgeschwächt sind. Auch die Luftwege lassen sich bei der Auskultation beurteilen: so weist etwa ein pfeifendes Atemgeräusch bei der Ausatmung **(Giemen)** auf eine Verengung der Bronchien hin, wie sie z.B. beim Asthma auftritt. Ein **Brummen** deutet ebenfalls auf eine Verengung der Bronchien oder auf darin schwingende Sekrete hin, wie sie z.B. für die Bronchitis typisch sind. Schwerer zu hören und am ehesten als feines „Blubbern" bei der Einatmung zu beschreiben sind **feuchte Rasselgeräusche**, die auf Flüssigkeitsansammlungen im Lungengewebe hinweisen und z.B. bei Entzündungen (z.B. im Rahmen einer Pneumonie) oder beim *Lungenödem* (☞ 15.6.4) auftreten
- Die **Perkussion** *(Abklopfen)*: Ist die „beklopfte" Lunge z.B. vermehrt luftgefüllt (wie etwa beim *Emphysem*), so klingt die durch Klopfen erzeugte Resonanz laut und übermäßig hohl (etwa wie beim Klopfen auf eine Schuhschachtel). Ist der „beklopfte" Raum dagegen entweder flüssigkeitsgefüllt oder anderweitig verdichtet (etwa durch eine Lungenentzündung oder durch das Kollabieren eines Lungensegments), so ist die erzeugte Resonanz gedämpft. Die Resonanz des gesunden Lungengewebes liegt etwa in der Mitte dazwischen. Durch Perkussion lässt sich auch die Verschieblichkeit der Lungenuntergrenzen bei der Ein- und Ausatmung prüfen.

Häufig wird die körperliche Untersuchung durch **bildgebende Verfahren** ergänzt. Am häufigsten werden **Röntgenaufnahmen** ohne Kontrastmittel durchgeführt (☞ Abb. 17.17). Kleine Lungenveränderungen sind jedoch besser durch **Computertomographie** darzustellen und zu lokalisieren. Bei Verdacht auf eine eine Lungenembolie hilft eine **Lungenszintigraphie** weiter (☞ auch 17.11.6).

Die **Ultraschalluntersuchung** wird im Verhältnis zu anderen Organen nach wie vor eher selten und vornehmlich bei Verdacht auf brustwandnahe Veränderungen (z.B. einen Pleuraerguss) eingesetzt.

17.7 Die Pleura

Beide Lungenflügel sind von einer hauchdünnen, mit Gefäßen versorgten Hülle, dem **Lungenfell** *(Pleura visceralis)* überzogen. Das Lungenfell grenzt, nur durch einen flüssigkeitsgefüllten Spalt getrennt, an das **Rippenfell** *(Pleura parietalis)*, das die Brustwand, das Zwerchfell und das Mediastinum auskleidet. Beide Pleurablätter werden zusammen als **Pleura** oder *Brustfell* bezeichnet. Das Rippenfell ist mit sensiblen, schmerzleitenden Nerven versorgt, deshalb ist eine Entzündung, *Pleuritis* genannt, sehr schmerzhaft. Dagegen ist das Lungengewebe selbst und auch das Lungenfell schmerzunempfindlich.

Am Lungenhilus (☞ 17.6), an dem die Hauptbronchien und Lungengefäße ein- bzw. austreten, gehen die beiden Pleurablätter ineinander über und bilden so einen geschlossenen Spaltraum, den *Interpleuralraum* oder **Pleuraspalt**.

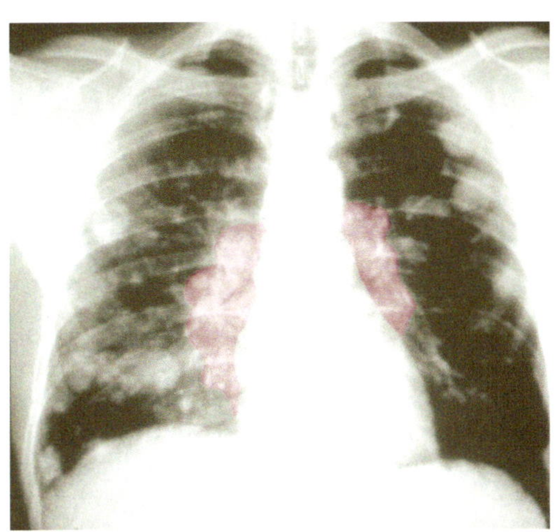

Abb. 17.17: Lungenmetastasen bei einem Patienten mit Hodentumor. Die Metastasen zeigen sich im Röntgenbild durch eine Hilusverbreiterung (in Rot) und eine wolkige Verschattung, hier hauptsächlich der rechten Lunge. [U136]

Unterdruck zwischen den Pleurablättern

Zwischen beiden Pleurablättern, d.h. im *Pleuraspalt,* herrscht ein Unterdruck, der sich wie folgt messen lässt: Führt man ein Manometer (Druckmessgerät) in den Pleuraspalt ein, so zeigt dies am Ende der Einatmung einen Druck, der ca. 0,67 kPa (5 mmHg) *unter* dem äußeren Luftdruck liegt, man schreibt daher – 0,67 kPa (– 5 mmHg). Am Ende der Exspiration liegt dieser Druck etwa bei – 0,4 kPa (– 3 mmHg). Dieser leichte Unterdruck im Pleuraspalt im Vergleich zum Druck im Außenraum wird als *intrapleuraler Druck* bezeichnet.

Dadurch, dass im Pleuraspalt ein Unterdruck („Sog") besteht, werden alle Bewegungen der Brustkorbwand direkt auf die Lungen übertragen. So führt die Erweiterung des Brustkorbes durch die Einatembewegung zu einer Ausdehnung des Lungengewebes.

Damit die Lungenflügel bei der Ein- und Ausatmung reibungsfrei im Thorakalraum gleiten können, muss die Oberfläche der Pleurablätter spiegelglatt sein und ihr Zwischenraum, der Pleuraspalt, mit einer serösen Flüssigkeit „geschmiert" werden. In der Tat werden beide Pleurablätter durch eine Schicht flacher Deckzellen geglättet, wobei die Deckzellen des Rippenfells wässrige Pleuraflüssigkeit als Gleitmittel produzieren.

Pneumothorax

Gelangt Luft in den Pleuraspalt, z.B. durch eine Stichverletzung oder durch das Platzen von Lungenbläschen, so ist die Ausdehnung des Lungengewebes gefährdet. Bei einem solchen **Pneumothorax** bewegt sich zwar der Brustkorb, der sonst vorhandene Unterdruck zwischen Lungenfell und Rippenfell ist jedoch aufgehoben, und das Lungengewebe schnurrt aufgrund seiner Eigenelastizität in sich zusammen wie ein Luftballon. Es kann damit nicht mehr zum Gasaustausch beitragen.

Die Behandlung des Pneumothorax besteht im Entfernen der Luft durch eine geeignete Vakuumpumpe (Pleuradrainage). Bei einem Spannungspneumothorax ist sofortiges Eingreifen erforderlich: Lebensrettend ist hier das rasche Ablassen des Überdruckes (ebenfalls durch Pleuradrainage).

Pleuritis

Im Fall einer Entzündung der Pleurablätter **(Pleuritis)** lagert sich den sonst glatten Oberflächen oft Fibrin an; die Pleurablätter reiben aneinander, und die Atmung kann durch den regelmäßigen Schmerzreiz zur Qual werden. Häufig tritt eine Pleuritis als Folge einer Lungenentzündung auf.

Pleuraerguss

Eine Ansammlung von Flüssigkeit im Pleuraspalt wird als **Pleuraerguss** bezeichnet. Pleuraergüsse entstehen z.B. durch lokale Entzündungen oder durch eine Mitreaktion der Pleura bei Lungen- oder Pleuratumoren. Auch ein erhöhter Druck in der Lungenstrombahn, wie er etwa bei der Linksherzinsuffizienz entsteht, kann für einen Pleuraerguss verantwortlich sein. Bei einem „druckbedingten" Pleuraerguss sind meist beide Seiten betroffen.

Entzündungs- oder tumorbedingte Ergüsse beruhen auf Veränderungen in der Durchlässigkeit der Kapillaren; der auf diese Weise gebildete Pleuraerguss ist eiweißreich und wird als *Exsudat* („Ausschwitzung") bezeichnet. Der bei der Herzinsuffizienz auftretende Pleuraerguss dagegen ist durch einen erhöhten Gefäßdruck bedingt. Er besteht aus eiweißarmer, aus dem Plasmaraum abgepresster Flüssigkeit, einem sog. *Transsudat.*

Durch einen mehrere Liter umfassenden Erguss kann der Pleuraspalt dabei so weit aufgedehnt werden, dass eine ausreichende Entfaltung der Lunge nicht mehr möglich ist und Atemnot auftritt.

Ist ein Pleuraerguss so stark ausgeprägt, dass eine Einschränkung der Lungenfunktion vorliegt, oder will der Arzt Hinweise auf die Ursache des Pleuraergusses erhalten, so führt er eine **Pleurapunktion** durch (☞ Abb. 17.19).

17.8 Die Atemmechanik

Damit die Lungenbläschen ständig mit frischer, sauerstoffreicher Atemluft belüftet werden, muss sich der Brustkorb bei Erwachsenen ca. 15-mal und bei Kindern ca. 25-mal pro Minute ausdehnen (*Einatmung* bzw. **Inspiration**) und wieder zusammenziehen (*Ausatmung* bzw. **Exspiration**). Da die Lunge elastisch und selbst nicht aktiv beweglich ist, folgt sie bei

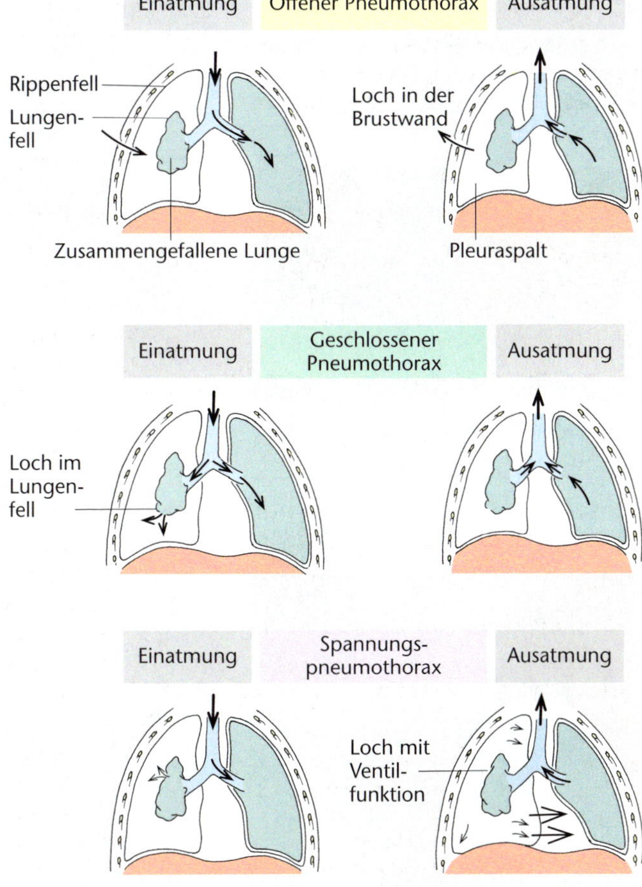

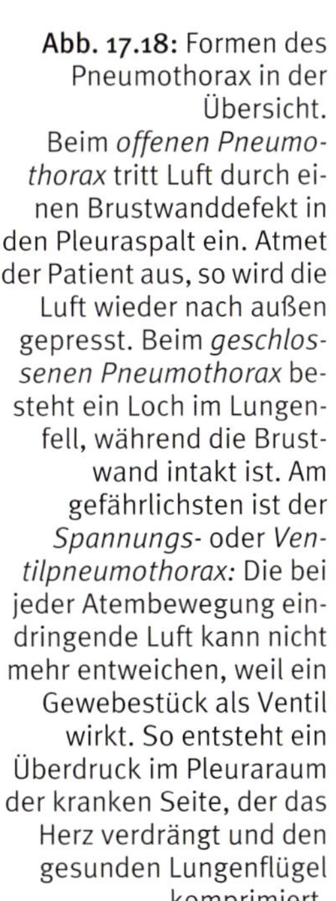

Abb. 17.18: Formen des Pneumothorax in der Übersicht. Beim *offenen Pneumothorax* tritt Luft durch einen Brustwanddefekt in den Pleuraspalt ein. Atmet der Patient aus, so wird die Luft wieder nach außen gepresst. Beim *geschlossenen Pneumothorax* besteht ein Loch im Lungenfell, während die Brustwand intakt ist. Am gefährlichsten ist der *Spannungs-* oder *Ventilpneumothorax:* Die bei jeder Atembewegung eindringende Luft kann nicht mehr entweichen, weil ein Gewebestück als Ventil wirkt. So entsteht ein Überdruck im Pleuraraum der kranken Seite, der das Herz verdrängt und den gesunden Lungenflügel komprimiert.

den Atembewegungen der Erweiterung und Verengung des Brustkorbs und den Bewegungen des Zwerchfells. Die Weite des Brustraums wird durch die Rippenstellung und durch den Zwerchfellstand bestimmt (☞ Abb. 17.20).

17.8.1 Das Zwerchfell

Das **Zwerchfell** ist eine breite, gewölbte Muskelplatte, die kuppelartig gegen die Brusthöhle gerichtet ist und Brust- und Bauchhöhle voneinander trennt (☞ Abb. 8.35). Zu beiden Seiten des Herzens, das über den Herzbeutel fest mit dem Zwerchfell verbunden ist, liegen die Lungenflügel mit ihrer Basis dem Zwerchfell auf (☞ Abb. 17.20). In der Mitte hat das Zwerchfell eine sehnige Platte *(Centrum tendineum)*, die den Muskelfasern des Zwerchfells als Ansatz dient.

17.8.2 Die Inspiration

Spannt sich das Zwerchfell an, so senkt sich die Zwerchfellkuppel und dehnt die Lungenflügel auf, indem sie sie nach unten zieht. Unterstützend kontrahieren sich bei der Inspiration auch die zwischen den Rippen verspannten *äußeren Zwischenrippenmuskeln* (**Mm. intercostales externi**) und erweitern das Thoraxskelett nach vorne und in geringerem Umfang auch zur Seite (☞ Abb. 17.20).

Brust- oder Bauchatmung

Je nachdem, ob die Inspiration überwiegend durch Senkung des Zwerchfells mit Vorwölbung des Bauches oder durch Hebung der Rippen zustande kommt, spricht man vom *Bauchatmungstyp* oder *Brustatmungstyp*. So sind z.B. Säuglinge ausgesprochene Bauchatmer – das „Bäuchlein" wölbt sich nach außen vor *(paradoxe Atmung)*.

Die Atemhilfsmuskulatur

Bei vertiefter Atmung, z.B. bei Atemnot, werden das Zwerchfell und die äußeren Zwischenrippenmuskeln durch die **Atemhilfsmuskulatur** unterstützt. Diese normalerweise anderen Funktionen dienenden Muskeln liefern im Bedarfsfall zusätzliche Muskelkraft zur Ausweitung des Brustkorbs (Details ☞ 8.3.7).

17.8.3 Die Exspiration

Während die Inspiration aktiv erfolgt, geschieht die Exspiration überwiegend passiv. Die Exspiration beginnt mit der Erschlaffung der Mm. intercostales externi und des Zwerchfells. Dabei verengt sich der Brustkorb schon infolge der Eigenelastizität von Lungengewebe und Brustkorb. Unterstützend können sich bei der Ausatmung die *inneren Zwischenrippenmuskeln* (**Mm. intercostales interni**) kontrahieren. Durch ihren Faserverlauf wird bei der Kontraktion die jeweils obere Rippe der darunter liegenden angenähert und damit der Brustkorb abgesenkt.

Auch die Ausatmung kann durch Atemhilfsmuskulatur unterstützt werden. Als „Hilfsausatmer" werden bei angestrengter Atmung, aber auch beim Husten und Niesen, die Bauchmuskeln eingesetzt, welche die Rippen herabziehen und als *Bauchpresse* die Eingeweide mit dem Zwerchfell nach oben drängen.

17.8.4 Die Bauchpresse

Wird die Atembewegung des Brustkorbs nach Abschluss der Inspirationsbewegung angehalten, die Stimmbänder verschlossen und die Bauchmuskulatur willkürlich kontrahiert, steigt der Druck im Bauchraum stark an. Dies ist bei der Stuhlentleerung wichtig, bei der in der Regel die **Bauchpresse** eingesetzt wird. Auch bei den Presswehen unterstützt die Bauchpresse den Weg des jungen Menschen auf die Welt.

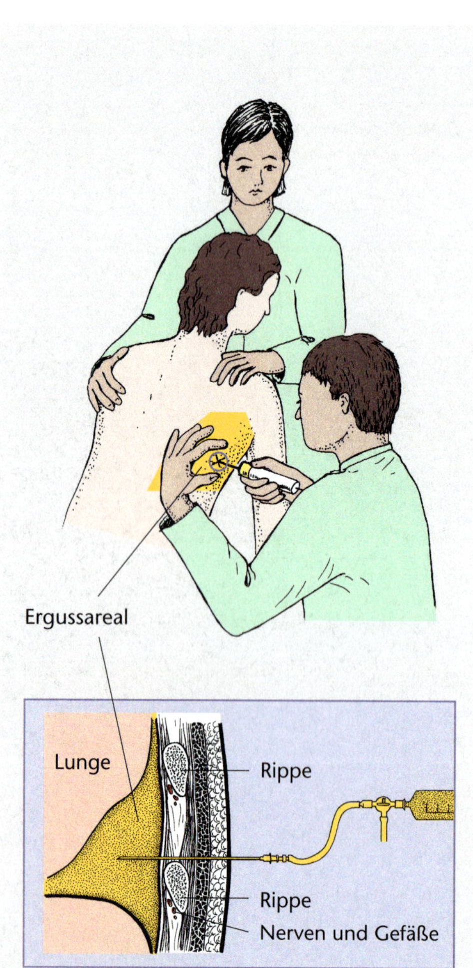

Abb. 17.19: (links): Pleurapunktion. Als günstige Lagerung des Patienten hat sich das Sitzen auf einem Stuhl oder am Bettrand bei nach vorn gebeugtem Oberkörper bewährt. Nach sonographischer Lokalisation des Ergusses (der Einstich in Lungengewebe würde zu einem Pneumothorax führen) sticht der Arzt meist zwischen dem 5. und 8. Interkostalraum ein. Unten: Die Nadel wird an der Oberkante einer Rippe eingestochen, damit die unter der Rippe verlaufenden Gefäße und Nerven nicht verletzt werden. [A300-190]

Abb. 17.20: (rechts): Mechanik der In- und Exspiration. Durch Kontraktion des Zwerchfells und gleichzeitiges Anheben des Brustkorbes vergrößert sich das Thoraxvolumen. Die Lunge wird gedehnt. Durch den entstehenden Sog gelangt frische, sauerstoffreiche Luft in die Lunge. Durch die Ausatmung wird kohlendioxidreiche, sauerstoffarme Luft wieder nach außen abgegeben.

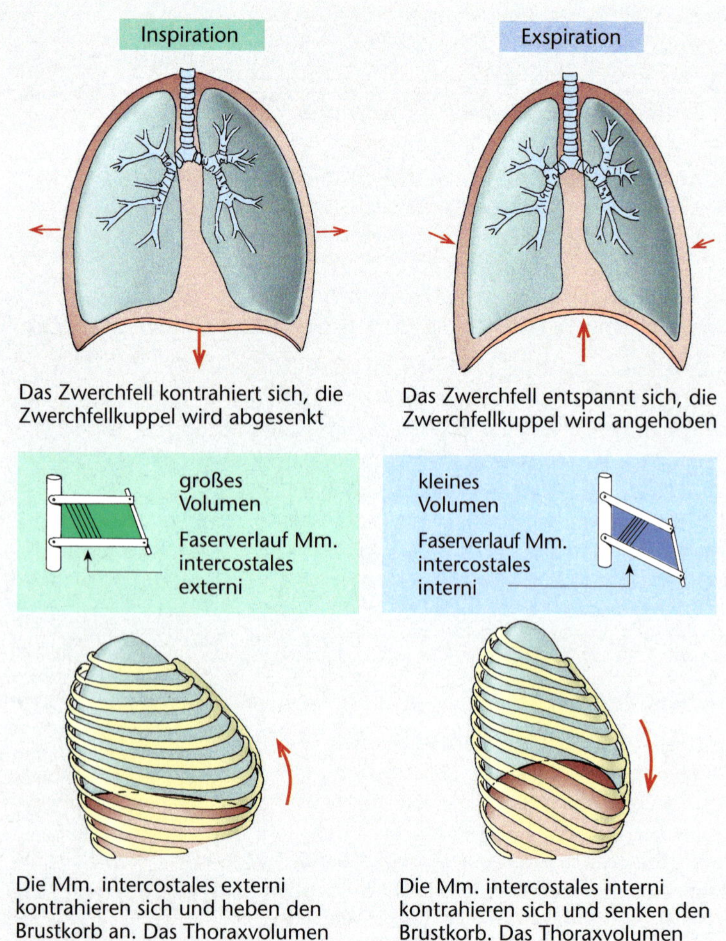

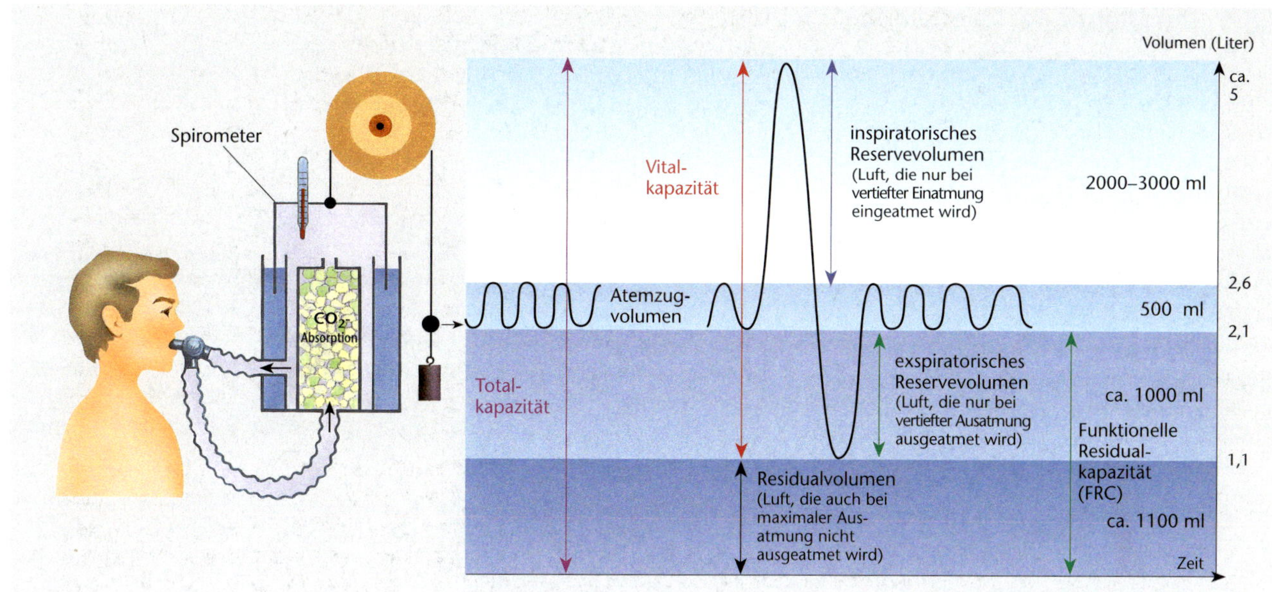

Abb. 17.21: Atemvolumina bei Ruheatmung und bei vertiefter Ein- und Ausatmung. Werden Volumina addiert, so spricht man auch von „Kapazitäten".

17.8.5 Lungen- und Atemvolumina

Bei jedem Atemzug treten in Abhängigkeit von Körpergröße und Körperbau etwa 500 ml Luft in den Respirationstrakt ein. Davon gelangen jedoch nur ⅔ in die Lungenalveolen. Der Rest verbleibt in den größeren, dickwandigen Atemwegen wie Kehlkopf, Trachea und Bronchien. Die Luft in diesem **anatomischen Totraum** kann somit nicht am Gasaustausch teilnehmen.

Dieser anatomische Totraum kann bei manchen Krankheiten dramatisch zunehmen – etwa bei der Zerstörung der Lungenbläschen im Rahmen eines Emphysems (☞ 17.11.5). In diesem Falle verbleibt ein großer Teil der eingeatmeten Luft in Lungenbereichen, die nicht am Gasaustausch teilnehmen; ein großer Teil des Atemvolumens wird sozusagen „verschwendet". Der Patient kann dies dadurch ausgleichen, dass er öfter und tiefer Luft holt (das Keuchen des Emphysempatienten). Kann er die damit verbundene Mehrarbeit der Atemmuskulatur nicht mehr aufbringen, so leidet er an chronischer Ateminsuffizienz (☞ 17.11.5).

Neben dem anatomischen Totraum gibt es auch einen **alveolaren Totraum.** Dieser entsteht dann, wenn bestimmte Alveolenbezirke zwar belüftet, jedoch nicht durchblutet sind. Die Atemluft gelangt in diesem Falle also in die Alveolen und damit zur Gasaustauschfläche, der Sauerstoff wird dort jedoch mangels Blutversorgung „nicht abgeholt". Das Resultat für den Körper ist dasselbe: Ein Teil des Atemvolumens wird verschwendet. Ein alveolarer Totraum entsteht z.B. bei der Lungenembolie (☞ 17.11.6), in deren Rahmen die Blutversorgung bestimmter Lungensegmente zum Stillstand kommt.

Ein gesunder, erwachsener Mann atmet pro Minute etwa 7,5 l Luft ein und wieder aus (= **Atemminutenvolumen** oder *Atemzeitvolumen*). Verteilt auf 14–16 Atemzüge ergibt das ein **Atemzugvolumen** von ca. 500 ml. Da das Atemzugvolumen von der Körpergröße abhängt, liegt es bei der Frau meist um etwa 15–20 % niedriger.

Durch verstärkte Inspiration kann man pro Atemzug zusätzlich noch weitere 2–3 l Luft einatmen; man nennt dieses Volumen, das nach *normaler* Inspiration zusätzlich eingeatmet werden kann, **inspiratorisches Reservevolumen**.

Durch verstärkte Ausatmung (*nach* der normalen Ausatmung) kann eine weitere Luftmenge von ca. 1 l ausgeatmet werden. Sie wird **exspiratorisches Reservevolumen** genannt. Addiert man zu ihr das Atemzugvolumen und das inspiratorische Reservevolumen, so erhält man die **Vitalkapazität.** Dieser Wert gibt damit das maximal ein- und ausatembare Luftvolumen wieder.

Aber auch nach der stärksten Ausatmung bleibt noch Luft in den Lungen zurück. Diese Restluft heißt **Residualvolumen**. Die Summe aus Vitalkapazität und Residualvolumen ergibt die **Totalkapazität.** Sie ist das maximal mögliche Luftvolumen, das die Lunge aufnehmen kann.

Für den Anästhesisten und Internisten ist die Summe aus exspiratorischem Reservevolumen und Residualvolumen, die **funktionelle Residualkapazität** *(FRC),* besonders wichtig. Die funktionelle Residualkapazität ist das Luftvolumen, das nach *normaler* Ausatmung noch in der Lunge ist. Es dient als „Sauerstoffpuffer" während der Ausatmung, das heißt es garantiert, dass auch während der Ausatmung Sauerstoff in den Körper gelangt. Es ist der wichtigste Gradmesser für die Leistungsreserve der Lunge, welche beispielsweise während der Narkose überlebenswichtig sein kann.

Überprüfung der Lungenfunktion (Spirometrie)

Bei vielen Erkrankungen von Herz und Lungen ist die genaue Kenntnis der ein- und ausatembaren Volumina und ihr Fluss wichtig. Auch vor Narkosen wird häufig die **Lungenfunktion** geprüft. Hierzu bläst der Patient über einen Schlauch in ein **Spirometer,** das die Atmungskurve des Patienten aufzeichnet (☞ Abb. 17.22).

Zur Messung der **Vitalkapazität** wird der Patient aufgefordert, nach maximaler Inspiration möglichst viel Luft auszuatmen.

Zur Messung der **Einsekundenkapazität** (*Tiffeneau-Test;* normal 75–85 % der Vitalkapazität) muss der Patient nach vorheriger maximaler Einatmung so kraftvoll wie möglich ausatmen. An der Atmungskurve kann dann das innerhalb einer Sekunde ausgeatmete Volumen abgelesen werden. Die Einsekundenkapazität ist vor allem bei Asthma stark erniedrigt (☞ Abb. 17.22).

Mit weiteren Untersuchungen können Totraum, Residualvolumen sowie inspiratorisches und exspiratorisches Reservevolumen erfasst werden.

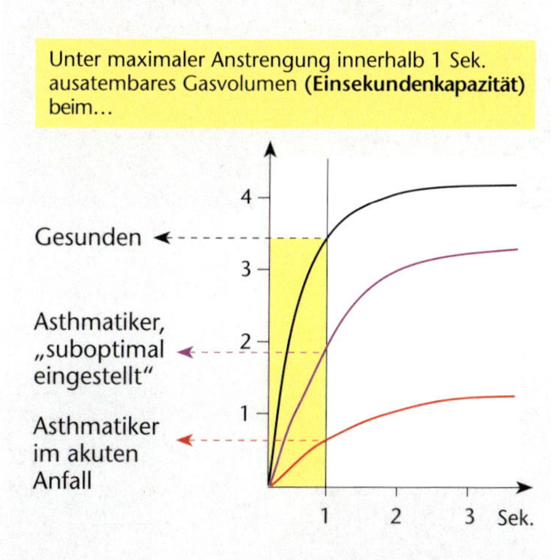

Abb. 17.22: Spirometerkurven. Durch die Verengung der Luftwege bei Asthmatikern und bei Patienten mit chronisch-obstruktiver Lungenerkrankung ist besonders die Ausatmung behindert. Die Einsekundenkapazität gibt einen Hinweis darauf, wie stark diese Verengung ist. Je flacher die Kurve, desto größer ist der Strömungswiderstand in den Atemwegen. [A300]

17

17.8.6 Der Begriff der Ventilation

Die ein- und ausgeatmeten Lungenvolumina bestimmen, in welchem Maße die Lunge *belüftet* oder **ventiliert** wird. Ein gutes Maß für die **Ventilation** ist z.B. das oben beschriebene Atemminutenvolumen. Es wird von der Atemfrequenz und von der Atemtiefe (d.h. dem Atemzugvolumen) bestimmt. Die ausreichende Ventilation der Lunge ist eine entscheidende Voraussetzung für den Gasaustausch in den Alveolen.

Betrachtet man nun die obigen Ausführungen zum Totraum (☞ 17.8.5), so wird allerdings verständlich, dass das ein- oder ausgeatmete Volumen selbst noch keine Garantie für einen ausreichenden Gasaustausch ist – denn nur der Teil der Ventilation, der tatsächlich die Gasaustauschfläche erreicht, steht dem Körper zur Verfügung. Man muss also die *effektive alveolare Ventilation* von der *Totraumventilation* abgrenzen.

Eine ausreichende Ventilation ist vor allem für den Abtransport von Kohlendioxid von Bedeutung (die Sauerstoffversorgung ist zwar auch von einer ausreichenden Belüftung der Lungen abhängig, könnte theoretisch jedoch auch bei weitaus geringerer Belüftung aufrechterhalten werden). Sinkt die Ventilation unter einen kritischen Schwellenwert, so kommt es also zunächst zur Anreicherung von Kohlendioxid im Blut. Ursachen einer solchen **Hypoventilation** sind z.B. Schwäche der Atemmuskulatur bei neuromuskulären Erkrankungen oder ein gestörter Atemantrieb, etwa bei Vergiftungen. Erhöhte Kohlendioxidkonzentrationen im Blut wiederum stimulieren das Atemzentrum, so dass der Körper automatisch die Ventilation „hochschraubt" (☞ 17.10.2) – sofern er über die entsprechenden Kraftreserven verfügt und das Atemzentrum nicht, wie etwa bei Vergiftungen, gelähmt ist.

17

Umgekehrt führt eine übermäßige Ventilation (**Hyperventilation**) zum Abfall der Kohlendioxidkonzentration im Blut. Sie kann durch Angst bedingt sein (☞ 17.10.5), tritt aber auch als normales Phänomen etwa in der Schwangerschaft und in großen Höhen auf. Auch bei Übersäuerung des Blutes (Azidose ☞ 17.10.2 und 20.9.4) versucht der Körper durch Hyperventilation, das Gleichgewicht zwischen Säuren und Basen wieder herzustellen *(kompensatorische Hyperventilation)*.

17.9 Der Gasaustausch

Ort des Gasaustausches
In den Alveolen *(Lungenbläschen)* findet der **Gasaustausch** statt, also die Diffusion von Kohlendioxid in die Alveolen und die Diffusion von Sauerstoff ins Blut.

Betrachtet man lediglich die Aufnahme von Sauerstoff in das Blutsystem, so spricht man auch von der **Oxigenierung**.

Durch den bläschenartigen Aufbau des Lungengewebes erhält die innere Oberfläche der Lunge eine gewaltige Ausdehnung: Ihre Gesamtoberfläche beträgt beim Erwachsenen immerhin ca. 100 m^2 (Quadratmeter): diese Fläche wird auch als *Gasaustauschfläche* bezeichnet. Außerdem sind die Alveolen durch einen besonderen Typ von Alveolarepithelzellen in der Lage, Fremdkörper wie z.B. kleine Rußteilchen zu phagozytieren (in sich aufzunehmen). Die Lunge eines starken Rauchers sieht deshalb schwarz aus, da die Rußteilchen in den Alveolarepithelzellen liegen bleiben.

Die Alveolen werden außen von plattenartigen, dünnen Bluträumen überzogen, den „Kapillaren" des Lungenkreislaufs. Der zuführende Schenkel dieser Kapillaren enthält kohlendioxidreiches, sauerstoffarmes („blaues") Blut, das über die rechte Herzkammer in den Lungenkreislauf gepumpt wird (☞ 15.2.5). Während seiner Passage durch die Lungenkapillaren muss sich dieses Blut mit einer Kontaktzeit von 0,8 Sek. in körperlicher Ruhe und 0,3 Sek. bei Schwerarbeit mit Sauerstoff beladen und Kohlendioxid abgeben. Sauerstoff und Kohlendioxid diffundieren dazu durch:

	Einatemluft	Ausatemluft
Stickstoff	79 %	79 %
Sauerstoff (O_2)	21 %	17 %
Kohlendioxid (CO_2)	0,03 %	4 %

Abb. 17.24: Ein- und Ausatemluft im Vergleich. Der Sauerstoffgehalt der Ausatemluft ist um 4 % gegenüber der Einatemluft verringert worden. Der Kohlendioxidgehalt hat dagegen um etwa 4 % zugenommen.

- Das Alveolarepithel
- Die Basalmembran
- Das Kapillarendothel.

Sie alle zusammen bilden die **Blut-Luft-Schranke**, die beim Gesunden nicht dicker als 1 µm ($^1/_{1000}$ mm) ist (☞ Abb. 17.15).

Vergleicht man Einatemluft und Ausatemluft miteinander, so stellt man fest, dass durch den Gasaustausch in den Alveolen der Sauerstoffgehalt gegenüber der eingeatmeten Luft um ca. 4% geringer und der Kohlendioxid-Gehalt um ca. 4% größer geworden ist (☞ Abb. 17.24). Rechnet man diese Zahlen auf das eingeatmete Volumen um, so erkennt man, dass die Gasmenge, die tatsächlich ausgetauscht worden ist, recht gering ist – 90% der Luft wurden praktisch nur hin- und herbewegt, und nur ein Viertel des eingeatmeten Sauerstoffs wurde verbraucht (☞ Abb. 17.24).

Die Komponenten des Gasaustauschs

Verfolgt man den Weg der Atemluft von der „Außenwelt" ins Blut, so werden einem die verschiedenen Schritte bzw. Komponenten des Gasaustausches klar (☞ Abb. 17.25):

- Zunächst muss die Außenluft die Gasaustauschfläche erst einmal erreichen; die Belüftung der Lunge, d.h. die **Ventilation**, ist also die entscheidende Voraussetzung für den Gasaustausch
- Die Luftgase müssen dann vom Alveolarraum ins Blut gelangen (oder umgekehrt); die **Diffusion** über die Blut-Luft-Schranke wäre also der nächste Schritt
- Danach werden die Luftgase im Blut an Hämoglobin gebunden und transportiert – der **Gastransport** schließt sich nahtlos an
- Eine wichtige Komponente des Gasaustausches ist aber auch die *Lungendurchblutung* **(Perfusion)**. Kommt der eingeatmete Sauerstoff nämlich gar nicht in Kontakt mit dem Blut, so kann kein Gasaustausch stattfinden. Dabei muss die Durchblutung stets genau auf die Ventilation abgestimmt werden, da sonst entweder ein Teil der Belüftung oder aber ein Teil der Durchblutung „vergeudet" werden (in einem solchen Fall spricht man auch von *Ventilations-Perfusions-Inhomogenitäten*). Diese Abstimmung erfolgt vor allem durch den bereits in 17.5.3 beschriebenen Euler-Liljestrand Reflex.

	Atemzugvolumen	Atemfrequenz	Atemminutenvolumen	Herzschlagvolumen	Herzfrequenz	Herzminutenvolumen
	350 ml	12/min	4 l	60 ml	60/min	3,6 l
	500 ml	16/min	8 l	80 ml	70/min	5,6 l
	2000 ml	25/min	50 l	100 ml	140/min	14 l

Abb. 17.23: Anpassung der Atmung bei körperlicher Belastung. Das Atemminutenvolumen kann sich von 4–8 l in Ruhe auf bis zu 50 l bei Höchstleistung erhöhen. Sowohl Atemzugvolumen als auch die Atemfrequenz nehmen dabei zu. Das Herzminutenvolumen kann sich dabei auf das mehr als 4-fache erhöhen.

17.9.1 Die Partialdrücke

Der Übertritt von Sauerstoff aus dem Alveolarraum in die Kapillare geschieht passiv durch Diffusion (☞ 3.5.3). Ähnlich wie ein Ball nur den Berg hinunter, aber nicht hinauf rollt, geschehen Diffusionsbewegungen nur von Orten höherer zu Orten niedriger Gaskonzentration. Bei Gasgemischen hängt das Ausmaß des Gaswechsels von den Teilkonzentrationen oder *Teildrücken* (**Partialdrücken,** partial = Teil) der einzelnen Gase ab, die in dem Gasgemisch enthalten sind. Beträgt der Gesamtluftdruck auf Meereshöhe 101 kPa (= 760 mmHg) und hat der Sauerstoff einen prozentualen Anteil von 21 %, so beträgt der **Sauerstoffpartialdruck** *(pO_2)* 21 % von 101 kPa (760 mmHg) = 21,2 kPa (159 mmHg).

Diese Rechnung stimmt allerdings so nicht ganz, da die eingeatmete Luft ja auch noch Wasserdampf enthält – nach Passage der oberen Luftwege ist sie in der Regel zu 100 % wasserdampfgesättigt; der Wasserdampfdruck von 6,3 kPa (47 mmHg) muss deshalb vom Luftdruck abgezogen werden, so dass auch die einzelnen Teildrücke geringer ausfallen – der pO_2 z.B. beträgt nach Abzug des Wasserdampfdruckes lediglich noch 20 kPa (150 mmHg).

Für die Effektivität des Gasaustausches ist entscheidend, welcher Anteil des Sauerstoffs in den großen Arterien des Körperkreislaufs wieder erscheint. Wie bei jedem komplexen Transportmechanismus sind dabei Verluste einzukalkulieren:

- Der größte Partialdruckverlust tritt in den Lungenbläschen durch die Vermischung der „frischen“ Inspirationsluft mit der stark kohlendioxidhaltigen alveolaren Restluft auf
- Je länger der Austauschweg zwischen Lungenbläschen und Kapillarinnenraum ist, das heißt je dicker die Blut-Luft-Schranke (☞ 17.5.3) ist, desto „mühsamer“ ist es für die Sauerstoffmoleküle, entlang dem Partialdruckgefälle zu diffundieren. So kann sich z.B. bei vermehrter Bindegewebsbildung zwischen den Lungenbläschen (etwa bei einer Lungenfibrose) der Diffusionsweg verlängern und dadurch beim Patienten zu Atemnot führen. Beim gesunden Menschen dagegen werden die Gasdrücke zu fast 100 % über die Blut-Luft-Schranke übertragen
- Zu einem weiteren Abfall des Sauerstoffpartialdruckes kommt es, wenn sich das von den verschiedensten Lungenbläschen kommende Kapillarblut in den abführenden Lungengefäßen mischt. Es gibt nämlich immer einzelne Kapillaren, die weniger Sauerstoff aufgenommen haben als andere. Dies ist z.B. dann der Fall, wenn bestimmte Lungenbereiche nicht richtig belüftet, jedoch gut durchblutet sind. Dies kommt trotz der oben beschriebenen *Abstimmung von Ventilation und Perfusion* auch beim gesunden Menschen zu einem gewissen Grad vor. Bei vielen Lungenkrankheiten nimmt das Missverhältnis zwischen Ventilation und Perfusion dramatisch zu und führt zu einer eingeschränkten Sauerstoffversorgung des Körpers.

Auch der Abtransport des Kohlendioxids beruht auf einem Gefälle von höheren zu niederen Partialdrücken; da im Körperstoffwechsel große Mengen an Kohlendioxid produziert werden und die Konzentration von Kohlendioxid in der Luft gering ist, verläuft das Diffusionsgefälle allerdings in umgekehrter Richtung als beim Sauerstoff.

17.9.2 Der Sauerstofftransport im Blut

Der über die Lunge ins Blut aufgenommene Sauerstoff diffundiert sofort in die roten Blutkörperchen. Hier lagert er sich zum größten Teil an das Hämoglobin an (roter Blutfarbstoff ☞ 14.2.2). Ein kleiner Teil, etwa 1,5 %, wird gelöst im Blutplasma transportiert. Steht nur wenig Hämoglobin zur Verfügung, etwa bei der Blutarmut *(Anämie)*, kann auch nur wenig Sauerstoff transportiert werden: Es treten Leistungsschwäche, Müdigkeit und Kurzatmigkeit auf.

Der **O_2-Gehalt** des Blutes und damit die Menge an Sauerstoff, die im Blut transportiert werden kann, hängt nicht nur von der Hämoglobinkonzentration im Blut ab, sondern auch davon, wie viel von dem Hämoglobin mit Sauerstoff gesättigt ist. Normalerweise sind im arteriellen Blut etwa 97 % des zur Verfügung stehenden Hämoglobins mit Sauerstoff gesättigt. Die O_2-Sättigung des Hämoglobins kann heute mit speziellen auf die Haut aufgebrachten Sensoren gemessen und auf *Sauerstoffsättigungsmonitoren* wiedergegeben werden **(Pulsoxymetrie).**

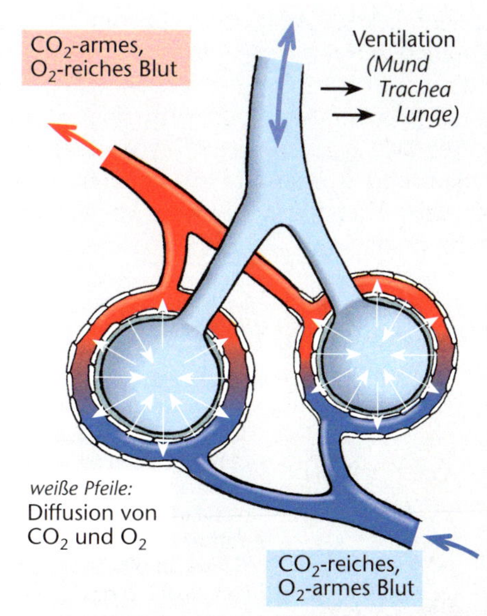

Abb. 17.25: Gasaustausch in den Alveolen. Kohlendioxidreiches, sauerstoffarmes Kapillarblut erreicht die Alveolen und umströmt sie. Nach dem Gasaustausch enthält der ableitende Kapillarschenkel sauerstoffreiches, kohlendioxidarmes Blut.

Wie viel Sauerstoff insgesamt an das Gewebe abgegeben und dort bei Bedarf verbraucht werden kann **(O_2-Angebot),** hängt aber nicht nur vom O_2-Gehalt des Blutes, sondern auch von der Herzleistung, also dem Herzminutenvolumen, ab.

Bei der Abgabe des Sauerstoffs an das Körpergewebe trennt sich der Sauerstoff vom Hämoglobin und diffundiert dann ins Gewebe. Hierfür sorgt der Konzentrationsunterschied zwischen dem sauerstoffreichen Blut und dem relativ sauerstoffarmen Gewebe (☞ 16.1.6).

Nach der Sauerstoffabgabe ist das Blut erheblich sauerstoffärmer. Die **Sauerstoffausschöpfung** beträgt dabei im Schnitt 25 %, schwankt aber zwischen 7 % (Nieren) und 60 % (Herzmuskel). Beim Skelettmuskel steigt sie von 28 % in Ruhe auf 80 % bei höchster Belastung an. Ebenso ist sie bei Blutarmut (Anämie) und bei Zyanose (☞ 17.9.4) erhöht.

Hypoxie und Hypoxämie

Hinter diesen komplizierten Begriffen verbergen sich recht einfache Sachverhalte:

- Fällt der Sauerstoffgehalt des Blutes unter den Normalwert ab, so spricht man von **Hypoxämie** (hyp- steht für hypo, d.h. „zu wenig“; ox- steht für Sauerstoff; -ämie steht für Blut). Da nur etwa ein Viertel des Sauerstoffs im Blut tatsächlich von den Zellen verwertet wird, muss eine Hypoxämie nicht sofort zu einer Einschränkung der Sauerstoffversorgung der Zellen führen
- Ist der Sauerstoffgehalt des Blutes allerdings so niedrig, dass die Versorgung der Zellen mit Sauerstoff eingeschränkt ist, so spricht man von **Hypoxie** (hyp- für „zu wenig“, -oxie für Sauerstoff). In diesem Falle ist die Funktion bzw. Leistung der Zellen vermindert (ein Beispiel wäre die bei schwerem Sauerstoffmangel auftretende Bewusstlosigkeit).

17.9.3 Der Kohlendioxidtransport im Blut

Öffnet man eine Mineralwasserflasche, so perlen einem sofort Kohlendioxidgasblasen entgegen. Dieses Kohlendioxid (CO_2) ist im Mineralwasser *physikalisch gelöst* gewesen und kann nun nach Beseitigung des Überdrucks in der Flasche aus dieser entweichen (☞ Abb. 17.26).

Auch im Blut sind immerhin 10 % des abzutransportierenden CO_2 physikalisch gelöst. 80 % des Kohlendioxids werden jedoch nach einer chemischen Umwandlungsreaktion in Form von Bikarbonat (HCO_3^-) transportiert.

Die Umsetzung von Kohlendioxid in Bikarbonat und Wasserstoffionen erfolgt direkt nach der Aufnahme des CO_2 ins Blut im venösen Schenkel der Kapillare nach folgender Formel:

$$CO_2 + H_2O \rightarrow H_2CO_3 \rightarrow HCO_3^- + H^+$$

Im Plasma verläuft diese Reaktion nur sehr langsam; in den Erythrozyten dagegen wird sie durch das in ihnen enthaltene Enzym **Carboanhydrase** 10000-fach beschleunigt. Durch diese Reaktion werden 80% des aus dem Zellstoffwechsel gebildeten Kohlendioxids in den Erythrozyten in Bikarbonat (HCO_3^-) umgewandelt. 45% des Bikarbonats diffundieren ins Blutplasma zurück, und 35% verbleiben in den Erythrozyten.

Weitere 10% des Kohlendioxids werden direkt an das Hämoglobin-Molekül angelagert (es entsteht $HbCO_2$) und in dieser Form transportiert.

Alle beschriebenen Reaktionen der Kohlendioxidbindung, also:

- Physikalische Lösung im Plasma
- Anlagerung an das Hämoglobin
- Bindung als Bikarbonat im Erythrozyten
- Bindung als Bikarbonat im Plasma

verlaufen bei der Kohlendioxidabgabe in der Lunge wieder in umgekehrter Form ab.

Bei der Lungenpassage werden jedoch lange nicht alle Kohlendioxid- bzw. Bikarbonatmoleküle aus dem Blut abgegeben. Dies wäre auch nicht sinnvoll, weil ein gewisser Kohlendioxidgehalt im Blut z.B. zur Aufrechterhaltung des physiologischen Blut-pH-Wertes (☞ 20.9.1) und für die Steuerung der Atmung (☞ 17.10.2) erforderlich ist.

17.9.4 Zyanose

Zyanose

Als **Zyanose** bezeichnet man eine Blauverfärbung von Haut oder Schleimhaut auf Grund eines verminderten O_2-Gehalts des Blutes.

Eine Zyanose tritt immer dann auf, wenn mehr als 5 g/dl des Hämoglobins nicht mit Sauerstoff beladen sind – legt man einen normalen Hämoglobinwert von 15 g/dl zugrunde, dann ist das beim gesunden Menschen etwa ein Drittel des Hämoglobins.

Man unterscheidet zwischen einer zentralen und einer peripheren Zyanose:

- Bei der **zentralen Zyanose** ist das gesamte zirkulierende Blut „untersättigt", d.h. mehr als 5 g/dl des Hämoglobins sind nicht mit Sauerstoff beladen. Eine zentrale Zyanose tritt bei Lungenerkrankungen (eingeschränkte Sauerstoffaufnahme) oder bei bestimmten Herzfehlern auf. Da bei der zentralen Zyanose das ganze Blut „untersättigt" und damit bläulich verfärbt ist, erkennt man die zentrale Zyanose am besten dort, wo die Haut dünn ist und über ein sehr dichtes Kapillarbett verfügt, also z.B. an den Lippen
- Eine **periphere Zyanose** zeigt sich dagegen dort, wo der Blutfluss naturgemäß verlangsamt ist, also an den Finger- und Zehen(nägeln) – daher der Name „periphere" Zyanose. Sie hat ihre Ursache in einer erhöhten *Sauerstoffausschöpfung* im Gewebe. Sie tritt auf bei Herzerkrankungen, die mit einer zusätzlichen Verlangsamung des Blutflusses einhergehen, z.B. bei der Herzinsuffizienz oder beim Schock. Eine periphere Zyanose kann auch bei Kälte beobachtet werden.

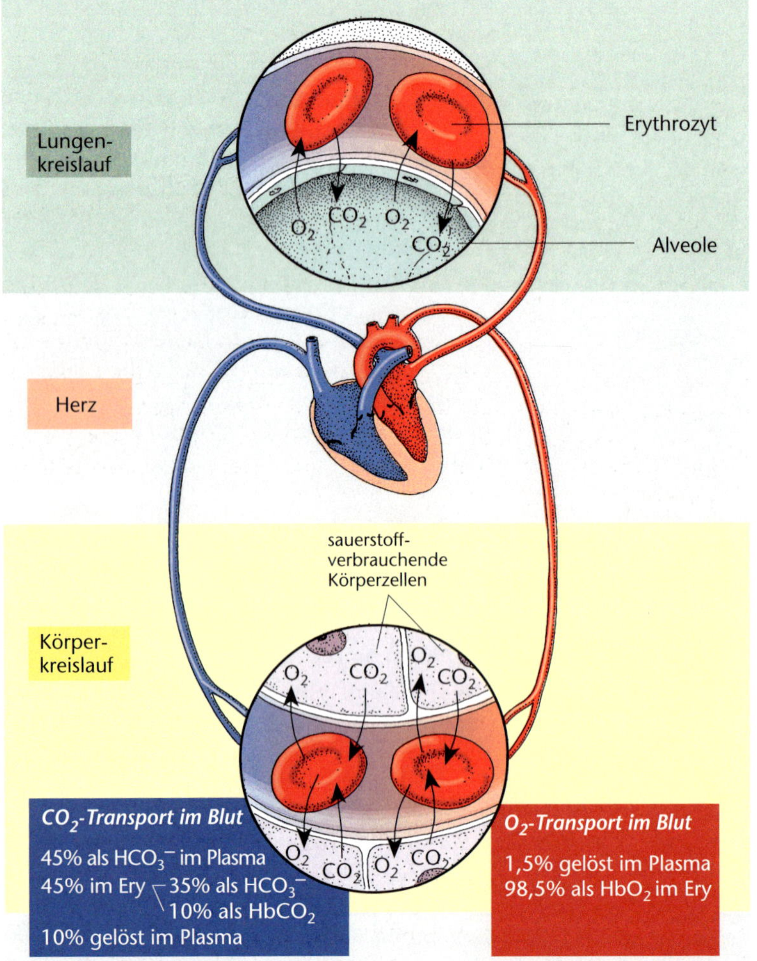

Abb. 17.26: Sauerstoff- und Kohlendioxidtransport im Blut. 98,5% des Sauerstoffs werden in der Lunge an Hämoglobin gebunden und so zu den Zellen transportiert. Die restlichen 1,5% sind im Blutplasma gelöst. Das Kohlendioxid wird zu 45% im Erythrozyten als Bikarbonat (HCO_3^-) bzw. als an Hämoglobin gebundenes CO_2 ($HbCO_2$), zu 45% im Plasma als Bikarbonat und zu 10% als freies CO_2 zur Lunge zurücktransportiert.

17.10 Die Steuerung der Atmung

Während das Herz weitgehend autonom arbeitet und Impulse aus dem ZNS lediglich regulierend eingreifen (☞ 15.5.1), ist die ebenfalls rhythmisch verlaufende Atemtätigkeit nur durch Taktgeber im ZNS möglich. Das Steuersystem für die Atmung liegt in der *Medulla oblongata,* also unmittelbar oberhalb des Halsrückenmarks. Es wird **Atemzentrum** genannt (☞ auch 11.7.3).

Das Atemzentrum steuert die gesamte Atemmuskulatur. Es besteht aus getrennt liegenden **Inspirations-** und **Exspirationskernen.** Der rhythmische Wechsel zwischen In- und Exspiration erfolgt durch rhythmisch wechselnde Impulsaussendungen aus den jeweils zuständigen Kerngebieten, die über Halsmark und periphere Nerven die Atemmuskeln und -hilfsmuskeln zur Kontraktion veranlassen.

17.10.1 Die mechanisch-reflektorische Atemkontrolle

Der Atemrhythmus wird durch mehrere mechanische Einflüsse gesteuert:

- Schon während der Inspiration senden Dehnungsrezeptoren in den Lungenbläschen Nervenimpulse aus, die über den sensiblen Anteil des N. vagus zu den Exspirationskernen gelangen und diese aktivieren. Dadurch wird die entsprechende Gegenbewegung, nämlich die Exspiration, ausgelöst. Die Bedeutung dieses auch *Hering-Breuer-Reflex* genannten Kontrollreflexes besteht darin, dass durch ihn die Tiefe der Inspiration begrenzt wird
- Umgekehrt führt eine starke Verkleinerung der Lungenflügel reflektorisch zu einer verstärkten Inspirationsbewegung
- Schließlich wirken auch noch Rezeptoren, die den Dehnungszustand in den Zwischenrippenmuskeln messen, bei der Feineinstellung der Atembewegung mit.

17.10.2 Die Atmungskontrolle über die Blutgase

Erhöht sich der Sauerstoffbedarf des Körpers, z.B. bei körperlicher Arbeit, so sinkt der Sauerstoffpartialdruck im Blut ab; gleichzeitig steigt der Kohlendioxidgehalt durch die vermehrt aus dem Zellstoffwechsel abgegebenen Kohlendioxidmoleküle an. Durch den gesteigerten CO_2-Anfall vermehren sich über die Carboanhydrasereaktion (☞ 17.9.3) auch die Bikarbonat- (HCO_3^-) und die Wasserstoffionenmenge (H^+) im Blut, was zu einem Absinken des pH-Wertes (*Azidose* ☞ 20.9.4) führt: Das Blut wird „sauer".

Alle drei Mechanismen werden vom Körper zur *chemischen Atmungskontrolle* benutzt; eine zusätzliche Atemtätigkeit wird somit ausgelöst durch einen:

- Erhöhten CO_2-Partialdruck *(CO_2-Antwort)*
- Absinkenden pH-Wert *(pH-Antwort)*
- Absinkenden O_2-Partialdruck *(O_2-Antwort)*.

Wie Abb. 17.27 zeigt, führt dabei vor allem der Anstieg des CO_2-Partialdrucks zu einer ausgeprägten Steigerung des Atemminutenvolumens.

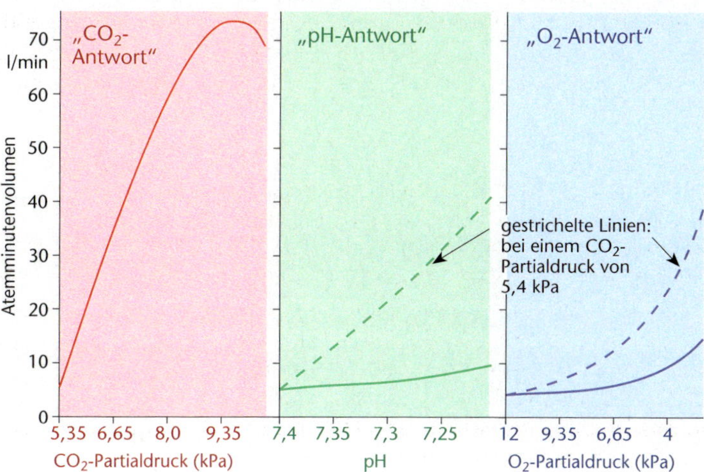

Abb. 17.27: Atemzeitvolumen (als Maß für den Atemantrieb) in Abhängigkeit vom CO_2-Partialdruck (links), pH-Wert (Mitte) und O_2-Partialdruck (rechts) im arteriellen Blut. Gestrichelte Kurve: Verhalten des Atemzeitvolumens bei Konstanthalten des CO_2-Partialdrucks um 5,4 kPa (40 mmHg). Durchgezogene Kurve: Realitätsnahes Verhalten des Atemzeitvolumens.

Periphere Chemorezeptoren

O_2- und CO_2-Partialdruck sowie pH-Wert und ihre Schwankungen werden über **Chemorezeptoren** gemessen und die Werte an das Atemzentrum übermittelt. Diese chemischen Fühler befinden sich in kleinen Geflechten der peripheren Nervennetze des Parasympathikus, die aus dem IX. und X. Hirnnerven hervorgehen. Sie liegen z.B. an der Teilungsstelle der A. carotis communis und werden daher auch **Glomus caroticum** oder *Paraganglion caroticum* genannt (☞ Abb. 16.13). Weitere parasympathische Rezeptorenfelder liegen zwischen Lungenarterie und Aortenbogen.

Zentrale Chemorezeptoren

Ein anderer Typ von Chemorezeptoren befindet sich im verlängerten Mark des Gehirns (☞ 11.7.3). Er reagiert auf eine Steigerung des pCO_2 und auf einen Abfall des pH-Wertes und bedingt damit die *pH- und die CO_2-Antwort.* Durch die daraus resultierende Steigerung des Atemvolumens wird CO_2 über die Lunge abgegeben („abgeraucht" wie der Kliniker sagt), und der pH-Wert steigt wieder an. Der Mechanismus trägt somit zur Konstanthaltung des Inneren Milieus bei.

CO_2-Narkose

Übersteigt der CO_2-Partialdruck einen Wert von 8,0–9,4 kPa (60–70 mmHg), so können die Nervenzellen nicht mehr richtig funktionieren, und es setzt eine Bewusstseinstrübung, im Extremfall Bewusstlosigkeit ein, die sog. **CO_2-Narkose.** Gleichzeitig kommt es bei diesen hohen pCO_2-Werten durch Lähmung des Atemzentrums zu einer *Abnahme* des Atemzeitvolumens, so dass ein Teufelskreis mit rasch steigenden CO_2-Partialdrücken entsteht.

Die CO_2-Narkose ist häufig Ursache für Arbeitsunfälle, z.B. in Futtersilos oder Bergwerken. Da CO_2 schwerer ist als Luft, reichert es sich am Boden von Gruben oder Bodensenken an. Gelangt ein Mensch in eine solche Zone mit sehr hohem CO_2-Gehalt, tritt nach kurzer Zeit Bewusstlosigkeit auf, und ohne rasches Eingreifen kommt es zum Tod durch Ersticken. Als Arbeitsschutzmaßnahme tragen zumindest Bergarbeiter CO_2-Messgeräte am Körper, die sie frühzeitig vor einer Erstickungsgefahr warnen.

Möglicher Atemstillstand bei O_2-Gabe

Bei Patienten mit chronischen Atemwegserkrankungen finden sich ständig erhöhte CO_2-Konzentrationen im Blut. Die Chemorezeptoren gewöhnen sich an diesen Zustand und reagieren nicht mehr auf eine Steigerung des pCO_2: der Atemantrieb erfolgt nun hauptsächlich über eine O_2-Antwort. Wird solchen Patienten konzentrierter Sauerstoff gegeben, so fällt der letzte Atemantrieb (der niedrige pO_2) weg: es kann zum **Atemstillstand** *(Asphyxie)* kommen.

Die Blutgasanalyse

Aus dem Obigen wird klar, welchen zentralen Stellenwert die Größen pO_2, pCO_2 und pH-Wert in der Intensivpflege und bei Narkosen haben. Da Blutgase und pH-Wert von der Lungenfunktion und vom Säure-Basen-Haushalt (☞ 20.9) abhängen, wird die Blutgasanalyse vor allem bei Lungenerkrankungen, bei der Beatmung von Patienten und bei Störungen im Säure-Basen-Haushalt (z.B. Stoffwechselstörungen, diabetisches Koma, Schock) eingesetzt. Auf vielen Intensivstationen oder in der Nähe von OP- und Kreißsaal stehen kompakte Messgeräte zur Verfügung, so genannte *Blutgasanalysegeräte.*

Die **Blutgasanalyse** *(BGA)* wird bei Intensivpatienten meist aus arteriellem Blut durchgeführt. Hierzu wird z.B. die Radialarterie mit einer dünnen Kanüle punktiert. Bei Neugeborenen wird die BGA auch aus arterialisiertem *Kapillarblut* bestimmt. Hierzu wird zunächst die Haut erwärmt (z.B. mit einem Wärmepack), was zu einer Arterialisierung des kapillären Blutes führt. Dann sticht man z.B. ein spitzes Lanzettchen in die Ferse des Säuglings und lässt das austretende (nicht herausge„quetschte"!) Blut in ein Glasröhrchen aufsteigen.

17.10.3 Atmungsantrieb und körperliche Arbeit

Während körperlicher Arbeit wird die Zunahme des Atemzeitvolumens (☞ Abb. 17.23) nicht nur durch eine Erregung der zentralen und peripheren Chemorezeptoren erzeugt. Vielmehr wird das Atemzentrum unmittelbar bei Aufnahme der körperlichen Belastung auch durch die motorischen Rindenfelder miterregt (☞ 11.4.1 und Abb. 17.23).

Schmerz- und *Temperaturreize* beeinflussen ebenfalls die Atemtätigkeit. So reduzieren starke Kältereize den Atemanreiz. Deshalb sollen Freibadbesucher nie aus der Sommerhitze heraus ins kalte Badewasser springen: Im ungünstigsten Fall kann dadurch die Atmung angehalten und ein Herz-Kreislauf-Stillstand provoziert werden.

17.10.4 Krankhafte Atemmuster

Bei vielen Lungen- und Kreislauferkrankungen kommt es zu einem ungenügenden Abtransport von Kohlendioxid. Dieser Zustand der CO_2-Überladung heißt **Hyperkapnie.** Bei einer Hyperkapnie – die durch die in 17.9.3 beschriebene Carboanhydrasereaktion auch mit einem Absinken des pH-Werts einhergeht – treten krankhafte Atmungsformen auf, die von den Pflegenden erkannt werden können und damit ein wichtiges Warnsignal in der Krankenbeobachtung darstellen. Abb. 17.28 zeigt einige pathologische Atemmuster:

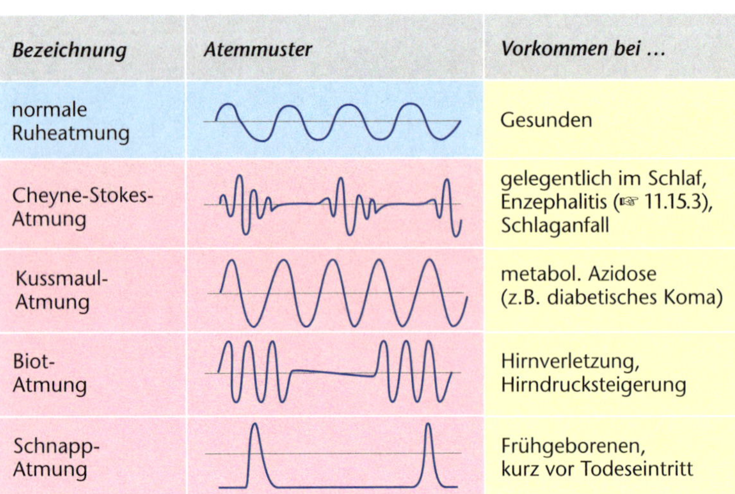

Bezeichnung	Atemmuster	Vorkommen bei ...
normale Ruheatmung		Gesunden
Cheyne-Stokes-Atmung		gelegentlich im Schlaf, Enzephalitis (☞ 11.15.3), Schlaganfall
Kussmaul-Atmung		metabol. Azidose (z.B. diabetisches Koma)
Biot-Atmung		Hirnverletzung, Hirndrucksteigerung
Schnapp-Atmung		Frühgeborenen, kurz vor Todeseintritt

Abb. 17.28: Krankhafte Atemmuster. Die gerade horizontale Linie gibt die Atemruhelage an. Cheyne-Stokes-, Kussmaul-, Biot- und Schnapp-Atmung sind Beispiele für Atemmuster als Folge von Krankheiten, die das Atemzentrum in seiner Funktion beeinträchtigen.

- Bei chronischer Hyperkapnie kommt es häufig zur **Cheyne-Stokes-Atmung** („periodische Atmung"), bei der sich Phasen zu- und abnehmender Frequenz und Tiefe mit Atempausen abwechseln
- Ist der Säure-Basen-Haushalt vor allem durch einen stark abgesunkenen pH-Wert gestört – man nennt diesen Zustand der Säureüberlastung auch Azidose (☞ 20.9.2) – so kommt es zur **Kussmaul-Atmung** mit abnorm tiefen, heftigen Atemzügen, durch die verstärkt Kohlendioxid abgegeben wird. Dieser Atmungstyp kommt häufig bei einem entgleisten Diabetes mellitus (*Coma diabeticum* ☞ 19.2.3) vor.

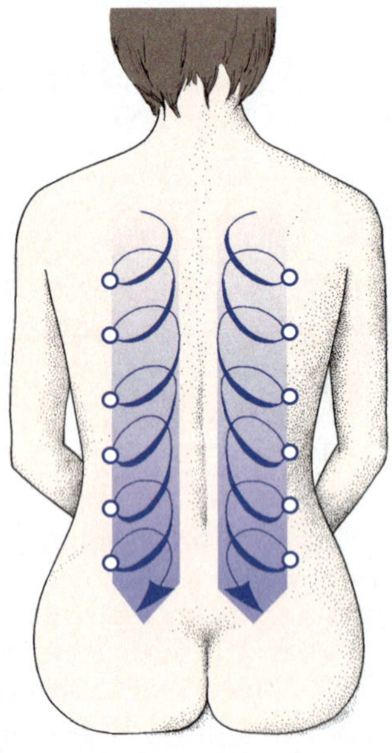

Abb. 17.29: Atemstimulierende Einreibung. Hierbei massieren der Therapeut oder die Pflegekraft den Rücken des Patienten mit langsamen kreisförmigen Bewegungen. Die atemstimulierende Einreibung fördert die Körperwahrnehmung und die Konzentration auf die Atmung, die Atmung des Patienten wird gleichmäßiger und ruhiger. [A300]

17.10.5 Atmung und Psyche

Dass einem *vor Schreck die Luft wegbleiben* kann, zeigt die starke Beeinflussbarkeit des Atemzentrums durch psychische Faktoren. Auch Zorn, sexuelle Erregung, Furcht, Freude und Stress können den Atemantrieb entweder steigern oder unterdrücken.

Tief durchatmen – Psyche und Atmung

Zwischen dem seelischen Befinden und der Atmung besteht ein enger Zusammenhang. Bei psychischer Anspannung atmet man nicht selten „flacher", andererseits können Unsicherheit und Angst auch zu einer abnorm schnellen und tiefen Atmung führen.

Viele Entspannungstechniken beinhalten Atemübungen: das langsame, ruhige und tiefe Ein- und Ausatmen mit der Vorstellung eines weiten Brustraumes etwa gehört zum *Autogenen Training.* Auch die *Progressive Relaxation* (nach Jacobson) und die *Hypnose* bedienen sich einer kontrollierten Atmung. Gerade beim „Loslassen" durch Atemkontrolle während der verschiedenen Entspannungstechniken verkrampfen sich zahlreiche stressgeplagte Menschen. Eine wirkungsvolle Unterstützung zur Entspannung bietet hier die atemstimulierende Einreibung *(ASE)* mit ätherischen Ölen (☞ Abb. 17.29).

Psychogene Hyperventilation

Die zu schnelle und zu tiefe Atmung (Hyperventilation) kann zu anderen körperlichen Auffälligkeiten führen. Durch die übertriebene Atemtätigkeit wird nämlich vermehrt CO_2 abgeatmet, wodurch eine Alkalose (☞ 20.9.5) im Blut entsteht. Als Folge der Alkalose sinkt die Konzentration des frei im Blut gelösten Kalziums ab, was wiederum die Nervenleitung beeinträchtigt und zu neurologischen Symptomen führt: zunächst verspürt der Betroffene ein Kribbeln in den Händen und um den Mund herum; dann verkrampfen sich die Hände zu einer so genannten *Pfötchenstellung.* Schwindel, Benommenheit und Angst treten hinzu, bis auf einmal bestimmte Muskelgruppen zu krampfen anfangen und der Betroffene schließlich in Ohnmacht fällt.

Eine solche Hyperventilationstetanie ist in der Regel psychisch bedingt; zugrunde liegt also eine **psychogene Hyperventilation.** Sie kann durch Prüfungsstress, Panik oder Beziehungskonflikte ausgelöst werden.

Die Therapie besteht vor allem in der Beruhigung des Patienten. Dies ist oft genauso wirksam wie jede medikamentöse Behandlung. Oft hilft auch, den Patienten in einen Plastikbeutel atmen zu lassen: CO_2-reiche Luft wird beim Ausatmen im Beutel angereichert, wieder eingeatmet und der durch den übertriebenen Atemantrieb abgesunkene CO_2-Partialdruck wieder normalisiert. Allerdings kann diese Methode auch die Angst verstärken. In schweren Fällen ist eine Sedierung, z.B. mit Diazepam (Valium®), nötig.

17.11 Häufige Krankheitsbilder

17.11.1 Bronchialkarzinom

Der *Lungenkrebs,* genauer das **Bronchialkarzinom,** ist der häufigste bösartige Tumor des Mannes, er hat inzwischen auch bei Frauen in einigen Ländern den Brustkrebs als häufigste Krebsform fast überholt. Etwa 35 000 Menschen versterben jährlich in Deutschland daran. Der Grund ist bei beiden Geschlechtern der ausgiebige Griff zur Zigarette, wodurch krebsfördernde Substanzen (Kanzerogene ☞ 5.7.3) in die Lunge gelangen.

Durch den Zigarettenrauch werden die Epithelzellen der Bronchialschleimhaut gereizt. Da dieser entzündungsähnliche Reiz ständig wieder auftritt, sezernieren die Becherzellen ein Übermaß an Schleim, der den so genannten *Raucherhusten* auslöst. Andere Zellen reagieren durch eine überschießende Zellteilung auf die Schadstoffe. Dadurch können nun einzelne der entzündlich gereizten Zellen entarten, die Basalmembran der Bronchialschleimhaut durchbrechen und zum **Karzinom** auswachsen.

Obwohl Patienten mit einem Bronchialkarzinom zunächst meist erfolgreich auf eine chirurgische Behandlung oder eine Chemotherapie ansprechen, ist ihre Prognose außerordentlich schlecht. Fünf Jahre nach Diagnosestellung leben nur noch weniger als 15 % (☞ Abb. 17.30 – 17.39).

Inzwischen ist auch in Europa die Diskussion entbrannt, ob die Tabakindustrie für die von ihr mitverursachten Schäden aufkommen soll.

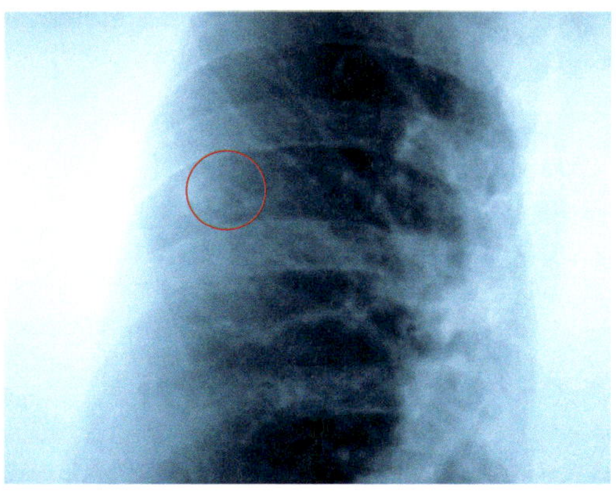

Abb. 17.30: Röntgenbild der rechten Lunge. Der Rundherd (durch den roten Kreis markiert) ist fast nur zu erahnen. [T197]

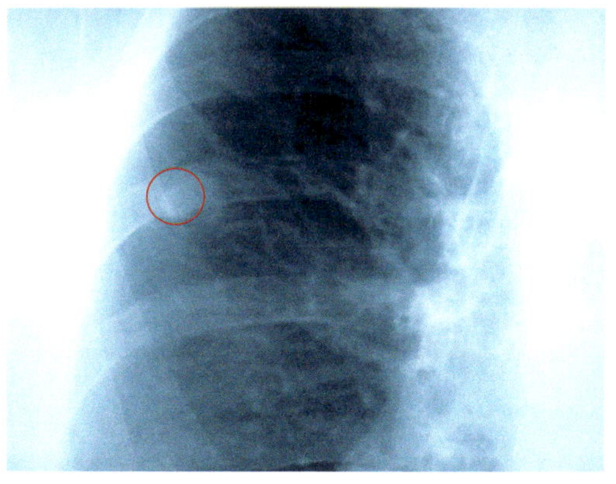

Abb. 17.31: Der Rundherd kann erst im Vergleich mit dieser drei Monate später angefertigten Aufnahme als Anfangsstadium eines Bronchialkarzinoms gedeutet werden. [T197]

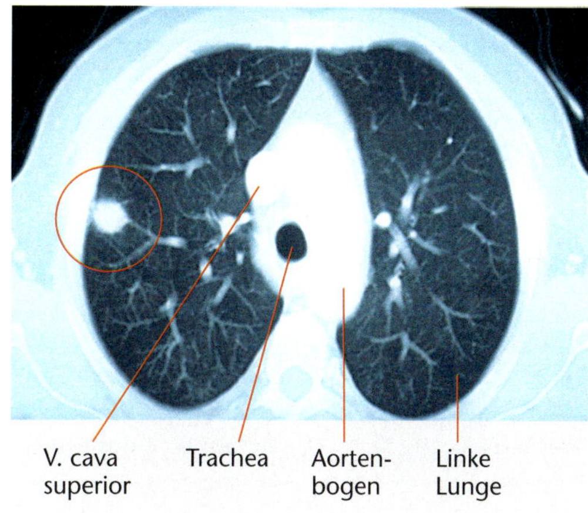

Abb. 17.32: Die Bestätigung eines Tumors liefert das CT. [T197]

17.11.2 Pneumonie

Wie alle Gewebe des Körpers, so kann auch das Lungengewebe durch die unterschiedlichsten Erreger infiziert werden. Man spricht dann von einer **Pneumonie** *(Lungenentzündung)*. Dabei kann sich die Entzündung auf das an den Bronchialbaum angrenzende Gewebe beschränken **(Bronchopneumonie)** oder auch einen ganzen Lungenlappen befallen; der Kliniker spricht dann von einer **Lappenpneumonie** *(Lobärpneumonie)*.

Die Pneumonie führt zu einer zunehmenden Verdichtung und Wassereinlagerung des betroffenen Gewebes; auf diesen Veränderungen beruht die Diagnose der Erkrankung im Röntgenbild. Die Verdichtung kann so weit gehen, dass die Alveolen nicht mehr zum Gasaustausch beitragen können; durch die auf diese Weise entstehende Einschränkung der Sauerstoffaufnahme kann eine Pneumonie auch heute noch tödlich verlaufen. Klinisch äußert sich die Lungenentzündung durch hohes Fieber, Tachykardie und eine schnelle, oberflächliche und erschwerte Atmung mit eventuellem Einsatz der Atemhilfsmuskulatur. Oft bestehen Hustenreiz und Auswurf.

Therapeutisch muss bei schweren Verlaufsformen Sauerstoff gegeben werden, bisweilen ist auch eine Intubation und Beatmung notwendig. Meist reicht jedoch die Gabe von Antibiotika aus.

Bei künstlich beatmeten Patienten auf Intensivstationen wird durch programmierte Serien von sehr tiefen Atemzyklen zur Pneumonieprophylaxe (☞ Kasten) Atemgymnastik simuliert. Dadurch wird das gesamte Lungengewebe aufgebläht und „durchgelüftet". Eine natürliche Form der Atemgymnastik, die wir alle kennen, ist das *Gähnen*. Durch die mit dem Gähnreflex verbundene tiefe Durchlüftung der Lunge wird dem Entstehen einer Lungenentzündung entgegengewirkt.

Pneumonieprophylaxe

Bei bettlägerigen Patienten stellen die Alveolen der Unterlappen ideale Nährböden für Bakterien dar. Da diese durch die Horizontallage wenig durchblutet und durch die körperliche Inaktivität auch wenig belüftet werden, gelangen Abwehrzellen nur schlecht in diese Gebiete, so dass sich Erreger rasch ausbreiten und eine sog. Bettpneumonie auslösen können. Um dies zu verhindern, muss deshalb vorbeugend (prophylaktisch) jeder bettlägerige Patient regelmäßig Atemgymnastik betreiben:

Wenn irgendwie möglich, soll sich der Patient dabei aufrichten, um durch den Lagewechsel die unteren Lungenpartien (☞ Abb. 17.28) besser zu belüften. Zudem wird der Rücken z.B. mit alkoholhaltigem Franzbranntwein abgeklopft, wodurch der Patient einen starken Atem- oder sogar Hustenreiz verspürt und damit stoßweise das gesamte Lungengewebe belüftet wird. Auch wird die Belüftung der Lunge durch das Atmen mit *Atemtrainern* gefördert (☞ Abb. 17.34).

Ein weiterer wichtiger Faktor für die erfolgreiche Pneumonieprophylaxe ist eine ausreichende Trinkmenge. Nur wenn der Organismus genügend Flüssigkeit hat, kann der Schleim in den Bronchien verflüssigt und abgehustet werden.

Auch bei verminderten Zwerchfellbewegungen steigt die Gefahr einer Pneumonie. Ursachen hierfür sind beispielsweise Blähungen durch eine postoperative Darmatonie oder eine schmerzbedingte Schonatmung nach Operationen im Bauchraum. Hier gehören zusätzlich regelmäßige Schmerzmittelgaben, gezielte Atemübungen (je nach Operation) sowie eine frühzeitige Mobilisierung zu den Bausteinen der erfolgreichen postoperativen Pneumonieprophylaxe.

17.11.3 Tuberkulose

Das Bakterium *Mycobacterium tuberculosis* ist Ursache der ansteckenden **Tuberkulose** *(Tbc)*, die grundsätzlich alle Organe des Körpers befallen kann, am häufigsten jedoch die Lunge betrifft. Bis vor etwa 40 Jahren war die Tuberkulose auch in Mitteleuropa eine häufige Todesursache sowohl von Kindern als auch von Erwachsenen. Heute fordert die Tbc vor allem in Asien und Afrika jährlich 2 Millionen Tote.

Die Erreger werden meist durch Tröpfcheninfektion übertragen (**Primär-Tbc**, genauer Mechanismus ☞ 6.9.5). In 90% der Fälle werden die Erreger in der Lunge abgekapselt und verursachen (bis auf eine jetzt positive Tuberkulin-Hautreaktion ☞ 6.9.5, Abb. 6.24 und

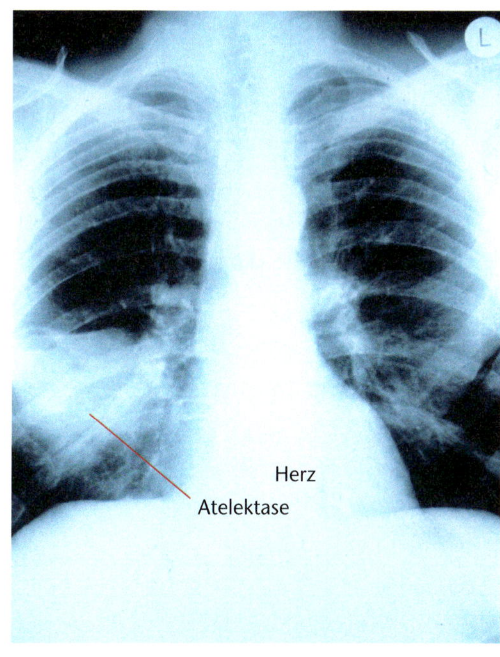

Abb. 17.33: Bronchialkarzinom. Ein Kollaps *(Atelektase)* des rechten Mittellappens hat zu einer Verdichtung (im Röntgenbild Aufhellung) des entsprechenden Lungenareals geführt. Die Atelektase ist Folge des tumorbedingten Verschlusses des Bronchus. [T127]

17

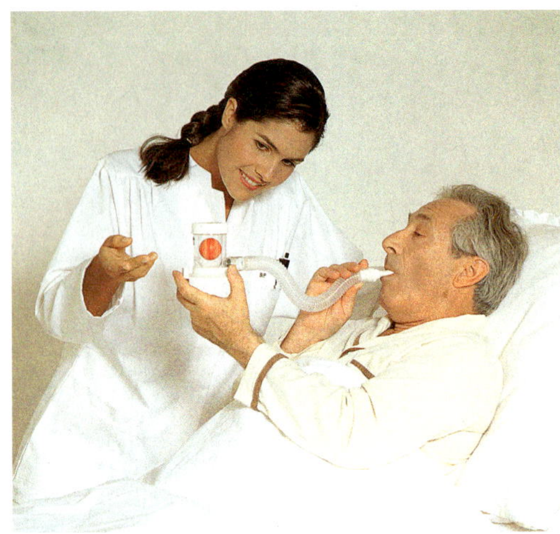

Abb. 17.34: Atemgymnastik mit einem modernen Atemtrainer (im Bild Mediflow®). Der Patient wird angehalten, den roten Ball möglichst lange schweben zu lassen. Dadurch wird die Belüftung insbesondere der basalen Lungenabschnitte verbessert und einer Pneumonie vorgebeugt. [U182]

6.25) keine Symptome. Unter bestimmten Bedingungen, z.B. bei vorübergehender Immunschwäche, können die Erreger jedoch reaktiviert werden und in einer oft schleichenden, über mehrere Monate bis Jahre verlaufenden Infektion zunehmend größere Teile der Lunge befallen und unter Umständen zerstören (**postprimäre Tbc** ☞ 6.9.5). Bleibt eine Therapie aus, können die Tuberkelbakterien im Körper weitergeleitet werden (z.B. durch verschlucktes Sputum) und andere Organe, z.B. Darm und Harnwege, befallen. Durch eine – bis zu 12 Monaten einzuhaltende – Antibiotikatherapie mit mehreren **Tuberkulostatika** (Substanzen gegen das Tuberkulose-Bakterium) kann die Tuberkulose jedoch meist erfolgreich behandelt werden.

Um eine Ansteckung zu verhüten, muss das medizinische Personal besondere Vorschriften im Umgang mit Tuberkulosepatienten beachten. Auch besteht die Pflicht zur Meldung von Erkrankungsfällen an das Gesundheitsamt. Eine Impfung gegen Tbc ist möglich (sog. BCG-Impfung), wird in Deutschland und der Schweiz aber nicht mehr empfohlen.

17

17.11.4 Asthma bronchiale

Durch eine (Fehl-)Reaktion des Abwehrsystems in der Bronchialschleimhaut kommt es bei fünf Prozent der Erwachsenen und fünfzehn Prozent der Kinder zu einer chronischen Entzündung und dadurch bedingter Über-Reaktivität des Bronchialsystems *(Hyperreagibilität)* mit immer wiederkehrenden Asthmaanfällen.

Auslöser können Allergene wie z.B. Hausstaubmilben, Bestandteile von Tierhaaren oder Pollen sowie Infektionen der Luftwege, psychische Erregung oder Anstrengung sein. Oft tritt die Atemnot aber auch ohne erkennbare äußere Ursache auf.

Im asthmatischen Atemnotanfall sind die Bronchien durch Verkrampfung der Muskulatur und durch entzündungsbedingte Schwellung der Bronchialschleimhaut verengt; hierdurch wird v.a. die Ausatmung für den Patienten erschwert. Zusätzlich wird ein besonders zäher Schleim abgesondert, der die kleinen Atemwege einengt (Dyskrinie ☞ Abb. 17.35).

Verschiedene, z.T. inhalierbare Medikamente wie Sympathomimetika (der Sympathikus erweitert die Bronchien ☞ Tabelle 11.31), Glukokortikoide (☞ 13.6.2) und Theophyllin (Euphyllin®), können Asthmaanfälle verhindern oder lindern.

17.11.5 Chronisch-obstruktive Lungenerkrankungen

Bei stärkeren Rauchern und bei vielen Asthmapatienten wird das Lungengewebe im Laufe der Jahre auf Dauer geschädigt. Äußerlich erkennt man die chronisch-obstruktive Lungenerkrankung (obstruktiv = einengend) am schleimig-weißen Auswurf, den die Patienten in Hustenanfällen abhusten. Aber auch das Lungengewebe verändert sich: Es verliert viele seiner Alveolarsepten (die haarfeinen Zwischenwände zwischen den Lungenbläschen), der Brustkorb weitet sich auf und kann in der Ausatmung nicht mehr auf das Normalmaß zusammensinken, was der Mediziner als *Überblähung* oder **Lungenemphysem** bezeichnet. Durch den Umbau des Lungengewebes mit Untergang der Alveolen steigt der Totraum (☞ 17.8.5) in der Lunge an, so dass die Lunge in schweren Fällen nicht mehr ausreichend belüftet (ventiliert) wird – es kommt zur chronischen Ateminsuffizienz mit Anstieg der CO_2-Konzentration und Abfall der O_2-Konzentration im Blut.

Dieser Zustand hat ernste Folgen für das Herz: Da sich durch den Lungenumbau auch die Zahl der kleinen Lungengefäße reduziert und damit der Strömungswiderstand im Lungenkreislauf zunimmt, muss das rechte Herz gegen einen erhöhten Druck anpumpen. Dies führt zu einer Vergrößerung des rechten Ventrikels und durch Hypertrophie und Dilatation langfristig zu einer *Insuffizienz* (☞ 15.6.4) des rechten Herzens, dem **Cor pulmonale.**

17.11.6 Lungenembolie

Wenn die arterielle Lungenstrombahn durch Einschwemmung eines Blutgerinnsels *(Embolus)* teilweise verschlossen wird, spricht man von einer **Lungenembolie.** Meist haben sich diese Gerinnsel von Thromben aus Unterschenkel-, Oberschenkel- oder Beckenvenen abgelöst. Durch die plötzlich eingeschränkte Lungendurchblutung entstehen Atemnot und *Zyanose* (☞ 17.9.4).

Die Diagnose einer Lungenembolie wird durch Röntgenbild, EKG und **Lungenszintigraphie** (☞ Abb. 17.36) oder Computertomographie gestellt. Therapeutisch wird Heparin i.v. verabreicht, bei massiver Lungenembolie ist eine Thrombolyse (☞ 14.5.8) oder sogar eine direkte operative Entfernung des verstopfenden Blutgerinnsels nötig *(Embolektomie).*

Die Lungenembolie ist nicht selten tödlich. Am häufigsten tritt sie nach Operationen und Entbindungen auf, prinzipiell sind aber alle Patienten gefährdet, die nicht mindestens 5–6 Stunden täglich außerhalb ihres Bettes verbringen. Aus diesen Umständen wird die immense Bedeutung der Frühmobilisierung und der Thromboseprophylaxe (☞ 14.5.8) verständlich.

17.11.7 Mukoviszidose

Die **Mukoviszidose** *(zystische Fibrose)* ist die häufigste angeborene Stoffwechselerkrankung. Jeder 25. Deutsche trägt die Anlage zur Mukoviszidose in sich (☞ 5.2.2); wegen ihres rezessiven Erbgangs beträgt die Erkrankungshäufigkeit aber „nur" 1 : 2000 Lebendgeborene.

Die Krankheit besteht darin, dass von allen exokrinen Drüsen zu zähflüssige Körpersekrete gebildet werden; dies betrifft z.B. die Bauchspeicheldrüse, die wegen der Verstopfung der Pankreasgänge keine Verdauungsenzyme mehr in den Darm leiten kann – die Folge ist eine schwerwiegende Verdauungsstörung. Diese kann bereits beim Neugeborenen eine Verstopfung des Darmes mit Mekonium (Stuhl des Neugeborenen) bewirken **(Mekoniumileus).**

Häufig sind jedoch chronische Bronchial- und Lungenentzündungen die Erstsymptome der Krankheit. Für diese Erscheinung ist der zu zähe Bronchialschleim verantwortlich, der eine Reinigung der Lunge erschwert und zu Bakterienansiedlungen im Respirationstrakt führt. Da die Lungenprobleme häufig schon beim Säugling auftreten und oft mit einer Mangelernährung verbunden sind, ist eine *Gedeihstörung* ein weiteres typisches Erscheinungsbild der Erkrankung.

Leider gibt es bisher keine ursächliche Behandlung dieser Erkrankung. Lindernd werden Antibiotika und Atemgymnastik sowie schleimlösende Inhalationen eingesetzt, um die immer wiederkehrenden Lungeninfektionen zu vermeiden. Die durch die unzureichende Funktion der Bauchspeicheldrüse verminderte Verdauungsleistung wird durch die Gabe von künstlichen Bauchspeicheldrüsenenzymen gesteigert.

Die mittlere Lebenserwartung liegt heute bei über 30 Jahren.

17.11.8 Schlaf-Apnoe-Syndrom

Während des Schlafes erschlafft die Muskulatur, auch die Muskulatur des Rachens. Bei vielen Menschen wird hierdurch der Luftstrom bei der Einatmung eingeschränkt, was sich z.B. als **Schnarchen** äußern kann. Dies kann eine normale Erscheinung sein, solange der Gasaustausch in der Lunge noch ausreicht und die „Schlafarchitektur", also die normale Abfolge der verschiedenen Schlafstadien, nicht gestört ist.

Bei etwa 10 % der erwachsenen Männer und etwa 4 % der Frauen geht die Verlegung der oberen Luftwege während des Schlafs jedoch so weit, dass der Luftstrom immer wieder komplett unterbrochen ist **(Apnoe)**, obwohl der Schlafende sichtbar nach Luft ringt. Da die Apnoen durch eine Verlegung (Obstruktion) der Atemwege bedingt sind, spricht man auch von **obstruktiven Apnoen**. Wegen des immer wieder unterbrochenen Luftstroms kommt es zu einem Anstieg des Kohlendioxid- und Abfall des Sauerstoffgehalts im Blut, was wiederum die Ausbildung eines Bluthochdrucks im Lungenkreislauf (pulmonale Hypertonie, ☞ 16.4) mit nachfolgender Belastung des rechten Herzens fördert. Da die Apnoen auch über unterschwellige „Schreckreaktionen" die Schlafqualität beeinträchtigen, leiden die Patienten oft auch am Tag unter Symptomen: morgendliche Kopfschmerzen, Schläfrigkeit (auch am Steuer), Konzentrationsstörungen, Impotenz, Depressionen, Leistungsknick und Verhaltensänderungen sind wegweisend.

Dem Schlaf-Apnoe-Syndrom zugrunde liegen meist Übergewicht (zu viel „Halsspeck"), Alkoholkonsum am Abend (zusätzliche Muskelentspannung), seltener auch eine Hypertrophie der Rachenmandeln.

Die Diagnose wird durch eine **Polysomnographie** im Schlaflabor gestellt. Dabei werden sowohl der Atemfluss als auch Herzfrequenz, Sauerstoffsättigung, Muskelbewegungen und ein Elektroenzephalogramm (EEG) zur Beurteilung der Schlafstadien und der Schlafqualität aufgezeichnet.

Grundlage der Therapie ist ein Ausschalten der Risikofaktoren wie Übergewicht oder Alkoholkonsum, was leider nur den wenigsten Patienten gelingt. Deshalb wird zusätzlich meist eine nächtliche Beatmung über eine **CPAP-Maske** (CPAP = continuous positive airway pressure, d.h. kontinuierlicher Überdruck) erforderlich. Der dabei kontinuierlich applizierte Luftdruck wirkt dem Kollaps der oberen Atemwege entgegen.

17.12 Künstliche Beatmung

Viele Erkrankungen führen dazu, dass das Organ Lunge seine Funktion nicht mehr in ausreichendem Maße ausüben kann. Um Sauerstoffmangel zu vermeiden und die Vitalfunktionen zu erhalten, ist in diesem Falle eine **künstliche Beatmung** erforderlich.

Die Erkrankungen, die eine künstliche Beatmung erforderlich machen, lassen sich in drei Gruppen einteilen:

- **Atemlähmung**, z.B. Ausfall der Atemmuskulatur bei hoher Querschnittslähmung
- **Verengung der Luftwege**, z.B. bei der Epiglottitis (☞ 17.3.1) oder beim schweren Asthma-Anfall (☞ 17.11.4)
- **Lungenversagen** *(pulmonale Insuffizienz)*, z.B. im Schock (☞ 26.5), bei Lungenödem (☞ 15.6.4) oder bei ausgedehnten Pneumonien.

Der häufigste Anlass ist jedoch die Allgemeinnarkose bei Operationen.

Um das Beatmungsgas in die Lunge transportieren zu können, stehen verschiedene Zugangswege zur Verfügung:

- Beatmung über einen über Mund oder Nase in die Trachea eingeführten Tubus **(endotracheale Intubation)**. Wird der Tubus durch den Mund vorgeschoben, so spricht man von *orotrachealer Intubation*, erfolgt der Zugang über die Nase, von *nasotrachealer Intubation*. Die Intubation erfolgt am liegenden, möglichst ruhig gestellten oder bereits narkotisierten Patienten unter laryngoskopischer Sicht (☞ Abb. 26.18). Der eingeführte Tubus wird anschließend gut fixiert, damit er nicht herausrutscht
- Beatmung über **Trachealkanülen:** Hierbei handelt es sich um Kunststoff- oder Metallkanülen, die durch ein operativ angelegtes Stoma („Loch") direkt durch die Halswand in die Trachea eingelegt werden. Diese werden z.B. bei langzeitbeatmeten Patienten zur Schonung des Kehlkopfes bevorzugt
- In speziellen Situationen kann auch über auf Mund und Nase aufgesetzte **Atemmasken** beatmet werden, so z.B. im Rahmen der Notfallversorgung (☞ Abb. 26.16).

Die Atemarbeit wird durch ein *Beatmungsgerät*, den **Respirator**, übernommen. Dessen Leistung wird genau an die unterschiedlichen Erfordernisse bei verschiedenen Lungenerkrankungen angepasst. So lassen sich z.B. die *Beatmungsdrücke* bzw. die *Atemvolumina* verändern; ebenso lässt sich die Atemfrequenz sowie das *zeitliche Verhältnis zwischen Einatmung und Ausatmung* einstellen. Darüber hinaus kann der Respirator auch auf eine eventuell noch bestehende Eigenatmung des Patienten abgestimmt werden.

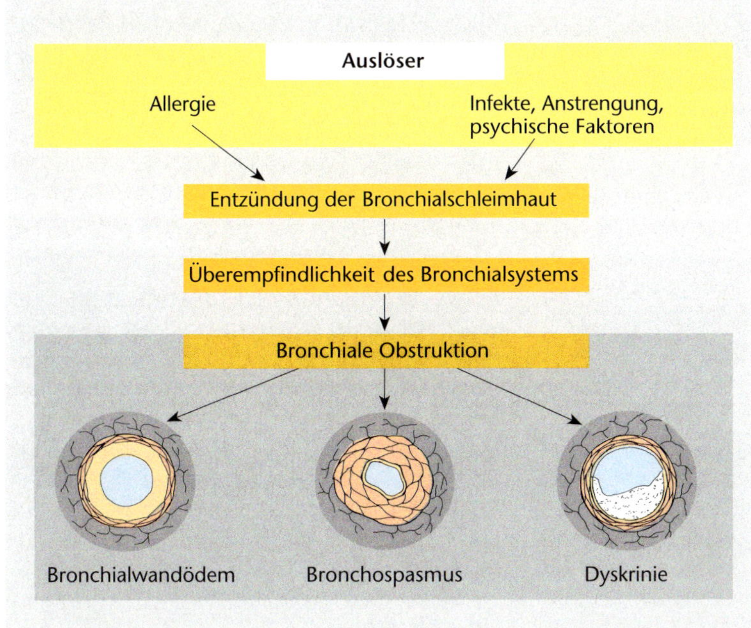

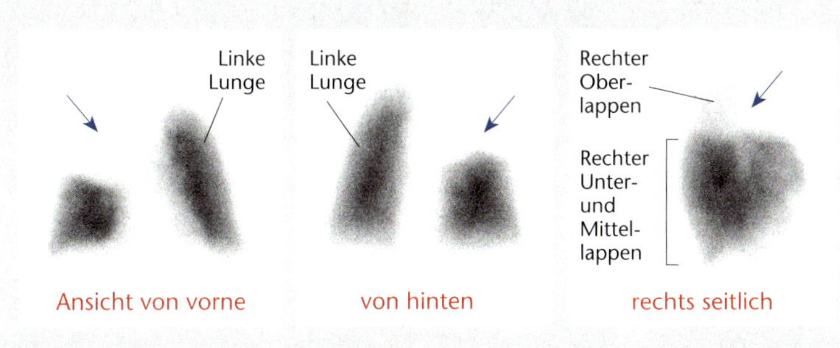

Abb. 17.36: Lungenszintigraphie bei einer Lungenembolie. Kleine, radioaktiv markierte Partikel werden in den Blutkreislauf gespritzt und setzen sich in den durchbluteten Lungenkapillaren ab, was sich durch Messung der Radioaktivität über dem Brustkorb bestätigen lässt. Sind Lungenbezirke nicht durchblutet, so stellen sie sich im Lungenszintigramm als weiße Flächen dar (Pfeile). In diesem Fall besteht eine Embolie im rechten Oberlappen. [T165]

Abb. 17.35 (links): Pathogenese und Pathophysiologie des Asthma bronchiale. Starke Schwellung der Bronchialschleimhaut **(Ödem),** Kontraktion der Bronchialmuskulatur **(Bronchospasmus)** sowie übermäßige und zähe Schleimbildung **(Dyskrinie)** führen zum Atemnotanfall. [A400]

17.13 Gesundheit und Lebensstil: Sargnagel Glimmstängel

Schätzungen zufolge sterben jährlich in Deutschland 200000 Menschen an Raucherkrankheiten. Für den Genuss des blauen Dunstes gehen die Raucher also ein hohes Risiko ein, und die meisten wissen das auch (☞ Abb. 17.37).

Zahlreiche Risiken

Der viele Raucher plagende Raucherhusten (☞ 17.11.1) ist dabei eine der harmloseren Erscheinungen: Die gereizte Bronchialschleimhaut reagiert entzündlich auf die giftigen Substanzen im Tabakrauch und sondert einen zähen Schleim in die Bronchien ab. Raucher riskieren aber noch viel Schlimmeres: Schlaganfall, Herzinfarkt und die im Volksmund als „Raucherbein" bezeichnete periphere Verschlusskrankheit (☞ 16.1.4) seien als Beispiele genannt. Jeder dritte Vierzigjährige, der am Tag 20 oder mehr Zigaretten raucht, stirbt vor dem Rentenalter am Herzinfarkt. Bei Raucherinnen ist, wenn sie die „Pille" nehmen, zusätzlich das Thromboserisiko (☞ 14.5.7) erhöht. Und last not least haben Raucher ein deutlich erhöhtes Tumorrisiko – nicht nur für das Bronchialkarzinom, sondern für mindestens ein halbes Dutzend Tumoren.

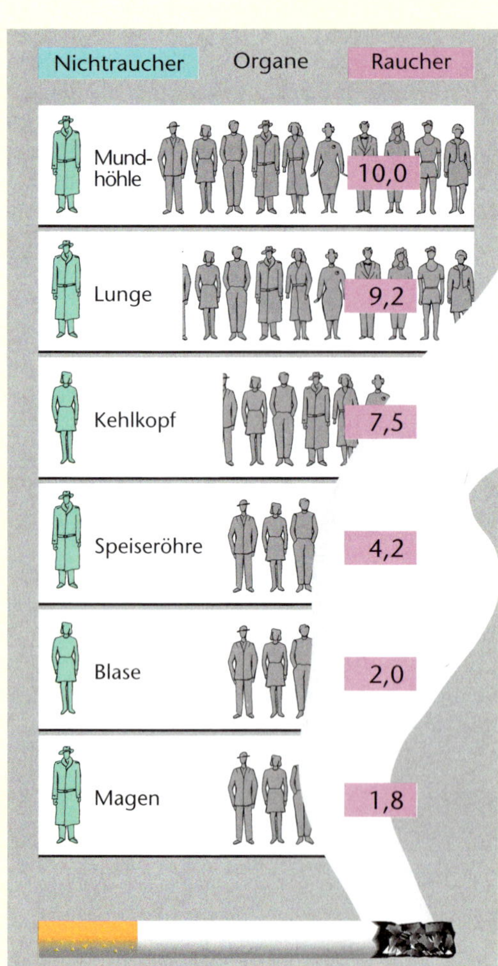

Abb. 17.37: Krebsrisiken durch Rauchen. So haben Raucher gegenüber Nichtrauchern z.B. ein 4,2-mal höheres Risiko, an Speiseröhrenkrebs zu erkranken. Raucherinnen erkranken zudem häufiger an Karzinomen der Gebärmutter als Nichtraucherinnen.

Und auch ihren Mitmenschen muten Raucher einiges zu, denn Zigarettenrauch ist nach dem Ausatmen weiter gefährlich: Regelmäßige Passivraucher haben nachgewiesenermaßen ebenfalls erhöhte Krankheitsrisiken, und die Kinder rauchender Eltern kränkeln wesentlich mehr als die ihre nicht mitrauchenden Altersgenossen.

Woher all diese Gesundheitsgefahren stammen, wird klar, wenn man sich die „Hauptwirkstoffe" des Tabakrauchs anschaut (☞ Abb. 17.38):

- Das Gefäßgift **Teer** *(Kondensat)*
- Das Abhängigkeit erzeugende **Nikotin**
- Das Zellgift **Kohlenmonoxid.**

Warum?

Trotz der allseits bekannten Gesundheitsrisiken nimmt die Zahl der Raucher in vielen Bevölkerungsgruppen, v.a. bei Frauen, weiter zu. Die Frage nach dem „Warum" ist eine Geschichte mit vielen Untertönen:

- Das Suchtpotential des Nikotins ist erheblich. Nikotin ist ein von Pflanzen zur Abwehr von Insekten gebildetes Gift, das die Funktion der empfindlichen Nervenzellen stört. Für den weitaus robusteren Menschen ist dies allerdings im Gegensatz zum Insekt nicht tödlich, sondern mit angenehmen Effekten wie allgemeiner Entspannung und leichter Bewusstseinsänderung verbunden. Kein Wunder also, dass Menschen aller Zeiten und Kulturen Suchtmittel wie Nikotin gebraucht und missbraucht haben
- Die Karriere eines Rauchers beginnt oft in der von Neugierde, Risikobereitschaft und Unverletzlichkeitsphantasien geprägten Phase der Pubertät
- Noch immer wird Rauchen in den Medien als „cool" und „männlich" charakterisiert – nach wie vor bläst der Held vor dem „happy end" im Kino eine gute Dosis an blauem Dunst in die Kamera
- Wegen der entspannenden und teilweise sozial verbindenden Wirkung des Rauchens ist es kein Wunder, dass niedriger sozioökonomischer Status (Bauarbeiter, Fabrikarbeiter), Stress (Arbeitslose, Selbstständige) und Depressionen mit einem höheren Risiko für schweres Rauchen verbunden sind.

Das Schwierigste: aufhören!

Leider sind noch immer viele Raucher bei dem Versuch aufzuhören auf sich selbst gestellt – nur die Minderheit der deutschen Hausärzte fragt überhaupt, ob ihre Patienten Raucher sind, und noch weniger Ärzte kennen sich in der Beratung „ausstiegswilliger" Raucher aus.

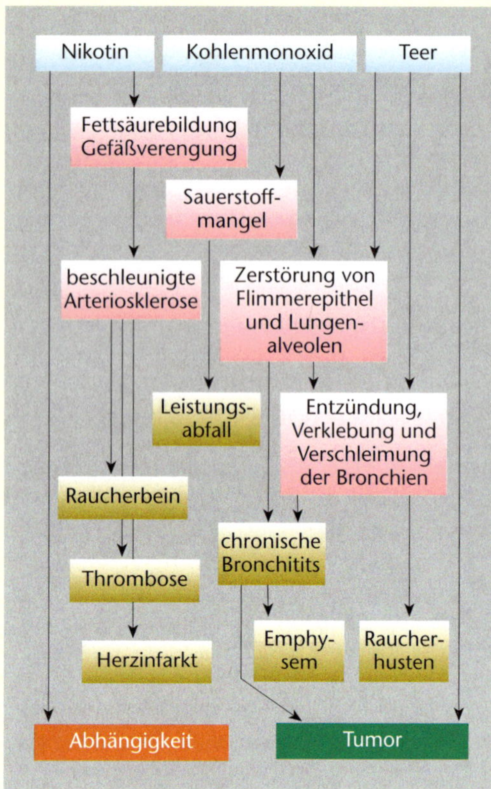

Abb. 17.38: Schädliche Wirkungen der drei wichtigsten Inhaltsstoffe im Tabakrauch.

Obwohl es manche Raucher in einem heroischen Willensakt schaffen, die Zigarette für immer wegzulegen, brauchen die meisten intensive Unterstützung von Angehörigen und Ärzten: Hierzu gehören die bewusste Veränderung des persönlichen Umfelds, beständige Ermutigung, Einschränkung des Alkoholkonsums (Alkoholeinfluss begünstigt Rückfälle), Einstellung auf Krisensituationen wie kettenrauchende Besucher und die Vorbereitung auf Nebenwirkungen – so sind z.B. (vorübergehende) Stimmungsschwankungen und (oft dauerhafte) Gewichtszunahme nach dem Rauchverzicht häufig.

Die Rückfallquote lässt sich durch Nikotinpflaster oder -kaugummis, evtl. auch durch Antidepressiva, deutlich mindern. Dennoch schafft nur die Minderheit den Schritt aus der Nikotinabhängigkeit mit dem ersten Versuch.

So wichtig die individuelle Motivation beim Aufhören ist, so wenig darf vergessen werden, dass letztlich die ganze Gesellschaft gefragt ist: trotz oft drastischer offizieller Warnungen vor den Gefahren des Zigarettenrauchens ist es der öffentlichen Hand in vielen Ländern Europas bisher z.B. nicht gelungen, die Werbung für Tabakprodukte nennenswert einzuschränken. Schaffung von Raucher- statt Nichtraucherzonen und erschwerte Zigarettenabgabe an Automaten sind nur die ersten Schritte auf einem langen Weg.

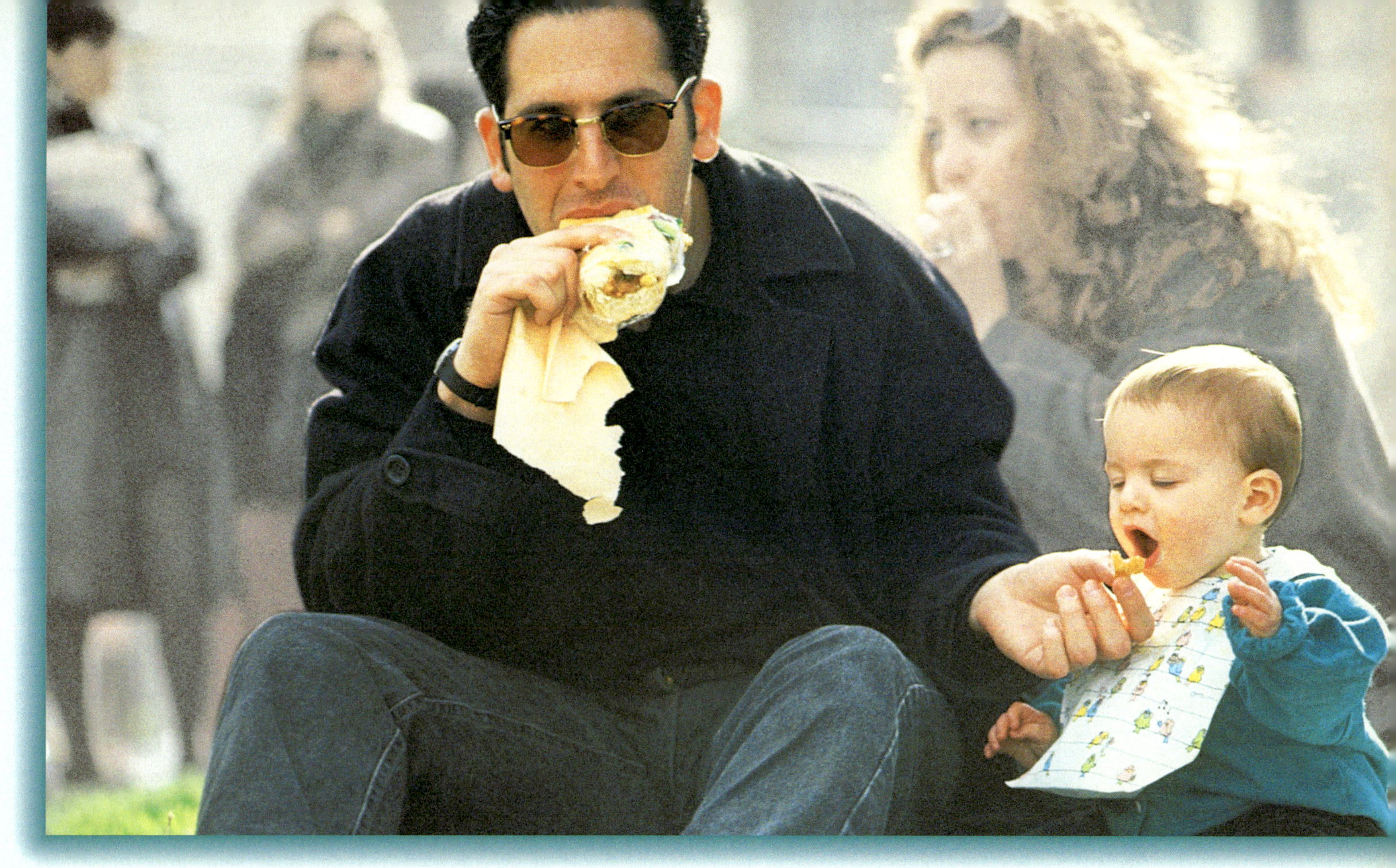

18 Das Verdauungssystem

18.1 Übersicht

18.1.1 Mechanische und chemische Verdauung

Der Mensch ist auf die ständige Zufuhr des *Energierohstoffs* Nahrung angewiesen. Nach ihrer Aufnahme wird die Nahrung *mechanisch* zerkleinert und durch Einwirkung von Verdauungsenzymen *chemisch* zerlegt – man spricht von **mechanischer** und **chemischer Verdauung.** Zusammenfassend wird der Abbau der Nahrung in resorptionsfähige (aufnehmbare) Bestandteile **Digestion** genannt. Erst die nach der Verdauung vorliegenden Nährstoffmoleküle können die Wand der Schleimhäute des Verdauungstraktes passieren und über kleine Blut- und Lymphgefäße in den Blutkreislauf gelangen. Dieser Vorgang heißt **Resorption** oder *Absorption.*

18.1.2 Der Verdauungstrakt

Der **Verdauungstrakt** *(Gastrointestinaltrakt, Magen-Darm-Trakt)* bildet ein durchgehendes „Rohr", das mit dem Mund beginnt und mit dem After (Anus) endet. Muskelkontraktionen der Wand des Verdauungstraktes fördern die mechanische Zerkleinerung und die intensive Durchmischung des Nahrungsbreies; da diese Muskelkontraktionen wellenförmig und in nur eine Richtung wandern **(Peristaltik)**, bewirken sie außerdem den Transport des Magen-Darm-Inhaltes (☞ Abb. 18.1).

Die von verschiedenen Organen entlang des Verdauungskanals bereitgestellten enzymreichen Sekrete bewerkstelligen die chemische Verdauung. Diese Organe liegen zum Teil vollständig außerhalb des Verdauungstraktes. Zu ihnen zählen die Mundspeicheldrüsen, die Bauchspeicheldrüse (Pankreas), die Leber und die Gallenblase, die alle Verdauungssekrete produzieren bzw. speichern und über Gänge *(Ducti)* in den Verdauungskanal abgeben.

18.1.3 Der Flüssigkeitsumsatz

Pro Tag nimmt der Mensch etwa zwei Liter Flüssigkeit (Getränke bzw. Wassergehalt der Nahrung ☞ Abb. 20.20) auf. Dies ist jedoch nur der kleinere Teil der insgesamt etwa zehn Liter Flüssigkeit, die täglich im Verdauungstrakt umgesetzt werden. Der mit etwa sieben Litern weitaus größere Teil stammt aus den Sekreten von Speicheldrüsen, Magen, Leber, Bauchspeicheldrüse und Dünndarm. Von diesem Flüssigkeitsvolumen werden über 95 % im Dünndarm und 3 % im Dickdarm wieder in den Körperkreislauf aufgenommen (rückresorbiert). Der Rest, mit etwa 150 ml weniger als 2 %, wird mit dem Stuhl ausgeschieden.

18.1.4 Der Feinbau des Verdauungskanals

Die Wand des Verdauungstraktes besteht aus vier wie Zwiebelschalen übereinander liegenden Geweben, die allerdings an verschiedenen Abschnitten unterschiedlich aufgebaut sind (☞ Abb. 18.2).

Von innen nach außen sind dies:

- Die Mukosa (Schleimhaut)
- Die Submukosa
- Die Muskularis (Muskelschicht)
- Die Serosa.

Die **Mukosa**, eine Schleimhaut, bildet die innere Wandschicht des Verdauungstraktes. Sie besteht aus einem dünnen *Epithel,* das in direktem Kontakt mit der zu verdauenden Nahrung steht. An

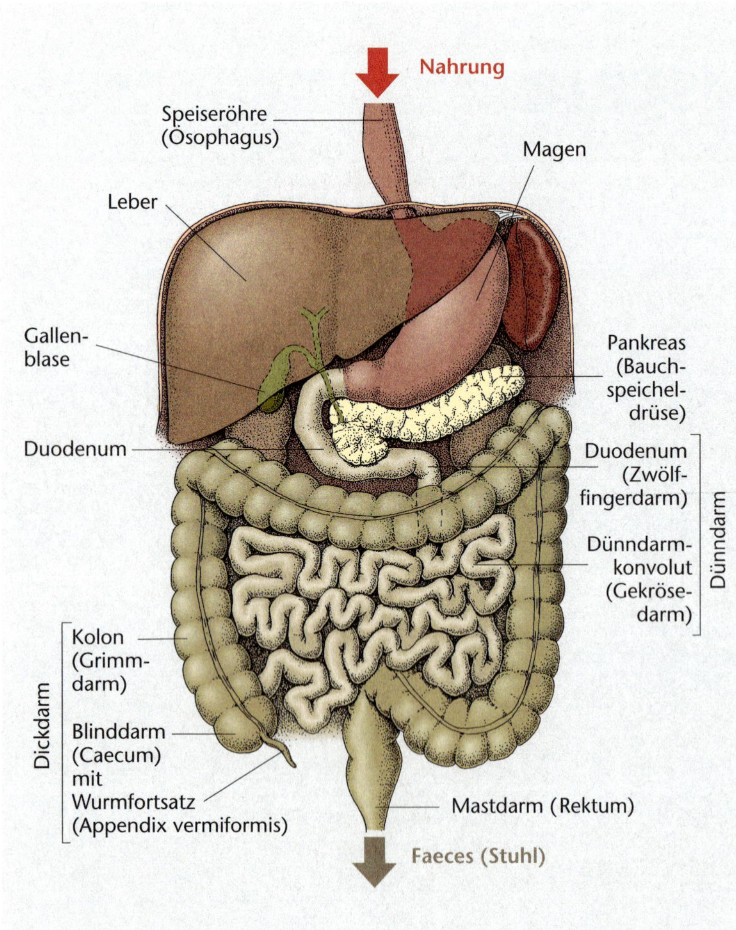

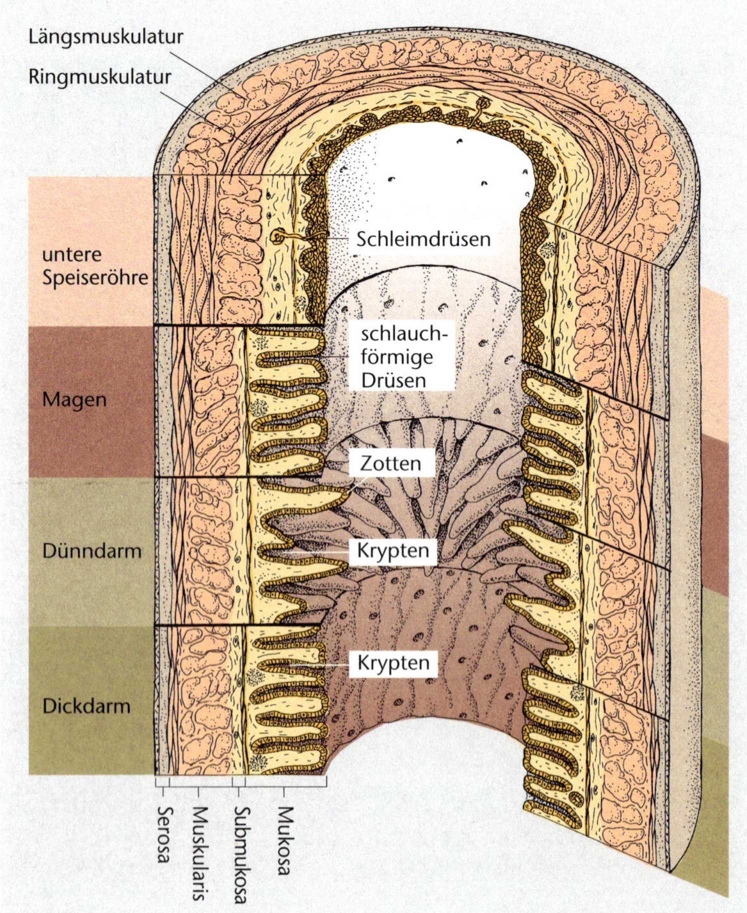

Abb. 18.1 (links): Übersicht über die Verdauungsorgane. Blinddarm und Kolon werden zusammen als Dickdarm bezeichnet.

Abb. 18.2 (rechts): Aufbau der Wandschichten in den verschiedenen Abschnitten des Verdauungstraktes. Vom untersten Abschnitt der Speiseröhre bis zum Dickdarm findet man den gleichen Wandaufbau mit Mukosa, Submukosa, Muskularis und Serosa. Die Auffaltung der Mukosa mit dem Ziel der Oberflächenvergrößerung ist vor allem im Dünndarm stark ausgeprägt, wo die Nährstoffresorption im Vordergrund steht.

das Epithel schließt sich lockeres Bindegewebe und eine Schicht glatter, unwillkürlich arbeitender Muskulatur *(Lamina muscularis mucosae)* an. Diese feine, zur Schleimhaut gehörende Muskelschicht gestattet Eigenbewegungen der Schleimhaut und ermöglicht einen innigen Kontakt des Epithels mit der Nahrung.

Die **Submukosa** trennt als schmale Bindegewebsschicht die Schleimhaut von der Muskelschicht.

Die **Muskularis** von Mund, Rachen und oberem Teil der Speiseröhre besteht aus quergestreiften *Muskelfasern* (☞ 4.4.2), die beim Schlucken willkürlich kontrahiert werden können. Im übrigen Teil des Verdauungstraktes besteht die Muskularis aus *glatter Muskulatur* (☞ 4.4.1), die gewöhnlich in Form einer inneren Ringschicht und einer äußeren Längsmuskelschicht angeordnet ist. Ihre unwillkürlichen Kontraktionen werden von einem Geflecht von Nervenzellen des vegetativen Nervensystems koordiniert.

Die **Serosa** bildet die äußerste Gewebsschicht des Verdauungstraktes. Sie ist eine sehr dünne Membran, welche Schleimstoffe absondert und damit das leichte Übereinandergleiten mit anderen Organen ermöglicht. Die Serosa wird auch als *Peritoneum viscerale* (viszerales Blatt des Bauchfells ☞ 18.1.5) bezeichnet. Sie kommt allerdings *nur* bei den *in* der Bauchhöhle gelegenen Organen vor. Im Bereich von Mundhöhle, Rachen und Speiseröhre stellt stattdessen lockeres Bindegewebe (*Adventitia* genannt) die Verbindung zu den benachbarten Geweben her.

18.1.5 Das Peritoneum

Die meisten Verdauungsorgane (beginnend mit dem Magen bis zum Dickdarm) liegen im **Bauchraum**. Dieser wird ringsum von der Muskulatur der Bauchwand und des Rückens, oben vom Zwerchfell und unten von der Beckenbodenmuskulatur begrenzt. Der ganze Bauchraum ist von einer spiegelglatten Haut, dem *Bauchfell* oder **Peritoneum**, ausgekleidet. Das Peritoneum umschließt die so gebildete **Bauchhöhle** (*Peritonealraum* ☞ auch 1.3). Der Raum, der *hinter* der Bauchhöhle liegt, wird entsprechend als **Retroperitonealraum** bezeichnet (retro = dahinter).

Intra-, retro- und extraperitoneal

Von besonderer klinischer Bedeutung ist die Beziehung der Verdauungsorgane zum Peritoneum. Der Magen-Darm-Trakt steht in der Embryonalzeit zunächst über eine breite Brücke mit dem Retroperitonealraum in Verbindung, die in der Folge immer schmaler wird. Zusätzlich verändert sich die Lage der Verdauungsorgane während der Embryonalzeit durch erhebliches (auch ungleiches) Längenwachstum und teils komplizierte Drehungen von Magen-Darm-Anteilen sowie Verschmelzungen von Gewebeschichten.

Ist ein Organ am Ende der Embryonalzeit größtenteils von Peritoneum überzogen, z.B. der Hauptteil des Dünndarms, liegt es **intraperitoneal** (*im* Peritonealraum). Mit der hinteren Bauchwand bleibt das Organ über das gedoppelte Peritoneum in Verbindung. Die beiden Peritonealschichten, verstärkt durch Bindegewebe, bilden ein elastisches Aufhängeband. Über diesen „Stiel", beim Dünndarm **Mesenterium**, beim Dickdarm **Mesokolon** genannt, werden die intraperitoneal gelegenen Organe mit Lymph- und Blutgefäßen sowie Nerven versorgt (Näheres ☞ 18.1.6).

Von einem **retroperitoneal** gelegenen Organ spricht man, wenn ein Organ nur *zum Teil* (an der Vorderseite) von Bauchfell überzogen ist. Retroperitoneal gelegene Organe haben *kein* Mesenterium bzw. Mesokolon, sondern sind fest mit der rückseitigen Bauchwand verwachsen. Solche Organe sind z.B. die Bauchspeicheldrüse, der Zwölffingerdarm (Duodenum), die Nieren und die Harnblase, die Bauchaorta und die untere Hohlvene (☞ Abb. 18.4).

Liegt ein Organ **extraperitoneal**, so besteht keinerlei Kontakt zu dem die Bauchhöhle auskleidenden Peritoneum, das Organ hat also auch keinen Peritonealüberzug. Ein Beispiel ist der Mastdarm, das *Rektum*.

Modellhaft lässt sich das gut vergleichen mit einem aufgeblasenen Luftballon (entspricht der Bauchhöhle mit dem umgebenden Peritoneum), in den ein Gegenstand vorgeschoben wird. Durch das Schieben eines Gegenstands in den Luftballon legt sich die Haut des Ballons über den Gegenstand (☞ Abb. 18.3). Zur Unterscheidung nennt man das die Eingeweide überziehende Blatt des Bauchfells das **Peritoneum viscerale** (viscera = Eingeweide), in der Abb. 18.3 wäre dies die unmittelbar der Hand anliegende Luftballonhaut. Dagegen ist das **Peritoneum parietale** der Teil des Peritoneums, der die Wände der Bauchhöhle auskleidet (im Modell der Rest der Luftballonhaut).

Peritonitis

Eine Entzündung des Bauchfells **(Peritonitis)** kann zahlreiche Ursachen haben, es stehen aber zwei im Vordergrund:

- **Bakterielle Infektionen.** Mit über 90% häufigste Ursache einer Peritonitis ist die

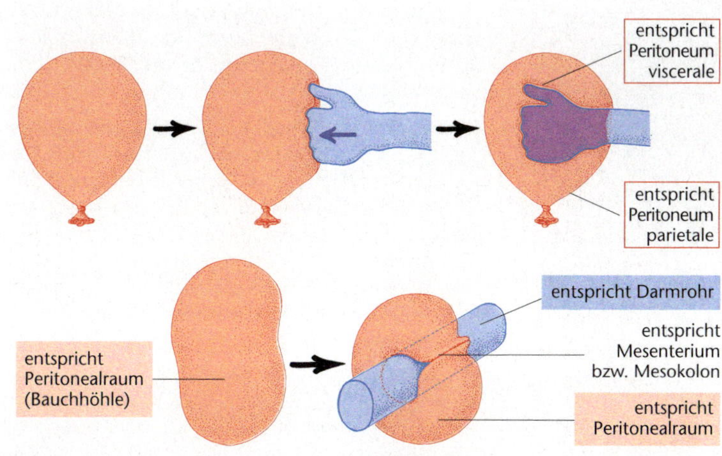

Abb. 18.3 (oben): Modell für die Beziehung zwischen Bauchorganen und Bauchfell. Die Bauchorgane liegen so in der Bauchhöhle wie ein Gegenstand, der in einen aufgeblasenen Luftballon hineingedrückt worden ist.

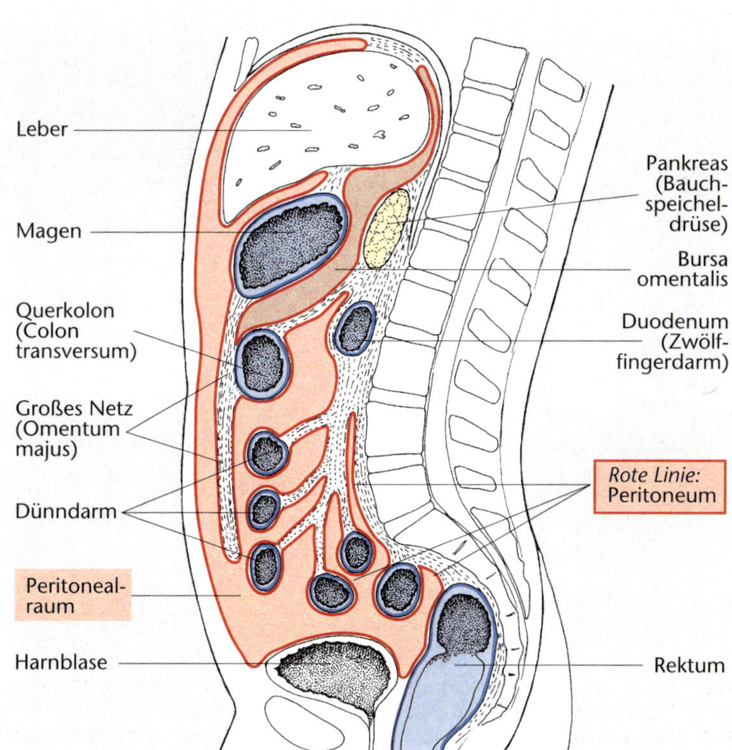

Abb. 18.4 (rechts): Längsschnitt durch das Abdomen mit Darstellung der Beziehung der Bauchorgane zum Peritoneum. Zwischen Magen und Bauchspeicheldrüse liegt ein Hohlraum *(Bursa omentalis)*, der Verbindung zur Bauchhöhle hat. Seine Wände verkleben zum großen Netz, das sich über die Dünndarmschlingen legt.

Perforation (Durchbruch) eines keimbesiedelten Abschnitts des Verdauungsrohres, z.B. des Wurmfortsatzes (*Appendizitis* ☞ 18.8.1) mit nachfolgender Keimverschleppung in die Bauchhöhle
- **Chemisch-toxische Entzündungen.** Mit weniger als 10 % eher selten lösen nicht-infektiöse Substanzen die Peritonitis aus, z.B. in die Bauchhöhle gelangte Blutkoagel, Galle oder Pankreassaft.

Eine *lokale*, begrenzte Peritonitis *(P. circumscripta)* verursacht nur lokale Beschwerden, vor allem einen starken, aber eingrenzbaren Bauchschmerz. Charakteristisch für eine *diffuse Peritonitis* ist dagegen eine zunehmende Abwehrspannung der gesamten Bauchmuskulatur, die sich bis zum „brettharten" Bauch steigern kann.

Ohne Behandlung treten eine Schocksymptomatik (☞ 26.5) sowie eine Darmlähmung (paralytischer Ileus ☞ 18.8.12) hinzu, es besteht akute Lebensgefahr. Spätestens jetzt muss chirurgisch eingegriffen werden, um den Patient zu retten – das heißt Bauchraum spülen, Darmtätigkeit anregen, Schock bekämpfen und unter Umständen Antibiotika verabreichen.

Das Akute Abdomen

Akut bedrohlich: Akutes Abdomen

Unter einem **Akuten Abdomen** oder *akuten Bauch* versteht man alle Schmerzzustände im Bereich des Abdomens (Bauchraum), die ein akutes Eingreifen erfordern.

Hinter einem **Akuten Abdomen** können sich über ein Dutzend verschiedene Krankheitsbilder (☞ Abb. 18.5) verbergen, von der Gallenblasenentzündung bis hin zur Bauchhöhlenschwangerschaft. Selbst ein Herzinfarkt kann durch eine untypische Schmerzlokalisation (Abb. 15.35) als Akutes Abdomen fehlgedeutet werden. Die Kunst besteht insbesondere darin, sich rechtzeitig für oder gegen eine Operation zu entscheiden – auch undramatisch scheinende Beschwerden, z.B. die Appendizitis eines älteren Menschen, erfordern oft eine sofortige lebensrettende Operation.

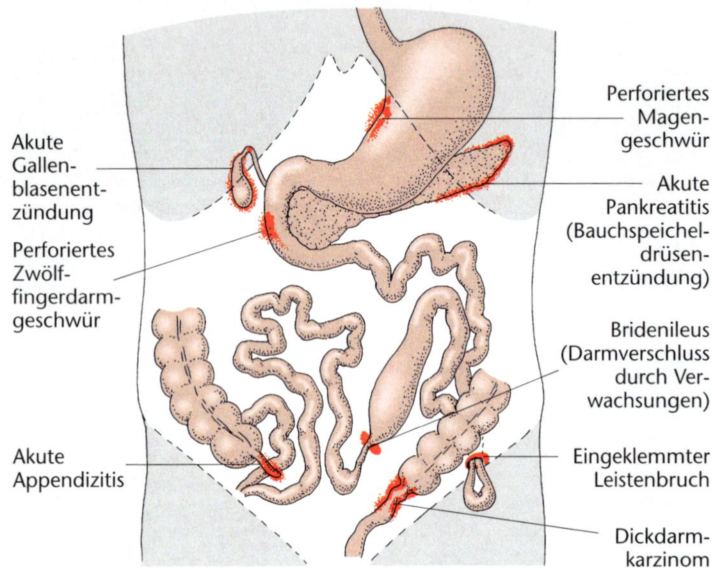

Abb. 18.5: Die häufigsten Ursachen des Akuten Abdomens.

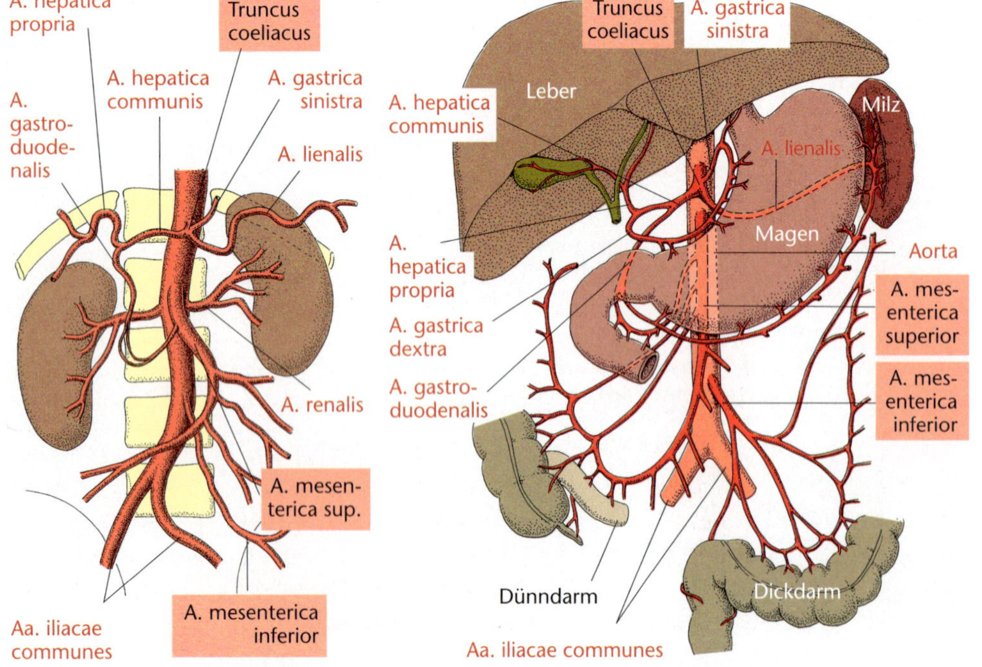

Abb. 18.6: Die arterielle Versorgung der Bauchorgane, links nach Entfernung aller Organe (außer der Nieren), rechts im so genannten „Situs" also zusammen mit den zugehörigen Organen. Die wichtigsten arteriellen Abgänge der Aorta im Bauchraum sind der *Truncus coeliacus*, die *A. mesenterica superior*, die *A. mesenterica inferior* und die beiden Nierenarterien *(Aa. renales)*.

18.1.6 Die Gefäßversorgung des Bauchraumes

Die Arterien des Bauchraumes

Die Verdauungsorgane des Bauchraumes werden über drei große, ventral aus der Bauchaorta abzweigende Arterienstämme versorgt (☞ Abb. 18.6).

Die erste Abzweigung der Bauchaorta, unmittelbar nach deren Zwerchfelldurchtritt, ist der **Truncus coeliacus** mit seinen drei Ästen *A. gastrica sinistra*, *A. hepatica communis* und *A. lienalis*. Sie zweigen sich noch weiter auf und versorgen Leber, Gallenblase und Magen *ganz* sowie die Bauchspeicheldrüse und das Duodenum *teilweise* mit arterialisiertem Blut.

Unmittelbar unterhalb des Truncus coeliacus entspringt die **A. mesenterica superior** *(obere Eingeweideschlagader)*. Von ihr gehen zunächst kleinere Äste ab, die Duodenum, Magen und Bauchspeicheldrüse mitversorgen. Anschließend zweigt sie sich arkadenförmig auf und versorgt den ganzen Dünndarm sowie etwa die Hälfte des Dickdarms (ungefähr bis zur Mitte des Querkolons) mit sauerstoffreichem Blut.

Einige Zentimeter unterhalb der A. mesenterica superior entspringt die **A. mesenterica inferior** *(untere Eingeweideschlagader)*. Auch sie zweigt sich arkadenförmig auf und versorgt die untere Hälfte des Dickdarms. Ihr Endast, die *A. rectalis superior*, versorgt den größten Teil des Mastdarms (Rektum). Kleinere Zuflüsse erhält der Mastdarm noch aus dem kleinen Becken (*A. rectalis media* aus der A. iliaca interna und *A. rectalis inferior* aus der A. pudenda interna).

Die Venen des Bauchraumes

Die von den drei Arterienstämmen versorgten Bauchorgane sammeln ihr venöses Blut in ei-

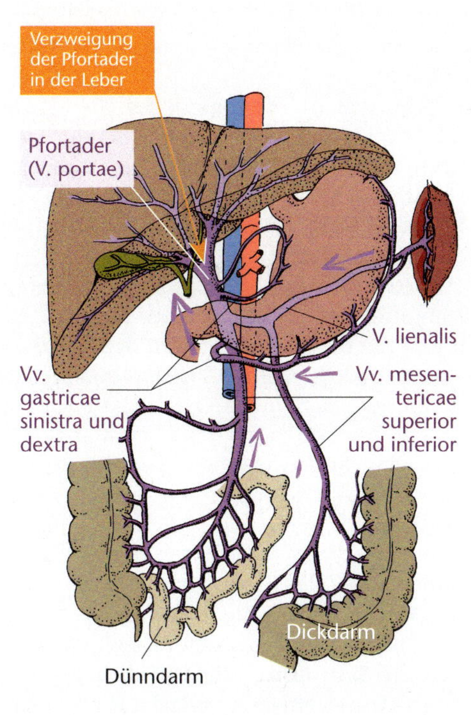

Abb. 18.7: Die Venen des Bauchraums. Die Pfortader nimmt venöses Blut aus dem Magen, der Milz, dem Dünndarm und dem größten Anteil des Dickdarms auf und leitet es zur Leber.

nem gemeinsamen System, aus dem die **Pfortader** *(Vena portae)* hervorgeht. Diese bringt das Blut direkt zur Leber, wo es erneut in ein Kapillarsystem einmündet und von ihr gereinigt und entgiftet wird.

Die einzige Ausnahme stellen die Venen aus dem mittleren und unteren Mastdarm (Rektum) dar: Sie geben ihr Blut über die *Vv. iliacae* direkt in die *untere Hohlvene* **(Vena cava inferior)** ab. Dies ist klinisch bedeutsam: Wenn man ein Medikament als Zäpfchen verabreicht, gelangen die aufgenommenen Wirkstoffe an der Leber vorbei direkt in den großen Kreislauf, und die entgiftende Wirkung der Leber fällt weg (☞ Abb. 18.7).

Lymphgefäße und Lymphknoten

Die **Lymphgefäße** des Bauchraumes halten sich im Wesentlichen an den Verlauf der Arterien. Sie münden nach Passage der verstreut liegenden **Lymphknoten** in ein um den Truncus coeliacus gelegenes gemeinsames Sammelbecken, die *Cisterna chyli*, von welcher der **Milchbrustgang** *(Ductus thoracicus)* ausgeht (☞ Abb. 14.21), der im linken Venenwinkel hinter dem linken Schlüsselbein in den Blutkreislauf mündet.

18.1.7 Gastroenterologische Diagnostik

Magen-Darm-Probleme sind sehr häufig, und nicht nur hinter akutem Bauchschmerz können sich viele verschiedene Erkrankungen verbergen – von harmlosen Blähungen bis hin zum Karzinom. Das Teilgebiet der (Inneren) Medizin, das sich mit Erkrankungen des Verdauungstraktes beschäftigt, ist die **Gastroenterologie.**

- Um zu einer genauen Diagnose zu kommen, hilft dem Arzt oft schon das aufmerksame *Betrachten* des Patienten **(Inspektion)**
- Durch *Betasten* **(Palpation)** des Bauches wird z.B. bei lokaler Schmerzempfindlichkeit der Ort der Störung eingegrenzt
- Durch *Beklopfen* **(Perkussion)** kann je nach Schallqualität z.B. ein vermehrter Luftgehalt (Blähungen) des Darmes erkannt werden
- Beim *Abhören* **(Auskultation)** wird geprüft, ob der Darm arbeitet. Ist der Darm im Rahmen eines Krankheitsprozesses gelähmt, so sind keine Darmgeräusche im Bauchraum zu hören, man sagt, es herrscht „Totenstille" im Bauch.

Ultraschalldiagnostik

Auch die *Ultraschalldiagnostik* **(Sonographie)** hat große diagnostische Bedeutung. Dabei werden von einem *Schallkopf* Ultraschallwellen ausgesandt und von den durchdrungenen Geweben reflektiert. Diese reflektierten Schallwellen *(Echos)* werden vom Schallkopf, der auch als Empfänger dient, registriert und im Gerät zu einem am Monitor sichtbaren Bild verarbeitet.

Endoskopie

Unter einer **Endoskopie** versteht man das Ausleuchten („Spiegeln") von Hohlorganen oder Körperhohlräumen mit einem schlauchförmigen optischen Instrument, dem **Endoskop** (☞ Abb. 18.8). Das an der Spitze des Endoskops durch optische Linsen aufgenommene Bild wird üblicherweise über ein Bündel von Glasfasern übertragen. Über weitere Kanäle können z.B. Flüssigkeit abgesaugt oder *Gewebsproben* **(Biopsien)** entnommen werden. Da der Arzt zur exakten Krankheitsdiagnose meist eine Biopsie braucht, hat die Endoskopie bei der Untersuchung von Speiseröhre, Magen, Zwölffingerdarm *(Ösophago-Gastroduodenoskopie)* bzw. Dickdarm *(Koloskopie)* eine überragende Bedeutung erlangt (☞ Abb. 18.9).

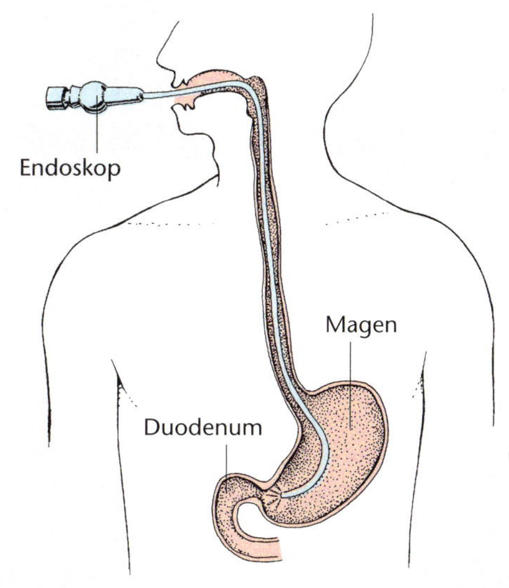

Abb. 18.8: Ösophago-Gastroduodenoskopie. Die Bezeichnung „Magenspiegelung" ist nicht ganz korrekt, weil neben dem Magen auch die Speiseröhre und das Duodenum (Zwölffingerdarm) beurteilt werden.

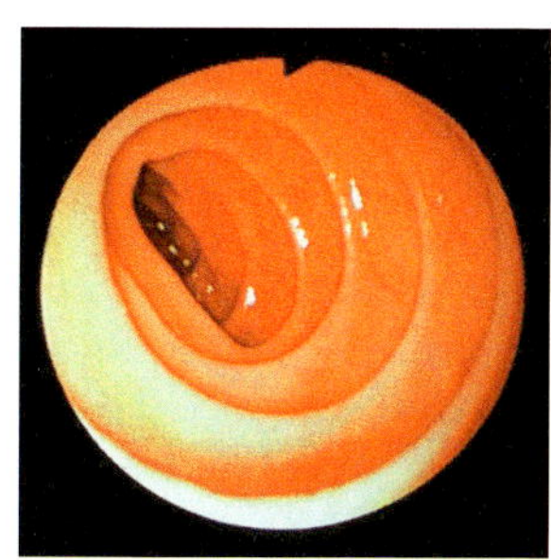

Abb. 18.9: „Panorama" beim Blick durchs Endoskop – hier ein Blick in ein gesundes Duodenum. Man erkennt das Darmlumen und die Ringfalten der Duodenalschleimhaut. [E119]

18.2 Mundhöhle und Rachenraum

18.2.1 Die Mundhöhle

Die **Mundhöhle** *(Cavum oris)* bildet den Anfangsteil des Verdauungsrohres. Sie dient der Aufnahme und Vorbereitung der Speisen für die weitere Verdauung und besteht aus dem *Mundhöhlenvorhof* – dem Raum zwischen Wangen, Lippen und Zähnen – sowie der *eigentlichen Mundhöhle,* die streng genommen nur den Raum innerhalb der Zähne bezeichnet. Nach oben wird die Mundhöhle vom *harten* und *weichen Gaumen* begrenzt, nach unten durch die Unterseite der Zunge und die *Mundbodenmuskulatur,* die sich zwischen dem Unterkiefer ausspannt. Die seitlichen Begrenzungen bilden die Zahnreihen von Ober- und Unterkiefer, nach hinten schließt sich der Rachen an die Mundhöhle an (☞ Abb. 18.11).

18

An den **Lippen** geht die Mundschleimhaut in die äußere Gesichtshaut über. Hier ist die Epithelschicht so dünn, dass das darunter liegende, blutgefäßreiche Gewebe leuchtend rot als „Lippenrot" durchscheint. Deshalb kann man z.B. eine *Zyanose* an den Lippen gut erkennen (☞ 17.9.4). Dem festen Verschluss der Lippen dient der *M. orbicularis oris,* ein Ausläufer der mimischen Muskulatur (☞ 8.2.7).

Die innere Oberfläche der Mundhöhle wird von einer Schleimhaut gebildet, die aus einem mehrschichtigen unverhornten Plattenepithel (☞ Abb. 4.3) besteht und in die zahlreiche Schleim absondernde Drüsen eingelassen sind. Im Bereich der Zahnfortsätze von Ober- und Unterkiefer ist die Mundschleimhaut fest mit der Knochenhaut verwachsen und wird dort als **Zahnfleisch** *(Gingiva)* bezeichnet.

Soor der Mundschleimhaut

Als **Soor** bezeichnet man die sehr häufigen Infektionen der Mundschleimhaut mit dem Sprosspilz *Candida albicans*. Sie äußern sich in weißlichen, fest haftenden Belägen. Meist sind nur einzelne Bezirke, z.B. an der Wangenschleimhaut oder auf der Zunge, betroffen. Lokale *Antimykotika* (pilzabtötende Mittel, z.B. Nystatin) sind einfach und gut wirksam (☞ Abb. 18.10).

Diese *Candidosen* kommen oft bei Säuglingen und im höheren Lebensalter sowie besonders gehäuft bei immungeschwächten Patienten und Diabetikern vor. Bei starker Abwehrschwäche kann die Infektion auch die Schleimhäute des übrigen Verdauungstraktes befallen oder sich gar auf dem Blutwege im ganzen Organismus ausbreiten *(Candida-Sepsis)* – das Beispiel einer *opportunistischen Infektion* (☞ 6.8.7).

18.2.2 Die Zähne

Die Verdauung beginnt mit der *mechanischen Zerkleinerung* der Nahrung durch die Zähne. Die unterschiedliche Form der Zähne erlaubt die Zerkleinerung verschiedenartigster Nahrungsmittel: Die **Mahlzähne** dienen in erster Linie dem Zermahlen von pflanzlichen Nahrungsmitteln wie Obst und Gemüse, während die wesentlich schärferen **Schneidezähne** vor allem dem Abbeißen dienen.

Jeder **Zahn** *(Dens)* besteht aus der *Zahnkrone*, dem *Zahnhals* und einer oder mehreren *Zahnwurzeln:* Den aus dem **Zahnfleisch** *(Gingiva)* herausragenden sichtbaren Teil nennt man

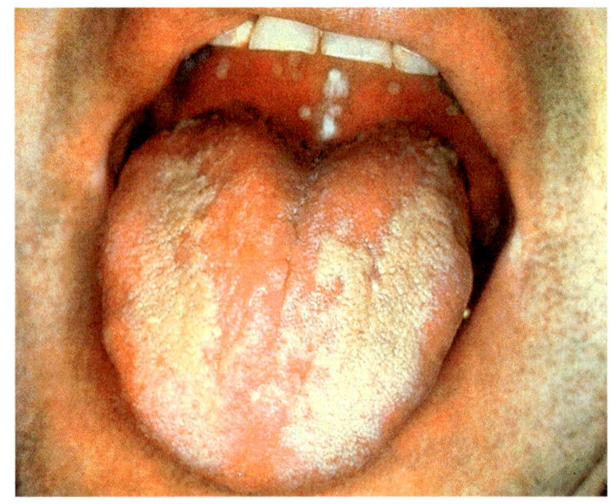

Abb. 18.10: Soor auf der Zunge. Typisch sind die abwischbaren weißlichen Beläge. [U136]

Zahnkrone *(Corona)*, er ist vom **Zahnschmelz** überzogen. Als **Zahnhals** *(Collum)* bezeichnet man die Übergangsstelle der schmelzbedeckten Krone zum Zement der Zahnwurzel. Die **Zahnwurzel** *(Radix)* schließlich ist der von außen nicht sichtbaren Teil des Zahnes, der in den **Zahnfächern** *(Alveolen)* der **Zahnfortsätze** *(Alveolarfortsätze)* verankert ist. Die Zahnwurzel ist von der **Wurzelhaut** *(Periodontium)* umschlossen und durch straffe Bindegewebsfasern elastisch in ihrem Fach im Kieferknochen aufgehängt. Am unteren Ende der Zahnwurzel, der **Wurzelspitze**, befindet sich eine kleine Öffnung, die in das Innere des Zahnes führt. Über diese Öffnung wird der Zahn mit Blut- und Lymphgefäßen sowie mit Nerven versorgt. Im Inneren des Zahnes bildet die **Zahnpulpa** *(Pulpa dentis)* das gefäß- und nervenreiche Bindegewebe der Zahnhöhle (☞ Abb. 18.12).

Die Hartsubstanzen der Zähne

Zähne sind aus drei sehr harten Baustoffen aufgebaut:

- Das **Zahnbein** *(Dentin)* bildet die Hauptmasse des Zahnes. Es steht von seiner Struktur her dem Knochengewebe sehr nahe und ist durch seinen Feinbau und hohen Kalkgehalt sehr hart, ähnlich dem Elfenbein der Elefantenstoßzähne
- Der **Zahnschmelz** *(Enamelum)* ist die härteste und widerstandsfähigste Substanz des menschlichen Körpers. Der Schmelzüberzug gibt den Zähnen ihren charakteristischen, weißlichen Glanz. Die Härte verleiht ihm neben Kalzium und Phosphat besonders das Spurenelement *Fluorid* (☞ Tab. 19.16). Nach seiner Entwicklung enthält der Zahnschmelz weder Zellen noch Blutgefäße oder Nerven. Schmelzverluste durch Abnutzung oder Karies können *nicht* ersetzt werden
- Der **Zahnzement**, der den Zahn im Wurzelbereich mit einer dünnen Schicht umschließt, ist ähnlich aufgebaut wie Knochengewebe.

Das Erwachsenengebiss

Das **Erwachsenen-** bzw. *bleibende* **Gebiss** umfasst im Ober- und Unterkiefer jeweils 16 Zähne, also insgesamt 32 Zähne (☞ Abb. 18.13 und 18.14). Pro Kiefer finden sich in der Mitte vier scharfkantige **Schneidezähne** *(Incisivi)*, die vor allem dem Abbeißen der Nahrung dienen. An diese schließt sich beidseits ein **Eckzahn** *(Caninus)* an. Anschließend folgen auf beiden Seiten je zwei **Backenzähne** *(Praemolares)* und drei **Mahlzähne** *(Molares)*. Die hin-

18

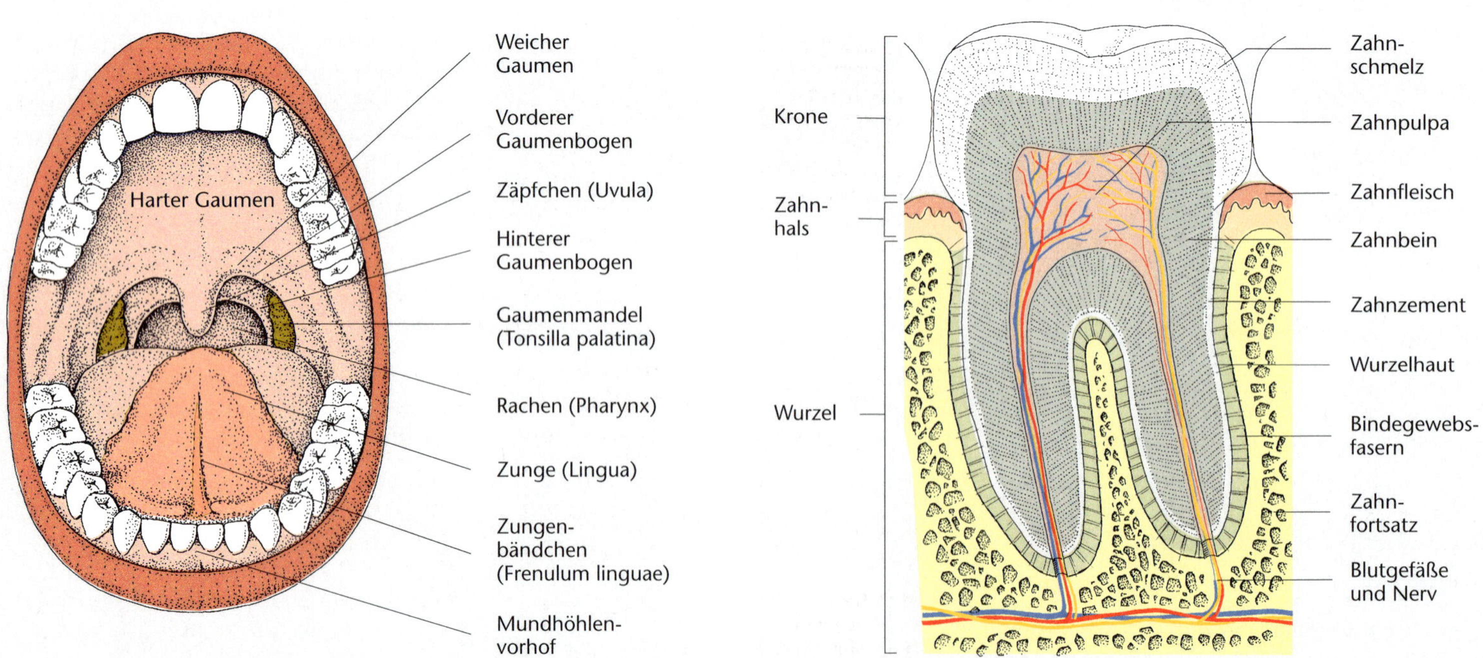

Abb. 18.11: Blick in die Mundhöhle.

Abb. 18.12: Längsschnitt durch einen Backenzahn und seine Wurzeln.

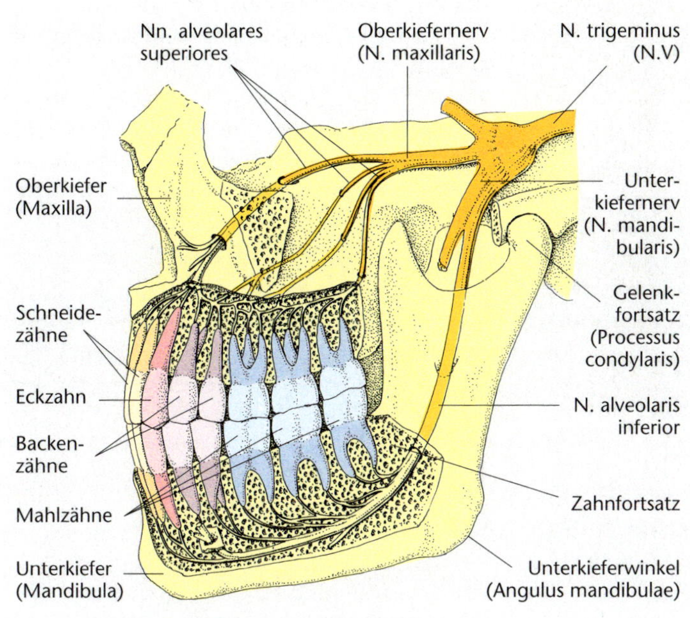

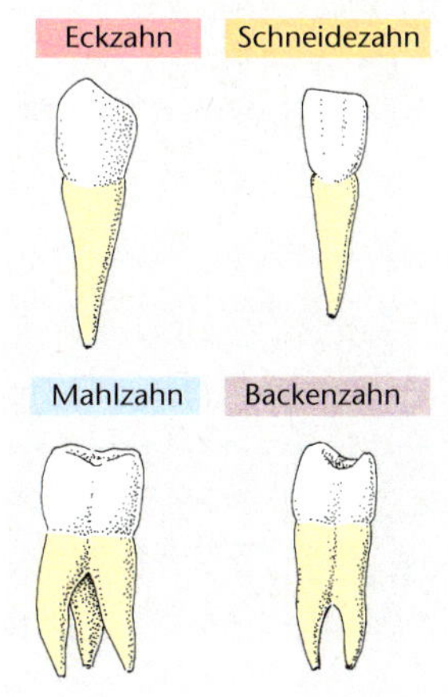

Abb. 18.14 (oben): Zahnformen.

Abb. 18.13 (links): Ober- und Unterkiefer mit versorgenden Nerven.

tersten Mahlzähne heißen **Weisheitszähne**, weil sie in der Regel erst nach dem 17. Lebensjahr auswachsen. Es kommt jedoch relativ häufig vor, dass sie aus Platzmangel nicht durchbrechen können, im Kiefer stecken bleiben und durch den Zahnarzt entfernt werden müssen.

Die **Krone** bzw. *Kaufläche* der vorderen Backenzähne besteht aus zwei Höckern. Während die Backenzähne im Unterkiefer stets nur eine Wurzel aufweisen, bestehen sie im Oberkiefer teilweise aus zwei Wurzeln. Die Kauflächen der Mahlzähne bestehen aus mehreren, meist vier oder fünf Höckern. Im Unterkiefer besitzen sie zwei Wurzeln, im Oberkiefer drei.

Um den Zahnärzten und ihrem Assistenzpersonal die Dokumentation von Zahnbehandlungen zu erleichtern, wird durch die **Zahnformel** jedem Zahn eine bestimmte Nummer zugeordnet. Dazu werden die Zähne einer *Kieferhälfte* beginnend mit dem vordersten Schneidezahn bis zum Weisheitszahn mit 1 bis 8 durchnummeriert. Zusätzlich stellt man den Zähnen des rechten Oberkiefers eine **1**, denen des linken Oberkiefers eine **2**, denen des linken Unterkiefers eine **3** und denen des rechten Unterkiefers eine **4** voran (☞ Abb. 18.15).

Die Zahnentwicklung

Die Entwicklung der Zähne verläuft in der *Zahnleiste* der Kieferknochen. Der Mensch hat zwei „Garnituren" von Zähnen, die aufeinander folgen.

Milchgebiss und Zahnwechsel

Die erste Garnitur, die **Milchzähne**, bricht etwa zwischen dem 6. Lebensmonat und dem 2. Lebensjahr durch. Das Milchgebiss besteht nicht wie das Erwachsenengebiss aus 32, sondern nur aus 20 Zähnen. Pro Kiefer sind dies vier Schneide-, zwei Eck- und vier Mahlzähne.

Etwa ab dem 6. Lebensjahr fallen die Milchzähne aus. In den entstehenden Lücken brechen die bleibenden Zähne nach und nach durch, die zu diesem Zeitpunkt bis auf die Weisheitszähne bereits vollständig vorgebildet sind. In der Phase des **Zahnwechsels** finden sich also sowohl bleibende Zähne als auch Milchzähne im Gebiss (☞ Abb. 18.16 und 18.17).

Parodontose

Unter **Parodontose** versteht man den Schwund des **Zahnhalteapparats** *(Parodontium)*. Dieser besteht aus dem Zahnfleisch, der Wurzelhaut und deren Haltebändern zum Zahnfortsatz des Kiefers (z.B. Abb. 8.13) selbst. Schwinden diese Strukturen, verliert der Zahn seine feste Verankerung und fällt schließlich durch fortschreitende Lockerung aus. Die Ursache dieses Prozesses, der oft schon um das 30. Lebensjahr herum beginnt, ist bis heute weitgehend unklar. Begünstigend wirken schlechte Mundhygiene, Zahnstein und Fremdkörper am Zahnfleischrand (z.B. Kronen). Über 50% der Erwachsenen sind davon betroffen.

Karies

Unter **Karies** *(Zahnfäule)* versteht man eine meist unter Braunfärbung verlaufende Erweichung der Hartsubstanzen der Zähne, v.a. des Zahnschmelzes und des Zahnbeins.

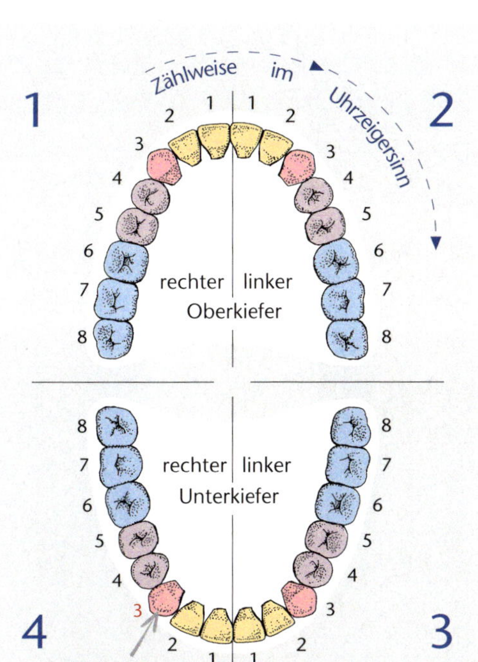

Abb. 18.15 (links): Die allgemeine Zahnformel. Der Zahn 43 ist der Eckzahn (3. Zahn von der Mittellinie aus) im rechten Unterkiefer (4). Diese Zahnformel gilt allgemein für alle Zahnkonstellationen.

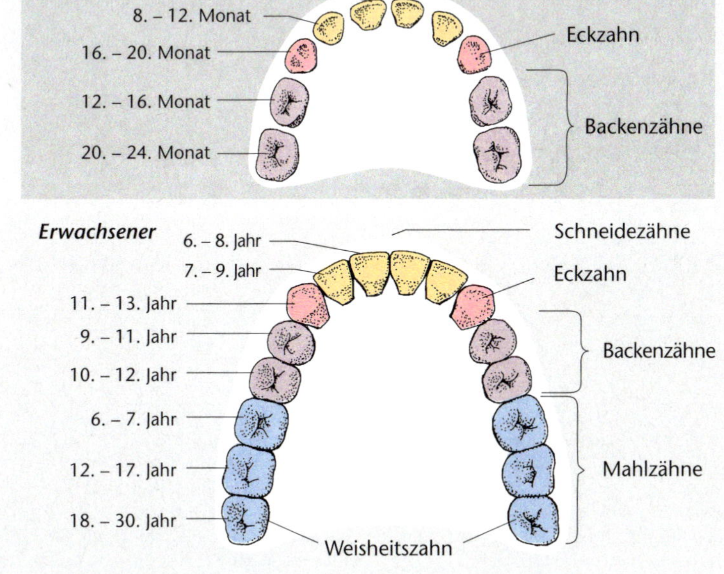

Abb. 18.16 (rechts): Milchgebiss und Erwachsenengebiss, jeweils mit Durchbruchszeitpunkt der einzelnen Zähne (linke Abbildungshälfte).

Die Ursache dieses *Entkalkungsprozesses* ist nur teilweise geklärt. Sicher ist, dass die Ausbildung von Karies an das Vorhandensein von Bakterien und Kohlenhydraten in der Mundhöhle gebunden ist. Monosaccharide (☞ 2.8.1) werden von den im Zahnbelag enthaltenen Bakterien verstoffwechselt. Dabei entstehen, sozusagen als Nebenprodukt, Säuren. Diese Säuren greifen die Hartsubstanzen des Zahnes an und entkalken ihn schrittweise. Besonders gefährdet sind in dieser Beziehung die Zahnzwischenräume. Sie bedürfen besonderer Pflege.

Erreicht der Zahnzerfall die Nähe der Pulpahöhle, so wird der Zahn empfindlich, besonders auf Kältereize – der kariöse Zahn macht sich zum ersten Mal durch Schmerzen bemerkbar. Ist das Zahnbein an einer Stelle völlig entkalkt, so gelangen Bakterien und Nahrungsbestandteile *in* die Pulpahöhle und damit an den Zahnnerven, was meist mit heftigen Zahnschmerzen einhergeht. Ohne rechtzeitiges zahnärztliches Eingreifen droht eine Entzündung der Zahnhöhle *(Pulpitis)*, die oft eine Entfernung des Zahns *(Extraktion)* oder das Abtöten des Zahnnerven erforderlich macht. Im letzteren Fall wird der Zahn zwar erhalten, stellt jedoch nur noch eine gefühllose, harte Masse dar.

Gefährliches Amalgam?

Kariöse Defekte („Löcher") bohrt der Zahnarzt aus und ersetzt den Defekt mit einer **Füllung.** Diese bestand bis vor kurzem meist aus **Amalgam**, einer quecksilberhaltigen *Legierung* (Metallmischung). Allerdings weiß man heute, dass Amalgamfüllungen kleinste Mengen von Quecksilberionen freisetzen, die in den Blutkreislauf gelangen und möglicherweise toxisch wirken können. Deshalb werden heute als Füllmaterialien zunehmend Kunststoffmischungen oder Goldlegierungen verwendet. Neuerdings sind jedoch auch Kunststoffe umstritten, da toxische Langzeiteffekte nicht ausgeschlossen werden können.

Kariesprophylaxe

- **Gute Zahnhygiene** – täglich mindestens zweimaliges Zähneputzen *nach* dem Essen
- Wenig Zucker und Süßigkeiten essen
- Kontrollen durch den Zahnarzt mindestens alle sechs Monate, um bereits kleinste kariöse Defekte zu füllen
- **Fluorid-Zufuhr.** Fluoridionen unterstützen die Verkalkung und Regeneration der Zahnhartsubstanzen und erhöhen ihre Widerstandsfähigkeit gegen die von Mundbakterien gebildeten Säuren. Fluorid-Zufuhr ist besonders in der Zeit der Zahnentwicklung sinnvoll (5. Schwangerschaftsmonat bis etwa 10. Lebensjahr). Im ersten Lebensjahr wird Fluorid meist kombiniert mit Vitamin D (zur Rachitisprophylaxe 13.5) oral zugeführt.

Der Kauvorgang

Bei den Kauvorgängen kann man Schneidebewegungen und Mahlbewegungen unterscheiden. Bei der **Schneidebewegung** wird der Unterkiefer gegen den Oberkiefer bewegt. Die Muskeln, die dabei aktiv sind, sind der **M. masseter** *(Kaumuskel)* und der **M. temporalis** *(Schläfenmuskel)*. Bei der **Mahlbewegung** wird der Unterkiefer nach vorne bzw. nach hinten gezogen, was durch den hinteren Teil des M. temporalis bzw. durch den **M. pterygoideus lateralis** *(seitlicher Flügelmuskel)* bewirkt wird. Unterstützt werden diese Bewegungen durch die Wangenmuskulatur und die Zunge, wodurch sichergestellt wird, dass die Nahrung immer wieder zwischen die Zahnreihen gelangt und weiter zerkleinert werden kann (☞ Abb. 18.18).

18.2.3 Die Zunge

Die **Zunge** *(Lingua)* ist ein von Schleimhaut überzogener Muskelkörper, der bei geschlossenem Mund die eigentliche Mundhöhle fast vollständig ausfüllt. Dabei berührt die Oberfläche der Zunge den harten Gaumen, und die Zungenspitze liegt den Schneidezähnen an. Die Zunge hat vielfältige Aufgaben:

- Sie hilft mit bei Kau- und Saugbewegungen
- Sie formt einen schluckfähigen Bissen *(Bolus)* und leitet den Schluckakt ein
- Sie dient der Geschmacks- und Tastempfindung (küssen!)
- Sie ist an der Lautbildung beteiligt.

Die Zunge besteht in ihrem hinteren Anteil aus der fest mit dem Mundboden verwachsenen **Zungenwurzel** *(Radix linguae)*. Diese geht in den weitgehend frei beweglichen **Zungenkörper** mit dem **Zungenrücken** über und läuft in der **Zungenspitze** aus. Streckt man die Zungenspitze nach oben, so erkennt man in der Mitte der Zungenunterfläche das **Zungenbändchen** *(Frenulum linguae)*, welches die Aufwärtsbewegung der Zungenspitze begrenzt. Folgt man dem Zungenbändchen an der Unterfläche der Zunge, so gelangt man zu den Öffnungen der Ausführungsgänge der beiden Unterkieferspeicheldrüsen.

Die Muskulatur der Zunge

Der Vielzahl von Bewegungen, die mit der Zunge ausgeführt werden können, entspricht anatomisch ein komplexer dreidimensionaler Aufbau ihres Muskelkörpers. Dabei ist es zweckmäßig, zwei Systeme von Muskelfasern zu unterscheiden:

- Die **Binnenmuskulatur** wird von Faserzügen gebildet, die streng auf die Zunge beschränkt und nicht an Skelettteilen befestigt sind. Diese Fasern führen zu *Verformungen* (also Verdickung oder Abflachung) der Zunge
- Demgegenüber werden *Lageveränderungen* der Zunge durch eine Kontraktion der **Außenmuskulatur** erzeugt. Diese Fasern haben ihren Ursprung an knöchernen oder muskulären Strukturen der Umgebung.

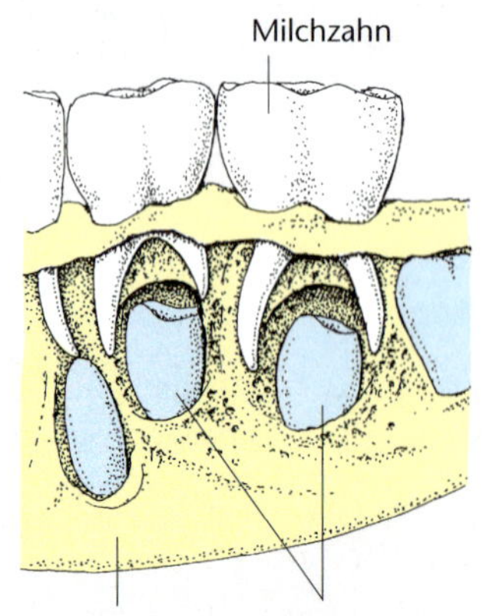

Abb. 18.17: Wechselgebiss. Unter den Milchzähnen sind die bleibenden Zähne schon angelegt. Ab etwa dem 6. Lebensjahr treten sie durch den Kiefer.

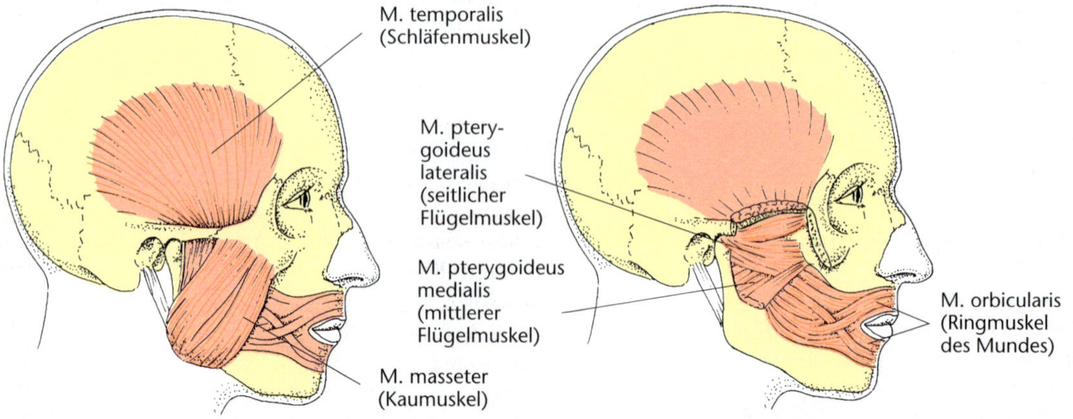

Abb. 18.18: Kaumuskulatur, links oberflächliche, rechts tiefe Schicht. Der M. temporalis zieht vom Schläfenbein hinab zum Kronenfortsatz des Unterkiefers. Der M. masseter entspringt am Jochbogen und zieht hinab zum Unterkieferwinkel. Die Mm. pterygoidei ziehen vom Keilbein zum Unterkiefer. Sie unterstützen den Kieferschluss (medialer Teil) bzw. die Kieferöffnung und das Verschieben des Unterkiefers (lateraler Teil).

Die Zungenmuskulatur ist überwiegend *quergestreift* und der Willkürbewegung unterworfen. Innerviert werden diese Zungenmuskeln vom XII. Hirnnerven (*N. hypoglossus 11.8.6*).

Aspirationsprophylaxe

Bei Bewusstlosigkeit erschlafft die Zungenmuskulatur, so dass die Zunge in Rückenlage in den Rachenraum zurückfallen kann. Erbricht der Patient, kann das Erbrochene in die Luftröhre gelangen und der Betroffene ersticken. Deshalb Bewusstlose immer in die stabile Seitenlage bringen und den Kopf überstrecken (☞ 26.4.1).

Die Zungenschleimhaut

Analog zu dem übrigen Bereich der Mundhöhle wird auch die Oberfläche der Zunge von einer Schleimhaut gebildet, deren äußerste Schicht aus einem mehrschichtigen Plattenepithel besteht. Die Zungenunterfläche ist glatt, der Zungenrücken und die Zungenränder zeigen dagegen eine außergewöhnlich raue Oberfläche. Der Grund dafür ist, dass die Zunge in diesen Bereichen zahlreiche warzenförmige Erhebungen hat, die man als **Papillen** bezeichnet. Nach ihrer äußeren Form unterscheidet man:

- **Fadenförmige Papillen** (*Papillae filiformes*)
- **Pilzförmige Papillen** (*Papillae fungiformes*)
- **Warzenförmige Papillen** (*Papillae vallatae*)
- **Blattförmige Papillen** (*Papillae foliatae*).

Die weißlichen, überwiegend verhornten fadenförmigen Papillen sind von sensiblen Nervenendigungen versorgt und dienen der *Tastempfindung.* In den übrigen Papillen sind **Geschmacksknospen** eingelassen, die der Geschmackswahrnehmung und damit der chemischen Kontrolle der Nahrung dienen (mehr zum Geschmackssinn ☞ 12.5.5).

Im Bereich der Zungenwurzel findet man in der Schleimhaut zahlreiche Haufen von lymphatischen Zellen, die der Infektionsabwehr dienen und einen Teil des sog. **lymphatischen Rachenrings** darstellen (☞ Abb. 14.20).

Schließlich sind im Bereich des Zungengrundes Drüsen in die Schleimhaut eingelassen, die in der Lage sind, fettspaltende Enzyme (Lipasen) zu bilden. Sie unterstützen den Abbau von Nahrungsfetten.

18.2.4 Die Speicheldrüsen

Der Mundspeichel wird von zahllosen, mikroskopisch kleinen Drüsen innerhalb der Mundschleimhaut sowie drei großen, paarigen Speicheldrüsen gebildet, die außerhalb des Mundraums liegen (☞ Abb. 18.19).

Die paarigen Drüsen geben ihr Sekret über Gangsysteme in den Mundraum ab. Die **Ohrspeicheldrüse** (*Glandula parotis*, kurz **Parotis**), liegt vor- bzw. etwas unterhalb des Ohres zwischen der Haut und dem M. masseter (*Kaumuskel*). Sie gibt ihr Sekret über einen relativ langen Ausführungsgang (*Ductus parotideus*), der gegenüber dem zweiten Mahlzahn des Oberkiefers endet, in die Mundhöhle ab.

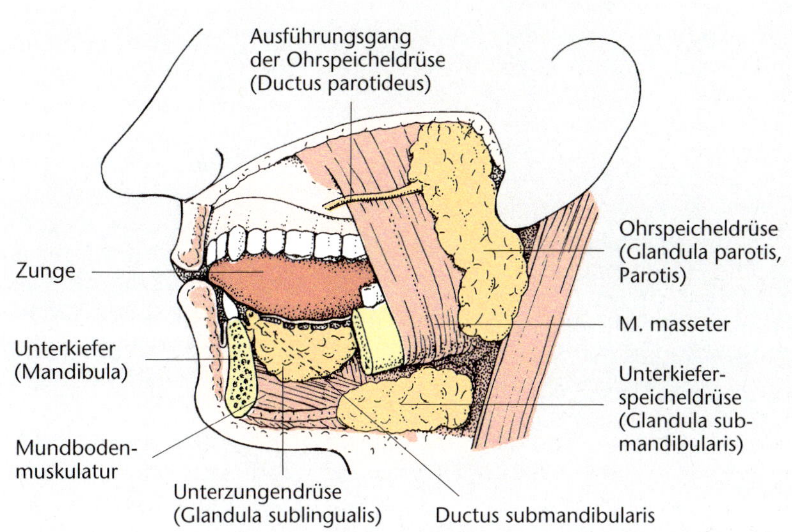

Abb. 18.19: Die großen Speicheldrüsen und ihre Ausführungsgänge.

Die **Unterkieferspeicheldrüse** (*Glandula submandibularis*) liegt an der Innenseite des Unterkiefers unterhalb der Muskelplatte, die sich zwischen den beiden Kieferästen ausspannt, der Mundbodenmuskulatur. Ihr langer Ausführungsgang (*Ductus submandibularis*) mündet unter der Zunge an einer kleinen, warzenartigen Erhebung nahe dem Zungenbändchen.

Die **Unterzungendrüse** (*Glandula sublingualis*) liegt direkt der Mundbodenmuskulatur auf und breitet sich seitlich beidseits bis zum Unterkiefer aus. Sie gibt ihr Sekret über mehrere kurze Ausführungsgänge, die beidseits der Zunge enden, in die Mundhöhle ab. Ein größerer Ausführungsgang endet gemeinsam mit dem Ausführungsgang der Unterkieferspeicheldrüse an dem kleinen Schleimhauthöckerchen am Zungenbändchen.

Zusammensetzung des Speichels

Der **(Mund-)Speichel**, ein Gemisch aus den verschiedenen Speicheldrüsensekreten, besteht zu ca. 99 % aus Wasser. Den Rest machen vor allem aus:

- **Elektrolyte**, v.a. Na^+, K^+, Cl^- und HCO_3^-
- **Enzyme.** Hier ist insbesondere das **Ptyalin** zu erwähnen, eine *α-Amylase,* die Stärke bei längerer Einwirkzeit bis zum Disaccharid *Maltose* spaltet (deshalb schmeckt Brot nach längerem Kauen süß!)
- **Antimikrobiell wirksame Stoffe.** *Lysozym* (ein Bakterien abtötendes Enzym ☞ 6.2.1), *Immunglobulin A* (☞ 6.4.3) und **Rhodanid-Ionen** schützen vor Bakterien (Karies!) und Viren
- **Weitere Substanzen. Schleimstoffe** (*Muzine*) machen den Bissen gleitfähig und erleichtern Kau- und Sprechbewegungen. Oft enthält Speichel auch *Blutgruppensubstanzen* (☞ 14.2.9), dann ist eine Blutgruppenbestimmung aus Speichelresten möglich (bedeutsam in der Strafverfolgung).

Der pH-Wert des Speichels liegt zwischen den Mahlzeiten bei ungefähr 6. Nach Stimulation steigt er auf Werte um 7,0–7,5 an.

Im Normalfall stammt der Speichel zu fast 70 % aus den beiden Unterkieferspeicheldrüsen und zu etwa 25 % aus den beiden Ohrspeicheldrüsen. Der Rest wird von den beiden Unterzungenspeicheldrüsen sowie den über die ganze Mundschleimhaut verstreuten kleinen Speicheldrüsen gebildet. Die Zusammensetzung des Speichels ist je nach Produktionsort unterschiedlich: Als rein *seröse Drüse* (☞ 4.2.2) stellt die Parotis ein ziemlich wässriges Sekret her, den „Spülspeichel". Die Unterkieferspeicheldrüse und die Unterzungendrüse sind dagegen gemischte Drüsen und liefern in Abhängigkeit von der Nahrungsbeschaffenheit einen eher serösen oder eher mukösen Speichel.

Steuerung der Speichelsekretion

Die Speichelproduktion wird durch das vegetative Nervensystem gesteuert. Dabei führt

- Erregung des Parasympathikus zur reichlichen Absonderung von dünnflüssigem *Spülspeichel*
- Sympathikusaktivierung zur mäßigen Bildung von zähem, dickflüssigem, muzinreichem Schleim, womit sich die „Mundtrockenheit" bei Aufregung erklären lässt.

Auch ohne Nahrungsaufnahme werden ständig kleine Mengen Speichel infolge parasympathischer Stimulation gebildet, um Lippen und Zunge feucht zu halten und die Sprechbewegungen zu erleichtern. Bei starkem Wassermangel, z.B. durch Schwitzen, wird die Speichelproduktion unterdrückt. Die resultierende starke Trockenheit des Mundes verstärkt das Durstgefühl.

Nahrung regt über reflektorische Vorgänge (viszerale Reflexbögen ☞ 11.11.4) die Speicheldrüsen zu starker Produktion an. Dabei führen Berührung der Mundschleimhaut, Geruch, Geschmack oder auch schon der Gedanke an ein wohlschmeckendes Gericht zur starken, parasympathikusvermittelten Speichelbildung.

Soor- und Parotitisprophylaxe

Ein verminderter Speichelfluss tritt sowohl bei Flüssigkeitsmangel als auch bei mangelnder Kautätigkeit auf. Die Mundschleimhaut trocknet aus, ist leichter verletzbar und wird anfällig für Infektionen (z.B. Soor ☞ 18.2.1). Bei Patienten, die nicht essen oder trinken dürfen, ist deshalb eine regelmäßige und gewissenhafte Mundpflege unabdingbar. Zusätzlich sollte der Speichelfluss durch Reize wie Apfelscheiben, Kaugummi oder einer gezielten Massage entlang der Speicheldrüsen angeregt werden. Dies beugt auch einer Ohrspeicheldrüsenentzündung *(Parotitis)* vor.

Mumps

Mumps, auch *Ziegenpeter* oder *Parotitis epidemica* genannt, ist eine akute Viruserkrankung, die bevorzugt die Ohrspeicheldrüsen befällt. Es kommt dabei neben Fieber, Kopf- und Gliederschmerzen zur schmerzhaften Anschwellung meist beider Ohrspeicheldrüsen, wodurch Kaubewegungen weh tun. Als Komplikation gefürchtet ist bei Jungen ab der Pubertät eine Hodenentzündung *(Mumpsorchitis)*, weil sie zu späterer Sterilität (Unfruchtbarkeit ☞ 21.3.9) führen kann. Auch eine begleitende Entzündung der Bauchspeicheldrüse *(Pankreatitis)* oder Hirnhautentzündung *(Meningitis)* kommen vor. Mumps-Viren sind weltweit verbreitet und werden in der Regel durch Tröpfcheninfektion übertragen. Aufgrund der hohen Ansteckungsgefahr kam es früher oft zu epidemischem Auftreten in Kindergärten oder Schulen, inzwischen ist jedoch eine Schutzimpfung verfügbar (☞ 6.6.4).

18.2.5 Der Gaumen

Der **Gaumen** ist gleichzeitig Dach der Mundhöhle und Boden der Nasenhöhle. Er:

- Trennt Mund- und Nasenhöhle
- Bildet das Widerlager der Zunge beim Sprechen und Kauen
- Verschließt den oberen Rachenraum beim Schlucken
- Unterstützt die Lautbildung (☞ 17.3.2): die Bildung des Vokals **i** und der Konsonanten **k** und **ch** ist an einen normalen Gaumenschluss gebunden.

18

Führt man die Zungenspitze von den vorderen Schneidezähnen entlang des Daches der Mundhöhle nach hinten, so stellt man fest, dass der Gaumen aus zwei Teilen besteht: dem vorderen **harten Gaumen** und dem hinteren **weichen Gaumen**, auch *Gaumensegel* oder *Velum palatinum* genannt.

Der vordere Teil des harten Gaumens besteht aus den Gaumenfortsätzen der Oberkieferknochen *(Processus palatinus maxillae)*, die sich in der Mittellinie vereinigen und ein dünnes, knöchernes Gewölbe bilden. Den hinteren Abschluss des harten Gaumens bilden die sich anschließenden Gaumenbeine (*Os palatinum* ☞ Abb. 8.12).

Der dann folgende weiche Gaumen ist eine Sehnen-Muskelplatte, die, ausgehend vom harten Gaumen und knöchernen Strukturen der Schädelbasis, zum einen in das bindegewebige Grundgerüst des Gaumensegels einstrahlt und zum anderen im Bogen zum Zungengrund verläuft. Kontrahiert sich die Muskulatur des weichen Gaumens, so wird das Gaumensegel insgesamt angespannt und verlagert sich nach oben. Dadurch legt sich der untere Rand des weichen Gaumens mit dem in der Mitte gelegenen **Zäpfchen** *(Uvula)* an die Rachenwand an und verschließt den Nasen-Rachenraum gegen die Mundhöhle *(Gaumenschluss)*.

Die seitlichen Ränder des Gaumensegels werden von zwei hintereinander gelegenen Schleimhautfalten gebildet, die zum Zungengrund und zur seitlichen Rachenwand führen und als **vorderer** bzw. **hinterer Gaumenbogen** bezeichnet werden. Dazwischen liegen beiderseits die **Gaumenmandeln** *(Tonsillae palatinae)*, die Teil des lymphatischen Rachenringes sind.

Zahnprothese immer tragen

Patienten, die eine Zahnprothese tragen, sollten diese auch dann einsetzen, wenn sie vorübergehend nicht essen dürfen. Der zahnhaltende Teil des Gaumens verformt sich schon in 3 – 8 Tagen so, dass die Prothese nicht mehr richtig passt und der Patient Schwierigkeiten beim Kauen hat. Aus dem gleichen Grund sollten Zahnprothesen auch nachts getragen werden.

18.2.6 Der Rachen

Der **Rachen** *(Pharynx, Schlund)* ist ein von Schleimhaut ausgekleidetes Muskelgewölbe, dessen oberes Ende an der Schädelbasis befestigt ist und das am unteren Ende in die Muskulatur der Speiseröhre übergeht.

Er besteht aus quergestreifter Muskulatur und verbindet Mundhöhle und Speiseröhre, andererseits aber auch Nase und Luftröhre. In seinem mittleren Teil kreuzen sich Atem- und Speiseweg, wobei insbesondere beim Schlucken weder Nahrung noch Flüssigkeit in die Nase oder Luftröhre übertreten darf (☞ Abb. 18.20).

18.2.7 Das Schlucken

Ist die Nahrung genügend zerkaut und mit Speichel vermischt, formt die Zunge einen schluckfähigen **Bissen** *(Bolus)*. Der nun folgende Schluckakt stellt einen komplizierten Bewegungsablauf dar, der zunächst willkürlich und dann unwillkürlich über Reflexvorgänge abläuft.

Eingeleitet wird der Schluckakt durch eine willkürliche Zungenbewegung, die die Nahrung ähnlich dem Stempel einer Spritze nach hinten in den Rachen schiebt, wobei der harte Gaumen als Widerlager dient. Die Auslösung des nun folgenden reflektorischen Vorganges erfolgt, wie bei jedem Reflex, durch Reizung entsprechender Sinneszellen, in diesem Fall Berührungsrezeptoren der Gaumenbögen, der Rachenhinterwand oder des Zungengrundes.

Der Nasen-Rachenraum wird durch Anheben des Gaumensegels und gleichzeitige Kontraktion der Rachenwand abgedichtet. Anschließend kontrahiert sich die Mundbodenmuskulatur, wodurch sich der Kehlkopfeingang verschließt und der Nahrungseintritt in die Luftröhre verhindert wird. Dabei helfen auch die reflektorische Hemmung der Atmung und der Verschluss der Stimmritze. Da der Kehlkopf teilweise an der Mundbodenmuskulatur befestigt ist, führt die Kontraktion der Mus-

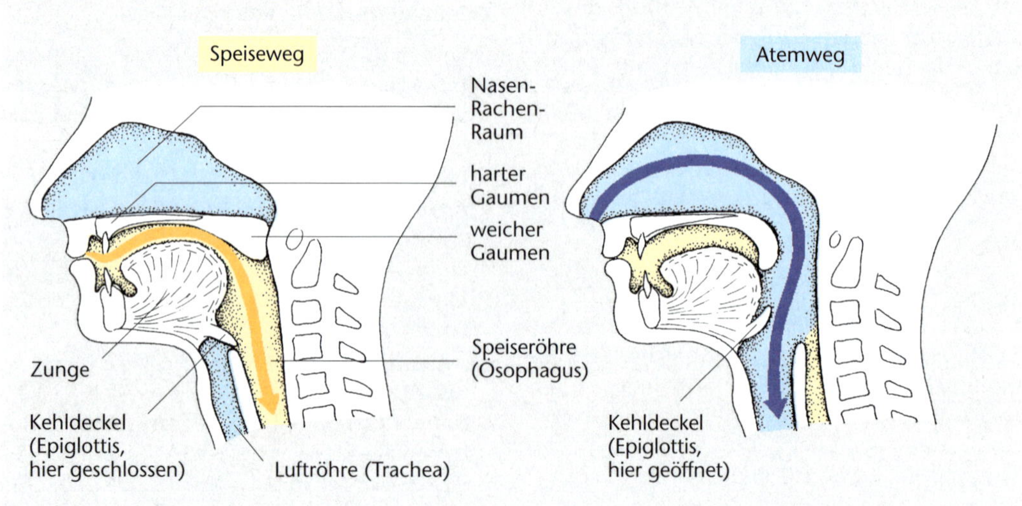

Abb. 18.20: Kreuzung von Atem- und Speiseweg im Rachen. Beim Schlucken wird der Nasen-Rachenraum durch Anheben des Gaumensegels und Kontraktion der Rachenwand abgedichtet. Durch die Aufwärtsbewegung des Kehlkopfes legt sich der Kehldeckel über den Kehlkopfeingang und verschließt den Luftweg.

keln zu einer Aufwärtsbewegung des Kehlkopfs, wodurch sich der Kehldeckel passiv über den Kehlkopfeingang legt.

Mit dem Verschluss des kreuzenden Atemweges kommt es gleichzeitig zu einer von oben nach unten verlaufenden Kontraktionswelle der Rachenmuskulatur, die den Bissen schließlich in die Speiseröhre gelangen lässt (Weitertransport der Nahrung ☞ 18.3.2).

Globusgefühl – der Kloß im Hals

Jeder Mensch muss in seinem Leben „harte Brocken schlucken". Nicht immer gelingt das. Das Gefühl „einen Kloß im Hals zu haben" (Globusgefühl) ist häufig psychisch bedingt, entzündliche oder tumoröse Ursachen müssen jedoch ausgeschlossen werden. Ein zuschnürendes Gefühl im Hals, dem mit Räuspern und Hüsteln begegnet wird, kann das erste Mal durchaus im Rahmen einer Halsentzündung auftreten. Rasch kann das Räuspern und Hüsteln jedoch zur Gewohnheit werden. Seelische Probleme verlagern die Betroffenen dann eventuell dauerhaft in den Hals, sie können den Konflikt „nicht schlucken". Typisch für das psychisch bedingte Globusgefühl ist, dass die Beschwerden während der Mahlzeiten verschwinden. Zur Behandlung werden Entspannungstechniken empfohlen, aber erst müssen endogene Ursachen ausgeschlossen werden.

18.3 Die Speiseröhre

Die **Speiseröhre** *(Ösophagus)* ist ein etwa 25 cm langer Muskelschlauch, der Rachen und Magen verbindet. In der Speiseröhre finden keine Verdauungsvorgänge statt, sie dient lediglich als Transportweg zwischen Mund und Magen. Ihr allgemeiner Aufbau entspricht dem des übrigen Verdauungsrohres (☞ 18.1.4), wobei das Epithel als innere Oberfläche der Schleimhaut bei der Speiseröhre wie im Mundbereich aus einem mehrschichtigen, nicht verhornten Plattenepithel besteht (☞ Abb. 18.21).

18.3.1 Verlauf der Speiseröhre

Die Speiseröhre beginnt hinter dem Ringknorpel des Kehlkopfs dicht vor dem 6. Halswirbelkörper. Sie verläuft dann hinter der Luftröhre im Mediastinum (Mittelfellraum ☞ 1.3) abwärts, wobei sie sich zunehmend von der Wirbelsäule entfernt. Auf Höhe der Luftröhrengabelung wird sie zwischen Luftröhre und Aortenbogen etwas eingeengt, wendet sich in ihrem weiteren Verlauf durch das Mediastinum zunehmend nach links und geht nach dem Durchtritt durch das Zwerchfell nach kurzem Verlauf durch die Bauchhöhle in den Magen über.

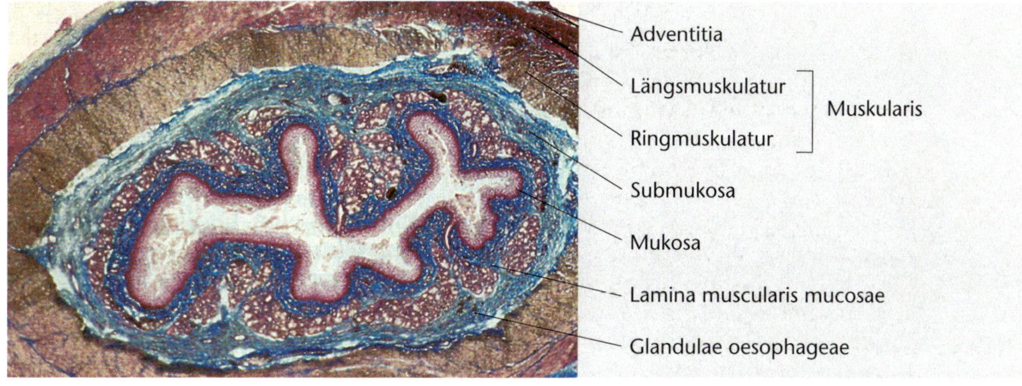

Abb. 18.21: Histologischer Schnitt durch die Speiseröhre. Man erkennt den typischen Wandaufbau der Verdauungsorgane mit Mukosa, Submukosa und Muskularis. Charakteristisch für die Speiseröhre ist die sternförmige Fältelung der Schleimhaut, deren Dehnung auch großen Bissen die Passage erlaubt. Die Drüsensekrete der Glandulae oesophageae machen die Schleimhautoberfläche geschmeidig. [X141]

Da die Speiseröhre ein elastischer Schlauch ist, kann sich ihr Lumen beim Schluckakt durch den verschluckten Bolus bis auf 3,5 cm aufdehnen. Dies geht jedoch nicht an den drei *physiologischen Engstellen* der Speiseröhre:

- Der *Ringknorpelenge*
- Der *Aortenenge*
- Der *Zwerchfellenge.*

An diesen Stellen ist die Speiseröhre durch die umgebenden Strukturen fixiert (Ringknorpelenge) bzw. ihre Aufdehnung durch die anatomischen Gegebenheiten stark begrenzt (Aortenenge und Zwerchfellenge). Die physiologischen Ösophagusengen sind von erheblicher klinischer Bedeutung, da Entzündungen und Tumoren des Ösophagus bevorzugt an diesen Engstellen vorkommen. Auch verschluckte Fremdkörper oder zu große bzw. zu wenig gekaute Bissen bleiben hier stecken, v.a. in der Ringknorpelenge, da sich ihr Lumen nur auf 1,5 cm aufdehnen lässt.

18.3.2 Passage des verschluckten Bissens durch die Speiseröhre

Der Tonus (☞ 7.3.7) der Speiseröhrenmuskulatur ist sowohl an ihrem Beginn als auch an ihrem Ende deutlich erhöht. Da hieraus *funktionell* ein Verschlussmechanismus resultiert, nennt man diese Stellen auch den **oberen** und **unteren Ösophagussphinkter.**

Nach Beginn des Schluckakts kommt es zur Erschlaffung des *oberen Ösophagussphinkters,* der Bolus kann vom Rachen in die Speiseröhre übertreten. Anschließend wird der Bolus weiter in Richtung Magen transportiert. Dies geschieht durch Kontraktionen der beiden muskulären Wandschichten des Ösophagus:

- Unmittelbar *unterhalb* des verschluckten Bolus kontrahieren sich die äußeren, längsverlaufenden Muskelfasern, was zu einer Lumenerweiterung unterhalb des Bolus führt
- In das so geschaffene Reservoir wird der Bolus durch Kontraktion des ihn *oberhalb* umschließenden Abschnitts der Ringmuskelfasern vorgeschoben.

Diese beiden Vorgänge wiederholen sich so lange, bis der Bolus durch die Speiseröhre transportiert ist, was normalerweise ca. eine halbe Minute in Anspruch nimmt. Eine solche wellenförmige Kontraktionsfolge glatter Muskulatur wird als **Peristaltik** bezeichnet.

Kommt die peristaltische Welle am unteren Ösophagusende an, so wird reflektorisch der *untere Ösophagussphinkter* (auch **Kardia** oder *Magenmund* genannt) geöffnet, und der Bolus kann in den Magen eintreten (☞ Abb. 18.23).

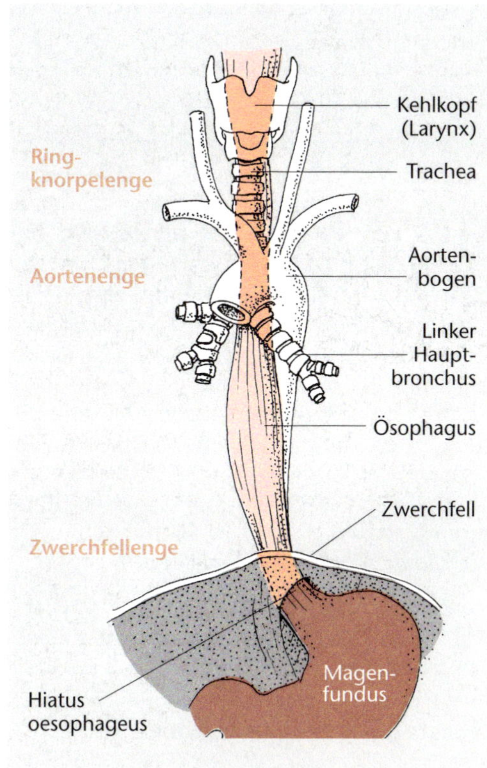

Abb. 18.22: Verlauf der Speiseröhre und ihre physiologischen Engstellen.

18

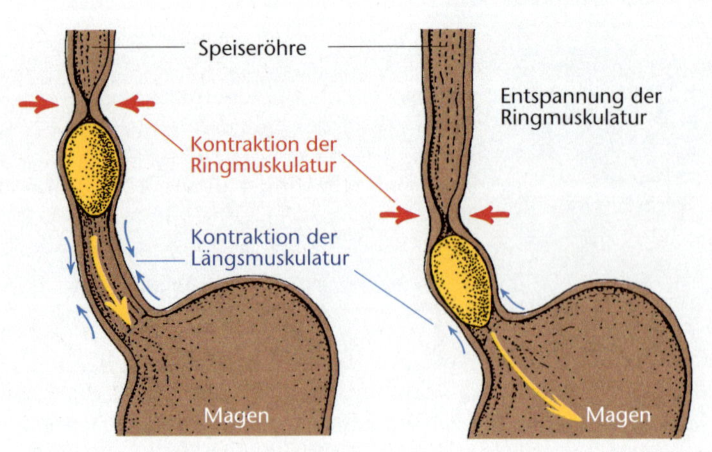

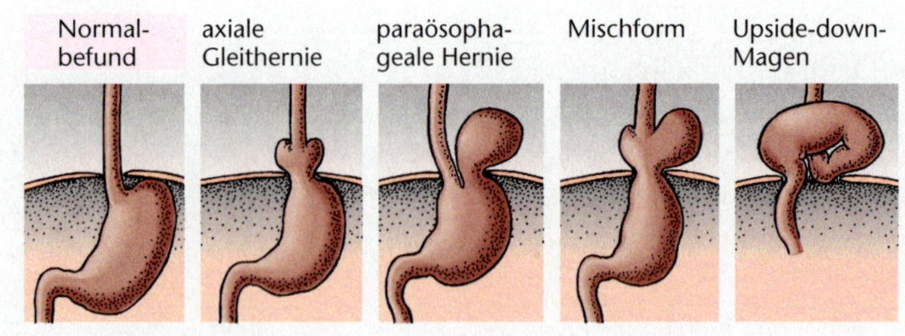

Abb. 18.24 (oben): Verschiedene Formen der Hiatushernie. Die axiale Gleithernie ist mit 90 % der Fälle am häufigsten. [A300-190]

Abb. 18.23 (links): Peristaltische Kontraktionswelle der Ösophagusmuskulatur. Durch Kontraktion der Ringmuskulatur oberhalb des Bolus und gleichzeitiger Kontraktion der Längsmuskulatur darunter wird der Bissen in den Magen vorgeschoben.

18.3.3 Ösophagus-Erkrankungen

Warnsignal Dysphagie

Leitsymptom aller Erkrankungen der Speiseröhre ist die *Schluckstörung* **(Dysphagie).** Bei Männern über 50 Jahren ist die häufigste Ursache hierfür das *Ösophaguskarzinom.* Deshalb sollte jede länger bestehende Schluckstörung endoskopisch oder durch eine Röntgenuntersuchung mit Kontrastmittel („Breischluck") abgeklärt werden.

Ösophaguskarzinom

Der zunehmend häufiger auftretende *maligne* Tumor der Speiseröhre, das **Ösophaguskarzinom,** nimmt seinen Ausgang vor allem vom Plattenepithel der Speiseröhre, ist also ein Plattenepithelkarzinom (☞ 5.7.2). Seine Entstehung wird insbesondere durch Rauchen und alkoholische Getränke begünstigt.

Bei den meisten Patienten sind schon bei Diagnosestellung die benachbarten Lymphknoten befallen (lymphogene Metastasierung ☞ 5.7.4). Als Therapie kommt deshalb nur etwa bei einem Drittel der Patienten eine radikale Operation mit Entfernung eines Teils oder des ganzen Ösophagus in Frage. Der dabei entstandene Defekt wird durch „Hochziehen" des Magens in den Brustraum oder durch Verpflanzung eines Darmstücks mit Bildung einer Ersatzspeiseröhre überbrückt. Im Übrigen besteht die Möglichkeit, den Tumor zu *bestrahlen* und einen Ösophagusverschluss durch *Lasertherapie* oder Einführung eines *Tubus* (*Stent* genannt) zu verhindern.

Trotz dieser Therapiemöglichkeiten versterben fast alle Patienten innerhalb von 12 Monaten nach Diagnosestellung.

Refluxösophagitis und Hiatushernien

Bei unzureichendem Verschluss des unteren Ösophagussphinkters kann Magensaft in die Speiseröhre zurückfließen **(Reflux).** Die aggressive Magensäure (HCl und Pepsin) greift die Schleimhaut der Speiseröhre an, und es kommt zur **Refluxösophagitis** (Ösophagitis = Speiseröhrenentzündung) mit Sodbrennen, saurem Aufstoßen, brennenden Schmerzen hinter dem Brustbein sowie Schluckschmerzen.

Die Therapie der Refluxösophagitis richtet sich nach dem Schweregrad der Erkrankung. Bei leichteren Beschwerden genügen oft schon Verhaltensänderungen:

- Gewichtsnormalisierung, keine Mahlzeiten am späten Abend
- Verzehr kohlenhydratreicher Nahrung, wodurch die Bildung von saurem und pepsinhaltigem Magensaft gehemmt wird
- Nach dem Essen nicht sofort hinlegen, Liegen mit erhöhtem Oberkörper
- Alkohol-, Kaffee-, Nikotinabstinenz.

Daneben kommen Mittel zum Einsatz, die den Tonus des unteren Ösophagussphinkters steigern und/oder die Entleerung in den Magen beschleunigen (z.B. Cisaprid, etwa Propulsin®). Bei stärkeren Beschwerden oder Entzündungen der Ösophagusschleimhaut werden Medikamente eingesetzt, die die Säurebildung im Magen hemmen (z.B. Protonenpumpenhemmer ☞ 18.4.7).

Auch bei Verlagerung von Teilen des Magens durch den *Hiatus oesophageus* (☞ Abb. 18.22) in den Brustraum (**Hiatushernie** ☞ Abb. 18.24) kann es zu Refluxbeschwerden kommen. Die Therapie der *axialen Gleithernie* entspricht, falls Beschwerden vorliegen, der der Refluxösophagitis. Alle anderen Hiatushernien müssen wegen der Gefahr der lebensgefährlichen *Speiseröhreneinklemmung* **(Ösophagusinkarzeration)** operiert werden.

Ösophagusvarizen

Bei fortgeschrittenen Lebererkrankungen kommt es durch den bindegewebigen oder knotigen Umbau der Leber zu einer Einengung der Pfortaderstrombahn in der Leber, so dass der Blutabfluss zum Herzen behindert ist. Das Blut staut sich ins Pfortaderstromgebiet zurück, in dem nun höhere Drücke herrschen als normal (*Pfortaderhochdruck* oder **portale Hypertension**). Dadurch wird das Blut in normalerweise nicht oder nur wenig benutzte Gefäßgebiete, z.B. die Venen der Speiseröhre, gelenkt, die infolgedessen wie Krampfadern prall gefüllt und sehr verletzungsempfindlich sind (☞ Abb. 18.7). Da durch den Leberschaden gleichzeitig ein Mangel an Vitamin-K-abhängigen Gerinnungsfaktoren vorliegt (☞ 14.5.5) und deshalb die Gerinnungsfähigkeit des Blutes herabgesetzt ist, kommt es beim Einriss solcher Venen leicht zu lebensgefährlichen Blutungen. Patienten mit einer solchen **Ösophagusvarizenblutung** erbrechen oft große Blutmengen im Schwall. Als Notfallmaßnahme versucht der Arzt, die Blutungsquelle *endoskopisch* (☞ 18.1.7) zu verkleben. Daneben sind zum Ausgleich des Blutverlustes meist zahlreiche Blutkonserven erforderlich.

18.4 Der Magen

An die Speiseröhre schließt sich als sackartige Erweiterung des Verdauungskanals der **Magen** *(Ventriculus)* an. In ihm wird die bereits in der Mundhöhle begonnene Verdauung der Nahrung fortgesetzt. Das *Fassungsvermögen* des Magens beträgt etwa 1,5 l. Bindegewebige Bänder, die zu Leber und Milz ziehen, stabilisieren den Magen in seiner Position in der Bauchhöhle. Trotzdem variiert die Form des Magens ständig, je nach seinem Füllungszustand und der Körperlage.

18.4.1 Abschnitte des Magens

Den Mageneingang, also den Übergang von der Speiseröhre zum Magen, bezeichnet man als **Kardia** *(Magenmund).* Seitlich davon, unmittelbar unter dem Zwerchfell, liegt die kuppelförmige Erweiterung des Magens, der **Fundus** *(Magengrund).* Dies ist beim stehenden Menschen die am höchsten liegende Region des Magens, in der sich die beim Essen zwangsläufig mitgeschluckte Luft ansammelt.

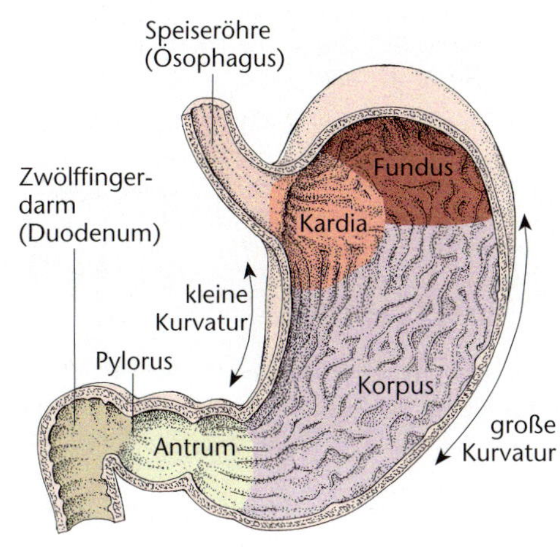

Abb. 18.25: Magen im Längsschnitt. Man erkennt die Abschnitte Kardia, Fundus, Korpus, Antrum und Pylorus. Außerdem unterscheidet man zwischen der großen und kleinen Krümmung (Kurvatur) des Magens.

An den Fundus schließt sich der größte Teil des Magens, der *Magenkörper* **(Korpus)** an. Dieser geht über in den *Vorraum des Pförtners (Antrum pyloricum)*, meist kurz als **Antrum** bezeichnet. Den Abschluss des Magens bzw. den Übergang zum Dünndarm stellt der *Pförtner* **(Pylorus)** her.

Die Magenwand weist einige Besonderheiten auf, die im Folgenden dargestellt werden.

18.4.2 Die Muskelschicht der Magenwand

Die Muskelschicht der Magenwand (Muskularis) besteht in Abweichung zum übrigen Verdauungskanal aus *drei* übereinandergelagerten Schichten. Von außen nach innen sind dies:

- Längsmuskelfasern als Fortsetzung der Längsmuskelschicht der Speiseröhre
- Ringförmig verlaufende Muskelfasern, die die mittlere Schicht bilden und am Ende des Magens an Dicke zunehmen
- Schräg verlaufende Muskelfasern, welche die innerste Schicht bilden.

Dieser Aufbau erlaubt dem Magen, sich auf vielfältige Weise zu kontrahieren und die Magengröße der jeweiligen Füllung anzupassen, den Nahrungsbrei mit dem Magensaft zu mischen und den Nahrungsbrei zum Magenausgang weiterzuleiten.

18.4.3 Die Magenschleimhaut

Die rötlich-graue Magenschleimhaut ist beim entleerten Magen in ausgedehnte Längsfalten gelegt, welche am Pylorus zusammenlaufen. Die „Täler" zwischen den Längsfalten werden auch als *Magenstraßen* bezeichnet; am ausgedehntesten findet man sie an der *kleinen Magenkurvatur* (Kurvatur = Krümmung ☞ Abb. 18.25), also dem kürzesten Weg zwischen Mageneingang und Magenausgang.

Histologischer Aufbau

Die Oberfläche der Magenschleimhaut besteht aus einem einreihigen Zylinderepithel. Dieses Epithel ist in tiefe Falten gelegt, wodurch sehr viele schlauchförmige Drüsen entstehen, die den verdauenden Magensaft produzieren. Man findet diese Drüsen zwar im ganzen Magen, Magensaft wird jedoch nur im Fundus und Korpus des Magens produziert.

Die Fundus- und Korpusdrüsen enthalten drei unterschiedliche Zellarten (☞ Abb. 18.26):

- Die **Belegzellen** – sie liegen überwiegend im mittleren Abschnitt der Drüsenschläuche, vereinzelt aber auch am Drüsengrund. Ihre Hauptaufgabe ist die Bildung von *Salzsäure*. Daneben produzieren sie den *Intrinsic-Faktor*, ein Glykoprotein, das für die Aufnahme von Vitamin B_{12} benötigt wird
- Die **Hauptzellen** – in der Tiefe der Drüsenschläuche, aber auch in den mittleren Abschnitten, liegen die Hauptzellen. Sie bilden das eiweißspaltende Enzym *Pepsin* bzw. seine inaktive Vorstufe *Pepsinogen* sowie geringe Mengen *Lipase* (☞ 18.7.3)
- Die **Nebenzellen** – sie bilden den *muzinhaltigen Magenschleim*, der die Aufgabe hat, die innere Oberfläche des Magens vor der aggressiven Salzsäure zu schützen. Die Nebenzellen liegen vorwiegend im Drüsenhals und gehen an der Drüsenmündung in das zylinderförmige Oberflächenepithel über.

In den übrigen Regionen des Magens, also im Kardia-, Antrum- und im Pylorusbereich, wird kein Magensaft gebildet, sondern ausschließ-

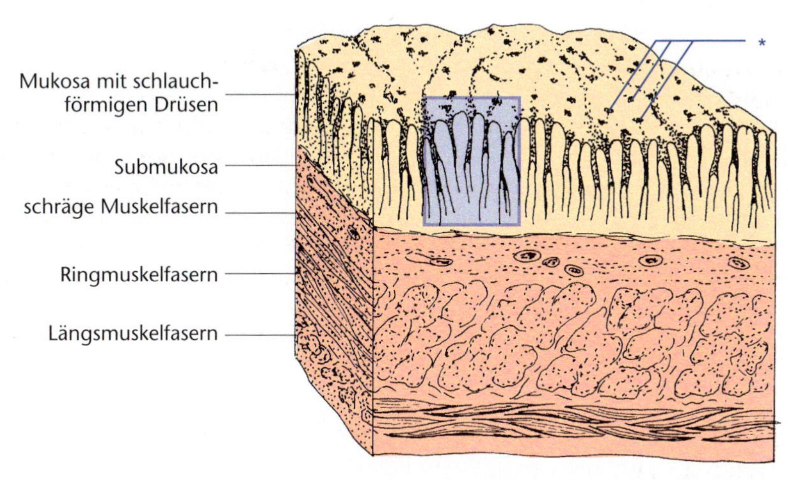

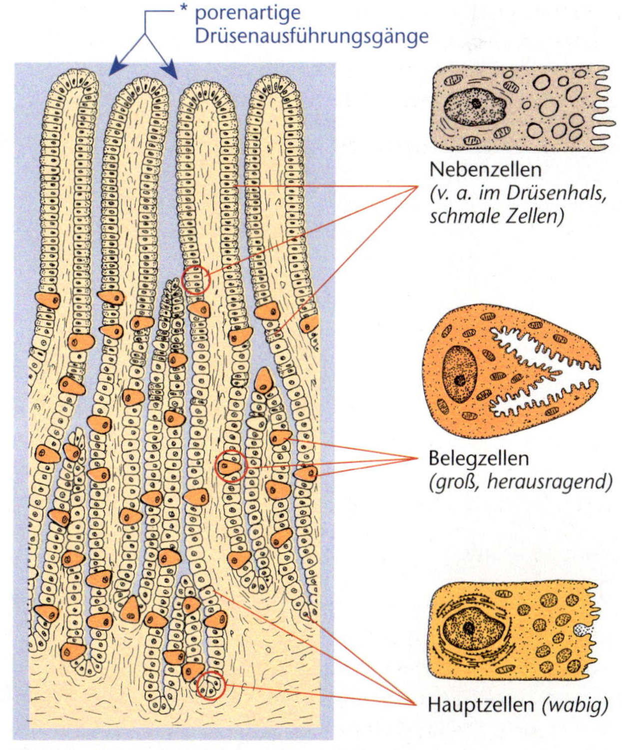

Abb. 18.26: Aufbau der Magenschleimhaut. Die schlauchförmigen Drüsen bestehen aus Haupt-, Beleg- und Nebenzellen.

18

lich der schützende Magenschleim abgesondert – dementsprechend findet man in den Drüsen auch nur die Schleim bildenden Nebenzellen.

Im Antrum und im Schleimhautabschnitt des Pförtners findet man noch eine vierte Zellart, die **G-Zellen.** Diese bilden das Hormon **Gastrin,** das auf dem Blutweg zu den Haupt- und Belegzellen gelangt und sie zur Sekretion stimuliert. Außerdem steigert es die Magenbeweglichkeit (Motilität).

18.4.4 Der Magensaft

Alle Drüsen des Fundus- und Korpusbereichs bilden zusammen, in Abhängigkeit von der Nahrungsaufnahme, durchschnittlich 2 l Magensaft pro Tag. Seine Bestandteile sind:

Die Salzsäure (HCl)

Wie bereits oben erwähnt, wird die Salzsäure von den Belegzellen produziert. Physiologischer Reiz ist die Nahrungsaufnahme, die über verstärkte Histamin- und Gastrinproduktion (☞ unten) die Salzsäuresekretion stark ansteigen lässt. Bei maximaler Sekretion von Salzsäure sinkt der pH-Wert des Magensaftes auf Werte um pH 1 (☞ 2.7.3). Durch den Speisebrei wird er auf etwa pH 2–4 abgepuffert, der Bereich, in dem auch Pepsin (☞ unten) seine volle Wirkung entfaltet. Die Salzsäure *denaturiert* die in der Nahrung enthaltenen Eiweiße: Ihre dreidimensionale Struktur bricht zusammen, so dass sie für eiweißspaltende Proteasen im Darm leichter angreifbar werden.

Die Bildung von Salzsäure ist ein *aktiver* Prozess: In den Belegzellen wird unter Mithilfe der *Carboanhydrase* Kohlensäure und aus dieser *Protonen* und *Bikarbonat-Anionen* gebildet (☞ auch 2.7.4). Die Protonen werden unter Energieverbrauch im Austausch gegen Kalium durch eine spezielle *Protonenpumpe* in die Magenlichtung sezerniert, das Bikarbonat gelangt im Austausch gegen Cl^- ins Interstitium und letztlich ins Blut. Cl^- wird durch einen speziellen Chloridkanal ebenfalls in die Magenlichtung abgegeben. Die Kaliumionen werden durch einen entsprechenden Kaliumkanal wieder in die Magenlichtung zurücktransportiert.

18

Weiter wirkt die Salzsäure als Desinfektionsmittel gegen die mit der Nahrung aufgenommenen Bakterien und Viren. Nach Passage des Magens ist der Speisebrei gewöhnlich frei von vermehrungsfähigen Mikroorganismen.

Pepsinogene und Pepsine

Die **Pepsinogene** werden in den Hauptzellen gebildet. Die Fähigkeit zur Spaltung von Eiweißmolekülen erhalten die Pepsinogene jedoch erst im Magensaft, wobei der pH-Wert unter 6 liegen muss. Sie werden dort durch die Magensäure in die aktiven **Pepsine** umgewandelt. Diese Pepsine führen aber noch nicht zu einer gänzlichen Spaltung der mit der Nahrung aufgenommenen Eiweiße, sondern lassen lediglich gröbere Bruchstücke entstehen (Polypeptide mit 10–100 Aminosäuren).

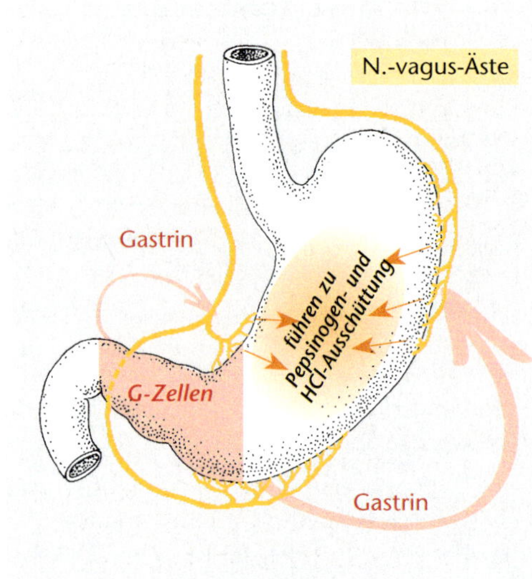

Abb. 18.27: Nervale Versorgung des Magens.
Der X. Hirnnerv (N. vagus) fördert die HCl- und Pepsinogenbildung sowohl *direkt* als auch *indirekt* über die Ausschüttung von Gastrin.

Zusammen mit der Magensäure zerstört der pepsinhaltige Magensaft die eiweißhaltige Gerüstsubstanz pflanzlicher Nahrungsmittel und die bindegewebigen Hüllen tierischer Nahrungsmittel, wodurch die Freisetzung etlicher Nährstoffe erst ermöglicht wird.

Der Magenschleim

Der muzinhaltige Magenschleim wird von allen Oberflächenzellen der Magenschleimhaut und besonders den Nebenzellen der Magendrüsen gebildet. Das zähe Muzin haftet dabei intensiv auf der Oberfläche der Zellen und bildet einen geschlossenen Film, der den gesamten Binnenraum des Magens auskleidet und die Schleimhaut vor dem Angriff der Salzsäure und dem Pepsin schützt und somit eine Selbstverdauung verhindert. Dazu ist neben der intakten Schleimschicht auch eine ausreichende Durchblutung der Schleimhaut erforderlich.

Der Intrinsic-Faktor

Der **Intrinsic-Faktor** (engl. *intrinsic factor*) wird von den Belegzellen der Magenschleimhaut gebildet. Er wird benötigt, um das Vitamin B_{12} im Dünndarm aufzunehmen (☞ 19.6.10). Die ausreichende Zufuhr von Vitamin B_{12} ist für sich schnell teilende Gewebe (blutbildendes Knochenmark, Haut- und Schleimhäute), aber auch für das Nervensystem unverzichtbar.

Bei länger dauernder Unterversorgung bilden sich v.a. eine *makrozytäre Anämie* (☞ 14.2.7) sowie Schäden am Nervensystem aus.

Steuerung der Magensaftbildung

Magensaft wird gebildet, wenn sich Nahrung in Magen oder Dünndarm befindet oder der Magen mit Nahrung „rechnet". Man kann drei Phasen der Regulation unterscheiden:

- Die **nervale Phase** *(kephale Phase),* die vom Gehirn gesteuert wird
- Die **Magenphase** *(gastrische Phase),* deren Auslösung im Magen erfolgt
- Die **intestinale Phase,** die durch Hormone des Dünndarms gesteuert wird.

Die **nervale Phase** bereitet den Magen auf die bevorstehende Nahrungsaufnahme vor, d.h. sie findet bereits statt, bevor sich Nahrung im Magen befindet. Auslösende Reize sind hierbei nicht nur Geruchs-, Geschmacks- oder optische Reize, sondern auch *erlernte* Situationen, die für das Individuum im Zusammenhang mit Nahrungsaufnahme stehen. Über solche erlernten Verhaltensweisen (klassische Konditionierung ☞ 25.1.1) wird dann reflektorisch über das vegetative Nervensystem (N. vagus ☞ 11.8.7) sowohl die Säureproduktion der Belegzellen als auch die Abgabe von Gastrin aus den G-Zellen angeregt. Auch seelische Vorgänge, z.B. ständiger Ärger oder Stress, steigern die Magensaftbildung (☞ Abb. 18.27).

Die sich anschließende **Magenphase** wird ausgelöst, sobald sich Nahrung im Magen befindet. Dabei führen angedaute Eiweiße im Antrum- und Pylorusbereich ebenfalls zu einer Freisetzung von *Gastrin.* Verstärkt wird die Gastrinfreisetzung durch in der Nahrung enthaltene Gewürze sowie die „Genuss"mittel Nikotin, Koffein und Alkohol. Ein pH-Wert von weniger als pH 3 hemmt hingegen die Bildung von Salzsäure im Sinne einer „Rückhemmung".

In der **intestinalen Phase** wird die Magensekretion zunächst noch angeregt. Wenn aber größere Mengen stark saurer Nahrung und Fette in den Dünndarm übertreten, wird ein anderes Hormon, das *Sekretin,* gebildet. Es drosselt die Salzsäureproduktion und hemmt die Magenentleerung. Neben dem Sekretin wirken weitere Hormone an der Regulation mit (☞ Tab. 13.25).

18.4.5 Die Durchmischung des Speisebreis

Bei leerem Magen sind die Muskelfasern der Magenwand stark zusammengezogen, und die Innenwände des Magens liegen einander weitgehend an. Gelangt nach dem Schluckakt Speisebrei in den Magen, führt der dadurch erzeugte Füllungsdruck zu einer reflektorischen Erschlaffung und damit Verlängerung der Muskelfasern, wodurch sich die Magenwände ausdehnen und Platz für die aufgenommene Nahrung geschaffen wird.

Die im Magen befindliche Nahrung muss ständig durchmischt werden. Dies erfolgt durch **peristaltische Kontraktionswellen,** die im Abstand von etwa 20 Sek. über den Magen in Richtung Pylorus verlaufen. Diese ständige Durchmischung dient einerseits der mechanischen Zerkleinerung, andererseits ist sie für die Fettverdauung von erheblicher Bedeutung: Die schlecht oder gar nicht wasserlöslichen Fette neigen nämlich dazu, zu großen Fetttropfen zusammenzufließen und damit fettverdauenden Enzymen (Lipasen) eine nur geringe Angriffsfläche zu bieten. Dies wird durch die intensive Durchmischung im Magen verhindert, wobei winzige Fetttröpfchen entstehen.

18.4.6 Die Entleerung des Magens

Der Mageninhalt wird in kleinen Portionen an den sich anschließenden Zwölffingerdarm *(Duodenum)* weitergegeben. Vom Antrum gehen, vermittelt über den N. vagus, starke peristaltische Kontraktionswellen aus, der Pylorus öffnet sich kurzzeitig, und ein kleiner Anteil des Speisebreis kann in den Zwölffingerdarm übertreten.

Die Geschwindigkeit, mit der sich der Magen insgesamt entleert, hängt stark von der Zusammensetzung der Nahrung ab, so dass die **Magenverweilzeit** zwischen 2 und 7 Stunden schwankt. Kohlenhydratreiche Speisen (das Frühstücksbrötchen) verweilen am kürzesten im Magen, während fettreiche Speisen (die Weihnachtsgans) am langsamsten den Magen passieren (☞ Abb. 18.28).

18.4.7 Erkrankungen des Magens

Erbrechen

Erbrechen *(Emesis)* ist ein Schutzreflex, der den Mageninhalt entgegen der normalen Peristaltik entleert. Erbrechen zählt zu den Hauptbeschwerden bei Magen-Darm-Erkrankungen, tritt aber beispielsweise auch bei Migräne, Herzinfarkt, Hirnhautentzündung oder Erkrankungen des Gleichgewichtsorgans (Menière-Krankheit) sowie als Medikamentennebenwirkung auf. Häufig leiden auch Schwangere im ersten Drittel der Schwangerschaft unter Übelkeit und Erbrechen, wobei die genauen Ursachen noch unbekannt sind.

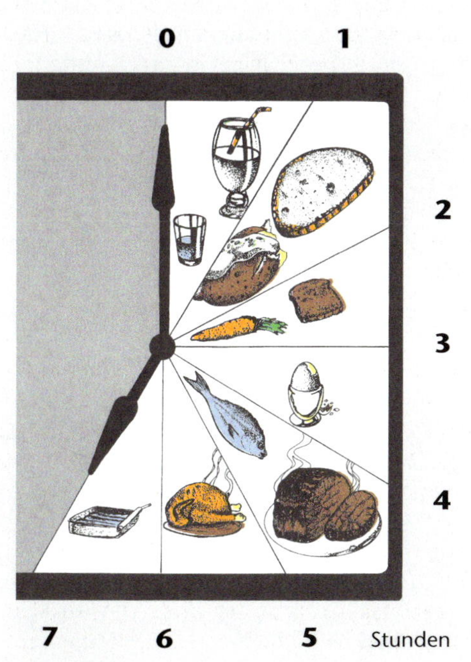

Abb. 18.28: Verweilzeiten verschiedener Speisen im Magen.

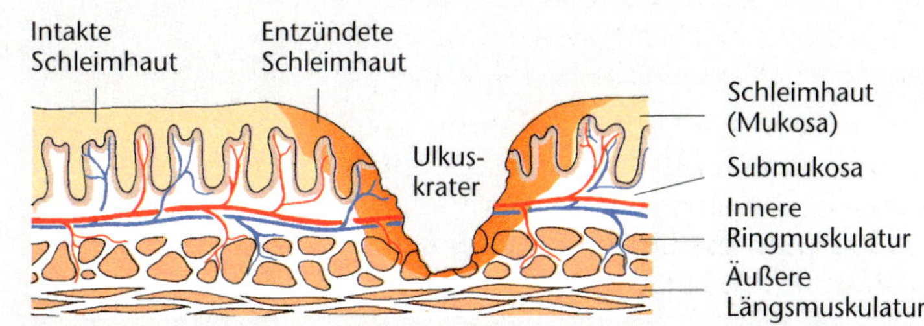

Abb. 18.29: Schematische Darstellung eines Geschwürs (Ulkus). Der Gewebsdefekt umfasst nicht nur die Schleimhaut, sondern reicht tiefer und erfasst in dieser Abb. die Submukosa und die innere Ringmuskulatur.

Pflege bei Erbrechen

- Um eine Aspiration zu vermeiden, Patienten aufrecht sitzen lassen oder, falls dies nicht möglich oder der Patient bewusstlos ist, in Seitenlage bringen
- Ggf. Zahnprothesen entfernen. Nierenschale und Zellstoff reichen
- Nach dem Erbrechen Patienten Mundpflege anbieten und Zähne putzen (lassen), beschmutzte Kleidung und Bettwäsche wechseln. Patienten bis zur Rücksprache mit dem Arzt nüchtern lassen
- Uhrzeit des Erbrechens sowie Menge, Art, Aussehen und Geruch des Erbrochenen dokumentieren, bei Auffälligkeiten (z.B. Blut) Erbrochenes dem Arzt zeigen.

Die akute Gastritis

Exzessive Nahrungszufuhr sowie unmäßiger Alkohol- oder Nikotingenuss oder bakterielle Toxine in der Nahrung (z.B. Lebensmittelvergiftung durch Staphylokokken) können eine **akute Gastritis** *(akute Magenschleimhautentzündung)* verursachen. Aber auch ein Übermaß an Stress und viele entzündungshemmende Arzneimittel, z.B. Aspirin® und andere nichtsteroidale Antiphlogistika (☞ 12.3.3), können eine Gastritis auslösen. Zu den Krankheitssymptomen gehören Übelkeit, Erbrechen, Aufstoßen und ein Druckgefühl im Oberbauch. Die Therapie besteht in einer vorübergehenden Nahrungskarenz (Tee und Zwieback) und anschließendem, stufenweisen Kostaufbau. Auch lokale Wärmeanwendung, z.B. mit einer Wärmflasche, bringt Linderung.

Die chronische Gastritis

Die **chronische Gastritis** *(chronische Magenschleimhautentzündung)* hat verschiedene Ursachen, die nach ihren Anfangsbuchstaben als *ABC-Klassifikation* bezeichnet werden:

- **A:** Von einer *chronisch-**a**trophischen* Gastritis spricht man, wenn in einem vieljährigen Entzündungsprozess die Magendrüsen atrophieren (schwinden). Die Atrophie führt zur Verminderung der Salzsäure- und auch der Intrinsic-Faktor-Produktion mit der Gefahr der perniziösen Anämie (☞ 14.2.7)
- **B:** Die Gastritis kann durch eine ***b**akterielle Besiedelung* bedingt sein. Der häufigste Keim, der hierfür verantwortlich ist, ist das stäbchenförmige Bakterium *Helicobacter pylori*, das auch sehr saures Milieu unbeschadet übersteht
- **C:** Selten wird sie *chronisch-toxisch* durch zurückschwappenden Gallensaft *(Gallenreflux)* ausgelöst und unterhalten.

Die Krankheitssymptome sind oft uncharakteristisch. Die Diagnosestellung mit Endoskopie und Biopsie ist wichtig, weil Patienten mit einer chronisch atrophischen Gastritis ein deutlich erhöhtes Magenkrebsrisiko haben.

Ulkuskrankheit

Ein **Ulkus** *(Geschwür)* ist ein umschriebener Defekt der Schleimhaut, der die Eigenmuskelschicht der Schleimhaut *(Lamina muscularis mucosae)* überwunden hat (☞ Abb. 18.29). Da Ulzera häufig auch am Zwölffingerdarm (Duodenum) vorkommen, werden sie an dieser Stelle gemeinsam besprochen. Man unterscheidet grundsätzlich zwei Ulkusformen:

- Das **akute Ulkus**, ein in der Regel einmaliges Ereignis, z.B. infolge von Stress (etwa beim Patienten auf der Intensivstation)
- Die **Ulkuskrankheit.** Hierbei handelt es sich um ein *chronisch-rezidivierendes* Ereignis (☞ Abb. 5.18), wobei über lange Zeit hinweg immer wieder neue Ulzera auftreten.

Die Ursache eines Ulkus liegt in einem gestörten Gleichgewicht zwischen aggressiven, die Schleimhaut angreifenden Faktoren (HCl, Pepsin) und dem Schutzmechanismus der Schleimhaut. Als wichtiger Faktor hat sich eine Besiedelung der Magenschleimhaut mit *Helicobacter pylori* (HP) erwiesen. Man findet diese Bakterien bei 95 % der Patienten mit einem Ulcus duodeni und 70 % der Patienten mit Ulcus ventriculi. Interessanterweise liegt aber auch bei der Hälfte der gesunden Erwachsenen eine symptomlose HP-Besiedelung vor. Zur Manifestation eines Ulkus müssen somit weitere Faktoren hinzukommen, von denen die wichtigsten sind:

- Salzsäure, Pepsin, Galle
- Stress, Rauchen
- Nichtsteroidale Antiphlogistika (NSA)
- Glukokortikoide, vor allem in Kombination mit NSA (☞ 12.3.3).

Zu den schützenden Faktoren zählen die intakte Schleimhautdurchblutung und eine schützende Schleimschicht in Magen und Duodenum durch ausreichende Schleim- und Bikarbonat-Sekretion.

Das **Ulcus ventriculi** *(Magengeschwür)* ist typischerweise eine Erkrankung des höheren Lebensalters. Als charakteristisches Symptom gilt der *Sofortschmerz nach Nahrungsaufnahme.* Das **Ulcus duodeni** *(Zwölffingerdarmgeschwür)* kommt häufiger vor als das Magengeschwür und betrifft meist jüngere Männer. Zu den typischen Beschwerden zählt der *Spätschmerz,* das heißt Schmerzen etwa zwei Stunden nach Nahrungsaufnahme. Weiterhin gehören zu beiden Ulkusformen krampfartige Oberbauchschmerzen, Druck- und Völlegefühl nach dem Essen und eventuell Gewichtsabnahme. Die Diagnose sichert man heute überwiegend endoskopisch-bioptisch. Zum Nachweis einer Helicobacter-pylori-Infektion existiert auch ein enzymatischer Schnelltest.

Um Duodenal- und Magenulzera zur Abheilung zu bringen, müssen ulkusauslösende Medikamente und Zigaretten „abgesetzt" werden. Die medikamentöse Therapie setzte über viele Jahre vor allem an dem aggressiven Faktor der Magensäure an. **H_2-Blocker** wie Ranitidin (z.B. Zantic®) sowie **Protonenpumpenhemmer** wie Omeprazol (z.B. Antra®) unterdrücken die Säureproduktion. **Antazida** (z.B. Riopan®) sind dagegen säurebindende und neutralisierende Mittel, während **Filmbildner** (z.B. Ulcogant®) einen säureprotektiven Schleimhautfilm aufbauen.

Mit Klärung des ursächlichen Zusammenhangs zwischen HP-Infektion und Ulkus hat sich in jüngster Zeit die **HP-Eradikationstherapie** durchgesetzt. Diese in der Regel einwöchige medikamentöse Behandlung besteht aus der kombinierten Gabe eines Protonenpumpenhemmers mit zwei Antibiotika *(Tripletherapie).* Bei Keimpersistenz kann durch Änderung der Antibiotikawahl und zusätzlicher Gabe von Wismut *(Vierfachtherapie)* die Erfolgsrate der Therapie weiter verbessert werden. Bei über 90% der Patienten führt dieses Vorgehen zum Verschwinden der HP-Infektion und damit zum Ausheilen der Ulkuskrankheit.

18

Ulkuskomplikationen

Blutungen aus dem Geschwür, die sich durch **Bluterbrechen** *(Hämatemesis)* oder **Teerstuhl** (Schwarzfärbung des Stuhls) bemerkbar machen, sind aufgrund der heute effektiven konservativen Therapie selten geworden. Größere akute Blutverluste in den Darm führen zum Schock (☞ 26.5), während der kontinuierliche Verlust kleiner Blutmengen zu einer **Blutungsanämie** führt (☞ Abb. 14.11). Eine chronisch entzündete Schleimhaut kann vernarben und so zu einer Verengung (**Stenose**) des Verdauungsrohres führen. Bei der **Perforation** (☞ Abb. 18.5) durchbricht das Geschwür die Magen- bzw. Duodenalwand; Speisebrei gelangt in die Peritonealhöhle und führt zu einer lebensgefährlichen Peritonitis (☞ 18.1.5).

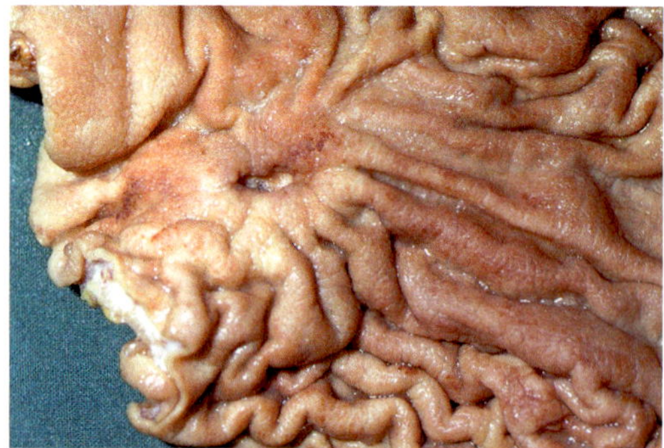

Abb. 18.30: Magenkarzinom. Hier eine ulzeröse (= geschwürige) Form des Magenkarzinoms, die makroskopisch einem Magengeschwür sehr ähnlich sieht. [T173]

Operative Ulkustherapie

Eine operative Therapie, etwa die *Zweidrittel-Resektion nach Billroth,* bei der große Anteile der gastrin- und säureproduzierenden Magenabschnitte entfernt werden, ist heute nur noch selten erforderlich.

Das Magenkarzinom

Etwa 20% aller bösartigen Tumoren entfallen auf das **Magenkarzinom** (☞ Abb. 18.30), wobei man jedoch weltweit einen Rückgang dieses Tumors registriert. Als ernährungsabhängige Risikofaktoren spielen chemische Karzinogene (☞ 5.7.3) wie Nitrosamine und polyzyklische aromatische Kohlenwasserstoffe die größte Rolle. Die Symptome sind meist über lange Zeit uncharakteristisch („empfindlicher Magen"), weshalb das Magenkarzinom in der Regel erst spät entdeckt wird. Die Diagnose wird durch Endoskopie mit gleichzeitiger Biopsie gesichert.

Als Therapie kommt nur die Entfernung des Magens in Frage, da Strahlen- und Chemotherapie erfolglos sind. Die Prognose ist insgesamt schlecht, da der Tumor sehr früh sowohl *lymphogen* als auch *hämatogen* in Leber und Lunge metastasiert (☞ Abb. 5.15, „Pfortadertyp"). Auch kommt es häufig zur Metastasierung ins Peritoneum mit Ausbildung eines Aszites. Sehr gut ist aber die Prognose des **Magenfrühkarzinoms** *(early cancer),* bei dem der Tumor auf Magenschleimhaut und Submukosa begrenzt ist.

18.5 Der Dünndarm

Der **Dünndarm** *(Intestinum tenue)* ist der auf den Magen folgende Abschnitt des Verdauungsrohres. Er ist etwa 3–4 m lang und hat einen Durchmesser von ungefähr 2,5 cm.

Hauptaufgabe des Dünndarms ist es, den im Mund und Magen vorverdauten Speisebrei *(Chymus)* zu Ende zu verdauen und die dabei entstehenden Bruchstücke, die dann nur noch aus kleinen Molekülen bestehen, über das Epithel der Dünndarmschleimhaut in den Kreislauf aufzunehmen.

Aber damit nicht genug: Auch die ungefähr 10 l Verdauungssäfte (Speichel, Magensaft, Galle, Bauchspeicheldrüsensekret, Dünndarmsekret), die im Verlauf eines Tages ins Verdauungsrohr gelangen, werden in der Dünndarmpassage größtenteils wieder über das Epithel der Schleimhaut ins Blut rückresorbiert. Diese gewaltige Resorptions- bzw. Absorptionsaufgabe des Dünndarms erfordert eine riesige innere Oberfläche, weshalb die Dünndarmschleimhaut im Vergleich zu anderen Abschnitten des Verdauungsrohres am stärksten aufgefaltet ist (☞ Abb. 18.2).

18.5.1 Die Abschnitte des Dünndarms

Der Dünndarm besteht aus drei Abschnitten, die ohne scharfe Grenze ineinander übergehen (☞ Abb. 18.31):

- Der *Zwölffingerdarm* (**Duodenum**)
- Der *Leerdarm* (**Jejunum**)
- Der *Krummdarm* (**Ileum**).

Unmittelbar auf den Magen folgt als erster Abschnitt des Dünndarms das etwa 25 cm lange, C-förmige **Duodenum.** Während der aufsteigende Anfangsteil *(Bulbus duodeni)* noch beweglich ist, sind die weiteren Abschnitte des Duodenums mit der hinteren Bauchdecke verwachsen und liegen somit retroperitoneal (☞ auch 18.1.5).

Das duodenale **C** umschließt den Kopf der Bauchspeicheldrüse, deren Ausführungsgang in der Regel gemeinsam mit dem Gallengang etwa in der Mitte des absteigenden Duodenalschenkels an einer kleinen warzenförmigen

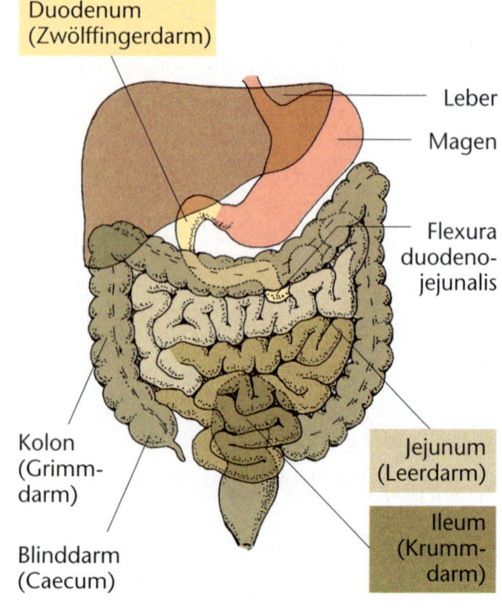

Abb. 18.31: Die verschiedenen Dünn- und Dickdarmabschnitte.

Erhebung *(Papilla Vateri)* ins Duodenallumen einmündet (☞ Abb. 18.37). An seinem Ende löst sich das Duodenum wieder von der hinteren Bauchwand und geht mit einem scharfen Knick *(Flexura duodenojejunalis)* in das frei bewegliche **Jejunum** über.

Das Jejunum ist im Vergleich zum Zwölffingerdarm wesentlich länger und geht seinerseits ohne scharfe Begrenzung in das **Ileum** über. Das Jejunum macht etwa $^2/_5$, das Ileum fast $^3/_5$ der gesamten Dünndarmlänge aus.

Die beweglichsten Darmabschnitte

Im Gegensatz zum Duodenum zeigen Jejunum und Ileum eine außergewöhnliche Beweglichkeit, die aus der Art ihrer Befestigung an der hinteren Bauchwand resultiert.

Jejunum und Ileum hängen in ihrer ganzen Länge an einem fettreichen, bindegewebigen Aufhängeband, dem **Mesenterium** (☞ 18.1.5). Dieses Mesenterium ist an der hinteren Bauchwand entlang in einer Linie befestigt, die von der Flexura duodenojejunalis schräg nach rechts abwärts bis zur Mündung des Dünndarms in den Dickdarm reicht. Diese Befestigungslinie heißt *Radix mesenterii* (**Mesenterialwurzel**) und ist etwa 16 cm lang. Da Jejunum und Ileum zusammen etwa 20-mal länger sind als die Mesenterialwurzel, hat das zur Folge, dass sich das Mesenterium in leicht verschiebbare Falten legt und damit Ähnlichkeit mit einer Krause erhält – deshalb wird das Mesenterium auch als *Gekröse* bezeichnet.

18.5.2 Der Aufbau der Dünndarmwand

Der allgemeine Aufbau der Dünndarmwand entspricht dem des übrigen Verdauungsrohres:

- Die *Mukosa* (Schleimhaut) mit einem vielfach aufgefalteten Zylinderepithel (einschichtig, kubisch), das vorwiegend von den sog. *Saumzellen* oder **Enterozyten** gebildet wird und für die Resorption des Darminhaltes sorgt. Daneben sind in das Epithel vereinzelt *Becherzellen* eingestreut, die Schleim produzieren. Die dünne Eigenmuskelschicht *(Lamina muscularis mucosae)* erlaubt Bewegungen der Schleimhaut mit dem Ziel eines intensiven Kontakts mit dem Speisebrei
- Die *Submukosa* ist die bindegewebige Verschiebeschicht, welche die Schleimhaut von der Muskelschicht trennt. In der Submukosa liegt ein Teil des Dünndarm-Nervensystems, der **Plexus submucosus** *(Meissner-Plexus)*, der die Schleimhaut innerviert
- Die *Muskularis* aus *glatter Muskulatur* ist in Form einer inneren Ring- und äußeren Längsmuskelschicht angeordnet. Zwischen diesen beiden Muskelschichten liegt ein weiteres Geflecht von Nervenzellen, das zum Nervensystem des Dünndarms gehört und als **Plexus myentericus** *(Auerbach-Plexus)* bezeichnet wird. Dieser innerviert die beiden Schichten der Muskulatur
- Die *Serosa*. Sie ist das die Eingeweide überziehende Blatt des Bauchfells (Peritoneum viscerale) und überzieht den Dünndarm fast vollständig. Am Mesenterialansatz geht sie beidseitig auf das Mesenterium über und setzt sich als parietales Blatt des Bauchfells fort. Jejunum und Ileum liegen somit intraperitoneal (☞ 18.1.5, ☞ Abb. 18.4). Sie werden über das Mesenterium mit Blut- und Lymphgefäßen sowie Nervenfasern versorgt.

18.5.3 Die Dünndarmschleimhaut

Die Schleimhaut des Dünndarms ist so aufgebaut, dass eine starke Vergrößerung der resorbierenden Oberfläche erzielt wird. Diese Oberflächenvergrößerung entsteht zum einen durch hohe, ringförmig verlaufende Falten der Schleimhaut, die **Kerckring-Falten** (☞ Abb. 18.32). Auf diesen Falten finden sich finger- bis fadenförmige, ungefähr 1 mm hohe *Aus*stülpungen, die als **Zotten** bezeichnet werden, sowie etwas kürzere *Ein*stülpungen, die **Krypten** heißen. Dadurch wird die durch die Schleimhautfalten schon vergrößerte Oberfläche noch weiter vergrößert (☞ Abb. 18.33).

Der größte Beitrag zur Oberflächenvergrößerung geht aber von den Enterozyten selbst aus: Sie tragen an der lumenständigen Seite dicht beieinanderstehende Fortsätze des Zytoplasmas, die **Mikrovilli** (*Bürstensaum* ☞ Abb. 18.34). Insgesamt erreicht die resorbierende Oberfläche des Dünndarms durch Kerckring-Falten, Zotten und Krypten sowie Mikrovilli 200 Quadratmeter (also eine Fläche von zwei Vierzimmerwohnungen!).

Dicht unter dem Epithel des Dünndarms, das hauptsächlich von resorbierenden Enterozyten und eingestreuten Becherzellen gebildet wird, liegt ein engmaschiges Netz von Blutkapillaren, welches der Versorgung der Zotten und der Aufnahme der resorbierten Nährstoffe dient. Im Zentrum der etwa vier Millionen Zotten findet sich jeweils ein *Lymphgefäß*, durch das die Darmlymphe *(Chylus)* transportiert wird. Während des Verdauungsvorgangs sind die Zotten in ständiger Bewegung, tauchen in den Speisebrei und nehmen Moleküle auf, die dann über die Kapillaren oder das zentrale Lymphgefäß abtransportiert werden.

Zwischen den Zotten senken sich die schlauchförmigen Krypten in die Tiefe und bilden die **Lieberkühn-Drüsen.** Hier entsteht ein Teil des Safts, der vom Dünndarm selbst gebildet und dem Speisebrei zugemischt wird.

Das Epithel der Zotten geht ohne Übergang in das der Krypten bzw. Lieberkühn-Drüsen über. In den Lieberkühn-Drüsen findet man folgende Zellarten:

- *Schleim bildende Becherzellen*
- *Paneth-Körnerzellen.* Die Funktion dieser Zellen ist noch nicht restlos geklärt. Man weiß aber, dass sie sehr stoffwechselaktiv sind und ein Sekret bilden, das reich an Lysozym ist und damit antibakteriell wirkt
- *Endokrine*, also hormonbildende *Zellen*
- *Regenerationszellen.* Das Dünndarmepithel gehört zu den Geweben mit den höchsten Teilungs- und Umsatzraten im Körper. Die Überlebenszeit der Enterozyten ist sehr gering, schon nach etwa 3–6 Tagen werden die Zellen jeweils

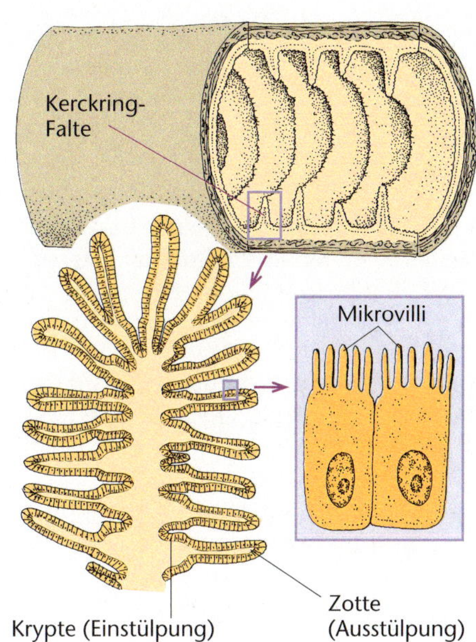

Abb. 18.32: Kerckring-Falten, Zotten, Krypten und Mikrovilli vergrößern die Resorptionsfläche des Dünndarms.

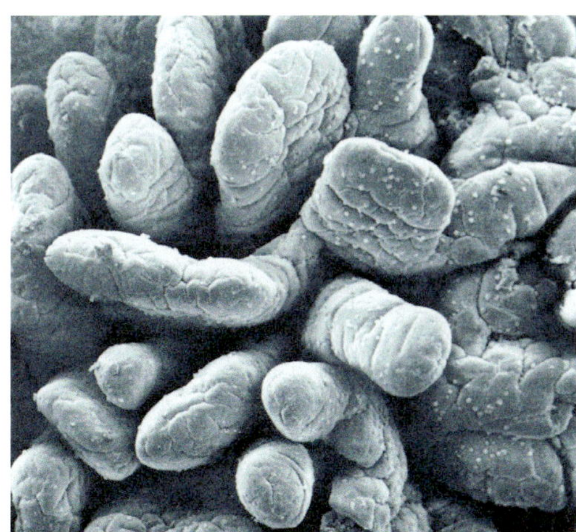

Abb. 18.33: Zotten im Duodenum des Menschen (rasterelektronenmikroskopische Aufnahme). Blatt- und säulenförmige Zotten wechseln einander ab. In der Aufsicht hat man einen Einblick in die zwischen den Zotten liegenden Krypten. [C160]

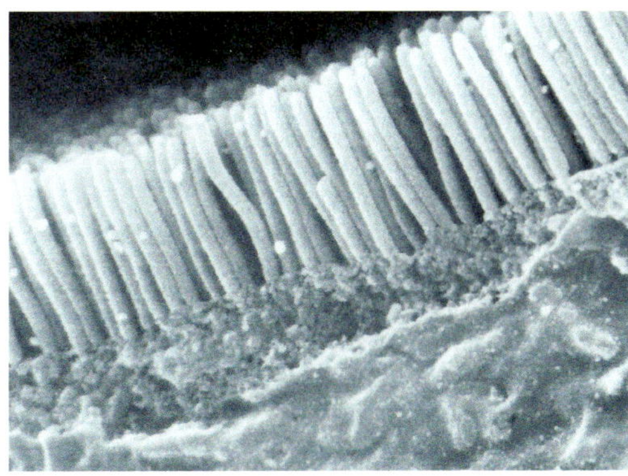

Abb. 18.34: Mikrovilli des resorbierenden Duodenumepithels. Die Mikrovilli sind etwa 100 nm dick und 2 µm lang. [C160]

an der Zottenspitze abgestoßen und durch neue ersetzt, die aus den Krypten heraus nachwachsen. Aufgrund der hohen Teilungsrate dieser Regenerationszellen gehört das Dünndarmepithel zu den (insbesondere gegen ionisierende Strahlung und Chemotherapeutika) empfindlichsten Geweben des menschlichen Körpers.

Brunner-Drüsen. Ausschließlich im Duodenum findet man die Brunner-Drüsen *(Glandulae duodenales).* Sie sind tief in der Darmwand, meistens in der Submukosa, gelegen und reich an mukösen Zellen. Sie sezernieren, neben zahlreichen Hormonen, ein alkalisches, mukoides Sekret, das die Dünndarmmukosa vor dem sauren Speisebrei aus dem Magen schützt.

Lymphatisches Gewebe des Dünndarms

Gegen Ende des Ileum nimmt die oberflächenvergrößernde Faltung der Dünndarmschleimhaut immer mehr ab. Dafür nimmt die Zahl der in das Epithel eingestreuten Becherzellen auf Kosten der Enterozyten zu. Außerdem findet man im Ileum Ansammlungen lymphatischen Gewebes in Form zahlreicher *Lymphfollikel,* knötchenförmigen Lymphozytenhaufen, deren Aufgabe es ist, eingedrungene Krankheitserreger und andere Antigene unschädlich zu machen. Zusammenfassend werden die zahlreichen Lymphfollikel auch als **Peyer-Plaques** bezeichnet (☞ 6.1.2).

Der Dünndarmsaft

Der **Dünndarmsaft** ist das Sekret, das von allen Brunner- und Lieberkühn-Drüsen des Dünndarms gemeinsam gebildet wird und ins Darmlumen gelangt. Er erfüllt vornehmlich eine „Vehikelfunktion" für die im Darm gelösten Substanzen, indem er den Kontakt zwischen ihnen und den resorbierenden Mikrovilli der Enterozyten verbessert.

Enteritis

18

Bei einer *Dünndarmentzündung* **(Enteritis)** reagiert das Dünndarmepithel mit einer sehr starken Absonderung von Gewebswasser. Wässrige, oft übel riechende **Durchfälle** *(Diarrhö)* sind die Folge. Zu den vielfältigen Ursachen einer Enteritis gehören z.B. Infektionen und Nahrungsmittelunverträglichkeiten.

Häufig ist eine Enteritis mit einer Magenschleimhautentzündung kombiniert – man spricht dann von einer **Gastroenteritis.** Bei Kombination einer Schleimhautentzündung des Dünndarms und des Dickdarms liegt eine **Enterokolitis** vor.

18.5.4 Dünndarm-Bewegungen

Durch mehrere Bewegungstypen wird der Speisebrei mit den Verdauungssäften durchmischt und in ca. 6–10 Stunden durch den Dünndarm befördert. Diese Bewegungen verlaufen autonom, d.h. ohne äussere Innervation. Analog zur Autonomie der kardialen Erregung spricht man von einer *Autonomie der Darmbewegungen,* und wie beim Herzen führen Einflüsse des Parasympathikus und Sympathikus nur zu einer *Modifikation* der Darmbewegungen entsprechend den Anforderungen des Gesamtorganismus.

Folgende Dünndarmbewegungen können unterschieden werden:

- Die **Eigenbeweglichkeit der Zotten** durch Kontraktionen der Eigenmuskelschicht der Schleimhaut. Sie wird vom Plexus submucosus (Meissner-Plexus) der Submukosa gesteuert und verbessert den Kontakt zwischen Epithel und Speisebrei
- **Mischbewegungen** durch rhythmische Einschnürungen der Ringmuskulatur sowie Pendelbewegungen, die von der Längsmuskulatur bewirkt werden. Ausgelöst werden die Mischbewegungen durch lokale Dehnungen der Dünndarmwand, die über Rezeptoren der Schleimhaut registriert und, nach Informationsverarbeitung im Plexus myentericus, mit motorischen Impulsen an die Muskulatur beantwortet werden
- **Peristaltische Wellen** (☞ auch 18.4.5) zur Fortbewegung des Darminhalts in Richtung Dickdarm.

18.6 Pankreassaft und Galle, Gallenwege und Gallenblase

Zur abschließenden Verdauung des Speisebreis werden Galle- und Pankreassaft benötigt, die im Duodenum dem Darminhalt beigemischt werden. Die sie bildenden Organe sind die **Leber** und die *Bauchspeicheldrüse* **(Pankreas).**

Diese zwei Organe werden später ausführlich beschrieben (☞ 18.9 und 18.10). Zunächst soll nur die Funktion ihrer Säfte für Verdauung und Resorption erläutert werden.

18.6.1 Der Pankreassaft

Pro Tag werden vom Pankreas etwa 1,5 l Sekret gebildet und dem Dünndarminhalt beigemischt. Der den Magen verlassende Speisebrei ist nach seiner Durchmischung mit dem Magensaft stark sauer und muss im Dünndarm wieder neutralisiert werden. Dies ist wichtig, weil die Enzyme des Pankreassaftes bei saurem pH-Wert ihre Spaltfunktion nicht erfüllen können. Dazu trägt der *bikarbonatreiche* Pankreassaft zusammen mit den alkalischen Sekreten der Leber und des Darmsaftes maßgeblich bei.

Die Pankreasenzyme

Das Pankreas stellt zahlreiche Enzyme her, die für die endgültige Spaltung sowohl der Eiweiße als auch der Kohlenhydrate und Fette notwendig sind.

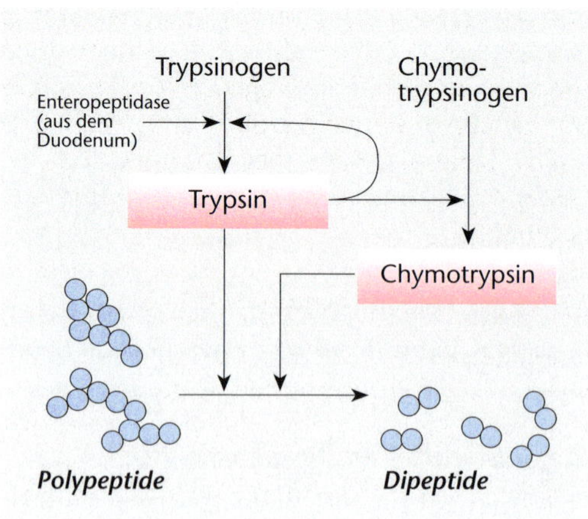

Abb. 18.35: Eiweißspaltung durch die Pankreasenzyme.

Die wichtigsten eiweißspaltenden Enzyme sind das **Trypsin** und das **Chymotrypsin,** die als inaktive Vorstufen – ähnlich den Pepsinogenen des Magens – als *Trypsinogen* und *Chymotrypsinogen* abgesondert werden; dadurch wird eine Selbstverdauung des Pankreas verhindert. Erst im Dünndarm werden diese inaktiven Vorstufen in die aktiven Enzyme überführt. Dabei wird das Trypsinogen von der **Enteropeptidase,** einem Enzym, das in der Dünndarmschleimhaut gebildet wird, in das aktive Trypsin umgewandelt. Trypsin ist nun in der Lage, sowohl seine eigene Vorstufe als auch Chymotrypsinogen in die aktive Form überzuführen. Die aktiven Enzyme spalten Peptidbindungen *innerhalb* des Eiweißmoleküls auf, wodurch wiederum kleinere Peptide entstehen (☞ Abb. 18.35).

Ein weiteres Enzym des Pankreassafts ist die **Carboxypeptidase.** Sie spaltet einzelne Aminosäuren vom *Carboxylende* der Peptide ab, die dann resorptionsfähig sind.

Die Kohlenhydratverdauung wird vom Pankreasenzym **Alpha-Amylase** unterstützt, das pflanzliche Stärke bis zum Zweifachzucker Maltose spaltet. Das wichtigste von der Bauchspeicheldrüse produzierte Enzym zur Fettverdauung ist die **Lipase,** die von den Neutralfetten (Triglyzeriden) Fettsäuren abspaltet. Damit die Lipase ihre volle Wirkung entfalten kann, müssen die Fetttropfen in der Nahrung zerkleinert (emulgiert) werden. Dies geschieht durch die Magenmotorik (☞ 18.4.5) und die Wirkung der Gallensäuren (☞ 18.6.3).

18.6.2 Die Galle

Pro Tag werden von der Leber kontinuierlich etwa 0,5 l einer gelbbraunen Flüssigkeit, der **Galle,** gebildet, die über den Gallengang ins Duodenum abgegeben wird. Wird keine Galle zur Verdauung benötigt, so ist der Schließmuskel an der Mündungsstelle ins Duodenum *(M. sphincter Oddi)* verschlossen. Dadurch staut sich die Galle zurück und gelangt über einen Verbindungsgang zur **Gallenblase** (☞ Abb. 18.37). Hier wird sie durch Wasserrückresorption auf eine Menge von etwa 50–80 ml *(Blasengalle)* eingedickt und bei Bedarf durch Kontraktionen der Muskelwand der Gallenblase portionsweise ins Duodenum abgegeben.

Die Zusammensetzung der Galle

Die Galle besteht – neben Wasser und Elektrolyten – aus Bilirubin, Gallensäuren, Cholesterin, Lezithin und anderen körpereigenen und -fremden Substanzen, z.B. Hormonen, Medikamenten und jodhaltigen Kontrastmitteln. Letztere ermöglichen eine Darstellung von Gallenwegen und Gallenblase im Röntgenbild.

18.6.3 Die Funktion der Galle bei der Fettverdauung

Für die Fettverdauung und -resorption sind zwei Inhaltsstoffe der Galle von großer Bedeutung:

- Die **Gallensäuren** (z.B. Cholsäure und Chenodesoxycholsäure)
- Lezithin und andere Phospholipide.

Die Gallensäuren werden in der Leber aus **Cholesterin** gebildet. Sie setzen die Oberflächenspannung zwischen Fetten und Wasser herab und ermöglichen damit eine sehr feine Verteilung der Fette im Dünndarminhalt. Diese *Emulgierung* gelingt den Gallensäuren dadurch, dass sie *gleichzeitig* lipo- und hydrophile Eigenschaften ☞ 2.8.2) besitzen, sich also leicht sowohl mit Wasser als auch mit Fetten verbinden.

Im Dünndarm ballen sich die Fettpartikel mit den Gallensäuren spontan zu kleinsten Partikeln, den *Mizellen,* zusammen, die den fettspaltenden Lipasen eine gute Angriffsmöglichkeit zur Spaltung bieten. Außerdem stellen diese Mizellen den notwendigen Kontakt zur Darmschleimhaut her, so dass die in ihnen gelösten Fettbestandteile von der Dünndarmschleimhaut aufgenommen werden können.

Lezithin als wichtigstes Phospholipid ist mit seinen hydro- und lipophilen Eigenschaften ebenfalls eine lösungsvermittelnde Substanz und trägt zur Emulgierung der Fette bei.

Der enterohepatische Kreislauf

Im Dünndarm werden die Gallensäuren zum Teil unter Mitbeteilung von Bakterien zu *sekundären Gallensäuren* umgewandelt. Im letzten Abschnitt des Ileums *(terminalen Ileums)* werden die Gallensäuren zu etwa 90% rückresorbiert, gelangen mit dem Pfortaderblut wieder zur Leber und werden dort erneut in die Galle abgegeben.

Dieser *Kreislauf der Gallensäuren* zwischen Leber und Darm wird als **enterohepatischer Kreislauf** bezeichnet. Er führt zu einer starken Entlastung der Leber, die durch dieses beständige „Recycling" nur wenige Gallensäuren neu herstellen muss (☞ Abb. 18.36).

18.6.4 Regulation der Bildung von Galle und Pankreassaft

Die Regulation dieser Funktionen untersteht zum einen dem vegetativen Nervensystem, zum anderen wird sie durch zwei Hormone gesteuert, die von der Duodenalschleimhaut freigesetzt werden, sobald saurer bzw. fettreicher Speisebrei vom Magen ins Duodenum gelangt:

- Das Hormon **Sekretin** führt am Pankreas zu einer starken Anreicherung des gebildeten Saftes mit Bikarbonat und trägt somit maßgeblich zur Neutralisierung des sauren Chymus (Speisebrei) bei. Ferner steigert Sekretin die Gallenbildung in der Leber
- **Cholezystokinin-Pankreozymin** (CCK-PKZ ☞ auch Tabelle 13.25) erhöht den Enzymgehalt des Pankreassafts, ferner kontrahiert sich durch dieses Hormon die Gallenblase; gleichzeitig erschlafft der Schließmuskel des Gallenganges (M. sphincter Oddi), wodurch die in der Gallenblase gespeicherte und eingedickte Galle ins Duodenum abgegeben werden kann.

18.6.5 Die Gallenwege

Die aus der Leber kommenden beiden Gallengänge (**Ductus hepaticus dexter** und **sinister**) vereinigen sich an der Leberpforte zu einem gemeinsamen Gang, dem **Ductus hepaticus communis.** Aus diesem geht nach kurzer Strecke und in spitzem Winkel der

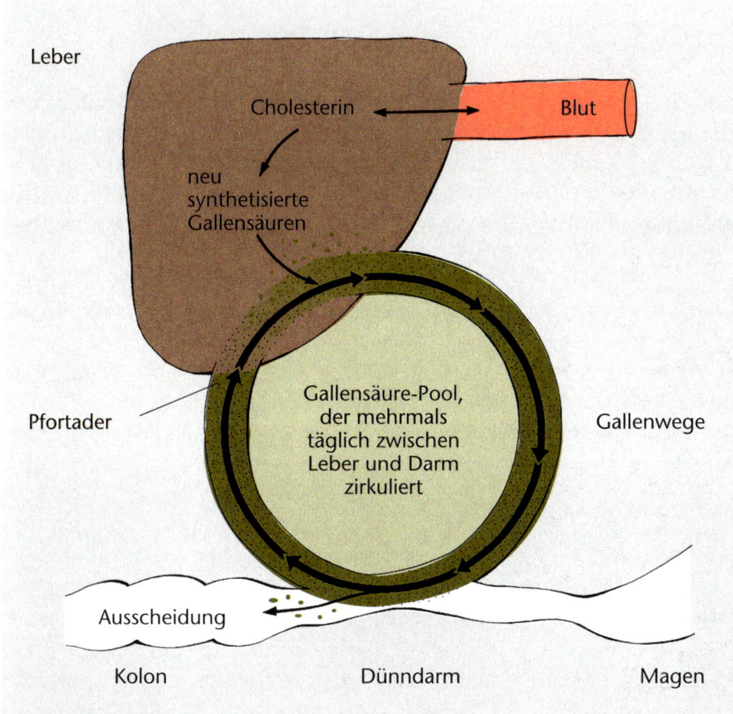

Abb. 18.36: Enterohepatischer Kreislauf. Über 90% der Gallensäuren, die täglich über die Gallenwege in den Darm gelangen, werden „recycelt" (zurückgewonnen) und der Leber wieder zugeführt. Nur etwa 10% werden über den Stuhl ausgeschieden. [B171]

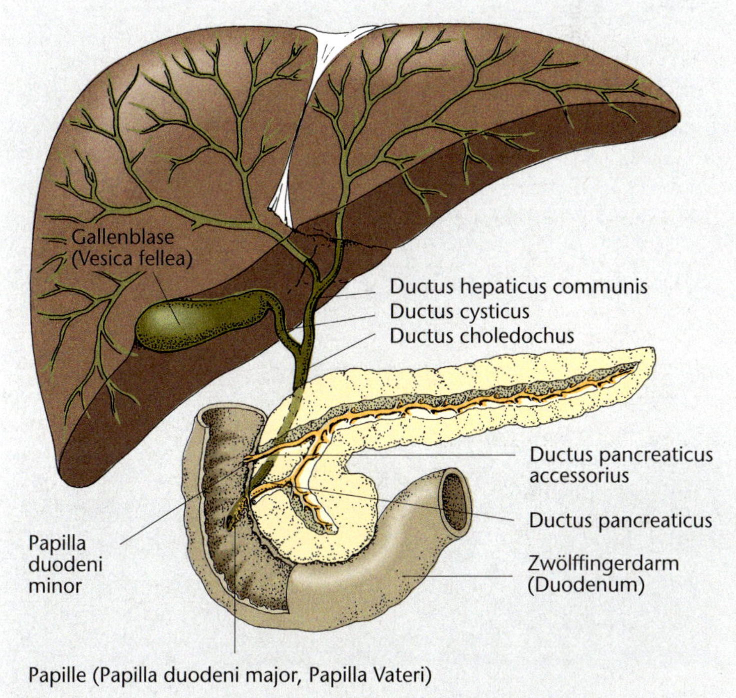

Abb. 18.37: Verlauf von Gallenwegen und Pankreasgang. Meist münden Ductus choledochus und Ductus pancreaticus gemeinsam ins Duodenum. Manchmal existiert ein zweiter Ausführungsgang (Ductus pancreaticus accessorius) mit eigenem Abfluss ins Duodenum (Papilla duodeni minor).

Ductus cysticus *(Gallenblasengang)* ab, der die Verbindung zur Gallenblase herstellt. Nach dem Abgang des Ductus cysticus wird der eigentliche Gallengang nun als **Ductus choledochus** bezeichnet. Dieser 6–8 cm lange Gang steigt hinter dem Duodenum ab, durchquert den Pankreaskopf und mündet in der Regel gemeinsam mit dem Ausführungsgang des Pankreas (Ductus pancreaticus) in die **Papille** (*Papilla duodeni major, Papilla Vateri*) des Zwölffingerdarms (☞ Abb. 18.37). Der Schließmuskel *(M. sphincter Oddi)* an der Papille sorgt dafür, dass die Galle, die nicht zur Verdauung benötigt wird, über den Ductus choledochus und den Ductus cysticus in die Gallenblase zurückgestaut wird.

Die beschriebene anatomische Situation macht auch verständlich, warum es bei Schwellungen des Pankreaskopfes (z.B. beim Pankreaskarzinom) zum Gallenaufstau und damit zur **Gelbsucht** (*Ikterus* ☞ 18.10.4) kommt.

18.6.6 Die Gallenblase

Die birnenförmige **Gallenblase** *(Vesica fellea)* liegt an der Eingeweidefläche („Unterseite") der Leber und ist dort mit deren bindegewebiger Kapsel verwachsen. Sie ist etwa 8–11 cm lang, 3–4 cm dick und besitzt ein Volumen von 30–60 ml.

Man unterscheidet an der Gallenblase:
- Den *Gallenblasenhals*, an dem der Ductus cysticus einmündet
- Den *Gallenblasenkörper*, der den Hauptteil der Gallenblase ausmacht
- Den Gallenblasengrund (Fundus).

Die innenliegende Schleimhaut der Gallenblase besteht aus einem hohen Zylinderepithel, dessen lumenwärts gerichtete Zellen kleine Ausstülpungen *(Mikrovilli)* besitzen (☞ Abb. 18.38). Diese Mikrovilli resorbieren Wasser aus der Galle, wodurch die in der Gallenblase befindliche Galle stark eingedickt *(konzentriert)* wird. Dies geschieht vor allem über einen aktiven Transport von Elektrolyten (Natrium, Chlorid) durch die Schleimhaut der Gallenblase in die Blutgefäße der Gallenblasenwand, wobei das Wasser aus osmotischen Gründen den Elektrolyten in gleicher Richtung folgt.

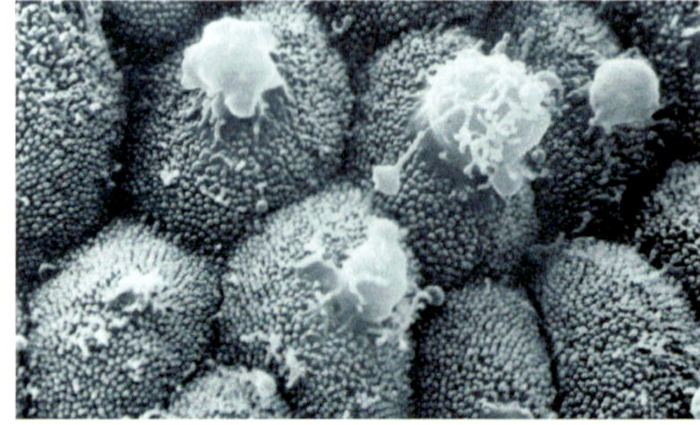

Abb. 18.38: Gallenblasenepithel im Rasterelektronenmikroskop. Die Zellen des Gallenblasenepithels sind neben der Resorption auch zur Sekretion befähigt. Man erkennt einzelne, mit Mikrovilli überzogene Epithelzellen, die zähen, die Oberfläche schützenden Schleim abgeben. [C160]

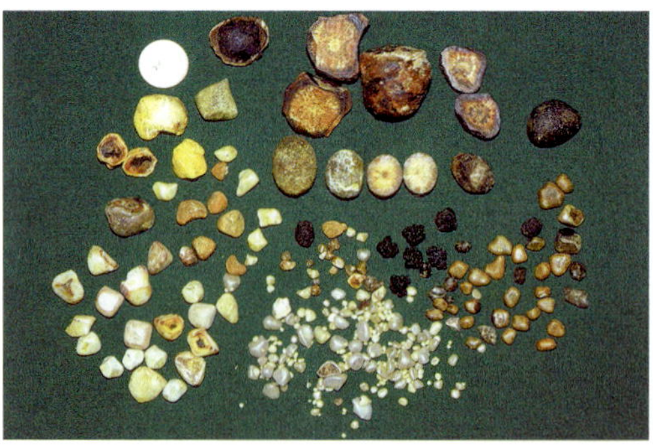

Abb. 18.39: Verschiedene Gallensteine. Man erkennt hellgelbe kugelig-ovale Cholesterinsteine, kleine schwarze Bilirubinsteine und gemischte Steine, die den größten Anteil aller Gallensteine ausmachen. Entsprechend ihrer Zusammensetzung aus Cholesterin, Bilirubin und Kalk unterscheiden sie sich in Form, Farbe und Festigkeit. [T173]

Unter dem Epithel der Gallenblase liegt eine Schicht dehnbarer, glatter Muskulatur. Wird Galle im Dünndarm benötigt, so kontrahiert sich die Muskelschicht, und die Galle wird über den Ductus cysticus und Ductus choledochus ins Duodenum abgegeben, wobei der Schließmuskel an der Mündungsstelle (M. sphincter Oddi) reflektorisch erschlafft.

Ärger durch Gallensteine

Bei manchen Menschen entstehen **Gallensteine** *(Konkremente)* aus den in der Galle hoch angereicherten Salzen oder aus Cholesterin. Sie sind manchmal klein wie Brillantsplitter, manchmal so groß wie Murmeln (☞ Abb. 18.39).

Besonders häufig treten Gallensteine bei Überernährung, Diabetes oder erhöhten Blutfettwerten auf: Es kommt dann in der Galle zu einem Missverhältnis zwischen schlecht wasserlöslichen Bestandteilen, z.B. dem Cholesterin, und den lösungsvermittelnden Gallensäuren mit der Folge, dass steinartige Gebilde in Gallenblase oder Gallenwegen auskristallisieren. Das **Gallensteinleiden** *(Cholelithiasis)* ist die bei weitem häufigste Erkrankung des rechten Oberbauches. 70 % der Betroffenen haben aber keine oder nur geringe Beschwerden, z.B. ein Druckgefühl im Oberbauch, typischerweise nach Aufnahme fettreicher und blähender Nahrungsmittel.

Die Gallenkolik

Starke Beschwerden treten erst dann auf, wenn es durch Einklemmung eines Steines in den Gallenwegen zu einer **Gallenkolik** oder zur Entzündung der Gallenblase kommt. Um das Galleabflusshindernis zu beseitigen, kontrahiert sich die glatte Muskulatur der Gallenblase verstärkt. Die dabei akut auftretende Drucksteigerung in der Gallenblase führt zum *krampfartigen Kolikschmerz* (☞ 4.4.1) im rechten Mittel- und Oberbauch, der auch in die korrespondierende *Head-Zone* am Rücken und selten die rechte Schulter ausstrahlen kann (☞ Abb. 11.27). Bleibt der Stein trotz der verstärkten Gallenblasenkontraktionen im Ductus choledochus hängen, so führt die Galleabflussstörung zur **Gelbsucht** (*Verschlussikterus* ☞ 18.10.4). Diese tritt bei komplettem Verschluss schon nach wenigen Stunden auf.

Bei den Diagnoseverfahren steht heute die **Sonographie** ☞ 18.1.7) ganz im Vordergrund. Bei **Röntgen-Kontrastmittelverfahren** wird dem Patienten intravenös ein wasserlösliches Kontrastmittel verabreicht, das über die Leber in die Galle ausgeschieden wird *(Cholezysto-Cholangiographie)*.

Die ERCP

Eine „Mischung" zwischen Röntgen und Endoskopie stellt die **ERCP** *(endoskopisch-retrograde Cholangio-Pankreatikographie)* dar. Hierbei wird die Papille, die Mündungsstelle des Gallengangs ins Duodenum, endoskopisch aufgesucht und anschließend Kontrastmittel eingespritzt, wodurch die Gallenwege und auch das Pankreas *retrograd* (entgegen der normalen Richtung) dargestellt werden. Bei der ERCP kann z.B. durch einen kleinen Schnitt in die Papille *(Papillotomie)* einem Stein, der kurz vor der Papille steckenblieb, der Abgang ermöglicht werden.

Therapie der Gallenkolik

Eine Gallenkolik wird mit krampflösenden und schmerzstillenden Mitteln behandelt. Ferner ist eine Nahrungkarenz für mindestens 24 Stunden erforderlich.

Kommt es bei einem Steinträger zu einer Kolik oder Entzündung, sollte die Gallenblase operativ entfernt werden **(Cholezystektomie)**, was in unkomplizierten Fällen im Rahmen der *minimalinvasiven Chirurgie (MIC)* auch endoskopisch möglich ist. Eine weitere nicht-operative Methode ermöglicht es, Gallensteine ähnlich wie Nierensteine durch energiereiche Ultraschallwellen zu zertrümmern (ESW ☞ Abb. 20.10).

Cholezystitis

Ursache einer **Cholezystitis** *(Gallenblasenentzündung)* sind meist Gallensteine, da diese eine durch den Gallengang aufsteigende bakterielle Infektion begünstigen. Die bei der Infektion freigesetzten Lipasen (☞ 18.6.1) können sogar zu einer Perforation (Durchlöcherung) der Gallenblase führen. Die Symptome einer Cholezystitis ähneln denen einer Gallenkolik, zusätzlich besteht Fieber, und die Gallenblase ist oft tastbar. Die Therapie entspricht der einer Gallenkolik, wobei zusätzlich Antibiotika verabreicht werden. Eine chronische Cholezystitis ist auch Risikofaktor für die Entstehung eines **Gallenblasenkarzinoms.**

Leben ohne Gallenblase

Man kann ohne Gallenblase sehr gut leben – unter der Voraussetzung, dass auf opulente fettreiche Mahlzeiten wegen des nicht mehr vorhandenen „Gallespeichers" verzichtet wird. Stattdessen sollte eher fettarme Nahrung in kleinen Portionen aufgenommen werden.

18.7 Die Resorption

Mit der im Duodenum stattfindenden Zumischung von Galle und Pankreassaft zum Speisebrei und unterstützt durch den vom Dünndarm selbst gebildeten Verdauungssaft erfolgt die abschließende Zerlegung der Nahrungsbestandteile und deren Aufnahme in den Organismus *(Resorption)*. Diese Vorgänge beginnen im Duodenum und sind in der Regel nach Passage des Jejunums abgelaufen. Das Ileum stellt eine *Resorptionsreserve* dar, wobei jedoch im Normalfall dort nur Wasser und Elektrolyte rückresorbiert werden. Gallensäuren und Vitamin B_{12} (☞ 19.6.10) werden jedoch ausschließlich im Ileum resorbiert.

Im Folgenden werden anhand der drei Grundnährstoffe Eiweiße, Fette und Kohlenhydrate die gesamten Verdauungsvorgänge noch einmal zusammengefasst:

18.7.1 Zusammenfassung: Verdauung und Resorption der Eiweiße

Die im Magen unter dem Einfluss der Pepsine und der Salzsäure begonnene Eiweißverdauung stoppt im Dünndarm wieder, da der hier herrschende, annähernd neutrale pH-Wert die Pepsine *inaktiviert*. Dafür gelangen mit dem Pankreassaft die eiweißspaltenden Enzyme Trypsinogen und Chymotrypsinogen in den Dünndarm und werden dort, wie in Abb. 18.35 dargestellt, aktiviert.

Neben Trypsin und Chymotrypsin beteiligen sich weitere aus dem Pankreas stammende Enzyme an der Eiweißverdauung: dies sind die *Carboxy-* und die *Aminopeptidasen,* die die Eiweiße im Gegensatz zu den *Endopeptidasen* Trypsin und Chymotrypsin von den Enden her angehen und jeweils einzelne Aminosäuren abspalten (daher *Exopeptidasen*). In der Regel entstehen bei diesen Vorgängen Peptide von etwa acht Aminosäuren. Diese werden von *Aminopeptidasen* des Bürstensaums in Aminosäuren, Di- und Tripeptide zerlegt. Gerade die Di- und Tripeptide können rasch resorbiert werden. Für die Einzelaminosäuren gibt es verschiedene aktive Transportsysteme. Neugeborene können auch noch ganze Proteine aufnehmen (z.B. IgG ☞ 6.4.3).

18.7.2 Zusammenfassung: Verdauung und Resorption der Kohlenhydrate

Den größten Teil der in der Nahrung enthaltenen Kohlenhydrate nimmt der Mensch in Form von *Polysacchariden* wie z.B. Stärke (etwa in Kartoffeln und Reis) auf. Die enzymatische Aufschließung dieser Polysaccharide beginnt bereits im Mund durch die *Alpha-Amylase* der Speicheldrüsen, das **Ptyalin.** Dabei entstehen zunächst größere Polysaccharidbruchstücke (Dextrine). Im Magen stoppt dann diese begonnene Kohlenhydratverdauung wieder, da das Ptyalin durch den sauren Magensaft inaktiviert wird.

Im Duodenum erfolgt dann eine erneute Zugabe von Alpha-Amylase durch das Pankreas. Durch ihre Wirkung entstehen Oligosaccharide und Maltose. Im Gegensatz zu den Aminosäuren können die Kohlenhydrate nur als Einzelzucker (Monosaccharide) aufgenommen werden. Daher spalten die Bürstensaumenzyme die vorhandenen Disaccharide (vor allem Maltose, Laktose und Saccharose; Enzyme jeweils mit Endung -ase) in die Monosaccharide Glukose, Galaktose und Fruktose. Die ersten beiden werden durch einen aktiven Na^+-Kotransport resorbiert, Fruktose dagegen durch erleichterte Diffusion. Aus der Zelle diffundieren alle Monosaccharide ins Blut und gelangen über die Pfortader in die Leber.

18.7.3 Zusammenfassung: Verdauung und Resorption der Fette

Fette werden vom Menschen z.B. in Wurst, Eiern, Milch, Nüssen, Butter und Öl aufgenommen. Mit etwa 90 % bilden die *Triglyzeride* (Neutralfette) den Hauptanteil dieser Fette (☞ 2.8.2). Die übrigen 10 % sind Phospholipide, Cholesterin und die fettlöslichen Vitamine (A, D, E und K ☞ 19.6).

Die Spaltung der Triglyzeride beginnt bereits im sauren Milieu des Magens unter dem Einfluss der **Zungengrundlipasen** (☞ 18.2.3). Der größte und abschließende Teil der Fettverdauung findet im Dünndarm statt, nachdem Galle und Pankreassaft dem Speisebrei zugemischt wurden. Unter dem Einfluss der **Pankreaslipase** werden die Triglyzeride in Monoglyzeride und freie Fettsäuren gespalten. Ferner erfolgt eine teilweise Aufschließung der Cholesterin-Fettsäure-Verbindungen und der Phospholipide durch Enzyme der Bauchspeicheldrüse.

Monoglyzeride, Fettsäuren, Cholesterin, Phospholipide und fettlösliche Vitamine lagern sich dann unter dem Einfluss der Gallensäuren zu winzigen Gebilden, den **Mizellen,** zusammen. Erst diese Mizellen können den idealen Kontakt zur Dünndarmschleimhaut herstellen, indem sie sich zwischen die Mikrovilli einbetten.

Die Resorption der Fette und ihrer gespaltenen Bausteine erfolgt überwiegend im Duodenum und im beginnenden Jejunum. Die kurz- und mittelkettigen Fettsäuren gelangen über Diffusionsvor-

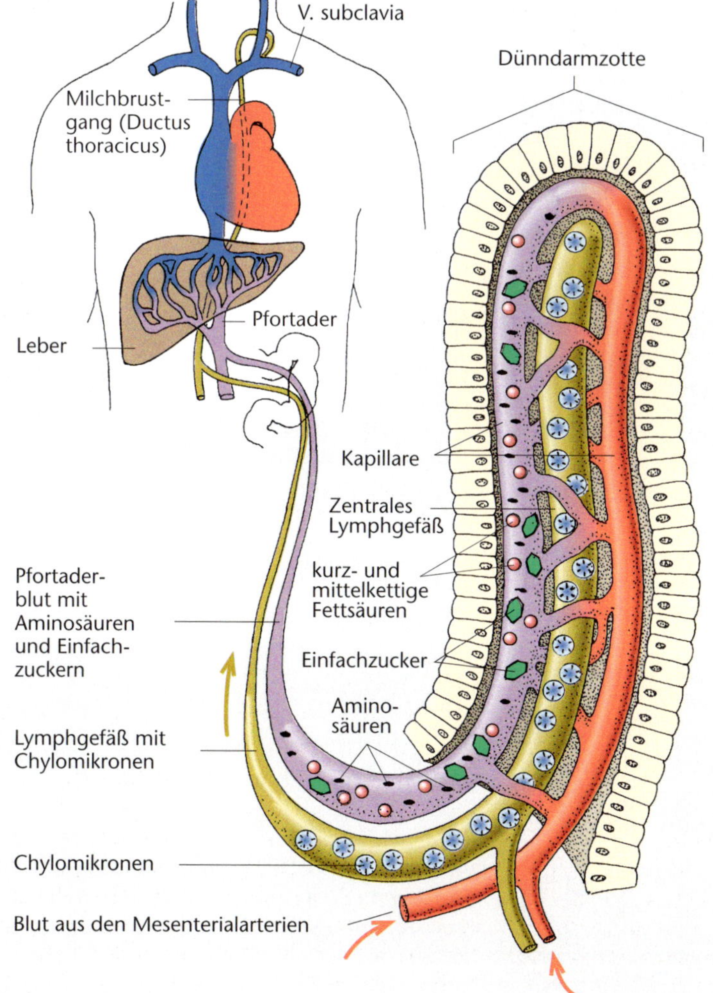

Abb. 18.40: Resorption der Nährstoffe in den Dünndarmzotten und deren Abtransport über das Pfortadersystem und über die Lymphbahnen (Ductus thoracicus). Zucker, Aminosäuren und kurz- bzw. mittelkettige Fettsäuren gelangen über das Kapillarnetz zur Pfortader und dann in die Leber. Langkettige Fettsäuren, Cholesterinester und Phospholipide werden dagegen als Chylomikronen über das Lymphsystem abtransportiert.

18

gänge in die Kapillaren der Darmzotten und von dort über das Pfortadersystem zur Leber. Die größeren Fettmoleküle werden in der Epithelzelle von einer Proteinhülle umgeben. Diese Fett-Eiweiß-Tröpfchen heißen **Chylomikronen.** Die Lymphgefäße der Darmzotten leiten die Chylomikronen über größere Lymphgefäße und den **Milchbrustgang** (*Ductus thoracicus* ☞ Abb. 14.21 und Abb. 18.40) an der Leber vorbei in den Blutkreislauf.

18.7.4 Die Resorption der Elektrolyte

Die im Darm befindlichen Elektrolyte (Natrium, Kalium, Magnesium, Chlorid) stammen hauptsächlich aus den in den Darm abgegebenen Verdauungssäften und nur zum kleineren Teil aus der aufgenommenen Nahrung und Getränken. Sie werden überwiegend im Bereich des Jejunums teils aktiv, teils passiv rückresorbiert. Den rückresorbierten Elektrolyten folgt Wasser passiv nach.

18.7.5 Die Resorption der Vitamine

Die *fettlöslichen* Vitamine A, D, E, K sind nur über die Mizellenbildung in Gegenwart anderer Fette resorbierbar (☞ 19.6.1).

Die meisten *wasserlöslichen* Vitamine, z.B. die B-Vitamine und das Vitamin C, werden über passive Diffusion resorbiert. Das Vitamin B_{12} kann allerdings, wie erwähnt, nur mit dem vom Magen produzierten *Intrinsic-Faktor* im Ileum aufgenommen werden (☞ 18.4.4).

18.7.6 Die Resorption der Nukleinsäuren

Die Nukleinsäuren (DNA und RNA) werden durch Enzyme des Pankreas (DNasen und RNasen) zu den entsprechenden Nukleotiden hydrolysiert. Die Nukleotide werden im Bereich des Bürstensaums durch weitere Enzyme in die kleineren Baueinheiten zerlegt (Nukleoside, Basen, Zucker) und im Jejunum resorbiert.

18.7.7 Malassimilationssyndrom

Eine verminderte Nährstoffausnutzung wird ganz allgemein als **Malassimilation** (assimilare = ähnlich machen) bezeichnet. Die Malassimilation wird unterteilt in:

- **Maldigestion.** Darunter versteht man eine *unzureichende Verdauung* der Nahrung
- **Malabsorption.** In diesem Fall ist die *Resorption* der Nährstoffmoleküle trotz normaler Verdauung gestört.

Hauptursachen sind:

- Ein Mangel an Verdauungsenzymen bei chronischen Erkrankungen des Pankreas (☞ 18.9)
- Ein Mangel an Gallensäuren, z.B. bei Abflussstörungen der Galle
- Chronisch-entzündliche Darmerkrankungen, z.B. der Morbus Crohn (☞ 18.8.10)
- Operative Entfernung von Magen- oder Dünndarmabschnitten
- Nahrungsmittelallergien (☞ 6.7.1)
- Erbliche Störungen: Am bekanntesten ist der *Laktasemangel,* wodurch Milchzucker nicht gespalten werden kann und deshalb eine *Milchunverträglichkeit* besteht.

Zu den klinischen Symptomen gehören *voluminöse Gärungsstühle* (täglich über 300 g Stuhlgewicht); je nach Ursache liegen gleichzeitig *Fettstühle* (hoher Fettgehalt der Stühle), *Flatulenz* (vermehrter Windabgang), Gewichtsverlust sowie Vitamin-, Eiweiß- und andere Mangelerscheinungen vor.

Die Therapie ist ursachenabhängig. In jedem Fall müssen die lebenswichtigen, nicht ausreichend aufgenommenen Vitamine und Spurenelemente substituiert (ersetzt) und der Wasser- und Elektrolythaushalt sorgfältig reguliert werden.

Zöliakie

Bei der kindlichen **Zöliakie** liegt eine Unverträglichkeitsreaktion gegen das in vielen Getreiden enthaltene Klebereiweiß *Gluten* vor. Das gleiche Krankheitsbild beim Erwachsenen heißt **einheimische Sprue.** Durch allergisch-entzündliche Reaktionen auf Getreideprodukte wird die Dünndarmschleimhaut schwer geschädigt, wobei insbesondere die resorbierenden Zotten verkümmern. Die Therapie besteht in einer lebenslangen, strikt glutenfreien Diät.

18.8 Dickdarm und Rektum

Der **Dickdarm** und das sich anschließende **Rektum** *(Mastdarm)* bilden den letzten Abschnitt des Verdauungsrohres. Sie sind zusammen etwa 1,5 m lang. Da Verdauung und Resorption der Nährstoffe im Dünndarm bereits abgeschlossen sind, muss der Dickdarm vor allem noch Wasser und Elektrolyte rückresorbieren. Hierdurch wird der Darminhalt auf eine Ausscheidungsmenge von etwa 150–200 ml pro Tag eingedickt und nach Speicherung im Rektum als halbfester **Stuhl** *(Kot, Faeces)* schließlich über den After ausgeschieden.

Der Dickdarm ist im Unterschied zum Dünndarm reichlich mit Bakterien (vorwiegend Anaerobier, aber auch Escherichia coli und anderen Stäbchenbakterien ☞ 6.9) besiedelt, die alle für den Menschen unverdauliche Nahrungsreste durch Gährungs- und Fäulnisvorgänge weiter abbauen.

Der Dickdarm besitzt mit einer durchschnittlichen Weite von 7 cm einen wesentlich größeren Durchmesser als der Dünndarm. Man unterscheidet folgende Abschnitte, die ohne deutliche Begrenzung ineinander übergehen (☞ Abb. 18.42):

- Der **Blinddarm** *(Caecum)* mit dem **Wurmfortsatz** *(Appendix vermiformis)*
- Das **Kolon** *(Grimmdarm)* mit seinen vier Abschnitten **Colon ascendens** *(aufsteigender Grimmdarm),* **Colon transversum** *(querverlaufender Grimmdarm),* **Colon descendens** *(absteigender Grimmdarm)* und **Colon sigmoideum** (*S-förmiger Grimmdarm,* kurz **Sigma** oder *Sigmoid*).

Der Aufbau der Dickdarmwand entspricht dem des übrigen Verdauungstraktes (☞ Abb. 18.2), zeigt aber folgende Besonderheiten:

Die Dickdarmschleimhaut

An der Dickdarmschleimhaut findet man keine Zotten mehr, sondern ausschließlich besonders tiefe Einstülpungen, die *Dickdarmkrypten* (☞ Abb. 18.41). Das einschichtige Kryptenepithel besteht vorwiegend aus *Schleim bildenden Becherzellen,* deren Schleim die Dickdarmschleimhaut gegenüber dem sich zunehmend verfestigenden Stuhl gleitfähig hält. An den Kryptenübergängen finden sich neben den Becherzellen zusätzlich resorbierende Epithelzellen, die zum Darmlumen hin einen Bürstensaum (Mikrovilli) besitzen. Hier erfolgt die Rückresorption von Wasser und Elektrolyten.

Tänien, Haustren, Appendices epiploicae

Charakteristisch für den Dickdarm ist die äußere Längsmuskelschicht: Sie verläuft nicht gleichmäßig um den ganzen Darm, sondern ist zu drei bandförmigen Streifen zusammengebündelt, den **Tänien.**

Durch Kontraktionen der Ringmuskelschicht entstehen im Abstand von einigen Zentimetern Einschnürungen, zwischen denen dann **Haustren** als *Ausbuchtungen* deutlich hervortreten. Die Haustren sind keine starren Gebilde, sondern verändern entsprechend der Ringmuskelkontraktionen ihre Form.

Über der gesamten Dickdarmoberfläche sind oft noch gelbe Anhängsel zu erkennen, die **Appendices epiploicae.** Das sind kleine fettgefüllte Ausstülpungen der Dickdarmserosa. Bei adipösen Menschen sind sie besonders ausgeprägt.

Der Bauchfellüberzug des Dickdarms

Blinddarm, Colon transversum und Sigma sind vollständig von Serosa überzogen und nur über ein dünnes Aufhängeband, das **Mesokolon** *(Dickdarmgekröse)* elastisch mit der hinteren Bauchwand verbunden. Über dieses Mesokolon wird der Dickdarm mit Blut- und Lymphgefäßen sowie Nerven versorgt. Diese Abschnitte liegen *intraperitoneal* und sind somit gut beweglich (☞ 18.1.5).

Im Gegensatz dazu sind Colon ascendens und descendens nur an ihrer Vorderseite von Bauchfell überzogen und an ihrer Hinterseite *fest* mit der hinteren bzw. seitlichen Leibeswand verwachsen. Sie liegen somit *retroperitoneal* und sind im Bauchraum nicht beweglich.

18.8.1 Blinddarm und Appendix

Der erste, vor der rechten Darmbeinschaufel gelegene Abschnitt des Dickdarms ist der **Blinddarm** *(Caecum).* Er stellt den weitesten, aber mit nur 6–8 cm Länge auch kürzesten Dickdarmabschnitt dar. In den Blinddarm stülpt sich von links her in einem nahezu rechten Winkel das Dünndarmende, das *ter-*

minale Ileum, ein. An der Einmündungsstelle entstehen zwei Schleimhautfalten, die als **Ileozäkalklappe** *(Valva ileocaecalis)* bezeichnet werden. Diese Klappe lässt in periodischen Abständen Dünndarminhalt in den Dickdarm übertreten. Ein Rückfluss ist normalerweise ausgeschlossen, da die Ileozäkalklappe als Ventil wirkt.

Am unteren Ende des Blinddarms hängt als wurmförmiges Anhangsgebilde der **Wurmfortsatz** *(Appendix vermiformis).* Seine Schleimhaut ist ähnlich aufgebaut wie die des Dickdarms, in die Wand sind jedoch zahlreiche Lymphfollikel eingelagert, die insbesondere im Kindesalter der Infektabwehr dienen. Die Länge des etwa 1 cm dicken Wurmfortsatzes variiert erheblich (2–25 cm), durchschnittlich ist er etwa 10 cm lang. Klinisch bedeutsam ist die große Variabilität seiner Lage, wodurch die Diagnose einer Entzündung des Wurmfortsatzes *(Appendizitis)* unter Umständen erheblich erschwert wird.

Appendizitis

Die **Appendizitis** wird im Volksmund auch *Blinddarmentzündung* genannt – korrekterweise muss man aber von einer Entzündung des Wurmfortsatzes sprechen. Sie ist die häufigste akute Baucherkrankung und betrifft insbesondere Kinder und Jugendliche. Dadurch, dass der Wurmfortsatz eine Sackgasse für den Speisebrei bildet, können sich Keime, die in diesem Darmabschnitt im Speisebrei zu finden sind, leicht ausbreiten.

Die Diagnose kann schwierig sein, weil nur etwa die Hälfte der Patienten die folgende klassische Symptomenfolge zeigt:

- Appetitlosigkeit; Übelkeit und Erbrechen
- Zunächst ziehende bis kolikartige Schmerzen in Nabelgegend oder Oberbauch
- Nach einigen Stunden Wanderung des nun kontinuierlichen Schmerzes in den rechten Unterbauch
- Mäßiges Fieber bis 39 °C. Dabei ist die Temperaturdifferenz bei rektaler und axillärer Messung, die normalerweise ca. 0,5 °C beträgt, deutlich vergrößert.

Die Therapie der Appendizitis besteht in einer frühzeitigen operativen Entfernung des Wurmfortsatzes, der **Appendektomie.** Ansonsten droht durch die entzündliche Schwellung und unter Umständen spätere Eiterbildung und Gewebsnekrose (Absterben von Gewebe) eine Überdehnung und damit ein Platzen *(Perforation)* des Wurmfortsatzes. Folge der Perforation ist meist eine Peritonitis (☞ 18.1.5).

18.8.2 Das Kolon

An den Blinddarm schließt sich das **Colon ascendens** *(aufsteigender Grimmdarm)* an. Es verläuft der rechten Bauchwand anliegend nach oben bis zur Leber. Hier macht es eine scharfe Biegung *(Flexura coli dextra)* und verläuft dann als **Colon transversum** *(querverlaufender Grimmdarm)* zum linken Oberbauch in die Nähe der Milz. Hier macht das Kolon wieder einen scharfen Knick *(Flexura coli sinistra)* und verläuft als **Colon descendens** *(absteigender Grimmdarm)* an der seitlichen Bauchwand abwärts. In Höhe der linken Darmbeinschaufel löst sich das Kolon von der seitlichen Bauchwand und geht in einer S-förmigen Krümmung in das **Sigma** *(Colon sigmoideum)* über. Das Sigma verläßt den Bauchraum, tritt ins kleine Becken ein und geht in das **Rektum** über.

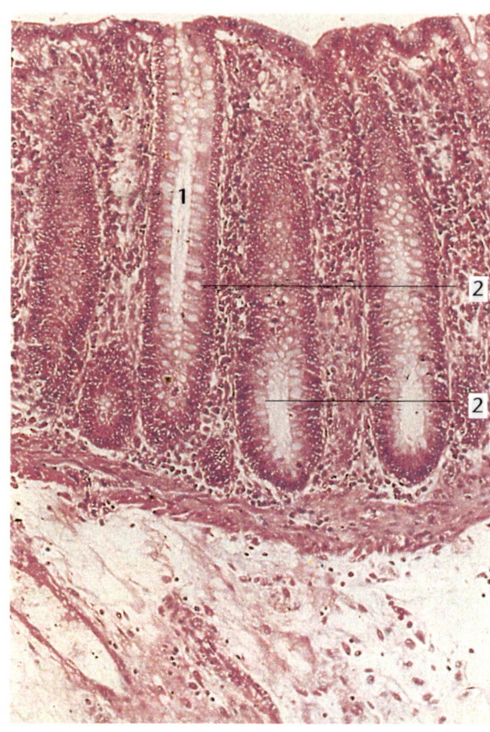

Abb. 18.41 (oben): Histologischer Schnitt durch die Dickdarmschleimhaut. Typischerweise findet man nur Krypten (1) und keine Zotten. Als ovale Aufhellungen erkennt man im Epithel die Becherzellen (2). [X141]

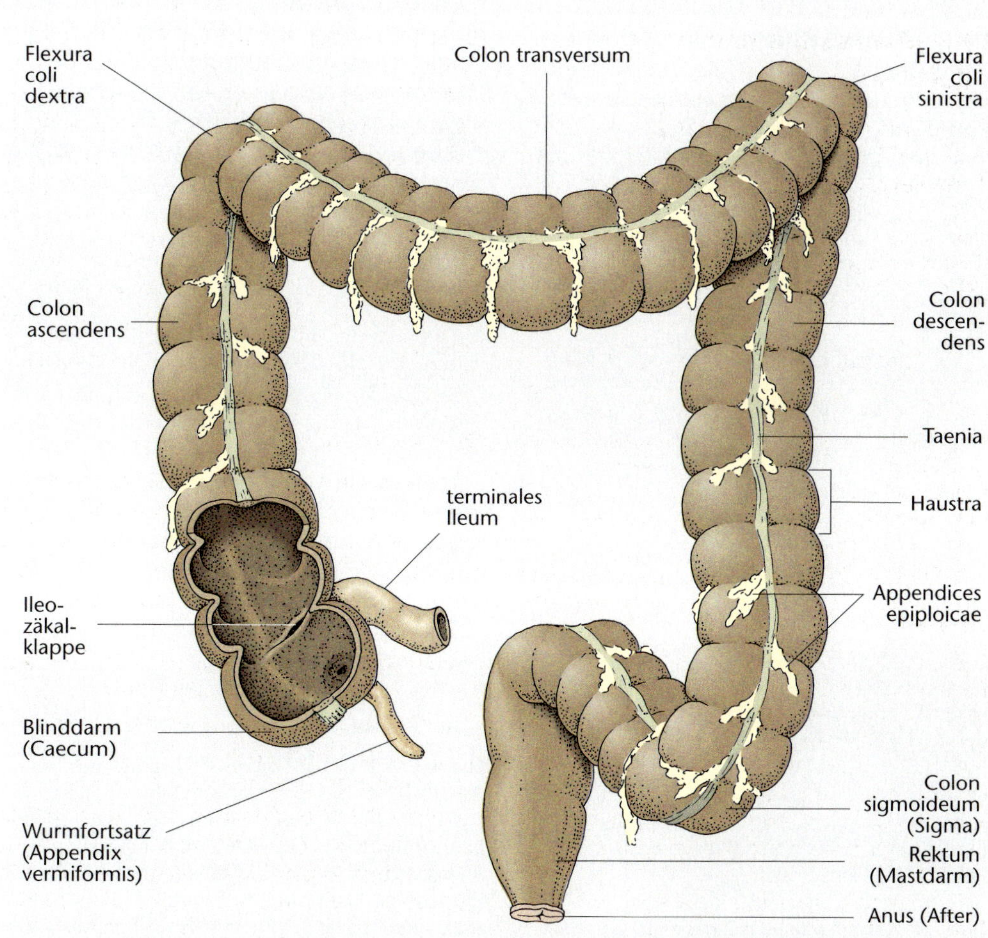

Abb. 18.42 (rechts): Dickdarm (Caecum und Kolon) und Rektum in der Vorderansicht. Man erkennt eine der drei Taenien, die durch Bündelung der Längsmuskulatur entstanden sind. Außerdem sieht man die Haustren, die durch Einschnürungen der Ringmuskulatur gebildet werden.

18

18.8.3 Das Rektum

Das **Rektum** *(Mastdarm)* bildet den 15–20 cm langen, letzten Darmabschnitt. Es liegt im *kleinen Becken* außerhalb der Bauchhöhle und ist somit nicht mehr von Bauchfell überzogen. Im Gegensatz zum Kolon bildet die außengelegene Längsmuskulatur wieder eine rundum geschlossene Schicht. Die Kennzeichen des Dickdarms, Tänien und Haustren, sind also am Rektum nicht vorhanden. Das Rektum verläuft nicht, wie es sein Name vermuten läßt, vollkommen gerade, sondern hat wie das Sigma eine S-Form. In seinem oberen Teil folgt es der Ausbuchtung des Kreuzbeins, biegt dann in Höhe des Steißbeins nach hinten um und endet im *Anus* (After).

Die oberste „Etage" des Rektums bildet die *Ampulla recti*, kurz **Ampulle.** Sie ist der Sammelbehälter, in dem der Kot vor der Ausscheidung über Stunden (bisweilen sogar bis zu drei Tage lang) gespeichert wird.

Der **Anus** *(After)* ist schließlich die Öffnung, durch die der Darm an die Körperoberfläche mündet. Er wird durch zwei unterschiedliche Muskeln verschlossen:

- Den **inneren Schließmuskel** *(M. sphincter ani internus)*, der die abschließende Verstärkung der inneren Ringmuskelschicht des Darmes darstellt und nicht willkürlich beeinflusst werden kann (glatte Muskulatur)
- Den **äußeren Schließmuskel** *(M. sphincter ani externus)*. Er gehört der quergestreiften Beckenbodenmuskulatur an und kann willkürlich kontrahiert werden.

Die Schleimhaut entspricht im oberen Abschnitt der Dickdarmschleimhaut, geht aber dann in die äußere Haut des Afters (mit Haaren und Talg- bzw. Schweißdrüsen) über. In der **Hämorrhoidalzone** (☞ Abb. 18.43) liegt unter der Schleimhaut des Rektums ein Venengeflecht, das mit der *oberen Mastdarmschlagader* **(A. rectalis superior)** in Verbindung steht. Dieser *arterio-venöse Schwellkörper* trägt neben den beiden beschriebenen Muskeln maßgeblich zum Verschluss des Afters bei.

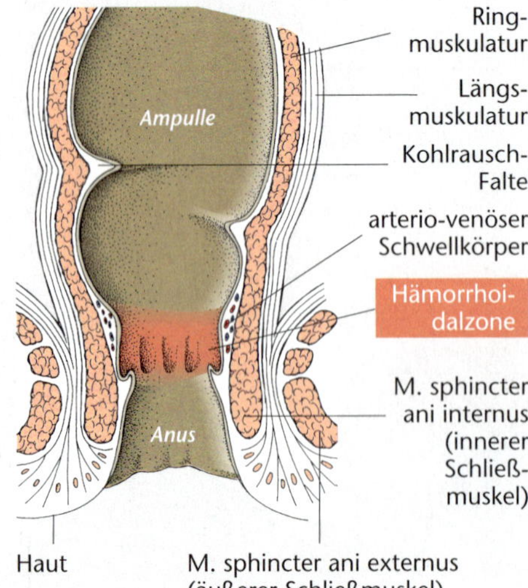

Abb. 18.43: Das Rektum im Längsschnitt. Zwischen der Ampulle und dem Anus liegt die Hämorrhoidalzone. Dort findet sich unter der Schleimhaut ein arterio-venöser Schwellkörper.

Hämorrhoiden

Hämorrhoiden sind *knotenartige Erweiterungen* des beschriebenen arterio-venösen Schwellkörpers. Ein Einriss dieser Gefäße führt zu typischerweise hellroten Blutauflagerungen auf dem Stuhl. Weitere Symptome sind Nässen und Brennen in der Analregion sowie Schmerzen beim Stuhlgang. Bringen Allgemeinmaßnahmen wie Stuhlregulierung, Analhygiene und Kamillensitzbäder keine Linderung, sind bei fortgeschrittenen Stadien Verödung oder operative Entfernung der Hämorrhoiden *(Hämorrhoidektomie)* angezeigt.

18.8.4 Transport des Dickdarminhalts

Im Dickdarm können drei Bewegungsformen unterschieden werden:

- **Segmentationen.** Sie entstehen durch rhythmische Einschnürungen der Ringmuskulatur und führen zu der oben erwähnten Haustrierung des Dickdarms. Die Segmentationen verzögern die Passage des Darminhalts, so dass Elektrolyte und Wasser resorbiert werden können. Erschlafft der kontrahierte Darmabschnitt und kontrahiert sich die Muskulatur an anderer Stelle, wird der Darminhalt kräftig durchmischt
- **Propulsive Massenbewegungen.** Kontrolliert durch das vegetative Nervensystem (☞ 11.12) kommt es zuerst zu einer Erschlaffung der Darmmuskulatur und dann zu einer starken Kontraktionswelle, die den Stuhl in Richtung Darmausgang transportiert. Diese Massenbewegungen treten ungefähr 3- bis 4-mal täglich auf, bevorzugt morgens nach dem Aufstehen sowie nach den Mahlzeiten. Sie sind nicht selten mit Stuhldrang (und nachfolgender Stuhlentleerung) verbunden
- **Peristaltische Wellen** sind im Dickdarm selten.

Die Motorik des Dickdarms wird wie in anderen Abschnitten des Verdauungsrohres durch den zwischen der inneren Ring- und der äußeren Längsmuskulatur liegenden Nervenplexus (*Plexus myentericus* oder *Auerbachplexus*) gesteuert. Der Einfluss des autonomen Nervensystems modifiziert die Aktivität des Plexus: Der Parasympathikus fördert den Weitertransport des Darminhalts, während der Sympathikus den Weitertransport hemmt.

18.8.5 Die Stuhlentleerung

Die **Stuhlentleerung** *(Defäkation)* ist ein reflexmäßig ablaufender Vorgang, der jedoch willentlich beeinflusst werden kann. Bei ausreichender Füllung der Ampulle werden dort Dehnungsrezeptoren erregt. Diese senden über afferente Nervenbahnen Impulse zum *Defäkationszentrum* im Sakralmark, außerdem wird im Großhirn die Empfindung „Stuhldrang" ausgelöst. Vom Defäkationszentrum werden dann parasympathische Nervenfasern erregt, die zum einen den inneren Schließmuskel erschlaffen lassen und zum anderen zur Kontraktion der äußeren Längsmuskulatur des Rektums führen. Dadurch wird der Stuhl nach außen getrieben. Eine anhaltende Kontraktion von Zwerchfell und Bauchmuskeln, die *Bauchpresse* (☞ 17.8.4), unterstützt den Vorgang. Ein Aufschub der Stuhlentleerung über eine gewisse Zeit ist deshalb möglich, weil der äußere Schließmuskel willentlich kontrahiert und damit die Stuhlentleerung verhindert werden kann.

Die Entleerungshäufigkeit *(Defäkationsfrequenz)* ist von Mensch zu Mensch sehr unterschiedlich und bewegt sich normalerweise im Rahmen von dreimal täglichen bis zu dreimal wöchentlichen Entleerungen. Dementsprechend variiert auch die Verweildauer des Darminhaltes im Rektum von 12 bis über 60 Stunden erheblich.

18.8.6 Der Stuhl

Der **Stuhl** *(Kot, Faeces)* ist der eingedickte und durch Bakterien zersetzte, unverdauliche Rest des Nahrungsbreis. Der Stuhl besteht zu 75% aus Wasser, der Rest setzt sich folgendermaßen zusammen:

- Unverdauliche, teilweise zersetzte Nahrungsbestandteile (vorwiegend Zellulose)
- Abgestoßene Epithelzellen der Darmschleimhaut
- Schleim
- *Bakterien* (pro Gramm Stuhl etwa 10 Milliarden)
- *Sterkobilin,* das im Darm durch Umwandlung des Gallenfarbstoffs Bilirubin gebildet wird und dem Stuhl seine eigentümliche, bräunliche Farbe verleiht
- *Gärungs- und Fäulnisprodukte,* die bei den bakteriellen Zersetzungsvorgängen im Dickdarm entstehen und für den unangenehmen Geruch des Stuhls verantwortlich sind
- *Entgiftungsprodukte,* das sind Arzneimittel, Giftstoffe und deren Abbauprodukte sowie andere von der Leber über die Galle in den Darm abgegebene Stoffwechselprodukte.

Beobachtung des Stuhlgangs

Die Farbe des Stuhls (normal: hell- bis dunkelbraun) wird – abgesehen von Krankheiten – auch durch manche Nahrungsmittel wie Lakritze, Rote Bete, Heidelbeeren und Spinat sowie einige Medikamente, z.B. Eisenpräparate, verändert. Deshalb erfragen die Pflegenden bei Farbveränderungen stets die Ernährung der letzten Tage.

18

18.8.7 Defäkationsstörungen

Obstipation

Unter **Obstipation** *(Verstopfung)* versteht man eine verzögerte und erschwerte Darmentleerung. Der Stuhl ist infolge Wasserentzugs hart und trocken, und die Entleerung wird dadurch schmerzhaft. In seltenen Fällen tritt die Obstipation als Warnsymptom einer ernsten Grundkrankheit, z.B. eines Dickdarmtumors (☞ 18.8.9), auf. Meistens handelt es sich aber um eine funktionelle Störung bei:

- Flüssigkeitsmangel (durch Flüssigkeitsverluste oder unzureichende Zufuhr)
- Ballaststoffarmer Ernährung
- Bewegungsmangel.

Obstipation und Ernährung

Die einfachste und effektivste Maßnahme, sich vor Verstopfung zu schützen, ist eine Ernährung aus faser- und schlackenreicher Kost mit Vollkornbrot, viel rohem Gemüse und Obst. Dazu morgens ein Glas lauwarmes Mineralwasser auf nüchternen Magen – das regt die Darmtätigkeit genauso an wie Leinsamen oder Weizenkleie.

Wer zu Verstopfung neigt, sollte bereits bei den ersten Anzeichen auf stopfende Nahrungsmittel wie kakaohaltige Produkte, Bananen, Äpfel, schwarzen Tee, Heidelbeeren und Milch verzichten und lieber abführende Nahrungsmittel wie Rhabarber, Sauerkraut, eingeweichte Dörrpflaumen, Butter- und Dickmilch, Melonen und Feigen wählen. Generell sollte viel Mineralwasser getrunken werden.

Auch gewisse „Äußerlichkeiten“ helfen: man sollte sich Zeit und Ruhe für das „stille Örtchen“ gönnen und sich nicht unter den Druck stellen, jeden Tag „müssen“ zu müssen. Dreimal die Woche reicht völlig, und von Verstopfung spricht man sowieso erst, wenn es länger als drei Tage nicht zum Stuhlgang gekommen ist. Und auch dann ist es wenig hilfreich, nur auf die Verdauung zu achten, wirkt doch nichts verstopfender auf den Darm als der ständige Gedanke an den Stuhlgang.

Laxanzien *(Abführmittel)* dürfen nur kurzzeitig (etwa bei vorübergehender Immobilisierung) verordnet werden, da sie längerfristig an Wirksamkeit einbüßen und oft den Kaliumhaushalt durcheinanderbringen (☞ 20.8.2).

Durchfall

Eine erhöhte Stuhlfrequenz (über 3-mal täglich) heißt **Durchfall** *(Diarrhö)*, wobei in schweren Fällen bis zu 30 Entleerungen pro Tag vorkommen können. Der Stuhl ist breiig-flüssig (Wassergehalt über 75%), die Stuhlmenge vermehrt (über 250 g/Tag). *Akute Durchfälle* sind meist infektiös bedingt (z.B. durch verdorbene Lebensmittel, Bakterien wie Salmonellen oder bestimmte E.-coli-Stämme, bei Kleinkindern häufig Viren), während *chronische Durchfälle* meist nicht-infektiöse Ursachen haben – z.B. chronisch-entzündliche Darmerkrankungen, Medikamente, Abführmittel oder ein *Malabsorptionssyndrom* (☞ 18.7.7).

Insbesondere bei Säuglingen und älteren Menschen kommt es bei stärkeren Durchfällen rasch zur Austrocknung und zu oft lebensgefährlichen Elektrolytstörungen, vor allem des Kaliums, wodurch die Herzfunktion beeinträchtigt wird (☞ 15.5.9.).

Inkontinenz

Bei der **Stuhlinkontinenz** kann der Stuhl nicht mehr zurückgehalten werden, und es kommt zum unwillkürlichen Einkoten. Bei Säuglingen und Kleinkindern ist dies normal. Im höheren Lebensalter spielen als Ursachen Lähmungen sowie Tumoren im Enddarm- und Analbereich eine bedeutende Rolle.

Tenesmus

Unter **Tenesmus** versteht man einen beständigen, schmerzhaften Stuhldrang bei geringer oder gar fehlender Stuhlentleerung. Der dabei vorliegende krampfhafte Verschluss des Analsphinkters wird oft von einer entzündlichen Reizung des Sphinkters oder einer Mastdarmentzündung *(Proktitis)* hervorgerufen.

18.8.8 Dickdarmpolypen

Dickdarmpolypen sind Wucherungen der Dickdarmschleimhaut (vor allem *Adenome* ☞ 5.7.2), die meist einen pilzähnlichen Stiel besitzen, machmal aber auch in flacher Wuchsform auftreten ☞ Abb. 18.44). Oft findet man sie zufällig bei einer Dickdarmspiegelung. Gelegentlich machen sie sich durch Blut- und Schleimabgang bemerkbar. Da sie zu Karzinomen entarten können (also *Präkanzerosen* darstellen ☞ 5.7.1), sollte man jeden Polypen endoskopisch mit einer Schlinge abtragen und histologisch untersuchen lassen.

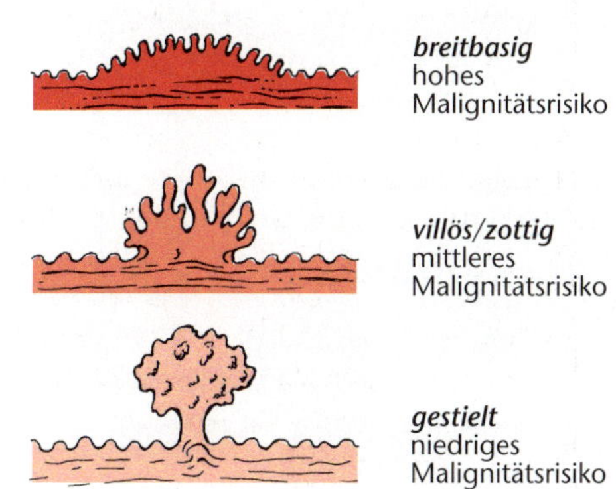

Abb. 18.44: Dickdarmpolypen, verschiedene Wuchsformen. Das Entartungsrisiko ist bei breitbasig wachsenden Polypen höher als bei gestielten.

18.8.9 Das Kolon-Rektum-Karzinom

Kolorektale Karzinome

Bösartige Tumoren von Kolon und Rektum stehen in der Häufigkeitsstatistik der Krebsneuerkrankungen bei Frauen an zweiter, bei Männern an dritter Stelle. Risikofaktor Nummer eins ist falsche Ernährung, insbesondere *ballaststoffarme, fett- und fleischreiche* Kost (☞ 19.8). Das Kolon-Rektum-Karzinom ist meist ein Adenokarzinom. Die beiden wichtigsten Alarmsymptome sind:

- Blut im Stuhl
- Plötzliche Änderung der Stuhlgewohnheiten, z.B. anhaltende Verstopfung *(Obstipation)*, Durchfall *(Diarrhö)*, verstärkte Blähungen *(Flatulenz)* sowie Schleimbeimengungen im Stuhl oder unwillkürlicher Stuhlabgang.

Der Tumor *metastasiert* zunächst in die regionalen Lymphknoten, die ersten Fernmetastasen entstehen durch Ausbreitung über die Pfortader in der Leber (portaler Metastasierungstyp ☞ Abb. 5.15).

Die Diagnose wird in der Regel endoskopisch (Koloskopie und Biopsie) gestellt (☞ Abb. 18.45). Therapeutisch kann der Tumor in 70% der Fälle operativ entfernt und eine Verbindung *(Anastomose)* der verbliebenen Darmenden hergestellt werden. Die Stuhlkontinenz (Fähigkeit, den Stuhlgang zurückzuhalten) bleibt dabei erhalten. Dies ist grundsätzlich bei solchen Tumoren möglich, die mindestens 8 cm vom Anus entfernt liegen. Bei tieferliegenden Tumoren muss dagegen ein künstlicher Darmausgang (Anus praeter) angelegt werden. Dieser mündet an der vorderen Bauchwand. Austauschbare Beutel mit Klebehaftung ermöglichen die Stuhlhygiene. Im Vergleich zum Ösophagus- und Magenkarzinom sind die Heilungschancen beim Kolon- und Rektumkarzinom relativ hoch.

Zur dringend erforderlichen Verbesserung der Früherkennung startete am 1. Oktober 2002 in Deutschland ein Darmkrebsvorsorgeprogramm. Dieses beinhaltet ab dem 50. Lebensjahr eine jährliche Stuhluntersuchung auf okkultes („verstecktes“) Blut, z.B. durch einen Haemoccult®-Test. Ferner wird eine Vorsorge-Koloskopie für beschwerdefreie Personen ab dem 56. Lebensjahr angeboten (mit Wiederholungsmöglichkeit 10 Jahre später).

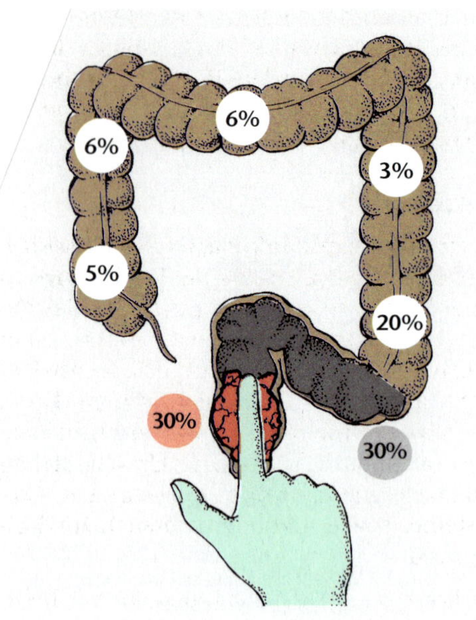

Abb. 18.45: Lokalisationen des Kolon- bzw. Rektumkarzinoms. Immerhin 30 % der Karzinome können bereits durch eine rektale Untersuchung entdeckt werden.

18.8.10 Chronisch-entzündliche Darmerkrankungen

Die Ursache **chronisch-entzündlicher Darmerkrankungen** ist bis heute unbekannt. Möglicherweise kommt es bei entsprechender Veranlagung zu Fehlreaktionen des Immunsystems, in deren Folge *Autoantikörper* gegen das körpereigenene Darmgewebe gebildet werden (☞ 6.7.2). Infektionen oder psychische Einflüsse sind evtl. mitbeteiligt. Folge sind chronisch-rezidivierende oder kontinuierliche, teils lebenslang wieder aufflackernde Entzündungen. Von besonderer Bedeutung sind der **Morbus Crohn** und die **Colitis ulcerosa** (☞ Abb. 18.46).

Der *Morbus Crohn* tritt meist bereits zwischen dem 20. und 30. Lebensjahr auf. Die Erkrankung kann an jeder Stelle des Verdauungstraktes vom Mund bis zum Anus vorkommen, wobei die Lokalisation im terminalen Ileum und Kolon überwiegt. An den betroffenen Abschnitten sind *alle* Wandschichten des Verdauungskanals entzündet, die Darmwand ist hier stark verdickt und zeigt entzündliche *Granulome* (☞ 5.5.6).

Neben kolikartigen Schmerzen haben die Patienten etwa 3- bis 6-mal am Tag Durchfälle, meist *ohne* Blut- oder Schleimbeimengungen. Da die Entzündung *alle* Wandschichten erfasst, bilden sich häufig **Fisteln**, also direkte Verbindungen zur äußeren Haut (typischerweise Analfisteln) oder zu Nachbarorganen (z.B. Blasen- oder Scheidenfisteln).

Die Therapie des Morbus Crohn erfolgt so lange wie möglich konservativ. Hierzu gehören eine ballaststoffarme, individuell auszutestende Diät („Astronautenkost") sowie entzündungshemmende Medikamente (z.B. Azulfidine®, Glukokortikoide). Da die Erkrankung aber in Schüben verläuft und kaum jemals ausheilt, werden meist früher oder später die stark betroffenen Darmabschnitte *reseziert* (operativ entfernt).

Bei der *Colitis ulcerosa* beginnt dagegen der schubweise Krankheitsprozess im Rektum und breitet sich über das ganze Kolon aus. Die Entzündung ist auf Mukosa und Submukosa begrenzt und führt zu oberflächlichen Geschwüren *(Ulzerationen)*. Die typische Symptomatik besteht in bis zu 20-mal täglichen, blutig-schleimigen Durchfällen.

Die konservative Therapie mit Diät und antientzündlichen Medikamenten ähnelt der des Morbus Crohn und richtet sich nach dem aktuellen Aktivitätsgrad der Erkrankung. Meist werden wegen der Gefahr einer Karzinomentstehung die betroffenen Dickdarmabschnitte nach einer gewissen Krankheitsdauer chirurgisch entfernt.

18.8.11 Dickdarmdivertikulose und -divertikulitis

Divertikel sind umschriebene Ausstülpungen der Wand eines Hohlorgans. Sind alle Wandschichten beteiligt, spricht man von einem *echten Divertikel.* Tritt dagegen nur die Schleimhaut durch Lücken der Muskularis aus, so nennt man dies *falsche Divertikel.* Divertikel können prinzipiell an allen Abschnitten des Verdauungsrohres vorkommen.

Bei der **Divertikulose des Dickdarms** liegen zahlreiche falsche Divertikel, insbesondere im Sigma, vor. Die Mehrzahl älterer Menschen über dem 70. Lebensjahr hat solche Divertikel, die meist keine oder nur geringe Beschwerden machen. Da aber die Entleerung von Darminhalt aus diesen Divertikeln nicht möglich ist und damit Stuhlbestandteile lange in den Divertikeln verweilen, können Darmbakterien die Divertikel durchwandern und eine Appendizitis-ähnliche Entzündung **(Divertikulitis)** hervorrufen, die bei Perforation der Darmwand eine Peritonitis auslösen kann.

18.8.12 Ileus

Unter einem **Ileus** versteht man das Unvermögen des Darmes, den Inhalt weiterzubefördern. Er kann verursacht werden durch:

- Mechanische Behinderung **(mechanischer Ileus)**
- Lähmung der Darmmotorik **(paralytischer Ileus)**.

Dem *mechanischen Ileus* liegt eine *Verlegung der Darmlichtung* zugrunde, etwa durch Fremdkörper oder Tumoren, aber auch durch Kompression des Darmes von außen, z.B. durch narbige Verwachsungen *(Briden)*. Anfänglich versucht der Darm durch kräftige Kontraktionen, die sich in kolikartigen Schmerzen äußern, das Hindernis zu überwinden. Als Ausdruck des Passagestopps kommt es zu Stuhl- und Windverhaltung sowie zum Erbrechen. Wird die Passagebehinderung nicht chirurgisch behoben, so entwickelt sich rasch ein lebensbedrohlicher Zustand: Der vor dem Hindernis liegende Darmabschnitt erweitert sich und es folgen massive Flüssigkeitsverluste in das Darmlumen mit der Folge einer Hypovolämie ☞ 20.8.2) und Schockgefahr (☞ 26.4.3).

Beim *paralytischen Ileus* ist die Darmmotorik gelähmt. Hauptursachen sind eine postoperative Darmlähmung oder eine Peritonitis (☞ 18.1.5). Beim paralytischen Ileus fehlt die Darmperistaltik („Totenstille im Bauch"). Ist die Darmlähmung (noch) nicht vollständig, das heißt sind noch einzelne Darmgeräusche hörbar, nennt man diesen Zustand **Subileus.**

Die Behandlung eines Ileus besteht im Ersatz von Flüssigkeit und Elektrolyten sowie der Druckentlastung von Magen und Dünndarm mittels Einlage von Sonden. Ein mechanischer Ileus muss meistens sofort operiert werden, beim paralytischen Ileus genügen oft konsequentes Absaugen, parenterale Ernährung, Elektrolytausgleich, medikamentöse

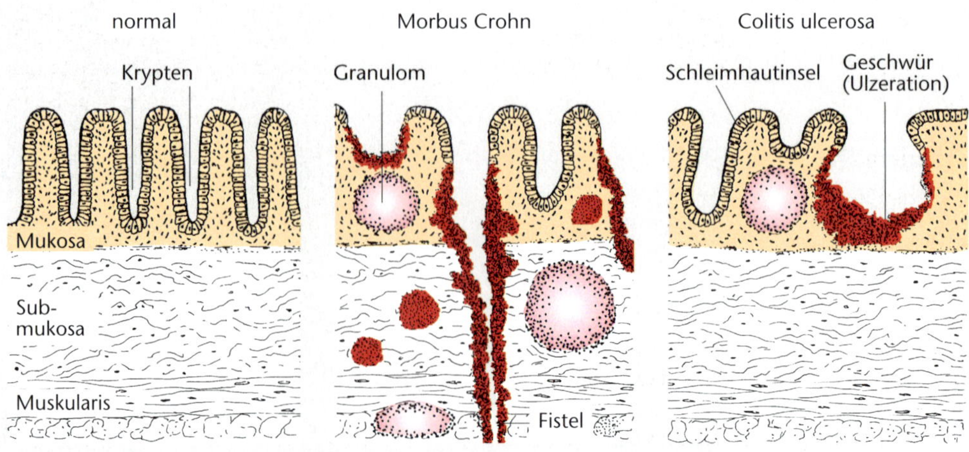

Abb. 18.46: Morbus Crohn und Colitis ulcerosa im Vergleich. Während die Ulzerationen bei der Colitis ulcerosa auf Mukosa und Submukosa begrenzt sind, ergreifen sie beim Morbus Crohn alle Wandschichten und führen häufig zur Fistelbildung. Bei beiden Erkrankungen findet man rundliche Granulome.

18

Anregung der Darmperistaltik und ggf. Infektionsbekämpfung.

Das Krankheitsbild ist sehr ernst – abhängig von der Ursache des Ileus und dem Zeitpunkt des Therapiebeginns stirbt jeder 4.–10. Betroffene.

18.9 Das Pankreas

Das **Pankreas** (die *Bauchspeicheldrüse*) bildet als *exokrine Drüse* (Drüse mit äußerer Sekretion ☞ 4.2.2) den *Pankreassaft*, der in den Dünndarm abgegeben wird und zahlreiche *Verdauungsenzyme* enthält (☞ 18.6.1).

Als *endokrine Drüse* (Drüse mit innerer Sekretion) bildet das Pankreas in den *Langerhans-Inseln* die Hormone für den Kohlenhydratstoffwechsel.

Lage und makroskopischer Aufbau

Das Pankreas ist an seiner Vorderseite von Bauchfell überzogen, liegt also retroperitoneal. Es ist etwa 15 – 20 cm lang, 1,5 – 3 cm dick und rund 80 g schwer. Man unterscheidet am Pankreas einen Kopf-, Körper- und Schwanzteil. Der vom C-förmigen Abschnitt des Duodenums eingeschlossene *Pankreaskopf* ist der breiteste Anteil des Organs. An den Kopf schließt sich der *Pankreaskörper* an, gefolgt vom *Pankreasschwanz,* welcher am *Milzhilus* (☞ 14.4.4) endet.

Das Innere des Organs wird von kleinen serösen Drüsenläppchen gebildet, deren Ausführungsgänge alle in den großen Hauptausführungsgang des Pankreas, den **Ductus pancreaticus,** münden. Dieser durchzieht das gesamte Organ vom Schwanz- bis zum Kopfbereich und mündet (bei etwa 80% der Menschen) gemeinsam mit dem Gallengang an der *Papilla duodeni major* ins Duodenum. Manchmal findet man einen Seitenast des Ductus pancreaticus (*Ductus pancreaticus accessorius* ☞ Abb. 18.47), der dann eine eigene Mündungsstelle ins Duodenum besitzt *(Papilla duodeni minor).*

Die Langerhans-Inseln

Neben den exokrinen Drüsen, in denen ca. 1,5 l Pankreassaft täglich gebildet wird und die zusammen die Hauptmasse des Pankreas ausmachen, existiert im selben Organ ein zweites System von Zellen. Sie bilden 0,2 mm große Verbände, die wie *kleine Inseln* (nach ihrem Entdecker **Langerhans-Inseln** genannt) im ganzen Organ verstreut sind. Man kann in den „Inseln" mindestens drei Arten von Zellen unterscheiden, die unterschiedliche Hormone bilden:

- *A-Zellen:* Sie bilden das Hormon **Glukagon,** den Gegenspieler des Insulins

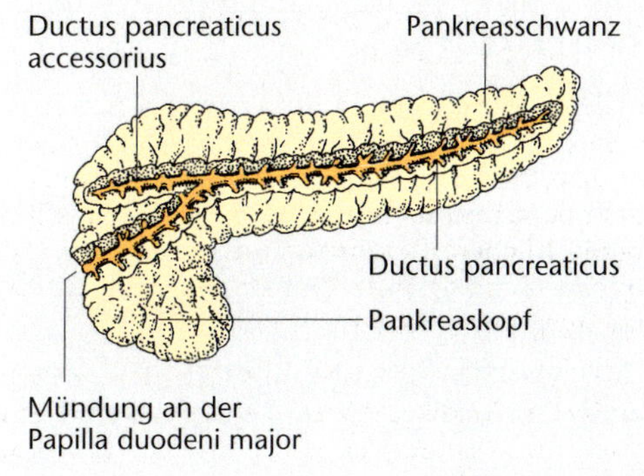

Abb. 18.47: Pankreas mit freigelegtem Ductus pancreaticus und Ductus pancreaticus accessorius.

- *B-Zellen:* Sie stellen die Hauptmasse der Inselzellen dar und bilden **Insulin**
- Als dritte Zellart finden sich sog. *D-Zellen,* die im gesamten Verdauungstrakt verstreut vorkommen. Die D-Zellen bilden **Somatostatin** (☞ Tab. 13.25), ein Hormon, das viele Verdauungsfunktionen hemmt.

Insulin und Glukagon

Insulin ist ein Peptidhormon und hat vielfältige biologische Wirkungen, die alle den Blutzuckerspiegel senken (Näheres ☞ 19.2.1). Ein Mangel an Insulin führt zum *Diabetes mellitus* (☞ 19.2.2).

Glukagon ist, wie Insulin, ein Peptidhormon. Als Gegenspieler des Insulins fördert es den *Glykogenabbau* sowie die Glukoseneubildung *(Glukoneogenese)* aus Milchsäure (Laktat) oder anderen Stoffwechselmetaboliten (☞ 2.8.1).

Glukagon erhöht insgesamt den Blutglukosespiegel, ist jedoch nur *ein* Gegenspieler des Insulins. Zahlreiche andere Hormone, insbesondere die Stresshormone *Adrenalin* und *Kortisol,* steigern ebenfalls den Blutzuckerspiegel.

Pankreatitis

Bei einer **akuten Pankreatitis** *(Bauchspeicheldrüsenentzündung)* werden die Verdauungsenzyme des Pankreas bereits innerhalb des Organs freigesetzt und aktiviert, was zu einer *Selbstverdauung* des Pankreas und lebenswichtiger umliegender Strukturen führen kann. Deshalb enden schwerste Entzündungen auch heute noch häufig tödlich. Als Ursache stehen Gallenwegserkrankungen, inbesondere Gallensteine, sowie Alkoholmissbrauch im Vordergrund.

Die Erkrankung beginnt plötzlich mit heftigen, konstanten Oberbauchschmerzen mit meist gürtelförmiger Ausstrahlung in den Rücken, begleitet von Übelkeit und Erbrechen. Der Darm arbeitet fast nicht mehr (*Subileus* ☞ 18.8.12).

Die Diagnose ist heute einfach zu stellen. Die im Rahmen der Entzündung ins Interstitium freigesetzten Enzyme *Lipase* und *Alpha-Amylase* (☞ 18.6.1) werden von Kapillaren aufgenommen, erscheinen somit im Blut und können laborchemisch nachgewiesen werden. Die so gewonnene Verdachtsdiagnose wird durch CT und Sonographie bestätigt.

Die Therapie der akuten Pankreatitis besteht primär in strenger Nahrungs- und Flüssigkeitskarenz mit dem Ziel, die Bauchspeicheldrüse vollkommen ruhigzustellen.

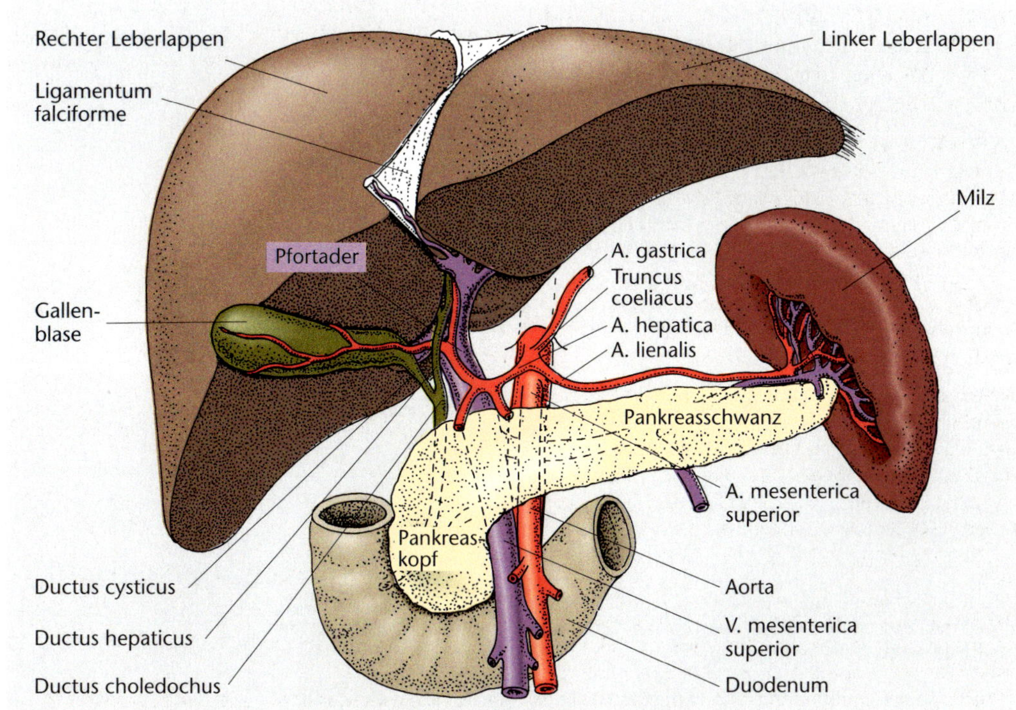

Abb. 18.48: Die Oberbauchorgane in der Vorderansicht.

ıner **chronischen Pankreatitis** spricht wenn es aufgrund wiederholter akuter ːündungen oder einem kontinuierlichen ːzündungsprozess zu einem zunehmenden ıdokrinen und exokrinen Funktionsverlust ːommt. Nach mehreren Jahren manifestiert sich eine **Pankreasinsuffizienz** mit einem *Malassimilationssyndrom* infolge des Enzymmangels (☞ 18.7.7) und einem *Diabetes mellitus* (☞ 19.2.2) infolge des Insulinmangels.

Das Pankreaskarzinom

Der häufigste Tumor des Pankreas ist das **Pankreaskarzinom**, ein meist vom Epithel der kleinen Pankreasgänge ausgehendes Adenokarzinom. In 60% der Fälle ist der Pankreaskopf befallen *(Pankreaskopfkarzinom)*. Risikofaktoren sind nicht gesichert. Die Symptome sind oft uncharakteristisch: Oberbauchschmerzen, Appetitverlust und Gewichtsabnahme. Deshalb wird das Pankreaskarzinom meist zu spät entdeckt. Nach Diagnosestellung beträgt die Lebenserwartung im Mittel nur noch sechs Monate, weil bei 80% der Patienten bei Diagnosestellung bereits Metastasen vorliegen und keine Operation mehr möglich ist.

18.10 Die Leber

Die rötlich-braune **Leber** *(Hepar)* ist die größte Anhangsdrüse des Darmes und wiegt beim Erwachsenen etwa 1,5 kg. Ihr komplizierter Aufbau wird verständlich, wenn man die Hauptaufgaben der Leber bedenkt, insbesondere:

- Bildung der Galle
- Vielfältige Aufgaben im Eiweiß-, Kohlenhydrat- und Fettstoffwechsel
- Entgiftungsfunktionen, z.B. für Alkohol und viele Medikamente
- Speicherung von Vitaminen, Kohlenhydraten und Fetten
- Proteinsynthese (Albumine, Gerinnungsfaktoren)
- Bilirubinsekretion
- Mitregulation des pH-Wertes.

Die Bedeutung der Galle für die Fettverdauung und Fettresorption im Dünndarm wurde bereits im Abschnitt 18.7.3 ausführlich erläutert. In diesem Kapitel steht deshalb die Funktion der Leber als wichtigstes *Stoffwechselorgan* des Menschen im Vordergrund.

18.10.1 Lage und makroskopischer Aufbau der Leber

Die Leber ist in zwei unterschiedlich große Lappen, den größeren rechten und den kleineren linken *Leberlappen* unterteilt. Die Hauptmasse der Leber liegt unter der rechten Zwerchfellkuppel und ist an deren Form angepasst. Der linke Leberlappen reicht weit über die Mittellinie hinaus in den linken Oberbauch (☞ Abb. 18.51).

Die Leber folgt den Atembewegungen des Zwerchfells und tritt bei der Einatmung tiefer, bei der Ausatmung wieder höher. Da sie größtenteils unter dem Brustkorb verborgen ist, kann der Arzt allenfalls den vorderen, unteren Leberrand tasten. Hierzu legt er seine Finger mit sanftem Druck unter den rechten Rippenbogen und lässt den Patienten dann tief einatmen. Mit der Abwärtsbewegung der Leber gleitet der untere Leberrand unter den Fingern des Arztes vorbei und ist insbesondere bei einer Lebervergrößerung oder bei verdichtetem Lebergewebe gut tastbar.

Die Lage der Leber im Bauchraum

Betrachtet man die Oberfläche der Leber, so kann man die obere, konvexe *Zwerchfellseite* von der unteren, leicht konkaven *Eingeweideseite* unterscheiden. Der vordere spitzwinklige Rand der Leber stellt dabei den vorderen Übergang zwischen Zwerchfellseite und Eingeweideseite dar (☞ Abb. 18.48 und Abb. 18.49).

Von vorne erkennt man das an der Unterseite des Zwerchfells befestigte sichelförmige *Ligamentum falciforme*. Es markiert grob die Trennlinie zwischen dem größeren rechten und dem kleineren linken Leberlappen. Die exakte anatomische Trennung in rechten und linken Lappen wird aber durch das Verzweigungsmuster der Lebergefäße bestimmt.

Betrachtet man die Leber schließlich von der Eingeweidefläche her, so erkennt man noch zwei kleinere Lappen: den **Lobus quadratus** *(quadratischer Lappen)* und den **Lobus caudatus** *(geschwänzter Lappen)*. Nach ihrer Gefäßversorgung sind sie dem linken Leberlappen zuzuordnen.

Zwischen diesen beiden kleineren Lappen befindet sich eine quergestellte Nische, die **Leberpforte** *(Porta hepatis)*. An der Leberpforte treten die **Leberarterie** *(A. hepatica)* und die

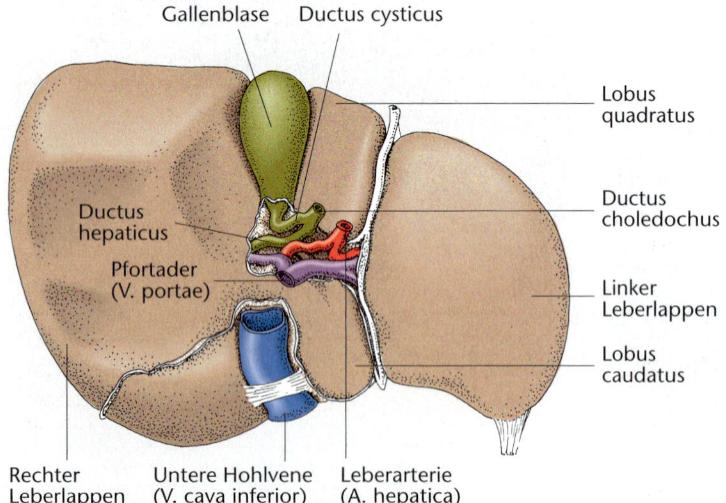

Abb. 18.49 (oben): Eingeweidefläche (Unterseite) der Leber. An der quergestellten Nische der Leberpforte treten V. portae und A. hepatica in die Leber ein, der Ductus hepaticus verlässt die Leber.

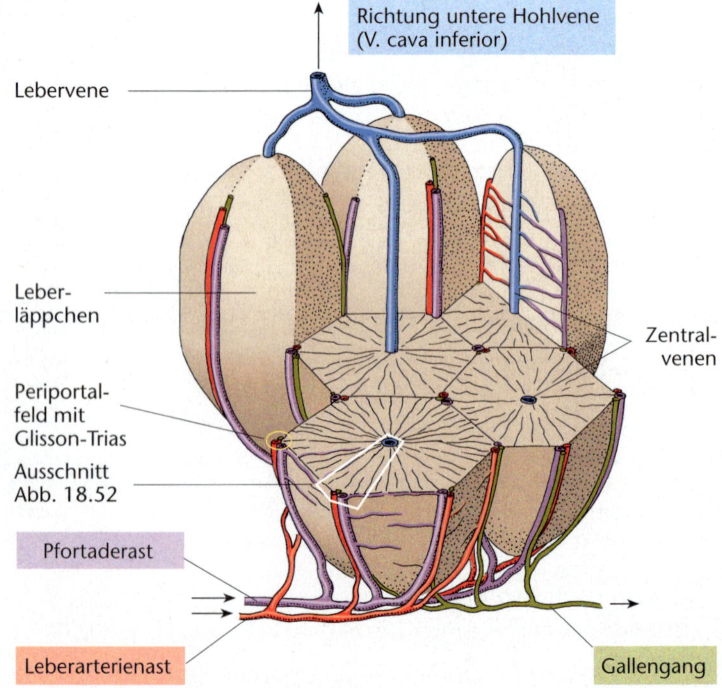

Abb. 18.50 (rechts): Leberläppchen. In jedes Leberläppchen fließt Leberarterien- und Pfortaderblut. Gleichzeitig wird Gallenflüssigkeit und Lebervenenblut abgeleitet.

18

Pfortader *(V. portae)* als zuführende Blutgefäße in die Leber ein, während der **Ductus hepaticus dexter** und **sinister**, von den beiden Leberlappen kommend, die Leber hier verlassen. Außerdem findet man an der Leberpforte noch austretende Lymphgefäße sowie zum autonomen Nervensystem gehörende Nervenfasern.

Die Leber ist an ihrer Außenseite von einer derben *Bindegewebskapsel* sowie fast gänzlich von Bauchfell überzogen. Die Leber und die an ihr befestigte Gallenblase liegen also intraperitoneal, nur an der hinteren, oberen Zwerchfellseite ist die Leber in einem kleinen, dreieckigen Bezirk fest mit dem Zwerchfell verwachsen. Bindegewebskapsel und Bauchfellschicht werden vom Nervensystem sensibel innerviert, sind also *schmerzempfindlich*.

Blutversorgung

Ca. 25 % des zur Leber gelangenden Blutes ist sauerstoffreich und stammt aus der Leberarterie (*A. hepatica*, auch *A. hepatica propria* genannt). Diese geht aus der A. hepatica communis (☞ Abb. 18.6) hervor. 75 % ihres Blutes erhält die Leber aber durch die *Pfortader* (über 1 l pro Minute). Sie sammelt das venöse Blut der Bauchorgane (☞ Abb. 18.7) und führt es direkt der Leber zu.

Das Blut der Pfortader enthält unter anderem die im Dünndarm resorbierten Nährstoffe, Abbauprodukte aus der Milz, Hormone des Pankreas und auch Stoffe, die teilweise schon von der Magenschleimhaut resorbiert wurden, z.B. Alkohol.

18.10.2 Der Feinbau der Leber

Die Leber ist aus einer riesigen Zahl von 1 – 2 mm großen **Leberläppchen** *(Lobuli hepatici)* aufgebaut. Auf Schnittpräparaten erscheinen diese Leberläppchen wie sechseckige Bienenwaben angeordnet. An den Eckpunkten dieser „Waben" stoßen jeweils drei verschiedene Leberläppchen aneinander. Hier befinden sich die **Periportalfelder**, in denen jeweils ein feiner Ast der Pfortader, ein Ast der Leberarterie und ein kleiner Gallengang verlaufen. Dieses auch als *Glisson-Trias* bezeichnete Versorgungssystem bringt somit zu jeweils drei Leberläppchen Pfortaderblut und sauerstoffreiches arterielles Blut und enthält andererseits feine Abflüsse von Gallenkapillaren aus jeweils drei Leberläppchen.

In der Mitte eines jeden Leberläppchens verläuft die **Zentralvene** (☞ Abb. 18.50). Sternförmig darum ordnen sich die Leberzellen *(Hepatozyten)* wie Mauern an ☞ Abb. 18.52), wobei jede „Mauer" aus ein bis zwei Zelllagen besteht. Dazwischen liegen die **Lebersinusoide** (☞ Abb. 18.52), die das Kapillargebiet der Leber darstellen. In diesen Lebersinusoiden mischt sich das arterielle Blut mit dem Blut aus der Pfortader und fließt nun langsam zentralwärts. In der Mitte des Leberläppchens finden die Sinusoide Anschluss an die Zentralvene, über die das Blut aus dem Leberläppchen abfließt. Die abfließenden Zentralvenen aller Leberläppchen sammeln das Blut in immer größer werdenden Venen. Über die **drei großen Lebervenen** *(Vv. hepaticae)* fließt dieses Blut dicht unter dem Zwerchfell in die untere Hohlvene *(V. cava inferior)* ab.

Die Lebersinusoide sind von einem löchrigen Endothel ausgekleidet, durch dessen Poren alle Plasmabestandteile ungehindert in den **Dissé-Raum** (☞ Abb. 18.52) gelangen können, einen schmalen Spaltraum zwischen den Endothelzellen und den Hepatozyten. Erst hier treten die Leberzellen mit den Plasmabestandteilen in Kontakt, wobei fingerförmige Ausläufer der Hepatozyten (Mikrovilli) in den Dissé-Raum hineinragen. Die Hepatozyten nehmen Nähr- und Abfallstoffe aus dem Plasma auf, bauen diese um oder speichern sie und geben Stoffwechselprodukte ab.

Im Endothelverband der Lebersinusoide liegen als weitere Zellart die **Kupffer-Sternzellen**, die dem Monozyten-Makrophagen-System (☞ 4.3.2, Tab. 6.2) angehören und Bakterien, Fremdstoffe und Zelltrümmer phagozytieren.

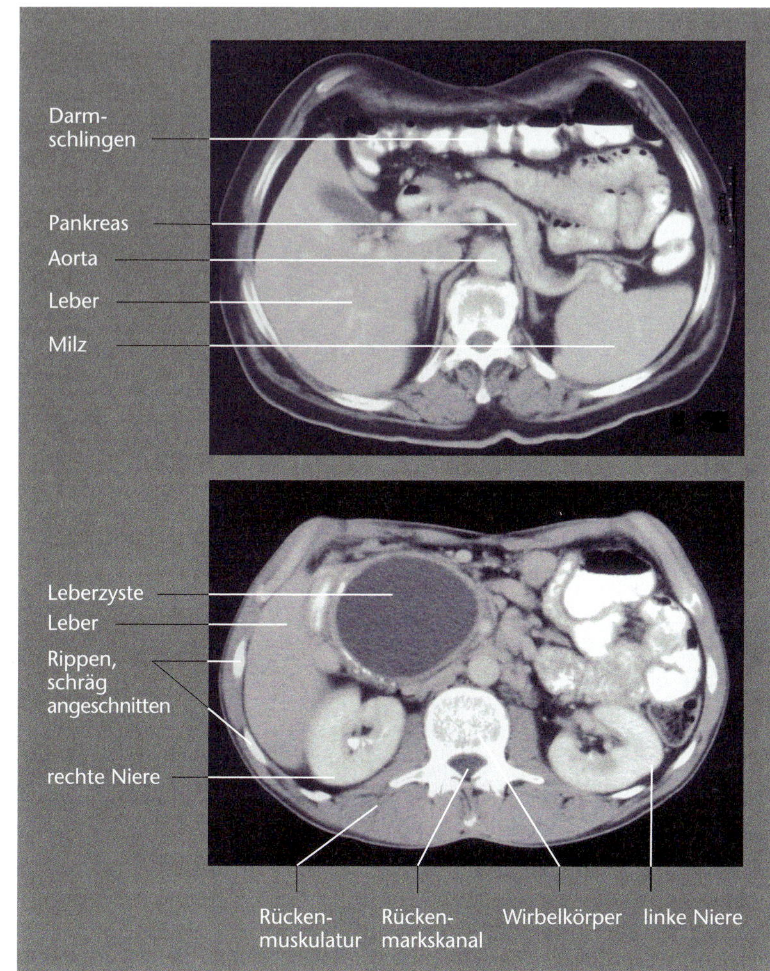

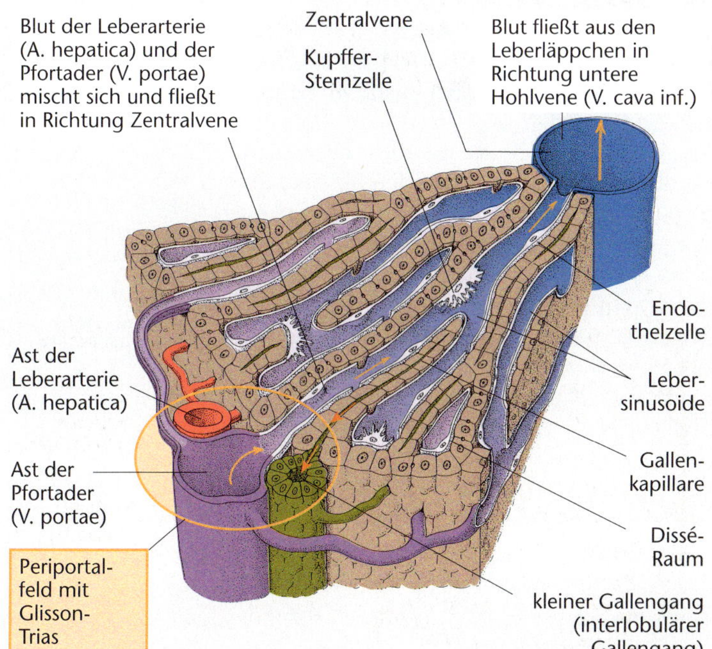

Abb. 18.52 (oben): Leberzellen mit Blut- und Gallekapillaren. Die Lebersinusoide sind das Kapillarnetz der Leber. Dort vermischt sich das Blut der A. hepatica mit dem Pfortaderblut und fließt Richtung Zentralvene. Zwischen der Gefäßwand der Lebersinusoide und der Leberzelloberfläche liegt der Dissé-Raum.

Abb. 18.51 (links): Zwei horizontale CT-Schnitte durch die Leber. Der obere Schnitt liegt auf Höhe des Pankreas, der untere im Bereich der Nieren. Hier erkennt man eine Leberzyste. Leberzysten sind meist harmlos. Manchmal deuten sie aber auf eine Bandwurmerkrankung hin. [V137]

Die intrahepatischen Gallengänge

Neben dem System der Lebersinusoide existiert in der Leber ein zweites Kapillarsystem mit **Gallenkapillaren,** das räumlich völlig getrennt von den Lebersinusoiden verläuft. Diese Gallenkapillaren werden durch rinnenartige Spalträume gebildet, die zwischen zwei benachbarten Leberzellen ausgespart bleiben und deren Wände von den Zellmembranen der Leberzellen gebildet werden. Die Flussrichtung in den Gallenkapillaren ist der der Lebersinusoide entgegengesetzt: Sie beginnen im Zentrum der Leberläppchen und münden in den Periportalfeldern in größere Sammelgänge *(interlobuläre Gallengänge).* In ihrem weiteren Verlauf vereinigen sich diese Sammelgänge immer mehr, bis schließlich an der Leberpforte nur noch ein Hauptast aus dem rechten und dem linken Leberlappen austritt. Dies sind der **Ductus hepaticus dexter** und **sinister,** die sich außerhalb der Leber zum *Ductus hepaticus communis* vereinigen. Wie bereits erwähnt, heißt dieser Hauptgallengang nach Abgang des Ductus cysticus, dem Verbindungsgang zur Gallenblase, *Ductus choledochus* (☞ Abb. 18.37).

18.10.3 Die Leber als Entgiftungs- und Ausscheidungsorgan

Die Leber ist das wichtigste Organ für die *Entgiftung* bzw. den *Abbau* sowohl von Fremd- als auch von körpereigenen Stoffen. Dazu verfügt die Leber über zahlreiche *Enzyme,* die in anderen Körperzellen nicht oder nicht in diesem Ausmaß vorhanden sind. Nach Aufnahme der auszuscheidenden Stoffe in die Leberzellen bewerkstelligen diese Enzyme den Abbau bzw. die chemische Vorbereitung für die Ausscheidung. Zwei unterschiedliche Wege werden hierbei beschritten:

- **Ausscheidung über die Niere.** *Gut wasserlösliche* Abbauprodukte werden von den Leberzellen in die Lebersinusoide abgegeben. Von dort gelangen sie über den Blutkreislauf zur Niere und verlassen mit dem Urin den Organismus. Zu diesen wasserlöslichen Abbauprodukten gehören z.B. der Alkohol und die Mehrzahl der Medikamente
- **Ausscheidung über die Galle.** *Schlecht wasserlösliche* und damit auch im Blut schlecht lösliche Abbauprodukte werden auf der den Lebersinusoiden gegenüber liegenden Seite der Leberzellen in die Gallenkapillaren abgegeben. Durch die emulgierende Wirkung der Gallensäuren können sie in der Galle in Lösung gehalten werden und gelangen mit dieser in den Darm, von wo aus sie mit dem Stuhl ausgeschieden werden. Zu diesen gallenlöslichen Abbauprodukten gehören wichtige Medikamente, z.B. aus der Gruppe der Herzglykoside (Digitalis) und der Schlafmittel (Benzodiazepine).

Der First-pass-Effekt

Eine besondere Bedeutung fällt der Leber durch ihre Einbindung in den *Pfortaderkreislauf* zu: Sie wirkt wie ein *Filter* für alle Stoffe, die im Magen-Darm-Trakt resorbiert werden und vor dem Erreichen des großen Kreislaufs die Leber passieren müssen. Dieser Filterwirkung fallen auch Arzneistoffe „zum Opfer", die dem Organismus oral zugeführt werden, weil die resorbierten Wirkstoffe bei Passage der Leber bereits zu einem erheblichen Teil inaktiviert werden (**First-pass-Effekt,** first pass = erster Durchgang).

Leberpassage vermeiden

Man kann den Wirkungsverlust der Leberpassage vermeiden, wenn man das Medikament am Verdauungskanal vorbei *(parenteral)* mit einer Spritze *intravenös, intramuskulär* oder *subkutan* gibt (☞ Abb. 9.5). Bei all diesen Injektionen wird der First-pass-Effekt umgangen. Auch bei der rektalen Applikationsform als Zäpfchen wird die Leberpassage zumindest zum Teil vermieden.

Gefährliches Ammoniak

Ammoniak ist ein Giftstoff, der die Neurotransmittersysteme (☞ 10.4.4) und damit die Signalverarbeitung im Gehirn gravierend stört. Ammoniak fällt in erheblichen Mengen beim Eiweißabbau an, daneben werden geringere Mengen aus dem Darm resorbiert. Um die Ammoniaklast für das Gehirn zu minimieren, ist eine ausreichende Entgiftung durch die Leber unabdingbar.

Leberkoma

Bei schweren Leberschäden mit unzureichender Entgiftungsfunktion der Leber steigt die Menge von Ammoniak und anderen Eiweißabbauprodukten im Blut an, was zu neurologischen und psychischen Auffälligkeiten des Kranken wie etwa Schläfrigkeit, Sprachstörungen, Handzittern und Schriftveränderungen führt. Die schwerste Form dieser *hepatischen Enzephalopathie* ist das Leberkoma, das häufig tödlich verläuft. Unterschieden werden das *Leberzerfallskoma* bei massivem Leberzelluntergang (z.B. bei einer Hepatitis ☞ 18.10.6) und das *Leberausfallskoma* bei Leberzirrhose (☞ 18.10.8), das durch zusätzliche Faktoren wie z.B. hohe Eiweißzufuhr ausgelöst wird.

18.10.4 Der Gallenfarbstoff Bilirubin

Die Zusammensetzung der Galle wurde bereits unter 18.6.2 erläutert. Ein wesentlicher Bestandteil der Galle ist das **Bilirubin,** das zum überwiegenden Teil aus dem Abbau der roten Blutkörperchen (Erythrozyten ☞ Abb. 14.9) stammt. Genauer gesagt ist es das Endabbauprodukt des **Häms,** der sauerstoffbindenden Komponente des Hämoglobins. Der Abbau findet in den Zellen des Monozyten-Makrophagen-Systems von Milz, Knochenmark und Leber statt und führt über das grünliche Zwischenprodukt **Biliverdin** schließlich zum gelblichen Bilirubin. Bilirubin ist wasserunlöslich und wird daher im Blut an Albumin gebunden transportiert. Man nennt diese Form des Bilirubins auch **indirektes Bilirubin.** In der Leber wird es vom Albumin abgetrennt und in die Leberzellen aufgenommen. Hier wird es an eine Säure, die *Glukuronsäure,* gekoppelt (konjugiert), dabei entsteht das besser wasserlösliche *Bilirubinglukuronid.* Diese Form, auch **direktes Bilirubin** genannt, wird dann mit der Galle ausgeschieden. Im Darm wird das Bilirubin durch die Tätigkeit von Darmbakterien weiter umgewandelt zu **Sterkobilin** (braun) und **Urobilinogen** (gelb). Urobilinogen wird teilweise rückresorbiert und danach teils in der Leber weiter abgebaut, teils (insbesondere bei hohen Konzentrationen) mit dem Urin ausgeschieden.

Gelbsucht

Die Bilirubinkonzentration im Blut beträgt normalerweise unter 1 mg/dl. Eine Erhöhung auf über 2 mg/dl führt zum Bild des **Ikterus** *(Gelbsucht),* wobei die charakteristische Gelbfärbung zuerst am Auge *(Sklerenikterus)* und später auch an der Haut sichtbar wird (☞ Abb. 18.53). Man unterscheidet folgende Ikterusformen:

- Der **prähepatische Ikterus.** Hier liegt die Störung *vor* der Leber, meist in einem verstärkten Untergang roter Blutzellen *(Hämolyse).* Durch das vermehrt anfallende Bilirubin wird die Leber in ihrer Ausscheidungsfunktion überfordert. Man findet dann im Blut einen erhöhten Spiegel des *indirekten Bilirubins*
- Der **intrahepatische Ikterus.** Seine Ursache liegt in einer Funktionsstörung *in* der Leber (z.B. durch eine infektiöse Hepatitis oder Leberzirrhose). Die geschädigte Leber kann den regulären Anfall an Bilirubin nicht bewältigen. Im Blut sind typischerweise *direktes* und *indirektes Bilirubin* erhöht
- Der **posthepatische Ikterus.** Hier liegt die Störung *hinter* der Leber. Infolge einer Verlegung der Gallenwege z.B. durch Gallensteine oder Tumoren (deshalb auch **Verschlussikterus** genannt) staut sich das bereits ausgeschiedene *direkte Bilirubin* zurück, tritt ins Blut über und kann dort in erhöhter Konzentration gemessen werden. Typischerweise findet man bei Patienten mit posthepatischem Ikterus auch einen bierbraun verfärbten Urin, der beim Schütteln gelblich schäumt. Weiterhin charakteristisch ist der helle, entfärbte Stuhl. Dies rührt daher, dass das Bilirubin durch den

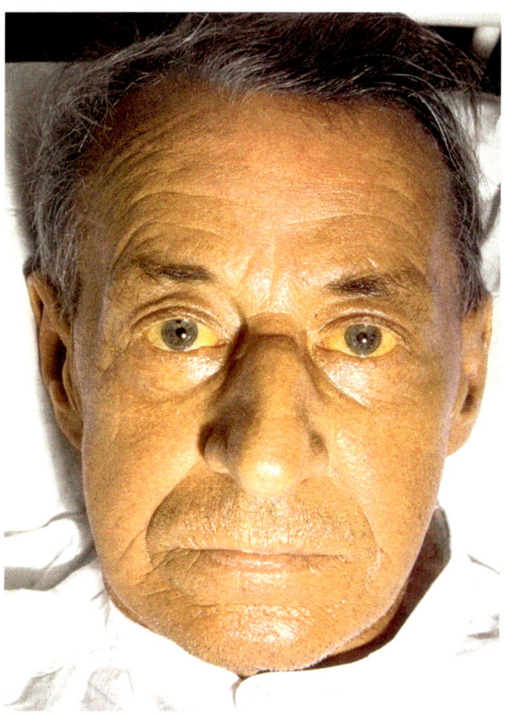

Abb. 18.53: Ikterus mit typischer Gelbfärbung der Haut und der Bindehäute. [F113]

Verschluss des Gallengangs nicht mehr in den Darm gelangt und somit die normalerweise im Darm entstehenden Abbauprodukte des Bilirubins, die dem Stuhl seine charakteristische Farbe geben, fehlen.

Neugeborenenikterus

Eine meist harmlose Sonderform ist der physiologische **Neugeborenenikterus,** bei dessen Entstehung mehrere Faktoren zusammentreffen: Einerseits findet sich kurz nach der Geburt eine erhöhte Hämolyserate, andererseits ist die Leber des Neugeborenen bei verzögerter Reifung noch nicht in der Lage, diesen vermehrten Anfall an Bilirubin komplett zu bewältigen. Desweiteren führt die noch träge Darmtätigkeit in den ersten Lebenstagen zu einer beträchtlichen Rückresorption des bereits ausgeschiedenen Bilirubins. Der Bilirubinspiegel steigt deutlich an, normalisiert sich aber meist nach kurzer Zeit von selbst wieder (☞ auch 23.2).

18.10.5 Die Leber als zentrales Stoffwechselorgan

Die Leber erfüllt eine Reihe lebenswichtiger Stoffwechselaufgaben, die im folgenden anhand der Kohlenhydrate, Eiweiße und Fette zusammenfassend dargestellt werden.

Der Kohlenhydratstoffwechsel der Leber

Stimuliert durch das Hormon Insulin, nimmt die Leber Glukose aus der Blutbahn auf und speichert es als Glykogen in den Leberzellen – die Leber dient also als *Kohlenhydratspeicher.* Bei Bedarf wird dieses gespeicherte Glykogen wieder zu Glukose (Traubenzucker) abgebaut und an das Blut abgegeben. Ausgelöst wird die *Freisetzung* der Glukose aus Glykogen vor allem durch die Hormone *Adrenalin* aus dem Nebennierenmark und *Glukagon* (☞ 18.9) aus den Inselzellen des Pankreas.

Da schon nach einer kurzen Fastenperiode von 24 Std. die Glykogenvorräte der Leber erschöpft sind, existiert noch ein weiterer Stoffwechselweg, der die Leberzellen in die Lage versetzt, Glukose *neu* zu bilden. Für diese Zuckerneubildung *(Glukoneogenese)* sind als Ausgangsstoff z.B. verschiedene Aminosäuren geeignet (Details ☞ 2.8.1), während dies aus Fettsäuren nicht möglich ist. Außerdem kann die Leber als einziges Organ Fruktose und Galaktose in Glukose umwandeln.

Der Eiweißstoffwechsel der Leber

Auch im Stoffwechsel der Eiweiße und Aminosäuren nimmt die Leber eine zentrale Stellung ein. Die Leber stellt insbesondere die meisten der im Blut benötigten Eiweißkörper her, deren wichtigste sind:

- *Albumine* und viele andere Proteine des Blutes *(Globuline)*, jedoch mit Ausnahme der γ-Globuline, die von den Plasmazellen des Immunsystems bereit gestellt werden (☞ 6.4.3)
- Die Blutgerinnungsfaktoren (☞ 14.5.5).

In der Leber findet ein ständiger Um- und Abbau von Eiweißen und deren Bausteinen, den Aminosäuren, statt. Aus der großen Menge Stickstoff, die bei diesen Um- und Abbauvorgängen anfällt, bildet die Leber beim Erwachsenen pro Tag etwa 20–25 g **Harnstoff.** Dieser wird ins Blut abgegeben und über den Urin ausgeschieden (zur Harnstoffanreicherung bei Nierenerkrankungen ☞ 20.6).

Der Fettstoffwechsel der Leber

Nicht nur im Fettgewebe, auch in der Leber werden Neutralfette (Triglyzeride) gespeichert, wobei im Hungerzustand wieder freie Fettsäuren mobilisiert werden können. Die Leber erzeugt aus den Fettsäuren mittels der β-Oxidation ☞ auch 2.8.2) viel Energie, die unter anderem für Energie verbrauchende Stoffwechselvorgänge wie z.B. die Glukoneogenese aus Aminosäuren und Laktat verwendet wird.

18.10.6 Die akute Virushepatitis

Verschiedene Viren befallen bevorzugt die Leber und verursachen eine *akute Leberentzündung,* die **akute Virushepatitis.** Man kennt gegenwärtig sieben verschiedene Hepatitis-Formen (*Hepatitis A* bis *G*), die durch Nachweis von Virusantigenen (☞ 6.10) und/oder vom Patienten gebildeten Antikörpern diagnostisch gesichert werden können.

Im Hauptstadium zeigt sich eine Virushepatitis durch einen *intrahepatischen Ikterus.* In seltenen Fällen kann bei einem *fulminanten* (raschen und ungünstigen) Verlauf mit massivem Untergang von Leberzellen ein tödliches *Leberzerfallskoma* auftreten.

Die häufigste und vergleichsweise wenig gefährliche Hepatitisform ist die **Hepatitis A,** deren Erreger das *Hepatitis-A-Virus* (HAV) ist. Das Virus wird mit dem Stuhl ausgeschieden, der häufigste Infektionsweg ist die fäkal-orale Übertragung über kontaminierte Nahrungsmittel oder Trinkwasser. Die Prognose ist – auch ohne besondere Therapie – günstig, da keine chronischen Krankheitsverläufe vorkommen.

Das Hepatitis-B-Virus (HBV) wird vor allem *parenteral* (z.B. über Blut, Blutprodukte, verunreinigte Nadeln und Spritzen etwa bei Drogenabhängigen, im Krankenhaus auch durch in die Augen gelangte Blutspritzer infektiöser Patienten) sowie durch *Sexualkontakt* übertragen. Alle Körperflüssigkeiten eines Hepatitis-B-Kranken (Blut, Speichel, Urin, Sperma) sind als potentiell infektiös zu betrachten. Da ein chronischer Verlauf in etwa 10 % der Krankheitsfälle droht, sollten Berufstätige im Gesundheitswesen, die beruflichen Kontakt mit infektiösen Patienten oder Sekreten haben, geimpft werden. Hierzu stehen heute zuverlässige und gut verträgliche Impfstoffe (z.B. Gen H-B-Vax®) zur Verfügung.

Die **Hepatitis C** (früher *NonA-NonB-Hepatitis* genannt), deren Erreger das *Hepatitis-C-Virus* (HCV) ist, wird wie die Hepatitis B überwiegend *parenteral* übertragen, bis zur Einführung entsprechender Tests häufig durch Bluttransfusionen. Die Hepatitis C hat eine ernste Prognose, da sie in über 50 % chronisch wird. Um dies zu verhindern, sollte frühzeitig eine Therapie mit Interferon, nach heutigem Kenntnisstand am besten kombininiert mit dem Virushemmer Ribavirin, versucht werden. Die heute zugelassenen pegylierten Interferone (z.B. Pegasys®) müssen nur noch einmal wöchentlich s.c. appliziert werden.

Weitere Formen der Virushepatitis sind in Europa selten.

Die chronische Hepatitis

Wenn eine Hepatitis nach sechs Monaten nicht ausgeheilt ist, so spricht man von einer **chronischen Hepatitis.** Während die **chronisch-persistierende Hepatitis** weitgehend symptomarm verläuft, wird die Leber bei der **chronisch-aggressiven Hepatitis** zunehmend geschädigt. Ohne Therapie mit Alpha-Interferon (IFN-α) münden die chronischen Hepatitiden B, C und D häufig in eine Leberzirrhose (☞ 18.10.8).

Daneben droht als Spätkomplikation, v.a. auf dem Boden einer Zirrhose, die Entwicklung eines **primären Leberzellkarzinoms.**

18.10.7 Fettleber

Von einer **Fettleber** spricht man definitionsgemäß bei einer diffusen Ablagerung von Fetttröpfchen in mindestens der Hälfte der Leberzellen. Im Anfangsstadium sind die Patienten trotz deutlich tastbarer Lebervergrößerung meist beschwerdefrei. Hauptursachen sind die hyperkalorische Ernährung und insbesondere der Alkoholmissbrauch.

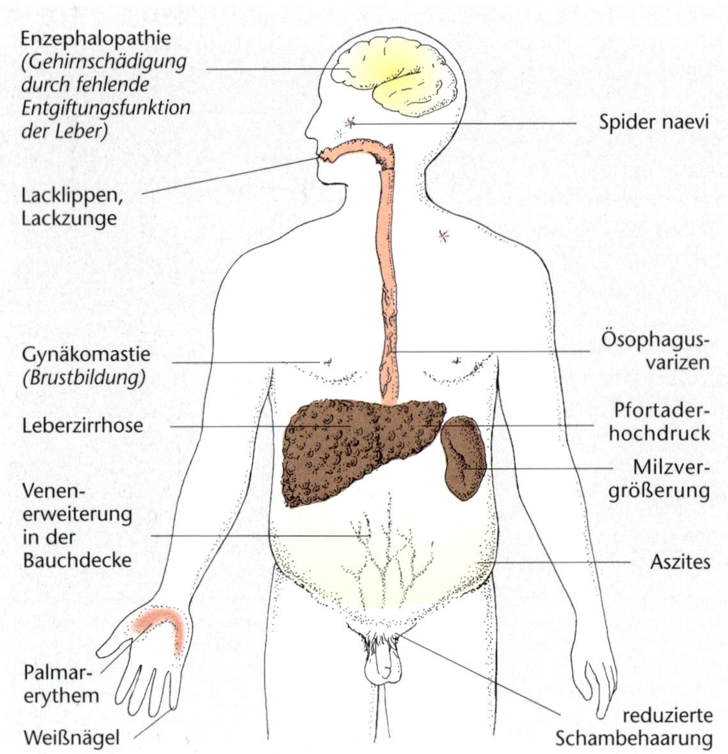

Abb. 18.54: Typische Symptome eines Patienten mit Leberzirrhose. Durch den Pfortaderhochdruck entwickeln sich Ösophagusvarizen, Milzvergrößerung, Aszites und erweiterte Bauchhautvenen. An der Haut sieht man Gefäßsternchen, so genannte Spider naevi, Palmarerythem (gerötete Handinnenflächen) und verminderte Achsel-, Scham- und Bauchbehaarung. Beim Mann kann sich eine *Gynäkomastie (Brustbildung)* einstellen.

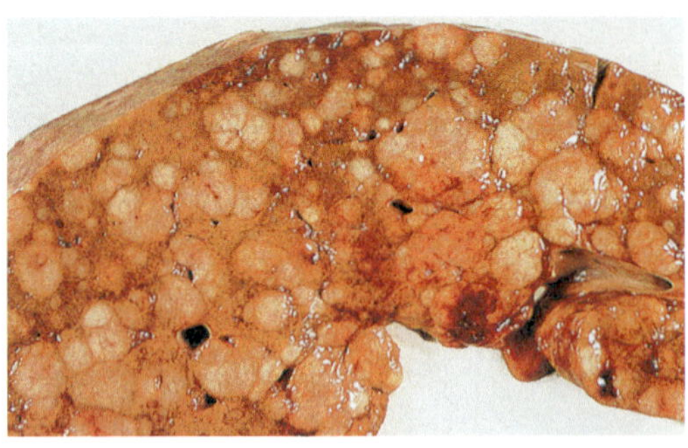

Abb. 18.56: Leber mit multiplen knotigen Metastasen. Die Metastasen können so groß werden, dass sie von außen tastbar sind und die Atmung beeinträchtigen. [S101]

Überschreitet die Alkoholzufuhr die toxische Grenze (etwa 60 g bei Männern und 20 g bei Frauen, entsprechend etwa 3 bzw. 1 Flasche Bier täglich), so resultiert ein schubweises Auftreten einer nichtinfektiösen **Fettleberhepatitis**, die jedes Mal vom Untergang von Lebergewebe begleitet wird. Bei trotzdem fortgesetztem Alkoholabusus wird die Entwicklung einer kleinknotigen Leberzirrhose („Fettzirrhose") dann immer wahrscheinlicher.

18.10.8 Leberzirrhose

Bei der **Leberzirrhose** sind die Läppchen- und Gefäßstruktur unwiderruflich zerstört, und das zugrunde gegangene Lebergewebe ist durch bindegewebige Narben und Regeneratknoten ersetzt.

Die Leberzirrhose ist die Spätfolge verschiedener Lebererkrankungen. In etwa der Hälfte der Fälle ist die Leberzirrhose auf chronischen Alkoholmissbrauch (☞ 18.10.7) zurückzuführen, weitere 40% sind Spätfolgen einer chronischen Virushepatitis. Die verbleibenden 10% verteilen sich auf ganz unterschiedliche, aber eher seltene Ursachen.

Klinische Zeichen sind (☞ Abb. 18.54):
- **Allgemeinsymptome** wie Druck- und Völlegefühl im Oberbauch, Abgeschlagenheit, verminderte Leistungsfähigkeit
- **Leberhautzeichen** wie *Gefäßspinnen* (**Spider naevi**), *Palmarerythem*, Lacklippen und Lackzunge, brüchige weiße Nägel
- **Hormonelle Störungen.** Beim Mann Verlust der Sekundärbehaarung, Potenzstörung, Hodenatrophie und evtl. Ausbildung einer Brust (**Gynäkomastie**); bei der Frau Menstruationsstörungen
- **Tastbarer Leberbefund.** Anfänglich vergrößerte Leber mit höckriger Oberfläche. Im Endstadium ist die Leber aufgrund der Schrumpfung verkleinert.

Unter 18.3.3 wurde die *portale Hypertension* als Folge des Leberumbaus mit Ausbildung von *Ösophagusvarizen* und unter Umständen lebensbedrohlicher Blutungen bereits beschrieben.

Auch die Bildung des **Aszites**, einer Ansammlung von freier Flüssigkeit im Bauchraum, rührt zum einen aus dem erhöhten Druck im Pfortaderstromgebiet. Zum anderen spielt für die Bildung des Aszites die verminderte Synthese von Bluteiweißen (v.a. Albumine) in der Leber eine wichtige Rolle (☞ Abb. 18.55).

Unter einer **hepatischen Enzephalopathie** versteht man die neurologischen und psychischen Symptome, die durch die zirkulierenden Giftstoffe im Blut verursacht werden. Im schlimmsten Fall resultiert ein *Leberausfallskoma* (vgl. 18.10.6), an dem viele Zirrhosepatienten sterben.

Unter 18.10.6 wurde auch bereits auf das bei Zirrhosepatienten erhöhte Risiko eines *primären Leberzellkarzinoms* hingewiesen.

18.10.9 Lebermetastasen

Viel häufiger als primär von der Leber ausgehende bösartige Tumoren *(Leberzellkarzinom)* sind **Lebermetastasen** (☞ 5.7.4). Der Primärtumor liegt oft im Einzugsgebiet der Pfortader, insbesondere *Magen-*, *Kolon-* und *Rektumkarzinome* streuen bevorzugt in die Leber (☞ Abb. 18.56).

Es kommen *isolierte* und *multiple* Metastasen vor, die gewöhnlich bei der Ultraschalluntersuchung leicht als rundliche Knoten erkannt werden können.

Bei einer **Metastasenleber** ist die Leber förmlich von Tumorknoten übersät, die sich an der Oberfläche verwölben. Lebermetastasen werden zwar in den letzten Jahren zunehmend durch Zytostatika (z.B. **regionale Chemotherapie** mit isolierter Zytostatikadurchspülung der Lebergefäße) oder lokal-chirurgisch behandelt, trotzdem ist hierdurch bisher keine Heilung möglich. Die Prognose ist dementsprechend sehr schlecht – die meisten Betroffenen versterben innerhalb eines Jahres.

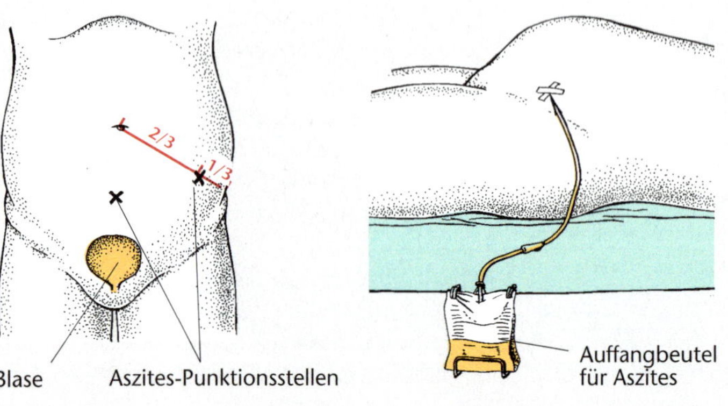

Abb. 18.55: Aszitespunktion. Zur diagnostischen Beurteilung der Aszitesflüssigkeit oder zur Entlastung kann man die Aszitesflüssigkeit durch eine Drainage abführen. Man punktiert (bei entleerter Blase!) in der Mittellinie zwischen Nabel und Symphyse oder am Übergang vom äußeren zum mittleren Drittel der Verbindungslinie zwischen vorderem Darmbeinstachel und Nabel. [A300-190]

18

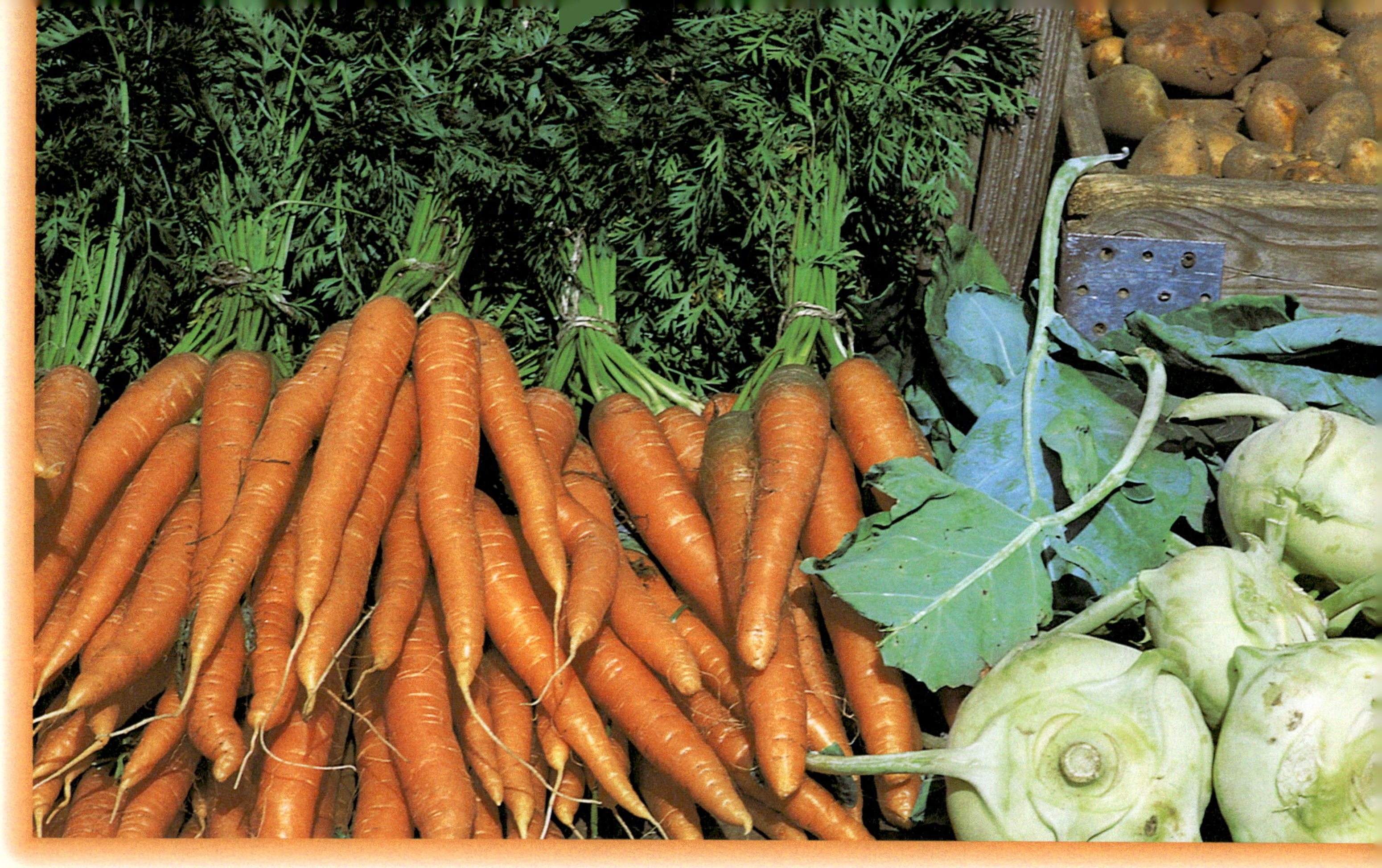

19 Stoffwechsel und Ernährung

19.1 Wie viel Energie braucht der Mensch?

Energie liefernde Stoffwechselprozesse *(Katabolismus)* sind für den Organismus lebenswichtig. Nur mit ihrer Hilfe kann er in ausreichendem Umfang die Struktur seiner Zellen aufbauen und aufrecht erhalten *(Anabolismus)*. Auch für körperliche Arbeit und zur Konstanthaltung des Inneren Milieus wird Energie benötigt (☞ 1.4, Abb. 19.1).

Diese Energie führt sich der Mensch in Form der **Nahrungsmittel** zu, deren Energiegehalt in den chemischen Bindungen der drei Hauptnährstoffe **Fett**, **Eiweiß** und **Kohlenhydrate** gespeichert ist.

Der Energiegehalt von Nahrungsmitteln wird in der Einheit (Kilo-)**Kalorie** oder (Kilo-)**Joule** ausgedrückt. 1 Kilokalorie (1 kcal = 1 000 Kalorien) entspricht der Energie, die man braucht, um einen Liter Wasser von 14 auf 15 °C zu erwärmen; 1 kJ ≅ 0,24 kcal bzw. 1 kcal ≅ 4,2 kJ.

Der Energiebedarf

Als Faustregel gilt, dass für den nicht schwer körperlich arbeitenden Menschen eine Zufuhr von ca. **10 500 kJ (2 500 kcal) pro Tag** ausreichend ist, um das Energiegleichgewicht zu erhalten. Bei ganztägiger Schwerstarbeit oder Leistungssport können jedoch über 17 000 kJ (4 000 kcal) pro Tag benötigt werden. Da der tägliche Energiebedarf von vielen Faktoren abhängt und selbst bei körperlicher Ruhe sehr unterschiedlich ist, hat man einen **Grundumsatz** definiert, der unter festgelegten Bedingungen gemessen wird:

- Morgens
- Nüchtern
- In Ruhe (liegend)
- Bei behaglicher Umgebungstemperatur.

Richtwerte für den Energiebedarf werden in **Kalorientabellen** angegeben. Diese sollten neben dem Körpergewicht das Lebensalter, Geschlecht und besondere Lebensumstände wie Schwangerschaft, Stillperiode und den Grad der körperlichen Arbeit berücksichtigen. Ein einfaches Beispiel zeigt Tab. 19.2.

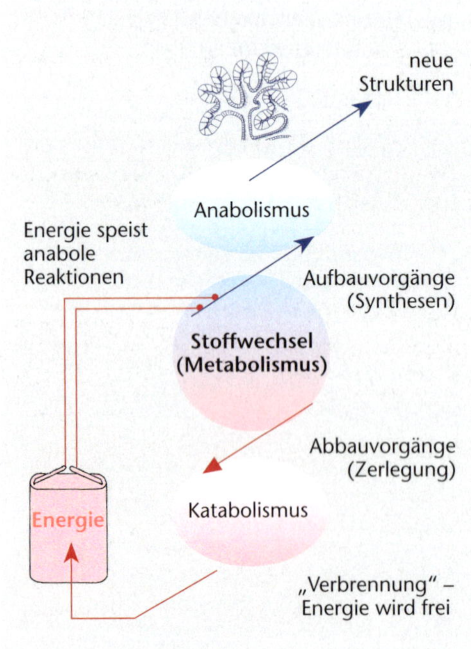

Abb. 19.1: Zur Wiederholung die wichtigsten Begriffe des Stoffwechsels *(Metabolismus)*: Schaffung neuer Organstrukturen heißt Anabolismus, Zerlegung und Verbrennung von Nahrungsbestandteilen oder Körperreserven Katabolismus.

Tätigkeit	Mann (70 kg) kJ/Tag [kcal/Tag]	Frau (60 kg) kJ/Tag [kcal/Tag]
Leichte Tätigkeiten (Büro)	10 500 [2 500]	9 660 [2 300]
Mittelschwere Tätigkeiten (Pflegepersonal)	12 600 [3 000]	11 000 [2 600]
Schwerarbeit (Bauarbeiter)	16 800 [4 000]	14 700 [3 500]
Schwerstarbeit (Ausdauer-Leistungssport)	> 17 000 [4 000]	> 15 000 [3 500]
Letztes Drittel der Schwangerschaft (bei leichter Tätigkeit)	–	11 000 [2 600]
Stillen (bei leichter Tätigkeit)	–	11 800 [2 800]

Tab. 19.2: Energiebedarf von Mann und Frau unter verschiedenen Bedingungen (Werte gerundet). Beim genauen Energiebedarf spielen allerdings noch zahlreiche weitere Faktoren eine Rolle (Bewegung, psychische Unruhe, Stoffwechselbesonderheiten). Alte Menschen haben allgemein einen geringeren Energiebedarf.

Der Energiegehalt der Nährstoffe

Aus Fett, Eiweiß und Kohlenhydraten werden im Stoffwechsel unterschiedliche Mengen an Energie gewonnen: Pro aufgenommenes Gramm Kohlenhydrate und Eiweiß sind dies 17 kJ (4 kcal), pro Gramm Fett 38 kJ (9 kcal).

Diese Zahlen bezeichnen den vom Menschen verwertbaren (biologischen) Energiegehalt; der tatsächliche (physikalische) Energiegehalt ist höher, weil wir vor allem die Eiweiße nicht vollständig „verbrennen" können (☞ 2.8.3).

Bei einer kalorisch ausreichenden Ernährung sollte ein Gleichgewicht zwischen Kalorienzufuhr und -verbrauch bestehen. Aber auch das Verhältnis der Nährstoffe zueinander ist von großer Bedeutung für die Gesundheit.

Empfohlen: Ausgewogene Ernährung

Am günstigsten ist eine Ernährung, die 55–65 % der Kalorien als Kohlenhydrate, 25–30 % in Form von Fetten und 10–15 % als Eiweiß enthält.

Umgerechnet auf Absolutzahlen in Gramm ergibt sich damit für einen „Durchschnittsmann" mit 70 kg Körpergewicht ein täglicher Bedarf an Kohlenhydraten von ca. 350 g, an Eiweiß und Fett von jeweils etwa 70 g. Tatsächlich aber wird sehr oft vor allem zu viel Fett aufgenommen, nicht selten mit ca. 140 g täglich das Doppelte des Empfohlenen!

Nun isst der Mensch die Nährstoffe nicht in Form von reinen Fetten, Eiweißen oder Kohlenhydraten, sondern er nimmt sie in den verschiedenen Nahrungsmitteln wie Fleisch, Milch, Eiern, Kartoffeln, Obst oder Gemüse gemischt zu sich. Die Anteile der drei Grundnährstoffe in den einzelnen Nahrungsmitteln können bei Bedarf speziellen Tabellen entnommen werden (Beispiel ☞ Tab. 19.3). Dies ist z.B. bei einer *Reduktionsdiät* (Diät zur Gewichtsabnahme) oder auch für Diabetiker von Bedeutung, weniger aber für den Gesunden, solange die Nahrung abwechslungsreich und ernährungsphysiologisch sinnvoll zusammengestellt ist (☞ 19.4.1). Hierbei ist auch auf eine ausreichende Versorgung mit Vitaminen, Spurenelementen und Ballaststoffen zu achten.

Oft vergessen: Alkohol als Energieträger

Der Energiegehalt des Alkohols wird meist unterschätzt: Ein Gramm Alkohol liefert 30 kJ (7 kcal) Energie und damit fast genauso viel wie 1 g Fett.Trinkt man also zu einer sonst ausgewogenen Ernährung jeden Abend zusätzlich eine Flasche Bier (0,5 l, Alkoholgehalt 5 %), so macht sich dies am Jahresende durch rund 9 kg mehr auf der Waage bemerkbar. Und viele Diätanläufe scheitern allein deshalb, weil der Energiegehalt alkoholischer Getränke nicht ausreichend berücksichtigt wird.

19

19.2 Stoffwechsel der Kohlenhydrate – Insulin und Insulinmangel

Glukose als Energielieferant

Die aufgenommenen Kohlenhydrate werden im Verdauungstrakt bis zu Zweifach- und Einfachzuckern gespalten (☞ 18.7.2). Hierbei fällt hauptsächlich **Glukose** = *Traubenzucker* an. Die übrigen Einfachzucker, z.B. Fruktose und Galaktose, werden ebenfalls überwiegend zu Glukose umgewandelt. Die Glukose ist also das zentrale Molekül des Kohlenhydratstoffwechsels und auch das wichtigste Energie liefernde Molekül des Menschen (☞ 2.8.1). Der physiologische Glukosespiegel beim Menschen liegt bei 2,8–7,8 mmol/l Plasma (≅ 50–140 mg/dl Plasma ☞ Abb. 19.4).

19.2.1 Aufbau und biologische Bedeutung des Insulins

Das von den B-Zellen des *Pankreas* (Bauchspeicheldrüse) gebildete **Insulin** ist ein Peptidhormon (☞ 13.7.1) aus zwei miteinander verbundenen Aminosäureketten. Insulin hat vielfältige biologische Wirkungen (☞ auch Tab. 13.25):

- Steigerung der Durchlässigkeit der Zellmembranen (v.a. Muskel- und Leberzellen) für Glukose, wodurch Glukosemoleküle verstärkt vom Plasma- bzw. Interzellularraum *(Interstitium)* in den Intrazellularraum wandern
- Steigerung der enzymatischen Verwertung der Glukose in der Zelle (Verbrennung zur Energieerzeugung wie auch Überführung in die Speicherform Glykogen in Leber- und Muskelzellen)
- Steigerung der Durchlässigkeit von Zellmembranen für freie Fettsäuren. In den Zellen (Leber- und Fettgewebe) werden die Fettsäuren dann vermehrt in Depotfett (Triglyzeride) überführt und gespeichert
- Förderung der Proteinsynthese und Hemmung des Proteinabbaus, z.B. in der Skelettmuskulatur.

Somit ist das Insulin ein klassisches **anaboles** *(aufbauendes)* **Hormon.**

Medizinische Bedeutung des Insulins

Insulin ist das einzige Hormon, das den Blutzuckerspiegel senkt, indem es die Aufnahme der Glukose aus Blut und Interstitium in das Innere der Zellen fördert. Erst durch Insulin wird Glukose für die Energieerzeugung in der Zelle verfügbar. Fehlt Insulin, so kommt es zum *Diabetes mellitus* (Zuckerkrankheit) mit Energiemangel in den Zellen und gleichzeitig zu hohem Glukosespiegel im Blut.

19.2.2 Häufigstes Stoffwechselleiden: Der Diabetes mellitus

4 Millionen Diabetiker in Deutschland

Nahezu 5 % der deutschen Bevölkerung leiden an der *Zuckerkrankheit* (**Diabetes mellitus**, kurz **Diabetes**). Man unterscheidet zwei Diabetes-Typen, Typ 1 und 2.

Bei beiden Typen spielt eine genetische Bereitschaft bei der Krankheitsentstehung eine Rolle, beim Diabetes mellitus Typ 2 mehr als beim Typ 1.

Typ-1-Diabetes

Der **Typ-1-Diabetes** macht sich meist bis zum 30. Lebensjahr bemerkbar. Er wird heute den Autoimmunerkrankungen (☞ 6.7.2) zugerechnet. Wahrscheinlich lösen Virusinfekte (v.a. Coxsackie-B-Viren) bei bestimmter erblicher Veranlagung eine Antikörperbildung u.a. gegen die B-Zellen des Pankreas mit nachfolgender Zerstörung der B-Zellen aus. Die Bauchspeicheldrüse produziert kaum oder gar kein Insulin mehr – man spricht von einem *absoluten* Insulinmangel.

Das klinische Bild entwickelt sich typischerweise innerhalb weniger Wochen bis Monate. Durch die erhöhte Zuckerausscheidung mit dem Urin (**Glukosurie** ☞ Abb. 19.4) kommt es zu einer *Polyurie* (großen Harnmengen), und obwohl der Patient großen Durst hat und viel trinkt *(Polydipsie)*, trocknet er aus *(Exsikkose)*. Bei zunehmender Stoffwechselentgleisung treten Übelkeit und Bewusstseinsstörungen (☞ unten) hinzu. Der Blutzuckerspiegel (kurz BZ) ist deutlich erhöht **(Hyperglykämie).**

Früher hieß der Diabetes mellitus Typ 1 wegen des frühen Erkrankungsalters auch *juveniler* = jugendlicher *Diabetes mellitus* oder wegen der Notwendigkeit der Insulingabe *insulinabhängiger Diabetes (IDDM = insulin dependent diabetes mellitus)*. Beide Bezeichnungen sollten nicht mehr benutzt werden.

Typ-2-Diabetes

Der **Typ-2-Diabetes** betrifft vor allem ältere, übergewichtige Menschen und macht mit 90 % aller Diabetiker den Hauptanteil aus. Bei entsprechend Disponierten werden durch stete Überernährung mit entsprechend steigendem Insulinbedarf zuerst die Insulinrezeptoren in den Geweben gegenüber Insulin unempfindlicher *(Insulinresistenz)*. Die Bauchspeicheldrüse muss immer mehr Insulin produzieren, bis die B-Zellen nach Jahren „nicht mehr mithalten können" und es zum *relativen* Insulinmangel kommt – die Krankheit manifestiert sich.

Typ-2-Diabetiker fühlen sich meist zunächst schwach, oft leiden sie unter großem Durst und häufigem Harndrang mit *Polyurie*. Viele haben gehäuft bakterielle Infektionen, Pilzinfektionen (z.B. Mundsoor ☞ 18.2.1) oder Juckreiz. Nicht selten aber wird der Typ-2-Diabetes zufällig durch eine routinemäßige Blutzuckerbestimmung entdeckt.

Da sich der Diabetes mellitus Typ 2 oft durch Gewichtsreduktion und Diät behandeln lässt, wurde er auch als *insulinunabhängiger Diabetes mellitus (NIDDM = non-insulin dependent diabetes mellitus)* bezeichnet.

Das metabolische Syndrom

Störungen der Glukosetoleranz bzw. ein Diabetes mellitus Typ 2 treten nicht nur überzufällig häufig zusammen mit Übergewicht, erhöhten Blutfettspiegeln und Bluthochdruck auf, sondern bilden auch *pathophysiologisch* eine Einheit. Dieses **metabolische Syndrom** erhöht das Risiko (tödlicher) Herz-Kreislauf-Erkrankungen ganz erheblich, weshalb die genannten vier Risikofaktoren auch als *tödliches Quartett* bezeichnet werden. Schon Jahre vor der Manifestation des Typ-2-Diabetes kann man bei den Betroffenen einen erhöhten Insulinspiegel beobachten, und wahrscheinlich kommt diesem erhöhten Insulinspiegel im tödlichen Quartett eine zentrale Bedeutung zu.

Diagnosekriterien des Diabetes mellitus

- Plasmaglukose nüchtern, nach 8 Stunden Fasten ≥ 7 mmol/l (≥ 126 mg/dl)
- Plasmaglukose 2-Stunden-Wert nach oraler Glukose-Belastung (mit 75 g): ≥ 11 mmol/l (≥ 200 mg/dl)
- Symptome des Diabetes mellitus *und* Plasmaglukose zu einem beliebigen Zeitpunkt ≥ 11 mmol/l (≥ 200 mg/dl).

100 g enthalten	g Eiweiß	g Fett	g Kohlenhydrate	% Wasser	Energiegehalt in kJ/100 g, [kcal/100 g]
Hühnerfleisch	20	12	Spuren	68	840 [200]
Schweinefleisch	15	30	Spuren	54	1 430 [340]
Milch	3,4	3,4	4,7	88	273 [65]
Vollkornbrot	7,8	1,1	46	42	970 [230]
Nudeln	14	2,4	69	13	1 500 [360]
Äpfel	0,4	–	14	84	250 [60]
Blumenkohl	2,5	–	4	91	125 [30]
Schokolade	7	22	65	2	2 100 [500]
Bier	0,5	–	4,8	90	190 [45]

Tab. 19.3: Nährstoff-, Wasser- und Energiegehalt einiger Nahrungsmittel (gerundet).

19

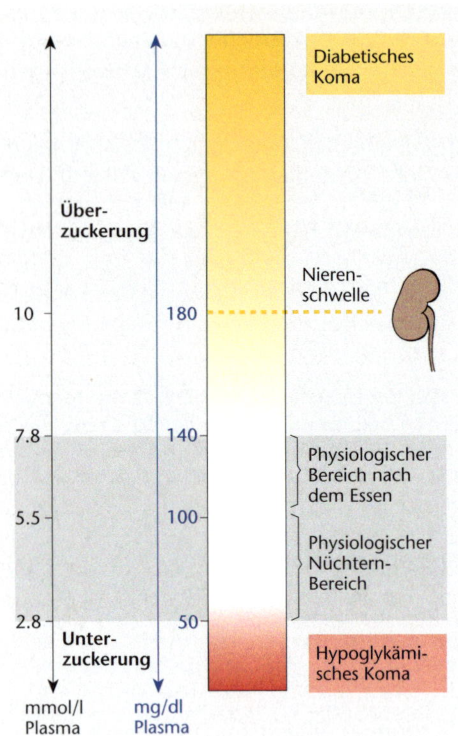

Abb. 19.4: Blutzuckerspiegel (5,5 mmol Glukose/l Plasma ≅ 100 mg Glukose/dl Plasma). Der grau hinterlegte Bereich entspricht den physiologischen Blutzuckerschwankungen. Die Überzuckerung bis hin zum diabetischen Koma ist gelb, die Unterzuckerung rot unterlegt. Tritt Glukose im Urin auf, entspricht dies einer Überschreitung der Glukoseschwelle in der Niere (☞ Kap. 20.2.3).

19.2.3 Akutkomplikationen des Diabetes mellitus

Leben mit Diabetes

Das Leben eines Diabetikers ist ein (lebenslanger) täglicher Balanceakt zwischen Über- und Unterzuckerung. Ihn zu meistern erfordert nicht nur viel Wissen über den Diabetes, sondern auch ständige und sorgfältige (Selbst-)Beobachtung.

Überzuckerung und diabetisches Koma

Kommt es – z.B. durch Infekte, Diätfehler oder Insulinunterdosierung – zu einer stärkeren **Überzuckerung** *(Hyperglykämie)* mit hohen Blutzuckerspiegeln, so bemerkt der Betroffene zunächst Durst, vermehrte Harnausscheidung, trockene Haut, Übelkeit und Schwäche. Werden diese Warnzeichen missachtet, kann sich ein lebensbedrohliches **diabetisches Koma** *(Coma diabeticum)* entwickeln. Nicht selten zeigt sich ein Diabetes mellitus auch erstmalig durch ein diabetisches Koma.

Für das beim Typ-2-Diabetiker häufige **hyperosmolare Koma** sind sehr hohe Blutzuckerwerte über 40 mmol/l (≅ 720 mg/dl) und eine starke Exsikkose des Patienten charakteristisch. Beim **ketoazidotischen Koma** (vor allem bei Typ-1-Diabetikern) wird infolge des hochgradigen Insulinmangels die Lipolyse (Fettabbau ☞ 2.8.2) stark stimuliert, die produzierten Ketonkörper führen zum Abfall des Blut-pHs (☞ 20.9) und damit zur **Ketoazidose** (= Übersäuerung durch zu viele Ketonkörper). Typisch ist ein *Azetongeruch* der Atemluft.

Beide Formen des diabetischen Komas müssen intensivmedizinisch durch Infusionen und Insulin behandelt werden.

Unterzuckerung

Fällt der Blutzucker unter ca. 2,8 mmol/l (≅ 50 mg/dl) ab, etwa wenn ein Diabetiker zu essen „vergisst", bekommt der Betroffene Heißhunger, wird unruhig und zittrig. Fangen die Patienten diese **Unterzuckerung** *(Hypoglykämie)* nicht rasch durch Aufnahme schnell resorbierbarer Kohlenhydrate (Glukose = Traubenzucker) ab, entwickelt sich – manchmal innerhalb weniger Minuten – ein **hypoglykämischer Schock:** Der Patient ist kaltschweißig und hat Bewusstseinsstörungen (evtl. delirante Symptome) sowie evtl. neurologische Ausfälle (z.B. Lähmungen). Auf (intravenöse) Glukosegabe bessert sich das Befinden meist rasch.

19.2.4 Diabetische Spätschäden

Der hohe Blutzuckerspiegel schädigt auf Dauer praktisch alle Gefäße des Körpers. Deshalb entwickelt sich bei vielen Diabetikern früher oder später ein **diabetisches Spätsyndrom.** Ist der Diabetes schlecht eingestellt, liegt der Blutzucker also oft über 8 mmol/l (≅ 144 mg/dl), so bilden sich die Spätkomplikationen schon nach 5–10 Jahren aus (☞ Abb. 19.6).

Häufige Spätschäden sind:

- Die **Makroangiopathie** (Erkrankung der *großen* arteriellen Blutgefäße) äußert sich in einer ausgeprägten *Arteriosklerose.* Folgen sind eine früh einsetzende koronare Herzkrankheit mit der Gefahr eines Herzinfarktes (☞ 15.7.3), Schlaganfall sowie periphere arterielle Durchblutungsstörungen v.a. im Bereich der Beine. So sind ungefähr 50% aller Fuß-Amputationen auf eine diabetische Angiopathie zurückzuführen (☞ Abb. 19.5)
- Die **Mikroangiopathie** (Erkrankung der *kleinen* arteriellen Blutgefäße) führt ebenfalls zu zahlreichen Organerkrankungen. Besonders schwerwiegend ist die **diabetische Retinopathie** (☞ Abb. 12.19), eine der häufigsten Erblindungsursachen.
  Sind kleine Nierengefäße geschädigt, kommt es zur **diabetischen Nephropathie,** wobei die Nierenfunktion bis zur Dialysepflichtigkeit (☞ 20.6.4) eingeschränkt werden kann
- Die **diabetische Polyneuropathie** (☞ 10.2.6) entwickelt sich durch Schädigung der die peripheren Nerven versorgenden Gefäße. Sie äußert sich z.B. in Sensibilitätsstörungen mit verminderter Schmerzwahrnehmung, aber auch Schmerzen an den Extremitäten und einem aufgehobenen Vibrationsempfinden
- Besonders schwierig zu behandeln ist der **diabetische Fuß.** Durch Schädigung der kleinen Hautgefäße, insbesondere im Bereich der Zehen, Ferse oder an anderen Druckstellen, kommt es zur *diabetischen Gangrän* (Gangrän = Gewebsuntergang infolge Minderdurchblutung) und zu oft sehr tiefen, lochförmigen Hautgeschwüren *(Mal perforans).* Wichtig ist hier die Fußentlastung (Bettruhe, optimale Schuhversor-

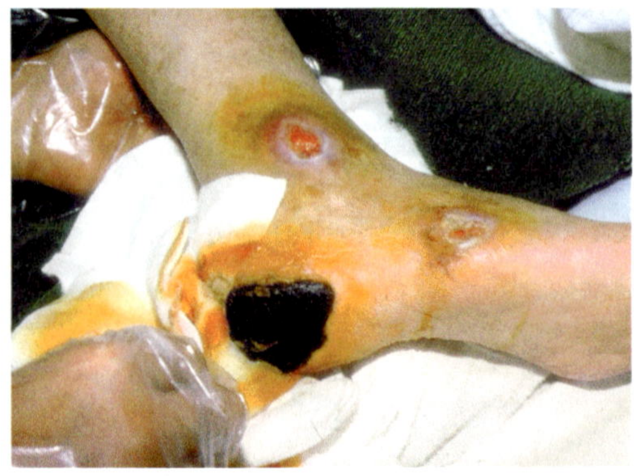

Abb. 19.5: Als Folge der diabetischen Gefäßschäden entwickelt sich häufig eine Mikro- und Makroangiopathie, hier mit trockener Gangrän der Ferse. Ein ähnlicher Befund kann auch im Rahmen einer peripheren arteriellen Verschlusskrankheit (pAVK ☞ 17.13) auftreten („Raucherbein"). [T195]

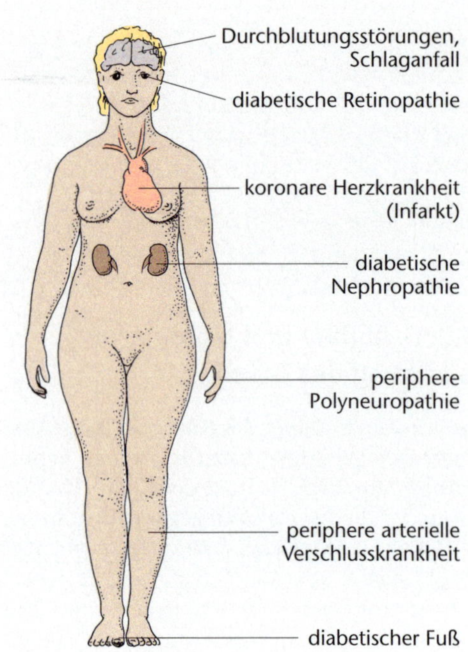

Abb. 19.6: Diabetische Spätschäden. Todesursache eines Diabetikers ist in 60 % ein Herzinfarkt bei koronarer Herzkrankheit, in 30 % ein Schlaganfall und in 10 % Nierenversagen durch diabetische Nephropathie.

gung). Oft bleiben kleine Verletzungen aufgrund der Polyneuropathie unbemerkt

- Die **diabetische Fettleber** (☞ 18.10.7) ist Folge der Beeinträchtigung des Fettstoffwechsels mit vermehrter Neusynthese von Triglyzeriden in den Leberzellen.

Fußpflege bei Diabetikern

Zur Vorbeugung des diabetischen Fußes sollten Diabetespatienten:

- Ihre Fußnägel nie schneiden, nur feilen (Verletzungsgefahr)
- Die Füße nach dem Waschen gut abtrocknen (Gefahr der Pilzinfektion)
- Immer gut sitzende Strümpfe anziehen, da Falten Druckstellen begünstigen
- Ihre Füße jeden Tag, eventuell mit Hilfe eines Spiegels, auf Rötungen und Verletzungen untersuchen
- Die Fußhaut sorgfältig pflegen.

19.2.5 Die Diabetes-Behandlung

Diät

Grundsäule jeder Diabetesbehandlung ist die **Diät.** Bei Diabetes mellitus entspricht sie im Wesentlichen einer gesunden Vollwertkost, wie sie auch für Gesunde wünschenswert ist. Diabetiker müssen aber weit mehr als Gesunde auf die Kohlenhydratmenge und -art in der Nahrung achten, da vor allem Kohlenhydrate blutzuckerwirksam sind. Ungünstig sind schnell resorbierbare Mono- und Disaccharide, die den Blutzucker rasch ansteigen lassen. Bevorzugt werden sollen langsam resorbierbare Polysaccharide (☞ 2.8.1, Abb. 19.9).

Hauptziel der Diät bei den meist übergewichtigen Typ-2-Diabetikern ist die Gewichtsnormalisierung, die oft schon zu einer befriedigenden Stoffwechseleinstellung führt. Entsprechend steht für sie neben den oben genannten Grundsätzen der *Kaloriengehalt* der Nahrung im Vordergrund (☞ 19.1).

Hingegen müssen Typ-1-Diabetiker die Kohlenhydratmenge ihrer Nahrung möglichst genau berechnen. „Maßeinheit" für die Kohlenhydrate ist die **Broteinheit**, die als Schätzwert für eine Kohlenhydratportion von 10–12 g definiert ist. Ein normalgewichtiger Erwachsener ohne schwere körperliche Arbeit benötigt etwa 15–16 BE (zum Vergleich: 1 BE entspricht etwa ½ Brötchen oder 1 mittelgroßen Kartoffel).

Ob ein Diabetiker zu festen Zeiten essen muss oder ob er diesbezüglich flexibel ist, hängt von der Art der medikamentösen Behandlung ab.

Bewegung

Regelmäßige **Bewegung** beeinflusst die Stoffwechsellage günstig und vermindert den Insulinbedarf des Körpers.

Orale Antidiabetika

Die am häufigsten verwendeten **oralen Antidiabetika** („Zuckertabletten") sind die **Sulfonylharnstoffe,** z.B. Glibenclamid. Sie regen die B-Zellen der Bauchspeicheldrüse zur vermehrten Insulinausschüttung an. Sulfonylharnstoffe sind aber bei übergewichtigen Typ-2-Diabetikern in neuerer Zeit umstritten, da sie die Hyperinsulinämie und damit evtl. die Stoffwechselstörung noch verstärken und die Gewichtsabnahme erschweren. Eine interessante therapeutische Alternative stellen **Biguanide** dar, die die Insulinwirkung in den peripheren Geweben verbessern und die Glukoseproduktion in der Leber bremsen. Vermehrt eingesetzt werden heute auch Substanzen wie **Acarbose,** welche die Glukoseaufnahme ins Blut verlangsamen, indem sie Kohlenhydrate spaltende Enzyme im Darm in ihrer Funktion hemmen.

Insulin

Insulingabe ist bei allen Typ-1-Diabetikern und einem Teil der Typ-2-Diabetiker erforderlich. **Insulin** muss dem Körper *parenteral*, d.h. unter Umgehung des Verdauungskanals zugeführt werden, da es sonst durch die Verdauungsenzyme abgebaut würde. Eine Neueinstellung wird heute grundsätzlich mit gentechnisch hergestelltem *Humaninsulin* durchgeführt. Als Mengenäquivalent wird die *Internationale Einheit* **(IE)** benutzt, wobei 1 IE etwa 0,05 mg Insulin entspricht. Als Faustregeln gelten: Pro kg Körpergewicht werden bei der Neueinstellung 0,5–1 IE benötigt, und eine IE Insulin senkt den Blutzuckerspiegel um etwa 1,7–2,8 mmol/l (≅ 30–50 mg/dl).

Injektionsorte

Insulin wird in aller Regel subkutan gespritzt. Mögliche Injektionsorte zeigt Abb. 19.7. Eine Hautdesinfektion vor der Injektion ist im Krankenhaus, nicht jedoch zu Hause nötig.

Ob für die Injektion eine Spritze oder eine Injektionshilfe (Pen ☞ Abb. 19.8) gewählt wird, ist Geschmackssache. In Sonderfällen werden auch **Insulinpumpen** eingesetzt, bei denen über einen unter der Haut liegenden Katheter *kontinuierlich* Insulin zugeführt wird.

Insulinarten. Für die Behandlung stehen folgende Insulinarten zur Verfügung:

- **Normal- oder Altinsulin** ist das einzige Insulin, das auch intramuskulär oder (vom Arzt) intravenös gespritzt werden kann. Es wirkt am schnellsten mit einem Wirkungseintritt von lediglich 10–15 Minuten, das Wirkmaximum wird nach 2–3 Stunden erreicht, und nach 4–6 Stunden klingt die Wirkung ab. Es wird vor allem bei Überzuckerung und bei einer intensivierten Insulintherapie (☞ unten) eingesetzt
- Die Wirkung der **Depot-Insuline** *(Verzögerungsinsuline)* setzt später ein (30–60 Minuten), das Wirkungsmaximum tritt nach 5–8 Stunden ein und die Wirkung hält bis (deutlich) über 12 Stunden an. Depot-Insuline sollen vorrangig den *Basis-Bedarf* des Patienten decken
- **Mischinsuline** bestehen aus Alt- und Depot-Insulin in unterschiedlichen Anteilen. Ihr Hauptanwendungsgebiet ist die konventionelle Insulintherapie (☞ unten).

Konventionelle oder **intensivierte Insulintherapie.** Bei der **konventionellen Insulintherapie** spritzt der Patient zweimal täglich ein Mischinsulin. Nachteilig sind ein starrer Tages- und Essensablauf und eine meist nur mäßige Stoffwechseleinstellung. Deshalb wählen die meisten Typ-1-Diabetiker heute die **intensivierte Insulintherapie** nach dem **Basis-Bolus-Konzept.** Dabei spritzt der Patient ein- bis zweimal täglich ein lang wirkendes Insulin zur Deckung des Basisbedarfes. Vor jeder Mahlzeit bestimmt er außerdem mit handelsüblichen Testgeräten seinen Blutzucker selbst und berechnet dann in Abhängig-

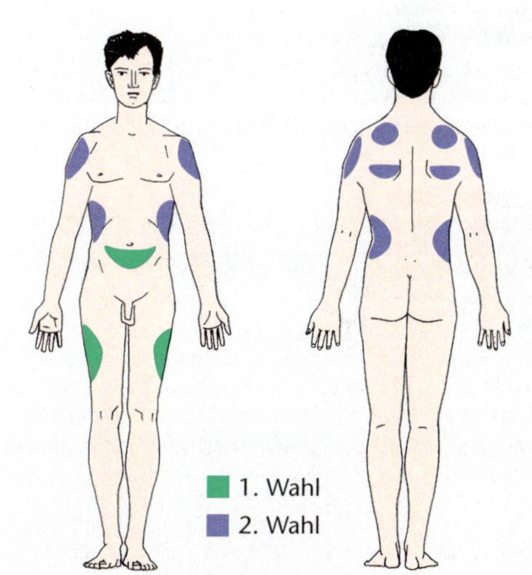

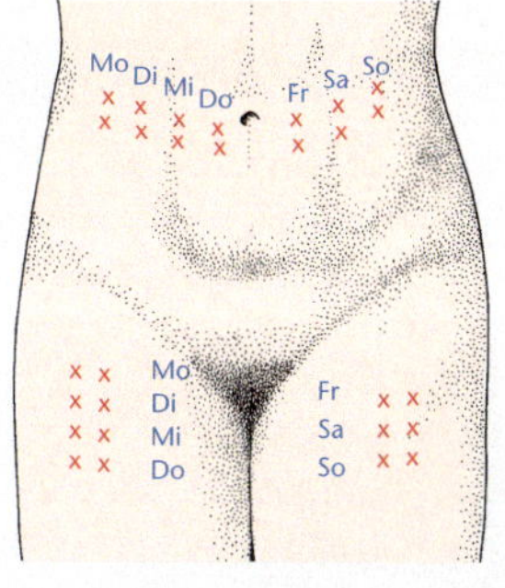

Abb. 19.7. Injektionsstellen für die Insulingabe. Bevorzugte Bereiche sind das Unterhautfettgewebe des Bauches und des Oberschenkels, weil der Patient sie bei der Selbstinjektion gut erreicht. Wichtig ist auch das regelmäßige Wechseln des Injektionsortes, um Schädigungen der Subkutis *(Unterhaut)* zu vermeiden. Die Abb. zeigt einen sinnvollen Wochen-Wechselmodus. [A300]

19

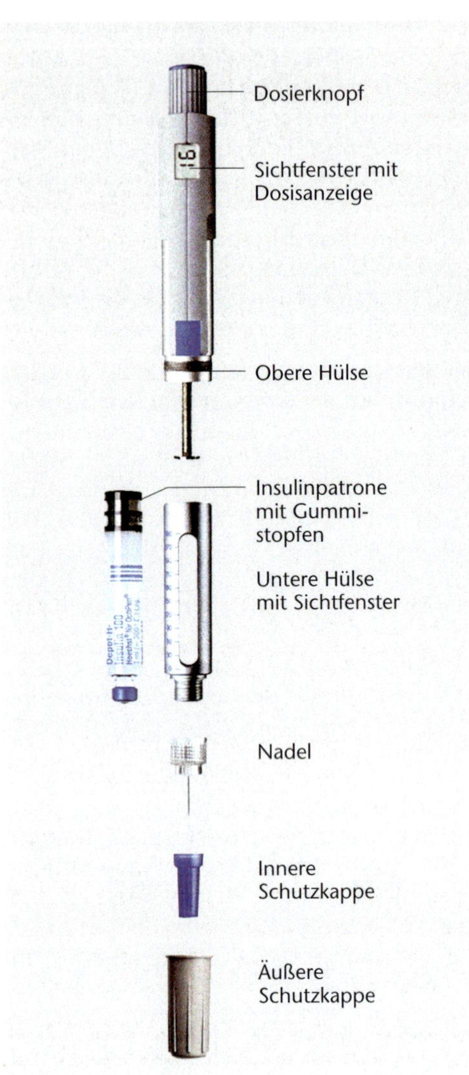

Abb. 19.8: Insulin-Pen, zerlegt in seine Einzelteile. Der Pen erlaubt eine exakte und schnelle Insulingabe, bei der das Aufziehen der Spritze nicht mehr nötig ist. Im Pen liegt eine Insulinpatrone, die je nach Modell 100–300 Einheiten Insulin enthält. Man stellt die gewünschte Insulinmenge in Einheiten ein. Durch Knopfdruck wird die vorgegebene Insulinmenge gespritzt. Die Nadel kann bedenkenlos mehrfach benutzt werden. [U135].

keit vom aktuellen Blutzuckerwert und der geplanten Mahlzeit die Altinsulindosis, die er zusätzlich vor der Mahlzeit spritzen muss. Dadurch ist er in seiner Lebensführung sehr flexibel und kann kleinere Blutzuckerentgleisungen selbst korrigieren, muss aber entsprechend viele Stiche pro Tag in Kauf nehmen.

Diabetesschulung

Die intensivierte Insulintherapie erfordert eine gute Schulung des Patienten, die oft durch besonders ausgebildete Pflegende und Ärzte in Schwerpunktpraxen oder Diabeteskliniken geleistet wird.

19.3 Stoffwechsel der Fette – Fettstoffwechselstörungen

Triglyceride

Die **Triglyzeride** (*Neutralfette* ☞ 2.8.2) der Nahrung werden im Darm zu Fettsäuren und Glyzerin gespalten. Die Fettsäuren können von den Zellen ebenso wie die Glukose zur Energieerzeugung herangezogen werden. Bei geringem Bedarf oder Überernährung baut der Organismus Fettsäuren und Glyzerin wieder zu Triglyzeriden zusammen und speichert diese hauptsächlich im Fettgewebe und in der Leber. Auch aus überschüssigen Glukosemolekülen kann der Organismus Triglyzeridmoleküle bilden.

Cholesterin ☞ *Abb. 15.41*

Nahrungsfette enthalten nicht nur viel Energie, sie liefern auch essentielle Fettsäuren (☞ 2.8.2) und sind unabdingbar z.B. für die Resorption fettlöslicher Vitamine (☞ 19.6). Für gesunde Erwachsene werden ca. 70 g Fett täglich (entsprechend ca. 30% der Gesamtkalorien) empfohlen – es darf auch etwas weniger sein. Zu beachten ist dabei, dass z.B. Wurst und Käse teils beträchtliche Anteile an **versteckten**, d.h. *nicht sichtbaren* **Fetten** enthalten. Günstig ist ein möglichst hoher Anteil an ungesättigten Fettsäuren (pflanzliche Fette, Meeresfische) und ein möglichst geringer Verzehr gesättigter Fettsäuren (z.B. das beliebte Schweinefleisch).

19.3.1 Fettstoffwechselstörungen

Triglyzeride und Cholesterin werden im Blut zum Transport an Eiweiße gebunden, die so entstehenden Komplexe heißen *Lipoproteine*.

Ist die Serumkonzentration einzelner oder mehrerer Lipoproteine bei mehreren Untersuchungen erhöht, so bezeichnet man dies als **Hyperlipoproteinämie** *(Hyperlipidämie)*. Lässt man das aus einer Blutprobe entnommene Gemisch der im Blut zirkulierenden Lipoproteine im elektrischen Feld wandern (*Elektrophorese* ☞ auch Abb. 14.4), so kann genau ermittelt werden, welche Anteile *(Fraktionen)* der Lipoproteine vermehrt sind.

Allgemein kann man *primäre*, oft genetisch bedingte, von *sekundären*, das heißt im Rahmen anderer Erkrankungen auftretende, Hyperlipidämien unterscheiden. Sekundäre Hyperlipidämien sind z.B. Folge von Diabetes (☞ 19.2.2) oder Alkoholmissbrauch.

Risikofaktor Cholesterin

Von den verschiedenen Lipiden besitzt das Cholesterin (☞ 2.8.2) die größte Bedeutung als Risikofaktor der Arteriosklerose (16.1.4). Umfangreiche Studien haben gezeigt, dass insbesondere Patienten mit erhöhtem **LDL-Cholesterin** (LDL = low density lipoprotein) stark arteriosklerosegefährdet sind und (unbehandelt) eine deutlich verringerte Lebenserwartung haben. Dagegen hat die **HDL-Fraktion** eine Schutzwirkung gegen die Arteriosklerose, da HDL-Partikel das Cholesterin aus Zellen und sogar defekten Gefäßwänden wieder aufnehmen können(☞ Abb. 16.3).

Bei vielen Patienten mit erhöhten Blutfettspiegeln reicht eine cholesterin- und fettarme Diät zur Behandlung aus, jedoch müssen in jedem Fall die „Blutfette" regelmäßig kontrolliert werden. Bleibt die Diät erfolglos, so werden erhöhte Triglyzeridwerte vor allem mit **lipidsenkenden Fibraten**, erhöhte LDL-Cholesterin-Werte insbesondere mit Hemmern der Cholesterinsynthese (sog. **Statine**) behandelt. Statine stellen damit eine pharmakologische Vorbeugung (Prophylaxe) gegen Durchblutungsstörungen des Herzens dar (☞ 15.7.4). Zusätzliche Risikofaktoren wie z.B. Übergewicht oder Bluthochdruck müssen unbedingt behandelt werden, da das Risiko für Gefäßkrankheiten bei *mehreren* Risikofaktoren unverhältnismäßig steil ansteigt.

Diabetes mellitus
Typ-I-Diabetes
Absoluter Insulinmangel
Insulin (möglichst Basis-Bolus)
+
Diät
Typ-II-Diabetes
Relativer Insulinmangel
Diät
wenn erfolglos
+ Orale Antidiabetika
wenn erfolglos
+ Insulin (konventionelle Therapie meist ausreichend)

Abb. 19.9: Grundbausteine der Diabetestherapie. Sowohl beim Typ-1- als auch beim Typ-2-Diabetes spielt die Diabetikerdiät eine entscheidende Rolle.

19.4 Körpergewicht und Essverhalten

19.4.1 Normalgewicht und Übergewicht

Die meisten Fettstoffwechselstörungen gehen mit **Übergewicht** *(Adipositas)* einher. Am einfachsten ist die Beurteilung des Gewichts nach der **Broca-Formel.** Als übergewichtig *(adipös)* gilt, wer mehr als 10% über dem *Normalgewicht* nach Broca liegt:

Normalgewicht nach Broca (in kg) = Körperlänge (in cm) – 100

Optimal sollte nach früherer Ansicht sogar sein, dass Männer 10% und Frauen 15% *unter* diesem Normalgewicht liegen **(Idealgewicht).** Neue Studien zeigen aber, dass das Broca-Normalgewicht die höhere Lebenserwartung verspricht.

Aussagefähiger für den Mediziner und international akzeptiert ist jedoch der **Body-Mass-Index** *(BMI),* der eng mit der Fettmasse korreliert und unabhängig vom Geschlecht ist. Der BMI kann entweder nach der Formel

$$\textbf{Body-Mass-Index} = \frac{\text{Körpergewicht in kg}}{\text{Körpergröße in m}^2}$$

berechnet oder aus entsprechenden Nomogrammen und Tabellen abgelesen werden. Beispiel: Gewicht = 70 kg, Größe = 1,70 m; $70 : 1{,}7^2 = 70 : 2{,}89 = 24{,}2$ (kg/m²). Die Beurteilung des Gewichts nach dem BMI zeigt Tab. 19.10.

Fast genauso wichtig wie der BMI ist die *Verteilung* des Fetts im Körper: Polster an Po und Schenkeln tun der Gesundheit keinen Abbruch. Sehr ungünstig ist dagegen die *Apfelform* (☞ Abb. 19.11) der Körperfettverteilung mit schlanken Gliedmaßen und betontem Fettansatz am Körperstamm. Dieses **Fettverteilungsmuster** kann durch das Verhältnis von Taillen- und Hüftumfang (in cm) bestimmt werden: ein erhöhtes Risiko bezüglich Hypertonie, Kreislaufschäden und Diabetes besteht für Frauen bei einem Wert von mehr als 0,85 und bei Männern von mehr als 1,0.

Die kritische Grenze

Liegt der BMI höher als ca. 29, nimmt die Gefahr von Herzkreislauferkrankungen wie Schlaganfall und Herzinfarkt enorm zu. Aber die Schäden betreffen nicht nur die Gefäße, sondern auch den chronisch überbeanspruchten Bewegungsapparat (mit den Folgen einer Arthrose ☞ 4.3.5), so dass Lebenserwartung und Lebensqualität der Betroffenen deutlich abnehmen. Der Normalisierung des Gewichts und eines pathologisch veränderten Fettstoffwechsels kommt deshalb größte Bedeutung zu.

Abspecken allein reicht nicht

Das Gewicht soll *langfristig* und *langsam* reduziert werden. Ärzte empfehlen deshalb eine mehrmonatige „Abspeckphase", in der z.B. mit einer Diät von 4200 kJ (1000 kcal) täglich das Körpergewicht um ca. 1 kg pro Woche absinkt. Anschließend muss durch inzwischen eingeübte bessere Ernährungsgewohnheiten dieses Gewicht beibehalten werden.

Nur durch eine langfristige Normalisierung des Körpergewichts können die Gefäßschäden gestoppt werden. Wie die Praxis zeigt, muss dabei der „innere Schweinehund" täglich neu besiegt werden: Wer zu Übergewicht neigt, wird diese Veranlagung sein ganzes Leben beibehalten – er muss also jeden Tag beim Essen aufpassen, egal auf welchem Gewichtsniveau er sich gerade befindet. Dies kann auch durch verhaltenstherapeutische Maßnahmen (z.B. Gruppentherapien) antrainiert bzw. konsolidiert werden (☞ 25.9.1).

Sonderdiäten

Nach derzeitigem Wissensstand sind Sonderdiäten zur Normalisierung des Körpergewichts nicht sinnvoll. Sonderdiäten wie etwa die *Trennkost nach Hay, Milch-Semmeldiät nach Mayr,* „Managerdiät" (fleisch- und salatreich) und viele andere schränken die Zahl der verwendbaren Nahrungsmittel stark ein. Diese Diäten sind wissenschaftlich nicht gesichert und insbesondere bei Patienten mit Vorerkrankungen ohne entsprechende medizinische Begleittherapie sogar schädlich.

Auch von periodischen *Fastenkuren (Heilfasten)* über 5–30 Tage, die sich zweifellos auf viele (z.B. autoimmune ☞ 6.7.2) Krankheitsbilder positiv auswirken, wird in neuen Studien abgeraten: Es ist im Hinblick auf die Lebenserwartung und das Krankheitsrisiko besser, konstant übergewichtig zu sein, als nur für wenige Monate das Normalgewicht zu halten und dann wieder „anzusetzen", da zu schnelle Gewichtswechsel der Gesundheit eher schaden als nützen.

BMI (kg · m^{-2})	WHO-Einteilung
< 18,5	Untergewicht
18,5–24,9	Normalgewicht
25,0–29,9	Übergewicht Grad 1
30,0–39,9	Übergewicht Grad 2
> 40	Übergewicht Grad 3

Tab. 19.10: Beurteilung des BMI nach der WHO (World Health Organization). Die Gefahr, an einem metabolischen Syndrom (☞ 19.2.2) zu erkranken, steigt weit überproportional mit zunehmendem BMI.

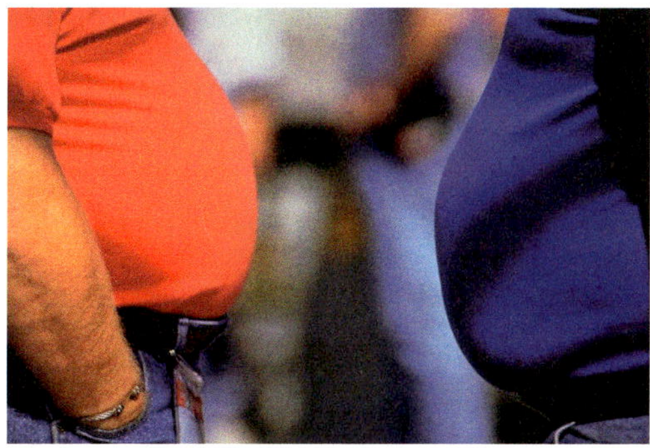

Abb. 19.11: Wer bei schlanken Armen und Beinen einen deutlich sichtbaren Bauch vor sich herträgt (apfelförmige Körperfettverteilung), hat ein besonders hohes Risiko für Folgekrankheiten wie z.B. Herzinfarkt, Schlaganfall und Diabetes. [J520-230]

Statt rabiater Fastenkuren sollte *langfristig* eine gute Figur angestrebt werden. Die wichtigsten Bausteine hierfür sind:

- Regelmäßiger Ausdauersport und eine vielseitige Lebensweise
- Häufigere kleine Mahlzeiten, damit der große Hunger gar nicht erst aufkommt
- Deutlich weniger Fett als die traditionelle deutsche Küche vorsieht
- Weniger „hochverfeinerte" Nahrungsmittel, die oft stark salz- oder zuckerhaltig sowie „konzentriert" (hoher Kaloriengehalt pro Gewichtseinheit) sind
- Mehr naturbelassene Nahrungsmittel mit ausreichend Vitaminen und Ballaststoffen.

Diese Anforderungen werden beispielsweise sehr gut von der (kalorienreduzierten) Vollwertkost erfüllt.

19.4.2 Magersucht

Nicht nur ein Zuviel, aber auch ein Zuwenig an Nahrung ist für den Körper schädlich und in unserer (Wohlstands-)Gesellschaft gar nicht einmal so selten: Schätzungsweise 1–2% aller jungen Mädchen und Frauen leiden unter der **(Pubertäts-)Magersucht** *(Anorexia nervosa),* einer psychisch bedingten Essstörung. Junge Männer sind seltener betroffen.

Die Erkrankung der psychisch *vulnerablen* (verletzbaren) Mädchen beginnt nicht selten nach einer „Fastenkur". Die Patientinnen können jedoch auch nach Erlangen des ursprünglichen Wunschgewichtes nicht aufhören zu fasten, und aufgrund ihrer gestörten Körperwahrnehmung fühlen sie sich trotz erheblichen Untergewichts zu dick. Die Abmagerung geht zunächst zu Lasten des Fettgewebes, dem folgt aber eine Einschmelzung der Skelett- und Herzmuskulatur, so dass es sogar zum **Herzversagen** kommen kann.

Die Behandlung ist langwierig und umfasst neben somatischen Maßnahmen eine Psychotherapie (☞ 25.9). Trotzdem beträgt die Sterblichkeit rund 10%.

Eine weitere psychisch bedingte Essstörung ist die **Bulimie** *(Ess-Brech-Sucht)*, die als Komplikation einer Magersucht oder als eigenständige Erkrankung auftritt. Heimliche „Fressanfälle" wechseln hierbei mit selbst herbeigeführtem Erbrechen und/oder Fasten ab. Heute beobachtet man aber zunehmend Übergänge zwischen verschiedenen Essstörungen.

19.5 Erkrankungen des Eiweiß- und Purinstoffwechsels

Biochemische Grundlagen ☞ *2.8.3 und 2.8.4*

19.5.1 Der Eiweißstoffwechsel

Nahrungseiweiße versorgen den Körper mit den benötigten (essentiellen) Aminosäuren. Empfohlen werden heute für Erwachsene ca. 0,8 g Eiweiß/kg täglich. Wichtige Eiweißlieferanten sind z.B. fettarmes Fleisch, Fisch, Milch- und Milchprodukte, Ei, Kartoffeln und Hülsenfrüchte.

Die Phenylketonurie

Bei der **Phenylketonurie** reichert sich durch einen rezessiv vererbten Enzymdefekt (☞ Abb. 5.6) die Aminosäure Phenylalanin im Blut (☞ 2.8.2) an. Durch toxische Stoffwechselprodukte des Phenylalanin wird die ZNS-Entwicklung beeinträchtigt, geistige Behinderung ist die Folge. Um diese ZNS-Schäden abzuwehren, muss so früh wie möglich mit einer phenylalaninarmen Diät begonnen werden. In Deutschland werden deshalb alle Neugeborenen am 3.–10. Lebenstag mit Hilfe des *Guthrie-Tests*, eines einfachen Bluttests, auf eine Phenylketonurie untersucht.

19.5.2 Der Purinstoffwechsel

Ähnlich wie es einen ständigen Umsatz von Proteinen gibt, baut der Körper auch permanent *Nukleinsäuren* (☞ 2.8.4) ab und an anderer Stelle wieder neu auf. Die momentan nicht gebrauchten Bausteine (Pyrimidin- und Purinbasen) werden weiter abgebaut. Endprodukt bei den *Purinbasen* ist die **Harnsäure**, die beim Gesunden über die Niere ausgeschieden wird. *Pyrimidine* werden hingegen zu einfach ausscheidbaren Verbindungen (Wasser, Ammoniak, Kohlendioxid und Essigsäure) abgebaut.

19

Die Gicht

Wegen einer erblichen Ausscheidungsstörung ist bei vielen Menschen, vor allem Männern, die Harnsäurekonzentration im Blut und in den anderen extrazellulären Räumen erhöht. Dadurch besteht die Gefahr, dass die schlecht wasserlösliche Harnsäure in Salzform *(Urat)* auskristallisiert, insbesondere in der Gelenkflüssigkeit. Da die Kristalle das Gewebe sehr stark reizen, kann es in der Synovialmembran (☞ 7.2.3) der Gelenke zu einer akuten Entzündungsreaktion kommen – der Betroffene erleidet einen **akuten Gichtanfall** mit stärksten Schmerzen. Am häufigsten ist das Großzehengrundgelenk **(Podagra)** betroffen, seltener das Sprunggelenk oder andere Gelenke (☞ Abb. 19.12).

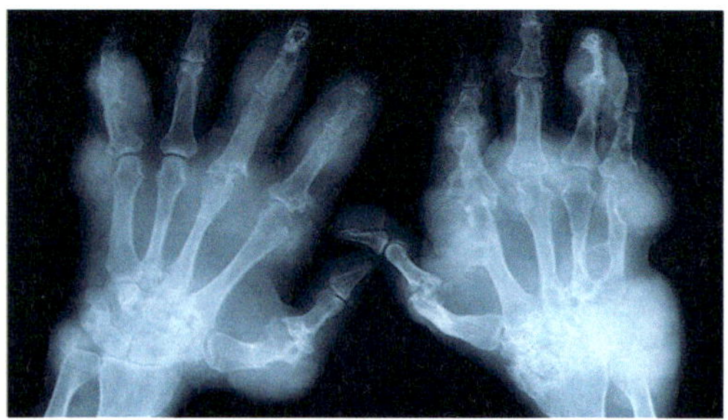

Abb. 19.12: Röntgenbild der Hände eines 53-jährigen Patienten mit chronischer Gicht. Ablagerungen von Harnsäurekristallen in Knochen und Gelenken haben zur teilweisen Gelenkzerstörung geführt und verursachen zusammen mit den Weichteileinlagerungen massive Schmerzen. [T170]

Daneben kann man knötchenförmige Uratablagerungen **(Gichttophi)** auch an den Ohrmuscheln, Händen und Füßen sowie Ellenbogen finden. Weitere mögliche Symptome der Gicht sind Nierensteine und eine Nierenfunktionsstörung durch Harnsäureablagerungen im Nierenparenchym.

Die Behandlung des akuten Gichtanfalls

Die heftigen Schmerzen des akuten Gichtanfalls können mit entzündungshemmenden Medikamenten (nichtsteroidale Antiphlogistika ☞ 5.5.3, 12.3.3, und Cholchicin) sowie kühlenden Umschlägen gelindert werden und klingen meist nach einigen Tagen wieder ab.

Nach dem akuten Ereignis soll der Patient eine purinarme Diät einhalten, um weitere Gichtanfälle zu verhindern. Verboten sind besonders nukleinsäurereiche Nahrungsmittel wie Innereien, Wildbret und einige Fischarten (wie z.B. Sardinen) sowie Alkohol.

Zur medikamentösen Therapie wird heute am häufigsten Allopurinol (z.B. Zyloric®) verwendet, wobei auf eine ausreichende Trinkmenge geachtet werden sollte. Allopurinol senkt die Harnsäure-Bildung und ermöglicht eine Lockerung der Diät.

19.6 Vitamine

Vitamine sind lebenswichtige, organische Verbindungen, die der Körper nicht selbst herstellen kann. Sie müssen daher mit der Nahrung zugeführt werden. Einige Vitamine bezieht der Körper allerdings nicht direkt aus der Nahrung, sondern von Darmbakterien, die z.B. Vitamin K und Folsäure im Rahmen ihres Stoffwechsels bilden.

19.6.1 Fett- und wasserlösliche Vitamine

Aufgrund ihrer verschiedenen Löslichkeit werden die Vitamine in **fettlösliche** und **wasserlösliche Vitamine** unterteilt (☞ 2.8.2). Zu den fettlöslichen Vitaminen gehören die Vitamine A, D, E und K (Merkwort: EDeKA), die anderen sind wasserlöslich. Diese zunächst rein chemisch-physikalische Untergliederung ist auch unter medizinischem Gesichtspunkt von Bedeutung. Fettlösliche Vitamine können nur dann ausreichend resorbiert werden, wenn genügend Galle sezerniert wird und die Fettresorptionsmechanismen intakt sind (☞ 18.7.3).

19.6.2 Wer braucht Vitamintabletten?

Eine durchschnittlich zusammengesetzte, abwechslungsreiche Nahrung enthält von allen Vitaminen ausreichende Mengen. Zwar schwankt der Vitamingehalt in der Nahrung, je nachdem, ob man sich vegetarisch (☞ 19.11), mit viel Fleisch oder vorzugsweise mit Rohkost und Obst ernährt. Ist die Ernährung jedoch insgesamt ausgewogen, treten Vitamindefizite beim gesunden Erwachsenen nicht auf.

Zusätzliche Vitamingaben sind nur dann erforderlich, wenn:

- Die Vitaminzufuhr ungenügend ist, z.B. bei einseitiger oder nicht ausreichender Ernährung, wie sie etwa bei Magersucht (*Anorexie* ☞ 19.4.2) und Alkoholmissbrauch sowie in den Entwicklungsländern häufig vorkommt
- Der Vitaminbedarf erhöht ist, wie z.B. bei Säuglingen oder während Schwangerschaft und Stillzeit
- Die Vitaminresorption vermindert ist, z.B. bei Malassimilationssyndromen (☞ 18.7.7).

Zu viele Vitamine können sogar schaden, da die fettlöslichen Vitamine nur begrenzt ausgeschieden werden und durch eine **Hypervitaminose** z.B. die Leber geschädigt werden kann. Ein Überangebot an wasserlöslichen Vitaminen kann der Körper dagegen in der Regel durch Ausscheidung mit dem Urin beseitigen.

Vitaminmangelzustände

Auch wenn Vitaminmangelzustände heute selten vorkommen, sollten sie nicht unterschätzt werden. Bei chronischem Mangel an einem Vitamin kann es zu ausgeprägten Krankheitssymptomen kommen (☞ Tab. 19.13 und bei den einzelnen Vitaminen).

19.6.3 Vitamin A

Die Substanzen der **Vitamin-A-Gruppe** umfassen eine Reihe fettlöslicher, lichtempfindlicher Wirkstoffe (*Retinol, Retinal* und *Retinsäu-*

re), die in der Darmwand durch Spaltung von mit der Nahrung zugeführten *Provitaminen* (α-, β- und γ-Carotin, zusammengefasst **Karotinoide**) gebildet und in der Leber gespeichert werden. Bei Bedarf werden sie aus der Leber freigesetzt, ins Plasma abgegeben und dort an Plasmaeiweiße gebunden transportiert.

Das für die Vitamin-A-Synthese wichtigste Provitamin β-Carotin ist ein weit verbreiteter Pflanzenfarbstoff. Besonders reichlich kommt es in Kohlarten, Spinat und Karotten vor. Nennenswerte Mengen an Vitamin A findet man auch in Leber, Butter, Milch, Eiern und Fischtran. Vitamin A ist für das Wachstum der Epithelien notwendig, es verbessert die Infektionsabwehr an den Schleimhäuten und ist als Bestandteil des Sehpurpurs für den Sehvorgang unentbehrlich. Schließlich ist es auch am Skelettwachstum beteiligt. Zusammen mit Vitamin E und Vitamin C gilt v.a. β-Carotin als wichtiger Schutz vor dem Einfluss von Sauerstoffradikalen (☞ 24.1.2).

Bei Unterversorgung mit Vitamin A machen sich zuerst eine beeinträchtigte Dunkeladaptation und Nachtblindheit bemerkbar (☞ 12.6.8). Weiter fortschreitender Vitamin-A-Mangel führt zur Hornhautdegeneration *(Xerophthalmie)*, zu Wachstumsstörungen sowie zu Atrophie und Verhornung von Schleimhäuten und Haut *(Hyperkeratose)*.

19.6.4 Vitamin D

Die Gruppe der **Vitamin-D-Substanzen** oder *Calciferole* ist nach neuerem Verständnis nicht den Vitaminen, sondern den Hormonen *(Vitamin-D-Hormon)* zuzurechnen. Sie werden deshalb im Hormonkapitel besprochen (☞ 13.5).

19.6.5 Vitamin E

Die Gruppe der fettlöslichen **Tokopherole** oder *E-Vitamine* wird nur von Pflanzen synthetisiert. Zu den ergiebigsten Vitamin-E-Quellen gehören Getreidekeime, Pflanzenöle und Blattgemüse. Gespeichert werden Tokopherole in der Nebenniere, der Milz und im Pankreas. Aufgrund der weiten Verbreitung der E-Vitamine sind Mangelerscheinungen beim Menschen nicht beobachtet worden.

Die biologische Bedeutung von Vitamin E ist nicht völlig geklärt, es scheint jedoch als Oxidationsschutz bei verschiedenen Stoffwechselvorgängen zu wirken, insbesondere beim Abbau ungesättigter Fettsäuren. In diesem Zusammenhang wird diskutiert, ob Vitamin E zusammen mit Vitamin C auch den Alterungsprozess verlangsamen kann.

Obwohl unsere Nahrung immer ausreichend Vitamin E enthält, werden einer zusätzlichen Vitamin-E-Zufuhr vor allem von der pharmazeutischen und Diätlebensmittel-Industrie positive Eigenschaften zugeschrieben. So soll die Einnahme von hochdosierten Vitamin-E-Präparaten die Lebenskraft und geistige Vitalität steigern. Der therapeutische Nutzen dieser Maßnahme ist jedoch keineswegs klar erwiesen.

Vitamin	Wichtig für/als	Mangelerscheinung	Tagesbedarf ca.
Vitamin A *(Retinole)*	Sehvorgang, Wachstumsfaktor für Epithelzellen	Nachtblindheit, Hautschäden	2–4 mg
Vitamin D *(Calcitriole)*	Knochenaufbau, Immunregulation	Osteomalazie, Rachitis (Störungen der Knochenbildung ☞ 13.5)	5 μg
Vitamin E *(Tokopherole)*	Antioxidans, Schutz ungesättigter Fettsäuren vor Oxidation	Unbekannt (bei Ratten Sterilität)	15 mg
Vitamin K *(Menachinon)*	Kofaktor bei der Bildung einiger Gerinnungsfaktoren	Störungen der Blutgerinnung	70 μg
Vitamin B_1 *(Thiamin, Aneurin)*	Kohlenhydratstoffwechsel, Nerventätigkeit	Leistungsschwäche, Gewichtsabnahme, Muskelschwund, „Beri-Beri" ☞ Text	2 mg
Vitamin B_2 *(Riboflavin)*	Stoffwechsel und Hormonproduktion	Anämie, Entzündungsneigung	1,5 mg
Vitamin B_6 *(Pyridoxin)*	Aminosäurestoffwechsel	Nervenschäden, Hautentzündungen	1,5 mg
Vitamin B_{12} *(Cobalamin)*	Nukleinsäuresynthese: Bildung von Erythro-, Leuko- und Thrombozyten	Anämie (perniziöse Anämie ☞ 14.2.7)	< 5 μg
Vitamin C *(Ascorbinsäure)*	Kollagensynthese, Antioxidans; evtl. Stärkung des Immunsystems	„Skorbut" (z.B. Zahnfleischbluten, Bindegewebsschwäche)	100 mg
Folsäure	Nukleinsäuresynthese, Erythrozytenbildung	Anämie (ähnlich wie bei B_{12}-Mangel); fetale Neuralrohrdefekte	400 μg
Pantothensäure	Zentrale Substanz im Stoffwechsel	Unbekannt	6 mg
Biotin (Vitamin H)	Stoffwechsel	Hautentzündungen	30–60 μg
Niazin *(Nikotinsäure und -amid)*	Zentrale Substanz im Energiestoffwechsel	„Pellagra" mit neurologischen Störungen, Hautentzündungen, Durchfall	17 mg

Tab. 19.13: Kleine Vitamin-Kunde. Gelb unterlegt = fettlösliche Vitamine; blau unterlegt = wasserlösliche Vitamine. Referenzwerte der ernährungswissenschaftlichen Gesellschaften von Deutschland, Österreich und der Schweiz.

19.6.6 Vitamin K

Das physiologischerweise im menschlichen Organismus vorkommende **Vitamin K** ist das von Darmbakterien (v.a. E. coli ☞ Abb. 6.23) gebildete **Menachinon** *(Vitamin K_2)*. Es kann durch das aus Pflanzen stammende **Phyllochinon** *(Vitamin K_1)* ersetzt werden, das von Darmbakterien z.T. noch in eine weitere Form, *Vitamin K_3*, umgewandelt wird. Alle Formen steigern in der Leber die Biosynthese der Gerinnungsfaktoren II (Prothrombin), VII, IX und X. (☞ 14.4.5) Vitamin K_1 ist auch als Medikament, z.B. Konakion®, im Handel.

Ein Vitamin-K-Mangel ist selten, solange die Leber und die Resorption im Darm normal funktionieren. Sobald aber die Gallensekretion z.B. durch eine Leberzirrhose (☞ 18.10.8) oder einen Gallengangsverschluss behindert ist, kommt es zu einem Mangel an Gerinnungsfaktoren und dadurch zur Blutungsneigung. Vergleichsweise häufig treten Vitamin-K-Mangelzustände aber bei Neugeborenen auf, so dass Säuglinge heute routinemäßig eine (bevorzugt orale) Vitamin-K-Prophylaxe mit Konakion® erhalten.

19.6.7 Vitamin B_1

Das wasserlösliche *Thiamin* oder **Vitamin B_1** kommt in den Keimanlagen von Getreide (also im Vollkornmehl, nicht aber im „Weißmehl"), ferner in Hefe, Gemüse und Kartoffeln vor. Auch tierische Organe enthalten Vitamin B_1, insbesondere Innereien (☞ Abb. 19.14). Vitamin B_1 wird im Organismus mit Phosphatgruppen verbunden und geht dabei in seine wirksame Form, das *Thiaminpyrophosphat,* über. Dieses Coenzym hat eine Schlüsselfunktion innerhalb des Kohlenhydratstoffwechsels und für die Synthese des Neurotransmitters Azetylcholin (☞ 10.4.6).

Ein reiner **Vitamin-B_1-Mangel** äußert sich in verminderter geistiger und körperlicher Leistungsfähigkeit, Appetitlosigkeit, Gewichtsverlust und Muskelschwund.

Häufiger noch als ein isolierter Vitamin-B_1-Mangel ist die **Beri-Beri-Krankheit**, eine komplexe Vitaminmangelerkrankung, bei der noch andere B-

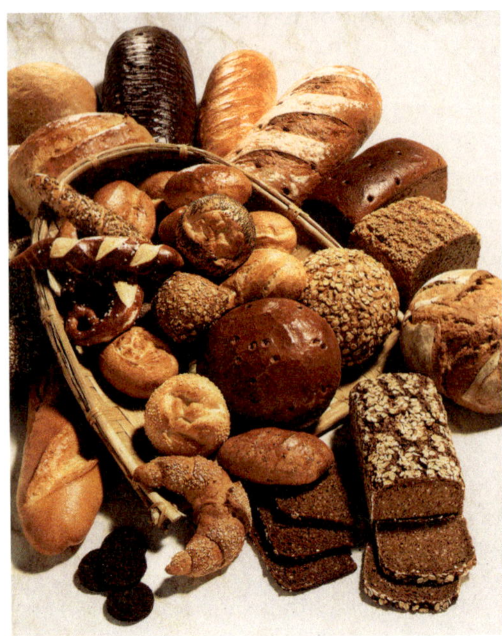

Abb. 19.14: Wichtigster Lieferant der Vitamine der B-Gruppe sind Vollkornprodukte. Da die B-Vitamine hitzestabil sind, macht ihnen auch Backen bei 200 °C nichts aus. [W177]

Vitamine fehlen. Sie tritt in den Entwicklungsländern bei einseitiger Ernährung mit poliertem Reis auf und äußert sich in einer ausgedehnten Entzündung des peripheren Nervensystems (Polyneuritis), einer Herzmuskelschwäche und in Ödemen.

19.6.8 Vitamin B_2

Vitamin B_2 (*Laktoflavin* oder *Riboflavin*) kommt in allen tierischen und pflanzlichen Zellen vor. Den höchsten B_2-Gehalt besitzen Hefe, Getreidekeime sowie Leber, Milch und Käse. Auch Darmbakterien tragen zur Bereitstellung von Vitamin B_2 bei. Aus Vitamin B_2 werden zwei Coenzyme gebildet, die für die Wasserstoffübertragung in der Atmungskette unentbehrlich sind (☞ 2.8.1).

Vitamin-B_2-Mangelerscheinungen treten nur selten isoliert auf, beobachtet worden sind Blutarmut *(Anämien)* und Entzündungen von Haut *(Dermatitis)*, Schleimhäuten und der Hornhaut *(Keratitis)*.

19

19.6.9 Vitamin B_6

Unter dem Begriff **Vitamin B_6** werden die drei Stoffe *Pyridoxol* (chemisch gesehen ein Alkohol), *Pyridoxal* (ein Aldehyd) und *Pyridoxamin* (ein Amin) zusammengefasst, die im Organismus gleichermaßen wirksam sind. Vitamin B_6 ist notwendig für die Biosynthese von Nukleinsäuren (☞ 2.8.4). Es kommt in allen lebenden Zellen, besonders reichlich in Hefe, Körnerfrüchten, grünem Gemüse sowie Innereien und Milchprodukten vor. Ein Mangel an Vitamin B_6 tritt bei normaler Ernährung kaum auf – man findet ihn aber nicht selten beim chronischen Alkoholmissbrauch sowie bei länger dauernder hochdosierter Gabe des Tuberkulostatikums Isoniacinhydrazid (☞ 17.11.3). Dabei werden Krampfanfälle und Nervenentzündungen *(Neuritiden)* beobachtet. In solchen Fällen kann eine zusätzliche Zufuhr von Vitamin B_6 sinnvoll sein.

19.6.10 Vitamin B_{12}

Vitamin B_{12} *(Cobalamin)* wird nicht von Pflanzen oder Tieren gebildet, sondern nur von Bakterien aus der Darmflora. Jedoch können tierische Organismen das von den Bakterien gebildete Vitamin B_{12} aufnehmen und speichern, weshalb hauptsächlich tierische Nahrungsmittel den Vitamin-B_{12}-Bedarf des Menschen decken. Das Vitamin-B_{12}-Molekül gehört chemisch zu einer Gruppe, die eng mit dem Porphyrin, dem Grundgerüst des Häms (☞ 14.2.2), verwandt ist. Vitamin B_{12} ist an der Biosynthese von Erbsubstanz (Nukleinsäuren ☞ 2.8.4) und bei der Bildung der Markscheiden im Nervensystem (☞ 10.2.3) beteiligt.

Ein Vitamin-B_{12}-Mangel ist relativ häufig, da zur Resorption des Vitamins (= *Extrinsic-Faktor*) der von der Magenschleimhaut gebildete Intrinsic-Faktor (☞ 18.4.4) erforderlich ist. Der Intrinsic-Faktor kann z.B. nach Magenresektionen oder bei ausgeprägter Atrophie der Magenschleimhaut nicht mehr ausreichend hergestellt werden. Diese Patienten müssen einmal monatlich eine Vitamin-B_{12}-Injektion erhalten (die orale Gabe würde nichts nützen, da ja die Resorptionsfähigkeit erloschen ist). Der Mangel äußert sich vor allem in einer gestörten Blutbildung, die zu einer makrozytären hyperchromen Anämie (☞ 14.2.7) führt. In schweren Fällen entwickelt sich das Krankheitsbild der perniziösen Anämie (☞ 14.2.7), das zusammen mit den neurologischen Störungen zum Tode führt, wenn keine Behandlung erfolgt.

19.6.11 Niazin

Niazin ist die zusammenfassende Bezeichnung für *Nikotinsäure* und *Nikotinsäureamid*. Beide Substanzen sind weit verbreitet und kommen reichlich in Hefe, Nüssen, Innereien und Milchprodukten vor. Auch stellen die Bakterien im Darm des Menschen und der Mensch selbst aus der Aminosäure Tryptophan Niazin her, so dass bei ausreichendem Tryptophangehalt der Nahrung Niazin nicht von außen zugeführt werden muss. Niazin ist ein Baustein für ein lebenswichtiges, wasserstoffübertragendes Coenzym, nämlich das NAD (☞ 2.8.1).

Die typische Niazinmangelerscheinung ist die **Pellagra.** Sie tritt vor allem in Entwicklungsländern durch Tryptophanmangel infolge einseitiger Maisernährung auf. Die Pellagra wird auch als *3-D-Krankheit* bezeichnet, da es bei ihr zu Hautentzündung *(Dermatitis)*, Verdauungsstörungen *(Diarrhoe)* und geistiger Degeneration *(Demenz)* kommt.

19.6.12 Folsäure

Folsäure ist im Pflanzen- und Tierreich weit verbreitet und wird außerdem von Darmbakterien im Darm synthetisiert. Hauptlieferanten sind grüne Blattgemüse, Leber und Hefe (☞ Abb. 19.15).

Im Organismus wird Folsäure unter Beteiligung von NADPH zu *Tetrahydrofolsäure* (kurz *FH_4*) reduziert, das im Stoffwechsel bei der Übertragung kleinerer Kohlenstoffmoleküle (z.B. Methyl-Gruppen = CH_3) eine Schlüsselposition einnimmt. Auch zum Aufbau neuer Erbsubstanz, d.h. bei allen Zellteilungen, wird Tetrahydrofolsäure benötigt (☞ 2.8.4).

Ein Folsäuremangel ist verhältnismäßig häufig. Beim Erwachsenen zeigt er sich am ehesten am stoffwechselaktivsten Gewebe, dem Knochenmark: Es kommt zu einer makrozytären Anämie (☞ 14.2.7) wie beim Vitamin-B_{12}-Mangel. In der Schwangerschaft erhöht Folsäuremangel das Risiko eines Neuralrohrdefektes, der sich beim Neugeborenen in einer *Spina bifida* (offener Rücken, ☞ Abb. 22.23) manifestiert. Aus diesem Grund wird bereits vor einer (geplanten) Schwangerschaft eine zusätzliche Folsäuregabe empfohlen (0,4 mg/Tag).

19.6.13 Pantothensäure

Pantothensäure ist weit verbreitet und findet sich in den meisten tierischen Lebensmitteln, aber auch in Hefe, grünem Gemüse und Getreide. Es ist Bestandteil des so genannten *Coenzyms A* (☞ 2.8.1), eine durch ihre hohe Bindungsenergie zentrale Substanz für den gesamten Stoffwechsel. Mangelerscheinungen sind beim Menschen nicht bekannt.

19.6.14 Biotin

Vitamin H **(Biotin)** kommt in allen Zellen, besonders in Hefe, Innereien und Eigelb vor. Biotin ist eine wichtige Molekülgruppe von Enzymen, die Kohlensäurereste (Carboxylgruppen) übertragen. Ein Mangel an Vitamin H tritt beim Menschen nicht auf, wohl auch deshalb, weil Darmbakterien ebenfalls Biotin synthetisieren.

19.6.15 Vitamin C (Ascorbinsäure)

Vitamin C oder *Ascorbinsäure* ist das wohl bekannteste Vitamin. Es ist reichlich in frischen Früchten enthalten (obwohl der Mitteleuropäer sein Vitamin C vor allem aus Kartoffeln bezieht). Viele industriell hergestellte Lebensmittel enthalten Vitamin-C-Zusätze.

Ascorbinsäure wird nicht nur von Pflanzen, sondern auch von fast allen Tieren selbst synthetisiert – neben dem Menschen haben nur noch Affen und Meerschweinchen im Rahmen der Entwicklungsgeschichte durch einen Genverlust die Fähigkeit verloren, das benötigte Vitamin C selbst zu produzieren. Da die Nahrung aber reichlich Vitamin C enthält, brachte dieser Gendefekt keinen grundsätzlichen Nachteil mit sich.

Vitamin C als Oxidationsschutz

Vitamin C gilt, wie das Vitamin E, als Oxidationsschutzmittel im zellulären Stoffwechsel. Es ist an der Synthese oder am Umbau von Hormonen und Coenzymen genauso beteiligt wie am Stoffwechsel der Aminosäuren und des Kollagens oder an der Abdichtung von Kapillaren. Auch bei der Gerinnung spielt es eine wichtige Rolle. Aufgrund seiner Reduktions-Oxidations-Eigenschaften wird dem Vitamin C eine Schutzfunktion gegenüber Alterungsprozessen nachgesagt.

Ob eine künstliche Vitamin-C-Zufuhr sinnvoll ist, kann nicht eindeutig bejaht werden. Jedoch gibt es viele Hinweise, dass bei schweren körperlichen Anstrengungen, akuten und chronischen Infektionskrankheiten und Stoffwechselerkrankungen (wie z.B. Diabetes mellitus) sowie während Schwangerschaft und Stillperiode der Vitamin-C-Bedarf erhöht ist. Auch hier empfiehlt es sich, den erhöhten Vitamin-C-Bedarf durch ein Mehr von Früchten und Gemüsen zu decken.

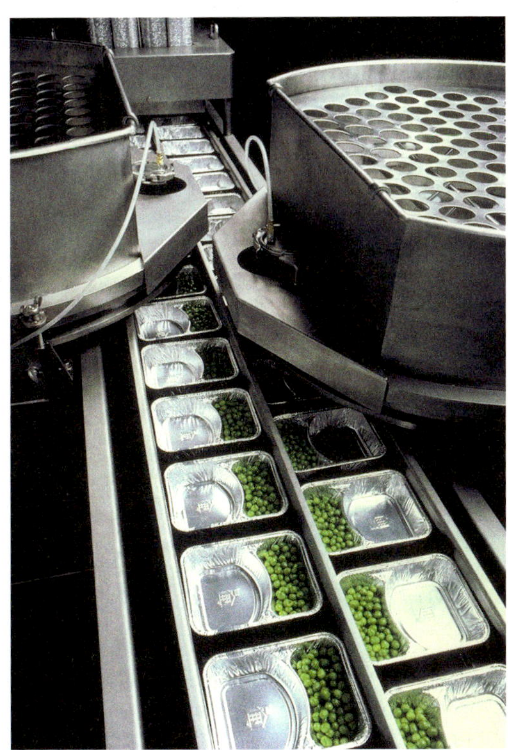

Abb. 19.15: Nicht gerade Vitamine im Überfluss liefern industriell vorproduzierte Fertiggerichte. Die hier erforderliche Hitzekonservierung kann zum Totalverlust der hitzeempfindlichen Vitamine, z. B. Vitamin C, Folsäure, führen. [J520-232]

Skorbut

Die klassische Vitamin-C-Mangelkrankheit, der **Skorbut**, tritt in den westlichen Ländern nicht mehr auf. Leichtere Vitamin-C-Mangelerscheinungen sind jedoch bei Fehlernährung, bei chronischer Magenschleimhautentzündung oder Leberzirrhose beobachtet worden. Die Betroffenen klagen über Müdigkeit, Infektanfälligkeit und, wegen der Kapillarbrüchigkeit (Kollagenschäden), über Blutungsneigung.

Hochdosierte Vitamingabe

Hochdosierte Vitamine der Gruppe A (β-Carotin), E und C sollen als Antioxidantien den Körper vor dem altersbedingten Auftreten so verschiedener Krankheiten wie Krebs, Gelenkarthrosen oder allgemeiner Arteriosklerose schützen. Leider haben große Studien den Effekt eines solchen biochemischen „Jungbrunnens" nicht belegen können.

19.7 Mineralstoffe (Mengenelemente und Spurenelemente)

Neben Kohlenhydraten, Fetten, Eiweißen und Vitaminen sowie ausreichender Wasserzufuhr sind die **Mineralstoffe** *(Salze, Elektrolyte)* für die Gesundheit unerlässlich. Man unterscheidet:

- Die **Mengenelemente** (*Mineralstoffe* im engeren Sinn), die in vergleichsweise großen Mengen benötigt werden; das sind die Ionen der sieben Elemente Kalium, Natrium, Kalzium, Chlor, Phosphor, Schwefel und Magnesium
- Die **Spurenelemente**, die nur in äußerst geringen Mengen – eben „Spuren" – in Körper und Nahrung vorkommen.

19.7.1 Die Mengenelemente

In Tabelle 2.1 wurde bereits eine ausführliche Übersicht über die biologische Funktion der sieben Mengenelemente gegeben. Bei normaler Ernährung (auch vegetarischer) besteht bei sechs der sieben Mengenelemente keine Gefahr der Mangelzufuhr. Lediglich bei **Kalzium** (Ca^{2+} ☞ 13.5) kann eine Unterversorgung auftreten, wenn entweder der Bedarf erhöht ist (Schwangerschaft, Stillzeit, Wachstum) und/oder wenn kalziumreiche Lebensmittel wie Milchprodukte, Fisch, Blatt- und Wurzelgemüse gemieden werden. Kalziummangel tritt ferner bei reichhaltigem Verzehr „kalziumbindender" Nahrungsmittel mit hohem Oxalsäuregehalt auf, z.B. Spinat oder Rhabarber. Die empfohlene Zufuhr soll ca. 1 000 mg Ca^{2+} täglich betragen, dies auch zur Osteoporose-Vorbeugung (☞ 7.1.6).

Bei **Natrium** und Chlorid besteht eine Überversorgung durch die in unserer Kultur überreichliche Salzaufnahme von insgesamt 10 – 15 g NaCl täglich – ein Großteil davon durch vorgefertigte Lebensmittel, zu viel Salz beim Kochen oder Nachsalzen bei Tisch. Benötigt werden aber nur ca. 3 g „Speisesalz"! Durch eine erhöhte Natriumaufnahme sind zumindest Risikopatienten vermehrt bluthochdruckgefährdet (☞ 16.4.1).

Für alle Mengenelemente bestehen individuelle Ausscheidungsmöglichkeiten, so dass keine Anreicherung im Körper zu befürchten ist.

Ernährungsempfehlungen

In den „reichen" Industrieländern sind bezüglich der Mengenelemente zwei Empfehlungen bedeutsam:

- Viel Kalzium
- Wenig Kochsalz.

19.7.2 Die Spurenelemente

Spurenelemente kommen nur in äußerst geringen Mengen in der Nahrung und im Organismus vor. Nicht alle Spurenelemente sind lebensnotwendig *(essentiell)*. Manche sind höchstwahrscheinlich entbehrlich, andere sogar giftig (*toxisch*).

Zu den essentiellen Spurenelementen (☞ auch Tab. 19.16) zählen:

- Als wichtigstes Spurenelement das **Eisen.** Es hat als Baustein des Blutfarbstoffes Hämoglobin und der mitochondrialen Eisenproteine (☞ 3.3.6) lebenswichtige Bedeutung
- **Kobalt** als Bestandteil von Vitamin B_{12}
- **Chrom**, **Kupfer**, **Mangan**, **Molybdän**, **Selen** und **Zink**, die in intra- und extrazellulären Enzymen enthalten sind
- **Jod**, das für den Aufbau der Schilddrüsenhormone benötigt wird (☞ 13.4.1)
- **Fluor**, das für einen harten, gegenüber Bakterien widerstandsfähigen Zahnschmelz (☞ 18.2.2) von Bedeutung ist.

Bei **Zinn** und **Vanadium** ist die Lebensnotwendigkeit nicht gesichert.

Spurenelementmangel

Aufgrund des geringen Tagesbedarfs macht sich Mangel an einem essentiellen Spurenelement erst allmählich und mit zum Teil uncharakteristischen Symptomen bemerkbar.

Ein Beispiel ist die Leistungsschwäche bei der Eisenmangelanämie (☞ 14.2.7). Eisenmangel tritt z.B. bei Frauen nach der Pubertät (menstruelle Blutverluste) und in der Schwangerschaft (Eisenentzug durch den Foetus) auf.

Überflüssige und schädliche Spurenelemente

Nicht lebensnotwendige Spurenelemente sind *Aluminium, Brom, Gold* und *Silber.*

Element	Funktion(en)	Mangelerscheinung(en)	Körperbestand	Tagesbedarf*
Eisen	Bestandteil von Hämoglobin und Faktoren der Atmungskette	Anämie	3–5 g	5–30 mg
Zink	Wichtig für die Aktivität vieler Enzyme (sitzt meist im aktiven Zentrum)	Wachstums-, Wundheilungsstörungen, Haarausfall	Ca. 2 g	0,5–5 mg
Kupfer	Bestandteil von Oxidasen	Anämie, gestörte Eisenresorption und Kollagensynthese	Ca. 0,1 g	1,5–3 mg
Mangan	U.a. Bestandteil von Enzymen des Kohlenhydratstoffwechsels	Unfruchtbarkeit, Störungen der Knochenbildung	Ca. 0,02 g	2–5 mg
Molybdän	Bestandteil von Redox-Enzymen	Unbekannt	Ca. 0,02 g	Ca. 0,5 mg
Jod	Bestandteil der Schilddrüsenhormone	Kropf (sehr häufig), seltener Schilddrüsenunterfunktion	Ca. 0,02 g	Ca. 0,15 mg
Kobalt	Bestandteil von Vitamin B_{12}	Anämie	Ca. 0,01 g	Unter 1 mg
Selen	Wirkt evtl. mit Vitamin E zusammen	Abwehrschwäche, Herzmuskelerkrankungen	Ca. 0,1 g	Ca. 0,05 mg
Chrom	Unbekannt	Unbekannt	Ca. 5 mg	Unter 5 µg
Fluor**	Verbessert die Zahnmineralisierung	Erhöhte Karieshäufigkeit	5–10 mg	1 mg

* Abhängig z.B. von Alter, Geschlecht ** Lebensnotwendigkeit nicht völlig gesichert, Kariesprophylaxe

Tab. 19.16: Essentielle *(lebensnotwendige)* Spurenelemente.

Eindeutig toxische Wirkungen entfalten die Elemente *Antimon, Arsen, Blei, Cadmium, Quecksilber* und *Thallium.* Vor allem die *Schwermetalle* Blei, Cadmium und Quecksilber sind in der heutigen Umwelt allgegenwärtig und besitzen als gewerbliche Chemikalien sowie als Umweltschadstoffe medizinische Bedeutung.

Die Dosis macht das Gift

Allerdings kann es auch bei den essentiellen Spurenelementen zu Vergiftungserscheinungen kommen. Nur für wenige Spurenelemente existieren Ausscheidungsmechanismen, so dass sich überschüssige Substanzen in verschiedenen Geweben des Körpers ablagern können. So führt z.B. eine erhebliche Überlastung mit Fluor zur Anreicherung von Fluoriden im Zahnschmelz und damit zu kosmetisch störenden Dunkelfärbungen der Zähne.

Es gibt seltene angeborene Verwertungsstörungen für Eisen und Kupfer, die zu einer pathologischen Speicherung dieser Elemente führen. So kommt es beim **Morbus Wilson** zu einer Kupferablagerung in verschiedenen Organen, darunter auch dem Gehirn, mit der Folge schwerer Störungen der Motorik.

19

19.8 Ballaststoffe

Der Name **Ballaststoffe** *(Schlacken)* stammt aus dem 19. Jahrhundert, als man meinte, diese unverdaulichen, meist pflanzlichen Verbindungen seien für den menschlichen Körper unnütz – eben Ballast. Zu den Ballaststoffen gehören v.a. *Zellulose, Pektin* und *Lignin.*

Obwohl die Ballaststoffe nicht zur Energieversorgung beitragen, da sie für den Menschen unverdaulich sind, kommt ihnen doch für die normale Magen-Darm-Passage eine erhebliche Bedeutung zu. Durch ihr Volumen regen sie die Darmperistaltik an und fördern den Transport des Nahrungsbreis. Werden sie

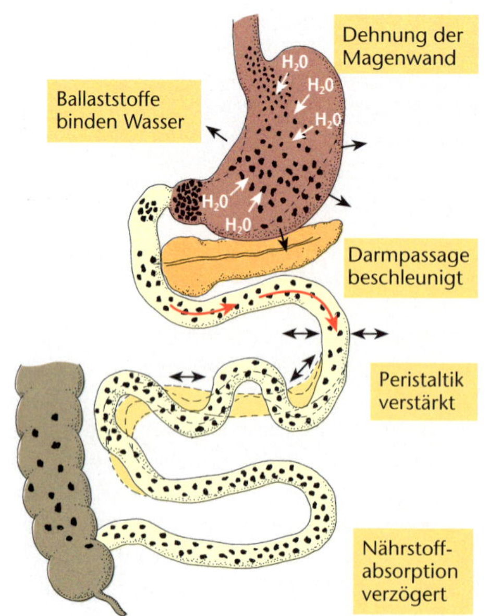

Abb. 19.17: Ballaststoffe: Unverdauliche pflanzliche Fasern, die vom menschlichen Darm nicht gespalten werden können. Sie lassen den Nahrungsbrei aufquellen und regen dadurch die Darmperistaltik an (Obstipationsprophylaxe).

nur in geringer Menge zugeführt, so neigen die meisten Menschen zu *Darmverstopfung* (**Obstipation** ☞ 18.8.7 und Abb. 19.17). Die Stühle werden seltener und hart; die Stuhlentleerung wird schmerzhaft. Eventuell vorhandene Hämorrhoiden (☞ 18.8.3) verschlimmern sich.

Ballaststoffe senken das Risiko für chronische Erkrankungen

Diabetes mellitus, Fettstoffwechselstörungen und Gallensteinleiden treten unter ballaststoffreicher Kost seltener auf. Reichlicher Verzehr von Ballaststoffen senkt somit indirekt das Risiko chronischer Herz-Kreislauf-Erkrankungen. Auf die Bedeutung ballaststoffarmer Nahrung als Risikofaktor für die Entstehung von kolorektalen Tumoren wurde bereits hingewiesen (☞ 18.8.9). Als Mindestmenge an Ballaststoffen werden 30 g täglich in Form von Vollkornprodukten, Kartoffeln, Gemüse oder Obst empfohlen.

19.9 Gewürzstoffe

Zu den **Gewürzstoffen** zählen die Duft- und Aromastoffe, die den Speisen zum Teil ihren Geruch und Geschmack verleihen. Sie sind nicht lebensnotwendig. Dennoch wirken sie anregend auf die Sekretion von Verdauungssäften, machen die zugeführten Nahrungsmittel oft bekömmlicher und schmackhafter und tragen damit zur Gesundheit bei.

Bei sehr reichlichem Konsum von scharfen Gewürzen – wie er in einigen asiatischen Regionen üblich ist – treten allerdings gehäuft Karzinome des Mund- und Rachenraums auf.

Bedeutung von Gewürzstoffen in anderen Kulturen

Heute kann man Gewürze aus aller Welt überall kaufen – einst galten sie jedoch als seltene Kostbarkeiten. Bereits die Römer importierten Pfeffer, Zimt und Ingwer aus Indien. Im Mittelalter lag der lukrative Gewürzhandel fast ausschließlich in der Hand der Araber und Venezianer, sehr zum Missfallen der Spanier und Portugiesen, die nichts unversucht ließen, den Seeweg nach Indien zu entdecken. Bei einem dieser Versuche übrigens landete Kolumbus in Amerika, neun Jahre später jedoch brachte Vasco da Gama mit 13 Schiffen 5 Millionen Kilogramm Gewürze aus Indien nach Portugal, das damit das Gewürzmonopol in Europa übernahm.

Mit Gewürzen bietet uns die Natur unendlich viele Möglichkeiten, Geschmack zu variieren. Und dennoch gibt es einige unumstößliche Vorlieben: kleine Kinder zeigen von Geburt an eine starke Vorliebe für

Süßes (Muttermilch ist sehr süß!) und verziehen das Gesicht, wenn ihnen etwas zu salzig, zu scharf, zu sauer oder zu bitter erscheint.

Doch was Kleinkinder verabscheuen, kann bei Erwachsenen eine regelrechte Gier auslösen: nach Salz zum Beispiel. Auch kulturelle Unterschiede sind häufig. Der Anthropologe Marvin Harris fand – sicher nicht als erster – heraus, dass Chinesen ihren Tee heiß und bitter, Amerikaner eiskalte Grapefruit zum Frühstück, Spanier und Deutsche Fisch mit Zitrone und Engländer Alkohol mit Chinin lieben. In großen Teilen der asiatischen Welt erwarten die Menschen das Essen so scharf, dass ihnen anschließend die Zunge brennt. Auch in tropischen Gegenden werden scharfe Gewürze bevorzugt, wahrscheinlich weil sie ein größeres Sättigungsgefühl vermitteln und den häufig hungernden Menschen die Mahlzeiten so größer erscheinen lassen als sie tatsächlich sind. Durch den weltweiten Tourismus und die Aussiedlung von Emigranten in westlichen Ländern ist auch hier „exotische Kost" mittlerweile sehr beliebt.

19.10 Parenterale Ernährung

Viele Kranke sind nicht mehr in der Lage, sich selbst über den Verdauungstrakt *(enteral)* ausreichend mit Nährstoffen zu versorgen, so etwa:
- Patienten im Koma oder im eingetrübten Zustand
- Patienten mindestens 6 Stunden vor und nach Operationen – hier darf nichts gegessen werden, um Komplikationen wie etwa das Aspirieren (☞ 26.4.1) von erbrochenem Speisebrei zu verhindern
- Patienten ohne ausreichenden Willen, selbst genug zu essen, beispielsweise Magersüchtige (☞ 19.4.2).

Können solche Patienten auch über eine Magen- oder Dünndarmsonde **(künstliche enterale Ernährung)** nicht ausreichend versorgt werden, ist eine **parenterale Ernährung** (parenteral = unter Umgehung des Darmes) erforderlich.

Auswahl und Dosierung

Alle lebenswichtigen Energieträger, Vitamine und Spurenelemente können parenteral appliziert werden:
- Niedrig konzentrierte Lösungen *periphervenös* über eine Braunüle
- Hoch konzentrierte Lösungen *zentralvenös* über einen kurz vor dem rechten Herzvorhof mündenden zentralen Venenkatheter (ZVK)
- Einige fettlösliche Vitaminpräparate (in öliger Lösung) dürfen nicht intravenös, sondern nur intramuskulär (tief intragluteal ☞ Abb. 8.68) gegeben werden (z.B. ADEK®-Vitamininjektionslösung).

Auswahl der Nährlösungen

Auswahl und Dosierung der parenteralen Nährlösungen richten sich nach vier Leitfragen:
- Wie lange wird voraussichtlich parenteral ernährt werden müssen? – Bei weniger als zwei Tagen reicht der Ersatz von Flüssigkeit, Elektrolyten und Glukose. Bei mehr als drei Tagen sollten dann auch Aminosäuren, Fette, Vitamine und Spurenelemente gegeben werden
- Wie hoch ist der aktuelle Bedarf an Flüssigkeit, Energie, Proteinen und Fetten? – Dieser richtet sich wie bei der enteralen Ernährung nach Alter und Geschlecht, wobei für Fieber und den „Aggressionsstoffwechsel" (hoher kataboler Stoffwechsel ☞ Abb. 19.1.) Schwerkranker und Frischoperierter hohe Zuschläge einzukalkulieren sind
- Welche Grunderkrankung muss berücksichtigt werden? – Einige Erkrankungen, z.B. der Leber, erfordern spezielle Nährlösungen
- Welche Abweichungen des Inneren Milieus liegen beim betreffenden Patienten vor?

Korrektur des Inneren Milieus

Dieser letzte Punkt bereitet die größten Probleme: Fast alle schwerkranken Patienten haben Veränderungen in ihrer „Blutchemie", seien es krankhafte Elektrolytkonzentrationen (etwa von Kalium oder Kalzium), veränderte Plasmaeiweiß-Werte oder ein ungünstiger pH-Wert. Da jede parenterale Nährlösung die Blutzusammensetzung direkt verändert, besteht die Gefahr, durch die Infusionen solche Störungen noch zu verschlimmern.

Die parenteralen Nährlösungen dürfen deshalb – außer bei kurzfristiger Anwendung bei ansonsten gesunden Patienten – nicht „blind", sondern nur unter Kenntnis aktueller Laborwerte (insbesondere der Na^+-, K^+-, Ca^{2+}-Plasmakonzentration, des Blut-pH-Wertes und der Flüssigkeitsbilanz ☞ 20.7 – 20.9) gegeben werden. Die Zusammensetzung der Nährlösungen muss dabei ständig diesen Daten angepasst werden.

Beispiele für parenterale Ernährungsschemata

Bei einer Dauer der Nahrungskarenz von maximal 18 Stunden sind Fertiginfusionslösungen mit 5 % Glukose und Elektrolyten in einer Menge von ca. 2 000 – 3 000 ml pro Tag ausreichend. Dabei werden 2 500 – 4 200 kJ (600 – 1 000 kcal) Energie infundiert – weniger also als der Normalbedarf; man spricht von hypokalorischer Ernährung, was sich für die Kurzzeiternährung als günstig erwiesen hat.

Bei einer Nahrungskarenz von bis zu sieben Tagen müssen zusätzlich Aminosäurelösungen und bei eingeschränkten Fettreserven auch (über einen separaten parenteralen Zugang) Fettemulsionen gegeben werden.

Bei einer mehrwöchigen parenteralen Ernährung, z.B. nach schweren Operationen oder Polytraumen, muss die Ernährung exakt bilanziert sein, das heißt, sie muss dem aktuellen Zustand des Inneren Milieus angepasst sein (☞ 20.7) und außerdem sämtliche erforderlichen Nährstoffe berücksichtigen, also auch Vitamine und Spurenelemente. Diese „Totale Parenterale Ernährung" *(TPE)* erfordert einen zentralen Venenkatheter, durch den die Nährstoffe direkt in das Blut vor dem rechten Herzvorhof gegeben werden können.

19.11 Gesundheit und Lebensstil: Der Mensch ist, was er isst

Liebhaber von Schweinebraten mit Knödel oder einer deftigen Leberwurst mögen sich nur schwer vorstellen können, jemals auf ihr Leibgericht zu verzichten. Das aber könnte sich auszahlen: Wissenschaftliche Studien zeigen, dass **Vegetarier** eine durchschnittlich höhere Lebenserwartung haben und seltener an chronischen Krankheiten leiden als ihre Fleisch essenden Mitmenschen.

So erkranken Vegetarier unter anderem seltener an Gicht, Bluthochdruck, Diabetes mellitus oder Karies. Auch Verstopfung, Herz-Kreislauf-Erkrankungen und Kolonkarzinome treten bei Vegetariern seltener auf, was jedoch auch auf ihre generell gesündere Lebensweise zurückgeführt werden kann: Viele trinken wenig oder gar keinen Alkohol, rauchen nicht und treiben regelmäßig Sport. Außerdem essen Vegetarier weniger Fett und greifen seltener zur Zuckerdose. So reduzieren sie Risikofaktoren, die den Ausbruch von Herz-Kreislauf-Erkrankungen, Tumoren oder Arteriosklerose fördern.

Vitamine, Vitamine

Frisches Obst, Gemüse und Vollkornprodukte, die Vegetarier vermehrt zu sich nehmen, enthalten viele Vitamine sowie Ballast- und Mineralstoffe, die der Körper braucht. Für die Gesundheit auch von Nichtvegetariern sind als Zwischenmahlzeiten also allemal frische Früchte angesagt, ebenso wie eine Anreicherung der fleischlichen Genüsse mit frischem Gemüse und Salat (☞ Abb. 19.18).

Risiko Mangelernährung

Der Verzicht auf Fleisch und Fisch birgt aber auch Probleme. Stellt ein Vegetarier seinen Speisezettel nicht sorgfältig zusammen, riskiert er, sich mangelhaft zu ernähren. Fleisch und Fisch sind wichtige Lieferanten für Eiweiß, Kalzium, Vitamin B_{12} und Eisen. Wie sich ein Fleischverächter diese Nährstoffe verschafft, hängt davon ab, zu welcher Fraktion der Vegetarier er gehört.

Ovo-Lacto-Vegetarier

Am einfachsten haben es die *Ovo-Lacto-Vegetarier*, die außer pflanzlichen Produkten auch Milch und Eier verzehren. Sie stellen den größten Anteil der Vegetarier und finden ihr täglich benötigtes Quantum an Eiweiß und Kalzium in Milch, Quark und Käse oder Eiern. Eisen ist ausreichend in Spinat, Rosenkohl und Hülsenfrüchten enthalten. Reichlicher Verzehr von Milch und Milchprodukten sowie Eiern deckt auch den Vitamin-B_{12}-Bedarf. Einen ähnlichen Speisezettel haben die *Lacto-Vegetarier* – nur verzichten sie zusätzlich noch auf Eier.

Veganer: Auch keine Milchprodukte

Schwieriger haben es jedoch die *Veganer:* Sie essen prinzipiell keinerlei tierische Produkte und müssen ihren Eiweißbedarf durch pflanzliche Nährstoffe decken. Soja, Nüsse und Hülsenfrüchte beispielsweise liefern Eiweiß. Da der Mensch jedoch viele qualitativ unterschiedliche Eiweiße braucht und vor allem auf die Zufuhr der acht essentiellen Aminosäuren (☞ 2.8.3) angewiesen ist, muss der Veganer penibel darauf achten, möglichst viele pflanzliche Eiweißlieferanten zu kombinieren. Die Deckung des Vitamin-B_{12}-Bedarfs ist bei dieser Ernährungsform nicht gewährleistet, so dass – häufig erst nach Jahren – ein Vitamin B_{12}-Mangel auftreten kann (☞ 19.6.10).

Nichts für Kinder

Noch ist strittig, ob diese Extremform des Vegetarismus selbst bei ausgeklügeltem Diätplan als Dauerernährung taugt. Keinesfalls jedoch sollten Kinder streng vegetarisch ohne Eier und Milchprodukte ernährt werden, warnen Ernährungsexperten. Gleiches gilt für Frauen in der Schwangerschaft und in der Stillzeit. Für alle anderen heißt es grundsätzlich: Je kleiner die Lebensmittelpalette, desto größer die erforderliche Sorgfalt beim Zusammenstellen des Speiseplanes.

Vegane Kost (nur pflanzliche Lebensmittel)
+ Milch und Milchprodukte
Lacto-vegetabile Kost
+ Eier
Ovo-Lacto-vegetabile Kost (am häufigsten gewählte vegetarische Kost)

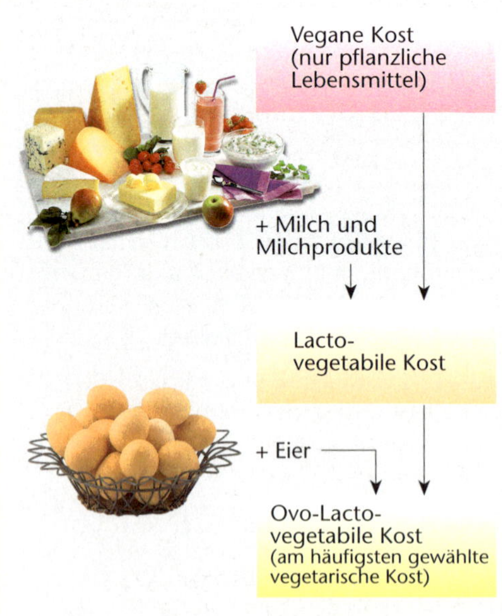

Abb. 19.18: Verschiedene Formen der vegetarischen Kost. [Fotos: J660, W175]

Weniger ist mehr

Für diejenigen, die gar nicht auf ihr gewohntes Stück Fleisch verzichten mögen, gibt es jedoch noch einen Hoffnungsschimmer. Denn eine gesunde Ernährung muss nicht unbedingt den absoluten Fleisch- und Fischverzicht bedeuten. *Weniger ist mehr,* rät beispielsweise die Deutsche Gesellschaft für Ernährung. Ihre Experten empfehlen, nicht öfter als zweimal pro Woche möglichst mageres und gutes Fleisch zu essen – allerdings pro Portion nicht mehr als 150 Gramm.

Statt Fleisch sollten besser Meeresfische auf dem Speisezettel stehen, mindestens zweimal wöchentlich. Fisch enthält viel Jod, das der Körper zur Produktion von Schilddrüsenhormonen braucht. Außerdem enthalten fette Meeresfische wie Hering oder Makrele noch *Omega-3-Fettsäuren,* die als High-Density-Lipoproteine (HDL ☞ 15.8) den Blutfetthaushalt günstig beeinflussen.

Vollwerternährung

Die Empfehlungen der Deutschen Gesellschaft für Ernährung decken sich im Wesentlichen mit den Ideen der Vollwerternährung, die viele immer noch fälschlich mit Vegetarismus gleichsetzen.

Als *Vollwerternährung* bezeichnet man die Ernährung aus vollwertigen, das heißt weitgehend unverarbeiteten Nahrungsmitteln, z.B. Getreideprodukte und Gemüse. Sie kann durchaus auch Fleisch enthalten – unter vielem anderen.

Auch wenn man sich den strengen Veganern, den Ovo-Lacto-Vegetariern oder den Vollwertlern nicht anschließen mag:

> Wer sich bewusst ernährt und seine Gesamtenergiezufuhr vor allem bezüglich fettem Fleisch und Wurst einschränkt zu Gunsten von Früchten und Gemüse, lebt gesünder – und wahrscheinlich auch länger.

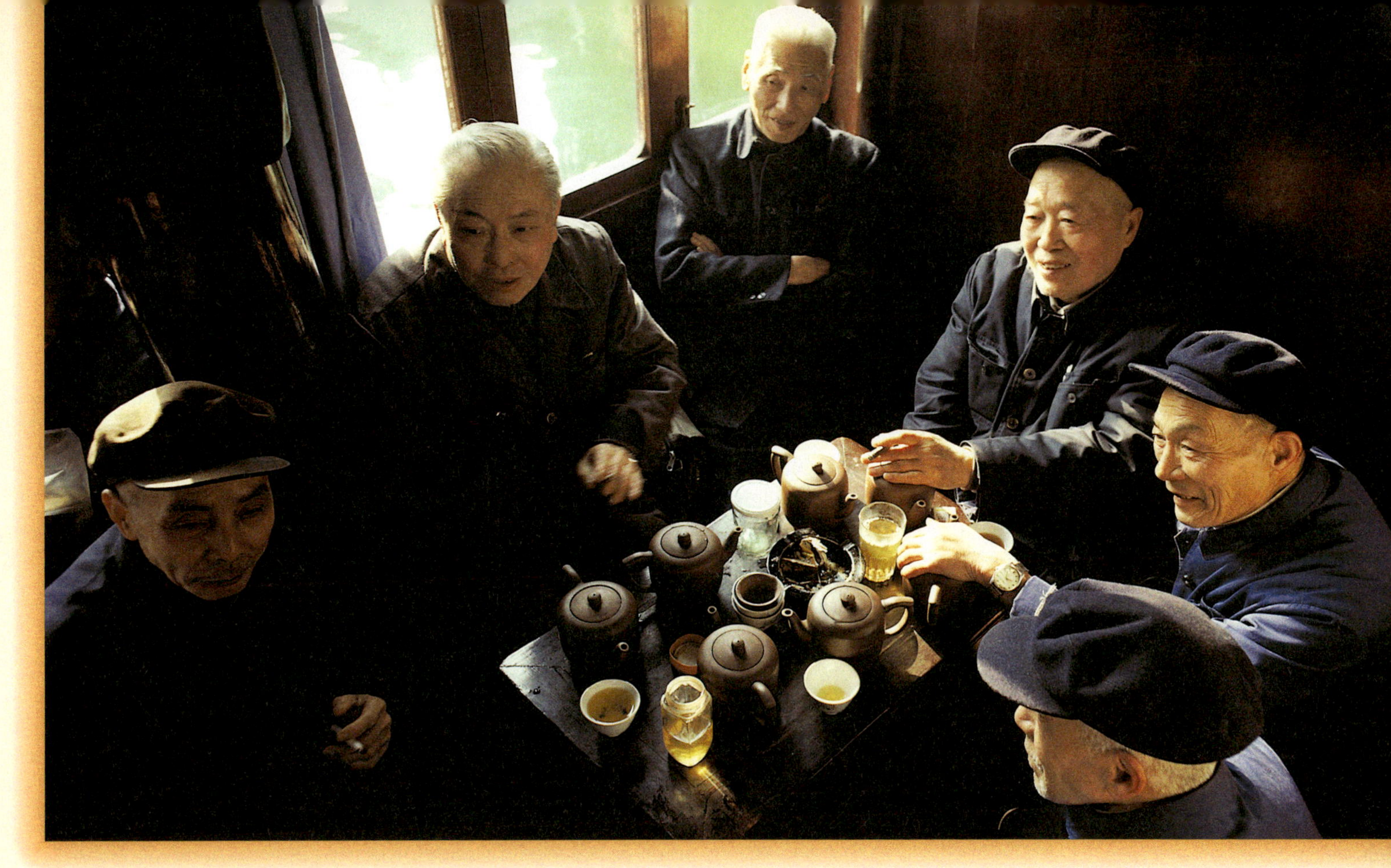

20 Niere, Harnwege, Wasser- und Elektrolythaushalt

Übersicht über die Nieren und die ableitenden Harnwege

Mit **Harnproduktion** und **Harnausscheidung** erfüllt das Harnsystem, und hier besonders die Nieren, mehrere für die Aufrechterhaltung des Inneren Milieus entscheidende Regulationsaufgaben (☞ Abb. 20.1).

Lebensnotwendig

Die Nieren gehören zu den lebenswichtigen Organen; ihr beidseitiger Ausfall führt unbehandelt zum Tod.

Die wichtigsten Aufgaben der Nieren sind im Überblick:

- Ausscheidung von Stoffwechselendprodukten v.a. des Eiweißstoffwechsels
- Ausscheidung von Fremdsubstanzen wie Medikamenten und Umweltgiften, die z.B. mit der Nahrung aufgenommen werden (Entgiftungsfunktion)
- Regulation der Elektrolytkonzentrationen
- Regulation des Blutdrucks
- Konstanthaltung des Wassergehaltes und des osmotischen Drucks (☞ 3.5.5)
- Aufrechterhaltung des Säure-Basen-Gleichgewichtes und damit des pH-Wertes
- Bildung des Enzyms Renin (beeinflusst Elektrolythaushalt und Blutdruck ☞ 20.3.1) und des Hormons Erythropoetin (stimuliert die Blutbildung ☞ 14.2.4)
- Umwandlung einer Vitamin-D-Vorstufe in das wirksame Vitamin-D-Hormon, das Calcitriol (☞ Abb. 13.18).

Nephrologie und Urologie

Die Behandlung von Nierenerkrankungen ist Gegenstand der **Nephrologie,** eines Teilgebietes der Inneren Medizin. Nierenbeckenerkrankungen und Störungen der ableitenden Harnwege werden dagegen meist von Ärztinnen und Ärzten für **Urologie** behandelt, ein vorwiegend operatives Fachgebiet, welches außerdem für alle Störungen der männlichen Geschlechtsorgane zuständig ist.

20.1 Die Nieren

20.1.1 Äußere Gestalt

Die beiden **Nieren** liegen links und rechts der Wirbelsäule dicht unter dem Zwerchfell. Die rotbraunen Organe sind etwa 11 cm lang, 6 cm breit, 2,5 cm dick und 150 g schwer. Ihre äußere Form erinnert an eine große Bohne. Die linke Niere nimmt den Raum vom 11. Brustwirbel bis zum 2. Lendenwirbel ein, die rechte liegt wegen der darüber liegenden Leber etwa einen Wirbelkörper tiefer.

Die Nieren werden nicht vom Peritoneum (Bauchfell) bedeckt, sondern liegen dorsal der Bauchhöhle im *Retroperitonealraum* (☞ 18.1.5). In diesem Raum zwischen der Hinterwand des Peritoneums und der Rückenmuskulatur befinden sich außer den Nieren auch die Nebennieren (☞ Abb. 13.20) und die Harnleiter.

Nierenhilus und Nierenkapsel

In der Mitte des medialen Nierenrandes liegt eine nischenförmige Vertiefung, der **Nierenhilus.** An dieser Stelle befindet sich das Nierenbecken, das den aus dem Nierenparenchym kommenden Harn sammelt. Außerdem treten hier Nierenarterie, Nierenvene, Nerven und Lymphgefäße sowie der Harnleiter ein bzw. aus.

Jede Niere ist von einer derben **Nierenkapsel** überzogen, einer transparenten Bindegewebshülle. Um die Nierenkapsel herum liegt eine kräftige Schicht Fettgewebe, die von einer weiteren dünneren Bindegewebshülle umgeben ist. Durch Fett und Bindegewebe wird die Niere an der hinteren Bauchwand verankert und vor Stoßverletzungen geschützt.

20.1.2 Innerer Nierenaufbau

Schneidet man eine Niere der Länge nach auf, so erkennt man drei Zonen: Im Inneren liegt das **Nierenbecken,** das vom **Nierenmark** *(Medulla renalis)* umhüllt wird. Das Nierenmark ist

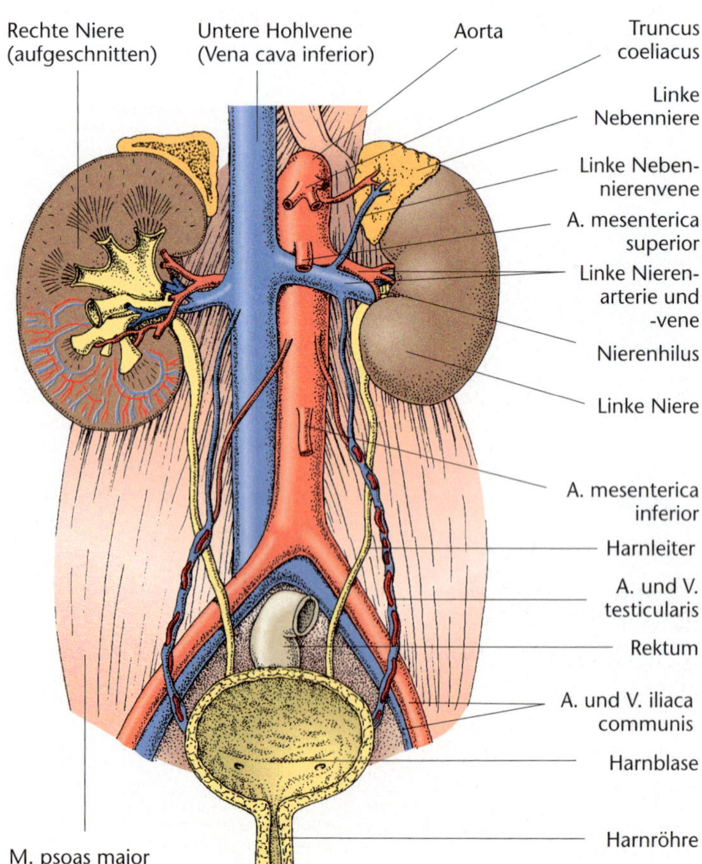

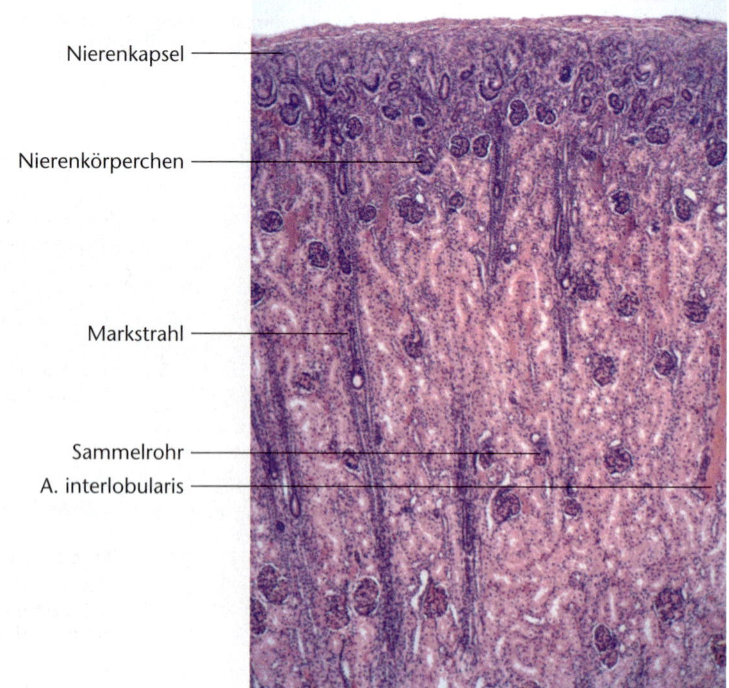

Abb. 20.2 (oben): Die Histologie der Nierenrinde. Es wird deutlich, dass die Nierenrinde hauptsächlich aus Nierenkörperchen und gewundenen Tubulusabschnitten besteht. Die Marksubstanz setzt sich strahlenartig in die Nierenrinde fort (daher die Bezeichnung „Markstrahlen"). [X141]

Abb. 20.1 (links): Das Harnsystem besteht aus linker und rechter Niere, den beiden Harnleitern, der Harnblase und der Harnröhre.

20

fein gestreift. Ganz außen liegt die **Nierenrinde** (*Cortex renalis* ☞ Abb. 20.2).

Von der Rinde ziehen die **Nierensäulen** (*Columnae renales*) zum Nierenbecken. Auf diese Weise wird die Markschicht in mehrere kegelförmige Lappen, die **Markpyramiden** gegliedert, deren Spitzen die **Nierenpapillen** (*Papillae renales*) bilden. Umgekehrt setzt sich das Nierenmark in strahlenförmigen Fortsätzen, den **Markstrahlen**, in die Nierenrinde fort.

Jede Nierenpapille besitzt mikroskopisch kleine Öffnungen, die in einen kleinen Hohlraum, den **Nierenkelch** münden. Dort wird der fertige Harn aufgefangen und in das **Nierenbecken** weitergeleitet, das den Harn sammelt (☞ Abb. 20.3).

20.1.3 Die Blutversorgung der Nieren

Die Nieren werden außerordentlich reichlich mit Blut versorgt: Im Mittel fließt ca. 1 Liter/Minute zu den Nieren, dies entspricht stattlichen 20% des Herzminutenvolumens!

Für die Erfüllung ihrer vielfältigen Aufgaben besitzt die Niere ein kompliziert aufgebautes Gefäßsystem. Jede Niere erhält ihr Blut über die linke bzw. rechte **Nierenarterie** (*A. renalis*), die direkt aus der Aorta entspringt. Nach ihrem Eintritt am Nierenhilus verzweigen sich linke und rechte Nierenarterie in **Zwischenlappenarterien** (*Aa. interlobares*), die in den Säulen zwischen den Markpyramiden in Richtung Nierenrinde aufsteigen. Im Grenzbereich zwischen Nierenmark und Nierenrinde geben die Zwischenlappenarterien fächerförmig die **Bogenarterien** (*Aa. arcuatae*) ab, die sich weiter verzweigen und als **Zwischenläppchenarterien** (*Aa. interlobulares*) zur Nierenkapsel ziehen. Von diesen Verzweigungen entspringen mikroskopisch kleine Arteriolen, die jedes **Nierenkörperchen** (*Corpusculum renale*) mit Blut versorgen. In den Nierenkörperchen wird der Primärharn (☞ 20.1.4) abgefiltert. Jede Niere besitzt etwa eine Million solcher Nierenkörperchen, die in der gesamten Rindenregion verteilt sind.

Die Blutversorgung der Nierenrinde

Zu jedem Nierenkörperchen zieht eine zuführende Arteriole (*Vas afferens*). Diese bildet dann im Nierenkörperchen ein Knäuel von parallel geschalteten Kapillaren, den **Glomerulus** (erstes Kapillarnetz). Diese Kapillaren münden in die abführende Arteriole (*Vas efferens*), welche sich erneut aufzweigt und das Tubulussystem mit einem zweiten Kapillarnetz, den *peritubulären Kapillaren*, versorgt.

Das Tubulussystem besteht aus mikroskopisch kleinen Röhren, in denen der in den Nierenkörperchen abfiltrierte Primärharn auf seinem Weg zu den ableitenden Harnwegen in Zusammensetzung und Volumen drastisch verändert wird. Hierbei spielt der enge Kontakt zwischen den Nierentubuli und den peritubulären Kapillaren eine besonders wichtige Rolle (☞ Abb. 20.5).

Die Blutversorgung des Nierenmarks

Eine Besonderheit stellen die abführenden Arteriolen derjenigen Nierenkörperchen dar, welche nahe am Übergang der Nierenrinde zum Nierenmark liegen (*juxtamedulläre Glomerula*). Diese bilden lang gestreckte und gerade Gefäße (*Vasa recta*), die weit in das Nierenmark hineinragen und deren Kapillaren vor allem die Sammelrohre umschlingen (☞ Abb. 20.5). Diese besondere anatomische Anordnung ist von großer Bedeutung für die Konzentrierung des Harns im Nierenmark (☞ 20.1.6).

Wundernetze in der Niere

Das Gefäßsystem der Niere ist also charakterisiert durch zwei hintereinander geschaltete Kapillarnetze. Das erste ist das Kapillarsystem der Nierenkörperchen, wo die Bildung des Primärharns stattfindet (☞ Abb. 20.4–20.7). Es wird gefolgt von den peritubulären Kapillaren der Nierenrinde bzw. dem Kapillarsystem des Nierenmarks. Solche hintereinander geschalteten Kapillarsysteme heißen auch **Wundernetze**.

Das venöse System der Niere

Die peritubulären Kapillaren sowie die Kapillaren der Vasa recta münden schließlich in die **Zwischenläppchenvenen** (*Vv. interlobulares*), die das venöse Blut über die **Zwischenlappenvenen** (*Vv. interlobares*) und **Bogenvenen** (*Vv. arcuatae*) zur **Nierenvene** (*V. renalis*) leiten, die in die **untere Hohlvene** (*V. cava inferior*) mündet.

20.1.4 Das Nephron

Die Harnbildung erfolgt in den **Nephronen**, den eigentlichen Funktions- und Baueinheiten der Niere. Jedes Nephron besteht aus dem *Nie-*

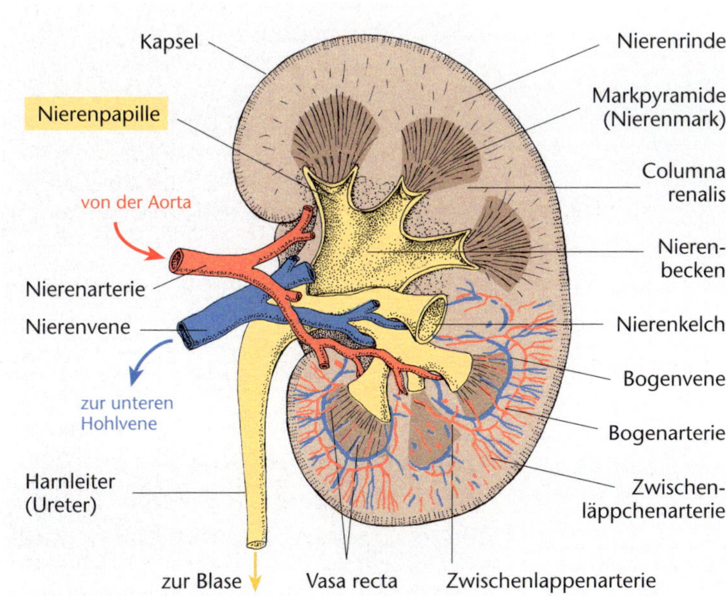

Abb. 20.3 (oben): Längsschnitt durch eine Niere mit zu- und abführenden Gefäßen. Im oberen Teil sind die Markpyramiden und Nierenpapillen dargestellt, im unteren die Blutversorgung des Nierengewebes.

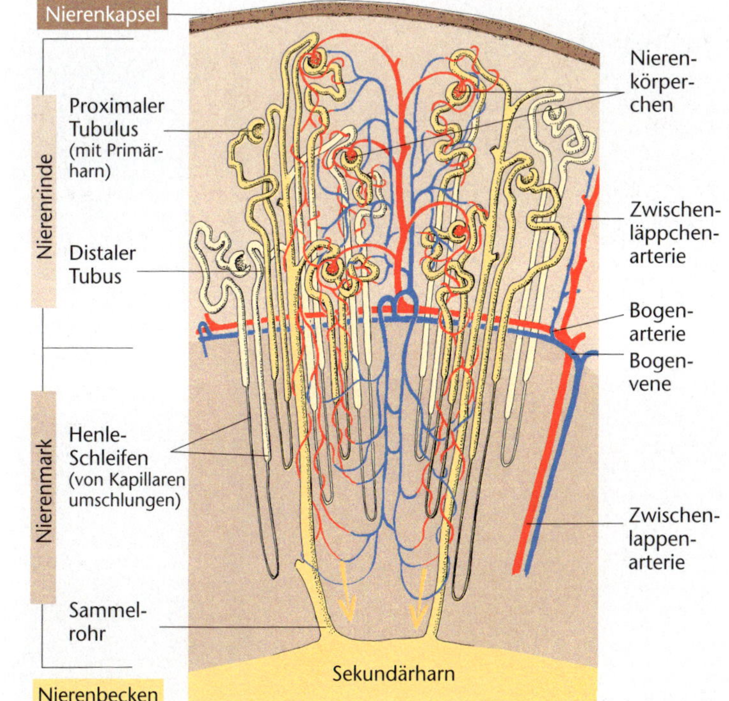

Abb. 20.4 (rechts): Feinbau und Blutversorgung der Nierenrinde (schematisiert).

20

renkörperchen und den dazugehörigen kleinsten Harnkanälchen, dem *Tubulusapparat*. Sie bilden zusammen eine funktionelle Einheit:

- Im Nierenkörperchen wird der *Primärharn* oder das **Glomerulusfiltrat** durch Filtrierung des Blutes gewonnen, welches durch das glomeruläre Gefäßknäuel (☞ 20.1.3) fließt
- Im Tubulusapparat wird der Primärharn durch Reabsorptionsvorgänge stark konzentriert, durch Sekretionsvorgänge mit Stoffwechselprodukten „angereichert" und als **Sekundärharn** weitergeleitet.

Die Produktion des Glomerulusfiltrats

Das Nierenkörperchen besteht aus einem Blutgefäßknäuel, dem bereits erwähnten **Glomerulus,** und einer dieses umgebenden Kapsel, der **Bowman-Kapsel.** Die Bowman-Kapsel hat zwei Schichten, das **innere** und das **äußere Kapselblatt.**

Die Harnbildung im Nierenkörperchen beginnt mit dem Abpressen eines **Ultrafiltrates** in das Innere des Nierenkörperchens. Als „Filter" lassen sich drei Schichten unterscheiden:

- Zuerst müssen die Endothelzellen der Blutgefäße passiert werden; sie haben ungefähr 70 nm große Poren und stellen nur für Zellen eine Barriere dar
- Es folgt eine relativ dicke (ca. 400 nm) **Basalmembran.** Sie enthält viele negative Ladungen, die größere, ebenfalls negativ geladene Proteine am Durchtritt hindern
- Als letzte Schicht folgt das innere Blatt der Bowman-Kapsel mit der **Schlitzmembran,** die sich zwischen kleinen Ausläufern von Zellen (den *Podozyten* = Füßchenzellen) der Bowman-Schicht befindet. Die etwa 5 × 15 nm messenden Schlitze verhindern in Zusammenarbeit mit der Basalmembarn den Proteindurchtritt (☞ Abb. 20.6).

Das nach der Filtration im Kapselraum sich befindliche Ultrafiltrat entspricht bezüglich der Konzentration niedermolekularer Teilchen weitgehend der Plasmaflüssigkeit. Hingegen werden Blutzellen und große Plasmaproteine von der kapillären Filtrationsbarriere zurückgehalten, so dass das Ultrafiltrat normalerweise zellfrei und sehr eiweißarm ist.

Warnsignal

Eiweiß im Urin ist immer verdächtig auf eine Störung der Filterfunktion der Glomeruluskapillaren, wie sie bei der Glomerulonephritis oder bei diabetischen Nierenschäden vorkommt.

Gefäß- und Harnpol des Nierenkörperchens

Zuleitendes und ableitendes Blutgefäß – also Anfang und Ende des Kapillarknäuels – liegen dicht zusammen am **Gefäßpol** des Nierenkörperchens, der in Richtung Nierenrinde zeigt. Am gegenüberliegenden – also Richtung Nierenmark weisenden – Ende liegt der **Harnpol.** Am Harnpol geht der Kapselraum in den *proximalen Tubulus* über, dem ersten Abschnitt der Harnkanälchen (☞ Abb. 20.7).

Der Bau des Tubulusapparates

Das System der Harnkanälchen, der **Tubulusapparat**, beginnt mit dem **proximalen Tubulus,** welcher in seinem Anfangsteil stark gewunden verläuft. An den gewundenen Teil, noch im Rindenbereich gelegen, schließt sich ein gerade verlaufender Teil an, der bis in den Nierenmarkraum hinunterzieht. Dieser gerade Teil des Tubulus wird intensiv von dem oben erwähnten zweiten Kapillarnetz der efferenten Arteriolen umschlungen; mit diesen Kapillaren findet ein intensiver Flüssigkeitsaustausch statt (☞ 20.2.3).

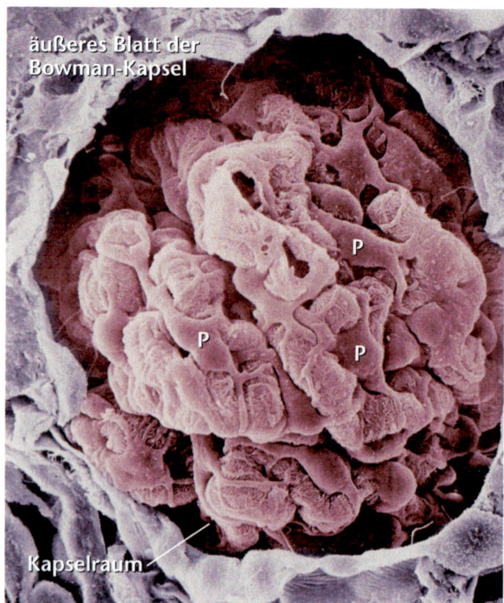

Abb. 20.6: Nierenkörperchen im Rasterelektronenmikroskop. Die Bowman-Kapsel ist eröffnet. Man blickt auf die schleifenförmig gewundenen Blutkapillaren. Ihre Außenseite ist von Podozyten (P) bedeckt, die ihre wie Farnblätter geformten Ausläufer über die Kapillaren ausbreiten. Die Podozyten und ihre füßchenförmigen Ausläufer entsprechen dem inneren Blatt der Bowman-Kapsel. [C160]

Im Anschluss an das gerade Stück, das mit kubischem Epithel ausgekleidet ist, verengt sich der Tubulus zu dem sehr dünnen **intermediären Tubulus** mit platten Epithelzellen. Dieses macht einen Bogen *(Henle-Schleife)* und zieht im aufsteigenden Schenkel des **distalen Tubulus** zurück in unmittelbare Nähe des Nierenkörperchens.

Dort angekommen, windet sich der distale Tubulus und berührt die zuleitende Arteriole (Vas afferens) des Nierenkörperchens. Diese sich berührenden Abschnitte von Arteriole und Tubulus bilden zusammen mit spezialisierten Nierenzellen den **juxtaglomerulären Apparat** (juxta = nahe bei, neben).

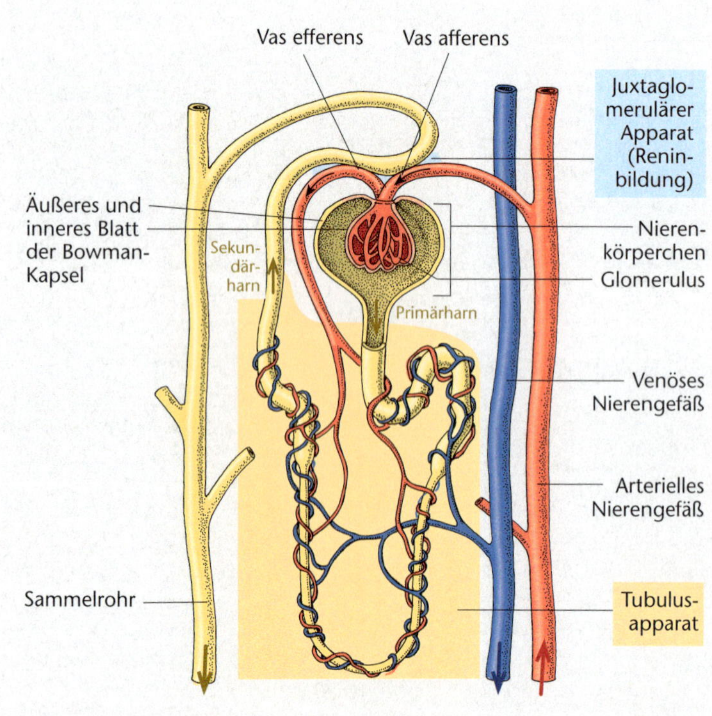

Abb. 20.5: Nierenkörperchen und Tubulusapparat sowie zu- und ableitende Nierengefäße in schematischer Darstellung. Die geraden Teile von proximalem und distalem Tubulus sowie der dünne intermediäre Tubulus ragen in das Nierenmark hinein. Sie werden zusammenfassend als Henle-Schleife bezeichnet und sind von einem Kapillarnetz umschlungen, das von den Vasa efferentia gespeist wird.

20.1.5 Der juxtaglomeruläre Apparat

Wie erwähnt, befindet sich der **juxtaglomeruläre Apparat** *(JGA)* an der Kontaktstelle von distalem Tubulus und zuführender Arteriole. Die Zellen des distalen Tubulus sind hier höher und schmaler und besonders spezialisiert; man nennt diesen Strukturkomplex **Macula densa.** Ihre genaue Funktion ist unbekannt, man nimmt aber an, dass sie als osmotischer Rezeptor wirkt, also die Osmolarität bzw. den Elektrolytgehalt des Harns messen kann.

Eine weitere Struktur des juxtaglomerulären Apparates sind umgewandelte glatte Muskelzellen, die vor allem die zuführende Arteriole umgeben. Man bezeichnet sie als **Epitheloidzellen** oder *myoepitheliale Zellen*. In ihrem Inneren befinden sich zahlreiche Granula mit dem enzymatisch wirksamen Gewebshormon Renin (☞ 20.3.1), das hier gebildet und ins Blut sezerniert wird.

Schließlich werden noch die **Mesangiumzellen** zu diesem System gezählt. Sie liegen im Zwischenraum zwischen Tubuluszellen und Arteriole (also unter der Macula densa in ☞ Abb. 20.7). Ihnen werden mehrere Funktionen zugeschrieben, unter anderem haben sie die Fähigkeit zur Phagozytose, sind kontraktil (☞ 7.3.10) und wahrscheinlich in der Lage, auf Hormonreize mit einer Änderung der Nierenaktivität zu reagieren.

20.1.6 Die Sammelrohre

An die distalen Tubuli schließen sich die **Sammelrohre** an, wobei sich jeweils mehrere Tubuli zu einem Sammelrohr vereinigen.

Die Sammelrohre sind zum einen Ableitungswege für den Harn, zum anderen Wirkungsort des in der Hypophyse gebildeten Hormons **Adiuretin** (*ADH* ☞ 13.2.1). Das ADH nimmt entscheidenden Einfluss auf die Menge des auszuscheidenden Harns, indem es die Rückresorption von Wasser im distalen Tubulus und in den Sammelrohren stimuliert und den Harn dadurch konzentriert. Fehlt das Hormon oder wird es nicht ausreichend gebildet, kommt es zum **Diabetes insipidus** (☞ 13.2.1).

Schließlich erreicht der Harn das Nierenbecken *(Pelvis)* und wird von dort über die Harnleiter (*Ureter* ☞ 20.5.2) in die Harnblase (☞ 20.5.3) geleitet.

20.2 Im Detail: Die Nierenfunktion

20.2.1 Der glomeruläre Filtrationsdruck

In den Glomerulusschlingen herrscht ein Blutdruck von etwa 50 mmHg. Dieser **glomeruläre Blutdruck** ist jedoch nicht identisch mit dem **glomerulären Filtrationsdruck** (also dem eigentlich wirkenden Filterdruck, mit dem der Primärharn abgepresst wird), da dem glomerulären Blutdruck zwei Drücke entgegenwirken:

- Zum einen der durch die Bluteiweiße bedingte kolloidosmotische Druck des Blutes (etwa 25 mmHg ☞ 3.5.7)
- Zum anderen der hydrostatische Druck in der Bowman-Kapsel (etwa 15 mmHg).

Um den effektiv wirksamen Filtrationsdruck in den Glomerulusschlingen zu ermitteln, muss man also vom glomerulären Blutdruck den kolloidosmotischen Druck im Blutplasma und den hydrostatischen Druck in der Bowman-Kapsel abziehen. Der so errechnete Wert beträgt ca. 10 mmHg.

Die glomeruläre Filtrationsrate (GFR)

Das Volumen des Glomerulusfiltrates, welches sämtliche Nierenkörperchen beider Nieren pro Zeiteinheit erzeugen, bezeichnet man als **glomeruläre Filtrationsrate.** Sie beträgt beim Erwachsenen ca. 120 ml pro Minute. Dies entspricht einem Filtrationsvolumen von 180 l Glomerulusfiltrat pro 24 Stunden (eine Badewannenfüllung!). Somit wird das gesamte Blutplasmavolumen (ca. 3 l) täglich etwa 60-mal in den Nieren filtriert und zum größten Teil (99 %) rückresorbiert.

20.2.2 Die Autoregulation der Nierendurchblutung und glomerulären Filtration

Würde jede Schwankung des arteriellen Blutdruckes zu einer ebenso starken Veränderung des glomerulären Blutdrucks und damit des glomerulären Filtrationsdruckes führen, so wäre dies mit einer kontinuierlichen Nierenfunktion nicht vereinbar, da die Nierenfunktion bereits bei verhältnismäßig geringem Blutdruckabfall zum Erliegen käme.

Die Niere ist jedoch in der Lage, bei einem mittleren arteriellen Blutdruck von 80–180 mmHg sowohl den Blutdruck in den Glomeruluskapillaren als auch die glomeruläre Filtration erstaunlich konstant zu halten. Diese Fähigkeit der Niere, ihre Durchblutung und Filtration auch bei unterschiedlichen Blutdruckwerten konstant zu halten, wird als **Autoregulation** bezeichnet.

Die Nierendurchblutung und der Druck in den Glomerulusschlingen werden dabei im Wesentlichen über die glatte Muskulatur der zu- und ableitenden Gefäße der Nierenkörperchen konstant gehalten. Die glatten Muskelfasern dieser zu- und abführenden Gefäße stellen selbsttätig (autoregulatorisch) ihre Weite so ein, dass ein glomerulärer Blutdruck von etwa 50 mmHg beibehalten wird.

Wird der autoregulatorische Blutdruckbereich unterschritten, so nehmen glomeruläre Filtrationsrate und Nierendurchblutung linear ab. Es wird dann nur noch ganz wenig **(Oligurie)** oder sogar kein Urin **(Anurie)** mehr produziert, ein akutes Nierenversagen bildet sich aus, und die Niere kann innerhalb weniger Stunden irreversibel geschädigt werden (☞ 20.6.1).

Auch ein „Zuviel" ist nicht gut. Steigt der mittlere arterielle Blutdruck auf Werte deut-

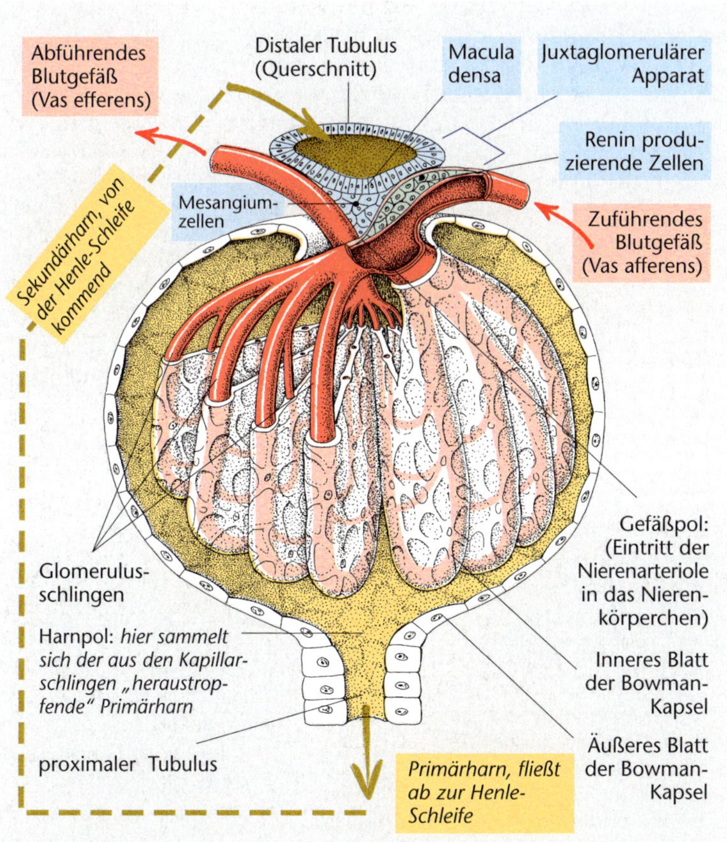

Abb. 20.7: Feinbau eines Nierenkörperchens. Der juxtaglomeruläre Apparat ist die Kontaktzone zwischen zuführender Arteriole und dem daranliegenden Tubulusabschnitt (☞ 20.4.1).

20

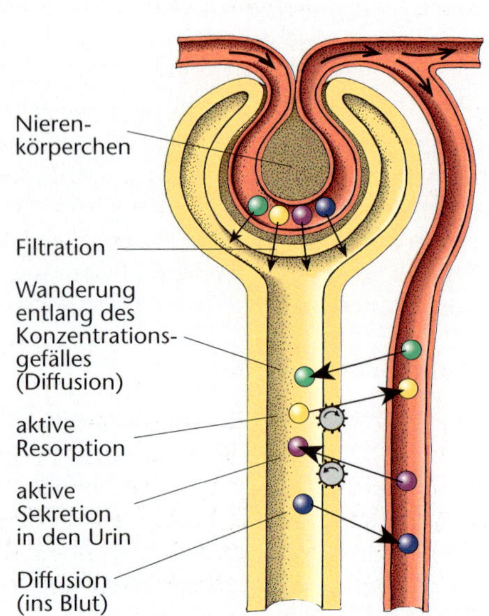

Abb. 20.8: Transportvorgänge im Tubulussystem. Es gibt vier verschiedene Möglichkeiten des Stofftransportes zwischen Tubuli, Interstitium und Blutgefäßen: Filtrierte Substanzen können aus dem Primärharn aktiv wieder entfernt werden (z.B. Aminosäuren und Glukose, gelb); manche Stoffe wandern entsprechend einem Konzentrationsgefälle durch Diffusion aus dem Tubulus in das Blut zurück (z.B. Harnstoff, blau) oder aus dem Blut in die Tubuli (z.B. Ammoniak, grün). Einige Stoffe werden zusätzlich zur Filtration aktiv aus dem Blut in das Tubuluslumen sezerniert (z.B. Harnsäure und Penizillin, lila).

lich über 180 mmHg, erhöht sich wegen der nun nicht mehr möglichen Autoregulation die glomeruläre Filtrationsrate. Es werden dann so hohe Filtratvolumina produziert, dass die tubulären Transportprozesse „überfordert" sind. Zusätzlich wird das Nierenmark, wo der Harn normalerweise konzentriert wird, durch die hohen Stromstärken „ausgewaschen". Das Resultat ist eine verstärkte Harnausscheidung, die nach ihrer Entstehung **Druckdiurese** genannt wird.

20.2.3 Die Funktionen des Tubulussystems

Nachdem der *Primärharn* **(Glomerulusfiltrat)** aus dem Kapselraum in das Tubulussystem gelangt ist, wird er dort in seiner Zusammensetzung verändert und konzentriert. Das Volumen des **Endharns** *(Sekundärharns)* beträgt mit ca. 2 Litern nur etwa 1% des Primärharnvolumens, und der Endharn hat eine etwa viermal so hohe Osmolarität (☞ 3.5.6) wie das Plasma (☞ Abb. 20.8).

20

Die Tubuluszellen besitzen zahlreiche molekulare Transportsysteme (☞ 3.5) für verschiedene Substanzen, die nicht ausgeschieden werden sollen. Bei den Rückresorptionsvorgängen steht die Wiedergewinnung lebenswichtiger Elektrolyte, Glukose und Aminosäuren im Vordergrund.

- Chlorid, Bikarbonat, Natrium, Kalium und Kalzium werden durch aktive Rückresorption aus dem Tubuluslumen wieder in das Blut aufgenommen. Dabei folgt diesen Ionen jeweils passiv ein Wassereinstrom, so dass bereits $^2/_3$ des Primärharnwassers im proximalen Tubulus zurückresorbiert werden
- Neben Elektrolyten werden auch Aminosäuren und Glukose aktiv rückresorbiert und dem Körper wieder zugeführt. Allerdings kann der Rückresorptionsmechanismus nur eine bestimmte Menge dieser Stoffe pro Minute bewältigen. Wird die maximale Transportkapazität, der sog. **Schwellenwert** überschritten, so scheidet der Körper den „Überschuss" mit dem Harn aus
- Aus dem Tubuluslumen werden nicht nur Stoffe ins Blutsystem aufgenommen (resorbiert), sondern auch umgekehrt in das Tubulussystem abgegeben (sezerniert). Dieser Vorgang heißt *tubuläre Sekretion.* Dadurch beschleunigt der Körper vor allem die Ausscheidung von körperfremden Substanzen wie z.B. Penizillin und vielen anderen Medikamenten. Aber auch körpereigene Abbauprodukte wie Harnsäure und Ammoniak werden auf diese Weise schneller ausgeschleust
- Ein anderer wichtiger Sekretionsvorgang ist die Abgabe von H^+-Ionen bei einer azidotischen Stoffwechsellage (☞ 20.9).

Die Glukosurie des Diabetikers

Jeder Transportmechanismus hat nur eine bestimmte Kapazität. Wenn die Konzentration des Stoffes, der rückresorbiert werden soll, zu hoch wird, kann nicht mehr alles transportiert werden, und der „Überschuss" erscheint im Urin. Beim Diabetiker liegt die Glukose-Blutkonzentration oft über diesem Schwellenwert, der für Glukose bei ca. 10 mmol/l (≙ 180 mg/dl) liegt. Übersteigt die Konzentration der Glukose im Blut und damit auch im Glomerulusfiltrat diesen Wert, so kommt es durch die „Überforderung" des Rückresorptionsmechanismus zur Glukoseausscheidung mit dem Urin (*Glukosurie* ☞ Abb. 19.4). In der Harnblase bildet Glukose einen idealen Nährstoff für Bakterien, die z.B. von außen durch die Harnröhre in die Blase gelangt sind. Das ist einer der Gründe, weshalb Diabetiker häufig unter Harnwegsinfekten leiden. Mit der Glukose wird aus osmotischen Gründen auch mehr Wasser ausgeschieden. Deshalb haben unbehandelte und schlecht eingestellte Diabetiker charakteristischerweise großen Durst (Polydipsie = vermehrtes Trinken) und müssen häufig Urin lassen (Polyurie).

20.2.4 Diuretikatherapie

Viele Patienten, v.a. in der Inneren Medizin, erhalten Medikamente, die das Urinvolumen erhöhen – sog. **Diuretika.** Sie werden eingesetzt zur Senkung eines Bluthochdrucks (☞ 16.4.1), zur Reduzierung des Flüssigkeitsvolumens in den Gefäßen und damit zur Entlastung des Herzens bei Herzinsuffizienz (☞ 15.6.4) und zur Steigerung der Urinproduktion, z.B. bei Niereninsuffizienz (☞ 20.6). Viele Diuretika verändern die beschriebenen Sekretions- und Rückresorptionsmechanismen im Tubulussystem. Einige wirken am aufsteigenden Teil der Henle-Schleife und reduzieren dort die Rückresorption von Natrium, Kalium und Chlorid (**Schleifendiuretika** wie Furosemid, z.B. Lasix®). Durch den gekoppelten Ionen- und Wassertransport wird die Wasserrückresorption stark vermindert, das Urinvolumen steigt an. Die Wirkung der Schleifendiuretika ist zwar relativ kurz, dafür aber rasch und ausgeprägt.

Leider stören viele Diuretika die fein abgestimmten physiologischen Ionentransporte und damit letztlich die Elektrolyt- und Mineralbalance des Körpers: mit Diuretika behandelte Patienten sind v.a. durch einen Kaliummangel (*Hypokaliämie* ☞ 20.8.2) bedroht, ausgenommen bei Einnahme sog. „kaliumsparender Diuretika" wie z.B. Triamteren. Deshalb kontrolliert der Arzt bei solchen Patienten den Serum-Kaliumspiegel häufiger. Fällt dieser infolge der Diuretikatherapie unter den Normbereich (☞ Tab. 20.24), so muss er durch Verzehr von pflanzlichen Nahrungsmitteln, die alle kaliumreich sind, und, wenn das nicht hilft, mittels Kalium-Brausetabletten normalisiert werden.

Pflege bei Diuretikatherapie

Die Pflege von Patienten unter Diuretikaeinnahme erfordert besondere Vorsichtsmaßnahmen:

- Zur Kreislaufüberwachung Puls und Blutdruck täglich kontrollieren. Patienten auf *Exsikkose* (Austrocknung) und Kreislaufbeschwerden beobachten und ggf. beim Aufstehen begleiten
- Körpergewicht 1- bis 2-mal wöchentlich kontrollieren
- Thromboseprophylaxe (☞ 14.5.8) durchführen, da eine zu schnelle Ödemausschwemmung die Bluteindickung und damit die Thromboseentstehung begünstigt
- Diuretika möglichst morgens verabreichen, um die Nachtruhe des Patienten durch häufiges nächtliches Wasserlassen nicht zu stören.

20.2.5 Messgrößen der Nierenfunktion

Im praktischen Klinikalltag spielt die Frage, ob die Nierenfunktion eines Patienten (noch) ausreichend ist, eine wichtige Rolle.

Harnpflichtige Substanzen

Am einfachsten kann die Nierenfunktion durch Bestimmung der **harnpflichtigen Substanzen** im Blut beurteilt werden. Hierunter versteht man solche Substanzen, die ausschließlich durch die Nieren ausgeschieden werden und sich daher bei Nierenfunktionsstörungen zunehmend im Blut anreichern.

Die größte Bedeutung in der Diagnostik hat das *Kreatinin* aus dem Muskelstoffwechsel. Weniger empfindlich ist der *Harnstoffspiegel* im Blut (Harnstoff stammt aus dem Proteinstoffwechsel).

Clearance-Untersuchungen

Nachteilig ist, dass sowohl der Kreatinin- als auch der Harnstoffspiegel im Blut erst ansteigen, wenn die glomeruläre Filtrationsrate (GFR) bereits deutlich vermindert ist. Hier helfen **Clearance-Untersuchungen** weiter.

Wie bereits erwähnt, reinigt die Niere die Körperflüssigkeit von vielen harnpflichtigen Substanzen. Die **Clearance** (engl. to clear = reinigen) gibt Auskunft über die Geschwindigkeit, mit der die Niere bestimmte Stoffe aus dem Körper entfernt. Sie hängt ab von der:

- Filtration im Glomerulus
- Resorption aus dem Tubulusapparat
- Sekretion hinein in den Tubulusapparat.

Am einfachsten sind die Verhältnisse bei solchen Substanzen, die glomerulär filtriert, tubulär aber weder sezerniert noch resorbiert werden. Ihre Clearance entspricht in etwa der glomerulären Filtrationsrate. Diesem Idealzustand sehr nahe kommt das Kreatinin, so dass gilt:

Kreatininclearance =

$$\frac{\text{Kreatinin im Urin}}{\text{Kreatinin im Plasma}} \times \text{Urinvol./24 h} \cong \text{GFR}$$

Die normale Kreatininclearance beträgt etwa 125 ml/Min. bei Männern und 110 ml/Min. bei Frauen. Im Alter nimmt sie physiologischerweise ab.

Viele Substanzen werden nicht nur filtriert, sondern im Tubulussystem zusätzlich resorbiert oder sezerniert. Auch für diese Substanzen kann die Clearence berechnet werden. Sie ist für Substanzen, die im Tubulussystem resorbiert werden (z.B. Glukose), niedriger als die GFR; für Substanzen, die im Tubulus sezerniert werden (etwa Penizillin oder Oxalsäure), ist sie hingegen höher als die GFR.

Urindiagnostik ☞ 20.4.4

20.3 Die Niere als endokrines Organ

20.3.1 Renin

Renin wird in spezialisierten Epitheloidzellen (☞ auch 20.1.5) des Vas afferens gebildet. Die Ausschüttung von Renin wird durch eine Abnahme der Gefäßdehnung im Vas afferens stimuliert, also immer dann, wenn der Blutdruck abfällt (z.B. beim Kreislaufschock) oder der Blutzufluss zur Niere gestört ist, wie es bei der Nierenarterienstenose vorkommt. Eine Zunahme der Sympathikusaktivität (☞ 11.12.4) erhöht die Reninausschüttung, während Angiotensin II und Aldosteron hemmend wirken. Hierdurch „verzahnen" sich Blutdruck- und Volumenkontrolle.

Der Renin-Angiotensin-Aldosteron-Mechanismus

Renin spaltet von dem aus der Leber stammenden Protein **Angiotensinogen** ein Eiweißbruchstück aus zehn Aminosäuren ab, das **Angiotensin I.** Nach dem „Abschneiden" von zwei weiteren Aminosäuren durch ein „Umwandlungsenzym", dem **Angiotensin-Converting-Enzym** *(ACE)*, entsteht das biologisch aktive **Angiotensin II** *(AT II)*. Angiotensin II löst durch Vasokonstriktion (Gefäßengstellung) eine Blutdruckerhöhung aus und stimuliert die Na^+-Reabsorption im proximalen Tubulus sowie die Ausschüttung von Aldosteron (☞ 13.6.2) und ADH (☞ 16.3.4). Aldosteron fördert die Na^+-Rückresorption im distalen Tubulus, ADH diejenige von Wasser in demselben Tubulusabschnitt, vor allem aber in den Sammelrohren (☞ 20.1.6).

Schlüsselrolle
Der Renin-Angiotensin-Aldosteron-Mechanismus spielt eine herausragende Rolle in der Regulation des Salz- und Wasserhaushaltes und des Blutdruckes (☞ Abb. 20.9).

ACE-Hemmer und Hypertoniebehandlung

Da das Angiotensin-Converting-Enzym die letzte enzymatische „Endstrecke" bei der Bildung von Angiotensin II darstellt, können Substanzen, welche das Angiotensin-Converting-Enzym hemmen, die Bildung des blutdruckwirksamen Angiotensin II unterdrücken. Solche **ACE-Hemmer** wie etwa Captopril und Enalaprilat werden mit Erfolg zur Behandlung des Bluthochdrucks (☞ 16.4.1) und der Herzinsuffizienz (☞ 15.6.4) eingesetzt.

Seit wenigen Jahren gibt es auch Medikamente, welche die Angiotensin-II-Rezeptoren an den glatten Gefäßmuskelzellen blockieren (**AT-II-Antagonisten**, z.B. Losartan) und sie so „unsichtbar" für das im Blut zirkulierende Angiotensin II machen, das dadurch keine Wirkung mehr entfalten kann.

Pflege bei Therapie mit ACE-Hemmern
Wegen der zu erwartenden starken Blutdrucksenkung nach der ersten Gabe anfangs Blutdruck engmaschig kontrollieren. Auf Zeichen einer Hyperkaliämie, Sensibilitätsstörungen und Obstipation achten.

20.3.2 Erythropoetin

Erythropoetin *(EPO)* ist ein Eiweißhormon, das beim Erwachsenen hauptsächlich in der Niere und zu einem geringen Teil auch in der Leber gebildet wird. Als Reaktion auf Sauerstoffmangel, z.B. bei Blutarmut (Anämie) oder beim Aufstieg ins Hochgebirge, wird die Produktion des Hormons angekurbelt. Hierdurch wird die Neubildung von roten Blutkörperchen (Erythrozyten) im Knochenmark stimuliert (☞ 14.2.4) und dadurch der Sauerstoffgehalt des arteriellen Blutes erhöht.

Gentechnologisch hergestelltes *(rekombinantes)* EPO wird zur Behandlung der Anämie bei Patienten mit chronischem Nierenversagen und bei Tumorpatienten eingesetzt. Seit Jahren wird Erythropoetin leider auch von Sportlern zum Doping missbraucht (☞ auch 14.2.4).

20.4. Die Zusammensetzung des Urins

20.4.1 Urinbestandteile

Der Endharn besteht zu 95% aus Wasser. Der wichtigste gelöste Bestandteil des Urins ist der in der Leber als Endprodukt des Eiweißstoffwechsels gebildete Harnstoff (☞ 2.8.3). Von ihm werden täglich rund 20 g ausgeschieden.

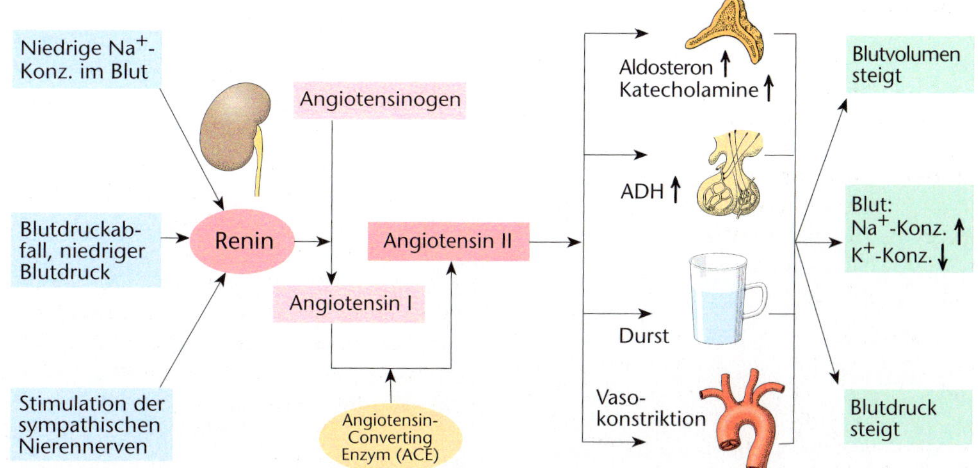

Abb. 20.9: Übersicht über den Renin-Angiotensin-Aldosteron-Mechanismus.

In größerer Menge werden außerdem die erwähnte, schwer wasserlösliche Harnsäure (ca. 0,5 g pro Tag) sowie das aus dem Muskelstoffwechsel und dem Fleisch der Nahrung stammende Kreatinin (ca. 1,5 g pro Tag) mit dem Urin aus dem Organismus entfernt. Außerdem enthält der Urin organische und anorganische Salze, neben Kalksalzen insbesondere das Kochsalz *(NaCl)* und das Kaliumchlorid *(KCl)*, von denen etwa 10 g täglich ausgeschieden werden. Die Menge an ausgeschiedenem Kochsalz unterliegt der Kontrolle von Aldosteron (☞ 13.6), das in Abhängigkeit vom Kochsalzangebot mehr oder weniger NaCl aus der Tubulusflüssigkeit „zurückholt".

Schließlich erscheinen im Urin noch ca. 3 g Phosphate sowie unterschiedliche Mengen organischer Säuren wie *Zitronensäure* oder *Oxalsäure*.

Die Färbung des Urins

Für die gelbliche Färbung des Urins sind vor allem die **Urochrome**, stickstoffhaltige gelbe Farbstoffe aus dem Proteinabbau, sowie das aus dem Bilirubinabbau (☞ 18.10.4) über die farblose Zwischenstufe **Urobilinogen** entstehende orangegelbe **Urobilin** verantwortlich.

Farbveränderungen des Urins

Ein schmutzig-brauner oder rötlicher Urin weist auf eine Nieren- bzw. Harnwegsblutung *(Hämaturie)*, ein trüber oder gar weißlich-cremiger Urin auf eine Infektion mit massiver Beimengung von weißen Blutkörperchen *(Leukozyturie)* hin. Bei Urinproben, die vor der Untersuchung zu lange an der Luft standen, kann eine Trübung oder Flockung allerdings normal sein.

Urin-pH ☞ 20.9.1.

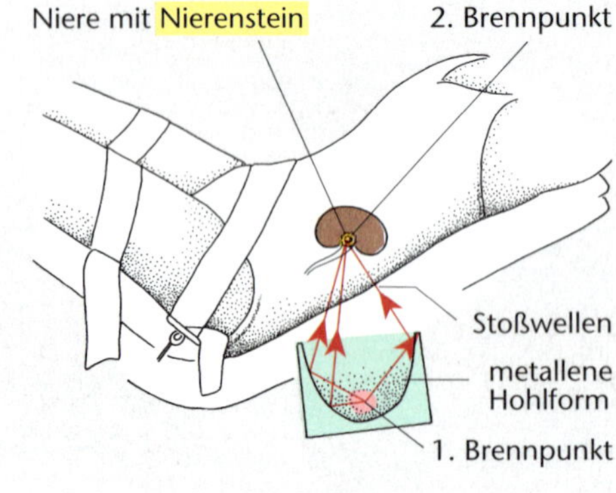

Abb. 20.10: Extrakorporale Stoßwellenlithotripsie (ESWL). Die Stoßwellen werden durch Reflektoren so gebündelt, dass sie sich auf den zu zertrümmernden Nierenstein zentrieren. Durch wiederholte Stoßwellenbelastung lockert sich der Mineralverbund und der Stein zerbröckelt in sandkorngroße Teile, die mit dem Urin ausgeschieden werden. [A300-157]

20.4.2 Nierensteine

Eine **Nierensteinerkrankung** *(Nephrolithiasis)* wird am häufigsten durch kleine **Nierensteine** mit einem Durchmesser von wenigen Millimetern ausgelöst. Sie entwickeln sich, wenn sich im Harn kleine Kristalle bilden (gehäuft z.B. bei hoher Harnkonzentration und bestimmten Stoffwechselstörungen), die in der Folge immer größer werden und zu einem Stein „auswachsen". Um das durch den Stein entstandene Abflusshindernis zu „beseitigen", kommt es zu heftigen Kontraktionen der glatten Muskulatur des Harnleiters, die sich klinisch in **Nierenkoliken** äußern. Sie sind gekennzeichnet durch heftigste, wellenförmig auftretende Schmerzen im Lenden- und Rückenbereich und oft begleitet von einer **Hämaturie** *(Blutharn)*. Ein „Maximalfall" des Nierensteins ist der „Ausgussstein", bei dem das gesamte Nierenbecken verlegt wird.

Die Schmerzen werden durch heiße Kompressen und Analgetika gelindert. Geht der Stein nicht durch krampflösende Medikamente, reichlich Flüssigkeit und Bewegung ab, kann er mit Hilfe einer in den Harnleiter vorgeschobenen Schlinge „herausgezogen" (extrahiert) werden. Ein anderes therapeutisches Verfahren besteht in der „Zertrümmerung" der Steine durch starke Stoßwellen, die direkt auf den Harnstein gerichtet sind. Mit Hilfe dieser *Extrakorporalen Stoßwellenlithotripsie* (ESWL) können ca. 80% aller röntgendichten Harnsteine (z.B. Oxalatsteine) vollständig entfernt werden (☞ Abb. 20.10). Damit die Steinreste gut ausgeschwemmt werden können, muss der Patient viel Tee trinken. Reichliches Trinken beugt durch die Harnverdünnung auch einer erneuten Steinbildung vor.

20.4.3 Bakterien im Urin

Gesunder Urin ist steril, d.h. keimfrei. Bei einer **Bakteriurie** hingegen enthält der Urin Bakterien. Bestehen zusätzliche Krankheitszeichen wie etwa eine vermehrte Ausscheidung weißer Blutkörperchen mit dem Urin oder Fieber, spricht der Mediziner von einem **Harnwegsinfekt** (☞ 20.5.6).

Ein erster Hinweis auf harnwegspathogene Keime kann der Nachweis von Nitrit mittels Teststreifen im Urin sein, da Nitrit nur durch die Aktivität von (Nitrat reduzierenden) Bakterien entstehen kann. Bebrütet man bakterienhaltigen Urin, so lassen sich aus dem kultivierten Bakterientyp und seiner Anzahl Hinweise auf das einzusetzende Antibiotikum gewinnen. Problematisch allerdings ist, dass Keime, die an der äußeren Harnröhre haften und völlig harmlos sein können, beim Wasserlassen *(Miktion)* mit in die Urinprobe gelangen und so unter Umständen das Ergebnis der Urinkultur verfälschen. Um diesen Untersuchungsfehler zu minimieren, untersucht man generell **Mittelstrahlurin** *(MSU)*. Im Zweifelsfall muss durch Katheterisierung oder sogar Punktion der Harnblase ein von solchen Verunreinigungen freier **Katheterurin** bzw. **Blasenpunktionsurin** gewonnen werden.

Gewinnung von Mittelstrahlurin

Zum Nachweis eines Harnwegsinfekts ist der Morgenurin am besten geeignet, da er beim Vorliegen eines Harnwegsinfekts die höchste Keimzahl enthält. Damit der Urin nicht verdünnt wird, sollte der Patient vor dem Test keine Infusion bekommen. Noch wichtiger ist, dass eine Antibiotikatherapie erst *nach* der Urinentnahme begonnen wird.

Zur Gewinnung des Mittelstrahlurins wäscht sich der Patient sorgfältig die Hände und trocknet sie mit einem Einweghandtuch. Das Genitale wird mit sterilen Tupfern gereinigt. Die erste Urinprobe (ca. 50 ml) wird in die Toilette entleert, dann werden etwa 20 ml Harn in einem Transportröhrchen aufgefangen und der restliche Urin wiederum in die Toilette entleert.

Verfälschungen vermeiden

Urinproben sollten möglichst – falls der Arzt nicht Katheterurin angeordnet hat – als Mittelstrahlurin abgenommen werden, damit keine Keime aus dem äußeren Harnröhrenbereich in die Probe gelangen und so das Ergebnis der Urinkultur verfälschen. Ebenso ist die Urinprobe so bald wie möglich ins Labor zur Untersuchung zu schicken.

20.4.4 Urindiagnostik

Schon seit langer Zeit wird Urin als Hilfsmittel zur Erkennung von Krankheiten benutzt. So erhielt die Zuckerkrankheit (*Diabetes mellitus*; Diabetes = Hindurchlassen, mellis = Honig) ihren Namen durch den süßlichen Beigeschmack des Urins der Zuckerkranken.

Urinteststreifen

Die moderne Labordiagnostik ist in der Lage, rasch und kostengünstig durch **Teststreifen** folgende pathologischen Urinbestandteile nachzuweisen (☞ Abb. 20.11):

Proteine. Normalerweise erscheinen Proteine (v.a. Albumin) nur in sehr geringen Mengen im Urin (< 150 mg/24 Stunden). Eine **Mikroalbuminurie** (Albumin im Urin > 150 mg/24 Stunden) ist häufiges Frühzeichen einer Nierenschädigung beim Diabetes mellitus. Ist die Ausscheidung von Eiweißen noch höher, wird dies als **Proteinurie** bezeichnet. Sie beruht oft auf einer Entzündung der Nierenkörperchen (*Glomerulonephritis* ☞ 20.6.2). Die Folge dieser massiven Eiweißausscheidung ist

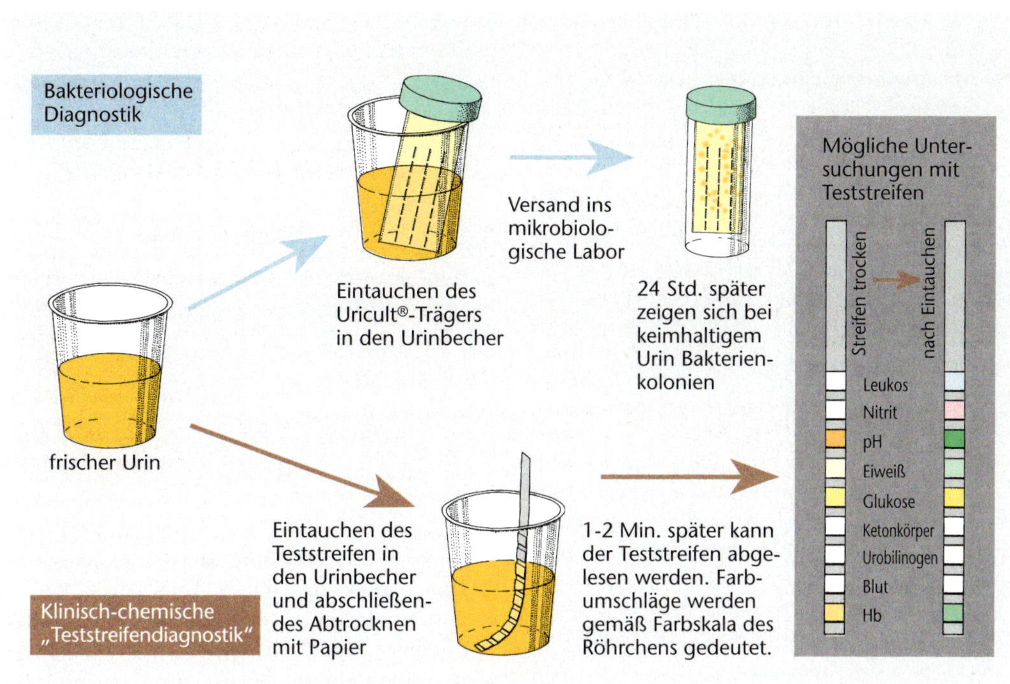

Abb. 20.11: Einfache Urinuntersuchungen im Klinikalltag, auf Station und in der Praxis.

ein Protein-, insbesondere ein Albuminmangel im Blut, der Ödeme und eine Erhöhung des Blutfettgehalts nach sich zieht (aufgrund der Abhängigkeit des Fettstoffwechsels vom Proteinhaushalt). Man spricht vom **nephrotischen Syndrom.** Im frühen Stadium eines nephrotischen Syndroms findet man häufig beidseitige *Lidödeme.* Außer einer Glomerulonephritis können auch Medikamente und Erkrankungen anderer innerer Organe ein nephrotisches Syndrom auslösen.

Glukose. Wie erwähnt, wird Glukose mit dem Urin ausgeschieden, sobald der Blutglukosewert seinen Schwellenwert von etwa 10 mmol/l (≘ 180 mg/dl) übersteigt. Da ein gut eingestellter Diabetiker annähernd normale Blutzuckerwerte aufweisen sollte, deutet der Nachweis von Glukose im Urin auf eine ungünstige Diabeteseinstellung hin.

Erythrozyten. Rote Blutkörperchen im Urin **(Hämaturie)** können auf Entzündungen, Steine, Tumoren oder Verletzungen im Bereich der Nieren oder der ableitenden Harnwege hinweisen.

Leukozyten. Der Urin des Gesunden enthält nur einige aus den ableitenden Harnwegen abgeschilferte Zellen sowie sehr wenige weiße Blutkörperchen. Findet man größere Mengen von weißen Blutzellen im Urin **(Leukozyturie)**, deutet dies auf eine Infektion der Nieren oder der ableitenden Harnwege hin. Auch Eiterbeimischungen **(Pyurie)** weisen auf (schwere) Infektionen hin.

Nitrit. Nitrit deutet in der Regel auf eine bakterielle Infektion hin. Das Nitrit entsteht durch die Stoffwechselaktivität von Bakterien.

Ketonkörper. Ketonkörper entstehen, wenn bei besonderen Stoffwechsellagen große Mengen Fett abgebaut werden, wobei das dann im Übermaß anfallende Acetyl-CoA in die Ketonkörper umgebaut wird (☞ 2.8.2). Dies ist z.B. beim Fasten oder bei einem schlecht eingestellten Diabetiker der Fall, es kommt hier zur diabetischen Ketoazidose und die sie begleitende metabolische Azidose (☞ 20.9.2).

Urinsediment

Fester Bodensatz

Wird Urin zentrifugiert, reichern sich die festen Bestandteile im **Urinsediment** *(Harnsediment)* an. Bei der mikroskopischen Untersuchung des Urinsediments können Zellen und verschiedene Kristalle entdeckt werden (☞ Abb. 20.12), ferner Bakterien oder *Zylinder.*

Zylinder sind rollenförmige Zusammenballungen von Erythrozyten, Leukozyten, Eiweißen *(hyaline Zylinder)* oder Epithelzellen *(Epithelzylinder)*, die aus der Niere stammen und als „Ausgussmodell" eines Tubulus ihre typische Form erhalten. Von einer geringen Zahl hyaliner Zylinder abgesehen, ist ihr Auftreten immer pathologisch und weist auf eine Erkrankung der Niere hin. Manchmal sind im Urinsediment auch Hefepilze oder bei Männern einzelne Spermien vorhanden.

20.5 Die ableitenden Harnwege

20.5.1 Das Nierenbecken

Die **ableitenden Harnwege** beginnen mit den Sammelrohren, die sich zu *Papillengängen* vereinigen und auf den Nierenpapillen – also den Spitzen der kegelförmigen Markpyramiden – münden. Hier fließt der Urin in einen

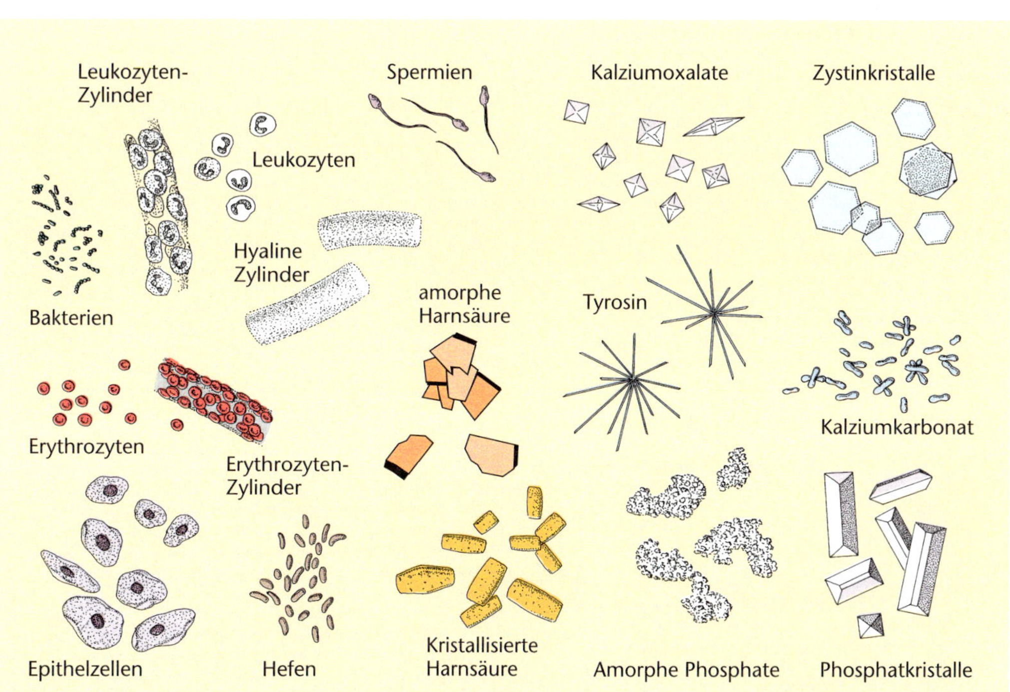

Abb. 20.12: Physiologische und pathologische Bestandteile im Urinsediment, Blick durchs Mikroskop. Die verschiedenen Kristalle (oben und rechts unten im Bild) sind an sich ohne Krankheitswert, können aber auf eine (beginnende) Nierensteinerkrankung hinweisen. Zylinder sind – von einer kleinen Anzahl hyaliner Zylinder abgesehen – fast immer Signal einer Nierenerkrankung, und Bakterien oder Hefen weisen auf eine Infektion hin.

20

der 8–10 *Nierenkelche* und weiter in das **Nierenbecken.** Das Nierenbecken ist wie der gesamte Harntrakt von einem mehrschichtigen **Übergangsepithel** ausgekleidet (☞ Abb. 4.3). In der Wand des Nierenbeckens liegen auch glatte Muskelfasern, die den Abtransport des Urins in die Harnleiter fördern.

20.5.2 Der Harnleiter

Das Nierenbecken verengt sich nach unten zum Harnleiter. Die beiden **Harnleiter** *(Ureteren)* sind etwa 2,5 mm dicke und 30 cm lange Schläuche, die retroperitoneal – also hinter dem Bauchfell – in das kleine Becken ziehen und dort in die Harnblase einmünden. Die Einmündungsstelle ist dabei so in der Blasenwand angelegt, dass sie als Ventil wirkt: Der Urin kann zwar von den Harnleitern in die Blase fließen, nicht jedoch umgekehrt. Ist dieser Ventilmechanismus z.B. bei Fehlbildungen defekt, so kommt es beim Wasserlassen zum **Reflux** (Rückfluss) von Blasenurin in den Harnleiter und das Nierenbecken. Hierdurch können Krankheitserreger in die Niere verschleppt werden.

Physiologische Harnleiterengen

An den drei **physiologischen Harnleiterengen** ist der Harnleiter enger als im übrigen Verlauf, und zwar:

- Am Abgang aus dem Nierenbecken
- An der Kreuzung des Harnleiters mit A. und V. iliaca communis (☞ Abb. 20.1)
- Während des letzten Stückes durch die Harnblasenwand.

Diese Engstellen haben klinische Bedeutung: Hier bleiben Nierensteine bevorzugt „hängen" und führen dann zu Nierenkoliken.

20.5.3 Die Harnblase

Die **Harnblase** *(Vesica urinaria)* ist ein aus *glatter Muskulatur* gebildetes Hohlorgan. Sie liegt vorne im kleinen Becken direkt hinter der Symphyse und den Schambeinen (☞ 8.7.1). Das Dach der Harnblase wird vom Peritoneum (Bauchfell) bedeckt, der dorsale Teil der Blase grenzt bei der Frau an die Vagina und den Uterus, beim Mann ans Rektum.

Die Blasenschleimhaut ist deutlich gefaltet; nur in einem kleinen dreieckigen Feld am hinteren, unteren Blasenfeld ist sie völlig glatt. Dieses nach hinten spitz zulaufende **Blasendreieck** *(Trigonum vesicae)* wird in seinen oberen hinteren Eckpunkten durch die Mündungsstellen der beiden Harnleiter und vorne unten durch die Austrittsstelle der **Harnröhre** *(Urethra)* markiert (☞ Abb. 20.13).

Die Muskelschichten der glatten Blasenwandmuskulatur sind wenig voneinander abgrenzbar und bilden ein stark durchflochtenes Gewebe, das **Detrusor vesicae** oder *M. detrusor* („Harnaustreibemuskel") genannt wird. Am Beginn der Harnröhre – also am vorderen Eckpunkt des Blasendreieckes – verdicken sich die Muskelfasern der Harnblase zum *inneren Schließmuskel* **(M. sphincter internus).**

Zusätzlich wird die Harnröhre durch den *äußeren Schließmuskel* **(M. sphincter externus)** verschlossen, der aus quergestreiften Muskelfasern des Beckenbodens gebildet wird und willkürlich kontrolliert werden kann.

Harnröhre (Frau) ☞ 21.2.8, (Mann) ☞ 21.1.8

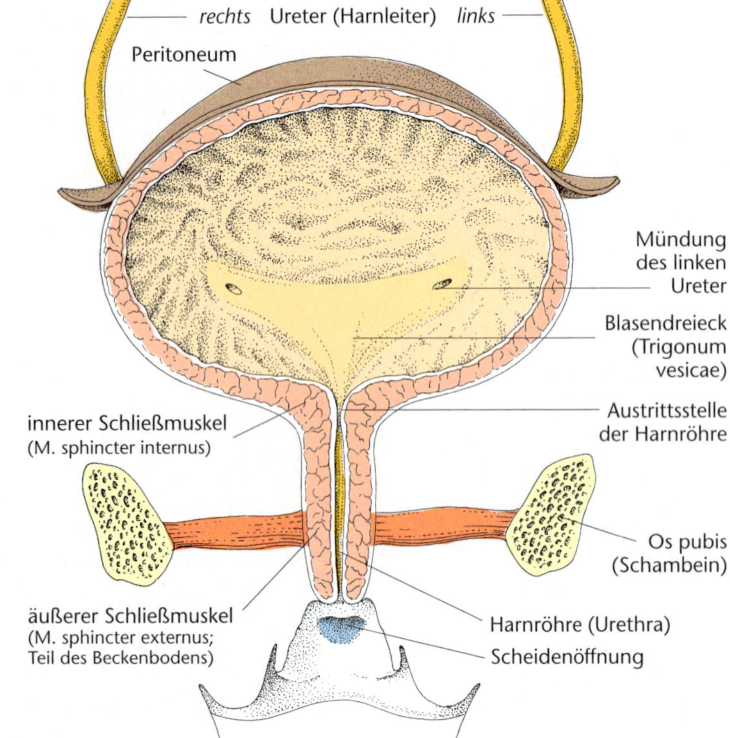

Abb. 20.13: Harnblase der Frau im Frontalschnitt. Deutlich zu erkennen ist das auf der Spitze stehende Blasendreieck, dessen obere hintere Eckpunkte die Mündungsstellen der Harnleiter bilden.

20.5.4 Die Harnblasenentleerung

Das maximale Fassungsvermögen der Harnblase beträgt etwa 800 ml, der Drang zur *Blasenentleerung* **(Miktion)** tritt aber bereits bei einer Blasenfüllung von etwa 350 ml auf.

Die Miktion ist ein willkürlich auslösbarer, dann aber reflektorisch weiterlaufender Prozess. Er besteht aus vier Komponenten:

- Zuerst kontrahiert sich der Detrusor vesicae, also die glatte Muskulatur der Blasenwand (☞ 20.5.3)
- Dadurch erweitert sich die Harnröhre im Bereich des inneren Schließmuskels *(M. sphincter internus)*
- Die Erschlaffung des äußeren Schließmuskels *(M. sphincter externus)* schließt sich an
- Der Urin kann nun durch die Harnröhre abfließen, wobei die Entleerung der Blase durch Kontraktion der Bauch- und Beckenbodenmuskulatur unterstützt wird.

Der Reflexbogen der Miktion

Der Füllungsgrad der Blase wird durch Dehnungsrezeptoren registriert und über afferente Nervenfasern ins Stammhirn gemeldet. Ab einem Füllungsgrad von ca. 350 ml nimmt die Zahl der gemeldeten Impulse zu und verursacht das Gefühl des *Harndrangs.* Über das so genannte **Miktionszentrum**, ein Kerngebiet im Bereich der Brücke *(Pons)*, werden die Informationen zu den Nervenzellen des Sakralmarks weitergeleitet (☞ Abb. 11.29). Über parasympathische Nervenfasern (☞ 11.12.5) wird eine Kontraktion des M. detrusor vesicae und eine gleichzeitige Erschlaffung des M. sphincter externus ausgelöst.

Nun kommt es natürlich nicht bei jedem Harndrang zur Miktion. Diese ist spätestens ab dem 3. Lebensjahr willentlich kontrollierbar. Für diese **Kontinenz** existiert ebenfalls ein Kerngebiet im Miktionszentrum. Es kann über sympathische Nervenfasern aus dem Lumbalmark den Sphinkter erregen und den Detrusor hemmen, so dass kein Urin abgegeben werden kann. Da das Miktionszentrum unter der Kontrolle höherer Hirnzentren steht, kann es willentlich beeinflusst werden.

20.5.5 Harninkontinenz

Patienten, die an einer **Harninkontinenz** *(Blaseninkontinenz)* leiden, sind nur eingeschränkt oder gar nicht in der Lage, ihre Blase kontrolliert zu entleeren. Die Harninkontinenz ist bei alten Menschen häufig und für die Betroffenen sehr belastend. Hauptformen sind:

- **Stressinkontinenz.** Sie tritt bei Erhöhung des Drucks im Bauchinnenraum auf. Die Betroffenen verlieren z.B. bei körperlicher Anstrengung, Husten oder Lachen unwillkürlich Urin. Meist sind Frauen über 50 Jahren betroffenen. Häufig ist eine Gebärmuttersenkung oder ein Östrogenmangel nach der Menopause die Ursache. Bei Männern ist eine Stressinkontinenz seltener und dann oft Folge einer Prostataoperation. Verschiedene Operationen, bei Frauen auch eine Östrogentherapie, können helfen

- **Urge-Inkontinenz.** Patienten mit dieser Form der Inkontinenz haben attackenartigen Harndrang (englisch *urge = nötigen*), wobei die rettende Toilette meist zu spät erreicht wird. Ursächlich sind meistens Störungen der Innervation, die zu einem Ungleichgewicht zwischen stimulierenden und hemmenden Impulsen führen, z.B. bei Multipler Sklerose (☞ 10.2.6) oder Rückenmarkschädigungen. Auch häufige Blasenentzündungen oder Steinleiden können zur Urge-Inkontinenz führen. Die Therapie ist schwierig, neben Medikamenten, die den Parasympathikus dämpfen, bewährt sich oft ein Toilettentraining (☞ Pflegekasten)
- **Überlaufinkontinenz.** Bei Abflusshindernissen oder einer Nervenschädigung wie z.B. der Polyneuropathie (☞ 10.2.6) weitet sich die Blase aus und kann sich nicht mehr zusammenziehen. Es resultiert eine „Überlaufblase". Die Blase füllt sich zunehmend mit Urin und läuft ab einer bestimmten Menge regelrecht „über". Durch den ständigen Pool an Restharn in der Blase sind die Betroffenen stark durch Harnwegsinfekte bedroht. Die Therapie richtet sich nach der Ursache. Bei Männern ist oft ein Prostataadenom (☞ 21.1.7) der Grund, eine Prostataentfernung beseitigt hier die Überlaufinkontinenz. Oft jedoch ist eine *Dauerkatheterisierung* unumgänglich.

Toilettentraining

Bei manchen Inkontinenzformen hilft ein **Toilettentraining** *(Kontinenztraining, Blasentraining)*. Ziel ist es, die Blase so zu trainieren, dass sie sich zu festgelegten Zeiten entleert. Voraussetzung dafür ist ein **Miktionsprotokoll**, auf dem der Betroffene vermerkt, wann er die Blase willkürlich und unwillkürlich entleert und wann und wie viel getrunken wurde. Die Zeiten für die Toilettengänge entsprechen anfangs den Entleerungszeiten auf dem Miktionsprotokoll, das während des Toilettentrainings fortgeführt wird. Kann der Patient zur festgelegten Zeit kein Wasser lassen, versucht er es eine halbe Stunde später noch einmal. Gelingt dem Patienten das Wasserlassen zu den festgelegten Zeiten und fließt über einen Zeitraum von 10 Tagen kein Urin mehr unwillkürlich ab, werden die Zeitabstände zwischen den Toilettengängen alle vier Tage um ca. 15 Minuten verlängert.

Ziel dieses zeitaufwändigen Toilettentrainings ist es also auch, die Blase wieder an ihre normale Füllkapazität zu gewöhnen.

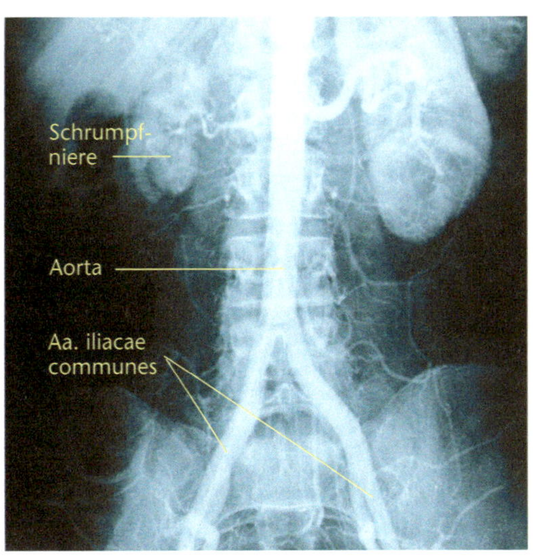

Abb. 20.14: Angiographie (Kontrastmitteldarstellung) der Aorta, der Nierenarterien und der Aa. iliacae communes. Aufgrund ihrer guten Durchblutung stellen sich die Nieren in ihrer gesamten Form dar. Man erkennt eine Schrumpfniere rechts (auf der Abb. links) mit kompensatorischer Vergrößerung der Niere links. [E143]

20.5.6 Harnwegsinfekte

Zystitis und Pyelonephritis

Wird die Harnblase durch Bakterien besiedelt, entsteht häufig eine **Zystitis** *(Blasenentzündung)*. Da ein Mitbefall der höheren Harnwege praktisch nie auszuschließen ist, spricht man ganz allgemein von einem **Harnwegsinfekt.**

Frauen leiden wesentlich häufiger an solchen Harnwegsinfekten, da ihre Harnröhre sehr kurz ist und oft keine ausreichend wirksame Barriere für Bakterien darstellt, die von Scheide oder Anus an die Harnröhrenmündung verschleppt werden (meist E. coli ☞ Abb. 6.23). Eine Zystitis äußert sich v.a. in Brennen beim Wasserlassen *(Dysurie)* und häufigem Harndrang *(Pollakisurie)*.

Die Therapie eines Harnweginfekts besteht in:

- Ausreichendem Trinken, z.B. 2–3 l Tee täglich, um die Keime auszuschwemmen
- Ein- bis dreitägige Gabe von Antibiotika (in unkomplizierten Fällen auch verzichtbar); bei Risikopatienten wie z.B. Schwangeren und Kindern sollte eine Antibiotikatherapie von 7–10 Tagen durchgeführt werden
- Schmerzlinderung durch Warmhalten des Beckens, z.B. mit Wärmflasche oder warmer Unterwäsche.

Ist es bei einem Harnwegsinfekt zur Mitbesiedelung des Nierenbeckens durch Bakterien gekommen, spricht man von einer *Nierenbeckenentzündung* oder **Pyelitis.** Sie führt fast immer zu einer Beteiligung des Nierenparenchyms, so dass in der Praxis von einer **(akuten) Pyelonephritis** ausgegangen werden kann. Diese geht mit Flankenschmerzen und hohem Fieber einher und bedarf einer hoch dosierten Antibiotikatherapie.

Chronische Pyelonephritis

Die **chronische Pyelonephritis** entsteht in der Regel aus nicht ausgeheilten Harnwegsinfekten. Ursache sind meist Abflusshindernisse im Harntrakt, z.B. Steine, oder angeborene Fehlbildungen, die nicht rechtzeitig operiert wurden. Das Nierenkelchsystem verändert seine Form, das Nierenparenchym vernarbt. Durch ihren schleichenden und häufig schmerzlosen Verlauf wird die Diagnose oft zu spät gestellt. Auch bei Therapie mit hochwirksamen Antibiotika und operativer Korrektur der Abflusshindernisse kommt es in über 40% der Fälle zur Nierenschrumpfung (*Schrumpfniere* ☞ Abb. 20.14). Die Schrumpfniere produziert kaum noch Glomerulusfiltrat; tritt sie beidseitig auf, ist die Folge ein chronisches Nierenversagen, welches eine Dialysebehandlung erfordert (☞ 20.6.4).

Urosepsis

Die gefährlichste Komplikation einer Pyelonephritis ist die **Urosepsis:** Im Nierenbecken vorhandene Bakterien vermehren sich explosionsartig und gelangen ins Blut. Durch die Überschwemmung des Blutkreislaufs mit Erregern kommt es rasch zur *Sepsis* (Blutvergiftung ☞ 6.8.2), die auch heute noch zum Tod führen kann.

Dauerkatheterisierung und Harnwegsinfekte

Bei Abflussstörungen im Verlauf der Harnröhre, z.B. durch eine Prostatavergrößerung (☞ 21.1.7), oder bei Harninkontinenz kann das Legen eines Dauerkatheters notwendig werden (☞ Abb. 20.15 und 20.16).

„Leitschiene" für Bakterien

Das Legen eines Blasenkatheters bedeutet ein hohes Infektionsrisiko für Harnwege und Nieren, da über den Katheter pathogene Keime von der Harnröhrenmündung in die Blase „wandern" können. Zur pflegerischen Prophylaxe gehören:

- Absolut steriles Arbeiten beim Legen und der täglichen Intimpflege
- Ausreichende Spülung der Blase durch erhöhte Flüssigkeitszufuhr (Trink- oder Infusionsmenge) des Patienten.

20.5.7 Blasentumoren

In der durch den aggressiven Urin stark belasteten Blasenschleimhaut entwickeln sich vor allem bei älteren Männern gelegentlich **Blasentumoren.** Risikofaktoren sind Zigarettenrauchen, der berufliche Umgang mit anilinhaltigen Farbstoffen, bestimmte Medikamente sowie chronische Blasenentzündungen. Wird ein Blasentumor rechtzeitig erkannt, so kann er, je nach Typ, eventuell unter endoskopischer Sicht schonend entfernt werden (☞ Abb. 20.17). Bei bereits fortgeschrittenen

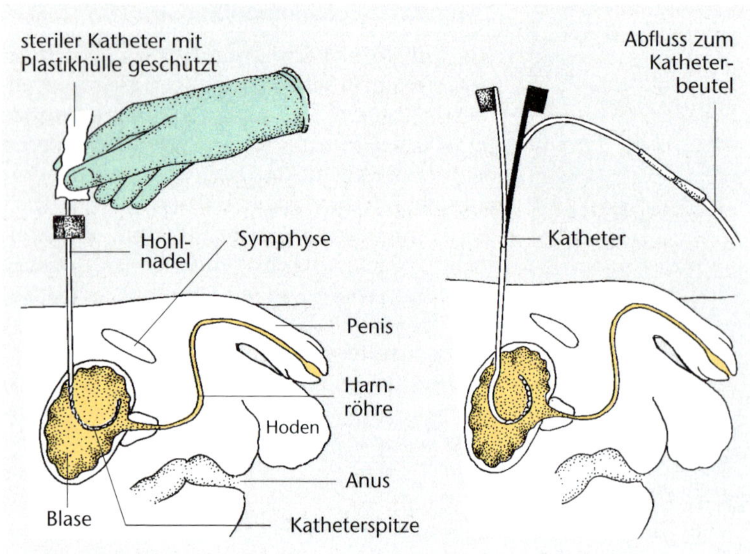

Abb. 20.15: Legen eines suprapubischen Dauerkatheters. Nachdem die prallgefüllte Harnblase durch Abklopfen über der Symphyse lokalisiert worden ist, wird sie mit einer Hohlnadel punktiert. Durch die Hohlnadel hindurch schiebt man den sterilen Katheter, der durch eine Plastikhülle vor Verunreinigungen geschützt ist. Man näht den Katheter an der Haut fest oder fixiert ihn durch Füllen eines Ballons. [A300-157]

bösartigen Tumoren muss die Blase in der Regel radikal entfernt werden. Es kann dann eine künstliche Blase aus Darmschlingen angelegt werden.

20.6 Niereninsuffizienz

Für die Gesamtfunktion der Niere ist die kontinuierliche Bereitstellung von Glomerulusfiltrat die wichtigste Voraussetzung. Ohne ausreichendes Filtrat und ohne genügende Durchströmung der einzelnen Tubulusabschnitte kann die Niere ihre verschiedenen Aufgaben nicht erfüllen. Eine kritische Reduktion des Glomerulusfiltrates kann *plötzlich* erfolgen **(akutes Nierenversagen)** oder sich im Verlauf einer langdauernden (Nieren-)Erkrankung *allmählich* entwickeln **(chronische Niereninsuffizienz).**

20.6.1 Akutes Nierenversagen

Kommt es beim Gesunden zum plötzlichen Funktionsausfall der Nieren, so liegt ein **akutes Nierenversagen** vor. Die Urinproduktion sinkt dabei meist unter die kritische Grenze von 500 ml täglich *(Oligurie),* oft sogar unter 100 ml pro Tag *(Anurie).* Als Folge der fehlenden Ausscheidungsleistung reichern sich harnpflichtige Substanzen im Blut an. Ein gutes Maß für die Funktionseinschränkung der Nieren ist eine Zunahme der Kreatininkonzentration im Plasma bzw. die Abnahme der GFR (☞ 20.2.5). Aus der verminderten Wasserausscheidung resultiert eine starke Ödembildung, die reduzierte Kaliumausscheidung führt zur Hyperkaliämie (☞ 20.8.2).

Ein akuter Blutdruckabfall mit Absinken des effektiven Filtrationsdruckes, etwa bei einem Blutverlust oder durch Narkosemedikamente bei einer Operation, führt zum **prärenalen Nierenversagen;** *prä*renal deshalb, weil die Ursache des Nierenversagens *vor* der Niere, nämlich im Kreislauf, zu suchen ist. Nierenschädigende Antibiotika oder Röntgenkontrastmittel können über eine Schädigung des Tubulussystems zum **renalen Nierenversagen** führen. Ursache eines sog. **postrenalen Nierenversagens** ist der Verschluss oder die Einengung der ableitenden Harnwege, z.B. bei der häufigen Prostatahyperplasie (☞ 21.1.7), Tumoren oder Nierensteinen.

Therapie

Das akute Nierenversagen erfordert sofortiges ärztliches Eingreifen. Insbesondere die Hyperkaliämie ist gefährlich, da schwere Herzrhythmusstörungen bis hin zum Herzstillstand drohen. Die Therapie besteht in:

- Sorgfältiger Flüssigkeitsbilanzierung (☞ 20.7)
- Engmaschigen Kontrollen des Elektrolyt- und des Säure-Basen-Haushaltes (häufig besteht eine metabolische Azidose ☞ 20.9.2)
- Infektionsprophylaxe (die sich an der Grunderkrankung orientiert)
- Rechtzeitiger Dialyse.

Die Prognose des akuten Nierenversagens hängt ganz wesentlich von der Grunderkrankung ab. Überlebt der Patient die ersten 1–2 Wochen, so regeneriert sich die Niere allmählich. Es kommt dann paradoxerweise zu einem sehr starken Anstieg der Urinausscheidung auf bis zu 8 l täglich. Erst Monate später ist die Niere wieder voll funktionsfähig.

20.6.2 Chronisches Nierenversagen

Häufiger als das akute Nierenversagen ist der *allmähliche* Rückgang der glomerulären Filtration (**chronisches Nierenversagen**) bei Nierenschäden durch:

- Arteriosklerotische Veränderungen der Nierenarteriolen (Spätfolge einer Hypertonie ☞ 16.4.1) oder Diabetes mellitus ☞ 19.2.4)
- Chronische Glomerulonephritis
- Mehrfache Pyelonephritiden
- Langjährige toxische Wirkungen: Bestimmte Analgetika (Schmerzmittel ☞ 12.3.3) setzen beim Abbau giftige Nebenprodukte frei, die das Nierengewebe zerstören können
- Fehlbildungen, z.B. *Zystennieren,* wobei die Nieren mit flüssigkeitsgefüllten Hohlräumen (= Zysten) durchsetzt sind und oft etwa im 40.–50. Lebensjahr versagen.

Symptome treten meist erst auf, wenn die GFR schon unter 50 ml/Min. liegt. Der Patient fühlt sich zunächst zunehmend schlapp. Mit weiter sinkender GFR werden die Beschwerden immer deutlicher: Der Betroffene leidet unter Juckreiz (Pruritus) und Appetitmangel. Da chronische Nierenschäden oft mit erhöhtem Eiweißverlust einhergehen, treten durch den verminderten kolloidosmotischen Druck im Gefäßsystem vermehrte Wasserablagerungen im Körpergewebe (Ödeme) auf. Leicht eindrückbare Schwellungen z.B. an den Knöcheln zeigen die Ödembildung an (wie auch bei Herzinsuffizienz ☞ Abb. 15.32). Oftmals entwickelt sich recht früh ein Bluthochdruck **(renale Hypertonie),** der die Nierenfunktion weiter verschlechtert.

Zudem kommt es zu einer **renalen Anämie,** die durch die verminderte Produktion des in der Niere gebildeten Erythrozytenwachstumsfaktors Erythropoetin entsteht (☞ 20.3.2) und durch Erythropoetingabe behandelt werden kann.

Als weitere Folgeerscheinung drohen Störungen des Knochenstoffwechsels *(Osteopathien):* Die Niere ist an der Bildung des aktiven Vitamin-D-Hormons (Calcitriol ☞ 13.5) beteiligt, welches u.a. die Kalziumresorption aus dem Darm fördert. Daher kann es bei chronischen Nierenschäden zum Vitamin-D-Mangel mit der Folge eines Kalziummangels kommen; es treten Störungen der Knochenentwicklung und ein verstärkter Knochenabbau auf **(renale Osteodystrophie).**

Schon bevor sich ein chronisches Nierenversagen klinisch z.B. durch nachlassende Harnmengen und Wassereinlagerung ins Gewebe (Ödeme) zeigt, lassen sich eine Einschränkung des Glomerulusfiltrates und eine Zunahme der harnpflichtigen Substanzen im Labor nachweisen (☞ 20.2.5). Schreitet die Niereninsuffizienz fort, reichern sich immer mehr Substanzen im Blut und in den Organen an, insbesondere Kalium und saure Ausscheidungsprodukte. Auch das Konzentrierungsvermögen der Niere, wodurch das Volumen des Primärharns von 180 l/24 Stunden auf ein Volumen von 1–2 l/24 Stunden eingeengt wird, ist recht früh beeinträchtigt.

In den frühen Stadien kann die Niereninsuffizienz noch durch eine strenge Diät und die Gabe von stark harntreibenden Medikamenten (Schleifendiuretika ☞ 20.2.4) zum Teil über viele Jahre *kompensiert* (ausgeglichen) werden. So ist es möglich, das Endstadium der *terminalen Niereninsuffizienz* hinauszuzögern, bei der therapeutisch nur noch die Dialyse oder die Nierentransplantation verbleiben.

20.6.3 Urämie

Jedes nicht therapierte Nierenversagen, ob akut oder chronisch, führt zur bedrohlichen Anhäufung ausscheidungspflichtiger Substanzen im Blut: Es entwickelt sich ein charakteristisches Krankheitsbild, die **Urämie** *(Harnvergiftung)*.

Von der Urämie sind alle Organsysteme betroffen. Die Konzentration von Kalium, Phosphat und Magnesium nimmt zu, die von Kalzium und Natrium-Chlorid ab. Durch Störungen der Nervenzellen im ZNS treten eine auffallend vertiefte Atmung, Kopfschmerzen, Erbrechen und sogar Krampfanfälle auf. Oft sind die Patienten schläfrig und können sogar ins Koma fallen *(urämisches Koma)*. Die Flüssigkeitsansammlung in der Lunge *(Lungenödem)* behindert den Gasaustausch und begünstigt das Auftreten von Lungenentzündungen *(Pneumonien)*. Die Mitbeteiligung des Herz-Kreislauf-Systems führt zur Hypertonie sowie Herzrhythmusstörungen und Herzbeutelentzündung *(Perikarditis)*. Weitere Urämiesymptome betreffen das Magen-Darm-System und äußern sich klinisch in Übelkeit, Erbrechen, Durchfall und Magengeschwüren.

20.7 Der Wasserhaushalt

Der Wassergehalt des menschlichen Körpers beträgt ca. 60 % des Körpergewichts. Hiervon entfallen ca. zwei Drittel (entsprechend 40 % des Körpergewichts) auf den *intrazellulären Raum* und ca. ein Drittel (entsprechend 20 % des Körpergewichts) auf den *extrazellulären Raum*. Die extrazelluläre Flüssigkeit wiederum verteilt sich auf den *interstitiellen Raum* zwischen den Zellen (ca. 15 % des Körpergewichts), das *Plasmawasser* und die *transzellulären Räume* (☞ auch 3.4).

Regulation der Wasserbilanz

Eine ausgeglichene Wasserbilanz ist außerordentlich wichtig für den Organismus, denn nur so kann er Körperleistungen und Geistesfunktionen aufrechterhalten. Durch kontinuierliche Regulation des Wasserhaushalts wird dafür gesorgt, dass es weder zur Austrocknung noch zur Überwässerung kommt. Im Wasserhaushalt spielen die Nieren eine entscheidende Rolle.

Reguliert wird der Wasserhaushalt vor allem durch drei Hormone:

- Das vom Hypothalamus sezernierte *ADH* (☞ 13.2)
- Das in der Nebennierenrinde gebildete *Aldosteron* (☞ 13.6.2)
- Das in den Herzvorhöfen produzierte *atriale natriuretische Peptid* (ANP ☞ Tab. 13.25 und 15.6.3).

„Zielsystem" und Wirkungsort dieser drei Hormone ist der Tubulusapparat der Niere. ADH erhöht die Wasserdurchlässigkeit vor allem in den Sammelrohren und führt somit zu einer Wasserrückgewinnung. Synergistisch (gleichsinnig) wirkt Aldosteron, welches die Resorption von Salz und Flüssigkeit im distalen Tubulus steigert, während das atriale natriuretische Peptid die Natriumausscheidung und Harnbildung fördert und damit einen wichtigen Gegenspieler zu ADH und Aldosteron darstellt.

Wasserein- und -ausfuhr

Wasser wird dem Körper auf direktem Weg (Getränke, im Krankenhaus Infusionen) und indirekt über wasserhaltige feste Nahrungsmittel zugeführt.

Im Schnitt nimmt ein nicht körperlich arbeitender Gesunder 1 500 ml täglich durch Getränke und 600 ml durch feste Nahrung zu sich. Zu diesen 2,1 l treten noch 400 ml *Oxidationswasser*, die bei der Nahrungsverstoffwechselung frei werden: Aus dem Abbau von je einem Gramm Kohlenhydraten entstehen 0,6 ml, von Fett 1 ml und von Eiweiß 0,4 ml Wasser.

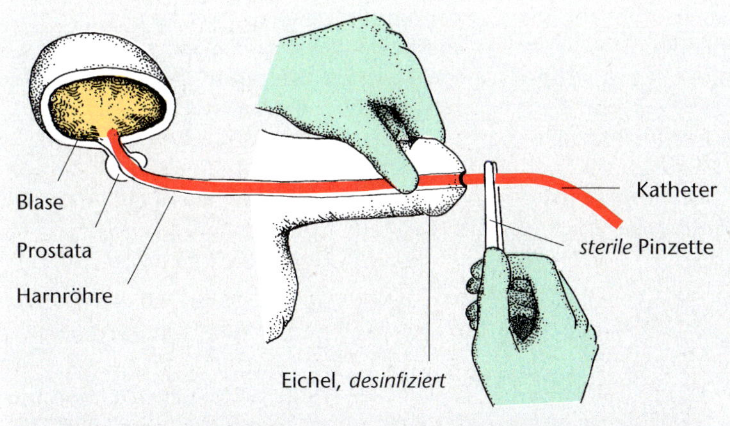

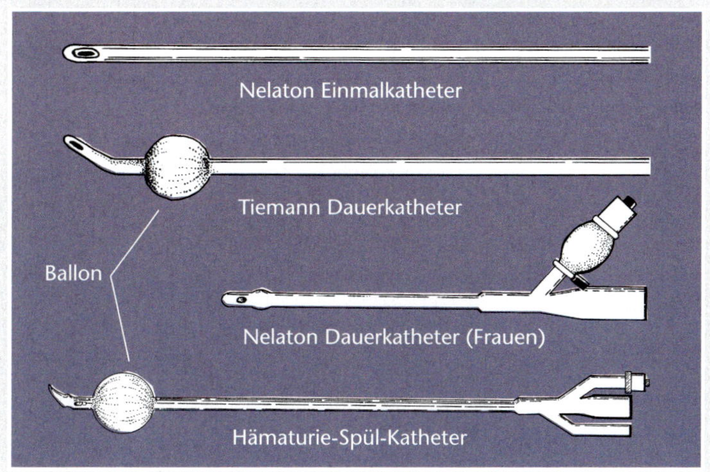

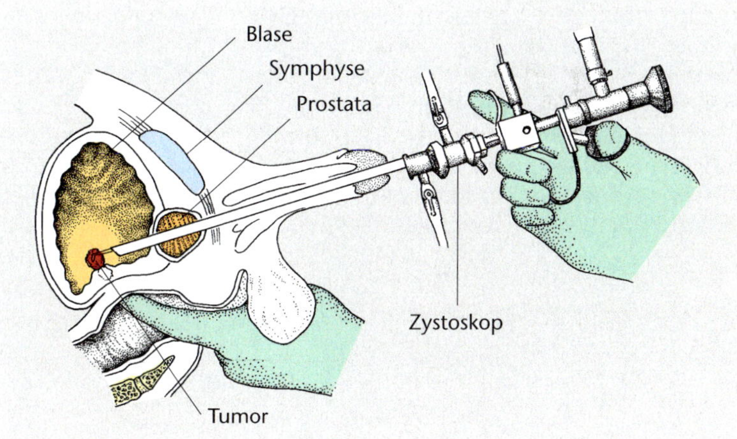

Abb. 20.17 (oben): Endoskopische (zytoskopische) Entfernung eines Blasentumors. Viele Blasentumore können endoskopisch durch Elektrokoagulation (Gewebsverkochung durch Strom) eliminiert werden. Der Stromfluss an der Spitze des Endoskops erzeugt eine hohe Temperatur, durch die das Tumorgewebe zugrunde geht. Neuerdings werden auch Laserstrahlen eingesetzt. [A300-157]

Abb. 20.16 (links): Legen eines Dauerkatheters beim Mann. Der Patient liegt flach auf dem Rücken. Nach dem Platzieren eines sterilen Lochtuches und dem Desinfizieren der Eichel wird in die Harnröhrenöffnung ein Gel gespritzt, das ein Lokalanästhetikum (lokal wirkendes Betäubungsmittel) enthält und gleichzeitig als Gleitmittel wirkt. Während die linke Hand (steriler Handschuh!) den Penis festhält, schiebt die rechte mit einer sterilen Pinzette den sterilen Katheter ca. 15 cm Richtung Blase. Fließt Urin ab, kann der Katheter nach nochmaligem geringfügigen Vorschieben mit 5–10 ml destilliertem Wasser, das in den Ballon eingespritzt wird, geblockt werden. Schließlich zieht man den Katheter vorsichtig zurück, bis man einen federnden Widerstand spürt. [A300-157]

20.6.4 Gesundheit und Lebensstil: Leben mit der Dialyse

Für etwa 50 000 Menschen in Deutschland ist die **Dialyse** *(Blutwäsche)* lebenswichtig: Ihre Nieren scheiden kaum noch oder nichts mehr aus. 2- bis 3-mal wöchentlich verbringen sie viele Stunden neben einer leise arbeitenden Maschine, die ihr Blut „wäscht" und die Elektrolytkonzentrationen wieder normalisiert. Hinzu tritt meist eine strenge Diät, da dem Körper keine Stoffwechselbelastungen zugemutet werden können.

Es klingt paradox – aber trotz dieser Zwänge sind die meisten Patienten zunächst erleichtert, wenn sie die ersten Dialysen überstanden und die tödliche Urämie abgewendet haben. Nach Monaten, spätestens Jahren, treten aber die hohen Belastungen in den Vordergrund: Am schlimmsten empfinden es die Betroffenen, ihren gesamten Lebensrhythmus auf die Dialyse abstimmen zu müssen (☞ Abb. 20.18).

Wie funktioniert ein Dialysegerät?

Beim gebräuchlichsten Verfahren der **extrakorporalen Hämodialyse** (kurz *Dialyse*) wird Patientenblut von einer Arterie oder einem künstlich angelegten Gefäß **(Dialyseshunt)** in ein System *semipermeabler* (halbdurchlässiger) Kunststoffmembranen innerhalb der Dialysemaschine geleitet. Solche Membranen lassen nur Wasser und kleine Moleküle durch, nicht jedoch große Proteine oder Blutkörperchen. An der Außenseite der über 1 m^2 großen Membran strömt gegenläufig das **Dialysat** vorbei, eine Elektrolytlösung, in der die wichtigsten Elektrolyte in der Konzentration vorgegeben werden, auf die das Patientenblut korrigiert werden soll. Durch den Konzentrationsunterschied zwischen Blut und Dialysierflüssigkeit entsteht eine *Diffusionskraft* (☞ 3.5.4), die die auszuscheidenden Substanzen so lange in das Dialysat diffundieren lässt, bis der Konzentrationsunterschied abgebaut ist. Zusätzlich wird dem Körper in der Regel durch *Ultrafiltration* Flüssigkeit entzogen: Ist der hydrostatische Druck im Dialysator kleiner als der Blutdruck, wird Flüssigkeit „abgepresst". Danach wird das Blut über einen zweiten Gefäßzugang in den Körper des Patienten zurückgeführt.

Unter bestimmten Voraussetzungen ist eine **Heimdialyse** möglich, bei der das Dialysegerät in der Wohnung des Patienten steht.

Nicht problemlos

Bei jeder Dialyse muss das Blut des Patienten viele Male durch die Maschine geleitet werden, was einem Fluss von mehreren Hundert Litern entspricht. Dies erfordert zwei großkalibrige, problemlos punktierbare Zugänge. Die meisten Dialysepatienten erhalten deshalb operativ einen *Cimino-Shunt,* der in einem Kurzschluss *(Shunt)* eine Armarterie (z.B. Arteria radialis) mit einer Armvene verbindet. Dadurch erhöht sich der Druck in der Vene und erweitert diese mit der Zeit, so dass sie gute Punktionsmöglichkeiten bietet.

Shunt-Gefäß schonen

Die Haut um den Dialyse-Shunt muss sorgfältig gepflegt werden. Das Shunt-Gefäß darf nicht für normale Blutentnahmen oder Infusionen punktiert werden. Keine Blutdruckmessung mit Stauungsmanschette auf der Shunt-Seite durchführen!

Fast alle Patienten erleiden Komplikationen im Rahmen der Langzeitdialyse. Vor allem Fieber, allergische Reaktionen, zu niedriger Blutdruck, Infektionen oder Verschluss des Dialyseshunts, Blutungen aus dem Shunt oder „spontan" aus anderen Gefäßen und Störungen im Elektrolythaushalt führen die Patienten immer wieder ins Krankenhaus.

Alternative: Peritonealdialyse

Im Gegensatz zur Hämodialyse ist die **Peritonealdialyse** ein *intrakorporales* Verfahren: Als semipermeable Membran dient hier das Peritoneum, das Dialysat wird über einen implantierten *Peritonealdauerkatheter* in die Bauchhöhle ein- und nach einigen Stunden wieder abgelassen. Viele Patienten können die Peritonealdialyse nach entsprechender Schulung zu Hause durchführen. Außerdem sind die diätetischen Einschränkungen und die Kosten geringer als bei der Hämodialyse. Diesen Vorteilen steht die Peritonitisgefahr durch den Peritonealdauerkatheter gegenüber.

Hoffnung auf die „neue Niere"

Die mit der Blutwäsche verbundenen Komplikationen und psychischen Probleme lassen viele Patienten auf eine **Nierentransplantation** hoffen, wie sie rund 2 400-mal pro Jahr in Deutschland durchgeführt wird (Stand 2002): Durch sie soll wieder ein unbeschwertes Leben möglich sein (☞ Abb. 20.19). Doch auch die Nierentransplantation – abgesehen vom Mangel an Spenderorganen – ist kein Freibrief für eine höhere Lebensqualität:

- Vor der Transplantation dehnt sich das Warten qualvoll in die Länge
- Die Transplantation selbst ist ein risikoreicher Eingriff, an dem 2–5 % der Patienten versterben
- Danach müssen peinlich genau Medikamente, z.B. Ciclosporin (Sandimmun®), eingenommen werden, welche die drohende immunologische Abstoßung (☞ 6.7.3) der Spenderniere unterdrücken und die Patienten anfällig für Infektionen machen
- Die Transplantatüberlebenszeit ist beschränkt, nach fünf Jahren funktionieren noch ca. 60–70 % der transplantierten Nieren.

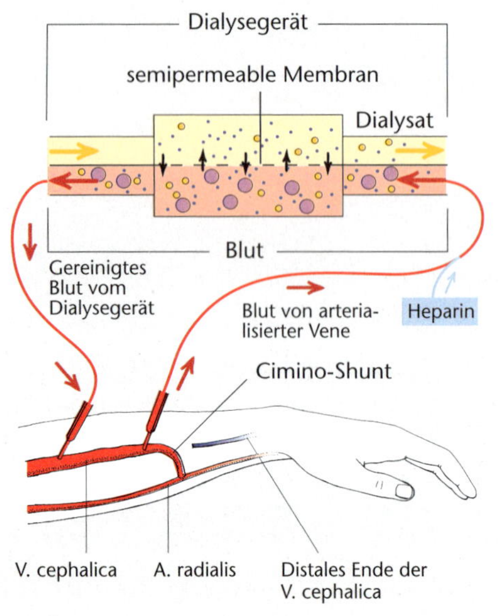

Abb. 20.18 (links): Prinzip der Dialyse. Aus dem Shuntgefäß wird Blut entnommen, durch das Dialysegerät geleitet und über einen zweiten Gefäßzugang dem Körper wieder zugeführt.

Abb. 20.19 (rechts): Lage der transplantierten Niere. Die funktionslos gewordenen Nieren verbleiben im Körper. Die Spenderniere wird auf Höhe der Beckenschaufel eingepflanzt, Gefäße und Harnleiter werden durch Anastomosen verbunden.

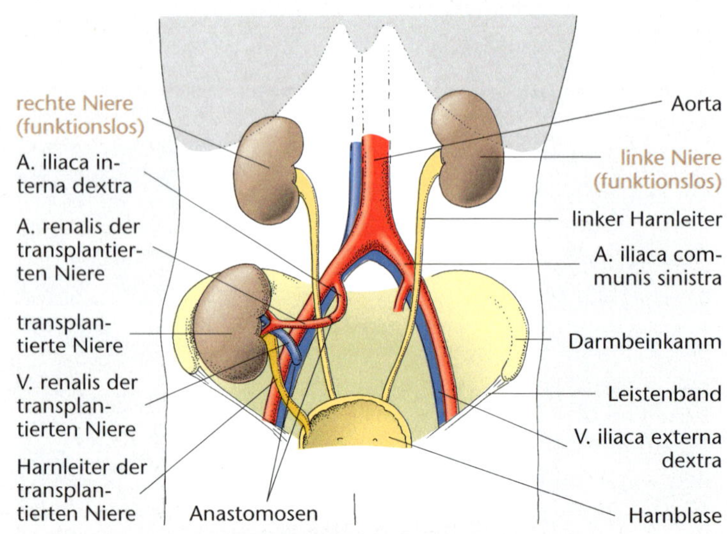

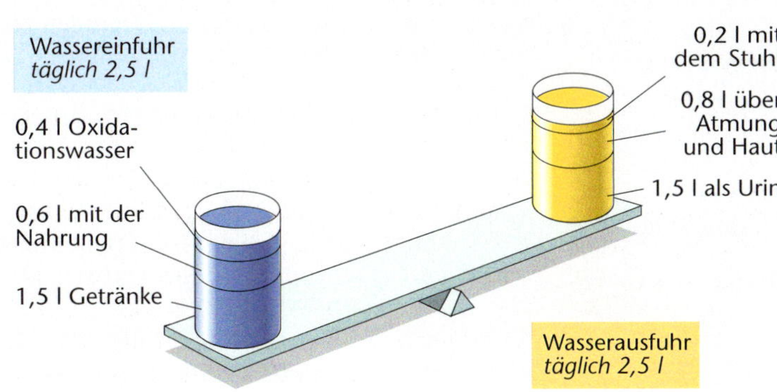

Abb. 20.20: Wasserbilanz des Körpers. Tägliche Ein- und Ausfuhr müssen im Gleichgewicht zueinander stehen: sie betragen jeweils etwa 2 500 ml.

Über den Urin scheidet der Gesunde täglich etwa 1,5 l, über den Stuhl 200 ml, über die Haut (*Verdampfung* und *Schwitzen*) 300 ml und über die befeuchtete (Aus-)Atemluft 500 ml Wasser aus (☞ Abb. 20.20).

Flüssigkeitsbilanzierung

Positive oder negative Bilanz

Bei vielen Patienten muss die Flüssigkeitsein- und -ausfuhr von Tag zu Tag kontrolliert werden. Bei dieser **Flüssigkeitsbilanzierung** werden auf der Einfuhrseite die täglichen Trink- und/oder Infusionsmengen und Wasseranteile von Nahrungsmitteln (Suppen, Breikost) der täglichen Urinmenge sowie Schätzwerten für den Wasserverlust über die Atemluft, die Haut und ggf. über Erbrechen, Durchfälle oder Blutungen. Die Differenz zwischen den beiden Größen ergibt dann entweder eine ausgeglichene (Einfuhr entspricht Ausscheidung) oder aber positive (zu viel Einfuhr) bzw. negative (zu viel Ausscheidung) Flüssigkeitsbilanz.

Eine stark negative oder positive Flüssigkeitsbilanz erfordert Änderungen des Therapieplans (etwa der täglichen Infusionsmenge), da ansonsten lebensgefährliche Störungen des Inneren Milieus drohen.

Überwachung der Körperflüssigkeit

Das Volumen der (intravasalen) Körperflüssigkeit lässt sich näherungsweise anhand des (Blut-)Drucks in den großen Körpervenen abschätzen (**zentraler Venendruck**, *ZVD*).

Dieser Druck wird über einen **zentralen Venenkatheter** *(ZVK)* bestimmt, der 1 – 2 cm vor dem rechten Vorhof in der oberen Hohlvene platziert wird: Aus dem ZVD kann der Arzt Rückschlüsse auf ein Volumendefizit oder eine Volumenüberlastung insbesondere bei der Überwachung einer Infusionstherapie ziehen. Das Ergebnis der ZVD-Messung (☞ Abb. 20.21) wird in Zentimeter Wassersäule (cm H_2O) ausgedrückt. Der Wert eines Gesunden liegt zwischen 3 und 7 cm H_2O.

Wasser- und Elektrolythaushalt kontrollieren

Während beim nicht kreislauf- oder nierenkranken Patienten Korrekturen des Wasserhaushaltes weitgehend nach gesundem Menschenverstand erfolgen können (im Sommer etwa Tee und Mineralwasser zusätzlich anbieten), erfordert dies beim Niereninsuffizienten und bei intensivtherapiepflichtigen Patienten besondere Sorgfalt und klinische Erfahrung. Insbesondere dürfen Wasser- und Elektrolythaushalt (v.a. Natrium und Kalium ☞ 20.8) nur gemeinsam betrachtet und korrigiert werden.

Überwässerung

Wohl jeder hat schon einmal an sich selbst beobachtet, dass der Körper ein „Zuviel" an Flüssigkeit durch vermehrte Harnausscheidung wieder ausgleicht. An dieser Gegenregulation sind Volumenrezeptoren und Osmorezeptoren beteiligt:

- *Volumenrezeptoren* sind eigentlich *Dehnungsrezeptoren*, die in der Wand der großen intrathorakalen Venen und der Herzvorhöfe liegen und so den Füllungszustand des Kreislaufsystems „messen" (☞ auch Abb. 20.21)
- *Osmorezeptoren* im Hypothalamus, aber auch in der Leber, registrieren die Plasmaosmolarität.

Bei Volumenüberlastung sinken die Spiegel von Aldosteron und ADH, während die ANP-Konzentration zunimmt. Folge ist eine vermehrte Wasserausscheidung durch die Niere und damit eine Normalisierung des Flüssigkeitshaushaltes.

Eine *Überwässerung* (**Hyperhydratation**, auch *Volumenüberlastung* genannt) des Körpers entwickelt sich in der Klinik häufig durch übermäßige Infusionsbehandlung. Insbesondere beim älteren und herzinsuffizienten Patienten (☞ 15.6.4) staut sich dann Blut in den Gefäßen vor dem überlasteten Herzen zurück. Wegen des ansteigenden Blutdrucks vor dem rechten Herzen wird Wasser in das umliegende Gewebe „abgepresst", und es entstehen Ödeme (☞ 16.1.6).

Unterwässerung

Eine *Unterwässerung* (**Dehydratation**, im Klinikjargon oft *Volumendefizit* genannt) entsteht durch ein vermindertes Flüssigkeitsangebot, etwa nach starkem Schwitzen, zu geringem Trinken oder einem Defizit an Infusionslösungen. Starkes *Durstgefühl* entsteht bei einem Wasserdefizit von etwa zwei Litern. Bei älteren Menschen ist das Durstgefühl oft nicht mehr so ausgeprägt, weshalb sie aktiv zum Trinken angehalten werden müssen.

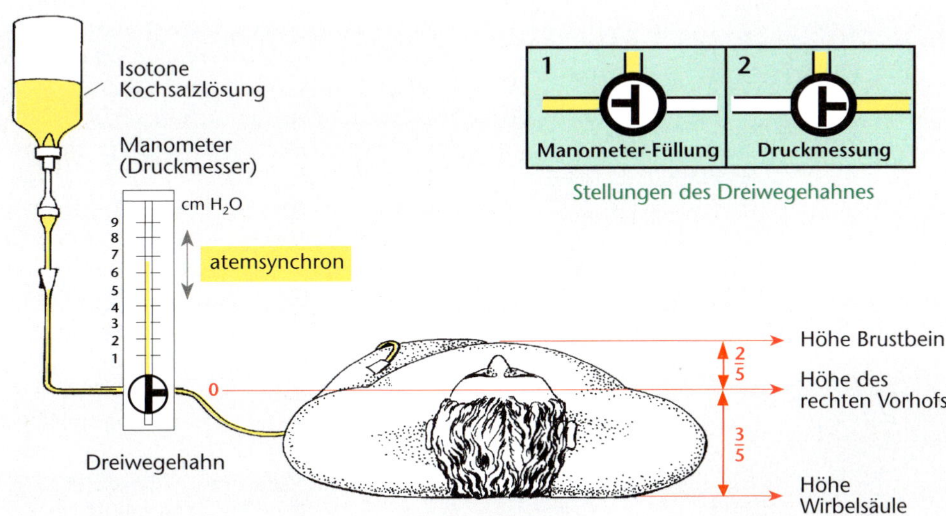

Abb. 20.21: Messung des zentralen Venendrucks (ZVD). Über einen zentralen Venenkatheter (ZVK) kann der Druck im zentralen Venensystem gemessen werden. Ein Manometer, das auf Höhe des rechten Vorhofes seinen Nullpunkt hat, wird zunächst mit Infusionslösung gefüllt. Dann wird der Dreiwegehahn zum Patienten hin geöffnet. Weil eine direkte Verbindung zwischen oberer Hohlvene und Manometer-Wassersäule besteht, gibt sie den Blutdruck an, der im intrathorakalen Hohlvenensystem herrscht. Bewegt sich die Manometer-Wassersäule atemsynchron, so liegt der ZVK richtig. Ist die Wassersäulenbewegung jedoch pulssynchron, liegt der Katheter falsch, nämlich im rechten Vorhof. [A300-190]

Unterarmvenen mit Stauschlauch stauen. Haut ca. 45° zur Oberfläche rasch durchstechen und Vene flach punktieren (Vorsicht – später sterile Teile der Braunüle® nicht berühren) ...

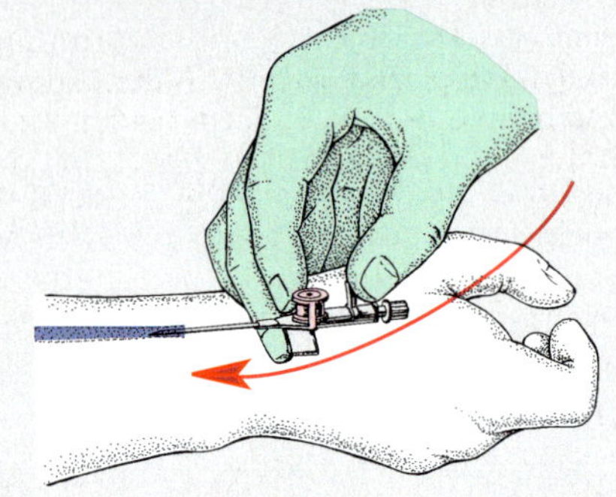

wenn Blut am Kanülenansatz einströmt, Plastikkanüle vorschieben, dann Punktionsnadel zurückziehen. Stauschlauch lösen.

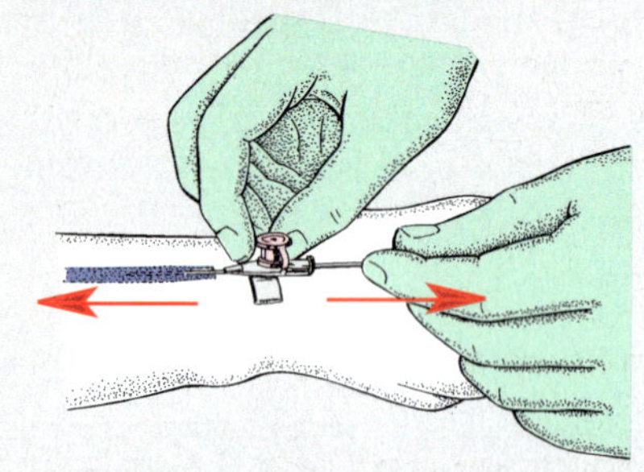

Den vorbereiteten Infusionsständer in 1 bis 1,5 m Höhe über dem Patienten fixieren. Den Schraubverschluss des entlüfteten Infusionsschlauchs auf das Braunülengewinde schrauben. Infusionsschlauch am Unterarm mit Braunülenpflaster befestigen.

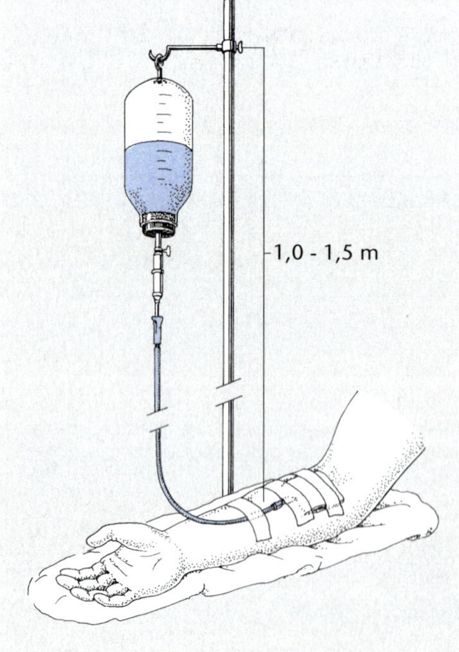

Abb. 20.22: Intravenöse Infusion. Zur Korrektur von Störungen im Wasser- und Elektrolythaushalt oder bei Unfähigkeit zur oralen Nahrungsaufnahme werden dem Patienten Infusionslösungen zugeführt. Dazu wird eine Dauerkanüle (Braunüle®) in eine periphere Vene eingelegt, durch die über ein Schlauchsystem die Infusionslösung ins Blut gelangt. [A300-190]

Ein Wassermangel lässt sich aber auch durch andere Zeichen erkennen:

- Trockene Schleimhäute (rissige Zunge)
- Stehende Hautfalten
- Allgemeine Schwäche
- Kreislaufsymptome (schneller, flacher Puls, niedriger Blutdruck, kollabierte Halsvenen)
- Produktion von wenig, aber dunkelkonzentriertem Urin
- Geistige Eintrübungen
- Eventuell Fieber.

Dies kann schließlich zum akuten Nierenversagen führen (☞ 20.6.1). Für die Therapie einer Unterwässerung ist bedeutsam, in welchem Maße der Wasserverlust von einem Elektrolyt- (Mineralstoff-)Verlust begleitet ist. Da Wasser das Lösungsmittel der Elektrolyte bildet, kann durch eine Änderung des Wasservolumens auch eine Änderung der Elektrolytkonzentrationen bzw. der Elektrolytgesamtmenge erfolgen (☞ 20.8.1).

20.8 Der Elektrolythaushalt

Tabelle 20.24 gibt einen Überblick über die Bedeutung der sieben *Mineralstoffe* **(Elektrolyte)** im Körper, die in höheren Konzentrationen vorliegen.

Spurenelemente (im Körper in sehr geringer Menge vorkommende Stoffe) ☞ *19.7.2.*

20.8.1 Störungen im Natrium- und Wasserhaushalt

Eine **Hypernatriämie** kann die Folge einer Dehydratation (☞ 20.7) sein, zum Beispiel beim Diabetes insipidus (= Mangel an Adiuretin ☞ 13.2.1), bei fehlendem Durstreiz von Kleinkindern, älteren Menschen und Schwerkranken oder auch bei starkem Schwitzen und falscher Medikation bzw. Infusionstherapie. Die Therapie richtet sich nach dem Befund der Wasserbilanz: Meist besteht gleichzeitig ein Wassermangel *(Dehydratation)*, wobei die Patienten Symptome des Volumenmangels zeigen. Der Mediziner spricht von **hypertoner Dehydratation.** Hier gilt es, große Mengen Wasser zu trinken oder z.B. eine 5%ige Glukoseinfusion intravenös zuzuführen.

Eine **hypertone Hyperhydratation**, also eine Überwässerung mit erhöhter Serumnatriumkonzentration, ist selten und meist Folge ungünstiger Infusionszufuhr.

Einer **Hyponatriämie** kann ein echter Natriummangel zugrunde liegen. Er ist häufig Folge einer zu energischen Diuretikagabe: Insbesondere die stark wirksamen Schleifendiuretika wie Furosemid (Lasix®) führen zu einer vermehrten Na^+-Ausscheidung. Auch manche Nierenerkrankungen *(Salzverlustniere)* sowie starkes Erbrechen können zu einem Mangel an Natrium führen. Da das Nebennierenrindenhormon Aldosteron (☞ 13.6.2) zu einer Zunahme der Salz- und Wasserrückresorption in der Niere führt, kommt es bei einem Mangel dieses Hormons *(Hypoaldosteronismus)* umgekehrt zum übermäßigen Natriumverlust. Ist der Natriumgehalt im Serum zu niedrig, wird Renin freigesetzt und der Renin-Angiotensin-Aldosteron-Mechanismus in Gang gesetzt (☞ 20.3.1)

Ein relativer Natriummangel entsteht durch Wasserüberschuss *(Hyperhydratation)*, z.B. infolge Überinfusion natriumarmer Elektrolytlösungen oder beim Trinken großer Mengen von hypotoner Flüssigkeit („Wasservergiftung").

Auch die Therapie der Hyponatriämie muss sich also nach dem Befund des Wasserhaushaltes richten – meist (aber nicht immer!) ist der Patient dehydriert. In diesem Fall einer **hypotonen Dehydratation** erhält der Patient isotone NaCl-Lösung, z.B. über einen zentralen Venenkatheter.

Hypotone Hyperhydratationen sind meist Folge zu geringer Urinproduktion bei Nierenversagen oder mangelnder Ödem- oder Aszitesausscheidung, z.B. bei Leberzirrhose (☞ 18.10.8) oder Herzinsuffizienz (☞ 15.6.4). Therapeutisch wichtig ist hier die Wasserrestriktion (Trinkmengenbeschränkung) auf 0,5 – 1 l täglich, kombiniert mit einer Diuretikagabe.

20.8.2 Störungen im Kaliumhaushalt

Sowohl Kaliumüberschuss als auch Kaliummangel führt zu Änderungen des Membranpotentials an vielen erregbaren Zellen (☞ 10.3.2).

So führt ein *Kaliummangel* **(Hypokaliämie)** am Herzen zu einer Störung der Erregungsbildung und -ausbreitung, die sich in schweren Herzrhythmusstörungen äußern kann. Die verminderte Erregbarkeit der Skelett- und Darmmuskulatur führt zur Skelettmuskelschwäche *(Adynamie)* bzw. zur Darmträgheit bis hin zur Verstopfung *(Obstipation* ☞ Abb. 20.23).

Mögliche Ursachen einer Hypokaliämie sind eine forcierte Diuretikabehandlung oder die Einnahme von Abführmitteln *(Laxantien)*. Die Darmträgheit versuchen die Patienten durch erneute Einnahme von Laxantien zu beheben, wodurch noch mehr Kalium verloren geht: es entsteht ein „Teufelskreis", der eine **Laxantien-Abhängigkeit** verursachen kann. Ferner sind Hypokaliämien Folgen von wiederholtem Erbrechen oder Durchfällen sowie Hormonstörungen (z.B. Hyperaldosteronismus ☞ 13.6.3). Die – im Krankenhaus häufigen – Hypokaliämien werden oral durch Zufuhr kaliumreicher Lebensmittel (Bananen, Aprikosen, Feigen) oder Medikamente (z.B. Kalinor® Brause) ausgeglichen. Bei schwersten Störungen muss eine intravenöse Kaliumgabe eingeleitet werden.

Eine **Hyperkaliämie** *(Kaliumüberschuss)* ist meist Folge einer akuten oder chronischen Niereninsuffizienz. Aber auch bei Azidosen (☞ 20.9.2), postoperativ, nach Gewebetraumen oder bei fortgeschrittener Niereninsuffizienz steigt der Serum-Kaliumspiegel. Die

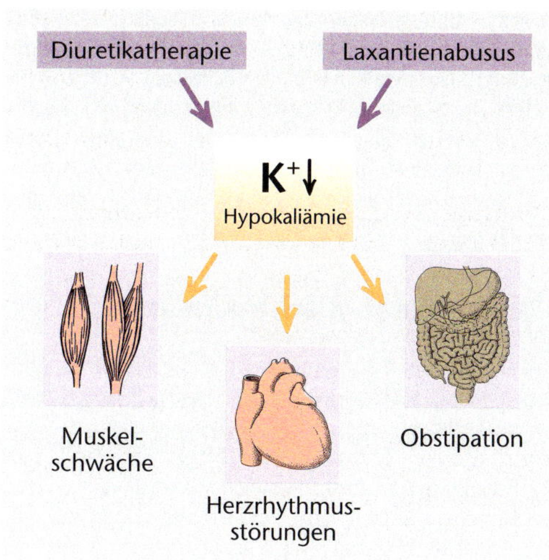

Abb. 20.23: Ursachen und Folgen einer Hypokaliämie. Häufig tritt im Klinikalltag ein Kaliummangel unter Dauertherapie mit Diuretika auf. Gefährlichste Folge der Hypokaliämie sind Herzrhythmusstörungen.

Patienten leiden unter Kribbelgefühlen, Lähmungen sowie Herzrhythmusstörungen, die bis zum Herzstillstand führen können.

Lebensbedrohliche Hyperkaliämien werden intensivmedizinisch mit forcierter Diuretikagabe, eventuell auch durch Dialyse behandelt.

20.8.3 Störungen im Kalziumhaushalt

Hormonelle Regulation des Kalziumhaushaltes ☞ 13.5

Die Kalzium- und Phosphatausscheidung

Die Rückresorption von Kalzium und Phosphat in den proximalen Tubuli der Niere wird hormonell reguliert. Das in den Epithelkörperchen der Nebenschilddrüse gebildete **Parathormon** (☞ 13.5) hemmt die Rückresorption von Phosphat in der Niere und fördert so dessen Ausscheidung – der Serumphosphatspiegel sinkt. Gleichzeitig intensiviert Parathormon die Kalziumrückresorption, wodurch der Serum-Kalziumspiegel angehoben wird. In geringerem Maße hemmt zudem das in den C-Zellen der Schilddrüse gebildete **Kalzitonin** (☞ 13.5) die Kalziumrückresorption in der Niere.

Hypokalzämien (erniedrigter Blutkalziumspiegel) können durch hormonelle Störungen (z.B. Vitamin-D-Hormonmangel, Parathormonmangel) oder hormonaktive Tumoren bedingt sein. Bei den meist medikamentös oder hormonell bedingten chronischen Hypokalzämien besteht die Therapie unter anderem in einer kalziumreichen Diät. Hält ein Kalziummangel länger an, z.B. bei Niereninsuffizienz oder Parathormonmangel, dann wirkt er sich auf den Mineralgehalt der Knochen aus: diese werden durch den beständigen Kalziumentzug brüchig und erscheinen im Röntgenbild zunehmend transparent, es kommt zum Krankheitsbild der Knochenerweichung mit Skelettdeformierungen *(Osteomalazie)*.

Eine weitere mögliche Ursache besteht in psychisch bedingtem übermäßigen Atmen (*Hyperventilation* ☞ 17.10.5). Bei dieser psychosomatischen Funktionsstörung, die vor allem bei Frauen im Alter zwischen 20 und 40 Jahren auftritt, wird in Stresssituationen unbewusst vermehrt geatmet. Dadurch wird zu viel CO_2 abgeatmet, und der Blut-pH-Wert steigt an (Alkalose ☞ 20.9.5). Die Alkalose des Blutes bewirkt, dass freie Kalziumionen verstärkt an Plasmaproteine (v.a. Albumin) gebunden werden. Der dadurch entstehende Mangel an freien Kalziumionen stört die Erregungsübertragung von den motorischen Nerven auf die Skelettmuskulatur, wodurch es zu Muskelkrämpfen *(Tetanie)* kommt, die nach ihrer Entstehung als **Hyperventilationstetanie** bezeichnet wird. Therapeutisch hilft hier die Rückatmung von eigenem CO_2, z.B. in eine Plastiktüte, wodurch die Alkalose beseitigt wird.

Ein erhöhter Blutkalziumspiegel **(Hyperkalzämie)** wird bei einer Überfunktion der Nebenschilddrüsen mit vermehrter Parathormonproduktion (*Hyperparathyreoidismus* ☞ 13.5) und bei Karzinomen gefunden. Die Hyperkalzämie bei Karzinomen entsteht durch osteolytische, d.h. knochenzerstörende und damit kalziumfreisetzende Knochenmetastasen oder über ein vom Tumor gebildetes Protein mit parathormonartiger Wirkung. Klinisch äußert sich die Hyperkalzämie in vermehrter Urinproduktion mit der Gefahr des Volumenmangels, Eintrübung des Patienten, psychischen Störungen sowie Herzrhythmusstörungen. Die Therapie besteht in der Behandlung der Grunderkrankung und/oder einer kalziumarmen Diät.

20.8.4 Störungen im Magnesiumhaushalt

Sinkt die Magnesiumkonzentration im Blut, so steigert sich die neuromuskuläre Erregbarkeit bis hin zu Krämpfen (den typischen nächtlichen Wadenkrämpfen) und Herzrhythmusstörungen. **Hypomagnesiämien** sind zudem häufig mit Hypokalzämien vergesellschaftet. Magnesiummangel tritt v.a. bei Mangelernährung auf. Außerdem kann der Körper z.B. in der Schwangerschaft, in der besonders viel Magnesium (wie auch Kalzium) für das Wachstum des Feten gebraucht wird, in eine Mangelsituation geraten.

Eine **Hypermagnesiämie** – also ein Überschuss an Magnesium – tritt bei fehlender Ausscheidungsleistung auf, also bei akuter und chronischer Niereninsuffizienz.

20.8.5 Störungen im Chloridhaushalt

Eine wichtige Ursache für einen Chloridmangel im Blut stellen **Chloridverluste** bei massivem Erbrechen von Magensäure dar. Bei schweren Verlusten muss deshalb Chlorid (zusammen mit anderen Elektrolyten) durch Infusionen ersetzt werden (☞ Abb. 20.22).

20.8.6 Störungen im Phosphathaushalt

Phosphatmangelzustände **(Hypophosphatämien)** kommen im Rahmen von Nierenerkrankungen (so genannter *Phosphatdiabetes)*, noch häufiger jedoch bei fehlernährten Alkoholikern und als Begleiterscheinung einer Sepsis (Blutvergiftung ☞ 6.8.2) vor.

Hyperphosphatämien treten begleitend bei einer Niereninsuffizienz sowie bei verschiedenen Hormonstörungen auf. In beiden Fällen erfolgt die Therapie abhängig von der Grunderkrankung.

Elektrolyt (Serumnormalwerte)	Bedeutung für den Organismus
Natrium (Na^+) (135–145 mmol/l)	• Häufigstes Kation im Extrazellulärraum • Entscheidendes Kation (☞ 2.4.1) für den osmotischen Druck im Extrazellulärraum
Kalium (K^+) (3,6–4,8 mmol/l)	• Häufigstes Ion in den Zellen (Intrazellulärraum) • Wichtige Rolle bei der Entstehung des Aktionspotentials und der Erregungsübertragung im Nervensystem und am Herzen • Hilft beim Insulintransport in die Zelle (☞ 19.2.1)
Kalzium (Ca^{++}) (2,3–2,6 mmol/l)	• Am Aufbau von Knochen und Zähnen beteiligt • Entscheidende Rolle bei der neuromuskulären Erregungsübertragung und bei der Muskelkontraktion
Magnesium (Mg^{++}) (0,7–1,1 mmol/l)	• Mitbeteiligung bei der Erregungsüberleitung an den Muskeln
Chlorid (Cl^-) (97–108 mmol/l)	• Häufigstes Anion im Extrazellulärraum • Entscheidendes Anion für den osmotischen Druck im Extrazellulärraum
Phosphat (PO_4^{3-}) (0,84–1,45 mmol/l)	• Baustein von ATP (☞ 2.8.5), Zellmembran (☞ 3.2) und Knochenmineral (☞ 7.1.6)

Mittelwerte beim Gesunden

Natrium	140	mmol/l
Kalium	4	mmol/l
Kalzium	2,4	mmol/l
Magnesium	0,9	mmol/l
Chlorid	102	mmol/l
Phosphat	1,2	mmol/l

Tab. 20.24: Serumkonzentrationen und Bedeutung der wichtigsten Elektrolyte.

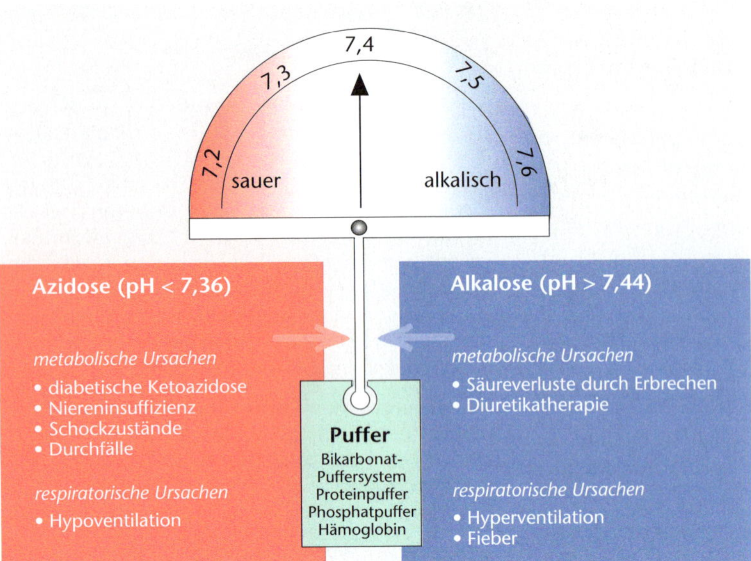

Abb. 20.25: Häufige Ursachen von pH-Wert-Verschiebungen im Körper. Verschiedene Puffersysteme sorgen dafür, dass der pH-Wert in einem engen Rahmen konstant gehalten wird. Durch Überlastung der Systeme kann es zu Azidosen oder Alkalosen kommen. Sie haben entweder metabolische oder respiratorische Ursachen.

Phosphat bzw. Phosphorsäure wird auch als Konservierungsstoff für Lebensmittel eingesetzt. Dies ist insofern bedeutsam, als man verschiedene Gesundheitsprobleme und selbst Verhaltensstörungen von Kindern (z.B. Hyperaktivität) mit einer übermäßigen zivilisationsbedingten Phosphatzufuhr in Verbindung gebracht hat. Endgültig bewiesen ist diese Vermutung bisher jedoch nicht, wenngleich eine phosphatarme Ernährung z.T. zu sichtbaren Besserungen führt.

20.9 Der Säure-Basen-Haushalt

20.9.1 Der Blut-pH und seine Konstanthaltung

Der Blut-pH liegt mit einem Wert von **7,40** beim Gesunden im leicht alkalischen Bereich. Da alle Stoffwechselreaktionen pH-abhängig sind, d.h. nur in einem bestimmten pH-Bereich optimal ablaufen, muss der Organismus den Blut-pH in dem engen Bereich von 7,36 bis 7,44 konstant halten.

pH-Entgleisung

Bei einem Blut-pH-Wert unter 7,36 spricht man von **Azidose,** bei einem pH-Wert über 7,44 von einer **Alkalose.** Für die Erhaltung des Blut-pH im Normbereich sorgen die Puffersysteme des Blutes, die Atmung und die Nieren (☞ Abb. 20.25).

20

Im Stoffwechsel fallen täglich ca. 50 mmol nicht flüchtige Säuren (z.B. Zitronensäure, Phosphorsäure) und damit H^+-Ionen an, die durch die Nieren ausgeschieden werden müssen. Der größte Teil der von der Niere ausgeschiedenen H^+-Ionen wird im Urin an Puffersubstanzen gebunden, insbesondere an $\mathbf{NH_3}$ ($NH_3 + H^+ \rightarrow NH_4^+$) und **Phosphate** (☞ 2.7.2). Dadurch ergibt sich ein pH-Wert des Urins von etwa 6. Überwiegen – etwa bei vegetarischer Ernährung – alkalische (basische) Stoffwechselprodukte im Blut, so kann die Niere auch überschüssige OH^--Ionen mit dem Urin ausscheiden, der pH-Wert steigt entsprechend an.

Im Blut können pH-Schwankungen durch verschiedene Puffersysteme abgefangen werden: den Eiweißpuffern Hämoglobin und Plasmaproteine sowie dem Bikarbonatsystem (☞ 2.7.4). Von den drei Puffersystemen ist das Bikarbonatsystem am wichtigsten, da es sowohl mit der Niere als auch mit der Lunge in Verbindung steht (☞ Abb. 20.25).

Je mehr saure Valenzen im Körper anfallen, z.B. bei der ketoazidotischen Stoffwechsellage des Diabetikers (☞ 19.2.2), desto mehr H^+-Ionen müssen gebunden werden, und umso mehr CO_2 wird abgeatmet: Der Patient atmet tief und schnell *(Kussmaul-Atmung).*

Die Nieren können saure Valenzen beseitigen, indem sie die H^+-Ionen im Tausch gegen Natrium- oder Bikarbonationen ausscheiden. Die Nieren können aber noch mehr: Durch den Abbau von Aminosäuren anfallendes Ammoniak (NH_3) kann die sauren H^+-Ionen binden; dabei entsteht Ammonium (NH_4^+), das in die Tubuli ausgeschieden wird. Schließlich vermögen die Nieren auch noch, H^+-Ionen über die Pufferung durch Phosphationen zu binden.

20.9.2 Metabolische Azidose

Ein Überschuss an H^+-Ionen führt zur **metabolischen Azidose** – metabolisch deshalb, weil die Ursache nicht in der Atmung (siehe unten), sondern im Stoffwechsel *(Metabolismus)* begründet liegt. Eine häufige Form der metabolischen Azidose ist die diabetische Ketoazidose (☞ 19.2.3): Der Diabetiker gewinnt bei Insulinmangel verstärkt Energie durch die Verbrennung von Fettsäuren *(Lipolyse).* Bei der Lipolyse entstehen Ketonkörper, die zu einer Übersäuerung des Blutes führen.

Gegenregulation

Die Säureanhäufung im Blut bei der metabolischen Azidose verstärkt den Atemantrieb. Die verstärkte Abatmung von Kohlendioxid (und damit von H^+-Ionen) ist einer der wichtigsten Mechanismen gegen diese Form der Übersäuerung. In zweiter Linie springt auch die Niere ein und sezerniert verstärkt H^+-Ionen. Wenn durch die genannten Mechanismen der pH-Wert wieder in seinen normalen Bereich gerät, spricht man von (respiratorisch) **kompensierter Azidose.** Gelingt diese nicht, spricht man von **dekompensierter Azidose.** Hierbei ist eine intensivmedizinische Betreuung nötig.

20.9.3 Metabolische Alkalose

Bei Erbrechen oder Magendrainage kann es über den Verlust von Wasserstoff- und Chloridionen der Magensäure zu einer **metabolischen Alkalose** kommen. Der Körper kann durch Einschränken der Atmung zu einem gewissen Grad versuchen, Kohlensäure zurückzuhalten und die Alkalose auf diese Weise respiratorisch auszugleichen, wobei das Atemzeitvolumen allerdings nicht beliebig gesenkt werden kann. In der Intensivmedizin steht die Korrektur der in der Regel massiven Elektrolytstörung im Vordergrund, z.B. durch Infusionen (☞ Abb. 20.22).

20.9.4 Respiratorische Azidose

Eine **respiratorische Azidose** tritt immer dann auf, wenn die Abatmung von Kohlendioxid vermindert ist und sich damit CO_2 bzw. Bikarbonat und H^+-Ionen im Körper ansammeln; so bei Lungenfunktionsstörungen (☞ 17.11) oder bei medikamentös verursachtem vermindertem Atemantrieb *(Atemdepression),* etwa durch Opioide (☞ 12.3.3), oder Barbiturate, seltener Benzodiazepine (☞ 25.9.2). In ausgeprägten Fällen ist der Patient zyanotisch (erkennbar v.a. an blauen Lippen ☞ 17.9.4), benommen und hat Atemnot. Durch die Anreicherung von Kohlensäure kommt es zur Azidose; kompensatorisch reagieren die Nieren mit vermehrter H^+-Ionen-Ausscheidung. Therapeutisch muss die Atmung gestützt werden; wenn der pH unter 7,2 sinkt, muss der Patient intensivmedizinisch betreut und beatmet werden.

20.9.5 Respiratorische Alkalose

Bei jeder Überreizung des Atemzentrums wird zu viel ein- und ausgeatmet und damit zu viel CO_2 abgeatmet. Am häufigsten ist die entstehende **respiratorische Alkalose** psychosomatisch, z.B. durch Prüfungsstress verursacht (die im Rahmen der Hypokalzämie schon erwähnte psychogene Hyperventilation). Aber auch Fieber, Schädel-Hirntraumen, Meningitiden und Enzephalitiden (☞ 11.15.3), Sepsis und Leberzirrhose können eine Hyperventilation auslösen.

In chronischen Fällen versuchen die Nieren eine Gegenregulation, indem sie die Ausscheidung von H^+-Ionen im Nierentubulussystem vermindern und die Bikarbonatausscheidung verstärken.

Respiratorische und metabolische Kompensation

Zusammengefasst kann man sagen, dass der Körper eine primär metabolische Störung über die Lunge (respiratorische Kompensation) und eine primär respiratorische Störung über die Niere (metabolische Kompensation) zu beseitigen sucht.

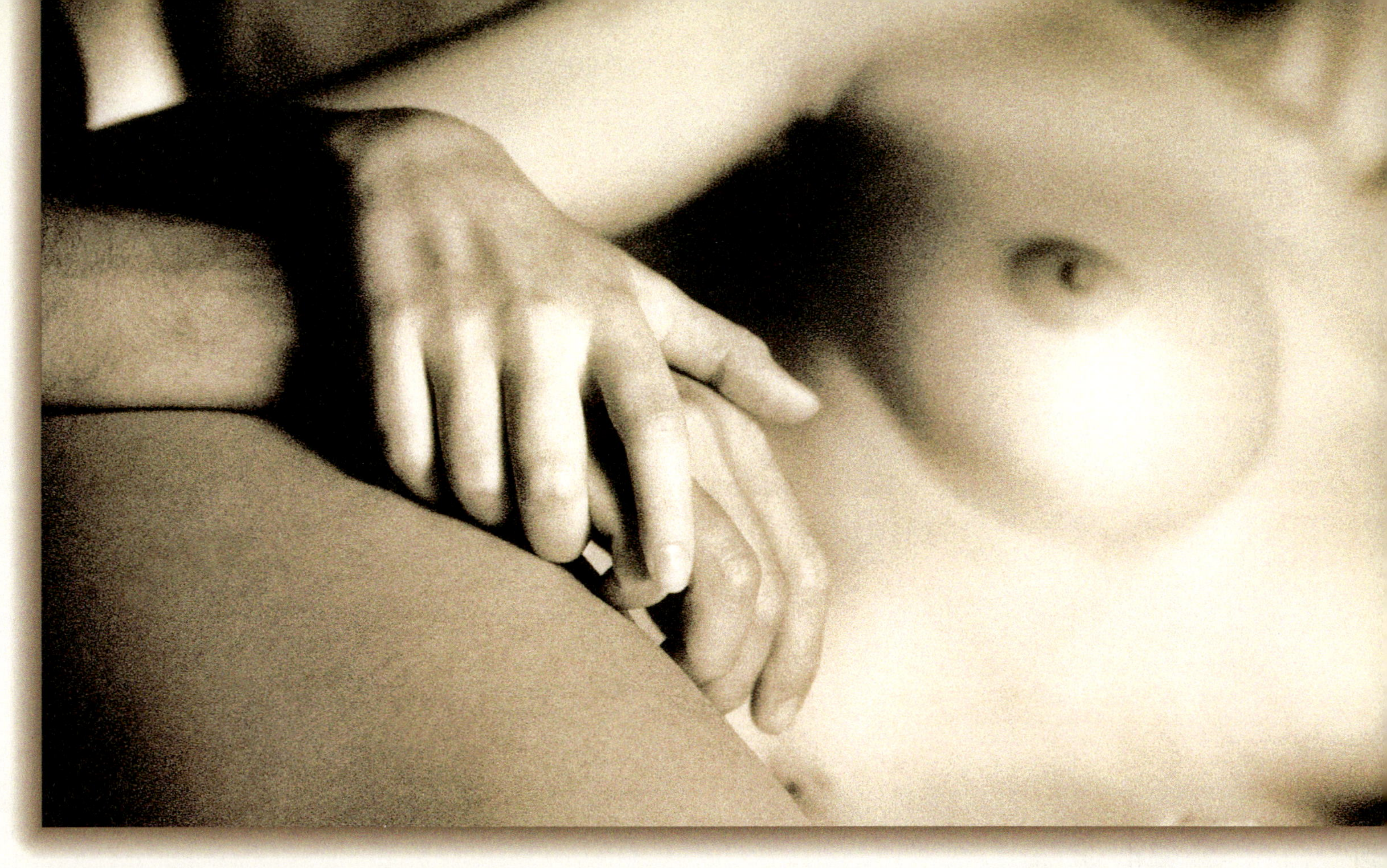

21 Geschlechtsorgane und Sexualität

Aufgaben der Geschlechtsorgane

Man unterscheidet innere und äußere Geschlechtsorgane (☞ 21.1.1 bzw. 21.2.1).

Die inneren Geschlechtsorgane:

- Produzieren die *Keimzellen* (*Gameten, Geschlechtszellen*, d.h. Eizellen und Samenzellen)
- Produzieren *Sexualhormone*, die die Differenzierung, Reifung und Funktion der Keimzellen ermöglichen, aber auch an der Ausbildung der (körperlichen) Geschlechtsmerkmale beteiligt sind
- Bilden *Sekrete*, die der Gleitfähigkeit der Geschlechtsorgane dienen und das optimale Milieu für den Transport und die Vereinigung der Keimzellen schaffen
- Sind bei der Frau Schwangerschafts- und Gebärorgane.

Die *äußeren Geschlechtsorgane* dienen der geschlechtlichen Vereinigung (*Kohabitation* oder *Koitus*).

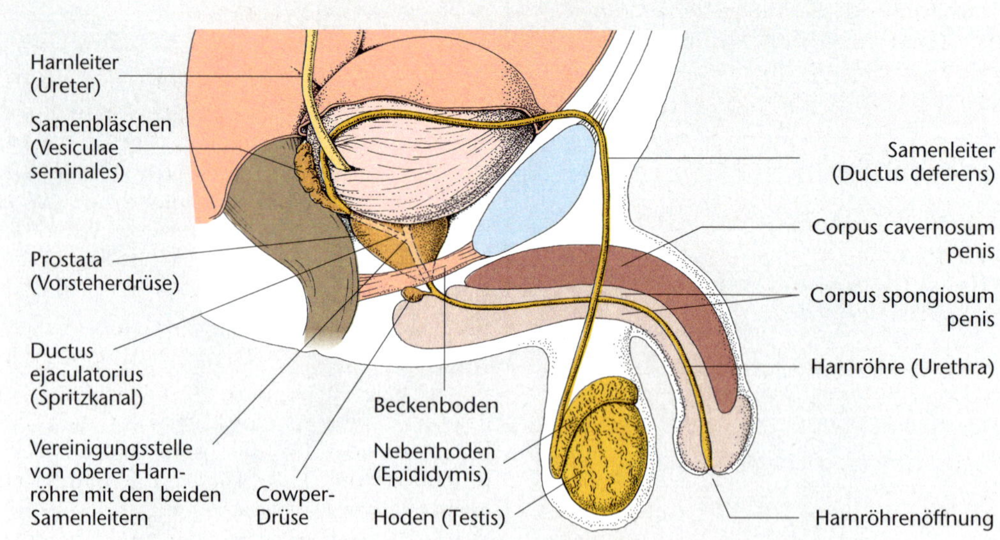

Abb. 21.2: Verlauf der ableitenden Samenwege in der Übersicht. Der in den Hoden gebildete Samen wird im Nebenhoden mit Sekret angereichert und gespeichert. Bei der Ejakulation gelangt er über die paarig angelegten Samenleiter nach Eintritt in die Prostata in die Harnsamenröhre.

Das weibliche oder männliche Erscheinungsbild, der *sexuelle Phänotypus* (☞ 3.6), wird von verschiedenen Faktoren bestimmt.

Bereits zum Zeitpunkt der Befruchtung wird durch die Gonosomen (Geschlechtschromosomen ☞ 3.8.2) das **chromosomale Geschlecht**, der *Genotypus* (XX oder XY) festgelegt. Dieses bestimmt, ob die im frühen Embryonalleben zunächst undifferenzierte, zweigeschlechtliche Keimanlage sich in die weibliche oder männliche Richtung differenziert. Unter dem Einfluss der vorgeburtlich in den dann weiblich oder männlich determinierten Keimdrüsen (**Gonaden**, also *Eierstöcken* und *Hoden*) gebildeten Hormone bilden sich die **primären Geschlechtsmerkmale** aus. Hierzu zählt man die unmittelbar zur Fortpflanzung notwendigen **Geschlechtsorgane** (also Penis, Hoden, Nebenhoden, Samenwege; Eierstöcke, Eileiter, Gebärmutter und Scheide). Sie sind bei der Geburt bereits vorhanden. Nach einer Phase der hormonellen Ruhe in der Kindheit führt eine steigende Hormonproduktion zu Beginn der Pubertät zur Entwicklung der **sekundären Geschlechtsmerkmale**, etwa der Scham- und Achselbehaarung, des Bartwuchses beim Mann und der Brüste bei der Frau. Zu den **tertiären Geschlechtsmerkmalen** zählen z.B. männlicher bzw. weiblicher Körperbau, Körpergröße oder Beckenform sowie im weiteren Sinne die angeborenen, anerzogenen oder umweltbedingten geschlechtsspezifischen Verhaltensweisen.

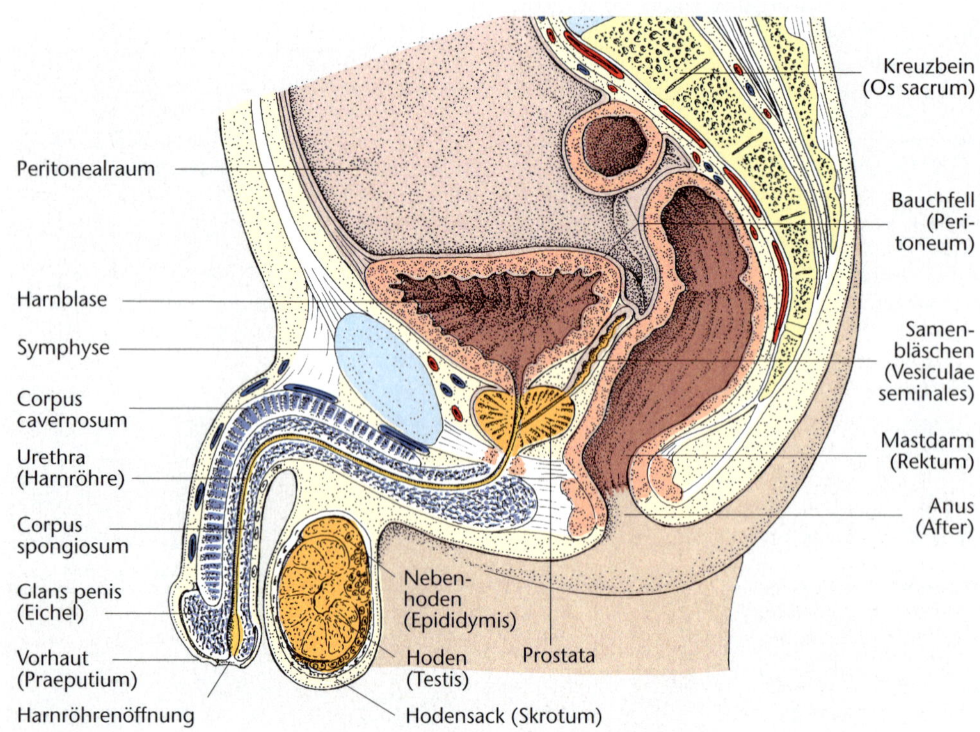

Abb. 21.1: Männliche Harn- und Geschlechtsorgane im Sagittalschnitt.

21.1 Die Geschlechtsorgane des Mannes

21.1.1 Innere und äußere Geschlechtsorgane

Zu den **inneren Geschlechtsorganen** *(inneres Genitale)* **des Mannes** rechnet man:

- **Hoden** *(Testis)*
- **Nebenhoden** *(Epididymis)*
- **Samenleiter** *(Ductus deferens)*, der in den **Samenstrang** *(Funiculus spermaticus)* eingebettet ist
- **Geschlechtsdrüsen**, das sind **Prostata** *(Vorsteherdrüse)*, **Samenbläschen** *(Vesiculae seminales)* und **Cowper-Drüsen** *(Glandulae bulbourethrales)*.

Zu den **äußeren Geschlechtsorganen** *(äußeres Genitale)* zählen:

- Das *männliche Glied* (**Penis**), in dem Harn- und Samenwege gemeinsam verlaufen
- Der **Hodensack** *(Skrotum)*.

21.1.2 Hoden und Hodensack

Die **Hoden** *(Testes, Singular Testis)* sind paarig angelegt und im **Hodensack** *(Skrotum)* elas-

21

tisch aufgehängt. Sie sind eiförmig und messen ca. 5 cm im Längsdurchmesser. Während die Hoden eine pralle Konsistenz haben, ist der Hodensack von lockerem Bindegewebe durchzogen. Am oberen dorsalen Rand liegt dem Hoden der Nebenhoden auf (☞ Abb. 21.2).

Postoperative Pflege
Nach Operationen im Urogenitalbereich oder Beckenverletzungen müssen die schmerzempfindlichen Hoden auf einem kleinen Kissen oder einem sog. *Hodenbänkchen* gelagert werden, um Einklemmungen zwischen den Oberschenkeln, Schwellung und Schmerzen durch Ödeme sowie Einblutungen in den Hodensack zu vermindern.

Descensus testis

Beim Embryo entwickelt sich der Hoden zunächst an der hinteren Leibeswand auf Höhe der letzten Lendenwirbel. Vom Beginn des 3. Schwangerschaftsmonats an kommt es zu einer Verlagerung des Hodens nach unten, dem **Descensus testis** (☞ Abb. 21.4). Zeitgleich stülpt sich das Peritoneum (☞ 18.1.5) beidseits durch die vordere Bauchwand und den *Leistenkanal* (☞ Abb. 8.42) in Richtung des späteren Hodensackes vor und bildet so den **Processus vaginalis testis.** Bis etwa zum 7. Schwangerschaftsmonat bleibt der Hoden in der Leiste liegen, dann wandert er in den Hodensack. Dabei nimmt der Hoden die ihn versorgenden Gefäße und Nerven mit. Diese bilden den **Samenstrang** *(Funiculus spermaticus).* Nach dem Descensus verödet die Lichtung des Processus vaginalis testis im Bereich des Samenstranges. Zurück bleibt die aus zwei Blättern bestehende *Tunica vaginalis testis* (**seröse Hodenhülle**), die den Hoden bedeckt und die **seröse Hodenhöhle** bildet.

Reifezeichen des Neugeborenen
Zum Zeitpunkt der Geburt am Termin befinden sich die Hoden in der Regel im Hodensack.

Dieser komplizierte Vorgang hat einen wichtigen Grund: Im Skrotum sind die Hoden der Körperwärme des Bauchraumes entzogen. Bei Körperkerntemperatur könnte keine Samenreifung stattfinden.

Hodenretention

Bleibt der physiologische Hodendescensus aus, spricht man von einer **Hodenretention** *(Kryptorchismus).* Dann drohen irreversible Schädigungen des Hodens mit Verminderung der Fruchtbarkeit, und das Risiko eines bösartigen Hodentumors ist erhöht. Eine Hodenretention muss bis zum Ende des zweiten Lebensjahres durch Hormontherapie oder Operation behandelt werden.

Kindliche Leistenhernien
Große Bedeutung haben die oben dargestellten Vorgänge auch für die **kindlichen Leistenhernien** (☞ auch 8.3.9): Bleibt die Verödung des Processus vaginalis testis aus, so besteht eine offene Verbindung zur Bauchhöhle und damit ein vorgebahnter Weg, durch den Eingeweide austreten können.

Der Aufbau der Hoden

Von der derben Bindegewebskapsel, die den Hoden umgibt *(Tunica albuginea)*, ziehen kleine Scheidewände (Bindegewebssepten) auf das Innere des Hodens zu. Hierdurch wird der Hoden in ungefähr 200 kleine Läppchen unterteilt (☞ Abb. 21.3). Diese **Hodenläppchen** enthalten vielfach gewundene **Hodenkanälchen** (*Samenkanälchen, Tubuli seminiferi* ☞ Abb. 21.3 und 21.5 rechts), die im hinteren Teil des Hodens in ein verzweigtes System von Ausführungsgängen münden, das **Hodennetz** (*Rete testis* ☞ 21.1.6). Die Hodenkanälchen bestehen aus einer bindegewebigen Hülle und dem **Keimepithel.** Das Keimepithel setzt sich aus den Keimzellen bzw. deren Vorstufen und den **Sertoli-Stützzellen** zusammen. Aus den Keimzellvorstufen entstehen die männlichen Keimzellen, die **Spermien** (*Samenzellen*, Details ☞ 21.1.4).

Die Sertoli-Stützzellen sind für die Spermienbildung von großer Bedeutung. Sie tragen zur Ernährung der sich entwickelnden Spermien bei, phagozytieren untaugliche Spermien und deren Vorstufen und bilden die wichtige **Blut-Hoden-Schranke:** Die Sertoli-Zellen verhindern einen direkten Kontakt der reifenden Spermien mit dem Blut und damit eine Zerstörung der Spermien durch das Immunsystem.

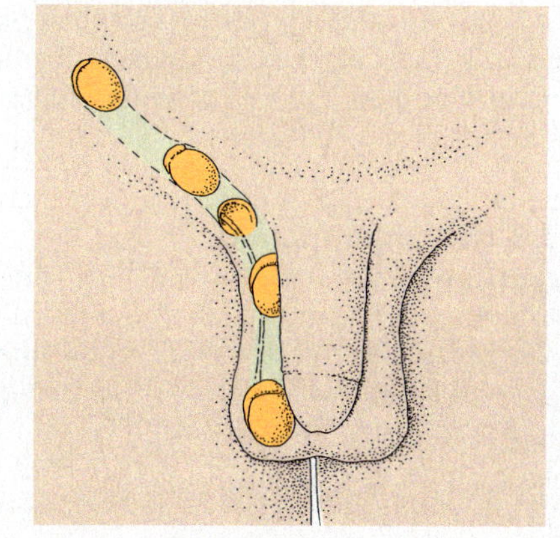

Abb. 21.4: Abdominale Lage des Hodens während der Embryonalzeit und seine Wanderung durch den Leistenkanal in den Hodensack.

Außerdem schaffen die Sertoli-Stützzellen das notwendige hormonelle Milieu für die Spermienbildung. Beispielsweise bilden sie im Rahmen der Spermienbildung das **androgenbindende Globulin** (*ABG* ☞ auch 13.1.5), das als Trägerprotein für Testosteron dient und dieses zu den (testosteronempfindlichen) Keimzellvorstufen und den ableitenden Samenwegen transportiert, wo es dann seine Wirkung entfaltet. Das von den Sertoli-Zellen produzierte Peptidhormon **Inhibin**, das bei hohen Testosteronkonzentrationen ausgeschüttet wird, hemmt in der Hypophyse die FSH-Sekretion und lässt so die Testosteronkonzentration wieder absinken.

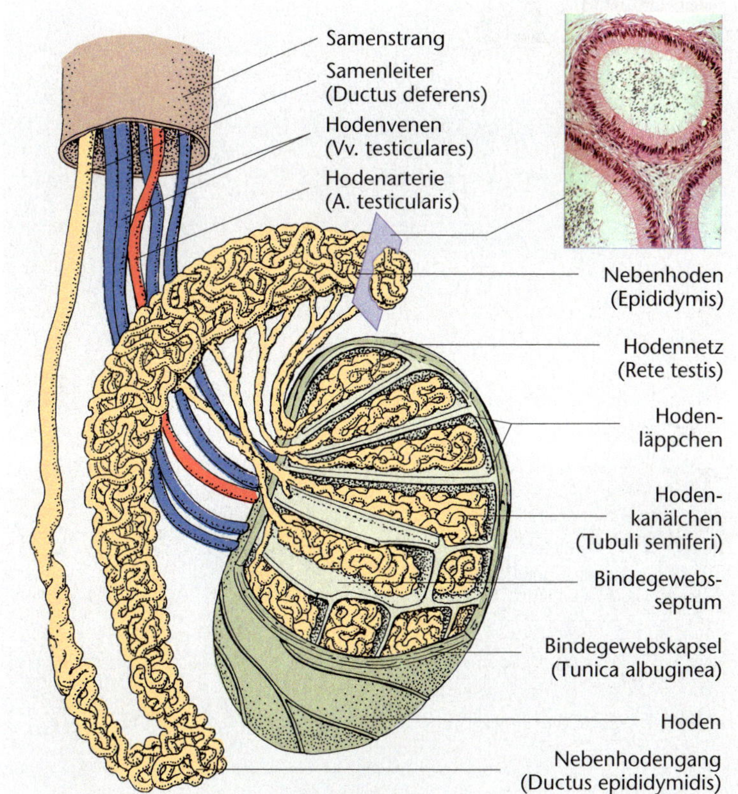

Abb. 21.3: Hoden, Nebenhoden und Anfangsteil des Samenleiters. Oben links ist das distale Ende des Samenstranges nach seinem Austritt aus dem Leistenkanal mit allen Gefäßen dargestellt. Der Ausschnitt oben rechts zeigt die Histologie der Nebenhodenkanälchen. Im Hohlraum der quer angeschnittenen Kanälchen sind die gespeicherten Spermien zu erkennen. [Foto: X141]

21

Zwischen Hodenkanälchen und den dazugehörenden Blutgefäßen liegen Gruppen von Zellen, die man als **Leydig-Zwischenzellen** bezeichnet und die das männliche Sexualhormon Testosteron produzieren.

21.1.3 Die männlichen Sexualhormone

Mit dem Anbruch der Pubertät führt die pulsatile Sekretion des Releasing-Hormons Gn-RH (☞ 13.2.1) zur Ausschüttung von FSH und LH im Hypophysenvorderlappen. Diese Sekretion hält beim Mann das ganze Leben über an.

- **FSH** regt beim Mann über die Sertoli-Stützzellen die Spermienreifung an
- **LH** regt die Leydig-Zwischenzellen zur Bildung und Ausschüttung von Testosteron an.

Testosteron ist das typische Sexualhormon des Mannes und gehört zusammen mit seinen in unterschiedlichen Körpergeweben produzierten Varianten zur Gruppe der **Androgene** (☞ 13.6.4). Eine wichtige Variante ist das **Dihydrotestosteron** *(DHT)*, das oft als die eigentliche Wirkform des Testosterons angesehen wird, da es häufig stärker wirkt als das Testosteron selbst. Chemisch gehören die Androgene wie die weiblichen Sexualhormonen zu den Steroidhormonen (☞ 13.1.3).

Effekte der Androgene auf Geschlechtsorgane und Gesamtorganismus

Androgene besitzen im männlichen Organismus folgende Wirkungen:

- Geschlechtsdifferenzierung und -entwicklung
- Wachstum von Hoden und Penis in der Pubertät
- Ausbildung der sekundären Geschlechtsmerkmale (Stimmbruch, Bartwuchs, stärkere Körperbehaarung ☞ Abb. 21.29)
- Auslösung und Stimulierung des Geschlechtstriebs *(Libido)*
- Spermienbildung (im Verbund mit FSH, LH und den Sertoli-Zellen)
- Begünstigung des Eiweißaufbaus und damit des Muskel- und Knochenwachstums (anabole Wirkung)
- Förderung des Blutbildung (dadurch höherer Hämoglobinwert als bei Frauen; ☞ 14.2.2)
- Tatkräftigkeit, Agressivität
- Bei erblicher Belastung: Glatzenbildung (☞ 9.4.1).

21.1.4 Die Spermatogenese

Die Entwicklung reifer, befruchtungsfähiger Spermien aus unreifen Vorstufen wird **Spermatogenese** *(Spermienbildung, Samenzellbildung)* genannt. Sie dauert ca. 80 Tage und läuft in mehreren Schritten ab, wobei die Anfangsschritte peripher an der Hodenkanälchenwand ablaufen, die Endschritte zentral nahe dem Kanälchenlumen (☞ Abb. 21.5).

Phasen der Spermatogenese

Die Spermatogenese gliedert sich in mehrere Phasen:

- Die **Spermatogonien**, die aus den Urkeimzellen hervorgegangen sind, teilen sich ab der Pubertät durch „normale" Mitosen (☞ 3.8.1) zu mehreren Millionen **Spermatozyten I. Ordnung** *(primäre Spermatozyten)*. Durch Replikation ihrer DNA enthalten diese 46 Chromosomen (sind also *diploid*) mit insgesamt *vier* Chromatiden (Gesamt-DNA = 4n)
- Die Spermatozyten I. Ordnung treten in die *1. Reifeteilung* (☞ 3.8.2) ein, aus der die **Spermatozyten II. Ordnung** *(sekundäre Spermatozyten)* mit jeweils 23 noch aus zwei Chromatiden bestehenden Chromosomen hervorgehen (also *haploide* Zellen mit einer Gesamt-DNA von 2n)
- Bei der anschließenden *2. Reifeteilung* werden die beiden Chromatiden aufgeteilt, so dass die entstandenen **Spermatiden** ebenfalls 23 Chromosomen, jedoch nur noch in „einfacher Ausfertigung", enthalten (Gesamt-DNA = 1n). Durch die Reifeteilungen wird sichergestellt, dass nach der Vereinigung der Samenzelle mit der Eizelle wieder der „normale" diploide Chromosomensatz vorliegt
- Während der nun folgenden *Differenzierungsphase* **(Spermiogenese)** kommt es zum Gestaltwandel und zur Reifung der Spermatiden zu den befruchtungsfähigen beweglichen **Spermien** *(Samenzellen, Spermatozoen)*.

Das 60 µm lange Spermium hat folgende charakteristische Abschnitte (☞ Abb. 21.6 und 21.7):

- *Kopf.* Dieser enthält den Chromosomensatz sowie als äußere Kappe das **Akrosom.** Dies ist ein Abkömmling der Lysosomen (☞ 3.3.5) und spielt eine bedeutende Rolle beim Eindringen des Spermiums in die Eizelle
- *Hals.* Er verbindet Kopf- und Mittelstück
- *Mittelstück.* Es enthält zahlreiche Mitochondrien in spiraliger Anordnung zur Energieversorgung für die Bewegung
- *Hauptstück*
- *Endstück.*

Hals, Mittel-, Haupt- und Endstück bilden den *Schwanz* des Spermiums.

Die (fast fertigen) Spermien wandern über das Rete testis in den Nebenhoden.

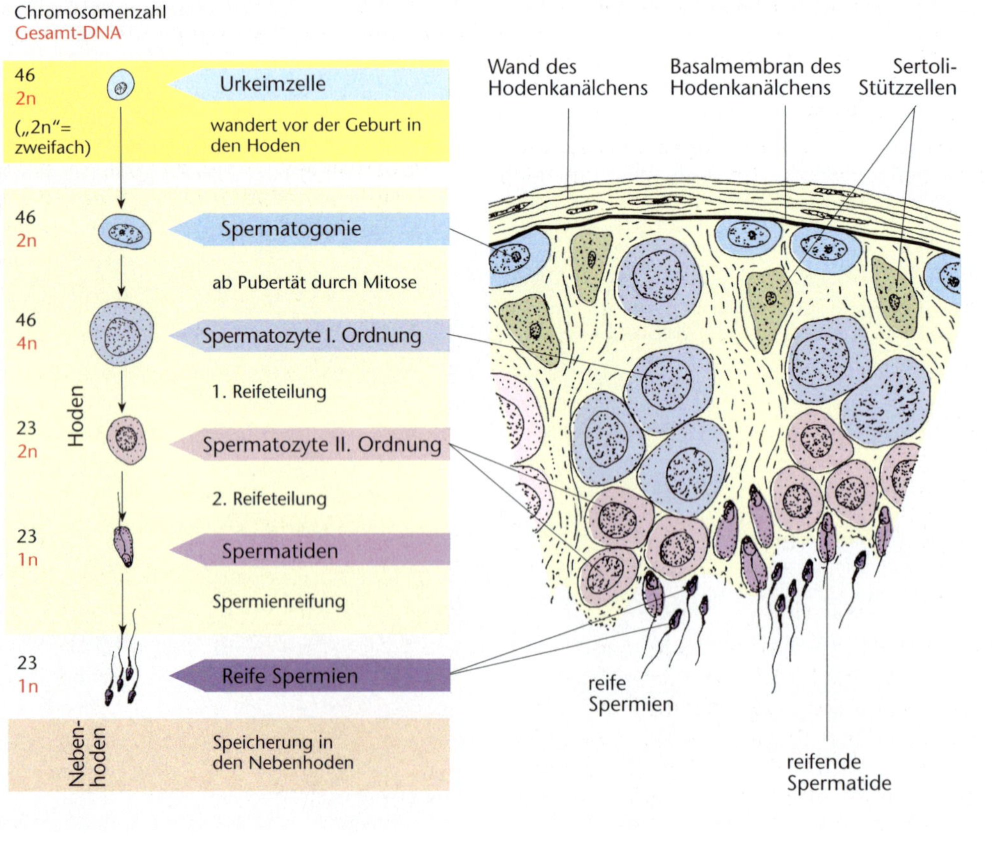

21.1.5 Das Sperma

Die *Samenflüssigkeit* (**Sperma**, *Ejakulat*) des geschlechtsreifen Mannes setzt sich aus Spermien sowie den Sekreten aus Nebenhoden, Samenblasen, Prostata und Cowper-Drüsen zusammen. Das Sperma ist schwach alkalisch (pH ca. 7,3) und neutralisiert damit beim Geschlechtsverkehr den sauren pH der Scheide für wenige Minuten zum Schutz der Spermi-

Abb. 21.5: Links Schema der Keimzellbildung beim Mann (Spermatogenese), rechts Darstellung der räumlichen Verhältnisse im Hodenkanälchen (Details ☞ Text).

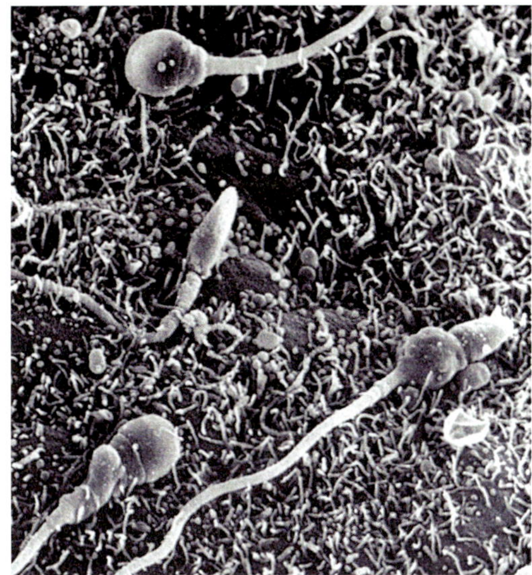

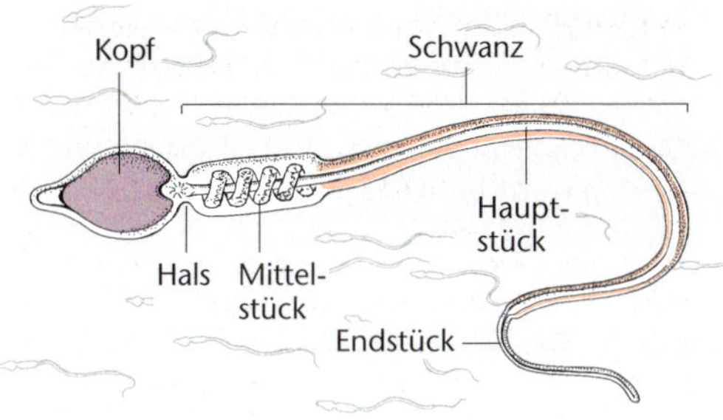

Abb. 21.6 (oben): Spermien. Rasterelektronenmikroskopisches Bild aus dem Hoden. [C160]
Abb. 21.7 (unten): Schemazeichnung eines Spermiums.

en. Ferner enthält die Samenflüssigkeit Enzyme, welche die noch im Nebenhoden nahezu unbeweglichen Spermien aktivieren und beweglich machen, sowie reichlich Fruktose als Energiequelle für die Spermienbewegung.

Sperma wird durch vom vegetativen Nervensystem ausgelöste *Samenergüsse* (**Ejakulationen**) abgegeben (Details ☞ 21.3.6). Das Ejakulat enthält in 2–6 ml Flüssigkeit ca. 70 bis über 600 Millionen Spermien. Zur Ejakulation kommt es während des Geschlechtsverkehrs, durch (sexuelle) Träume oder während der Selbstbefriedigung *(Masturbation)*.

21.1.6 Die ableitenden Samenwege

Die ableitenden Samenwege bestehen aus Nebenhoden und Samenleitern, die zusammen ein langes Gangsystem bilden (☞ Abb. 21.2 und Abb. 21.3). Sie dienen sowohl als Samenspeicher als auch als Ausführungsgänge für den Samen.

Der Nebenhoden

Der **Nebenhoden** *(Epididymis)* ist ein Gangsystem, das der abschließenden Reifung und Speicherung der Spermien dient. Er liegt der Rückseite des Hodens an und nimmt aus dem **Hodennetz** (*Rete testis* ☞ Abb. 21.3) etwa ein Dutzend stark gewundener Ausführungsgänge auf, die den Kopf des Nebenhodens bilden und sich dann zum **Nebenhodengang** *(Ductus epididymidis)* vereinigen.

Der Nebenhodengang ist ein ca. fünf Meter langer, stark gewundener Gang, der den Hauptteil des Nebenhodens bildet. Er ist einem aufgewickelten, aber voll gefüllten, langen Gartenschlauch vergleichbar. In ihm reifen die Spermien vollständig aus, werden selektiert, gespeichert und mit einem Sekret angereichert, das ihre vorzeitige Bewegung hemmt.

Der Samenleiter

Der Nebenhodengang geht ohne scharfe Grenze in den **Samenleiter** *(Ductus deferens)* über. Dieser ist etwa 50 cm lang und zieht gemeinsam mit Gefäßen und Nerven im Samenstrang durch den Leistenkanal in den Bauchraum. An der Wand des kleinen Beckens entlangziehend erreicht er in einem Bogen die untere seitliche Wand der Harnblase und setzt sich – etwas verengt – in den **Ductus ejaculatorius** *(Spritzkanal)* fort. Dieser durchläuft die *Prostata* (☞ 21.1.7) und mündet schließlich in die **Harnröhre** *(Urethra)*. Da nun Harn- und Samenweg gemeinsam verlaufen, spricht man auch von der *Harnsamenröhre* des Mannes.

Die Wand des Samenleiters enthält eine starke Schicht aus glatter Muskulatur, die während der Ejakulation den Samen durch Kontraktionen in die Harnröhre schleudert.

21.1.7 Die Geschlechtsdrüsen

Neben den **Samenbläschen** *(Vesiculae seminales)* am Harnblasengrund, die ein alkalisches, fruktosereiches Sekret in die Ductus ejaculatorii abgeben, sowie den **Cowper-Drüsen** *(Glandulae bulbourethrales)* im Beckenbodenbereich gehört die *Prostata* zu den Geschlechtsdrüsen des Mannes.

Die etwa kastaniengroße **Prostata** *(Vorsteherdrüse)* liegt zwischen der Unterfläche der Harnblase und der Beckenbodenmuskulatur und umschließt die Harnsamenröhre. Sie besteht aus etwa 40 einzelnen Drüsen, die ein trübes, dünnflüssiges Sekret produzieren, das für den charakteristischen Spermageruch verantwortlich ist und zahlreiche Enzyme enthält. Dieses Sekret stellt die Hauptmenge der Samenflüssigkeit dar.

Das Prostataadenom

Bei ca. 60 % der Männer kommt es – wahrscheinlich durch ein Ungleichgewicht zwischen weiblichen und männlichen Hormonen im Alter bedingt – ab etwa dem 55. Lebensjahr zu einer gutartigen, knotigen Vergrößerung insbesondere der harnröhrennahen Drüsen der Prostata. Dieses **Prostataadenom** *(Prostatahyperplasie)* führt zu Beschwerden wie einem deutlich abgeschwächten Harnstrahl und häufigem Wasserlassen am Tag und in der Nacht. Wegen der eingeengten Harnröhre ist beim Wasserlassen ein hoher Druck erforderlich, so dass die Kontraktionskraft der Blasenwand auf Dauer meist nicht ausreicht, um die Harnblase vollständig zu entleeren. Es resultiert eine Restharnansammlung, die das Wachstum von Bakterien erleichtert. Harnwegsinfekte sind häufig die Folge (☞ 20.5.6). Ohne Therapie kann das Adenom den Harnblasenausgang komplett verschließen.

In frühen Stadien können die Beschwerden meist durch recht wirksame Pflanzenextrakte (Phytotherapeutika) gebessert werden. In fortgeschrittenen Stadien besteht die Therapie in der operativen Ausschälung der Prostata *(Transurethrale Resektion, TURP)* oder Ablation mit dem Laser.

Vorbeugung

Auch die Ernährung hat einen Einfluss auf das Prostataadenom; insbesondere scheinen sich die asiatische Kost und die Mittelmeerkost mit ihren hohen Anteilen an ungesättigten Fettsäuren, Ballaststoffen, Fisch und Obst günstig auszuwirken. In Japan und China z.B. liegt die Häufigkeit des Adenoms beim älteren Mann nur bei 10 %. Viel Bewegung, Verzicht auf Rauchen und Alkohol und Vermeiden von Übergewicht sind weitere Eckpfeiler der Vorbeugung.

Das Prostatakarzinom

Eine kontinuierliche Häufigkeitszunahme ist seit Jahren beim **Prostatakarzinom** zu beobachten: Schätzungsweise 50 % aller über Siebzigjährigen haben einen Prostatakrebs.

Da das Prostatakarzinom zu 80 % in den hinteren Drüsenanteilen fern der Harnblase entsteht, bereitet es lange Zeit keine Beschwer-

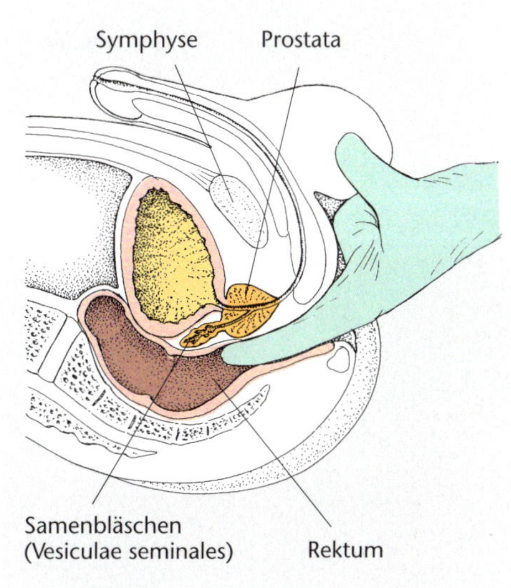

Abb. 21.8: Rektale Untersuchung zur Abschätzung von Größe, Form und Konsistenz der Prostata.

21

den. Erst spät klagt der Patient über Symptome ähnlich denen des Prostataadenoms. Meist kann das Prostatakarzinom bei der rektalen Untersuchung als unregelmäßiger, fast steinharter Knoten getastet werden. Am frühesten kann ein Prostatakarzinom jedoch durch die Bestimmung des *prostataspezifischen Antigens, PSA*, im Blut entdeckt werden.

Die Behandlung besteht in der Regel in einer Entfernung der gesamten Prostata einschließlich der Umgebungsstrukturen und der regionären Lymphknoten. Da ein Großteil der Prostatakarzinome hormonabhängig ist (männliche Geschlechtshormone fördern das Wachstum), erfolgt oft zusätzlich (oder z.B. bei Inoperabilität des Patienten alternativ) eine Hormonbehandlung, etwa mit dem *Antiandrogen* Androcur®.

21.1.8 Äußere männliche Geschlechtsorgane und Harnsamenröhre

Am sichtbaren Anteil des *männlichen Gliedes* **(Penis)** unterscheidet man **Penisschaft** und **Eichel** *(Glans penis)*. Der Penis ist von einer dehnbaren Haut überzogen, die in Form einer Duplikatur (**Vorhaut** oder *Praeputium*) die Eichel bedeckt. Der Penisschaft enthält zwei Arten von Schwellkörpern, die jeweils von einer derben Bindegewebskapsel *(Tunica albuginea)* umschlossen sind:

- Den paarigen **Penisschwellkörper** *(Corpus cavernosum penis)*. Er ermöglicht die **Erektion** (Penisaufrichtung), indem sich schwammartige Hohlräume, *Kavernen* genannt, durch parasympathisch gesteuerte Dilatation der Arteriolen prall mit Blut füllen und gleichzeitig der venöse Rückstrom gedrosselt wird (☞ Abb. 21.9). Eine wichtige Rolle spielt hier NO (Stickoxid), das zur Aktivierung des zyklischen Guanosinmonophosphats (cGMP) führt. cGMP entspannt die glatte Muskulatur der Gefäße und steigert die Blutzufuhr (☞ später 21.3.7, Viagra®)
- Den an der Unterseite befestigten **Harnröhrenschwellkörper** *(Corpus spongiosum penis)*, der mit der Eichel endet. Im Harnröhrenschwellkörper verläuft die ca. 20 cm lange **Harnsamenröhre** *(Harnröhre, Urethra)*. Da die Bindegewebskapsel des Harnröhrenschwellkörpers wesentlich zarter ist als die des Penisschwellkörpers, versteift der Harnröhrenschwellkörper bei der Erektion nicht so stark, und die Harnsamenröhre bleibt durchgängig.

Hygiene

Unter der Vorhaut sammeln sich häufig Sekret und zelluläre Abschilferungen an, die einen idealen Nährboden für Bakterien darstellen. Bei der Intimpflege wird deshalb die Vorhaut zurückgeschoben, das Sekret entfernt und der Bereich gut abgetrocknet. Danach wird die Vorhaut wieder vorgezogen, um eine Schnürringbildung hinter der Eichel durch die Vorhaut zu vermeiden.

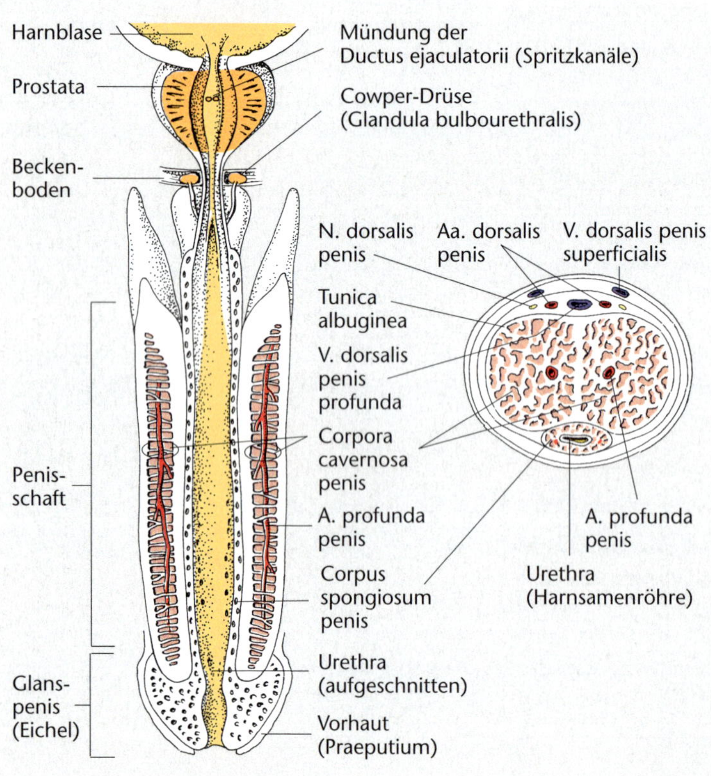

Abb. 21.9: Der Penis im Längs- und Querschnitt. Die Corpora cavernosa sind von schwammartigen Hohlräumen durchsetzt, die sich bei sexueller Erregung mit Blut auffüllen. Dadurch wird die nur begrenzt dehnungsfähige Bindegewebskapsel (Tunica albuginea) gespannt und die durchtretenden Penisvenen gedrosselt. Dies bewirkt Anschwellung und Aufrichtung des Penis (Erektion).

21.2 Die Geschlechtsorgane der Frau

21.2.1 Innere und äußere Geschlechtsorgane

Alle **inneren Geschlechtsorgane** *(inneres Genitale)* **der Frau** liegen geschützt im kleinen Becken; zu ihnen gehören:

- **Eierstöcke** *(Ovarien)*
- **Eileiter** *(Tuben)*
- **Gebärmutter** *(Uterus)*
- **Scheide** *(Vagina)*.

Eierstöcke und Eileiter mit dem umgebenden Bindegewebe nennt man auch **Adnexe** („Anhängsel").

Zu den **äußeren Geschlechtsorganen** *(äußeres Genitale)* zählen:

- Die großen und kleinen **Schamlippen** *(Labien)*
- Der **Kitzler** *(Klitoris)*
- Der **Scheidenvorhof** *(Vestibulum vaginae)* mit seinen Drüsen.

21.2.2 Die Eierstöcke

Die **Eierstöcke** *(Ovarien)* der Frau sind paarig angelegt und etwa pflaumengroß. Sie sind durch elastische Bänder am seitlichen Rand des kleinen Beckens aufgehängt.

Aufgabe der Ovarien ist neben der Bildung der weiblichen Sexualhormone **Östrogene** (= Östradiol, Östron und Östriol) und **Progesteron** die allmonatliche Bereitstellung einer befruchtungsfähigen Eizelle.

Die *Eizellbildung* **(Oogenese)** ist außerordentlich kompliziert (☞ Abb. 21.12, Abb. 21.13 und Abb. 3.33):

- Schon vor der Geburt teilen sich die aus den Urkeimzellen entstandenen **Oogonien** eines weiblichen Foeten durch Mitosen. Der Hauptteil dieser Oogonien geht noch vor der Geburt zugrunde
- Ein Teil der Oogonien aber vergrößert sich, tritt in die Prophase der *1. Reifeteilung* ein (☞ 3.8.2) und wird nun als **Oozyte I. Ordnung** *(primäre Oozyte)* bezeichnet. Mindestens bis zur Pubertät und höchstens bis zur Menopause (☞ unten) verharren die Oozyten I. Ordnung in der Rinde der Eierstöcke, ohne die begonnene 1. Reifeteilung zu beenden. Die Oozyten I. Ordnung sind während dieser Zeit von **Follikelepithel** umgeben und werden mit dieser Hülle als **Primärfollikel** *(Eibläschen)* bezeichnet. Bei der Geburt enthält jedes Ovar etwa 400 000 solcher Primärfollikel
- Hormonell bedingt differenzieren sich einige Primärfollikel jeden Monat zu **Sekundärfollikeln.** Kennzeichnend für diese sind ein *mehrschichtiges* Follikelepithel, eine aus Glykoproteinen bestehende **Zona pellucida** zwischen Oozyte und Follikelepithel sowie die aus dem Bindegewebe des Eierstocks hervorgegangene, hormonproduzierende **Theca folliculi.** Wächst das Follikelepithel weiter, bilden sich flüssig-

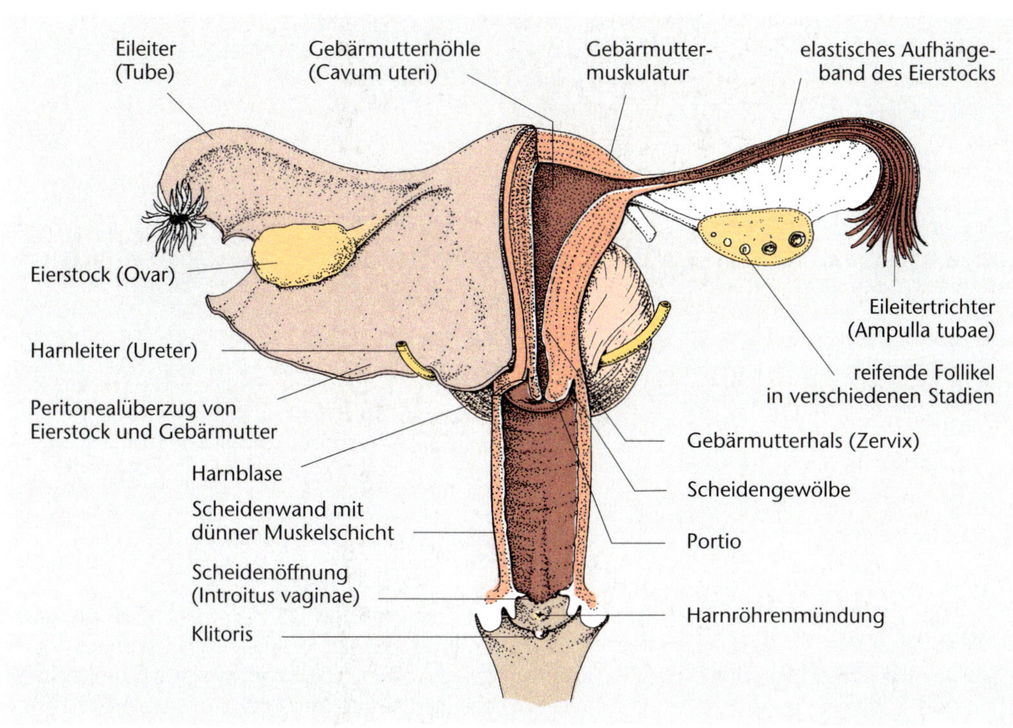

Abb. 21.10: Die weiblichen Geschlechtsorgane, Ansicht von hinten (teilweise aufgeschnitten).

keitsgefüllte Lücken innerhalb des Epithels, die zu einer Höhle zusammenfließen, an deren Rand die Oozyte I. Ordnung mit einer flachen Lage Follikelepithel liegt. Dieser **Tertiärfollikel** ist bis zu 1 cm groß (☞ Abb. 21.14)

- Der Tertiärfollikel geht entweder zugrunde oder wandelt sich zum sprungreifen **Graaf-Follikel** um (☞ Abb. 21.13). Kurz vor dem Eisprung vollendet die Oozyte I. Ordnung die 1. Reifeteilung und teilt sich in eine **Oozyte II. Ordnung** (*sekundäre Oozyte*, Gesamt-DNA 2n), die das gesamte Zytoplasma der Mutterzelle enthält, und ein kleineres **Polkörperchen**, das abgestoßen wird. Noch im Follikel tritt die Oozyte II. Ordnung in die *2. Reifeteilung* ein, die zunächst nicht vollendet wird
- In der Mitte eines Monatszyklus „springt" jeweils eine Oozyte aus ihrem Graaf-Follikel (**Ovulation** oder *Eisprung*). Die Ovulation wird dabei durch einen kurzfristigen Konzentrationsanstieg des Hypophysenvorderlappenhormons LH (Luteinisierendes Hormon ☞ Abb. 21.21) ausgelöst
- Nach der Ovulation wird die Oozyte vom Eileiter aufgenommen, wo sie, für wenige Stunden befruchtungsfähig, mit Hilfe der Eileiterzilien und -kontraktionen durch die Tube transportiert wird
- Erst unmittelbar nach einer Befruchtung wird die 2. Reifeteilung (☞ 3.8.2) abgeschlossen, aus der die *reife Eizelle* (**Ovum**, Gesamt-DNA 1n), und ein weiteres Polkörperchen hervorgehen
- Der „entleerte" Graaf-Follikel bildet sich zum progesteronproduzierenden **Gelbkörper** *(Corpus luteum)* um.

Zwischen dem 45. und 55. Lebensjahr stellen die Eierstöcke ihre Tätigkeit allmählich ein – die Regelblutungen werden immer seltener und setzen schließlich endgültig aus. Der Zeitpunkt der letzten Regelblutung wird als **Menopause** bezeichnet. Danach beginnt die **Postmenopause.** Je früher die erste Regelblutung **(Menarche)** eintritt, umso später setzt die Menopause ein. Die Eizellbildung ist nicht nur kompliziert, sondern auch störanfällig, weil sie im Einzelfall bis zu 55 Jahre dauern kann, im Gegensatz zum Mann, bei dem die Spermiogenese nur ca. 80 Tage benötigt.

Fehler bei den Reifeteilungen sind bei der Frau sehr viel häufiger als beim Mann und nehmen mit dem Alter zu. Eine Konsequenz sind z.B. zahlenmäßige Chromosomenstörungen (☞ Tabelle 22.24).

21.2.3 Die Eileiter

Die **Eileiter** *(Tuben)* sind paarig angelegt und 10–17 cm lang. Sie reichen beidseits von der oberen Ecke der Gebärmutter bis in unmittelbare Nähe des Eierstocks.

Der eierstocknahe Anteil ist zur Bauchhöhle hin offen, trichterförmig erweitert (daher die Bezeichnung **Eileitertrichter**) und dient der Aufnahme des Eies nach dem Eisprung. Die Wand der Eileiter besteht aus einer stark gefältelten Schleimhaut- und einer dünnen Muskelschicht, die das Ei aktiv durch peristaltische Bewegungen in Richtung Gebärmutter transportiert (zur Peristaltik ☞ 18.4.5).

Eierstock- und Eileiterentzündung

Schätzungsweise 10–15 % der Frauen im gebärfähigen Alter erkranken mindestens einmal an einer (bakteriellen) **Eierstock- und Eileiterentzündung**, der *Adnexitis,* die sich vor allem durch Unterleibsschmerzen und Fieber zeigt. In bis zu einem Drittel der Fälle bleiben Störungen der Eileiterbeweglichkeit und -durchlässigkeit zurück. Diese **Eileiterverklebungen** *(Tubenadhäsionen)* können zur Unfruchtbarkeit führen (☞ 21.3.9).

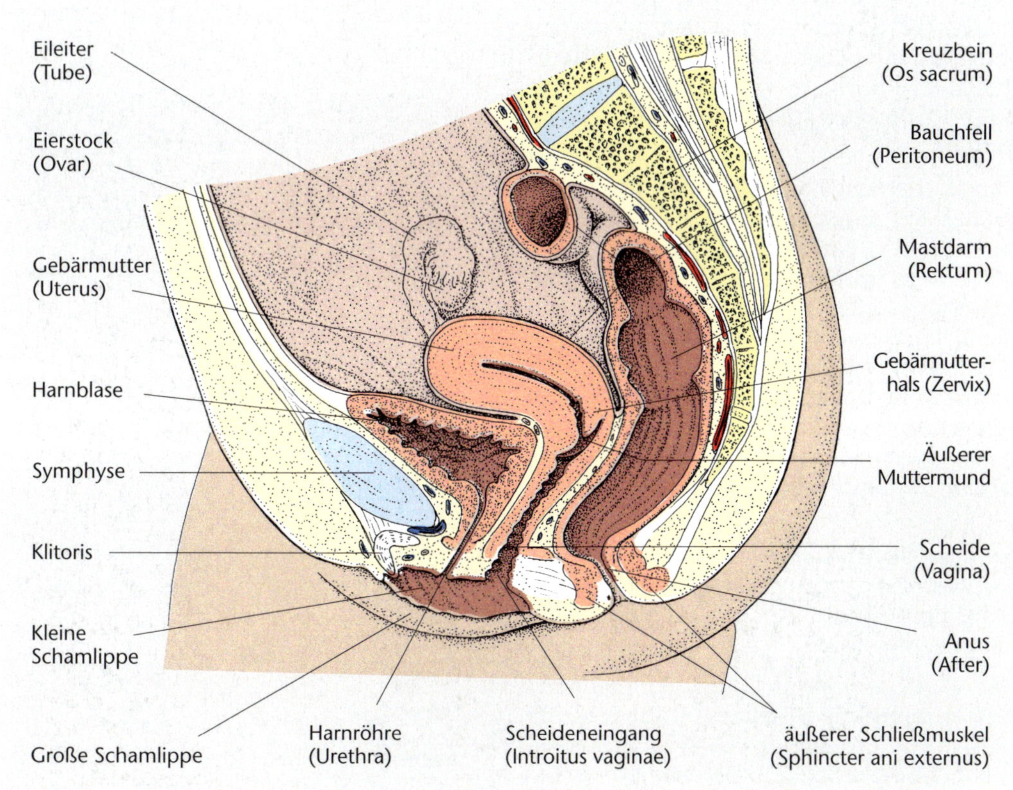

Abb. 21.11: Die weiblichen Geschlechtsorgane (Sagittalschnitt).

21

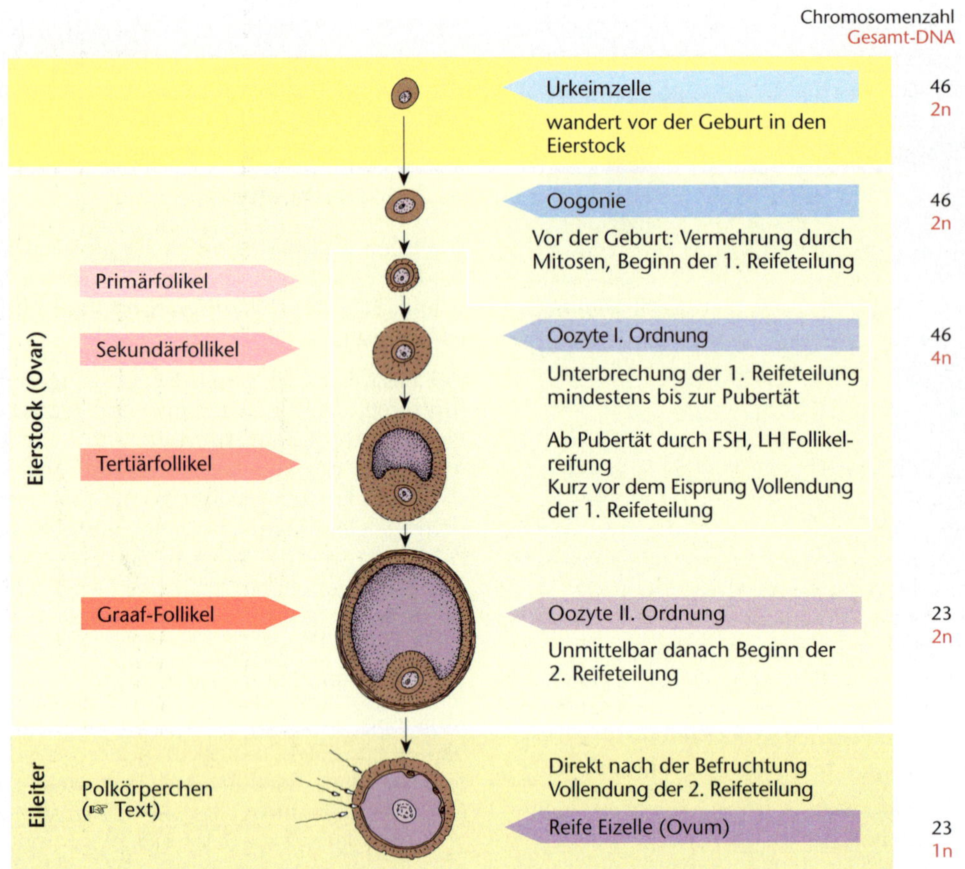

Abb. 21.12: Schema der Keimzellbildung bei der Frau (Details ☞ Text).

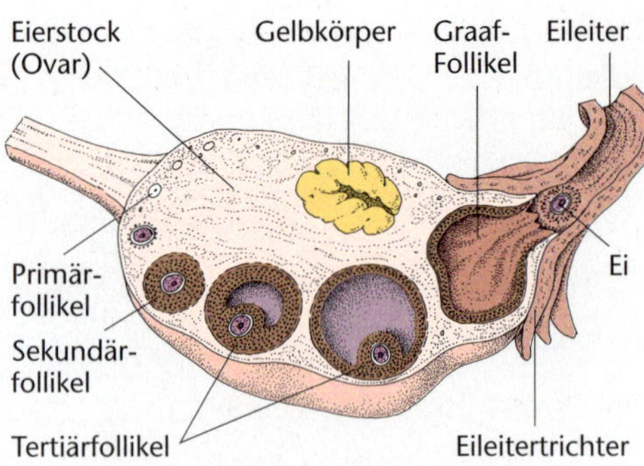

Abb. 21.13: Ovulation und Gelbkörperbildung. Der Graaf-Follikel „springt“: Eizelle und Follikelflüssigkeit werden vom Eileitertrichter für den Weitertransport in der Tube aufgefangen. Der „entleerte“ Graaf-Follikel wandelt sich zum Gelbkörper (Corpus luteum) um und produziert das Gelbkörperhormon Progesteron.

Das Ovarialkarzinom

Die von den Eierstöcken ausgehenden bösartigen Tumoren heißen **Ovarialkarzinome.** Da die Eierstöcke aus unterschiedlichen Geweben bestehen, unterscheidet man histologisch **epitheliale Tumoren, Keimstrang-** und **Keimdrüsenstromatumoren** sowie **Keimzelltumoren.**

Charakteristische klinische Symptome fehlen anfangs fast immer, entsprechend ist der Tumor zum Zeitpunkt der Diagnose oft schon weit fortgeschritten oder hat bereits *Tochtergeschwülste (Metastasen)* gesetzt. Die vaginale Ultraschalluntersuchung ist heute die wichtigste diagnostische Methode, strukturelle Auffälligkeiten an den Eierstöcken möglichst früh zu entdecken. Die Therapie des Ovarialkarzinoms besteht aus der Kombination von Operation, Chemotherapie und Bestrahlung.

21.2.4 Der Uterus

Der **Uterus** *(Gebärmutter)* ist birnenförmig und hat zwei Abschnitte:

Der obere breitere Anteil, der *Gebärmutterkörper* **(Corpus uteri)**, besteht aus kräftiger glatter Muskulatur. Im Inneren des Gebärmutterkörpers befindet sich die *Gebärmutterhöhle* **(Cavum uteri)**, deren Wand von der *Gebärmutterschleimhaut* **(Endometrium)** ausgekleidet ist.

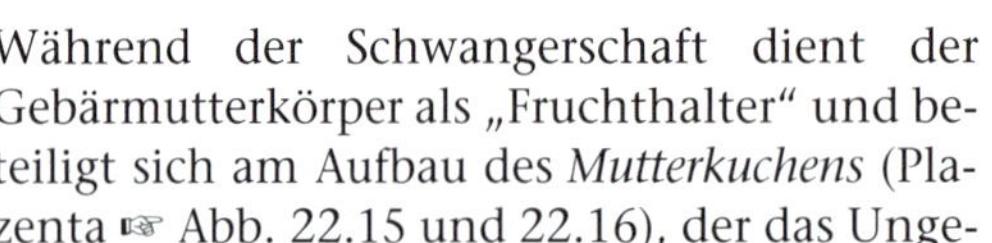

Während der Schwangerschaft dient der Gebärmutterkörper als „Fruchthalter“ und beteiligt sich am Aufbau des *Mutterkuchens* (Plazenta ☞ Abb. 22.15 und 22.16), der das Ungeborene ernährt. Die Uterusmuskulatur passt sich durch eine enorme Wachstumsfähigkeit den Erfordernissen der verschiedenen Lebensabschnitte an. So beträgt das Gewicht des geschlechtsreifen Uterus ca. 50 g, in der Schwangerschaft zum Zeitpunkt der Geburt jedoch rund 1 000 g.

Der untere, schmalere Anteil des Uterus ist der *Gebärmutterhals (Zervix uteri),* kurz meist **Zervix** genannt, der in die Scheide hineinragende Teil der Zervix heißt im klinischen Sprachgebrauch **Portio.** Die Zervix besteht aus straffem Bindegewebe und glatter Muskulatur, welche den *Zervikalkanal* umgeben. Die Öffnung des Zervikalkanals zur Gebärmutterhöhle wird als **innerer Muttermund** bezeichnet, diejenige zur Portio hin als **äußerer Muttermund.**

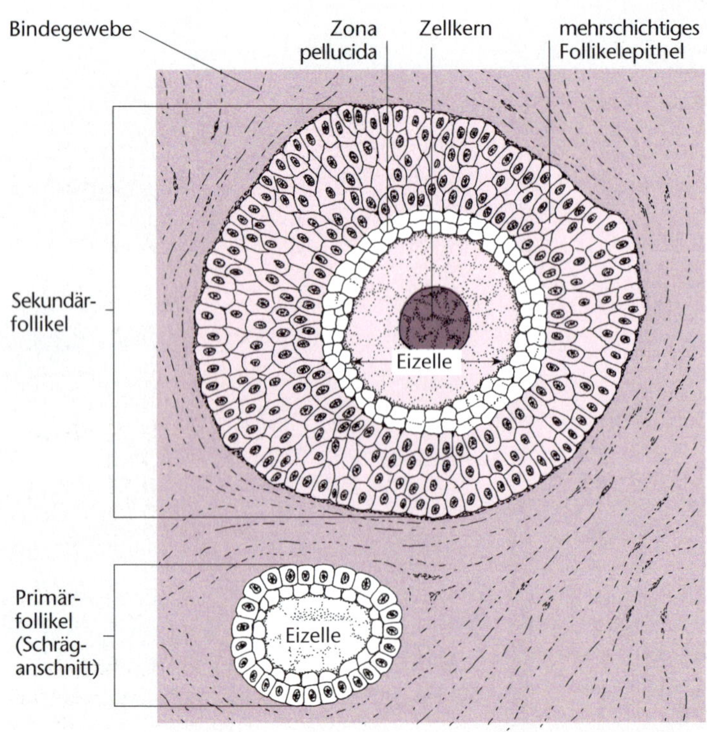

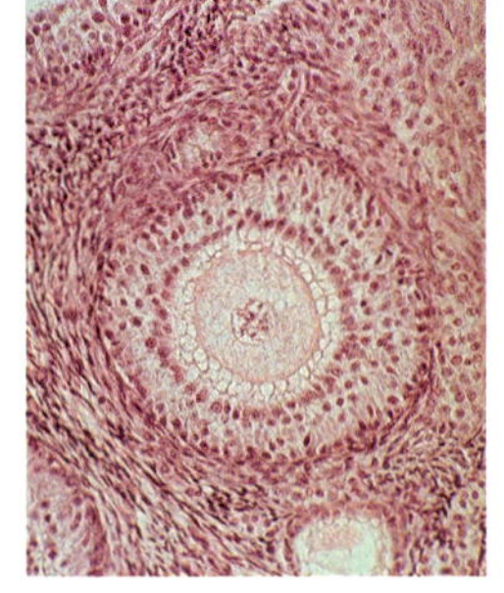

Abb. 21.14: Schnitt durch den Eierstock – Histologie (oben) und Zeichnung (links). Links unten ein Primärfollikel mit einem einschichtigen Kranz Follikelepithel. Darüber ein Sekundärfollikel, umgeben von einem mehrschichtigen Follikelepithel. Zwischen Eizelle und Follikelepithel hat sich die durchsichtige Zona pellucida gebildet. [Foto: X141]

21

Die Drüsen der Zervixschleimhaut bilden einen zähen Schleim, der die Uterushöhle wie einen Pfropf verschließt und vor Keimen aus der Vagina schützt. Nur während der fruchtbaren Tage und bei der Menstruation verdünnt sich der Schleim, und der Kanal öffnet sich um wenige Millimeter. Während einer Schwangerschaft schließt die geschlossene Zervix die Fruchthöhle nach unten ab.

Der Wandaufbau des Uterus

Am Wandaufbau des Uterus sind drei Schichten beteiligt:

- Auf der Außenseite das **Peritoneum** (an dieser Stelle *Perimetrium* genannt)
- In der Mitte die erwähnte dicke Schicht aus glatter Muskulatur **(Myometrium)**
- Auf der Innenseite die *Gebärmutterschleimhaut* **(Endometrium)**, wobei eine myometriumnahe *Lamina basalis* (*Basalschicht*, **Basalis**) und eine oberflächliche *Lamina functionalis* (*Funktionsschicht*, **Funktionalis**) unterschieden werden.

Das Endometrium bereitet sich im Monatszyklus auf die Einnistung einer Frucht vor. Kommt es nicht zu einer Befruchtung, so wird die Funktionalis ca. einmal im Monat abgestoßen (Menstruation ☞ 21.2.6).

Uterusmyome

Uterusmyome sind gutartige, von der glatten Muskulatur des Uterus ausgehende (also *mesenchymale* ☞ 5.7.2) Tumoren (☞ Abb. 21.15). Fast 20% aller Frauen über 30 Jahre haben Myome. Zwei histologische Typen treten auf:

- **Fibromyone** *(Leiomyome)* gehen ausschließlich von glatten Muskelzellen aus
- **Adenomyome** enthalten außerdem eingeschlossene Endometriumanteile.

Uterusmyome können sich in verstärkten und verlängerten Regelblutungen mit nachfolgender Anämie, aber auch in wehenartigen Schmerzen äußern. Durch die Verlagerung von Nachbarorganen kann es zu Druckgefühl, Obstipation oder Blasenentleerungsstörungen kommen. Oft ist die operative Entfernung der Myome *(Myomenukleation)* oder des gesamten Uterus *(Hysterektomie)* unvermeidlich. Da das Wachstum der Myome östrogenabhängig ist, kommt es im Klimakterium (☞ 21.2.2) oft zur spontanen Rückbildung.

Das Zervixkarzinom

Am **Zervixkarzinom** *(Gebärmutterhalskrebs)* erkrankt ca. jede 50. Frau, meist unter 50 Jahren. Die Ursache des Zervixkarzinoms ist wahrscheinlich infektiöser Natur – nach Ansicht vieler Forscher verursachen durch den Geschlechtsverkehr übertragene Papilloma-Viren (☞ 21.3.8) die Entartung des Zervixepithels. Meist über viele Jahre entwickeln sich zunächst eine **Dysplasie** (reversible Zellveränderungen mit Differenzierungsstörung der Zellen), dann ein **Carcinoma in situ** (Karzinom, das die Basalmembran noch nicht durchbrochen hat) und schließlich das **invasive Zervixkarzinom.** Ein zytologischer Abstrich (☞ 21.2.6) bietet die Chance, das Zervixkarzinom in einem der frühen Stadien zu entdecken (☞ Abb. 21.16).

Die Therapie besteht in Abhängigkeit vom Stadium aus einer *Konisation* (Entfernung eines kegelförmigen Gewebestücks aus der Portio), einer Gebärmutterentfernung *(Hysterektomie)* und/oder einer Bestrahlungstherapie.

Das Korpuskarzinom

Korpuskarzinome (bösartige Tumoren im Korpusbereich) sind in der Regel Adenokarzinome und gehen vom Endometrium aus (daher auch *Endometriumkarzinom*). Sie werden in den letzten Jahren vermehrt festgestellt. Meist sind ältere Frauen betroffen. Leider ist eine Früherkennung kaum möglich. Einziges Warnsignal sind vaginale Blutungen nach den Wechseljahren *(Postmenopausenblutung)*, die *immer* diagnostisch abgeklärt werden müssen. Die Therapie des Endometriumkarzinoms ist operativ.

21.2.5 Die Scheide

Die 8–12 cm lange **Scheide** *(Vagina)* ist ein elastischer, bindegewebiger Muskelschlauch, der die Verbindung zwischen Uterus und äußerem Genitale herstellt.

Im Kindesalter ist die **Scheidenöffnung** *(Introitus vaginae)* durch eine halbmondförmige, elastische Hautfalte, das **Jungfernhäutchen** *(Hymen)*, weitgehend verschlossen. Beim ersten Geschlechtsverkehr, aber gelegentlich auch bei unvorsichtiger Tamponbenutzung, reißt das Jungfernhäutchen dann meist ein (früher als „Entjungferung“ bezeichnet).

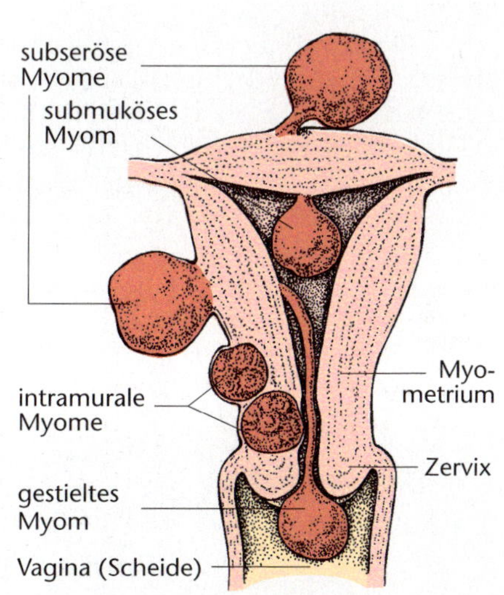

Abb. 21.15: Verschiedene Lokalisationen und Wachstumsrichtungen des Uterusmyoms. Man unterscheidet subseröse (in Richtung Peritonealhöhle wachsende), submuköse (in die Gebärmutterlichtung wachsende) und intramurale (im Myometrium liegende) Myome. Auch gestielte Varianten kommen vor. Am häufigsten sind intramurale Myome. [A300-190]

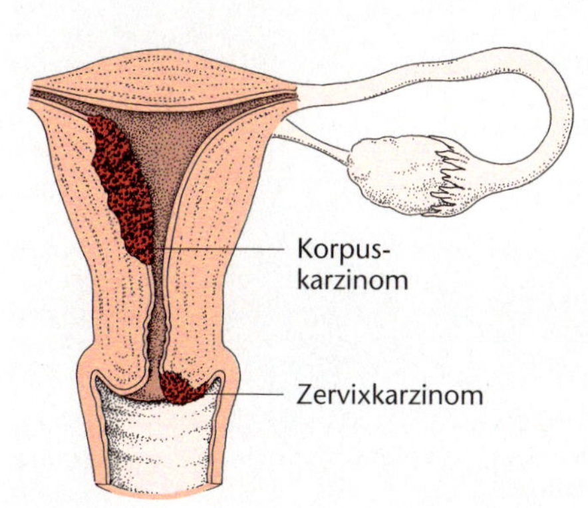

Abb. 21.16: Typische Lokalisationen von Korpus- und Zervixkarzinom.

Die *Scheidenwand* ist mit 3 mm Wandstärke relativ dünn und besteht lediglich aus (nichtverhorntem) Plattenepithel und einer darunter liegenden dünnen Schicht aus glatter Muskulatur und Bindegewebe. Das Sekret der Scheide setzt sich zusammen aus dem Sekret der Zervixdrüsen, aus abgestoßenen vaginalen Epithelzellen und aus durch die Scheidenschleimhaut hindurchgetretener Flüssigkeit (Transsudat). Aus dem Glykogen der abgeschilferten Zellen entsteht mit Hilfe von Milchsäurebakterien Milchsäure **(Laktat)**, die für das typisch saure Milieu der Vagina (pH 4,5 oder niedriger) verantwortlich sind. Das saure Milieu schützt vor Krankheitskeimen.

Während der Kohabitation und bei sexueller Erregung (☞ 21.3.6) kommt es zur Absonderung eines flüssigen Schleims, der das Eindringen des männlichen Gliedes und die Bewegungen erleichtert.

Vor allem ältere Frauen haben häufig Schmerzen beim Geschlechtsverkehr **(Dyspareunie)** wegen einer zu wenig befeuchteten Vaginalschleimhaut. Östrogensalben oder -zäpfchen und Gleitcremes können hier Abhilfe schaffen.

21.2.6 Die äußeren weiblichen Geschlechtsorgane

Die Schamlippen

Die behaarten **großen Schamlippen** *(Labia majora pudendi)* begrenzen die **Schamspalte** *(Rima pudendi)*. Sie enthalten Talg-, Schweiß- und Duftdrüsen (☞ Abb. 21.17).

Die **kleinen Schamlippen** *(Labia minora pudendi)* werden meist erst beim Spreizen der großen Labien sichtbar. Sie sind haarlose Hautfalten mit zahlreichen Talgdrüsen. Zwischen den kleinen Schamlippen liegt der Scheidenvorhof, vor ihnen die Klitoris.

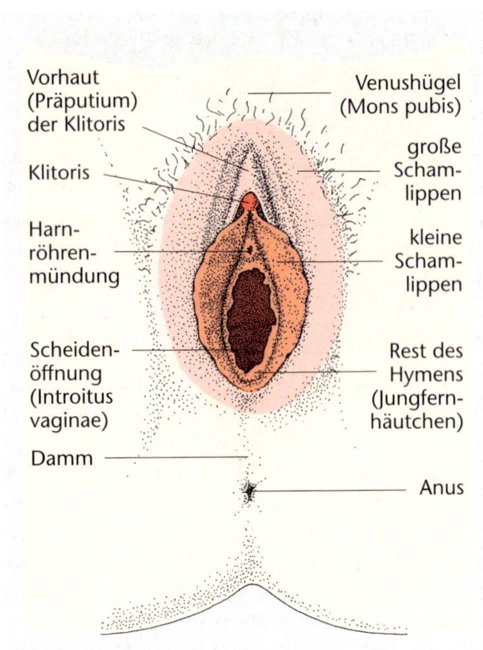

Abb. 21.17: Die Vulva einer erwachsenen Frau. Die tiefer liegenden Strukturen des weiblichen Beckenbodens zeigt Abb. 8.65.

Der Scheidenvorhof

In den von den kleinen Schamlippen begrenzten **Scheidenvorhof** *(Vestibulum vaginae)* mündet vorne die bei der Frau etwa 4 cm lange **Harnröhre** *(Urethra)* und etwas weiter hinten der **Scheideneingang** *(Introitus vaginae).*

Erwähnenswert sind außerdem der **Vorhofschwellkörper**, der dem Harnröhrenschwellkörper des Mannes entspricht, die zahlreichen **kleinen Vorhofdrüsen** sowie die paarigen **großen Vorhofdrüsen** *(Glandulae vestibulares majores, Bartholin-Drüsen)* in den kleinen Schamlippen, die durch ihr Sekret den Scheidenvorhof feucht halten und wegen der nicht seltenen, schmerzhaften Entzündungen *(Bartholinitis)* klinische Bedeutung haben.

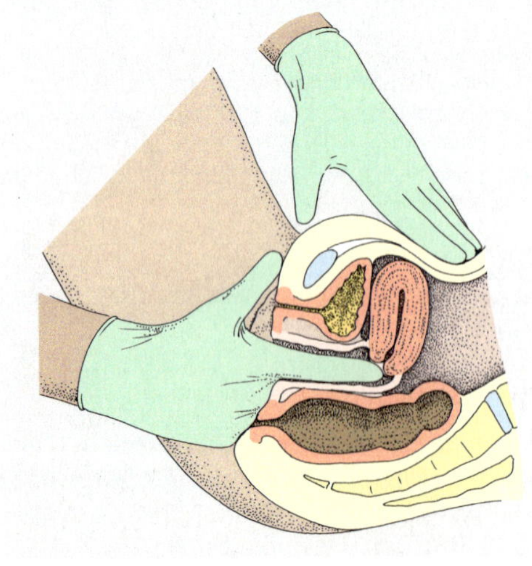

Abb. 21.18: Die bimanuelle Palpation bei der gynäkologischen Untersuchung des Uterus. Der Untersucher führt ein bis zwei Finger der einen Hand in die Scheide ein und schiebt die Gebärmutter nach vorne oben. Mit der äußeren Hand sind Form, Konsistenz und Beweglichkeit gegen den Widerhalt der inneren Hand zu beurteilen.

Die Klitoris

Die **Klitoris** *(Kitzler)* ist ein bis zu 3 cm langer Schwellkörper, der als rundes Knöpfchen zwischen den großen Schamlippen hervorragt. Seine Schleimhaut ist reichlich mit sensiblen Nervenendigungen versorgt. Die Klitoris entspricht in mancher Hinsicht dem männlichen Penisschwellkörper (Corpus cavernosum penis). So ist sie *erektil,* das heißt bei sexueller Stimulation schwillt sie an und richtet sich bis zu einem gewissen Grad auf (☞ auch 21.3.6).

Die Vulva

In der Klinik werden häufig der **Schamberg** *(Mons pubis, Venushügel),* die **Schambehaarung** *(Pubes),* die **großen** und **kleinen Schamlippen**, die **Klitoris**, der **Scheidenvorhof** einschließlich seiner Drüsen und die **Harnröhre** unter dem Begriff **Vulva** zusammengefasst.

Die gynäkologische Vorsorge- und Kontrolluntersuchung

Nach der Anamnese beginnt die Untersuchung in der Regel mit der Inspektion der Vulva, wobei der Arzt z.B. auf Entzündungen und **Fluor** *(Scheidenausfluss)* achtet. Es folgt die **Spekulumuntersuchung.** Das ist die Betrachtung von Scheide und Portio mit Hilfe spezieller *Spekula* („Spiegel"), die die Scheide entfalten und die Portio sichtbar werden lassen. Dabei entnimmt der Arzt einen **zytologischen Abstrich** aus Portio und Zervix. Im zytologischen Labor werden die Zellen nach einem speziellen Verfahren gefärbt (**Papanicolaou-Färbung**, kurz *Pap*) und unter dem Mikroskop entsprechend den Pap-Stadien I bis V (I = normal, V = Krebszellen vorhanden) beurteilt (☞ Abb. 21.19). Idealerweise schließt sich eine Lupenbetrachtung der Portio **(Kolposkopie)** an. Weiterer Bestandteil der gynäkologischen Untersuchung ist die **bimanuelle Palpation** von Uterus und Adnexen (☞ Abb. 21.18). Eine Ultraschalluntersuchung von der Scheide aus (vaginale Ultraschalluntersuchung) oder von den Bauchdecken her (abdominale Ultraschalluntersuchung) ergänzt oder ersetzt die Palpation bei Bedarf.

21.2.7 Die weiblichen Sexualhormone

Ähnlich wie beim Jungen setzt beim Mädchen mit Beginn der Pubertät durch Vermittlung des Releasing-Hormons Gn-RH (☞ 13.2.1) die Sekretion von FSH und LH ein.

- **FSH** *(Follikelstimulierendes Hormon)* bewirkt in der ersten Zyklushälfte die Follikelreifung zum Graaf-Follikel und die Ausschüttung von Östrogenen aus den Ovarien

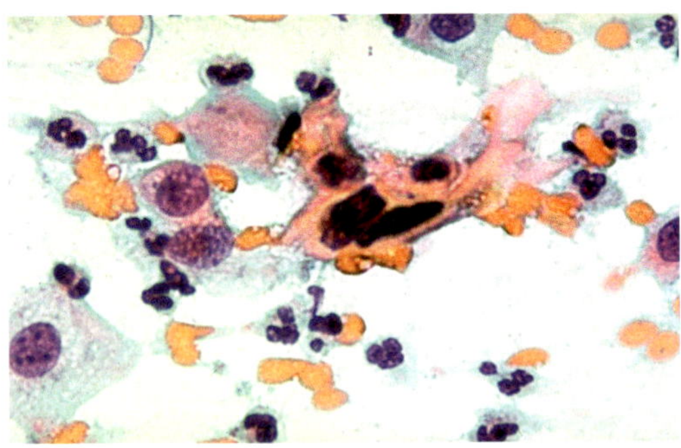

Abb. 21.19: Mikroskopisches Bild eines Zellabstriches aus dem Bereich der Zervix. In der Bildmitte liegt eine große Zelle mit orangefarbenem, dichtem Zytoplasma und stark angefärbtem Zellkern. Es handelt sich um eine Plattenepithelkarzinomzelle. Außerdem erkennt man normale Plattenepithelzellen mit bläulichen Zellkernen, Erythrozyten mit rotem Zytoplasma ohne Zellkern und bläulich angefärbte Granulozyten mit gelappten Kernen. [O174]

- **LH** *(Luteinisierendes Hormon)* bewirkt in der Zyklusmitte zusammen mit dem FSH den Eisprung und die Umwandlung des Graaf-Follikels in den **Gelbkörper** *(Corpus luteum).* Dieser Gelbkörper produziert seinerseits das Gelbkörperhormon Progesteron sowie in geringeren Mengen auch Östrogene.

Wirkungen von Östrogenen und Progesteron

Die Wirkungen der eigentlichen weiblichen Sexualhormone, der Östrogene und des Progesterons, sind vielfältig (☞ Abb. 21.20).

Östrogene:

- Fördern in der Pubertät die Ausprägung der primären und sekundären Geschlechtsmerkmale (z.B. Brustentwicklung)
- Bewirken im Eierstock Eireifung und Selektion („Auswahl") des Tertiärfollikels
- Bestimmen den Aufbau des Endometriums besonders in der ersten Zyklushälfte
- Sichern in der Schwangerschaft zusammen mit den Östrogenen aus der Plazenta Anpassung des mütterlichen Organismus und Wachstum und Entwicklung des Kindes
- Bereiten die Brust zur Milchbildung und -abgabe vor
- Haben eiweißaufbauende (anabole) Effekte – aber schwächer als bei den männlichen Androgenen
- Bestimmen Muster von Fettansatz, Gewebe-Wassereinlagerung, Knochenaufbau- und -wachstum sowie Körperbehaarung
- Wirken auf das ZNS und beeinflussen so die Stimmung und das Verhalten.

Progesteron:

- Bewirkt die Vorbereitung des Endometriums für die Aufnahme der Frucht in der zweiten Zyklushälfte (☞ unten)
- Führt zur Erhöhung der Körperkerntemperatur in der zweiten Zyklushälfte
- Lässt den Zervixschleim zäher werden
- Verhindert nach der Befruchtung die Menstruation und unterstützt in der Früh-

schwangerschaft die Einnistung und das Wachstum des Embryos

- Stellt die Gebärmutter in der Schwangerschaft ruhig („das eigentliche Schwangerschaftshormon")
- Bereitet die Milchbildung in den Brüsten vor.

Prolaktin und Oxytocin ☞ *22.6, 22.6.4 und Abb. 22.41.*

21.2.8 Der Menstruationszyklus

In den rund 30–40 Jahren zwischen dem Beginn der monatlichen Blutungen *(Menarche)* und ihrem Aufhören *(Menopause)* treten, außerhalb der Phasen von Schwangerschaft und einem Teil der Stillzeit, im Bereich des Endometriums periodische Veränderungen auf. Diese werden von dem Regelkreis Hypothalamus-Hypophyse-Ovarien und den entsprechenden Hormonen verursacht und sollen in regelmäßigen Abständen optimale Bedingungen für die Einnistung einer befruchteten Eizelle schaffen. Parallel dazu wird in der Mitte dieser 25–35 Tage dauernden Periode **(Menstruationszyklus)** ein befruchtungsfähiges Ei bereitgestellt.

Wechselwirkungen zum Gesamtorganismus

Es bestehen enge Wechselbeziehungen zwischen dem Menstruationszyklus und dem Gesamtorganismus:

- Über das *Limbische System* (☞ 11.5) beeinflussen psychische Faktoren die Gn-RH-Ausschüttung. Hierdurch wird verständlich, warum bei übergroßem Stress oder in Notzeiten bei vielen Frauen die Monatsblutung aussetzt
- Umgekehrt wirken die vom Ovar ausgeschütteten Sexualhormone nicht nur auf die Geschlechtsorgane, sondern auch auf die übrigen Zellen des Körpers; durch ihre Wirkung auf das ZNS bestimmen sie das gesamte menschliche Verhalten wesentlich mit – insbesondere das Sexualverhalten, aber auch Aggressionsbereitschaft, Vitalität oder Depressivität. So empfindet z.B. fast jede Frau einen mehr oder weniger starken Stimmungsumschwung in den Tagen um die Periode herum *(prämenstruelles Syndrom).*

Die Phasen des Menstruationszyklus

Der weibliche Zyklus

Ein Menstruationszyklus beginnt mit dem 1. Tag der Menstruationsblutung und endet mit dem Tag vor Einsetzen der nächsten Menstruation.

Der Menstruationszyklus wird in vier Phasen unterteilt (☞ Abb. 21.21 unten im Bild). Merkwürdigerweise wird dabei mit dem Ende des Zyklus begonnen (☞ Kasten), denn die Blutung *(Menstruation)*, die Abstoßung des Endometriums, markiert eigentlich das Ende des periodischen Prozesses:

Menstruation *(Regelblutung, Desquamationsphase).* Während der 3–7 Tagen dauernden Menstruation löst sich die Funktionalis in Stücken ab und wird mit Blut (zwischen 50 und 100 ml) vermischt ausgestoßen. Dieses wird von teils recht schmerzhaften, durch Prostaglandine (☞ 5.5.3) ausgelösten Uteruskontraktionen unterstützt. Gegen Ende der Menstruation kommt es durch östrogenbedingte Aufbauvorgänge innerhalb der Funktionalis zum Sistieren der Blutung. Das Menstruationsblut gerinnt nicht.

Proliferationsphase *(Aufbauphase, Follikelphase, östrogene Phase).* Vom 5. bis 14. Tag wird die Funktionalis wieder aufgebaut. In die Funktionalis sprossen neue Gefäße ein, die Drüsen beginnen zu wachsen. Die Proliferation wird durch steigende Östrogenausschüttung der Follikel ausgelöst, die erneut in den Eierstöcken heranreifen (☞ 21.2.2). Die ansteigenden Östrogene fördern die Abgabe von FSH und LH aus der Hypophyse (*positive Rückkopplung,* ☞ auch 13.1.7). Um den 14. Zyklustag herum wird durch die stark zunehmende Ausschüttung des LH der Eisprung ausgelöst und die nachfolgende Sekretionsphase eingeleitet.

Sekretionsphase *(Lutealphase, gestagene Phase).* Die Sekretionsphase dauert vom 15. Tag bis kurz vor der nächsten Menstruation. Durch die nach dem Eisprung in Gang kommende Sekretion von Progesteron wachsen die Drüsen stark und bilden reichlich Sekret. Glykogen, die Speicherform der Glukose, wird eingelagert. So wird das Endometrium auf die Aufnahme einer befruchteten Eizelle vorbereitet. Dringt ein befruchtetes Ei in die Funktionalis ein, so ernährt diese während der ersten zwei Wochen den Embryo (☞ 22.2.2). Die hohen Progesteronspiegel wirken im Sinne einer *negativen Rückkopplung* auf die Hypophyse.

Ischämiephase. Kommt es nach einem Eisprung nicht zur Befruchtung der Eizelle, so bildet sich der Gelbkörper (☞ 21.2.2) zurück und stellt seine Progesteronproduktion ein. Die Arterien im Endometrium ziehen sich zusammen, die Schleimhaut schrumpft, die Durchblutung der Funktionalis nimmt stark ab. Die entstehende Minderdurchblutung *(Ischämie)* führt zum Absterben der Funktionalis; einwandernde Leukozyten setzen zusätzlich proteolytische Enzyme frei. Diese oft nur wenige Stunden dauernde Ischämiephase leitet die Menstruation ein.

Zyklusstörungen und -beschwerden

Die meisten Frauen haben v.a. zu Beginn der Menstruation leichtere Beschwerden, die sie aber im Beruf und in der Freizeit nicht beeinträchtigen. Starke, krampfartige Schmerzen im Unterleib unmittelbar vor und während

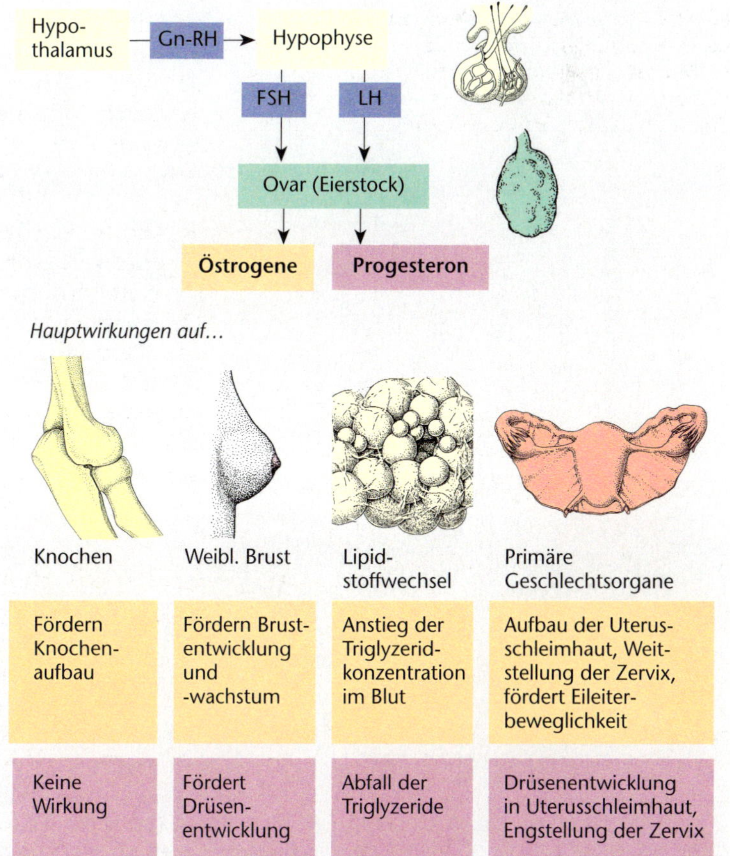

Abb. 21.20: Die Wirkungen der beiden weiblichen Sexualhormone. Östrogene und Progesteron werden unter dem Einfluss von FSH und LH hauptsächlich im Ovar gebildet. Sie haben unterschiedliche Wirkungen auf die Körperorgane. Die orangefarbenen Felder zeigen die wichtigsten Effekte der Östrogene, die violetten Felder die des Progesterons.

21

der Menstruation, häufig verbunden mit einem allgemeinen Krankheitsgefühl haben jedoch Krankheitswert und werden als **Dysmenorrhoe** bezeichnet.

Bezüglich der Blutungsstärke und -häufigkeit sind viele Störungen möglich. So kommen Zwischenblutungen, zu seltene oder zu häufige Zyklen, zu schwache oder zu starke, lang anhaltende Blutungen vor. Zyklen können mit und ohne Eisprung *(anovulatorisch)* stattfinden, was z.B. einfach durch die tägliche Basaltemperaturmessung festzustellen ist.

Klimakteriumsbeschwerden

Durch die fehlenden Eireifungen fallen die Östrogen- und Progesteronspiegel während der Wechseljahre (☞ 21.2.2) stark ab. Der drastische Hormonabfall und -mangel kann vielfältige Auswirkungen auf Psyche und Körper der Frau haben:

- Hitzewallungen und Schweißausbrüche
- Stimmungslabilität, depressive Phasen und Schlafstörungen
- Herzrhythmusstörungen
- Starke Beschleunigung des Knochenabbaus (*Osteoporose* ☞ 7.4) und der *Arteriosklerose* (☞ 16.1.4).

Viele der obigen Symptome sind durch die regelmäßige Einnahme niedrig dosierter Östrogene und Gestagene zu bessern. Gewarnt wird

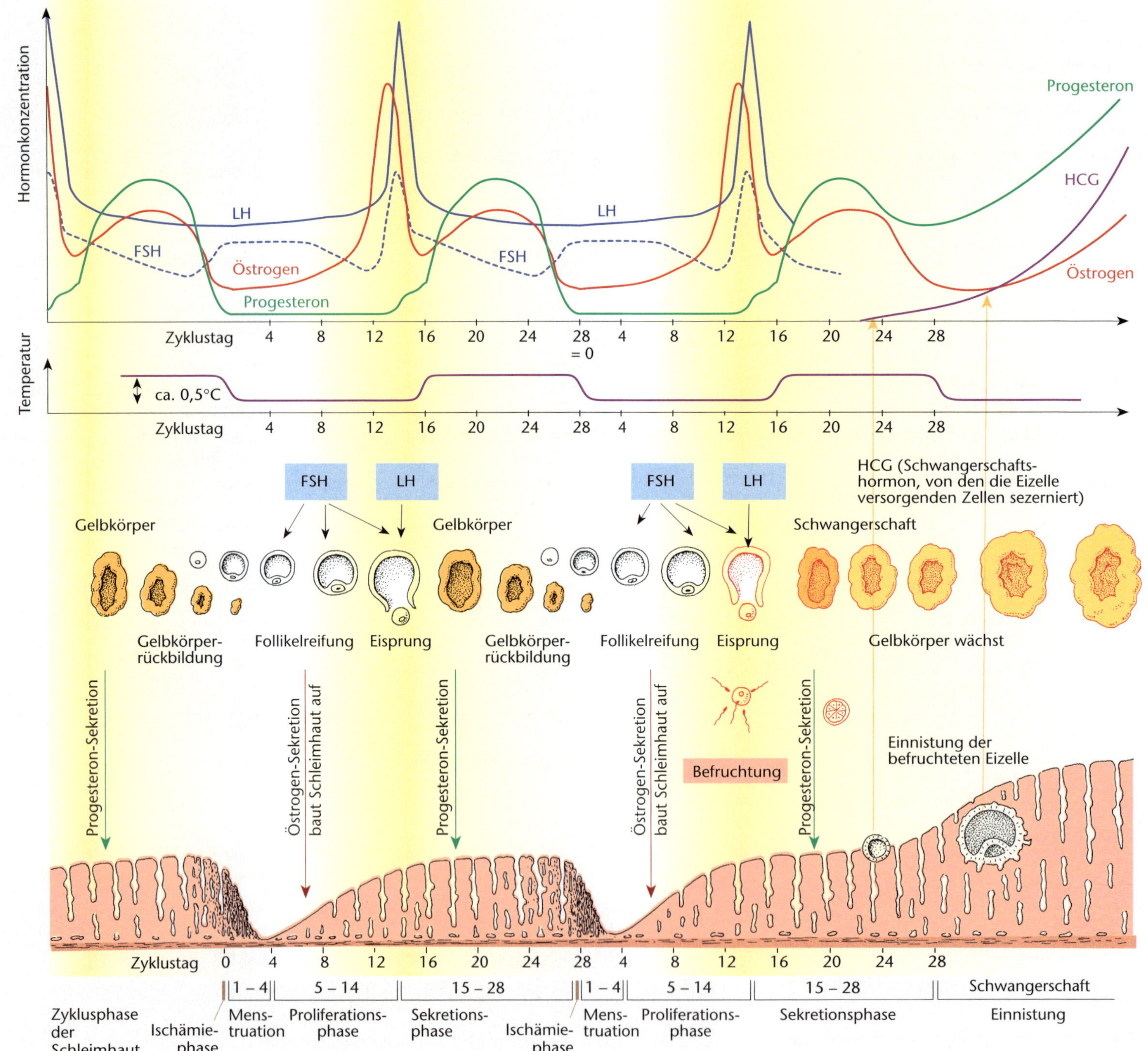

Abb. 21.21: Schema der wichtigsten hormonellen Veränderungen, der morgendlichen Basaltemperatur (Temp., Details ☞ Abb. 21.35), der Vorgänge in den Eierstöcken und in der Gebärmutterschleimhaut im Menstruationszyklus. Kommt es zur Befruchtung und zur Einnistung des Eies, so stirbt der Gelbkörper nicht ab, sondern wächst weiter bei steigender Progesteronbildung. Das Hormon HCG (☞ 22.1) wird bei Eintreten einer Schwangerschaft durch die Zellen gebildet, welche die befruchtete Eizelle versorgen. Das Ansteigen des HCGs ermöglicht den Schwangerschaftsnachweis.

heute aber vor der „Routineverordnung" des Hormonersatzes in der Menopause, da der Preis bei Langzeiteinnahme (z.B. Risikoerhöhung für das Mammakarzinom ☞ unten) hoch sein kann.

21.2.9 Die weibliche Brust

Die **Brüste** *(Mammae)* der Frau zählen zu den *sekundären Geschlechtsmerkmalen* und funktionell zu den Fortpflanzungsorganen.

Entwicklung der Brust

Zu Beginn der Pubertät bildet sich beim Mädchen aus der flachen Anlage des Drüsenkörpers innerhalb von 1–3 Jahren unter dem Einfluss von Östrogenen und Progesteron die weibliche Brustdrüse aus. Sie ist aus fünfzehn bis zwanzig Drüsenlappen (Lobi) aufgebaut, die durch lockeres Bindegewebe voneinander getrennt sind. Die Lappen der Brustdrüse setzen sich aus kleineren Läppchen (Lobuli) und diese wieder aus **Milchsäckchen** *(Alveolen)* zusammen, die von einem Zylinderepithel ausgekleidet werden. Jeder Lappen mündet mit einem Milchausführungsgang **(Ductus lactiferi)** auf der **Brustwarze** *(Mamille)*. Die Brustdrüse ist in ein mehr oder minder ausgeprägtes Fettpolster eingelagert, das auch für die Brustgröße und -form verantwortlich ist.

Die Entwicklung der Milchsäckchen ist jedoch mit dem Ende der Pubertät nicht abgeschlossen. Dies erfolgt erst in der ersten Schwangerschaft. Beim Milcheinschuss (☞ 22.6.4) zum Beginn der Stillperiode erreicht die Brust ihre maximale Größe (☞ Abb. 21.22 und 21.23).

Bedeutung der Brust

Mit keinem anderen Körperteil verbinden Frauen ihre weibliche Identität stärker als mit den Brüsten (ihrem *Busen* in der Umgangssprache). Sie sind nicht nur (lebens-) notwendig für das Neugeborene (☞ 22.6.4), sondern seit Urzeiten Objekt der Erotik und Quelle der Lust. Auf einen schönen Busen sind Frauen stolz, zeigen ihn mehr oder minder freimütig und bedienen sich zahlreicher Hilfsmittel zur Verschönerung, wenngleich der jeweilige Zeitgeist sehr unterschiedliche Vorstellungen von dem Idealbusen hatte und hat.

Umso verständlicher sind Betroffenheit und Verlustgefühl, wenn eine Brust operativ entfernt werden muss. Dies stellt in besonderem Maße ein psychisches Trauma für die Patientin dar. Zu seiner Überwindung wirkt sich neben liebevoller Zuwendung durch den Partner der Austausch mit anderen Patientinnen in einer Selbsthilfegruppe für viele Frauen positiv aus. Über kosmetische Möglichkeiten, d.h. eine Büstenhalterprothese, eine operative Prothesenimplantation oder einen Wiederaufbau der Brust aus körpereigenem Gewebe, sollte rechtzeitig informiert werden.

21.2.10 Das Mammakarzinom

Das **Mammakarzinom** *(Brustkrebs)* ist der häufigste bösartige Tumor der Frau (☞ Abb. 21.24–21.26). Es trifft, im Gegensatz zu vielen anderen Tumoren der Frau, auch jüngere Frauen. Leider wird es auch heute noch oft zu spät erkannt, d.h. zum Zeitpunkt der Diagnosestellung hat die Metastasierung schon begonnen. Metastasen bilden sich vor allem entlang der Lymphabflusswege, die die Abb. 21.28 zeigt. Insbesondere die axillären Lymphknoten soll-

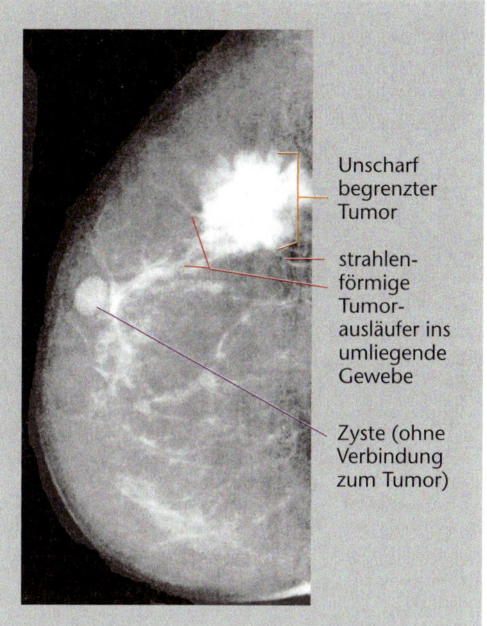

Abb. 21.24: Mammakarzinom. Mit Hilfe der Mammographie – dem Röntgen der Brüste – lässt sich ein Karzinom oft frühzeitig erkennen. Bei dieser Patientin wurde vom Pathologen der aufgrund dieser Mammographie geäußerte Verdacht auf ein unscharf begrenztes, invasiv wachsendes Karzinom bestätigt. Der links davon gelegene, kleine, scharf abgrenzbare Rundherd war eine gutartige Zyste. [B117]

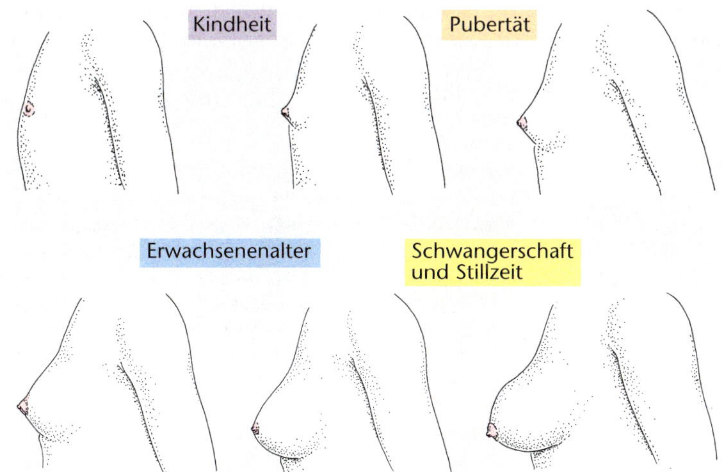

Abb. 21.23 (oben): Entwicklung der Brustdrüse: Brustform in der Kindheit, in der Pubertät, im Erwachsenenalter und in der Schwangerschaft.

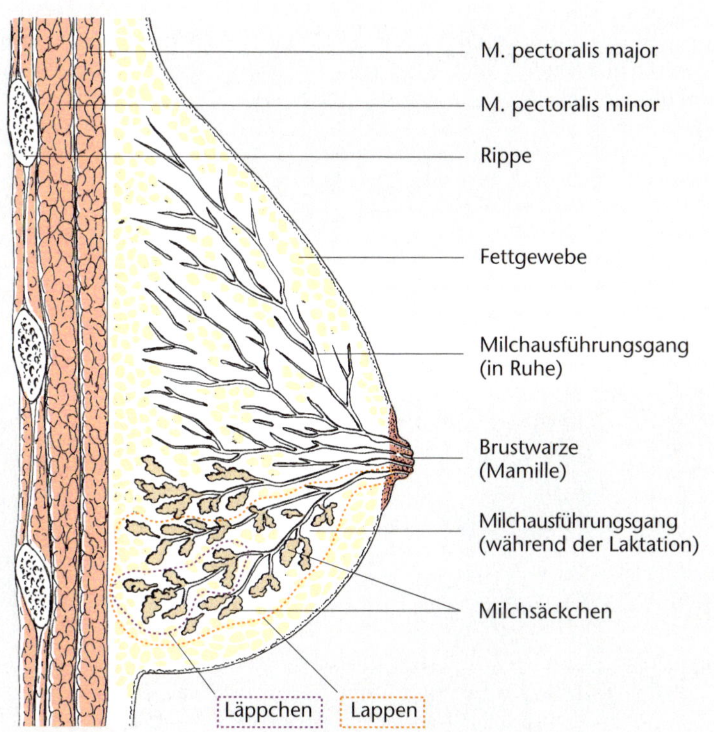

Abb. 21.22 (rechts): Feinbau der weiblichen Brust (Sagittalschnitt). Die Brust setzt sich aus 15–20 Lappen zusammen, die selbst wieder aus vielen kleinen Läppchen bestehen. Jedes Läppchen ist aus vielen Milchsäckchen aufgebaut. In der unteren Hälfte der Abb. ist der Feinbau während der Stillperiode dargestellt. Die Milchsäckchen sind voll entwickelt. Die obere Bildhälfte zeigt das Brustgewebe in der Ruhephase.

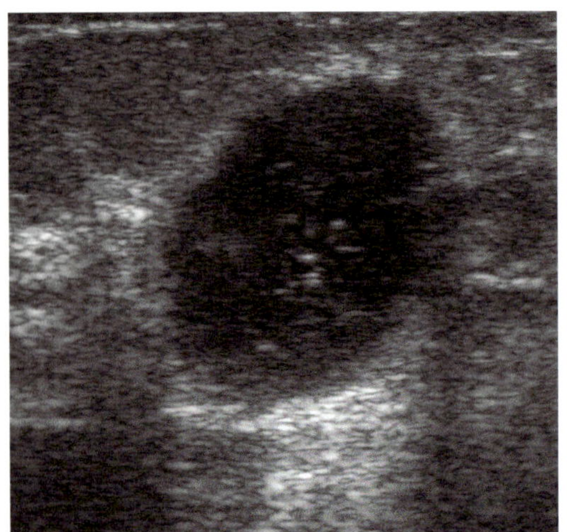

Abb. 21.25: Die Diagnose eines Brusttumors wird zwar endgültig erst durch die histologische Untersuchung gesichert. Eine entscheidende Voruntersuchung ist heute aber auch die Ultraschalluntersuchung. Dieser scharf begrenzte, flüssigkeitsgefüllte Herd war, wie bereits vorher vermutet, eine gutartige Zyste. [T078]

ten deshalb bei der für alle Frauen empfohlenen monatlichen *Selbstuntersuchung* der Brüste (☞ Abb. 21.27) mit abgetastet werden.

Auf einen Tumor können hindeuten:

- Knoten (auch solche, die „schon immer" da waren)
- Absonderungen aus der Brustwarze (Sekrete, Blut)
- Verlust der Verschiebbarkeit des Drüsengewebes auf dem Brustmuskel
- (Neu aufgetretene) Asymmetrien der Brüste
- Hautveränderungen wie z.B. „Orangenhaut" oder Hauteinziehungen an der Brust.

Therapieverfahren

Grundlage der Therapie des Mammakarzinoms ist die *operative Entfernung* des Tumors. Unter bestimmten Voraussetzungen ist dabei eine *brusterhaltende Operation* möglich, bei der lediglich Teile der Brustdrüse entfernt werden. Ansonsten muss die gesamte Brustdrüse einschließlich der Haut und der Brustwarze entfernt werden *(Ablatio mammae, Mastektomie)*. In aller Regel werden während der Operation die axillären Lymphknoten der gleichen Seite aufgesucht und reseziert *(Axilladissektion, axilläre Ausräumung)*, damit sie auf Metastasen untersucht werden können.

Begleitend zur Operation sind oft Strahlen-, Chemo- oder (Anti-)Hormontherapie notwendig:

- Eine postoperative *Strahlentherapie* der betroffenen Brustseite vermindert in erster Linie das Risiko eines *Lokalrezidivs*. Unbedingt notwendig ist die Strahlenbehandlung der Restbrust nach brusterhaltenden Operationen. Nach Mastektomie hingegen wird nicht (mehr) bestrahlt
- Etwa 60–75% der Mammakarzinome wachsen *hormonabhängig*, d.h. ihr Wachstum wird durch weibliche Geschlechtshormone gefördert. Zum Standard gehört hier heute neben Operation und Bestrahlung die Therapie mit Tamoxifen (Nolvadex®, Kessar® ☞ 13.1.4), einem *Antiöstrogen* oder *Östrogenrezeptorantagonist*
- Nach heutigem Kenntnisstand profitieren insbesondere junge Patientinnen mit großem Tumor von einer prä- oder postoperativen Chemotherapie, die kleinste, noch nicht fassbare Fernmetastasen zerstören soll.

Durch die Entfernung der Achsellymphknoten, aber auch durch eine Strahlenbehandlung, werden die ableitenden Lymphbahnen des Armes geschädigt, wodurch es nicht selten zu einem *Lymphödem* (☞ 14.4.2) im Arm kommt. *Lymphdrainage* (eine spezielle Massagetechnik), Armhochlagerung und regelmäßige Gymnastik können die Schwellung erheblich bessern.

Vorsicht mit dem Arm

Da der betroffene Arm zu Entzündungen und Schwellungen neigt, sollte an ihm keine Blutdruckmessung und auch keine Blutabnahme durchgeführt werden. Überbelastung, monotone Bewegungen, starke Wärmeeinwirkung (Sonnenbaden!) und Verletzungen sollte die Patientin am betroffenen Arm vermeiden.

Krebsvorsorgeuntersuchungen

Bösartige Tumoren an den Geschlechtsorganen gehören bei Frauen wie Männern zu den häufigsten Krebserkrankungen. Je früher diese Tumoren erkannt werden, desto besser sind die Heilungschancen. Daher hat der Gesetzgeber die Krankenkassen verpflichtet, die Kosten für jährliche **Krebsvorsorgeuntersuchungen** zu übernehmen, und zwar bei Frauen ab dem 20., bei Männern ab dem 45. Lebensjahr.

21.3 Sexualität

21.3.1 Triebfeder unseres Verhaltens

Sexualität wurde über lange Zeiten fast ausschließlich mit Fortpflanzung in Verbindung gebracht. Was über diesen unmittelbar biologischen Aspekt der Sexualität hinausging, wurde durch die Kirche, die Gesellschaft oder die elterliche Erziehung lange mit großen Tabus belegt.

Von den Wissenschaftlern wird die Sexualität zu den *biologischen Trieben* wie Hunger und Durst gezählt. Unter **Trieben** versteht man vereinfacht ausgedrückt solche Verhaltensweisen, die der Selbst- und Arterhaltung dienen und genetisch verankert sind. Der „Sexualtrieb" nimmt allerdings insofern eine

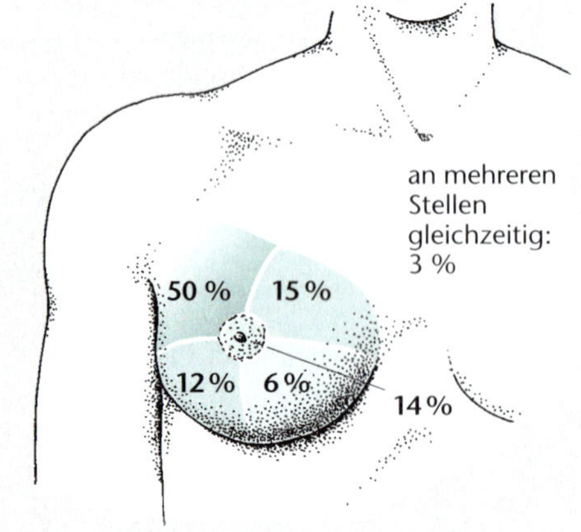

Abb. 21.26: Mammakarzinom. Häufigkeitsverteilung der Mammakarzinome auf die Quadranten und die Brustwarzenregion. Am häufigsten entwickelt sich ein Karzinom im oberen äußeren Quadranten. [A300-190]

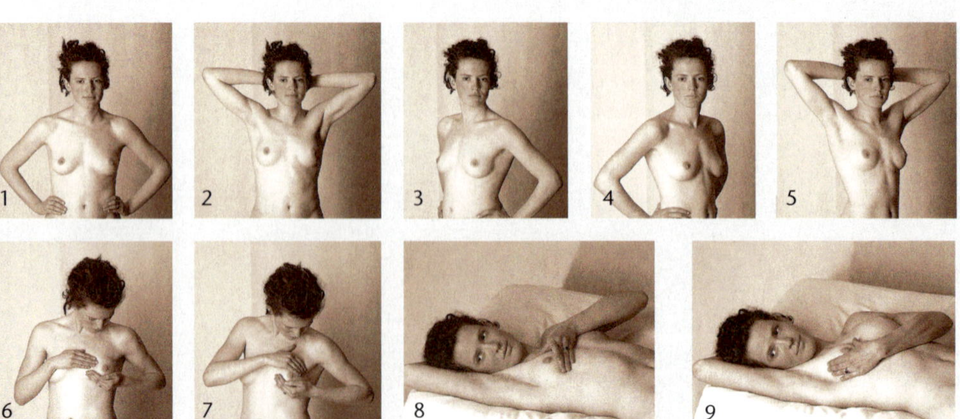

Abb. 21.27: Selbstuntersuchung der Brust. Jede Frau sollte ihre Brüste einmal monatlich selbst untersuchen, am besten kurz nach der Menstruation (dann ist die Brust am besten beurteilbar). Die Untersuchung umfasst das Betrachten der Brüste vor dem Spiegel bei herabhängenden und bei erhobenen Armen sowie das Abtasten beider Brüste im Stehen und im Liegen einschließlich der Achelhöhle. [K225]

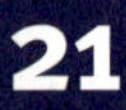

Sonderrolle ein, als er für das *momentane* Überleben keine Rolle spielt. Viele Menschen verbringen sogar ihr gesamtes Leben ohne sexuelle Kontakte. Trotzdem prägt der Sexualtrieb entscheidend das menschliche Verhalten, weil er zur Erfüllung umfassender sozialer und seelischer Bedürfnisse verhilft – etwa die nach Vertrautheit, Zärtlichkeit, Nähe und Leidenschaft. Schon als Baby erfahren wir das Leben auch über Berührungen, Zärtlichkeit und Körperkontakte, und diese „Sprache" behalten wir ein Leben lang. Der Sexualtrieb bestimmt also in einem weit umfassenderen Sinn unser Leben mit.

Die Welt der Männer und die Welt der Frauen

Nicht nur das Leben eines jeden Individuums – auch die Gesellschaft ist durch die Geschlechtlichkeit und die sie repräsentierenden Unterschiede zwischen Mann und Frau geprägt. Diese Verschiedenheit hat im Kern zwei Ursachen:

Gesellschaftliche Einflüsse: Auch in einer formal gleichberechtigten Gesellschaft wie der deutschen besteht eine historisch gewachsene und durch hunderterlei Traditionen und „Ansichten" gefestigte Kluft zwischen Mann und Frau. Beispielsweise kann nicht bezweifelt werden, dass Frauen in der Wirtschaft, in der Wissenschaft, in der Politik, im Berufsalltag, oft auch in der Familie, nicht die gleiche Stellung wie Männer haben. Unsere moderne Gesellschaft schickt sich allerdings seit neuerem an, diese Ungleichheit über Erziehungs- und Gesetzesmechanismen zu überwinden – und sei es durch „Quoten-Frauen".

Biologische Einflüsse: Männer und Frauen sind vom Moment der Zeugung an ungleich. Alle Zellen des männlichen Körpers enthalten ein X- und ein Y-Chromosom, während die Zellen des weiblichen Körpers zwei X-Chromosomen enthalten (☞ 3.6). Sowohl auf dem X- als auch auf dem Y-Chromosom liegen Gene, die in vielfältiger Weise nicht nur die geschlechtsspezifische Entwicklung steuern, sondern ganz umfassend in die allgemeine Steuerung des menschlichen Organismus eingreifen, und bei Jungen beginnt bereits vor der Geburt die vom Y-Chromosom induzierte Produktion der Androgene (☞ 21.1.3). Deshalb können die Unterschiede zwischen Mann und Frau nicht allein auf die unterschiedliche Erziehung oder gesellschaftliche Zwänge zurückgeführt werden. Gar nicht zu übersehen ist der große Unterschied zwischen Mann und Frau bei den „biologischen Pflichten" für die Entwicklung und Aufzucht des Nachwuchses, der große Unterschied im sog. **parental investment** (von amerikanischen Wissenschaftlern geprägt, auf deutsch etwa „elterlicher Einsatz"), der beim Mann fast null sein *kann.* Diese Aufgaben haben das weibliche Verhalten über Generationen geprägt.

21.3.2 Die Entwicklung der Geschlechtsorgane

Die vorgeburtliche Entwicklung

Bis etwa zur 7. Entwicklungswoche unterscheiden sich ein weiblicher und ein männlicher Embryo nicht bezüglich ihrer Körperform oder Organstruktur **(Indifferenzstadium).** Ohne Einfluss der Gonaden bzw. der Hormone entwickelt sich die indifferente Anlage in eine weibliche Keimanlage. An- oder Abwesenheit des Y-Chromosoms induziert dann die Entwicklung zum Hoden bzw. Eierstock, dann die weiteren inneren Geschlechtsorgane und die äußeren Geschlechtsorgane.

Nachgeburtliche Entwicklung und Pubertät

Ab einem Alter von etwa neun Jahren beginnt bei den Mädchen der pubertäre Wachstumsschub (☞ Abb. 23.12), bedingt durch die pulsatile Freisetzung von Gn-RH und dadurch der eigentlichen Sexualhormone. Die Sexualhormone stammen zunächst aus der Nebennierenrinde, weshalb man auch von *Adrenarche* spricht. Bei den Jungen fängt der Wachstumsschub etwa zwei Jahre später an. Die Ausschüttung von LH und FSH setzt in den Ovarien bzw. Hoden die Ei- bzw. Samenzellbildung und die Hormonbildung in Gang. Als einschneidendes Ereignis erleben Mädchen mit 11–13 Jahren ihre erste **Menstruationsblutung** *(Menarche).* Jungen haben im Schnitt erst mit 13–15 Jahren ihren ersten, meist unwillkürlich durch Träume ausgelösten **Samenerguss.**

Die Fähigkeit zur Fortpflanzung wird jedoch erst rund 1–2 Jahre später erreicht. Erst dann kommt es zu Ovulationen bzw. werden genügend befruchtungsfähige Spermien gebildet.

Mit den körperlichen Veränderungen gehen psychische Veränderungen einher, die oft erhebliche soziale und innere (intrapsychische) Spannungen nach sich ziehen (☞ 25.6). Im Zentrum dieses Umbruches steht neben der (inneren) Ablösung vom Elternhaus die Ori-

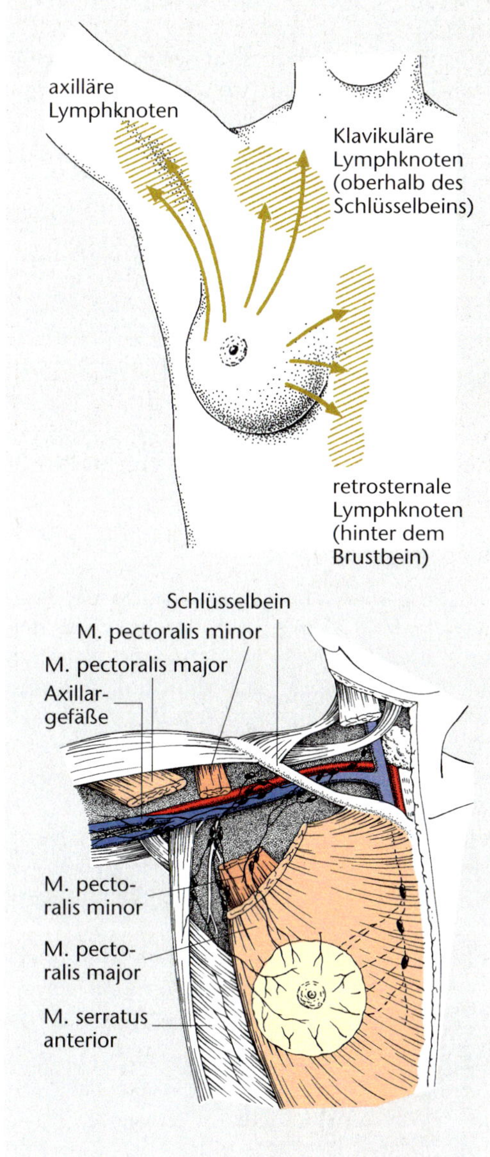

Abb. 21.28: Lymphabflusswege der Brustdrüse. Die Lymphbahnen des oberen äußeren Quadranten ziehen hauptsächlich zu den axillären Lymphknoten. Bei Verdacht auf ein Mammakarzinom sind deshalb diese Lymphknoten sorgfältig abzutasten. [A300-190]

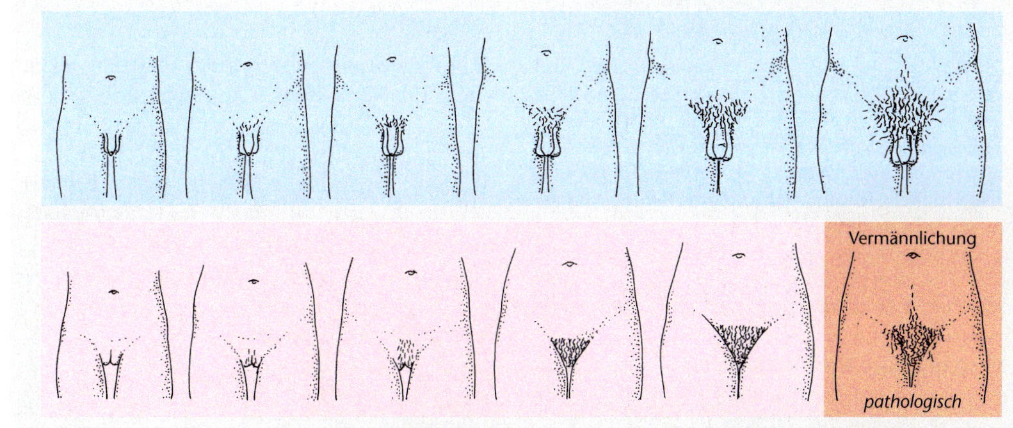

Abb. 21.29: Ausbildung der Schambehaarung (*pubes*, daher *Pubarche* bzw. *Pubertät*) beim Jungen und beim Mädchen. Eine zum Nabel ansteigende Schambehaarung bei Mädchen mit Übergreifen auf die Oberschenkel weist auf eine vermännlichende Hormonstörung hin.

entierung zum anderen Geschlecht. Diese vollzieht sich in Etappen.

- Der Kontakt mit dem anderen Geschlecht wird zunächst über die „Clique" (Gruppe Gleichaltriger) aufgenommen
- Mit im Mittel 15 Jahren wird die erste Zweierbeziehung eingegangen
- Mit 18 Jahren haben Knaben, mit 17 Jahren Mädchen im Durchschnitt den ersten Geschlechtsverkehr.

21.3.3 Sexualität im Erwachsenenalter

Praktisch jeder Mensch ist so angelegt, dass es ihn im Erwachsenenalter zu einem *Partner* zieht.

Partnerwahl

Für die erste Kontaktaufnahme bei der Partnerwahl sind sicherlich körperliche Erscheinung und Attraktivität (mit-)entscheidend. Für die langfristige Partnerbindung sind rein statistisch die Chancen einer dauerhaften Zweierbeziehung besonders günstig, wenn:

- Herkunft, Bildung und Ausbildung zusammenpassen
- Der Lebensstil ähnlich ist (bescheiden, häuslich, reiselustig, nachtaktiv u.v.a.)
- Die Lebensziele bezüglich Familie und Beruf gleich sind
- Überzeugungen (z.B. bezüglich Menschenbild, Politik und Religion) harmonisieren.

Im echten Leben jedoch erfolgt die Partnerwahl weniger ausschließlich nach solchen Vernunftkriterien. Zu dieser Tatsache liefert die Evolutionsbiologie interessante Erklärungsansätze. Demnach gibt es für Mann und Frau verschiedenartige Motive, die die Partnerwahl beeinflussen:

Vaterschaftssicherung: Frauen sind während der Erziehung ihrer Kinder im hohen Maße von der Unterstützung der Väter abhängig. Partner werden deshalb – zumindest unbewusst – danach ausgewählt, ob sie bereit und z.B. aufgrund bisheriger beruflicher Leistung in der Lage scheinen, die Aufgaben des so genannten *paternalen Investments* zu erfüllen.

Fruchtbarkeit: Männer achten (zumindest unbewusst) auf Merkmale, die bei ihrer Partnerin auf Nachkommen hoffen lassen, also etwa weiblichen Körperbau mit gesundem Erscheinungsbild sowie Jugendlichkeit (die Fruchtbarkeit der Frau sinkt ab dem 30. Lebensjahr). Viele Frauen versuchen, diesen Anforderungen gerecht zu werden, indem sie weiblich und gepflegt, sexuell attraktiv und jung erscheinen möchten.

21

Heterosexuelle Partnerschaft

Ca. 90% aller Menschen in den Industriestaaten bevorzugen als Lebenspartner einen etwa gleichaltrigen Menschen des anderen Geschlechtes. Sie streben also eine **heterosexuelle** (hetero = entgegengesetzt) **Beziehung** an. Diese Form des Zusammenlebens ermöglicht gemeinsame Kinder und ist durch die formelle Eheschließung von Staat und Kirche sanktioniert.

Homosexualität

Ein kleinerer Teil der Menschen bevorzugt *gleichgeschlechtliche* Lebenspartner (man spricht von **Homosexualität**), oder es besteht eine Neigung zu Sexualpartnern beiderlei Geschlechts **(Bisexualität).** Über die Gründe, warum z.B. 5–15% aller Männer homosexuelle Neigungen haben, ist trotz aller Theorien wenig Genaues bekannt. Während bis vor kurzem der Art der frühen Mutter-Sohn-Beziehung eine Schlüsselstellung zugeschrieben wurde, machen neuere Befunde Auswirkungen des vorgeburtlichen Milieus oder genetische und anatomische Besonderheiten (mit-) verantwortlich. In jedem Fall wird in der modernen Gesellschaft Homosexualität im Gegensatz zu früheren Zeiten nicht mehr als *Krankheit* angesehen oder unter Strafe gestellt. Meist wird die homosexuelle Orientierung erst in der Pubertät empfunden und bis zum Bekenntnis der homosexuellen Identität *(Coming out)* eine oft lange, qualvoll erlebte Periode heftiger Abwehr durchlebt.

Transsexualität

Ein Kind, das männliche Geschlechtsmerkmale aufweist, wird gewöhnlich als Junge erzogen. In der Regel wird es sich auch als Junge fühlen und später männliche Verhaltensformen gegenüber den Frauen bevorzugen. Es ist jedoch möglich, dass sich ein solcher Junge trotz aller elterlichen und anderen Einflüsse und trotz seines „biologischen" Geschlechts im Laufe der Pubertät als weiblich begreift. In diesem Fall spricht man von **Transsexualität.** Transsexuelle (meist sind es Männer) *fühlen* sich als Frau und begehren einen Mann als Sexualpartner. Trotz meist gewünschter Geschlechtsumwandlungsoperationen sind Transsexuelle (als Frau) nicht fruchtbar. Transsexuelle sind keine *Transvestiten* – letztere sind Männer, die sich durch Tragen weiblicher Kleidung sexuell erregen.

Pädophilie

Manche Männer (selten auch Frauen) werden von dem Wunsch verfolgt, sexuelle Kontakte mit Kindern oder sogar mit Babys zu haben. Dies sind unreife und „unfertige" Männer mit Ängsten gegenüber erwachsenen Partnern. Weil diese unfreiwilligen Sexualkontakte Kindern schweren körperlichen und seelischen Schaden zufügen, ist **Pädophilie** strafbar.

Sexualität und Gewalt

Nicht wenige Menschen werden durch Anwendung von Zwang oder Gewalt gegenüber dem Partner sexuell stimuliert **(Sadismus)**; andererseits empfinden – allerdings viel seltener – manche Menschen in der Rolle des Opfers von Zwang und Gewalt sexuelle Lust **(Masochismus).** Sadomasochistische Tendenzen können Ausdruck einer tief liegenden Kommunikationsstörung sein bzw. der Unfähigkeit, Liebe und Zärtlichkeit auszudrücken.

Sexuelle Andersartigkeit

Sexuelle Andersartigkeit *(Deviation)* wird nach Untersuchungen begünstigt durch:

- Angstvoll erlebte Kindheit mit Zwang zur heimlich praktizierten Sexualität
- Selbstquälerisch erlebte sexuelle Bedürfnisse
- Unfähigkeit, die eigenen sexuellen Wünsche in ein sozial sinnvolles Gesamthandeln einzubetten.

Weit überdurchschnittlich sind Männer von sexueller Andersartigkeit betroffen.

Zahl der Partner

Die meisten Menschen unseres Kulturkreises wünschen mit *einem* Sexualpartner zusammenzuleben (**Monogamie**, *Einehe*). Betrachtet man jedoch die Gesamtheit der menschlichen Völker, so ist nur bei einem Sechstel die Monogamie die übliche Form der Partnerschaft. Ein Drittel toleriert, dass Männer gelegentlich mehrere Partnerinnen haben *(Polygynie)*, in knapp der Hälfte ist die Polygynie sogar die offizielle Lebensform. Im westlichen Kulturkreis sind es nur die Mormonen, eine amerikanische Sekte, welche (von der Religion erlaubt) die Polygynie praktizieren. Dagegen haben nur 1% der Frauen mehrere Männer als Partner *(Polyandrie)*.

Die Einführung der Antibaby-Pille 1962 und die dann folgende Frauenbewegung hat jedoch viele Traditionen und Tabus aufgeweicht. Immer mehr wird akzeptiert, dass Frauen sich nicht nur bei Ausbildung und im Beruf selbst verwirklichen, sondern auch über ihren Körper und ihre Sexualität verfügen möchten. Regelmäßige **Promiskuität,** das heißt sehr rasch wechselnde Sexualpartner, wird allerdings nach wie vor schlecht akzeptiert.

Ideal und Wirklichkeit

Und so haben viele Untersuchungen über das Sexualverhalten ergeben, dass auch in unserem Kulturkreis die lebenslange Monogamie keineswegs *tatsächlich* praktiziert wird. Außereehelicher Geschlechtsverkehr ist eher die Regel – meist allerdings nur über kürzere Perioden („Affären"). In Deutschland werden zur Zeit 46% der Ehen (im Verhältnis zu den neu geschlossenen) wieder geschieden. Rechnet man dazu, dass 20% der Menschen erst gar nicht heiraten, entpuppt sich die (lebenslange) Monogamie als gesellschaftliche Idealvorstellung. Zweifelsfrei allerdings bringt die Monogamie für das Aufziehen von Kindern große Vorteile im Sinne eines stabilen Gerüstes verlässlicher Bezugspersonen.

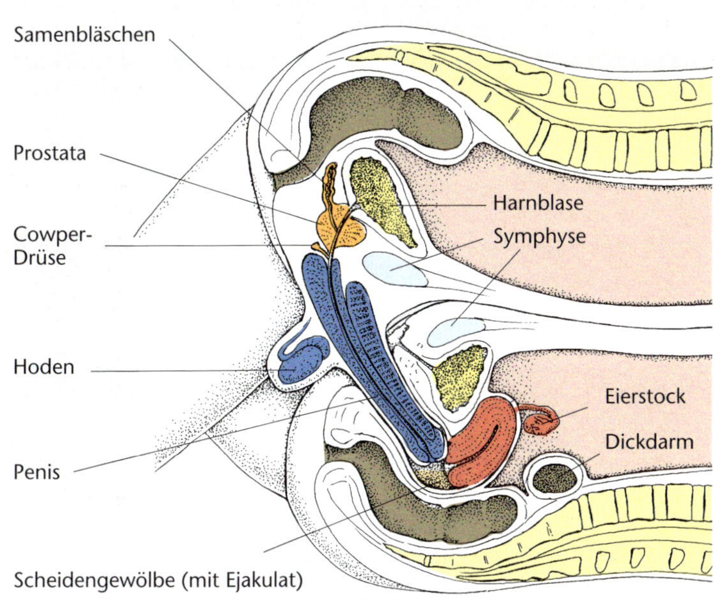

Abb. 21.30 (links): Lage der weiblichen und männlichen Sexualorgane beim Koitus.

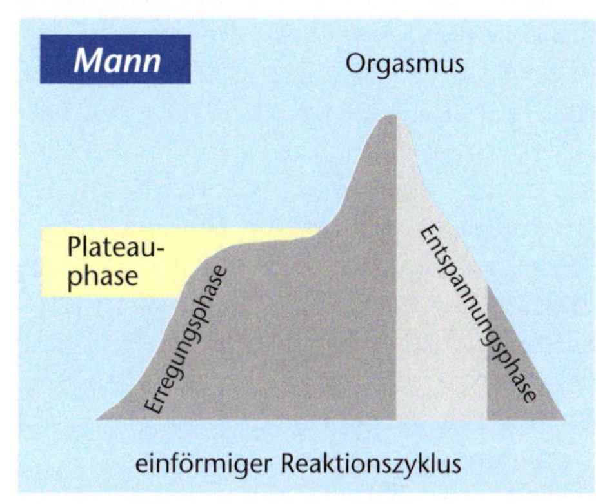

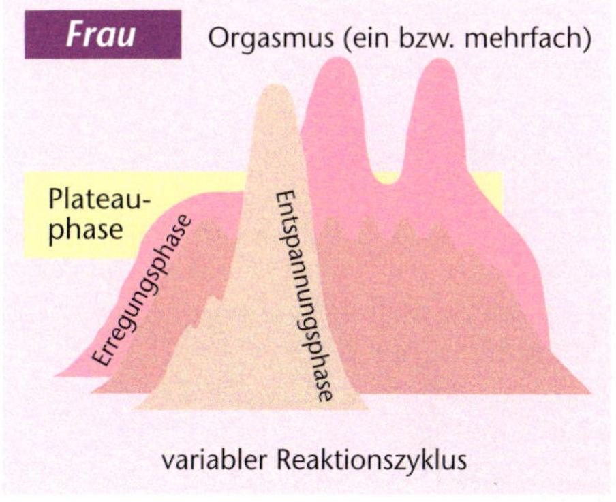

Abb. 21.31 (rechts): Der sexuelle Reaktionszyklus von Mann (oben) und Frau (unten). Die männliche Reaktion weist eine absolute Refraktärphase nach dem Orgasmus in der Entspannungsphase auf (hellgrau). Bei Frauen ist die Variabilität der Reaktionsmuster größer, drei typische Verläufe sind abgebildet.

21.3.4 Sexualität im Alter

Sexualität im Alter wurde lange tabuisiert. Inzwischen zeigen Untersuchungen, dass:

- Ältere Menschen über 65 Jahre häufig noch regelmäßig Geschlechtsverkehr haben, sofern ein Partner vorhanden ist
- Fehlende Möglichkeiten zur sexuellen Aktivität Gefühle der Vereinsamung verschlimmern.

Viele alte Menschen sehnen sich deshalb nicht nur nach Gesprächspartnern, sondern auch nach Sexualpartnern. Tatsächlich werden jedoch den meisten Menschen, die ihren Lebensabend in Altersheimen verbringen, fast alle Möglichkeiten zur sexuellen Aktivität vorenthalten. Auch bestraft das deutsche Rentenrecht immer noch solche Witwen und Witwer durch Renteneinbußen, die erneut heiraten möchten.

21.3.5 Formen sexueller Begegnung

Abgesehen von der Befruchtung im Reagenzglas *(in-vitro-Fertilisation)* und von der künstlichen Befruchtung *(Insemination)*, bei der mit Hilfe einer Sonde die Samenflüssigkeit in die Scheide dicht vor den Muttermund oder in die Uterushöhle eingebracht wird, ist der **Koitus** die einzige Form sexuellen Verkehrs, bei der es zur **Befruchtung** *(Empfängnis, Konzeption)* kommen kann. Das Wort Koitus (coire = zusammengehen) bezeichnet das Einführen des erigierten Penis in die Vagina. Weitere Bezeichnungen sind *Geschlechtsverkehr, Kohabitation, Beischlaf* oder „Kopulation“ (☞ Abb. 21.30).

Andere häufiger ausgeübte Formen menschlichen sexuellen Verhaltens sind der *manuelle* (manus = Hand), *orale* (os = Mund), *mammale* (mamma = weibliche Brust) oder *anale Verkehr* (anus = Darmausgang).

Selbstbefriedigung **(Masturbation)** wird von den meisten Menschen in erster Linie zu Beginn der Geschlechtsreife, bei Fehlen eines Partners oder auch als normales Sexualspiel ausgeübt.

Erst in diesem Jahrhundert entwickelte sich ein freierer Umgang in Bezug auf diese verschiedenen Formen sexuellen Verhaltens, der den unterschiedlichen sexuellen Bedürfnissen einzelner Menschen eher gerecht wird. Allerdings wird von den meisten Paaren der Koitus weiterhin am häufigsten praktiziert. Er ist jedoch nicht für alle Menschen diejenige Form des Geschlechtsverkehrs, bei der ein Orgasmus erreicht werden kann.

21.3.6 Der sexuelle Reaktionszyklus

Um eine Befruchtung möglichst wahrscheinlich zu machen, sind die Genitalorgane beider Geschlechter in ihrer Funktion im **sexuellen Reaktionszyklus** während des Koitus optimal aufeinander abgestimmt. Dieser Reaktionszyklus verläuft beim weiblichen und männlichen Geschlecht prinzipiell gleich ab und wird vom vegetativen Nervensystem vermittelt (☞ auch Tab. 11.30). Nach *Masters* und *Johnson* lassen sich vier Phasen unterscheiden:

- Die Erregungsphase
- Die Plateauphase
- Die Orgasmusphase
- Die Rückbildungsphase (☞ Abb. 21.31).

Die Erregungsphase

Die unterschiedlichsten Reize, so zum Beispiel der Anblick des Partners, sein Geruch oder Erinnerungen, können erotische Empfindungen auslösen. Besonders aber führt die Berührung bestimmter Körperregionen, der *erogenen Zonen,* zu sexueller Erregung. Zu den erogenen Zonen gehören die Eichel des Mannes, die Klitoris und die Brustwarzenbereiche der Frau, die Hautbezirke um Mund und Anus und die Innenseiten der Oberschenkel.

Sexuelle Erregung äußert sich u.a. durch gesteigerte Aufmerksamkeit und Wohlbefinden sowie Wärmegefühl in Bauch und Lenden. Es kommt zur Erhöhung von Pulsfrequenz und Blutdruck, die Muskelspannung steigt an, Hautrötungen treten auf, die Atmung wird schneller. Beim Mann füllen sich die Penisschwellkörper, es kommt zur *Erektion*. Bei der Frau wird während der **Erregungsphase** von der Scheidenwand und den Drüsen am Scheidenvorhof ein schleimiges Sekret abgesondert, wodurch die Scheide angefeuchtet und ein Eindringen des erigierten Penis oder die manuelle Stimulation der Klitoris erleichtert wird. Schamlippen und Klitoris schwellen an, die Brustwarzen stellen sich auf. Alle bisher und auch im Folgenden beschriebenen Vorgänge und Reaktionen verlaufen weitgehend unabhängig davon, ob es zu einem Einführen des Penis in die Vagina kommt.

Die Plateauphase

Die Merkmale der Erregungsphase prägen sich in der **Plateauphase** weiter aus. Zunehmende sexuelle Erregung entsteht durch rhythmische Bewegungen des Penis in der Scheide und Stimulierung von Klitoris und Eichel durch Berührung und Reibung.

Die Orgasmusphase

Der Höhepunkt sexueller Erregung ist der **Orgasmus** (= „lustvolle Erregung“), der als intensivster körperlicher Genuss empfunden wird. Während der nur wenige Sekunden andauernden Orgasmusphase kommt es bei der Frau zur

Verengung des unteren Scheidendrittels mit Kontraktionen der Beckenbodenmuskulatur und des Uterus. Beim Mann wird die Samenflüssigkeit durch unwillkürliche Kontraktionen der Samengänge, der Harnröhre, der Muskeln an der Peniswurzel und schließlich des Penis selber in das hintere Scheidengewölbe geschleudert (*Samenerguss* oder **Ejakulation**). Weder für die biologische Funktion noch für die Befriedigung beider Partner ist ein gleichzeitiger Orgasmus notwendig. Die Frau kann auch mehrere Orgasmen während eines Koitus erleben, beim Mann kommt das jedoch fast nie vor (☞ Abb. 21.31).

Die Rückbildungsphase

In der **Rückbildungsphase** kehren alle Organe in ihren ursprünglichen nicht-erregten Zustand zurück. Das Nachlassen der Erektion verläuft in zwei Stadien:

- Der hauptsächliche Rückgang findet unmittelbar nach der Ejakulation statt, im Folgenden kommt es zu einem mehr oder weniger raschen Abklingen
- In dieser Phase kommt es beim Mann – manchmal auch bei der Frau, obwohl viele Frauen mehrere Orgasmen in schneller Folge haben können – zur sexuellen Reizunempfindlichkeit **(Refraktärphase).**

21.3.7 Sexuelle Störungen

Der komplexe physiologische Reaktionszyklus kann auch krankhaft gestört sein:

- „**Vaginismus**“ ist ein (veralteter) Begriff für die Unfähigkeit der Frau, den erigierten Penis eindringen zu lassen. Vaginismus ist meist Folge psychosexueller Konflikte
- **Anorgasmie** bezeichnet die Unfähigkeit, zum Orgasmus zu gelangen. Sie kann körperliche (selten) oder seelische Ursachen (Konflikte, Abneigung gegen den Partner) haben
- Als **Impotenz** *(erektile Dysfunktion, Impotentia coeundi)* bezeichnet man die Unfähigkeit des männlichen Partners zur Erektion oder zum befriedigenden Beischlaf mit rechtzeitigem Samenerguss. Diese Unfähigkeit ist von der Zeugungsunfähigkeit *(Impotentia generandi)* abzugrenzen, die zur Sterilität des Paares führt (☞ unten).

Eine länger bestehende Impotenz ist in einem hohen Prozentsatz auf körperliche Ursachen zurückzuführen:

- Auf Alkoholmissbrauch und Diabetes mellitus
- Auf Medikamente bzw. deren Nebenwirkungen – etwa die zur Hochdrucktherapie und bei der Koronaren Herzkrankheit verordneten Beta-Blocker (☞ 15.7.4)
- Auf vorgerücktes Lebensalter: Jenseits des 70. Lebensjahres nimmt die Erektionsfähigkeit bei vielen Männern so stark ab, daß ein Geschlechtsverkehr nur noch selten gelingt
- Seltener auf neurologische (z.B. multiple Sklerose), vaskuläre (z.B. starke Arteriosklerose) oder hormonelle Ursachen.

21.3.8 Sexuell übertragbare Krankheiten

Durch den intensiven Schleimhautkontakt beim Geschlechtsverkehr können auch solche Keime übertragen werden, die sehr empfindlich gegenüber Umwelteinflüssen sind und deshalb unter „normalen“ Umständen nicht übertragbar sind.

Die vier klassischen Geschlechtskrankheiten

Die **Gonorrhoe** *(Tripper)*. Die häufigste **klassische Geschlechtskrankheit** wird durch das Kugelbakterium *Neisseria gonorrhoeae* mit einer hohen Ansteckungsrate verursacht. Bei

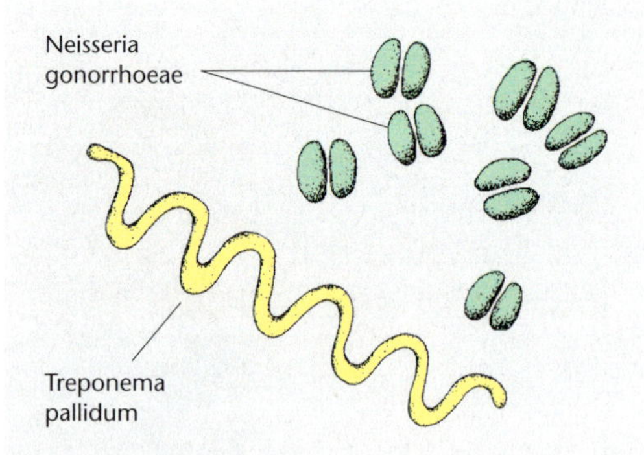

Abb. 21.32: Neisseria gonorrhoeae und Treponema pallidum. [B116]

der Frau wird in der Regel nur eine milde *Urethritis* (Entzündung der Harnröhre mit Schmerzen beim Wasserlassen) bemerkt. Jedoch führt die Gonorrhoe bei Frauen gehäuft zur Unfruchtbarkeit, wenn sie aufsteigt und auf Uterus sowie Eileiter und Eierstöcke übergreift. Den Mann führen deutliche Schmerzen beim Wasserlassen sowie ein eitrig-milchiger Ausfluss normalerweise zum Arzt. Antibiotika sind sehr wirksam (☞ Abb. 21.32).

Etwa hundertmal seltener als die Gonorrhoe, dafür aber (unbehandelt) umso folgenschwerer, ist die *Syphilis* **(Lues)** durch Infektionen mit *Treponema pallidum* – einem spiralförmigen Erreger. Im frühen Stadium befallen Treponemen nur das Genitale bzw. bei oralem Geschlechtsverkehr den Mundbereich. Durch Antibiotika heilt die Erkrankung rasch aus. In späteren Stadien kommt zu schweren Organschäden des ZNS (z.B. die früher häufigere „Rückenmarksschwindsucht“), der Herzklappen und der Aorta. In diesem Spätstadium ist Lues nicht mehr heilbar.

Zu den klassischen Geschlechtskrankheiten zählen außerdem der **weiche Schanker** und die **venerische Lymphknotenentzündung**, die beide hierzulande selten geworden sind.

Mit der Zeit entdeckten die Wissenschaftler eine Reihe weiterer Erreger, die in erster Linie durch Sexualkontakt übertragen werden. Mit den oben genannten klassischen vier Geschlechtskrankheiten werden die durch sie bedingten Erkrankungen heute unter dem Begriff der **sexuell übertragbaren Krankheiten** (engl. *sexually transmitted diseases, STD*) zusammengefasst. Am wichtigsten sind:

Unspezifische Urogenitalinfektionen

Einige Unterarten der *Chlamydien* und der *Mykoplasmen* (Tab. 6.17) gehören zu den häufigsten Erregern der sexuell übertragenen **unspezifischen Urogenitalinfekte** bei Frauen wie Männern. Nicht selten verlaufen die Entzündungen symptomarm und werden daher (zunächst) nicht antibiotisch behandelt. Bei einem Aufsteigen der Infektion können aber Fruchtbarkeitsstörungen die Folge sein.

Nachlassende Manneskraft

„Wenn ein Mann weiß, dass die Epoche seiner stärksten Potenz nicht die ausschlaggebendste der Weltgeschichte ist – das ist schon sehr viel“ hat Kurt Tucholsky den „Herren Männern“ ins Stammbuch geschrieben.

Warum auch immer: Viele Männer fühlen sich bei Potenzproblemen gleich als Versager. Dabei ist die *zeitweilige* Impotenz häufig durch seelische Konflikte bedingt – Probleme mit der Partnerin, Angstphantasien oder andere psychische Schwierigkeiten, allem anderen voran Angst und Stress am Arbeitsplatz. Auch macht vielen Männern, die ihr Selbstbewusstsein aus dem Überlegenheitsgefühl über „ein unmündiges Frauchen“ beziehen, die neue Selbstständigkeit von Frauen in Beruf und Familie zu schaffen. Dann helfen keine teuren Wundermittel, sondern viel Zeit und Entspannung sowie eine persönliche Strategie zur Konfliktbearbeitung.

Potenz auf Rezept?

Ein eher zufällig entdecktes Medikament, das 1998 von der amerikanischen Arzneimittelbehörde FDA zugelassene Viagra®, hat mittlerweile als beinahe einzige quasi ursächliche Behandlung der erektilen Dysfunktion seinen „Siegeszug“ durch die Welt angetreten. Viagra® lässt die Manneskraft ansteigen, so wie es zum Steigen der Aktien des Herstellers beitrug. Viagra® hemmt den Abbau des zyklischen GMP (☞ 21.1.8), das die Blutzufuhr in den Penis bei sexueller Stimulierung steigert. Viagra® ist kein Medikament, das Zärtlichkeit oder Libido (sexuelle Begierde) auslöst. Verunsichert haben Berichte über nachteilige Wechselwirkungen zwischen Viagra® und blutdrucksenkenden Medikamenten.

Feigwarzen

Feigwarzen *(Condylomata acuminata)* werden durch *Papilloma-Viren* hervorgerufen. Die spitzen Wärzchen im Bereich des Penis, der Vulva, der Analregion oder der Zervix können vereinzelt auftreten, aber bei massivem Befall auch zu blumenkohlähnlichen Gebilden führen. Papilloma-Viren vom Subtyp 16 und 18 wird eine bedeutende Rolle bei der Entstehung des Zervixkarzinoms zugeschrieben. Behandelt werden die Feigwarzen durch verschiedene Lokaltherapien.

Trichomonadeninfektionen

Auch das *Protozoon* (☞ Tab. 6.17) *Trichomonas vaginalis* wird ausschließlich sexuell übertragen (☞ Abb. 21.33). Hier ist vor allem die Partnerin diejenige, die mit schaumigem, übel riechendem Vaginalausfluss **(Fluor)** und Brennen, eventuell auch starkem Juckreiz den Arzt aufsucht, während bei Männern die Infektion oft stumm verläuft. Diese Infektion ist – zumindest außerhalb der Schwangerschaft – gut z.B. mit Metronidazol (Clont®) behandelbar. Der Partner sollte mitbehandelt werden.

Hepatitis B und C ☞ *18.10.6*
Herpes genitalis ☞ *6.10.1*
HIV-Infektion und AIDS ☞ *6.10.4*

21.3.9 Unfruchtbarkeit (Sterilität)

Leere Wiege

Etwa jedes 7. Paar bleibt ungewollt kinderlos. In etwa 35 % liegt die Ursache der Kinderlosigkeit bei der Frau, in je 25 % besteht beim Mann bzw. bei beiden ein Hindernis. In 15 % der Fälle bleibt die Ursache unklar. Bei der Frau beginnt ab 30 Jahren die Fruchtbarkeit deutlich abzunehmen. Im Alter von 35 Jahren beträgt die ungewollte Kinderlosigkeit bereits 30 %. Die biologische Uhr tickt!

Die Ursachen der **Sterilität** *(Unfruchtbarkeit)* sind vor allem bei der **Frau** durch die Vielzahl der an der Empfängnis beteiligten hormonellen, mechanischen und psychischen Faktoren breit gestreut. Als häufigste Ursachen seien genannt:

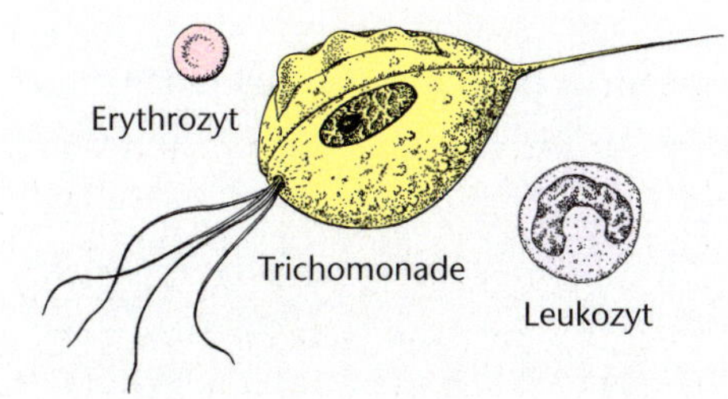

Abb. 21.33: Trichomonas vaginalis im mikroskopischen Bild. Zum Größenvergleich ferner einige Blutzellen. [B116]

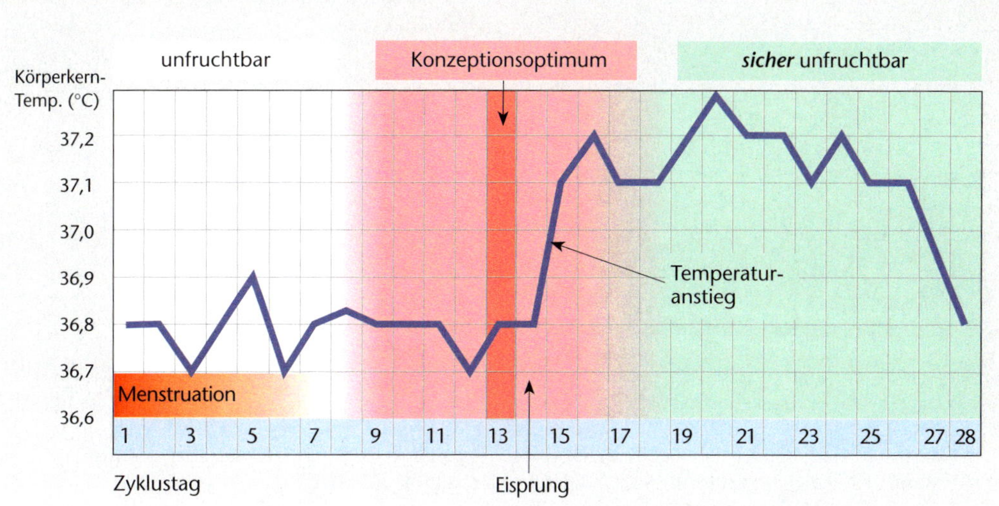

Abb. 21.34: Basaltemperaturkurve eines normalen 28-tägigen Zyklus. Die grüne Zone markiert die sicher unfruchtbare Phase vom dritten Tag des Temperaturanstiegs bis zur Menstruation. Die unfruchtbaren Tage direkt nach der Menstruation dauern bis sechs Tage vor dem frühesten gemesssenen Temperaturanstieg. Diese erweiterte Form der Basaltemperaturmethode ist weniger zuverlässig, da durch Zyklusverschiebungen ein früherer Eisprung als in den vorangegangenen Zyklen beobachtet möglich ist. [A300]

- Entzündliche *Eileiterverklebungen* (z.B. nach Infektionen ☞ 21.2.3)
- Fehlender Eisprung (z.B. durch hormonelles Ungleichgewicht oder aber infolge psychischer Probleme)
- Altersbedingt abnehmende Fruchtbarkeit.

Von der Sterilität abgegrenzt wird die **Infertilität** der Frau, das ist die Unfähigkeit zum Austragen der Schwangerschaft nach erfolgter Empfängnis. Hier sind z.B. *habituelle* (gehäufte) *Fehlgeburten* zu nennen.

Entsprechend vielfältig wie die Ursachen sind die diagnostischen Anforderungen an die Eingrenzung der Sterilitätsursache sowie die hormonellen, mikrochirurgischen und auch psychotherapeutischen Behandlungswege.

Beim **Mann** stützt sich die Sterilitätsdiagnostik im Wesentlichen auf die mikroskopische und funktionelle Spermaanalyse.

Große Fortschritte in der sog. **assistierten Reproduktion** haben bei Mann und Frau die früher sehr geringen Therapiemöglichkeiten erweitert: Zu nennen sind hier beispielsweise die hormonelle Stimulierung des Eisprungs, die **In-vitro-Fertilisierung** (Befruchtung außerhalb des Körpers) und der **Spermientransfer** (Spermienübertragung) in die Eizelle.

21.3.10 Empfängnisverhütung

Die meisten Paare möchten heute über ihre Kinderzahl und den Zeitpunkt, zu dem die Kinder geboren werden, selbst entscheiden und wenden zumindest zeitweise empfängnisverhütende Maßnahmen an. Eine absolut zuverlässige und dabei nebenwirkungsfreie Methode der **Empfängnisverhütung** *(Kontrazeption)* gibt es nicht.

Natürliche Verhütungsmethoden

Natürliche Verhütungsmethoden greifen weder in den Hormonhaushalt ein, noch machen sie Manipulationen am Genitale notwendig. Sie verfolgen das Ziel, den Geschlechtsverkehr auf die unfruchtbaren Tage im Monatszyklus zu begrenzen. Ihr Problem besteht darin, die (wenigen) fruchtbaren Tage des ca. 28-tägigen Zyklus *im Voraus* zu bestimmen (☞ Abb. 21.34).

Die Zuverlässigkeit der natürlichen Kontrazeption variiert stark. Ihr Erfolg setzt voraus,
- Dass die Partner ihr Sexualverhalten entsprechend disziplinieren können
- Dass die Lebensführung regelmäßig ist (z.B. keine Nachtarbeit)
- Dass der Zyklus regelmäßig ist.

Bei der **periodischen Enthaltsamkeit nach Knaus-Ogino** *(Kalendermethode)* werden die unfruchtbaren Tage aufgrund des *Menstruationskalenders,* d.h. der Aufzeichnungen der letzten Menstruationen im Kalender, berechnet. Bei einem 26- bis 30-tägigen Zyklus nimmt Knaus die fruchtbare Phase vom 9.–17., Ogino vom 8.–19. Zyklustag an. Die Methode ist wenig zuverlässig.

Bei der **Temperaturmethode** muss die Frau jeden Morgen vor dem ersten Aufstehen, möglichst stets zur gleichen Uhrzeit, ihre *Basaltemperatur* messen. Die sicher unfruchtbare Zeit beginnt am dritten Tag nach dem gestagenbedingten Temperaturanstieg kurz nach dem Eisprung (☞ Abb. 21.34) und endet mit Einsetzen der Menstruation. Die Temperaturmethode gilt als die zuverlässigste unter den emfängnisverhütenden Methoden durch periodische Enthaltsamkeit. Bei fiebrigen Erkrankungen, Stress, Urlaub, späterem Aufstehen und anderen Störfaktoren ist die Basaltemperaturkurve des betreffenden Monats nicht ver-

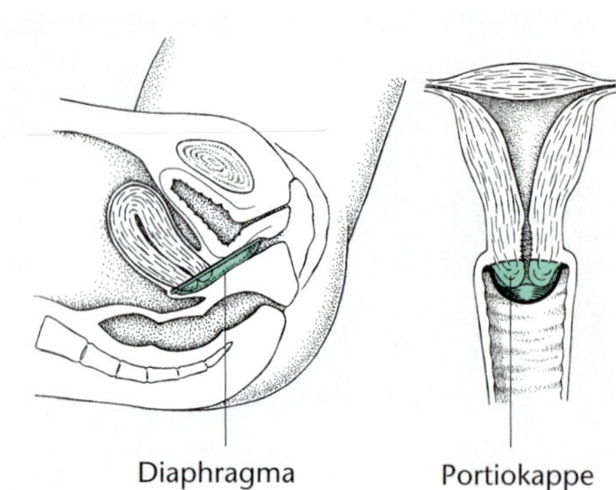

Abb. 21.35: Das Diaphragma (links) besteht aus einem mit Gummi überzogenen, flexiblen Metallring und einer Membran aus dünnem, nachgiebigem Gummi. Die Portiokappe (rechts) ist aus Kunststoff. Sie saugt sich an der Portio fest und bildet einen festen Abschluss zur Vagina. [A300-190]

wertbar, und das Paar muss zusätzliche Methoden der Empfängnisverhütung anwenden.

Nicht zu den Verhütungsmethoden, sondern eher zu den Zeugungsmethoden ist der **Coitus interruptus** zu rechnen. Hier wird der zunächst ungeschützt begonnene vaginale Geschlechtsverkehr unmittelbar vor dem Samenerguss unterbrochen und der Penis aus der Vagina herausgeführt.

Mechanische und chemische Verhütungsmethoden

Diaphragma und **Portiokappe** sollen das Eindringen der Samenzellen in die Gebärmutter verhindern. Während das Diaphragma 2 Stunden bis 10 Minuten vor dem Verkehr in den oberen Teil der Scheide eingeführt und 6–24 Stunden danach entfernt werden muss, wird die Portiokappe kurz nach der Menstruation eingesetzt und bleibt bis kurz vor der nächsten Regelblutung im Körper. Empfehlenswert ist, das Diaphragma zusätzlich mit **Spermiziden** *(spermienabtötenden Cremes)* zu bestreichen. Sowohl beim Diaphragma als auch bei der Portiokappe muss die passende Größe vom Arzt ausgemessen werden. Nachteilig sind die recht hohe Versagerquote und häufige lokale Reizungen (☞ Abb. 21.35).

Spermizide können nicht nur in Verbindung mit dem Diaphragma, sondern auch als alleiniges Empfängnisverhütungsmittel angewandt werden. Am häufigsten sind **Vaginalovula** oder **Vaginalschwämme**.

21

Das **Kondom** *(Präservativ)* wird kurz vor dem Geschlechtsverkehr über den erigierten (steifen) Penis gestreift und fängt das Sperma auf. Nach dem Geschlechtsverkehr muss der Penis mit dem Kondom aus der Vagina gezogen werden, bevor er erschlafft, da das Kondom sonst nicht mehr richtig hält und abrutscht, so dass Sperma in die Scheide gelangen kann. Vorteile des Kondoms sind fehlende Nebenwirkungen und ein weitgehender Schutz vor Infektionen (z.B. HIV-Infektionen) bei insgesamt guter Zuverlässigkeit. Allerdings haben v.a. ungeübte Paare oft Probleme mit der Handhabung.

Zunehmende Verbreitung hat in den letzten Jahren das **Intrauterinpessar** (kurz *IUP*, auch *Intrauterinspirale*, kurz *Spirale*) gefunden. Dies sind kupferumwickelte oder progesteronhaltige Metall- oder Kunststoffspiralen, die vom Arzt unter sterilen Bedingungen in die Gebärmutterhöhle eingelegt werden und die Einnistung des befruchteten Eies verhindern. Das IUP kann je nach Typ 3–5 Jahre in der Gebärmutter verbleiben. Nachteilig ist neben verstärkten Menstruationen das gehäufte Auftreten von Adnexitiden insbesondere bei Frauen, die noch nicht geboren haben. Daher ist das IUP für diese Frauen nicht empfehlenswert (☞ Abb. 21.36).

Hormonelle Empfängnisverhütung

Die wohl bekannteste Form der hormonellen Kontrazeption sind die **Ovulationshemmer** (*Anti-Baby-Pille*, kurz **Pille**). Sie enthalten eine Kombination aus Östrogenen und Gestagenen. Auf jeweils dreiwöchige Einnahme folgt eine einnahmefreie Woche oder die Einnahme einer Scheinpille *(Plazebo)* in der vierten Woche. Während dieser Zeit setzt durch den Hormonentzug die Menstruation ein.

Die Hormonzufuhr von außen unterdrückt die LH-Sekretion in der Mitte des Zyklus (☞ Abb. 21.21) und dadurch die Ovulation (daher der Name *Ovulationshemmer*). Außerdem erschwert die Pille die Wanderfähigkeit der Spermien durch den Gebärmutterhals, indem sie den Zervixschleim wie in den unfruchtbaren Tagen zäh bleiben lässt. Zusätzlich verändert die Pille den Transport der Eizelle durch die Tuben und hemmt die Einnistung der Eizelle durch Einfluss auf das Endometrium.

Durch den Mehrfachschutz ist die Pille außerordentlich zuverlässig. Sie ist auch für junge Frauen mit späterem Kinderwunsch geeignet. Außerdem bessert die Pille menstruationsbedingte Beschwerden und verringert das Risiko für einige gutartige Tumoren der Eierstöcke und der Brust sowie für das Ovarial- und das Endometriumkarzinom.

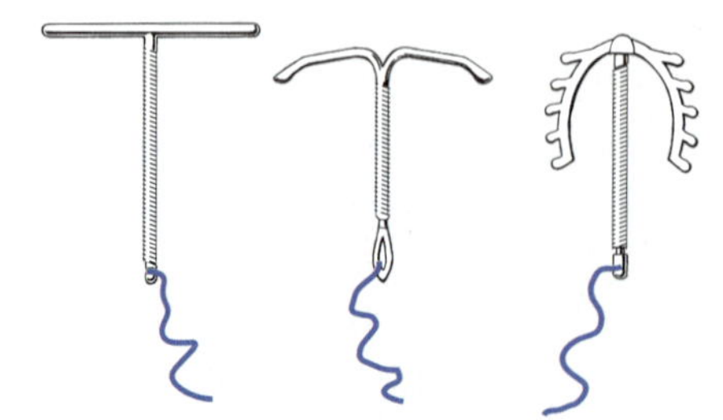

Abb. 21.36: Verschiedene Intrauterinpessare. Das Fädchen ragt aus dem Muttermund und dient zur Lagekontrolle und späteren Entfernung der Spirale. [A300-190]

Die meisten Frauen vertragen die Pille gut. Nicht gegeben werden darf sie nach tiefen Venenthrombosen (☞ 14.5.7), bei hormonabhängigen bösartigen Tumoren wie dem Mammakarzinom (☞ 21.2.10), einigen Blut- und Lebererkrankungen sowie Raucherinnen über 35 Jahren, da dann das Risiko ernsthafter Nebenwirkungen erheblich erhöht ist. Die **Minipille**, ein reines Gestagenpräparat, ist hier oft ein Ausweg. Sie ist kein Ovulationshemmer, sondern verhindert über den zäh bleibenden Zervixschleim das Eindringen der Spermien in die Gebärmutter. Allerdings ist die Sicherheit der Antikonzeption nicht gleich gut wie bei den Ovulationshemmern.

Die **Morning After Pill** *(postkoitale Kontrazeption, Pille danach)* verhindert durch hohe Hormonmengen nicht die *Befruchtung*, sondern die *Einnistung* des befruchteten Eies. Sie ist nur als Notlösung, z.B. nach Reißen eines Kondoms, aber auch nach einer Vergewaltigung, geeignet.

Noch später greift die sog. **Abtreibungspille** *(RU 486, Mifepreston)* an. Mifepreston ist ein Anti-Gestagen, ein *Progesteronrezeptorblocker* im Myometrium. Der Keim wird durch die Uterusaktivität nach der Einnistung abgestoßen. In Deutschland ist RU 486 mit strengen Auflagen zum Schwangerschaftsabbruch zugelassen.

Stillen hat einen hemmenden Einfluss auf die Hormonausschüttung in Hypothalamus und Hypophyse. Ausschließliches Stillen ohne Zufütterung des Kindes ist quasi eine natürliche (hormonelle) Empfängnisverhütungsmethode, vorausgesetzt es erfolgt häufiges und langes Anlegen (mindestens 5-mal am Tag, mindestens jeweils 10 Minuten). Da die Pille (Kombinationspräparate) wegen des Übergangs der Hormone in die Milch kontraindiziert ist und weniger sichere Verhütungsmittel (z.B. Spirale, Minipille) in der Stillperiode eingesetzt werden müssen, ist diese **Laktationsamenorrhoe** so sicher oder so unsicher wie andere mögliche kontrazeptive Maßnahmen nach der Geburt.

Sterilisation

Haben beide Partner in einer Lebensgemeinschaft ihre Kinderwünsche verwirklicht oder bestehen große gesundheitliche Risiken bei der Frau, eine Schwangerschaft auszutragen, so kann sich einer der beiden dauerhaft sterilisieren lassen. Die **Sterilisation** besteht beim Mann in der Unterbrechung des Samenleiters (Ductus deferens). Bei der Frau erfolgt die operative Unterbindung der Eileiter durch Durchtrennung, Koagulation oder durch Applikation von Clips, meist im Rahmen einer Bauchspiegelung *(Laparoskopie)*. Obwohl die Sterilisation eine praktisch 100%ig sichere Verhütungsmethode ist, können sich doch nur wenige Männer und Frauen zu dieser in den meisten Fällen „endgültigen" Art der Verhütung entschließen.

Schwangerschaftsabbruch ☞ *22.5.6*

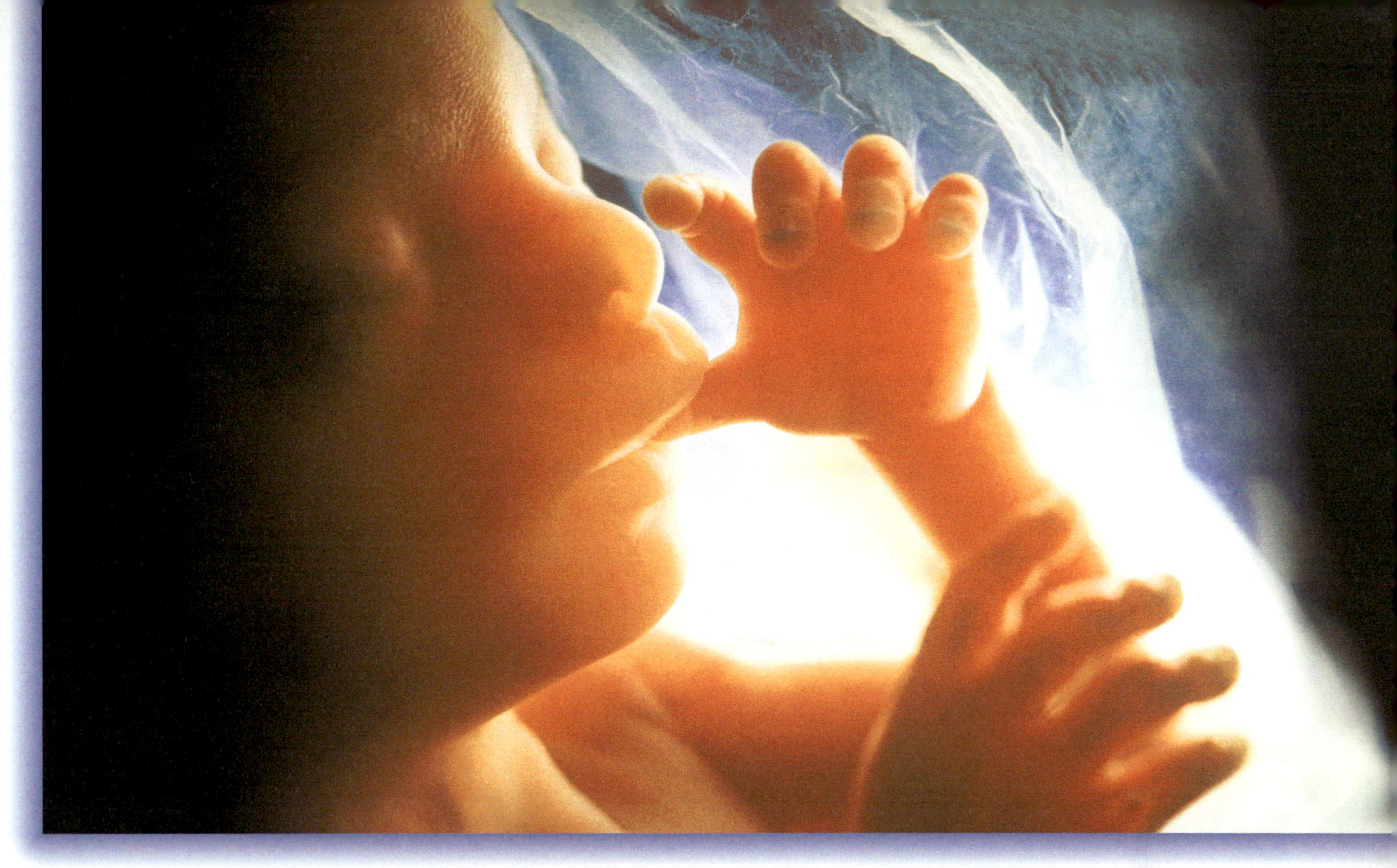

22 Entwicklung, Schwangerschaft und Geburt

Die Entwicklung eines Menschen aus einer einzigen befruchteten Zelle ist ein ungeheuer komplizierter Vorgang, der nicht mit der Geburt, sondern eigentlich erst mit dem Tod abgeschlossen ist. Man unterscheidet dabei zwischen der **pränatalen** – also *vor* der Geburt stattfindenden – und der **postnatalen** Entwicklung. Die postnatale Entwicklung umfasst alle Prozesse, die *nach* der Geburt ablaufen: Vom Zähnekriegen während der Kindheit über die Geschlechtsreifung des Jugendlichen bis hin zur Partnerwahl und Elternrolle im Erwachsenenalter und später dann den körperlichen Abbau im Alter.

Die pränatale Entwicklung lässt sich grob in drei Abschnitte unterteilen:

- Das Stadium der ersten mitotischen Zellteilungen, gelegentlich auch **Keimphase** genannt, umfasst alle Prozesse von der Befruchtung bis zur Einnistung der befruchteten Eizelle und ist etwa mit dem 10. Tag nach der Befruchtung abgeschlossen
- Die nun folgende **Embryonalphase** (man spricht dementsprechend vom **Embryo**) beginnt in der zweiten Woche und endet mit der vollendeten achten Woche nach der Befruchtung. Es ist die Zeit der **Organogenese** *(Organbildung):* während dieser Wochen werden bereits fast alle Organe angelegt. Der Kliniker notiert allerdings z.B. für die achte Woche ab erfolgter Befruchtung (*Schwangerschaftsdauer post conceptionem = p.c. = Gestationsalter*) bereits die 10. SSW *(Schwangerschaftswoche)*, da er nach dem Datum des ersten Tages der letzten Menstruation – *post menstruationem = p.m.* – rechnet. Die folgenden Angaben beziehen sich, wenn von Schwangerschaftswochen (SSW) die Rede ist, auf diese *klinische* Zählweise
- Ab der 11. SSW wird der Keim als **Foetus** *(Fet)* bezeichnet. Während des **Foetalstadiums** differenzieren sich die Organe und nehmen ihre Funktionen auf, so dass ein Überleben außerhalb des Mutterleibes möglich wird. Besonders in den letzten zwei Monaten kommt es zu einer erheblichen Gewichtszunahme durch Fettanlagerung. Gegen Ende der Schwangerschaft werden vom Foeten selbst die Prozesse in Gang gesetzt, die die Geburt beginnen lassen.

22.1 Von der Befruchtung bis zur Einnistung

Die biologischen Reaktionen bei der Befruchtung und in den ersten Tagen der Schwangerschaft sind äußerst komplex. Es verwundert deshalb nicht, dass es nur rund 45 % (manche Schätzungen sprechen sogar von nur 30 %) aller Eizellen, die mit Samenzellen in Kontakt gekommen sind, überhaupt schaffen, sich im Endometrium einzunisten. Die häufigsten Ursachen für diese niedrige „Erfolgsquote" sind genetische Defekte der befruchteten Eizelle (insbesondere nummerische Chromosomenaberrationen ☞ 5.2.2) und Fehlentwicklungen des Endometriums. Dies ist mit ein Grund, weshalb bei einem bestehenden Kinderwunsch durchschnittlich vier Monate regelmäßigen Sexualverkehrs vergehen, bevor eine Schwangerschaft eintritt.

Männliche und weibliche Keimzellen

Eine der wichtigsten Voraussetzungen für die Fähigkeit, Nachkommen zu erzeugen, ist die Bereitstellung von funktionstüchtigen **Keimzellen** *(Geschlechtszellen, Gameten)*. Diese besitzen im Gegensatz zu sonstigen Körperzellen nur einen haploiden („einfachen") Chromosomensatz (Details ☞ 3.8.2). Die männliche Keimzelle heißt *Samenzelle* oder **Spermium**, die weibliche Keimzelle wird **Eizelle** oder *Ovum* genannt (Details zur Keimzellbildung ☞ 21.1.4 und 21.2.2).

Die Befruchtung

Trifft die Eizelle während ihres Transports zum Uterus auf befruchtungsfähige Spermien, kann es zur Verschmelzung beider Keimzellen und damit zur **Befruchtung** *(Konzeption, Empfängnis)* kommen. Die Befruchtung führt zur Wiederherstellung des doppelten (diploiden) Chromosomensatzes, sie sorgt (zusammen mit der Meiose ☞ 3.8.2) durch Vermischung des Ergutes für Speziesvariationen, und im Augenblick der Befruchtung wird auch bereits das (chromosomale) Geschlecht des neuen Organismus festgelegt (☞ Abb. 22.1).

Das Ejakulat befindet sich nach der Ejakulation ganz dicht vor dem äußeren Muttermund (☞ Abb. 21.11). Die Spermien wandern durch den Muttermund und die Uterushöhle aufwärts bis in die Eileiter. Die Sekretion von dünnflüssigem Zervixschleim erleichtert Eindringen und Fortbewegung der Spermien. Trotzdem erreichen nur etwa 300 – 500 der vielen Millionen Spermien das obere Drittel des Eileiters. Dort treffen dann meist mehrere Spermien fast gleichzeitig auf die Eizelle. Die Zellmembran des ersten Spermiums und die der Eizelle verschmelzen miteinander, und das Spermium dringt rasch in die Eizelle ein (**Imprägnation**). Unmittelbar nach dem Eindringen des Sper-

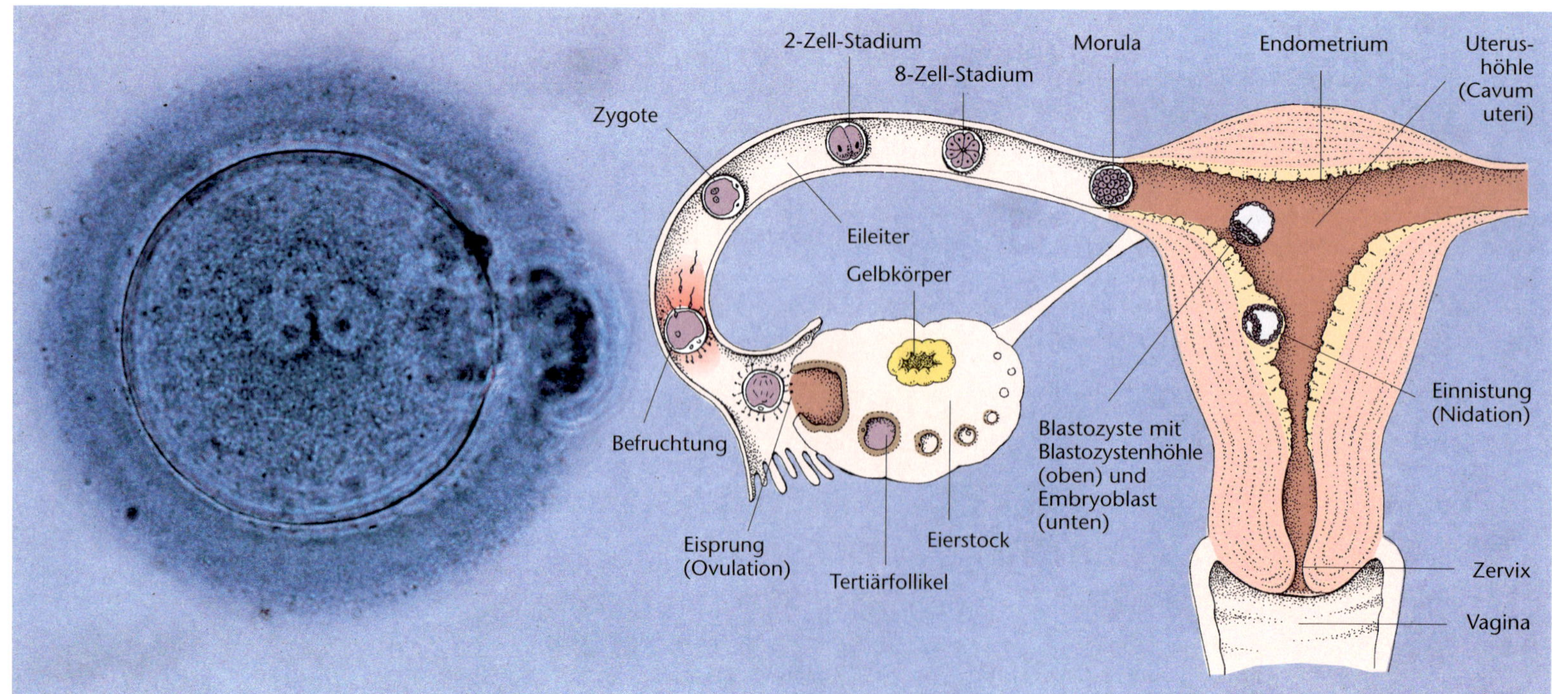

Abb. 22.1: Entwicklung des Keimes von der Zygote über das Zweizellenstadium bis zur Blastozyste. [Foto: T077]

22

miums wird die Zona pellucida (☞ 21.2.2) chemisch verändert und dadurch für weitere Spermien unpassierbar.

In der Eizelle bleibt der Spermienkopf in der Nähe des weiblichen Kernes liegen, sein Schwanz wird abgestoßen. Der Kopf schwillt an und bildet den **Vorkern**, der sich mit dem gleichartigen Vorkern der Eizelle vereinigt. Die neuentstandene Zelle – **Zygote** genannt – enthält also, wie jede normale Körperzelle, alle 23 Chromosomen in doppelter (diploider) Ausführung, je 23 vom Vater (bzw. Spermium) und 23 von der Mutter (bzw. Eizelle).

Die ersten Zellteilungen (Furchung)

Wenige Stunden später beginnen die ersten Zellteilungen, die *Furchungsteilungen*. Aus der Zygote werden es zunächst zwei Zellen, dann vier, acht, sechzehn usw., bis sich eine Zellkugel bildet, die mikroskopisch gesehen einer Beere ähnlich sieht und deshalb als **Morula** *(morus* = Maulbeere) bezeichnet wird. Bis zum Acht-Zell-Stadium behält jede der immer kleiner werdenden Zellen alle Entwicklungsmöglichkeiten zum Gesamtorganismus (*Totipotenz* ☞ 3.10.4). Etwa am vierten Tag nach der Befruchtung verwandelt sich die Morula durch Flüssigkeitsaufnahme in einen hohlen Zellball, die **Blastozyste** *(Keimblase)*. Die Aushöhlung heißt **Blastozystenhöhle** (☞ Abb. 22.2–22.6).

Wie Abb. 22.7–22.10 zeigen, hat die Blastozyste eine Verdickung, die die eigentliche Embryonalanlage enthält und **Embryoblast** genannt wird. Die Zellwand der umgebenden Blase, der **Trophoblast** (*trophe* = Ernährung), dient nach der Einnistung zusammen mit mütterlichem Gewebe der Ernährung des Embryos.

Die Einnistung (Nidation)

In diesem Stadium erreicht die Blastozyste den Uterus. Sie liegt zunächst noch frei in der Uterushöhle. Am 5.–6. Tag lagert sich die Blastozyste, mit dem Embryonalpol vorangehend, an das Endometrium an. Zu diesem Zeitpunkt produzieren die Trophoblastzellen *proteolytische* (gewebsandauende Enzyme), die es ihnen ermöglichen, sich in das Endometrium „einzufressen". Das Eindringen in das mütterliche Gewebe wird durch die Schleimhaut unterstützt: Durch das Gelbkörperhormon *Progesteron* (☞ 21.2.7) ist das Endometrium auf die Aufnahme der Frucht vorbereitet.

Neben den proteolytischen Enzymen wird nun vom Trophoblasten das Schwangerschaftshormon ***h****umanes* ***C****horion****g****onadotropin* (**HCG**) gebildet, das in den ersten Wochen der Schwangerschaft die Funktion des Gelbkörpers aufrechterhält. Ansonsten würde das Endometrium abgestoßen, eine Schwangerschaft wäre nicht möglich. HCG ist im mütterlichen Serum am 9. Tag p.c., also noch vor dem Ausbleiben der Regelblutung, nachzuweisen. Im Urin ist HCG ab dem 14. Tag p.c. messbar, was die Basis der freiverkäuflichen Schwangerschaftstests darstellt.

Am 11.–13. Tag ist der Keim vollständig vom Endometrium umgeben. In diesem Stadium wird das Gewebe vermehrt durchblutet, was zu einer leichten Blutung führen kann, die manche Frauen mit einer Menstruation verwechseln, obwohl sie bereits schwanger sind.

Eine **Superfekundation**, d.h. die Befruchtung von zwei Eizellen bei zwei verschiedenen Kohabitationen – im Prinzip also auch durch zwei verschiedene Männer – ist möglich, eine **Superfetation**, d.h. eine Konzeption während einer bereits bestehenden Schwangerschaft (Einnistung der Eizelle) hingegen nicht.

Mehrlinge

Entwickeln sich zwei oder mehr Embryonen gleichzeitig in der Gebärmutter, spricht man von **Mehrlingen.** Medizinisch bedeutsam sind Mehrlingsschwangerschaften dadurch, dass sie für Mutter wie Kinder im Vergleich zu einer Einlingsschwangerschaft mit erhöhtem Risiko verbunden sind und daher besonderer Überwachung bedürfen.

Zwillinge können durch die gleichzeitige Befruchtung von zwei Eizellen mit verschiedenen Spermien entstehen (entsprechend **Drillinge** bei der Befruchtung von drei Eizellen usw.). Diese Eizellen können vom Eierstock nur einer Seite oder von beiden Seiten stammen. Die Zwillinge sind dann **zweieiig** *(dizygot)*. Sie können gleichgeschlechtlich oder verschiedengeschlechtlich sein. Genetisch sind sie sich nicht ähnlicher als Geschwister aus verschiedenen Schwangerschaften (☞ Abb. 22.11).

Eineinige Zwillinge entwickeln sich immer aus einer Eizelle – sie sind *monozygot*. Sie haben das gleiche Geschlecht, sind genetisch identisch und sehen in der Regel auch gleich aus. Die Teilung der befruchteten Eizelle in zwei vollständige Organismen kann dabei sehr früh erfolgen (z.B. im Zwei-Zell-Stadium), aber auch erst spät nach Einnistung der Blastozyte. Dies hat Bedeutung für die Eihaut- und Plazentaverhältnisse und damit für das kindliche Risiko (☞ 22.2.3). Teilt sich die Embryonalanlage nicht vollständig, entstehen die miteinander verwachsenen **siamesischen Zwillinge.** Die häufig versuchte operative Trennung dieser Zwillinge nach der Geburt ist vor allem dann problematisch, wenn nicht alle Organe vollständig doppelt angelegt sind.

Je mehr, desto seltener

Auf 80–90 Geburten kommt eine Zwillingsgeburt. Spontane Drillinge (also nicht durch die heutigen Möglichkeiten der Fortpflanzungsmedizin entstandene) sind mit 1 auf 7 500 Geburten sehr viel seltener. 2/3 aller Zwillinge sind zweieiig.

Schwangerschaft am falschen Ort

Meist nistet sich die Blastozyste im oberen Drittel der hinteren Uteruswand ein. Hiervon

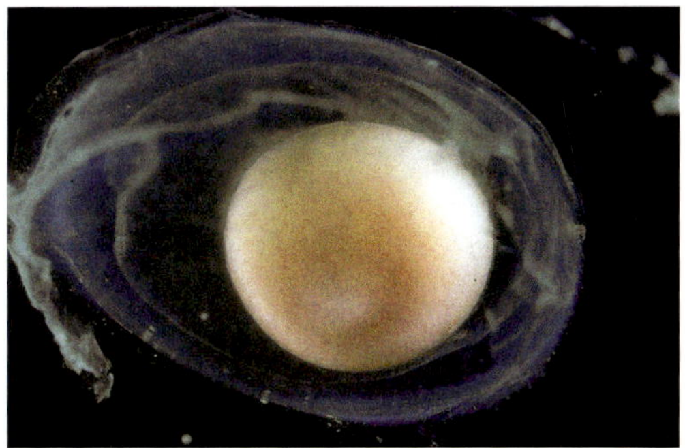

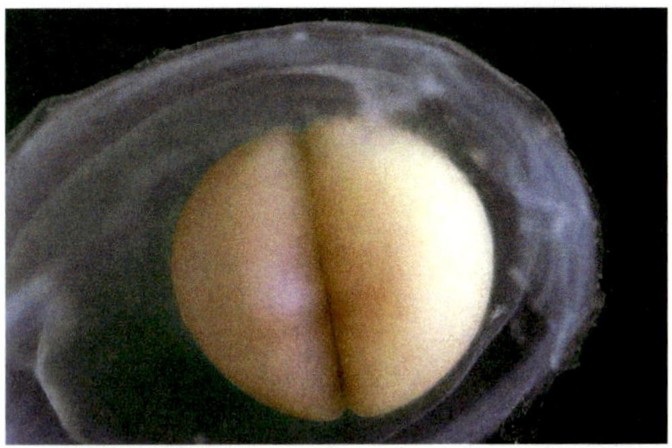

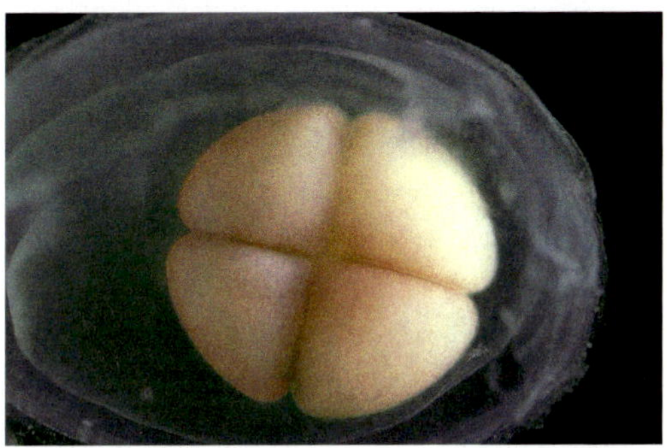

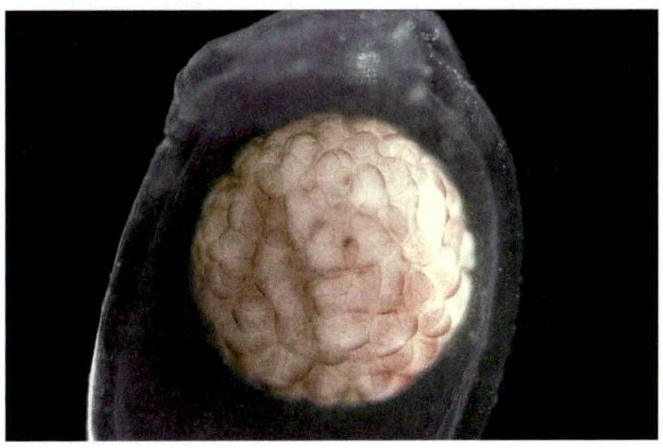

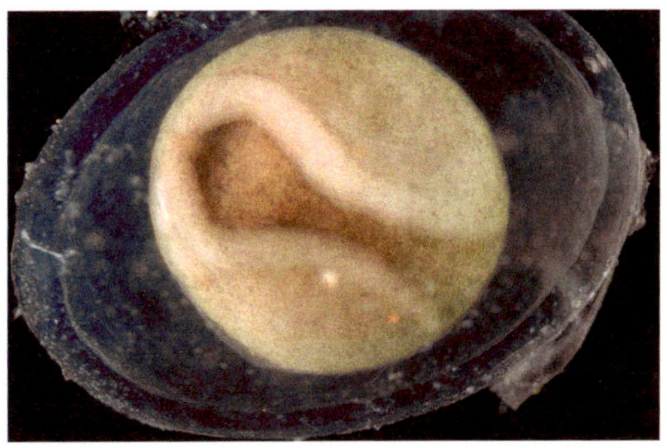

Abb. 22.2–22.6: Teilungsstadien des befruchteten Eies (von oben nach unten, tierisches Präparat): Zygote, Zwei-, Vier-Zell-Stadium und Morula. Das unterste Bild zeigt eine spätere Entwicklungstufe, bei der sich gerade die Neuralrinne ausbildet, aus der später Gehirn und Rückenmark entstehen. [J590]

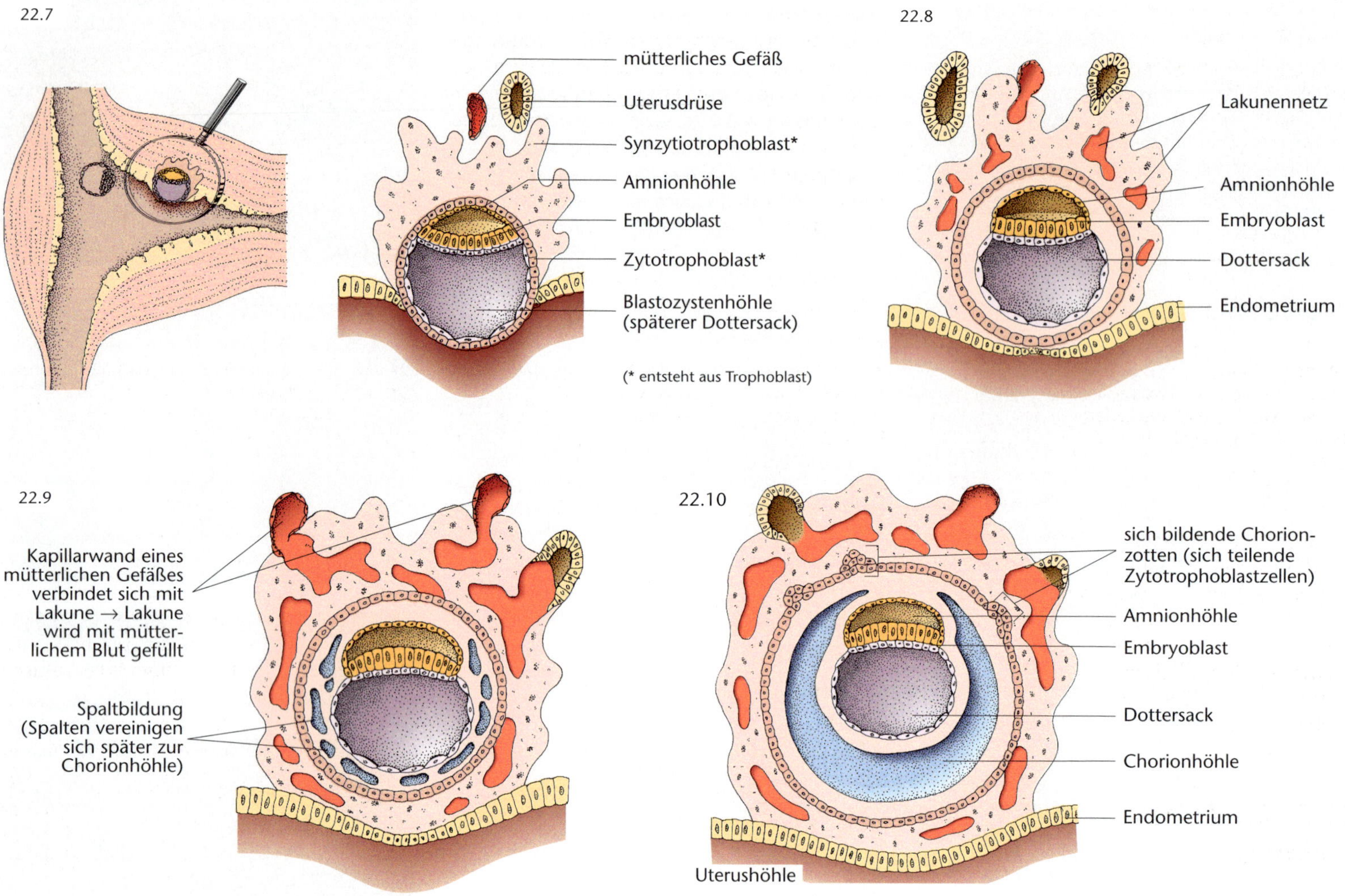

Abb. 22.7 – 22.10: Einnistung (Nidation) der Blastozyste und Ausbildung des Dottersacks.

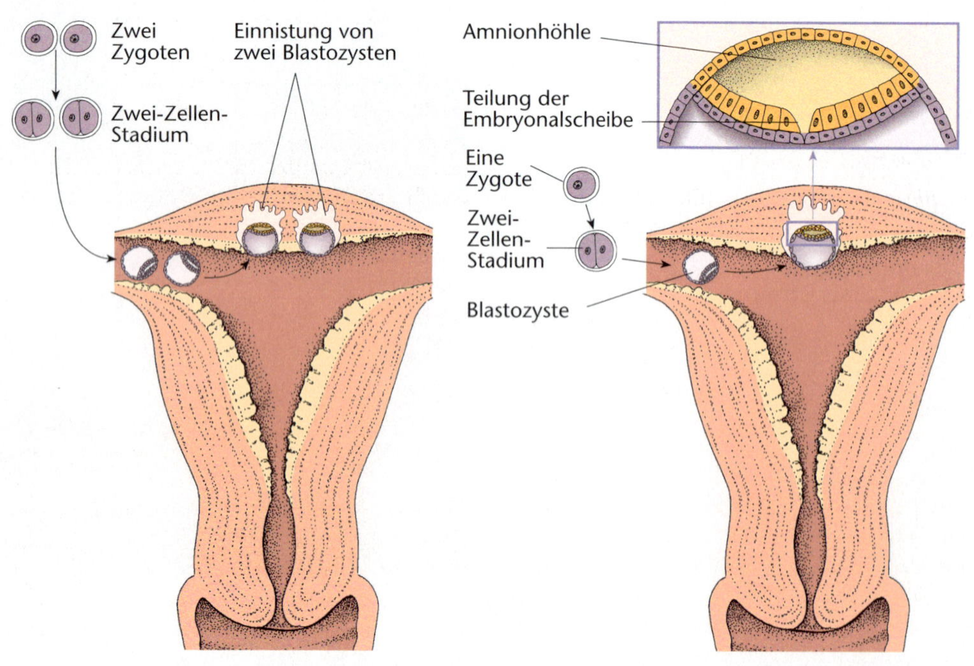

Abb. 22.11: Entstehung von Zwillingen. Links Entwicklung zweieiiger Zwillinge aus zwei Eizellen, rechts Entwicklung eineiiger Zwillinge bei Trennung im sehr späten Stadium (Schemazeichnung).

abweichende Lokalisationen der Frucht innerhalb der Gebärmutter, etwa in der Nähe des Muttermundes, können zu schweren Blutungen während der Schwangerschaft und der Geburt führen (**Plazenta praevia** ☞ Abb. 22.30).

In 1–2% aller Schwangerschaften kommt es aber zur Einnistung *außerhalb* der Gebärmutter (**Extrauteringravidität,** abgekürzt *EUG* = Schwangerschaft außerhalb des Uteruscavums). In über 90% der Fälle nistet sich die Frucht im Eileiter ein (☞ Abb. 22.12; **Eileiterschwangerschaft** = *Tubargravidität*), selten im Eierstock (**Eierstockschwangerschaft** = *Ovarialgravidität*) oder in der Bauchhöhle (**Bauchhöhlenschwangerschaft** = *Abdominalgravidität*). Die Frucht beginnt zwar, sich zu entwickeln, stirbt aber ca. 3–5 Wochen nach der Befruchtung ab, weil sie keinen Platz mehr zum Wachsen hat und nicht mehr ausreichend versorgt wird. Gefürchtet ist die **Tubarruptur** *(Eileiterzerreißung)*, da die Frau dabei verbluten kann. Mit der Ultraschalluntersuchung ist die Extrauteringravidität relativ leicht zu diagnostizieren („leere" Gebärmutterhöhle bei positivem Schwangerschaftstest).

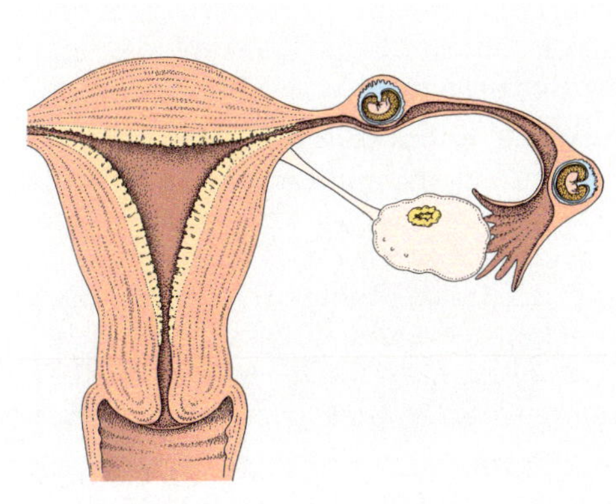

Abb. 22.12: Häufigste Extrauteringravidität ist die Eileiterschwangerschaft, wobei sich die Frucht sowohl im relativ weiten, gebärmutterfernen Teil des Eileiters als auch im engen, gebärmutternahen Teil einnisten kann.

Bei rechtzeitiger Diagnose kann der Eileiter meist erhalten werden, in der Regel durch eine *laparoskopische* Operation zusammen mit dem Einspritzen von Medikamenten in den Eileiter. Verliert die Frau aber viel Blut und entwickelt sie Schocksymptome, muss *laparotomiert* werden (Operation mit Eröffnung des Bauchraumes).

22.2 Die Entwicklung des Embryos

22.2.1 Die Organentwicklung

Etwa acht Tage nach der Befruchtung differenziert sich der Embryoblast in zwei verschiedene Keimschichten, die zusammen als **Keimscheibe** bezeichnet werden. Die beiden Keimschichten entwickeln sich schließlich zu drei Schichten, den drei **Keimblättern** (☞ Abb. 22.14). Aus den drei Keimblättern entwickeln sich in den Folgewochen die verschiedenen Organe und Gewebe:

- Aus der äußeren, dem Uterusmuskel zugewandten Schicht, dem **Ektoderm**, bilden sich vor allem das Nervensystem, die Sinnesorgane und die Haut
- Aus der mittleren Schicht **(Mesoderm)** formieren sich in erster Linie das Herz und andere Muskeln, die meisten Binde- und Stützgewebe (☞ 4.3), die Geschlechtsorgane, das Skelett, die Blutkörperchen, die Nieren, die lymphatischen Organe und die Unterhaut
- Aus der inneren, der Uterushöhle zugewandten Schicht **(Entoderm)** entstehen hauptsächlich die Epithelien der Atmungs- und Verdauungsorgane, die ableitenden Harnwege sowie die Organe Schilddrüse, Leber und Pankreas.

Entscheidend für die erfolgreiche Entwicklung des Keimes ist die Kommunikation zwischen den nun schon stärker differenzierten Zellen. In einer bisher nur teilweise entzifferten Sprache aus elektrischen und chemischen Signalen beeinflussen sich die Zellen und stoßen sich gegenseitig zum jeweils nächsten Entwicklungsschritt an (☞ Abb. 22.13).

22.2.2 Die Ernährung des Embryos und die Plazenta

Der Trophoblast

Während die Blastozyste zunächst noch von Sekreten aus der Uteruswand ernährt wird, übernimmt die Ernährung des größer werdenden Embryos der **Trophoblast**, der sich dazu in zwei Schichten aufteilt:

- Den **Zytotrophoblast**, der den Embryoblast weiterhin umgibt und ständig neue Zellen bildet
- Den **Synzytiotrophoblast**, eine durch Verschmelzung von Trophoblastzellen entstandene vielkernige „Riesenzelle". Der Synzytiotrophoblast wächst immer weiter in das Endometrium hinein (☞ Abb. 22.7). Die dabei freigesetzten Stoffe dienen der Ernährung des Embryos (**histiotrophe Phase** der Keimernährung, von histio = Gewebe, trophe = Ernährung).

Die frühe Plazentaentwicklung

Die *Plazentaentwicklung* **(Plazentation)** beginnt um den achten Tag nach der Befruchtung. Im Synzytiotrophoblasten bilden sich Hohlräume, die zu Lakunen („Seen") zusammenfließen. Um den 12. Tag ist der Synzytiotrophoblast so weit in das Endometrium eingewachsen, dass Uteruskapillaren eröffnet werden und mütterliches Blut in das **Lakunennetz** gelangt (☞ Abb. 22.8 und 22.9). Von nun an wird der Keim direkt durch das Blut der Mutter ernährt **(hämotrophe Phase)**.

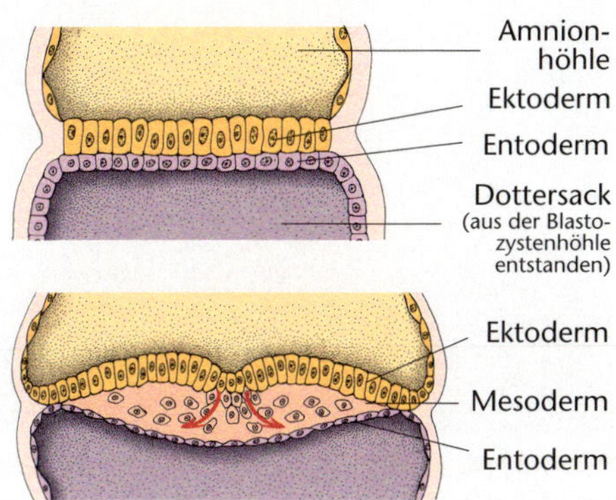

Abb. 22.14: Die Entwicklung der Keimblätter. Aus der zweischichtigen Keimscheibe (oben) entwickelt sich durch das Einwandern von Mesodermzellen die dreischichtige Keimscheibe (unten).

Der Zytotrophoblast verdickt sich ab dem 13. Tag durch Zellteilungen zum **Chorion** *(Zottenhaut)*, das den Keim vollkommen umgibt (☞ Abb. 22.10). Durch Einwachsen von Zytotrophoblastzellen aus dem Chorion in den Synzytiotrophoblasten entstehen die ersten **Zotten**, die sich in der Folgezeit durch Einsprossen von Bindegewebe und Kapillaren ausdifferenzieren.

Wegen der besseren Ernährungsbedingungen auf der dem Endometrium zugewandten Seite wachsen die Zotten auf dieser Seite weiter (☞ Abb. 22.19–22.21 jeweils rechts), während sich die Zotten auf der Seite der Uterushöhle zurückbilden (jeweils links im Bild). Dadurch teilt sich das Chorion in einen zottentragenden Bereich, die **Chorionplatte**

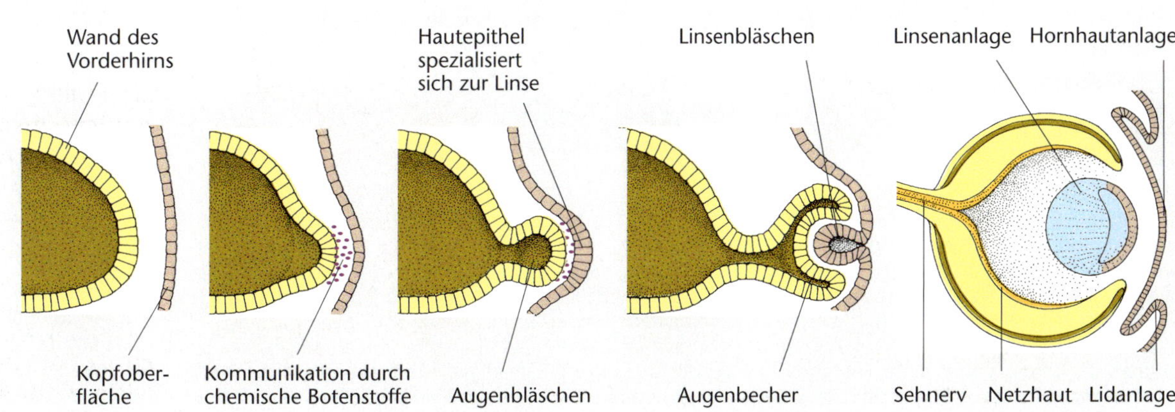

Abb. 22.13: Als eindrucksvolles Beispiel der zeitlichen „Abspulung" des genetischen Bauplanes und der Kommunikation zwischen embryonalen Zellen gilt die Entwicklung der Augen. Hierbei bewegen sich Gewebeverbände des Vorderhirns langsam auf die Oberfläche des Kopfes zu. Der Frontteil des Vorderhirns beginnt, sich in sich selbst zurückzuschlagen und eine becherartige Form anzunehmen. Unter dem Einfluss von Botenstoffen beginnen sich nun bestimmte Hautpartien zu Linsen- und Hornhautgewebe zu spezialisieren.

22

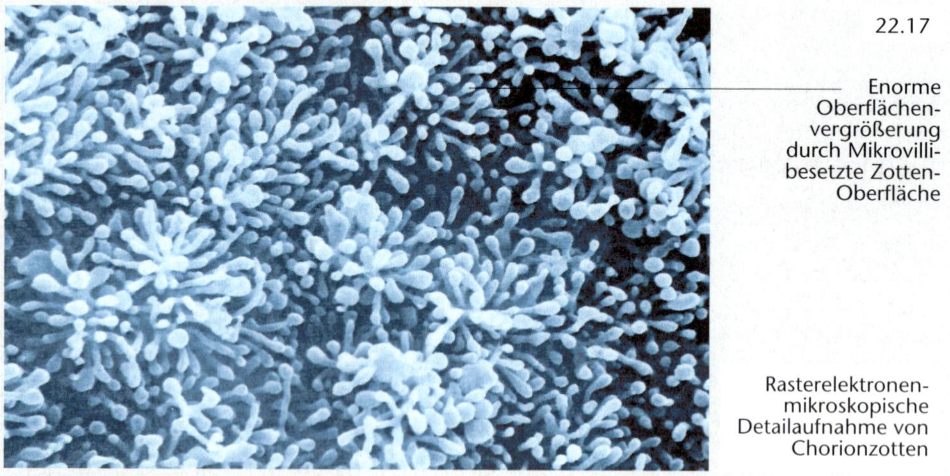

Abb. 22.15 (oben): Aufbau der Plazenta – im rechten Bild ist die Frucht nicht dargestellt, dafür aber die Schichtung der einzelnen Eihäute hervorgehoben.
Abb. 22.16 (Mitte): Detailzeichnung der Plazenta mit Darstellung der kindlichen Gefäße in der Nabelschnur, die sich in der Chorionplatte verzweigen (von unten in Abb. 22.16 kommend), sowie der mütterlichen Gefäße (oben in Abb. 22.16), die ihr Blut fontainenartig in die Zwischenzottenräume spritzen.
Abb. 22.17 (unten): Rasterelektronenmikroskopische Detailaufnahme von Chorionzotten mit Mikrovilli, die die Oberfläche der Chorionzotten extrem vergrößern. Über die Chorionzotten gelangen Sauerstoff und Nährstoffe vom mütterlichen in den kindlichen Kreislauf. Gleichzeitig werden Kohlendioxid und Abfallstoffe des kindlichen Stoffwechsels in den mütterlichen Kreislauf zurückgeführt. [C160]

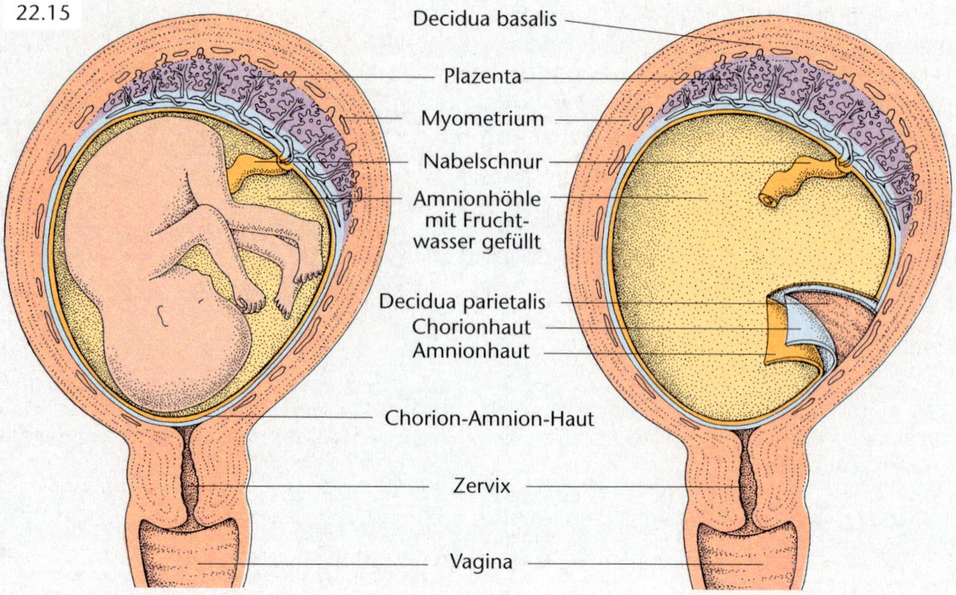

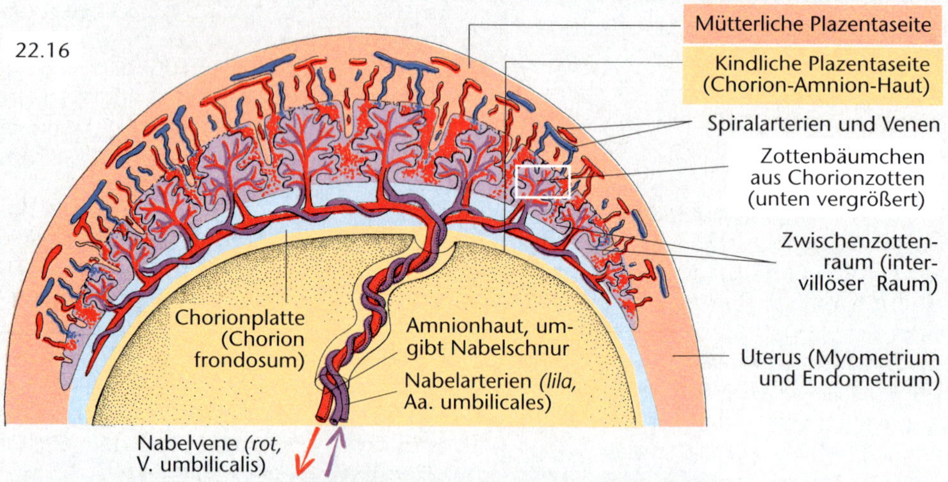

(Chorion frondosum), und einen zottenlosen Teil, die **Chorionhaut** *(Chorion laeve),* an der gegenüberliegenden Seite.

Anfänglich ist das destruktive Einwachsen des Keimlings in das mütterliche Endometrium der zerstörerischen Wucherung eines Tumors nicht unähnlich. Etwa 2–3 Tage jedoch später beginnt sich das Endometrium in die sog. **Dezidua** umzuwandeln, wobei die dabei gebildete Grundsubstanz auf der mütterlichen Seite dem weiteren Eindringen Einhalt gebietet. Die Dezidua im Bereich der Chorionplatte heißt auch **Decidua basalis,** die Dezidua im übrigen Teil der Gebärmutter **Decidua parietalis.** Die Dezidua ist auch Ort der *immunologischen Toleranz* des Keimlings, der ja zu 50% (väterliches) Fremdeiweiß für die Mutter darstellt.

Die Plazenta (Mutterkuchen)

Die so entstandene **Plazenta** *(Mutterkuchen,* lat. placenta = Kuchen) baut sich also aus einem kindlichen und einem mütterlichen Anteil auf:

- Der *kindliche Anteil* besteht aus der **Chorionplatte** und den ca. 15–20 **Zottenbäumchen** *(Kotelydonen)*
- Der *mütterliche Anteil* ist die **Decidua basalis** (☞ Abb. 22.15).

Die Chorionplatte zweigt sich immer weiter auf, so dass sich reich verzweigte Zottenbäumchen bilden (☞ Abb. 22.16), deren Oberfläche durch Mikrovilli (fingerförmige Ausstülpungen) extrem stark vergrößert wird (☞ Abb. 22.17). Um die Zotten herum bleiben schmale Spalten, die **Zwischenzottenräume** *(intervillöse Räume).*

Die Blutversorgung der Plazenta

Das für die Versorgung des Embryos benötigte Blut der Mutter kommt aus spiralförmigen Arterien der Gebärmutter, fließt in die Zwischenzottenräume und umspült so die Zotten. Das Blut fließt dann über Venen zurück in den mütterlichen Kreislauf.

Die Blutversorgung des Kindes

Das sauerstoff- und nährstoffreiche kindliche Blut sammelt sich, nachdem es die Zottenbäumchen durchströmt hat, in kleineren Venen, die in der Chorionplatte verlaufen, und fließt dann als sauerstoffreiches Blut über die **Nabelschnurvene** *(V. umbilicalis)* zum Foeten.

Das sauerstoffarme kindliche Blut wird vom embryonalen bzw. foetalen Herzen über zwei **Nabelschnurarterien** *(Aa. umbilicales)* in die Blutgefäße der Zottenbäumchen zurückgepumpt.

Auch das sauerstoffreiche Blut in der Nabelschnurvene sieht nicht wie beim Erwachsenen hellrot aus: Es hat nur eine 60- bis 70%ige Sauerstoffsättigung, da der Gasaustausch in der Plazenta aus anatomischen Gründen keinen vollständigen Gasaustausch erlaubt. Bis zur Geburt lebt das Kind also in einem relativ niedrigen Sauerstoffmilieu und muss sich entsprechend anpassen. **„Mount Everest in utero"** ist die anschauliche, allerdings in Bezug auf die Höhe etwas übertriebene Charakterisierung der fetalen Situation. Der Vergleich mit einem Bergsteiger ist aber korrekt. Wie jemand, der sich an die Höhe adaptiert (☞ 1.5.4), hat das Ungeborene eine sehr hohe Herzfrequenz und eine Polyglobulie (Zunahme der roten Blutkörperchen ☞ 14.2.8), um mehr Sauerstoff transportieren zu können.

Aufgaben der Plazenta

Wesentliche Aufgaben der Plazenta sind:

- Hormon-, Enzym- und Proteinbiosynthese
- Stoffaustausch
- Gasaustausch
- Wärmeaustausch
- Immunschutz des Foeten.

Die Hormonproduktion und Syntheseleistungen der Plazenta

Zytotrophoblast und Synzytiotrophoblast sind als Hormonproduzenten in der Lage, praktisch jedes Hormon des Organismus zu produzieren. Insbesondere die Sexualhormone Östrogene und Progesteron und das Schwangerschaftshormon HCG synthetisieren sie in großen Mengen. Bereits ab dem 3. Schwangerschaftsmonat kann die Plazenta die Hormonproduktion des Gelbkörpers vollständig ersetzen.

Einige Hormone werden in der mütterlichen Dezidua aus Vorstufen des mütterlichen *und* kindlichen Organismus *und* des Trophoblasten gebildet. Wegen dieser engen Beziehung spricht man auch von **feto-maternaler Einheit.**

Außerdem bildet die Plazenta mehr als 100 Enzyme, Transport-, Speicher- und Strukturproteine.

Stoff- und Gasaustausch

Die Versorgung des Kindes mit Sauerstoff und Nährstoffen und der Abtransport von Stoffwechselprodukten erfolgt mit dem mütterlichen Blut, das die kindlichen Zotten, in denen Gefäße laufen, in einer Art Blutsee umgibt. Mutter und Kind haben völlig getrennte Blutkreisläufe, eine eigene Blutbildung und oft auch verschiedene Blutgruppen! Entsprechend bedarf es oft großer Stoffwechselleistungen der Plazenta, größere Moleküle – wie z.B. Aminosäuren oder in der 2. Schwangerschaftshälfte gar Proteine – durch die sog. **Plazentarschranke,** also durch Chorion, fetales Bindegewebe und Gefäßendothel, oft gegen einen Konzentrationsgradienten zu transportieren. Nur kleine, fettlösliche Substanzen, wie Gase, Narkosemittel, einige Medikamente gelangen durch einfache Diffusion zum Feten.

Kind isst immer mit

Alles, was die werdende Mutter zu sich nimmt, ob frisches Obst und kalziumreiche Nahrung oder Alkohol, Tabletten und Nikotin, erreicht das Kind mehr oder minder schnell: Die schützende Plazentarschranke ist in der Vergangenheit oft überschätzt worden. Dramatische Auswirkungen auf die kindliche Entwicklung – wie z.B. bei der Contergan® – Katastrophe (☞ Abb. 5.4) – haben das gezeigt. Nur wenige, sehr große Moleküle wie z.B. das Heparin können diese Schranke nicht überwinden. Bei einer notwendigen mütterlichen Heparinisierung wird das Kind somit nicht mitbehandelt.

Wärmeaustausch

Als sehr stoffwechselaktiver Organismus muss das wachsende Kind seine Wärme loswerden. Das geschieht über das Fruchtwasser und den Wärmeaustausch in der Plazenta. Das Ungeborene ist immer ca. 0,5° Celsius wärmer als die Mutter, quasi eine Art Backofen in ihrem Bauch. Die mütterliche Kreislaufanpassung in der Schwangerschaft hat somit auch die Aufgabe, diese Überwärme abzuführen.

Immunschutz des Foeten

Dass die Keimanlage und später der Embryo oder Foetus nicht als (väterliches) Fremdeiweiß abgestoßen wird, grenzt an ein biologisches Wunder. Obwohl es die Transplantationsmedizin beflügelt hat, die Ursachen dafür zu identifizieren, ist der Mechanismus nach wie vor nicht vollständig geklärt.

Gesichert ist aber, dass einerseits die Dezidua Ort einer gewissen Immuntoleranz ist und andererseits die Antigen-Expression auf der äußersten Chorionschicht reduziert ist oder eine Art Maskierung erfährt.

Die reife Plazenta

Zum Zeitpunkt der Geburt ist die Plazenta ein scheibenförmiges Organ von ca. 18 cm Durchmesser, 2 cm Dicke und etwa 500 g Gewicht. Auf der kindlichen, spiegelglatten Seite der Plazenta setzt die Nabelschnur (☞ 22.2.4) an. Die der Gebärmutterwand zugewandte Seite dagegen zeigt unterschiedlich tiefe und unregelmäßig angeordnete Furchen, durch die die Plazenta in Areale, die Kotyledonen, unterteilt wird. Einige Zotten verankern sich als sog. Haftzotten in der mütterlichen Basalplatte *(Decidua basalis)*. Am Termin bildet die starke Verästelung der Zotten eine mit 15–18 Quadratmetern unglaublich große Austauschfläche zwischen Mutter und Kind.

Die Plazenta wird *nach* dem Kind am Ende des Geburtsverlaufes als *Nachgeburt* ausgestoßen (☞ 22.6.1).

Sie wird sorgfältig auf Vollständigkeit kontrolliert, damit keine Plazentareste in der Gebärmutter zurückbleiben (☞ Abb. 22.37).

22.2.3 Fruchtblasen und Eihäute

Bis zum 8. Tag der Entwicklung entstehen zwei geschlossene Hohlräume:

- Der erste, der dem späteren Bauch des Embryos gegenüber liegt, ist die **Blastozystenhöhle.** Sie vergrößert sich zum (zunächst sog. primitiven) **Dottersack,** um dann bis zur 11. Schwangerschaftswoche zu verkümmern (☞ Abb. 22.8 und 22.21)
- Kurz darauf bildet sich zwischen Embryoblast und Trophoblast ein zweiter, zunächst kleinerer Hohlraum, die **Amnionhöhle** (☞ Abb. 22.7 bis 22.10), die sich später mit Fruchtwasser füllt.

Eine dritte Höhle entsteht später, indem der Trophoblast Spalten bildet (☞ Abb. 22.9) und sich diese Spalten zur **Chorionhöhle** (☞ Abb. 22.10) vereinigen. Die Chorionhöhle umschließt den ganzen Embryo bis auf eine kleine „Brücke", den **Haftstiel** (☞ Abb. 22.19–22.20). Dottersack und Haftstiel werden später Teil der Nabelschnur (☞ Abb. 22.21).

Am 8. Tag beginnt das Amnionepithel, Flüssigkeit **(Amnionflüssigkeit)** in die Höhle hinein abzugeben. Dadurch wird die Amnionhöhle zur **Fruchtblase,** und die Amnionflüssigkeit wird nun auch **Fruchtwasser** genannt. In den ersten Wochen wächst die Fruchtblase um den ganzen Embryo herum und umgibt die Frucht schließlich vollständig. Sie stellt so eine Art Wasserkissen dar, das die Frucht gegen Stöße, Verklebungen und vor Austrocknung schützt.

Die Amnionhöhle verdrängt durch Wachstum Zug um Zug die Chorionhöhle, so dass die Chorionhöhle schließlich verschwindet. Die **Amnionhaut** (oft kurz *Amnion* genannt) als äußere Begrenzung der Amnionhöhle stößt dadurch an die **Chorionhaut** (kurz *Chorion*) und bildet, meist durch Verlötung, so dass die Schichten gar nicht mehr zu erkennen sind, die **Chorion-Amnionhaut** (☞ Abb. 22.15). Amnion- und Chorionhaut zusammen werden als **Eihäute** bezeichnet.

Bei Zwillingen ist die Kenntnis der Eihautverhältnisse besonders wichtig. Bei etwa 4 % der eineiigen Zwillingen erfolgt die Trennung sehr spät nach der Einnistung der Blastozyste, wenn bereits eine Embryonalanlage mit Amnionhöhle ausgebildet ist. Dann haben die Kinder immer eine gemeinsame Amnion- und Chorionhöhe, es sind **monozygote, monoamniote, monochoriale Zwillinge.** Dies ist sehr risikoreich: Es kann z.B. zu Verhakungen und zu Nabelschnurumschlingungen kommen, die die Durchblutung eines oder beider Zwillinge vermindern. Die Sterblichkeit ist entsprechend hoch. Hingegen ist das Risiko für die Kinder mit getrennten Fruchtblasen deutlich geringer. Bei Zwillingen muss die Eihautsituation daher früh in der Schwangerschaft mit Ultraschall abgeklärt werden.

Das Fruchtwasser wird vom Embryo und Foetus selbst gebildet. Seine Menge nimmt stetig zu. In der 20. Schwangerschaftswoche beträgt die Menge etwa 500 ml, in der 38. Schwangerschaftswoche bis zu 1,5 l. Normalerweise wird das Fruchtwasser innerhalb von drei Stunden vollständig ausgetauscht. Zunächst ein Dialysat des foetalen Blutplasmas, ist in der 2. Schwangerschaftshälfte die foetale Niere mit dem Urin der Hauptproduzent des Fruchtwassers. Resorbiert wird die Flüssigkeit durch die Eihäute, die Lunge und den Darm, also durch Schlucken des Fruchtwassers. Das Fruchtwasser vemeidet in der Frühschwangerschaft, dass Amnion und Embryo zusammenwachsen, später ermöglicht die so geschaffene Bewegungsfreiheit dem Foeten das „Training" der Muskulatur, des Skelettsystems und der Atmung (noch mit flüssigkeitsgefüllter Lunge). Fruchtwaser ist mechanischer Schutz und hat großen Anteil an der Temperaturregulation (☞ 22.2.2).

Zellen im Fruchtwasser, z.B. von der foetalen Haut, bilden die Grundlage für einige pränatale Untersuchungen (☞ 22.5.5, Amniozentese). Bei Entwicklungsstörungen der Nieren fehlt das Fruchtwasser fast vollständig (**Oligohydramnion**). Kann der Embryo nicht schlucken, gibt es Riesenmengen Fruchtwasser (> 10 Liter pro Tag, **Polyhydramnion**).

22.2.4 Die Nabelschnur

Am Ende der Schwangerschaft ist die **Nabelschnur**, eine Art Tiefseekabel, das Mutter und Kind verbindet, etwa 2 cm dick und 50–60 cm lang. Sie enthält drei Gefäße. Zwei muskelstarke Arterien winden sich schraubenartig um die eine Vene. Gemeinsam werden sie von einer gallertartigen Masse, der **Warthon-Sulze** umgeben, die sie vor Druck schützt. Außen ist die Nabelschnur von der Amnionhaut überzogen.

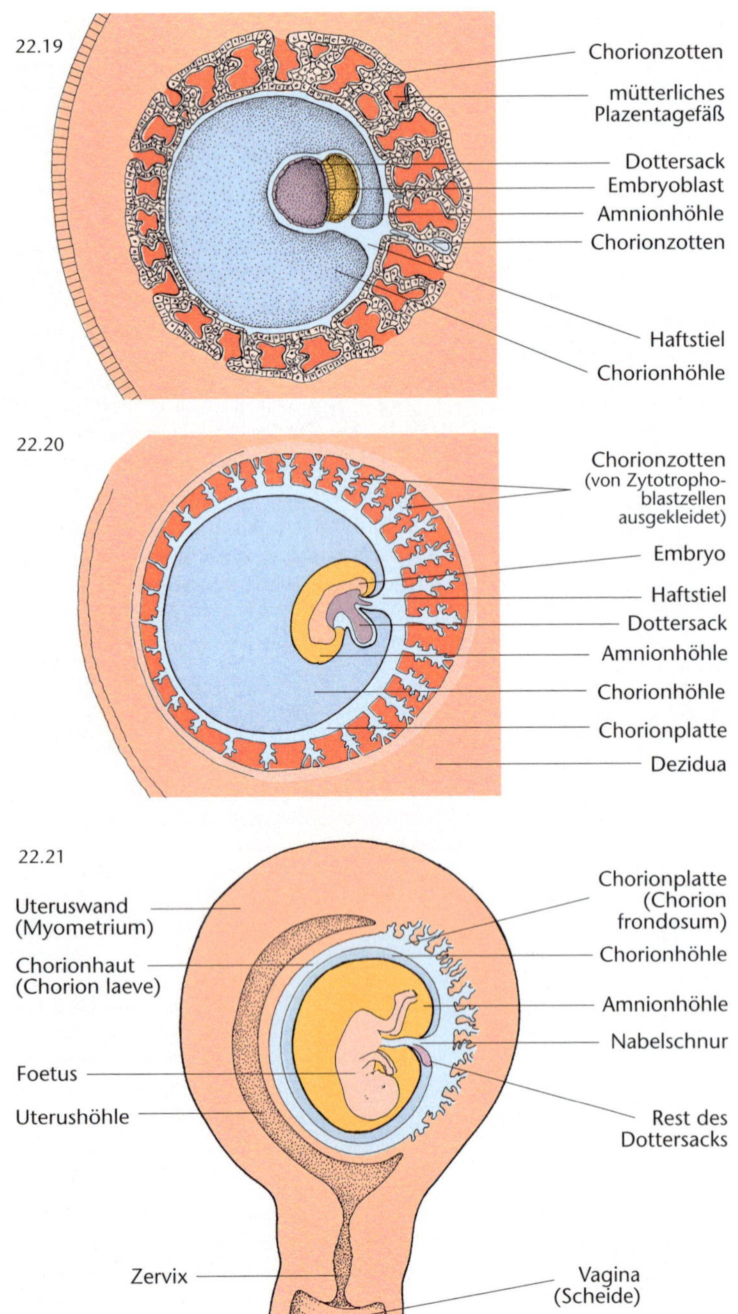

Abb. 22.19–22.21 (links): Entwicklungsstufen des Embryos bzw. Foetus (oben: 14 Tage nach der Befruchtung = Ende der 4. SSW; Mitte: 5.–6. SSW; unten: 10. SSW). In Abb. 22.19 ist die Keimanlage noch ganz von Zotten umgeben. 2 Wochen später (☞ Abb. 22.20) ist die Zotten*reduktion* auf der Seite, die zur Gebärmutterhöhle hin wächst, schon deutlich zu erkennen. In Abb. 22.21 hat der Zotten*verlust* auf dieser Seite vollständig stattgefunden.

Abb. 22.18 (rechts): Embryo in der 9. Schwangerschaftswoche (SSW). Deutlich sind die drei Gefäße in der Nabelschnur zu erkennen. Als dunkelroter Fleck scheint das Herz durch den transparenten Körper hindurch. Es treibt den embryonalen und auch den embryoplazentaren Kreislauf (vom Embryo zur Plazenta und zurück) an. [E107]

22.3 Die Entwicklung des Foetus

Die Leistungen der foetalen Organe

In der **Foetalperiode**, nachdem die Organentwicklung weitgehend beendet ist, nehmen Länge und Gewicht der Leibesfrucht schnell zu, die Organe reifen und beginnen – viel früher, als lange Zeit angenommen – ihre Funktion aufzunehmen.

- Bereits in der 8. Schwangerschaftswoche (SSW) sind durch das EEG Hirnströme (☞ 10.8) registrierbar
- Schon in der 9. SSW sind mit Ultraschall spontane Körperbewegungen zu erkennen, die aber erst Wochen später von der Mutter wahrgenommen werden. Beispielsweise ist bereits in der 11. SSW ein Hand-Gesicht-Kontakt festzustellen (☞ Abb. 22.18)
- Ab der 9. SSW sind sensorische Rezeptoren angelegt. Ab der 11. SSW reagiert das Ungeborene reflektorisch auf Reize, und es kann mit Sicherheit ab der 25. SSW Schmerz empfinden
- In der zweiten Schwangerschaftshälfte reagiert der Foetus auf Schall, kann schmecken, schlucken, hell und dunkel unterscheiden und seine Körperhaltung im Gleichgewicht halten
- Auch typische Schlafphasen (☞ 11.7.6) sind bereits vor der Geburt zu registrieren.

Frühgeborene können heute etwa ab der 24. SSW bzw. einem Geburtsgewicht von etwa 500 g unter maximaler intensivmedizinischer Therapie überleben, leider jedoch in einem hohen Prozentsatz mit bleibenden Schäden (☞ 23.3.1).

Der foetale Blutkreislauf

Da die Aufgaben der Lungen und einige Aufgaben der Leber bis zur Geburt durch die Plazenta wahrgenommen werden, ist der Blut-

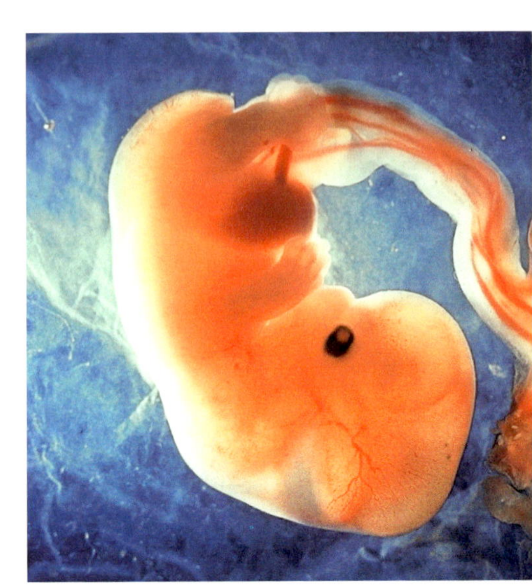

kreislauf des Foeten anders gestaltet als der des geborenen Kindes:

- Das sauerstoffreiche Blut des Foeten, das über die **Nabelvene** aus der Plazenta kommt, fließt durch die Leber oder über den **Ductus venosus Arantii** direkt in die untere Hohlvene und von dort in den rechten Herzvorhof
- In der Vorhofscheidewand befindet sich beim Foeten ein ovales Loch (**Foramen ovale** ☞ Abb. 22.22 ☞ auch 15.2.1). Etwa die Hälfte des relativ sauerstoffreichen Blutes aus der unteren Hohlvene fließt durch das Foramen ovale vom rechten über den linken *Vorhof* in die linke *Kammer* und versorgt die obere Körperhälfte *(Gehirnversorgung!)*. Die andere Hälfte des Blutes aus der unteren Hohlvene mischt sich mit dem stärker entsättigten Blut aus der oberen Hohlvene, fließt in die rechte Kammer und von dort unter Umgehung der Lunge über einen weiteren Kurzschluss, den **Ductus arteriosus Botalli**, in die Aorta (*unterhalb* des Abgangs der Kopfarterien!). Nur etwa 10% fließen zur Versorgung der Lunge in den Lungenkreislauf
- Am Ende der Aa. iliacae communes zweigen zwei kräftige Arterien ab, die als **Nabelarterien** *(Aa. umbilicales)* mit „verbrauchtem“ Blut die Plazenta erreichen. Dort wird das Blut mit „frischem“ Sauerstoff und Nährstoffen angereichert.

Besonderheiten des fetalen Kreislaufs:

- Parallelauswurf beider Herzhälften in den großen Kreislauf
- Bevorzugte Versorgung von Leber, Gehirn und Herz
- Relative Minderdurchblutung der Lungen.

22.4 Entwicklungsstörungen

Erbkrankheiten ☞ 5.2.2

Macht man sich bewusst, wie ungeheuer kompliziert die Entwicklung im Mutterleib ist, so erscheint es wie ein kleines Wunder, dass nur wenige Neugeborene (etwa 2–3% bzw. 4–5%, wenn man geringe Auffälligkeiten mit dazu zählt) mit **Fehlbildungen** zur Welt kommen.

Fehlbildungen können *genetisch* verursacht (von den Eltern vererbt oder erstmalig auftretend), *umweltbedingt* sein oder durch das Zusammenspiel beider Faktoren entstehen. Äußere Faktoren, die angeborene Fehlbildungen erzeugen, werden als **Teratogene** bezeichnet. Dazu gehören Pharmaka (z.B. Zytostatika oder Contergan®), Alkohol, bestimmte Umweltgifte sowie Röntgen- und andere ionisierende Strahlen. Auch während der Schwangerschaft auftretende Infektionen, z.B. mit dem Röteln- oder Zytomegalie-Virus, können zu angeborenen Fehlbildungen führen. In der Mehrzahl der Fälle bleibt allerdings die Ursache einer Fehlbildung unklar.

Alkohol in der Schwangerschaft

In Mitteleuropa ist der Alkohol mit Abstand das bedeutendste Teratogen für das werdende Leben. Man schätzt, dass jedes 1 000. in Deutschland geborene Kind mit einer ausgeprägten **Alkoholembryofetopathie** *(foetales Alkoholsyndrom)* geboren wird. Schwachformen sind sehr viel häufiger, werden aber oft nicht er-

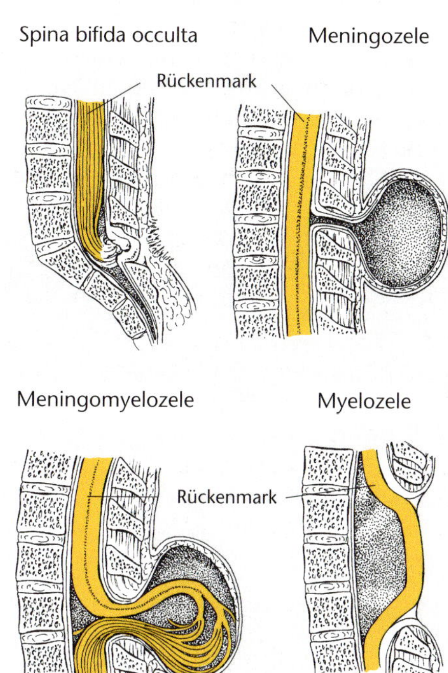

Abb. 22.23: Fehlbildungen des Rückenmarkkanals. Neuralrohrdefekte gelten als typische Embryopathien. Während bei der Spina bifida occulta und der Meningozele das Rückenmark weitgehend unbeteiligt ist, ist es bei der Meningomyelo- und Myelozele in seiner Funktion mehr oder weniger eingeschränkt: der Patient leidet unter neurologischen Ausfällen, z.B. Lähmungen und Urininkontinenz. [A300]

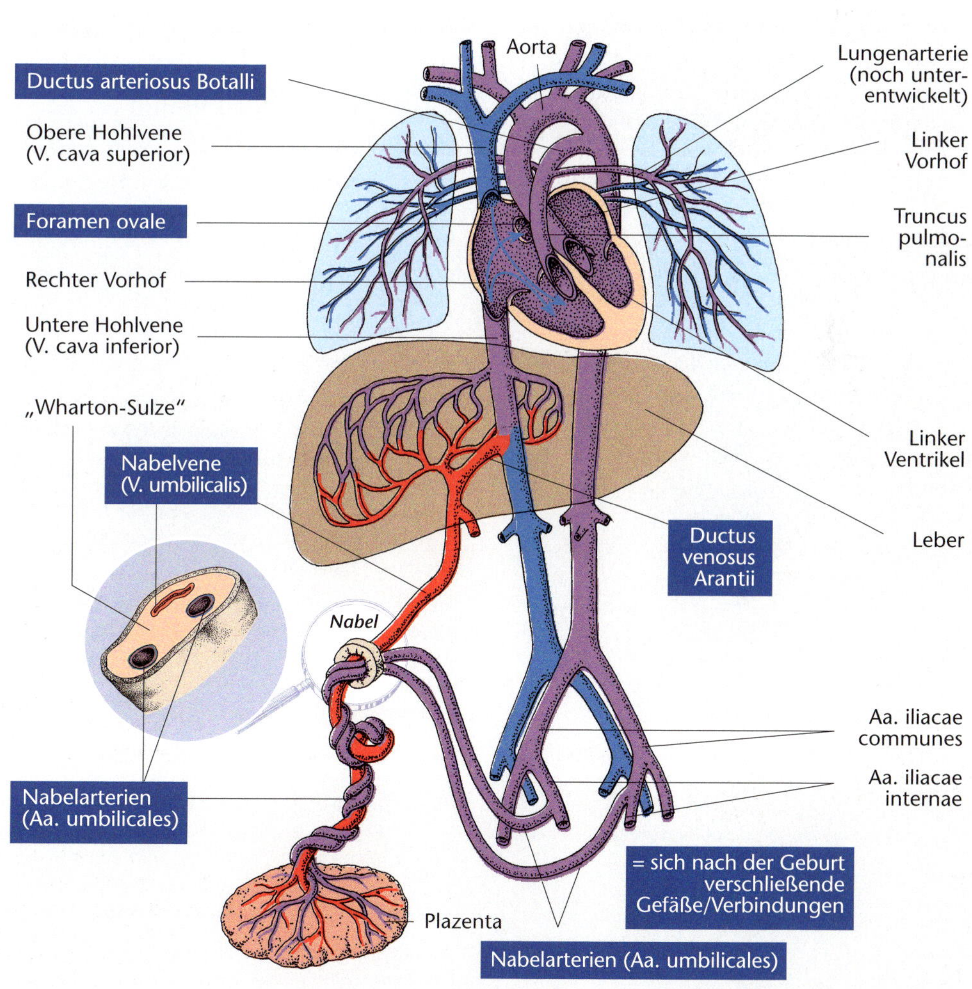

Abb. 22.22: Schematische Darstellung des foetalen Blutkreislaufs. Arterialisiertes („frisches“) Blut fließt über die Nabelvene zum rechten Vorhof des Kindes. Ein Teil gelangt durch das Foramen ovale weiter zum linken Vorhof, von dort in den linken Ventrikel und dann in den Körperkreislauf. Der andere Teil erreicht über die rechte Kammer den Truncus pulmonalis. Da das Lungengewebe noch kaum durchblutet wird, fließt das Blut des Truncus pulmonalis hauptsächlich über den Ductus arteriosus Botalli in die Aorta.

kannt. Die Kinder zeigen Fehlbildungen (typischerweise besonders im Gesicht), Wachstumsstörungen und geistige Behinderung, meist einhergehend mit einem zu kleinen Kopf *(Mikrozephalie)*. Auf Alkohol sollte deshalb in der Schwangerschaft verzichtet werden.

Auch Rauchen schädigt das Kind

Nikotin und Kohlenmonoxid aus der Zigarette sind Gifte für das wachsende Kind – dennoch raucht leider jede 5. Schwangere! Nikotin verengt die Gefäße, die zur Plazenta ziehen und das Kind mit Sauerstoff versorgen. Kohlenmonoxid verdrängt den Sauerstoff an den Erythrozyten. Raucherinnen gebären deshalb häufig untergewichtige *(mangelentwickelte)* Kinder.

Die Einwirkungszeit ist entscheidend

Neben dem Teratogen selbst ist der *Zeitpunkt*, zu dem der schädigende Faktor auf die Embryonal- bzw. Foetalentwicklung einwirkt, entscheidend dafür, welche Fehlbildungen sich ausprägen. Beispielsweise führte das Medikament Contergan® zu einem bestimmten Zeitpunkt zu (weitgehendem) Fehlen der Arme, kurze Zeit später jedoch zu Fehlbildungen der sich gerade entwickelnden Beine. In Anlehnung an die verschiedenen vorgeburtlichen Entwicklungsstadien unterscheidet man deshalb folgende vier Störungstypen, die jeweils mit „typischen" Fehlbildungen einhergehen (Details ☞ Tabelle 22.24 und 22.25):

- Gametopathien
- Blastopathien
- Embryopathien
- Fetopathien.

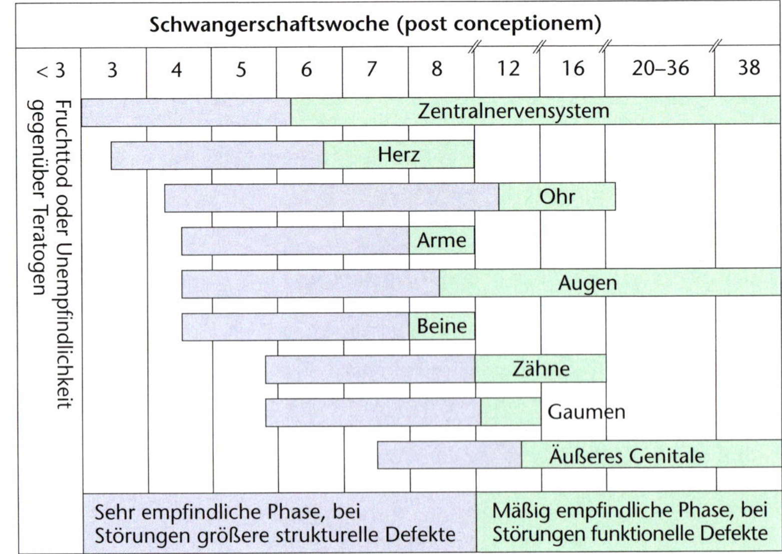

Tab. 22.25: Entwicklungsschritte des ungeborenen Kindes in der Schemazeichnung.

22.5 Die Schwangerschaft

22.5.1 Das erste Trimenon

Fast alle mütterlichen Zellen und Organe verändern sich unter den hohen Hormonspiegeln. Das 1. Trimenon ist gut als **Anpassungs- und Umstellungsphase** zu beschreiben, die nicht selten durch morgendliche Übelkeit, Erbrechen, Müdigkeit und seelische Verstimmungen gestört ist.

Verschiedene Definitionen

Dauer der Schwangerschaft post conceptionem (p.c.):
Tag der Befruchtung bis Tag der Geburt = 266 Tage = 38 Wochen = 9,5 (Mond-) Monate

Dauer der Schwangerschaft post menstruationem (p.m.):
1.Tag der letzten Regelblutung bis Tag der Geburt = 280 Tage = 40 Wochen = 10 (Mond-)Monate

Die Schwangerschaft wird in drei Abschnitte zu je 3 Monaten bzw. 13 SSW aufgeteilt:

- Die ersten drei Monate **(Trimenon)** der *Frühschwangerschaft*
- Vom 4.–6. Monat das vergleichsweise „stabile" zweite Trimenon
- Die *Spätschwangerschaft* (= letztes Trimenon) vom 7. Monat bis zur Geburt.

Schwangerschaft – Sauregurkenzeit?

Der Bauch ist noch flach, da beginnt schon alles anders zu werden: Lachen und Weinen liegen dicht beieinander, Freude auf das Kind und Sorge um die Zukunft wechseln sich manchmal in Minutenschnelle ab, das Gefühl, Bäume ausreißen zu können, kann ganz rasch von Übelkeit und Kreislaufschwierigkeiten abgelöst werden.

Dieses (normale) Wechselbad löst vor allem bei Frauen, die ihr erstes Kind erwarten, nicht selten Zweifel und Unsicherheit aus: Was ist erlaubt, was nicht? Prinzipiell gilt, dass „gesundes Mittelmaß" jetzt Maß aller Dinge sein sollte.

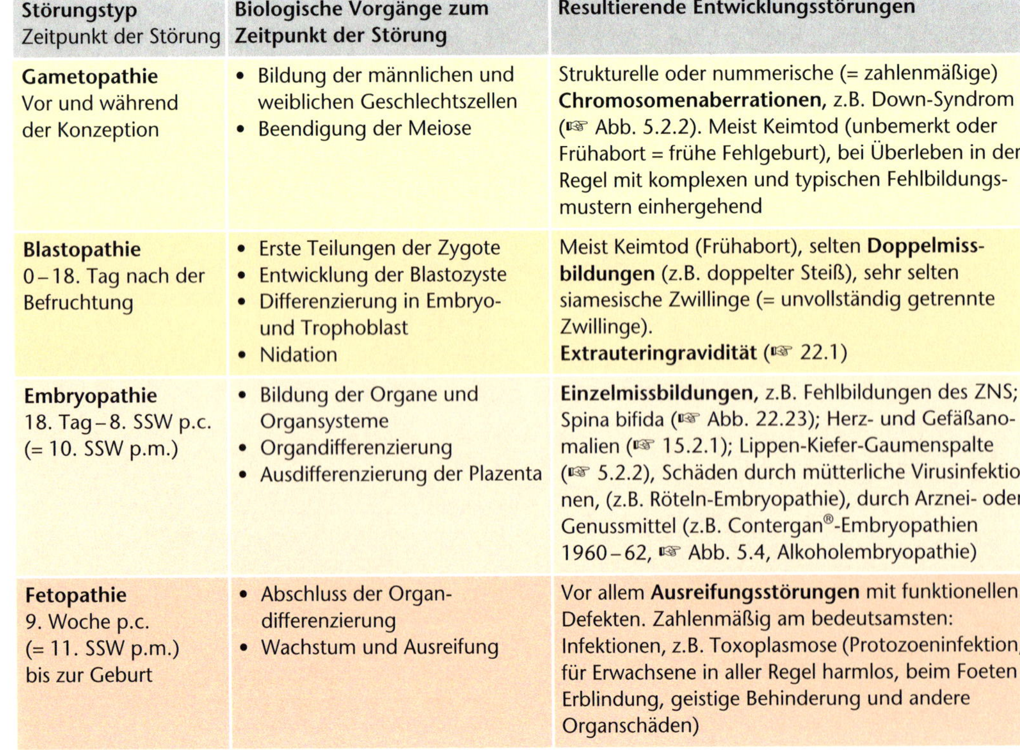

Störungstyp Zeitpunkt der Störung	**Biologische Vorgänge zum Zeitpunkt der Störung**	**Resultierende Entwicklungsstörungen**
Gametopathie Vor und während der Konzeption	• Bildung der männlichen und weiblichen Geschlechtszellen • Beendigung der Meiose	Strukturelle oder nummerische (= zahlenmäßige) **Chromosomenaberrationen**, z.B. Down-Syndrom (☞ Abb. 5.2.2). Meist Keimtod (unbemerkt oder Frühabort = frühe Fehlgeburt), bei Überleben in der Regel mit komplexen und typischen Fehlbildungsmustern einhergehend
Blastopathie 0–18. Tag nach der Befruchtung	• Erste Teilungen der Zygote • Entwicklung der Blastozyste • Differenzierung in Embryo- und Trophoblast • Nidation	Meist Keimtod (Frühabort), selten **Doppelmissbildungen** (z.B. doppelter Steiß), sehr selten siamesische Zwillinge (= unvollständig getrennte Zwillinge). **Extrauteringravidität** (☞ 22.1)
Embryopathie 18. Tag–8. SSW p.c. (= 10. SSW p.m.)	• Bildung der Organe und Organsysteme • Organdifferenzierung • Ausdifferenzierung der Plazenta	**Einzelmissbildungen**, z.B. Fehlbildungen des ZNS; Spina bifida (☞ Abb. 22.23); Herz- und Gefäßanomalien (☞ 15.2.1); Lippen-Kiefer-Gaumenspalte (☞ 5.2.2), Schäden durch mütterliche Virusinfektionen, (z.B. Röteln-Embryopathie), durch Arznei- oder Genussmittel (z.B. Contergan®-Embryopathien 1960–62, ☞ Abb. 5.4, Alkoholembryopathie)
Fetopathie 9. Woche p.c. (= 11. SSW p.m.) bis zur Geburt	• Abschluss der Organdifferenzierung • Wachstum und Ausreifung	Vor allem **Ausreifungsstörungen** mit funktionellen Defekten. Zahlenmäßig am bedeutsamsten: Infektionen, z.B. Toxoplasmose (Protozoeninfektion, für Erwachsene in aller Regel harmlos, beim Foeten Erblindung, geistige Behinderung und andere Organschäden)

Tab. 22.24: Entwicklungsstörungen in verschiedenen Entwicklungsperioden.

22

Essen darf die gesunde Schwangere in der Regel, was ihr schmeckt, also ruhig auch mal eine saure Gurke mit Honig oder Ei mit Ketchup. Aber eben mal, nicht nur und vor allen Dingen, nicht gleich für zwei! Im Interesse der eigenen Gesundheit und der ihres Kindes sollte die Frau auf eine ausgewogene, ballaststoff- und vitaminreiche Mischkost mit Milch, Käse und Fisch achten und genügend trinken. Die Tasse Morgenkaffee zum Wachwerden und der Nachmittagstee im Büro sind dabei durchaus erlaubt. Tabu ist allerdings Alkohol, denn bereits das Glas Wein zum Abendessen (entsprechend 60 g Alkohol/Woche) kann das Ungeborene schädigen (☞ 22.4).

Und wie ist es mit Sport? Schwangerschaft auch hier als Saueregurkenzeit, als Zeit erzwungener Ruhe? Die meisten Schwangeren können ihren gewohnten Ausgleichssport weiter betreiben, wenn sie nicht „bis zur Grenze" gehen, sondern stets eine „Reserve" lassen (☞ 8.9). Und fühlt sich die Schwangere einmal nicht so wohl, sollte sie ruhig „aussetzen", sich Ruhe gönnen und vielleicht die im Geburtsvorbereitungskurs erlernten Entspannungsübungen machen. Überhaupt tut etwas mehr Ruhe und weniger Eile als sonst den meisten Schwangeren gut – der Körper erbringt schließlich jetzt auf einem anderen Gebiet Höchstleistungen.

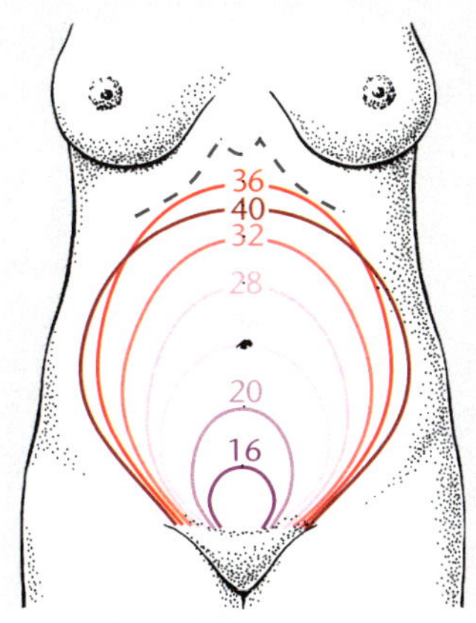

Abb. 22.26 (oben): Uteruswachstum. Höhe der Gebärmutter entsprechend der angegebenen Schwangerschaftswoche p.m. Nach der 36. Schwangerschaftswoche senkt sich der Uterus wieder etwas ab. [A300-190]

Schwangerschaftswoche	Größe in cm	Gewicht in g
Ende 12.	9	10–45
Ende 16.	16	60–200
Ende 20.	25	250–450
Ende 24.	30	500–820
Ende 28.	35	1 000–1 500
Ende 32.	40	1 500–2 100
Ende 36.	45	2 200–2 900
Ende 40.	50	3 000–3 800

Tab. 22.27: Wachstums- und Größenentwicklung des ungeborenen Kindes.

Der errechnete Geburtstermin

Da der genaue Zeitpunkt der Befruchtung meist nicht bekannt ist, dient der erste Tag der letzten Regelblutung als Ausgangspunkt der Berechnung. Legt man eine durchschnittliche Schwangerschaftsdauer von 280 Tagen nach Beginn der letzten Regel zugrunde und nimmt an, dass ein Kind während der fruchtbaren Tage in der Zyklusmitte, also im Schnitt 14 Tage nach Beginn der Regelblutung gezeugt wird, so lässt sich der voraussichtliche Geburtstermin nach der sog. **Naegele-Regel** einfach berechnen.

Errechneter Geburtstermin

= 1. Tag der letzten Regel + 7 Tage – 3 Monate + 1 Jahr.

Allerdings: Aufgrund der biologischen Variabilität der normalen Schwangerschaftsdauer kommen am errechneten Tag nur 4% aller Kinder zur Welt und innerhalb von sieben Tagen um den Termin herum auch nur 26%.

Ist der Zeitpunkt der letzten Regel nicht bekannt, so helfen frühe Ultraschalluntersuchungen mit Messung der Körpermaße sowie später in der Schwangerschaft der Zeitpunkt der ersten Kindsbewegungen und die Kontrollen des Fundusstandes (☞ Abb. 22.26).

22.5.2 Das zweite Trimenon

Das 2. Trimenon ist in der Regel die **Phase des Wohlbefindens.** Die körperlichen Veränderungen treten jetzt äußerlich erkennbar in den Vordergrund: die Brüste werden voller, der Bauch wächst. Pigmentierungen treten insbesondere an Brustwarzen und an der Mittellinie des Bauches auf. Evtl. bilden sich **Schwangerschaftsstreifen** *(Striae* ☞ 9.3.1).

Der Kreislauf muss mehr Blut transportieren, das Herz vergrößert sich, um die größere Pumpleistung aufzubringen. Die Atmung wird deutlich gesteigert (typische Hyperventilation der Schwangeren ☞ auch 17.8.6). Ein verminderter Tonus der glatten Muskulatur im Gastrointestinaltrakt, in den Gefäßen und Harnwegen durch die Hormonumstellung macht die Schwangere anfällig für Varizen (Krampfadern) der Beine, Harnwegsinfekte, Verstopfung und Sodbrennen.

Eine Gewichtszunahme von 1,5 kg pro Monat ist normal. Die Gesamtzunahme von insgesamt 8–12,5 kg bis zum Ende der Schwangerschaft verteilt sich im Mittel so (☞ Tab. 22.27):

Kind	3,5 kg
Fruchtwasser	0,8 kg
Plazenta	0,5 kg
Uterus	1,2 kg
Wasseranreicherung	2,5 kg
Fettanreicherung	2,5 kg
Summe	11,0 kg

Alles, was über 12,5 kg hinausgeht, spricht für eine übermäßige Ernährung oder ist Anzeichen für eine erhebliche Ödembildung im Gewebe.

8. SSW

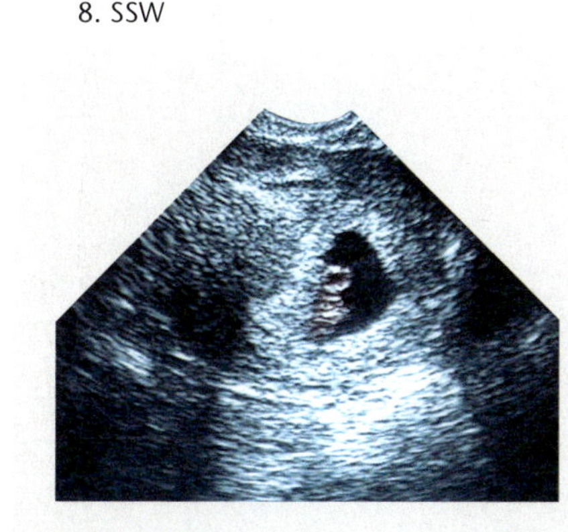

11. SSW

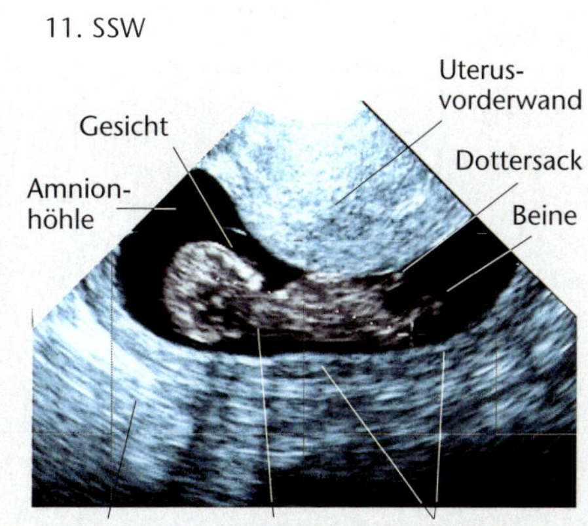

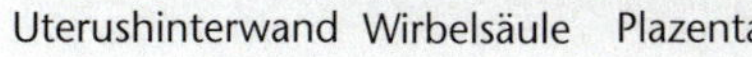

34. SSW

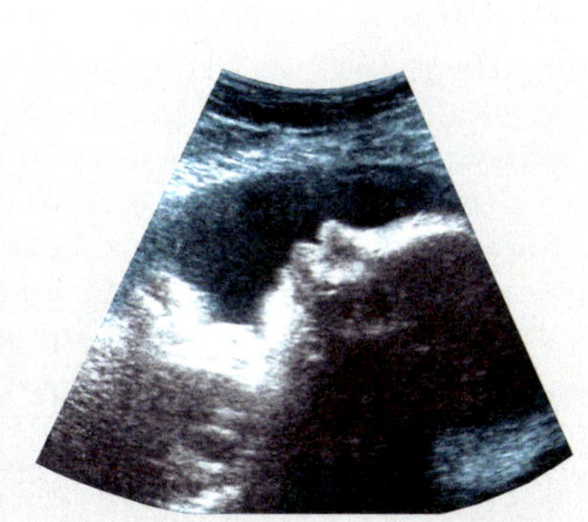

Abb. 22.28: Mit Ultraschall kann in den Bauch der werdenen Mutter hineingesehen und so die Entwicklung des Kindes beurteilt werden. Hier Sonographiebilder des Ungeborenen in der 8., 11. und 34. Schwangerschaftswoche. [O144, O177, O145]

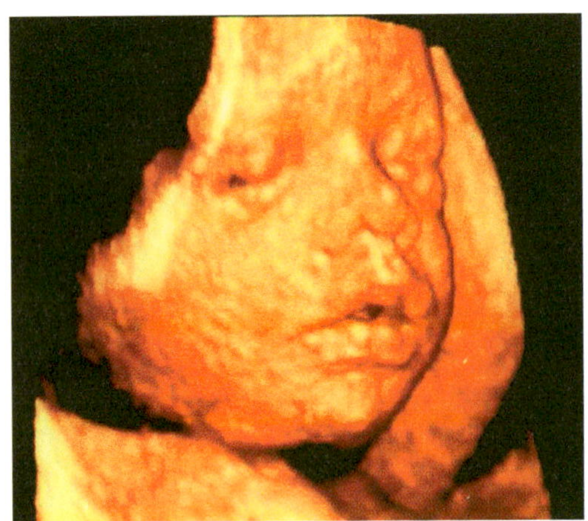

Abb. 22.29: Zunehmende Bedeutung bei der Entdeckung von Fehlbildungen erlangt die 3-D-Sonographie. Hier das Gesicht eines gesunden Kindes in der 30. Schwangerschaftswoche. [O121]

Uteruswachstum

Im 3. Schwangerschaftsmonat ist der Uterus etwa faustgroß und gerade am oberen Rand der Symphyse tastbar. Am Ende des 6. Schwangerschaftsmonats erreicht er die Höhe des Nabels, gegen Ende des 9. Schwangerschaftsmonats den Rippenbogen. Die letzten vier Wochen der Schwangerschaft senkt sich die Gebärmutter wieder, weil der vorangehende Kindsteil (meist der Kopf) in das kleine Becken der Mutter eintritt (☞ Abb. 22.26 und 22.28).

Fehlgeburt

Als **Fehlgeburt** oder *Abort* bezeichnet man die vorzeitige Ausstoßung des Embryos oder Feten mit einem Gewicht unter 500 g *und* Fehlen von Lebenszeichen. Eine Fehlgeburt ist nicht beim Standesamt meldepflichtig.

Die Ursachen von Fehlgeburten sind vielfältig, die Möglichkeiten zu ihrer Vermeidung gering. Die Frau bemerkt die (drohende) Fehlgeburt meist an einer Blutung und/oder Unterleibsschmerzen. Bei Kinderwunsch stellen Fehlgeburten eine große seelische Belastung für das Paar dar.

22.5.3 Das dritte Trimenon

Das 3. Trimenon ist die **Phase der Belastung** – das Schlafen, das Laufen, das Arbeiten, fast alle Lebensvorgänge werden durch den großen Bauch behindert. Der Gesetzgeber lässt deshalb den Mutterschutz sechs Wochen vor dem errechneten Geburtstermin beginnen. Während des **Mutterschutzes** (welcher acht Wochen nach der Geburt wieder endet) ist die Schwangere ohne Lohneinbußen völlig von der Erwerbstätigkeit befreit.

Schwangerschaftsinduzierte Hypertonie

Die **schwangerschaftsinduzierte Hypertonie** (*schwangerschaftsinduzierter Bluthochdruck, EPH-Gestose, Schwangerschaftsvergiftung*) ist mit einer Häufigkeit von 4–5 % aller Schwangeren eine der häufigsten Schwangerschaftskomplikationen überhaupt. Sie tritt in der Regel im dritten Trimenon auf und zeigt sich durch Bluthochdruck, starke Ödeme (☞ 16.1.6) und krankhafte Eiweißausscheidung mit dem Urin (*Proteinurie* ☞ 20.4.4). Es besteht eine erhöhte Gefährdung für Mutter und Kind.

Schwerstform ist die **Eklampsie** mit Krampfanfällen und Koma. Eine Eklampsie ist für Mutter und Kind lebensbedrohlich. Rasche Entbindung durch einen Kaiserschnitt stellt die einzigste „Therapieform“ dar.

Frühgeburt ☞ 23.3

> **Vorsicht! Vena-cava-Kompressionssyndrom**
> Bei Hochschwangeren drückt der Uterus in Rückenlage auf die untere Hohlvene, der Blutrückfluss zum Herzen und das Herzzeitvolumen sinken, der Schwangeren wird schwindlig (bis zur Ohnmacht), sie wird blass und schwitzt. Gleichzeitig wird das Ungeborene nur unzureichend mit Sauerstoff versorgt. Legt sich die Schwangere bei Symptombeginn auf die Seite, bilden sich die Beschwerden sofort zurück, und das Kind nimmt keinen Schaden.

22.5.4 Die Schwangerenvorsorge

Jede Schwangere hat Anspruch auf regelmäßige **Vorsorgeuntersuchungen**, die am Anfang der Schwangerschaft in vierwöchigen später in kürzeren Abständen durchgeführt werden.

Zu den Untersuchungen gehören die Feststellung der Schwangerschaft, die Kontrolle von Blutgruppe, Hämoglobin und Urinstatus (Mittelstahlurin ☞ 20.4.3) sowie die körperliche Untersuchung mit Messung von Körpergewicht und Blutdruck sowie Beurteilung der Uterusgröße und des Muttermundes. Fast immer werden wegen der hohen intrauterinen Ansteckungs- und Fehlbildungsgefahr des Kindes Bluttests auf die Erreger von Syphilis, Toxoplasmose, Röteln, Hepatitis B (HIV nur mit Einwilligung der Schwangeren) sowie eine Untersuchung auf Chlamydien (☞ 21.3.8) im Bereich der Zervix durchgeführt.

Ultraschalluntersuchungen

Zum Vorsorgeprogramm gehören auch drei Ultraschalluntersuchungen (☞ Abb. 22.28–22.30). Sie ermöglichen eine nicht-invasive Diagnostik bei Extrauteringravidität, die Beurteilung von Alter und Entwicklung des Embryos, Zahl der Kinder (Mehrlinge?) und Sitz der Plazenta sowie die Suche nach Fehlbildungen. Ab der 7. SSW wird die foetale Herzfrequenz durch Ultraschall kontrolliert.

In der zweiten Schwangerschaftshälfte und unter der Geburt werden zur Beurteilung des kindlichen Befindens mit Hilfe der *Kardiotokographie* (CTG, „Wehenschreiber“ ☞ Abb. 22.31 und 22.35) die kindliche Herzfrequenz und die Wehentätigkeit des Uterus kombiniert registriert. Auch die Erfassung der Herzfrequenz beim CTG ist eine Ultraschalltechnik.

22.5.5 Pränatale Diagnostik

Die **pränatale Diagnostik** umfasst alle vorgeburtlichen Untersuchungen mit dem Ziel:

- Störungen der embryonalen oder fetalen Entwicklung zu erkennen oder auszuschließen
- Durch Früherkennung eine optimale Behandlung von Mutter und Foetus zu ermöglichen
- Schwangeren Entscheidungshilfen für die Fortführung oder den Abbruch der Schwangerschaft zu geben.

Zu den Untersuchungsmethoden gehören Ultraschall, Amniozentese und Chorionzottenbiopsie,

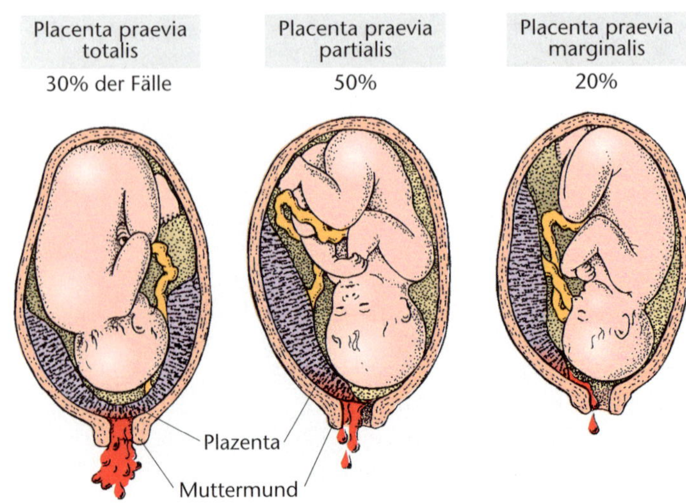

Abb. 22.30: Placenta praevia. Die Plazenta kann den Muttermund nur berühren, teilweise überragen oder vollständig überdecken und stellt dann ein Verblutungsrisiko für Mutter und Foetus dar. Heute wird eine Placenta praevia in der Regel durch die routinemäßigen Ultraschalluntersuchungen diagnostiziert, so dass Komplikationen vermieden werden können. [A300-190]

Punktionen der Nabelschnur, Hautbiopsien beim Foetus und einige mütterliche Blutuntersuchungen (z.B. der sog. Triple-Test). Pränatale Diagnostik ist also nicht gleichzusetzen mit Fruchtwasseruntersuchung – auch die routinemäßigen Ultraschalluntersuchungen in der Schwangerschaft gehören dazu. Ohne umfassende Beratung sollten vorgeburtliche Untersuchungen nicht durchgeführt werden.

Die Amniozentese

Zur Fruchtwassergewinnung wird in der 16. oder 17. Schwangerschaftswoche eine **Amniozentese** durchgeführt. Unter Ultraschall-Sichtkontrolle entnimmt man durch die Bauchdecke und die Uteruswand hindurch mit einer Kanüle eine Fruchtwasserprobe aus der Fruchtblase. Die Untersuchung des Fruchtwassers und der darin schwimmenden foetalen Zellen gibt Aufschluss über biochemische und chromosomale Defekte. Da die Amniozentese in etwa 0,5 % eine Fehlgeburt auslöst, sollte eine Fruchtwasseruntersuchung nur durchgeführt werden bei:

- Einer bekannten erblichen Belastung der Eltern
- Vorangegangenen Geburten von Kindern mit Fehlbildungen
- Schwangeren über 35 Jahren, da sich ab dieser Altersgrenze Chromosomenaberrationen, insbesondere das Down-Syndrom (☞ 5.2.2), häufen.

Die Chorionzottenbiopsie

Zunehmend häufiger wird die **Chorionzottenbiopsie** durchgeführt, bei der durch die Scheide oder die Bauchdecken unter Ultraschallsicht Chorionzotten-Gewebe entnommen wird. Vorteil der Untersuchung ist, dass die Untersuchung schon ab der 11. Schwangerschaftswoche durchgeführt wird. Nachteilig ist, dass die Rate falsch positiver Ergebnisse (d.h. krankhafte Ergebnisse bei gesundem Kind) höher ist als nach Amniozentese.

22.5.6 Schwangerschaftsabbruch

Da eine Elternschaft das Leben von Mutter (und Vater) einschneidend verändert, denken viele Frauen (und/oder ihre Partner) bei einer ungewollten Schwangerschaft an einen **Schwangerschaftsabbruch** (*Abtreibung, Abruptio,* fälschlich auch *Interruptio = Schwangerschaftsunterbrechung* genannt). In Deutschland werden ca. 20–25 % der Schwangerschaften abgebrochen.

In vielen Ländern, so auch in Deutschland, gilt der Schwangerschaftsabbruch in den ersten 12 Schwangerschaftswochen p.c. (bzw. 14 Wochen p.m.) nach einer Pflichtberatung als *rechtswidrig,* bleibt aber *straffrei.* Dies gilt auch bei Schwangerschaften nach Vergewaltigungen und – ohne Frist – bei medizinischen Indikationen (z.B. mütterliche Gefährdung). Die frühere kindliche Indikation (schwere Fehlbildungen) ist in der medizinischen Indikation aufgegangen.

Schwangerschaftsabbrüche werden am häufigsten in der 7.–10. Schwangerschaftswoche durchgeführt. Der Eingriff kann ambulant oder stationär vorgenommen werden und erfolgt medikamentös oder chirurgisch (Absaugen oder mit **Kürettage** *(Ausschabung der Gebärmutter).*

Die Kosten für einen Schwangerschaftsabbruch aus medizinischer oder kriminologischer Indikation werden von den Krankenkassen getragen. Die Kosten für einen Schwangerschaftsabbruch aus anderen Gründen muss die Schwangere selbst tragen.

22.6 Geburt und Wochenbett

Schon während der Schwangerschaft sensibilisieren die hohen mütterlichen Östrogenspiegel den Uterusmuskel für die Wirkung von *Oxytocin,* dem Hormon aus dem Hypophysenhinterlappen (☞ 13.2.1), das die Wehentätigkeit anregt und unterhält. Bereits während der letzten Schwangerschaftsmonate treten vermehrt **Wehen** auf, die jedoch noch nicht geburtswirksam sind: Der Uterus trainiert.

Durch *Prostaglandine* (☞ 5.5.3), die im letzten Drittel der Schwangerschaft vermehrt synthetisiert werden, wird der Muttermund aufgeweicht. Er kann sich nun unter den Wehen öffnen.

Durch verschiedene Hormone, die der Foetus selbst bildet und über seinen Urin ins Fruchtwasser abgibt, wird eine weitere Steigerung der mütterlichen Prostaglandinbildung und damit der Geburtsbeginn ausgelöst. Das vegetative Nervensystem wird aktiviert. Es kommt zu regelmäßigen, die Zervix öffnenden Wehen – die Geburt beginnt. Wenn dies nach der vollendeten 37. Schwangerschaftswoche geschieht, handelt es sich um eine **Termingeburt**, vorher um eine **Frühgeburt** und nach der vollendeten 42. Schwangerschaftswoche um eine **Übertragung.**

22.6.1 Die normale Geburt

Wo gebären, in der Klinik, im Geburtshaus oder zu Hause?

Bis vor etwa 50 Jahren erblickten Kinder in aller Regel zu Hause das Licht der Welt, von erfahrenen Hebammen über viele Stunden („ohne Schichtwechsel"!) gut betreut. Dennoch war das Risiko, im Zusammenhang mit der Geburt zu versterben oder Schaden zu nehmen, für die Mutter und ganz besonders für das Kind groß. Vor der Ära der eigentlichen Klinikgeburtshilfe lag die kindliche Sterblichkeit (*perinatale Mortalität, perinatal* = um die Geburt herum) im Bereich von mehreren Prozent.

Technik und Fortschritt in der Geburtshilfe wurden dann zunehmend als moderne Errungenschaften gerne akzeptiert, und in den folgenden Jahrzehnten wurde das Krankenhaus zum bevorzugten Ort für das Gebären. 1980 betrug die Hausgeburtenrate in Westdeutschland nur noch 0,71 %.

Mit der Medikalisierung der Geburt, der als steril empfundenen Krankenhausatmosphäre und (über)großen Technologiegläubigkeit, die zur „Verkabelung" der Frauen und zur Fesselung ans Bett führte, schlug das Pendel wieder um. Geburtshäuser (in der Regel von Hebammen geführte Ambulatorien zum Gebären), ambulante Geburten in den Krankenhäusern (Entlassung 6–8 Stunden nach der Geburt) und Hausgeburten nehmen seit einigen Jahren wieder zu und drücken den Wunsch vieler Frauen oder Ehepaare nach ungestörterer und eigenbestimmter Entbindung aus. In Deutschland gibt es heute ca. 60 Geburtshäuser. Die Hausgeburtenrate liegt in Deutschland bei 1–2 %, in Großstädten oft bei 3–4 % der Geburten. Wenn die häuslichen Voraussetzungen für eine Geburt gegeben sind, keinerlei medizinische Kontraindikationen (z.B. Mehrlinge, Beckenendlage, Frühgeburt) bestehen und ein qualifiziertes Hebammenteam mit einem Arzt oder einer Klinik „im Rücken" zur Verfügung steht, kann die Schwangere ihren Gebärort heute selbst bestimmen.

Inzwischen haben auch Ärzte und Pflegende in den Kliniken diese „Abstimmung mit den Füßen" realisiert. Einer jungen, modernen Hebammen- und Ärztinnengeneration in den Krankenhäusern ist bewusst geworden, dass die Geburt eines Kindes im Leben einer Frau (oder eines Paares) eine so herausragende Bedeutung wie kaum ein anderes Ereignis hat und dass es gilt, die Wünsche der Frau in den Vordergrund zu stellen und die Privatsphäre der Geburt um jeden Preis zu schützen. Warum sollte dies nicht auch im Krankenhaus möglich sein? Denn eins ist sicher: Im Falle einer Komplikation während der Geburt, die z.B. einen raschen Kaiserschnitt notwendig macht, ist das Krankenhaus der sicherste Ort für das Gebären.

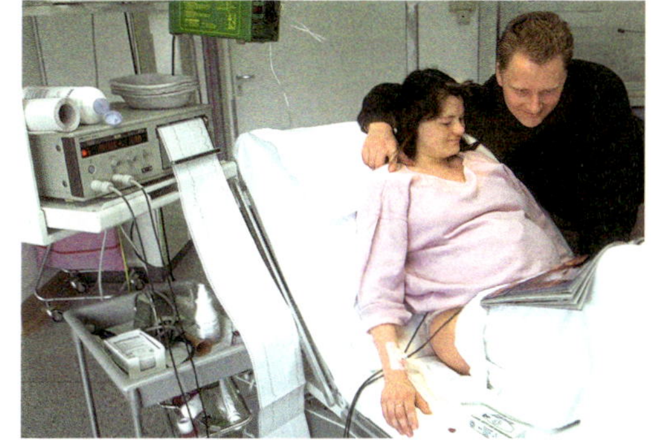

Abb. 22.31: CTG-Gerät mit Ausdruck der Kardiotokographiekurve auf Papier. Der Zustand des Kindes kann so jederzeit kontrolliert und dokumentiert werden. [K206]

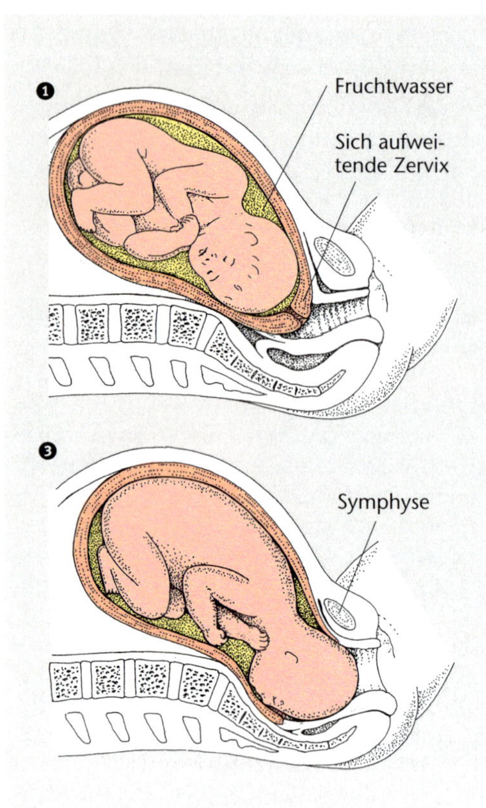

Abb. 22.32: Aufdehnung des Gebärmutterhalses während der Eröffnungsperiode. Das Fortschreiten der Geburt erkennt man am Weiterwerden des Muttermundes (bis 10 cm Durchmesser) und Tiefertreten des kindlichen Kopfes. [A300-190]

Die Eröffnungspase

Mit dem Einsetzen der regelmäßigen Wehen beginnt die **Eröffnungsphase** der Geburt. Durch die Eröffnungswehen werden der untere Teil der Gebärmutter erweitert, der Muttermund aufgedehnt und das Kind tiefer in den Geburtskanal befördert. Die vollständige Eröffnung des Muttermundes bedeutet das Ende der Eröffnungsphase (☞ Abb. 22.32).

> **Vorsicht! Vorzeitiger Blasensprung und Nabelschnurvorfall**
> Springt die Fruchtblase, bevor der vorangehende kindliche Kopf das mütterliche kleine Becken fest abdichtet, besteht die Gefahr eines Nabelschnurvorfalls (☞ Abb. 22.44) mit Drosselung der Blutzufuhr zum Kind. Dann:
> - Beckenhochlagerung
> - Hochschieben des vorangehenden Teils durch den Arzt
> - Wehenhemmung („Akuttokolyse")
> - Operative Geburtsbeendigung
> - Kein Nabelschnur-Repositionsversuch!
> - Wenn noch nicht in der Klinik: Sofortige Einweisung in die Klinik.

Die Eröffnungsphase dauert bei der *Erstgebärenden* **(Primipara)** durchschnittlich 10–12 Stunden, bei der Zweit- oder *Mehrgebärenden* **(Multipara)** meist 5–7 Stunden. Platzt die Fruchtblase **(Blasensprung)** vor Beginn der Wehentätigkeit, wird das als **frühzeitig**, vor Ende der Eröffnungsperiode als **vorzeitig** und am Ende der Eröffnungsperiode als **rechtzeitig** bezeichnet.

Große Bedeutung für den weiteren Geburtsverlauf hat die Lage des Kindes (☞ 22.6.2).

Die Austreibungsphase

Die **Austreibungsphase** beginnt mit der vollständigen Öffnung des Muttermundes (etwa 10 cm) und ist mit der Geburt des Kindes beendet. Sie kann bei Erstgebärenden bis zu drei Stunden betragen, bei Mehrgebärenden etwa 30–60 Minuten. Während der Austreibungsphase nehmen sowohl Wehenintensität als auch -frequenz stark zu – es treten bis zu 5 Wehen pro 10 Minuten auf.

Wenn der vorangehende Teil des Kindes – in der Regel der Kopf – den Beckenboden erreicht hat, soll die Gebärende die Austreibung des Kindes durch aktives Pressen unterstützen. Diese **Pressphase** dauert etwa 20–30 Minuten. Während dieser Phase sind unterstützende Maßnahmen der Hebamme besonders wichtig. Hierzu gehört z.B. die Korrektur der Haltung der Gebärenden, denn ein Hohlkreuz beispielsweise führt zu einer starken Krümmung des Geburtsweges. Um zu verhindern, dass der Kopf zu schnell durchtritt und dabei das Gewebe zwischen Scheide und Anus **(Damm)** reißt, schützt die Hebamme den Damm durch bestimmte Handgriffe (*Dammschutz* ☞ Abb. 22.34). Ist trotzdem ein Einreißen absehbar, so wird ein **Dammschnitt** (*Episiotomie* ☞ Abb. 22.38) vorgenommen, der besser kontrollierbar ist und besser verheilt als ein Dammriss mit unregelmäßigen Wundrändern. Nach der Geburt des Kopfes werden Schultern und der Rest des Körpers oft in einer einzigen Wehe ohne weitere Anstrengungen geboren (☞ Abb. 22.33 und 22.36).

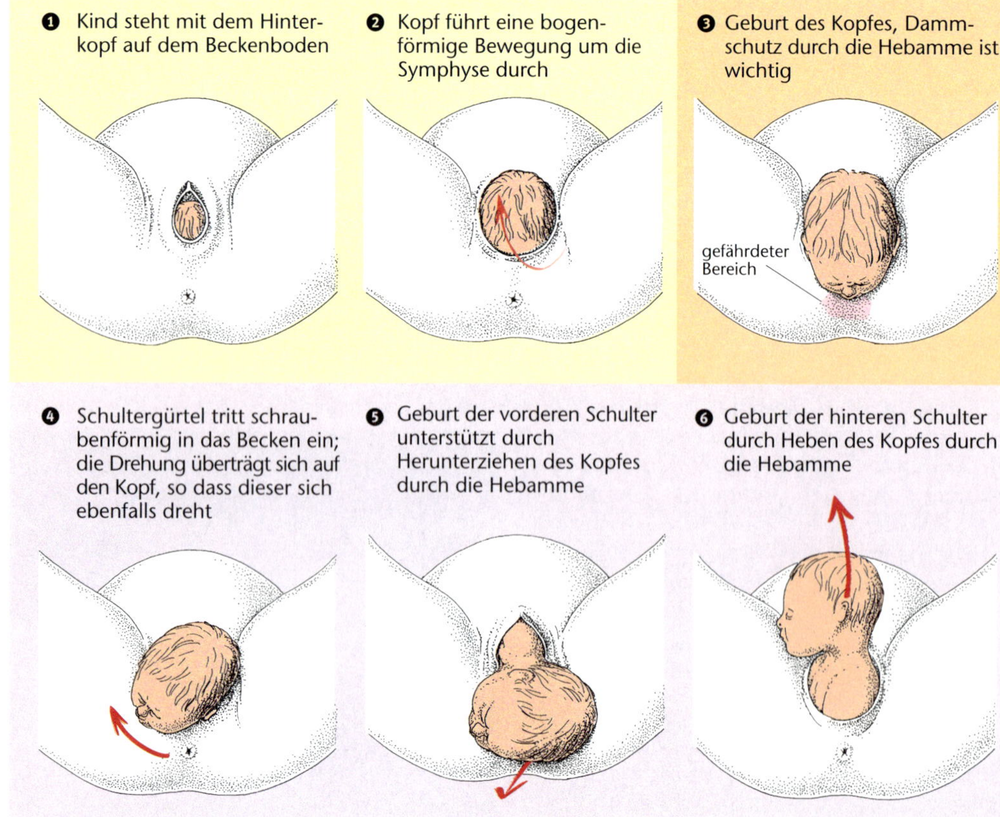

Abb. 22.33: Die sechs Stadien der normal verlaufenden Austreibungsphase. Das letzte Stadium, das *Heben* des Kopfes, gab dem Beruf der Hebamme seinen Namen.

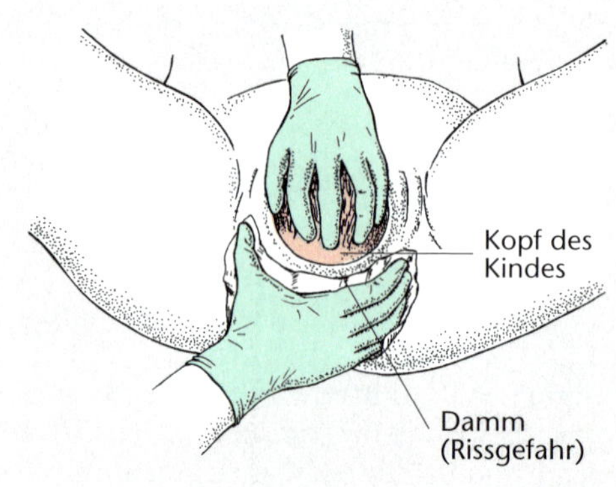

Abb. 22.34: Dammschutz. Die linke Hand der Hebamme führt den Kopf des Kindes, die rechte Hand schützt den mütterlichen Damm. [A300-190]

Akzelerationen
Frühe Dezelerationen
Späte Dezelerationen
kPa
mmHg

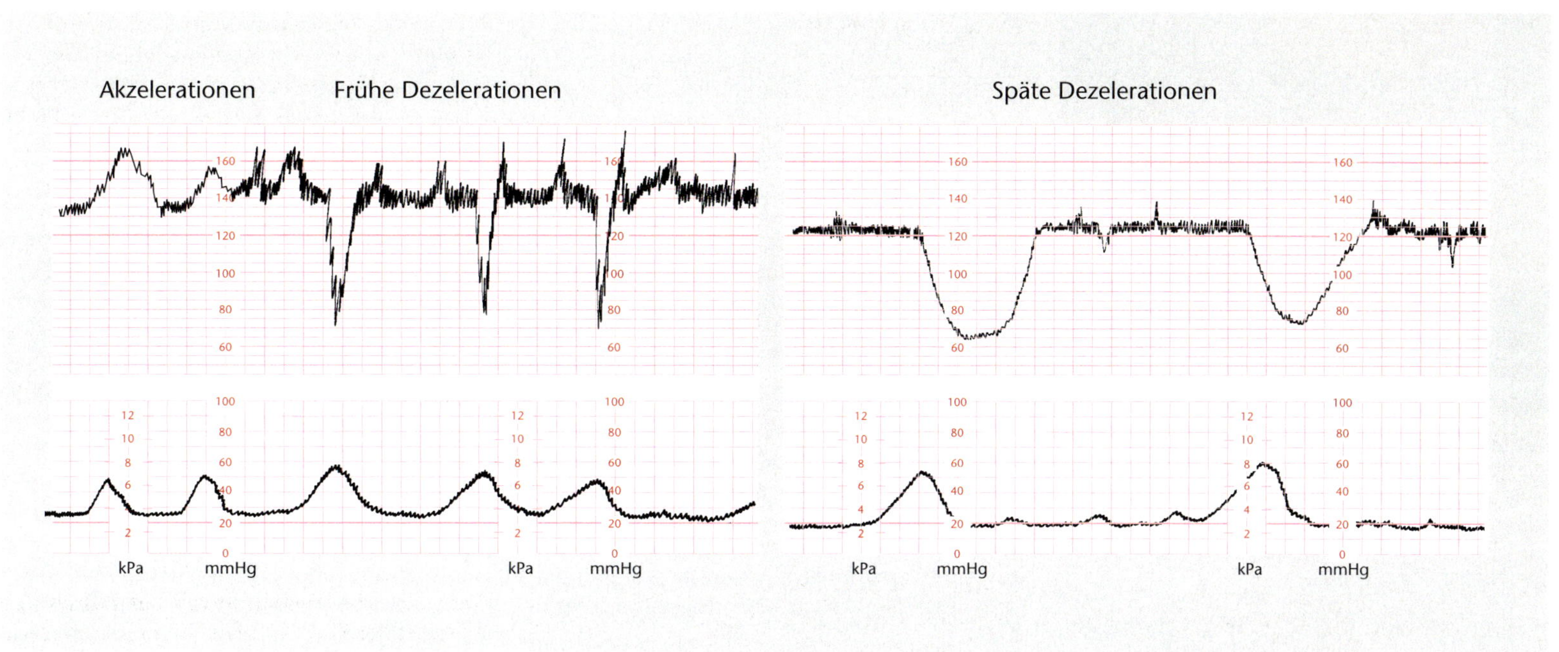

Abb. 22.35: Das CTG (Kardiotokographie) ist das wichtigste Hilfsmittel zur Überwachung des Kindes während der Geburt. Die obere Kurve stellt die kindliche Herzfrequenz dar. Sie liegt etwa bei 140 Schlägen/Min. und schwankt um ca. 10 Schläge/Min. Die untere Kurve zeigt parallel dazu den Kontraktionszustand der Uterusmuskulatur (Wehen). Gesunde Kinder reagieren auf eine Wehe (Anstieg in der Uteruskurve) mit einem Anstieg der Herzfrequenz (Akzeleration). Ein korrespondierender kurzfristiger Abfall (frühe Dezeleration, links) ist meist harmlos. Späte Dezelerationen, also erst nach dem Wehengipfel einsetzende, lang anhaltende Frequenzabfälle (rechts) sind hingegen ein Alarmzeichen und deuten auf eine Sauerstoffunterversorgung des Foeten hin. [A300]

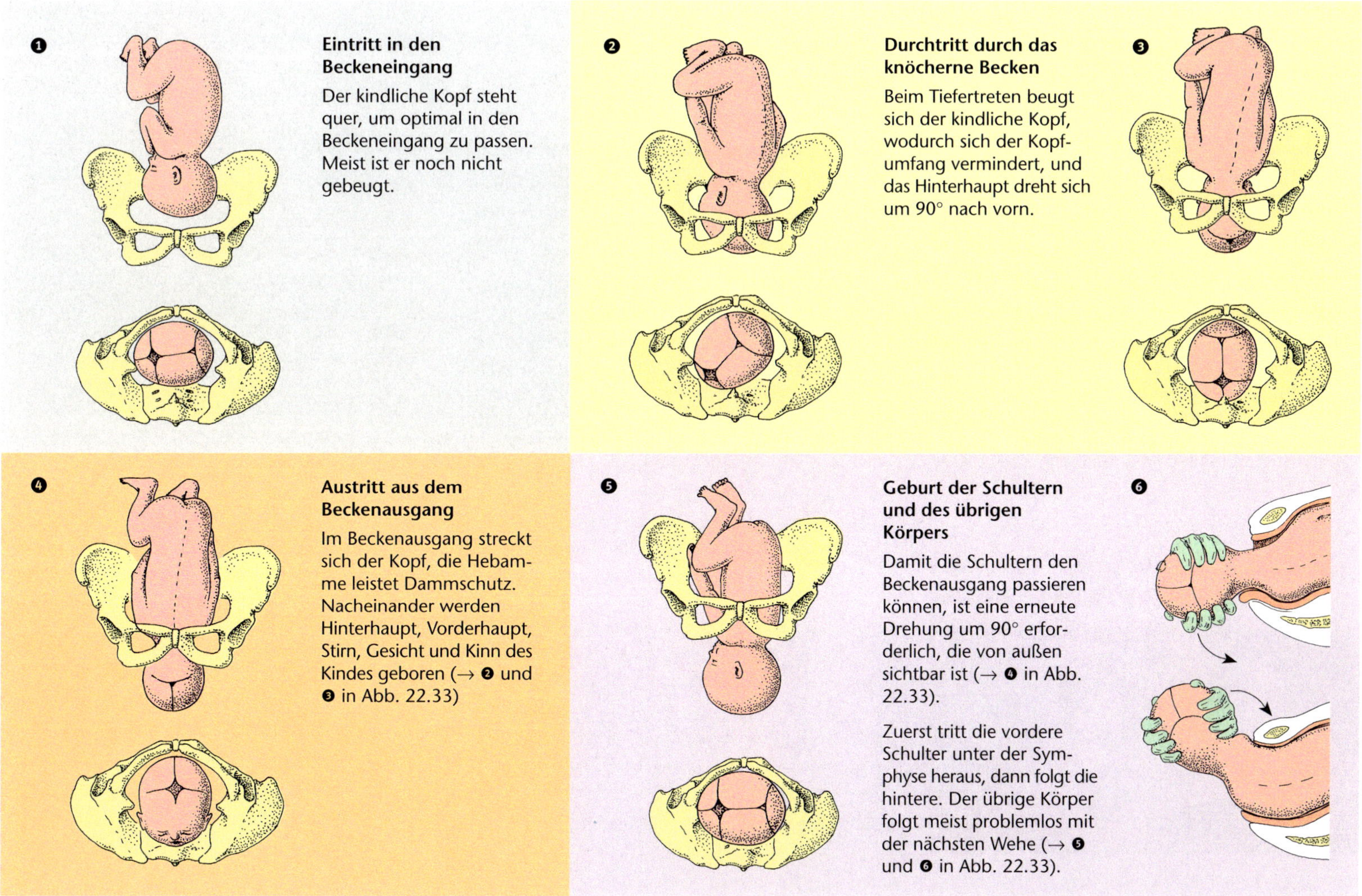

❶
Eintritt in den Beckeneingang
Der kindliche Kopf steht quer, um optimal in den Beckeneingang zu passen. Meist ist er noch nicht gebeugt.
❷
Durchtritt durch das knöcherne Becken
Beim Tiefertreten beugt sich der kindliche Kopf, wodurch sich der Kopfumfang vermindert, und das Hinterhaupt dreht sich um 90° nach vorn.
❸
❹
Austritt aus dem Beckenausgang
Im Beckenausgang streckt sich der Kopf, die Hebamme leistet Dammschutz. Nacheinander werden Hinterhaupt, Vorderhaupt, Stirn, Gesicht und Kinn des Kindes geboren (→ ❷ und ❸ in Abb. 22.33)
❺
Geburt der Schultern und des übrigen Körpers
Damit die Schultern den Beckenausgang passieren können, ist eine erneute Drehung um 90° erforderlich, die von außen sichtbar ist (→ ❹ in Abb. 22.33).
Zuerst tritt die vordere Schulter unter der Symphyse heraus, dann folgt die hintere. Der übrige Körper folgt meist problemlos mit der nächsten Wehe (→ ❺ und ❻ in Abb. 22.33).
❻

Abb. 22.36: Durchtritt des Kindes durch den Geburtskanal bei einer physiologischen Geburt. 4, 5 und 6 in dieser Abbildung sind Phasen der Austreibung ☞ Abb. 22.33.

22

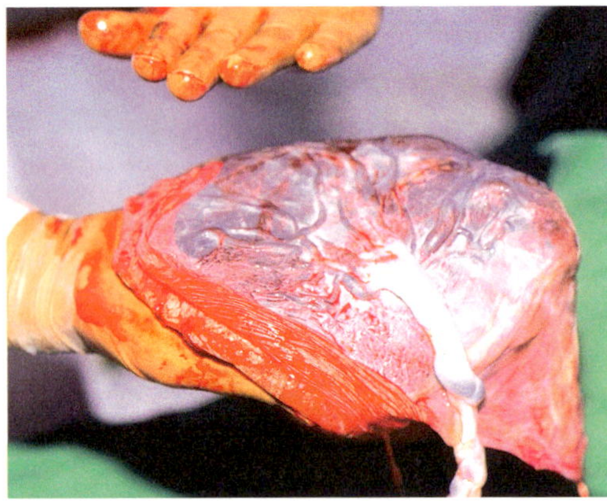

Abb. 22.37: Die Plazenta wird sowohl von der kindlichen Seite (hier im Bild) als auch von der mütterlichen Seite genau auf Vollständigkeit geprüft. [K206]

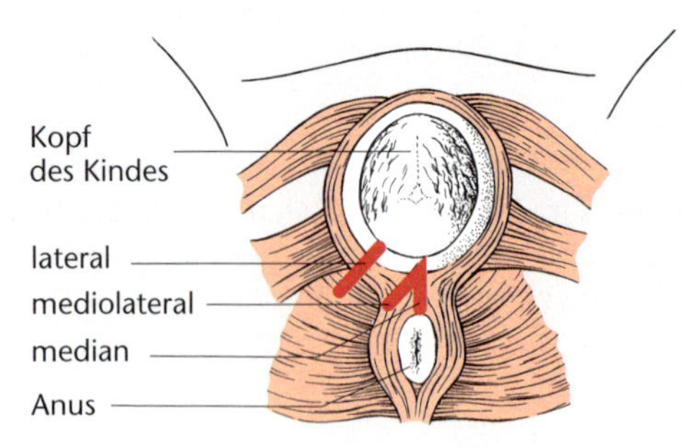

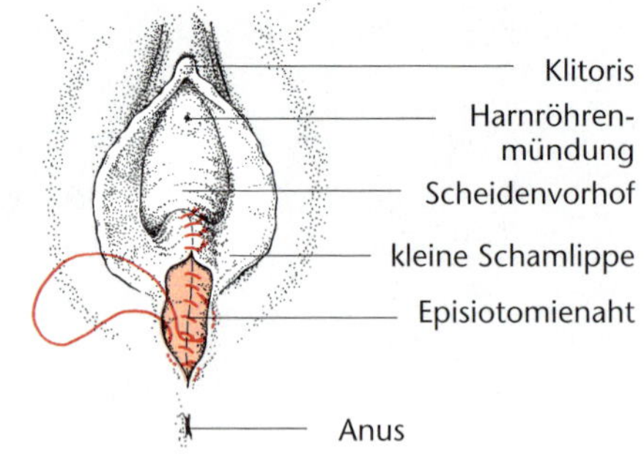

Abb. 22.38: Dammschnitt (Episiotomie). Um einen Dammriss in der Austreibungsphase zu verhindern, wird oft ein Dammschnitt durchgeführt. Am häufigsten wird die mediolaterale Schnittrichtung angewendet. Nach der Geburt wird der Dammschnitt durch eine Naht versorgt. [A300-190]

Die Nachgeburtsphase

Wenige Minuten nach der Geburt des Kindes setzen die so genannten **Nachwehen** ein, die die Ablösung und Ausstoßung der Plazenta und der Eihäute unterstützen. Nach der Ausstoßung der Plazenta zieht sich der Uterus kräftig zusammen, wodurch sich die Wundfläche verkleinert. Die große Plazenta-Haftfläche, aus der es kurz zuvor noch heftig geblutet hat, wird durch Gerinnungsvorgänge abgedichtet.

Die Plazenta wird von der Hebamme oder dem Arzt untersucht, um sicherzugehen, dass Eihäute und besonders die furchige Seite der Plazenta vollständig ausgestoßen worden sind. Im Uterus verbleibende Reste können zu Infektionen und Blutungen im Wochenbett führen. Selten können sie auch polypartige Wucherungen oder in seltenen Fällen sogar ein bösartiges **Chorionkarzinom** *(Chorionepitheliom)* verursachen, das frühzeitig z.B. in Lunge und Leber metastasiert.

Etwa 1–2 Stunden nach einer normalen Geburt ist die Gebärende meist schon wieder „auf den Beinen".

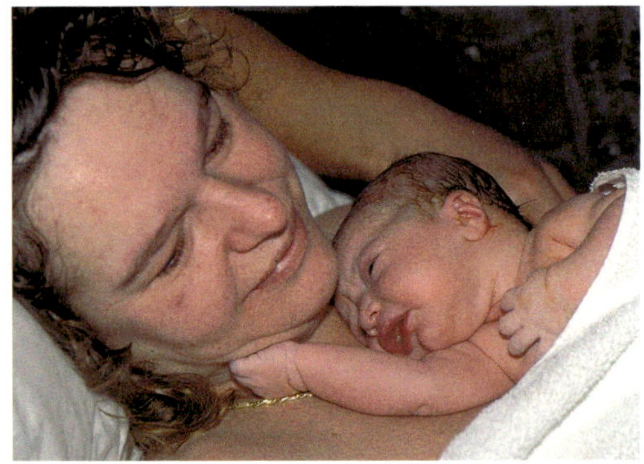

Abb. 22.39: Die ersten Lebensminuten mit innigem Körperkontakt zwischen Mutter und Kind sind ganz entscheidend für das spätere Stillen und die Mutter-Kind-Beziehung *(Bonding)*. Fast von alleine sucht das Kind die mütterlichen Brustwarzen. Such- (Rooting), Saug- und Schluckreflexe des Kindes haben in dieser ersten Lebensphase ihr Maximum. [K206]

Möglichkeiten der Geburtserleichterung

Geburtsschmerzen sind sehr intensive Schmerzen. Nur starke *Analgetika* (= schmerzstillende Medikamente), in der Geburtshilfe in der Regel *Opiatabkömmlinge* (z.B. Pethidin = Dolantin®), können den starken Schmerz kupieren, führen aber evtl. zu einer Atemdepression beim Neugeborenen. Bei einer **Periduralanästhesie** *(PDA)*, einer Betäubung der schmerzleitenden Fasern nahe dem Rückenmark, ist die Gebärende weitgehend schmerzfrei, verspürt allerdings auch den Pressdrang kaum noch, so dass sie nicht mehr so gut mitpressen kann und sich die Geburt evtl. verzögert. In der Austreibungsphase ist ein **Pudendusblock** möglich, d.h. eine Betäubung des *N. pudendus*, der das untere Vaginaldrittel, die Vulva und den Damm versorgt.

Der Geburtsschmerz lässt sich aber nicht nur medikamentös, sondern auch durch die richtige Verarbeitung durch die Gebärende wesentlich beeinflussen. Um dies zu erleichtern, bieten viele Einrichtungen **geburtsvorbereitende Kurse** an, die mit Haltungs-, Atem- und Entspannungsübungen und Vermittlung von Kenntnissen über den Geburtsablauf Hilfen für die Geburt vermitteln.

Schmerzlinderung während der Geburt – alternative Methoden

„Angst – Spannung – Schmerz": Auf diesen Zusammenhang wies der englische Geburtshelfer Dick Read bereits in den 30er Jahren hin und begründete damit die zentrale Bedeutung der Geburtsvorbereitungskurse für eine schmerzarme Geburt. Aufgeklärte und vorbereitete Frauen, die wissen,

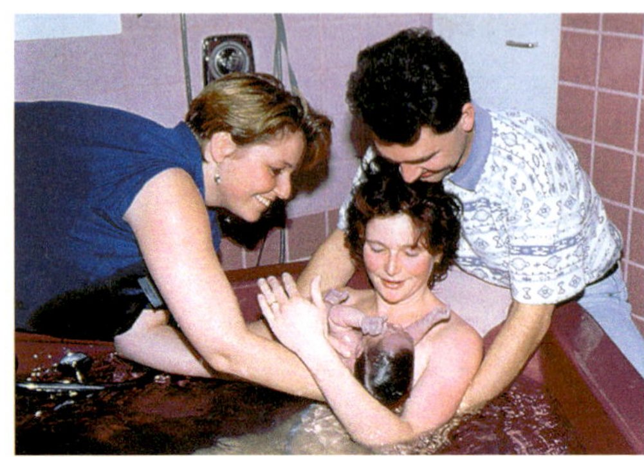

Abb. 22.40: Immer mehr Kliniken bieten die Möglichkeit zur Wassergeburt. Das warme Wasser wirkt entspannend und schmerzlindernd. [O122]

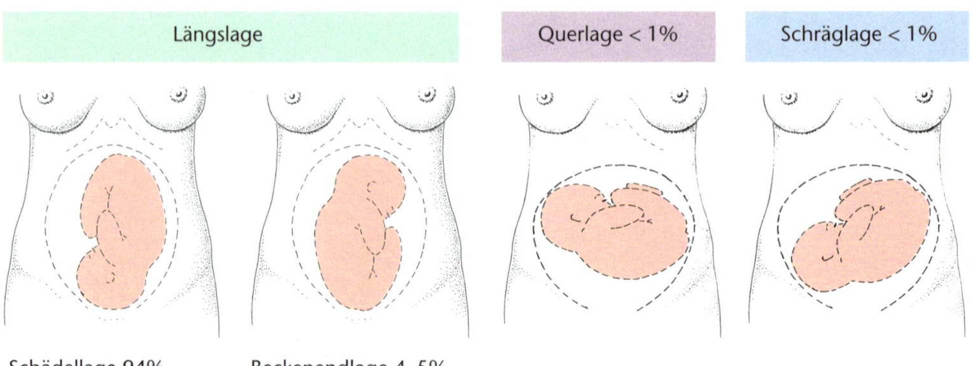

Abb. 22.41: Mit entscheidend für den Geburtsverlauf ist die Lage des Kindes im Uterus. Glücklicherweise treten die zwingend zum Kaiserschnitt führenden Quer- und Schräglagen nur recht selten auf, und auch die zwar prinzipiell geburtsfähige, aber komplikationsträchtige Beckenendlage findet sich nur in 4–5 % der Fälle. [A400-190]

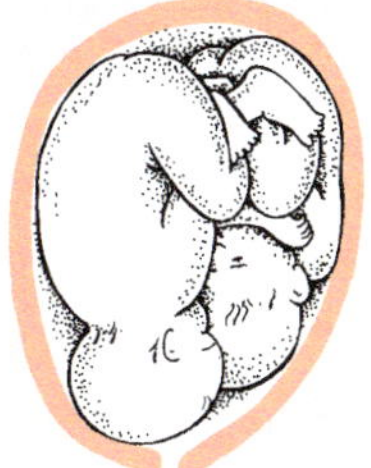

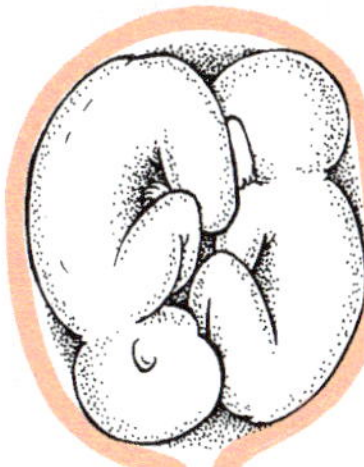

Abb. 22.42: Häufigste Lagevarianten bei Zwillingen im Uterus. Häufig ist eine „normale" vaginale Entbindung nicht möglich oder sehr risikoreich, weshalb oft ein Kaiserschnitt nötig ist. [A300-190]

was sie erwartet, haben kürzere Geburten und benötigen weniger Schmerzmittel. Das setzt eine Umgebung voraus, die Schwangerschaft und Geburt nicht als Krankheit, sondern als „normale Lebenskrise" (Sheila Kitzinger) betrachtet, in der die Schwangere selbst aktiv werden und bestimmen kann, wie und in welcher Haltung sie entbinden möchte. Viel Bewegung und häufige Positionswechsel, warme Bäder und Massagen sowie Atemübungen sind nur einige Möglichkeiten der Entspannung, in die auch der Partner gut miteinbezogen werden kann.

Geburt im Wasser

Wassergeburten erfreuen sich bei vielen Gebärenden zunehmender Beliebtheit. Zusätzlich zu den Gebärbetten haben heute viele Kliniken Spezialbadewannen im Kreißsaal, die als Entspannungs- und Entbindungswanne (☞ Abb. 22.40) genutzt werden kann. Für das Kind soll der Übergang vom warmen Fruchtwasser in das angewärmte Badewasser *sanfter* als in die kühlere Luft sein. Die Gebärenden schätzen die entspannende und schmerzlindernde Wirkung des warmen Wassers (☞ Abb. 22.40).

Nachgeburtliche Entwicklung ☞ 23.2.1

22.6.2 Geburtskomplikationen

Bei jeder fünften Schwangeren ist eine „natürliche", das heißt **vaginale Entbindung** nicht möglich und eine Schnittentbindung, der **Kaiserschnitt** (*Sectio caesarea* oder kurz *„Sectio"*), erforderlich. Häufige Gründe, die zum Kaiserschnitt führen, sind:

Geburtsstillstand

Nicht selten kommt es nach einem normalen Geburtsbeginn zu einer Verzögerung der Geburt bis hin zum Geburtsstillstand. Wenn sich der Foetus auch nach vielen Stunden der Wehen und ggf. medikamentösen Maßnahmen nicht genügend in Richtung Beckenausgang bewegt hat oder ein Sauerstoffmangel des Ungeborenen droht, wird die Geburt durch einen *Kaiserschnitt* beendet. Steht das Kind hingegen schon sehr tief, wird die Geburt möglichst *vaginal-operativ* beendet, d.h. mit Hilfe einer *Geburtszange* (**Forzepsentbindung**) oder einer *Saugglocke* (**Vakuumextraktion**).

Lageanomalien

Normalerweise befindet sich das Kind zur Geburt in **Schädellage** *(Kopflage)*. Mit ca. 4–5 % ist die häufigste Lageanomalie die **Beckenendlage.** Dann ist das Risiko eines kindlichen Sauerstoffmangels unter der Geburt erhöht. Füße und Steiß dehnen den Geburtskanal nur unzureichend, so dass der Kopf des Kindes nicht schnell nachfolgen kann und häufig ein Sauerstoffmangel entsteht. Zu einem zusätzlichen – und oft lebensbedrohlichen – Sauerstoffmangel kommt es, wenn die Nabelschnur nach der Geburt des Steißes abgeklemmt wird und so kein „frisches" Blut mehr den kindlichen Körper erreicht. Deshalb wird ein Kind in Beckenendlage oft mit Kaiserschnitt entbunden, auch bei Zwillingen, mit beiden Kindern oder einem Kind in Beckenendlage (☞ Abb. 22.42). Insbesondere bei Mehrgebärenden kann aber eine vaginale Geburt versucht werden. Bei einer **Querlage** ist eine vaginale Geburt unmöglich und stets ein Kaiserschnitt erforderlich.

Weitere Risiken

Eine vorzeitige Lösung der Plazenta, ein Nabelschnurvorfall (☞ Abb. 22.44) oder zu intensive und zu häufige Wehen können die Sauerstoffversorgung des Kindes akut gefährden, was man im CTG z.B. als späte Dezelerationen oder Bradykardie (☞ Abb. 22.35) erkennt. Auch eine Placenta praevia totalis (☞ Abb. 22.30) ist eine absolute Notwendigkeit zur Kaiserschnittentbindung, weil andernfalls Mutter und Kind verbluten.

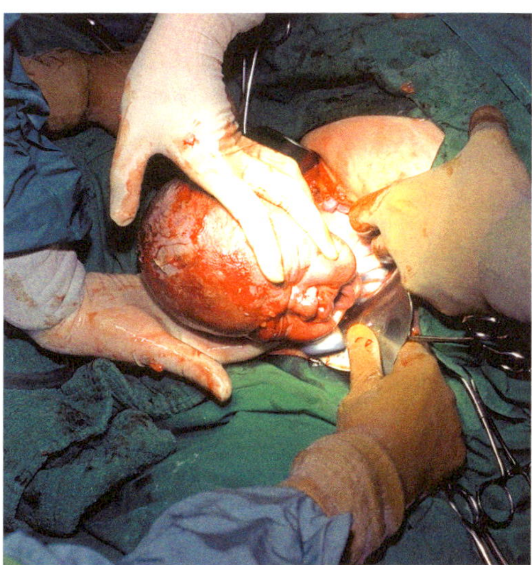

Abb. 22.43: Rund jede 5. Geburt endet in Deutschland inzwischen als Kaiserschnitt (Sectio caesarea). Hier ist der Kopf des Kindes bereits geboren. [K206]

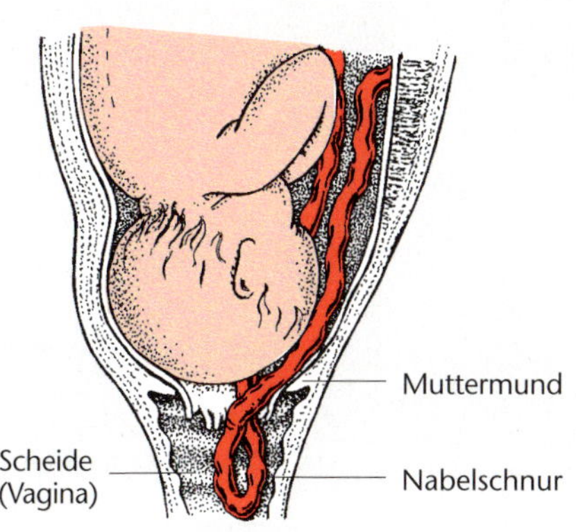

Abb. 22.44: Die Gefahr eines Nabelschnurvorfalls besteht vor allem dann, wenn die Fruchtblase platzt, bevor der Kopf in das kleine Becken eingetreten ist. Der Kopf des Kindes klemmt dann die Nabelschnur und damit die lebenswichtigen Blutgefäße ab. [A300-190]

Beim Ungeborenen fließt das sauerstoffreiche Blut in der Nabelschnur*vene*. Wird die Nabelschnur aus irgendeinem Grund komprimiert (z.B. bei Nabelschnurvorfall ☞ Abb. 22.44), sinkt als erstes die Zufuhr *sauerstoffangereicherten* Blutes zum Kind. Dies ist einer der Gründe für das hohe Risiko eines Sauerstoffmangels in den Stunden der Geburt und die daraus resultierenden engmaschigen Kontrollen des Kindes.

Folgen des Sauerstoffmangels

Erleidet das Kind während der Geburt einen mehr als nur kurzzeitigen *Sauerstoffmangel*, so wird das Gehirn unwiderruflich geschädigt. Spastische Lähmungen und geistige Behinderung sind häufig die Folge (*Zerebralparese* ☞ 11.13).

22.6.3 Das Wochenbett

In den Tagen nach der Geburt bildet sich der Uterus rasch zurück (☞ Abb. 22.45). Unterstützt wird die Rückbildung durch Uteruskontraktionen, die als oft recht schmerzhafte **Nachwehen** erlebt werden. Die Mutter kann die Rückbildung durch häufiges Anlegen des Kindes erleichtern, weil sich der Uterus durch die beim Stillen ausgeschütteten Hormone ebenfalls zusammenzieht (☞ 21.2.7).

Durch den Gewebsabbau im Uterus entsteht der **Wochenfluss** *(Lochien)*, zunächst blutige, dann zunehmend blassfarbene Sekrete, die nach ca. 4–6 Wochen versiegen. Insgesamt werden 400–1200 ml Wochenfluss gebildet. Primär ist der Wochenfluss nicht infektiös. Bereits nach 24 Stunden haben jedoch Keime aus der Vulvaregion die Gebärmutterhöhle

Wochen nach Entbindung	*Wochenfluss*	*Uterusgröße*
1. Woche	Blutig	
Ende der 1. Woche	Braun-rötlich	
Ende der 2. Woche	Dunkel-gelb	
Ende der 3. Woche	Grau-weiß	
Nach ca. 4 – 6 Wochen	Versiegen des Wochenflusses	

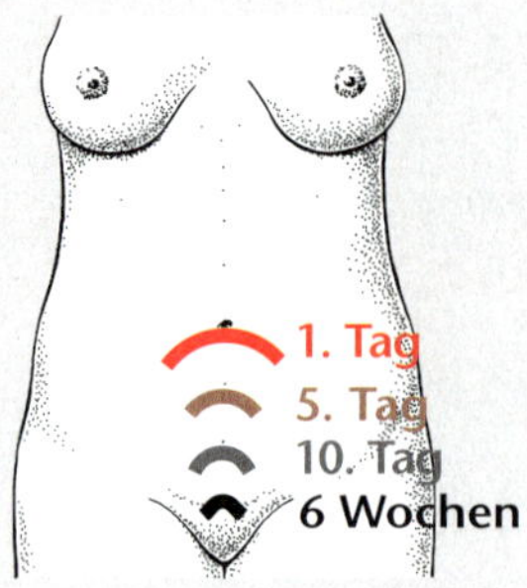

1. Tag
5. Tag
10. Tag
6 Wochen

Abb. 22.45 (links): Uterusrückbildung und Änderung des Wochenflusses. [A300]

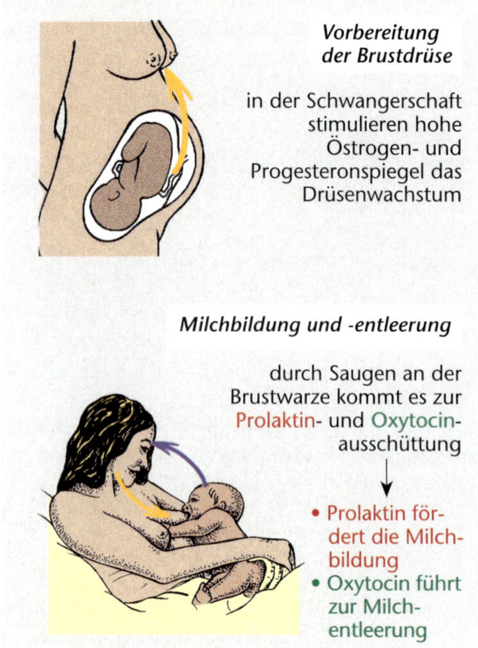

Abb. 22.46 (rechts): Brustdrüsenentwicklung, Milchbildung und Milcheinschuss. Hormonelle Regulation im Überblick.

besiedelt. Deshalb ist der Wochenfluss stark bakterienhaltig und ein Kontakt mit den hochempfindlichen Brüsten muss wegen der Gefahr einer **Mastitis** *(Brustentzündung* ☞ 22.6.5) vermieden werden.

Nicht verzagen

Hervorgerufen durch die hormonelle Umstellung des Körpers nach der Geburt treten bei vielen Frauen am 2.–4. Tag nach der Entbindung so genannte **Wochenbettdepressionen, „Heultage“**, auf. Während dieser Zeit empfinden die Frauen Ängste und Zweifel, inwieweit sie der Verantwortung gegenüber dem Neugeborenen gerecht werden können. Eine verständnisvolle Pflege und die Erklärung, dass dies ganz normal ist, kann dazu beitragen, dass dieser depressive Zustand rasch wieder vorübergeht.

22.6.4 Das Stillen

In der Schwangerschaft nimmt das Brustdrüsengewebe und damit die Brust an Größe zu (☞ Abb. 21.23). Es findet jedoch noch keine nennenswerte Milchabsonderung statt.

Nach der Geburt sinken die sehr hohen Progesteron- und Östrogenspiegel im mütterlichen Blut rasch ab, da mit dem Abstoßen der Plazenta eine wichtige Produktionsstätte dieser Hormone wegfällt. So kann sich die Wirkung des auch schon während der Schwangerschaft sezernierten Hormones **Prolaktin** (☞ 21.2.7) entfalten. Dessen Wirkung wurde bisher durch die im Überfluss vorhandenen Östrogene gehemmt. Prolaktin setzt nunmehr in den Brüsten die **Milchsynthese** in Gang. Bei mechanischer Reizung – dem Saugen des Kindes – kommt es meist 2–4 Tage nach der Geburt zum **Milcheinschuss**, d.h. dem Einsetzen der Milchsekretion. Häufig ist der Milcheinschuss mit erheblicher, oft schmerzhafter Brustschwellung verbunden, die sich durch kühlende Umschläge und häufiges Anlegen des Neugeborenen (evtl. auch Abpumpen der überschüssigen Milch) lindern lässt.

Die **Milchentleerung** *(Milchejektion)* und damit die Voraussetzung für den Milchfluss wird von einem anderen Hormon, dem **Oxytocin**, vermittelt: Durch das Saugen an der stark mit sensiblen Nervenendigungen versehenen Brustwarze wird dieses Hormon aus dem Hypophysenhinterlappen (☞ Abb. 21.20) in das Blut abgegeben. Oxytocin gelangt über den Blutweg zu den Brustdrüsen und führt zur Kontraktion der Drüsenschläuche (☞ Abb. 22.46).

Bei jedem Stillen kommt es zu einer weiteren Prolaktin-Ausschüttung, wodurch die Milchproduktion aufrechterhalten wird. Dies erklärt, warum sich die Milchmenge reduziert, wenn die Mutter andere Nahrung zufüttert bzw. nach kurzer Zeit versiegt, wenn die Mutter den Säugling nicht mehr anlegt.

Säuglingsernährung und Abstillen ☞ 23.4

22.6.5 Brustentzündung im Wochenbett

Insbesondere bei Erstgebärenden ist eine eitrige *Entzündung der Brust* (**Mastitis** ☞ Abb. 5.9) nicht selten: Infolge der mechanischen Belastung von Brustwarze und Warzenvorhof beim Stillen kommt es zu kleinsten Hauteinrissen, in die Bakterien der Mundflora des Säuglings eindringen können. Diese Bakterien – meist sind es *Staphylokokken* (☞ 6.9.1) – können sich im lockeren Bindegewebe rasch vermehren und zu einer sehr schmerzhaften Entzündung führen.

Im Anfangsstadium kann sich eine Mastitis durch gute Brustentleerung (Stillen, ggf. Abpumpen), kühlende Umschläge, Hochbinden der Brust, Schonung der Brustwarze durch kürzere Anlegezeiten und ggf. die Milchmenge reduzierende Arzneimittel zurückbilden. Ist auch nach 24 Stunden keine Besserung zu beobachten und schreitet die Entzündung fort, werden Antibiotika verordnet und das Abstillen des Kindes empfohlen. Hat sich ein Abszess gebildet, muss dieser chirurgisch drainiert werden.

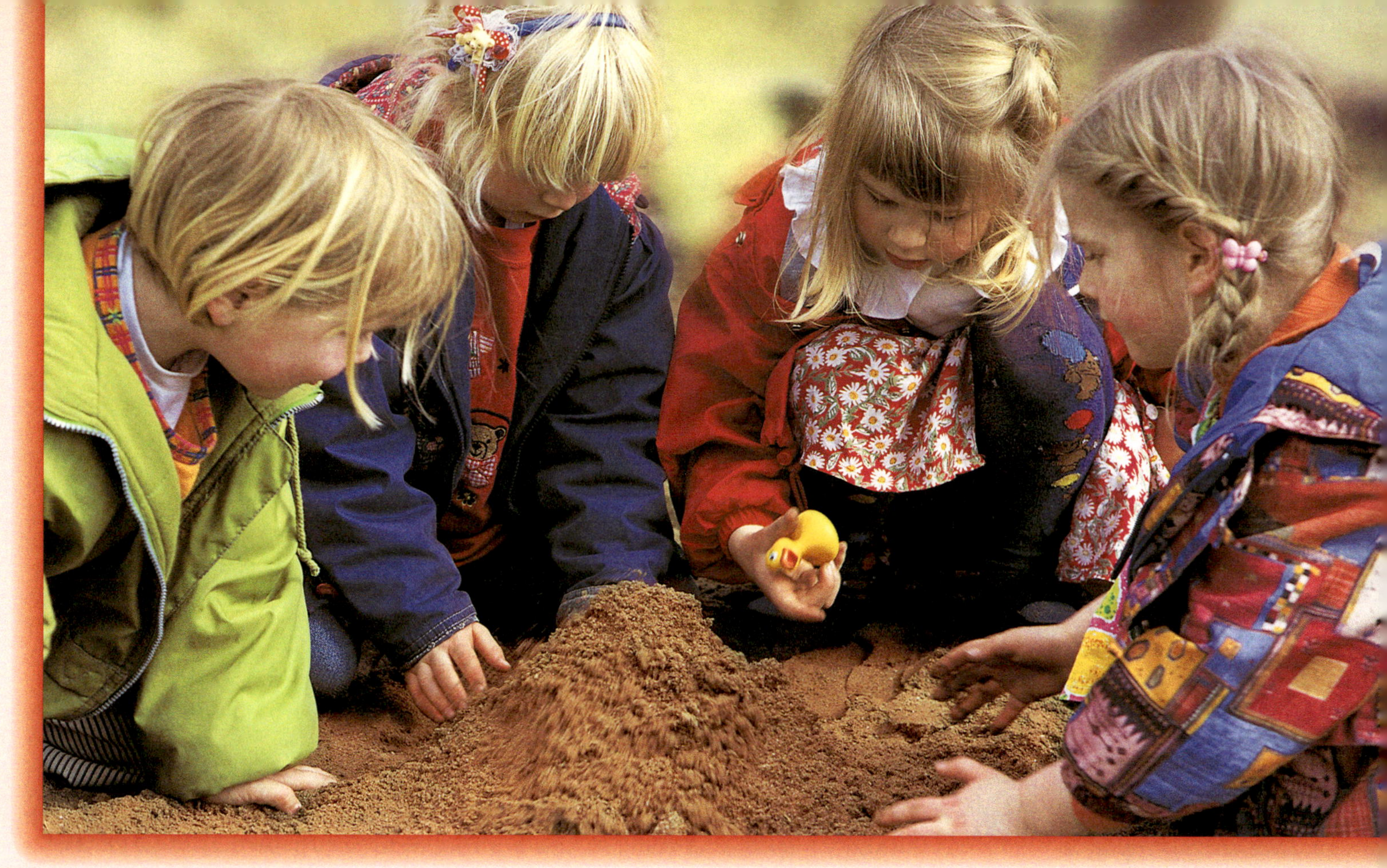

23 Kinder

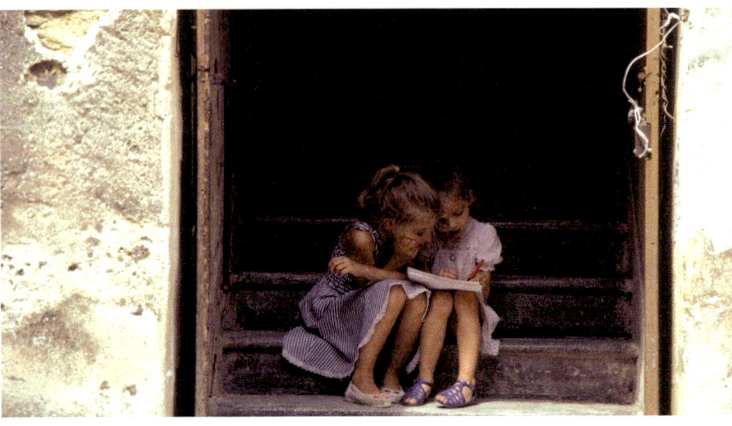

Abb. 23.1: Kindheit bedeutet Entwicklung und Abhängigkeit, das Kind braucht deshalb Erziehung und Schutz. Aber Kinder brauchen auch eine eigene Kinderkultur, sie müssen Gleichheit und Vertrauen zueinander erleben dürfen – genauso wie den Austausch und die Wahrung von Geheimnissen. [J510-226]

23.1 Einführung

Auch wenn es Eltern und Verwandten („Wie groß die Kinder geworden sind“) oft ganz anders erscheint: im Vergleich zu anderen Säugetieren entwickelt sich der Mensch eher langsam. Kein Wesen braucht so lange wie der *homo sapiens*, um erwachsen zu werden. Dies hängt damit zusammen, dass der vernunftbegabte Mensch seine vielfältigen Anlagen und Talente nur in vielen Reifungsschritten entfalten kann. Das Pferd, das trotz seiner imposanten Dimensionen den Weg von der Zeugung bis zu seiner Endgröße in nur vier Jahren zurücklegt, hat nun einmal nicht so viele Entwicklungsschleifen zu ziehen wie die Artgenossen Mozarts, Einsteins und Martin Luther Kings.

Der Mensch – ein sich entwickelndes Wesen

Das große Thema des Menschen ist deshalb: **Entwicklung.** Der Entwicklungsmarathon beginnt bereits im Mutterleib. In hohem Tempo durchläuft der Embryo Tausende von Entwicklungsschritten, bis nach neun Monaten ein Wesen zur Welt kommt, das noch nicht einmal krabbeln kann – wenn man ein Fohlen anschaut, das schon ein paar Minuten nach der Geburt auf seinen vier staksigen Beinen steht, ein geradezu enttäuschendes Ergebnis. Ein Sechstel unseres Lebens nach der Geburt verbringen wir als nicht selbständig lebensfähige, uns äußerlich und innerlich rasch verändernde Wesen: als Kinder (☞ Abb. 23.1 und 23.2, die dieses Thema mit Humor betrachtet).

Ein Wesen voller Potentiale

Von seiner genetischen Ausstattung her wird das Kind mit „festgelegten“ Anlagen geboren. Andererseits verfügt es jedoch auch über eine ungeheure Plastizität und Anpassungsfähigkeit: schaut man z.B. das Wachstum des Gehirns an, so entwickeln sich in den ersten zwei Lebensjahren fast explosionsartig feinste Verbindungen zwischen den Nervenzellen (Synapsen ☞ 10.4.2), die damit dicht miteinander vernetzt werden und in die unterschiedlichsten Hirnbereiche aussprossen können. Nur ein kleiner Teil dieser ursprünglich angelegten Verbindungen wird tatsächlich genutzt, und entsprechend werden die Verbindungen in der späteren Kindheit teilweise wieder abgebaut (dieser Vorgang wird nach dem englischen Begriff für das Ausschneiden eines Baumes auch *pruning* genannt). Diese Auslese spiegelt das Potential des Kindes wider – es kann von den angelegten Verbindungen unterschiedlich Gebrauch machen, d.h. sich in viele Richtungen entwickeln, und seine Leistungen damit den Erfordernissen der Umwelt anpassen. Das Kleinkind ist damit *plastisch* (formbar) und *wandlungsfähig*.

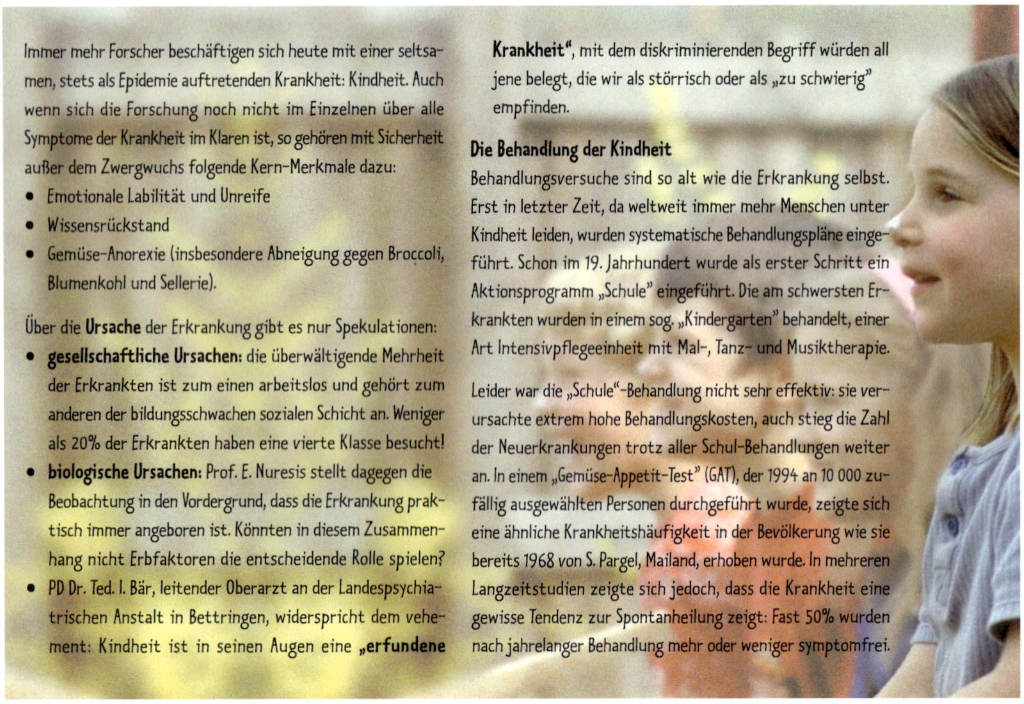

Glückliche Kindheit?

Viele Erfahrungen der Kindheit sind einmalig: die Erfahrung unbedingten Vertrauens, die beständige Ausweitung des Erfahrungshorizonts, die aufwühlenden „ersten Male“ vom ersten selbständigen Schritt bis zum ersten Kuss. Gerne wird die Kindheit deshalb als der glücklichste Lebensabschnitt gesehen. Dass dies jedoch nicht für alle Kinder gilt, zeigt eine Untersuchung der Universität Bielefeld, nach der Kinder und Jugendliche mindestens genauso unter Befindlichkeitsstörungen sowie Versagenserlebnissen und Stress leiden wie Erwachsene.

Einer der Stressfaktoren, denen Kinder unterworfen sind, ist **Gewalt in den Medien.** Es besteht heute wissenschaftlich kein Zweifel daran, dass die Erfahrung von Gewalt in den Medien bei Kindern zu aggressivem Verhalten, Ängsten und Verhaltensauffälligkeiten führt. Obwohl der negative Effekt auf die emotionale Gesundheit der Kinder mindestens so stark ist wie etwa der Effekt, den eine chronische Bleivergiftung auf den Intelligenzquotienten hat, ist Gewalt in den Medien weiterhin eine sozial akzeptierte Form der „Unterhaltung“.

Die Kehrseite der Entwicklung: Abhängigkeit

Eine Kehrseite der langen Kindheit ist die Tatsache, dass der Mensch einen großen Teil seines Lebens *abhängig* ist. In einer Gesellschaft, in der persönliche Entfaltung, Macht und Leistung als höchste Werte angesehen werden und Kinder eher einen Armutsfaktor bedeuten, ist dies ein gefährlicher Schwebezustand: hilflos und hilfsbedürftig wie er ist, wird ein solcher Mensch schnell als „Störfall“ behandelt.

Düsteres Kapitel

Man schätzt, dass jedes fünfte Kind körperlich, psychisch und/oder sexuell missbraucht wird!

Immer mehr Forscher beschäftigen sich heute mit einer seltsamen, stets als Epidemie auftretenden Krankheit: Kindheit. Auch wenn sich die Forschung noch nicht im Einzelnen über alle Symptome der Krankheit im Klaren ist, so gehören mit Sicherheit außer dem Zwergwuchs folgende Kern-Merkmale dazu:

- Emotionale Labilität und Unreife
- Wissensrückstand
- Gemüse-Anorexie (insbesondere Abneigung gegen Broccoli, Blumenkohl und Sellerie).

Über die **Ursache** der Erkrankung gibt es nur Spekulationen:

- **gesellschaftliche Ursachen:** die überwältigende Mehrheit der Erkrankten ist zum einen arbeitslos und gehört zum anderen der bildungsschwachen sozialen Schicht an. Weniger als 20% der Erkrankten haben eine vierte Klasse besucht!
- **biologische Ursachen:** Prof. E. Nuresis stellt dagegen die Beobachtung in den Vordergrund, dass die Erkrankung praktisch immer angeboren ist. Könnten in diesem Zusammenhang nicht Erbfaktoren die entscheidende Rolle spielen?
- PD Dr. Ted. I. Bär, leitender Oberarzt an der Landespsychiatrischen Anstalt in Bettringen, widerspricht dem vehement: Kindheit ist in seinen Augen eine **„erfundene Krankheit“**, mit dem diskriminierenden Begriff würden all jene belegt, die wir als störrisch oder als „zu schwierig“ empfinden.

Die Behandlung der Kindheit

Behandlungsversuche sind so alt wie die Erkrankung selbst. Erst in letzter Zeit, da weltweit immer mehr Menschen unter Kindheit leiden, wurden systematische Behandlungspläne eingeführt. Schon im 19. Jahrhundert wurde als erster Schritt ein Aktionsprogramm „Schule“ eingeführt. Die am schwersten Erkrankten wurden in einem sog. „Kindergarten“ behandelt, einer Art Intensivpflegeeinheit mit Mal-, Tanz- und Musiktherapie.

Leider war die „Schule“-Behandlung nicht sehr effektiv: sie verursachte extrem hohe Behandlungskosten, auch stieg die Zahl der Neuerkrankungen trotz aller Schul-Behandlungen weiter an. In einem „Gemüse-Appetit-Test“ (GAT), der 1994 an 10 000 zufällig ausgewählten Personen durchgeführt wurde, zeigte sich eine ähnliche Krankheitshäufigkeit in der Bevölkerung wie sie bereits 1968 von S. Pargel, Mailand, erhoben wurde. In mehreren Langzeitstudien zeigte sich jedoch, dass die Krankheit eine gewisse Tendenz zur Spontanheilung zeigt: Fast 50% wurden nach jahrelanger Behandlung mehr oder weniger symptomfrei.

Abb. 23.2: Ursache und Behandlung der Kindheit (nach: Jordan W. Smoller, University of Pennsylvania). [K183]

Warum?

Angesichts schwer erkrankter Kinder stellen sich Eltern und behandelndes Personal oft tief greifende Fragen: warum müssen die kleinen Patienten so sehr leiden? Zielt die Evolution nicht auf eine Auslese des Starken, Gesunden? Müsste die Natur deshalb nicht Krankheiten und Leiden längst ausgeschaltet haben? Ja, repräsentieren Krankheiten nicht einen *biologischen Konstruktionsfehler?*

Obwohl jeder Mensch diese Frage auch vor seinem eigenen Werte- und Glaubenshintergrund beantwortet, sind in den letzten Jahren hierzu auch medizinische Überlegungen ins Feld geführt worden. So haben beispielsweise die Wissenschaftler *R. Nesse* und *G. Williams* das Phänomen der Krankheit aus *evolutionsmedizinischer Sicht* untersucht und folgende Überlegungen herausgestellt:

Viele der Krankheitszeichen, unter denen Kinder (und auch Erwachsene) leiden, sind keine Webfehler, sondern biologisch sinnvolle **Abwehrmechanismen.** Durchfall etwa spült Erreger und Toxine (Giftstoffe) aus, Übelkeit und Erbrechen beugen einer weiteren Toxinzufuhr vor, Husten schützt die Luftwege vor Aspiration, Fieber unterstützt das Immunsystem, Angst schützt vor Unfällen und Müdigkeit vor der übermäßigen Plünderung von Energiereserven. Komplexe Lebewesen können ohne diese evolutionären Mechanismen nicht überleben, auch wenn diese den Betroffenen im Krankheitsfalle *leiden* lassen.

Auch andere Krankheiten sind die Folge natürlicher und im evolutionsbiologischen Sinne nützlicher Prozesse. So bietet beispielsweise die Fähigkeit der höheren Lebewesen zur raschen **Fettspeicherung** bei immer wiederkehrender Nahrungsknappheit, wie sie noch vor wenigen hundert Jahren die Regel war, einen enormen Vorteil. Heute hat sich diese Fähigkeit in einen Nachteil verkehrt.

Auch genetische Erkrankungen, zu denen auch viele kindliche Krebserkrankungen gehören, haben einen evolutionsbiologischen Hintergrund. Mutationen des Erbguts setzen sich in einer Population dann durch, wenn sie den Trägern einen „Fortpflanzungsgewinn" ermöglichen. So ist die Sichelzellanämie für den sowohl von väterlicher als auch mütterlicher Seite (homozygot) Betroffenen zwar oft tödlich, für den nur von einem Elternteil belasteten (heterozygoten) Träger jedoch unter bestimmten Umweltbedingungen ein Überlebensvorteil: Träger des Sichelzellgens sind nämlich für bestimmte Infektionskrankheiten (z.B. Malaria) weniger empfänglich. Dasselbe gilt für andere rezessive (☞ 3.9.1) genetische Erkrankungen. Viele genetische Variationen bieten also der Gesamtgruppe Vorteile, auch wenn sie den betroffenen Einzelnen oft schwer schädigen.

Die Natur ist weder gut noch böse. Sie folgt nicht dem Gesetz der Perfektion, und das Konzept von „Glück" ist kein evolutionärer Leitgedanke, sondern ein neueres Produkt menschlicher Kultur. Nicht was perfekt ist überlebt, sondern was in einer sich wandelnden Umwelt genetisch erfolgreich ist.

Krankheiten im Wandel

Die Krankheiten, denen Kinder ausgesetzt sind, sind im Wandel begriffen: War z.B. der Heuschnupfen noch vor zwei Generationen so selten, dass Ärzte betroffene Patienten auf wissenschaftlichen Kongressen vorstellten, so leiden heute ca. 20% der Kinder unter der **allergischen Rhinokonjunktivitis** (Heuschnupfen). Auch andere Erkrankungen, etwa der Diabetes mellitus Typ 1, sind in den letzten Jahrzehnten häufiger geworden (☞ auch 19.2.2). Dagegen spielt zumindest in den Industrieländern die noch anfangs des 20. Jahrhunderts häufige Mangelernährung nur noch bei gesellschaftlichen Randgruppen eine Rolle. Dennoch sind ernährungsbedingte Erkrankungen die am schnellsten wachsende Krankheitsgruppe bei Kindern: Etwa 20% der mitteleuropäischen Kinder sind übergewichtig, mit so schwerwiegenden Erkrankungen im Schlepptau wie dem ehemals nur im Erwachsenenalter vorkommenden Diabetes mellitus Typ 2. Weitere heute häufige Erkrankungen des Kindesalters sind die Hyperaktivität („über-unruhiges", impulsives Verhalten) und kindliche Depressionen, wobei deren Anstieg allerdings zumindest teilweise durch eine bessere Erkennung bedingt sein dürfte.

Lebensbedrohliche Erkrankungen

In keinem Fachgebiet sind lebensbedrohliche Erkrankungen und anlagebedingte Defekte schwerer zu verarbeiten als in der Kinderheilkunde. Welchen „Sinn" hat es, dass Kinder mit all ihrem Lebenspotential und ihrer schuldlosen Existenz so schwer erkranken? Sollte die Natur nicht „gut" sein? Gedanken zu dieser Frage sind im obigen Kasten zusammengefasst.

Kinderkrankheiten – Erwachsenenkrankheiten

Viele der „Volkskrankheiten" wie Diabetes mellitus Typ 2, Allergien, koronare Herzkrankheit, Bluthochdruck und die rasch ansteigenden Depressionen werden landläufig als typische Erwachsenenerkrankungen angesehen. Es hat sich jedoch gezeigt, dass die Krankheiten des Erwachsenenalters eine lange Geschichte haben und dass sie fast immer in den ersten Lebensjahren, teilweise sogar schon vorgeburtlich, beginnen. Die meisten Volkskrankheiten beruhen auf Verhaltensmustern und Lebenseinstellungen, die *in der Kindheit geprägt* werden: die Freude an Bewegung, das Geschick im Umgang mit dem eigenen Körper, ein positives Selbstbild, emotionales Gleichgewicht – all das sind Faktoren, die beim Zustandekommen der späteren Erwachsenenkrankheiten eine wichtige Rolle spielen.

Für manche „Erwachsenenkrankheiten" sind die biologischen Erfahrungen der Kindheit gar wichtiger als die des Erwachsenenalters: Ob ein Mensch im späteren Leben etwa für allergische Erkrankungen wie Asthma und Heuschnupfen empfänglich ist, entscheidet sich vor allem in den ersten Lebensjahren (☞ 23.7). Auch wird die zunehmende Zahl übergewichtiger Kinder vor allem deshalb mit Sorge betrachtet, weil früh einsetzendes Übergewicht später kaum noch rückgängig gemacht werden kann. Letzteres wird dadurch erklärt, dass sich bei früh einsetzendem Übergewicht die Fettzellen bis um das 5-fache vermehren und später nicht mehr abgebaut werden können.

Das „Erlernen" eines gesunden Lebensstils stößt leider auf Hindernisse: So sind z.B. immer weniger Kinder regelmäßig körperlich aktiv. **Gesundheitsbarrieren** bestehen auch bei der Ernährung (zunehmender Verbrauch industriell produzierter „Nahrung"). Leider sind viele der krankheitsfördernden Verhaltensmuster so stark in den modernen Lebensstil verquickt, dass sie sich nur schwer ändern lassen.

Prävention

Die Mehrzahl der heutigen Krankheitsfälle ist verhinderbar. Der auf Vorbeugung abzielende (präventive) Ansatz hat vor allem in der Kinderheilkunde große Erfolge gezeigt. So haben Impfungen viele Kinderkrankheiten (☞ 6.6.4) weit zurückgedrängt – eine Tatsache, die heute leider oft vergessen wird. Andere präventive Ansätze sind die **Vorsorgeuntersuchungen** bei Kindern, bei denen die Eltern unter anderem auch über drohende Gesundheitsgefahren für ihre Kinder aufgeklärt werden.

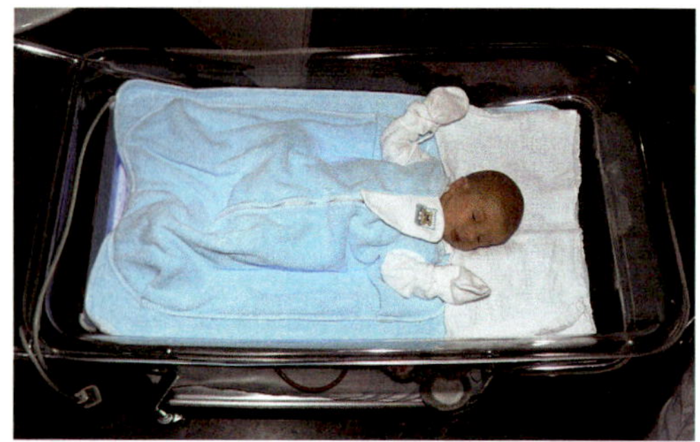

Abb. 23.3: Ist der Ikterus (Gelbsucht) des Neugeborenen stärker ausgeprägt, kann der Abbau überschüssigen Bilirubins durch sichtbares Licht beschleunigt werden (Phototherapie) – hier ein Neugeborenes auf einer sog. Lichtmatte. [T080]

Als effektive Methode der Prävention in der Pädiatrie hat sich das **Neugeborenenscreening** erwiesen. Dieses ist Teil der Vorsorgeuntersuchungen und wird bei jedem Neugeborenen vor dem 7. Lebenstag durchgeführt. Ein einziger, aus der Ferse des Neugeborenen gewonnener Tropfen Blut reicht aus, um verschiedene Stoffwechselerkrankungen (wie etwa die Phenylketonurie) sowie angeborene endokrinologische Erkrankungen (z.B. die angeborene Hypothyreose ☞ 13.4.2) zu erkennen. Das Neugeborenenscreening wird derzeit auf immer mehr angeborene Krankeiten (etwa die Mukoviszidose) ausgeweitet; auch die Einführung eines Hör-Screenings zur Früherkennung der angeborenen Taubheit wird erwogen (☞ 12.7.5).

Viele präventive Maßnahmen können jedoch nicht allein von Eltern, Ärzten oder selbst dem Gesundheitssystem als Ganzes geleistet werden, sondern verlangen nach **sozialpräventiven** Ansätzen. So hat die Gurtpflicht im Auto z.B. tödliche Verletzungen und bleibende Behinderungen bei Kindern um mehr als die Hälfte zurückgehen lassen.

23.2 Das Neugeborene

„Wie neu geboren", so fühlt sich ein Mensch vielleicht mehrmals in seinem Leben, ein *Neugeborenes* ist er jedoch nur eine bestimmte Zeit lang, und zwar genau 28 Tage von seiner Geburt an. Dieser willkürlich festgesetzte Zeitraum heißt **Neugeborenenperiode** *(Neonatalperiode)*. Kinderärzte mit einer Weiterbildung im Fachgebiet Neugeborenenmedizin bezeichnen sich deshalb als *Neonatologen*.

23.2.1 Anpassung an das extrauterine Leben

Die Geburt und die ersten Stunden danach sind die risikoreichste Zeit des menschlichen Lebens. Der Übergang von der Fremdversorgung durch die mütterliche Plazenta auf die Eigenversorgung des Neugeborenen mit allen lebensnotwendigen Stoffen erfordert eine tief greifende Umstellung des Stoffwechsels und des gesamten Atem- und Herz-Kreislaufsystems (*postpartale* oder **neonatale Adaptation;** Adaptation = Anpassung):

- *Umstellung der Atmung:* Schon beim Durchtritt des Kindes durch den Geburtskanal wird die Atmung des Neugeborenen stimuliert. Der erste Atemzug wird durch weitere Reize ausgelöst: Kälte, Berühren des Kindes, der Anstieg der Kohlendioxidkonzentration und das Absinken der Sauerstoffkonzentration im Blut stimulieren das Atemzentrum im Stammhirn (☞ 11.7.3). Mit dem ersten Atemzug füllt sich ein Großteil der Lunge mit Luft, der erste Schrei dient der weiteren Entfaltung der Lungenbläschen
- *Umstellung des Kreislaufs* (☞ Abb. 22.22): Mit dem ersten Atemzug und der Entfaltung der Lunge sinkt der Druck im Lungenstromgebiet ab; der Weg des geringsten Widerstandes für das Blut im rechten Herzen führt jetzt über die Lungenarterien zu den Lungen und nicht mehr über die fetalen Kurzschlusswege in den grossen Kreislauf. Das nun nicht mehr benutzte **Foramen ovale** in der Scheidewand der Herzvorhöfe wird durch den gleichzeitig ansteigenden Druck im linken Herzen zugepresst; später verschließt sich auch die zweite Kurzschlussverbindung, der **Ductus arteriosus Botalli.** Der „kleine" (Lungen-)Kreislauf und der „große" (Körper-)Kreislauf sind damit getrennt
- Durch Abkühlung und zunehmende Sauerstoffsättigung des Blutes ziehen sich die Nabelschnurgefäße zusammen. Die Hebamme schneidet die jetzt funktionslos gewordene Nabelschnur durch: Das Neugeborene wird *abgenabelt*
- *Energiestoffwechsel:* Mit Durchtrennung der Nabelschnur wird die Energiezufuhr von der Mutter unterbrochen. Das Neugeborene greift nun auf seine eigenen Reserven, nämlich das *Glykogen* (Speicherform der Glukose ☞ 2.8.1) in der Leber und das *braune Fett,* einem vor allem während der Neugeborenenzeit vorhandenen Fettdepot, zurück. Der hohe Glukoseverbrauch des Neugeborenen kann damit allerdings nicht ausgeglichen werden, so dass der Glukosespiegel des Neugeborenen rasch auf relativ niedrige Werte absinkt. Schon geringe Störungen wie z.B. ein später Fütterungsbeginn, aber auch Sauerstoffmangel oder Infektionen können zu einer bedrohlich niedrigen Glukosekonzentration (Hypoglykämie) führen
- *Ausscheidungen:* Urin wird bereits im Mutterleib abgegeben (er macht einen großen Teil des Fruchtwassers aus). Spätestens 24 Stunden nach der Geburt erfolgt beim normal entwickelten Neugeborenen dann auch der erste Stuhlgang; er wird als **Mekonium** *(Kindspech)* bezeichnet: eine zähe grünschwarze Masse, die u.a. aus abgeschilferten Deckzellen des Darms, verschluckten Körperhärchen und eingedickter Galle besteht. Wird das Mekonium bereits intrauterin abgegeben (das Fruchtwasser ist dann grün), so kann dies auf einen Sauerstoffmangel des Feten hindeuten
- *Leber:* Die entgiftenden Enzyme in der Leber sind zunächst noch nicht voll ausgebildet. Auch beim gesunden Neugeborenen kann es deshalb durch den erhöhten Erythrozytenabbau mit hoher Bilirubinfreisetzung in den ersten Lebenstagen zu einer milden *Gelbsucht* (Ikterus ☞ 18.10.4) kommen, dem **physiologischen Neugeborenen-Ikterus.** Ist die Gelbsucht stark ausgeprägt, kann eine **Phototherapie** (☞ Abb. 23.3) den Abbau bzw. die Ausscheidung des angereicherten Bilirubins beschleunigen.

Wiedereinsetzen des Wachstums

Nach einer Übergangsphase von ca. 3–10 Tagen, in der das Kind bis zu 15 % seines Körpergewichts verliert und die Bereitstellung der Muttermilch – durch häufiges Anlegen unterstützt – allmählich in Gang kommt, haben sich die Verdauungsorgane, Leber und Niere den neuen Bedingungen angepasst. Das Kind nimmt jetzt wieder zu und wächst. Nach 10–14 Tagen ist das ursprüngliche Geburtsgewicht wieder erreicht.

23.2.2 Die Untersuchung des Neugeborenen

Eine, fünf, und zehn Minuten nach der Geburt wird das Kind nach dem von der Anästhesistin *Virginia Apgar* eingeführten **APGAR-Schema** auf seine lebenswichtigen Körperfunktionen untersucht; diese Untersuchung zeigt an, wie gut sich das Neugeborene an das extrauterine Leben anpasst (Beurteilung der neonatalen Adaptation). In einem weiteren Untersuchungsschritt wird auch seine *Reife* untersucht. Dazu gehören auch die Feststellung des Geburtsgewichts, der Länge und des Kopfumfangs.

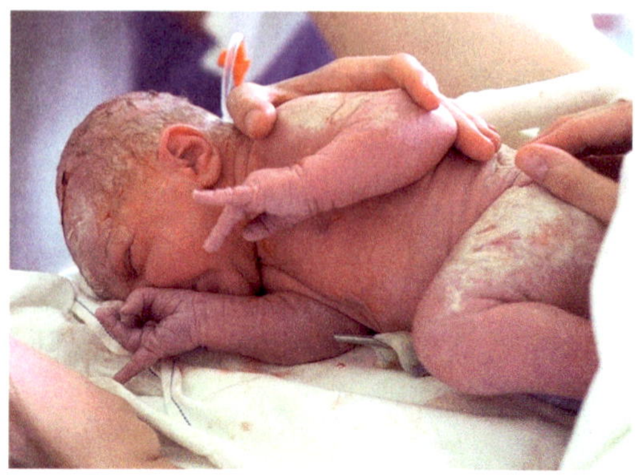

Abb. 23.4: Neugeborenes Kind mit Käseschmiere am ganzen Körper. [M121]

Beurteilung der neonatalen Adaptation

Nach dem APGAR-Schema werden folgende Merkmale beurteilt:

- Aussehen (Hautfarbe)
- Puls (Herzfrequenz)
- Grimassieren und Schreien bei Manipulationen (z.B. beim Schleimabsaugen)
- Aktivität (Muskeltonus)
- Respiration (Atmung).

Eine weitere Möglichkeit, den Zustand der Vitalfunktionen des Neugeborenen zu beurteilen, ist die Bestimmung des Blut-pH-Wertes (☞ 20.9.1) aus den Nabelschnurgefäßen. Der Geburtsstress hinterlässt nämlich seine Spuren im Blut des Neugeborenen: im Geburtskanal kommt es vorübergehend zu einem Sauerstoffmangel sowie zu einem Kohlendioxidüberschuss. Beides führt zu einer Übersäuerung des Blutes (*Azidose* ☞ 20.9.2), es wird also ein *niedriger pH-Wert* gemessen. Akzeptabel sind pH-Werte in der Nabelarterie von ≥ 7,15; ein pH ≤ 7,0 spricht für eine schwere Azidose.

Beurteilung der Reife

Der Mutterleib ist für den sich entwickelnden Menschen für durchschnittlich 282 Tage, das heißt etwa 40 Schwangerschaftswochen, das optimale Milieu – nicht wesentlich länger oder kürzer. Der Arzt kann davon ausgehen, dass in diesem Zeitrahmen geborene Kinder in der Regel *reif* sind, das heißt, dass alle Lebensfunktionen optimal entwickelt sind.

Auch wenn das **Gestationsalter** (*Tragzeit,* also letztlich die *Schwangerschaftsdauer*) bekannt ist, beurteilt der Geburtshelfer noch einmal jedes neugeborene Kind auf seine *Reife.* Dabei zeigen ihm die folgenden **äußeren Reifezeichen** eine abgeschlossene intrauterine Entwicklung an:

- Rosige bis krebsrote Haut
- Tastbare Ohrknorpel
- Hoden sind im Hodensack (abgeschlossener *Descensus testis* ☞ Abb. 21.4) bzw. große Schamlippen bedecken die kleinen Schamlippen
- Fingernägel überragen die Fingerkuppen
- **Lanugobehaarung** (feiner dunkler Haarflaum, der nach wenigen Wochen wieder ausgefallen ist) nur an Schultergürtel und Oberarmen
- Fußsohlenfalten verlaufen über die ganze Sohle
- Fette, grauweiße Schmiere auf der Haut (*Käseschmiere,* **Vernix caseosa** ☞ Abb. 23.4).

Geburtsgewicht

Neben der Schwangerschaftsdauer ist das **Geburtsgewicht** ein wichtiges Maß für die regelrechte intrauterine Entwicklung (Normalgewicht 2 500–4 200 g, im Mittel 3 510 g). Untergewichtige Neugeborene (unter 2 500 g) und übergewichtige Neugeborene (über 4 200 g) haben im Vergleich zu normalgewichtigen Kindern ein höheres Erkrankungsrisiko.

Noch aussagekräftiger ist jedoch das auf die Schwangerschaftsdauer (Gestationsalter) bezogene Geburtsgewicht: Entspricht das Geburtsgewicht nämlich nicht dem nach dem Gestationsalter zu erwartenden Wert, muss davon ausgegangen werden, dass vorgeburtlich ein Mangelzustand geherrscht hat. Man spricht von einem *hypotrophen* („unzureichend ernährten") oder auf neudeutsch *small for gestational age* Kind.

Harmlose Auffälligkeiten des Neugeborenen

Das Neugeborene bringt einige sonderbare Zeichen mit auf die Welt, die die Eltern oft erheblich irritieren, die jedoch harmlos sind und von selbst wieder verschwinden:

- *Hautschuppung:* In den ersten Tagen beginnt die Haut am ganzen Körper zu schuppen (meist feinschuppig, bisweilen auch in zentimetergroßen Fetzen)

Saugreflex (3. Monat)

Legt man einen Finger zwischen die Lippen des Kindes, fängt es an, rhythmisch zu saugen

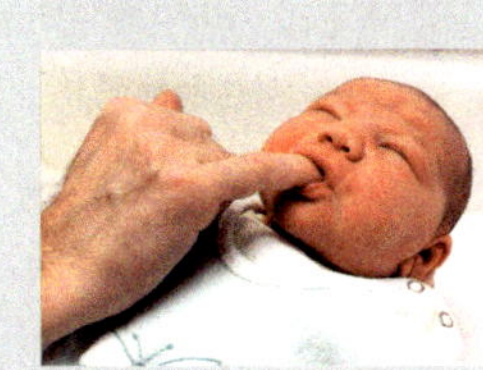

Handgreifreflex
(Tonischer Handreflex, 5. Monat)

Legt man einen Finger quer in die Handinnenfläche des Kindes, ...

... greift es kräftig zu

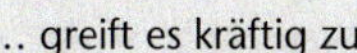

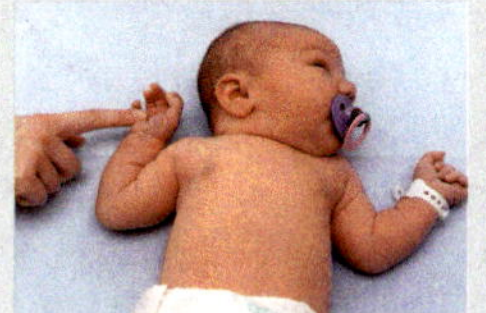

Oraler Suchreflex (Rooting, 4.–6. Monat)

Streichelt man den Mundwinkelbereich des Säuglings, verzieht er den Mund und dreht den Kopf zur gestreichelten Seite

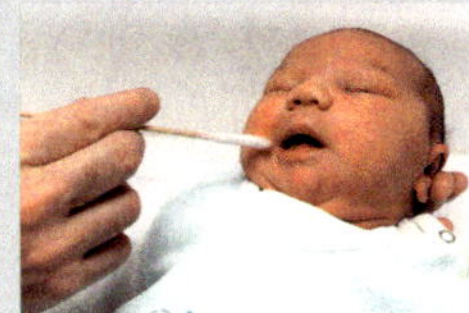

Fußgreifreflex
(12. Monat)

Drückt man mit dem Daumen gegen die Fußballen, beugt das Kind alle Zehen

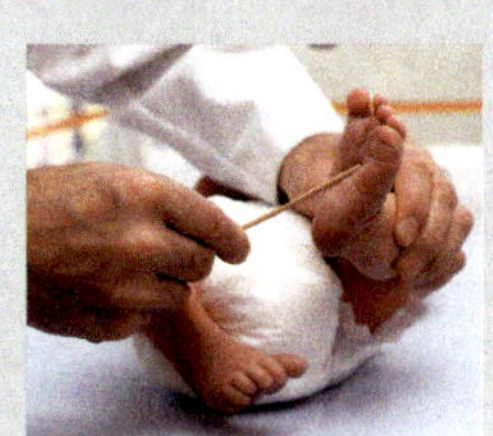

Umklammerungsreflex
(Moro-Reaktion, 5. Monat: Schreckreaktion, auch z.B. bei lauten Geräuschen)

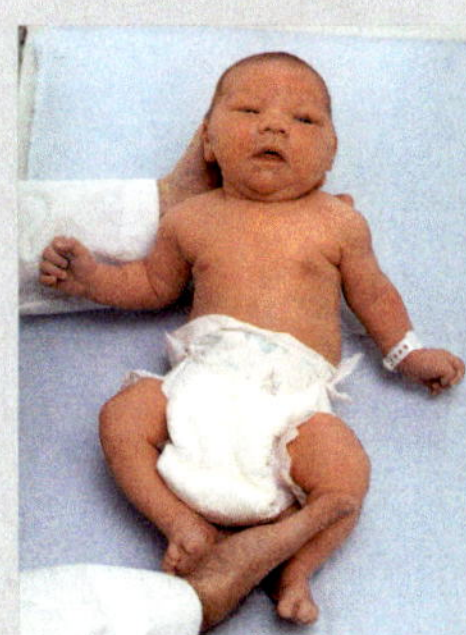

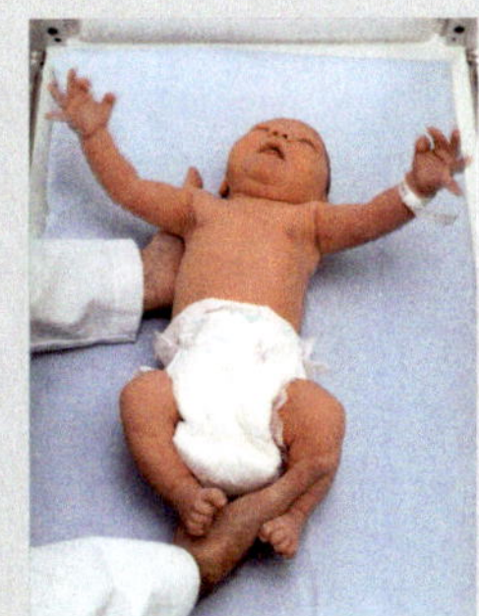

Hält man das Kind in Rückenlage und lässt den Kopf plötzlich ein Stück nach unten fallen, ...

... öffnet und streckt es die Arme (Hände sind geöffnet) ...

... und führt sie dann über der Brust zusammen.

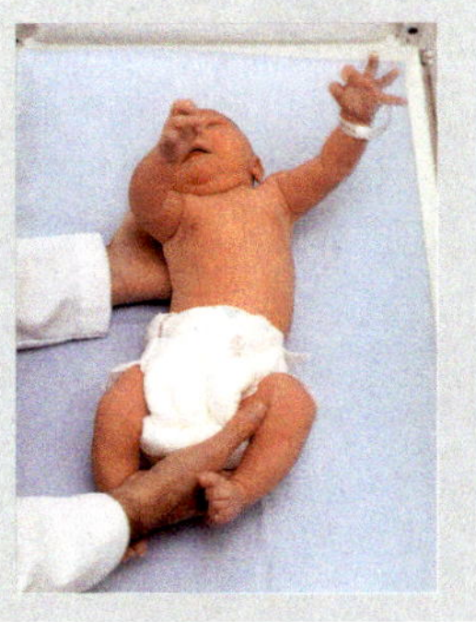

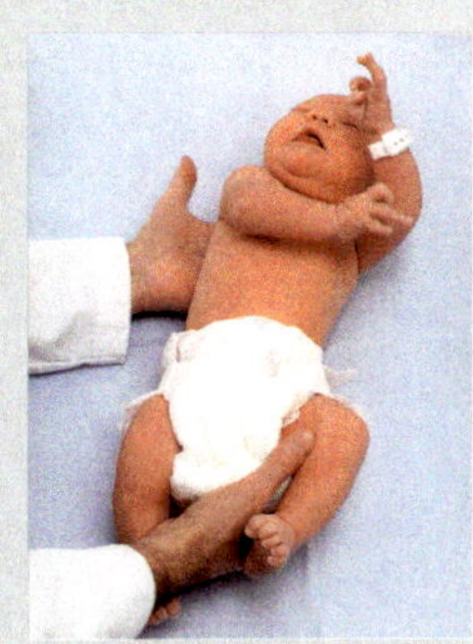

Asymmetrisch-tonischer Nackenreflex
(5. Monat)

Dreht man den Kopf des auf dem Rücken liegenden Kindes aus der Mittelstellung zur Seite, streckt es Arm und Bein auf der Gesichtsseite und beugt die Extremitäten der Gegenseite („Fechterstellung")

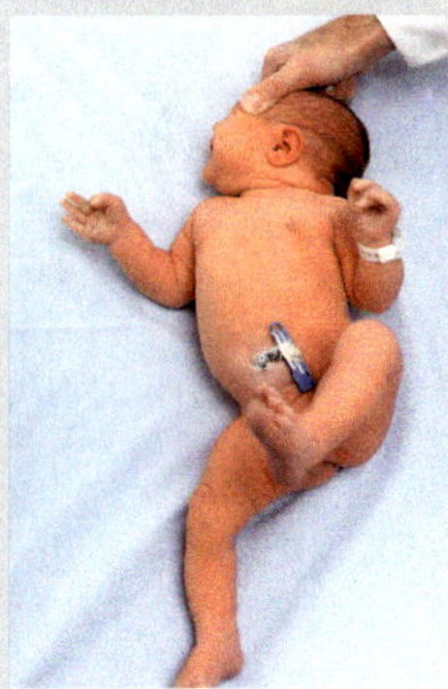

Schreitphänomen
(4. Woche)

Hält man das Kind aufrecht am Rumpf, so dass seine Füße die Unterlage berühren, macht es Schreitbewegungen

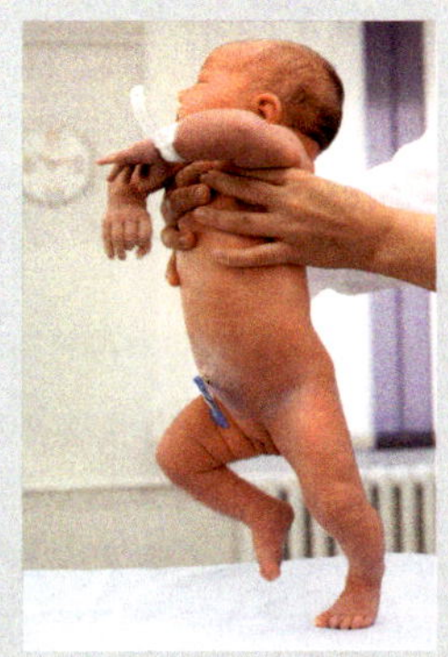

Abb. 23.5: Primitivreflexe des Neugeborenen (Auswahl). Alle „Primitivreflexe" sind bei der Geburt bereits vorhanden. Sie dienen vor allem der Ernährung und dem Schutz des Kindes. Die Altersangaben entsprechen den ungefähren **Zeitpunkt des Verschwindens** des jeweiligen Reflexes. [K303]

23

„Was ist die derzeit ent-
scheidende Frage unserer
Neugeborenen? – ich
meine, sie fordern von
uns nicht nur das Über-
leben, sondern ein Über-
leben ohne Komplikatio-
nen, das heißt bei voller
Gesundheit. Da aber die
Krankheitshäufigkeit,
insbesondere bei den sehr
kleinen Frühgeborenen,
weiterhin relativ hoch ist,
sind Bemühungen um
eine Reduktion dieser
Krankheitshäufigkeit das
vordringliche Ziel der
Neonatologie."

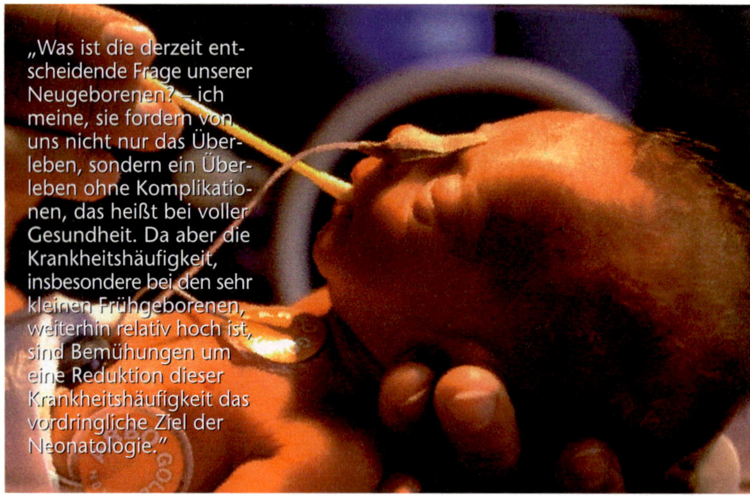

Abb. 23.6: Die moderne Neonatologie richtet ihr Augenmerk weg von der reinen Lebensrettung Frühgeborener hin zur späteren Gesundheit der Kinder. Dies verdeutlicht auch das Zitat von Prof. Stopfkuchen aus der Universitäts-Kinderklinik Mainz. [J680–001]

- *Neugeborenenexanthem (Erythema toxicum):* kleine, „wandernde" gelblich-weiße Pünktchen mit rotem Hof vor allem am Kopf und oberen Körperstamm
- *Milien:* kleine, weiße talggefüllte Pünktchen, vor allem im Bereich der Nase, infolge einer Zystenbildung in Talgdrüsen
- *Storchenbiss:* hellrote Flecken im Nackenbereich, seltener auch an der Nasenwurzel oder am Lid; diese sind auf die Erweiterung oberflächlicher Hautgefäße zurückzuführen und bilden sich in der Regel innerhalb des ersten Jahres zurück
- *Mongolenfleck:* blaugraue Pigmentierung über dem Kreuzbein, dem Rücken oder den Extremitäten; bei asiatischen Neugeborenen fast regelmäßig vorhanden, bei mitteleuropäischen Kindern selten
- Sog. *Schwangerschaftsreaktionen:* Nach der Geburt sind im Körper des Neugeborenen noch mütterliche Geschlechtshormone vorhanden, die sich erst allmählich abbauen. Diese Hormone können äußerlich wahrnehmbare Veränderungen auslösen: *Neugeborenenakne* (feine Pusteln, die sich entzünden können), Schwellung der Brustdrüsen, die vorübergehend sogar eine milchartige Flüssigkeit, die *„Hexenmilch"*, absondern können, sowie vaginale Schleim- und Blutabsonderungen.

23.3 Frühgeborene Kinder, übertragene Kinder

23.3.1 Frühgeborene

Etwa 6% der Neugeborenen, das sind in Deutschland mehr als 50 000 Kinder pro Jahr, unterschreiten die normale Schwangerschaftsdauer um mehr als drei Wochen. Man spricht von **frühgeborenen Kindern** (Geburt vor der vollendeten 37. Schwangerschaftswoche). Diesen Kindern drohen Erkrankungen und spätere Behinderungen (☞ Kasten).

Bei Frühgeborenen sind alle wichtigen Organe mehr oder weniger unreif, insbesondere Lunge, Herz-Kreislauf-System und ZNS. Viele Frühgeborene sind zudem nicht nur „zu früh dran", sie sind häufig auch noch durch eine vorbestehende Erkrankung, z.B. Infektionen oder Fehlbildungen, belastet, welche die verfrühte Geburt z.T. auslösen.

Schlechter Start ins Leben

Dem Frühgeborenen droht eine Vielzahl von nachgeburtlichen Erkrankungen, z.B.:

- Frühgeborenen-Sepsis
- Surfactantmangel-Syndrom (☞ 17.5.4) mit z.T. schwerer Funktionsstörung der Lunge
- Plötzliche Atempausen *(Apnoen)*
- Mangelnde Umstellung des fetalen Kreislaufs (☞ Abb. 22.22) mit nachfolgendem Bluthochdruck der Lungengefäße und Hypoxämie (☞ 17.9.2)
- Hirnblutungen oder Sauerstoffmangel des Gehirns
- Unterzuckerung (☞ 19.2.3).

Eine weitere gefürchtete Komplikation wird durch die oft unvermeidliche Beatmung mit

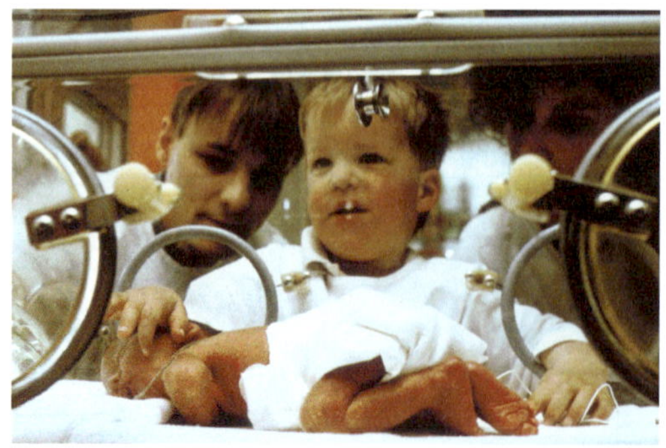

Abb. 23.7: Das Bild der Eltern und Geschwister, die das kleine Baby nur durch die Inkubatorscheiben betrachten und die im Stationsbetrieb als Störfaktoren gesehen werden, ist auf Frühgeborenen-Intensivstationen seltener geworden. Die Eltern werden – wo es möglich ist – in die Pflege ihres Kindes einbezogen, und Hautkontakt wird gezielt gefördert. [T080]

Sauerstoff ausgelöst: es kann zur (heute Gott sei Dank seltenen) *Schädigung der Netzhaut* mit nachfolgender Sehschwäche bis hin zur Erblindung kommen.

Geburtsgewicht von Frühgeborenen

Man unterscheidet die folgenden Gruppen:

- Neugeborene mit niedrigem Geburtsgewicht (1 500 – 2 500 g, *low birthweight infants*)
- Neugeborene mit sehr niedrigem Geburtsgewicht (unter 1 500 g, *very low birthweight infants:* etwa ein Sechstel der Frühgeborenen).

Überleben können Frühgeborene derzeit ab etwa 500 g; dieses Gewicht wird etwa in der 24. Schwangerschaftswoche erreicht. Jedoch ist in dieser Gewichtsklasse mit einer hohen Sterblichkeit und häufigen Langzeitschäden zu rechnen.

Spätschäden von Frühgeborenen

Besonders gefährdet: Gehirn und Lunge

Spätschäden des Frühgeborenen betreffen vor allem das Gehirn, weil es das gegenüber Sauerstoffmangel empfindlichste Organ ist. Die Lungen werden zudem durch die oft notwendige künstliche Beatmung geschädigt. Die häufigsten Folgeschäden sind damit:

- Störungen der motorischen *(Zerebralparese)* oder geistigen Entwicklung; diese können von Konzentrations- und Lernstörungen bis hin zu schweren geistigen Behinderungen reichen
- Krampfanfälle
- Chronische Lungenerkrankungen.

Nach statistischen Auswertungen kann sich die Frühgeborenenmedizin zugute halten, dass die **Überlebensrate** der Frühgeborenen in den letzten Jahrzehnten konstant angestiegen ist. So ist in den zurückliegenden 35 Jahren das Geburtsgewicht, bei dem 50% der Frühgeborenen überleben, von einem Geburtsgewicht von 1 200 g auf 600 g gesunken. Die Rate der **zurückbleibenden Schädigungen** ist bei solch fließenden Grenzen schwer zu vergleichen. Betrachtet man eine gegebene Gewichtsmarke, zum Beispiel Frühgeborene mit 1 500 g und darunter, so sind Fortschritte zu erkennen: Hatten in den 50er Jahren noch etwa 50% der ehemaligen Frühgeborenen dieser Gewichtsklasse mit Spätschäden zu rechnen, sind es heute nur noch 10 – 20%. Je weiter das Geburtsgewicht jedoch abfällt, desto drastischer steigt die Rate der späteren Behinderungen an. Etwa die Hälfte der in oder vor der 25. Gestationswoche geborenen Frühgeborenen haben bleibende und oft schwerwiegende Behinderungen. Viele Perinatalmediziner fordern deshalb, das Hauptaugenmerk nunmehr auf die *Qualität* des

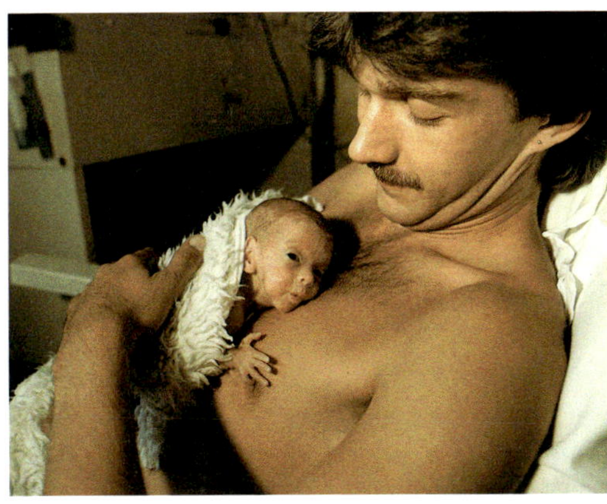

Abb. 23.8: Känguru-Baby. Den „frühgeborenen Eltern" hilft die Nähe zu ihren Kindern, sich in der neuen Situation zurechtzufinden und eine Beziehung zu den Winzlingen aufzubauen. Denn häufig leiden die Eltern unter Schuld- und Versagensgefühlen, Enttäuschung und Trauer, die durch den handgreiflichen Umgang mit dem neuen Lebewesen überwunden werden können. [K121]

Überlebens zu richten, anstatt weiter auf eine Senkung der Überlebensgrenze zu zielen (☞ Abb. 23.6).

Eine ungewöhnliche „Erfindung": Känguru-Methode

Eine Beobachtung kolumbianischer Neonatologen Ende der siebziger Jahre brachte Bewegung in die technisierten Abläufe der Frühgeborenen„aufzucht". Die Ärzte hatten mangels Inkubatoren die frühgeborenen Kinder einfach ihren Müttern an den nackten Körper gebunden – die **Känguru-Methode** war erfunden. Und wider Erwarten besserten sich viele Frühgeborene. Inzwischen hat die sanfte Methode auch in europäischen Frühgeborenen-Stationen Einzug gehalten, und Studien zeigen, dass „gekängurute" Frühgeborene schneller entlassen werden können als Nichtgekängurute, auch wenn technische Unterstützung und künstliche Beatmung meist nach wie vor als lebensrettende Maßnahmen fortgeführt werden müssen (☞ Abb. 23.8).

Der **Fütterung** kommt in der wachsenden Eltern-Kind-Beziehung eine zentrale Bedeutung zu: nach vorübergehender Sondenernährung und Fütterungsversuchen mit abgepumpter Muttermilch sollten die Winzlinge so früh wie möglich angelegt werden. Der damit verbundene intensive Körperkontakt stimuliert sowohl Kind als auch Mutter, und es hat sich gezeigt, dass bereits Frühgeborene der 30. Schwangerschaftswoche teilweise gestillt werden können.

23.3.2 Übertragene Neugeborene

Auch die Überschreitung des Geburtstermins bringt gesundheitliche Risiken mit sich.

Zu lange ist auch nicht gut

Übertragene Neugeborene sind gefährdet, da die Plazenta altert, verkalkt und nicht mehr genügend Sauerstoff und Nährstoffe bereitstellen kann. Die Kinder fallen durch eine grob abschuppende Haut und die fehlende Käseschmiere auf. Sie neigen zu Atem- und Kreislaufproblemen, Unterzuckerung und Infektionen.

Um solchen Komplikationen vorzubeugen, wird in der Regel bei Überschreitung der 42. Schwangerschaftswoche der Geburtsvorgang durch Medikamente und evtl. auch Sprengung der Fruchtblase eingeleitet.

23.4 Die Ernährung des Säuglings und des Kleinkindes

Das Überleben der Menschheit wurde über Jahrmillionen durch ein Sekret sichergestellt, das alle Anforderungen an eine ideale Säuglingsnahrung erfüllt: die **Muttermilch.** Alle anderen Formen der Ernährung waren noch bis in die jüngste Geschichte hinein lebensgefährlich (und sind es z.B. in den Entwicklungsländern noch immer): nicht gestillte Kinder starben häufig an über Kuhmilch oder andere Ersatznahrungen übertragenen Infektionen. Erst die Erfindung der Sterilisation von Milch (1883) und die flächendeckende Versorgung mit gebrauchsfertiger Säuglingsmilch (Trockenpulver) nach dem zweiten Weltkrieg ließ die Sterblichkeit absinken.

Inzwischen stehen unbedenkliche und weitgehend an die physiologischen Bedürfnisse des Säuglings angepasste Ersatznahrungen zur Verfügung. Dennoch wird geschätzt, dass jedes nicht-gestille Kind wegen der vermehrten Krankheitsanfälligkeit das Gesundheitssystem etwa 400 € allein im ersten Lebensjahr kostet.

23.4.1 Richtlinien

Heute empfehlen die Mediziner folgende Säuglingsernährung:

- Die *alleinige* natürliche Ernährung mit Muttermilch ist die optimale Ernährungsform für die ersten sechs Lebensmonate (☞ Abb. 23.10)
- Als Ersatz, z.B. bei Stillhindernissen oder frühzeitigem Abstillen, steht industriell auf Kuhmilch- oder Sojaproteinbasis hergestellte Säuglingsmilch zur Verfügung (= künstliche Ernährung).

Vorteile des Stillens

- Die Frauenmilch enthält mütterliche Abwehrstoffe (v.a. IgA-Antikörper ☞ 6.4.3), die den Säugling weniger anfällig für Infektionen machen und das Immunsystem stabilisieren
- Bei frühzeitigem Kontakt mit Kuhmilchprodukten treten **Milchallergien** (☞ 23.7) gehäuft auf
- Stillen bietet den intensivsten Kontakt zwischen Mutter und Kind
- Stillen ist die hygienischste und preisgünstigste Art der Säuglingsernährung
- Auch die Mutter profitiert langfristig vom Stillen: Brustkrebs und Eierstockkrebs sind seltener.

Das „Zufüttern"

Was und nach welchem Schema „zugefüttert" wird, füllt ganze Bände von Ratgebern, ist aber

Gehalt in 100 ml	Muttermilch	Kuhmilch (Vollmilch*)	Industrielle Fertignahrung	
			„Pre"-Milchen	Andere Säuglingsanfangs- oder Folgenahrungen
Energie in kJ (kcal)	288 (69)	276 (66)	280–314 (67–75)	284–326 (68–78)
Protein (g)	0,9	3,3	1,4–1,8	Bis 2,0
Fett (g)	3,8	3,7	3,3–4,2	3,0–3,8
Kohlenhydrate (g)	7,0 (nur Laktose)	4,8 (nur Laktose)	6,3–7,9 (nur Laktose)	Bis zu 50 % der Gesamtkalorien (mehrere Kohlenhydrate)
Mineralstoffe (g)	0,2	0,7	bis 0,39	Bis 0,45

Tab. 23.9: Muttermilch, Kuhmilch und industrielle Fertignahrungen im Vergleich.
*: Vollmilch wird wegen ihrer nicht optimalen Zusammensetzung (relativ eiweißreich, relativ kohlenhydratarm) und der Möglichkeit der Auslösung einer Kuhmilchallergie erst jenseits des Säuglingsalters empfohlen.

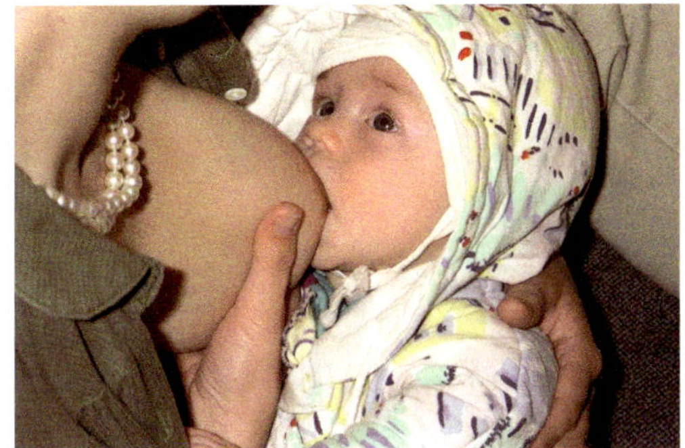

Abb. 23.10: Stillen ermöglicht nicht nur den intensivsten und zugleich natürlichsten Kontakt zwischen Mutter und Kind. Es ist auch die praktischste Art der Ernährung, z.B. auf Reisen. [O177]

häufig wissenschaftlich nur schwer begründbar. Dies erklärt, weshalb von Land zu Land unterschiedliche Empfehlungen ausgesprochen werden, denen es jedoch an Details meist nicht mangelt.

Hier seien die „Grundthemen" des Zufütterns kurz vorgestellt:
- Ab dem 6. Monat wird zusätzlich zu den Milchmahlzeiten **Beikost** eingeführt, die den steigenden Bedarf an Energie, Spurenelementen und Vitaminen deckt. Schrittweise bekommt das Baby Getreide-, Früchte- und Kartoffel-Gemüse-Brei, evtl. mit Fleischzusatz zur Deckung des Eisenbedarfs. Stark gewürzte und gesalzene Speisen werden dabei vermieden
- Ein bestimmter Milchanteil wird jedoch beibehalten, da der Kalzium- und Proteinbedarf des wachsenden Organismus sonst nicht gedeckt werden kann. Es wird empfohlen, das Kind mindestens im ersten Lebensjahr weiterhin zu stillen und danach, solange Mutter und Kind es wollen. Wird das Kind nicht gestillt, so sollte zumindest in den ersten 10 Monaten eine Säuglingsmilch der Kuhmilch vorgezogen werden oder die Kuhmilch z.B. auf zwei Drittel mit Wasser verdünnt werden
- Ab dem 12. Monat geht das Kind schrittweise zum Familientisch über, wobei die Portionen des Kindes nur gering gewürzt oder gesalzen werden. Stark gesüßte Speisen oder Getränke werden vermieden; weiterhin sollen etwa 500 ml Milch pro Tag getrunken werden
- Mit drei Jahren kann das Kind dieselbe Nahrung wie ein Erwachsener erhalten.

23.4.2 Übersicht über die künstliche Säuglingsernährung

Im Vergleich zu Muttermilch ist Kuhmilch eiweiß- und mineralstoffreicher, an Milchzucker aber ärmer. Energie- und Fettgehalt sind etwa gleich. Die zumeist auf Kuhmilchbasis hergestellten industriellen Fertignahrungen versuchen die Unterschiede mehr oder weniger auszugleichen (☞ Tab. 23.9).

Nach einer EG-Richtlinie unterscheidet man:
- **Säuglingsanfangsnahrungen:** für die ersten 4–6 Monate vorgesehen, aber prinzipiell für das gesamte erste Lebensjahr geeignet. Je nach enthaltener Zuckerart werden zwei Gruppen unterschieden: die ausschließlich auf *Laktose* (Milchzucker) aufbauenden „Pre"-Milchen (z.B. Pre-Aptamil®, Pre Beba®) und die „1"-Milchen (z.B. Aponti 1®, Hipp 1®), die ein Gemisch von weiteren Zuckern enthalten. Die ersteren entsprechen am ehesten der Muttermilch, die letzteren unterlaufen durch die enthaltenen Zuckerstoffe möglicherweise die natürliche Appetitkontrolle des Säuglings – für die „Fütterung nach Bedarf" sind diese Milchen deshalb weniger geeignet
- **Folgenahrungen:** für die Zeit ab dem 4.–6. Monat vorgesehen, aber nicht unbedingt erforderlich. Zur Kennzeichnung erhalten diese Milchen meist eine „2" (z.B. Milumil 2®, Aponti 2®).

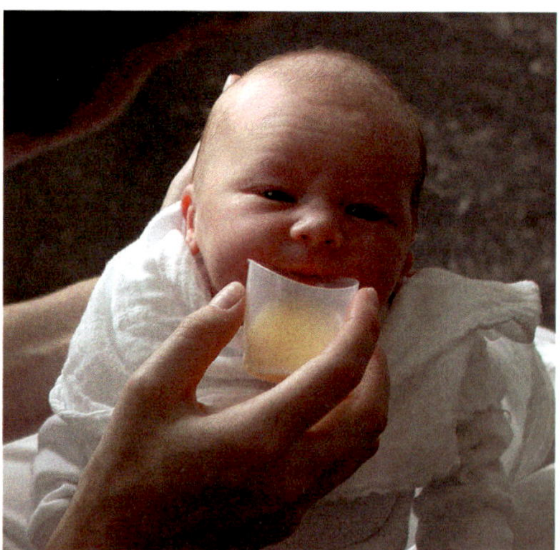

Abb. 23.11: In Phasen, in denen die Mutter nicht stillen kann, wird der Säugling z.B. mit einem kleinen Becher gefüttert, damit der Flaschensauger vermieden wird und das Kind das Saugen an der Brust nicht verlernt. [T079]

23.4.3 Fragen bei der Säuglingsernährung

Wie viel? Man kann unbesorgt davon ausgehen, dass ein gesunder Säugling auch ohne Zuteilung einer festen Ration „weiß", wann er satt ist; Säuglinge werden deshalb heute meist „nach Bedarf" gestillt *(self-demand-feeding)*.

Wie oft? Beim Stillen nach Bedarf entscheidet die „biologische Uhr" des Säuglings über die Häufigkeit der Mahlzeiten; in der Regel stellt sich bereits ab der vierten Lebenswoche ein relativ fester Rhythmus mit 6–8 (Flaschenkinder) bzw. 10–12 (Brustkinder) Mahlzeiten am Tag ein. Im 3. Monat beginnen viele Kinder ihre Nachtmahlzeiten zu „verschlafen" – zur Freude ihrer meist erschöpften Eltern.

Wann abstillen?
Mütter aus Naturvölkern stillen in der Regel 2–4 Jahre bzw. bis zur nächsten Geburt. Dies wird jedoch von den meisten Eltern in westlichen Ländern abgelehnt, u.a. auch weil eine lange Stillperiode dem Selbstständigkeitsbedürfnis der europäischen Mutter im Wege steht.

Es wird deshalb empfohlen, nach etwa sechs Monaten schrittweise „zuzufüttern" (☞ oben). Säuglinge mit Allergieproblemen (z.B. Neurodermitis ☞ 9.5.2) sollten 12 Monate voll oder überwiegend gestillt werden, um das Immunsystem zu stabilisieren. Gegen ein teilweises Stillen über das erste Lebensjahr hinaus ist jedoch von medizinischer oder psychologischer Seite nichts einzuwenden.

23.4.4 Probleme bei der Säuglingsernährung

Nahrungsverweigerung

Gesunde, gedeihende Säuglinge sind zu den Mahlzeiten in aller Regel hungrig. Verweigert ein Säugling mehr als eine Mahlzeit hintereinander oder trinkt er über mehrere Mahlzeiten schlecht, so signalisiert dies ein gestörtes Allgemeinbefinden.

Dem mangelnden Appetit können die unterschiedlichsten Krankheiten zugrunde liegen, von Infektionskrankheiten bis hin zu Stoffwechselkrankheiten. Seltener sind lokale Entzündungen des Mundes oder der Lippen, die zu Schmerzen beim Trinken und dadurch zur Nahrungsverweigerung führen, z.B. eine Herpes-Virus-Infektion der Mundhöhle.

„Spucken" und Erbrechen

„Speikinder sind Gedeihkinder" weiß der Volksmund und meint mit „Speien" das Herauslaufen kleiner Nahrungsmengen nach der Fütterung (oft beim Aufstoßen). Tatsächlich ist dieses Phänomen häufig und – solange die Kinder tatsächlich gedeihen – nicht beunruhigend.

Echtes Erbrechen jedoch (größere Nahrungsmengen, oft im Schwall und mit Schwitzen, Übelkeit und Speichelfluss verbunden) ist meist ein Krankheitszeichen, das z.B. bei Magen-Darm-Grippe, anderen Infektionen wie Harnwegsinfekt oder Mittelohrentzündung, aber auch bei einer Verengung des Magenausgangs auftritt.

Bei diesem als **Pylorusstenose** *(Pförtnerenge)* bezeichneten Krankheitsbild verdickt sich die Muskulatur im Bereich des Magenausgangs zunehmend, so dass es etwa ab der 3. Lebenswoche nach den Mahlzeiten zum Erbrechen im Strahl oder Bogen kommt. Betroffen sind vor allem männliche Säuglinge. Durch Ultraschalluntersuchungen sowie Abtasten des Bauches lässt sich die Verdickung frühzeitig nachweisen und die Enge dann gegebenenfalls durch operative Spaltung der verdickten Pylorusmuskulatur beseitigen.

23.5 Wachstum und Entwicklung

Die Vielfalt des menschlichen Seins spiegelt sich in den vielen Facetten der menschlichen Entwicklung wider, bei der körperliche, seelische, geistige, aber auch soziale Reifungsprozesse ineinander greifen.

Die wichtigsten Altersabschnitte sind:
- **Neugeborenenperiode** *(Neonatalperiode)*: 1.–28. Lebenstag
- **Säuglingsalter:** 1. Lebensjahr

23

- **Kleinkindalter:** 2.–6. Lebensjahr
- **Schulkindalter:** 7. Lebensjahr bis Pubertätsbeginn (ca. 12. Lebensjahr)
- **Pubertät** und **Adoleszenz** (*Reifungs-* und *Jugendlichenalter*): Periode von der Entwicklung der sekundären Geschlechtsmerkmale bis zum Abschluss des Körperwachstums.

23.5.1 Die körperliche Entwicklung

In der Anfangszeit des Lebens imponiert schon allein die Zunahme der Masse: Im Alter von 5 Monaten hat der Mensch sein Geburtsgewicht verdoppelt, mit 1 Jahr verdreifacht, mit 2 ½ Jahren vervierfacht, mit 6 verzehnfacht (☞ Abb. 23.12).

Nicht minder rasant verläuft das **Längenwachstum.** In keinem Lebensalter (nicht einmal in der Pubertät) wächst das Kind schneller als in den ersten Lebensmonaten. Mit vier Jahren haben die meisten Kinder ihre Körperlänge verdoppelt, also die 100 cm überschritten. Danach verlangsamt sich das Körperwachstum, um sich erst wieder mit der Pubertät zu beschleunigen, und zwar beim Mädchen mit etwa 11 und beim Jungen mit etwa 13 Jahren. Mit diesem zeitlich versetzten Pubertätsbeginn ist zu erklären, warum viele Mädchen für eine kurze Periode um das 13. Lebensjahr oft größer und kräftiger wirken als gleichaltrige Jungen.

Körperproportionen und Kindchenschema

Bis zum Ende des Wachstums verändern sich auch die Proportionen des Körpers. Die Länge des Kopfes nimmt relativ von einem Viertel der gesamten Körperhöhe auf ein Achtel beim Erwachsenen ab, und auch Beine und Arme sind gegenüber dem Erwachsenen relativ verkürzt.

Für die *kindlichen Körperproportionen* mit vergleichsweise großem Kopf, großen Augen und nur kurzen Extremitäten wurde der Begriff des *Kindchenschemas* geprägt – ein Impuls, der kleine Kinder für Erwachsene anziehend macht („süß", „niedlich") und so das überlebensnotwendige Pflegeverhalten einleitet.

23.5.2 Die Meilensteine der Entwicklung

Wer Kinder heranwachsen sieht, steht oft staunend vor den rasanten, vom Beobachter oft als „ruckartig" empfundenen Entwicklungsschritten. Angesichts dieser Dynamik hat es sich bewährt, in groben Rastern zu denken und den Entwicklungsstand in klaren Kategorien „einzufangen", den *Meilensteinen der Entwicklung* (☞ Abb. 23.13).

Neugeborenes (Saug-Kind)

Das *Verhalten* ist stark von reflektorischen Abläufen bestimmt. Ganz im Vordergrund der Wach-Aktivität steht das Saugen. Ansonsten schläft das Neugeborene bis zu 20 Stunden am Tag. Die Körperhaltung entspricht noch der räumlichen Enge im Mutterleib: Arme und Beine sind gebeugt, die Hände gefaustet. Der Körperstamm kann praktisch nicht bewegt werden – wohl aber Arme und Beine. Der Kopf kann zwar von der einen Seite zur anderen gedreht, jedoch nicht länger „gehalten" werden.

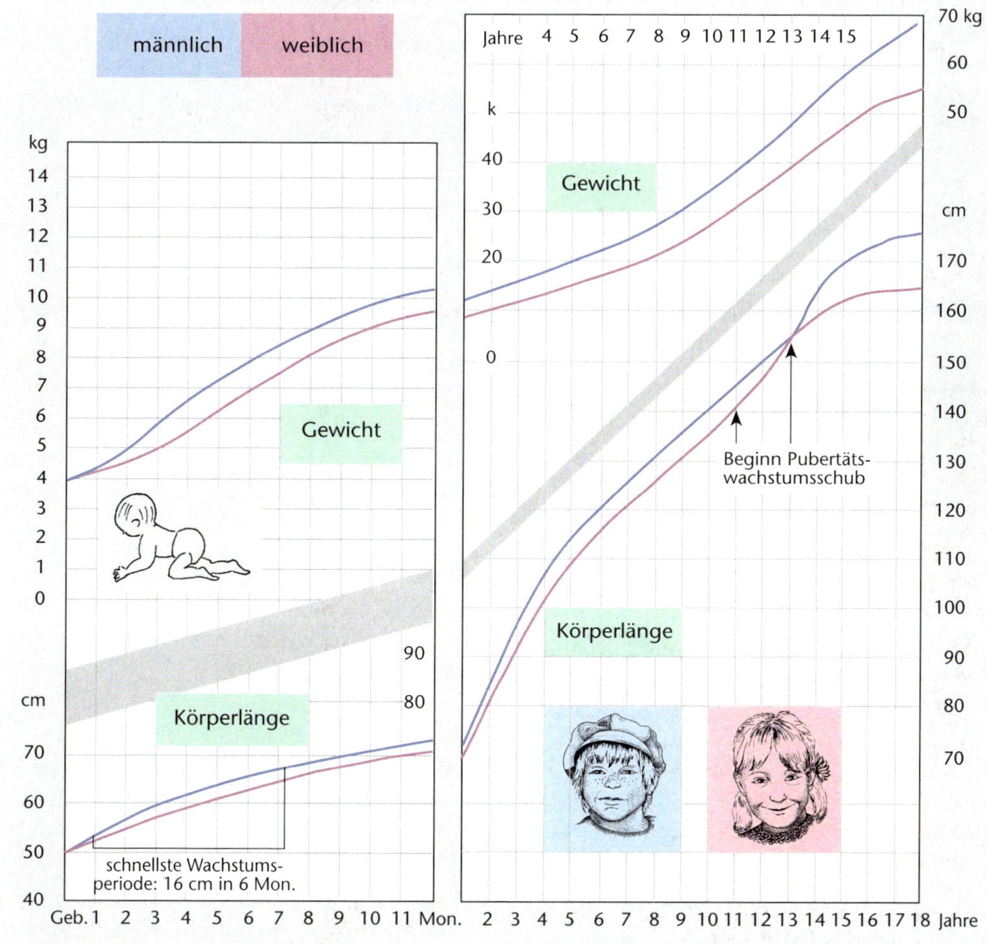

Abb. 23.12: Längenwachstum und Gewichtszunahme bei Jungen und Mädchen.

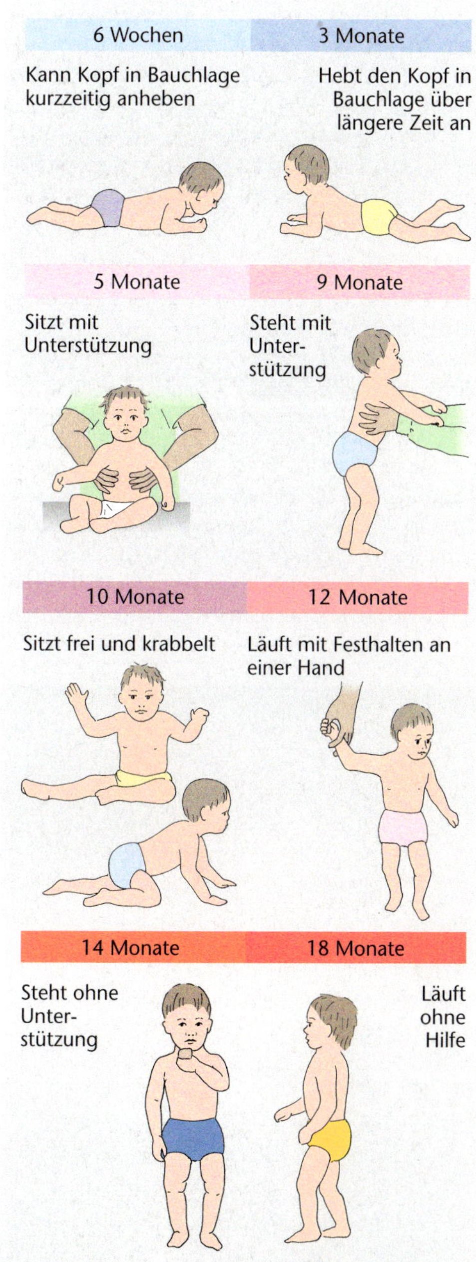

Abb. 23.13: Die Entwicklung der Motorik vom 2. bis zum 18. Lebensmonat. Die Schwankungsbreite ist groß – die Zahlen geben den spätesten Zeitpunkt der Normalentwicklung an.

Hören und Sehen sind schon weit entwickelt: schon in der ersten Woche erkennt das Baby die einfachsten Gesichtszüge (horizontale Augen, punktförmige Augen) und reagiert auf die mütterliche Stimme.

Im *Sozialverhalten* zeigt es Interesse am menschlichen Gesicht und beruhigt sich durch An-den-Körper-Nehmen. Das erste Lächeln tritt oft im Schlaf auf („Engelslächeln"); etwa ab der 3. Woche entwickelt sich das Lächeln als Antwort auf Zuwendung *(soziales Lächeln)*, das die Eltern-Kind-Beziehung vertieft.

3 Monate (Schau-Kind)

Die Motorik gerät zunehmend unter die Kontrolle des Willens; Kopf und Schultern können 45–90 Grad von der Unterlage gehoben und für längere Zeit gehalten werden, der Säugling stützt sich dabei auf die Unterarme. Zu der zentralen Bedeutung des Mundes gesellt sich die Erforschung der Umwelt durch die Augen. Das Kind beobachtet die eigenen Hände, folgt bewegten Objekten von einer Seite zur anderen.

Soziales: Der Säugling reagiert mit Begeisterungsstürmen, wenn etwas Angenehmes in Aussicht ist, z.B. die Flasche.

6 Monate (Greif-Kind)

Arme und Beine sind nun bereits seit längerem gestreckt. Das Baby stützt sich gerne in Bauchlage auf die Hände und dreht sich ohne Hilfe in die Rückenlage (... und fällt dabei leicht vom Wickeltisch). Der Kopf kann jetzt in allen Positionen voll gehalten werden *(Kopfkontrolle)*. Die Umwelt wird mit dem Tastsinn erforscht und auf Essbarkeit überprüft; alles verschwindet im Mund.

Voraussetzung für die Erforschung der Umwelt ist das *Greifen:* als erste Vorstufe werden Gegenstände zwischen allen Fingern und Handfläche gehalten (sog. *palmares Greifen,* von palma, lat. = Handfläche ☞ Abb. 23.16). *Hören und Sehen* sind weitgehend ausgereift; selbst das räumliche Sehen ist größtenteils entwickelt.

Soziales: Nach einer Phase des äußerst freundlichen Verhaltens gegenüber Fremden kann nun bereits das *Fremdeln* beginnen. Das Baby hat Lust am „Selbst-Essen".

9 Monate (Krabbel-Kind)

Der Bewegungsraum erweitert sich schlagartig: Das Baby kann sich aus der Bauchlage alleine aufsetzen, sitzt frei. Es steht mit Festhalten, kann sich aber nicht alleine wieder hinsetzen. Es beginnt zu krabbeln. Feinmotorisch erlernt es nun den *Pinzettengriff* (Gegenstände werden zwischen Zeigefinger und Daumen gehalten).

Soziales: Der Säugling wirft Spielzeug auf den Boden, winkt, kennt seinen Namen, versteht „nein" und fremdelt. Er kann sich zunehmend selbst beschäftigen.

12 Monate (Geh-Kind)

Die Umwelt verliert allmählich ihre festen Grenzen: das Kind krabbelt viel (häufig mit gestreckten Knien), läuft mit Festhalten an einer Erwachsenenhand und macht evtl. erste freie Gehversuche.

Soziales: Es isst Fingermahlzeiten selbständig, liebt Gib-und-Nimm-Spiele und genießt es ausgesprochen, im Mittelpunkt zu stehen.

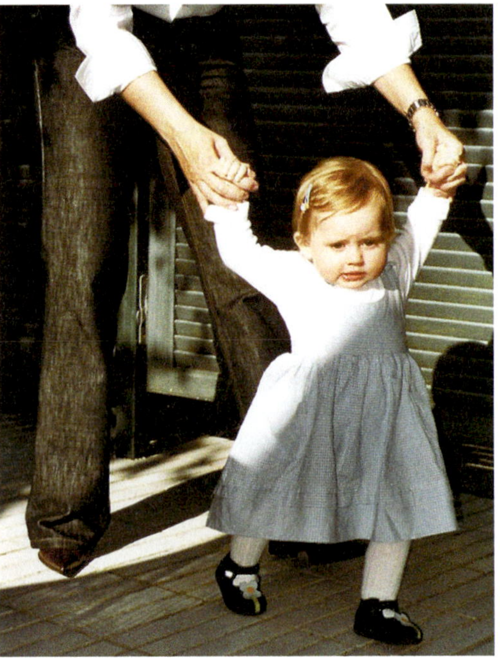

Abb. 23.17: Einjähriges „Geh-Kind". [O123]

2 Jahre (Trotz-Kind)

Die „lebenspraktischen" Fähigkeiten werden rasant entwickelt: Das Kind steigt Treppen hoch und runter (zwei Füße pro Stufe), kann rennen, isst „gut" mit dem Löffel und trinkt aus dem Becher.

Im *Sozialbereich* folgt es einfachen Instruktionen und ist tagsüber gelegentlich sauber und trocken. Insbesondere beim Zu-Bett-Gehen braucht es Routinen und Rituale.

Typisch ist das ausgeprägte „Besitzdenken": man teilt ungern, alles „gehört mir". Die Trotz-Anfälle des Zweijährigen sind berüchtigt („the terrible two's").

3 Jahre (Ich-Kind)

Das Dreijährige kann sekundenlang auf einem Fuß stehen und Dreirad fahren. Rechts- bzw. Links-Händigkeit sind ausgebildet.

Soziales: Das Kind kennt einige Kinderlieder und kann evtl. bis zehn zählen. Es ist sauber und trocken bei Tag und oft auch bei Nacht. Es fragt ständig: warum? In Denken und Verhalten ist das Kleinkind stark auf sich selbst bezogen *(egozentrisch)*. Es strebt nach Unabhängigkeit und kann dabei recht aggressiv sein.

6–10 Jahre (Bewegungs-Kind)

Das Schulkind kann mit dem Tischmesser umgehen (ab 7 Jahre), kann Werkzeuge wie Hammer und Schraubenzieher gebrauchen (ab 8 Jahre), zeichnet und malt viel und gut.

Soziales: Der Schulalltag prägt das Sozialleben. Der Beginn des Schulkindalters bringt zunächst wieder eine Labilitätsperiode; das Kind ermüdet leicht und zeigt wenig Ausdauer.

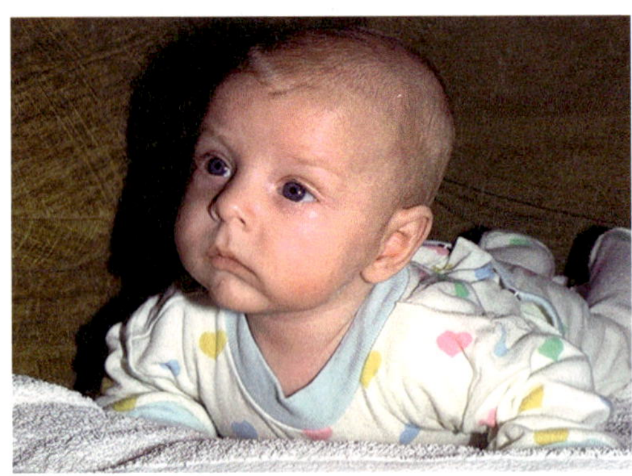

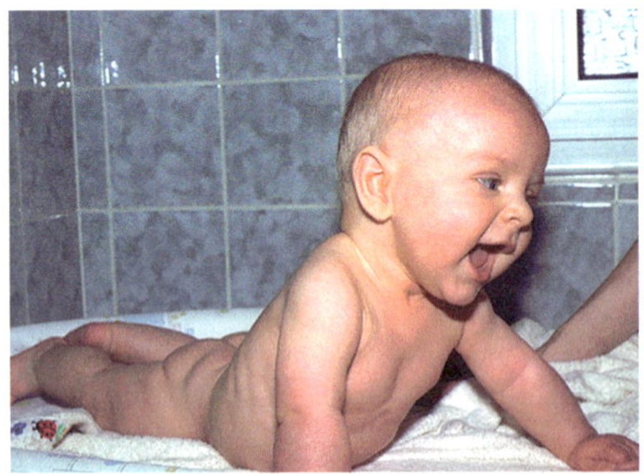

Abb. 23.14 (links oben): Knapp zwei Monate alter Säugling im typischen Unterarmstütz. [M121]

Abb. 23.15 (rechts oben): Das Kind aus Abb. 23.14 im Alter von sechs Monaten: Es stützt sich mit gestreckten Armen auf die geöffneten Hände. [M121]

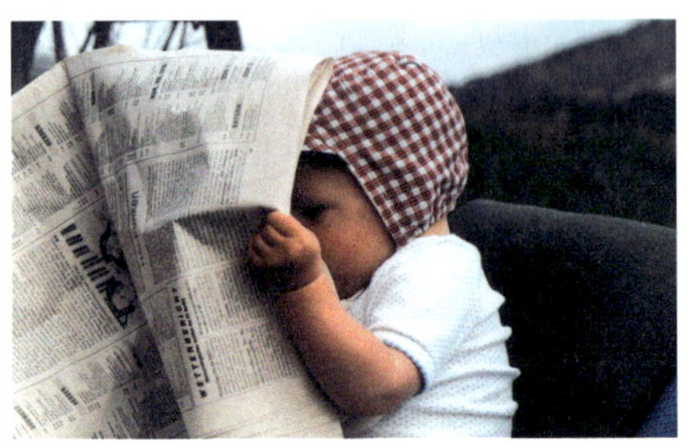

Abb. 23.16 (links unten): Übergang von palmarem Greifen zum Pinzettengriff bei einem neun Monate alten Kind. [M135]

Dennoch ist ein sozialer und intellektueller Entwicklungsgewinn sichtbar: Das Kind bevorzugt nun Gemeinschaftsspiele größerer Gruppen, deren Regeln genau beachtet werden, sein Interesse an der nun sachlich beobachteten Welt wächst. Abstraktionsfähigkeit und schlussfolgerndes Denken machen große Fortschritte, obschon das Kind noch vorwiegend anschaulich denkt. Das Kind sammelt, experimentiert und stellt praktisch verwendbare, funktionsreife Dinge her. Es spielt häufig nur mit gleichgeschlechtlichen Freunden und freut sich an Bewegung und Sport.

Die Pubertät

Die Pubertät zwischen dem 13. und 18. Lebensjahr ist ein Lebensabschnitt des Übergangs – zu Beginn imponiert ein letzter körperlicher Wachstumsschub (☞ Abb. 23.12), der Körper wird schlacksig, bevor sich mit Stimmbruch bzw. Brustentwicklung die *sekundären Geschlechtsmerkmale* des Erwachsenen einstellen (☞ Einführung Kap. 21).

Im Mittel mit dem 19. (Frauen) bzw. 22.–24. (Männer) Lebensjahr sind die körperlichen Wachstumsvorgänge vollständig abgeschlossen. Die Fähigkeit, Kinder zu zeugen, wird sogar viel früher, nämlich mit im Mittel 14 bis 16 Jahren (Frauen bzw. Männer) erlangt, wobei sich dieser Zeitpunkt aufgrund der **Akzeleration** (beschleunigte körperliche Entwicklung im Vergleich zu früher) in den letzten 100 Jahren um ca. 3 Jahre nach vorne geschoben hat (☞ Abb. 23.18 und 23.19).

Dem gegenüber wird das *soziale Erwachsenendasein,* also die finanzielle und berufliche Selbständigkeit, in den Industrieländern immer später erlangt.

23.5.3 Der Spracherwerb

Das Kind mit seiner – wie es scheint – begrenzten geistigen Aufnahmefähigkeit erlernt innerhalb kürzester Zeit eine oder auch mehrere Sprachen mehr oder weniger perfekt. Sprachforscher erklären dies damit, dass die Sprachentwicklung der Kinder intuitiv von ihren Eltern oder Bezugspersonen gefördert wird.

- Die Sprache des Neugeborenen besteht im Wesentlichen aus Schreien, Husten, Gurr- und Brummlauten. Aber schon im Alter von 2–3 Monaten probiert der Säugling seinen gesamten Sprachapparat aus. In dieser Zeit senkt sich der Kehlkopf ab, so dass die Zunge mehr Bewegungsspielraum bekommt und das Kind den Luftstrom aktiv steuern kann. Diese ersten Laute sind in allen Ländern der Erde gleich
- Mit 6 Monaten bildet der Säugling Silben auf m, b, p, d: „maa, paa, daa..." und imitiert Gespräche, Töne, Rhythmen
- Mit etwa 12 Monaten werden die ersten 2–3 erkennbaren Worte gesprochen, der Säugling versteht jedoch mehr
- Das zweite Jahr ist das Jahr der rasanten sprachlichen Entwicklung: ab 18 Monaten werden 2-Wort-Sätze („Papa traurig") gesprochen; diese werden allmählich zu kurzen Sätzen ausgebaut (inklusive Pronomen, z.B. mein, dein, ich, du). Das dreijährige Kind bringt es dann schon auf 1 000 Worte; es benutzt vollständige Sätze, die Mehrzahl und kennt sein Geschlecht. Im Alter von 6–10 Jahren sind alle Laute der Muttersprache voll entwickelt.

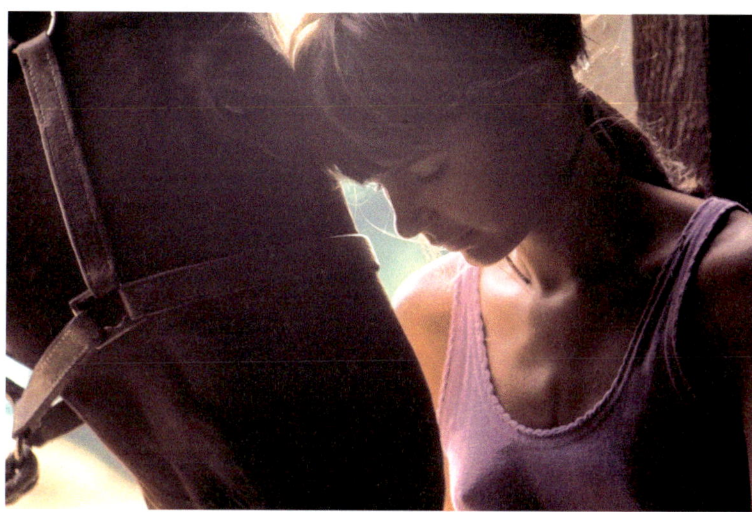

Abb. 23.19: Wenn mit dem körperlichen Wandel auf dem Weg zum Erwachsenendasein auch das Seelenleben ins Wanken gerät, fühlen sich viele Pubertierende allein und unverstanden. Vielfach findet sich Trost bei einem geliebten Pferd oder einem anderen Haustier. [K304]

23.5.4 Seelisches Werden: Entwicklungspsychologie

So einfach es ist, die kindliche Entwicklung zu beschreiben, so schwierig ist es, diese zu erklären: Wodurch wird ein Mensch zu dem, was er ist? Wodurch entwickeln sich menschliche Eigenschaften wie Persönlichkeit, Moral, geschlechtliche Identität?

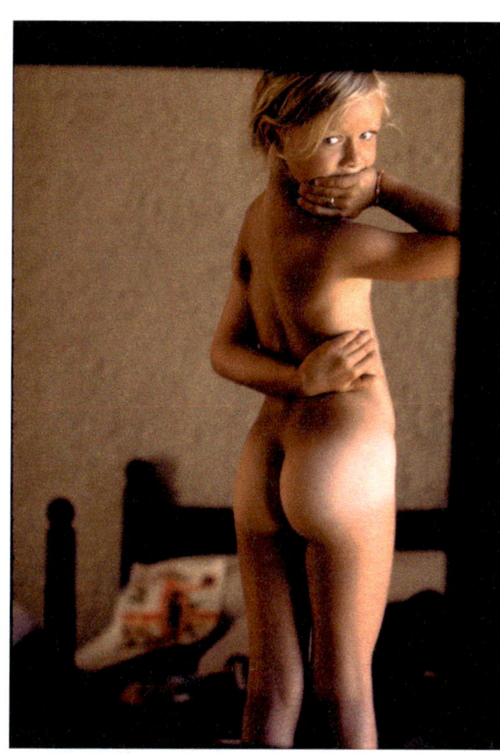

Abb. 23.18: Am Anfang der Pubertät steht für Mädchen die erwachende Weiblichkeit: Im Schnitt ein Jahr vor der ersten Menstruationsblutung entdecken die Mädchen die ersten Veränderungen am eigenen Körper – oft eher mit Erschrecken als mit Stolz. Ein ausgeprägtes Schamgefühl ist für eine gewisse Zeit die Folge. [K304]

Überblickt man die heutigen Erklärungsversuche, so lassen sich im Großen und Ganzen vier Theorien ausmachen:

- **Die psychoanalytische Entwicklungstheorie.** Sie beschreibt die Entwicklung vor allem als Auseinandersetzung des Kindes mit seinen *Trieben.* Dabei durchläuft der Heranwachsende verschiedene, von unterschiedlichen „sexuellen" Erfahrungen geprägte Stufen (*psychosexuelle Stufen,* z.B. orale oder anale Phase, siehe unten). Durch die zunehmende Beherrschung von Triebbedürfnissen kommt es zur Ausbildung des Ichs und damit zur Entwicklung
- **Die biogenetische Entwicklungstheorie.** Sie beschreibt die Entwicklung vor allem als Entfaltung genetischer Anlagen. Die Entwicklung wird als biologisch vorprogrammiert angesehen – das Kind entwickelt sich, indem es „biologisch" vorgesehene Entfaltungsstufen durchläuft bzw. „abruft"
- **Die Lerntheorie.** Diese sieht die Entwicklung als Abfolge von Lernschritten an. Im Gegensatz zur biogenetischen Theorie versteht sie Entwicklung als einen vor allem von äußeren Einflüssen gesteuerten Prozess: Die Auseinandersetzung mit Umwelteinflüssen (zu denen auch die Mitmenschen zählen) löst einzelne Lernschritte aus; nach und nach „erlernt" das Kind seine Entwicklung
- **Kognitive Entwicklungstheorien.** Die entscheidende Triebfeder der Entwicklung ist nach dieser Theorie das sich wandelnde Gehirn. Die sich entwickelnden intellektuellen Möglichkeiten veranlassen das Kind zu immer neuen Anpassungsschritten und Auseinandersetzungen mit seiner Umwelt.

Die Vielzahl der Theorien zeigt, dass die Vielfältigkeit der menschlichen Entwicklung nur schwer aus einem festgelegten Blickwinkel zu erklären ist. Jede der Theorien beschreibt einen Aspekt der menschlichen Entwicklung, kann jedoch nicht ihre Ganzheit erklären.

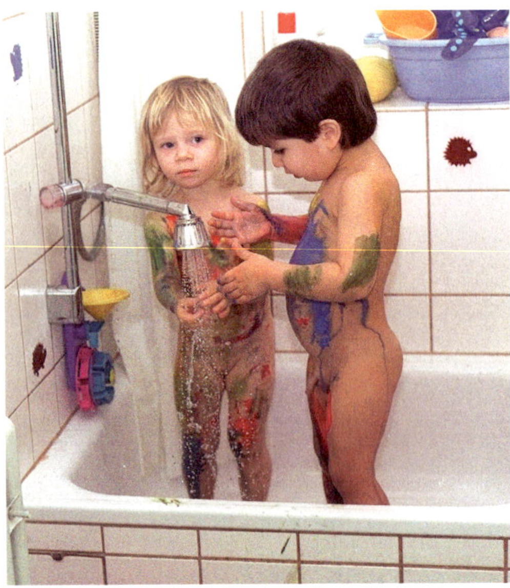

Abb. 23.20: Im zweiten Lebensjahr wird der eigene Körper ins Spielen einbezogen, hier als „Leinwand" für Fingerfarben. [O140]

Die Phasen der seelischen Entwicklung

Die folgende Übersicht zeichnet einzelne psychische Entwicklungsschritte nach; sie orientiert sich teilweise an der psychoanalytischen Entwicklungstheorie (☞ oben, Abb. 23.20 und 23.21).

- Bereits **vorgeburtlich** baut sich eine Kommunikation mit der (noch ausschließlich schützenden) Umwelt auf: Das Kind fühlt und hört, es nimmt die mütterlichen Herztöne wahr. Es ist anzunehmen, dass diese Sinnesreize das werdende Kind auch seelisch prägen: Das Hören von Herztönen hat auch noch nach der Geburt einen beruhigenden Einfluss auf das Neugeborene
- Im **Säuglingsalter** ist das Baby vollständig von seiner Umgebung abhängig. In der Regel baut sich eine sehr enge *(symbiotische)* Beziehung zur versorgenden Person auf (meist zur Mutter), von der es sich etwa im 7. Lebensmonat – erst sehr langsam – zu lösen beginnt. In der Zeit bis zum 12. Monat lernt es, zwischen sich, der Mutter und der Welt zu unterscheiden. Die Erfahrungen dieser Phase tragen ganz entscheidend zum Aufbau des **Urvertrauens** oder aber **Urmisstrauens** bei. Die Kontakte zwischen Eigenwelt und Außenwelt laufen in dieser Phase sehr stark über den Mund. Über den Mund nimmt der Säugling nicht nur die lebenswichtige Nahrung auf, er erfährt auch Lust und Beruhigung (entspanntes, freudiges Nuckeln) und erforscht die Umwelt. Der Begründer der Psychoanalyse, *Sigmund Freud,* hat diese Phase der seelischen Entwicklung deshalb auch als die **orale Phase** („Mundphase") bezeichnet
- Das **Kleinkind** beginnt, sich trotz weiter bestehender Abhängigkeit von seiner Umgebung abzugrenzen und sich als eigene Person wahrzunehmen. Dies läuft oft sehr impulsiv und theatralisch ab **(Trotzphase)**. Mit der allmählich beginnenden Kontrolle über die Ausscheidung entwickelt das Kind eine große Neugier und einen lustvollen Umgang mit seinen Ausscheidungsprozessen und -produkten. Diese Phase wurde deshalb von Freud als die **anale Phase** bezeichnet
- In der **frühen Kindheit** bis etwa zum 6. Lebensjahr kommt zu den bisher erlernten praktischen Handlungsweisen das Erlernen von ethischen und moralischen Werten hinzu. Die Kinder lernen die Unterscheidung zwischen Gut und Böse, fragen nach Geburt und Tod und bemühen sich um Anerkennung bei Gleichaltrigen und Eltern. Das Kind bezieht nun sein Genitale in sein Verhalten ein, berührt es gern und zeigt es gerne vor (nach Freud **phallische Phase** genannt, von Phallus = männliches Geschlechtsteil)
- Die Zeit zwischen dem 6. und 12. Lebensjahr heißt auch **Latenzzeit.** In dieser Zeit stehen die Erfahrungen in Gruppen von Gleichaltrigen und die Identifikation mit der eigenen Geschlechterrolle im Vordergrund. Das Kind lernt, sich als gleichberechtigter Partner in einer Gruppe durch positives soziales Verhalten zu bewähren. Eltern und Schule üben einen immensen Einfluss auf die Entwicklung in diesem Alter aus. Ehrgeiz und Disziplin, aber auch Entfaltung, Freiheit und Kreativität müssen aufeinander abgestimmt werden. Störungen machen sich in Lernschwierigkeiten, Stottern, Depressionen, selbstzerstörerischen Ideen und Aggressionen bemerkbar
- Die **Pubertät** ist eine wichtige Experimentierphase – und prägt das Erwachsenenleben wie kaum eine Phase zuvor. Im Vordergrund steht die Erfahrung und Entdeckung des „menschlichen Innenraumes": Liebe, geschlechtliche Identität, Unabhängigkeit, Macht, Sinn des Lebens – eine Entdeckungsreise, die oft nach dem Prinzip „Versuch und Irrtum" verläuft. Geschlechtliche Erfahrungen wie Selbstbefriedigung und erste Bindungen an einen Geschlechtspartner treten in den Vordergrund. Freud spricht deshalb von der **genitalen Phase.** Aber auch der „Außenraum" wird mit kritischen Augen beleuchtet, und oft sind die in dieser Zeit entwickelten Ideale und Vorstellungen zur Weltverbesserung wichtige Ansatzpunkte für spätere Lebensabschnitte.

Die neuen Entfaltungsmöglichkeiten sind freilich durch *„biographische Katastrophen"* bedroht: 10 % der Mädchen werden vor Abschluss der Adoleszenz ungewollt schwanger, 10 % der Jugendlichen machen die ersten Schritte in die Drogenabhängigkeit (vor allem über den Alkohol) und werden im späteren Leben süchtig.

23.5.5 Erziehung

Die meisten Theorien und fast alle Psychologen gestehen der **Erziehung** eine zentrale Rolle zu. Doch unterschiedliche Kulturen erziehen zumindest ihre älteren Kinder völlig unterschiedlich. Insbesondere Naturgesellschaften gehen mit ihren Kindern anders um als Kulturgesellschaften – und doch gibt es manche unerwartete Ähnlichkeiten. Die Forschung hat dieses Erziehungs-Potpourri rund um den Globus benutzt, um herauszuarbeiten, welche Verhaltensweisen im Umgang mit dem Kind angeboren und welche Verhaltensweisen kulturbedingt, also „anerzogen", sind. Die Ergebnisse sind verblüffend:

- Je kleiner die Kinder sind, desto mehr ähneln sich Erziehungs- und Umgangsformen – offenbar basiert der Umgang mit den kleinen Kindern auf „universalen", allen Menschen angeborenen Verhaltensweisen. In nahezu allen traditionellen Kulturen haben Säuglinge und Kleinkinder sehr viel und sehr engen Körperkontakt, der Umgang ist von liebevoller Sorge geprägt, und es ist das Kind, das Rhythmus und Intensität des Kontaktes zu den Erwachsenen bestimmt. Diese Befunde werden von der Verhaltensforschung unterstützt, die inzwischen viele „universale", kulturübergreifende Kommunikationsmuster ausmachen konnte: In allen Völkern und Kulturen *fremdeln* Säuglinge im Alter von 6–8 Monaten, überall reden Erwachsene mit Kindern in der Babysprache. Mimik und Tonfall bei Angst, Ärger, beim Beruhigen, Belohnen, Warnen ähneln sich weltweit
- Erst ab dem Kleinkindalter trennen sich die Erziehungswege bei den verschiedenen Naturvölkern – der Einfluss der Kultur prägt nun unterschiedliche Erziehungsstile und damit Kindheitserfahrungen aus. „Grenzsetzungen" z.B. sind in den meisten Kulturen ein wichtiger Bestandteil der Erziehung.

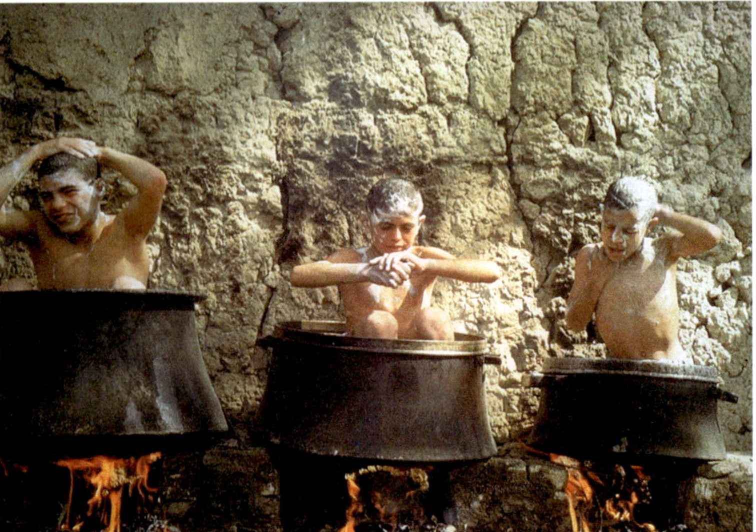

Abb. 23.21: Gemeinsames Handeln steht für Kinder zwischen Einschulung und Pubertät im Mittelpunkt. Es gibt ihnen, wie hier drei arabischen Jungen im Badezuber, Halt und ist Basis für die Entfaltung der Individualität. [J700-001]

Die Bedeutung der Großfamilie

„Ohne Großeltern wäre man im Ozean der Zeit wie ein Schiffbrüchiger auf einer winzigen und unbewohnten Insel, ganz allein. Mutterseelenallein. Großmutterseelenallein. Urgroßmutterseelenallein." (E. Kästner)

Kinder brauchen ihre Großeltern. Gemeinsam verbinden sie Vergangenheit und Zukunft. Als alte Menschen stehen sie am Wegesende des Lebenszyklus zwischen Geburt und Tod und machen so Vergänglichkeit erfahrbar. Wo Eltern „erziehen", Regeln festlegen, Maßstäbe setzen und sich nicht selten im alltäglichen „Arbeits- und Erziehungskampf" vergessen, können Großeltern, die diese Lebensphase meist hinter sich haben, eine Oase der Ruhe bieten. Sie können die Kinder verwöhnen, auch mal Fünfe gerade sein lassen und schon mal gütig über die Macken der Enkel hinwegsehen, die deren Eltern fast verzweifeln lassen.

Dass es ebenso Großeltern gibt, die sich überall einmischen wollen, permanent das Erziehungskonzept der Eltern untergraben oder versuchen, Eltern und Kinder gegeneinander auszuspielen, um ihre eigenen Interessen durchzusetzen, soll nicht unerwähnt bleiben.

Sich wandelnde Erziehungsziele

Die Erziehung der Kleinkinder wird von vielen Zivilisationseinflüssen überlagert, und sie spiegelt stets auch das Bild wider, das eine bestimmte Zeit vom erwachsenen Menschen hat. Die Pädiater des frühen 20. Jahrhunderts etwa empfahlen den Eltern, „allenfalls morgens" mit Kindern zu spielen, da die Kinder sonst Schwierigkeiten hätten, ernste, gewissenhafte Erwachsene zu werden. In den dreißiger und vierziger Jahren des 20. Jahrhunderts war weiterhin Disziplin das Erziehungsleitbild, und manche „Experten" gingen so weit, dass sie eine „emotionslose Erziehung" empfahlen. Das Leitbild der siebziger Jahre war die antiautoritäre Freiheit, das der neunziger Jahre Förderung rund um die Uhr („Kreativität und Denken von Anfang an").

Das Wesentliche: Verlässlichkeit und Nähe

Viel mehr als ausgefeilte Methoden brauchen Kinder für ihre Entfaltung verlässliche Nähe. Eine unsichere Beziehung zu den Eltern stört die feine Balance zwischen dem Bedürfnis des Kindes, sich seiner Bindung rückzuversichern und dem Drang, seine Umwelt zu erkunden:

- So konnte gezeigt werden, dass Säuglinge, die, wenn sie weinen, sofort getröstet werden, keineswegs häufiger weinen.
- Eine verlässliche Bindung bestimmt auch die weitere Entwicklung des Kindes: Kinder, die mit einem Jahr nach der Wertung von Psychologen „sicher gebunden" waren, können sich mit vier Jahren im Schnitt doppelt so lang konzentrieren und sind in Streitsituationen sozial kompetenter.

Aufgabe Kindererziehung

Kindererziehung in einer individualistisch geprägten Gesellschaft ist eine Gratwanderung. Und: Kinder-Haben verlangt Zeit, Begleitung, Freiheit und Ruhe für „Liebeserfahrungen". Hastig, beiläufig, nervös – so können Kinder nicht erzogen werden.

23.6 Krankheiten des Kindes

Im weiteren Sinne sind **Kinderkrankheiten** solche Erkrankungen, die vorwiegend oder ausschließlich im Kindesalter auftreten oder durch die Besonderheiten des kindlichen Organismus einen schwereren Verlauf nehmen.

Allgemein besteht bei Kindern eine erhöhte Empfänglichkeit für Entzündungen der Atemwege (Schnupfen, Bronchitis, Pneumonie) und Hautreizungen sowie eine erhöhte Bereitschaft für Krampfanfälle. Durch den hohen Umsatz im kindlichen Stoffwechsel und seinem starken Wasser- und Elektrolytbedarf kommt es auch gehäuft zu Ernährungsstörungen mit Erbrechen und Durchfall, die bei Säuglingen und Kleinkindern schnell zu lebensgefährlichen Störungen des Wasser- und Elektrolythaushaltes führen können (☞ 20.8).

Einige bei Kindern besonders häufige Infektionserkrankungen sind an anderer Stelle besprochen, z.B. *Angina* (*Tonsillitis* ☞ Abb. 6.22), Mittelohrentzündung (☞ 12.7.3), Windpocken (☞ Abb. 6.31) und Mumps (☞ 18.2.4).

Eine spezifische kindliche Mangelkrankheit, die auf den erhöhten Bedarf an Vitamin D während des kindlichen Knochenwachstums zurückgeht, ist die Rachitis (☞ 13.5).

23.6.1 Kinderkrankheiten

Im engeren Sinne werden unter Kinderkrankheiten eine Reihe von Infektionen verstanden, die beim ersten Kontakt mit den Erregern zur Erkrankung führen, aber nach Überstehen meist eine lang dauernde – idealerweise lebenslange – Immunität hinterlassen. Dazu gehören vor allem Masern, Mumps, Röteln, Scharlach, Windpocken sowie (heute selten) Diphtherie, Keuchhusten und Kinderlähmung. Allerdings: „Kinder"krankheiten sind ausgewachsene Erkrankungen. An diesen Infektionen sterben jährlich Hunderttausende – die meisten davon allerdings in den Entwicklungsländern. Durch die Einführung der Aktivimmunisierungen sind die Mehrzahl der genannten Kinderkrankheiten in Mitteleuropa selten geworden, andere wie etwa Scharlach haben durch hervorragende Behandlungsmöglichkeiten mit Antibiotika ihren Schrecken verloren.

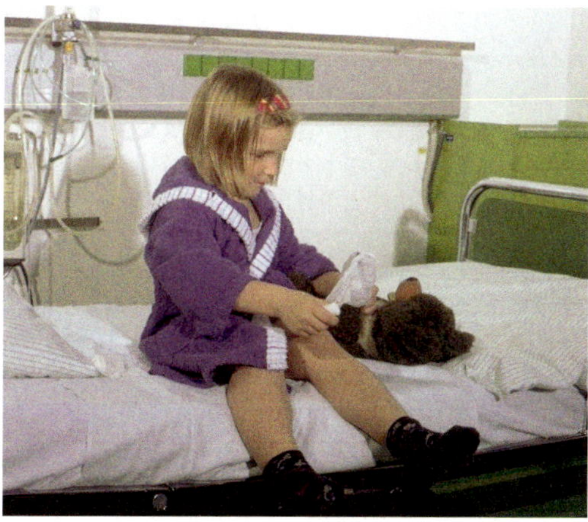

Abb. 23.22: Kinder brauchen – wenn kein chronisches Leiden vorliegt – glücklicherweise nur sehr selten das Krankenhaus. Sollte aber eine Einweisung notwendig sein, ist es wichtig, den kleinen Menschen so spielerisch wie möglich die Angst vor schmerzhaften Maßnahmen oder gar einer OP zu nehmen. Im Bild „übt" ein Mädchen das Operieren und Verbinden an ihrem Teddybär. [K183]

23.6.2 Plötzlicher Kindstod

Der **plötzliche Kindstod**, abgekürzt **SIDS** *(sudden infant death syndrome)*, ist die häufigste Todesursache bei Säuglingen im Alter zwischen einer Woche und zwölf Monaten. Es ist ein plötzlicher und stiller Tod – keinerlei Alarmzeichen warnen Angehörige oder Arzt, selbst in Kinderkrankenhäusern tritt das SIDS auf.

Die Ursache ist nach wie vor ungeklärt, der plötzliche Kindstod betrifft ansonsten völlig gesunde Säuglinge. Es konnten aber folgende *Risikofaktoren* herausgefunden werden:

- Frühgeborene und untergewichtige Neugeborene
- Mehrlinge
- SIDS bei Geschwistern
- Drogenabhängigkeit und Zigarettenrauchen der Mutter
- Schlafen in Bauchlage.

Zur Vorbeugung werden deshalb Säuglinge zum Schlafen in Rückenlage gelagert. Hierdurch hat sich die Häufigkeit des SIDS halbiert. Rauchen in Haushalten mit Säuglingen ist nicht nur wegen des erhöhten SIDS-Risikos, sondern auch wegen der häufigeren Atemwegsinfekte bei den „mitrauchenden" Kindern ein nicht zu entschuldigender Unfug.

Geschwisterkinder von SIDS-Opfern oder solche Kinder, die von einem „lebensbedrohlichen Ereignis" gerettet wurden, werden mit Heimmonitoren überwacht. Hierzu wird ein kleiner Atemmonitor verordnet, der bei längeren Atempausen Alarm gibt. Leider kann ein solcher Monitor ein SIDS aber nicht zuverlässig verhindern.

23.7 Gesundheit und Lebensstil: Allergien im Kindesalter

Die körpereigene Abwehr bewegt sich auf einem schmalen Grat. Denn zum einen soll unser Immunsystem schädigende Strukturen wie z.B. Krankheitserreger *abwehren*, zum anderen physiologische Strukturen, körpereigenes Gewebe also, *dulden*. Ist das Immunsystem gestört, so versagt es bei der Abwehr von Krankheitserregern und/oder reagiert übermäßig gegenüber körpereigenen Strukturen oder bestimmten Umweltstoffen (☞ 6.7).

Allergien: Ein zunehmendes Problem

Bei der Ausbildung von Allergien spielen sowohl genetische Faktoren als auch Umweltfaktoren eine Rolle: So erben z.B. viele Kinder die genetische Bereitschaft zur Ausbildung von Allergien, die *Atopie* (☞ 6.7.1). Diese Kinder sind dann weitaus empfänglicher für Asthma bronchiale, Neurodermitis oder Heuschnupfen als andere Kinder.

Welches entscheidende Wörtchen *Umweltfaktoren* bei der Entstehung von Allergien mitreden, wurde erkannt, als die Kinderärzte über die letzten Jahrzehnte hinweg eine deutliche Zunahme von Allergien feststellten. Heute leiden etwa 20 % der Schulkinder an allergischen Erkrankungen; Heuschnupfen, Asthma bronchiale und Neurodermitis sind jeweils zu etwa gleichen Teilen vertreten. Vor 20 Jahren waren es in etwa nur halb so viele.

Dabei ist die Zunahme allergischer Erkrankungen vor allem ein Problem der westlichen Länder. In Osteuropa sind allergische Erkrankungen nach wie vor selten. Auch Kinder in der ehemaligen DDR litten weit weniger unter Asthma und Heuschnupfen als ihre westdeutschen Altersgenossen – trotz der im Osten intensiveren Luftverschmutzung. Nach der Wiedervereinigung stieg dann die Häufigkeit des Heuschnupfens in den östlichen Bundesländern innerhalb von etwa fünf Jahren auf „westliches" Niveau an. Interessant ist dies deshalb, weil die genetischen Voraussetzungen in beiden Bevölkerungsgruppen die gleichen sind; lediglich die Umwelt- und Lebensbedingungen haben sich während der 40 Jahre Trennung unterschiedlich entwickelt – und nach der Wiedervereinigung wieder aneinander angenähert.

Nicht alle Bevölkerungsgruppen haben dasselbe Risiko

Auch innerhalb einzelner Länder schwankt die Häufigkeit allergischer Erkrankungen stark zwischen verschiedenen Bevölkerungsgruppen. So haben z.B. Kinder aus kleinen Familien ein höheres Risiko an Heuschnupfen zu erkranken als solche aus großen Familien. Auch innerhalb großer Familien haben erstgeborene Kinder ein höheres Risiko als die später geborenen Kinder. Kinder, die auf einem Bauernhof aufwachsen, sind weniger anfällig gegenüber allergischen Erkrankungen als Stadtkinder. Auch Kinder, die als Säuglinge und Kleinkinder einen Hort besuchen, leiden später seltener unter Allergien.

Gleichzeitige Zunahme von Autoimmunerkrankungen

Nicht nur Allergien sind in den letzten Jahrzehnten im Vormarsch begriffen, sondern auch Autoimmunerkrankungen wie Diabetes mellitus Typ 1 (☞ 19.2.2) und Colitis ulcerosa (☞ 18.8.10). Es wird angenommen, dass diesem Anstieg dieselbe Ursache zugrunde liegt wie dem der Allergien, da sich das epidemiologische Risikoprofil stark überlappt (z.B. nimmt auch das Risiko für einen Diabetes mellitus Typ 1 mit abnehmender Geschwisterzahl zu).

Die Hygiene-Hypothese

Die geschilderten Beobachtungen der Epidemiologie lassen sich am besten durch die sog. **Hygiene-Hypothese** erklären. Danach ist das Immunsystem bei seiner Reifung in den ersten Lebensjahren auf die Auseinandersetzung mit Mikroorganismen, also Bakterien, Viren, Pilzen und Parasiten angewiessen. Unter westlichen Lebensbedingungen (Kleinfamilien, Stadtleben) ist dieser frühkindliche Kontakt mit der belebten Umwelt wesentlich reduziert.

Dabei wird das Immunsystem wahrscheinlich nicht nur durch Krankheitserreger, sondern auch durch bakterielle Bestandteile oder Abbauprodukte wie Endotoxine (z.B. in Staub oder im Tierfell) und vor allem durch die „freundlichen" Bakterien im Magen-Darm-Trakt gestärkt. So entwickeln z.B. Mäuse Nahrungsmittelallergien, wenn die natürliche bakterielle Besiedelung ihres Darmes nach der Geburt durch die Gabe von Antibiotika verhindert wird. Auch beim Menschen kann eine gesunde Darmflora wahrscheinlich auf das Immunsystem stabilisierend wirken und Allergien verhindern.

Vorbeugung durch Ernährung

Der Aufbau einer gesunden Darmflora beginnt nach der Geburt. Ausschließlich gestillte Säuglinge leiden insgesamt seltener unter Neurodermitis und Allergien als Säuglinge, die mit Flaschennahrung gefüttert werden. Auch aus diesem Grund ist das Stillen zu empfehlen. Allerdings ist der Schutzeffekt des Stillens gerade für Kinder einer atopischen Mutter oft nicht nachzuweisen. Später wird eine ausgewogene Darmflora vor allem durch eine natürliche, an Faserstoffen reiche Ernährung aufrechterhalten (☞ auch 19.8). Die Säuglingsmilchindustrie bietet speziellen Säuglingsmilchen an, die *hypoallergenen Säuglingsmilchen* **(HA-Nahrungen)**. Dieser Milchtyp enthält zerkleinerte bzw. aufgeschlüsselte Eiweiße, die das Immunsystem angeblich weniger stimulieren – der positive Effekt ist allerdings noch immer umstritten.

Nahrungsmittelallergien

Nahrungsmittelallergien werden im Kindesalter oft als Auslöser von vielerlei Symptomen wie Bauchkrämpfe, Durchfälle und Gedeihstörungen vermutet, sind aber relativ selten. Bei etwa 40 % der an Neurodermitis leidenden Kinder können allerdings Nahrungsmittelallergien eine Rolle spielen. Bei entsprechenden Symptomen wird zunächst versucht, das auslösende Nahrungsmittel durch Befragen der Eltern zu identifizieren. Dies ist bei Säuglingen mit ihrem begrenzten Speiseplan meist einfach, kann bei älteren Kindern jedoch Schwierigkeiten bereiten, da viele industrielle Nahrungsmittel aus unübersehbaren Gemischen bestehen.

Als zweiter Schritt schließt sich deshalb oft ein Hauttest mit verschiedenen in Frage kommenden Allergenen an. Allerdings ist nicht jedes im Hauttest positive Allergen auch tatsächlich für die Beschwerden des Kindes verantwortlich.

Es kann dann als drittes versucht werden, den oder die vermuteten Auslöser im täglichen Speiseplan testweise für einige Wochen strikt zu vermeiden *(Eliminationsdiät)*. Bessern sich die Beschwerden, so sollte das Nahrungsmittel auch längerfristig weggelassen werden. Häufig allerdings müssen sich die Eltern in mehreren Versuch-und-Irrtum-Schritten an die auslösenden Nahrungsmittel herantasten. Glücklicherweise sind Nahrungsmittelallergien für viele Kinder nur eine vorübergehende Erscheinung, so dass der Speiseplan später nicht unbedingt eingeschränkt sein muss.

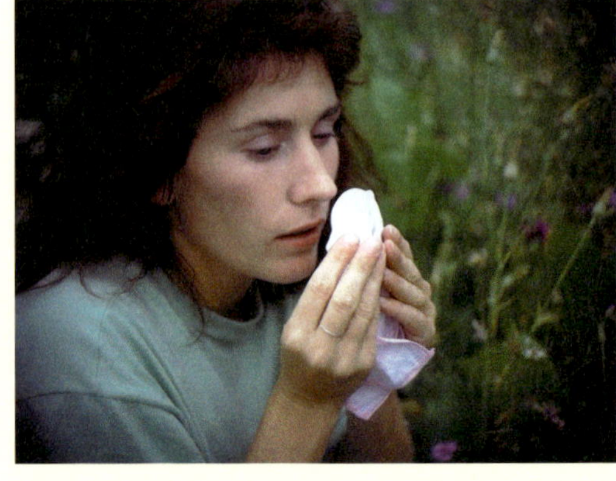

Abb. 23.23: Allergikern wird die Freude am Wiederaufblühen der Natur im Frühling ganz schön vermiest – im Bild eine junge Frau mit Heuschnupfen. [J670-001]

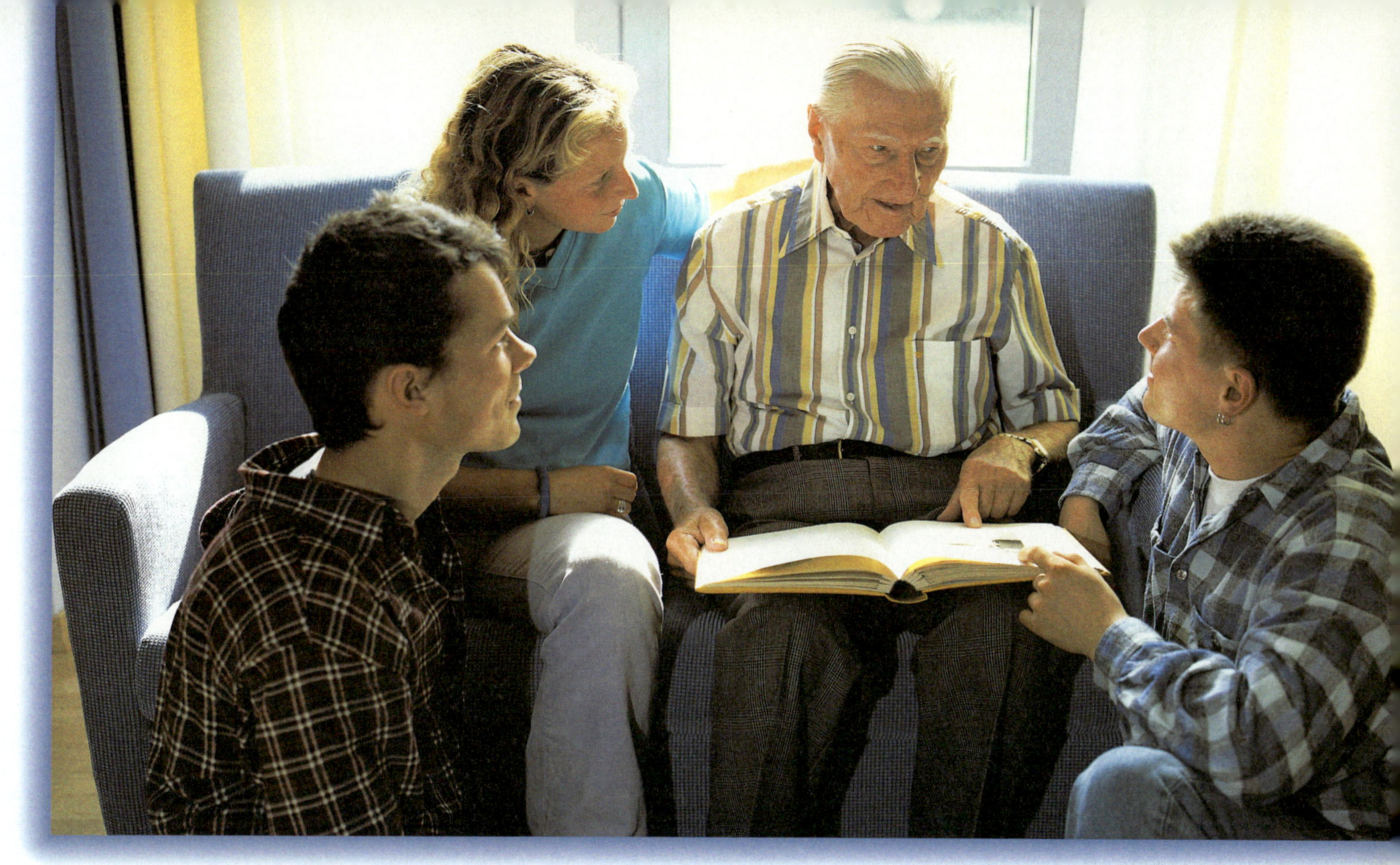

24 Der ältere Mensch

Ein erster Überblick

Altern ist keine Krankheit. Viele Menschen erreichen in relativer Gesundheit das 7. oder gar 8. Lebensjahrzehnt. Altern beginnt auch nicht erst im höheren Lebensalter, sondern ist vielmehr ein Prozess, der von Geburt an unumkehrbar fortschreitet (☞ auch Kap. 1.2 und 5.2.2). Entsprechend prägte *M. Bürger,* der Begründer der Alternsforschung in Deutschland, den Begriff der **Biomorphose.** Er bezeichnet die Gesamtheit der Veränderungen, die der Mensch von der Keimzelle bis zum Tod durchläuft. Diese Veränderungen sind allumfassend:

- Alterungsprozesse bewirken Veränderungen vieler organischer Funktionen (☞ 24.2)
- Sie führen auch zu psychischen Veränderungen des alternden Menschen (☞ 24.3)
- Das Altern wird schließlich nicht nur vom Einzelnen, sondern auch von Gesellschaft, Gemeinde und Familie geprägt, und diese entscheiden ganz wesentlich, wie das Individuum sein Älterwerden erlebt und mitgestaltet.

Allumfassend

Altern beeinflusst alle Aspekte menschlichen Daseins. Es ist ein:
- Biologischer
- Psychischer
- Sozialer Prozess.

Nach Definition der WHO gehören Menschen ab 60 Jahren („junge Alte") zu den **älteren,** Menschen ab 80 Jahren („alte Alte") zu den **alten Menschen.** Bei der heutigen Lebenserwartung dauert diese Phase oft über eine ganze Generation, manchmal ist diese Phase sogar zwei Generationen und länger.

24.1 Was ist Altern?

24.1.1 Vier Kriterien, die Alterungsvorgänge kennzeichnen

Obwohl Alterungsvorgänge nicht nur beim Menschen, sondern auch aus dem Tier- und Pflanzenreich nicht wegzudenken sind, ist eine allgemein gültige Festlegung, was Altern eigentlich ist, nicht einfach. Vier Kriterien lassen sich aber nennen, die Alterungsprozesse charakterisieren:

- Alterungsvorgänge sind *universal,* sie sind für alle höheren Lebewesen gültig
- Sie sind *irreversibel,* also unumkehrbar
- Sie sind *schädlich* im Sinne einer verminderten Anpassungsfähigkeit (☞ 5.1.4) für das betroffene Individuum
- Sie sind *biologisch-genetisch* für eine bestimmte Art (*Spezies,* also Individuen weitgehend gleichen Erbgutes) vorherbestimmt und damit auch durch lebenslange Schonung nicht verhinderbar. Entsprechend lässt sich auch eine *maximale Lebenserwartung* festlegen – für den Menschen gilt als gesichert, dass sie etwa 115 Jahre beträgt.

Allerdings nehmen Umwelteinflüsse trotz der genetischen Vorgaben erheblichen Einfluss auf den Alterungsprozess – Altern verläuft zeitlich viel variabler als etwa die Embryonalentwicklung. Der Zeitpunkt des (spürbaren) Beginns des Altwerdens wird von der Lebensgeschichte und dem Lebensstil des Einzelnen mitbestimmt: Einerseits werden viele Alterungsvorgänge z.B. durch zusätzliche Schädigungen, etwa zu intensives Sonnenbaden oder Rauchen, beschleunigt und verstärkt, andererseits lassen sich zahlreiche Funktionen (darunter ganz wichtig: die Gehirnleistung) noch bis ins hohe Alter trainieren und teilweise sogar steigern. Ein geistig aktiver und geübter alter Mensch kann ein besseres Gedächtnis haben als ein durchschnittlich trainierter junger Mensch, und auch im hohen Alter ist das Neuerlernen etwa einer Fremdsprache noch möglich.

Trotz dieser Einzigartigkeit, wie jeder den Alterungsprozess durchlebt, gibt es doch einige typische Alterungsverläufe. Diese sind in Abb. 24.5 dargestellt.

24.1.2 Molekulare Theorien der Alterung

Molekulare Alterungstheorien gründen auf der Erkenntnis, dass innerhalb einer Art *(Spezies)* die Lebenserwartung nur wenig, zwischen verschiedenen Arten jedoch stark differiert. So leben Fliegen im Mittel 30 Tage, Kaninchen 6 Jahre und Pferde 25 Jahre. Auch innerhalb einer Art zeigt sich eine starke Erblichkeit der Lebenserwartung: So leben Kinder langlebiger Eltern ebenfalls erheblich länger als der Durchschnitt der Bevölkerung. Im Folgenden werden zwei Theorien näher erläutert:

Die Genregulationstheorie

Für die Lebensphasen *Entwicklung, Fortpflanzung* und *Alter* werden jeweils verschiedene Abschnitte des *Genoms* (Erbgutes) als zuständig bzw. aktiviert angenommen. Die für das Alter zuständigen Gene heißen **Gerontogene.** Ob Gerontogene schon von Geburt an vorhanden sind und im Verlauf des Lebens aktiviert werden (bei der *Progerie* – ☞ Abb. 24.5 – entsprechend schon im Kindesalter) und/oder ob „Langlebigkeitsgene" existieren, die durch Stoffwechselprodukte oder Gifte geschädigt werden und sodann den Alterungsprozess steuern, ist jedoch völlig unklar.

Zelluläre Theorien

Altersveränderungen sollen hiernach dadurch entstehen, dass Struktur und Inhalte von intakten Zellen durch Gifte des Zellstoffwechsels oder mechanische Beanspruchung geschädigt werden. Gut durch wissenschaftliche Befunde untermauert ist z.B. die *Theorie der freien Radikale.* Bei vielen Stoffwechselprozessen entstehen als giftige Nebenprodukte hoch aktive *Radikale* (☞ Abb. 2.11), die Membranproteine, Enzyme und DNA oxidieren und zerstören können. Entscheidend für die Funktion der Zellen ist deshalb die Fähigkeit, durch entgiftende Enzyme diese Radikale zu neutralisieren. Wissenschaftler konnten zeigen, dass der Gehalt dieser entgiftenden Enzyme (insbesondere *Superoxid-Dismutase, Katalase* und *Glutathion-Peroxidase*) in den Zellen einer Art sehr gut mit der Lebensspanne dieser Art korreliert. So enthalten z.B. Zellen der Menschenaffen bei etwa hälftiger Lebensspanne auch nur halb so viel dieser Enzyme wie menschliche Zellen. Diese Erkenntnisse möchten sich sog. **Anti-Aging-Strategien** mit der Inaktivierung von freien Radikalen durch Vitamine C, E und Beta-Karotin oder Spurenelemente zunutze machen (☞ auch 19.6.2).

Aktiv altern!

So unklar die molekularen Mechanismen des Alterns sind, so eindeutig ist, dass der Einzelne zum gesunden, erfolgreichen Altern beitragen kann. Altern muss nicht Abbau und Verlust bedeuten! Sich geistig und körperlich fit zu halten kann die Phase der Pflegeabhängigkeit bis ins hohe Alter verschieben. Während man früher alten Menschen Schonung und Reduzierung der Aktivitäten empfahl, weiß man heute, dass Fähigkeiten und Funktionen, die nicht benutzt werden, verkümmern. Sport ist im Alter vielleicht noch wichtiger als in jungen Jahren, wenn er den Möglichkeiten und Grenzen des alten Menschen gerecht wird. Sehr zu empfehlen sind Spaziergänge, Gruppenaktivitäten wie Tanzen, Volkstanzen oder Squaredance, (stationäres) Radfahren und Schwimmen – letzteres mit drei Ausrufezeichen.

24.1.3 Alterungsprozess und moderne Medizin

Die Alterungsprozesse bedrohen zunächst die Unabhängigkeit und *Lebensqualität* des Individuums, später aber auch die *Lebensfähigkeit* des Gesamtorganismus. Die moderne Medizin und Pflege können die Lebensfähigkeit oft

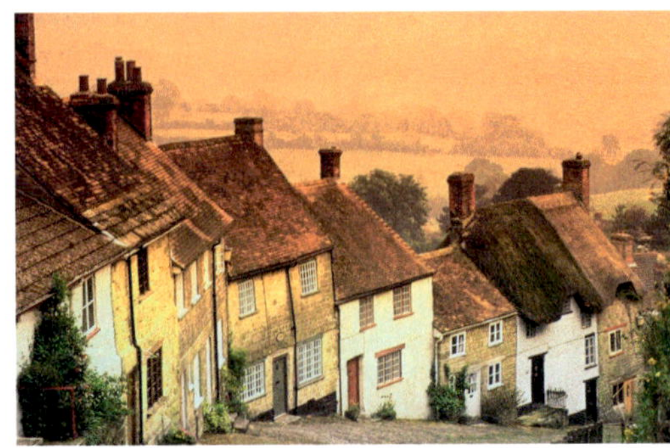

Abb. 24.1: Viele Geschichten und Illustrationen nähren das Bild von der guten alten Zeit, in der auch der ältere Mensch noch seinen Platz hatte und in Ruhe und Frieden alt werden konnte. Tatsächlich traf dies nur für einen kleinen Teil der Bevölkerung zu. [J520-237]

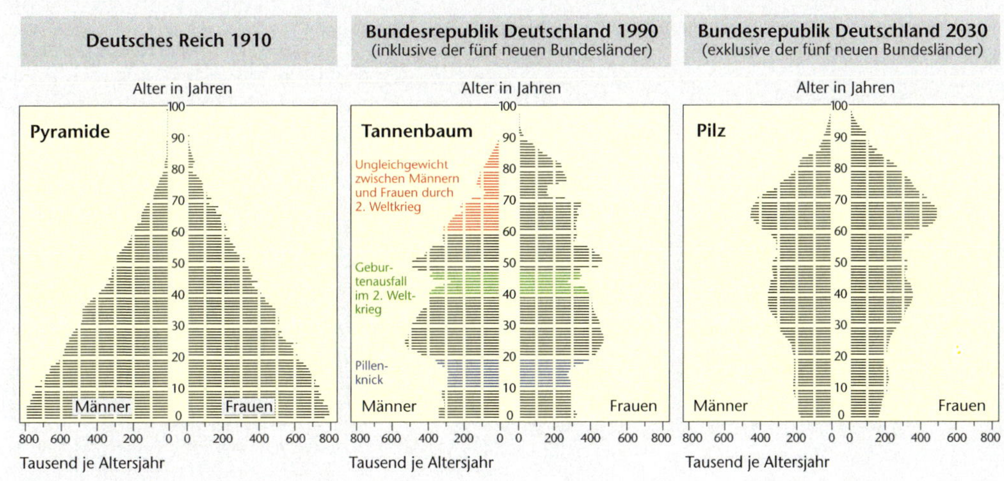

Abb. 24.2: Bevölkerungsaufbau in Deutschland 1910 (Pyramidenform), 1990 (Zwiebelform) und – geschätzt – 2030 (Pilzform). [W193]

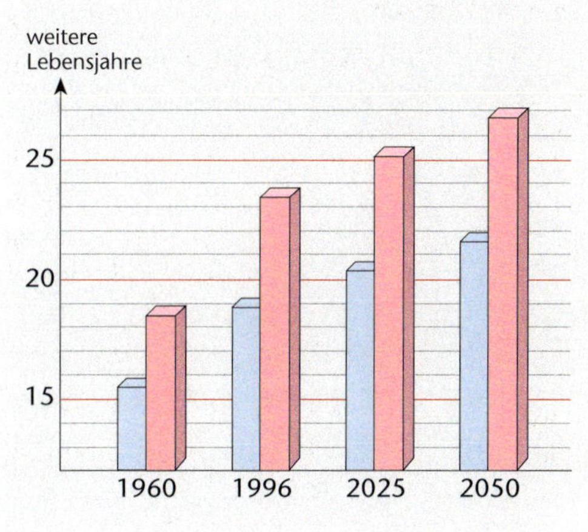

Abb. 24.3: Entwicklung der Lebenserwartung bei Männern (blau) und Frauen (rot), wenn das 60. Lebensjahr erreicht wurde (Werte für 2025 und 2050 geschätzt). [W193]

noch um Jahre erhalten, häufig allerdings um den Preis einer deutlichen Minderung der Lebensqualität – man denke etwa an den Nierenkranken an der Dialysemaschine, den chronisch gelähmten Patienten nach Schlaganfall oder den dementen Patienten (☞ 24.4.2) im Altenheim. Entsprechend sind uns die Bilder an Apparate gefesselter älterer Patienten geläufig, die qualvoll ihre letzten Lebensmonate durchleben.

Im Gegensatz dazu ergibt sich aus vielen Geschichten und Legenden der Eindruck, dass die Menschen früher meist „in Frieden" sterben durften, sozusagen beim Mittagsschlaf auf der Gartenbank vom Herzschlag getroffen wurden. Dieses Bild entspricht dem idealtypischen Alterungsverlauf (Linie 5 in Abb. 24.5), traf aber nur für ganz Wenige zu: Zum einen starb die Mehrzahl der Menschen früh, als Säugling, als Kind oder Millionen Frauen an den Komplikationen von Niederkunft und Wochenbett. Zum anderen bedeuteten viele heute behandelbare Leiden jahrelanges qualvolles Siechtum bis zum Tod: die Herzinsuffizienz und die Gicht seien als Beispiele genannt. Die heute mögliche medikamentöse oder chirurgische Schmerzbekämpfung oder -linderung war früher praktisch nie machbar. Richtig ist aber auch, dass es unsere moderne Medizin trotz ihrer ausgefeilten therapeutischen Möglichkeiten kaum jemals schafft, dass die Menschen in Frieden und ohne Leiden sterben können.

24.1.4 Demographische Aspekte des Alterns

Während die durchschnittliche Lebenserwartung von der Antike bis ins 16. Jahrhundert durch die hohe Säuglings- und Kindersterblichkeit noch bei rund 20 Jahren gelegen hat, beträgt sie heute in Mitteleuropa rund 75 Jahre. Entsprechend dem Statistischen Bundesamt in Deutschland (Juli 2 000) liegt die Lebenserwartung eines neugeborenen Jungen heute bei 74,4 und die eines Mädchens in Deutschland bei 80,5 Jahren. Ist erst einmal das 60. Lebensjahr erreicht, sind diese Zahlen noch höher (☞ Abb. 24.2). Eindrücklich ist der höhere Frauenanteil bei den alten und sehr alten Menschen: Das Verhältnis Männer zu Frauen stieg im Jahr 1992 von 100 : 111 bei den unter 60-Jährigen auf 100 : 600 bei den über 100-Jährigen. Besonders haben in den letzten Jahren die Hochbetagten zugenommen. 1970 gab es in der Bundesrepublik Deutschland und in der damaligen DDR 1,53 Millionen Menschen von 80 Jahren und älter. 20 Jahre später sind dies bereits 3,08 Millionen. So hat der Altersaufbau der deutschen Bevölkerung von der *Pyramidenform* zu Anfang des vorigen Jahrhunderts, bei der die zahlreichen Kinder und Jugendlichen die Basis und die älteren Menschen die Spitze bildeten, am Ende des vorigen Jahrhunderts zur *Zwiebelform* gewechselt, in der die 35- bis 64-Jährigen dominieren. Schätzungen zufolge wird er im Jahr 2030 durch das Überwiegen alter Menschen *Pilzform* annehmen.

Aufgrund dieses „Alterns eines Volkes" nimmt die Zahl pflegebedürftiger Menschen stark zu. Zurzeit sind ca. 1,2 Millionen Menschen in Privathaushalten und 0,5 Millionen in Heimen pflegebedürftig.

24.1.5 Biographisches und biologisches Alter

Wie erwähnt, beschleunigen Umweltfaktoren – also Lebensstil wie auch einschneidende Lebensereignisse *(life events)* – den genetisch vorherbestimmten Alterungsprozess (☞ 5.2). So erklärt sich das häufig zu beobachtende Phänomen, dass zwei Menschen unterschiedlich gealtert sind, obwohl sie im gleichen Jahr geboren wurden. Die Gerontologie unterscheidet daher zwischen **biographischem** bzw. *chronologischem* Alter und **biologischem Alter.**

Das biographische Alter bezeichnet das am Kalender ablesbare Alter eines Menschen. Demgegenüber informiert das nur zu schätzende biologische Alter über den aktuellen Gesundheitszustand und die Belastbarkeit eines Menschen.

- Ein biographisch 85-Jähriger, aber biologisch 75-Jähriger ist überdurchschnittlich rüstig und evtl. auch für große Operationen ohne Einschränkung geeignet
- Ein biographisch 71-Jähriger, aber biologisch 80-Jähriger ist vorgealtert, sein Organismus wenig anpassungsfähig.

24.1.6 Soziales Altern

Der Begriff des biologischen Alterns berücksichtigt nicht, dass das Alter(n) vom Einzelnen sehr unterschiedlich erlebt wird und die Lebensqualität im Alter entscheidend von der Familie und vom sozialen Umfeld, z.B. den Freunden, abhängt. Es gilt deshalb, die für das positive Erleben des Alterns notwendige soziale Kompetenz zu stützen und – etwa nach einem Schlaganfall – so weit wie irgend möglich wiederherzustellen.

Auch die heute viele Alte belastende *Vereinsamung* hat den gleichen Effekt: Besonders kommunikative und soziale Fähigkeiten werden nicht mehr in Anspruch genommen, verkümmern und gehen schließlich verloren. Die bei vielen Alten, insbesondere Witwen, vorhandene (relative) materielle Armut verstärkt den hierdurch in Gang gesetzten Teufelskreis von

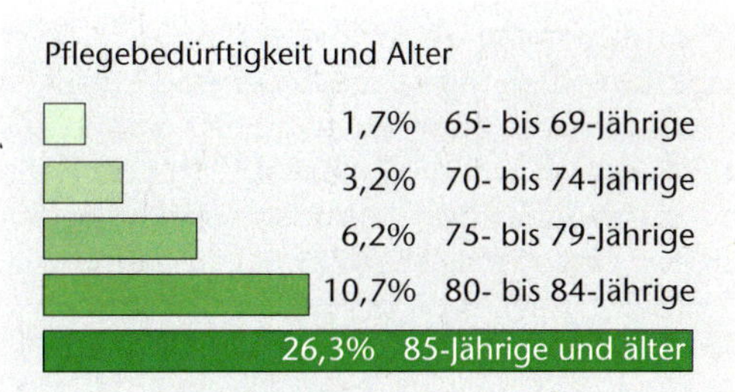

Abb. 24.4: Die Pflegebedürftigkeit im Alter ist stark altersabhängig. Entsprechend sind Heimbewohner bei Aufnahme in Altenpflegeeinrichtungen typischerweise 80-jährig und älter.

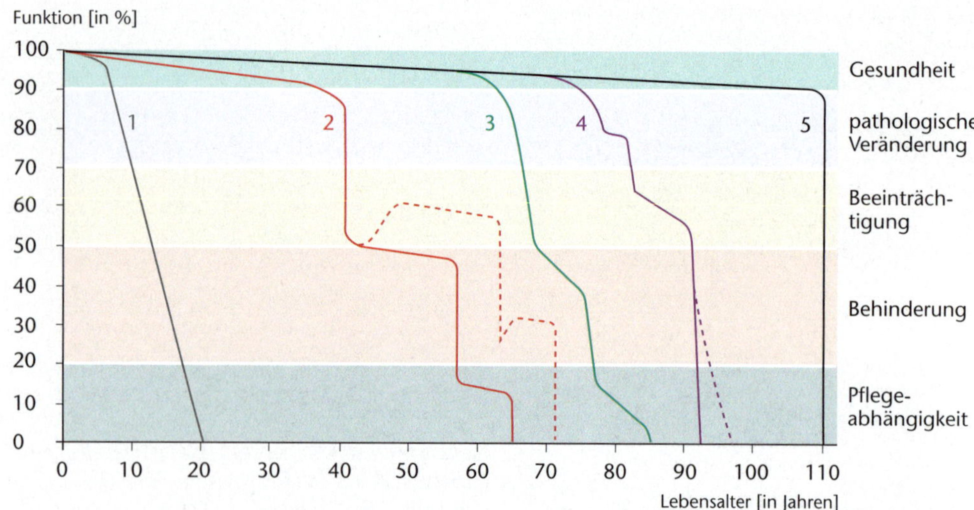

Abb. 24.5: Verschiedene Alterungsverläufe (verändert nach Nikolaus und Zahn). ***Linie 1:*** Stark beschleunigter Alterungsprozess ab dem 6. Lebensjahr bei der Progerie (vorzeitige Vergreisung). ***Linie 2:*** Risikofaktoren (Bluthochdruck, erhöhte Blutfette, Nikotin) führen zu einer schnelleren Alterung. Nach einem Akutereignis (z.B. Schlaganfall) kann durch therapeutische Intervention eine Besserung von Lebenserwartung und -qualität erreicht werden (gestrichelte Linie). ***Linie 3:*** Rasche Funktionsbeeinträchtigung, wie sie für Demenzkranke typisch ist. Auffallend ist die lange Phase der Behinderung und Pflegeabhägigkeit. ***Linie 4:*** „Normales" Altern. Bis ins hohe Alter bestehen nur leichte Beeinträchtigungen. Die Phase von Behinderung und Pflegeabhängigkeit ist auf wenige Monate beschränkt (durch medizinische Therapien oft aber erheblich verlängert). ***Linie 5:*** Idealtypischer Verlauf des Alterns („bei guter Gesundheit in hohem Alter auf der Parkbank friedlich entschlafen").

Einengung, Isolation und sozialem Kompetenzverlust, da die verbleibenden sozialen Kontaktmöglichkeiten (Kaffeekränzchen, Busreisen, Konzerte) Geld kosten. In diesem Sinn kann in Analogie zum biologischen Altern vom **sozialen Altern** gesprochen werden, womit insbesondere der Verlust psychophysischer Lebenskräfte und damit sozialer Aktionsmöglichkeiten gemeint ist.

Umgebung fördert oder behindert

Eine ungünstige soziale Umgebung führt zum vorzeitigen Abbau psychophysischer Lebenskräfte, beschleunigt also den Alterungsprozess.

Klischees über das Sozialleben der Alten

Den Sozialkontakten im Alter kommt also besondere Bedeutung zu. Allerdings erschweren Klischees die unvoreingenommene Diskussion der Probleme vieler Älterer: sowohl die **Disengagement-Theorie** des Alterns, die besagt, dass derjenige glücklicher und zufriedener altert, der sich zurückziehen kann, wie auch die modernere **Aktivitätstheorie**, die ein zufriedenes Altern nur bei vielfältigen Sozialkontakten für möglich hält, sind einseitig. Vielmehr zeigt es sich, dass nicht die Menge an Kontakten, sondern deren *Qualität* entscheidend ist. Je nach Persönlichkeit, Vergangenheit und aktueller Lebenssituation reagiert jeder Einzelne zudem anders: so altert der eine zufriedener, wenn er wenig Kontakte hat, dafür aber in privaten Hobbies stark engagiert ist, der andere, wenn Kontakte ihm hinreichend Anregung und Aufgaben bieten, etwa bei der Enkelbetreuung oder Vereinsarbeit.

Auch das Bild vom gewollten Rückzug auf die Familie im Alter ist nicht ohne weiteres haltbar: Viele ältere Menschen in Mitteleuropa bevorzugen *Intimität auf Abstand,* für sie sind Freundeskreis, Bekanntenkreis und Vereine wesentlicher.

24.1.7 Wie geht unsere Gesellschaft mit dem Altern um?

Vielleicht ist es eine pauschale Verallgemeinerung, wenn oft behauptet wird, frühere Zeiten und Kulturen zollten dem älteren Menschen besondere Ehrerbietung. Dennoch hatten die sozial oben stehenden Älteren, der „Ältestenrat" eines Dorfes, der älteste (Mann) einer Herrscherfamilie uneingeschränkt das Sagen – ihr sozialer Status wurde einzig durch körperliche Hinfälligkeit oder Tod beendet.

Unsere Zeit dagegen wertet das Altern kontinuierlich ab, was sich mit der stetigen Vorverlegung des tatsächlichen Ruhestandsbeginns von 65 auf derzeit 58 Jahre noch verstärkt hat. Ältere Menschen geraten in unserer leistungsorientierten Gesellschaft rasch zu angeblichen „Blockierern von Arbeitsplätzen". Bezeichnungen wie „Rentenlast" oder „Pflegelast" unterstreichen diese negative Sicht. Ein immer früherer Ruhestand und eine immer längere Lebenserwartung führen zu einer Schere von oft 15–20 Jahren, in dem der Ältere aus dem aktiven Berufs- und gesellschaftlichen Leben ausgegrenzt ist.

Diese Ausgrenzung der Älteren spiegelt sich auch in den Medien und in besonderem Maße in der Werbung wider, wo junge Menschen dominieren und ältere kaum soziale Autorität einnehmen. Interessanterweise ist das Bild des älteren Mannes dabei im Allgemeinen noch deutlich positiver als das der älteren Frau.

Seniorenschutzbund „Graue Panther"

Das sog. *Pantherlied: „Wir sind die grauen Panther, wir sind noch recht mobil, wir leben noch das Leben und haben auch ein Ziel."* reflektiert die Zielsetzungen des vor mehr als 25 Jahren gegründeten Seniorenschutzbundes und appelliert an die Gesellschaft und die Politik, der Altersdiskriminierung, Entmündigung und Ab-schieben des alten Menschen Einhalt zu bieten. Die Gründerin dieses Vereins hat Denkanstöße geliefert, dass alte Menschen in sozialen, politischen und gesundheitspolitischen Dingen eine Lobby brauchen.

24.1.8 Wie erlebt der Einzelne das Älterwerden?

So verschieden die Menschen sind, so individuell erleben sie ihren „Ruhestand". Dennoch gibt es gemeinsame Problemfelder.

Krise Berentung

Wenn Abschied vom Berufsleben genommen wird, dominieren nach außen hin Erleichterung und Vorfreude auf das Kommende. Tatsächlich entpuppt sich dieser Wendepunkt im Leben sehr oft innerhalb weniger Monate als Lebenskrise: Jahrzehntelang waren Alltag wie Jahreszyklus klar strukturiert und damit – selbst wenn der Beruf als Last empfunden wurde – auch sinnerfüllt. Von diesem „Taktgeber" und „Sinnstifter" gilt es abrupt Abschied zu nehmen. Der Betroffene muss von heute auf morgen seinen Tagesablauf selbst gestalten.

Nicht nur für den Rentner selbst, sondern auch für dessen Partner ist die Umstellung häufig eine Belastung. Die meisten Ehefrauen

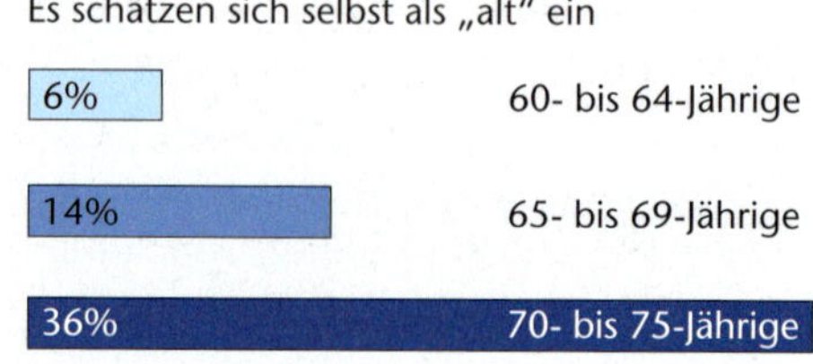

Abb. 24.6: Erst bei einem erheblichen Verlust von Gesundheit, Lebenskräften und Aktionsmöglichkeiten schätzt sich der Einzelne selbst als alt ein: Erst jenseits des 70. Lebensjahres wird das Altern auch als „solches" empfunden.

klagen, dass sie sich ihre Zeit nicht mehr selbst einteilen können und fühlen sich vom Ehemann kontrolliert und bei der Hausarbeit eher gestört als entlastet. Die Verrentung kann so zur Ehekrise werden.

Sind keine finanziellen Reserven vorhanden, macht sich auch das geschrumpfte Einkommen empfindlich bemerkbar.

Berentung – Krise und Chance
Die Berentung stellt eine existentielle Krise des Neurentners wie auch seiner Partnerschaft dar. Ihre erfolgreiche Bewältigung ist Voraussetzung für ein positiv erlebtes Alter.

Krise Krankheit

Je nach Konstitution und innerer Einstellung verlagert sich der Fokus vieler Rentner häufig unbewusst immer mehr auf den Gesundheitszustand. Dadurch ballen sich im Extremfall tatsächliche und subjektiv wahrgenommene Beschwerdebilder zu einem kaum entwirrbaren Knäuel pflegerisch-medizinischer Hilfsbedürftigkeit zusammen. Hinzu treten die sich häufenden Gesundheitsprobleme infolge des Alterungsprozesses bis hin zur *Multimorbidität.*

Ein anderer Lebenssinn als die Bewältigung des gefährdeten Gesundheitszustandes (des eigenen wie unter Umständen auch desjenigen des Partners) und die völlige Fixierung des Alltags auf das Management der Krankheiten scheint nicht mehr zu existieren.

Krise Tod des Partners

Noch eingreifender ist der Tod des Ehepartners. Der Hinterbliebene fühlt sich oft wie gelähmt, leer und sinnlos. In dieser Situation verstärken sich subjektiv und/oder tatsächlich viele Gesundheitsprobleme. Wie Studien nachgewiesen haben, ist die Sterberate frisch verwitweter Frauen über 2–3 Jahre erhöht.

Vielen Witwen und Witwern gelingt es aber nach einer gewissen Trauerzeit (½–2 Jahre), sich neuen Lebensinhalten zuzuwenden und zu einem neuen Lebensrhythmus zu finden. So kann eine Seniorensportgruppe positive Körpererfahrungen (wieder-)bringen. Noch wichtiger ist ein (neu geknüpftes) Netz sozialer Kontakte, wo sich die Hinterbliebenen in ihrem Selbst bestätigt finden.

Eigene Sicht entscheidend
Nach heutiger Kenntnis ist das „Sinnfinden" im Alter oder, anders ausgedrückt, die erfolgreiche Anpassung an die veränderten Lebensbedingungen im Alter weniger stark von den tatsächlichen Problemen wie Rentenhöhe, Krankheiten oder Einsamkeit, als vielmehr von der Bewertung der Situation durch das Individuum abhängig.

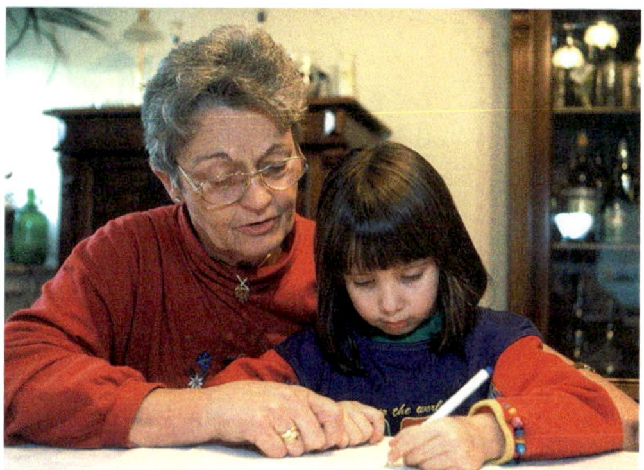

Abb. 24.7: Sinn in ihrem Leben zu behalten fällt Älteren auch dann leichter, wenn sie die Nähe zu Enkeln und Urenkel erleben können. [K157]

„Sinnstiften" bedeutet demnach, dem alten Menschen sein Leben „bewerten zu helfen": ein oft auch als **Biographiearbeit** bezeichneter aktiver Prozess, bei dem das Individuum seine Chancen und Problemlösungsmöglichkeiten erkennt und wahrnimmt. Die Pflegenden – insbesondere in der Altenpflege – können hierzu einen wesentlichen Beitrag leisten, indem Sie die Betroffenen bei der Suche nach neuen Lebenszielen unterstützen.

24.1.9 Gerontologie und Geriatrie

Mit **Gerontologie** (*Alternsforschung,* von griechisch geron = Alter, Greis und logos = Lehre) bezeichnet man die Wissenschaft, die sich mit den körperlichen, seelischen und sozialen Vorgängen des Alterns beschäftigt. Die **Geriatrie** *(Altersheilkunde),* die Lehre von den Krankheiten des alternden Menschen und ihrer Behandlung, ist gewissermaßen der medizinische Zweig der Gerontologie.

24.2 Die Veränderungen der Organsysteme im Alter

Obwohl der Alterungsprozess nicht gleichbedeutend mit Krankheit ist, erkranken alte Menschen doch viel häufiger und trotz bester Therapie viel häufiger ohne Heilung. Ganz im Vordergrund stehen Herz-Kreislauf-Erkrankungen, Tumorerkrankungen, degenerative Gelenkerkrankungen und Störungen der ZNS-Funktionen.

24.2.1 Herz-Kreislauf-System

Herz-Kreislauf-Erkrankungen verursachen häufig körperliche Behinderungen im Alter, und bei den Todesursachen stehen sie an erster Stelle.

Im Alter zunehmende *arteriosklerotische Veränderungen* (☞ 16.1.4) führen dazu, dass der Blutdruck im Alter sowohl zu einer diastolischen als auch zu einer systolischen Erhöhung tendiert. Die Kreislaufreflexe, z.B. beim Aufstehen aus dem Liegen, sind beim älteren Menschen durch die unelastisch gewordenen Gefäße verlangsamt. Reaktionen des vegetativen Nervensystems sind verzögert. Dies erklärt den häufigen Blutdruckabfall älterer Menschen beim Aufrichten oder längerem Stehen *(orthostatische Dysregulation).*

Auch die Kraft des Herzmuskels, Schlagvolumen und Herz-Minuten-Volumen sinken stufenweise ab. Bei körperlicher Belastung können Herzschlagvolumen wie Herzfrequenz nicht in gleicher Weise wie in jüngeren Jahren gesteigert werden, da die Rezeptoren des vegetativen Nervensystems (☞ 11.12) vermindert ansprechen. Ab dem 70. Lebensjahr ist eine *Linksherzhypertrophie* (Längen- und Dickenwachstum der Muskelfasern des linken Herzens ☞ 15.3.2) sehr häufig. Die koronare Herzkrankheit (☞ 15.7.2) und Herzinfarkte (☞ 15.7.3) nehmen mit dem Alter zu, wobei die Diagnostik gleichzeitig schwieriger wird, weil beim alten Menschen die typischen Beschwerden fehlen können.

24.2.2 Die Atmungsorgane

Die Elastizität der Lunge nimmt mit zunehmendem Alter allmählich ab. Alle wichtigen Parameter der *Lungenfunktion* (☞ 17.8.5) verschlechtern sich deutlich (die Vitalkapazität z.B. um 44%). Auch das Flimmerepithel der Atemwege, das der Selbstreinigung dient, vermindert sich. Zusammen mit der Verminderung der Abwehr im Alter (☞ 24.2.9) bahnt dies den Weg für gefährliche Pneumonien. Auch die hohe Empfänglichkeit im Alter für eine Virusgrippe kann zur viralen oder (sekundär) bakteriellen Pneumonie führen. Dies unterstreicht die Bedeutung der *Grippeimpfung* für Ältere. Die Brustkorbbeweglichkeit und damit die Atembewegungen sind eingeschränkt. Bedingt durch die enorme Leistungsreserve des Lungenorgans, fühlen sich aber nur ältere Menschen mit Lungenschädigungen, z.B. infolge chronischen Rauchens, im Alltag eingeschränkt.

24.2.3 Bewegungsapparat

Vom 20. bis 70. Lebensalter schrumpfen Frauen und in geringerem Umfang auch Männer in der Länge um bis zu 5 cm, vor allem durch ein Zusammenrücken der Wirbelkörper infolge einer Schrumpfung der Bandscheiben.

Knochen. Mit zunehmendem Alter werden die Knochen (besonders der Wirbelsäule und Hüfte) instabiler und durch Mineralverlust poröser (*Osteoporose* ☞ 7.1.6). Frauen sind aufgrund der starken Abnahme der Geschlechtshormone nach den Wechseljahren stärker von der Osteoporose betroffen als Männer. Bewegungsmangel und unzureichende Kalziumzufuhr (☞ 19.7.1) in der Ernäh-

24

rung in den Jahrzehnten vor dem Ruhestand verstärken den Knochenabbau im Alter.

Gelenke. Auch die Knorpelschicht der Gelenke wird dünner und unelastischer. Sie verliert ihre Glattheit an Stellen höchster Belastung, und viele ältere Menschen leiden unter einer *Arthrose* (am häufigsten im Hüftgelenk = *Coxarthrose* ☞ 4.3.5).

Muskulatur. Die Muskelmasse eines Erwachsenen vermindert sich jährlich um ca. 0,5 %. Die geschwundenen Muskeln werden dabei in der Regel durch Fett ersetzt. Der Kraftverlust betrifft nicht einheitlich die gesamte Muskulatur, sondern es lässt z.B. besonders die Muskelkraft der Dorsalflexoren der Füße (Fußheber-Muskeln) stark nach. Dies begünstigt das Stolpern über die Fußspitze.

Medizinisches Problem Immobilität

Viele ältere Menschen leiden unter *Bewegungseinschränkungen* bis hin zur *Bettlägerigkeit*.

Ursachen sind aber nicht nur die schon erwähnten verschleiß- und altersbedingten Veränderungen des Bewegungsapparates, sondern auch Gangunsicherheiten durch eine vornübergeneigte, ungünstige Körperhaltung, durch neurologische Störungen (Schlaganfall ☞ 11.15.8, Morbus Parkinson ☞ 10.4.6, Polyneuropathien ☞ 10.2.6), durch Durchblutungsstörungen in den Beinen oder durch Sehbehinderungen. Führen Bewegungseinschränkungen zur Bettlägerigkeit, sind ohne höchsten Pflegeaufwand Komplikationen fast die Regel, vor allem:

- Dekubitus ☞ 9.5.6
- Muskelatrophien ☞ 7.3.8 und Osteoporose ☞ 7.4
- Darmverstopfung *(Obstipation)* ☞ 18.8.7
- Thrombosen und Lungenembolien ☞ 14.5.7
- Lungenentzündung *(Pneumonie)* ☞ 17.11.2.

Jede länger dauernde Immobilität beeinträchtigt auch stark das seelische Befinden. Die psychischen Reaktionen der Patienten reichen von aggressivem Verhalten gegenüber sich selbst und anderen (Pflegenden!) über eine Depression bis zu Passivität und Rückzug in kindliche Verhaltensmuster *(Regression)*. Um die Betroffenen aus diesem Teufelskreis herauszuholen, helfen krankengymnastische Übungsprogramme:

- Während Einzelgymnastik ein Eingehen auf den Patienten ermöglicht, entstehen bei der Gruppengymnastik soziale Kontakte, die ihrerseits die Mobilität des Patienten fördern
- Bei den täglichen Aktivitäten, z.B. der Körperpflege, soll der Betroffene so viel wie möglich selbst machen
- Viele Patienten *fühlen* sich einfach unsicher. Dann hilft es, Bewegungsabläufe immer und immer wieder zu üben (z.B. das Benutzen von Treppen).

Stürze

Mit der Immobilität gehen oft wiederholte *Stürze* einher, die – abgesehen von den Verletzungen – die Unsicherheit und Immobilität des Patienten weiter verstärken und häufig die Einweisung in ein Krankenhaus oder den Umzug in ein Altenheim begründen.

Risiko Krankenhauseinweisung

Im Krankenhaus passiert die überwiegende Zahl der Stürze in der ersten Woche nach der Einweisung. Zu hohe oder zu niedrige Betten sowie übersteigbare Steckgitter erhöhen das Risiko.

Die Pflegenden können dieses Risiko durch sorgfältige Beobachtung des älteren Patienten einschätzen und minimieren, z.B. indem sie mit ihm den Gang zur Toilette oder das Auffinden des Lichtschalters im Dunklen üben.

Zu Stürzen führen – abgesehen von den bereits erwähnten Ursachen einer Immobilität – auch Schwindel (☞ 24.3.5), Sekunden dauernde, plötzlich eintretende Bewusstseinsverluste (*Synkopen* ☞ 15.5.6), Blutdruckregulationsstörungen und der Wechsel in eine ungewohnte Umgebung.

Gefährlich: Stürze im Alter

Stürze sind oft folgenschwer: Von jenen älteren Patienten, die zu Hause stürzen und ins Krankenhaus aufgenommen werden müssen, versterben 50 % innerhalb von 12 Monaten, von jenen, die vom Heim aus ins Krankenhaus verlegt werden, ist die Hälfte bereits nach 6 Monaten verstorben.

	Sinkt um ...	Daraus resultierende mögliche Probleme
Gehirngewicht	44 %	Sinkende Gedächtnisleistung
Gehirndurchblutung	20 %	Geringere Reserve, z.B. bei medizinischen Eingriffen (OP)
Nervenleitungsgeschwindigkeit	10 %	Herabsetzung der Reaktionsgeschwindigkeit
Anzahl der Geschmacksknospen	65 %	Unlust am Essen („alles schmeckt fade")
Maximaler Pulsschlag	25 %	Geringere körperliche Leistung
Herzschlagvolumen in Ruhe	30 %	
Nierenfiltrationsleistung Nierendurchblutung	31 % 50 %	Langsamere Ausscheidung von Medikamenten (☞ 24.5)
Maximale Sauerstoff-Aufnahme des Blutes Maximale Ventilationsrate	60 % 47 %	Geringere Leistungsreserven z.B. in Höhenlagen
Vitalkapazität (☞ Abb. 17.21)	44 %	Einschränkung z.B. der OP-Fähigkeit
Mineralgehalt der Knochen • Frauen • Männer	 30 % 15 %	Osteoporose (☞ 7.1.6) mit Gefahr *pathologischer Frakturen* (☞ 7.1.8)
Muskelmasse	30 %	Geringere körperliche Leistungskraft, z.B. reduzierte Handmuskelkraft; höhere Verletzungsanfälligkeit der Muskulatur
Maximale körperliche Dauerleistung	30 %	
Grundstoffwechsel	16 %	Übergewicht bei nicht angepasster Ernährung
Gesamtkörperwasser	18 %	Gehäufte Probleme im Wasserhaushalt
Fähigkeit zur Blut-pH-Regulation	80 %	Höhere Risiken bei medizinischen Eingriffen

Tab. 24.8: Übersicht über die Abnahme von Organfunktionen zwischen dem 30. und dem 75. Lebensjahr (Prozentwerte nach Sloane, 1992). Kennzeichnend ist nicht nur der zahlenmäßige Funktionsverlust vieler Organe, sondern auch die generelle Abnahme der Anpassungsfähigkeit der einzelnen Organsysteme mit steigendem Alter.

24.2.4 Verdauungssystem und Leber

Im Vordergrund stehen der häufig parodontosebedingte *Zahnverlust* (☞ 18.2.2) und die damit verbundene Einschränkung der Kaufunktion.

Teil- und Vollprothesen können die *Kauleistung* oft weitgehend wieder gewährleisten. Allerdings bilden sich die Kiefer, und hier insbesondere die *Alveolarfortsätze* (☞ Abb. 18.13), nach Entfernung der eigenen Zähne weiter zurück, so dass sich Prothesen allmählich lockern und häufig schon nach wenigen Jahren erneuert werden müssen.

Die Leistungsfähigkeit von Leber und Bauchspeicheldrüse nimmt durch *Atrophie* (☞ Kap. 5.3) ab, was sich in einer verminderten Toleranz gegenüber Alkohol, einem verzögerten Abbau in der Leber verstoffwechselter Substanzen (z.B. Medikamente ☞ 24.5) und einem erhöhten Blutzucker zeigen kann (nicht umsonst sprach man lange von „Alterszucker" oder „Altersdiabetes"). Auch die Darmflora verändert sich. Die typischen Bifidusflora (unter Sauerstoffabschluss wachsende Stäbchenbakterien) geht zurück, einer der Gründe für die *Verstopfungsneigung* bei Älteren.

Nährstoffbedarf

Beim über 70-Jährigen ist der Kalorienbedarf auf rund 70 % des Kalorienbedarfes beim

20-Jährigen vermindert. Da aber der Bedarf an Eiweiß unverändert bleibt, muss die Zufuhr an Kohlenhydraten und Fetten im Alter um 40–50% absinken! Viele ältere Menschen berücksichtigen dies oft intuitiv. Einige, und hier insbesondere allein stehende Männer, ernähren sich aber oft einseitig, so dass der Bedarf an Nährstoffen nicht gedeckt und gleichzeitig Übergewicht begünstigt wird. Umgekehrt sind besonders in Heimen nicht wenige alte Menschen unterernährt. Spezielle Diäten oder eine *künstliche Ernährung* können dann notwendig werden.

Da auch der Vitamin- und Mineralstoffbedarf (insbesondere der Bedarf an Kalzium) nicht sinkt, muss die Nahrung bei älteren Menschen sorgfältiger zusammengestellt werden, am besten als eiweißreiche, fettarme Mischkost. Reichlich Ballaststoffe beugen der Obstipation vor.

Wasserbedarf

Der ältere Mensch empfindet Durst meist nicht mehr so stark wie der jüngere. Ein Zuwenig an Flüssigkeit kann nicht nur eine Obstipation, sondern durch eine Austrocknung *(Exsikkose)* einen Natriummangel (☞ 20.8.1) mit akuter Verwirrtheit, Fieber und einer zu geringen Urinproduktion (Oligurie) hervorrufen. Auf eine ausreichende tägliche Trinkmenge von 1,5–2 l ist zu achten (Ausnahme: bei Herz- und Niereninsuffizienz ☞ 15.6.4 bzw. 20.6.2 verordnet der Arzt oft eine Trinkmengenbeschränkung).

24.2.5 Nieren und ableitende Harnwege

Auch die Leistung der Nieren nimmt mit steigendem Alter ab. So sinkt die Zahl der *Nierenkörperchen* (☞ 20.1.4) zwischen dem 30. und 70. Lebensjahr um 35%. Hinzu kommt eine verminderte Nierendurchblutung durch Veränderungen der Nierenarterien und Abnahme des Herz-Minuten-Volumens. Als Faustregel kann gelten, dass die glomeruläre Filtrationsrate (☞ 20.2.1) bei einem 80-Jährigen nur noch die Hälfte von der eines 20-Jährigen beträgt.

Bei der Harnblase nimmt mit zunehmendem Alter der Tonus (die Blasenmuskelspannung) zu und ihr Fassungsvermögen ab. Dies macht sich zuerst nachts bemerkbar. Mitbedingt durch die nachlassende Herzfunktion (die dadurch häufigen Ödemen werden beim nächtlichen Liegen wieder ins Gefäßsystem aufgenommen) und einer Vergrößerung der Prostata bei Männern (☞ 24.2.6) müssen zwei Drittel der über 65-Jährigen nachts mehrfach die Toilette aufsuchen (Nykturie). In der Hälfte der Fälle ist die *Drangzeit* (Zeit, in der der Harn gehalten werden kann) verkürzt, weshalb 30% zumindest zeitweise Inkontinenzbeschwerden (☞ 20.5.5) haben.

Dosierungen an das Alter anpassen!
Die Altersveränderungen der Nieren müssen bei der Pharmakotherapie berücksichtigt werden, da viele Medikamente renal (über die Niere) ausgeschieden werden: Weil ihre Ausscheidungsleistung stark nachlässt, kann es bei „normaler" Dosierung zur Arzneimittelanreicherung und Vergiftung kommen (☞ 24.5).

24.2.6 Blutbildung

Primär ist die Blutbildung im Knochenmark altersbedingt nicht verändert. Nach neuen Erkenntnissen steigt aber im hohen Alter der Eisenmangel durch ungenügende Zufuhr, abnehmende Resorption oder unentdeckte Blutverluste im Darm deutlich an. Es entsteht so eine **Eisenmangelanämie** (☞ 14.2.7), die eine alterstypische Müdigkeit und Antriebslosigkeit gut erklären könnte, an die aber selten gedacht wird.

24.2.7 Hormonsystem

Die Alterungsvorgänge des Hormonsystems verlaufen bei der Frau durch das *Klimakterium* (☞ 21.2.8) einschneidend: Während der Wechseljahre und nach der Menopause (d.h. der letzten Regelblutung) sinkt der Spiegel an weiblichen Geschlechtshormonen deutlich ab. Dies führt nicht nur zum Erlöschen der Fruchtbarkeit und zu den typischen „Wechseljahrbeschwerden", sondern auch zu Veränderungen an den Genitalorganen, z.B. einem Dünnerwerden und Austrocknen der Scheidenschleimhaut.

Beim Mann hingegen verlaufen die Alterungsvorgänge des Hormonsystems unmerklich langsam. Zwar sinken die Testosteronkonzentration (☞ 21.1.3) und die Spermiogenese (☞ 21.1.4) im Alter deutlich ab, der Mann ist aber meist bis ins hohe Alter zeugungsfähig. Eine eigentliche „Andropause" gibt es insofern nicht.

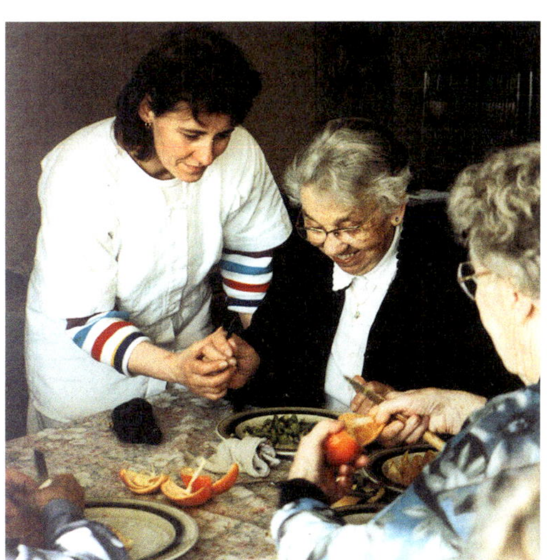

Abb. 24.9: Aufgrund des anderen Nährstoff- und Vitaminbedarfs des älteren Menschen bilden frisches Obst und Gemüse besonders wertvolle Bausteine der Ernährung. Besonders sinnvoll ist es, wenn die Betroffenen im Rahmen der aktivierenden Pflege selbst bei der Zubereitung helfen. [N340]

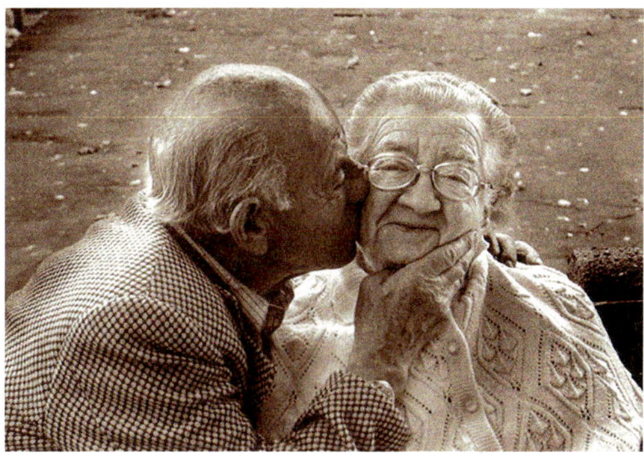

Abb. 24.10: Sichtbare Liebe zwischen Älteren ist für viele immer noch ein Tabuthema. [J520-228]

Auch die übrigen hormonellen Funktionen ändern sich im Alter. In der Regel ist dies aber klinisch nicht bedeutend, da z.B. der rund 15% niedrigeren Schilddrüsenhormonausschüttung ein entsprechend langsamerer Abbau gegenübersteht, wodurch die Blutspiegel im wesentlichen konstant bleiben. Hingegen hat die erniedrigte Glukosetoleranz im Alter, also die nachlassende Fähigkeit, auf eine Kohlenhydratgabe rasch die entsprechend notwendige Insulinmenge auszuschütten (☞ 19.2.2), große Bedeutung.

24.2.8 Sexuelle Funktion

Die Fähigkeit zum Geschlechtsverkehr (Koitus) bleibt beiden Geschlechtern erhalten. Der sexuelle Reaktionszyklus (☞ 21.3.6) verändert sich jedoch:

- Beim Mann lässt die Erektionsfähigkeit nach dem 50. Lebensjahr deutlich nach. Die Erektion erfordert intensivere Stimulation, woraus sich Versagensängste entwickeln können. Nach dem Orgasmuserlebnis erfolgt die Rückbildung viel rascher, und die *Refraktärzeit* (☞ Abb. 21.31) steigt
- Bei der Frau über 50 verzögert sich die Scheidenbefeuchtung in der Erregungsphase. Die Orgasmusphase ist in der Regel ebenfalls kürzer, und die Rückbildung der sexuellen Erregung erfolgt rascher
- Insbesondere Erkrankungen des Bewegungsapparates (z.B. Hüftarthrose ☞ 4.3.5) machen den Geschlechtsverkehr schmerzhaft oder unmöglich.

Ältere Menschen sind nicht asexuell
Alte Menschen, die in einer Paarbeziehung voller Zuneigung leben und/oder die in jüngeren Jahren ein aktives Sexualleben hatten, setzen dies auch im hohen Alter fort. Der Geschlechtsakt braucht aber in der Regel mehr Zeit und Stimulation und die Intervalle können größer werden.

Auffallend ist, dass nach dem Verlust des Partners besonders Männer sich um einen neuen Sexualpartner bemühen, während Frauen dies nur selten tun.

In Untersuchungen zeigt sich, dass viele Ältere ihr eigenes Sexualleben im Alter negativ bewerten. Diese Unzufriedenheit scheint sowohl durch den Partnermangel als auch durch die Situation in Altenheimen und Pflegeeinrichtungen verursacht, die fast alle Möglichkeiten zur sexuellen Aktivität vorenthalten.

24.2.9 Immunsystem

Sowohl die *humorale* als auch die *zelluläre Immunität* (☞ 6.1.1) lassen beim älteren Menschen nach. Insbesondere die Zahl der T-Lymphozyten nimmt um 25 % ab. Folge ist nicht nur eine erhöhte Infektgefährdung z.B. im Bereich der Atemwege, sondern auch eine Veränderung des klinischen Bildes bei Infektionen. Das sonst für Infektionen typische Fieber kann fehlen, und auch auf die *Leukozytose* als labordiagnostisches Zeichen bakterieller Infekte (☞ 14.3.5) ist kein hundertprozentiger Verlass mehr.

Tumorerkrankungen

Diskutiert wird auch, ob die Alterung des Immunsystems für den Anstieg der Tumorerkrankungen bei älteren Menschen (mit-)verantwortlich ist, da Tumorzellen nun weniger energisch von der Körperabwehr bekämpft werden können. Viele bösartige Tumoren nehmen mit dem Alter exponentiell zu.

Obwohl die aktuelle Lebensbedrohung z.B. durch einen ausgeprägten Bluthochdruck viel größer ist als durch die meisten Turmorerkrankungen (die Wachstums- und Metastasierungstendenz eines Tumors nimmt im Alter ab), empfinden viele alte Menschen die Diagnose Krebs als einen besonderen Schock, den sie kaum verarbeiten können. Der Umgang mit alten krebskranken Menschen erfordert daher von den Pflegenden eine besondere Sensibiltät und Bereitschaft zum geduldigen Zuhören und Helfen.

24.2.10 Sinnesorgane

Sehen. Bei fast allen Menschen beginnt zwischen dem 45. und dem 50. Lebensjahr die *Altersweitsichtigkeit* (Presbyopie ☞ 12.6.7 und Abb. 12.24). Die Betroffenen brauchen im Nahbereich eine Lesebrille. Außerdem reagieren die Pupillen langsamer auf einen Wechsel der Lichtverhältnisse und können sich insgesamt nicht mehr so weit öffnen. Verschärft durch den Funktionsverlust außen liegender Netzhautanteile bereitet das Sehen im Dunkeln Schwierigkeiten. Das Farbsehen lässt deutlich nach. Häufigste Sehstörungen im Alter sind der relativ gut behandelbare **graue Star** (Linsentrübung ☞ 12.6.4), der **grüne Star** (gesteigerter Augeninnendruck = Glaukom ☞ 12.6.2) und die **senile Makuladegeneration** (Schädigung der Netzhaut im Zentrum ☞ 12.6.3), die im Endstadium Erblindung bedeutet.

Hören. Auch der teilweise Verlust der Hörfähigkeit, vor allem im oberen Frequenzbereich, scheint eine unvermeidliche Konsequenz des Alterns zu sein (**Presbyakusis**, *Altersschwerhörigkeit*). Oberhalb von 4 000 Hz (also im oberen Sektor des Sprachbereichs 250–4 000 Hz) sinkt das Hörvermögen nach dem 30. Lebensjahr auf beiden Ohren alle 10 Jahre etwa um 10 dB (Dezibel). Typisch ist, dass der ältere Mensch zunächst das Klingeln des Telefons „überhört" und erst in späteren Stadien das Sprachverständnis – vor allem bei Nebengeräuschen – spürbar leidet.

Geschmack und Geruch. Bis zum 70. Lebensjahr büßt der Mensch etwa zwei Drittel seiner Geschmacksknospen ein, und auch der Geruchssinn lässt nach. Dies erklärt, weshalb viele alte Menschen über den angeblich „faden" Geschmack ihres Essens klagen.

Weitere Sinnesleistungen. Die Abnahme weiterer Sinnesleistungen wirft in erheblichem Maß auch medizinische Probleme auf:

- Abnahme der *Durstperzeption* (Perzeption = Wahrnehmung ☞ 24.2.4)
- Abnahme der *Temperaturwahrnehmung,* besonders für Kälte (☞ 24.2.12)
- Abnahme der *Schmerzwahrnehmung*
- Abnahme der *Propriozeption* (Tiefenempfindung im Bewegungsapparat), wodurch die Balancefähigkeit etwa beim Überwinden kleiner Hindernisse am Boden leidet.

24.2.11 Haut und Haare

Der Farbverlust der Haare wird zwar oftmals bereits recht früh sichtbar, ist aber medizinisch nicht von Bedeutung.

Bei der Haut bilden sich als erste Alterszeichen durch die Abnahme des Wassergehaltes und den Elastizitätsverlust so genannte *Krähenfüße* um die Augen und *Lachfalten* um die *Mundwinkel.* Die Haut wird schlaffer. Das Unterhautfettgewebe schwindet, und durch eine nachlassende Talgdrüsenaktivität wird die Haut trockener.

Viele ältere Menschen berichten über eine größere Verletzlichkeit der Haut bei gleichzeitig verlangsamter Wundheilung. Typisch sind auch bräunliche *Altersflecken,* die sich vor allem an Händen, Unterarmen und Unterschenkeln bilden und durch unregelmäßige Pigmentproduktion bedingt sind.

24.2.12 Regulation der Körpertemperatur

Die Fähigkeit zur Regulation der Körpertemperatur lässt bei älteren Menschen nach. Viele Ältere frieren deshalb häufig, manche haben aber auch ein eingeschränktes Kälteempfinden, so dass die Körperkerntemperatur auf unter 35,5 °C abfallen kann. Daher ist darauf zu achten, dass Ältere z.B. bei Spaziergängen angemessen bekleidet sind. Angehörige von älteren Alleinstehenden sollten gelegentlich die Wohnungstemperatur kontrollieren, da Studien ergeben haben, dass eine latente – dem Betroffenen nicht bewusste – Unterkühlung bei älteren Menschen häufig auftritt.

Sinnvoll: Temperaturreize
Zum Training der Anpassungsfähigkeit an wechselnde Temperaturen sind regelmäßige „Temperaturreize" sinnvoll. Ideal sind z.B. Wechselduschen an Beinen oder Armen.

24.3 Veränderungen der zentralnervösen und psychischen Funktionen

24.3.1 Alterung des Gehirns

Die Zahl der Nervenzellen im Gehirn nimmt während des ganzen Lebens ab, doch dieser Schwund erklärt nicht den klaren Abfall *messbarer* intellektueller Leistungen, der bei geistig Untrainierten ab dem 40. Lebensjahr und bei geistig Trainierten ab dem 70. Lebensjahr festzustellen ist. Von diesem Abfall sind die Gedächtnisleistungen, insbesondere das Kurzzeitgedächtnis, die Konzentrationsfähigkeit, die Schreibgeschwindigkeit und viele weitere

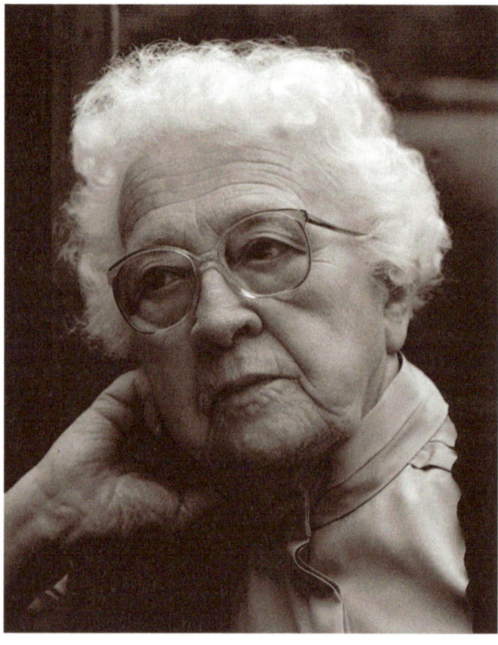

Abb. 24.11: Frau mit typischen Alterungszeichen von Haut und Haaren: Hautfalten durch den Elastizitätsverlust und die Abnahme des Wassergehaltes der Haut sowie schneeweißes, dünnes Haar. [O161]

schwer messbare Gehirnleistungen betroffen. Viel mehr als die Zahl der Nervenzellen sind für diesen Leistungsschwund die vielfältigen feingeweblichen Veränderungen maßgeblich:

- Eine relativ starke Abnahme von *Ganglienzellen* und *Astrozyten* (☞ 10.2.2)
- Eine Einlagerung eines „Alterspigments", des Lipofuszins
- Eine Verschmälerung der Hirnrinde
- Bindegewebige Verdickungen der *Hirnhäute* (☞ 11.15)
- Sog. senile Plaques und neurofibrilläre Degenerationen
- Eine Abnahme der *Transmitterausschüttung* (☞ 10.4.4).

24.3.2 Kognitive Funktionen

Nach dem heutigen Kenntnisstand lassen sich bei den *kognitiven* Funktionen (Kognition = Sammelbegriff für Wahrnehmung, Denken, Erkennen und Erinnern) zwei Gruppen bilden, die sich im Alter unterschiedlich verändern:

- Die erste Gruppe, *„kristallisierte Funktionen"* genannt, beinhaltet bildungs- und übungsabhängige Leistungen wie z.B. Wortverständnis und Sprachflüssigkeit. Sie nehmen mit biologischem Alter kaum ab und sind durch Aktivität und Training sogar noch steigerbar
- Die zweite Gruppe, *„flüssige Funktionen"* genannt, umfasst die abstrakten, inhaltsübergreifenden Grundfunktionen. Zu ihnen gehört das (sehr rasche) Entscheiden in unübersichtlicher Situation, die (mühelose) Gedächtnisbildung und (schnelle) Orientierung in neuen Umgebungen, Leistungen, die von einer flexiblen und raschen Informationsverarbeitung sehr abhängen. Diese Funktionen nehmen im Alter, vor allem in ihrer Geschwindigkeit, kontinuierlich ab.

Weniger ist mehr

Die *Verlangsamung* aller informationsverarbeitenden Prozesse im Alter hat Auswirkung auf die Pflege: in allen Verständnis- und Anleitungssituationen muss die Informationsmenge pro Zeiteinheit angemessen reduziert werden (was aber viele ältere Patienten aus Stolz nie von sich aus erbitten).

24.3.3 Veränderungen der Emotionalität

Mit **Emotionalität** werden einerseits kurzfristige Gefühle wie Ärger oder Freude und andererseits längerfristige Stimmungen und Eigenschaften wie Wohlbefinden und Lebenszufriedenheit bezeichnet.

Obwohl angenommen werden könnte, dass Alte wesentlich häufiger traurig oder depressiv, unzufrieden oder missmutig sind, konnte dies in Untersuchungen nicht eindeutig bestätigt werden. Allenfalls lässt sich eine geringere „Auslenkung" emotionaler Reaktionen im Alter nachweisen (also keine Schwankungen zwischen himmelhoch jauchzend und zu Tode betrübt innerhalb weniger Minuten). Ärger, Aggressivität und Gereiztheit nehmen im Alter häufig sogar ab.

Für die Emotionalität, also den Gefühlshaushalt des älteren Menschen, sind Faktoren wie Gesundheit, Aktivitätsniveau und sozialer Status von größerer Bedeutung als das chronologische Alter.

Veränderungen der Persönlichkeit

Die **Persönlichkeitsmerkmale** („Charaktereigenschaften") eines Menschen ändern sich bis ins hohe Alter kaum, allenfalls verstärken sich die das Individuum auszeichnenden Charaktereigenschaften im Alter. Eine klare Tendenz gibt es allerdings – für den Bereich der Extroversion/Introversion findet sich eine Zunahme der *Introversion* (abschirmendes, zögerndes, abwartendes Verhalten) und eine Abnahme der *Extroversion* (offenes, entgegenkommendes Verhalten).

24.3.4 Veränderungen im Schlafverhalten

Schlafforscher gehen von einem stark veränderten Schlafverhalten im Alter aus:

- **Schlafdauer** und **-bedarf** nehmen *leicht* ab: 6–7 Stunden reichen, im Einzelfall schwankt dies aber von 4–10 Stunden
- Die **Schlafqualität** nimmt relativ *stark* ab, insbesondere sind die Tiefschlafphasen (tiefster *Non-REM*-Schlaf ☞ 11.7.6) verkürzt oder verschwinden, während kurze *Aufwachperioden (micro arousals)* zunehmen und der Schlaf leichter störbar wird (z.B. durch Lärm, emotionale Spannungen oder Husten)
- Parallel zum kürzeren und fragmentierteren (= bruchstückhafteren) Nachtschlaf kommt es tagsüber zu kurzen Einschlafphasen.

Häufig: Schlafstörungen im Alter

30 % der über 60-Jährigen klagen über *Schlafstörungen,* meist über **Einschlaf-** und **Durchschlafstörungen**, in Verbindung mit ausgeprägter **Tagesschläfrigkeit.**

Allerdings ist nicht jedes gestörte Schlafempfinden tatsächlich eine Schlafstörung im engeren Sinn. Viele Menschen wachen nachts mehrfach für kurze Zeit auf und haben am nächsten Morgen das Gefühl, „sie hätten die ganze Nacht wachgelegen".

Schläft der ältere Mensch wirklich zu wenig, muss vor dem Griff zur Schlaftablette *(Hypnotikum, Tranquilizer)* ausgeschlossen werden, dass ihm nicht andere Faktoren, z.B. Schmerz oder Lärm, aber auch seelische Belastungen wie z.B. Einsamkeit den Schlaf rauben. Paradoxerweise hilft manchmal auch eine abendliche Tasse Kaffee, die einen zu niedrigen Blutdruck erhöht und so die Gehirndurchblutung verbessert. Medikamente sollten nur kurzzeitig und/oder bei einem definierten Anlass (z.B. vor OP oder nach Tod eines Angehörigen) eingesetzt werden, da die Gefahr der Gewöhnung und das Risiko nächtlicher Stürze durch nebenwirkungsbedingte Kreislaufstörungen (etwa beim Toilettengang) hoch sind und ein „Nachhängen" *(hang-over)* bis in den Folgetag hinein häufig ist.

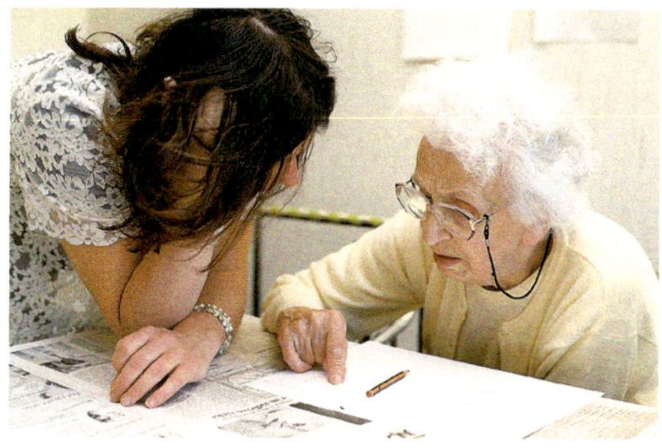

Abb. 24.12: Zeitungslesen ist gerade für ältere Menschen ein guter Weg, mit dem „Hier und Jetzt" in aktiver Verbindung zu bleiben. Die nachlassende Sehkraft und ein leicht aufkeimendes Gefühl der Überforderung machen es aber oft notwendig, dass die Pflegeperson gezielt zum Lesen motiviert. [K157]

Diese Maximen der modernen Geriatrie haben allerdings nicht viel mit der Wirklichkeit gemein: Tatsächlich erhalten 25 % der selbst versorgten und 90 % der stationär gepflegten Alten eine Schlafmedikation, am häufigsten davon Benzodiazepine.

Guter Schlaf lässt sich lernen

Sinnvoller als die Gabe langfristig nur fraglich zweckdienlicher schlaffördernder Medikamente ist es, den Lebensrhythmus mit dem Ziel eines besseren Schlafes zu überprüfen. Die Schlafforschung hat dabei zehn Regeln vernünftiger **Schlafhygiene** formuliert:

- Sich über Tag regelmäßig bewegen („müde machen")
- Vernünftige Essgewohnheiten verbessern den Schlaf (leichte Abendmahlzeiten, aber nicht hungrig ins Bett gehen)
- Aktivitäten nicht zu spät beenden
- Sich immer in etwa zur gleichen Zeit (± 30 Minuten) ins Bett legen
- Außer für einen kurzen Mittagsschlaf (falls erforderlich) nur nachts und nur zum Schlafen das Schlafzimmer betreten
- Den Schlaf fördern auch Kräutereinschlaftees, Baldriantropfen und bei vielen auch eine geringe Alkoholmenge, z.B. 0,3 l Bier

- Körperliche Nähe zum Partner verbessert, Fernsehen und Streit verschlechtern den Schlaf
- Kälte ist ein Einschlafkiller: Im Zweifelsfall zweite Bettdecke und warme Socken
- Vor dem Einschlafen „Einschlafritual“: Schlafzimmer lüften, Umziehen, Zähne putzen, Toilettengang
- Unmittelbar nach dem Zubettgehen Licht ausschalten (oder wenige Minuten ein entspannendes Buch lesen).

24.3.5 Medizinisches Problem: Schwindel

Ein sehr häufiges Problem des älteren Menschen ist der Schwindel, eine Störung der zentralen oder peripheren Gleichgewichtsfunktion. Schwindel gefährdet den Betroffenen durch Immobilität und erhöhte Sturzgefahr. Im Schwindelanfall hat der Kranke eine akut gestörte Orientierung im Raum mit Sturzgefahr, oft zusammen mit Übelkeit, Erbrechen und anderen vegetativen Symptomen.

24.4 Psychiatrische Erkrankungen im Alter

Der Übergang von normalen altersbedingten Veränderungen der zentralnervösen und psychischen Funktionen zu echten psychiatrischen Erkrankungen ist fließend und wird entsprechend oft nicht erkannt. Dabei gehören sie nach den Herz-Kreislauf- und Tumorerkrankungen zu den häufigsten Alterserkrankungen. Somatische Ursachen müssen sorgfältig ausgeschlossen werden.

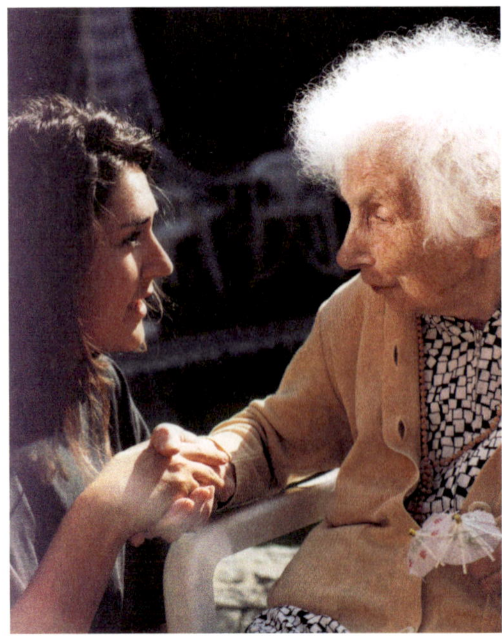

Abb. 24.13: Demente Patienten brauchen noch mehr als psychisch gesunde alte Menschen kontinuierliche Zuwendung von Pflegenden und Angehörigen, damit Lebensfreude und Orientierung wenigstens ein Stück weit erhalten bleiben. [N334]

24.4.1 Verwirrtheit – zentrales Problem im Alter

Verwirrtheit bezeichnet eine Bewusstseinsstörung mit *Desorientiertheit* (Störung des normalen Raum- und Zeitempfindens), *Denkstörungen* (z.B. verlangsamtes Denken, Wahnvorstellungen) und *Gedächtnisstörungen*.

Bei vielen älteren Patienten ist die Verwirrtheit das zentrale Problem, vor allem auch das der Angehörigen und Pflegenden der Betroffenen. Schwer Erkrankte erkennen nicht einmal mehr die nächsten Angehörigen, laufen rast- und ziellos durch den Raum und zeigen ernste Störungen des Schlaf-Wach-Rhythmus mit nächtlichem Herumwandern und langen Schlafperioden über Tag. Nicht selten werden die verwirrten Patienten, meist aus Angst oder Wahnvorstellungen heraus, aggressiv und bedrohen ihre Mitmenschen.

24.4.2 Akute Verwirrtheit

Setzt eine Verwirrtheit *plötzlich* ein, so spricht man von **akuter Verwirrtheit.** Sie ist oft reversibel, dauert häufig nur Stunden oder Tage an und wird meist durch mehrere ungünstige Faktoren hervorgerufen:

- Medizinische Ursachen wie Hormonstörungen oder innere Austrocknung, Störungen des Elektrolythaushaltes (insbesondere Natriummangel = Hyponatriämie), Sauerstoffmangel des Gehirns (z.B. TIA oder Schlaganfall ☞ 11.15.8), zu niedriger Blutdruck, Herz- oder Lungenschwäche, Infekte oder Stoffwechselentgleisungen bei Diabetikern
- Quälende Schmerzen
- Unerwünschte Arzneimittelwirkungen (Arzneimittelnebenwirkungen) oder Arzneimittelüberdosierungen
- Vergiftungen, insbesondere durch Alkohol
- Soziale Ursachen wie z.B. Umzug in ein Altersheim oder Einweisung in ein Krankenhaus), Tod des Partners oder Stress.

Werden die Ursachen erkannt und beseitigt, verschwinden die akuten Störungen oft ebenso. Allerdings beruht ein großer Teil der akuten Verwirrtheitszustände auf der Verstärkung einer bisher maskierten (latenten) Demenz.

Notfall: Akuter Verwirrungszustand

Akute Verwirrtheitszustände sind gefährliche Notfälle, die sorgfältiger Klärung, Überwachung und Betreuung bedürfen. Nahrungsverweigerung, Unfähigkeit zur Kooperation, Weglauftendenzen und aggressive Handlungen sind sehr häufig und begründen ggf. eine zwangsweise Krankenhauseinweisung.

24.4.3 Chronische Verwirrtheit und Demenz

Eine **chronische Verwirrtheit** entsteht langsam und nimmt über Jahre allmählich zu. Von seltenen anderen Ursachen abgesehen, haben die Patienten dann eine **Demenz,** worunter man den organisch bedingten, fortschreitenden Verlust geistiger Fähigkeiten versteht. Die Betroffenen leiden unter Gedächtnis-, Wahrnehmungs- und Denkstörungen (z.B. Wahnvorstellungen), Desorientiertheit, Persönlichkeitsveränderungen und in der Folge auch körperlichem Abbau.

Die Demenz ist eine außerordentlich häufige Erkrankung: 25% der über 80-jährigen sind betroffen.

Demenz und Pflegebedürftigkeit

Die Demenz ist die häufigste Ursache von Pflegebedürftigkeit im Alter. Sie ist unheilbar. Zwar können die Hirnleistungsstörungen durch sorgfältige Behandlung und Pflege oft für eine gewisse Zeit gemildert werden, doch wird der Patient meist innerhalb weniger Jahre vollkommen von der Fürsorge anderer abhängig.

Krankheitsentstehung

Zwei Hauptformen werden unterschieden:

- In 60% liegt eine **Alzheimer-Demenz** vor, die häufigste Form der **primären Demenz.** Frauen sind häufiger betroffen als Männer. Ihre Ursache ist bis heute ungeklärt, diskutiert werden v.a. genetische und Stoffwechselfaktoren. Ungeklärt ist auch, ob die bei der histologischen Untersuchung des Gehirns darstellbaren *Amyloidablagerungen* (Amyloid ist eine Eiweißstruktur) Ursache oder Folge der Erkrankung sind. Typisch ist, dass das Gehirn der Patienten im Laufe der Erkrankung immer mehr schrumpft *(Hirnatrophie)* und große liquorgefüllte Hohlräume entstehen (☞ Abb. 11.47)
- In 20% ist die Ursache der Demenz eine **Multiinfarkt-Demenz** (die zu den *vaskulären,* also hirngefäßbedingten *Demenzen* zählt). Sie betrifft vor allem Männer und ist Folge „vieler kleiner Schlaganfälle“ (☞ 11.15.8) auf dem Boden einer deutlichen Arteriosklerose (☞ 16.1.4)
- In weiteren 15–20% liegen eine Mischform beider Krankheitsbilder oder andere seltenere Erkrankungen vor.

Symptome der Demenz

Die Krankheit beginnt mit leichten *Gedächtnisstörungen* (Vergessen von Erledigungen oder Verabredungen), die der Kranke z.B. durch das Schreiben von „Merkzettelchen“ auszugleichen versucht. Es folgen *Orientierungsstörungen* und recht früh auch *Persönlichkeitsveränderungen* mit Wutausbrüchen, Feind-

Leben in einer Welt ohne Erinnerung, ohne Halt, ohne Basis: Wie geht es, sich ohne Erinnerungsvermögen mit eben Vorangegangenem auseinander zu setzen, wie ist es, ständig unbekannte Personen erscheinen zu sehen, niemals Erklärungen zu finden?

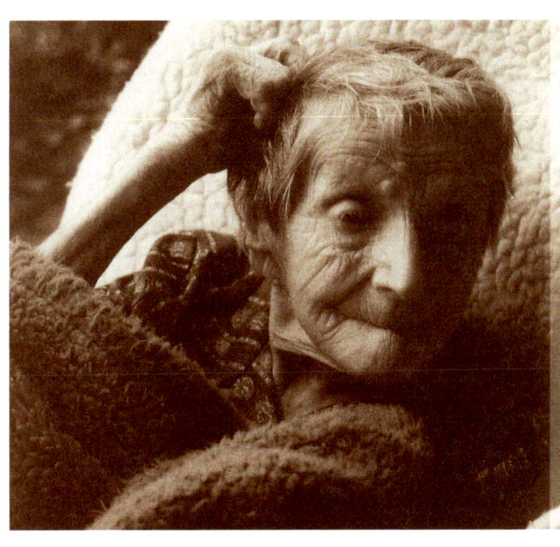

Abb. 24.14: Sich in die „Innenwelt" eines Demenzkranken, eine Welt ohne Erinnerungen und mit ständig unbekannten neuen Personen, hineinzuversetzen, ist nicht leicht, aber es kann helfen, seine Nöte und sein scheinbar „verrücktes", „paranoides" Verhalten zu verstehen. [N332]

seligkeit gegenüber den Mitmenschen, Erregungs- und Unruhezuständen. Schlafstörungen mit zum Teil völliger Tag-Nacht-Umkehr sind häufig. Im Endstadium erkennt der Patient seine nächsten Angehörigen nicht mehr und ist sowohl stuhl- als auch harninkontinent.

Typische Symptome einer Demenz

Intellektueller und kognitiver Bereich:

- Zerstreutheit, Konzentrationsstörung
- Massive Störungen der Merkfähigkeit
- Räumliche und zeitliche Orientierungsstörungen mit Verlust des Tag-Nacht-Rhythmus
- Probleme im sprachlichen Ausdruck

Stimmungen und Befindlichkeit:

- Interessenlosigkeit
- Affektiver Rückzug (keine Gefühlsregungen mehr erkennbar)
- Ängstlichkeit
- Stimmungslabilität, Neigung zu diffuser Verstimmtheit

Verhalten:

- Apathie
- Reizbarkeit und Aggressivität

Körperliche Funktionen:

- Gangstörungen (kleinschrittiges Trippeln)
- Stuhl- und Harninkontinenz.

Üblicherweise wird die Demenz in drei **Stadien** eingeteilt. Bei einer **leichten Demenz** sind die Beschwerden zwar merklich, die meisten Alltagstätigkeiten sind in vertrauter Umgebung aber noch möglich. Bei einer **mittelgradigen Demenz** bestehen Orientierungsstörungen auch in vertrauter Umgebung, Alltagstätigkeiten werden zunehmend unmöglich, zwanghaftes Verhalten (z.B. Räumen) und Unruhe zum Problem.

Bei einer **schweren Demenz** benötigt der Patient Hilfe bei allen Aktivitäten des täglichen Lebens (ATL), und durch den fortschreitenden Verlust motorischer Fähigkeiten häufen sich körperliche Komplikationen.

Pflegegrundsätze im Umgang mit dementen Patienten

- Klare Anweisungen in einfachen, kurzen Sätzen geben
- Sich um einen fürsorglichen, aber bestimmten Umgang bemühen
- Wichtige Informationen bei Bedarf wiederholen; geduldig sein, dem Patienten Zeit geben für Reaktion bzw. Antwort
- Anschuldigungen überhören, sinnlose Diskussionen vermeiden
- Einfache Regeln und feste Gewohnheiten sind hilfreich
- Konkrete Angaben (Schilder!) wie Zeit, Datum, Ort und Namen helfen mit, die Orientierung zu erhalten
- Sinnesüberforderungen (z.B. durch Gedränge mit Lärm) vermeiden
- Lässt das Sprachverständnis des Kranken nach, kann man ihn oft noch z.B. durch Gesten, Blicke oder Berührungen erreichen und beruhigen
- Bei Störungen des Schlaf-Wach-Rhythmus ist eine mäßige Stimulierung tagsüber (evtl. mit einer Tasse Kaffee oder medikamentös) zu empfehlen
- Nachts das Zimmer richtig abdunkeln oder, wenn nicht vertretbar, volles Licht („Schummerlicht" fördert Halluzinationen, nächtliches Umherwandern und andere Nachtaktivitäten).

Vier Prinzipien der Demenzbehandlung

Im Zentrum der „nur" *palliativen* (lindernden, die Lebensqualität so weit wie möglich erhaltenden) Betreuung stehen vier Behandlungsprinzipien:

- Die **internistische Basistherapie** bei der Multiinfarkt-Demenz. Durch Behandlung der zugrunde liegenden Risikofaktoren werden erneute *Ischämien* (Mangeldurchblutungen) des Gehirns zu vermeiden versucht. Hierzu gehört insbesondere eine Therapie von Herzrhythmusstörungen (☞ 15.5.6) und eines Bluthochdrucks (☞ 16.4.1)
- Versuche der **symptomatischen Therapie der kognitiven Defizite** durch **Nootropika** *(Pharmaka, die die zerebrale Leistungsfähigkeit verbessern sollen)* zeigen in Einzelfällen Erfolge
- Behandlung der Verhaltensauffälligkeiten durch **aktivierende Betreuung:** körperliches Training, Selbsthilfetraining und angepasste Ernährung sowie gezielter Einsatz von Psychopharmaka zur Behandlung von Schlafstörungen oder Erregungszuständen
- Die **Angehörigenberatung** und **-betreuung:** Meist ruht die Hauptlast der Betreuung auf der Familie. Da die Pflegenden oft auf die Dauer der enormen Belastung kaum gewachsen sind, ist ihnen frühzeitig mit Rat (z.B. Hausarzt, spezialisierte Einrichtungen) und Tat (z.B. ambulante Dienste) zu helfen.

24.4.4 Depression

Eine Depression gehört zu den häufigsten unerkannten Krankheiten im Alter. Zur schweren Form gehören die tief traurige Verstimmtheit am Morgen, Antriebslosigkeit, Denkstörungen, schwerste Schlafstörungen, Appetitlosigkeit, scheinbar im Vordergrund stehende körperliche Beschwerden und das Kreisen der Gedanken um Selbsttötung *(Suizid)*. **Antidepressiva** (☞ 25.9.2) können das Leiden erträglicher machen, müssen aber sehr vorsichtig ausgewählt und niedrig dosiert werden, um nicht zusätzliche, neue Probleme (z.B. Gedächtnisstörungen) zu produzieren.

24.5 Besonderheiten der Arzneimittel-Therapie

Alte Menschen haben einen überproportialen Anteil an allen verordneten Arzneimitteln, am häufigsten bei Psychopharmaka und Mitteln zur Behandlung von Herzkreislauferkrankungen. Frauen nehmen mehr Medikamente ein als Männer. Gleichzeitig reagieren Ältere *qualitativ* anders auf zahlreiche Arzneimittel, so dass sich die Probleme mit unerwünschten Arzneimittelwirkungen *(Arzneimittelnebenwirkungen)* und *Arzneimittelinteraktionen* (-wechselwirkungen) häufen.

Pharmakokinetik und -dynamik im Alter

- Die **Aufnahme** *(Resorption)* von Medikamenten aus dem Magen-Darm-Trakt ist bei gesunden alten Menschen nur für wenige Substanzen (z.B. Kalzium und Eisen) beeinträchtigt. Die verminderte Splanchnikusdurchblutung im Alter kann die Resorption von Arzneimitteln vermindern
- Änderungen gibt es auch bei **Arneimitteltransport- und -verteilung.** Viele Arzneimittel werden im Blut an Albumine gebunden und sind dadurch erst verzögert wirksam. Im Alter sind weniger Eiweiße vorhanden, und bei der gleichzeitigen Gabe mehrerer Medikamente kann es durch die verstärkte Konkurrenz um diese Eiweiße (verminderte *Eiweißbindung*) zu Wirkungs-

erhöhungen der jetzt in freier Form vorliegenden Arzneimittel kommen. Besonders typisch ist die Wirkungsverstärkung von „Blutzuckertabletten" wie z.B. Euglucon® mit Gefahr der Unterzuckerung (☞ Abb. 19.4). Bei den meisten alten Menschen liegt der Anteil des Körperfettes höher und der Anteil des Körperwassers sowie der Muskelmasse niedriger als bei jüngeren Menschen. Wasser- bzw. fettlösliche (☞ 3.2.2) Medikamente können also im Alter anders verteilt sein als in jungen Jahren und somit stärker oder schwächer wirken

- Einen entscheidenden Einfluss hat die veränderte **Arzneimittelausscheidung** im Alter. Parallel zur Funktionseinschränkung der Nieren ist die Ausscheidung der Medikamente verzögert, die über die Nieren ausgeschieden werden. Es droht eine Anreicherung *(Akkumulation)* bis hin zur Arzneimittelvergiftung (☞ Abb. 24.15)

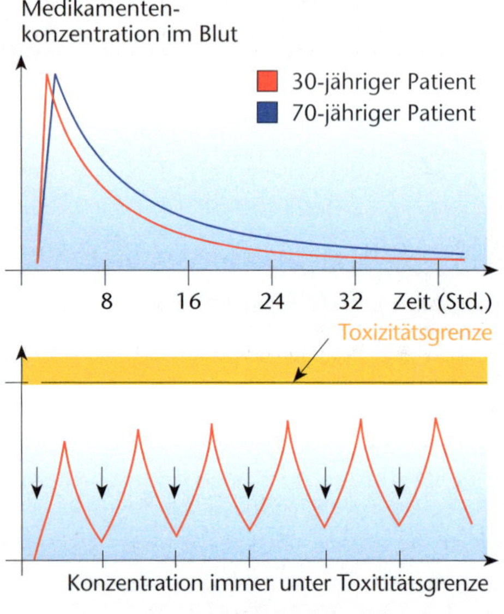

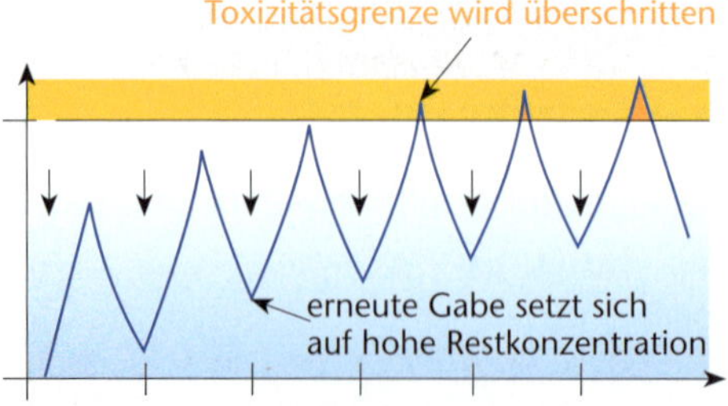

Abb. 24.15: Die verlängerte Ausscheidungszeit von Arzneimitteln bei älteren Menschen ist bei der Einzelgabe eines Arzneimittels weniger von Belang (oberes Bild). Gefährlich ist jedoch die Anreicherung des Arzneimittels, wenn die Einzeldosen rasch hintereinander gegeben werden – beim jüngeren Menschen reicht das z. B. 8-stündige Intervall, um die Substanz weitgehend abzubauen (mittleres Bild), beim älteren jedoch nicht (unteres Bild).

- Manche Medikamente, z.B. Beruhigungsmittel, wirken aber nicht nur stärker, sondern haben im Alter eine andere **Wirkungsqualität.** Es kann durchaus sein, dass die Gabe eines Schlafmittels nicht zum Einschlafen, sondern zu Erregungszuständen führt. Das „Aufputschmittel" Koffein eignet sich bei vielen Älteren in geringer Dosis als Einschlafhilfe. Als Ursache dieser *paradoxen Wirkungen* werden vor allem Veränderungen im Rezeptorengefüge des Gehirns vermutet (☞ 11.7.6).

Verminderte Arzneimittelausscheidung

Die Pharmakokinetik (zeitliche Abfolge von Arzneimittelaufnahme, Wirkungseintritt und -ausscheidung) verändert sich im Alter vor allem in Bezug auf die Arzneimittelausscheidung (Elimination). Bei besonders riskanten Medikamenten wird deshalb die Blutkonzentration des Medikaments bei Gabe an geriatrische Patienten laborchemisch überwacht *(drug monitoring).* Behelfsmäßig werden oft die „normalen" Erwachsenendosen z.B. halbiert.

24.6 Schlussbetrachtung: Altern, Sterben und Sinn

Die heutige Medizin, die sich als Ziel die Auslöschung von Krankheit, Behinderung und Schmerz auf die Fahnen geschrieben hat, stößt bei der Frage, welchen *Sinn* das Altern und das damit einhergehende Leiden im Leben der Menschen haben könnte, an ihre Grenze. Man kann Krankheiten nicht mit aller Macht bekämpfen und dann, wenn man scheitert, diese plötzlich sinnvoll finden.

Die Frage nach der Bedeutung des Alterns wurde und wird aber auch anders beantwortet: Nicht nur Philosophen sprechen davon, dass Altern Wandlungs- und Reifungsprozesse in Gang setzt und unterstützt. Auch die Religionen bemühen sich um die Erklärung der Sinnhaftigkeit menschlichen Leids.

Die christliche Tradition ermöglicht gleichermaßen die *Annahme* von Leid und Krankheit – nicht zuletzt auch durch die Aussicht auf „ewiges Leben" – wie auch das energische *Ankämpfen* dagegen – durch das der Auftrag von Jesus erfüllt werden soll, Kranke zu heilen und Leid zu überwinden.

Früher war es als Pflegeperson oder Arzt relativ einfach, innerhalb dieses in Mitteleuropa allgemein akzeptierten „Erklärungssystems" von Alter, Leid und Sterben dem Patienten Orientierung und Trost zu spenden. Heute können viele Patienten nichts mehr mit christlichen

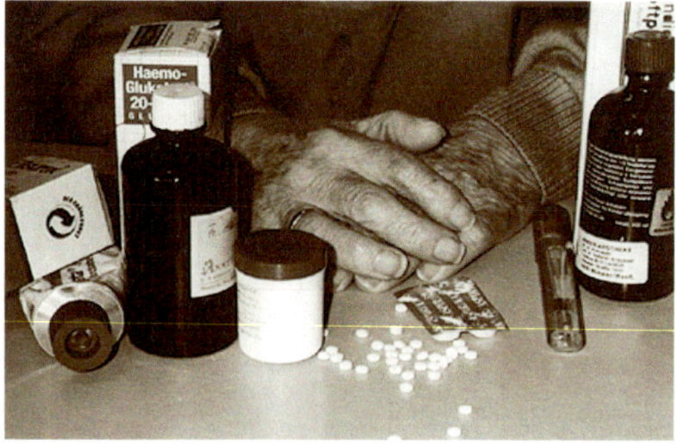

Abb. 24.16: Eine ausführliche Information und Beratung der älteren Patienten in Bezug auf Wirkung und mögliche Nebenwirkungen eines neuen Arzneipräparates sind Grundvoraussetzungen für eine erfolgreiche Pharmakotherapie. [N313]

Traditionen anfangen. Andere Patienten gehören anderen Religionsgemeinschaften an – etwa dem Islam oder Hinduismus, deren „Erklärungssystem" den Pflegenden meist fremd bleibt, so etwa die Annahme der späteren Wiedergeburt *(Reinkarnation).*

Ergebnis ist eine tiefe Verunsicherung: nicht nur bei dem, der sich als Leidender sozusagen auf dem nackten Boden des modernen postreligiösen Menschenbildes wiederfindet, sondern auch für die Pflegeperson, die immer wieder spüren muss, dass sie trösten *soll,* dass sie das Leiden erklären *soll* und dass sie Hoffnung auf ein Fortbestehen nach dem Tod machen *soll.* Kein Zweifel:

> Jeder alte, jeder leidende und jeder sterbende Mensch verlangt und braucht ein Miteinander seelsorgerischer und pflegerischer Krankenbetreuung.

Wichtig für dessen Gelingen ist, dass jeder Kranke spürt, dass für seine (religiösen) Wünsche auch im modernen Medizinbetrieb Platz und Zeit ist. Zu diesem Zweck haben sich an vielen Orten auch besondere Einrichtungen gegründet, die *Hospize,* in denen das Miteinander von Pflege und Seelsorge tragendes Grundprinzip ist.

Die eigene Weltanschauung kann dabei für diesen Beistand eine Hilfe sein, wenn sie Leid *mitteilbar* erklärt. Unverzichtbar ist jedoch, dass man sich im Gespräch immer bemüht, das Weltverständnis das anderen zu erfahren:

> Lebenssinn kann nicht von außen übergestülpt werden.

Antworten und Trost, die der andere akzeptieren kann, lassen sich vielleicht am ehesten mit ihm zusammen in seiner eigenen Lebensgeschichte und seinem Glauben entdecken.

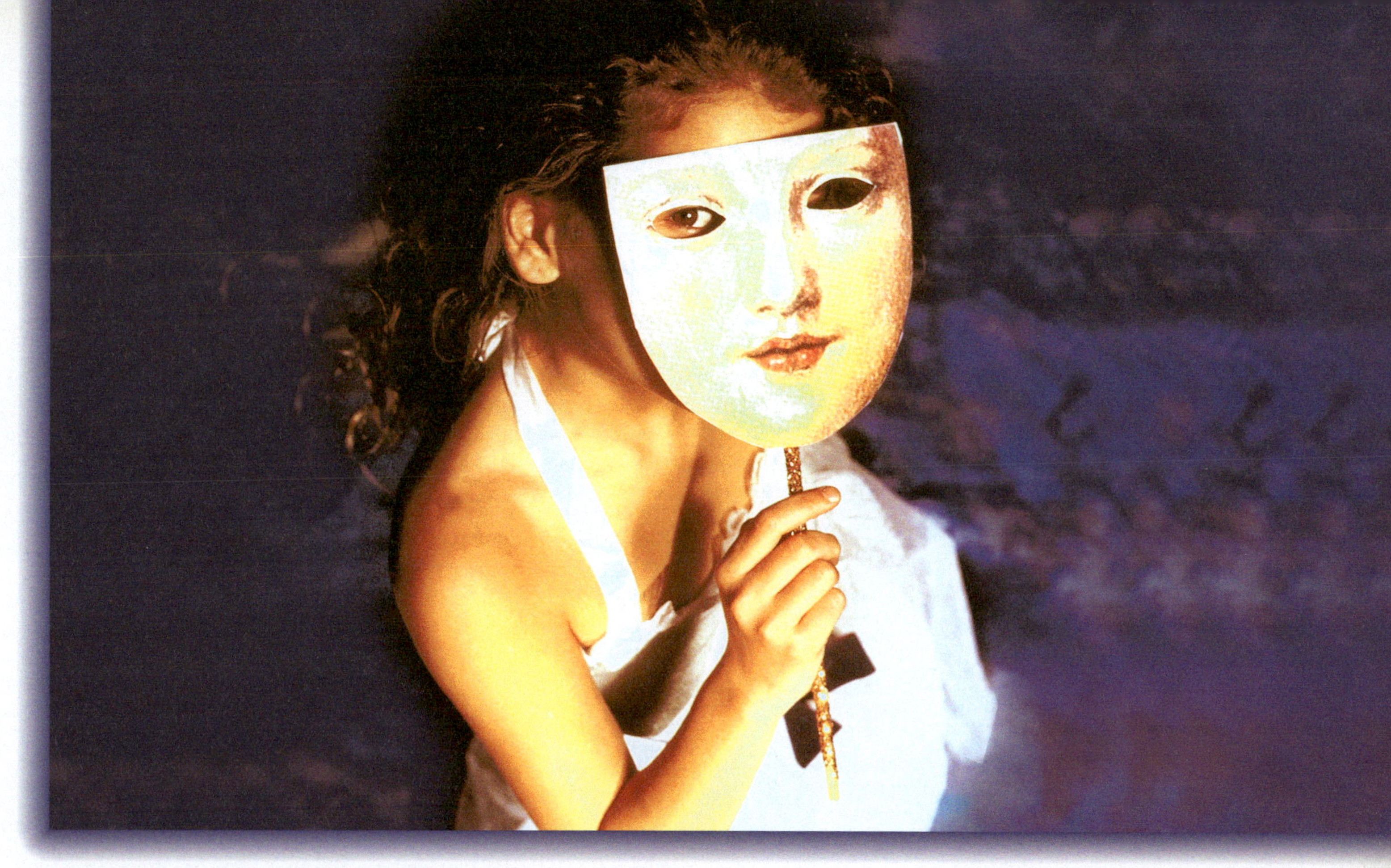

25 Psychologie und Psychiatrie – Grundbegriffe und Leiterkrankungen

Wie funktioniert Lernen? Worum geht es in der Psychosomatik? Was ist Schizophrenie? Lassen sich Depressionen behandeln? Fragen nach dem Funktionieren der Seele sind so alt wie die Menschheit. Und das Interesse an psychologischen Fragestellungen ist auch außerhalb der Fachwelt groß: fast jede Illustrierte hat eine Ratgeberrubrik, psychologische Kurse sind gut besucht, und bei Gericht treten immer öfter psychiatrische Sachverständige auf.

Tatsächlich ist es faszinierend, sich damit zu beschäftigen, wie seelische Vorgänge zu erklären, wie sie zu verstehen sind. Die Erfassung, Beschreibung und Erklärung seelischer Phänomene stößt allerdings regelmäßig auf Probleme: psychische Erscheinungen sind oft wenig konkret, schwer fassbar und flüchtig. Sie sind in der Regel nicht durch Laborwerte oder Röntgenbilder abbildbar. Zudem sind die Vorstellungen, wie die Psyche funktioniert, immer auch kulturell und gesellschaftlich beeinflusst – und damit im Lauf der Zeit einem Wandel unterworfen. So wurden z.B. Epilepsie und Schizophrenie – heute als Krankheiten gewertet – früher oft als religiöse Phänomene, als besondere Nähe zu Gott eingeschätzt.

Bis heute gibt es keine allgemein gültige, umfassende psychologische Theorie. Manchmal sind verschiedene Modellvorstellungen zur Erklärung bestimmter seelischer Erscheinungen sogar gegensätzlich. Dennoch sind die Erklärungsansätze wertvoll: sie können im Einzelfall ein Verstehen seelischer Zusammenhänge ermöglichen, und aus ihnen lassen sich Ansätze zur Behandlung und Symptomlinderung ableiten.

Wie in anderen Gebieten, so haben sich auch im „Psycho-Bereich" verschiedene Untergebiete mit ähnlich klingenden Bezeichnungen gebildet. Tabelle 25.1 gibt einen Überblick über die Fachgebiete.

25.1 Grundbegriffe der Psychologie

Psyche ist das griechische Wort für **Seele**, und beide Begriffe werden deshalb meist gleichbedeutend benutzt. Was aber genau darunter zu verstehen ist, darüber gibt es immer noch keine Einigkeit. Ganz allgemein werden mit dem Begriff „Psyche" Vorgänge des Denkens, Fühlens und Wollens, Fähigkeiten wie die Intelligenz, das Temperament, Interessen und Einstellungen sowie das Verhalten von Lebewesen bezeichnet. Diese verschiedenen „Bereiche" des Seelenlebens werden in der Wissenschaft voneinander getrennt, sind tatsächlich jedoch in vielfältiger Weise ineinander verflochten.

25.1.1 Lernen und Gedächtnis

Jede Veränderung einer Verhaltensweise aufgrund vorhergehender Erfahrung ist ein **Lernprozess.**

Der psychologische Lernbegriff ist also weiter gefasst als der übliche Begriff des Lernens in der Schule. Jeder Mensch lernt schrittweise, sich an die Anforderungen seiner Umgebung anzupassen. Die **Lernpsychologie** hat Theorien erarbeitet, die die Vorgänge des Lernens verstehbar machen sollen.

Lernmodelle

Lernmodelle sollen Lernvorgänge, die im Allgemeinen nicht direkt beobachtbar sind, beschreiben und erklären, sollen darstellen, wie Lernen *wahrscheinlich* funktioniert.

Klassische Konditionierung. *Ivan P. Pawlow* (1878–1936), ein russischer Physiologe, machte Anfang unseres Jahrhunderts eine wichtige Entdeckung. Hunde sondern beim Anblick von Fleisch vermehrt Speichel ab. Pawlow gab nun jedes Mal bei der Fütterung von Hunden ein bestimmtes Klingelzeichen. Nach häufiger Wiederholung dieser Koppelung von Klingelsignal und Futterdarbietung trat der Speichelfluss bei den Tieren auch dann ein, wenn das Glockenzeichen ohne Futter gegeben wurde. Der Hund hatte „gelernt", dass er bei Ertönen des Klingelsignals Futter zu erwarten hatte. Diese Art Umlernprozess wird **klassische Konditionierung** genannt.

Behaviorismus. Unter dem Eindruck von Pawlows Experiment entwickelte sich in den USA die Schule des **Behaviorismus,** der allein vom *beobachtbaren* Verhalten (engl. *behavior*) und seiner Veränderung ausgeht. Verhalten wird dabei als Reaktion auf einen Reiz angesehen. Selbstbeobachtung, intuitives Erfassen und unmittelbares Verstehen fremden Seelenlebens werden als unwissenschaftlich abgelehnt.

Weitere Lernmodelle wurden dann vor allem auf der Basis von Tierversuchen entwickelt:

Lernen am Erfolg. So mussten z.B. Versuchstiere in einem Käfig einen Mechanismus finden, dessen Betätigung ihnen entweder einen Weg aus dem Käfig freigibt oder eine Klappe öffnet, hinter der sich Futter befindet. Dabei hat sich gezeigt: Ein Verhalten, das zu einem zufrieden stellenden Ergebnis geführt hat, wird sich unter ähnlichen Umständen mit erhöhter Wahrscheinlichkeit wiederholen.

Lernen am Modell. Unter entwicklungspsychologischen Gesichtspunkten (☞ 23.5.4) spielt u.a. das Lernen durch **Nachahmung** *(Imitation)* eine wesentliche Rolle. Das Vorbild, dessen Verhalten nachgeahmt bzw. imitiert wird, bezeichnet man auch als **Modell.**

Dieses **Lernen am Modell** *(Beobachtungslernen, Modelllernen)* ist jedem von uns geläufig. Wir wissen, dass Kinder ihre Eltern, Erzieher oder andere Personen (etwa Kinderarzt) in ihrem Spiel nachahmen (die Puppe wird belohnt, bestraft oder verarztet).

Das Gedächtnis als Speicher

Lernen ist von einer ausreichenden Gedächtnisfunktion abhängig, von der Möglichkeit also, unsere Lernprozesse, Wahrnehmungen, Eindrücke und Erfahrungen zu speichern und bei Bedarf wieder abzurufen. Lernen macht nur dann einen „Sinn", wenn frühere Lernerfahrungen verfügbar bleiben. Dies geschieht in unserem **Gedächtnis** (☞ Abb. 25.2).

Gedächtnisbildung bedeutet Aufnahme von Informationen aus der Umwelt, deren Speicherung und Strukturierung (**Informationsaufnahme, Informationsspeicherung** und **Informationsverarbeitung**).

Was ist eigentlich ...	
... Psychiatrie?	Fachgebiet der Medizin, das sich mit Vorbeugung, Erkennung und Behandlung psychischer Krankheiten einschließlich der Rehabilitation des psychisch Kranken befasst
... Psychologie?	Wissenschaft von den (normalen) seelischen Vorgängen im Menschen, seinem Erleben, Denken, Fühlen und Verhalten
... Psychotherapie?	Systematische Behandlung mit „seelischen Mitteln", also aus der Psychologie entwickelten Verfahren, z.B. Gesprächsbehandlung, Entspannungstechniken (☞ 25.9.1)
... Psychotherapeutische Medizin?	Fachgebiet der Medizin, das sich mit Vorbeugung, Erkennung, Behandlung und Rehabilitation solcher körperlicher und seelischer Krankheiten befasst, die hauptsächlich mit Psychotherapie gebessert werden können (also v.a. psychogenen Störungen ☞ 25.6)
... Psychosomatik?	Teilgebiet der Medizin, das sich mit denjenigen körperlichen Symptomen und Krankheiten befasst, die psychisch (mit-)bedingt sind (griech. soma = Körper)
... Neurologie?	Fachgebiet der Medizin, das sich mit Vorbeugung, Erkennung, Behandlung und Rehabilitation von Krankheiten des zentralen und peripheren Nervensystems (☞ Kap. 11) sowie von Muskelerkrankungen befasst
... Psychoanalyse?	Bezeichnung sowohl für die von Sigmund Freud begründete psychologische Theorie (☞ 25.2) als auch für eine bestimmte Form der Psychotherapie (☞ 25.9.1)

Tab. 25.1: Schnelle Übersicht über die wichtigsten „Psycho"-Gebiete.

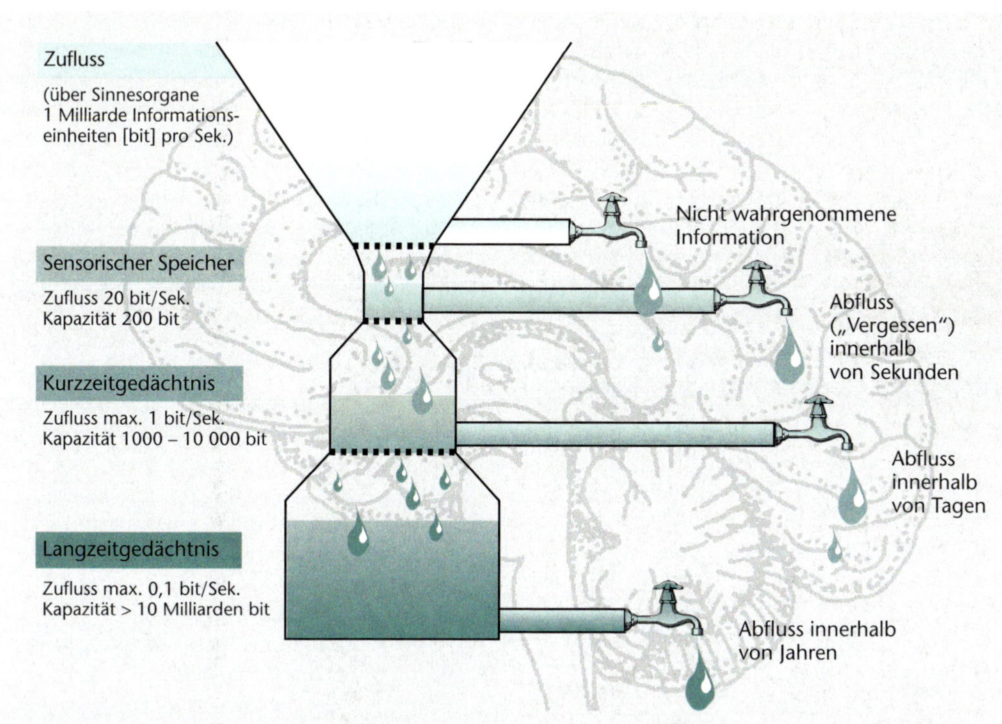

Abb. 25.2: Gedächtnismodell. Je länger die Speicherzeit, desto größer ist die Kapazität des jeweiligen Gedächtnisspeichers. Die zufließende Information muss mehrere „Filter“ durchlaufen, um ins Langzeitgedächtnis zu gelangen. So sammelt sich dort nur eine kleine Auswahl der zugeflossenen Informationen.

Nun hat das Gedächtnis keine unbegrenzte Kapazität. Daher werden nur solche Inhalte gespeichert, bei denen die Umstände dies dem Gehirn nahe legen. So werden wir beim Radfahren einen Stein auf der Fahrbahn nur so lange im Gedächtnis behalten, bis wir ihn erfolgreich umfahren haben. Unser eigenes Geburtsdatum werden wir hingegen langfristig abspeichern.

Das Gedächtnis kann man sich als mehrere Speicher vorstellen, die eine unterschiedliche Speicherkapazität besitzen und verschieden gut gefüllt sind. Man unterscheidet:

- Den **sensorischen Informationsspeicher** *(Ultrakurzzeit-Gedächtnis),* der aktuelle Informationen für kurzfristige Reaktionen auf Umweltreize („Stein auf der Fahrbahn“) präsent hält. Die Kapazität dieses sensorischen Speichers ist sehr gering. Man vermutet, dass die Speicherung durch die vorübergehende Aufrechterhaltung elektrischer Erregungskreise im Gehirn erfolgt
- Das **Kurzzeitgedächtnis** („was gab es gestern mittag zu essen?“), das schon eine wesentlich größere Kapazität hat. Auch seine Speicherinhalte ändern sich wie der sensorische Speicher ständig, vor allem dadurch, dass neu aufgenommene Informationen schon vorhandene verdrängen
- Das **Langzeitgedächtnis,** das im Vergleich zu den anderen Speichern neue Informationen nur sehr langsam aufnimmt. Andererseits ist das, was im Langzeitgedächtnis angelangt ist, offenbar lebenslang fixiert – lediglich der *Zugriff* auf die Information kann vergessen werden (weswegen man von „verschütteten“ Gedächtnisinhalten spricht). Wahrscheinlich werden langfristig wichtige Informationen (z.B. das eigene Geburtsdatum) durch Aufbau chemischer Moleküle im Gehirn abgespeichert (☞ 10.6). Auch das *Vergessen* wird wohl auf molekularer Ebene mit gesteuert.

Auch *Gefühle* spielen beim Vorgang der Informationsspeicherung eine Rolle. Vielen ist z.B. vertraut, dass der Unterrichtsstoff sich leichter behalten lässt, wenn die Lehrkraft sympathisch ist und die Themen spannend sind.

25.1.2 Gefühle/Emotionen

Emotionen *(Gemütsbewegungen, Gefühlszustände* und *-reaktionen)* sind ebenso wie ihre körperlichen Begleiterscheinungen jedem Menschen geläufig. Die Gefühle des Menschen sind so vielfältig, dass es schwerfällt, eine allgemein gültige Einteilung zu finden.

Obwohl unterschiedliche emotionale Zustände mit verschiedenen Begriffen belegt werden, finden sich häufig ähnliche *physiologische Veränderungen,* etwa Veränderungen des Pulsschlags, Erröten, Erweiterung/Verengung der Pupillen oder Muskelanspannung. Die Alltagssprache kennt diese Zusammenhänge: vor Aufregung „bekommt man Herzklopfen“, es treibt einem „die Schamesröte ins Gesicht“, man „bebt“ (zittert) vor Wut.

Beim emotionalen Erleben kommt es einerseits zu *physiologischen Veränderungen,* ausgelöst durch das vegetative Nervensystem, andererseits zu einer persönlichen *kognitiven* („geistigen“) Einschätzung der jeweiligen Situation. In der Regel steht für uns das persönliche Erleben des Gefühls im Vordergrund; die körperlichen Reaktionen nehmen wir eher als begleitend wahr.

Angst

Angst bezeichnet den emotionalen Erregungszustand, der eintritt, wenn eine Situation als physisch gefährlich oder psychisch bedrohlich erlebt wird. Dabei ist es nicht notwendig, dass eine solche Gefährdung oder Bedrohung *tatsächlich* gegeben ist; die *subjektive* Einordnung oder auch nur die Vorstellung einer entsprechenden Situation gibt den Ausschlag. Hier ist beispielsweise an die Angst vor Hunden zu denken, die aufgrund eines – möglicherweise lange zurückliegenden – negativen Erlebnisses auch in einer Situation erlebt wird, die objektiv keine Gefährdung darstellt.

Auf der *körperlichen Ebene* äußern sich Angstzustände u.a. in erhöhter Herzschlagfrequenz, Gefäßveränderungen, Kälte- und Hitzeempfindungen, Zittern, Übelkeit oder im Extremfall im Verlust der Schließmuskelkontrolle (vgl. *Stressreaktion* ☞ 13.6.6). Oft werden diese vegetativen Reaktionen von schnell und stereotyp ablaufenden motorischen Programmen (Abwehr- und Fluchtreaktionen) begleitet.

In Fällen extremer Angst spricht man von **Panik;** sie hat ausgeprägte Fluchttendenzen zur Folge. Gibt es keine Möglichkeiten des Entkommens, können massive physiologische Veränderungen bis hin zum Schock (*psychogener Schock* ☞ 26.5) beobachtet werden.

Obwohl es eine Vielzahl von psychologischen Theorien über die Angstentstehung gibt, besteht weitgehend Einigkeit, dass Angst entwicklungsgeschichtlich ihren Ursprung in der Zeit hat, als gespannte (ängstliche) Aufmerksamkeit notwendig zum Überleben war. Die physiologischen Veränderungen, die mit der Angst einhergehen, bereiten gleichzeitig den Organismus auf die Flucht aus einer objektiv gefährlichen Lage vor.

Allerdings ist es dem Menschen heute überwiegend nicht möglich, direkt mit Flucht zu reagieren, weshalb es bei der **Angstbewältigung** *(Angstreduzierung)* vielfach darum geht, die angstauslösende Situation zu erkennen und so zu verarbeiten, dass sie ihren bedrohlichen Charakter verliert. Die Angst eines Patienten vor einer ihm unbekannten Untersuchung etwa kann durch ausführliche Aufklärung oft reduziert werden. Auch die Minderung der allgemeinen Anspannung, mit der Angst stets gekoppelt ist, stellt eine Form der Angstbewältigung dar.

Angst ist normal

„Normale" Angst ist ein Phänomen, das natürlicherweise zum Menschen gehört und das man zulassen sollte. Sie hat eine wichtige Warnfunktion. Unterdrückte Angst schränkt die geistige und emotionale Beweglichkeit ein und lässt sich nicht mehr angemessen bearbeiten. Entscheidend ist nicht, *dass* man Angst hat, sondern *wie* man mit Angst umgeht.

Trauer

Trauer bezeichnet die emotionalen Reaktionen, die mit *Verlust-* oder *Trennungserlebnissen* einhergehen. Dies muss nicht der Tod eines Menschen sein; vielmehr kann es sich auch um Trennung oder Scheidung vom Partner, den Wegzug eines wichtigen Freundes oder den Verlust eines Organs handeln.

In allen diesen Fällen nehmen wir Abschied von Personen, Gegenständen oder Phasen unseres Lebens, die von Vertrautheit, Sicherheit und positiver Gewohnheit gekennzeichnet waren. Allmählich oder plötzlich geraten wir in eine Lage, die anders ist als vorher und die wir erst annehmen und bewältigen müssen, aus der wir im günstigen Fall aber auch bereichert und gestärkt hervorgehen können. Trauer bezeichnet also auch den **Prozess,** der dem Trauernden ermöglicht, sich in einer Welt neu zu orientieren, die nie mehr so sein wird, wie sie einmal war.

Die dafür notwendige psychische Leistung wird nach *S. Freud* als **Trauerarbeit** bezeichnet. Die Dauer der Trauerarbeit ist individuell sehr verschieden und kann wenige Monate, aber auch einige Jahre beanspruchen.

Es lassen sich dabei immer wiederkehrende Muster erkennen; man spricht von **Trauerreaktionen.** Unterschieden werden körperliche, emotionale und kulturelle Trauerreaktionen. Sie treten in unterschiedlich intensiver Ausprägung alleine oder gemeinsam auf.

Die Körperreaktionen umfassen:
- Erschöpfung und Müdigkeit
- Schlaf- und Appetitlosigkeit
- Atemlosigkeit und Brustbeklemmungen.

Auf der *emotionalen* Ebene findet man:
- Tiefe Traurigkeit, aber auch Zorn und Wut
- Schuldgefühle und Angst
- Gefühle der Verlassenheit und Hilflosigkeit
- Sehnsucht nach dem Vergangenen oder Verlorenen.

Kulturelle Trauerreaktionen sind:
- Totenfeiern und Totenlieder (z.B. Kirchenlieder)
- Trauergemeinschaften (z.B. bei Trauergottesdiensten)
- Tragen schwarzer Kleidung
- Selbst gewählter Ausschluss von gesellschaftlichen Ereignissen („Trauerjahr").

Trauermodelle. Wissenschaftler, z.B. *E. Kübler-Ross* oder *J. Bowlby,* haben versucht, den Verlauf der Trauer in Modellen zu beschreiben. Die meisten enthalten die Elemente **Schock, Trauerverhalten** (kulturell definiert, z.B. Versorgung der Toten, Gestaltung der Bestattung), **Trauerbewältigung** und **Trauerabschluss.** Allerdings hat jede Trauer ihren persönlichen Charakter und verläuft nicht linear: die einzelnen Phasen können wiederholt abwechseln oder sich „durchmischen".

Folgende Traueraufgaben sind zu meistern, damit sich Trauernde nach einer gewissen Zeit wieder der Zukunft zuwenden können:
- **Akzeptieren des Verlustes als Realität.** Der Trauernde sollte z.B. aufhören, den Tisch für den Verstorbenen mitzudecken
- **Zulassen des Schmerzes.** Die Auseinandersetzung mit dem Verlust findet zuerst „im Kopf" statt. Emotionen werden zurückgedrängt oder geleugnet. Am Ende dieser Phase sollte der Betroffene in der Lage sein, seinen Gefühlen, auch den sehr schmerzvollen Empfindungen, Raum zu geben
- **Anpassung an die neue Realität.** Vielleicht muss der Hinterbliebene Aufgaben des Verstorbenen übernehmen, etwa das Versorgen der Kinder. Durch den Aufbau neuer Energien und neuer Beziehungen sollte eine neue Lebensphase beginnen.

Trauerarbeit unterstützen

Pflegende können Trauernden bei der Bewältigung der Traueraufgaben helfen:
- Sie ermutigen die Angehörigen, den Verstorbenen anzusehen und zu berühren, selbst wenn dieser nach einem Unfall stark entstellt ist (das erleichtert, „das Unbegreifliche zu begreifen")
- Sie lassen die Trauernden spüren, dass sie ihre Gefühle ausdrücken dürfen, sei es durch Weinen, Wutausbrüche oder „jammerndes Klagen". So wird der Schmerz der Trauer erfahrbar
- Sie hören den Trauernden zu
- Pflegende sind sich bewusst, dass sie den zentralen Wunsch der Trauernden nach dem „Ungeschehen-machen-können" enttäuschen müssen. Sie halten diese Spannung aus und verzichten auf Ablenkung.

Pathologische Trauerreaktionen

- Manche Betroffene trauern über einen so langen Zeitraum hinweg, dass dieser nicht mehr im Verhältnis zu einer „gesunden" Verarbeitung des Verlusterlebnisses steht. Die Trauerreaktion wird *chronisch*
- Bei anderen Menschen tritt die Trauerreaktion erst mit *großer Verzögerung* ein. Sie wird dann oft durch Ereignisse ausgelöst, die in keinem direkten Zusammenhang mit dem Verlusterlebnis stehen
- Gelegentlich lassen sich *übertriebene Reaktionen* finden, die sich z.B. in massiven Verzweiflungsgefühlen äußern. Der Übergang von „normalen" zu „übertriebenen" Trauerreaktionen ist dabei fließend
- Bei der *larvierten* („maskierten") *Trauerreaktion* schließlich zeigt der Betroffene körperliche Beschwerden (psychosomatische Symptome, Schmerzzustände), ohne sie bewusst mit dem Verlusterlebnis in Zusammenhang bringen zu können.

Aggression

Auch für die **Aggression** gilt: bis heute gibt es keine allgemein anerkannte Theorie zu ihrer Entstehung. Es ist sogar umstritten, was unter dem Begriff zu verstehen ist. Die ursprüngliche Bedeutung meint, „einen Angriff machen", aber auch „etwas in Angriff nehmen" – also durchaus etwas Positives. Daher sprechen manche Wissenschaftler von *Gewalt* (statt von Aggression), wenn durch aggressive Handlungen *Schäden* entstehen.

Wie entsteht nun Aggression? Hierzu wurden sehr unterschiedliche Erklärungsmodelle entworfen.

Aggression und Trieb. *Sigmund Freud* (1856–1939) ging in seiner *Triebkehre* ursprünglich davon aus, dass neben einem das Leben erhaltenden und weiterentwickelnden Trieb *(Erostrieb)* ein gegensätzlicher Trieb existiere, dessen Ziel die Auflösung der lebensstiftenden Einheiten sei *(Thanatos-* oder *Todestrieb).* Diese beiden Triebe ständen in permanentem Widerstreit wie auch in ergänzender Funktion zueinander. Aggression wäre nach dieser Lehre als der nach außen gerichtete und abgelenkte Todestrieb zu verstehen, oder, wie es Freud umschrieb: „Das Lebewesen bewahrt sozusagen sein eigenes Leben dadurch, dass es Fremdes zerstört."

Spätere Triebtheorien gehen davon aus, dass dieser Aggressions- oder Destruktionstrieb dem Menschen zwar angeboren sei, jedoch nicht in Zusammenhang mit einem Todestrieb stehe.

Aggression und Frustration. Eine weitere Theorie geht davon aus, dass aggressives Verhalten die Folge von Enttäuschungen ist. Solche „unangenehmen Erfahrungen" lassen sich auch als **Frustration** bezeichnen. Frustration kann auftreten, wenn:
- Ein Verhalten, das auf ein bestimmtes Ziel ausgerichtet ist, im Ablauf gestört wird *(Hindernisfrustration)*
- Ein Bedürfnis (in welchem Bereich auch immer) nicht befriedigt werden kann *(Entbehrung; Mangelzustand)*
- Der Mensch Angriffen und Provokationen, aber auch anderen negativen physischen Einwirkungen wie etwa Lärm ausgesetzt ist *(schädigende Reize).* Die *subjektive* Beurteilung, z.B. des Lärms, ist dabei ebenfalls von Bedeutung.

Dabei bestimmt offenbar die Stärke des Frustrationserlebnisses, ob die Reaktion aggressive Züge trägt oder nicht. So kann mäßig erlebte Frustration dazu führen, dass zur Erreichung des angestrebten Ziels vermehrte persönliche Anstrengung eingesetzt wird, während eine subjektiv massiv empfundene Frustration aggressives – und dann zerstörerisches – Verhalten zur Folge haben kann.

Aggression und Lernen. Wir können allgemein davon ausgehen, dass Menschen, die in ihrem Leben viele aggressive Vorbilder hatten, selbst auch aggressiver sind als diejenigen, die in einer relativ gewaltlosen Umgebung aufgewachsen sind *(Modelllernen* ☞ *25.1.1)*.

Das Erlernen aggressiven Verhaltens durch Modelle ist in den letzten Jahren vor allem durch die Diskussion um die Auswirkungen von Gewaltdarstellungen in den Medien (z.B. Fernsehen) ins öffentliche Bewusstsein gerückt. Für das Verständnis von gelerntem aggressiven Verhalten ist es jedoch wichtig zu unterscheiden zwischen dem *Lernen* aggressiver Verhaltensweisen und der *Anwendung* des Gelernten. Es lässt sich festhalten, dass:

- Durch entsprechende Modelle aggressives Verhalten prinzipiell gelernt und somit nachgeahmt werden kann (Lernen *neuer Verhaltensweisen*)
- Durch das Beobachten *erfolgreichen* aggressiven Verhaltens dieses auch eingesetzt wird *(Lernen am Effekt)*.

Das bedeutet, dass aggressive Akte, die zum angestrebten Ziel geführt haben *(Erfolg)*, mit einer größeren Wahrscheinlichkeit nachgeahmt werden als solche, die ihr Ziel nicht erreicht haben oder mit negativen Sanktionen (Strafen) belegt wurden *(Misserfolg)*.

Auch *gesellschaftliche Bedingungen* können zur Zunahme von Aggression führen. So steigt z.B. in wirtschaftlich schwierigen Zeiten die Kriminalität.

Vom Umgang mit Aggressionen

Ein Patentrezept für den Umgang mit Aggressionen (den eigenen wie denen anderer) gibt es nicht. Wichtig ist zu versuchen, die jeweiligen *Ursachen zu erkennen*. Daraus ergeben sich manchmal schon Ansätze zur Bewältigung. Ist jemand z.B. aus gutem Grund aggressiv, so können eine Entschuldigung und die Beseitigung des Anlasses Abhilfe schaffen.

Menschen, die unter ständiger Anspannung stehen, reagieren ebenfalls leichter aggressiv; hier sind Maßnahmen zur Entlastung letztlich erfolgreich. Ist die Aggression durch eine psychische Krankheit mitbedingt, wird sie sich durch fachgerechte Behandlung bessern.

Im Klinikalltag können z.B. Gespräche in Supervisions- oder Balintgruppen den Mitarbeitern helfen, angestaute Aggressionen zu erkennen und mit ihnen umzugehen.

25.1.3 Motivation

Wie kommt es, dass ein alter, aber gesunder Mensch, der in ein Altersheim ziehen muss, nach kurzer Zeit ganz unerwartet stirbt? Wieso riskieren manche Menschen für Ideen und Ideologien ihr Leben? Warum ergreift man genau diesen und nicht einen anderen Beruf?

Für jeden Menschen gibt es treibende Kräfte, die sein Verhalten beeinflussen. Diese Kräfte nennt man **Motivation.** „Motiviert sein" beinhaltet so verschiedene Bedeutungen wie „ein Bedürfnis haben", „ein bestimmtes Ziel erreichen wollen" oder „auf der Grundlage einer Überzeugung handeln". Die Gründe, die Menschen haben, so und nicht anders zu handeln, werden als **Motive** bezeichnet.

Das Spektrum der **Motivationsmodelle** in der Psychologie ist breit. Es reicht von der einseitigen Hervorhebung angeborener Verhaltensweisen (z.B. bei dem Verhaltensforscher *Konrad Lorenz*) bis zu entgegengesetzten Vorstellungen von Wissenschaftlern, die praktisch alles Verhalten und Handeln allein psychologisch und sozial, also auf gemachte Erfahrungen und Umgebungseinflüsse, zurückführen. Einige Theorien seien kurz skizziert:

Biologisch verankerte Motivation

Diese Theorie bezieht sich auf **biologische Grundbedürfnisse**, wie sie nicht nur beim Menschen, sondern auch im Tierreich bestehen. Darunter fallen beispielsweise die *Hungermotivation* (Suche nach Nahrung bei Hungergefühl) oder die *Durstmotivation* (Suche nach Trinkbarem zur Regulierung des Flüssigkeitshaushaltes). Vertreter dieser Theorie gehen davon aus, dass der Organismus zum Handeln bewegt wird, wenn das physiologische Gleichgewicht durch eine Mangelsituation in Gefahr oder gestört ist, mit dem Ziel, dieses Gleichgewicht wiederherzustellen.

Es kann jedoch auf dieser Grundlage nicht einleuchtend erklärt werden, warum etwa Nahrungsreserven angelegt werden, obschon kein konkreter physiologischer Mangel vorliegt und Tieren schwerlich unterstellt werden kann, dass ihnen „bewusst" ist, dass im Winter wenig Nahrung zu finden sein wird. Noch schwieriger wird es, wenn eine Übertragung auf die komplexen psychischen und sozialen Gegebenheiten beim Menschen versucht werden soll. Wie etwa soll das Verlangen, Profifußballer zu werden, durch biologische Grundbedürfnisse erklärt werden?

Psychologische und soziale Motivation

Anders als bei biologischen Motiven, die als angeboren gelten können, bezieht sich der Begriff **psychologische Motivation** auf solche Motive, die erlernt, also erworben werden. Darunter fallen Motive wie das *Bedürfnis nach Sicherheit* oder die Entwicklung des *Selbstwerts.*

Die **soziale Motivation** ist eng verwandt mit der psychologischen Motivation. In der Praxis spricht man von sozialen Motiven dann, wenn sie hauptsächlich durch *soziale Interaktion* (zielgerichteter, wechselseitiger Austausch von Informationen zwischen Individuen) bedingt sind. Dazu zählen neben Motiven aus dem politischen und ideologischen Bereich Bedürfnisse nach äußerer Sicherheit oder gesellschaftlicher Anerkennung.

Verzahnung verschiedener Motivationen

Das Ausmaß der psychologischen und sozialen Motivation ist letztendlich abhängig von der jeweiligen Situation und der Lebensgeschichte des Einzelnen. So ist es nachvollziehbar, dass die Motive eines kleinen Kindes wesentlich elementarer (d.h. an den Grundbedürfnissen orientiert) sind als die eines Erwachsenen, der in vielfältiger Weise unterschiedlichen Rollenanforderungen im privaten, beruflichen und gesellschaftlichen Rahmen ausgesetzt ist.

Darüber hinaus kommt der emotionalen Entwicklung bei der Ausbildung von Motiven Bedeutung zu. Ein Mensch, der in einer lebendigen, liebevollen und anregenden Umgebung aufgewachsen ist, wird andere Motive als handlungsleitend erleben als jemand, der unter repressiven, krankmachenden Bedingungen zu leiden hatte.

Eine Aufteilung von Motiven, wie sie oben vorgenommen worden ist, ermöglicht der Psychologie überhaupt erst die Erforschung verschiedener Motivationen. Aber:

> **Kaum zu trennen**
> Tatsächlich bestimmen meist biologische, psychische und soziale Momente in unterschiedlich starker Ausprägung *gemeinsam* das menschliche Handeln. Noch komplexer wird es, wenn man berücksichtigen möchte, dass *unbewusste Motive* (☞ 25.2.1) einen Einfluss ausüben können.

25.1.4 Kommunikation

Miteinander in Verbindung zu treten, sich auszutauschen, sich gegenseitig zu verstehen ist ein menschliches Grundbedürfnis. Die Eigenschaften eines Einzelnen, seine Fähigkeiten und Potentiale gewinnen Kontur im Austausch mit anderen Menschen. Vereinsamung und Isolation können krank machen. Wie funktioniert nun Kommunikation? Und was geschieht, wenn das Wechselspiel gestört ist?

Kommunikation ist keine Einbahnstraße. Der Kreislauf beginnt bereits im frühesten Säuglingsalter, ja schon vor der Geburt, und zeigt sich am Anfang in der „Verständigung" mit der Mutter. Sie reagiert auf das Schreien des Kindes und nimmt es hoch: Das Schreien verstummt. Die Mutter singt dem Kind etwas vor: Das Kind lauscht mit weit offenen Augen. Abstrakter formuliert: Das Kind sendet ein Signal aus, das die Mutter zu einer Reaktion veranlasst. Diese Reaktion stellt selbst wieder ein Signal für das Kind dar, und so fort.

Kommunikation ist mehr

Kommunikation bezeichnet nicht nur einen Informationsaustausch, sondern vielmehr ein allgemeines Modell menschlicher Verständigung.

Menschliche Kommunikation, die *Verständigung zwischen Menschen,* setzt voraus, dass es einen **Sender** gibt (jemanden, der einem anderen etwas mitteilt und dies etwa in Worte fasst), eine **Botschaft**, *Nachricht* oder *Information* (das, was mitgeteilt wird) und einen **Empfänger** (derjenige, an den die Mitteilung gerichtet wird ☞ Abb. 25.3).

Dieses einfache Schema wird in der Realität durch diverse Störgrößen beeinflusst: So kann beispielsweise die Wahrnehmung der Mitteilung durch den Empfänger davon abhängen, in welcher emotionalen Verfassung er sich befindet, wie die Art der Beziehung zum Sender ist oder ob der Empfang einer Mitteilung gestört ist (physikalisch etwa durch Lärm). Dies alles hat einen Einfluss darauf, wie oder ob eine Mitteilung vom Empfänger richtig verstanden oder gedeutet wird.

Kommunikation findet auf mehreren Ebenen statt, von denen die **verbale** *(sprachliche)* und die **nonverbale** *(nichtsprachliche)* die beiden Pole darstellen.

Verbale Kommunikation

Das für den Menschen charakteristische Mittel *(Medium)* zur Übermittlung einer Botschaft ist die *Sprache.* Man findet sie in mannigfacher, wenngleich ähnlicher Form bei allen Menschengruppen auf der Erde wieder.

Die Verständigung durch Sprache ist daran gekoppelt, dass der Sender in der Lage ist zu sprechen, und der Empfänger, die gleiche Sprache zu verstehen. Selbst wenn diese Voraussetzungen vorliegen, kann die Kommunikation ganz unterschiedlich ausfallen, da jede gesprochene Mitteilung vier Komponenten enthält **(Quadrat der Nachricht):**

- Den Sachinhalt
- Die Selbstoffenbarung
- Die Beziehungsaspekte
- Den Appellcharakter.

In jeder Nachricht ist ein *Sachinhalt* enthalten, den man mitteilen möchte, etwas, über das der Gesprächspartner informiert werden soll.

Durch die Art und Weise, wie dem Empfänger diese Mitteilung gemacht wird, sagt der Sender jedoch gleichzeitig vieles über sich selbst und seine Befindlichkeit, Stimmung etc. aus *(Selbstoffenbarung).* Dies kann einerseits bewusst geschehen (jemand stellt sich „von seiner besten Seite" dar), andererseits enthält der Kommunikationsvorgang auch unbewusste Anteile.

Der *Beziehungsaspekt* zeigt das Verhältnis zwischen Sender und Empfänger auf. Der Empfänger kann der Übermittlung einer Nachricht entnehmen, wie der Sender zu ihm steht oder „was er von ihm hält" (z.B. siezt man sich als Zeichen der Distanz oder besonderer Achtung voreinander).

Schließlich hat eine Nachricht auch *Appellcharakter;* der Empfänger soll mehr oder weniger dazu veranlasst werden, in einer besonderen Weise zu reagieren, sei es mit Worten, einer Verhaltensweise oder einem Gefühl.

Diese vier Komponenten lassen sich auch dann finden, wenn in der Kommunikation mit Hörgeschädigten als Sprache nicht Worte, sondern definierte Gebärden verwendet werden, durch die Worte, aber auch Satzstrukturen optisch (statt akustisch) dargestellt werden.

Kommunikationsstörungen

Die vier Komponenten der verbalen Kommunikation gelten nicht nur für den Sender. Auch auf der Empfängerseite wird die Wahrnehmung in diese vier Aspekte aufgeschlüsselt, allerdings kann sich dabei die *Gewichtung* der einzelnen Punkte verschieben.

Dies birgt ein großes Potential von Missverständlichkeit. So kann es sein, dass der Sender den Sachinhalt seiner Mitteilung in den Vordergrund stellt, der Empfänger hingegen vor allem den Beziehungsaspekt wahrnimmt und aus der Nachricht und dem begleitenden Verhalten schließt, dass der Sender ihn nicht nur „informieren" will, sondern ihn als „unwissende" Person abwertet und ihn „belehrt". Seine Reaktion wird dementsprechend brüsk ausfallen, was wiederum der Sender nicht verstehen kann, hat er es doch nur „gut gemeint". Solche Missverständnisse werden umgangssprachlich dann als „aneinander vorbeireden" oder „nicht auf der gleichen Wellenlänge liegen" beschrieben.

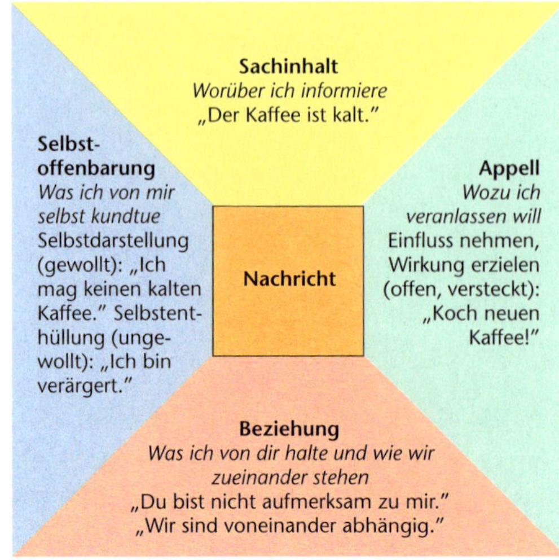

Abb. 25.3: Das Quadrat der Nachricht. [A400]

Nonverbale Kommunikation

Verständigung kann auch „ohne Worte" erfolgen. Solche Signale werden als **Körpersprache** bezeichnet. Im Gegensatz zur gesprochenen Sprache unterliegen diese Signale nur begrenzt einer bewussten Kontrolle. Will man also Informationen über die „tatsächliche" Befindlichkeit oder die emotionale Verfassung seines Gegenübers erhalten, sollte man verstärkt auf die Körpersprache achten. Nicht selten werden einander widersprechende Botschaften ausgesandt: So kann jemand müde und abgespannt wirken, auf die Frage, wie es gehe, aber mit „Prima!" antworten.

Ohne Worte

Nonverbale Kommunikation kann auf verschiedene Weise erfolgen:

- Sichtbar *(optisch)*
- Hörbar *(akustisch)*
- Riechbar *(olfaktorisch)*
- Fühl- bzw. tastbar *(taktil).*

Optische Kommunikation. Sichtbare Signale sind die **Mimik** (Gesichtsausdruck), die **Gestik** (Körperbewegung), die **Körperhaltung** (Stellung der Körperteile zueinander) und die **Körperorientierung** (Stellung der Körperteile in Beziehung zum Kommunikationspartner).

Die Mimik vollzieht sich über die mimische Muskulatur (☞ 8.2.7) und ist weitestgehend unabhängig von bewusster Kontrolle. Sechs Grundemotionen werden in allen menschlichen Kulturen über die Mimik auf gleiche Art und Weise sichtbar (☞ Abb. 25.4):

- Freude/Glück
- Überraschung
- Furcht/Angst
- Wut/Ärger
- Trauer
- Ekel.

Die Bewegungen der Augenbrauen unterstützen die Mimik. *Skepsis* zeigt sich z.B. durch Heben der Augenbrauen ebenso wie *Neugier* oder *arrogantes „Herabschauen".*

Blickkontakt beeinflusst den mimischen Ausdruck entscheidend. Wir neigen dazu, dann Blickkontakt aufzunehmen, wenn ein Mensch unsere Aufmerksamkeit auf sich gelenkt hat. Andererseits reagieren wir auf anhaltenden Blickkontakt anderer, selbst wenn wir ihn zunächst nicht bewusst wahrgenommen haben, indem wir nach kürzerer oder längerer Zeit diesen Kontakt erwidern.

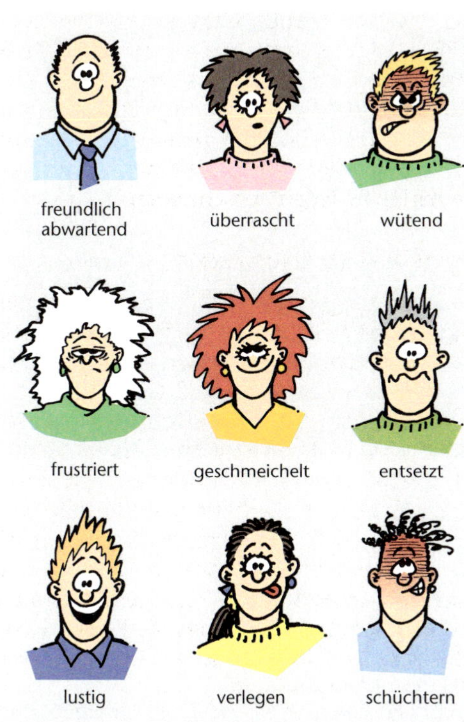

Abb. 25.4: Obwohl bei diesen Comicfiguren Augen, Nase und Mund teils nur angedeutet sind, ist klar zu erkennen, welche Stimmungen sie ausdrücken sollen. [L116]

Durch *Gesten* lassen sich verbale Aussagen unterstreichen und illustrieren. Gesten können auch eigene Bedeutung erlangen und Worte ersetzen („Vogel zeigen"). Darüber hinaus gibt es unbewusste Gesten, die ebenfalls ohne Worte den Zustand des Betreffenden beschreiben (bei dem Schüler, der den Kopf auf die rechte Hand aufstützt und in der linken Hand mit einem Bleistift spielt, trifft „gelangweilt" wohl zu).

Die *Körperhaltung* der Kommunikationspartner sagt viel über den Kommunikationsvorgang aus. So kann jemand mit übereinandergeschlagen Beinen und verschränkten Armen Verschlossenheit signalisieren.

Die *Körperorientierung* sagt weiteres über die Beziehung der beiden Kommunikationspartner aus: Aufmerksamkeit und Einlassen auf den anderen wird hier durch eine zugewandte Haltung signalisiert, wohingegen die Abwendung (dem anderen die Seite zuwenden) Abgrenzung oder Abwehr bedeuten kann.

Akustische Kommunikation. Als *akustisches Signal* versteht man vor allem den **Tonfall** in verbalen Äußerungen, der uns Auskunft gibt über Erregung oder Anspannung (*gehobene* Stimme), Ärger oder Wut (*laute, feste* Stimme), Angst (*leise* und/oder *zitternde* Stimme) oder Ruhe und Gelassenheit (*gleichmäßige, voll klingende*, häufig *tiefe* Stimmlage).

Der Tonfall lässt sich wie andere nonverbale Ausdrucksformen oft nur schwer kontrollieren; in der Regel bekommt unser Gegenüber darüber mit, wie wir uns fühlen, auch wenn wir versuchen, dies zu überspielen oder ihn vom Gegenteil zu überzeugen.

Olfaktorische Kommunikation. Die meisten Menschen trauen ihrer Nase nicht viel zu. Darin täuschen sie sich (meistens) – Gerüche spielen für unser Verhalten eine bedeutende Rolle. *„Den kann ich nicht riechen"* ist ein feststehender Ausdruck. Tatsächlich besitzt jeder Mensch einen eigenen Geruch, der v.a. durch Duftdrüsen (☞ 9.4.2) produziert wird. Dieser Eigengeruch scheint besonders bei sexueller Erregung in hoher Konzentration erzeugt zu werden. Ihm kommt nicht nur bei Tieren (etwa der läufigen Hündin), sondern auch beim Menschen eine kommunikative Funktion zu. Frauen reagieren z.B. kurz vor dem Eisprung – also während des für die Empfängnis besten Zeitpunktes – besonders auf einen bestimmten männlichen Geruchsstoff (☞ 12.5).

Taktile Kommunikation. Die Haut ist das Organ für die *taktile Kommunikation* (Kommunikation durch Berührung). Das bekommen schon Neugeborene im wörtlichen Sinn zu *spüren* – die pflegenden Hände und die Wärme des mütterlichen Körpers geben dem Säugling Schutz und Geborgenheit. Angemessener Körperkontakt mit der Bezugsperson und das „Getragenwerden" gelten als wichtige Voraussetzungen für eine normale Entwicklung des Kindes, insbesondere auch für die Bildung von *Urvertrauen*.

Hautkontakt bewusst einsetzen

Hautkontakt (z.B. Berühren, Streicheln) kann entspannen. Basierend auf vegetativen Reflexen spielen dabei die Endorphine (☞ 10.5.1) eine entscheidende Rolle. Durch die Haar- und Hautpflege etwa wird nicht nur die Hygiene des Patienten gebessert, sondern auch ein körperliches Wohlgefühl sowohl beim Gepflegten als auch beim Pflegenden erzeugt.

Sicher könnte zum Wohlgefühl der Patienten viel beigetragen werden, würde im Krankenhaus nicht nur „be*hand*elt", sondern mehr über Haut und Hände *kommuniziert*. Dabei sind aber die sehr unterschiedlichen Bedürfnisse der Patienten zu berücksichtigen.

25.1.5 Psychohygiene

Die Arbeit mit Kranken ist – trotz ihrer Erfolgserlebnisse – oft anstrengend. Professionelle Helfer sind täglich mit Schmerzen, Leiden und Ängsten konfrontiert. Hygieneregeln zu beachten und sich vor der Übertragung von Krankheitserregern zu schützen ist Alltag. Keinesfalls selbstverständlich ist es dagegen, sich ebenso bewusst vor den zahlreichen nachteiligen und möglicherweise krankmachenden Einflüssen zu schützen, die sich aus den seelischen Belastungen im Arbeitsalltag ergeben.

Unter **Psychohygiene** versteht man all diejenigen Maßnahmen, die dazu dienen, Begegnungen mit den oft schweren Schicksalen der Patienten, Hilflosigkeit, aufwühlende Erfahrungen und Gefühle, auch unbefriedigende Situationen bei der Arbeit zu ertragen und zu bewältigen – ohne sich davon „anstecken" zu lassen. Diese Maßnahmen schützen davor, durch ständige Überbeanspruchung im Lauf der Jahre selber „auszubrennen" (**Burnout-Syndrom** ☞ 5.9). An Arbeitsstellen mit besonderen psychischen Belastungen der Mitarbeiter (z.B. psychiatrischen oder Tumorstationen) werden daher zunehmend Supervisionsgruppen für das gesamte Team eingerichtet, die bei der Verarbeitung belastender Erfahrungen im Arbeitsalltag hilfreich sind.

Besonders wichtig ist auch der Umgang mit **Stress** im Arbeitsalltag. Aber auch Patienten, die vor belastenden Eingriffen stehen oder schwere Krankheiten zu bewältigen haben, stehen unter Stress. Daher sollen die psychologischen Kenntnisse über Stress ausführlicher dargestellt werden (☞ auch 13.6.6)

Stress gilt einerseits als wesentlicher Auslöser negativer Emotionen und psychischer wie physischer Erkrankungen. Andererseits können „stressige" Situationen auch Herausforderungen darstellen. Und: erfolgreich bewältigte Stresssituationen (etwa eine bestandene Prüfung) führen zu positiven Emotionen, zum Gefühl, das Leben bewältigen zu können, und stärken sogar das Immunsystem. „Positiver Stress" wird als *Eustress* (griech. *eu* = gut), schädigender Stress als *Dysstress* (griech. *dys* = ungünstig, störend) bezeichnet.

Stress und kritische Lebensereignisse

Es ist falsch zu glauben, dass nur solche Ereignisse Stress auslösen, die von uns als belastend und negativ empfunden werden. Als „kritisch" werden auch solche Begebenheiten und Veränderungen bezeichnet, die im allgemeinen Verständnis als schön oder positiv gelten. Auch sie führen zu psychischen wie physiologischen Stressreaktionen des Organismus und können, wenn sie sich häufen, den Ausbruch von Krankheiten begünstigen.

Die Psychiater *R. Rahe* und *T. Holmes* haben in den sechziger Jahren aufgrund von umfangreichen Studien eine Skala (Auszüge ☞ Tab. 25.5) entwickelt, die den Einfluss von Lebensereignissen in Form von *Belastungspunkten* darstellt. Sie sagen den Ausbruch einer ernsten Erkrankung (Herz-Kreislauf-Erkrankungen; Krebs) innerhalb der folgenden zwei Jahre voraus, wenn die Belastung zu einem gegebenen Zeitpunkt 300 Punkte und mehr beträgt.

Spätere Untersuchungen haben gezeigt, dass auch die Bewertung von „Stresspunkten" ihre Tücken hat; vielerlei Faktoren kommen hinzu, und nicht jeder Mensch, der eine hohe Zahl von Punkten aufweist, erkrankt notwendigerweise. Verantwortlich dafür ist die unterschiedliche Anpassungsfähigkeit, die eine mehr oder weniger gute Verarbeitung bzw. Bewältigung von Stress erlaubt. Hierbei spielen auch Alter und aktuelle Lebenssituation eine Rolle.

Als Anhaltspunkte für die Wirkung von Stressreizen können folgende Faktoren dienen:

- *Reizintensität:* Ein mäßig intensiver Reiz kann Stimulation bedeuten, er bewirkt Aufmerksamkeit und Interesse. Eine hohe Intensität (etwa dauernder Lärm) hat negative körperliche Veränderungen zur Folge
- *Dauer und Häufigkeit von Reizen:* Je öfter und/oder länger der Mensch einem Stressreiz ausgesetzt ist, desto höher ist die Wahrscheinlichkeit, dass Mechanismen zur Kompensation nicht mehr den gewünschten Erfolg haben
- *Möglichkeiten zur Vermeidung oder Bewältigung:* Wenn es gelingt, einem Stressor auszuweichen oder so zu reagieren, dass die Stresswirkung minimiert wird, muss nicht mit Folgeschäden gerechnet werden
- *Vorerfahrungen:* Positive Erfahrungen mit der gleichen oder einer ähnlichen Stresssituation mindern Stress. Wer jedoch weiß, dass in der Vergangenheit Bewältigungsversuche nicht den gewünschten Erfolg hatten (z.B. bei Prüfungen), wird sich in einer solchen Situation zunehmend stärker unter Stress gesetzt fühlen; möglicherweise wird er auch Hilflosigkeit empfinden und die Meinung vertreten, dass er „sowieso" nichts dagegen tun kann
- *Persönliche Grundanlage:* Manche Menschen haben in einer Stresssituation „die Ruhe weg" und lassen sich nicht beeindrucken, während andere die gleiche Situation als kaum erträglich empfinden. Dies hängt nicht nur von den Vorerfahrungen ab, sondern auch von der individuellen Grundstruktur, die sehr variabel ist
- *Aktivierungszustand:* Nicht zu jeder Tages- und Nachtzeit und nicht unter allen gegebenen Lebensbedingungen fühlt der Mensch sich gleichermaßen in der Lage, auf Stress angemessen zu reagieren. Wenn wir ausgeruht sind, ist unsere Reizschwelle sehr viel höher als nach einem anstrengenden Arbeitstag
- *Soziale Unterstützung:* Bei allen emotional belastenden Zuständen oder Prozessen ist es entlastend, wenn wir uns anderen Menschen mitteilen können, z.B. guten Freunden oder dem Partner. Das Gefühl, nicht allein dazustehen, gehört wohl zu den wichtigsten Voraussetzungen, um Stresssituationen erfolgreich zu begegnen.

Ereignis	Belastungspunkte
Tod des Ehepartners	100
Scheidung	73
Tod eines nahe stehenden Familienmitgliedes	63
Verletzung oder Krankheit	53
Heirat	50
Schwangerschaft	40
Sexuelle Probleme	39
Außergewöhnlicher persönlicher Erfolg	28
Ärger mit Vorgesetzten	23
Wohnsitzwechsel	20
Urlaub	13
Weihnachten	12

Tab. 25.5: Belastungspunkte nach *R. Rahe* und *T. Holmes.*

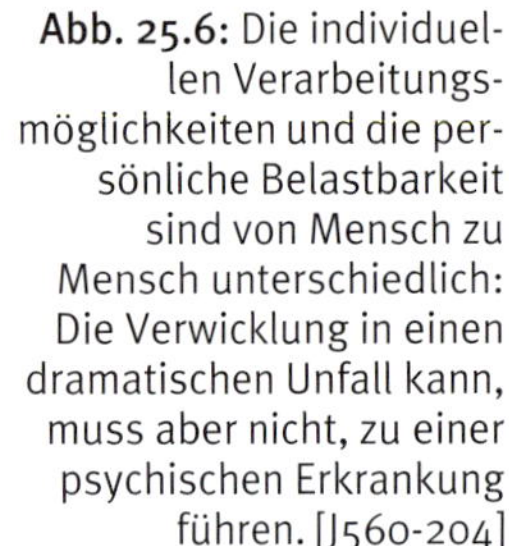
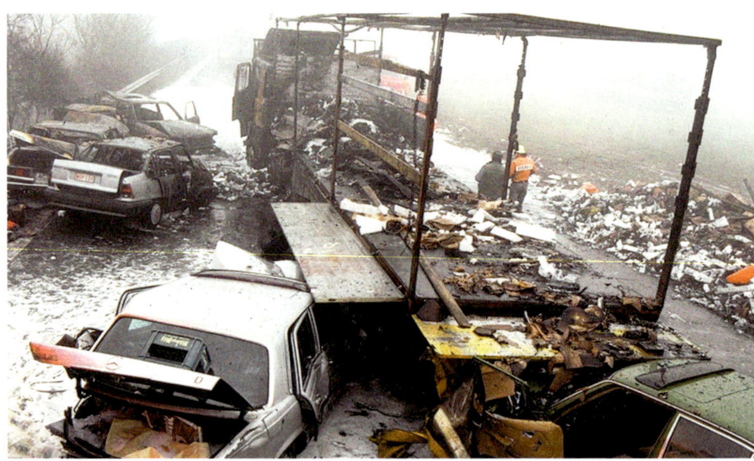

Abb. 25.6: Die individuellen Verarbeitungsmöglichkeiten und die persönliche Belastbarkeit sind von Mensch zu Mensch unterschiedlich: Die Verwicklung in einen dramatischen Unfall kann, muss aber nicht, zu einer psychischen Erkrankung führen. [J560-204]

25.2 Grundbegriffe der Psychoanalyse

Unter **Psychoanalyse** versteht man sowohl eine eigenständige psychologische Theorie als auch eine bestimmte Form der Psychotherapie. Begründer der Psychoanalyse ist *Sigmund Freud* (1856–1940). Von ihm stammt das *Drei-Instanzen-Modell* über die Struktur der Seele (☞ Abb. 25.7):

25.2.1 Es – Ich – Über-Ich

Nach *Freud* besteht der „psychische Apparat", also unsere Seele, aus drei Instanzen. Das **Es** ist die Instanz der Triebe und Wünsche. Den aus dem Es auftauchenden Impulsen steht das **Über-Ich** entgegen, die Instanz des Gewissens, d.h. der erworbenen Wertvorstellungen und gesellschaftlichen Forderungen. Dem **Ich** als dritte Instanz kommt die Aufgabe zu, zwischen Es, Über-Ich und Realität zu vermitteln.

Wichtige Grundannahme der Psychoanalyse ist die Existenz des **Unbewussten.** Unbewusste Vorgänge können nur gegen den inneren Widerstand der betroffenen Person bewusst gemacht werden. Sie können aber trotzdem Einfluss auf unser Tun und Denken haben.

Beispielsweise erfährt ein Vereinsvorsitzender kurz vor einer Sitzung, dass ein Vereinsmitglied beachtliche Geldbeträge veruntreut hat. Er eröffnet die Sitzung mit: „Meine sehr geehrten Damen und Herren, leider muss ich Ihnen heute mitteilen, dass schlimme Dinge zum Vorschwein gekommen sind." An den Versprecher konnte er sich nach der Sitzung nicht erinnern. Der Versprecher ist Ausdruck eines Konflikts: einerseits möchte er seinem Ärger Ausdruck verleihen, dem steht aber die gesellschaftliche Forderung gegenüber, in der Öffentlichkeit keine Kraftausdrücke zu verwenden. Der aggressive Wunsch ist daher ins Unbewusste „verdrängt", also abgeschoben worden. Er wirkte aber weiter und taucht in einer verkleideten, kompromisshaften, dem Vorsitzenden nicht erinnerlichen Form wieder auf.

Als **vorbewusst** werden demgegenüber alle Gedanken, Gefühle und Konflikte bezeichnet, die zu einem bestimmten Zeitpunkt nicht bewusst, grundsätzlich aber *bewusstseinsfähig* sind. Abbildung 25.7 zeigt die drei Instanzen der Seele und ihre Beziehung zu Unbewusstem, Vorbewusstem und Bewusstem.

Kann ein Wunsch aus dem Es vom Über-Ich nicht akzeptiert werden, so entsteht ein **Konflikt.** Konflikte zwischen den verschiedenen Instanzen sind normal und können vom Ich auf verschiedene Weise gelöst werden.

Die Methoden, mit denen das Ich unlustvolle, ängstigende oder bedrohliche Impulse vom Bewusstsein fernhält, werden als *Abwehrmechanismen* bezeichnet.

25.2.2 Abwehrmechanismen

Abwehrmechanismen sind alle Arten innerseelischer Vorgänge, die das Ziel haben, unangenehme Gefühle oder Wahrnehmungen nicht bewusst werden zu lassen. Diese Vorgänge haben Schutz- und Bewältigungsfunktionen und sind uns selbst nicht bewusst. Entstehen seelischer Schmerz, bestimmte Ängste oder Schuldgefühle aufgrund ungelöster Grundkonflikte immer wieder, können Abwehrmechanismen aber mit der Zeit nicht mehr schützen, sondern behindern evtl. sogar die Lösung des Grundkonflikts und tragen zur Bildung von Krankheitssymptomen bei.

Einige wichtige Abwehrmechanismen sind:

- *Verdrängung:* Verdrängung meint die Unbewusstmachung unerwünschter Impulse (z.B. „Vergessen" eines unangenehmen Zahnarzttermins)
- *Reaktionsbildung:* Ein unerwünschter oder unerlaubter Impuls wird in sein Gegenteil verwandelt, z.B. Ärger in Freundlichkeit (jemand ist „scheißfreundlich")
- *Projektion:* Eigene Gefühle oder Tendenzen werden anderen zugeschrieben *(Nicht ich, nicht wir, sondern die anderen, die Juden, die Kommunisten, die Kapitalisten, die Ausländer sind die Bösen und Schlechten)*
- *Rationalisierung.* Rationalisierung bezeichnet die Rechtfertigung von Erlebens- oder Verhaltensweisen durch Scheingründe *(Die zu hoch hängenden, lecker aussehenden Trauben sind sicher sauer, deshalb macht es mir gar nichts aus, dass ich nicht an sie drankomme)*
- *Sublimierung* meint die Umsetzung verdrängter Triebimpulse in sozial akzeptierte Ersatztätigkeiten (z.B. sexuelle Bedürfnisse in Holzhacken oder Geigespielen).

25.2.3 Psychoanalyse als Therapieform

Psychische Störungen entstehen nach *Freud* durch unzureichend verarbeitete *Konflikte* zwischen den verschiedenen psychischen Instanzen (☞ 25.2.1, Abb. 25.8). Oft, aber nicht immer handelt es sich dabei um *frühkindliche Konflikte* während bestimmter Entwicklungsphasen (oral, anal, genital ☞ auch 23.5.4).

Ziel der **psychoanalytischen Therapie** ist es, unbewusste Krankheitseinflüsse bewusst zu machen, damit der Patient dann nach angemessenen Konfliktlösungen suchen kann. Alle Psychotherapie-Methoden, die sich diese Grundannahme zu Eigen gemacht haben, werden *als tiefenpsychologische Behandlungsverfahren* zusammengefasst.

Bei der **klassischen Psychoanalyse** mit mehreren Gesprächsterminen pro Woche über Jahre hinweg liegt der Patient auf einer Couch, an deren Kopfende der Therapeut sitzt. Der Patient teilt dem Therapeuten in freien Gedankensprüngen alle seine Gedanken und Empfindungen, auch Träume, mit, egal ob sie ihm wichtig oder unwichtig erscheinen. Durch *Deuten* des inneren Zusammenhangs der Äußerungen können unbewusste Konflikte aufgedeckt werden. Die Rolle des Therapeuten ist dabei neutral, man sagt „abstinent". Dadurch können früher gemachte Beziehungserfahrungen mit Schlüsselpersonen (z.B. den Eltern) sich in der therapeutischen Beziehung wieder einstellen – ein Phänomen, das als *Übertragung* bezeichnet wird. Dies ermöglicht, frühere Familiensituationen anzusehen, unerfüllte Sehnsüchte und Wünsche zu betrauern und in der hilfreichen Beziehung zum Therapeuten neue, korrigierende Erfahrungen zu sammeln. Wegen des hohen Aufwands ist diese Therapie heute in Kritik geraten, und es werden bei bestimmten Störungen – auch unter Kostengesichtspunkten – andere Behandlungsverfahren wie z.B. die Verhaltenstherapie (☞ 25.9.1) favorisiert.

25.3 Der Weg zur Diagnose beim seelisch Kranken: Erhebung des psychischen Befundes

Sucht jemand wegen seelischer Symptome professionelle Hilfe auf, ist der erste Schritt, zu identifizieren, um welche Art von Störung es sich überhaupt handelt. Hierzu liefert der **psychische Befund** wichtige Anhaltspunkte.

Die **psychischen Grundfunktionen** werden bei der Kontaktaufnahme, im Gespräch und durch die Verhaltensbeobachtung beurteilt:

Die **Bewusstseinslage** beschreibt den Wachheitsgrad eines Menschen, die Fähigkeit zur klaren Vergegenwärtigung von Sinnesreizen und Bewusstseinsinhalten. Die Formen der Bewusstseinsstörungen reichen von der leichten Benommenheit über die krankhafte Schläfrigkeit bis zum Koma (☞ 11.7.5)

Die **Orientiertheit** gibt an, ob jemand zu Zeit, Ort, Situation und zur Person korrekt informiert ist. Bei leichter Desorientiertheit wird das Datum oder die aktuelle Jahreszeit falsch benannt, mit zunehmender Schwere kann der Aufenthaltsort nicht mehr angegeben werden (örtliche Desorientiertheit, z.B. wird das Krankenhaus mit einem Hotel verwechselt), oder

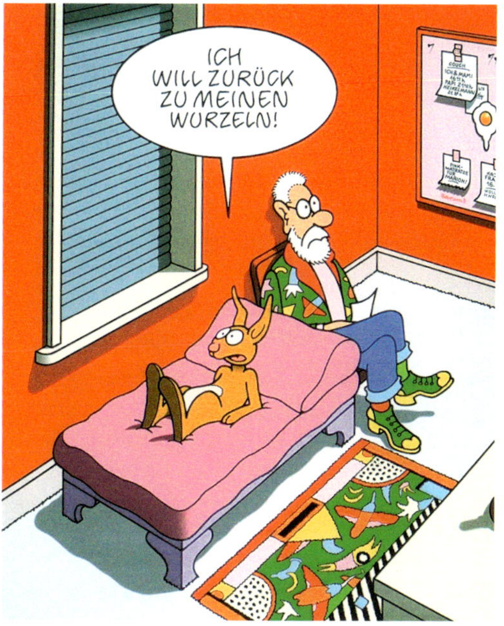

Abb. 25.8: Wohin möchte der Klient auf der Couch des Analytikers? Denn dem Wunsch, in der Psychoanalyse Unbewusstes – die „Wurzeln" – zu ergründen, stehen immer innere Widerstände entgegen – ob das Häschen etwa zu seinen Wurzeln auf dem Feld zurück möchte? [L101]

die aktuelle Situation oder Personen werden verkannt (z.B. wird die Krankenschwester als Verwandte angesehen). Desorientiertheit kommt z.B. regelmäßig bei der Alzheimer-Krankheit vor (☞ 24.4.3).

Die **Gedächtnisfunktionen** *(mnestische Funktionen)* sind Ausdruck der Fähigkeit zur Informationsaufnahme, -speicherung und -wiedergabe. Bei Störungen ist zunächst das Kurzzeit- und erst bei schweren Beeinträchtigungen auch das Langzeitgedächtnis betroffen (☞ 25.1.1).

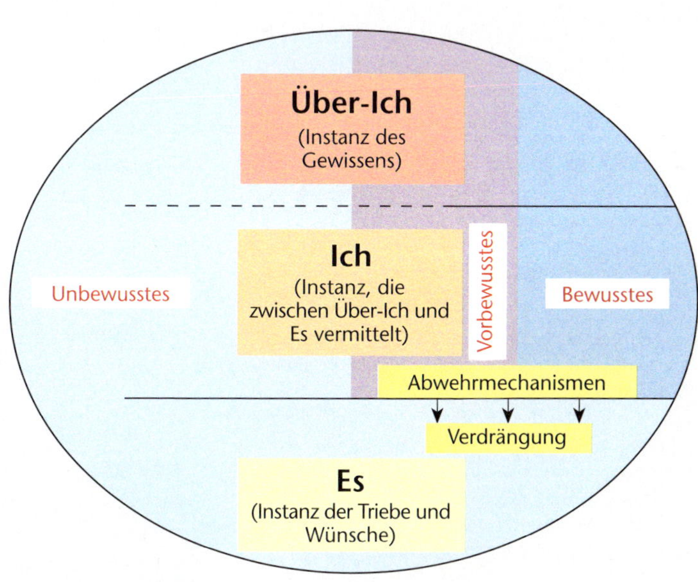

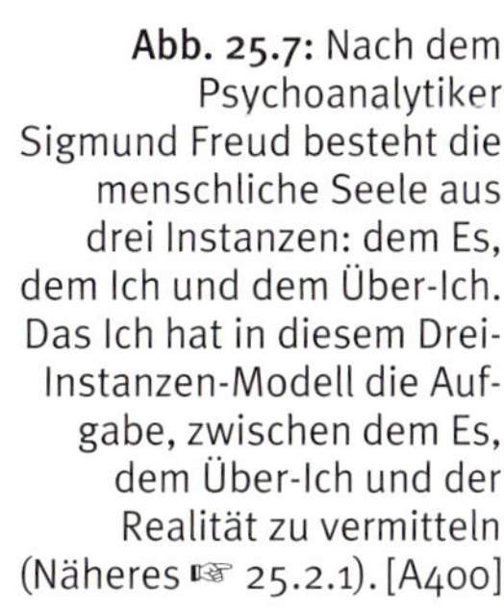

Abb. 25.7: Nach dem Psychoanalytiker Sigmund Freud besteht die menschliche Seele aus drei Instanzen: dem Es, dem Ich und dem Über-Ich. Das Ich hat in diesem Drei-Instanzen-Modell die Aufgabe, zwischen dem Es, dem Über-Ich und der Realität zu vermitteln (Näheres ☞ 25.2.1). [A400]

Warnsignal
Plötzliche Bewusstseins-, Orientierungs- oder Gedächtnisstörungen sind Alarmzeichen. Sie können durch verschiedene körperliche Erkrankungen verursacht sein, insbesondere des Gehirns (z.B. Hirnblutung, Hirnhautentzündung). Daher muss umgehend ein Arzt informiert werden.

Das **Denken** verändert sich bei vielen psychischen Krankheiten.

Im **Denkablauf** (also der Art, *wie* jemand denkt) kann sich z.B. das *Denktempo* verlangsamen oder beschleunigen, im *Denkfluss* kann es zum Abriss oder zur Sperre kommen, was sich durch plötzliches, wiederholtes, unmotiviertes Stocken im Gespräch zeigt. *Zerfahrenes Denken,* teilweise mit unverständlichem Wortgemisch („Wortsalat") und Wortneubildungen, ist typisch bei Schizophrenien (☞ 25.7.1). Der Zusammenhang eines Gedankens mit dem vorhergehenden ist für den Untersucher nicht mehr nachvollziehbar.

Beim **Wahn** handelt es sich um eine „Privatrealität", es bestehen also *unkorrigierbare, objektiv falsche* Vorstellungen und Gedanken. Beispielsweise glaubt ein Patient, der Rolladen vom Haus gegenüber sei heruntergelassen worden, damit ihn der arabische Geheimdienst nun auch von dort beobachten könne (☞ auch Tabelle 25.9).

Die wichtigsten **Wahrnehmungsstörungen** bei psychiatrischen Erkrankungen sind **Halluzinationen** *(Trugwahrnehmungen).* Hierbei entstehen Sinneseindrücke *ohne* entsprechenden Außenreiz. *Optische Halluzinationen* („kleine bewegte weiße Mäuse") sind im Alkoholentzug nicht selten, bei *akustischen Halluzinationen* kommt es z.B. zum Hören von Geräuschen oder Stimmen.

Die **Affektivität** beschreibt die Stimmungs- und Gefühlslage, also sowohl die längerfristige Grundstimmung (z.B. ausgeglichen, melancholisch, heiter) als auch aktuelle Emotionen (Ärger, Freude, Angst, Trauer). Eine

Halluzination: Wahrnehmung ohne Reiz, z.B.:
- Visuelle Halluzination *(weiße Mäuse an der Decke)*
- Olfaktorische Halluzination *(es riecht nach Gas)*
- Taktile Halluzination *(Kribbeln auf der Haut)*
- Akustische Halluzination *(Stimmen im Zimmer hören).*

Wahn: Irrglaube im Sinne eines eigenständigen („selbst erfundenen") abnormen Erlebens. Wahnvorstellungen sind in der Regel:
- Objektiv falsch oder unmöglich *(ich bin Queen Elisabeth)*
- Unkorrigierbar – der Wahn ist für den Patienten völlig gewiss und zweifelsfrei *(Beispiel: Der Wahn einer Metallsonde im Gehirn lässt sich auch durch ein unauffälliges Röntgenbild nicht zerstreuen).*

Tab. 25.9: Die Unterscheidung der „Schlüsselsymptome" Halluzination und Wahn.

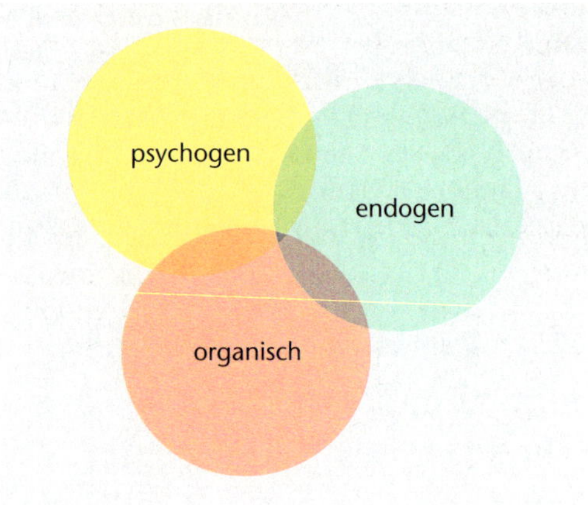

Abb. 25.10: Die Einteilung psychischer Krankheiten erfolgt im triadischen System nach dem vermuteten Ursachenschwerpunkt. Viele seelische Erkrankungen sind nicht nur durch eine Ursache allein zu erklären; meist kommen unterschiedliche Gründe (und auch soziale Faktoren) – in unterschiedlicher Gewichtung – zusammen.

Affektstörung ist z.B. die Depression mit einem Zustand der Freud- und Gefühlslosigkeit und des (unangemessenen) Bedrückt- und Niedergeschlagenseins (☞ 25.6.5 und 25.7.2).

25.4 Einteilung der Störungen und Erkrankungen in der Psychiatrie

Wer ist psychisch krank?

Die Begriffe „abnorm" und „krank" setzen voraus, dass jemand eindeutig in der Lage ist zu beurteilen, was als „normal" und was als pathologisch anzusehen ist. Dies ist schon für körperliche Krankheiten nicht einfach (☞ 5.1.1). Doch gibt es hier eher messbare Symptome wie z.B. abnorme Blutzellen oder eine röntgenologisch nachweisbare Gelenkabnutzung. Beim menschlichen Erleben und Verhalten zu entscheiden, was normal und was krankhaft ist, hängt dagegen in hohem Maße vom Standpunkt des Betrachters, z.B. den Angehörigen, dem Psychiater und der Gesellschaft, ab (☞ Tab. 25.11).

Psychotiker	Ich bin eine Uhr
Neurotiker	Ich fühle mich wie eine Uhr
Phobiker	Die Uhr macht mir Angst, ich schaue sie lieber nicht an
Hypochonder	Wenn ich nicht solche Schmerzen hätte, könnte ich das Ticken der Uhr ertragen
Zwangsneurotiker	Ich muss die Uhr kontrollieren
Hysteriker	Ich kann mich nicht bewegen. Das Ticken der Uhr macht mich krank

Tab. 25.11: Kleine Merkhilfe für die Einteilung psychischer und psychiatrischer Erkrankungen (nicht als Definitionen misszuverstehen).

Schätzungen zufolge sind etwa 15% der deutschen Bevölkerung „psychisch krank" (im Sinne von behandlungsbedürftig, das heißt es bestehen Symptome, unter denen der Betreffende und/oder seine Umgebung leidet).

Einteilung psychischer Erkrankungen

Es ist schwierig, psychische Erkrankungen sinnvoll einzuteilen. Dies liegt u.a. daran, dass wir über die Ursachen und den Verlauf vieler Erkrankungen nur über begrenztes Wissen verfügen.

Nicht eine Ursache
Bei Verursachung, Auslösung und Verlauf psychischer Krankheiten spielen fast immer biologische, psychische und soziale Einflüsse eine Rolle – im Einzelfall in unterschiedlicher Gewichtung. Man spricht vom *bio-psycho-sozialen Krankheitsmodell.*

Verschiedene Schulen und Gebräuche führen dazu, dass unterschiedliche Dinge mit gleichem Namen und gleiche Dinge mit unterschiedlichem Namen benannt werden. Von den verschiedenen Einteilungssystemen sollen hier das *triadische System* und die *Einteilung nach ICD 10* vorgestellt werden.

Das **triadische System** ordnet die Krankheiten nach den drei wichtigsten *Ursachenschwerpunkten.* Danach werden *organische, psychogene* und *endogene* psychiatrische Krankheiten unterschieden. Allerdings gibt es wohl nur sehr selten psychische Krankheiten, die lediglich auf einer einzigen Ursache beruhen (☞ Abb. 25.10).

Die **Einteilung nach ICD 10** *(Internationale Klassifikation der Krankheiten, 10. Version)* ist stärker an den *Symptomen* psychischer Krankheiten orientiert als an möglichen Ursachen. Festgelegte Diagnosekriterien sollen die Willkür psychiatrischer Diagnosen verringern.

Für das Verständnis von seelischem Leiden und die Planung der Therapie sind Überlegungen zu den Ursachenschwerpunkten psychischer Störungen weiter wichtig. Die Besprechung der psychischen Krankheiten gliedert sich daher nach dem *triadischen System.*

25.5 Organische Störungen

Organische Störungen entstehen als Folge von Verletzungen oder körperlichen Erkrankungen (z.B. Schädelverletzung oder Tumor). Synonym sind die Begriffe *organische Psychosyndrome* oder *exogene Psychosen:* Exogen *(von außen kommend)* meint hier organisch verursacht.

Psychose (allgemeine Bedeutung: *schwere psychische Krankheit*) bezeichnet meist solche psychischen Krankheiten, bei denen der Kranke in seinem Kontakt zur Realität erheblich gestört ist und in die sich ein Gesunder nur schwer einfühlen kann.

Psychische Veränderungen können durch eine Vielzahl *körperlicher* Erkrankungen entstehen. Das Gehirn kann *direkt* von einem Krankheitsprozess (z.B. Entzündung) betroffen oder *indirekt* an einer Erkrankung anderer Organe beteiligt sein (z.B. Gedächtnisstörungen und Verwirrtheit durch Stoffwechselprodukte bei Leber- oder Nierenversagen).

Die psychischen Veränderungen können gering oder schwer wiegend sein. Der Kombination psychischer Symptome (daher *Psychosyndrom*) kann man dabei nicht eindeutig ansehen, welche körperliche Krankheit zugrunde liegt – verschiedene Ursachen können zu ähnlichen psychischen Zustandsbildern führen. Umgekehrt sind hirnorganische Psychosyndrome sehr vielgestaltig, d.h. ein und dieselbe organische Ursache kann sich bei verschiedenen Patienten mit unterschiedlichen psychischen Symptomen darstellen.

Nach dem zeitlichen Verlauf werden die meist reversiblen (umkehrbaren) **akuten organischen Störungen** *(akuten exogenen Psychosen)* und die meist irreversiblen (unumkehrbaren) **chronischen organischen Störungen** *(chronisches organisches Psychosyndrom)* unterschieden:

25.5.1 Akute organische Störungen

Akute organische Psychosyndrome können in ganz unterschiedlichen Situationen auftreten, so z.B. bei Alkohol- und Medikamentenentzug, bei Vergiftungen, bei Fieber, nach Operationen oder Hirnblutungen. Die Leitsymptome sind Desorientiertheit, Bewusstseinstrübung und Gedächtnisstörungen, aber auch Unruhe und optische Halluzinationen.

Dringend!
Bei akut-organischen Psychosyndromen ist immer eine *eilige Abklärung der Ursache* angezeigt.

Die Behandlung der Ursache führt meist zum Abklingen der psychischen Veränderungen. Vorübergehend kann der Einsatz beruhigender Medikamente (*Neuroleptika* ☞ 10.4.6 und 25.9.2) notwendig werden.

25.5.2 Chronische organische Störungen

Leitsymptome **chronischer organischer Psychosyndrome** sind Persönlichkeitswandel *(Wesensänderung)* und *Demenz* (organisch bedingter, fortschreitender Verlust geistiger Fähigkeiten ☞ 24.4.2). Beide Veränderungen können z.B. Folge eines Schädel-Hirn-Traumas oder schwerer Hirndurchblutungsstörungen sein. Demenz tritt typischerweise auch bei der *Alzheimer-Krankheit* auf (☞ 24.4.3).

Auch bei den chronischen hirnorganischen Störungen ist – so weit möglich – die Beseitigung der organischen Ursache die Therapie der Wahl. Sie wird ergänzt durch eine symptomorientierte Behandlung, z.B. mit beruhigenden oder aktivierenden Medikamenten, Tagesstrukturierung und Anregung zu sinnvoller Aktivität.

25.6 Psychogene Störungen

Psychogene Störungen haben ihren Ursachenschwerpunkt in früher gemachten Erfahrungen, ungelösten Konflikten oder im Erlernen von Fehlverhalten. Dies ist u.a. der Fall bei Störungen der Persönlichkeit, der Sexualität und des Verhaltens. Typisch ist die unscharfe Grenze zwischen psychogener Störung und „Gesundem". Im Gegensatz zu den Psychosen sind die psychogenen Störungen grundsätzlich einfühlbar. Die meisten psychogenen Störungen können auch als Neurosen bezeichnet werden.

Neurose ist ein schillernder, uneinheitlicher benutzer Begriff und bezeichnet im weitesten Sinne die nicht gelungene Lösung eines seelischen Problems.

Nach zwei vergeblichen Therapieversuchen kommt Herr Mehldorf erneut in Behandlung. Seine Krankheit begann vor neun Jahren kurz nach dem Tod seiner Mutter, die an einer Lungenentzündung verstarb. Nach eigenen Angaben entwickelte er wohl auf Grund der Todesursache eine Angst vor Ansteckung. Diese Angst führte im Laufe der Zeit zu regelrechten Zwangsritualen, die seinen Bewegungsraum außerhalb des Hauses immer weiter einengten. Herr M. vermied größere Menschenansammlungen. Busfahren und Einkaufen wurden zu Problemen. Immer, wenn er einen Besucher mit Handschlag begrüßte, musste sich Herr M. die Hände desinfizieren. Er zwang seine Angehörigen dazu, nur noch gekochte Speisen zu essen. Seine Rituale und Forderungen wurden mit der Zeit so kompliziert, dass ein Zusammenleben in der Familie unmöglich wurde.

Mindestens 10% der Bevölkerung westlicher Industrienationen leiden an psychogenen Erkrankungen, die jedoch selten so schwer sind, dass sie eine stationäre Behandlung erfordern.

Es gibt verschiedene Ansichten zur Entstehung psychogener Störungen. Allen gemeinsam ist, dass frühere Erfahrungen und Lernvorgänge für bedeutsam gehalten werden. Unzureichend gelöste Konflikte in der Kindheit, z.B. zwischen dem Wunsch nach Zärtlichkeit, Geborgenheit und Gemeinschaft einerseits und dem Bedürfnis nach individueller Entfaltung und Unabhängigkeit auf der anderen Seite können die Bereitschaft zur Entstehung späterer Neurosen begründen – auch wenn diese Konflikte in der Regel unbewusst bleiben.

Acrophobie	Angst vor Höhen
Agoraphobie	... offenen Plätzen
Anthropophobie	... Menschen
Klaustrophobie	... (engen) Räumen
Zoophobie	... Tieren

Tab. 25.12: Einteilung von Phobien über ihren Inhalt (Beispiele).

Die ständige innere Abwehr dieser Wünsche führt bei Belastungssituationen nun zum Ausbruch der verschiedenartigsten Symptome, die missglückte Bewältigungsversuche darstellen. Nicht selten kommt es dadurch zu Beziehungs- und Arbeitsstörungen.

Den Neurotiker vom „normalen" Menschen abzugrenzen, ist in der Praxis nicht einfach. Der Übergang zwischen „gesund" und „krank" bzw. „behandlungsbedürftig" ist fließend. Die Behandlung erfolgt durch Psychotherapie, Medikamente wirken nur begrenzt.

Zu den Neurosen zählen insbesondere die folgenden Erkrankungen:

25.6.1 Phobische Störung

Unter **Phobie** versteht man die auf ein bestimmtes Objekt oder eine bestimmte Situation gerichtete Angst, die jedoch im Gegensatz zur physiologischen Angst nicht angemessen und weder durch Erklärungen noch durch Begründungen abbaubar ist. Sie ist nicht kontrollierbar und führt zu einer möglichst totalen *Vermeidung* der angstauslösenden Situation, selbst wenn der Betroffene dadurch schwere Nachteile erleidet.

Eine Phobie äußert sich in körperlichen Erscheinungen wie Herzklopfen, Schweißausbruch und Zittern im Sinne einer *Stressreaktion*

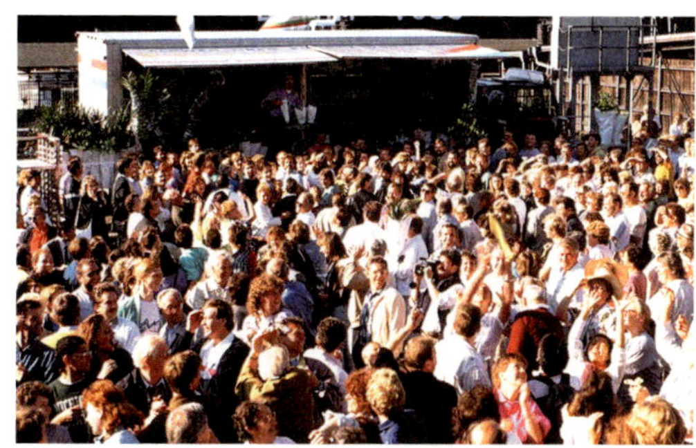

Abb. 25.12a: Agoraphobie. Menschenmassen können für Patienten zu einem unüberwindbaren Hindernis werden. [V225]

(☞ 13.6.6), aber auch in Harndrang oder Durchfall. Typische Objekte einer Phobie sind z.B. Spinnen oder Mäuse, prinzipiell kommen aber unzählige Objekte oder Situationen in Frage (☞ Tabelle 25.12). Solange diese (äußeren) Angstauslöser vermieden werden können, kann der Patient seinem inneren Konflikt ausweichen.

Bei der Behandlung von Phobien hat sich eine bestimmte Form der Psychotherapie, die Verhaltenstherapie (☞ 25.9.1) bewährt.

25.6.2 Andere Angststörungen

Bei der **Angstneurose** ist Angst das dominierende Leitsymptom. Sie ist nicht auf ein bestimmtes Objekt bezogen, sondern eher unbestimmt. Die Angst tritt „aus heiterem Himmel" auf, häufig, wenn der Betroffene sich alleingelassen fühlt.

Die Symptome eines solchen Angstanfalls *(Panikattacke)* ähneln denen der Phobie, wobei Herzsymptome recht häufig sind. Stehen diese im Vordergrund, spricht man von einer **Herzneurose.** Scheinbar ohne äußeren Anlass setzen schlagartig Todesängste ein, die beim Anblick des Arztes schon häufig verschwinden. So erscheinen dann diese Patienten immer wieder in der Krankenhausambulanz und klagen über furchtbare Herzschmerzen – aber bei der Untersuchung und im EKG kann der Arzt keine pathologischen Befunde entdecken.

Die Behandlung erfolgt durch Psychotherapie, manchmal bessert sich die Symptomatik auch gut durch Antidepressiva (☞ 10.4.6 und 25.9.2).

25.6.3 Zwangsstörung

Leitsymptom der **Zwangsstörung** *(Zwangskrankheit, Zwangsneurose)* sind *Zwangsphänomene:* **Zwangsgedanken** sind Ideen, Vorstellungen oder Impulse, die sich gegen den eigenen Willen aufdrängen. Sie sind oft obszön oder gewalttätig und werden als quälend erlebt. Beispielsweise hat eine Mutter, immer wenn sie ein Messer sieht, den Impuls, damit ihr Kind zu erstechen. Dabei hat sie panische Angst, diesen Impuls eines Tages nicht mehr unterdrücken zu können. In der Regel führen Zwangsimpulse jedoch nicht zu Gewalttätigkeiten. Meist entwickeln sich **Zwangsrituale**, durch die der Impuls abreagiert wird. Die Patienten streichen z.B. mit der Fingerspitze dreimal über die Tapete. **Zwangshandlungen** sind Tätigkeiten, die ständig wiederholt werden müssen, obwohl sie weder Spaß bereiten noch eine sinnvolle Funktion haben. Beim Waschzwang kann es z.B. zu Hautschädigungen kommen, weil die Patienten sich zweihundertmal am Tag die Hände waschen müssen. Am häufigsten sind Wasch-, Ordnungs-, Zähl- oder Kontrollzwänge. Beim Versuch, die Zwangsphänomene zu unterbinden, bekommt der Betreffende große Angst.

25.6.4 Konversionsstörungen

Die Umwandlung unbefriedigter Wünsche und Triebe in körperliche Symptome heißt nach Freud **Konversion.** Bei **Konversionsstörungen** *(Konversionsneurose)* kommt es zu meist körperlichen Störungen ohne adäquate (angemessene) organische Ursache, etwa zu Geh- oder Sprechstörungen, Blind- und Taubheit, Ohnmachts- oder Krampfanfällen.

Eine Frau wurde von ihrem alkoholkranken Mann verprügelt. Nach einem Schlag auf den linken Hinterkopf trat plötzlich eine Lähmung der gesamten linken Körperhälfte auf. Eine körperliche Ursache konnte bei Untersuchungen ausgeschlossen werden. Nach Ansicht der Patientin gab es keine seelischen oder sozialen Probleme. Ihre einzige Sorge sei die Lähmung, wegen der sie nicht mehr nach Hause könne.

Diese Symptome sind nicht „simuliert", sie müssen ernst genommen werden. Wird eine Psychotherapie erforderlich, kommt es idealerweise zu einem Lern- und Selbsterfahrungsprozess: Der Patient erlebt seine Symptome nicht mehr als Krankheit „aus heiterem Himmel", sondern als Signal „aus meinem Innersten", sucht nach umsetzbaren Lösungen, so dass das Symptom überflüssig wird.

25.6.5 Neurotische Depression

Depression bezeichnet einen Zustand niedergedrückter Stimmung, der mit einer Vielzahl psychischer, psychosozialer und körperlicher Symptome einhergehen kann. Schätzungsweise 15% aller Menschen leiden (mindestens) einmal im Leben an einer behandlungsbedürftigen Depression.

Depressionen können unterschiedliche Ursachen haben. *Organische Depressionen* können im Rahmen organischer Störungen (☞ 25.5) auftreten. Die *endogene Depression* ist eine Manifestationsform der affektiven Psychose (☞ 25.7.2).

Bei den *psychogen bedingten Depressionsformen* lassen sich gleich mehrere Unterformen unterscheiden: die *reaktive Depression* als Reaktion auf ein schweres Außenereignis (z.B. Tod eines geliebten Menschen), die *Erschöpfungsdepression* als Antwort des Organismus auf Dauerbelastung, die *depressive Persönlichkeit* (☞ 25.6.7) und schließlich vor dem Hintergrund ungelöster (unbewusster, frühkindlicher) innerseelischer Konflikte die *neurotische Depression.*

Die heutigen Klassifikationssysteme psychischer Störungen, z.B. ICD-10 (☞ 25.4), rücken bei der Benennung von depressiven Störungen statt der Ursachen vielmehr die Dauer, den Schweregrad und eventuell vorhandene *körperliche* Symptome, z.B. Schlafstörungen, Kopfschmerzen oder Magen-Darm-Störungen, in den Vordergrund.

Die *psychischen* Symptome einer neurotischen Depression äußern sich z.B. in gedrückter Stimmung, Schuldgefühlen, Verlust von Interesse und Freude und erhöhter Ermüdbarkeit. Neurotisch depressiv Kranke werden oft erst sehr spät „auffällig", da sie mit aller Kraft ihre soziale Umgebung aufrechterhalten möchten. Dennoch besteht, wie bei allen depressiv Kranken, eine erhöhte Selbsttötungsgefahr. Wichtigster Behandlungsansatz ist die Psychotherapie, vorübergehend kann die Gabe von Antidepressiva (☞ 10.4.6 und 25.9.2) erforderlich sein.

25.6.6 Psychosomatische Krankheiten

Wieso kann lang dauernder Stress zu einem Magengeschwür führen? Warum kann Psychotherapie bestimmte Hautausschläge (Neurodermitis) lindern? Mit diesen Fragen beschäftigt sich die **Psychosomatische Medizin**, auch kurz *Psychosomatik* genannt.

Der Begriff Psychosomatische Medizin umfasst:

- Eine **Grundeinstellung**, die bei Diagnostik und Therapie von körperlichen Krankheiten seelische Faktoren mit berücksichtigt
- Eine **Forschungsrichtung**, die mit Methoden aus Biologie, Medizin, Psychologie und Psychoanalyse die Bedeutung seelischer Vorgänge für die Entstehung und Fortdauer von körperlichen Krankheiten untersucht
- Ein **Teilgebiet der Medizin**, das sich mit Erkennung und Behandlung von psychosomatischen Krankheiten befasst, also solchen körperlichen Beschwerden und Erkrankungen, die durch seelische Faktoren verursacht oder maßgeblich beeinflusst sind.

Das zentrale Problem der Psychosomatischen Medizin ist das Leib-Seele-Problem, also die Frage, wie sich seelische und körperliche Vorgänge gegenseitig beeinflussen und verändern können, also den „rätselhaften Sprung" vom Psychischen ins Körperliche und umgekehrt.

In der westlichen Kultur gehen wir wie selbstverständlich davon aus, dass Seele (griech. *psyche*) und Leib (griech. *soma*) zweierlei sind *(Leib-Seele-Dualismus)* – eine Trennung, die immer wieder hinterfragt werden muss. Die verschiedenen Konzepte und Theorien der Psychosomatik sind als Versuche aufzufassen, die Wechselwirkungen zwischen Körper und Seele besser zu verstehen. Bis heute gibt es keine abschließenden Antworten.

Praktisch an jedem Organ des Körpers können Beschwerden entstehen, die im Wesentlichen psychisch bedingt sind. Man kann Krankheiten *mit* Organveränderungen (z.B. Asthma bronchiale, Colitis ulcerosa, Morbus Crohn, Neurodermitis) unterscheiden von sog. *funktionellen Syndromen,* bei denen auch nach jahrelangen Beschwerden *keine* krankhaften Organveränderungen feststellbar sind (z.B. Schluckstörungen und Darmbeschwerden ohne körperliche Ursache). Funktionelle Beschwerden bestehen tatsächlich, werden also nicht „vorgegeben" oder „simuliert"; sie können für die Betroffenen sehr quälend sein.

Auch heute noch werden **psychosomatische Krankheiten** oft erst nach langjährigen erfolglosen Behandlungsverläufen als solche erkannt. Die Behandlung muss *körpermedizinische* und *psychotherapeutische* Therapieansätze verbinden. Viele Patienten verstehen nicht, weshalb sie wegen körperlicher Symptome eine Psychotherapie machen sollen („Meine Beschwerden sind doch im Bauch, nicht im Kopf!"). Sie können aber nach sachlicher Aufklärung und Ermutigung oft dazu motiviert werden.

Psychosomatik umfasst aber auch eine ganzheitliche Grundeinstellung, die stets auch bei rein körperlichen Krankheiten berücksichtigt, wie Patienten die Mitteilung der Diagnose verkraften, was für sie das Krankgewordensein bedeutet oder wie sie sich mit bleibenden Einschränkungen arrangieren können. Jeder Mensch verfügt hierfür über individuelle *Bewältigungsstrategien* (auch als **Coping-Strategien** bezeichnet). Es kann aber im Einzelfall auch nützlich sein, ergänzende psychotherapeutische Unterstützung (z.B. zur Verarbeitung einer Tumordiagnose oder einer unfallbedingten Behinderung) anzubieten.

25.6.7 Persönlichkeitsstörungen

Manche Menschen fallen im Alltag durch die starke Ausprägung einzelner Charakterzüge auf: Sie sind ordentlicher, besorgter, fröhlicher als der „Durchschnittsmensch". Führen solche dominierenden Persönlichkeitszüge zu Störungen im sozialen Bereich und/oder persönlichem Leid, stellen sie **Persönlichkeitsstörungen** (früher: *Psychopathien*) dar.

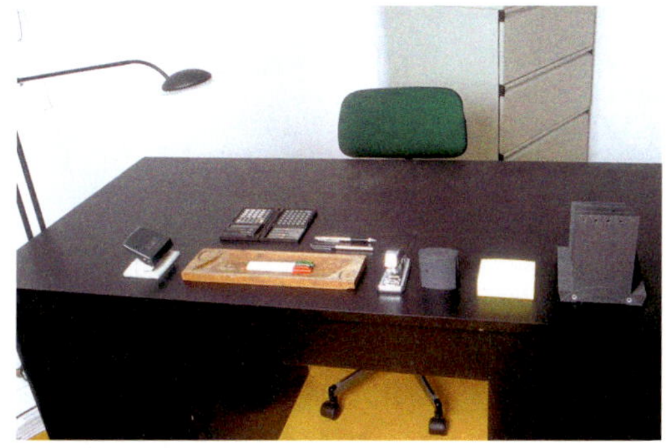

Abb. 25.13: Menschen mit einer zwanghaften Persönlichkeitsstörung sind überaus ordentlich. [K183]

Persönlichkeitsstörungen sind also „Extremvarianten" des menschlichen Charakters, wobei die Übergänge zwischen „ausgeprägten Charakterzügen" und Persönlichkeitsstörungen fließend sind.

Sehr stark vereinfacht lassen sich viele dieser Störungen vor dem Hintergrund einer vererbten Anlage auf eine gestörte frühkindliche Entwicklung zurückführen. Die Behandlung erfolgt vor allem psychotherapeutisch, ist schwierig, meist langwierig und konzentriert sich auf die Bewältigung akuter Krisen.

Grundsätzlich kann jeder Charakterzug im Sinne einer Persönlichkeitsstörung „entgleisen". Ein Mensch mit **querulatorischer** Persönlichkeit etwa zeichnet sich durch ständige Rechthaberei aus, **anankastische** *(zwanghafte)* Persönlichkeiten halten pedantische Ordnung, und bei **depressiven** Persönlichkeiten ist die Grundlebenseinstellung pessimistisch und negativ geprägt.

25.7 Endogene Psychosen

Die Ursache *endogener Erkrankungen* oder **endogener Psychosen** ist letztlich nicht geklärt *(endogen = von innen kommend).* Sicher sind diese Erkrankungen erblich mitbedingt, aber auch Schädigungen des Hirngewebes während Schwangerschaft und Geburt und psychosoziale Einflüsse in frühester Kindheit können bedeutsam sein. Der Verlauf unterliegt einer gewissen Eigengesetzlichkeit, wird aber von Umweltfaktoren beeinflusst. Zu den endogenen Erkrankungen zählen die *Schizophrenien* (☞ 25.7.1) und die *affektiven Psychosen* (☞ 25.7.2).

Bis zum Beginn der Krankheit waren die Betroffenen häufig psychisch unauffällig. Daher werden die oft schwer wiegenden Veränderungen als besonders erschütternd erlebt, von den Kranken wie von den Angehörigen. Der Realitätsbezug des Kranken ist meist schwer gestört: Im Gegensatz zum neurotischen Menschen sieht der Patient sich und sein Verhalten meist nicht als aus dem Rahmen fallend bzw. irrational an. Er glaubt tatsächlich, das zu sein oder zu sehen, was er vorgibt. Von dieser Überzeugung lässt er sich durch Zweifel Außenstehender nicht abbringen.

25.7.1 Schizophrenien

Etwa 1% der Bevölkerung erkrankt im Lauf des Lebens an einer **Schizophrenie** (früher: *Spaltungsirresein*), knapp zwei Drittel der Betten in psychiatrischen Einrichtungen sind von Patienten mit Schizophrenien belegt. Die Ersterkrankung liegt meist zwischen dem

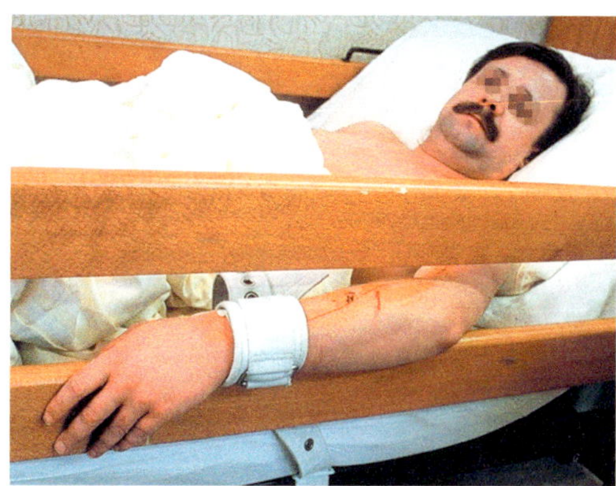

Abb. 25.14: Patient mit schizophrener Psychose, der im akuten Schub sein Umfeld bedroht und auch auf der psychiatrischen Krankenstation fremdaggressives Verhalten gezeigt hatte. Er wird deshalb fixiert und sorgfältig beobachtet. [K303]

20. und 30. Lebensjahr. Schizophrenien sind weltweit zu beobachten, selbst bei zurückgezogen lebenden Naturvölkern – sie sind *keine* zivilisationsbedingte Erkrankungen.

Schizophrene Erlebnisweisen sind so ungewöhnlich, dass man sie kaum mitteilen oder nachvollziehen kann. Die *Symptome* betreffen in der Akutphase das Denken, den Antrieb und die Affektivität.

- Zerfahrenes und unzusammenhängendes *Denken* kann manche Äußerungen schwer verständlich machen: *Der Nachbar saugt ferntelepathisch mit elektronischen Geräten meine Gedanken ab.* Die Welt ist in Gut und Böse aufgespalten, beeinflusst von Teufeln und Engeln. Begleitend und zusätzlich können Wahn *(„ich werde von der CIA beschattet")* und Halluzinationen auftreten. Besonders häufig werden flüsternde, kommentierende oder schimpfende Stimmen gehört. Oft wendet sich das halluzinierte Objekt gegen die eigene Person: *Alles was ich tue, wird von der Stimme kritisiert.* Solche Wahrnehmungen können sich zu panischer Angst vor Vergiftung oder Verfolgung *(Verfolgungswahn)* steigern
- Im Bereich des *Antriebs* können Störungen des motorischen Verhaltens von einer Starre *(katatoner Stupor)* bis zu extremer motorischer Unruhe *(Erregungszustand)* reichen. Auf eigenartige Weise sind die Betreffenden auf sich bezogen und gefühlsmäßig von der Umwelt abgekapselt *(Autismus)*
- Auch Störungen der *Affektivität* gehören zum Krankheitsbild (z.B. gleichzeitiges Lachen und Weinen). Typisch ist die *Ambivalenz,* d.h. das Nebeneinander zweier gegensätzlicher, unvereinbarer Gefühlregungen, Gefühle oder Bestrebungen. Als *Parathymie* oder *paradoxer Affekt* wird das „Nichtzueinanderpassen" von Erlebnis und dazugehörigem Gefühl bezeichnet. Der Patient berichtet z.B. lächelnd von grauenhaften Erfahrungen.

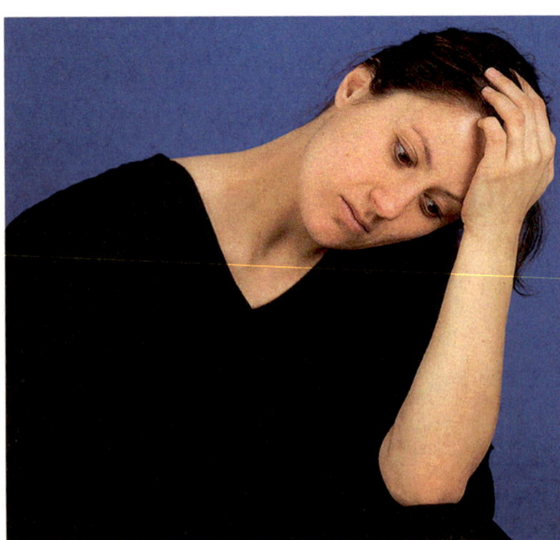

Abb. 25.15: Einige Depressive bezeichnen sich als traurig, andere empfinden noch mehr eine unendliche Leere, ein Gefühl der Gefühlslosigkeit. [J660]

Akute Erkrankungsschübe dauern einige Wochen, manchmal auch Monate, sie können einmalig bleiben, treten aber in der Mehrzahl der Fälle wiederholt auf. Oft kommt es nach dem Verschwinden der Akutsymptomatik nicht mehr zur vollen psychischen Wiederherstellung, die Betreffenden bleiben weniger belastbar, haben Konzentrationsstörungen und sind schneller erschöpfbar *(Residualsyndrom).*

Medikamentös werden Patienten mit Schizophrenien mit Neuroleptika (☞ 10.4.6 und 25.9.2) behandelt. Zusätzlich gibt es heute vielfältige begleitende Maßnahmen wie milieutherapeutische Tagesstrukturierung, Konzentrationsübungen, psychotherapeutische Stützung und Unterstützung bei der Wohn- und Arbeitssituation.

25.7.2 Affektive Psychosen

Affektive Psychosen *(Zyklothymien, manisch-depressive Erkrankungen, bipolare affektive Störungen)* sind durch unmotivierte, grundlose Stimmungsveränderungen gekennzeichnet, die sich entweder in manischer Getriebenheit oder in depressiver Störung äußern.

Affektive Psychosen verlaufen in Phasen, wobei die einzelnen Krankheitsepisoden nach einigen Wochen oder Monaten in der Regel vollständig abklingen. Die Phasen können einmal oder wiederholt im Laufe des Lebens auftreten und sind meist von symptomlosen Intervallen unterbrochen.

Depression

Leitsymptom der **endogenen Depression** ist weniger eine grundlose, in sich selbst gekehrte Traurigkeit als vielmehr eine unendliche *Leere*, ein Gefühl der *Gefühllosigkeit*, gemischt mit Ängsten, Schuld, Scham und schwerer Selbstentwertung: *Ich kann nichts, ich bin nichts, man mag mich nicht – und an allem bin ich selber schuld.* Diese Überzeugung ist unumstößlich und kann vom Kranken nicht relativiert werden.

Charakteristisches äußerliches Merkmal des depressiv Kranken ist seine *Antriebslosigkeit* – hinter einem starren Gesicht sind Traurigkeit und Verzweiflung oft gar nicht erkennbar. Lustlosigkeit und emotionale Versteinerung ergeben den Eindruck völliger *Passivität.* Das Interesse am Lebenspartner, an Freunden und selbst an den eigenen Kindern kann vollständig erlöschen. Im Tagesverlauf ist morgens die Symptomatik am schlimmsten *(Morgentief).* Schlafstörungen sind zudem die Regel.

Gleichzeitig können Patienten aber unter zum Teil erheblicher innerer Unruhe, Angst und Getriebenheit leiden. Dies führt zu unerwarteten Reaktionen bis hin zu Suizidversuchen.

Im *depressiven Wahn* herrscht – entgegen den Tatsachen – die unkorrigierbare Gewissheit zu verarmen, an einer unheilbaren körperlichen Krankheit zu leiden oder mit nicht wieder gut zu machender Schuld beladen zu sein.

> **Gefährlich**
> Die (endogene) Depression gehört zu den psychischen Krankheiten, die am häufigsten zur *Selbsttötung* (Suizid ☞ 25.8) führen; sie sollte daher zu einer Krankenhauseinweisung veranlassen.

Medikamentös können Depressiv-Kranke durch *Antidepressiva* behandelt werden. Zusätzlich sind stützende psychotherapeutische und/oder verhaltenstherapeutische Verfahren hilfreich. Auch Schlafentzugsbehandlung, Lichttherapie, körperliche Aktivierung und Tagesstrukturierung können sinnvoll sein.

Manie

Die Leitsymptome der **Manie** sind grundlose Heiterkeit oder Gereiztheit, eine kritiklos optimistische Sicht aller Dinge, das Fehlen von Lebensängsten und die unerschütterliche Überschätzung der eigenen Fähigkeiten bis hin zum Größenwahn: *Ich habe die Welterneuerungspartei gegründet, der schon bald alle beitreten werden.* Oder: *Der Bundeskanzler hat mich beauftragt, den Dritten Weltkrieg mit neuen Laserwaffen zu verhindern.*

Zu Schwierigkeiten kommt es durch gesellschaftliche und geschäftliche Versprechungen, die die eigenen Möglichkeiten weit übersteigen. Nicht selten sind größere Einkäufe (viele Autos, Pelzmäntel usw.). Die ständige Unruhe und das geringe Schlafbedürfnis führen zu immer neuen Aktivitäten, ohne dass die vorherigen abgeschlossen wurden.

Manisch Kranke werden medikamentös v.a. mit Neuroleptika (☞ 10.4.6 und 25.9.2) und Lithium behandelt.

25.8 Suizid (Selbsttötung)

In Deutschland sterben jährlich etwa 11 000 Menschen durch **Suizid** (*Selbsttötung*, veraltet: *Selbstmord*), mehr als bei Verkehrsunfällen (7 000 pro Jahr)! Die (schwer schätzbare) Zahl der *Suizidversuche* liegt noch viel höher (um das 5- bis 100-fache). Auch im Krankenhaus kommen Selbsttötungen vor.

Suizidversuche und tatsächliche Suizide unterscheiden sich oftmals in ihren Hintergründen: *Suizidversuchen* gehen in vielen Fällen schwere Kränkungserlebnisse voraus; die Selbsttötungshandlung ist häufig eine Kurzschlusshandlung und kann dann wichtigen Signalcharakter („Hilfeschrei") haben. *Vollendete Suizide* werden zu 60% von psychisch Kranken oder Alkohol- und Drogenabhängigen (☞ 10.8 und 11.16) begangen. Bei diesen Personengruppen ist daher besondere Aufmerksamkeit angezeigt. Allerdings lassen sich Suizide selbst dann nicht in jedem Fall verhindern: So kommt es immer wieder auch zu Selbsttötungen von Patienten, bei denen auch erfahrene Psychiater nicht mit solch einem Schritt gerechnet hätten. Nur wenige Suizide sind echte *Bilanzsuizide*, bei denen ein psychisch Gesunder nach langem Nachdenken seine „Rechnung" mit dem Leben macht (Bilanz zieht) und sich dann das Leben nimmt.

Suizidgefährdete Menschen durchlaufen häufig vor ihrem Suizid(-versuch) ein *präsuizidales Syndrom* (nach *E. Ringel*). Sie fühlen sich einsam, ziehen sich von ihrer Umwelt zurück und entwickeln Aggressionen gegen ihre Mitmenschen, denen sie aber keinen Ausdruck verleihen. Schließlich wenden sie ihre aggressiven Gefühle gegen sich selbst.

Suizidgefährdung stationärer Patienten

Ein erhöhtes Suizidrisiko haben:

- Psychisch Kranke
- Suchtkranke
- Sehr alte Menschen
- Jugendliche, besonders während der Ablösung vom Elternhaus
- Flüchtlinge und rassisch, religiös oder politisch Verfolgte
- Menschen, die bereits einen Suizidversuch in der Vorgeschichte haben oder einen Suizid ankündigen
- Menschen ohne enge Beziehungen, besonders ohne familiäre Bindungen
- Chronisch oder unheilbar Kranke.

Umgang mit Suizidalität

> **Nicht schweigen**
> Bei Hinweisen auf Suizidgedanken ist es wichtig, den Patienten auf seine Selbsttötungsgedanken *anzusprechen.*

Oft reagieren suizidale Patienten auf das Ansprechen ihrer Selbsttötungsgedanken mit Erleichterung. Bestätigt sich die Suizidabsicht, so sollte ein spezialisierter bzw. erfahrener Arzt, z.B. ein Psychiater, hinzugezogen werden. Eventuell erfolgt die Verlegung in die Psychiatrie.

Ist eine Verlegung in die Psychiatrie aus medizinischen Gründen nicht möglich, sollte das Pflegepersonal für den Patienten erreichbar und eine engmaschige Beaufsichtigung gewährleistet sein. „Horten" von Medikamenten kann durch Medikamenteneinnahme unter Aufsicht verhindert werden. Die Verordnung zentralnervös dämpfender Medikamente wie Neuroleptika oder Tranquilizer (☞ 10.4.6 und 25.9.2) mildert vorübergehend den Suizidimpuls ab.

Was tun nach einem Suizidversuch?

In der Klinik bekommt der Patient nach einem Suizidversuch zunächst die notwendige lebensrettende Behandlung, z.B. Magenspülung und Intensivüberwachung.

Entscheidend ist jedoch die *Verhütung weiterer Suizidversuche.* Hierzu bedarf es einer intensiven Nachbetreuung, sei es ambulant oder als stationäre Psychotherapie, sowie der psychosozialen Hilfe bei den fast immer notwendigen Veränderungen der Lebensbedingungen in der Familie und/oder am Arbeitsplatz. Der Zugang zu Kriseninterventionsstellen, z.B. Beratungsstellen oder Telefonseelsorge, sollte vermittelt werden. Für den Schritt weg vom Suizid ist es notwendig, dass der zum Tode entschlossene Mensch wieder in Beziehung zu anderen kommt. Daher sollten auch Angehörige in einem gemeinsamen Gespräch in die Behandlungsstrategie mit einbezogen werden.

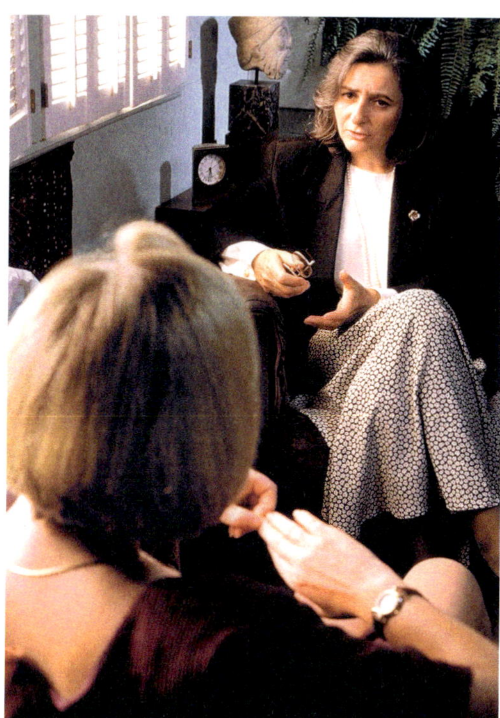

Abb. 25.16: Die Psychotherapie ist ein Grundpfeiler in der Behandlung psychischer Störungen. Erfahrung und Persönlichkeit des Therapeuten sind mitentscheidend für den Therapieerfolg. [J520-239]

25.9 Therapie von psychiatrischen Erkrankungen

Heute stehen eine Vielzahl von Behandlungsmöglichkeiten bei psychischen Störungen zur Verfügung. Liegt der Symptomatik eine körperliche Ursache zugrunde, ist die *Therapie der organischen Grunderkrankung* wichtig.

Nach wie vor Stigma

Psychisch Kranke haben immer noch mit einer Reihe von Vorurteilen zu kämpfen, die ihre Eingliederung in die Gesellschaft erheblich erschweren. Um das Ziel der „sozialen Heilung" zu erreichen, müssen fast immer verschiedene Behandlungsansätze kombiniert werden und die unterschiedlichen medizinischen und sozialen Einrichtungen eng zusammenarbeiten. Die Gestaltung der *sozialen Rahmenbedingungen* ist für die Prognose von großer Bedeutung.

25.9.1 Überblick über die Behandlungsmöglichkeiten

Psychotherapie

Die **Psychotherapie** ist Behandlung mit „seelischen Mitteln", mit aus der Psychologie entwickelten Verfahren. Die Verfahren lassen sich nach ihrem Ansatz in *zwei Gruppen* einteilen:

Die eine Gruppe arbeitet konfrontierend und aufdeckend, versucht also auch auf unbewusste Seiten und Wünsche aufmerksam zu machen. Hierzu gehört z.B. die *klassische Psychoanalyse* (☞ 25.2). Auch Tagtraumtechniken und eine Vielzahl anderer Methoden werden zu den konfrontierenden und aufdeckenden Verfahren gerechnet.

Die andere Gruppe arbeitet stützend und „zudeckend", berücksichtigt also nicht unbewusste Konflikte und Phantasien. Hierzu gehören u.a. Entspannungstechniken (z.B. *Autogenes Training*) und die *Verhaltenstherapie,* durch die fehlangepasstes Verhalten „verlernt" und neues Verhalten gelernt werden kann. Die bekannteste verhaltenstherapeutische Technik ist die *systematische Desensibilisierung,* die z.B. erfolgreich bei Phobien (☞ 25.6.1) angewandt wird. Der Patient soll sich zunächst entspannen und wird dann im Entspannungszustand mit dem angstauslösenden Objekt konfrontiert. Der Patient mit einer Spinnenphobie soll sich z.B. eine Spinne vorstellen. Die Angstreize werden immer mehr gesteigert, bis der Patient auch angesichts einer lebenden Spinne noch entspannt ist und keine Angst mehr zeigt. Eine andere verhaltenstherapeutische Technik ist die *operante Konditionierung,* bei der erwünschte Verhaltensweisen systematisch belohnt und damit bestärkt werden.

Soziotherapie

Die **Soziotherapie** zielt auf Verbesserungen der sozialen Umwelt des Patienten, um hierdurch krankheitsauslösende Belastungen zu verringern, aber auch um psychische Schäden durch langdauernde Krankenhausaufenthalte (*Hospitalisierungserscheinungen:* Interesse- und Antriebsverarmung durch die reizarme Umgebung, Verlust von Selbständigkeit) zu minimieren. Die *Beschäftigungstherapie* fördert kreative Fähigkeiten, die *Arbeitstherapie* trainiert Konzentrationsfähigkeit und Durchhaltevermögen, *sozialpsychiatrische Dienste* bieten beschützte Wohnmöglichkeiten und Hilfen vor Ort (z.B. am Arbeitsplatz) an, *Partner- und Familienberatung* verbessern das Beziehungssystem des Patienten.

Somatotherapie

Somatotherapie bezeichnet alle Behandlungsmethoden, die auf körperlichem Weg auf das Nervensystem einwirken. So können *Massagen, Bäder* und *Wasseranwendungen* das vegetative Nervensystem (☞ 11.12) umstimmen, *Bewegungs-* und *Reittherapie* die Körperwahrnehmung verbessern, *Schlafentzug* (unter Aufsicht erzeugter Schlafmangel) depressive Symptome abmildern. Auch die *Psychopharmaka* gehören zur Somatotherapie.

25.9.2 Psychopharmaka

Psychopharmaka wirken zentral im Gehirn und beeinflussen vor allem über Eingriffe in den Transmitterhaushalt den Aktivitätszustand des ZNS (☞ 11.5) und damit die Gefühle und das Denken eines Menschen.

Psychopharmaka bessern bei bestimmten Krankheiten die *Langzeitprognose* und stellen *kurzfristig* oft die einzige Möglichkeit dar, quälende oder gar selbstzerstörerische psychische Symptome zu lindern. Behandlungsziel ist weder die „Ruhigstellung" unbequemer Patienten noch der Ersatz „aufwendiger" Therapien durch eine „arbeitssparende" Pille. Im Gegenteil: Psychopharmaka ermöglichen dem Patienten durch die Symptomlinderung oft erst andere Therapien, z.B. eine Psychotherapie.

Tranquilizer

Tranquilizer *(Beruhigungsmittel)* wirken erregungsdämpfend, angst- und spannungslösend.

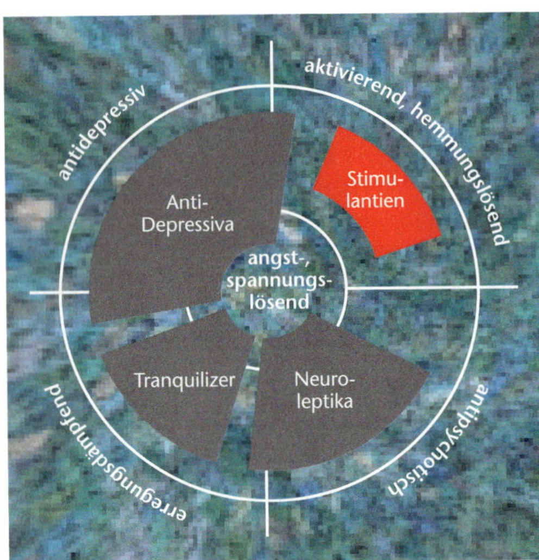

Abb. 25.17: Wirkstoffkreis der Psychopharmaka.

Sie werden bei allen Formen ausgeprägter, anders nicht beeinflussbarer Ängste (z.B. bei Angststörungen, „Herzneurose") sowie schweren depressiven Zuständen gegeben, außerdem zur Operationsvorbereitung als Prämedikation oder zur Beruhigung des Herzinfarktpatienten.

Wichtigste Substanzklasse sind die **Benzodiazepine.** Wegen ihres Abhängigkeitspotentials (☞ 11.16) sind sie nur zur kurzzeitigen Behandlung geeignet (maximal 2–4 Wochen).

Häufig verordnete Substanzen sind z.B. Oxazepam (Adumbran®), Diazepam (Valium®) und Lorazepam (Tavor®).

Antidepressiva

Antidepressiva sollen die Stimmung aufhellen und die depressiven Symptome lindern. Je nach Typ wirken sie darüber hinaus entweder erregungsdämpfend oder aktivierend. Antidepressiva greifen insbesondere in den Noradrenalin- und Serotoninhaushalt ein (☞ 10.4.6).

Indikationen (Einsatzgebiete) der Antidepressiva sind Depressionen, Panikattacken, Angst- und Zwangsstörungen, Schlafstörungen (beim älteren Menschen) und chronische Schmerzsyndrome.

Als Nebenwirkungen v.a. der älteren *Antidepressiva,* wie Amitriptilin (Saroten®) oder Maprotilin (Ludiomil®), können Mundtrockenheit, Verstopfung, Schwitzen, Müdigkeit und Schwindel auftreten. Neuere Antidepressiva (z.B. *selektive Serotonin-Wiederaufnahme-Hemmer* – kurz: SSRI) sind nebenwirkungsärmer und können oft die bisherigen Antidepressiva ersetzen. Zu ihnen gehören z.B. Paroxetin (Seroxat®) und Citalopram (Cipramil®).

Suizid „trotz" Antidepressiva

Die stimmungsaufhellende Wirkung der Antidepressiva setzt erst nach ca. zwei Wochen ein, Nebenwirkungen und Antriebssteigerung jedoch schon früher! Dadurch kann eine Phase hoher Suizidgefährdung entstehen, weshalb die Patienten genau auf entsprechende Signale hin beobachtet werden müssen.

Neuroleptika

Neuroleptika greifen vor allem in den Dopaminhaushalt des ZNS (☞ 10.4.6) ein. Sie wirken in jeweils einem bestimmten „Mischungsverhältnis" sowohl *antipsychotisch* als auch *erregungsdämpfend:*

- *Antipsychotisch* bedeutet dabei die Dämpfung von Halluzinationen und Wahnideen, die günstigenfalls ganz verschwinden. Typische Nebenwirkungen der stark antipsychotischen („hochpotenten") Neuroleptika wie z.B. Haloperidol (Haldol®) sind unwillkürliche Muskelverkrampfungen – sog. *Dyskinesien* – und ein der Parkinson-Krankheit (☞ 10.4.6) ähnliches Bild
- Erregungsdämpfend *und* antriebsmindernd wirken vor allem die schwach antipsychotisch wirkenden Neuroleptika wie etwa Promethazin (Atosil®) und Levomepromazin (Neurocil®). Diese „niederpotenten" Neuroleptika führen vorwiegend zu vegetativen Nebenwirkungen (Blutdrucksenkung, erhöhter Speichelfluss)
- Inzwischen stehen eine Reihe neu entwickelter *atypischer Neuroleptika* zur Verfügung, die gut antipsychotisch wirksam und meist besser verträglich sind, z.B. Olanzapin (Zyprexa®) oder Risperidon (Risperdal®).

Zur Rückfallvorbeugung nach einer akuten schizophrenen Episode gibt es Neuroleptika in Depot-Form: Die Patienten lassen sich z.B. alle drei Wochen eine Spritze geben und brauchen dann oft keine weiteren Medikamente mehr einzunehmen.

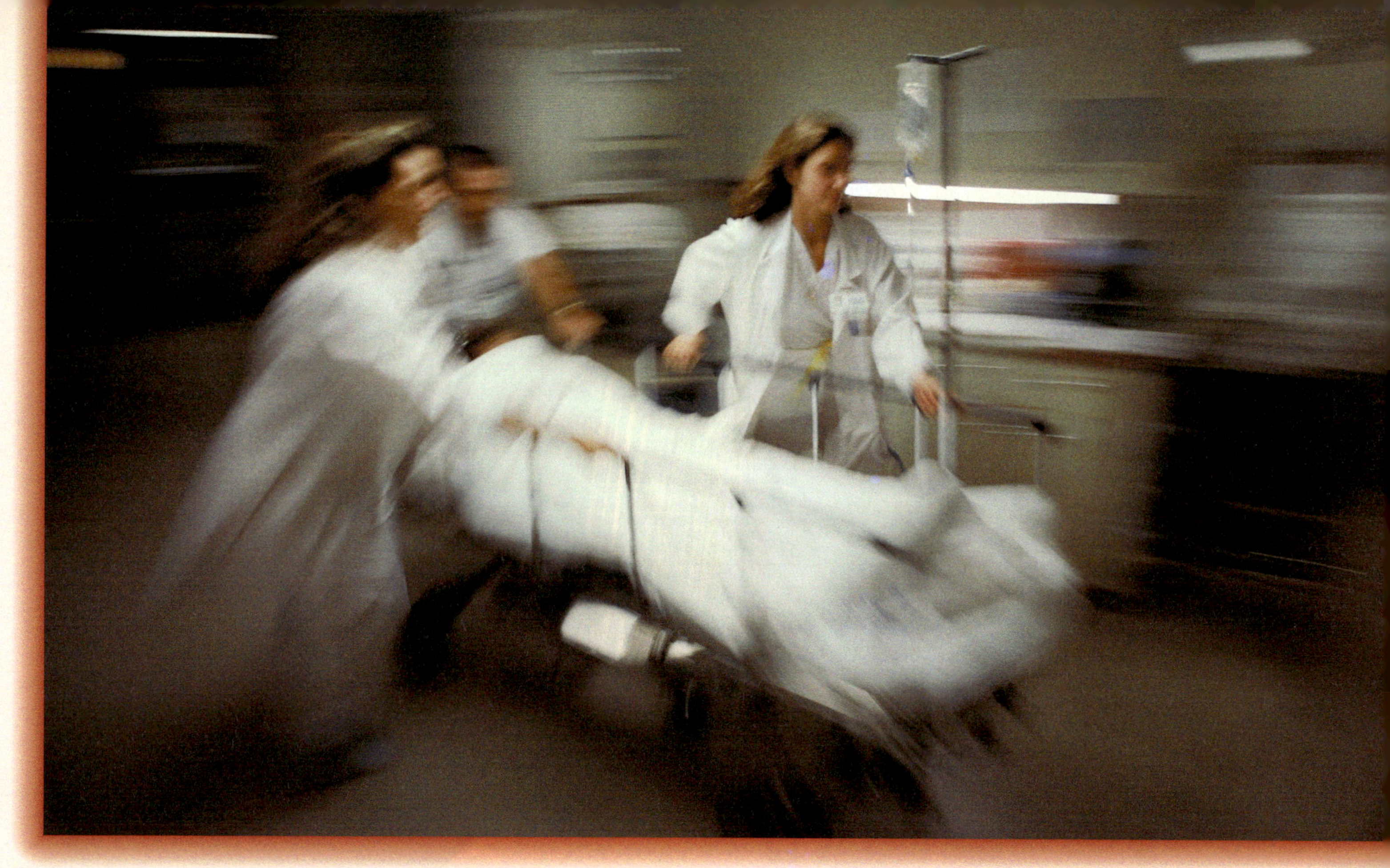

26 Notfälle

In den letzten Jahren haben sich die Empfehlungen zur Ersten Hilfe, insbesondere zur Wiederbelebung (Reanimation), teils erheblich geändert. Dieses Kapitel orientiert sich an den neuen Richtlinien des *International Liaison Committee on Resuscitation* **(ILCOR)** zur Ersten Hilfe, die von den meisten deutschen Verbänden inzwischen übernommen wurden.

26.1 Notfall und Erste Hilfe

Es ist nicht nur eine rechtliche, sondern auch eine sittliche Pflicht, Mitmenschen im Notfall beizustehen. Medizinische Notfälle treten gehäuft dort auf, wo kranke Menschen behandelt werden. Prinzipiell kann es aber *überall* und *jederzeit* zu Notfällen kommen. Deshalb sollte sich *jeder*, insbesondere jedoch medizinisches Fachpersonal, auf Notfallsituationen so gut es geht vorbereiten, beispielsweise durch Notfallübungen und regelmäßige Überprüfung der Notfallausrüstung.

Was ist ein Notfall?

Ein Notfall liegt dann vor, wenn bei einem Patienten die lebenswichtigen Körperfunktionen **(Vitalfunktionen)** gestört sind oder eine solche Störung unmittelbar bevorsteht:

- **Störungen des Bewusstseins** (☞ 26.9.2). Alle schwer wiegenden Störungen der lebenswichtigen Organe führen letzten Endes zur Fehlfunktion des Gehirns und damit zu Störungen des Bewusstseins, deren schwerste Form die *Bewusstlosigkeit* ist. Natürlich können auch Störungen des zentralen Nervensystems selbst zu Störungen des Bewusstseins führen, etwa eine Gehirnentzündung oder die Gewalteinwirkung auf den Kopf, das Schädel-Hirn-Trauma
- **Störungen der Herzaktion und des Kreislaufs.** Zugrunde liegen können hier z.B. ein Herzinfarkt, eine Herzinsuffizienz oder Blutverluste, wie sie etwa bei Knochenbrüchen oder inneren Blutungen auftreten
- **Störungen der Atmung.** Sie können bedingt sein durch eine Verlegung der Atemwege (Aspiration, Insektenstich, Zurückfallen der Zunge beim Bewusstlosen), durch offene und geschlossene Brustkorbverletzungen oder Asthma bronchiale.

Ursachen von Notfällen

Einem Notfall können somit Verletzungen, plötzliche Erkrankungen (z.B. Herzinfarkt), eine Verschlechterung vorbestehender Erkrankungen (z.B. Dekompensation einer Herzinsuffizienz) oder Vergiftungen zugrunde liegen.

Erkennen eines Notfalls

Der Ausfall der Vitalfunktionen ist äußerlich sichtbar. Deshalb kann häufig auch der Laie einen Notfall erkennen.

- Eine Störung des zentralen Nervensystems kann sich durch Bewusstlosigkeit, aber auch durch Krampfanfälle, plötzliche Lähmungen oder plötzliche Verwirrung äußern
- Bei einer Störung des Herz-Kreislauf-Systems treten Brustschmerzen, Engegefühl in der Brust, Veränderungen des Pulses, veränderte Hautfarbe (weiß, grau oder blau) oder Bewusstseinsstörungen auf
- Störungen des Atmungssystems machen sich durch schwache oder gar fehlende Atmung, übermäßige Atemanstrengungen, abnorme Atemgeräusche oder veränderte Hautfarbe (blau oder grau) bemerkbar.

Was ist Erste Hilfe?

Im weitesten Sinne umfasst die **Erste Hilfe** *alle* Tätigkeiten bei Notfällen, die der Wiederherstellung der Gesundheit des Betroffenen dienen, noch bevor er in ärztliche Behandlung kommt. Erste Hilfe reicht also von der Herz-Lungen-Wiederbelebung bis hin zum Händehalten zur Beruhigung des leicht Verunglückten.

Da Notfälle und hier insbesondere Unglücksfälle überwiegend in Alltagssituationen entstehen, ist die Erste Hilfe zumeist *Laienhilfe*. Sie wird in der Regel mit *einfachster Ausrüstung* durchgeführt.

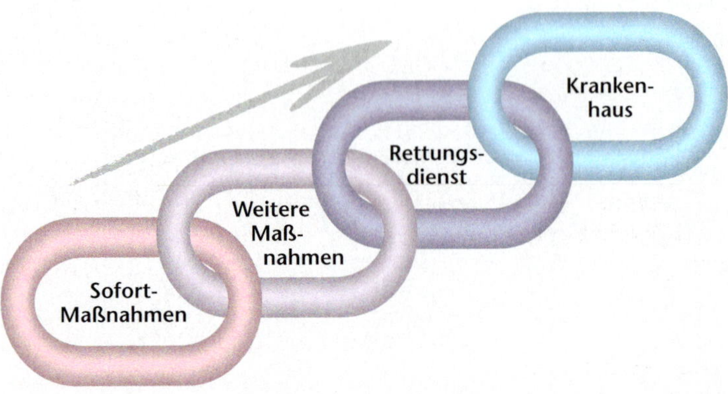

Abb. 26.1: Rettungskette. Nur wenn ein Glied ins andere greift, kann Chaos am Unglücksort verhindert werden und der Betroffene innerhalb kürzester Zeit in ärztliche Behandlung gelangen. Die ersten beiden Kettenglieder stützen sich stark auf die Hilfe durch medizinische Laien.

26.2 Die Rettungskette im Überblick

Der Ablauf der Hilfeleistungen bei einem Notfall außerhalb des Krankenhauses kann wie eine Kette gesehen werden, die aus vier Gliedern besteht. Jedes Glied und vor allem das lückenlose Ineinandergreifen der einzelnen Glieder ist für das Überleben des Patienten in gleichem Maße entscheidend. Wie Abbildung 26.1 zeigt, ist der **Ersthelfer**, also derjenige, der als Erster am Notfallort erscheint und oftmals Laie ist, im Bereich der ersten zwei Kettenglieder tätig und leistet so einen entscheidenden Beitrag zur Rettung des Betroffenen.

Die Glieder dieser **Rettungskette** sind (☞ Abb. 26.1):

- **Sofortmaßnahmen.** Hierzu gehören alle Hilfeleistungen, die unmittelbar der Erhaltung des Lebens eines lebensbedrohlich Verletzten oder Erkrankten dienen und daher höchste Priorität haben
- **Weitere Maßnahmen,** um den Betroffenen vor Schädigungen und Gefahren zu bewahren: Sie sind zwar ebenfalls noch am Unfallort erforderlich, aber weniger dringlich als die Sofortmaßnahmen
- **Rettungsdienst**
- **Krankenhaus.**

Einzelne Komponenten der Rettungskette unterscheiden sich je nach Ursache des Notfalls. So ist etwa ein Absichern der Unfallstelle speziell bei Unfällen notwendig. Prinzipiell jedoch folgt das Vorgehen bei unfallbedingten und bei nicht unfallbedingten Notfällen (z.B. einem Herzinfarkt) dem gleichen Schema.

26.3 Das erste Glied: Sofortmaßnahmen

Das erste Glied der Kette besteht in den *sofort am Notfallort zu ergreifenden Maßnahmen.* Zu diesen **Sofortmaßnahmen** zählen:

- Das Feststellen eines Notfalls
- Bei Unfällen, etwa Verkehrsunfällen, das Absichern der Unfallstelle und Retten des Verunglückten aus der Gefahrenzone (☞ 26.9.9)
- Der Notruf
- Die Prüfung von Atmung und Kreislauf und, falls erforderlich, die kardiopulmonale Reanimation (Herz-Lungen-Wiederbelebung)
- Die Suche nach Verletzungen
- Die Blutstillung bei blutenden Wunden
- Die Schockbekämpfung (☞ 26.5).

26.3.1 Feststellen eines Notfalls

In der Regel erkennt der Ersthelfer lebensbedrohliche Notfälle rasch und eindeutig (☞ Kasten in 26.1). Manchmal ist es notwendig, den Verunglückten kurz anzusprechen („Wie heißen Sie?"). Reagiert ein bewusstlos erscheinender Patient nicht auf Ansprache, so sollte er direkt angefasst, z.B. leicht an den Schultern oder am Handgelenk geschüttelt werden. Erfolgt keine Reaktion, so ist der Patient *bewusstlos*. Damit liegt ein schwerwiegender Notfall vor. Aber Vorsicht – Schwerhörigkeit kann eine Bewusstseinsstörung vortäuschen!

Schutz vor Infektionen bei den Hilfsmaßnahmen

Die Hilfe in Notsituationen kann für den Helfer ein Gesundheitsrisiko darstellen, wenn er nicht bestimmte Grundregeln beachtet, besonders zum Schutz vor Infektionen (z.B. HIV, Hepatitis B): Eine Infektion mit HI- oder Hepatitis-B-Viren setzt zumeist einen Blut-zu-Blut-Kontakt voraus, z.B. über Verletzungen im Handbereich des Helfers wie etwa Nagelfalzverletzungen. Weitere Infektionen werden hauptsächlich über andere Körpersekrete wie Stuhl oder Urin übertragen.

Deshalb gilt für alle Notfälle: grundsätzlich Einmalhandschuhe tragen! Die Mund-zu-Mund- oder Mund-zu-Nase-Beatmung des Laienhelfers kann bei Blutungen im Gesichtsbereich problematisch sein. Bis heute ist allerdings noch keine einzige Infektion mit Hepatitis- oder HI-Viren durch Mund-zu-Mund-Beatmung bekannt geworden. Dieses minimale Infektionsrisiko kann außerdem durch die Verwendung eines Taschentuches oder einer Mullkompresse weiter gesenkt werden. Werden Kanülen, Skalpelle etc. eingesetzt, so gelten dieselben Prinzipien zur Verletzungsvermeidung wie im klinischen Alltag

26.3.2 Notruf

Die medizinischen Möglichkeiten des Ersthelfers sind begrenzt. In aller Regel wird deshalb *gleich nach Feststellung des Notfalls* (bzw., falls erforderlich, nach der sich anschließenden Absicherung der Unfallstelle und der Bergung des Patienten ☞ 26.9.9) der **Notruf** getätigt. Dies gilt auch dann, wenn nur *ein* Helfer verfügbar ist und der Patient damit eine Zeit lang allein gelassen werden muss. Dieses „phone first" wird empfohlen, weil die meisten lebensbedrohlichen Situationen ohne technische Hilfsmittel, insbesondere Defibrillator (☞ 26.4), nicht zu beheben sind. Sind *zwei* Helfer zur Stelle, so tätigt einer den Notruf, während der andere beim Patienten bleibt und mit den Sofortmaßnahmen fortfährt.

Eine Ausnahme von dieser Regel stellen Verletzte, Ertrinkungsopfer und Drogenintoxikierte dar, bei denen die sofortige Hilfe (in der Regel Beatmung) Vorrang vor dem Notruf hat. Der Notfall wird in den letzteren Fällen dann *so rasch wie möglich* getätigt („phone fast"). Auch bei Kindern wird zunächst eine Minute lang wiederbelebt, da Notfälle in dieser Altersgruppe meistens durch Atmungsprobleme bedingt sind.

Abwicklung des Notrufs

Der Notruf kann über Telefon, über die Funknetze von Linienbussen oder Taxen, über die Notruftelefone an Fernstraßen sowie an Polizei- und Feuerwehrrufsäulen getätigt werden. Hinweise auf Meldeeinrichtungen sind an den Leitpfosten der Autobahnen sowie auf speziellen Hinweisschildern angebracht. Der Notruf sollte bei der Polizei (Deutschland Nr. 110, Österreich Nr. 133, Schweiz Nr. 117) oder direkt beim örtlichen Rettungsdienst (Deutschland Nr. 112, Österreich Nr. 144, Schweiz Nr. 144) erfolgen, wobei zu beachten ist, dass man die Notruf-Rettungsnummern nur im entsprechenden Land wählen kann. Der neue EURONOTRUF (Nr. 112) ist teilweise schon gültig, z.B. in Deutschland, bald sollte er in ganz Europa verfügbar sein.

Inhalt des Notrufs

Jeder Notruf muss die folgenden fünf Punkte umfassen (5 x W):

- **W**o geschah es? Durch eine genaue Angabe des Unfallortes mit Straße und Hausnummer kann sich der Rettungsdienst unnötiges Suchen ersparen
- **W**as geschah? Kurze Beschreibung der Unfallsituation
- **W**ie viele Verletzte?
- **W**elche Art von Verletzungen?
- **W**arten auf Rückfragen. Die Leitstelle wird eventuell zur Einschätzung der Situation Rückfragen stellen.

26.3.3 Prüfung von Atmung und Kreislauf

Nach Tätigung des Notrufs prüft der Helfer am bewusstlosen Patienten sofort die **weiteren Vitalzeichen** Atmung und Kreislauf. Dies ist deshalb dringlich, weil der Bewusstlosigkeit schwere Störungen von Herz, Kreislauf und Atmung zugrunde liegen können, die nur durch kardiopulmonale Reanimation (Atemspende und Herzmassage ☞ 26.4) behoben werden können. In der Praxis greifen die Prüfung der weiteren Vitalzeichen und die kardiopulmonale Reanimation ineinander, das Vorgehen wird daher gemeinsam in 26.4.1 besprochen.

Ist keine kardiopulmonale Reanimation erforderlich, d.h. sind beim Bewusstlosen Atmung und weitere Lebenszeichen vorhanden (z.B. Bewegungen), so wird er in **stabiler Seitenlagerung** gelagert (☞ Abb. 26.2).

Die stabile Seitenlage

Bei bewusstseinsgestörten Patienten kann infolge abnehmender Schutzreflexe Mageninhalt

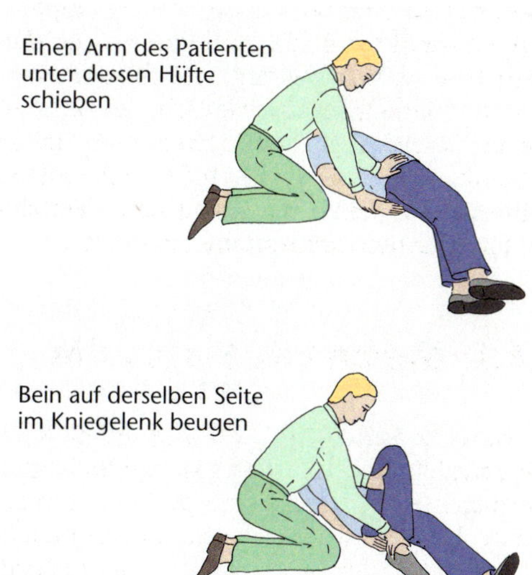

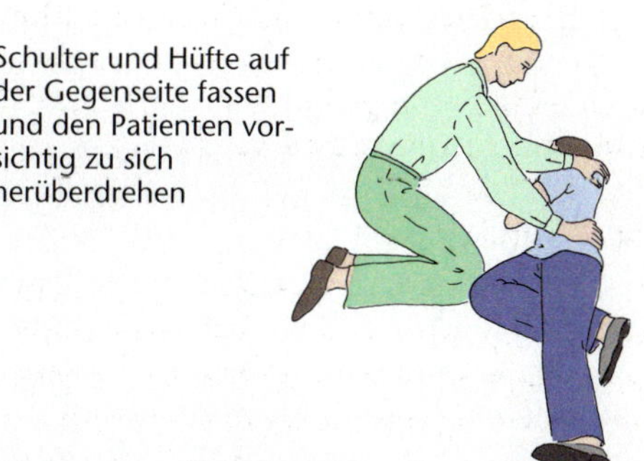

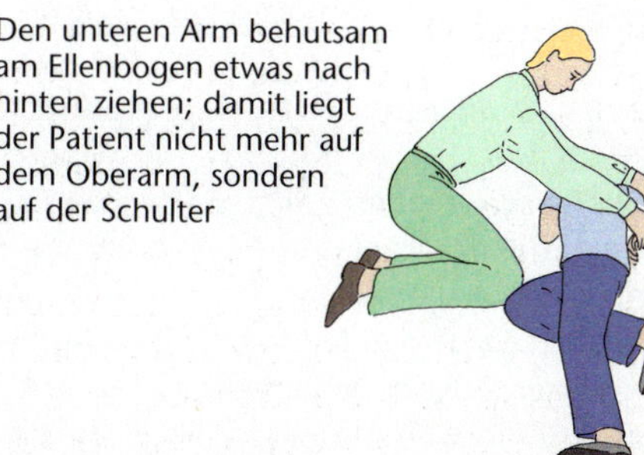

Kopf an Kinn und Stirn fassen und nackenwärts beugen, dann Gesicht Richtung Boden wenden. Finger der gesichtsseitigen Hand unter die Wange schieben damit die Kopflage stabilisiert wird

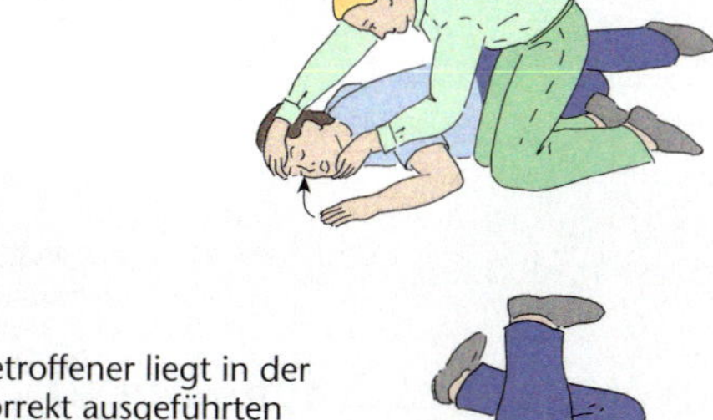

Betroffener liegt in der korrekt ausgeführten stabilen Seitenlage

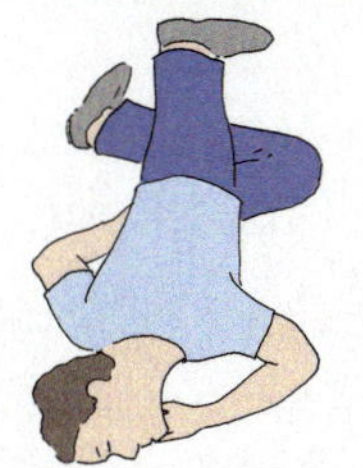

Abb. 26.2: Stabile Seitenlagerung.

halt (z.B. bei Erbrechen) oder Blut (z.B. bei Nasenbluten) tief in die Atemwege gelangen und im Extremfall zu einem Atemstillstand führen. Außerdem erschlafft die Muskulatur, so dass die Zunge in den Rachen zurückfallen und die Atemwege verlegen kann. Um diese lebensbedrohlichen Komplikationen zu vermeiden, werden alle bewusstlosen Patienten mit ausreichender Eigenatmung und Herztätigkeit in die **stabile Seitenlage** gebracht (☞ Abb. 26.2). Erbrochenes und Blut fließen dann seitlich aus dem Mundraum heraus, die Zunge kann nicht mehr zurückfallen.

- Der Helfer tritt seitlich an den Bewusstlosen heran, hebt ihn in Hüfthöhe an und schiebt einen Arm weit unter die Hüfte
- Danach beugt er das auf derselben Seite liegende Bein des Bewusstlosen und stellt den Fuß an das Gesäß des Verunglückten
- Daraufhin fasst der Helfer die ihm abgewandte Schulter des Patienten zusammen mit dessen Hüftgegend und zieht den ganzen Patienten zu sich herüber. Die auf seiner Seite gelegene Schulter und Hüfte des Patienten sind hierbei Drehpunkte des Rumpfes. Bei dieser Drehbewegung stützt der Helfer den Körper des Patienten mit seinem Bein ab
- Nun zieht er den unter dem Körper des Bewusstlosen liegenden Arm behutsam am Ellenbogen etwas hervor. Dadurch liegt der Verletzte nicht mehr auf dem Oberarm, sondern auf der Schulter. Dies stabilisiert seine Lage
- Anschließend fasst der Helfer den Kopf des Patienten an Kinn und Stirn und beugt ihn nackenwärts („überstreckt" den Kopf). Dabei wendet er das Gesicht des Patienten zur Erde
- Zur Stabilisierung der Kopflage schiebt er die Finger der auf Helferseite liegenden Patientenhand unter dessen Wange. Dabei ist darauf zu achten, dass die Handfläche nach unten zeigt. Anderenfalls könnte sich in der entstehenden „Napfform" Erbrochenes sammeln, das der Notfallpatient trotz Seitenlage aspiriert
- Der Unterarm auf der Patientenvorderseite soll zwecks Stabilisierung einen Bodenkontakt haben
- In 2- bis 3-minütigen Abständen werden jetzt Atmung und Puls kontrolliert, um bei einer Verschlechterung des Zustandes rechtzeitig die erforderlichen Wiederbelebungsmaßnahmen ergreifen zu können.

26.3.4 Suche nach Verletzungen und Blutstillung

Suche nach Verletzungen

Selbst wenn ein Unfallopfer zunächst nicht vital gefährdet erscheint, müssen bedrohliche **Verletzungen** rasch erkannt werden, um Blutverluste möglichst gering zu halten. Blutverluste sind eine häufige Ursache des Schocks (☞ 26.5), der im Rahmen der Sofortmaßnahmen ebenfalls behandelt wird.

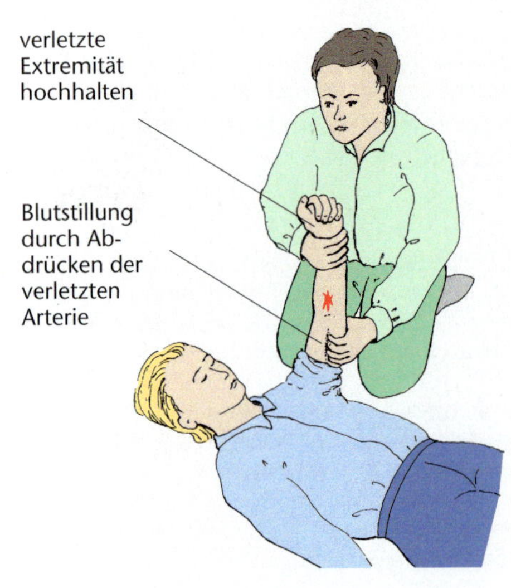

Abb. 26.3: Blutstillung bei stark blutenden Verletzungen mit Kompression des eröffneten Gefäßes und gleichzeitigem Hochhalten der blutenden Extremität.

Verletzungen können sichtbar sein, sie können aber auch unter der Kleidung verborgen oder ganz verdeckt sein. So ist z.B. der *geschlossene Knochenbruch* von außen oft nur an der Fehlstellung der betroffenen Gliedmaßen oder an einer Schwellung über dem Bruch zu erkennen. Bei der Suche nach Verletzungen muss deshalb der ganze Körper sorgfältig inspiziert und die Kleidung entfernt werden (möglichst mit atraumatischer Schere).

Nach bedrohlichen Verletzungen wird bei einem Unfall am besten dann gesucht, wenn der Patient ohnehin umgelagert wird, entweder zur Einleitung der Reanimation oder zur Umlagerung in die stabile Seitenlage.

Blutstillung bei bedrohlichen Blutungen

Ab einem Verlust von etwa 1 Liter Blut besteht beim Erwachsenen Schockgefahr (☞ 16.4.3 und 26.5). Deshalb muss bei der Stillung größerer Blutungen schnell und konsequent vorgegangen werden. Fast jede Blutung kann durch genügend starken Druck von außen auf die Blutungsquelle zum Stillstand gebracht werden.

Eine Blutung kann auf vielerlei Arten gestillt werden:

- Hochlagern der Extremität
- Abdrücken von Arterien (kurzfristige Maßnahme; stets durch Druckverband ergänzen)
- Druckverband (☞ 26.6, Abb. 26.3 und 26.14)
- Komprimieren des Gefäßes: Bei sehr starken lebensbedrohlichen Blutungen reicht ein Druckverband nicht aus; das Gefäß muss gezielt mit der Hand komprimiert werden. Hierzu muss der Helfer eventuell auch in die Wunde hineindrücken. Dazu bedient er sich z.B. einer sterilen Mullkompresse; notfalls können auch saubere Tücher verwendet werden.

Vorsicht beim Abbinden einer Extremität!
Das Abbinden einer Extremität ist nur in Ausnahmefällen erlaubt. Es führt zu einer zusätzlichen Blutleere unterhalb der Blutsperre, die ihrerseits zu Gewebs- und Nervenschädigungen führen kann; auch kann die Blockierung des venösen Rückstroms Thrombosen auslösen. Dasselbe gilt für das Anlegen und Aufblasen einer Blutdruck-Manschette am Arm oder Oberschenkel, die nur kurzzeitig und unter ärztlicher Aufsicht zur Blutstillung eingesetzt werden darf.

26.4 Die kardiopulmonale Reanimation

Kardiopulmonale Reanimation bezeichnet die Wiederbelebung des Betroffenen durch Beatmung und Herzmassage.

Da die Herzmassage und die Atemspende synchron ablaufen, spricht man von der **kardiopulmonalen Reanimation** *(Herz-Lungen-Wiederbelebung).*

Nicht jeder Verunglückte muss wiederbelebt werden: ein Ausfall des Bewusstseins zeigt zwar einen schweren Notfall an, nicht in jedem Fall von Bewusslosigkeit liegt jedoch eine gleichzeitige Störung von Atmung oder Kreislauf vor (☞ auch 26.3.3). Nur wenn Atmung und Kreislauf beeinträchtigt sind, kann die kardiopulmonale Reanimation helfen. Beim bewusstlosen Patienten werden deshalb im Rahmen des im Folgenden dargestellten **Reanimationsschemas** stets *Atmung und Kreislauf geprüft.*

26.4.1 Die Schritte der Reanimation

Prüfung der Atmung

Zur **Prüfung der Atmung** wird der Kopf des in Rückenlage gebrachten Verunglückten nackenwärts gebeugt („überstreckt") und das Kinn dabei nach oben (himmelwärts) angehoben (☞ Abb. 26.6). Dies wird deshalb empfohlen, weil bei Bewusstlosen die Muskulatur häufig erschlafft ist, so dass die Zunge zurückfallen und die Atemwege verlegen kann. Der Ersthelfer beugt nun seine Wange dicht über Mund und Nase des Verletzten und blickt gleichzeitig auf dessen Brustkorb. Die Atmung sollte mindestens 10 Sekunden lang geprüft werden (☞ Abb. 26.5).

Atemfunktion sehen, hören und fühlen

Atmet der Patient, so kann der Helfer dies *sehen* (Heben und Senken des Brustkorbes), *hören* (Atemgeräusche) und *fühlen* (Luftbewegung an seiner Wange).

Bei vorhandener Atmung wird der Verunglückte in die *stabile Seitenlage* gebracht (☞ 26.3.3).

Erweist sich die Atmung als ineffektiv („schnappend" oder fehlend), so werden die **Atemwege freigemacht** und zwei **Atemspenden** gegeben. Danach wird die Atmung erneut kontrolliert und dabei der Kreislauf geprüft.

Freimachen der Atemwege

Der professionelle Helfer inspiziert die Mundhöhle und entfernt *alle sichtbaren* Fremdkörper, z.B. Erbrochenes, aus dem Mund (Ausräumung mit dem Finger, bei Verfügbarkeit auch mit Kornzange und Tupfer bzw. Absaugen, sonst durch mit dem durch ein Gazestück bedeckten Zeigefinger). Fest sitzende Zahnprothesen werden belassen, lockere herausgenommen.

Laienhelfer dagegen inspizieren die Mundhöhle nur dann, wenn die Beatmung nicht gelingt; sie entfernen jedoch *auf den ersten Blick sichtbare* Fremdkörper.

Technik der Atemspende

Setzt nach Freimachen der Atemwege keine Spontanatmung ein (keine tastbaren Atembewegungen und hörbaren Atemgeräusche), wird sofort **zweimal Atem gespendet.** Die Luft sollte bei der Atemspende langsam (d.h. über ca. zwei Sekunden) eingeblasen werden, damit möglichst wenig Luft durch die Speiseröhre in den Magen gelangt. Auch sollte dem Patienten zwischen den Beatmungen genügend Zeit zur Ausatmung (ca. 1–2 Sekunden) gelassen werden. Während der Beatmung wird die Überstreckung des Kopfes aufrechterhalten. Stets wird darauf geachtet, dass die Atemspende *effektiv* ist; letzteres erkennt der Helfer daran, dass sich der Brustkorb des Beatmeten hebt.

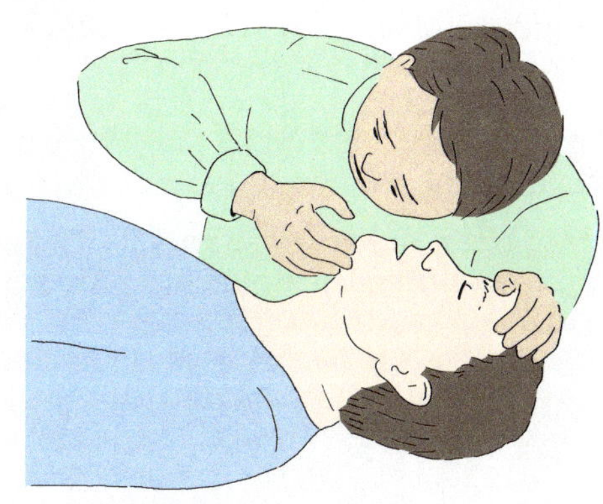

Abb. 26.5: Prüfung der Atmung.

Ist kein Beatmungsbeutel verfügbar, erfolgt die Atemspende durch **Mund-zu-Nase-Beatmung** oder durch **Mund-zu-Mund-Beatmung** (☞ Kasten). Beide Techniken werden in den neuen Richtlinien als gleichwertig eingestuft. Die Mund-zu-Mund-Beatmung kann beispielsweise angewendet werden, wenn die Nase verletzt oder beim Einblasen nicht durchlässig ist.

Wegen der Gefahr von Infektionen und wegen der besseren Wirksamkeit sollte die Beatmung möglichst mittels Maske und Beatmungsbeutel (z.B. Ambu®-Beutel) durchgeführt werden, zumindest jedoch eine Mundmaske oder andere Schutzvorrichtung verwendet werden. Ist eine Sauerstoffquelle verfügbar, kann der Helfer seine eigene Atemluft durch die Einatmung reinen Sauerstoffs mit Sauerstoff anreichern.

Richtig beatmen

Mund-zu-Nase-Beatmung (☞ Abb. 26.6):

- Als Erstes beugt der Helfer den Kopf des Patienten nackenwärts
- Der Helfer verschließt den Mund durch Druck des Daumens auf die Unterlippe in Richtung Oberlippe. Ist der Mund nicht richtig verschlossen, kann die in die Nase eingeblasene Luft wieder entweichen. Ist der Mund verschlossen, bläst der Helfer seine Ausatemluft vorsichtig in die Nase des Patienten ein
- Nach zweimaliger Atemspende prüft der Helfer den Kreislauf (☞ unten)
- Danach setzt er die Beatmung nach seinem eigenen Atemrhythmus (ca. 12-mal pro Minute beim Erwachsenen) fort
- Jeweils nach ca. 1 Minute wird der Puls an der Halsschlagader kontrolliert.

Mund-zu-Mund-Beatmung:

Auch bei der Mund-zu-Mund-Beatmung ist die Beugung des Halses nackenwärts entscheidend. Diesmal wird jedoch die Nase verschlossen. Dies geschieht mit Daumen und Zeigefinger der auf der Stirn liegenden Hand. Der Helfer setzt seinen Mund fest um den Mund des Betroffenen auf. Gleichzeitig wird das Kinn nach oben gezogen, um die Atemwege freizuhalten. Durch den leicht geöffneten Mund bläst er nach seinem eigenen Rhythmus Luft ein.

Bei richtiger Beatmungstechnik hebt und senkt sich der Brustkorb des Beatmeten. Ist dies nicht der Fall, sind eventuell die Atemwege verlegt. Der Helfer kontrolliert dann Mund und Rachen, um sichtbare Fremdkörper entfernen zu können (☞ oben).

Prüfung des Kreislaufs

Hat der Ersthelfer die Atmung geprüft und dabei trotz freigemachter Atemwege einen **Atemstillstand** festgestellt, so gibt er rasch zwei Atemspenden und prüft dann die Atmung erneut. Dabei beobachtet er den Patienten gleichzeitig auf **Lebenszeichen:** hierzu

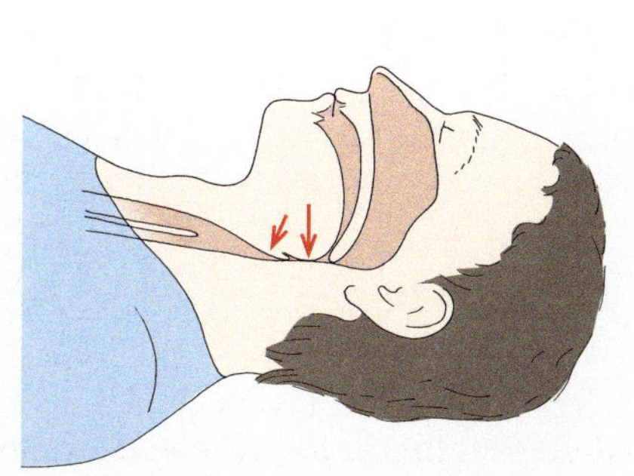

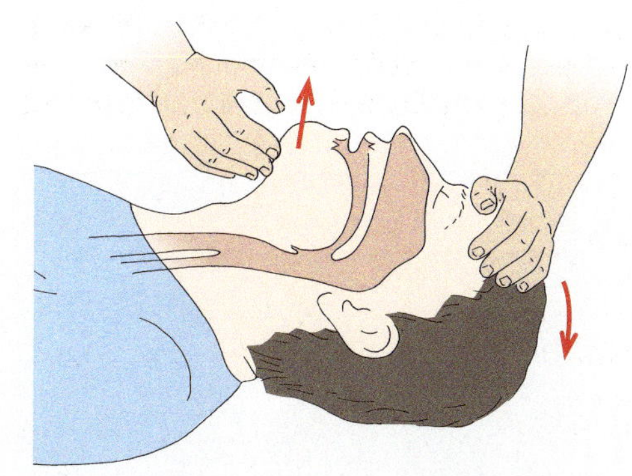

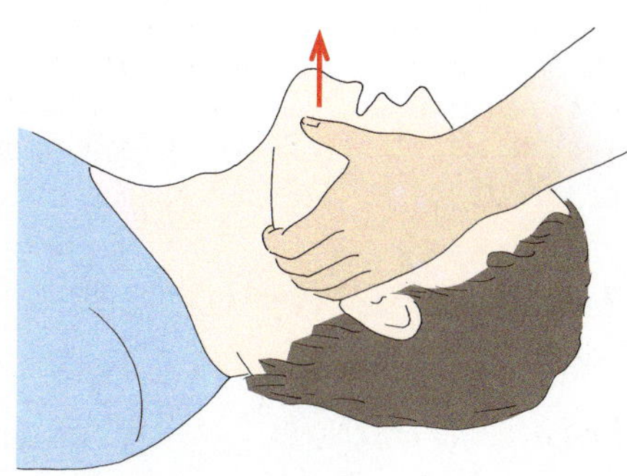

Abb. 26.4: Beim Bewusstlosen erschlafft die Muskulatur, so dass die Zunge zurückfallen und die Atemwege verlegen kann (links). Überstrecken des Halses und Anheben des Kinns hebt die Zunge an und schafft so freie Atemwege (Mitte). Wird eine Verletzung der Halswirbelsäule vermutet, so wird lediglich das Kinn angehoben (sog. Esmarch Handgriff, rechts).

Notfälle

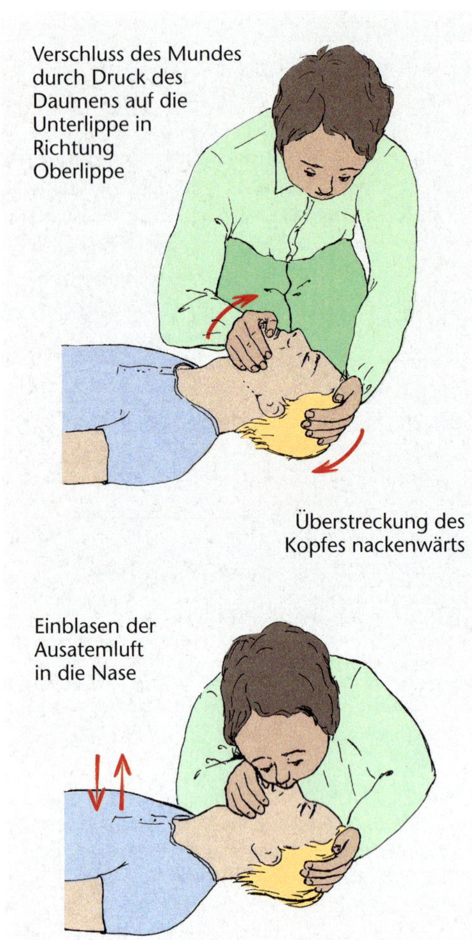

Abb. 26.6: Mund-zu-Nase-Beatmung. Das leichte Anheben des Brustkorbs zeigt, dass die eingeblasene Luft auch die Lunge erreicht.

gehören normale Atmung, Husten oder Körperbewegungen als Reaktion auf die bisherigen Rettungsmaßnahmen. Die Beobachtung auf Lebenszeichen ist eine einfache Form der **Prüfung des Kreislaufs.** Die Lebenszeichen sind nämlich nur dann vorhanden, wenn der Betroffene über einen ausreichenden Kreislauf verfügt! Das Beobachten auf Lebenszeichen wird heute allen Laienhelfern als Ersatz für die aufwändigere Tastung des Pulses empfohlen. Professionelle Helfer sollen jedoch zur Prüfung des Kreislaufs sowohl auf Lebenszeichen achten als auch – wie bisher – die **Pulskontrolle** durchführen.

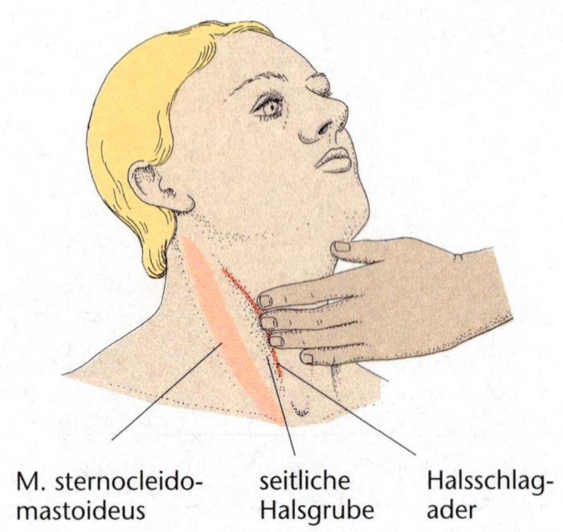

Abb. 26.7: Pulskontrolle an der Halsschlagader (A. carotis communis). Merke: Immer nur einseitig palpieren, weil sonst die Hirndurchblutung unterbrochen werden kann.

Pulskontrolle durch professionelle Helfer. Der professionelle Helfer prüft den Puls beim bewusstlosen Patienten am günstigsten an der Halsschlagader (*A. carotis communis* ☞ Abb. 26.7), da beim Schock infolge des eingeschränkten Kreislaufs die Körperperipherie nur wenig durchblutet ist und der Puls am Handgelenk womöglich „fehlt". Er tastet dabei mit den Fingerkuppen seitlich am Kehlkopf entlang und rutscht dann mit den Fingern in die seitliche Halsgrube. Der Puls wird etwa 10 Sekunden lang getastet. Bei kürzerer Prüfung könnte ein langsamer, schwacher oder unregelmäßiger Puls evtl. übersehen werden. Während in früheren Richtlinien die Prüfung *beider* Halsschlagadern empfohlen wurde, wird eine *einseitige* Tastung des Karotispulses heute als ausreichend erachtet, da ein vorbestehender einseitiger und kompletter Verschluss der A. carotis selten ist.

Ist der Verletzte ansprechbar (erhaltenes Bewusstsein), kann der Puls auch am Handgelenk geprüft werden.

Im Krankenhaus kann die Herztätigkeit bei entsprechender Übung auch mit dem Stethoskop geprüft werden; hierzu wird der Herzschlag direkt über dem Herzen auskultiert.

Vorsicht an den Halsschlagadern

Niemals sollten beide Halsschlagadern gleichzeitig getastet werden, da die Zufuhr von Blut zum Gehirn dadurch eingeschränkt werden kann. Auch ein zu starkes Drücken auf die Halsschlagader ist gefährlich – es können bedrohliche Kreislaufreflexe ausgelöst werden, die im Extremfall zum Herzstillstand führen.

Herzdruckmassage und weitere Beatmung

Wird bei der Prüfung des Kreislaufs Pulslosigkeit festgestellt oder fehlen eindeutige Zeichen einer Herzaktion (Einsetzen der Atmung, Husten oder Bewegungen als Antwort auf die Reanimationsbemühungen), so wird nach zweimaliger Atemspende mit der *Herzdruckmassage* (kurz **Herzmassage**) begonnen.

Unerlässlich: Harte Unterlage.

Voraussetzung für eine erfolgreiche Herzmassage ist eine harte Unterlage (z.B. Fußboden, Bettbrett, Reanimationsbrett), da auf einer weichen Unterlage (z.B. Bett) die Kompressionsbewegungen des Helfers „verpuffen" (☞ Abb. 26.9).

Zunächst macht der Helfer den Brustkorb des Notfallpatienten frei, um den richtigen Druckpunkt für die Herzmassage aufzufinden (☞ Abb. 26.8). Ist der Druckpunkt zu hoch angesetzt, so besteht die Gefahr einer Sternumfraktur, liegt er zu tief, können Leber und Milz geschädigt werden. Ein seitlich des Sternums angesetzter Druckpunkt kann zu Rippenbrüchen.

Dann legt der Helfer den Handballen der einen Hand auf den Druckpunkt und den Handballen der zweiten Hand auf den Handrücken der ersten Hand, die Arme sind dabei gestreckt. Der Helfer muss bei der Herzdruckmassage das Brustbein etwa 4–5 cm tief eindrücken, was einige Kraft erfordert. Ebenso wesentlich ist es, dass er den Druck danach vollkommen lockert (allerdings ohne den Kontakt zum Körper zu verlieren!), damit das Herz sich abermals mit Blut füllen kann. Um mit den Kompressionen möglichst viel Blut in den Kreislauf des Verletzten zu pressen, muss die Brust ausreichend häufig zusammengedrückt werden. Empfohlen wird eine Kompressionsfrequenz von 100/Minute.

Da gleichzeitig die erloschene Atemtätigkeit unterhalten werden muss, wird in regelmäßigen Abständen die Herzdruckmassage mit der Beatmung abgewechselt. Herzmassage und Beatmung müssen also immer im rhythmischen Wechsel erfolgen. Das empfohlene Verhältnis ist 2 : 15, d.h. nach jeweils 15 Herzkompressionen werden zwei Atemspenden gegeben, egal ob bei der Wiederbelebung nur ein Helfer oder zwei Helfer zur Verfügung stehen.

Minimalversorgung

Da mit einer *Herzdruckmassage* (kurz Herzmassage) nur 5–30% des normalen Blutstromes in den Kreislauf des Verunglückten gebracht werden können, muss eine spontane Blutzirkulation zur Vermeidung irreversibler Schäden so schnell wie möglich erreicht werden.

Ein-Helfer-Methode. Herzmassage und Beatmung erfolgen immer im rhythmischen Wechsel. Steht nur ein Helfer zur Verfügung, so führt er nach zwei Beatmungen 15 Brustkompressionen durch (Verhältnis 2 : 15). Danach folgen wieder zweimal Atemspende und 15 Kompressionen usw. Der Übergang von Atemspende zur Herzmassage und umgekehrt erfolgt schnell und möglichst ohne Pause.

Da die Ein-Helfer-Methode sehr anstrengend ist, sollte möglichst schnell ein zweiter Helfer gefunden werden (z.B. durch Rufe) und zur Zwei-Helfer-Methode übergegangen werden.

Zwei-Helfer-Methode. Bei der Zwei-Helfer-Methode beatmet der eine Helfer, und der andere führt die Herzmassage durch. Die beiden Helfer stimmen sich dabei so ab, dass wie bei der Ein-Helfer-Methode auf jeweils zwei

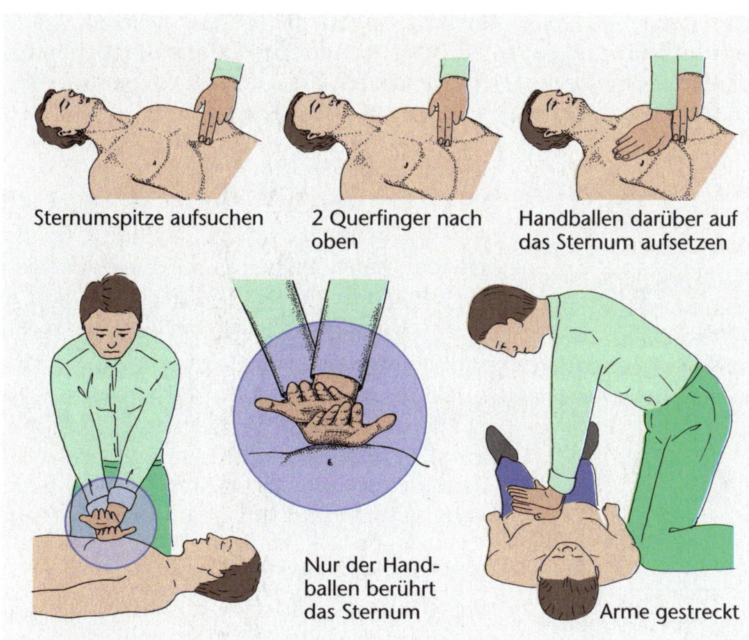

Abb. 26.8: Herzmassage. Der geeignete Druckpunkt liegt beim Erwachsenen in der unteren Hälfte des Brustbeins. Er wird ermittelt, indem der untere Rand des Brustkorbs mit zwei Fingern aufgesucht und so lange zur Mitte hin verfolgt wird, bis das untere Ende des Brustbeins tastbar ist. Der Handballen wird dann kopfwärts davon aufgesetzt. Die Finger dieser Hand sind nach oben gestreckt. Der andere Handballen legt sich auf den Handrücken der ersten Hand. Die Finger dieser Hand sind ebenfalls nach oben gestreckt. Wie der vergrößerte Ausschnitt zeigt, überträgt nur der Handballen den mit gestreckten Armen ausgeübten Druck.

Atemstöße 15 Herzmassagen folgen (Verhältnis 2 : 15). Die Herzdruckmassage soll für die Atemspenden allenfalls kurz verzögert, aber nicht unterbrochen werden. Da die Herzmassage über längere Zeit sehr anstrengend ist, sollten sich die beiden Helfer abwechseln. Zur Effektivitätskontrolle kann der Beatmer während der Herzdruckmassage die erzeugten Pulswellen an der Halsschlagader (A. carotis) fühlen (☞ Abb. 26.7).

Erfolgszeichen

Die geglückte Wiederbelebung erkennt der Helfer daran, dass der Puls am Hals tastbar wird und die Atmung sowie andere Lebenszeichen wieder einsetzen. Daher wird der Puls an der A. carotis nach je vier Zyklen (oder einmal pro Minute) überprüft. Die Hautfarbe des Reanimierten sollte sich normalisieren und die Pupillen klein bleiben.

Abbruch der Reanimation

Die Reanimation muss so lange fortgeführt werden, bis sie entweder erfolgreich ist, d.h. der Patient wieder selber atmet, fachliche Hilfe eintrifft oder ein approbierter Arzt abbrechen lässt. Kriterien für einen Abbruch können sein:

- Länger als 30 Min. nach Beginn einer ordnungsgemäß durchgeführten Reanimation bestehender zerebraler Kreislaufstillstand (weite, lichtstarre Pupillen, Bewusstlosigkeit, fehlende Spontanatmung). Ausnahme: Reanimation bei Unterkühlung oder Intoxikation; hier ist die Überlebenszeit des Körpers evtl. verlängert
- Länger als 15 Minuten bestehende Zeichen des Herztodes im EKG (Asystolie).

Das ABCD-Schema der kardiopulmonalen Reanimation

Das Vorgehen bei der Reanimation kann ganz grob auch als **ABCD-Schema** zusammengefasst werden. Jeder Buchstabe steht für einen Einzelschritt der Reanimation. Schritt D ist dabei (bislang) dem Fachpersonal vorbehalten:

- A = *Atemwege freimachen.* Für eine erfolgreiche Atemspende werden zunächst die Atemwege freigemacht, so dass der Luftstrom unbehindert in die Lungen des Patienten gelangt (Technik ☞ 26.4.1). Die Atemwege werden auch für die Prüfung der Atmung freigemacht

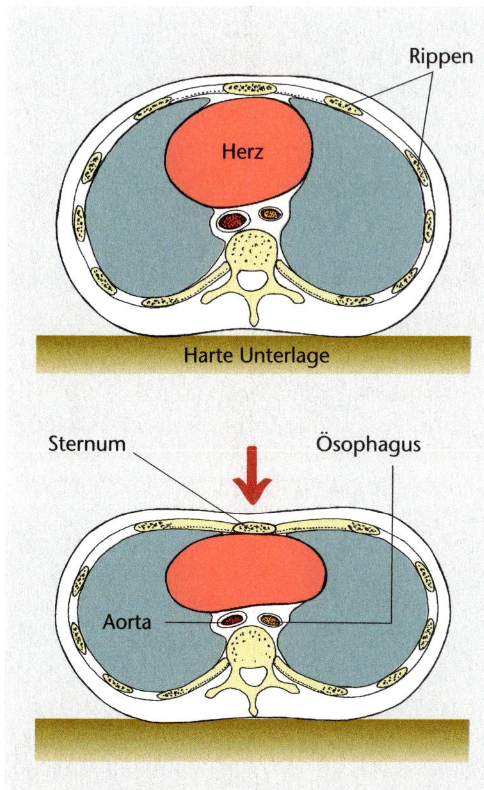

Abb. 26.9: Wirkung der Herzmassage. Schnitt durch den Brustkorb.

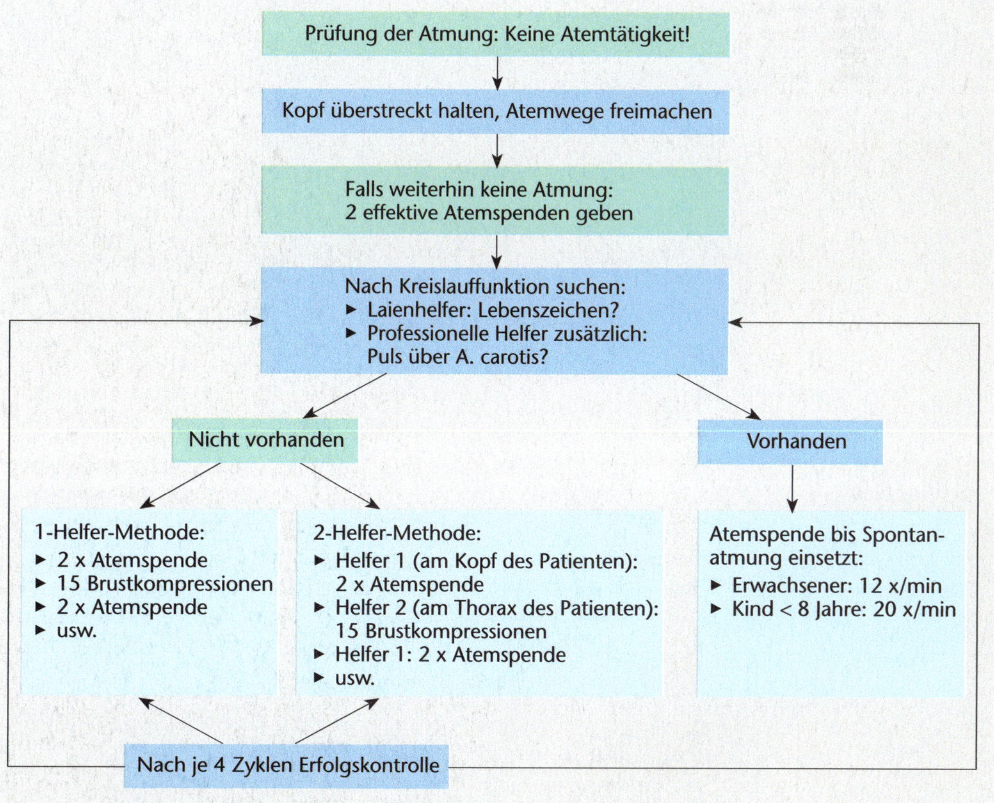

Abb. 26.10: Übersicht Ein-Helfer-/Zwei-Helfer-Methode.

Notfälle

- **B** = *Beatmung (Atemspende).* Gleich nach Feststellen der Bewusstlosigkeit wird die Beatmung begonnen; sie wird so lange fortgesetzt bis der Patient von selbst atmet
- **C** = *Circulation (Herzmassage).* Zeigt der Betroffene nach den initialen Atemspenden keine Lebenszeichen, so wird die Herzdruckmassage begonnen und die Beatmung fortgeführt (kardiopulmonale Reanimation, Herz-Lungen-Wiederbelebung)
- **D** = *Defibrillation, Drugs* (Medikamente; engl.: drugs). Sobald entsprechendes Fachpersonal erscheint, wird ein EKG aufgezeichnet und der Betroffene evtl. **defibrilliert.** Daran anschließend wird die gezielte medikamentöse Therapie, z.B. zur Stützung der Herzfunktion, eingeleitet (☞ 26.7)

Die Reanimation im Gesamtablauf

Die einzelnen Schritte der Reanimation sind recht einfach zu verstehen, der Gesamtablauf einer lebensbedrohlichen Notfallsituation erscheint jedoch oft verwirrend. Daher fassen die Abb. 26.10 und Abb. 26.11 noch einmal das Vorgehen zusammen.

26.4.2 Besonderheiten der Reanimation bei Kindern

Im Gegensatz zum Erwachsenen sind Notfallsituationen beim Kind meist *nicht* durch Herzversagen bedingt. Bei Kindern entstehen Notfallsituationen viel häufiger durch Störungen der Atemfunktion (etwa bei Fremdkörperaspiration) oder durch Störungen des Kreislaufs (etwa bei Exsikkose ☞ 16.4).

Die rasche Wiederherstellung der Atemfunktion hat also bei Kindern höchste Priorität. Deshalb werden bei Kindern *sofort* nach Feststellung des Atemstillstands mindestens zwei *effektive* Atemspenden gegeben (d.h. Atemspenden, durch die sich der Brustkorb hebt). Der Atem wird dabei über 1 – 1 ½ Sekunden eingeblasen (beim Erwachsenen zwei Sekunden).

Nach der initialen Atemspende wird wie beim Erwachsenen erneut die Atmung und dann der Kreislauf kontrolliert. Ist der Ersthelfer allein und atmet das Kind weiterhin nicht, so beatmet er das Kind *eine Minute* lang (ca. 20 Atemspenden), ehe er fachliche Hilfe herbeiruft („phone fast" anstatt „phone first" beim Erwachsenen).

Atemspende bei Kindern

Prinzipiell entspricht die Technik der Atemspende bei Säuglingen und Kleinkindern derjenigen bei Erwachsenen. Bei Kindern unter acht Jahren wird der Kopf leicht überstreckt und der Unterkiefer des Kindes angehoben („Schnüffelstellung"). Der Helfer umschließt bei Säuglingen (Kinder unter einem Jahr) Mund *und* Nase des Kindes mit seinem Mund. Säuglinge und kleine Kinder können zur Beatmung auf den Arm genommen werden. Beim Säugling werden *mindestens* 20, beim Kleinkind *etwa* 20 Atemzüge/Minute gespendet. Je kleiner das Kind ist, desto weniger Luft wird pro Atemzug eingeblasen.

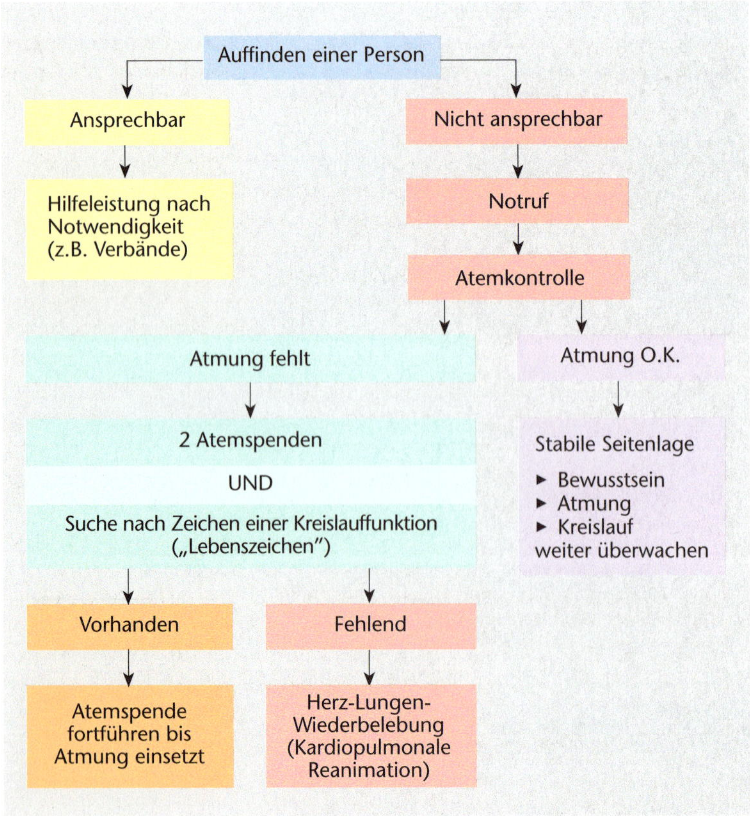

Abb. 26.11: Auffinden eines Verunglückten. Ist der Verunglückte offensichtlich bewusstlos, so tätigt der Helfer in aller Regel zunächst den Notruf (Ausnahmen und Vorgehen bei Kindern unter acht Jahren siehe Text). Danach überprüft er die Atmung. Ist diese vorhanden, so reicht die Lagerung des Patienten in stabiler Seitenlage aus. Bei fehlender Atmung gibt der Helfer zwei Atemspenden und kontrolliert dann die Atmung erneut. Dabei achtet er auf Lebenszeichen, d.h. das Einsetzen der Atmung, Husten oder Bewegungen. Bei fehlenden Lebenszeichen muss mit der Herz-Lungen-Wiederbelebung begonnen werden.

Pulskontrolle bei Kindern

Der kurze, „speckige" Hals des Säuglings eignet sich nicht für eine Pulstastung an der Halsschlagader. Beim Säugling wird deshalb die Armarterie getastet (A. brachialis, tastbar an der Arminnenseite in der Mitte zwischen Ellenbogen und Schulter).

Bei älteren Kindern kann der Puls wie bei Erwachsenen an der Halsschlagader geprüft werden. Bei fühlbarem Puls wird nun mit der Atemspende, bei Pulslosigkeit mit der Herz-Lungen-Wiederbelebung begonnen (☞ 26.4.1).

Herzdruckmassage bei Kindern

Auch bei der Herzdruckmassage muss das Vorgehen an die veränderten anatomischen Verhältnisse bei Säuglingen und Kleinkindern angepasst werden. Bei **Säuglingen** werden für die Herzdruckmassage lediglich zwei gestreckte Finger (Zeige- und Mittelfinger) auf die untere Hälfte des Brustbeins gesetzt und damit „gedrückt"; alternativ kann der ganze Brustkorb mit beiden Händen umfasst werden und mit den auf das Brustbein gesetzten Daumen gedrückt werden. Bei **Kleinkindern** wird lediglich *ein* Handballen auf das Sternum aufgesetzt und ansonsten wie beim Erwachsenen massiert.

Bei Kindern und Säuglingen wird stets im Verhältnis 5 Brustkompressionen : 1 Beatmung reanimiert. Dies gilt auch für die Ein-Helfer-Technik. Die Kompressionsfrequenz liegt für Kleinkinder bei ca. 100 pro Minute, bei Säuglingen bei mindestens 100/Minute. Kinder über acht Jahre werden wie Erwachsene behandelt.

26.5 Schockbekämpfung und Schockvorbeugung

Lebensbedrohlich

Der **Schock** ist ein generalisiertes Kreislaufversagen, bei dem der Körper den Durchblutungsbedarf einzelner oder aller Organe nicht mehr decken kann. Durch den daraus resultierenden Sauerstoffmangel lebenswichtiger Gewebe kann der Schock zur Bewusstlosigkeit, aber auch zum Organversagen (insbesondere der Nieren) und damit zum Tode führen.

Schockzustände haben verschiedene Ursachen:

- Beim **Volumenmangelschock,** z.B. nach einem schweren Unfall mit inneren Blutungen, kommt es durch Blutverluste zu einer

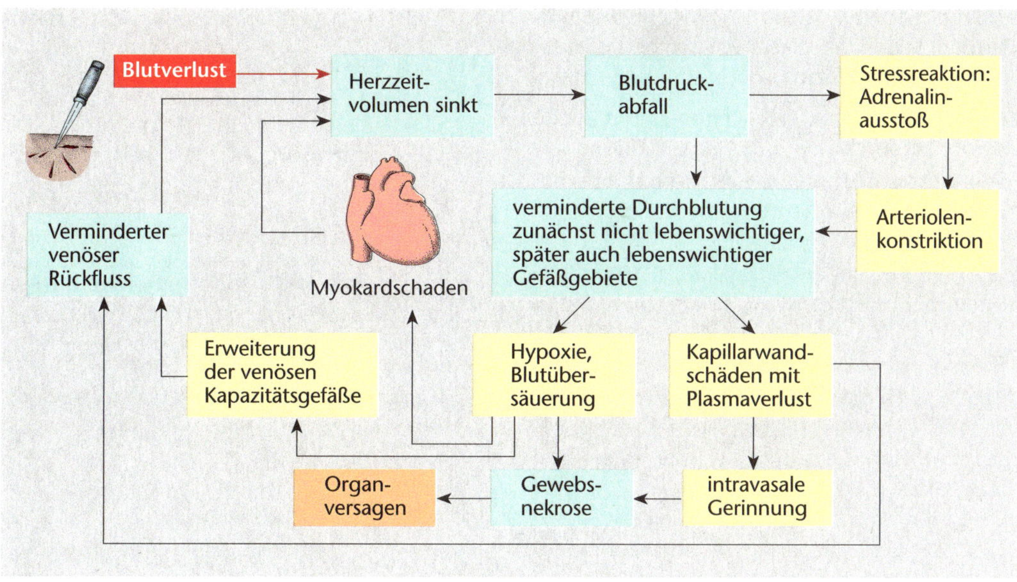

Abb. 26.12: Pathophysiologische Mechanismen am Beispiel des Volumenmangelschocks. Durch den Blutdruckabfall kann das Myokard geschädigt werden, was rückwirkend zu einer weiteren Verminderung des vom Herzen ausgeworfenen Blutvolumens (Herzzeitvolumen) führt („Teufelskreis"). Auch der verminderte venöse Rückfluss wirkt sich ungünstig auf das Herzzeitvolumen aus.

Verminderung des venösen Rückstroms. In der Folge steht im großen Kreislauf nicht genug Blut zur Verfügung (☞ Abb. 26.12)

- Beim **kardiogenen Schock** versagt das Herz als lebenswichtige Pumpe. Ursachen können alle schweren Herzerkrankungen sein, insbesondere ein akuter Herzinfarkt und akute Herzrhythmusstörungen
- Allergische Reaktionen auf Medikamente oder Insektenstiche können einen **anaphylaktischen Schock** zur Folge haben (Näheres ☞ 6.7.1). Bei dieser Form des Schocks wird durch große Mengen von Histamin und anderen gefäßaktiven Substanzen eine starke *generalisierte* (alle Gefäße betreffende) Vasodilatation (☞ 1.5.3) hervorgerufen, die zum Blutdruckabfall führt
- Beim **septischen Schock** (☞ 6.8.2) führen Gifte von im Blut zirkulierenden Mikroorganismen zu einer starken Vasodilatation. Diese Schockform ist ebenso wie der anaphylaktische Schock auch unter optimalen Bedingungen nur schwer zu bekämpfen.

Kompensationsmechanismen des Körpers

Um den Blutdruck zu steigern und die Durchblutung vor allem des Gehirns zu sichern, schüttet der Körper im Schock hohe Dosen des Stresshormons *Adrenalin* (☞ 13.6.5) aus. Hierdurch ziehen sich die Arteriolen bestimmter Gefäßgebiete zusammen, und die Durchblutung von Haut, Muskulatur sowie des Magen-Darm-Traktes wird zugunsten der Hirn- und Herzdurchblutung eingeschränkt **(Kreislaufzentralisation).**

Dekompensation

Die Kreislaufzentralisation hat ihren Preis: durch die Minderdurchblutung großer Körperregionen kommt es zur *Gewebehypoxie* (Hypoxie = Sauerstoffmangel) und zu einer *Azidose* (Blutübersäuerung ☞ 20.9.2). Zugleich werden in den minderdurchbluteten Gebieten die Kapillaren geschädigt. Es drohen dann *intravasale* (in den Gefäßen stattfindende) *Gerinnungsvorgänge,* die zum Gefäßverschluss und damit zu Gewebsnekrosen (Gewebetod) und Organversagen (z.B. der Nieren) führen können. Man spricht dann von **dekompensiertem Schock.**

Einschätzung des Kreislaufs

Die Dekompensation des Kreislaufs kann durch den **Schockindex** erfasst werden. Er wird errechnet, indem man die aktuelle Pulsfrequenz durch den gemessenen systolischen Blutdruck teilt. Steigt der Wert über 1, so besteht Schockgefahr! Wird z.B. eine Herzfrequenz von 140 pro Minute und ein Blutdruck von 100/60 mmHg gemessen, so liegt der Schockindex bei 1,4. In diesem Fall droht ein manifester Schock, entsprechend einem Blutverlust von mehr als einem Liter.

Erkennen eines Schockpatienten

Ein Schock bedeutet akute Lebensgefahr – deshalb ist es wichtig, seine Hauptsymptome zu kennen, auch wenn sie sich je nach Ursache etwas unterscheiden:

- Schneller (über 100 Schläge/Min.) und schwächer werdender, schließlich kaum noch tastbarer Puls
- Absinken des systolischen Blutdrucks unter 80 mmHg
- Fahle Blässe
- Kalte und feuchte Haut
- Starkes Durstgefühl
- Oligurie (Verminderung der Urinausscheidung)
- Teilnahmslosigkeit bis zur Bewusstlosigkeit.

Diese Zeichen müssen nicht immer alle und auch nicht gleichzeitig auftreten. Meist ist das Bewusstsein anfänglich noch erhalten.

Maßnahmen und Vorbeugung beim Schock

- **Beseitigung der Schockursache:** z.B. Blutstillung (☞ 26.3.4) beim blutungsbedingten Volumenmangelschock
- **Lagerung:** Schockpatienten (außer solche im kardiogenen Schock) werden in der so genannten **Schocklage** gelagert (☞ Abb. 26.13). Die Schocklage darf nur bei vorhandenem Bewusstsein und erhaltener Atmung durchgeführt werden. Auch bei Knochenbrüchen im Bereich der Beine, des Beckens oder der Wirbelsäule sowie bei Schädelverletzungen darf sie nicht angewendet werden. Ist der Schockpatient bewusstlos, so wird er in die **stabile Seitenlagerung** gebracht (☞ Abb. 26.2), wobei die Beine, wenn möglich, ebenfalls höher gelagert werden
- **Volumenersatz:** Bei Patienten im Volumenmangelschock wird immer ein venöser „Zugang" zur Flüssigkeitssubstitution gelegt. Auch zur Verabreichung von Medikamenten, z.B. beim kardiogenen Schock, ist ein solcher parenteraler (den Verdauungstrakt umgehender) „Zugang" unerlässlich
- **Verbesserung der Atemfunktion** durch Gabe von Sauerstoff, evtl. auch durch Beatmung.

26.6 Das zweite Glied: Die weiteren Maßnahmen

Sind die Vitalfunktionen des Betroffenen durch die Sofortmaßnahmen stabilisiert oder handelt es sich um einen „leichten" Notfall, so wendet sich der Ersthelfer den **weiteren Maßnahmen** zu. Hierzu gehören vor allem die korrekte Lagerung und die Versorgung von Wunden und Knochenbrüchen.

Weitere Lagerungstechniken

Ist der Patient bei Bewusstsein, so können in bestimmten Situationen weitere Lagerungstechniken von Vorteil sein (☞ Abb. 26.13).

So wird der Patient mit Anzeichen eines Volumenmangels (Schock ☞ 26.5) in der sog. **Schocklage** gelagert: In Rückenlage werden die Beine des Patienten durch Unterlegen geeigneter Gegenstände um ca. 30° hochgelagert, Kopf und Oberkörper verbleiben in Flachlagerung. Hierdurch fließt das in den Beinvenen gespeicherte Blut in den Körperkreislauf und hilft, den Blutdruck aufrechtzuhalten (sog. **Autotransfusion**). Wegen einer möglichen Beeinträchtigung der Lungenfunktion sollten die Beine nicht mehr als ca. 45° hochgehoben werden. Diese Lagerung ist auch in Kombination mit der stabilen Seiten-

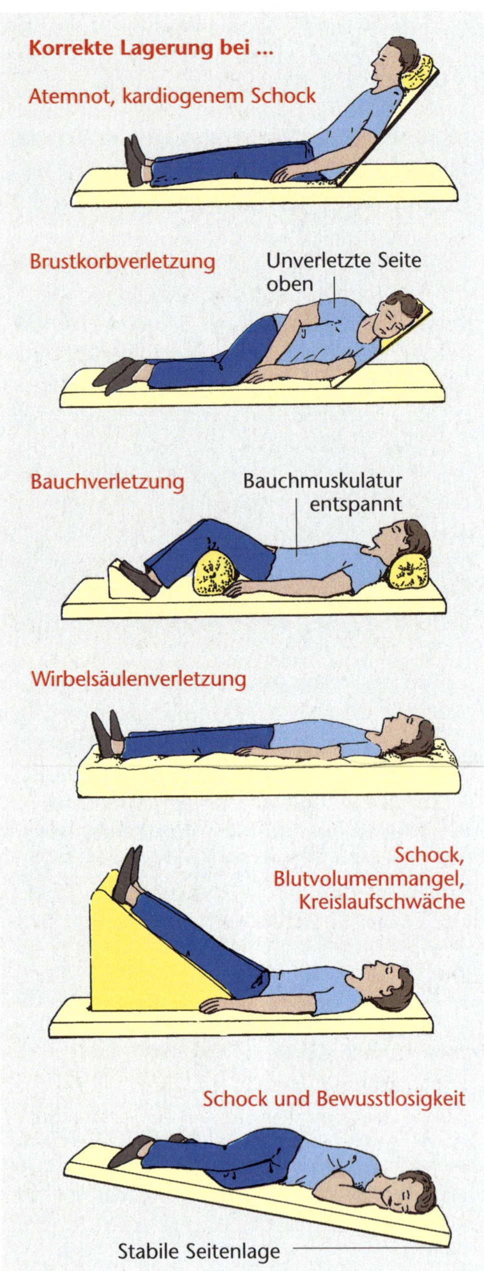

Abb. 26.13: Korrekte Lagerungen in Abhängigkeit von der Krankheitsursache.

lagerung möglich und kann dann z.B. für den bewusstlosen Schockpatienten gewählt werden.

Bei Atemnot, Schädel-Hirn-Verletzungen oder Herzinsuffizienz wird der Patient am besten in **Oberkörperhochlagerung** gebracht, da in dieser Position die Atmung am effektivsten ist.

Wundversorgung

Zum Selbstschutz vor einer möglichen Infektion trägt der Ersthelfer bei der Versorgung blutender Wunden *grundsätzlich* Einmal-Handschuhe.

Bei der Wundversorgung können schwer wiegende Fehler auftreten. Deshalb beschränkt sich der Ersthelfer auf die **Wundbedeckung** und bei stark blutenden Wunden auf die **Blutstillung.** Letztere wird bei stark blutenden Wunden schon im Rahmen der Sofortmaßnahmen durchgeführt.

Darüber hinaus hat der Ersthelfer folgende **Verbote** zu beachten:

- Wunde *nicht* berühren
- Fremdkörper *nicht* entfernen
- Wunde *nicht* auswaschen
- *Keine* Puder, Salben, Sprays oder Desinfektionsmittel auftragen.

Wundversorgung im Notfall

Die Wundbehandlung ist Aufgabe des Arztes. Die Wundversorgung im Rahmen der Ersten Hilfe beschränkt sich auf folgende Maßnahmen:

- Bei Verbrennungen soll ausgiebig mit Wasser gekühlt und evtl. mit metallbeschichteten Folien abgedeckt werden
- Bei Verätzungen nimmt der Helfer eine Spülung mit Wasser vor
- Bisswunden durch Tiere werden mit einer Seifenwasser-Lösung ausgewaschen – dies dient der Vorbeugung gegen eine Tollwutinfektion
- Wundverbände werden nur zur Abdeckung der Wunde oder zur Blutstillung angelegt.

Diese Maßnahmen dienen der Minderung der Infektionsgefahr, dem Kälteschutz, der Ruhigstellung und damit der Schmerzvermeidung.

Wundbedeckung bei offenen Wunden. Um offene Wunden vor Umgebungskeimen zu schützen, werden sie keimfrei bedeckt und anschließend verbunden. Die Wundauflage besteht dabei aus einer oder mehreren Lagen Verbandmull (das Dreiecktuch ist **nicht** steril!). Diese Mullstücke liegen steril verpackt im Verbandkasten bereit und müssen entsprechend vorsichtig und steril auf die Wunde aufgebracht werden. Keinesfalls darf eine Wundauflage verwendet werden, die auf den Boden gefallen ist!

Die Wundauflage wird anschließend mit Pflasterstreifen oder mit dem Dreiecktuch befestigt. Hierbei ist zu beachten, dass keine Knoten im Bereich der Wunde zu liegen kommen.

Ideal zur Wundbedeckung sind auch Verbandpäckchen. Sie bestehen aus einer sterilen Wundauflage und einer Mullbinde zur Befestigung. Hierbei muss allerdings eine Blutstauung durch zu festes Anwickeln der Mullbinde vermieden werden.

Ist die Wunde durch große Fremdkörper verunreinigt (z.B. bei Pfählungsverletzungen), so werden diese mit sterilem Verbandmull vorsichtig umpolstert, um keine weiteren Blutungen durch ein Verrutschen des Fremdkörpers zu provozieren.

Einfach nur abdecken

Auch Wunden im Abdominalbereich mit Eröffnung der Bauchhöhle sowie Wunden im Thoraxbereich mit Eröffnung der Brusthöhle werden lediglich steril bedeckt (ein „luftdichter" Verband wird bei letzteren nicht mehr empfohlen).

Druckverband mit Verbandpäckchen. Diese Art von Verband eignet sich bei Blutungen der Arme oder Beine. Hierzu legt der Helfer eine sterile Wundauflage auf die Wunde und fixiert diese mit 2–3 kreisförmigen Bindengängen mit einer Mullbinde. Danach legt er ein elastisches Druckpolster, z.B. ein Verbandspäckchen oder eine noch zusammengewickelte Mullbinde, auf den Wundbereich. Weitere kreisförmig darübergewickelte Bindengänge sorgen für den erforderlichen Druck. Abschließend ist der verbundene Körperteil nach Möglichkeit hochzulagern; dies senkt den Druck in dem blutenden Gefäß und damit die Nachblutungsgefahr.

Es ist nicht einfach, mit einem solchen Verband das richtige Maß an Druck auszuüben: Einerseits sollte der Verband fest genug sein, um die Blutung zu stillen, andererseits nicht zu fest, damit die Extremität nicht vollständig von der Blutzufuhr abgeschnürt wird.

Versorgung von Amputationsverletzungen. Heute können abgetrennte Körperteile wie z.B. Finger oder Hautstücke durch rechtzeitige chirurgische Maßnahmen **(Replantation)** oftmals wieder funktionsgerecht „eingepflanzt" werden. Solche Operationen sind allerdings nur dann erfolgreich, wenn das abgetrennte Körperteil **(Amputat)** nur gering geschädigt ist und zwischen Unfall und Replantation nur eine kurze Zeitspanne von nicht mehr als einigen Stunden vergeht.

Dazu wird das Amputat, so wie es vorgefunden wird (nicht säubern oder abwaschen!), in ein trockenes, steriles Verbandtuch eingewickelt. Der abgetrennte Körperteil wird dann in einen wasserdichten Plastikbeutel verpackt,

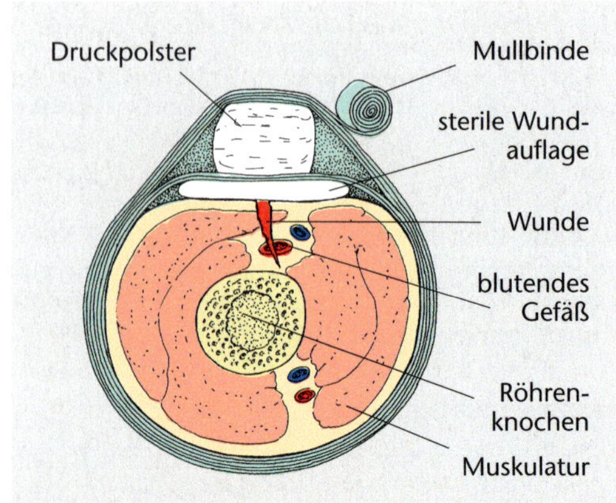

Abb. 26.14: Druckverband.

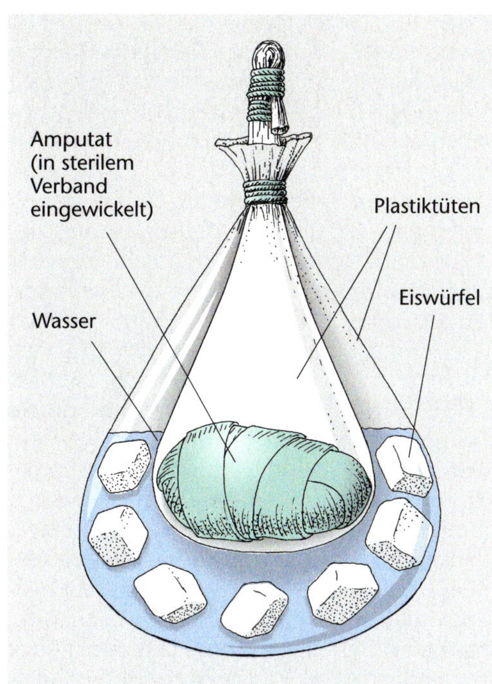

Abb. 26.15: Transport eines Amputats. Das Amputat darf keinesfalls direkt mit dem Eis in Berührung kommen, da das Gewebe sonst geschädigt wird.

der nach Möglichkeit in einen zweiten, mit Wasser und Eiswürfeln gefüllten Beutel gehängt wird (☞ Abb. 26.15).

Versorgung von Knochenbrüchen

Knochenbrüche **(Frakturen)** sind in der Praxis an folgenden Zeichen zu erkennen:
- Schonhaltung des betroffenen Körperteils
- Bewegungseinschränkung
- Schmerz und Schwellung im Bereich des Bruches.

Diese Zeichen zählen zu den *unsicheren Frakturzeichen. Sichere Frakturzeichen* (klare Formabweichung, herausstehende Knochenteile, abnorme Beweglichkeit oder Lage und Knochenreiben) sind selten zu beobachten.

Der **geschlossene Bruch** zeigt keine sichtbare Wunde, während der **offene Bruch** mit einer sichtbaren Wunde im Bereich der Bruchstelle einhergeht.

Maßnahmen bei Verdacht auf Knochenbruch:
- Bruchstelle nicht mehr als unbedingt erforderlich bewegen. Es drohen sonst Schock und Fettembolie (Verlegung der Gefäßkapillaren durch Fett-Tropfen)
- Beim offenen Bruch die Wunde frühestmöglich mit einer sterilen Wundauflage abdecken
- Fraktur in einer anatomisch günstigen Stellung ruhig stellen. Umgelagert wird nur, wenn keine Nerven oder Gefäße verletzt sind, keine mechanischen Widerstände vorhanden sind und der Patient keine besonderen Schmerzen äußert. Der Oberarmbruch, der Unterarmbruch und der Bruch im Bereich der Hand können mit einem um den Hals geknoteten Dreiecktuch versorgt werden. Bei anderen Brüchen, z.B. der Beine, ist es zweckmäßig, den Bruch mit geeignetem Material, etwa fest gerollten Kleidungsstücken, Decken, Kissen, Sandsäcken oder Ähnlichem zu umpolstern.

Werden Schädigungen der Wirbelsäule oder Wirbelbrüche vermutet, darf der Ersthelfer die Lage des Verletzten grundsätzlich nicht verändern, bis der Arzt oder das Rettungspersonal zur Stelle sind. Ist ein Transport, z.B. zur Rettung aus der Gefahrenzone, unvermeidbar, sollte dabei die Körperhaltung des Verletzten möglichst nicht verändert werden (z.B. Transport durch möglichst viele Helfer). Bei Bewusstlosigkeit ist der Betroffene aber trotzdem äußerst vorsichtig in eine stabile Seitenlage zu bringen.

Zusätzlich wird bei größeren Frakturen, insbesondere des Oberschenkels und des Beckens, wegen der Schockgefahr durch Blutverlust eine **Schockbekämpfung** (z.B. mit Infusionen) eingeleitet (☞ 26.5).

„Psychische Erste Hilfe"

Im Notfall, d.h. im Zustand der äußersten Hilflosigkeit, fällt der Verunglückte, wie *P. Sefrin* es nennt, „auf den Status eines Kleinkindes" zurück. Psychische Stressreaktionen wie Angst und Panik können z.B. einen Schock verschlimmern und durch einen gesteigerten Sauerstoffverbrauch zur weiteren Dekompensation der Vitalfunktionen beitragen. Der Ersthelfer sollte deshalb versuchen, dem Patienten insbesondere das Gefühl der Angst und des Alleinseins zu nehmen.

Dies gilt auch dann, wenn der Patient so weit gestört ist, dass er keine Reaktionen mehr zeigt. Sein psychisches Erleben kann noch voll erhalten sein, auch wenn sein Reaktionsvermögen stark vermindert ist.

Betreuung von Angehörigen

Nicht nur der Notfallpatient, auch seine Angehörigen befinden sich in einer Ausnahmesituation, und die emotionale Beteiligung der Angehörigen kann problemorientiertes Handeln erschweren.

Wie in der Patientenbetreuung, so ist es auch in der Angehörigenbetreuung oberstes Prinzip, Ruhe zu bewahren. Im günstigsten Fall kümmert sich eine Person nur um die Angehörigen und notwendige organisatorische Dinge (z.B. Tasche für die Klinik packen).

Für den Patienten ist die Anwesenheit eines Angehörigen oft eine große Hilfe, er vermittelt weit mehr als ein Fremder Geborgenheit. Dies gilt insbesondere für Kinder. Sind die Angehörigen jedoch zu aufgewühlt, um dem Patienten helfen zu können, ist es häufig sinnvoll, sie durch (organisatorische) Aufgaben abzulenken.

26.7 Drittes und viertes Glied: Professionelle Helfer

Das dritte Glied umfasst die Arbeit des Rettungsdienstes, das vierte die intensivmedizinische Versorgung im Krankenhaus (Notaufnahme und Intensivstation).

Die beiden letzten Glieder der Rettungskette sind damit in der Hand von speziell ausgebildetem Fachpersonal; hochentwickelte *Organisation und Planung* sowie *technische Hilfsmittel* zeichnen diesen Abschnitt der Rettungskette aus.

Die Maßnahmen des Rettungsdienstes laufen in ähnlicher Reihenfolge ab wie die Sofortmaßnahmen des Laien. Sie bestehen in der Prüfung der Vitalfunktionen, beim bewusstlosen Patienten mit Herz-Kreislauf-Versagen in der Fortführung der kardiopulmonalen Reanimation (☞ 26.4.1). Die professionelle Hilfe greift stark auf technische Hilfsmittel sowie auf klar festgelegte Arbeitsabläufe **(Rettungstechniken)** zurück, vor allem die Beutel-Masken-Beatmung, das Anlegen spezieller Stützkragen, die Defibrillation und die Anwendung von Notfallmedikamenten (☞ 26.7 unten).

Ziele der Maßnahmen sind die Herstellung der Transportfähigkeit und der fachgerechte Transport in die weiterversorgende Klinik.

Beutel-Masken-Beatmung

Die Beatmung über ein Masken-Beutel-System ermöglicht eine effektive Beatmung und kann mit der zusätzlichen Gabe von Sauerstoff kombiniert werden. Fast alle Patienten mit unzureichender Atmung können durch dieses „Bebeuteln" zeitweise ohne Intubation (☞ 17.12) „über Wasser" gehalten werden:
- Die Maskengröße wird individuell ausgewählt. Sie muss *dicht* um Nase und Mund schließen
- Auch bei der Maskenbeatmung wird zunächst gegen die Verlegung der Atemwege angegangen (☞ 26.4): der Patient wird deshalb mit leicht überstrecktem Kopf gelagert („Schnüffelstellung"). Der Helfer setzt die Maske über Mund und Nase auf und hält sie mit der linken Hand im „C-Griff" fest (☞ Abb. 26.16); gleichzeitig zieht er den Kieferwinkel mit den restlichen Fingern der linken Hand nach oben („himmelwärts", „unter die Maske")
- Ist eine ausreichende Beatmung auf diese Weise nicht möglich, kann entweder ein zweiter Helfer die Atemwege durch den *Esmarch-Handgriff* (☞ Abb. 26.4) weiter öffnen und so die Zunge aus dem Weg räumen, oder es kann ein sog. **Guedel-Tubus** in den Mund eingelegt werden. Dies ist ein an der Zahnreihe fixiertes, bis in den Rachenraum

reichendes festes Gummirohr, das die eingeblasene Luft an der zurückgefallenen Zunge vorbeiführt (☞ Abb. 26.17).

Bei einer Beutel-Masken-Beatmung gerät ein Teil der eingeblasenen Luft zwangsläufig über die Speiseröhre in den Magen und bläht diesen auf. Durch die ballonartige Magenfüllung wird das Zwerchfell nach oben gedrückt, was die Lungenausdehnung und damit die Atemfunktion behindert. Auch kann dadurch ein Teil des Mageninhalts in den Ösophagus gepresst werden, was eine Aspiration (☞ 26.9.1) begünstigt. Viele moderne Beatmungsbeutel verfügen deshalb über Druckventile, die zu hohe Beatmungsdrucke verhindern.

Anlegen eines Stützkragens

Bei praktisch allen Unfallverletzten, vor allem aber bei bewusstlosen Unfallopfern, gehen die Helfer so lange von einer Schädigung der Halswirbelsäule aus, bis diese zweifelsfrei durch eine genaue ärztliche Untersuchung, Röntgen oder CT ausgeschlossen ist. Um eine Verletzung des Rückenmarks mit der Gefahr der Querschnittlähmung zu verhindern, wird diesen Patienten ein **Stützkragen** („Halskrawatte") angelegt. Auch hier darf es keinesfalls zu Verdrehungen oder übermäßiger Beugung bzw. Streckung der Halswirbelsäule kommen.

Defibrillation

Eines der wichtigsten Verfahren in der Notfallmedizin überhaupt ist die **Defibrillation.** Hierbei wird aus einem batteriebetriebenen Ladegerät ein Stromimpuls abgegeben, der über breitflächige, auf den nackten Brustkorb des Betroffenen aufgesetzte Elektroden in das Herz eingeleitet wird. Die Defibrillation ist dann angezeigt, wenn ein Elektrokardiogramm (EKG) einen unkoordinierten Herzschlag (wie etwa ein Kammerflimmern ☞ 15.5.8) anzeigt, der z.B. beim akuten Herzinfarkt entsteht. Zur Ableitung eines EKGs können zeitsparend die Elektroden des Defibrillatorgerätes verwendet werden. Die äußerliche Gabe dieses Stromimpulses lässt den Herzmuskel für kurze Zeit elektrisch „stumm" werden, so dass danach wieder ein koordinierter Herzrhythmus einsetzen kann.

Bedeutung der Defibrillation

Fast jeder Erwachsene, der einen akuten, nicht durch einen Unfall bedingten Herzstillstand ohne neurologische Folgeschäden überlebt, verdankt dies einer rechtzeitigen Defibrillation. Dies ist dadurch zu erklären, dass das akute Herzversagen zumindest anfänglich von einem Kammerflimmern, d.h. einem von den Herzkammern ausgehenden, unkoordinierten, raschen und ineffektiven Herzrhythmus, begleitet ist. Die einzige erfolgreiche Therapie des Kammerflimmers besteht in der Defibrillation. Ihre Wirksamkeit ist jedoch stark zeitabhängig: Mit jeder Minute, die nach einem Herzstillstand verstreicht, sinkt die Wahrscheinlichkeit einer erfolgreichen Wiederbelebung um etwa 7–10%. Wegen der Hypoxie-Empfindlichkeit des Gehirns (☞ 5.10.1) ist jedoch auch bei erfolgreich defibrillierten Patienten bei länger als sechs Minuten anhaltendem Kreislaufstillstand mit bleibenden Gehirnschäden zu rechnen.

Inzwischen sind in vielen Kliniken, aber auch an manchen öffentlichen Plätzen (Flughäfen, Polizeistationen) automatische Defibrillatoren (*Automatischer Externer Defibrillator,* kurz **AED**) verfügbar, die den Herzrhythmus automatisch erkennen können und den Stromstoß dosiert und koordiniert abgeben.

Zurzeit liegt die Defibrillation noch hauptsächlich in der Hand professioneller Helfer. Sie wird aber zunehmend auch in der Laienausbildung vermittelt. Hierdurch und durch eine möglicherweise breitere Verfügbarkeit der AED in der Öffentlichkeit könnte die Defibrillation in Zukunft weiter an Bedeutung gewinnen und bei Erwachsenen ins erste Glied der Rettungskette „aufsteigen".

Notfallmedikamente

Jeder Notarzt verfügt über ein kleines wirkungsvolles Arsenal von **Notfallmedikamenten:**

- **Sauerstoff:** Die Gabe von Sauerstoff wirkt dem bei einem Ausfall der Lungenfunktion typischen Sauerstoffmangel der Körpergewebe entgegen und kann deren Überlebenszeit verlängern. O_2 sollte deshalb so rasch wie möglich eingesetzt werden! Vorsicht ist allerdings bei spontan atmenden Patienten mit chronisch-obstruktiven Atemwegserkrankungen geboten (☞ 17.11.5) – bei ihnen kann der Atemantrieb durch Sauerstoffgabe abnehmen, im Extremfall bis zum Atemstillstand!
- **Analgetika** *(Schmerzmittel):* Zur raschen Linderung der oft sehr starken Schmerzen werden in aller Regel hochpotente Opioide (☞ 12.3.3) parenteral (unter Umgehung des Magen-Darm-Traktes) verabreicht
- **Adrenalin:** Adrenalin stimuliert das sympathische Nervensystem und fördert dadurch die *Schlagkraft,* die *Schlagfrequenz,* die *Reizleitung* und die *Erregbarkeit* des Herzens. Alle diese Effekte sind erwünscht, um das Herz maximal zu stimulieren
- **Atropin:** Bei einem langsamen Herzschlag (Bradykardie) oder einem hochgradigen AV-Block (☞ 15.5.6) wird Atropin gegeben, das den dämpfenden Einfluss des Parasympathikus (☞ 11.12) vermindert. Es steigert dadurch die Erregungsüberleitung vom Herzvorhof zur Herzkammer. Außerdem erhöht es die Frequenz im Sinusknoten, macht das Herz aber auch für Herzrhythmusstörungen empfindlicher
- **Amiodaron und Lidocain:** Ergibt das EKG die Diagnose eines Kammerflimmerns oder Kammerflatterns, so werden Amiodaron und/oder Lidocain eingesetzt. Diese Arzneimittel gehören zur Gruppe der *Antiarrhythmika* (☞ 15.5.7). Sie dämpfen die *Erregungsleitung* und die *Bildung von Extrasystolen* in der Herzkammer. Der Herzschlag normalisiert sich
- **Natriumbikarbonat 8,4%:** Bei einem Herz-Kreislauf-Stillstand gerät der Patient zwangsläufig in eine metabolische Azidose (☞ 20.9.2). Da diese die Chancen einer erfolgreichen Reanimation senkt, wird bei einer länger dauernden Reanimation (≥ 20 Min.) Natriumbikarbonat 8,4% intravenös verabreicht.

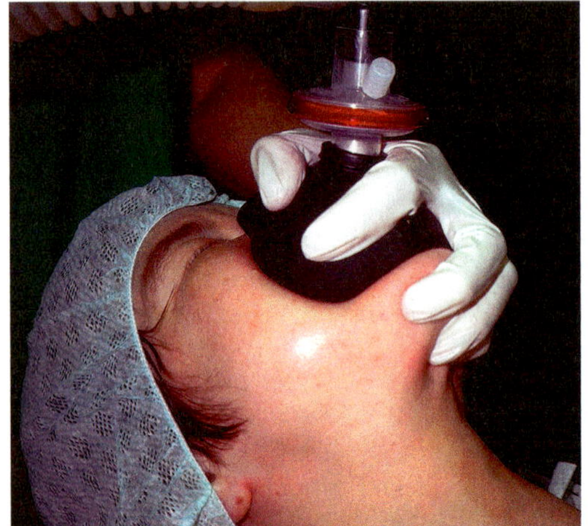

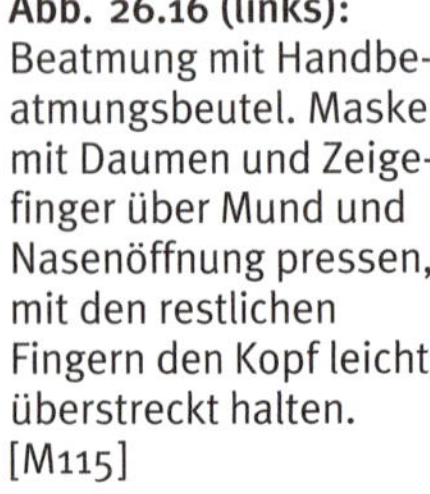

Abb. 26.16 (links): Beatmung mit Handbeatmungsbeutel. Maske mit Daumen und Zeigefinger über Mund und Nasenöffnung pressen, mit den restlichen Fingern den Kopf leicht überstreckt halten. [M115]

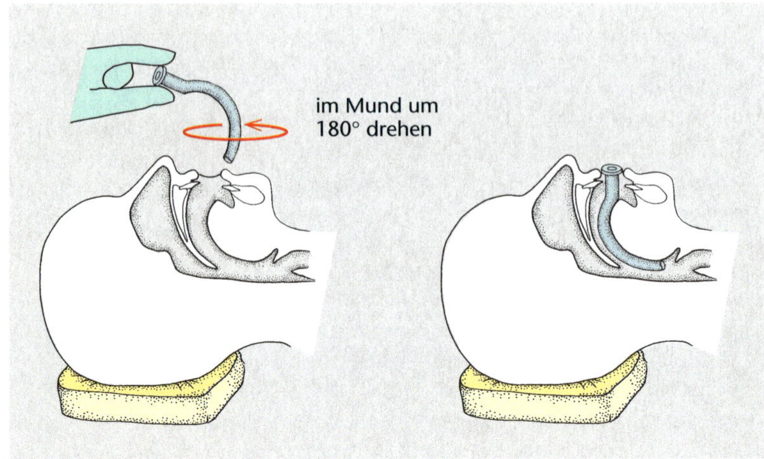

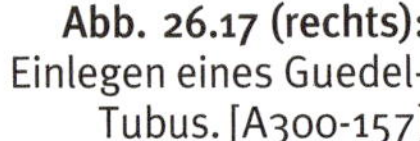

Abb. 26.17 (rechts): Einlegen eines Guedel-Tubus. [A300-157]

26.8 Notfälle innerhalb der Klinik

Selbstverständlich löst im Krankenhaus jeder, der einen Patienten in bedrohlichem Zustand vorfindet, zunächst Stationsalarm aus bzw. verständigt weitere Helfer (etwa den Stationsarzt) – möglichst ohne den Patienten alleine zu lassen. Bis zum Eintreffen weiterer Helfer wird nach dem ABC der Wiederbelebung vorgegangen (☞ 26.4.1).

Maßnahmen, wenn nicht reanimiert werden muss

Muss nicht wiederbelebt werden, schließen sich die folgenden Maßnahmen an:

- Dem Patienten gegenüber beruhigend und sicher auftreten, das Bett evtl. umschieben (Sauerstoffanschluss, Vermeidung von Störungen der Mitpatienten)
- Arbeitskollegen und Arzt vom Dienst verständigen. Bei vitaler Bedrohung (Bewusstlosigkeit, Zyanose, massive Blutung) selbstständig Notarzt über Telefon verständigen, bei externem Notdienst Pförtner verständigen (Haustür öffnen lassen)
- Infusionen vorbereiten (z.B. 0,9% NaCl), Notfallkoffer mit Notfallmedikamenten bereitstellen oder Notfallwagen ins Krankenzimmer fahren (lassen)
- Bei Atemnot O_2-Gabe vorbereiten (Nasensonde) und evtl. selbständig durchführen (z.B. 6 l/Min.)
- Patienten bei Bewusstlosigkeit in stabiler Seitenlage lagern
- Regelmäßig Vitalzeichen kontrollieren: Blutdruck, Puls, Bewusstseinslage (mindestens alle 5 Minuten, bis Hilfe kommt). Patienten möglichst nicht alleine lassen
- Krankenblatt zur schnellen Information am Krankenbett bereitlegen
- Maßnahmen dokumentieren.

Maßnahmen, wenn reanimiert werden muss

Wird eine Reanimation von Anfang an durch einen Arzt durchgeführt, so geht er grundsätzlich ähnlich vor wie der nicht ausgebildete Ersthelfer. Durch seine erweiterten Möglichkeiten der **Intubation**, der intravenösen Medikamentengabe und der Defibrillation hat der Arzt allerdings zusätzliche Hilfsmittel im Kampf um das Leben des Patienten (ABCD-Regel ☞ 26.4.1).

ABCD-Regel im Krankenhaus

Die Buchstaben dieser Regel stehen für das bereits bekannte stufenweise Vorgehen bei der kardiopulmonalen Reanimation (☞ 26.4).

A: *Atemwege freimachen* ☞ 26.4.1

B: *Beatmung.* Der Arzt oder geübte Helfer führt zunächst eine Beutel-Masken-Beatmung mit einem an eine Gesichtsmaske angeschlossenen Druckballon (Handbeatmungsbeutel, z.B. Ambu®-Beutel ☞ 26.7) durch. Um die Beatmungsluft zuverlässig und wirkungsvoll in die Lungen einzubringen, führt der geübte Arzt frühzeitig eine **endotracheale Intubation** durch. Dabei wird ein Tubus mit Hilfe eines Laryngoskops in die Luftröhre eingeführt. Diese sog. **Intubationsbeatmung** beugt zusätzlich der Aspiration (☞ 26.9.1, Abb. 26.18) vor

C: *Circulation* = Herzdruckmassage (☞ 26.4.1)

D: *Defibrillation, Drugs* (= Medikamente). Dem Herzversagen beim Erwachsenen liegen oft schwerwiegende Herzrhythmusstörungen zugrunde, insbesondere das Kammerflimmern oder Kammerflattern (☞ 15.5.8). Die dagegen eingesetzte **Defibrillation** (☞ 26.7) wird so bald wie möglich nach Feststellen eines Kreislaufstillstands mit Kammerflimmern oder -flattern durchgeführt, und zwar noch *vor* der Gabe von Medikamenten. Spätestens jetzt legt der Arzt auch einen venösen Zugang (z.B. Braunüle® ☞ Abb. 20.23), um rasch Medikamente geben zu können. Die Medikamente werden in der Regel intravenös gespritzt, bestimmte Notfallmedikamente wie Adrenalin, Lidocain oder Atropin (☞ 26.7) können auch direkt über den Tubus gegeben werden. Sie werden dann von der Bronchialschleimhaut resorbiert.

26.9 Erste Hilfe in besonderen Notfallsituationen

26.9.1 Verschlucken

Verschluckt sich eine Person, so gelangt der Fremdkörper, z.B. ein Fleischstück, entweder in die Speiseröhre oder in die Atemwege. Man spricht in letzterem Fall von **Aspiration.**

Der Betroffene greift sich mit der Hand an den Hals und kann nicht mehr sprechen. Außerdem tritt oft ein starker Hustenreiz zusammen mit einem pfeifenden Atemgeräusch auf.

- Der Fremdkörper in der **Speiseröhre** löst Schluckbeschwerden und Schmerzen aus
- Der in die **Luftröhre** aspirierte Fremdkörper verursacht krampfhafte Atemversuche und bei mangelhafter Lungenbelüftung eine blau-graue Verfärbung der Haut (*Zyanose* ☞ 17.9.4).

Der Ersthelfer versucht, durch energische Schläge mit der flachen Hand zwischen die Schulterblätter Hustenstöße beim Betroffenen auszulösen. Dazu beugt sich der Verunglückte vornüber, so dass sein Oberkörper herunterhängt.

Ist das Opfer bewusstlos, wird folgendermaßen vorgegangen:

- Notruf tätigen
- Mund des Patienten öffnen (☞ 26.4.1) und die oberen Atemwege inspizieren. Bei sichtbarem Fremdkörper diesen mit dem gebogenen Zeigefinger entfernen. Bei nicht sichtbarem Fremdkörper kann ein „blindes" Entfernen des Fremdkörpers mit dem Finger versucht werden
- Bei Atemstillstand Atemwege freimachen und zwei Mund-zu-Mund-Beatmungen durchführen.

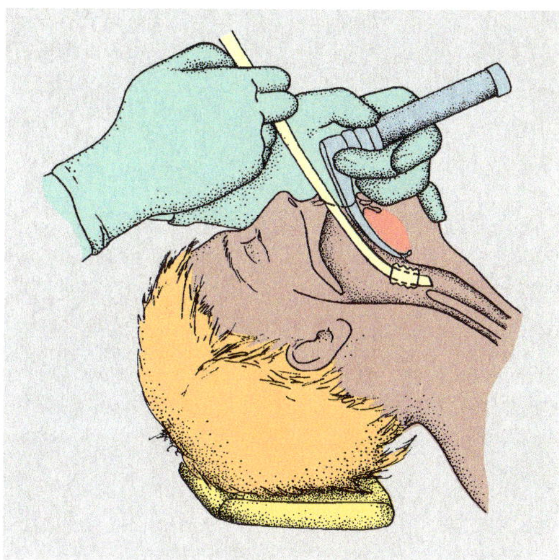

Abb. 26.18: Intubation. Der Kopf des Patienten ist leicht überstreckt. Der Mund wird mit der rechten Hand geöffnet. Das Laryngoskop (blau) nun mit der linken Hand vom rechten Mundwinkel aus einführen und mit dem Spatel dabei die Zunge wegschieben. Vorsicht, nicht mit dem Laryngoskop die Zähne verletzen. Nach Einstellung der Stimmritzen den Tubus (gelb) mit der rechten Hand in die Luftröhre vorschieben und blocken. Lage des Tubus durch beidseitiges Abhören der Lunge bei gleichzeitiger künstlicher Beatmung (z.B. mit Beutel) überprüfen. [A300-157]

Heimlich-Handgriff

Bleiben die oben aufgeführten Maßnahmen erfolglos, so kann der **Heimlich-Handgriff** durchgeführt werden, um den Betroffenen vor dem Erstickungstod zu retten. Dieser ist allerdings nicht unumstritten, da es dabei zu inneren Verletzungen sowie zur Verlagerung eines vorher nur teilweise blockierenden Fremdkörpers mit vollständiger Atemwegverlegung kommen kann. Laienhelfer werden daher nicht mehr in der Anwendung des Heimlich-Handgriffs unterrichtet.

Beim Patienten mit erhaltenem Bewusstsein wird der Heimlich-Handgriff im Stehen durchgeführt: Der Ersthelfer umfasst den Patienten von hinten, legt eine zur Faust geballte Hand zwischen Nabel und Rippenbogen und umfasst die Faust mit der anderen Hand. Dann drückt er die Hand kräftig, notfalls mehrfach, auf den Oberbauch in Richtung Zwerchfell.

Beim bewusstlosen Patienten kniet der Helfer in Hüfthöhe über dem auf dem Rücken liegenden Patienten. Er platziert seine Hände zwischen Nabel und Rippenbogen und drückt (ggf. mehrfach) in Richtung Zwerchfell. Die

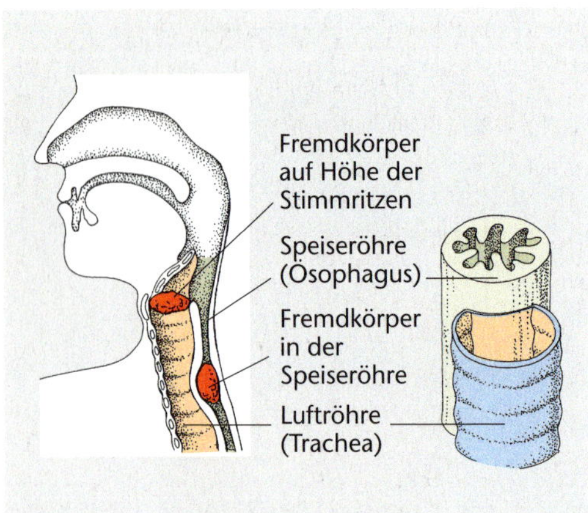

Abb. 26.19: Mögliche Lokalisationen von verschluckten Fremdkörpern im Atem- und Verdauungstrakt.

Sequenz Atemwege freimachen – zwei Beatmungen – Heimlich-Handgriff wird so lange wiederholt, bis eine erfolgreiche Beatmung möglich ist.

26.9.2 Unklare Bewusstlosigkeit

Unser Bewusstsein wird vom zentralen Nervensystem gesteuert. Wird das ZNS in seiner Funktion beeinträchtigt, so treten Bewusstseinstrübungen bis hin zur **Bewusstlosigkeit** (*Koma* ☞ 11.7.5) auf.

Folgende Krankheiten können Bewusstseinsstörungen verursachen:
- Durchblutungsstörungen oder Blutungen des Gehirns (z.B. Schlaganfall ☞ 11.15.8)
- Entzündungen des Gehirns oder der Hirnhäute (*Enzephalitis* oder *Meningitis* ☞ 11.15.3)
- Hirnverletzungen (Schädel-Hirn-Trauma)
- Hirnorganische Anfälle (☞ 11.4.9, 26.9.4).

Aber auch Störungen, die primär nicht im Gehirn selbst liegen, können zu Bewusstlosigkeit führen, z.B.:
- Vergiftungen (etwa mit Alkohol oder Schlaftabletten)
- Stoffwechselentgleisungen, z.B. bei Funktionsstörungen der Leber, der Niere, der Schilddrüse und beim Diabetes mellitus
- Schock. Im Schock kann die Durchblutung so stark eingeschränkt sein, dass selbst die zunächst durch *Kreislaufzentralisation* (☞ 26.5) geschützten Organe wie Niere und Gehirn versagen.

Vorgehen bei Bewusstlosigkeit

Da Bewusstlosigkeit von einem Atem- oder Kreislaufstillstand herrühren kann, werden Atmung und Puls wie in 26.3 beschrieben geprüft und evtl. mit der Wiederbelebung begonnen. Sind Atmung und Kreislauf stabil, so wird der Patient in der stabilen Seitenlage gelagert (☞ 26.3.3 und Abb. 26.2). Erbricht der Bewusstlose, so wird er entsprechend unterstützt (Hilfe beim Erbrechen ☞ 26.9.3).

26.9.3 Rauschzustände und Vergiftungen

Giftige Substanzen, ob Medikamente, Rauschmittel oder Haushaltsgifte können über die Verdauungswege, die Atemwege, die Blutbahn (bei intravenöser Verabreichung) oder die Haut (z.B. manche Insektizide) aufgenommen werden. Auf allen vier Wegen gelangt die giftige Substanz in das Blut, so dass eine Schädigung des *gesamten* Organismus möglich ist.

Vergiftungserscheinungen können je nach Gift sehr unterschiedlich sein. Folgende Zeichen weisen auf eine Vergiftung hin:
- Zentrale Störungen: Erregungszustand oder Bewusstseinstrübung bis hin zum Koma, Krämpfe, Lähmungen, Kopfschmerzen, Schwindel
- Gastrointestinale Störungen: Übelkeit, Erbrechen, Durchfall
- Atem- und Kreislaufstörungen: Schock, Kreislaufstillstand, Atemlähmung, EKG-Veränderungen, Pulsbeschleunigung oder -verlangsamung
- Psychische Störungen (v.a. bei Rauschzuständen): Aggressivität, Delir, Depressionen, Gefühl des „High-Seins".

Die Kombination von Bewusstseinsstörungen und Erbrechen kann für den Vergifteten gefährlich werden: durch die Bewusstlosigkeit und gleichzeitige Verminderung der Schutzreflexe kann es zur Aspiration von Erbrochenem kommen. So drohen dem durch Genussmittel Vergifteten zentrale (hirnbedingte) oder periphere (durch Verlegung der Atemwege bedingte) Atemstörungen, evtl. sogar ein Atemstillstand.

Maßnahmen bei Vergiftungen

Jeder weiß aus Erfahrung, dass Menschen unter Drogen wie etwa Alkohol von der angebotenen Hilfe meist nicht begeistert sind und sich sogar oft dagegen wehren. Der Helfer muss daher bei berauschten Personen einfühlsam, aber auch energisch vorgehen.

Nach Prüfung der Vitalzeichen wird mit der Ersten Hilfe begonnen. Bewusstlose mit erhaltener Atmung und Herztätigkeit werden in die stabile Seitenlage gebracht (☞ 26.3.3) und ggf. beim Erbrechen unterstützt. So bald wie möglich sollte die Vergiftungszentrale angerufen werden, die oft entscheidende Hinweise zum weiteren Vorgehen geben kann. Giftreste am Notfallort (auch die leeren Tablettenpackungen oder das Spritzenbesteck) sowie das Erbrochene werden für die spätere Diagnostik sichergestellt. Die Kenntnis der eingenommenen Substanz kann für die weitere Therapie hilfreich sein (☞ Abb. 26.20).

Erbrechen sollte nur ausgelöst werden, wenn die Giftzentrale dies anrät. Auf *keinen* Fall darf Erbrechen ausgelöst werden:

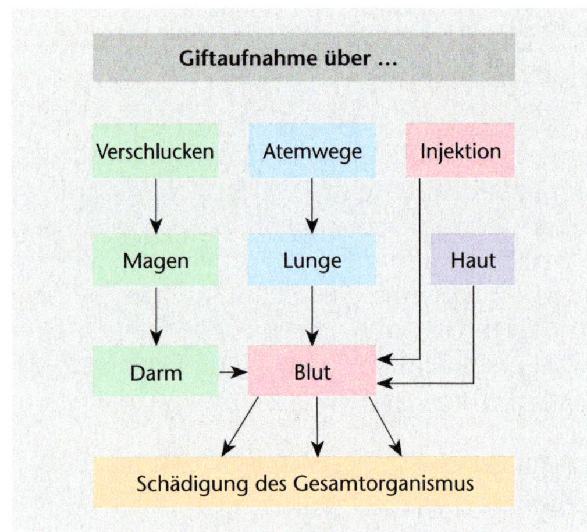

Abb. 26.20: Möglichkeiten der Giftaufnahme.

- Bei der Aufnahme ätzender Substanzen (Gefahr einer zusätzlichen Schädigung der Speiseröhre)
- Bei der Aufnahme Schaum bildender Substanzen, z.B. Spülmaschinenzusätze (Aspirationsgefahr)
- Bei der Aufnahme organischer Lösungsmittel oder Mineralölen (schwerste Lungenschädigungen durch Aspiration).

Erste Hilfe bei Erbrechen

Beim bewusstlosen Vergifteten darf *niemals* Erbrechen ausgelöst werden! Es drohen dabei die **Aspiration** von Erbrochenem in die Lunge und zusätzliche Schäden in der Speiseröhre durch ätzende Substanzen. Aus denselben Gründen muss der Helfer das „natürliche" Erbrechen des Vergifteten fachgerecht begleiten:
- Beim Liegenden wendet er den Kopf des Erbrechenden zur Seite und hält mit der freien Hand ein Gefäß unter dessen Mund
- Beim Sitzenden beugt er den Kopf nach vorne und kann dabei unterstützend von hinten die Stirn mit einer Hand halten. Mit der freien Hand hält er ein Gefäß dicht unter den Mund.

Wichtig für Vergiftungszentrale

Bei Anrufen an die Vergiftungszentrale folgende Informationen bereithalten:
- *Wie alt* ist das Opfer?
- *Was* wurde wahrscheinlich eingenommen (Hinweise suchen, z.B. Tablettenschachteln im Papierkorb?)
- *Wie viel* maximal/minimal? (möglichst detaillierte Informationen wie z.B. Stärke des Medikaments – Packungsaufschrift beachten)
- *Wann* ist die Einnahme wahrscheinlich erfolgt?
- *Was* ist bisher beobachtet worden?
- *Was* ist bisher unternommen worden?
- *Welche* Vorerkrankungen bestehen (z.B. Epilepsie oder Herzrhythmusstörungen)?

In der Klinik erfolgen dann die Magenspülung (bei Bewusstlosen nach vorheriger Intubation), die Gabe von Aktivkohle zur Absorption verbliebener Giftreste und evtl. die Beschleunigung der Magenpassage durch stark wirksame Abführmittel (z.B. Glaubersalz). Für einzelne Substanzen (z.B. Digitalis) können Gegenmittel *(Antidote)* verabreicht werden. Bei schweren Vergiftungen können je nach Substanz die forcierte Diurese (Diuretika ☞ 20.2.4) oder Verfahren der „Blutwäsche" (☞ 20.6.4) hilfreich sein.

26.9.4 Hirnorganische Krampfanfälle

Erkennungsmerkmale für **hirnorganische** (epileptische) **Krampfanfälle** sind:
- Plötzliches Hinfallen
- Zuckende Verkrampfungen
- Bewusstlosigkeit (Details ☞ 11.7.5)
- Häufig eine vorübergehende Zyanose (☞ 17.9.4).

Ziel der Erstmaßnahmen ist die Vermeidung von Verletzungen während des Krampfes. Dazu werden Hindernisse wie z.B. Stühle weggeräumt, der Kopf wird weich gelagert. Die krampfenden Arme und Beine sollten wegen der Verletzungsgefahr nicht festgehalten werden! Eventuell kann der Kopf von hinten gehalten und geführt werden.

Obwohl die Gefahr eines Zungenbisses besteht, sollte nicht, wie früher empfohlen, ein Keil oder eine Mullbinde zwischen die Zahnreihe geklemmt werden; es kann dadurch zur Verlegung der Atemwege mit lebensgefährlichen Folgen kommen (steht ein Guedel-Tubus zur Verfügung, so kann dieser als Beißschutz verwendet werden).

Hält ein Krampfanfall länger an, kann ein herbeigerufener Arzt evtl. ein krampflösendes Medikament (z.B. Diazepam = Valium®) intravenös injizieren.

Nach dem Anfall kommt es beim Patienten meist zu einem *Nachschlaf*. In diesem Zustand lagert der Helfer den Patienten in die stabile Seitenlage (☞ Abb. 26.2).

26.9.5 Erfrierungen, Kälteschäden

Erfrierung: Lokale, meist auf die Haut beschränkte Kälteschädigung ohne Absinken der Körperkerntemperatur.

Unterkühlung *(Hypothermie):* Absinken der Körperkerntemperatur auf 35 °C. Akute Lebensgefahr besteht bei Körpertemperaturen von 27–30 °C (☞ Tab. 26.21).

Erfrierung

Erfrierungen treten besonders an den Akren (Zehen, Finger, Ohrläppchen, Nasenspitze) auf. Ähnlich wie bei Verbrennungen ist der Heilungsverlauf von der Tiefenausdehnung abhängig.

Der betroffene Körperteil wird *langsam* erwärmt, z.B. im Wasserbad. Liegt eine schwere Erfrierung mit Unterkühlung einer Extremität vor, sollte keine Wärmeapplikation erfolgen, da hierdurch der Sauerstoffbedarf des geschädigten Gewebes rasch ansteigen würde. In diesem Fall wird der gesamte Körper langsam erwärmt (Erwärmung von „innen nach außen" ☞ unten).

Die Hautschäden werden, ähnlich wie bei Verbrennungen, steril abgedeckt.

Das Wichtigste zuerst

Bei allen Erfrierungen muss an eine gleichzeitig vorliegende Unterkühlung gedacht werden. Diese muss vorrangig behandelt werden.

Unterkühlung

Die **Unterkühlung** *(Hypothermie)* betrifft größere Körperregionen oder den gesamten Organismus. Dies hat gefährliche Folgen:
- Verlangsamung des Stoffwechsels mit resultierender Schläfrigkeit und Bewusstseinsveränderung
- Langsamerwerden des Herzschlags (Bradykardie)
- Nachlassen der Schmerzempfindung
- Wegen des verlangsamten Stoffwechsels sind die Betroffenen oft nicht in der Lage, geeignete Gegenmaßnahmen zu ergreifen.

Bei etwa 27 °C sind die sichtbaren Lebensäußerungen so stark eingeschränkt, dass man vom **Scheintod** spricht. Bei einem weiteren Absinken der Körpertemperatur tritt Kammerflimmern und später Herzstillstand (Asystolie) auf.

Unterkühlung tritt gehäuft auf:
- Bei Bewusstlosen (keine angemessene Wärmeproduktion)
- Im Wasser (Wasser leitet Kälte 20-mal besser als Luft)
- Bei Wind (rasche Wärmeverluste über die Haut)
- Unter Alkohol- und Medikamentenwirkung (Hypnotika, Tranquilizer) – insbesondere Alkohol führt durch Weitstellung der Hautgefäße zu raschen Wärmeverlusten
- Bei alten Menschen (eingeschränkte Wärmeproduktion)
- Bei kleinen Kindern (relativ große Körperoberfläche mit raschen Wärmeverlusten).

Erstmaßnahmen:
- Bei Kreislaufstillstand rasch kardiopulmonale Reanimation durchführen. Da der Herzschlag extrem verlangsamt sein kann, Puls stets über mindestens 30 Sek. messen
- Weitere Kälteverluste verhindern. Nasse Kleider entfernen sowie den Unterkühlten gut bedeckt und windgeschützt (!), am besten in einem warmen Raum, lagern.
- Nur bei leichter Unterkühlung mit erhaltenem Bewusstsein aktive Erwärmungsmaßnahmen ergreifen. Bei allen schweren Fällen von Unterkühlung drohen bei der aktiven Wiedererwärmung schwer wiegende Komplikationen, z.B. Herzflimmern und Schock. Den Unterkühlten in diesem Fall nur unter ärztlicher Aufsicht aufwärmen!
- Geeignete Erwärmungsmaßnahmen beim bewusstseinsklaren Patienten sind: Verabreichung warmer Getränke, warme Packungen im Bereich des Körperstammes (Nacken, Achselhöhlen, Leisten). Niemals die Extremitäten isoliert erwärmen (drohendes „Versacken" des Blutes mit nachfolgendem Volumenmangelschock).

26.9.6 Verbrennungen

Bei einer **Verbrennung** wird die Haut durch *Hitze-* oder *chemische Einwirkung* oder durch *elektrischen Strom* geschädigt. Bei Gewebeschädigung durch heiße Flüssigkeiten spricht man auch von **Verbrühung.**

Bei ausgedehnten Verbrennungen kommt es durch die Wirkung von Eiweißzerfallsprodukten sowie durch Flüssigkeits- und Salzverluste zu schwersten Allgemein- und Organschädigungen *(Verbrennungskrankheit)*.

Entscheidend für den Verlauf und für die Prognose einer Verbrennung sind:
- Flächenausdehnung
- Tiefenausdehnung (Schweregrad)
- Alter des Patienten.

Flächenausdehnung

Je größer der verbrannte Hautanteil (☞ Abb. 26.22), desto bedrohlicher die Verbrennung. Sind mehr als 10–15 % der Hautoberfläche betroffen, so droht ein Volumenmangelschock, da große Mengen an Körperwasser über die geschädigte Haut verloren gehen. Verbrennungen über 50 % der Körperoberfläche sind häufig tödlich.

Stadium	Körpertemperatur	Symptome
I	37–34 °C	Patient bewusstseinsklar, Muskelzittern, Schmerzen, Blutdruck und Puls erhöht, Haut blass und kalt
II	34–30 °C	Patient schläfrig, Reflexe abgeschwächt, keine Schmerzen, Blutdruck und Puls erniedrigt, nach einem Tag Hautödem und Blasen
III	30–27 °C	Patient komatös, keine Reflexe, Pupillenerweiterung, minimale Atmung, Puls nicht tastbar, evtl. Herz-Kreislauf-Stillstand, nach einer Woche Hautnekrosen

Tab. 26.21: Stadien der Unterkühlung.

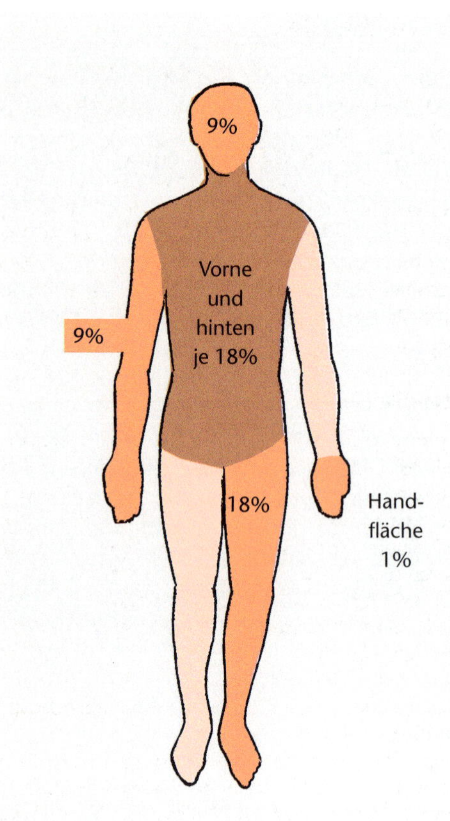

Abb. 26.22: Zur Abschätzung des verbrannten Hautanteils beim Erwachsenen hat sich die Neunerregel bewährt. Faustregel: Der Handteller des Verletzten entspricht etwa 1% seiner Körperoberfläche. [A300]

Tiefenausdehnung

Man unterscheidet drei Schweregrade:

- **Verbrennung 1. Grades:** Lokale Schwellung und Rötung **(Hyperämie).** Die Schädigung ist auf die Oberhaut (Epidermis) beschränkt
- **Verbrennung 2. Grades:** Zusätzliche Bildung von **Brandblasen** mit starken **Schmerzen.** Neben der Oberhaut (Epidermis) ist auch die Lederhaut (Dermis) betroffen
- **Verbrennung 3. Grades:** Komplette Zerstörung **(Nekrose)** der Haut mit den Hautanhangsgebilden – sog. *Verkohlung.*

Die schwere drittgradige Verbrennung kann auch Unterhaut, Knochen, Sehnen und Muskulatur betreffen und wird dann als **Verbrennung 4. Grades** bezeichnet.

Erstmaßnahmen

- Kleiderbrände sofort löschen. Hierzu die brennende Person, die aus Panik meist davonläuft, in jedem Fall aufhalten
- Brennende Person mit Wasser übergießen oder in Wasser eintauchen
- Steht kein Wasser zur Verfügung, die Flammen mit Tüchern ersticken oder den Brennenden in Wolldecken einhüllen oder auf dem Boden wälzen. Auch Feuerlöscher können eingesetzt werden; dabei aber nicht ins Gesicht spritzen
- Alle Verbrennungen nach dem Löschen rasch und nachhaltig kühlen. Hierzu die betroffenen Stellen mit kaltem Wasser (ca. 6–12 °C) für 10–20 Min. übergießen. Bei Verbrennungen der Extremitäten diese sofort für mindestens 15 Minuten in kaltes Wasser tauchen. Auch Verbrühungen werden mit kaltem Wasser behandelt. Die Kleider und Schmuck werden möglichst rasch entfernt, da sie die Kühlung behindern, jedoch nur, wenn sie nicht an der Haut kleben bzw. sich leicht abnehmen lassen
- Zu *langes* Kühlen ist jedoch auch ungünstig, da dies die Durchblutung behindert
- Brandwunden mit Verbandstuch abdecken. Steht kein Verbandstuch zur Verfügung, muss die Wunde unbedeckt bleiben. Keinesfalls irgendwelche Salben, Puder oder Sprays verwenden! Auch in die Haut eingebrannte Materialien wie z.B. Teer nicht entfernen. Brandblasen nicht öffnen
- Schockbekämpfung und evtl. kardiopulmonale Reanimation (☞ 26.4.1) beginnen.

Vorsicht bei Inhalationsschäden!

Insbesondere bei Explosionen oder Brand in geschlossenen Räumen sowie bei Brandmarkierungen im Gesicht an eine Lungenbeteiligung denken (Inhalationsschaden mit Schleimhautschwellung und Lungenödem). Die Schädigung des Respirationstrakts äußert sich durch Heiserkeit, Husten, Ruß im Sputum und Atemnot. Der Inhalationsschaden kann bis zum Lungenversagen führen.

26.9.7 Verätzungen

Verätzungen werden durch *Laugen* und *Säuren* hervorgerufen. Sie treten vor allem im Bereich des Mundes, der Speiseröhre und des Magens sowie auf der Haut und in den Augen auf.

Bei *Trinken* einer ätzenden Substanz kommt es zu heftigen Schmerzen und Speichelfluss; die Schleimhäute sind durch Beläge, Verquellungen oder Blutungen verändert. Als Erstmaßnahme wird dem Verunglückten etwa 200 ml Flüssigkeit, z.B. Leitungswasser oder Tee, in kleinen Schlucken zu trinken gegeben (nicht mehr, sonst Gefahr des Erbrechens).

Kein Erbrechen auslösen

Bei Verätzungen von Mund, Speiseröhre und Magen den Betroffenen niemals zum Erbrechen bringen! Dies würde die Schädigungen der Schleimhäute, insbesondere der Speiseröhre, nur verschlimmern.

Bei Verätzungen der *Haut*, z.B. durch Chemikalien, werden alle benetzten Kleider entfernt. Daraufhin muss der betroffene Bereich unter fließendem Wasser ausgiebig gespült werden. Ist kein Wasser vorhanden, wird der Schadstoff abgetupft. Dabei ist darauf zu achten, dass die Finger des Helfers den Ätzstoff nicht berühren und die Tupfer möglichst oft gewechselt werden.

Bei Verätzungen der *Augen* tritt sofort ein krampfartiges Zukneifen der Augenlider auf, das der Ersthelfer unbedingt überwinden muss. Die einzige Rettung vor der drohenden Erblindung besteht darin, die Augen ständig mit Wasser zu spülen, bis augenärztliche Hilfe eintrifft, mindestens jedoch 20 Minuten lang. Zur **Augenspülung** legt man den Verletzten auf den Boden, dreht den Kopf zur Seite des verätzten Auges und gießt dann aus ca. 10 cm Höhe Wasser in den inneren Augenwinkel, so dass das Wasser über den Augapfel und äußeren Augenwinkel abfließt. Dabei unbedingt das gesunde Auge vor der verunreinigten Spülflüssigkeit schützen! Anschließend wird ein steriler Verband über *beide* Augen angelegt.

26.9.8 Stromunfälle

Zu **Stromverletzungen** kann es kommen, wenn Strom durch den menschlichen Körper fließt.

Folgen sind:

- **Herzrhythmusstörungen** bis hin zum Herzstillstand
- **Muskelverkrampfungen** (insbesondere bei Wechselstrom). Hierdurch ist das Opfer oft nicht in der Lage, die Stromquelle loszulassen, so dass es zur verlängerten Stromeinwirkung kommt
- **Zentralnervöse Schädigungen:** Verwirrung, gestörte Atemregulation, Koma
- **Atemstillstand:** Durch Lähmung des Atemzentrums im Gehirn oder durch Muskelverkrampfungen der Atemmuskulatur
- **Verbrennungen:** Insbesondere an den Ein- und Austrittsstellen des Stroms kommt es zur Hitzeentwicklung mit entsprechenden **Strommarken.**

Erstmaßnahmen

Durch Kontakt zum Verletzten kann der Helfer in den Stromkreis geraten. Bei Unfällen mit elektrischem Strom hat die **Eigensicherung** deshalb höchste Priorität:

- Bei Haushaltsunfällen sofort die Stromzufuhr durch Herausziehen des Netzsteckers oder Ausschalten der Sicherung unterbrechen
- Bei Hochspannungsunfällen (Spannung > 1 000 Volt, z.B. an Hochspannungsleitungen) grundsätzlich sofort den Notarzt verständigen. Weitere Hilfe kann erst *nach* dem Eintreffen von Fachpersonal erfolgen
- Den Verunglückten in Ruhelage bringen und, wenn erforderlich, mit der Wiederbelebung beginnen
- Evtl. vorhandene Strommarken wie Verbrennungswunden keimfrei bedecken.

26.9.9 Verkehrsunfälle

Ein Notfall innerhalb des Krankenhauses bringt den Ersthelfer nur selten in Gefahr (von den in 26.6 beschriebenen Infektionsrisiken abgesehen). Ganz anders der **Verkehrsunfall:** hier besteht für den Retter oft Lebensgefahr. Auch andere Verkehrsteilnehmer werden durch Unfälle oft gefährdet, so dass der **Eigen-** und **Fremdsicherung** eine überragende Bedeutung zukommt. Die Sicherung der Unfallstelle kann oft erst durch technische Hilfsdienste vorgenommen werden. Erst wenn die Unfallstelle gesichert ist und die notwendigen Maßnahmen zum Eigenschutz ergriffen sind, wird der Verunfallte aus der Gefahrenzone gerettet!

Der Vorrang der Eigen- und Fremdsicherung widerspricht nicht selten dem Impuls des Ersthelfers, um jeden Preis dem Patienten *direkt* zu helfen. Eine effektive Hilfe ist jedoch nur möglich, wenn der Helfer die Gefahrenlage überblickt. Inwieweit der Helfer dann ein „kalkuliertes Risiko" auf sich nimmt, unterliegt seiner eigenen Verantwortung.

Fremdsicherung: Absichern der Unfallstelle

Nach Erkennen des Notfalls sichert der Ersthelfer als Nächstes die Unfallstelle. Er stellt zunächst fest, welche *Gefahren* an der Unfallstelle bestehen (also z.B. Gefahr von Auffahrunfällen, Gefahr von chemischer Kontamination bei Transportunfällen). Anschließend leitet er die entsprechenden *Schutzmaßnahmen* ein, indem er etwa ein Warndreieck aufstellt.

Unfallstelle sichern

Bei Verkehrsunfällen Unfallstelle sofort durch folgende Maßnahmen absichern:
- Warndreieck aufstellen (mind. 50 m vor Unfallstelle, bei schnell fließendem Verkehr 100 m vor Unfallstelle)
- Wenn möglich Warnblinkanlage einschalten
- Verkehr durch einen zweiten Helfer regeln lassen (Handzeichen).

Eigensicherung

Bei seiner Hilfeleistung am Unfallort ist der Ersthelfer erheblichen Gefahren ausgesetzt, z.B. Feuer, auslaufenden Gefahrengütern (z.B. Benzin, Chemikalien), entweichenden Dämpfen oder Stromschlag bei Hochspannungsunfällen.

Ohne ausreichende Isolierung dürfen keine Strom führenden Teile – auch der Notfallpatient nicht – berührt werden! Bei Hochspannungsunfällen darf keine Bergung unternommen werden, bis der Strom sicher abgestellt ist.

Rettung des Verunfallten aus der Gefahrenzone

Dazu gehört z.B. das Abschalten der Sicherung bei Elektrizitätsunfällen oder das Bergen eines Bewusstlosen aus einem rauchgefüllten Zimmer. Hierbei sind bestimmte **Bergungsgriffe** wie etwa der Rautek-Griff hilfreich (☞ Abb. 26.23). Häufig muss bei der Rettung auch auf die technischen Notfalldienste (z.B. Technisches Hilfswerk) zurückgegriffen werden, die jeweils von der Einsatzzentrale zum Unfallort dirigiert werden.

Rautek-Griff. Mit Hilfe des Rautek-Griffs können liegende und sitzende Patienten aus der Gefahrenzone gerettet werden (z.B. aus dem Autositz). Hierbei wird folgendermaßen vorgegangen:
- Beim liegenden Patienten tritt der Helfer dazu von hinten mit gespreizten Beinen an den Kopf des Patienten und richtet ihn in sitzende Stellung auf (Nacken umfassen, Schultern abstützen). Anschließend schiebt der Helfer seine Arme von hinten durch beide Achseln des Patienten und greift einen der beiden Unterarme des Patienten im „Affengriff". Der Helfer zieht den Patienten nun mit Schwung auf die eigenen Oberschenkel und schleppt ihn im Rückwärtsgang aus der Gefahrenzone
- Beim sitzenden Patienten wird der Patient zunächst so gedreht (Hüften des Patienten als Drehpunkt), dass sein Rücken zum Helfer zeigt; sodann wird der Patient wie oben beschrieben „aufgeladen".

Erstmaßnahmen bei Verkehrsunfällen

Die in 26.3 dargestellten Prinzipien der Sofortmaßnahmen gelten auch für Verkehrsunfälle. Dennoch sind „im Feld" manche Schwerpunkte anders zu setzen als am Krankenbett. Denn im Gegensatz zu den Notfällen im Krankenhaus sind die verkehrsbedingten Notfälle durch **erhebliche Gewalteinwirkung** bedingt. Deshalb:
- **Immer von einer Verletzung der Halswirbelsäule ausgehen!** Transport, Lagerung und Reanimation müssen ohne Beugung oder Drehung der Halswirbelsäule vonstatten gehen, bis ein Arzt die Halswirbelsäule für unverletzt erklärt hat – was oft erst im Krankenhaus möglich ist. Der Patient wird also immer „en bloc" bewegt. Sobald verfügbar, wird dem Verunfallten ein Stützkragen („Halskrawatte") angelegt
- **Schonende Helmabnahme.** Bei verunglückten Motorradfahrern wird der Schutzhelm abgenommen bei Erbrechen, Bewusstlosigkeit, beeinträchtigten Vitalfunktionen sowie immer dann, wenn eine Verletzung der Halswirbelsäule vermutet wird. Dabei wird der Helm so abgenommen, dass das Rückenmark nicht (zusätzlich) geschädigt wird, d.h. ohne Verdrehung oder Abknickung des Rückenmarks (☞ Abb. 26.24).

26.9.10 Ertrinken

Der (Fast-)Ertrunkene ist in der Regel bewusstlos und zyanotisch. Meist besteht Atemstillstand, selten ist noch eine Schnappatmung zu beobachten. Anfänglich ist evtl. noch ein schneller Herzschlag vorhanden, der bei längerem Untertauchen langsamer wird und schwindet (Asystolie). Durch den Sauerstoffmangel kommt es nicht selten zu Krampfanfällen. Erbrechen ist wegen der großen verschluckten Wassermengen häufig. Typisch ist ein weißlicher bis blutiger Schaum vor Mund und Nase.

Erstmaßnahmen

- Opfer aus dem Wasser bergen. Das Opfer sollte bei der Bergung stets *horizontal* liegen, um eine weitere Einschränkung der Hirndurchblutung zu verhindern
- Bei Tauchverletzungen und nach evtl. Sprung in flaches Wasser an das mögliche Vorliegen einer Wirbelsäulenverletzung denken. Der Kopf darf dann keinesfalls gebeugt oder gestreckt werden, und Kopf und Rumpf müssen stets „en bloc" bewegt werden
- Raschestmöglich die Mund-zu-Mund-Beatmung durchführen
- Keinesfalls versuchen, „das Wasser aus der Lunge zu entfernen", etwa, wie früher üblich, indem das Opfer mit dem Kopf nach unten „ausgeschüttelt" wird. Das in der Lunge verbliebene Wasser wird von selbst rasch in den Körper aufgenommen
- Bei Pulslosigkeit kardiopulmonale Reanimation durchführen (☞ 26.4.1).

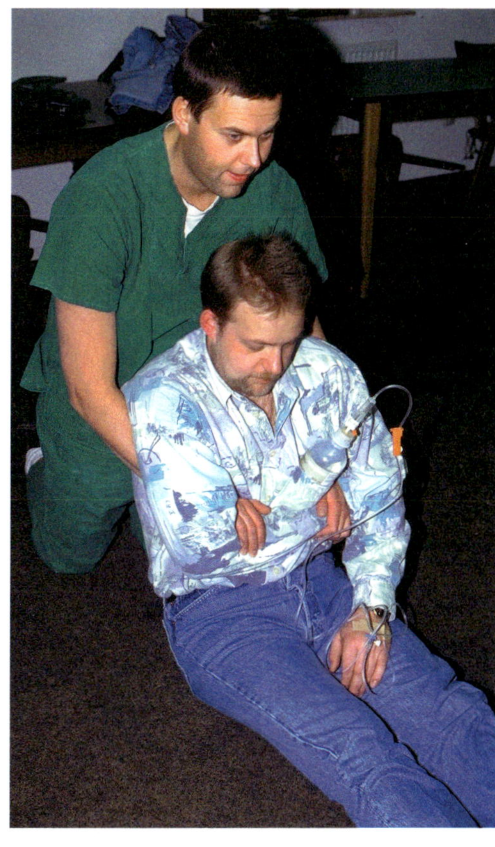

Abb. 26.23: Rautek-Griff zur Bergung bewusstloser oder bewegungsunfähiger Verunglückter aus dem PKW oder vom Boden. [M115]

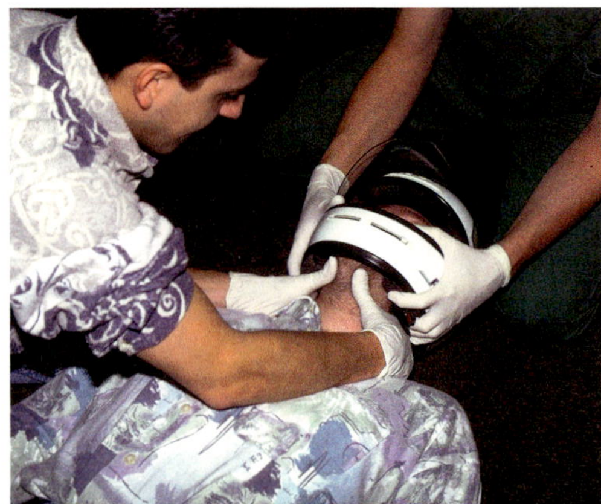

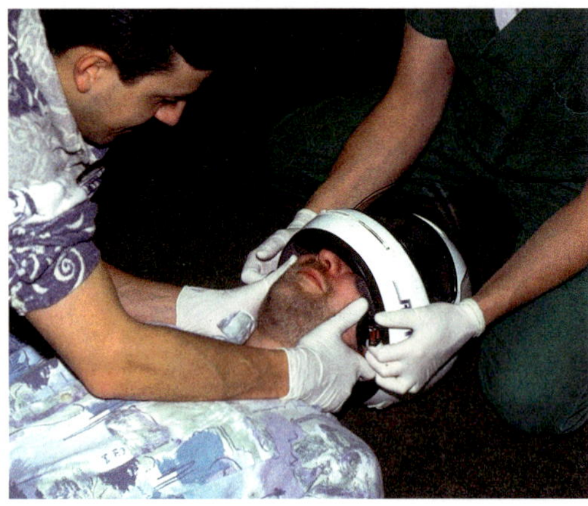

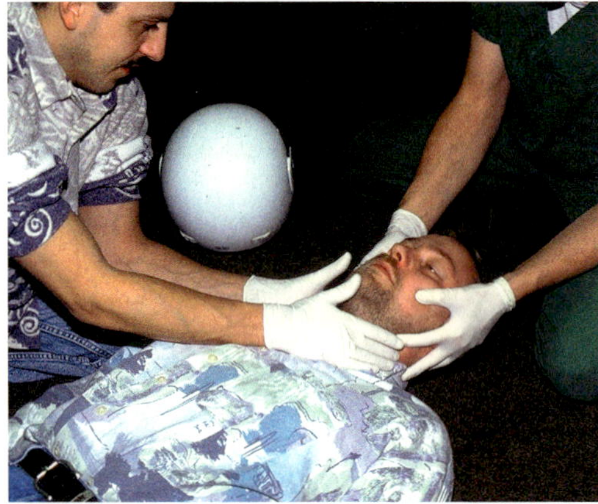

Abb. 26.24: Helmabnahme beim bewusstlosen Motorradfahrer. Beim bewusstlosen verunglückten Motorradfahrer muss grundsätzlich der Schutzhelm abgenommen werden. Andernfalls ist ein Freimachen und Freihalten der Atemwege nicht möglich. Wegen der Gefahr einer Schädigung von Halswirbelsäule und Rückenmark muss die Helmabnahme schonend erfolgen:
Ein Helfer kniet oberhalb des Kopfes, umfasst mit beiden Händen Helm und Unterkiefer des Verletzten und sorgt durch sanften Zug für eine Streckung des Halses. Ein zweiter Helfer klappt das Visier hoch, entfernt ggf. die Brille des Verunglückten und löst den Kinnriemen. Nun übernimmt der zweite Helfer die Streckung des Kopfes, indem er beide Hände von unten parallel an den Hals legt und „Schub" gibt (parallel zur Längsachse des Halses!). Der erste Helfer kann nun den Helm seitlich aufdehnen und ihn nach oben abziehen.
Zur weiteren Stabilisierung wird eine im Rettungswagen vorhandene stabilisierende Halskrawatte angelegt. [M115]

Meist besteht bei Ertrunkenen gleichzeitig eine Unterkühlung. Sie sind deshalb wie Unterkühlungsopfer zu versorgen (z.B. Schutz vor Wind, Entfernung nasser Kleider ☞ 26.9.5).

26.10 „Kleine" Notfälle

26.10.1 Kanülenverletzung

Eine Kanülenverletzung führt zu kleineren, meist harmlosen Schnitt- oder Stichwunden. Die eigentliche Gefahr einer Kanülenverletzung besteht darin, dass über eine bereits gebrauchte Kanüle Infektionen übertragen werden. Insbesondere drohen eine Übertragung von Hepatitis B (häufig ☞ 18.10.6) oder einer HIV-Infektion (selten ☞ 6.10.4).

Bei Verdacht, dass das in der Nadel enthaltene Blut von einem an Hepatitis B oder HIV erkrankten Patienten stammt, wird der Betriebsarzt die Gabe von Hepatitis-B-Passiv-Serum bzw. evtl. eine Kurztherapie mit mehreren antiretroviralen Medikamenten (☞ 6.10.4) anordnen. Sie sollen die Vermehrung der HI-Viren hemmen; eine Erkrankung an AIDS ist damit aber nicht ausgeschlossen.

In jedem Falle ist sofort nach der Verletzung beim Betroffenen eine Blutuntersuchung (Hepatitis-B- bzw. HIV-Antikörperstatus) durchzuführen. Diese Antikörperbestimmung wird nach ca. sechs Wochen wiederholt. Hierdurch kann später erkannt werden, ob eine eventuelle Infektion tatsächlich auf die Kanülenverletzung zurückzuführen ist: Ist der Antikörpertiter zunächst negativ bzw. (bei Hepatitis B) niedrig und steigt nach sechs Wochen an, so muss eine Infektion im Zusammenhang mit dem Nadelstich angenommen werden.

Kanülenverletzung verhindern

Entscheidend ist die Vorbeugung. Deshalb:
- Dürfen gebrauchte Kanülen nicht in die Schutzkappen zurückgesteckt werden, denn beim Einführen wird häufig der Finger getroffen (häufigste Verletzungsursache!)
- Müssen alle gebrauchten Kanülen sofort ohne Verpackung in den Kanülenwegwerfbehälter (Plastikkanister) geworfen werden; gebrauchte Kanülen niemals im Patientenzimmer herumliegen lassen
- Sollten bei möglichem Kontakt mit Blut grundsätzlich immer Handschuhe getragen werden
- Sollte jeder, der unmittelbar mit kranken Menschen arbeitet, gegen Hepatitis B geimpft sein!
- Sollten die Kanülenwegwerfbehälter regelmäßig geleert werden (Gefahr durch herausstehende Kanülen).

26.10.2 Nasenbluten

Durch kleine Verletzungen (etwa durch Nasenbohren), aber auch durch Entzündungen und Infektionen kann es zum Platzen einiger Gefäße des Kapillargeflechts in der Nasenschleimhaut kommen – der Betroffene hat **Nasenbluten** *(Epistaxis).*

Die Blutstillung kann durch kalte Waschlappen unterstützt werden, die man in den Nacken des Patienten legt; hierdurch verengen sich die Gefäße reflektorisch. Oft genügt auch das einfache Zuhalten der Nase. Sind diese Maßnahmen erfolglos, müssen die Nasenhöhle vom Arzt *tamponiert* (ausgestopft) oder die blutenden Gefäße verätzt werden.

26.10.3 Fremdkörper im Auge

Fremdkörper im Auge führen oft nur zu einer Bindehautreizung – es handelt sich dann zumeist um ins Auge gelangte kleine Insektenteile oder Rußpartikel. Ätzende Fremdkörper sollten nach Möglichkeit durch Spülen mit Wasser sofort entfernt werden (☞ 26.6).

Scharfkantige und größere Fremdkörper können tief in die Hornhaut ein- und eventuell sogar bis zum Augeninneren vordringen. Die Betroffenen leiden unter:
- Brennendem Schmerz
- Tränenfluss
- Rötung des betroffen Auges
- Sehstörungen.

Ihre Entfernung verlangt meist fachkundige Hilfe durch einen (Augen-)Arzt und sollte vom Ersthelfer nicht versucht werden. Stattdessen bedeckt der Ersthelfer *beide* Augen behutsam mit einer Wundauflage. Hierzu faltet er ein Dreiecktuch zu einer Krawatte und verknotet diese seitlich am Kopf. Der Verband darf keinesfalls auf das verletzte Auge drücken! In jedem Fall muss verhindert werden, dass der Patient den Fremdkörper noch weiter in die Tiefe reibt.

26.10.4 Der Sonnenstich

Beim **Sonnenstich** kommt es durch direkte Sonneneinstrahlung zu einer Reizung der Hirnhaut. Dies führt zu:
- Kopfschmerz
- Übelkeit und Erbrechen
- Hochrotem, heißem Kopf
- Nackensteifigkeit.

Die Hirnhautreizung kann so weit gehen, dass der Patient bewusstlos wird.

Der Ersthelfer bringt den Betroffenen schnell an einen kühlen Ort und lagert ihn dort mit erhöhtem Kopf. Er kühlt den Kopf mit nassen Tüchern und kontrolliert bis zum Eintreffen des Notarztes die Vitalzeichen.

Stichwortregister

A

B

E

H

I

J

K

L

M

N

Q

R

S

T

Abbildungsnachweis

Der Verweis auf die jeweilige Abbildungsquelle befindet sich bei allen Abbildungen im Buch am Ende des Legendentextes in eckigen Klammern. Alle nicht besonders gekennzeichneten Grafiken, und Abbildungen © G. Raichle, Herausgeber und Verlag

A300: Reihe Klinik- und Praxisleitfaden, Urban & Fischer Verlag
A300-157: S. Adler, Lübeck, in Verbindung mit der Reihe Klinik- und Praxisleitfaden, Urban & Fischer Verlag
A300-190: G. Raichle, Ulm, in Verbindung mit der Reihe Klinik- und Praxisleitfaden, Urban & Fischer Verlag
A400: U. Bazlen, T. Kommerell, N. Menche und die Reihe Pflege konkret, Urban & Fischer Verlag
A400-157: S. Adler, Lübeck, in Verbindung mit U. Bazlen, T. Kommerell, N. Menche und der Reihe Pflege konkret, Urban & Fischer Verlag
A400-190: G. Raichle, Ulm, in Verbindung mit U. Bazlen, T. Kommerell, N. Menche und der Reihe Pflege konkret, Urban & Fischer Verlag
B116: A. Schäffler, I. Altekrüger: Kurzlehrbuch Mikrobiologie und Immunologie, 7. Auflage, Jungjohann Verlag Ulm und Lübeck, 1992
B117: L. Blohm: Klinische Radiologie, 1. Aufl., Jungjohann Verlag Ulm und Lübeck, 1992
B159: U. Renz (Hrsg.): Fünferband – Kleine Operative Fächer, 2. Aufl., Jungjohann Verlag Ulm und Lübeck, 1995
B163: Köhler, B.: Bioresonanz-Therapie, 3. Aufl., Jungjohann Verlag Ulm und Lübeck, 1992
B171: S. Schmidt, Physiologie, 3. Aufl., Jungjohann Verlag Ulm und Lübeck, 1993
C106: E. Grundmann: Einführung in die Allgemeine Pathologie, 9. Aufl., Gustav Fischer Verlag, 1996
C154: H. Kleinig, P. Sitte: Zellbiologie, 3. Aufl., Gustav Fischer Verlag, 1992
C156: J. Vajda: Anatomischer Atlas des Menschen, 1. Aufl., Gustav Fischer Verlag, 1989
C160: T. Fujita, K. Tanaka, J. Tokunaga: Zellen und Gewebe, 1. Aufl., Gustav Fischer Verlag, 1993
D200: M. Vieten, K. Heckrath: Famulatur & PJ: das Praxislexikon, 1. Aufl., Antilla Medizin Verlag, 1993
E107: L. Nilsson: Ein Kind entsteht, Mosaik Verlag GmbH, 1990
E115 E. A. Herzig (Hrsg.): Betreuung Sterbender, 1. Aufl., Recom Verlag, Fritzlar, 1978
E119: R. Sander: Flexible gastroenterologische Endoskopie, 1. Aufl., W. Kohlhammer Verlag, 1994
E143: Recom Verlag, Baunatal
E158: W.-G. Schiller, T. Weinke: Infektionslehre kompakt, 6. Aufl., Ullstein Mosby GmbH & Co. KG, 1993
E179-165: G. Reiss in H. Lippert: Anatomie. Text und Atlas, 6. Aufl., Urban & Schwarzenberg, 1995
E179-166: D. Behrens von Rautenfels in H. Lippert: Anatomie. Text und Atlas, 6. Aufl., Urban & Schwarzenberg, 1995
E179-167: I. Hesse in H. Lippert: Anatomie. Text und Atlas, 6. Aufl., Urban & Schwarzenberg, 1995
E179-168: Classen, Diehl, Kochsiek: Innere Medizin, 4. Aufl., Urban & Schwarzenberg, München, 1998
E179-170:G. Rassner: Dermatologie, Lehrbuch und Atlas, 5. Aufl., Urban & Schwarzenberg, München, 1997
F113: Dr. K. Thomae GmbH, Biberach a. d. Riss
J510-226: Ellerbrock, Schafft, Bilderbergarchiv der Fotografen, Hamburg
J520-207: C. Thatcher, Getty Images Deutschland GmbH Deutschland GmbH, München
J520-214: B. Edwards, Getty Images Deutschland GmbH Deutschland GmbH, München
J520-221: D. Hiser, Getty Images Deutschland GmbH Deutschland GmbH, München
J520-222: P. Degginger, Getty Images Deutschland GmbH Deutschland GmbH, München
J520-226: R. Uthoff, Getty Images Deutschland GmbH, München
J520-227: M. Hoser, Getty Images Deutschland GmbH, München
J520-228: B. Aron, Getty Images Deutschland GmbH, München
J520-230: T. Raymond, Getty Images Deutschland GmbH, München
J520-232: J. Lund, Getty Images Deutschland GmbH, München
J520-233: P. Matson, Getty Images Deutschland GmbH, München
J520-235: J. Fortunato, Getty Images Deutschland GmbH, München
J520-236: F. Balog, Getty Images Deutschland GmbH, München
J520-237: B. Krist, Getty Images Deutschland GmbH, München
J520-241: D. Struthers, Getty Images Deutschland GmbH, München
J520-239: Z. Kaluzny, Getty Images Deutschland GmbH, München
J560-204: Deutsche Presse Agentur GmbH, Stuttgart
J590: Tierbildarchiv Angermayer, Holzkirchen
J600-105: P. Motta, Focus Photo- und Presseagentur GmbH, Hamburg
J600-106: A. Syred, Focus Photo- und Presseagentur GmbH, Hamburg
J600-107: Moredun Scientific, Focus Photo- und Presseagentur GmbH, Hamburg
J600-108: S. Camazine, Focus Photo- und Presseagentur GmbH, Hamburg
J600-111: M. Abbey, Focus Photo- und Presseagentur GmbH, Hamburg
J600-113: CDC, Focus Photo- und Presseagentur GmbH, Hamburg
J600-115: NIBSC, Focus Photo- und Presseagentur GmbH, Hamburg
J600-116: D. Phillips, Focus Photo- und Presseagentur GmbH, Hamburg
J600-117: CNRI, Focus Photo- und Presseagentur GmbH, Hamburg
J600-118: G. Bredberg, Focus Photo- und Presseagentur, Hamburg
J610-200: A. Michler, Bildarchiv Okapia KG, Frankfurt a. M.
J660: MEV Verlag GmbH, Augsburg
J670-001: C. Aulitzky, Helga Lade Fotoagentur GmbH, Frankfurt a. M.
J670-002: H. Bramaz, Helga Lade Fotoagentur GmbH, Frankfurt a. M.
J680-001: R. Frommann, laif Photos & Reportagen, Köln
J700-001: A. Moslehy, Transglobe Agency, Hamburg
K121: N. Baumgartl, München
K157: W. Krüper, Bielefeld
K183: E. Weimer, Würselen
K206: R. Frommann, Hamburg
K225: DOEHRINGs, Lübeck
K303: G. Westrich, Leipzig
K304: G. Mangold, Ottobrunn
L101: F. Tetsche, Steinkirchen
L116: R. Young, Ulm
M115: G. Geldner, Ulm
M117: G. Grevers, München
M121: N. Menche, Langen
M123: Th. Dirschka, Bochum
M135: H. Renz-Polster, Vogt
M136: A. Schäffler, München
M141: T. Kommerell, Friedrichshafen
M158: K.-L. Krämer, Heidelberg
M172: P. Dahms, Kiel
N313: H. Ritter, Münster
N329: B. Werner, Nürnberg
N332: H. Groß, Hüllen
N334: A. Marten, Kirchsahr
N340: A. Becker, Helmstedt
O121: E. Merz, Frankfurt
O122: V. Geissbühler, Frauenfeld
O123: I. Florio, Zürich
O136: H. Eisele, Aalen
O140: G. Mehler, Marburg
O144: A. Lehmann, Ulm-Lehr
O145: A. Unseld, Langenau-Albeck
O152: P. Cull, London
O161: R. Bödeker, Solingen
O174: W. Engelhardt, Augsburg
O177: S. Schmidt, München
O200: C. Kosel, München
R101: G. Gruber, A. Hansch: Interaktiver Atlas der Blickdiagnostik in der Inneren Medizin, Urban & Fischer Verlag, München, 1999
R120: U. Welsch: Sobotta Lehrbuch Histologie, Urban & Fischer, 2003
S006: E. Grundmann: Spezielle Pathologie, 7. Aufl., 1986 Urban & Schwarzenberg, München
S010: A. Benninghoff: Anatomie, 2 Bde., 15. Aufl., Urban & Schwarzenberg, München 1994
S101: W. Böcker et al.: Pathologie, 1. Aufl. Urban & Schwarzenberg, München, 1997
T076: Dermatologische Klinik, Universitäts-Spital, Zürich
T077: B. Imthurn/E.Macas, Abt. Endokrinologie, Dept. Frauenheilkunde, Universitäts-Spital, Zürich
T078: R. Huch Klinik für Geburtshilfe, Dept. Frauenheilkunde, Universitäts-Spital, Zürich
T079: H. Rennhard, Klinik für Geburtshilfe, Dept. Frauenheilkunde, Universitäts-Spital, Zürich
T080: H. Bucher, Klinik für Neonatologie, Dept. Frauenheilkunde, Universitäts-Spital, Zürich
T111: N. Paweletz, Dt. Krebsforschungszentrum Heidelberg
T122: A. Lentner, Aachen
T124: M. Sassen, Dept. Experimenta Botany Catholic University Nijmengen
T127: P. Scriba, München
T132: T. Schneider, Quedlinburg
T135: G. Köster, Göttingen
T165: H. Höffken, Abteilung für Klinische Nuklearmedizin Philipps-Universität Marburg, Marburg-Bauerbach
T170: E. Walthers, Marburg-Bauerbach
T173: U. Vogel, Tübingen
T178: H. Gelderblom, Berlin
T195: R. Bühler, Giengen/Brenz
T197: B. Danz, Ulm
U135: Hoechst AG, Bad Soden a. Taunus
U136: Hoffmann-La Roche AG, Basel
U149: Bayer AG, Leverkusen
U182: Medimex Holfeld GmbH & Co., Hamburg
U210: Lederle Arzneimittel, Cyanamid GmbH, München
V137: Siemens AG, Erlangen
V225: Photo-CD-Archiv Studio Dieter Schleifenbaum, Hamburg
W175: Centrale Marketing-Gesellschaft der Deutschen Agrarwirtschaft mbH (CMA), Bonn
W177: Vereinigung Getreide-, Markt und Ernährungsforschung e.V. (GMF), Bonn
W193: Statistisches Bundesamt, Wiesbaden
X112: C. Tönshoff, Stuttgart
X113: M. Tauschel, Ulm
X141: W. Frank, Gauting

Buchtitelfotos
Auge: G. Kamper, Getty Images Deutschland GmbH, München
Hände: R. Mc Vay, Getty Images Deutschland GmbH Deutschland GmbH, München
Körper: P. Loewen, Eric Bach Super Bild Archiv, Grünwald, München

Kapitelauftaktfotos
Kap. 1, 5, 12, 13, 17, 18, 19, 21, 23, 24: DOEHRINGSs, Lübeck
Kap. 2, 4, 14: Hoechst AG, Bad Soden a. Taunus
Kap. 3 Chromosomen: Biophoto, Focus Photo- und Presseagentur GmbH, Hamburg
Kap. 6 Aids-Viren: S. Camazine, Focus Photo- und Presseagentur GmbH, Hamburg
Kap. 7 Knochenstruktur: P. Motta, Focus Photo- und Presseagentur GmbH, Hamburg
Kap. 8: H. Nüssler, München
Kap. 9: D. Felix, Taxi, Getty Images Deutschland GmbH, München
Kap. 10 Nervengewebe: Biophoto Ass., Science Sou., Bildarchiv Okapia KG, Frankfurt a. M.
Kap. 11: M. Kulyk, Focus Photo- und Presseagentur GmbH, Hamburg
Kap. 15: P. Koch, Bildarchiv Okapia KG, Frankfurt a.M.
Kap. 16: X. Kollöffel: Foto Creativ, 6. Aufl., Motorpresse international Verlagsgesellschaft mbH, 1992
Kap. 17: MEV Verlag GmbH, Augsburg
Kap. 20: K. Johaentges, LOOK, München
Kap. 21: B. Welsh, Mauritius, Mittenwald
Kap. 22: L. Nilsson: Ein Kind entsteht, Mosaik Verlag GmbH, 1990
Kap. 25: B. Marcus, Taxi, Getty Images Deutschland GmbH, München
Kap. 26: Digital Stock, USA

Maße und Einheiten

Länge

Die SI-Einheit für die Länge ist der Meter (m)

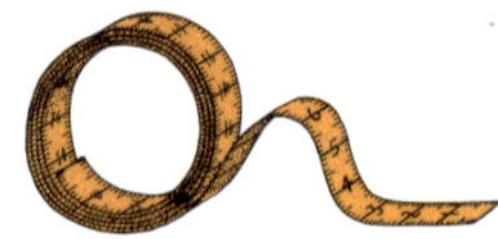

1 Meter	1 m	1 m
1 Zentimeter	1 cm	10^{-2} m
1 Millimeter	1 mm	10^{-3} m
1 Mikrometer	1 µm	10^{-6} m
1 Nanometer	1 nm	10^{-9} m
1 Ångström	0,1 nm	10^{-10} m

Volumen

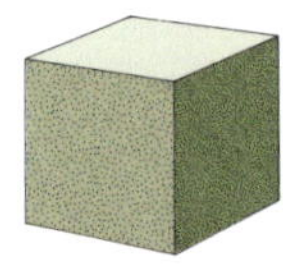

Die SI-Einheit für das Volumen ist der Kubikmeter (m^3)

1 Liter	1 l	1 l	10^{-3} m^3
1 Deziliter	1dl	10^{-1} l	10^{-4} m^3
1 Milliliter	1 ml	10^{-3} l	10^{-6} m^3
1 Mikroliter	1 µl	10^{-6} l	10^{-9} m^3
1 Nanoliter	1 nl	10^{-9} l	10^{-12} m^3
1 Pikoliter	1 pl	10^{-12} l	10^{-15} m^3
1 Femtoliter	1 fl	10^{-15} l	10^{-18} m^3

Masse

Die SI-Einheit für die Masse ist das Kilogramm (kg)

1 Kilogramm	1 kg	1 kg	1 000 Gramm
1 Gramm	1 g	10^{-3} kg	1 Gramm
1 Milligramm	1 mg	10^{-6} kg	10^{-3} Gramm
1 Mikrogramm	1 µg	10^{-9} kg	10^{-6} Gramm

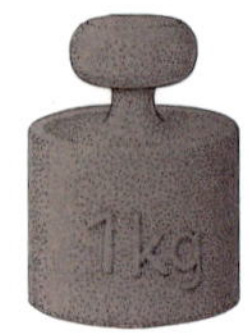

Druck

Die SI-Einheit für den Druck ist das Pascal (Pa)

Der Druck ist die Kraft (Newton), die auf eine bestimmte Fläche (m^2) wirkt. Die entsprechende SI-Einheit ist das Pascal (Pa). Leider existieren in der Medizin mehrere Einheiten nebeneinander. Zur Umrechnung gelten folgende (gerundete) Umrechnungsfaktoren:

1 Pascal	1 Pa	= 0,0075 mmHg	= 0,01 mbar	= 0,01 cm H_2O
1 Millimeter Quecksilbersäule	1 mmHg	= 133 Pa	= 1,33 mbar	= 1,33 cm H_2O
1 Zentimeter Wassersäule	1 cm H_2O	= 1 mbar	= 0,75 mmHg	= 100 Pa
Millibar	1 mbar	= 1 cm H_2O	= 0,75 mmHg	= 100 Pa

Volumen- und Massenkonzentration

Die Konzentration ist der Volumen- oder Massenanteil eines Stoffes in 1 Liter (oder Milliliter) Lösungsmittel. Die abgeleitete SI-Einheit für die Massenkonzentration ist Kilogramm/Kubikmeter (kg/m^3) bzw. Kilogramm/Liter (kg/l).

1 ml/l	1 Milliliter pro Liter	Volumenkonzentration
1 g/l	1 Gramm pro Liter	Massenkonzentration
1 g/dl	1 Gramm pro Deziliter	Massenkonzentration
1 mg/dl	1 Milligramm pro Deziliter	Massenkonzentration
1 mg/l	1 Mikrogramm pro Liter	Massenkonzentration

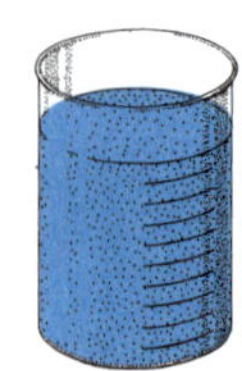

Stoffmengenkonzentration

Gibt die Zahl der Teilchen (Moleküle) an, die in 1 Liter Lösungsmittel (z.B. Blutserum) enthalten sind (Details zur Stoffmengenberechnung siehe Abschnitt 2.7). Die abgeleitete SI-Einheit für die Stoffmengenkonzentration ist Mol/Liter (mol/l).

1 mol/l	1 mol pro Liter	= 1 mmol/ml
1 mmol/l	1 tausendstel mol pro Liter	= 1 µmol/ml

Zeit

Die SI-Einheit für die Zeit ist die Sekunde (s)

1 Stunde	1 h	3 600 s
1 Minute	1 min	60 s
1 Sekunde	1 s	1 s
1 Millisekunde	1 ms	10^{-3} s
1 Mikrosekunde	1 µs	10^{-6} s

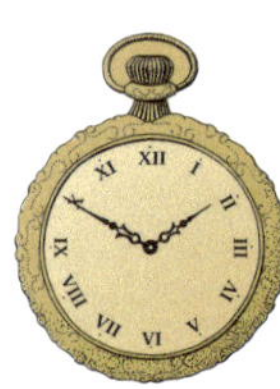

Strom und Spannung

Die Wanderung elektrisch geladener Teilchen bezeichnet man als Strom. Die Stromstärke, also die Menge der sich bewegenden Teilchen pro Zeiteinheit, wird in Ampere gemessen (SI-Einheit). Voraussetzung ist das Vorliegen einer Spannung (SI-Einheit Volt) – sie ist die treibende Kraft für den Stromfluss.

1 Ampere	1 A
1 Volt	1 V